主编简介

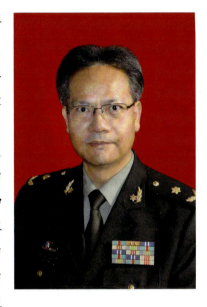

姚咏明 中国人民解放军总医院医学创新研究部转化医学研究中心主任、教授、博士生导师，国家杰出青年科学基金获得者，清华大学、浙江大学、中山大学、南开大学等13所高校讲座或兼职教授。

长期从事创（烧、战）伤感染与免疫、休克、脓毒症和多器官功能障碍综合征发病机制及防治策略的转化医学研究，取得的主要成绩和贡献如下：阐明了高迁移率族蛋白B1在创（烧）伤后脓毒症发病中的确切作用与意义，证实其作为新的晚期炎症介质和免疫调节分子诱发多器官损害的论点；揭示了脂多糖结合蛋白及脂多糖受体表达上调是严重损伤增敏内源性内毒素作用的主要分子基础；发现生物蝶呤参与了内/外毒素休克的发病过程，从全新的角度探索脓毒性休克病理生理机制；率先开展严重创（烧）伤后革兰氏阳性菌感染及其外毒素分子致病机制与干预对策研究；明确了血必净注射液改善脓毒症状态下炎症失控、免疫紊乱和凝血异常的主要组分、关键环节和调控途径；提出了评价严重烧伤患者免疫功能障碍程度的新标准与临床免疫调理新策略。

现任国际休克学会主席（担任该主流国际学术组织重要职务的首位华裔学者）、第十届世界休克大会主席、欧洲休克学会顾问、国际危险预警分子和炎症研究协会中国分会主席、中国研究型医院学会休克与脓毒症专业委员会主任委员、中国微生物学会微生物毒素分会主任委员、中国中西医结合学会急救专业委员会副主任委员、中国病理生理学会休克专业委员会副主任委员等职务。担任国家科学技术进步奖评委、国家重点实验室评估专家、国家自然科学基金委员会医学科学部学科评议组组长等。并任 *Front Med*、*Shock*、*Front Public Health* 杂志副主编，*Front Immunol* 杂志特邀专题主编，*Mil Med Res* 杂志执行主编，《中华危重病急救医学》《中华烧伤杂志》《中华急诊医学杂志》等 11 种中文杂志副主编等。主持国际合作、国家和省部/军队级课题 36 项，包括国家杰出青年科学基金项目、国家自然科学基金重点项目、国家"973 计划"项目课题、国家重点研发计划项目课题等。发表学术论文 621 篇，其中被 SCI 收录 202 篇、SCI 他引 4370 次。主编《现代脓毒症理论与实践》《急危重症病理生理学》《脓毒症防治学》《急危重症微循环学》等大型学术专著 9 部，副主编、参编国内专著 30 部及国外专著 8 部。

获国际学术奖 3 项（均排名第一），国家科学技术进步奖一等奖 1 项（排名第二），国家科学技术进步创新团队奖 1 项，国家科学技术进步奖二等奖 4 项（2 项排名第一、1 项排名第二），省部/军队级科技进步奖一等奖 6 项、二等奖 9 项（10 项排名第一）。荣获国际 Schlag 纪念奖（唯一获此殊荣的亚洲学者）、国家"万人计划"百千万工程领军人才、军队科技领军人才、"求是"杰出青年奖、中国青年科技奖、"新世纪百千万人才工程"国家级人选、全国优秀科技工作者、军队杰出专业技术人才奖、北京科技领军人才等。享受国务院政府特殊津贴，先后荣立个人二、三等功各 1 次。所带领的团队 2016 年荣立集体二等功 1 次，2019 年被中央军委表彰为首届"全军践行强军目标标兵单位"，是军队医疗卫生系统唯一获此殊荣的基层科室。

国家科学技术学术著作出版基金资助出版

急危重症免疫学

Immunology of Critical Care and Emergency Medicine

名誉主编 盛志勇 夏照帆
主　编 姚咏明

科学出版社

北　京

内 容 简 介

本书涵盖了从免疫系统基本原理到急危重症免疫紊乱机制、免疫功能评价体系和临床预防治疗方案等内容。全书共 38 章，主要包括免疫学基础理论，免疫功能障碍及其机制，急危重症状态下免疫反应与多器官损害，病原微生物感染与宿主应答，儿童和老年患者免疫反应低下及其意义，急危重症免疫状态的识别、监测与评估，临床免疫调理新策略、新途径等。

本书内容丰富全面、学科特色突出、理论联系实际，可供临床内、外科急危重症和创、烧伤医学临床医生、护士，以及相关专业的科研人员和研究生参考。

图书在版编目（CIP）数据

急危重症免疫学 / 姚咏明主编. —北京：科学出版社，2021.8
ISBN 978-7-03-069554-3

Ⅰ. ①急… Ⅱ. ①姚… Ⅲ. ①急性病-免疫学 ②险症-免疫学
Ⅳ. ①R459.7 ②R442.9

中国版本图书馆 CIP 数据核字（2021）第 158577 号

责任编辑：沈红芬 / 责任校对：张小霞
责任印制：肖 兴 / 封面设计：黄华斌

科学出版社 出版
北京东黄城根北街 16 号
邮政编码：100717
http://www.sciencep.com

中国科学院印刷厂 印刷
科学出版社发行 各地新华书店经销

*

2021 年 8 月第 一 版　开本：787×1092　1/16
2021 年 8 月第一次印刷　印张：62　插页：1
字数：1 450 000

定价：328.00 元
（如有印装质量问题，我社负责调换）

《急危重症免疫学》编委会

名誉主编

盛志勇	中国人民解放军总医院第四医学中心	院士
夏照帆	海军军医大学长海医院	院士

主　编

姚咏明	中国人民解放军总医院医学创新研究部	教授

副主编

梁华平	陆军军医大学陆军特色医学中心	研究员
管向东	中山大学附属第一医院	教授
卢中秋	温州医科大学附属第一医院	教授
苏　磊	中国人民解放军南部战区总医院	教授

编　委
（按姓氏汉语拼音排序）

艾宇航	中南大学湘雅医学院湘雅医院	教授
卞金俊	海军军医大学长海医院	教授
柴艳芬	天津医科大学总医院	教授
陈德昌	上海交通大学医学院附属瑞金医院	教授
陈旭林	安徽医科大学第一附属医院	教授
董　宁	中国人民解放军总医院医学创新研究部	副主任技师
方皓舒	安徽医科大学基础医学院	副教授
方向明	浙江大学医学院附属第一医院	教授
冯　健	中国人民解放军总医院第一医学中心	博士后
冯永文	深圳大学第一附属医院	主任医师
龚建平	重庆医科大学附属第二医院	教授

顾　玮	重庆大学生物工程学院	副研究员
黄立锋	首都医科大学附属北京朝阳医院	副教授
蒋建新	陆军军医大学陆军特色医学中心	研究员
蒋丽娜	河北北方学院医学检验学院	副教授
焦华波	中国人民解放军总医院第四医学中心	主任医师
李春盛	首都医科大学附属北京朝阳医院	教授
李金宝	上海交通大学医学院附属第一人民医院	教授
李文雄	首都医科大学附属北京朝阳医院	教授
林洪远	中国人民解放军总医院第四医学中心	主任医师
刘　辉	中国人民解放军总医院第一医学中心	副教授
刘克玄	南方医科大学南方医院	教授
刘清泉	首都医科大学附属北京中医医院	教授
吕　奔	中南大学湘雅医学院湘雅三医院	研究员
吕　艺	中国人民解放军总医院医学创新研究部	副研究员
吕秀秀	暨南大学医学院	副教授
栾樱译	中国人民解放军总医院医学创新研究部	博士后
马　兵	海军军医大学长海医院	副教授
马　涛	天津医科大学总医院	教授
毛恩强	上海交通大学医学院附属瑞金医院	教授
任　超	中国人民解放军总医院医学创新研究部	博士后
童亚林	中国人民解放军第九二四医院	主任医师
汪　健	苏州大学医学院附属儿童医院	教授
王华东	暨南大学医学院	教授
吴健锋	中山大学附属第一医院	教授
吴田田	北京大学国际医院	副主任医师
肖　坤	中国人民解放军总医院第八医学中心	副主任医师
解立新	中国人民解放军总医院第八医学中心	教授
徐　祥	陆军军医大学陆军特色医学中心	研究员
许　媛	北京清华长庚医院	教授
尹会男	中国人民解放军总医院第四医学中心	副主任医师
袁芳芳	中国人民解放军南部战区总医院	博士后
曾　辉	首都医科大学附属北京地坛医院	教授
张　卉	中国人民解放军总医院医学创新研究部	博士后
张庆红	中国人民解放军总医院医学创新研究部	研究员
张艳敏	中国人民解放军总医院医学创新研究部	博士后

赵光举	温州医科大学附属第一医院	副教授
赵洪强	中国人民解放军总医院医学创新研究部	博士后
周　敏	中国科学技术大学附属第一医院	教授
祝筱梅	中国人民解放军总医院医学创新研究部	副研究员

协 编 者
（按姓氏汉语拼音排序）

曹　超	陈晓东	顾长国	李红云	李晓禹	刘艳存
彭米林	单　怡	吴　瑶	吴璟奕	姚人骐	张　伟
赵　冰	周与华	邹　云			

前　言

急危重症医学研究急慢性损伤或疾病导致机体向死亡发展过程的特点和规律性，是多学科融合的综合理论体系。我国急危重症医学起步较晚，但在几代急诊和重症人的艰辛努力下，学科迅猛发展，已经成为临床医学领域独立年轻的二级学科。急危重症医学的发展使许多过去难以救治的患者得以生存，是我国现代医疗进步的显著标志之一。急危重症诊治是基础研究与临床实践所面临的重大难题，也是进一步提高严重疾病救治成功率的主要障碍，因此急危重症医学已成为现代医学领域研究最热、进展最快的学科体系之一。

随着急危重症医学临床治疗与基础研究的迅速发展，相关理论知识和诊治理念不断更新，人们认识到机体免疫反应在急危重症的发生发展过程中扮演着重要角色。免疫系统以高度复杂的动态网络结构组织起来，发挥炎症反应平衡、感染损伤控制、神经内分泌调节等功能；免疫系统功能障碍会对机体各系统产生重要影响，造成器官损伤，甚至危及生命，是急危重症患者死亡的主要因素之一。运用现代免疫学理论、方法和策略对急危重症进行预防、诊断和治疗已成为当代急危重症研究的热门方向和关键突破口。但是迄今为止，国内外尚无全面、系统、深刻论述急危重症相关免疫学的著作。因此，很有必要编写一本系统介绍急危重症免疫学理论基础及临床应用的学术专著，为从事相关领域工作的各级人员提供参考，帮助其掌握急危重症免疫学的理论构架和技术体系，进一步开阔研究视野、把握学科前沿，以适应学科飞速发展的重大需求。

近年来，在国家重点基础研究发展计划（"973"计划）项目、国家杰出青年科学基金项目、国家自然科学基金重点项目及军队重大科研计划等课题的资助下，我国急危重症医学的基础研究与转化应用均取得了长足进步：在国际权威专业期刊发表了一系列较高水平的学术论文，科研成果取得了包括国家科学技术进步奖一等奖（2016年度）在内的一系列奖项。这些学术论文及研究成果为本书的撰写奠定了良好的基础，本书的编辑出版也为我们系统总结研究工作及进一步推广应用创造了有利条件。参与本书编纂的作者均长期从事急危重症医学基础研究与临床诊治工作，其中许多专家是在该领域造诣颇深的著名学者和学术带头人，积累了丰富的研究成果和临床资料。本书着重总结了作者大量的研究工作，并参考国内外最新文献，内容丰富全面，学科特色突出，理论联系实际，充分体现了急危重症免疫学内容及结构体系的完整性、新颖性、前沿性和实用性。相信本书的出版将进一步提升我国急危重症的基础研究与临床诊治水平，并对多学科的融合发展具有积极推动作用和重要学术价值。

本书是一部全面、系统、深刻论述急危重症免疫学的大型学术专著。全书共38章，约145万字，内容主要包括免疫学基础理论（例如免疫学概论，免疫系统发育、结构和功能，免疫应答反应，免疫调节过程等），免疫功能障碍及其机制（免疫障碍的模式识别受体机制，信号转导机制，免疫细胞的凋亡、自噬、内质网应激、代谢障碍与急危重症，固有免疫应答紊乱机制，适应性免疫应答紊乱机制，急危重症的神经-内分泌-免疫网络调节途径），急危重症状态下免疫反应与多器官损害（包括创烧伤、手术麻醉、休克、重症中暑、心功能不全、急性呼吸窘迫综合征、急性肝衰竭、急性胰腺炎、脾切除术、肠道功能障碍、肾脏免疫损伤、弥散性血管内凝血等），病原微生物感染与宿主应答（包括细菌、真菌和病毒感染，脓毒症免疫功能紊乱），儿童和老年患者免疫反应低下及其意义，急危重症免疫状态的识别、监测与评估，临床免疫调理新策略、新途径等。本书涵盖了从免疫系统基本原理到急危重症免疫紊乱机制、免疫功能评价体系和临床预防治疗方案等内容，可供临床内、外科急危重症和创、烧伤医学临床医师、护士及相关专业的基础科研人员和研究生阅读参考。

由于本书编纂的时间和经验有限，加之急危重症免疫学研究进展迅速，某些问题尚存在学术争议，书中内容难免有不足与疏漏之处，殷切希望各位专家和广大读者批评指正！

编　者

2020年12月于北京

目　录

第一章　概述	1
第一节　免疫的基本概念	1
第二节　免疫学发展简史	2
第三节　免疫学发展趋势	7
第四节　免疫学与急危重症医学	8
参考文献	12

第二章　免疫系统的发育、结构与功能 …… 16
- 第一节　免疫系统的种系发生和个体发育 …… 16
- 第二节　免疫器官 …… 20
- 第三节　免疫细胞 …… 25
- 第四节　免疫细胞因子 …… 32
- 参考文献 …… 39

第三章　免疫应答 …… 42
- 第一节　概述 …… 42
- 第二节　固有免疫应答 …… 42
- 第三节　体液免疫应答 …… 53
- 第四节　细胞免疫应答 …… 60
- 第五节　固有免疫应答与适应性免疫应答的关系 …… 67
- 参考文献 …… 67

第四章　免疫调节 …… 71
- 第一节　免疫分子的免疫调节作用 …… 71
- 第二节　免疫细胞的免疫调节作用 …… 80
- 第三节　免疫应答不同阶段的免疫调节 …… 85
- 第四节　神经-内分泌-免疫网络调节 …… 87
- 第五节　免疫应答的遗传控制与基因调控 …… 91
- 参考文献 …… 98

第五章　炎症反应与免疫功能异常 …… 100
- 第一节　促炎细胞因子 …… 100
- 第二节　抗炎细胞因子 …… 113
- 第三节　补体系统 …… 125
- 第四节　黏附分子 …… 132
- 第五节　高迁移率族蛋白 B1 …… 139

第六节　其他介质 ··· 149
　　参考文献 ··· 156

第六章　免疫障碍的模式识别受体机制 ························· 159
　　第一节　模式识别受体的概念 ··· 159
　　第二节　Toll 样受体 ··· 160
　　第三节　NOD 样受体 ··· 169
　　第四节　RIG-I 样受体 ··· 171
　　第五节　C 型凝集素受体 ·· 174
　　第六节　AIM2 样受体 ·· 176
　　第七节　晚期糖基化终末产物受体 ·· 177
　　参考文献 ··· 178

第七章　免疫障碍的信号转导过程 ································· 181
　　第一节　概述 ··· 181
　　第二节　丝裂原活化蛋白激酶信号转导通路 ····························· 182
　　第三节　Janus 激酶/信号转导与转录激活因子通路 ················· 193
　　第四节　核因子-κB 通路 ·· 197
　　第五节　信号通路的交汇作用 ··· 204
　　参考文献 ··· 212

第八章　免疫细胞凋亡与急危重症 ································· 215
　　第一节　细胞凋亡及其机制 ··· 215
　　第二节　细胞凋亡与急危重症 ··· 224
　　参考文献 ··· 231

第九章　免疫细胞自噬与急危重症 ································· 235
　　第一节　自噬的分子机制 ·· 236
　　第二节　自噬与免疫应答 ·· 241
　　第三节　调节自噬的方法 ·· 247
　　第四节　针对免疫细胞自噬治疗急危重症的研究进展 ·············· 251
　　参考文献 ··· 256

第十章　免疫细胞内质网应激与急危重症 ····················· 261
　　第一节　内质网的结构与功能 ··· 261
　　第二节　内质网应激反应 ·· 264
　　第三节　内质网应激对急危重症的影响 ··································· 269
　　参考文献 ··· 277

第十一章　免疫细胞代谢障碍与急危重症 ····················· 281
　　第一节　免疫细胞代谢障碍的基本特征 ··································· 281
　　第二节　免疫细胞代谢的调控 ··· 290
　　第三节　免疫细胞代谢的治疗靶点 ·· 298
　　参考文献 ··· 301

第十二章　固有免疫应答紊乱及其机制 305
第一节　固有免疫细胞功能障碍 305
第二节　固有免疫效应功能障碍 314
第三节　激活适应性免疫的功能紊乱 319
参考文献 324

第十三章　适应性免疫应答紊乱及其机制 326
第一节　概述 326
第二节　T 细胞介导的适应性免疫应答 330
第三节　B 细胞介导的适应性免疫应答 340
第四节　适应性免疫应答障碍与疾病 346
参考文献 356

第十四章　急危重症与神经-内分泌-免疫网络 358
第一节　急危重症神经-内分泌-免疫网络激活 358
第二节　急危重症神经-内分泌-免疫网络失调 376
参考文献 386

第十五章　创烧伤后免疫功能异常改变 388
第一节　概述 388
第二节　创烧伤后免疫功能障碍机制 390
第三节　细胞免疫功能障碍在创伤感染中的作用 395
第四节　创伤后免疫状态监测及其意义 399
第五节　免疫功能紊乱的调理措施 406
参考文献 415

第十六章　外科手术麻醉与免疫反应 417
第一节　全身炎症反应综合征与抗炎反应综合征 417
第二节　手术创伤与炎症反应 418
第三节　手术创伤与免疫抑制 420
第四节　麻醉与免疫状态 423
第五节　围术期免疫状态调节 427
参考文献 428

第十七章　休克与免疫反应 432
第一节　概述 432
第二节　休克的病理生理机制 434
第三节　休克的诊断与治疗 440
第四节　休克后的免疫反应 442
第五节　休克后的监测指标 455
参考文献 462

第十八章　重症中暑与炎症及免疫反应 465
第一节　概述 465
第二节　全身炎症反应在重症中暑中的作用 469

  第三节 重症中暑的免疫调节与机制 470
  第四节 重症中暑炎症与免疫调节的治疗 486
 参考文献 488

第十九章 心功能不全与神经-内分泌-免疫调节 491
  第一节 概述 491
  第二节 心脏的神经-内分泌-免疫调节 495
  第三节 神经-内分泌-免疫调节在心功能不全发病机制中的作用 502
  第四节 神经-内分泌-免疫调节与心功能不全的治疗 507
 参考文献 508

第二十章 免疫功能障碍与急性呼吸窘迫综合征 511
  第一节 概述 511
  第二节 固有免疫与急性呼吸窘迫综合征 512
  第三节 适应性免疫与急性呼吸窘迫综合征 519
  第四节 急性呼吸窘迫综合征病理改变与分期 520
  第五节 急性呼吸窘迫综合征诊断与治疗进展 524
 参考文献 526

第二十一章 急性肝衰竭的免疫机制 528
  第一节 概述 528
  第二节 急性肝衰竭的病因与流行病学 530
  第三节 急性肝衰竭的组织病理学 533
  第四节 急性肝衰竭的临床特征 534
  第五节 急性肝衰竭的诊断与处理原则 537
  第六节 急性肝衰竭的免疫机制 537
  第七节 急性肝衰竭免疫治疗的前景 543
 参考文献 545

第二十二章 急性胰腺炎与免疫炎症改变 548
  第一节 免疫功能紊乱在急性胰腺炎发病中的作用与机制 548
  第二节 急性胰腺炎后免疫炎症反应与多脏器损伤 554
  第三节 急性胰腺炎感染期免疫功能状态的评估与调控 561
 参考文献 571

第二十三章 脾切除后凶险性感染 573
  第一节 概述 573
  第二节 脾切除后凶险性感染的发病机制 575
  第三节 脾切除后凶险性感染的诊断 583
  第四节 脾切除后凶险性感染的防治 584
 参考文献 588

第二十四章 肠道免疫损伤与功能衰竭 590
  第一节 肠道的固有免疫 591
  第二节 肠道的适应性免疫 600

第三节 肠道菌群和肠道免疫相互作用 605
第四节 肠道免疫损伤与肠源性脓毒症 608
参考文献 611

第二十五章 肾脏免疫损伤与功能衰竭 613
第一节 肾脏免疫损伤的原因 613
第二节 肾脏免疫损伤的分类 615
第三节 肾脏免疫损伤的病理生理机制 616
第四节 肾脏免疫损伤的诊断与分级 624
第五节 肾脏免疫损伤的早期生物学标志物 625
第六节 肾脏免疫损伤的防治 630
参考文献 639

第二十六章 免疫功能障碍与弥散性血管内凝血 643
第一节 弥散性血管内凝血的病因 643
第二节 弥散性血管内凝血的病理生理学机制 645
第三节 免疫功能障碍在弥散性血管内凝血中的作用与机制 652
第四节 弥散性血管内凝血的免疫治疗 663
参考文献 666

第二十七章 中枢神经系统炎症免疫反应与功能障碍 669
第一节 中枢神经系统免疫反应 669
第二节 中枢神经系统炎症相关疾病及其免疫反应 672
第三节 神经重症免疫反应与功能障碍 678
参考文献 681

第二十八章 细菌感染与机体免疫反应 685
第一节 概述 685
第二节 细菌感染与固有免疫应答 685
第三节 细菌感染与适应性免疫应答 695
第四节 几种常见细菌感染的免疫应答 699
第五节 药物应用对细菌感染免疫应答的影响 703
第六节 细菌感染的免疫逃逸机制 705
第七节 细菌感染的免疫治疗 706
参考文献 707

第二十九章 重症病毒、真菌感染与机体免疫反应 709
第一节 概述 709
第二节 重症病毒感染与机体免疫反应 714
第三节 真菌感染与机体免疫反应 728
参考文献 735

第三十章 脓毒症免疫功能紊乱 742
第一节 概述 742
第二节 脓毒症免疫功能紊乱的表现 743

第三节	脓毒症免疫功能紊乱的机制	750
第四节	脓毒症免疫调理策略	760
参考文献		770

第三十一章　药物的免疫抑制效应 　　773
　　第一节　概述　　773
　　第二节　糖皮质激素　　773
　　第三节　细胞增殖抑制剂　　780
　　第四节　亲免素结合的免疫抑制类药物　　793
　　第五节　抗体类免疫抑制剂　　806
　　参考文献　　815

第三十二章　急危重症免疫状态评估 　　819
　　第一节　固有免疫反应评估与意义　　819
　　第二节　适应性免疫功能评估与意义　　827
　　参考文献　　832

第三十三章　重症感染免疫相关生物标志物 　　836
　　第一节　重症感染免疫功能紊乱机制　　836
　　第二节　重症感染免疫功能监测　　840
　　参考文献　　854

第三十四章　危重症免疫调理策略 　　858
　　第一节　概述　　858
　　第二节　危重症免疫状态的识别　　859
　　第三节　危重症免疫调理治疗　　865
　　参考文献　　880

第三十五章　危重症免疫营养支持治疗 　　884
　　第一节　概述　　884
　　第二节　应激后代谢与营养改变　　885
　　第三节　营养评估与测量　　890
　　第四节　危重症营养治疗的基本原则　　895
　　第五节　肠内与肠外营养　　899
　　第六节　营养治疗在某些危重症的应用特点　　907
　　参考文献　　911

第三十六章　儿童重症免疫 　　913
　　第一节　免疫系统的发育与成熟　　913
　　第二节　儿童感染性疾病易感性的免疫分析　　917
　　第三节　儿童重症感染相关免疫学诊断　　918
　　第四节　儿童脓毒症的免疫特征　　919
　　第五节　儿童多器官功能障碍综合征的免疫特征　　924
　　参考文献　　926

第三十七章 老年重症免疫 ·· 934
  第一节 老年免疫的特点 ·· 934
  第二节 老年脓毒症的临床改变及免疫机制 ··· 940
  第三节 老年脓毒症免疫功能紊乱的防治 ·· 943
  第四节 结语 ·· 949
  参考文献 ·· 949

第三十八章 中医药调理脓毒症免疫功能紊乱 ··· 952
  第一节 概述 ·· 952
  第二节 脓毒症的病因病机及其辨证体系的构建与发展 ····························· 954
  第三节 中医药调理脓毒症免疫功能紊乱的最新研究进展 ·························· 959
  第四节 中医药未来的研究方向与展望 ··· 962
  参考文献 ·· 965

索引 ··· 967

第一章

概 述

第一节 免疫的基本概念

免疫（immunity），顾名思义即免除瘟疫。在古代，瘟疫指各种疫病，人们对人体免疫功能的认识首先从抗感染免疫开始。我国医学家在对抗天花的长期临床实践中，对天花的预防积累了丰富的经验，并创造性地发明了用人痘苗预防天花的方法，是认识机体免疫性的开端。

免疫是机体的一种保护性反应，是机体适应外环境、维持内环境稳态的一种生理功能，以保证个体生命和种系的正常延续。免疫的概念经历了复杂的变迁，免疫学最早源于病原微生物学，是细菌学的一个分支，研究抗细菌感染的问题。早期对免疫的定义为机体对微生物的抵抗力和对同一病原微生物的再次感染具有特异的防御能力。随着免疫学的发展，免疫的经典概念已经无法解释诸如自身耐受、过敏、移植排斥等现象。现代意义上的免疫概念，指机体对自身和非自身物质的识别，产生一系列特异性应答的生物学过程，是保持机体内环境稳定的一种生理功能。当抗原物质进入机体后，免疫系统的重要生理功能就是对"自己"和"非己"物质的识别，继而发生特异性免疫应答，排除抗原性异物，或被诱导免疫耐受，并借以维持生理平衡。

免疫通常分为固有免疫和适应性免疫。固有免疫为个体与生俱有的，不针对某一种特定的病原体，对多种病原体都有防御作用，因此又称为天然免疫或非特异性免疫。适应性免疫是机体经后天感染（病愈或无症状的感染）或人工预防接种（菌苗、疫苗、类毒素、免疫球蛋白等）而获得的抵抗感染的能力。这种免疫只针对某一特定的病原体或异物起作用，又称获得性免疫或特异性免疫。

免疫系统是机体一个重要的功能系统，担负着免疫防御、免疫监视与免疫自稳的功能。免疫反应的结果在正常情况下对机体有利，如抗感染免疫和抗肿瘤免疫。但在免疫功能失调的情况下，免疫应答可造成机体组织损伤，如打破对自身抗原的耐受，则可对自身抗原产生免疫应答，出现自身免疫现象，或造成组织损伤，由此诱发自身免疫性疾病。免疫系统以它识别和区分"自己"和"非己"抗原分子的能力，起着排异和维持自身耐受的作用。运用免疫学理论和方法对相关疾病进行预防、诊断和治疗的研究也是当代免疫学研究的重要领域。

第二节 免疫学发展简史

免疫学是一门既古老又年轻的学科，它是研究机体免疫系统的组织结构和生理功能的科学。人类应用免疫学方法预防传染病的历史，可以追溯到16世纪中国医学家利用人痘苗预防天花的伟大实践。此后，免疫学经历了经典免疫学时期和近代免疫学时期，自20世纪60年代以后，由于分子生物学的出现，免疫学有了突飞猛进的进步，进入现代免疫学的发展阶段。现代免疫学中"免疫"这个术语，已逐渐从以往的"抗感染免疫"，发展为机体对"自己"和"非己"物质的识别，进而破坏和排斥进入机体的抗原性异物（如病菌或人体本身所产生的损伤细胞和肿瘤细胞等），成为机体维持其生物稳定性的一个崭新的概念。

一、免疫学的经验时期

对人体免疫功能的认识首先从抗感染免疫开始。我国古代医学家在长期对抗天花的临床实践中，对天花的预防积累了丰富的经验，并创造性地发明了人痘接种术。据我国医书考证，有关人痘接种术的文字记载首次见于宋真宗时代（公元999～1022年），明代隆庆年间（1567～1570年）人痘法得到重大改进并得以推广，且效果良好，并在清代传入俄国、朝鲜、日本、土耳其和英国等国家。我国人痘接种术的发明比公认的免疫学起源——英国医生Jenner发明牛痘苗早了几百年，在医学科学尚未发展之时，实为一项伟大贡献，可以说是现代免疫学的先驱。

二、经典免疫学时期

18世纪末至20世纪中叶，人们对免疫功能的认识从人体现象的观察进入了科学实验时期。免疫学的发展与微生物学的发展密切相关，并成为微生物学的一个分支。在这一时期内免疫学取得了重要的成果。

（一）牛痘疫苗的发明

英国医生Jenner观察到患过牛痘的挤奶女工不会再患天花，通过长期研究，确证接种牛痘苗后可以预防天花，并对人体无害。在1793年Jenner发表了牛痘疫苗著作，为人类传染病预防开创了人工免疫的先河。该疫苗给人体接种后，只引起局部反应，并不造成全身性的严重损害，并且能有效地预防天花。1800年后牛痘疫苗开始在世界范围内推广，至1980年世界卫生组织（WHO）宣布全球消灭天花，牛痘疫苗的发明和推广也开辟了免疫学的新领域。

（二）减毒疫苗的发明

19世纪末，随着微生物学的发展，法国免疫学家Pasteur和德国细菌学家Koch等在创立了细菌分离培养技术的基础上，通过系统的科学研究，利用物理、化学及生物学方法获得了减毒菌苗，并用于疾病的预防和治疗。1881年Pasteur应用高温培养法获得了炭疽菌苗减毒株；其后他又将狂犬病毒在家兔体内经过连续传代获得了减毒株，从而制备了狂犬病疫苗。这些减毒疫苗的发明不仅为实验免疫学打下了基础，而且为疫苗的发展开辟了新局面。

（三）抗体的发现

德国学者Behring和日本学者北里柴三郎于1890年在Koch研究所应用白喉外毒素给动物免疫，发现在其血清中产生一种能中和外毒素的物质，称为抗毒素。将这种免疫血清转移至正常动物也有中和外毒素的作用。这种被动免疫法很快应用于临床治疗。Behring于1891年应用来自动物的免疫血清成功地治疗了一例白喉患者，开创了人工被动免疫疗法之先河。为此他于1902年获得了诺贝尔生理学/医学奖。后来，人们相继发现了凝集素、沉淀素等能与细菌或细胞特异性反应的物质，并确立了抗原（antigen，Ag）和抗体（antibody，Ab）的概念。抗原是指能够刺激机体免疫系统诱导免疫应答产生相应的抗体和/或致敏淋巴细胞等免疫反应的分子；抗体是B细胞接受抗原刺激后增殖分化为浆细胞所分泌的能与抗原发生特异性结合的糖蛋白。抗原和抗体的发现揭示出"抗原诱导特异性抗体产生"这一免疫学的根本问题，建立了血清学检测方法，促进了免疫化学的发展及抗体的临床应用。

（四）补体的发现

19世纪末，继抗毒素之后，又很快发现了免疫溶菌现象。1894年Pfeiffer在豚鼠体内观察到了新鲜免疫血清对霍乱弧菌的溶菌现象。随后Bordet发现，新鲜免疫血清60℃加热30分钟即可丧失溶菌能力。他认为在新鲜免疫血清内存在两种不同物质与溶菌作用有关：一种对热稳定的物质称为溶菌素，即抗体，有特异性；而另一种对热不稳定，存在于正常血清中，与抗原刺激无关，无特异性，但具有协助抗体溶解细菌或细胞的作用，因而称之为补体。补体并非单一分子，而是存在于血清、组织液和细胞膜表面的一组不耐热的、经活化后具有酶活性的蛋白质，包括30余种可溶性蛋白和膜结合蛋白，广泛参与机体微生物防御反应及免疫调节，也可介导免疫病理的损伤性反应，是体内具有重要生物学作用的效应系统和效应放大系统。

（五）免疫化学的研究

抗体发现后一方面对临床医学的诊断、治疗和预防起到了巨大的推动作用；另一方面，抗原和抗体的理化性质、反应特异性的化学基础等问题引起了人们的极大兴趣，逐渐形成了免疫化学的研究领域。

免疫化学研究初期（1910年）首先从Landsteiner等应用偶氮蛋白的人工结合抗原，研究抗原-抗体反应特异性的化学基础开始。Heidelberger等用肺炎球菌荚膜多糖抗原进行了抗原和抗体反应的定量研究。1934年，Marrack提出了关于抗原抗体反应的格子学说，从理论上解释了血清学反应现象。1938年，Tiselius和Kabat建立了血清蛋白电泳技术，证明了抗体活性存在于血清丙种球蛋白部分。随后建立了分离纯化抗体球蛋白的方法，为抗体理化性质的进一步研究奠定了基础。此后研究的重点转向抗体分子的结构与功能。

19世纪40年代还建立了蛋白质抗原性分析的新方法，如Elek、Oudin及Ouchterlony

等建立的凝胶扩散法，以及 Grubar 等建立的免疫电泳技术促进了对蛋白质抗原性的免疫化学分析。进而人们发现了抗体分子的不均一性，使抗体的纯化遇到了困难，抗体分子结构与功能的研究进展缓慢。直到免疫生物学的进一步发展，人们对抗体分子不均一性有了本质的了解，改进了研究材料，才使抗体分子结构与功能研究取得了重大进展。

（六）抗体生成理论的提出

Ehrlich 在 Behring 工作的基础上创造性地提出了关于抗体产生的学说。1897 年他首先提出了抗体生成的侧链学说，成为受体学说的创始人。他认为抗毒素分子存在于细胞表面，当外毒素进入体内后与之特异性结合，并刺激细胞产生更多的抗毒素分子，自细胞表面脱落进入血流即是抗毒素。他的学说在当时未能得到大多数免疫学家的支持，并遭到一些学者的责难，致使该学说长期湮没无闻。

19 世纪 30 年代 Haurowitz 等认为抗体分子的结构是在抗原直接影响下形成的，并提出了抗体生成的模板学说（template theory）。在分子遗传学的影响下，Pauling 等又进一步对模板学说进行了修正，认为抗原是通过干扰胞核 DNA 而间接影响抗体分子的构型，提出了间接模板学说。总之，这一学说不承认产生抗体的细胞在其细胞膜上具有识别抗原的受体，而是以抗原为主导，决定了抗体的特异结构。这一学说主宰了以后近 30 年的免疫学进展。它比较片面地强调了抗原对机体免疫反应的作用，而忽视了机体免疫反应的生物学过程，回避了机体免疫反应的基本生物学规律即对"自己"与"非己"物质的识别作用，从而忽视了对免疫生物学应有的重视与研究。直到细胞系选择学说提出后，免疫学才有了新的进展。

三、近现代免疫学的飞速发展

受免疫学发展早期形成的牢固的抗感染免疫概念及抗体生成"模板学说"的影响，人们对机体免疫性的认识存在片面性，近代免疫学的发展曾受到一定程度的束缚。随着近代免疫生物学的进展和细胞系选择学说的提出，人们对生物机体的免疫反应性有了比较全面的认识。

（一）Koch 现象和细胞免疫

德国细菌学家 Koch 于 1890 年发现，健康豚鼠首次感染结核分枝杆菌后引起全身炎症反应、细菌全身播散和邻近淋巴结肿大，结核菌素试验阴性；再次感染同量结核分枝杆菌，则只引起局部组织坏死，细菌很少扩散，结核菌素试验阳性；再次感染大量结核分枝杆菌，则引起局部及全身严重的迟发型超敏反应，甚至导致动物死亡。这一现象被称为 Koch 现象，具有特异性但与抗体产生无关。直到 1942 年 Chase 等对 Koch 现象进行了深入研究，证明将致敏豚鼠血清转移给正常动物不能引起结核菌素反应，而转移淋巴细胞则能引起阳性反应。首先证明了结核菌素反应不是由抗体引起，而是由致敏淋巴细胞引起，从而证明了机体免疫反应除能产生体液免疫外还能形成细胞免疫，并逐步形成了现代细胞免疫的概念。

（二）免疫耐受现象的发现

1945 年 Owen 观察到异卵双生小牛个体体内同时存在两种不同血型抗原的红细胞，称之为血型镶嵌体现象。这种小牛不但允许抗原不同的血细胞在体内长期存在而不产生相应抗体，而且还能接受双胞胎另一小牛的皮肤移植而不产生排斥反应，这种现象称为天然耐受。这一现象引出一个耐人深思的问题：为什么在胚胎期接受异种抗原刺激不引起免疫反应，而形成免疫耐受呢？Burnet 等从生物学角度提出了一种假说，认为胚胎期机体免疫功能尚未成熟，异型血细胞进入后能引起免疫细胞克隆抑制或被消灭，故成年后对胚胎期接触过的异型红细胞抗原不会发生免疫应答。其后，Billingham 和 Medawar 等于 1953 年在小鼠体内成功进行了人工诱导耐受实验，给予 Burnet 学说以有力支持。自此经典免疫学的观点受到严重挑战，免疫学的发展进入一个新的免疫生物学时期。

（三）抗体生成克隆选择学说的提出

随着生物学及分子遗传学的发展，澳大利亚学者 Burnet 在天然抗体选择学说及免疫耐受人工诱导成果等的启发下，于 1958 年提出了关于抗体生成的克隆选择学说。该学说认为：①体内存在识别各种抗原的免疫细胞克隆，抗原通过细胞受体选择相应的克隆并使之活化和增殖，成为产生相应抗体的细胞和免疫记忆细胞；②胚胎时期与抗原接触的免疫细胞可被破坏或抑制，形成天然自身耐受状态，称为禁忌细胞株（forbidden clone）；③部分免疫细胞可因基因突变而与自身抗原起反应，形成自身免疫反应。这个理论阐明了抗体产生机制，同时解释了抗原识别、免疫记忆、自身耐受及自身免疫等现象，为多数学者所接受并被后来的实验所证明，可以说是一个划时代的免疫学理论。

（四）现代免疫系统新概念的确立

天然耐受现象的发现及克隆选择学说的提出为免疫生物学的发展奠定了理论基础。现代免疫学已从抗感染免疫的概念中解脱出来，进而发展为生物机体对"自己"和"非己"物质的识别，借以维持机体稳定性的生物学概念。

1956 年 Glick 等发现早期摘除鸡的腔上囊组织可影响抗体的产生，证明了腔上囊组织的免疫功能。随后 Miller 等在哺乳类动物体内进行早期胸腺摘除，证明了胸腺的免疫功能。19 世纪 60 年代末期 Claman 和 Mitchell 等提出了 T 和 B 细胞亚群的概念，并且发现了它们的免疫协同作用，以后又相继发现了 T 细胞中不同的亚群及其鉴定方法，以及免疫细胞间相互作用的机制和主要组织相容性复合体（major histocompatibility complex，MHC）限制性。Cooper 等证明了免疫淋巴细胞在周围淋巴组织中的分布，自此建立了在高等动物体内免疫系统的组织学和细胞学基础。

同时，体液免疫继续向纵深发展，对抗体分子的结构研究取得了突破性进展。自 19 世纪 40 年代初确认抗体是血清丙种球蛋白之后，抗体的分子结构与生物功能研究成为热点。50 年代 Porter 用木瓜蛋白酶水解抗体球蛋白分子，获得了具有抗体活性的片段和易结晶片段；Edelman 用化学断裂法得到了抗体的多肽链，共同证明了抗体的分子结构。到 60 年代，统一了免疫球蛋白名称并建立了免疫球蛋白（immunoglobulin，Ig）的分类，即 IgG、IgM 和 IgA 三类，加上后来在骨髓瘤患者的血清内发现的 IgD 及花粉症患者的血清中发现的 IgE，共五大类。

基于现代免疫学对抗体分子特异性认识的深入，1972 年 Jerne 提出免疫网络学说。这一学说认为，在抗原刺激发生之前，机体处于相对免疫稳定状态，抗原进入机体则打破了这种平衡，导致特异抗体分子的产生，当达到一定量时将引起抗免疫球蛋白分子的独特型免疫应答，也就是说抗体分子在识别抗原的同时，也能被其抗独特型抗体分子所识别。在动物体内一组抗体分子上独特型决定簇可被另一组抗独特型抗体分子所识别；而一组淋巴细胞表面抗原受体分子亦可被另一组淋巴细胞表面抗独特型抗体分子所识别。这样在体内就形成了由淋巴细胞与抗体分子所组成的网络结构。网络结构学说认为，这种抗独特型抗体的产生在免疫应答调节中起着重要作用，使由抗原刺激增殖的克隆受到抑制，而不至于无休止地进行增殖，借以维持免疫应答的稳定平衡。

19 世纪 80 年代以来，一系列细胞因子（cytokine）的发现及其受体、基因和生物活性的研究促进了分子免疫学的蓬勃发展。细胞因子是一组异质性肽类细胞调节因子，包括淋巴因子、单核细胞因子、白细胞介素（interleukin，IL）、干扰素（interferon，IFN）、肿瘤坏死因子（tumor necrosis factor，TNF）、集落刺激因子（colony-stimulating factor，CSF）和转化生长因子（transforming growth factor，TGF）等。它们是由体内各种免疫细胞和非免疫细胞产生，具有多种生理功能，如介导细胞间的相互作用，促进和调节细胞的活化、增殖、分化和效应功能。它们也涉及相关疾病的病理生理作用，具有应用于临床治疗的潜在可能性。现在可以通过基因工程技术在原核或真核细胞中表达、纯化重组型细胞因子，并可进行批量生产，供实验研究和临床应用。

（五）免疫学新技术的发展

1. 细胞融合技术

1975 年 Kohler 和 Milstein 首先报道，应用小鼠骨髓瘤细胞和经绵羊红细胞致敏的小鼠脾脏细胞融合，可获得具有两种亲本细胞特性的杂交瘤细胞。这是一项突破性生物技术，应用这种方法可制备针对单一抗原决定簇的单克隆抗体，为生物科学和医学的研究提供了广阔的应用前景。

2. T 细胞克隆技术

1976 年 Morgan 等首先证明了 T 细胞生长因子在体外培养条件下可刺激 T 细胞克隆长期生长。目前已经应用 T 细胞克隆技术建立了一系列抗原特异性 T 细胞克隆，用于 T 细胞受体、淋巴因子的分泌及细胞间协同作用等方面的研究，为细胞免疫学的发展做出了巨大贡献。

3. 转基因技术

转基因技术也是近年来生物技术中的一项重大突破。它的建立使动物不必通过两性杂交即能获得新的基因，开创了一条基因杂交的新途径。它的基本原理是将外源基因导入哺乳类动物的受精卵或其早期胚胎，然后分析胚胎或其后代组织中的基因表达。目前主要以小鼠为模型构建和培育不同性状的转基因小鼠，已在许多研究领域中广泛应用。

4. 分子杂交技术

分子杂交的原理是将双链核酸分子经高温解链，分为两条互补的单链，恢复原温度又可使原来的双链结构聚合。两条不同单链分子根据碱基配对的原则，只要它们的碱基序列同源，即碱基完全互补或部分互补，就可发生全部或部分复性，此即核酸杂交。通常两种待杂交的分子之一是已知的，并可预先用放射性同位素或生物素进行标记，称为分子探针。以此探针识别或钓出另一种核酸分子中与其同源部分，即目的基因或靶基因。它有极高的特异性和敏感性，其实验方法可分为吸印杂交法、斑点杂交法和原位杂交。这些方法已广泛用于分子生物学和分子遗传学的研究。

回顾免疫学的发展历史，可以清楚地看到，免疫学每一步重要进展都推动着生物技术的发展。20世纪初，免疫学在抗感染方面的巨大成功，人工主动免疫和被动免疫的应用，促进了生物制品产业的发展，有效地控制了多种传染性疾病的传播。现代免疫学已逐步发展成既有自身的理论体系、又有特殊研究方法的独立学科。随着科学技术的发展，它本身又派生出许多独立的分支学科。例如，与现代生物学有密切关系的分子免疫学、免疫生物学和免疫遗传学；与医学有密切关系的免疫血液学、免疫药理学、免疫病理学、生殖免疫学、移植免疫学、肿瘤免疫学、抗感染免疫学、临床免疫学等。在过去几十年中，免疫学的巨大进展在更深的层次和更广阔的范围内，推动了生物高新技术产业的发展，如利用细胞工程技术生产的单克隆抗体、利用基因工程技术生产的细胞因子，为临床医学提供了一大类具有免疫调节作用的新型药物。这些新型药物主要着重于调节机体的免疫功能，副作用较少，因而在多种疾病的治疗上具有传统药物所不可替代的重要作用。目前，对免疫学的研究已经达到细胞水平和分子水平，人们正在努力探讨机体的基本生理规律——免疫的自身稳定机制。针对医学中的许多难解问题，如自身免疫、超敏反应、肿瘤免疫、移植免疫、免疫遗传等，现代免疫学将找寻到更好的解决方法。

第三节 免疫学发展趋势

一、免疫学现状

当前免疫学的发展日新月异，免疫学基础理论和新技术不断实现新的突破，同时免疫学与其他生命科学和医学学科的交叉更加广泛、深入。免疫学基本科学问题的研究已横向拓展至多种新型免疫组织器官（肝脏、胃肠）；纵向深入至单细胞、亚细胞层面的免疫功能和调节机制研究，这些系统性免疫学研究离不开新型技术的创新发展，如在体示踪影像技术、单细胞基因组学表达技术、分子相互作用平台技术及大规模数据信息学分析与归纳技术等，从而与化学、力学、光学、信息学、材料科学等学科发生密不可分的联系。同时，人类多种重大疾病的免疫机制破解、免疫诊治技术手段的革新，都需要免疫学与医学及生命科学的众多分支学科的合作与交叉，如微生物学、结构生物学、干细胞生物学、肿瘤学、风湿病学等。免疫系统作为生命系统的重要组成部分，与神经系统、内分泌代谢系统乃至生殖系统都有着极为紧密的相互作用与联系，并存在精细的相互调控机制，对于人类重大疾病特别是神经系统疾病、代谢性疾病的破解，都需要免疫学科与之的交叉研究。

当前，基于许多共同关注的科学问题，免疫学与医学科学、生命科学、化学科学等诸多学科都进行了宽泛深入的交叉合作，并在代谢性疾病的免疫机制、肿瘤的免疫治疗、免疫应答的化学表观调控机制等方面取得了突破性进展。免疫学基础与应用研究对解决人类重大疾病、增进人类健康、推动生物医药产业发展、振兴经济和增强国家实力等方面发挥着重要作用。

二、其他学科作为关键辅助手段促进免疫学高水平发展

1. 化学修饰与示踪技术

化学修饰与示踪技术是免疫学在体实时研究的重要手段。荧光和酶化学修饰是单克隆抗体检测功能实现的前提，荧光分子修饰与化学光学成像技术成功实现了可视化技术，并推动生命科学研究的深入开展；TALEN、CRISPR/Cas9 定点靶基因敲除技术是小鼠基因改造的新型化学修饰技术，大大提高了基因改造的成功率；针对核酸、蛋白质的多种化学、光团和金属离子修饰，赋予了核酸、蛋白质以佐剂、示踪剂、转染增效剂等多种新"身份"，已成为推动免疫学研究向高水平发展的重要工具。

2. 免疫调理小分子化合物的高通量筛选

近年来高通量技术和计算机模拟可以高效鉴定、模拟药物靶分子并进行化学改构，使小分子免疫调节药物的研制得到前所未有的快速发展。通过研究和操作关键免疫分子的调节功能，可实现对重大疾病的有效免疫干预。例如，以决定 Treg 分化的转录因子 Foxp3 表达为筛选靶点，进行小分子化合物库大规模高通量筛选，可获得具有调控 Treg 功能的高效药物分子。

3. 材料科学对免疫学发展的促进

依托材料学在磁性材料、pH 敏感材料、热敏感材料、脂质体、多糖、金属离子、纳米颗粒等材料的研发，逐步实现了免疫分子的靶向、缓释、示踪、实时监控等。可控性定向释放材料体系的开发利用、新型免疫佐剂及高分辨率多重荧光成像技术将是未来免疫学前沿技术手段研究的重点。

4. 信息学与数学工具用于免疫相关大数据的挖掘、分析与开发

当前信息化大数据时代，建立针对病原体和疾病相关进程的大规模数据库很有必要，样本数据采集、归类、标记，数据关联和不同标准下大规模数据提取、运算、分析、挖掘与可能性分析，计算机预测算法建立及少数标准筛选流程都需要数学及信息科学的密切配合。

第四节 免疫学与急危重症医学

免疫系统以高度复杂的动态网络结构组织起来，发挥炎症反应、感染中的损伤控制、肿瘤识别及监测等功能，免疫系统功能障碍会对机体产生重要影响，甚至危及生命。机体对组织损伤或感染的第一反应通常是体液因子（如补体因子）的局部激活，随后是抗原提呈细胞（antigen presenting cell，APC），即单核/巨噬细胞或树突状细胞（dendritic cell，DC）的活化。APC 是连接固有免疫和适应性免疫的桥梁，当被激活时，APC 释放细胞因子，如 TNF-α、IL-1、IL-6 和其他介质，吸引并激活更多的 APC 和中性粒细胞，增强吞噬作用，并在迁移至淋巴结后刺激活化适应性免疫细胞。APC 吞噬病原体抗原后，通过上调 MHC-Ⅱ类反式激活因子（MHC-Ⅱ transactivator，CIITA）活性、影响细胞内储存的 MHC-Ⅱ

类分子的重新定位增加细胞表面 MHC-Ⅱ表达,然后通过结合 T 细胞受体(T cell receptor, TCR)和共刺激分子(如 CD86-CD28 和 CD40-CD40L)诱导 T 细胞反应。临床发现患者可出现单核/巨噬细胞和 DC 上抗原加载的关键 MHC-Ⅱ类分子——人类白细胞抗原 DR(human leukocyte antigen-DR,HLA-DR)表达增强。随着时间的推移,单核/巨噬细胞和 DC 中可能会出现"反调节"反应,从而促进抗炎细胞因子(如 IL-10)的产生。

一、急危重症患者免疫功能异常

在机体受到细菌等病原体入侵时,固有免疫系统通过识别其表面的病原体相关分子模式(pathogen associated molecular pattern,PAMP)或组织细胞损伤时释放的损伤相关分子模式(damage associated molecular pattern,DAMP)结构,趋化中性粒细胞、单核/巨噬细胞等,清除病原体。同时通过活化 APC,促进淋巴细胞的成熟分化,释放大量细胞因子参与调节免疫反应。

1. 固有免疫系统

固有免疫系统也称天然免疫系统,主要由中性粒细胞、单核/巨噬细胞、DC、自然杀伤细胞(natural killer cell,NK)等组成。中性粒细胞作为固有免疫系统中的主要细胞之一,是机体受到病原体侵袭时的第一道防线,可以迅速向感染部位趋化并清除病原体。脓毒症时外周血中未成熟的中性粒细胞数量增加,且由于 CXC-趋化因子受体 2(CXCR2)等表达不足,细胞趋化功能减弱。研究发现,成熟中性粒细胞减少及功能障碍是脓毒症患者继发院内感染的危险因素。在给脓毒性休克患者输注健康人中性粒细胞后,血清中各项生物学指标有所改善。

单核/巨噬细胞是感染后分泌细胞因子的主要免疫细胞。在脓毒症患者体内,单核/巨噬细胞的表型发生变化,导致 HLA-DR 和促炎细胞因子(如 TNF-α、IL-1α、IL-6 和 IL-12 等)表达减少,而抗炎细胞因子(如 IL-10)分泌增多。促炎与抗炎反应失调将显著影响其他免疫细胞的活化与功能。DC 具有介导固有免疫和适应性免疫的重要作用,它通过识别 T 细胞表面 Toll 样受体(Toll-like receptor,TLR)促进其成熟分化,激活适应性免疫反应。脓毒症时 DC 大量凋亡,院内感染的发生率和病死率与 DC 数量的减少密切相关。此外,DC 的功能也发生变化,表现为细胞表面 HLA-DR、MHC-Ⅱ类分子、共刺激分子 CD80 和 CD86 表达减少,分泌 IL-12 减少、IL-10 增多等。

除上述主要固有免疫细胞以外,补体系统也发挥着抵御病原体的重要作用。感染状态下补体系统通过多条途径激活,不仅可以形成 C5-9 攻膜复合物攻击病原体,活化的 C3a 和 C5a 还可以作用于中性粒细胞、巨噬细胞、DC 等免疫细胞,调节细胞因子的分泌。脓毒症时补体系统过度活化,在动物模型和患者体内均检测到升高的 C3a 和 C5a 水平,并且与患者器官衰竭、病死率呈正相关性。有学者提出,活化补体水平可作为评价患者预后的指标之一。

2. 适应性免疫系统

适应性免疫系统又称获得性免疫系统,主要由淋巴细胞组成,包括 T 细胞和 B 细胞。脓毒症患者体内出现淋巴细胞减少的现象,其中 T 细胞大量凋亡是造成免疫抑制的主要原因。动物实验中,利用胱天蛋白酶(caspase)抑制剂阻断细胞凋亡后,脓毒症小鼠的 T 细胞凋亡明显减少，病死率降低。此外，存活的 T 细胞出现功能障碍，表现为克隆无反应性和辅助性 T 细胞（helper T cell，Th）2 型漂移。T 细胞的增殖活化有赖于自分泌和旁分泌的 IL-2。研究发现，脓毒症时 IL-2 的表达及分泌明显减少，导致增殖力下降。活化的 T 细胞可分化为 Th1 和 Th2 两种功能不同的亚群，其中 Th1 通过分泌 TNF-α 和 IFN-γ 诱导细胞免疫反应，而 Th2 主要分泌 IL-4 和 IL-5 介导体液免疫并与免疫抑制相关，脓毒症患者体内的 Th2 细胞比例明显升高。Th2 型漂移与调节性 T 细胞（regulatory T cell，Treg）的作用密切相关。严重烧创伤患者体内 Treg 数量增加，活性增强，产生抑制性细胞因子 IL-10 等，诱导 T 细胞向 Th2 分化，从而造成免疫抑制。

二、急危重症患者免疫功能监测的临床意义

近年来，免疫功能障碍在脓毒症及多器官功能障碍综合征（multiple organ dysfunction syndrome，MODS）发病机制中的重要意义已备受关注，许多资料显示，脓毒症患者固有免疫和适应性免疫功能均受损，免疫功能紊乱，严重影响患者预后。脓毒症典型的早期免疫系统反应为失控性全身炎症反应，激活特定免疫细胞和其他细胞，导致免疫细胞的明显表型改变。但是，针对早期促炎细胞因子的拮抗措施尽管在动物模型上效果显著，在临床试验中的疗效并不理想。后来我们认识到，免疫功能的异常在脓毒症进展过程中并不是以往所认为的"过度炎症反应"，而是由"免疫应答受抑"所致促炎反应和抗炎反应动态失衡，脓毒症中全身炎症反应和免疫抑制在多数情况下是同时存在的。大规模临床试验结果显示，患病个体的免疫应答随着时间的推移，个体间呈现高度变异和高度动态变化。有些危重症患者在危重症早期即表现出炎症反应和免疫抑制共同存在的迹象，另有患者则经历从早期促炎表型到晚期免疫抑制表型的转变。这种脓毒症/创伤相关性免疫抑制（SAI/IAI）状态，包括促炎介质的再释放减少、吞噬减少和参与抗原提呈作用的细胞表面受体的表达减少或活性降低。这可能与免疫耐受增强、免疫细胞凋亡增加和基因表达谱改变有关。

三、免疫功能监测生物标志物研究现状

然而，尽管免疫系统的重要功能已受到广泛关注，目前在急危重症医学领域中对免疫学的重视仍远远不够。从临床角度来看，如何尽早识别患者是否呈免疫抑制状态，以及如何区分暂时性还是持续性免疫抑制至关重要。目前临床上常用的危重症评分系统的病理生理指标具有一定的滞后性，所使用的一些炎症指标如 C 反应蛋白（C-reactive protein，CRP）、降钙素原（procalcitonin，PCT）或白细胞（亚组）的数量分布等对免疫功能障碍难以早期预警。重要的是，定量评估某个特定的细胞群本身不能得出其功能状态的结论。目前尚缺乏能够在临床常规使用的免疫功能状态监测指标或生物标志物。

近年来大量研究聚焦于 SAI/IAI 的识别和监测，所报道的一些危重症的免疫功能生物标志物可为脓毒症的临床救治，多器官功能衰竭的早期识别、监测和治疗提供重要的参考价值。比如，脓毒症状态下单核细胞和 DC 的失活伴随着 HLA-DR 和共刺激分子表达的减少，可作为吞噬减少、抗原提呈和适应性免疫反应诱导减少的指标。HLA-DR 是一种 MHC-

Ⅱ类分子，主要表达于单核/巨噬细胞、DC 和 B 细胞。该分子在细胞表面表达对于抗原提呈功能是必不可少的，HLA-DR 表达水平反映了免疫细胞的活化程度，表达水平减低是抗原提呈能力下调和从促炎反应向抗炎反应转变的表现。单核/巨噬细胞表面 HLA-DR 的表达对于启动适应性免疫反应至关重要。这种信号与共刺激分子（如 CD40-CD40L）结合的激活伴行并得到进一步加强，T 细胞与 APC 表面黏附分子之间通过受体-配体相互作用，形成一个以 TCR-MHC-抗原肽三元结构为簇状中心的瞬时性结构而得以紧密接触，该结构被称为"免疫突触"，有助于 T 细胞分辨潜在的抗原，提高 TCR 与 MHC-抗原肽之间的亲和力，从而启动 T 细胞的抗原识别和活化。因此，HLA-DR 可以作为一个标准化的"全局"生物标志物来评估免疫功能，持续降低的 HLA-DR 表达反映了与不良临床结局相关的独特免疫表型。但是，HLA-DR 评估目前需要专业实验室完成，并非所有机构都能提供这些监测。

全血细胞及淋巴细胞数量是临床上常用且简单易行的检测指标，以及更为细化的 T 细胞亚群检测，都可以反映临床患者免疫状态。此外，通过流式细胞技术检测的 T 细胞表面表达共抑制因子——程序性死亡蛋白 1（programmed death protein 1，PD-1）、B/T 淋巴细胞衰减因子（B and T lymphocyte attenuator，BTLA）和细胞毒性 T 细胞相关抗原 4（cytotoxic T lymphocyte-associated antigen-4，CTLA-4），是反映 T 细胞功能的良好指标。其他一些血清中的细胞因子水平，如 IL-10 升高，TNF-α 和 IFN-γ 降低等都可以作为辅助诊断的生物学指标。

此外，髓源性抑制细胞（myeloid-derived suppressor cell，MDSC）的扩增被证明与长时间的免疫抑制有关，特别是与脓毒症患者 T 细胞功能下降和院内感染的发展有关。MDSC 是骨髓来源的一群异质性细胞，是 DC、巨噬细胞和/或粒细胞的前体，具有显著抑制免疫细胞应答的能力。研究者在癌症患者中最先发现并描述 MDSC，并逐渐发现这群细胞在免疫系统中的重要作用，大量的证据证明它们在脓毒症和其他疾病中均可通过多种途径和机制发挥负向调控免疫应答的功能。危重症患者通常表现出明显的凋亡诱导的淋巴细胞减少和淋巴细胞功能受损，这有助于 SAI/IAI 病情的及时监测（图 1-1）。

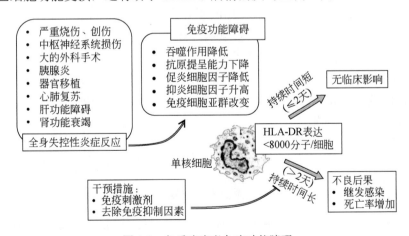

图 1-1 危重症患者免疫功能障碍

（引自：Pfortmueller CA，et al. 2017. Intens Care Med Exp，5：49）

四、免疫调理作为急危重症治疗新策略

免疫抑制状态是造成重症患者二次机会感染及死亡的重要原因。基于此，人们逐渐认识到对急危重症患者进行免疫调理可能是新的突破方向。各国学者不断尝试针对不同靶点的免疫调理治疗策略，目前进入临床研究的有粒细胞-巨噬细胞集落刺激因子（granulocyte-macrophage colony-stimulating factor，GM-CSF）和胸腺肽α1。胸腺肽α1是从胸腺肽中提取纯化的一种酸性多肽，已广泛应用于临床，在慢性肝炎患者、癌症患者的免疫调理辅助治疗方面取得一定疗效。国内一项多中心RCT报道，胸腺肽α1治疗脓毒症患者3天后外周血单核细胞HLA-DR表达明显升高，说明免疫状态得到有效改善，同时SOFA评分降低，病死率也明显降低。此外，许多研究中联合应用胸腺肽α1和乌司他丁治疗脓毒症取得了较好效果。胸腺肽α1作为成熟的临床用药，有较好的耐受性，目前在脓毒症的临床治疗研究中尚未发现不良反应，但在针对不同患者的治疗中，单独用药或联合用药，以及治疗剂量、时间等问题尚需要大型临床试验提供依据。

应用粒细胞集落刺激因子（granulocyte colony-stimulating factor，G-CSF）或GM-CSF治疗脓毒症患者的研究结果显示，G-CSF或GM-CSF能增强中性粒细胞的吞噬功能，增加中性粒细胞、单核/巨噬细胞数量，上调单核细胞HLA-DR表达水平，减少毒性代谢产物的分泌，从而明显降低院内感染概率，有利于改善脓毒症患者预后。有研究采用促进DC生长的酪氨酸激酶受体3配体治疗烧伤感染小鼠，结果提示其能显著增加DC数量，提高IL-12、IL-15及IFN-γ的分泌水平，明显修复$CD4^+$ T细胞免疫应答功能，并有效提高小鼠存活率。

新近研究观察到，采用IFN-γ、IL-7及IL-15治疗脓毒症患者，均可不同程度地改善患者临床症状。IFN-γ适用于脓毒症免疫抑制患者，尤其是明确有HLA-DR水平降低的患者；IL-7能上调抗凋亡分子Bcl-2表达，诱导次级T细胞增殖、分化，并进一步降低Treg在血液循环中所占比例，下调PD-1表达水平，对维持T细胞数量和功能具有重要作用，临床观察中，重组IL-7（rIL-7）已用于治疗特发性淋巴细胞减少症和相关疾病，包括HIV感染引起的淋巴细胞减少，rIL-7临床应用的安全性和耐受性已得到证实，但在脓毒症的治疗方面，其应用仍限于动物实验。此外，抑制PD-1、BTLA及CTLA-4表达，可明显减轻T细胞凋亡，最终有助于改善脓毒症患者预后。

免疫调理作为治疗危重症患者的新策略具有较好的临床应用前景，但需要根据机体免疫功能状态使用，不宜在促炎反应占优势的阶段使用，免疫功能的监测和客观评估对精准指导临床免疫治疗非常关键。

（姚咏明　盛志勇　夏照帆）

参 考 文 献

Ahlstrom A, Hynninen M, Tallgren M, et al. 2004. Predictive value of interleukins 6, 8 and 10, and low HLA-DR expression in acute renal failure. Clin Nephrol, 61(2): 103-110

Bermejo-Martin JF, Tamayo E, Ruiz G, et al. 2014. Circulating neutrophil counts and mortality in septic shock. Crit Care, 18(1): 407

Boomer JS, To K, Chang KC, et al. 2011. Immunosuppression in patients who die of sepsis and multiple organ failure. JAMA, 306(23): 2594-2605

Cajander S, Tina E, Backman A, et al. 2016. Quantitative real-time polymerase chain reaction measurement of HLA-DRA gene expression in whole blood is highly reproducible and shows changes that reflect dynamic shifts in monocyte surface HLA-DR expression during the course of sepsis. PLoS One 11(5): e0154690

Cheron A, Floccard B, Allaouchiche B, et al. 2010. Lack of recovery in monocyte human leukocyte antigen-DR expression is independently associated with the development of sepsis after major trauma. Crit Care, 14(6): R208

Darcy CJ, Minigo G, Piera KA, et al. 2014. Neutrophils with myeloid derived suppressor function deplete arginine and constrain T cell function in septic shock patients. Crit Care, 18(4): R163

Demaret J, Venet F, Friggeri A, et al. 2015. Marked alterations of neutrophil functions during sepsis-induced immunosuppression. J Leukoc Biol, 98(6): 1081-1090

Docke WD, Hoflich C, Davis KA, et al. 2005. Monitoring temporary immunodepression by flow cytometric measurement of monocytic HLA-DR expression: a multicenter standardized study. Clin Chem, 51(12): 2341-2347

Docke WD, Randow F, Syrbe U, et al. 1997. Monocyte deactivation in septic patients: restoration by IFN-gamma treatment. Nat Med, 3(6): 678-681

Drewry AM, Ablordeppey EA, Murray ET, et al. 2016. Comparison of monocyte human leukocyte antigen-DR expression and stimulated tumor necrosis factor alpha production as outcome predictors in severe sepsis: a prospective observational study. Crit Care, 20(1): 334

Frencken JF, van Vught LA, Peelen LM, et al. 2017. An unbalanced inflammatory cytokine response is not associated with mortality following sepsis: a prospective cohort study. Crit Care Med, 45(5): e493-e499

Girardot T, Rimmele T, Venet F, et al. 2017. Apoptosis-induced lymphopenia in sepsis and other severe injuries. Apoptosis, 22(2): 295-305

Ho YP, Sheen IS, Chiu CT, et al. 2006. A strong association between down-regulation of HLA-DR expression and the late mortality in patients with severe acute pancreatitis. Am J Gastroenterol, 101(5): 1117-1124

Hotchkiss RS, Monneret G, Payen D. 2013. Immunosuppression in sepsis: a novel understanding of the disorder and a new therapeutic approach. Lancet Infect Dis, 13(3): 260-268

Hwang SY, Shin TG, Jo IJ, et al. 2017. Neutrophil-to-lymphocyte ratio as a prognostic marker in critically-ill septic patients. Am J Emerg Med, 35(2): 234-239

Janols H, Bergenfelz C, Allaoui R, et al. 2014. A high frequency of MDSCs in sepsis patients, with the granulocytic subtype dominating in gram-positive cases. J Leukoc Biol, 96(5): 685-693

Kim JW, Park JH, Kim DJ, et al. 2017. The delta neutrophil index is a prognostic factor for postoperative mortality in patients with sepsis caused by peritonitis. PLoS One, 12(8): e0182325

Landelle C, Lepape A, Voirin N, et al. 2010. Low monocyte human leukocyte antigen-DR is independently associated with nosocomial infections after septic shock. Intensive Care Med, 36(11): 1859-1866

Le Tulzo Y, Pangault C, Amiot L, et al. 2004. Monocyte human leukocyte antigen-DR transcriptional downregulation by cortisol during septic shock. Am J Respir Crit Care Med, 169(10): 1144-1151

Lekkou A, Karakantza M, Mouzaki A, et al. 2004. Cytokine production and monocyte HLA-DR expression as predictors of outcome for patients with community-acquired severe infections. Clin Diagn Lab Immunol, 11(1): 161-167

Lukaszewicz AC, Grienay M, Resche-Rigon M, et al. 2009. Monocytic HLA-DR expression in intensive care patients: interest for prognosis and secondary infection prediction. Crit Care Med, 37(10): 2746-2752

Manzoli TF, Troster EJ, Ferranti JF, et al. 2016. Prolonged suppression of monocytic human leukocyte antigen-DR expression correlates with mortality in pediatric septic patients in a pediatric tertiary intensive care unit. Crit Care, 33: 84-89

Mathias B, Delmas AL, Ozrazgat-Baslanti T, et al. 2017. Human myeloid-derived suppressor cells are associated with chronic immune suppression after severe sepsis/septic shock. Ann Surg, 265(4): 827-834

Meisel A, Meisel C, Harms H, et al. 2012. Predicting post-stroke infections and outcome with blood-based immune and stress markers. Cerebrovasc Dis, 33(6): 580-588

Meisel C, Schefold JC, Pschowski R, et al. 2009. Granulocyte-macrophage colony-stimulating factor to reverse sepsis-associated immunosuppression: a double-blind, randomized, placebo-controlled multicenter trial. Am J Respir Crit Care Med, 180(7): 640-648

Monneret G, Finck ME, Venet F, et al. 2004. The anti-inflammatory response dominates after septic shock: association of low monocyte HLA-DR expression and high interleukin-10 concentration. Immunol Lett, 95(2): 193-198

Monneret G, Lepape A, Voirin N, et al. 2006. Persisting low monocyte human leukocyte antigen-DR expression predicts mortality in septic shock. Intensive Care Med, 32(8): 1175-1183

Monneret G, Venet F, Meisel C, et al. 2010. Assessment of monocytic HLA-DR expression in ICU patients: analytical issues for multicentric flow cytometry studies. Crit Care, 14(4): 432

Monneret G, Venet F, Pachot A, et al. 2008. Monitoring immune dysfunctions in the septic patient: a new skin for the old ceremony. Mol Med, 14(1-2): 64-78

Poehlmann H, Schefold JC, Zuckermann-Becker H, et al. 2009. Phenotype changes and impaired function of dendritic cell subsets in patients with sepsis: a prospective observational analysis. Crit Care, 13(4): R119

Reinke P, Fietze E, Docke WD, et al. 1994. Late acute rejection in long-term renal allograft recipients. Diagnostic and predictive value of circulating activated T cells. Transplantation, 58(1): 35-41

Rieckmann JC, Geiger R, Hornburg D, et al. 2017. Social network architecture of human immune cells unveiled by quantitative proteomics. Nat Immunol, 18(5): 583-593

Roche PA, Furuta K. 2015. The ins and outs of MHC class II-mediated antigen processing and presentation. Nat Rev Immunol, 15(4): 203-216

Schefold JC, Filippatos G, Hasenfuss G, et al. 2016. Heart failure and kidney dysfunction: epidemiology, mechanisms and management. Nat Rev Nephrol, 12(10): 610-623

Schefold JC, Hasper D, Reinke P, et al. 2008. Consider delayed immunosuppression into the concept of sepsis. Crit Care Med, 36(11): 3118

Schefold JC, Zeden JP, Pschowski R, et al. 2010. Treatment with granulocyte-macrophage colony-stimulating factor is associated with reduced indoleamine 2, 3-dioxygenase activity and kynurenine pathway catabolites in patients with severe sepsis and septic shock. Scand J Infect Dis, 42(3): 164-171

Schefold JC. 2010. Measurement of monocytic HLA-DR (mHLA-DR) expression in patients with severe sepsis and septic shock: assessment of immune organ failure. Intensive Care Med, 36(11): 1810-1812

Segre E, Fullerton JN. 2016. Stimulated whole blood cytokine release as a biomarker of immunosuppression in the critically ill: the need for a standardized methodology. Shock, 45(5): 490-494

Strohmeyer JC, Blume C, Meisel C, et al. 2003. Standardized immune monitoring for the prediction of infections after cardiopulmonary bypass surgery in risk patients. Cytometry B Clin Cytom, 53(1): 54-62

Tamayo E, Fernandez A, Almansa R, et al. 2011. Pro-and anti-inflammatory responses are regulated simultaneously from the first moments of septic shock. Eur Cytokine Netw, 22(2): 82-87

Uhel F, Azzaoui I, Gregoire M, et al. 2017. Early expansion of circulating granulocytic myeloid-derived suppressor cells predicts development of nosocomial infections in patients with sepsis. Am J Respir Crit Care Med, 196(3): 315-327

Venet F, Cour M, Demaret J, et al. 2016. Decreased monocyte HLA-DR expression in patients after non-shockable out-of-hospital cardiac arrest. Shock, 46(1): 33-36

Venet F, Lukaszewicz AC, Payen D, et al. 2013. Monitoring the immune response in sepsis: a rational approach to administration of immunoadjuvant therapies. Curr Opin Immunol, 25(4): 477-483

Venet F, Tissot S, Debard AL, et al. 2007. Decreased monocyte human leukocyte antigen-DR expression after severe burn injury: correlation with severity and secondary septic shock. Crit Care Med, 35(8): 1910-1917

Winkler MS, Rissiek A, Priefler M, et al. 2017. Human leucocyte antigen (HLA-DR) gene expression is reduced in sepsis and correlates with impaired TNFalpha response: a diagnostic tool for immunosuppression? PLoS One, 12(8): e0182427

Wu JF, Ma J, Chen J, et al. 2011. Changes of monocyte human leukocyte antigen-DR expression as a reliable predictor of mortality in severe sepsis. Crit Care, 15(5): R220

Xiao W, Mindrinos MN, Seok J, et al. 2011. A genomic storm in critically injured humans. J Exp Med, 208(13): 2581-2590

Zouiouich M, Gossez M, Venet F, et al. 2017. Automated bedside flow cytometer for mHLA-DR expression measurement: a comparison study with reference protocol. Intensive Care Med Exp, 5(1): 39

第二章

免疫系统的发育、结构与功能

第一节 免疫系统的种系发生和个体发育

一、B 细胞的分化发育

B 淋巴细胞（简称 B 细胞）是在中枢免疫器官骨髓中发育成熟的，由淋巴样干细胞分化发育而来。B 细胞的发育过程主要是功能性 B 细胞受体的表达和 B 细胞自身免疫耐受的形成。骨髓中基质细胞表达的细胞因子和黏附分子是诱导 B 细胞发育的必要条件。

（一）B 细胞在骨髓中的分化发育

B 细胞在骨髓中的分化发育过程是 B 细胞受体（B cell receptor，BCR）基因重组、多样性产生及形成自我耐受的主要阶段，经历了祖 B 细胞（pro-B cell）、前 B 细胞（pre-B cell）、未成熟 B 细胞和成熟 B 细胞等几个阶段（图 2-1）。

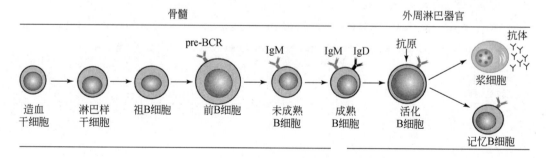

图 2-1 B 细胞的分化发育

B 细胞在骨髓中的分化发育过程依赖于 BCR 的装配和表达。早期祖 B 细胞重链可变区基因 D-J 开始重排，晚期祖 B 的 V-D-J 基因发生重排，但此时没有膜免疫球蛋白（membrane immunoglobulin，mIg）M，即功能性 BCR 的表达。祖 B 细胞开始表达 Igα/Igβ 异源二聚体，是 BCR 复合物的组成部分，也是 B 细胞的重要标记。前 B 细胞的特征是表达前 B 细胞受体（pre-BCR），前 BCR 由重链（μ链）和替代轻链（surrogate light chain，SLC）组成，但依然不能表达功能性 BCR。轻链（κ和λ链）基因成功重组和表达后，前 BCR 中的 SLC 被轻链取代，此时表达功能性 BCR（mIgM），是未成熟 B 细胞的特征。未成熟 B

细胞与骨髓细胞、基质细胞相互作用，使识别自身抗原的B细胞发生凋亡或失能（阴性选择作用）而凋亡。B细胞在骨髓的分化发育过程不受外来抗原影响，称为B细胞分化的抗原非依赖期。无自身反应性（阳性选择作用）的B细胞在骨髓微环境诱导下发育为成熟B细胞，离开骨髓进入外周循环，到达外周免疫器官的B细胞区定居。成熟B细胞又称初始B细胞（naïve B cell），可同时表达mIgM和mIgD，其可变区完全相同。B细胞在外周免疫器官接受外来抗原的刺激而活化、增殖，进一步分化成熟为浆细胞和记忆B细胞。

（二）BCR的基因结构及其重排

BCR是表达于B细胞表面，以膜型形式存在的免疫球蛋白mIg，主要负责识别抗原，启动B细胞介导的体液免疫应答。编码BCR的基因群是存在于祖B细胞中未发生基因重排的基因结构（称为胚系基因），以分隔的、数量众多的基因片段的形式存在。在B细胞的分化发育过程中，BCR胚系基因片段编码功能性抗原受体，通过基因重排实现BCR基因片段的重新排列和组合，从而产生数量巨大、能识别特异性抗原的BCR。

1. BCR的胚系基因结构

人Ig由两条完全相同的重链（H链）和两条完全相同的轻链（κ链或λ链）组成，编码重链的基因定位于第14号染色体长臂，由编码可变区的V基因片段、D基因片段和J基因片段及编码恒定区的C基因片段组成。编码人Ig轻链的基因群分为κ基因和λ基因，分别定位于第2号染色体短臂和第22号染色体长臂，由编码轻链可变区的V基因和C基因片段及编码恒定区的J基因片段组成。

Ig重链基因从5′端开始按V、D、J、C基因片段顺序排列，重链C基因片段排列顺序是5′-Cμ-Cδ-Cγ3-Cα1-Cγ2-Cγ4-Cε-Cα2-3′（图2-2）。Ig轻链基因中无D基因片段，从5′端开始按VJC基因片段顺序排列。编码轻重链的基因片段有多个，如图2-2所示。VH基因片段数为45个，DH基因片段数为23个，JH基因片段数为6个，CH基因片段数为9个。Vκ基因片段数为40个，Jκ基因片段数为5个，Vλ基因片段数为30个，Jλ基因片段数为4个。Cκ基因片段只有1个，Cλ基因片段有4个，包括Cλ1、Cλ2、Cλ3和Cλ7。

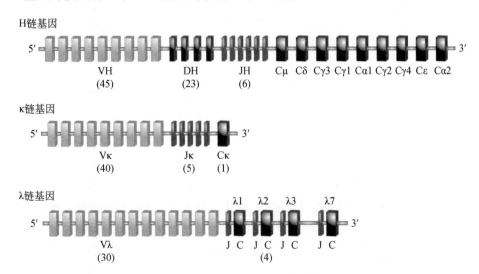

图2-2 人Ig重链（H链）和轻链（κ链和λ链）胚系基因图

2. BCR 的基因重排及其机制

Ig 的胚系基因是以被分隔开的基因片段的形式成簇存在的，编码功能性抗原受体是通过基因重组或重排实现的，首先重链基因片段 V-D-J 连接或轻链基因片段 V-J 连接，再与 C 基因片段连接，编码完整的 Ig 多肽链，进一步加工、组装成有功能的 BCR。IgV 区基因的重排主要是通过重组酶识别位于 VDJ 基因片段两端的保守序列，通过切断、连接及修复 DNA 等过程完成。

重组活化基因（recombination activating gene，RAG）编码蛋白有 RAG1 和 RAG2 两种，形成 RAG1/RAG2 复合物，负责特异性识别并切除重组信号序列（recombination signal sequence，RSS）。RSS 是一段 DNA 序列，存在于 V 基因片段的下游、D 基因片段的两侧、J 基因片段的上游，由保守的核苷酸七聚体、九聚体及较短的保守间隔序列组成。末端脱氧核苷酸转移酶（terminal deoxynucleotidyl transferase，TdT）主要实现 N 核苷酸插入，通过非模板编码的方式将数个核苷酸插入到 V、D、J 基因重排过程中出现的 DNA 断端。重组酶还包括 DNA 外切酶、DNA 合成酶等。在 RAG1/RAG2 催化下，D 基因片段与 J 基因片段重排 DJ，然后再与 V 片段重排 VDJ，最后与 C 基因片段重排，成功表达μ链。重链重排成功后，轻链开始重排，重链与轻链组合，最终表达功能性 BCR。BCR 基因重排具有程序性，且遵循等位排斥和同种型排斥的原则，基因发生重排后的 DNA 与其他体细胞有很大的不同，也成为 B 细胞和 T 细胞具有的独特生物学特点。等位排斥是指 B 细胞中一条染色体上的重链（或轻链）基因被功能性表达，就会抑制另一条染色体上的等位基因重组表达。同种型排斥是指κ轻链基因重排成功后抑制λ轻链基因的重排。

（三）抗原识别受体多样性产生的机制

所有表达不同特异性抗原受体的 T 细胞克隆和 B 细胞克隆组成机体内的 T 细胞库和 B 细胞库。抗原识别受体多样性产生的机制主要为基因重组或基因重排，具体包括组合多样性、连接多样性、受体编辑和体细胞高频突变。

1. 组合多样性

编码 Ig 基因的 V、D、J 基因片段有多个，基因重排、组合具有多样性。例如，编码人类 Ig 重链 V 区，可有 45（VH）×23（DH）×6（JH）=6000 种排列组合形成的 V 区基因片段。理论上 IgV 区基因片段的组合加上轻重链组合后的多样性约为 1.9×10^6。

2. 连接多样性

Ig 基因片段与片段连接由于密码子错位、框架移位替换或缺失、N 核苷酸插入等导致序列发生改变，从而显著增加了 BCR 和 Ig 的多样性。

3. 受体编辑

发育过程中的 B 细胞通过基因重排表达 BCR，识别自身抗原后未被克隆清除，通过 RAG 基因重新活化，轻链 VJ 再次重排，合成新的轻链替代自身反应性轻链，称为受体编辑。受体编辑成功，B 细胞继续发育成熟；若受体编辑不成功，则该细胞凋亡或失能。受体编辑使 BCR 的多样性进一步增加，是挽救自身反应性 B 细胞凋亡或失能的重要机制，不仅发生于 B 细胞发育中，也发生于生发中心（germinal center，GC）反应中。

4. 体细胞高频突变

体细胞高频突变是造成 BCR 多样性的重要原因之一，仅发生于成熟 B 细胞重排过的

V 基因上，成熟 B 细胞在外周免疫器官 GC 接受胸腺依赖性抗原（thymus dependent antigen, TD-Ag）刺激后发生。体细胞高频突变的方式是主要在编码 V 区 CDR 部位的基因序列发生碱基的点突变。体细胞高频突变伴有抗体亲和力成熟，即免疫应答中产生的抗体与抗原结合力逐渐升高的现象，并伴有 Ig 的类别转换和记忆 B 细胞的形成。

二、T 细胞的分化发育

T 淋巴细胞（简称 T 细胞）是介导细胞免疫的核心细胞，同时在 TD-Ag 诱导的体液免疫应答中发挥重要的辅助作用，在适应性免疫应答中占据中心地位。T 细胞来源于骨髓中的淋巴样祖细胞（祖 T 细胞，pro-T cell），祖 T 细胞经血液循环进入胸腺，在胸腺中分化发育为成熟 T 细胞。成熟 T 细胞离开胸腺随血液循环进入外周免疫器官，定居于外周免疫器官的 T 细胞区，接受抗原刺激启动细胞免疫应答。因此，T 细胞在胸腺中的发育过程至关重要。

（一）T 细胞在胸腺中的发育和 TCR 的重排

T 细胞在中枢免疫器官胸腺中发育成熟，在由胸腺上皮细胞为主构成的微环境下，T 细胞在胸腺的发育过程主要包括：淋巴样祖细胞→祖 T 细胞→前 T 细胞（pre-T cell）→未成熟 T 细胞→成熟 T 细胞等（图 2-3），不同发育阶段 T 细胞的表型和功能不同。T 细胞按是否表达 CD4 和 CD8 分子，其成熟过程经历双阴性（CD4$^-$CD8$^-$）、双阳性（CD4$^+$CD8$^+$）、单阳性（CD4$^+$CD8$^-$或 CD4$^-$CD8$^+$）三个阶段。

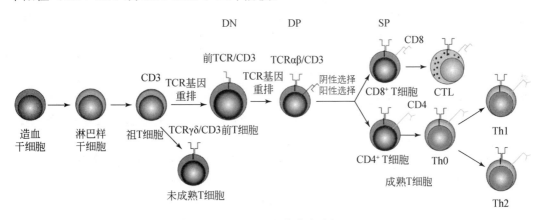

图 2-3　T 细胞的发育过程

注：DN. double negative，双阴性；DP. double positive，双阳性；SP. single positive，单阳性

淋巴样祖细胞和祖 T 细胞均不表达 CD4 或 CD8 分子，为双阴性细胞。T 细胞受体（T cell receptor，TCR）基因在祖 T 细胞阶段开始重排，编码 TCR 的基因由γ和δ肽链基因或α和β肽链基因组成，γδT 细胞重排γ和δ链基因，αβT 细胞首先重排β链基因。γδT 细胞在胸腺内发育成熟，但不经历阳性选择和阴性选择阶段，占胸腺 T 细胞总数的 1%~5%，其发生、发育成熟早于αβT 细胞。αβT 细胞占胸腺 T 细胞总数的 95%~99%，TCRβ基因成功重排表达的β肽链与前 T 细胞α肽链组装成前 TCR（pre-Tα：β），成功表达前 TCR 的细胞发育为前 T 细胞。在白细胞介素（interleukin，IL）-7 等细胞因子的诱导下，前 T 细胞大

量分裂、增殖，并表达 CD4 和 CD8，细胞进入双阳性阶段。双阳性阶段的前 T 细胞分裂、增殖停止，启动 TCRα 基因重排，重排成功的 α 肽链与 β 肽链组装成 TCR（α：βTCR），并成功表达于未成熟 T 细胞，未成熟 T 细胞经历阳性选择后进一步分化为单阳性细胞。单阳性细胞经历阴性选择后成为成熟 T 细胞，通过血液循环进入外周免疫器官。

（二）αβT 细胞的 TCR 基因重排

TCR 基因的重排与 BCR 基因的重排类似。TCRβ 基因由 Vβ、Dβ、Jβ 和 C 功能性基因片段组成。TCRβ 链可变区由 V-D-J 基因片段组合编码，首先 Dβ 片段和 Jβ 片段重排成 D-J，然后与 Vβ 片段重排成 V-D-J，再与 Cβ 片段重排成完整的 β 肽链。重排成功表达的 β 肽链与前 T 细胞 α 肽链组装成前 TCR，并表达于前 T 细胞表面。TCRα 基因由 Vα、Jα 和 C 功能基因片段组成。首先 Vα 和 Jα 片段重排，重排成 V-J，再与 Cα 重排成完整的 α 链，最后与 β 链组装成完整的 TCR，表达于未成熟 T 细胞表面。TCR 的多样性形成机制与 BCR 类似，主要是组合多样性和连接多样性，N 核苷酸插入发生的频率高，但不包括体细胞高频突变，TCR 的多样性可达 10^{16}。

（三）T 细胞发育过程中的阳性选择和阴性选择

T 细胞的发育要经历阳性选择，主要筛选出与自身主要组织相容性复合体（MHC）有一定亲和力的 TCR。双阴性细胞从胸腺皮质移行至深皮质区，胸腺细胞开始表达 CD4 和 CD8 分子，发育分化为双阳性细胞，同时表达多样特异性的功能 TCR。双阳性细胞表达的 TCR 与胸腺上皮细胞表达的自身抗原肽-自身 MHC-Ⅰ类分子复合物或自身抗原肽-自身 MHC-Ⅱ类分子复合物相互作用。其中，与 MHC-Ⅰ类分子以适当亲和力结合的双阳性细胞 CD8 表达水平升高，CD4 表达水平下降直至丢失，发育为 $CD8^+$ T 细胞；而与 MHC-Ⅱ类分子以适当亲和力结合的双阳性细胞 CD4 表达水平升高，CD8 表达水平下降，最后丢失，发育为 $CD4^+$ T 细胞。不能与 MHC-Ⅰ 或 MHC-Ⅱ 有效结合（结合力过高或不能结合）的双阳性细胞在胸腺皮质区发生凋亡。因此，双阳性细胞经历阳性选择发育分化为单阳性细胞，T 细胞通过阳性选择获得自身 MHC 限制性。

在皮质髓质交界处及髓质区经历阳性选择的单阳性细胞与胸腺树突状细胞、巨噬细胞等表达的自身抗原肽 MHC-Ⅰ类分子复合物或自身抗原肽 MHC-Ⅱ类分子复合物相互作用。如单阳性细胞发生高亲和力结合则发生凋亡被清除或处于失能状态，少部分分化为调节性细胞；而不能结合的单阳性细胞继续存活发育为成熟 T 细胞经高内皮小静脉（high endothelial venule, HEV）进入外周免疫器官。T 细胞通过阴性选择获得自身免疫耐受，维持 T 细胞的中枢免疫耐受，保留多样性的抗原反应性 T 细胞。

成熟的 T 细胞在胸腺发育后表达功能性 TCR（抗原受体的基因重排），获得 MHC 限制性（阳性选择）及形成自身免疫耐受（阴性选择）。发育成熟的 T 细胞经血液和淋巴液离开胸腺进入外周免疫器官，对外源性抗原物质发生免疫应答，对自身抗原发生免疫耐受。

第二节 免疫器官

免疫系统（immune system）由免疫器官、免疫细胞和免疫分子组成，是机体执行免疫功能的物质基础。它们是一个完整的有机系统，在不同层次协同作用，共同完成机体复杂的免疫功能。按其功能不同，免疫器官（immune organ）分为中枢免疫器官和外周免疫器官，它们均属于淋巴组织（lymphoid tissue），二者通过血液循环和淋巴循环相互联系，构成完整的系统。

一、中枢免疫器官结构与功能

中枢免疫器官（central immune organ）是免疫细胞发生、分化、发育和成熟的部位，亦称为初级淋巴器官（primary lymphoid organ）。人和其他哺乳动物的中枢免疫器官包括骨髓和胸腺。鸟类的腔上囊（法氏囊）由于在产生 B 细胞方面的功能相当于哺乳动物的骨髓，也属于中枢免疫器官。

（一）骨髓

骨髓是胚胎末期乃至出生后的主要造血器官。

1. 骨髓的结构

骨髓（bone marrow）位于骨髓腔中，分为红骨髓和黄骨髓，是人体最大的造血器官。红骨髓具有活跃的造血功能，分布于骨松质呈海绵样网状支架间隙中，由造血组织和血窦组成。造血组织包括造血细胞和基质细胞，基质细胞由巨噬细胞、网状细胞、成纤维细胞等组成。基质细胞及其分泌的多种造血生长因子与细胞外基质构成造血微环境，为成簇造血细胞提供机械性支撑，并提供分化所需的诱导性相互接触及各种因子。造血细胞在骨髓内增殖、分化、发育、成熟，经血窦离开骨髓进入外周血液循环。黄骨髓在机体需要额外造血时可转变为红骨髓恢复造血功能。

2. 骨髓的功能

（1）造血功能：血细胞在骨髓中生长、分裂及分化的过程称为造血。骨髓并非最早的造血器官，造血最早发生于卵黄囊（胚胎 2~3 周龄），胚胎早期（第 2~3 个月）由胚肝开始造血，继而入脾，肝和脾成为胚胎 3~7 个月的主要造血器官。怀孕第 5 个月时骨髓开始造血，胚胎末期乃至出生后骨髓才是主要造血场所。

（2）血液细胞和免疫细胞发生的场所：多能造血干细胞（hematopoietic stem cell，HSC）是造血前体细胞，具有高度自我更新能力和多能分化潜能，出生后主要分布于骨髓，在外周淋巴结、脾脏及血液中存在的数量很少。所有血液细胞和多种免疫细胞都来自骨髓的造血干细胞（图 2-4）。造血干细胞分化为定向干细胞：淋系干细胞和髓系干细胞。髓系干细胞最终分化为红细胞、粒细胞、单核细胞、血小板等。淋系干细胞进一步分化为祖 T 细胞、祖 B 细胞。骨髓为胸腺提供祖 T 细胞，祖 T 细胞在胸腺发育成熟为 T 细胞。祖 B 细胞在骨髓发育成熟为 B 细胞。自然杀伤细胞（natural killer，NK）在骨髓内发育成熟。

（3）体液免疫应答发生的场所：骨髓是再次体液免疫应答产生抗体的主要部位，外周免疫器官产生的记忆 B 细胞进入骨髓，进一步分化成浆细胞产生抗体。浆细胞在骨髓中存活数年，并可持久分泌、产生大量抗体。

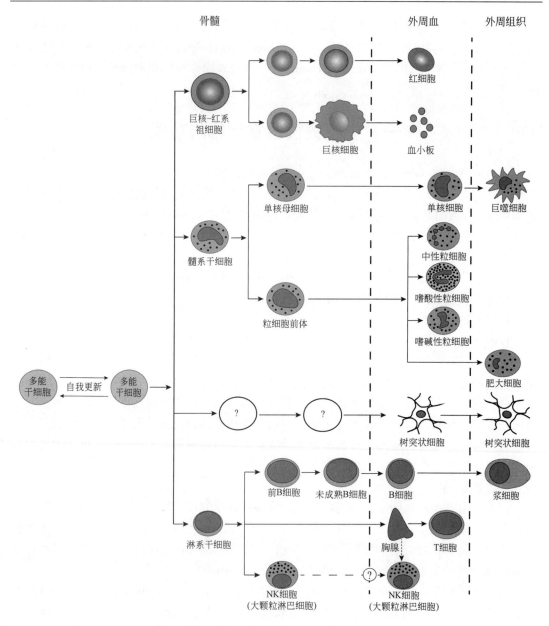

图 2-4 免疫细胞和血细胞的发育过程

（二）胸腺

在进化过程中，胸腺的出现和 T 细胞的出现基本是平行的。胸腺（thymus）位于胸腔纵隔上部、胸骨后，起源于咽囊，在胚胎第 4~5 周由第Ⅲ、Ⅳ对咽囊分化而来，在怀孕的第 15~16 周发育成熟。胸腺具有独特的生理现象——胸腺退化，即出生后不久，胸腺的体积随年龄增加而逐渐减小，重量也减少，细胞构成也发生改变，上皮细胞和胸腺细胞减少，而成纤维细胞和脂肪细胞增多，皮质和髓质被脂肪组织取代，产生 T 细胞的能力降低，导致老年人的免疫功能减退。

1. 胸腺的结构

胸腺外包有结缔组织被膜,由外部皮质区和内部髓质区构成。皮质区又分为浅皮质区和深皮质区。皮质区结构致密,由85%~90%的胸腺细胞(为不同发育阶段的未成熟T细胞)组成。皮质区的胸腺上皮细胞、巨噬细胞和树突状细胞(dendritic cell,DC)及上述细胞分泌产生的细胞因子和胸腺肽类分子为T细胞的发育、成熟提供了微环境。髓质区结构较疏松,含有较为成熟的胸腺细胞、髓质上皮细胞、DC和巨噬细胞。髓质区有胸腺的特征性结构胸腺小体(又称哈索尔小体),是由退化上皮细胞聚集、紧密缠绕成的同心圆状结构。皮-髓质交界处分布有丰富的血管和淋巴管,是祖T细胞和成熟T细胞进出的部位(图2-5)。

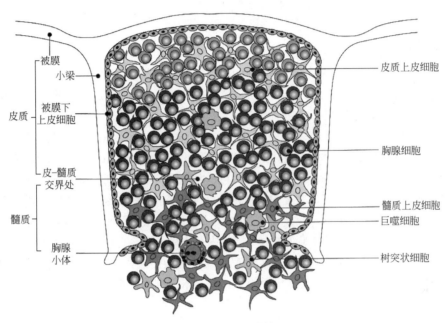

图 2-5 胸腺的结构

2. 胸腺的功能

(1)T细胞发育、分化成熟的场所:胸腺中95%的细胞为胸腺细胞(thymocyte),由不同发育阶段的T细胞构成;5%细胞为基质细胞,主要由胸腺上皮细胞构成。早期胸腺祖细胞被称为淋巴系预激的多能祖细胞,来源于骨髓,经皮-髓质交界处的血管进入胸腺,并迁移到皮质区,在皮质区开始成熟过程。伴随向髓质的迁移,T细胞逐渐成熟,髓质主要为成熟的T细胞。T细胞在胸腺的发育是高度有序的,主要经历三个阶段:双阴性阶段、双阳性阶段和单阳性阶段。发育成熟的T细胞获得MHC限制性和自身免疫耐受,离开胸腺经血液循环到达外周免疫器官。此外,胸腺也是γδT细胞、NK细胞和自然调节性T细胞(natural regulatory T cell,nTreg)发育的主要场所。

(2)T细胞形成自身免疫耐受:T细胞在胸腺发育过程中分化成能识别各种抗原的T细胞克隆,具有自身反应性的T细胞通过其抗原受体识别胸腺髓质区DC提呈的自身组织抗原,通过阴性选择导致被克隆清除或抑制,从而形成对自身抗原的中枢免疫耐受。因此,释放到外周组织的T细胞能对外来抗原进行特异性识别,获得了分辨"自己"和"非己"的能力。

(3)免疫调节:胸腺微环境中的胸腺基质细胞分泌、产生多种细胞因子和胸腺肽类分子,调控胸腺细胞的分化、发育,对外周免疫器官和免疫细胞也有调节作用。

二、外周免疫器官

外周免疫器官(peripheral immune organ)亦称为次级淋巴器官(secondary lymphoid organ),包括淋巴结、脾脏、黏膜免疫系统等。淋巴结和脾脏是成熟淋巴细胞定居的部位,是启动免疫应答的主要场所。外周免疫器官的发生晚于中枢免疫器官,在出生后数月才逐渐发育成熟、完善。下文主要讲述淋巴结和脾脏。

(一)淋巴结

1. 淋巴结的结构

淋巴结沿全身淋巴管分布,并与淋巴管相通连。淋巴结为实质性器官,表面为薄层致密结缔组织构成的被膜,实质分为皮质和髓质两部分。皮质又分为靠近被膜的浅皮质区和靠近髓质的深皮质区(即副皮质区),两者之间无明显界限。浅皮质区含有淋巴滤泡(lymphoid follicle),是B细胞定居的场所,包括初级淋巴滤泡和次级淋巴滤泡。初级淋巴滤泡主要包括未接受抗原刺激的初始B细胞、滤泡树突状细胞(follicular dendritic cell, FDC)及少量巨噬细胞。次级淋巴滤泡含有大量增殖分化的B淋巴母细胞,初始B细胞接受抗原刺激后发生分裂、增殖形成生发中心(GC),并把淋巴滤泡原有未应答的B细胞等细胞挤压到靠输入淋巴管侧,形成一冠状带(mantle zone)。深皮质区是T细胞居住的部位,为弥散的淋巴组织,主要由T细胞、DC及少量巨噬细胞组成。淋巴结内有小动脉和小静脉,但无血窦结构。深皮质区的毛细血管后小静脉即高内皮小静脉(HEV),是与血液循环和淋巴循环相连接的重要通道。血液中的淋巴细胞可通过HEV进入淋巴组织,参与淋巴细胞再循环(图2-6)。

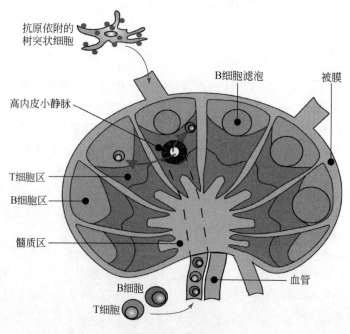

图2-6 淋巴结的结构

髓质由髓索和髓质淋巴窦组成。髓索是条索状的淋巴组织，含有 T 细胞、B 细胞及丰富的浆细胞和巨噬细胞。髓质淋巴窦为淋巴液通道，淋巴窦中有许多巨噬细胞，淋巴液在窦内流动缓慢，有利于巨噬细胞吞噬清除病原体等异物，有较强的"滤过净化"淋巴液的作用。淋巴结内形成的效应细胞和记忆细胞、抗体可汇集于髓质淋巴窦，随淋巴循环分布到全身发挥作用。

2. 淋巴结的功能

（1）适应性免疫应答发生的场所：T 细胞定居于淋巴结的副皮质区，B 细胞定居于淋巴滤泡和 GC，T 细胞占淋巴结淋巴细胞总数的 75%，B 细胞占 25%。淋巴液中来源于组织中的抗原物质进入淋巴结，定居的 T 细胞和 B 细胞接受抗原刺激后，启动和发生适应性免疫应答。

（2）参与淋巴细胞再循环：血液来源的 T、B 细胞经副皮质区 HEV，分别进入淋巴结副皮质区和浅皮质区。然后，T、B 细胞向髓质迁移，经输出淋巴管离开淋巴结，经胸导管再返回血循环。

（3）滤过清除病原体等有害物质：淋巴结髓窦内富含巨噬细胞，可有效过滤和清除病原体、毒素或癌细胞等有害物质，并防止它们扩散。

（二）脾脏

1. 脾脏的结构

脾（spleen）为实质性器官，表面包有结缔组织被膜，实质由白髓和红髓组成。白髓由围绕中央动脉密集分布的中央小动脉周围淋巴鞘和淋巴滤泡构成。中央小动脉周围淋巴鞘为 T 细胞区，富含 T 细胞、少量 FDC 和巨噬细胞。淋巴滤泡为 B 细胞区，分初级淋巴滤泡和次级淋巴滤泡，富含大量 B 细胞及少量 FDC 和巨噬细胞。白髓和边缘区外侧的广大区域为红髓，由脾索和脾窦（静脉窦）组成。脾索为条索状组织，内含 B 细胞、大量浆细胞、巨噬细胞、红细胞、血小板、少量 DC 和 T 细胞等。脾窦位于脾索之间，滞留于脾索中的细胞能穿过脾窦不连续的血管内皮再进入血液循环。白髓与红髓交界处狭窄区域为边缘区，主要由边缘区 B 细胞和巨噬细胞组成，能对多糖类抗原应答，边缘区 B 细胞不参与再循环。边缘区有中央小动脉毛细管分支末端膨大形成的边缘窦，是 B 细胞、T 细胞和病原体等抗原物质自由出入白髓的通道。

2. 脾脏的功能

（1）适应性免疫应答发生的场所：脾是成熟 T、B 细胞定居的部位，B 细胞占脾淋巴细胞总数的 60%，T 细胞占脾淋巴细胞总数的 40%。脾是 T 细胞和 B 细胞接受抗原刺激并发生免疫应答的场所，主要针对血源性抗原发生免疫应答。

（2）滤过清除病原体等有害物质：红髓中的巨噬细胞和 DC 均有较强的吞噬作用，负责清除血液循环中的病原体、外来抗原等异物及衰老退变的自身细胞。

（3）合成生物活性物质：脾可合成并分泌补体、细胞因子等某些重要生物活性物质。

第三节 免疫细胞

免疫细胞在骨髓中均由 HSC 及其所分化的髓系祖细胞或淋系祖细胞分化而来。免疫细胞按照参与的免疫应答分为：参与固有免疫的细胞，主要有巨噬细胞、DC、粒细胞等；

参与适应性免疫的细胞，主要有 T 细胞、B 细胞。机体内执行适应性免疫应答和发挥免疫功能最为重要的细胞为 B 细胞和 T 细胞。淋巴细胞按照其发生来源、细胞表面标志、形态结构和功能主要分为：T 细胞、B 细胞和 NK 细胞。NK 细胞属于固有免疫细胞。本节主要讲述 B 细胞和 T 细胞，关于 NK 细胞及其他固有免疫细胞将在第三章第二节阐述。

一、B 细 胞

（一）BCR 及膜辅助分子

1. BCR 受体复合物

BCR 以 mIg 形式表达于 B 细胞，是 B 细胞特征性表面标志。BCR 主要负责特异性识别和结合抗原，但由于其胞质区氨基酸序列很短，不能直接将抗原刺激的信号传递到 B 细胞内，需要 Igα/Igβ（CD79a/CD79b）分子协助完成抗原信号的传递。在抗原刺激下，B 细胞最终分化为浆细胞，不再表达 mIg。识别和结合抗原的 mIg 和传递抗原刺激信号的 Igα/Igβ（CD79a/CD79b）异二聚体组成 BCR 复合物（图 2-7）。

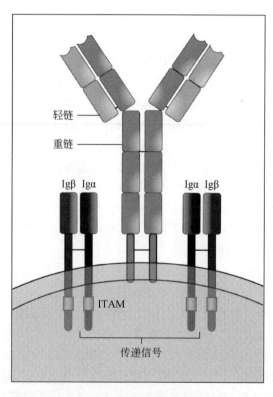

图 2-7　B 细胞抗原受体复合物模式图

2. B 细胞共受体

B 细胞表面的 CD19、CD21 和 CD81 分子组成 B 细胞共受体复合物，能够增强 BCR 与抗原结合的稳定性，并与 Igα/Igβ 共同作用，构成促进 B 细胞活化的第一信号。CD21 为补体受体，与附着于抗原表面的 C3d 结合，形成 CD21-C3d-抗原-BCR 复合物；CD19 传递活化信号，介导 BCR 共受体复合物与 BCR 的交联，增强抗原信号的转导。

3. 共刺激分子

共刺激分子是为 B（或 T）细胞完全活化提供共刺激信号的细胞表面分子及其配体。CD40 组成性地表达于成熟 B 细胞，其配体（CD40L 即 CD154）表达于活化 T 细胞。B 细胞活化的第一信号：BCR 识别、结合抗原，所产生的信号经由 CD79a/b 和 B 细胞共受体复合物转导至细胞内。但是仅有第一信号不能使 B 细胞完全活化，还需要第二活化信号。B 细胞表达的 CD40 与辅助性 T 细胞（Th）表达的 CD40L 结合构成 B 细胞活化的第二信号，对 B 细胞的分化成熟和抗体产生起重要作用。

B 细胞静息状态不表达或低表达 CD80（B7-1）和 CD86（B7-2），活化后表达增强。作为专职抗原提呈细胞（APC），可与 T 细胞表面的 CD28 或细胞毒性 T 细胞相关抗原 4（CTLA-4）结合，传递活化信号（CD80/CD86 与 CD28 结合）或抑制活化信号（CD80/CD86 与 CTLA-4 结合），由此 B 细胞可促进或抑制 T 细胞的活化。

4. 其他表面分子

（1）黏附分子：B 细胞介导体液免疫应答需要 Th 细胞辅助，B 细胞向 T 细胞提呈抗原，B 细胞与 T 细胞的相互作用需要细胞与细胞之间的接触。参与并能增强细胞接触的分子由表达于 B 细胞的黏附分子，如细胞间黏附分子-1（intercellular adhesion molecule-1，ICAM-1）、淋巴细胞功能相关抗原（lymphocyte function associated antigen，LFA）-1 等，通过与配体结合而完成作用。

（2）调控分子：CD20 是 B 细胞特异性标志，表达于各发育阶段的 B 细胞（浆细胞除外），通过调节钙离子跨膜转运而调控 B 细胞的增殖和分化，目前常被作为单抗识别、治疗的靶点分子。CD22 是抑制性辅助受体，特异性表达于 B 细胞，胞质区含有免疫受体酪氨酸抑制基序（immunoreceptor tyrosine-based inhibitory motif，ITIM），当磷酸化后会招募、结合 SHP（SH2-containing tyrosine phosphatase）-1，并通过 SHP-1 使 BCR 相关信号转导分子的酪氨酸脱磷酸，抑制 B 细胞活化。CD32 有 a、b、c 不同亚型，a、c 为活化型受体，b 为抑制型受体。CD32b 即 FcγRⅡB，为低亲和力 FcγR，能负反馈调节 B 细胞活化及抗体的分泌。

（二）B 细胞的分类

根据是否表达 CD5，B 细胞可分为 B1 细胞和 B2 细胞两个亚群。B1 细胞表达 CD5，B2 细胞不表达 CD5。B1 细胞占 B 细胞总数的 5%～10%，主要分布于腹膜腔、胸膜腔和肠道黏膜固有层中，参与固有免疫，针对抗原刺激主要产生低亲和力的 IgM，在免疫应答早期发挥作用，尤其在腹膜腔等部位能对微生物感染迅速产生抗体构成了机体免疫的第一道防线。B1 细胞能针对自身抗原产生多种抗体，与自身免疫病的发生有关。

B2 细胞在个体发育中出现相对较晚，是介导适应性体液免疫应答的核心细胞，即通常所说的 B 细胞。B2 细胞定居于外周淋巴器官，在抗原刺激、Th 细胞辅助及细胞因子的作用下，B2 细胞发生活化、增殖并分化成浆细胞，分泌产生抗体，行使体液免疫功能（详见第三章第三节体液免疫应答）。

（三）B 细胞的功能

B 细胞介导的体液免疫应答的效应产物为抗体。体液免疫应答的生物学效应主要通过抗体发挥中和作用、激活补体、调理作用、抗体依赖性细胞介导的细胞毒作用（antibody-dependent cell-mediated cytotoxicity，ADCC）、参与Ⅰ型超敏反应等功能。B 细胞作为 APC，能够摄取、加工并提呈抗原，通过 BCR 介导的内吞对可溶性抗原的提呈尤为重要。B 细胞通过分泌产生的多种细胞因子以直接或间接形式参与巨噬细胞、DC、NK 细胞及 T 细胞免疫功能的调节。研究发现，调节性 B 细胞（regulatory B cell，Breg）是控制机体过度炎症的重要细胞亚群，主要通过分泌 IL-10、转化生长因子（transforming growth factor，TGF）-β 等抑制性细胞因子发挥免疫负调控作用。

二、T 细 胞

（一）T 细胞抗原受体及膜辅助分子

1. TCR-CD3 复合物

构成 TCR 的肽链有 α、β、γ 和 δ 四种，可组成 αβTCR 或 γδTCR，表达相应 TCR 的 T 细胞分别称为 αβT 细胞和 γδT 细胞。TCR 是 T 细胞的特征性表面标志，负责识别抗原，但与 BCR 不同，TCR 需要特异性识别由 APC 或靶细胞提呈的抗原肽-MHC 分子复合物。因此，TCR 既要识别抗原肽，也要识别自身 MHC 分子，称为 MHC 限制性（MHC restriction）。构成 TCR 的两条肽链在胞质区氨基酸序列很短，不能转导活化信号，需要由 CD3 辅助将 TCR 识别抗原所产生的活化信号转导至 T 细胞内。CD3 包括 γ、δ、ε、ξ 和 η 五种肽链，均为跨膜蛋白，胞质区均含有免疫受体酪氨酸激活基序（ITAM）。ITAM 的磷酸化和与 ZAP-70 的结合启动 T 细胞活化早期信号转导过程。因此，CD3 分子的功能是转导 TCR 识别抗原所产生的活化信号。

2. 辅助受体

CD4 和 CD8 为 T 细胞的辅助受体，主要功能是辅助 TCR 识别抗原和参与 T 细胞活化信号的转导。CD4 能够与 MHC-Ⅱ类分子 β2 结构域结合，CD8 能够与 MHC-Ⅰ类分子重链的 α3 结构域结合，可增强 T 细胞与 APC 或靶细胞的相互作用并辅助 TCR 识别抗原。

3. 共刺激分子

T 细胞表面的共刺激分子大多是免疫球蛋白超家族（IgSF）成员，如 CD28 家族成员，包括 CD28、CTLA-4、诱导性共刺激分子（inducible co-stimulator，ICOS）和程序性死亡蛋白 1（programmed death protein 1，PD-1）等。CD28 家族的配体为 CD80（B7-1）、CD86（B7-2）、COSL、PD-L1 和 PD-L2、肿瘤坏死因子（TNF）超家族成员（如 CD40L 和 FasL）等。由 APC 或靶细胞表面的共刺激分子与 T 细胞表面相应的共刺激分子相互作用为 T 细胞完全活化提供共刺激信号（图 2-8）。

（1）CD28 表达于 90% 的 $CD4^+$ T 细胞和 50% 的 $CD8^+$ T 细胞，其配体为 CD80 和 CD86，表达于专职性 APC。CD28 与 CD80/CD86 的结合为 T 细胞活化提供正向共刺激信号，刺激 T 细胞合成 IL-2 等细胞因子，促进 T 细胞进一步增殖和分化，同时可诱导 T 细胞表达抗细胞凋亡蛋白（Bcl-XL 等），防止细胞凋亡。

（2）CTLA-4（CD152）表达于活化的 $CD4^+$ T 细胞和 $CD8^+$ T 细胞，其配体亦是 CD80 和 CD86，CTLA-4 与 CD80/CD86 的结合亲和力高于 CD28，提供负向调控信号，下调或

终止 T 细胞活化。

（3）ICOS（CD278）主要表达于 T 细胞活化后滤泡辅助性 T 细胞（follicular helper T cell，Tfh），配体为 ICOSL（CD275），表达于 B 细胞。ICOS 与 ICOSL 相互作用促进 IL-4、IL-10 等细胞因子的产生，对体液免疫应答的增强和扩大发挥着重要作用。

（4）PD-1 表达于活化 T 细胞表面，配体为 PD-L1 和 PD-L2。PD-L1 表达于多种不同组织来源的肿瘤细胞。研究认为，肿瘤细胞表面表达的 PD-L1 与 T 细胞上的 PD-1 结合，导致肿瘤抗原特异性 T 细胞凋亡，是 PD-L1 介导肿瘤免疫逃逸的主要机制。

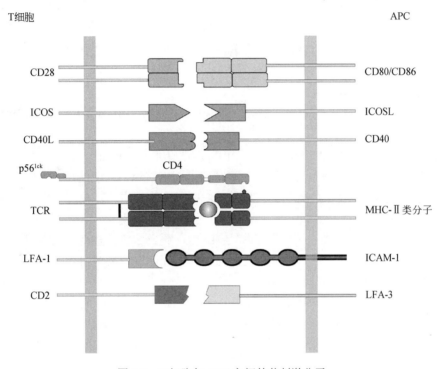

图 2-8　T 细胞与 APC 之间的共刺激分子

4. 黏附分子

（1）CD2（LFA-2）表达于 95% 的成熟 T 细胞、50%～70% 的胸腺细胞及部分 NK 细胞，其配体为 LFA-3（CD58）或 CD48（小鼠和大鼠），主要增强 T 细胞与 APC 或靶细胞接触，还参与 T 细胞活化信号的转导。

（2）T 细胞表达的 LFA-1 与 APC 表面的 ICAM-1 结合，介导 T 细胞与 APC 或靶细胞的黏附。T 细胞也可表达 ICAM-1，与 APC、靶细胞或其他 T 细胞表达的 LFA-1 结合，增强细胞之间的接触。

5. 丝裂原受体及其他表面分子

T 细胞表达多种丝裂原（mitogen）受体，与丝裂原如刀豆蛋白 A（concanavalin，ConA）、植物血凝素（phytohemagglutinin，PHA）结合可非特异性直接诱导静息 T 细胞活化和增殖。美洲商陆丝裂原（pokeweed mitogen，PWM）既可诱导 T 细胞活化，还可诱导 B 细胞活化。

T 细胞活化后还表达许多与效应功能有关的分子。CD40L（CD154）主要表达于活化的 $CD4^+$ T 细胞，与 CD40 结合可促进 APC 活化，CD80/CD86 表达增强和细胞因子分泌增加，也可促进 T 细胞的活化。活化 Th 细胞表达的 CD40L 与 B 细胞表面的 CD40 结合为介导 B 细胞在 TD-Ag 诱导的免疫应答中提供第二活化信号，可促进 B 细胞的增殖、分化、抗体生成和抗体类别转换，诱导记忆 B 细胞的产生。

T 细胞活化后表达 IL-1R、IL-2R、IL-4R、IL-6R、IL-7R、IL-12R、干扰素（interferon, IFN）-γR 和趋化因子等细胞因子受体，与相应的细胞因子结合后，参与 T 细胞的活化、增殖和分化。同时，T 细胞活化后诱导表达细胞凋亡的 FasL（CD95L），表达 Fc 受体和补体受体等。

（二）T 细胞的分类和功能

T 细胞按照不同的分类方法，可分为若干亚群，各亚群之间相互调节，共同发挥其免疫学功能。

1. 根据活化阶段分类

T 细胞可分为初始 T 细胞（naïve T cell）、效应 T 细胞（effector T cell）和记忆 T 细胞（memory T cell）。

（1）初始 T 细胞表达 CD45RA 和高水平的 L-选择素（CD62L），是未接受过抗原刺激的成熟 T 细胞，参与淋巴细胞再循环，主要功能是识别抗原，存活期短。定居于外周淋巴器官内的初始 T 细胞接受 DC 提呈的抗原肽-MHC 复合物而活化，并最终分化为效应 T 细胞和记忆 T 细胞。

（2）效应 T 细胞表达高水平的高亲和力 IL-2R，还表达整合素，是免疫应答效应阶段的主要细胞，存活期短。效应 T 细胞主要是向外周炎症部位或某些器官组织迁移发挥生物效应，一般不再参与淋巴细胞再循环。

（3）记忆 T 细胞表达 CD45RO 和黏附分子，可能由效应 T 细胞分化而来，也可能由初始 T 细胞接受抗原刺激后直接分化而来。记忆 T 细胞存活期长，可达数年，参与淋巴细胞再循环。如接受相同抗原刺激后可迅速活化，并分化为效应 T 细胞，介导再次免疫应答。

2. 根据 TCR 类型分类

T 细胞可分为表达 TCRαβ 的 T 细胞和表达 TCRγδ 的 T 细胞，即 αβT 细胞和 γδT 细胞。αβT 细胞即介导适应性细胞免疫应答的 T 细胞，占脾脏、淋巴结和循环 T 细胞总数的 95% 以上。γδT 细胞参与固有免疫，主要分布于皮肤和黏膜组织，主要识别由 CD1 分子提呈的糖脂、某些病毒的糖蛋白、分枝杆菌的磷酸糖和核苷酸衍生物、热休克蛋白（heat shock protein, HSP）等抗原。大多数 γδT 细胞为 $CD4^-CD8^-$，少数可表达 CD8。γδT 细胞具有抗感染和抗肿瘤作用，其具体的生物学作用和杀伤机制详见第三章。

3. 根据是否表达 CD4 或 CD8 分类

T 细胞分为 $CD4^+$ T 细胞和 $CD8^+$ T 细胞。60%～65% 的 T 细胞表达 CD4，部分 NKT 细胞、巨噬细胞和 DC 亦可表达 CD4。$CD4^+$ T 细胞识别抗原肽-MHC-Ⅱ复合物，受自身 MHC-Ⅱ类分子的限制，活化后，在不同细胞因子的作用下向不同的 Th 方向极化，但也有少数 $CD4^+$ 效应 T 细胞具有细胞毒作用和免疫抑制作用。30%～35% 的 T 细胞表达 CD8。$CD8^+$ T 细胞识别抗原肽-MHC-Ⅰ复合物，受自身 MHC-Ⅰ类分子的限制，活化后分化为细胞毒性 T 细胞（cytotoxic T lymphocyte, CTL），具有细胞毒作用，可特异性杀伤靶细胞。

4. 根据功能分类

T 细胞可分为 Th、CTL 和调节性 T 细胞（regulatory T cell，Treg）。

（1）Th：通常所称的 $CD4^+$ T 细胞即指 Th，未受抗原刺激的初始 $CD4^+$ T 细胞为 Th0。初始 $CD4^+$ T 细胞（Th0）受到由 APC 提呈的不同性质抗原刺激后，会在不同细胞因子微环境下分化成有不同效应功能的 $CD4^+$ T 细胞。

1）Th1：体内提呈功能最为强大的 APC——DC 活化后分泌产生的 IL-12 是诱导 Th0 向 Th1 分化的主要细胞因子。IFN-γ 也是诱导 Th0 向 Th1 亚群分化的重要细胞因子，能促进 T-bet 的表达，形成正反馈效应。因此，Th1 亚群分泌大量的 IFN-γ、IL-2，促进 Th1 的进一步增殖，进而发挥细胞免疫的效应，同时还能抑制 Th2 增殖，在清除胞内病原体中发挥着重要作用。Th1 通过分泌产生的细胞因子作用于其他免疫细胞发挥生物学效应，如 IFN-γ 活化巨噬细胞，增强其杀伤、吞噬病原体的能力；IL-2、IFN-γ 和 IL-12 可增强 NK 细胞的杀伤能力；IL-2 和 IFN-γ 可协同刺激 CTL 增殖和分化。

2）Th2：IL-4 能诱导 Th0 分化为 Th2 亚群。研究发现，GATA-3 是 Th2 细胞分化中的主要调节因子，在 Th2 分化中发挥着关键性的作用。IL-4 主要由局部环境中嗜碱性粒细胞、嗜酸性粒细胞及 NKT 细胞等产生。Th2 细胞分泌 IL-4、IL-5、IL-10 及 IL-13 等细胞因子，可通过自分泌和旁分泌作用于自身和周围其他 T 细胞，进一步促进 Th2 的增殖、分化，同时抑制 Th1 增殖，形成正反馈。Th2 的主要效应是辅助 B 细胞活化，其分泌的细胞因子也可促进 B 细胞增殖、分化和抗体生成，发挥体液免疫的作用（见第三章）。Th2 细胞对清除细胞外病原体发挥着重要作用。Th2 细胞分泌产生的 IL-4 和 IL-5 可诱导 IgE 生成和嗜酸性粒细胞活化，在变态反应及抗寄生虫感染中发挥重要作用。

3）Th17：TGF-β 和 IL-6 共同诱导 Th0 分化为 Th17。Th17 细胞分泌产生的 IL-21 可以促进 Th17 的进一步扩增；IL-23 能稳定 Th17 细胞特征。此外，Th17 分泌产生 IL-17A、IL-17F、IL-22 等多种细胞因子，在清除胞外病原体、抗真菌感染中发挥重要的作用。Th17 细胞参与固有免疫，在组织炎症及自身免疫病的发生和发展中起重要作用。

4）滤泡辅助性 T 细胞（Tfh）：Tfh 是位于外周免疫器官淋巴滤泡或 GC 的 $CD4^+$ T 细胞，辅助 B 细胞介导的体液免疫应答。IL-21 和 IL-6 可以通过 STAT1 和 STAT3 信号通路诱导 Th0 分化为 Tfh。Tfh 对 GC 的形成具有调控作用。Tfh 分泌、产生的 IL-21 在 B 细胞分化为浆细胞、产生抗体和 Ig 类别转换中发挥重要作用。

（2）CTL：初始 $CD8^+$ T 细胞特异性识别内源性抗原肽-MHC-Ⅰ类分子复合物，活化后增殖、分化为效应 T 细胞，即 CTL。CTL 具有细胞毒作用，能够特异性杀伤细胞内寄生病原体感染的靶细胞或肿瘤细胞，体内具有细胞毒作用的 γδT 细胞和 NKT 细胞不属于 CTL。CTL 杀伤靶细胞的途径主要有：穿孔素（perforin）/颗粒酶（granzyme）途径、Fas/FasL 途径及分泌的 TNF-α。CTL 识别靶细胞后通过外吐作用将细胞毒性颗粒释放，颗粒内容物进入靶细胞诱导杀伤作用，导致靶细胞凋亡。细胞毒性颗粒物包括穿孔素、颗粒酶、颗粒溶素（granulysin）及淋巴毒素（lymphotoxin，LT）等。研究表明，穿孔素/颗粒酶是介导杀伤病毒感染的靶细胞或肿瘤细胞的主要途径。CTL 表达 Fas，与 FasL 结合后通过 Fas-FasL 途径介导靶细胞的凋亡。CTL 通过释放细胞因子 TNF-α，与 TNFR 结合后杀伤靶细胞。

（3）Treg：Treg 包括 nTreg 和诱导性调节性 T 细胞（induced Treg，iTreg）。nTreg 在胸腺完成发育，表达 $CD4^+CD25^+Foxp3^+$，即通常所说的 Treg，占外周血 $CD4^+$ T 细胞的

5%~10%。nTreg 主要发挥免疫抑制功能和免疫无能作用,对于维持免疫耐受至关重要。Foxp3 是 Treg 的重要标志,作为主要转录因子参与 Treg 的发育、分化和功能调控。nTreg 对靶细胞的抑制作用依赖于细胞与细胞之间的直接接触;对普通 T 细胞通过抑制 IL-2 及其他细胞因子的表达发挥抑制作用;通过分泌 TGF-β、IL-10 等细胞因子抑制免疫应答。

诱导性调节性 T 细胞由初始 $CD4^+$ T 细胞在外周经抗原刺激及 TGF-β 和 IL-2 诱导产生。iTreg 主要包括 Tr1 和 Th3 两种亚群。Tr1 主要分泌 IL-10 及 TGF-β,通过多种机制抑制机体适应性免疫应答功能:抑制巨噬细胞 MHC-Ⅱ类分子和 B7 等共刺激分子表达,不能有效激活 Th 细胞;抑制巨噬细胞合成分泌 IL-12,降低细胞免疫应答强度;抑制 T 细胞分泌 IL-2,影响 T 细胞增殖。TGF-β、IL-4 和 IL-10 诱导 Th0 向 Th3 分化。Th3 分泌大量 TGF-β 发挥免疫抑制作用,抑制初始 $CD4^+$ T 细胞活化,使机体适应性免疫应答功能降低。

第四节 免疫细胞因子

细胞因子(cytokine)是一类由免疫细胞或非免疫细胞产生的能在细胞间进行信息传递的具有多种生物学活性的小分子蛋白物质,与免疫球蛋白、补体等统称为免疫分子,主要发挥免疫调节功能。细胞因子与相应受体结合可调控细胞生长分化和效应,调控免疫应答,在一定条件下参与脓毒症等多种疾病的发生。细胞因子风暴(cytokine storm)是机体感染病原微生物后引起机体短期内多种细胞因子迅速大量产生的现象。

一、细胞因子的分类

细胞因子按结构差异可分为六类:白细胞介素、趋化因子、肿瘤坏死因子、干扰素、集落刺激因子、生长因子。

(一)白细胞介素

白细胞介素(IL)是目前研究最多的一类细胞因子家族,是感染过程中释放的最重要的细胞因子,在脓毒症患者和动物模型有明显的升高。按功能可分为促炎白细胞介素和抗炎白细胞介素。经典促炎白细胞介素有 IL-1β、IL-6、IL-12 和 IL-17。IL-3 是新发现的促炎细胞因子,可介导白细胞的生成、增殖和迁移,增强、放大或促进脓毒症时的炎症反应。目前,临床研究发现,IL-3 可作为脓毒症患者预后早期独立的预测因子。经典抗炎白细胞介素有 IL-1Ra、IL-4、IL-10、IL-11、IL-13、IL-35 和 IL-37。IL-35 属于 IL-12 家族,可降低 Th17 细胞的活性,抑制炎症性肠病的发生。IL-37 与 IL-1 家族有共同的分子结构,研究显示,对脂多糖(lipopolysaccharide,LPS)导致的脓毒症模型小鼠有保护作用,IL-35 可能与 SMAD3 形成复合物,对脓毒症具有抑炎作用。目前,IL-10 已广泛应用于临床,为评估脓毒症预后的抗炎白细胞介素,其他抗炎白细胞介素仍处于动物实验研究阶段。

(二)趋化因子

趋化因子(chemokine)诱导、趋化、募集白细胞到炎症感染部位,对细胞的趋化具有特异性。如机体缺乏趋化因子或相关受体,易使机体发生免疫抑制,导致致死性感染。趋化因子根据氨基酸序列和两个半胱氨酸之间的间距,分为四个亚家族:CC、CXC、CX3C和XC。单核细胞趋化蛋白-1(monocyte chemotactic protein 1,MCP-1)特异性趋化单核细胞,研究发现MCP-1基因的多肽性与脓毒症的严重程度有关。趋化因子CXCL1趋化募集中性粒细胞到感染部位,并有增强中性粒细胞的吞噬作用。目前,趋化因子的命名是在趋化因子亚家族名称后缀以L(ligand)、后面加上数字序号代表各趋化因子,已发现的趋化因子有CXCL1～16、CCL1～28、XCL1～2和CX3CL1。趋化因子可介导免疫细胞定向迁移,诱导免疫细胞从骨髓或脾脏释放进入血流,活化免疫细胞,参与淋巴器官形成及免疫细胞发育,参与炎症反应并启动和调控适应性免疫应答,在脓毒症、自身免疫疾病及移植排斥反应等病理过程中发挥作用。

（三）肿瘤坏死因子家族

肿瘤坏死因子(TNF)家族因最初被发现其能引起肿瘤组织坏死而得名。目前该家族成员已有30余种,包括TRAIL(TNF related apoptosis-inducing ligand)、FasL、CD40L等,其中研究最多的两个成员为TNF-α和TNF-β。TNF-α主要由活化的单核/巨噬细胞产生,TNF-β主要由活化的T细胞产生。研究发现,低水平的TNF有益于机体的防御机制,能够抵抗胞内病原体(尤其是结核分枝杆菌)感染;高水平的TNF对机体是有害的,能够促进炎症和器官损伤。TNF家族成员在调控免疫应答、杀伤靶细胞和诱导细胞凋亡等过程中发挥重要作用。

（四）干扰素

干扰素(interferon,IFN)因能够干扰病毒感染和复制而得名。IFN根据其基因结构特征及生物学活性可分为Ⅰ型、Ⅱ型和Ⅲ型。Ⅰ型IFN主要包括IFN-α和IFN-β,由病毒感染的细胞、浆细胞样树突状细胞(plasmacytoid dendritic cell,pDC)等产生;Ⅱ型IFN即IFN-γ,主要由活化T细胞和NK细胞产生;Ⅲ型IFN包括IFN-λ1(IL-29)、IFN-λ2(IL-28A)和IFN-λ3(IL-28B),主要由DC产生,上述成员也属于白细胞介素。IFN具有抗病毒、抗细胞增殖、抗肿瘤和免疫调节等作用。

（五）集落刺激因子

集落刺激因子(colony-stimulating factor,CSF)是指能够刺激多能造血干细胞和不同发育分化阶段的造血祖细胞增殖、分化的细胞因子。主要包括粒细胞-巨噬细胞集落刺激因子(GM-CSF)、巨噬细胞集落刺激因子(M-CSF)、粒细胞集落刺激因子(G-CSF)、红细胞生成素(EPO)、干细胞因子(SCF)和血小板生成素(TPO)等,它们分别诱导造血干细胞或祖细胞分化、增殖成相应的细胞。

（六）生长因子

生长因子(growth factor,GF)泛指一类可刺激相应细胞生长和分化的细胞因子。其种类较多,包括TGF-β、血管内皮细胞生长因子(VEGF)、表皮生长因子(EGF)、成纤维细胞生长因子(FGF)、神经生长因子(NGF)、血小板源性生长因子(PDGF)等。

二、细胞因子的共同特性

细胞因子在理化特性、分子结构及生物学作用方式和特点上具有一些共同的特性。

（一）细胞因子的基本特征

（1）小分子量（8~30kDa）的多肽或可溶性糖蛋白，多数以单体形式存在，仅少数以二聚体或多聚体形式存在。

（2）具有高效性，极微量（pmol/L级，甚至fmol/L级）的细胞因子即发挥明显的生物学作用。

（3）细胞因子在细胞受刺激活化后分泌、产生，启动细胞因子基因转录及蛋白质合成，合成与分泌是一个短暂的、自限性过程。

（4）一种细胞因子可由不同类型的细胞产生，而一种细胞也可产生多种细胞因子。

（5）细胞因子的半衰期短，发挥效应范围小，绝大多数为近距离发挥作用。

（二）细胞因子的作用方式（图2-9）

（1）自分泌（autocrine）作用：细胞因子分泌后作用于自身细胞，例如，T细胞产生的IL-2与IL-2R结合后可刺激T细胞自身的生长。

（2）旁分泌（paracrine）作用：分泌、产生的细胞因子作用于邻近细胞，例如，DC产生的IL-12刺激邻近的T细胞分化。

（3）内分泌（endocrine）作用：少数细胞因子通过血液循环作用于远端靶细胞，例如，TNF-α在高浓度时可通过血流作用于远处的靶细胞。

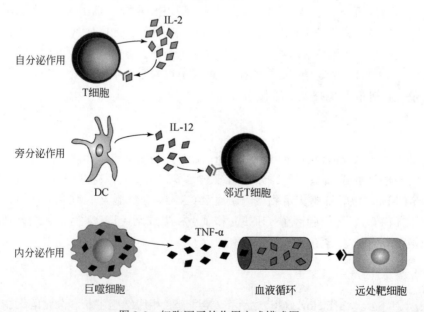

图2-9 细胞因子的作用方式模式图

（三）细胞因子的生物学特点

细胞因子在体内的生物学效应极为复杂，具体表现为多效性、拮抗性、协同性和重叠性等（图 2-10）。如细胞因子浓度适当，具有生理性调节作用，细胞因子浓度过高，则可能损害机体，过低可引起免疫功能低下或异常。细胞因子在不同的环境所作用的靶细胞可不同，并可显示出完全不同的生物学效应。在免疫应答过程中，免疫细胞之间通过具有不同生物学效应的细胞因子相互刺激、彼此约束，形成复杂而有序的细胞因子网络，对固有免疫应答和适应性免疫应答进行调节，维持免疫系统的稳态平衡。

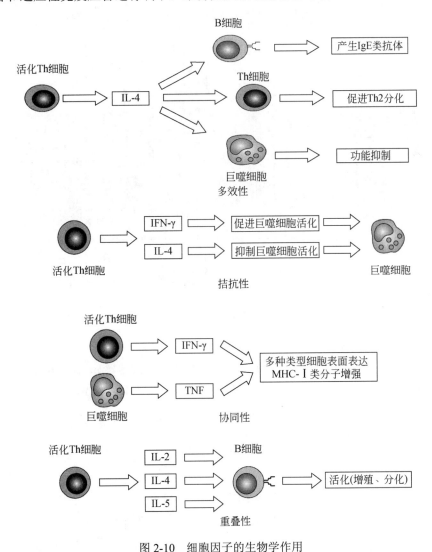

图 2-10　细胞因子的生物学作用

三、细胞因子受体

细胞因子需要与靶细胞表达的相应细胞因子受体结合，启动细胞内的信号转导并发挥生物学作用。细胞因子受体为跨膜糖蛋白，结构由胞膜外区、跨膜区和胞质区组成。细胞因子受体一般由 2 条或 3 条肽链构成，其中 1 条（或 2 条）肽链为细胞因子结合亚单位，负责特异性识别、结合细胞因子，此链称为私有链；另一条多肽链为信号转导亚单位，负责信号转导，此链常可共用，称为公有链。现已发现，IL-2、IL-4、IL-7、IL-9、IL-15 和 IL-21 受体中均有γc（common γ chain）链；IL-3、IL-5、GM-CSF 受体中有βc（common β chain）链；IL-6、IL-11、IL-27 受体中有相同的 gp130 亚单位。

细胞因子受体根据其胞外结构及氨基酸序列特点分为五个家族（图 2-11）。

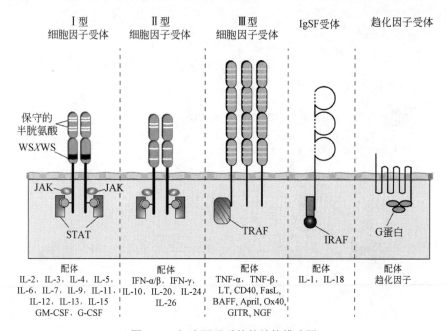

图 2-11　细胞因子受体的结构模式图

1. Ⅰ型细胞因子受体家族

该家族成员结构在胞膜外区有保守的半胱氨酸和 WSXWS（Trp-Ser-X-Trp-Ser）基序，主要包括 IL-2R～7R、IL-9R、IL-11R～13R、IL-15R、IL-21R、GM-CSFR、G-CSFR 等细胞因子受体。

2. Ⅱ型细胞因子受体家族

该家族成员胞膜外区有保守的半胱氨酸，无 WSXWS 基序，主要包括 IFN-αR、IFN-βR、IFN-γR 及 IL-10R 等细胞因子受体。

3. Ⅲ型细胞因子受体（TNF 受体家族）

该家族成员在胞膜外结构含有数个富含半胱氨酸的结构域，多以同源三聚体形式存在，主要包括 TNF-αR、LTR、FasLR、CD40L 等。

4. 免疫球蛋白超家族受体（IgSF 受体）

该家族成员胞外结构含有数个与免疫球蛋白的 V 区或 C 区相似的结构域，主要包括 IL-1R、IL-18R、IL-33R、GM-CSFR 等。

5. 趋化因子受体家族

该家族成员结构为 7 次跨膜分子，属于 G 蛋白偶联受体超家族，主要包括趋化因子受体，如 CXCR1-CXCR6、CCRⅠ-CCRⅡ、CXCR4 等。

四、细胞因子的主要生物学作用

细胞因子功能广泛，作用复杂，可调控固有免疫应答、适应性免疫应答，参与凋亡等，对于维持机体免疫功能正常、内环境稳定，抵御病原体等抗原侵害及抗肿瘤有重要作用。

（一）介导固有免疫应答

1. 抗细菌感染

促炎细胞因子 IL-1、TNF-α、IL-6 诱导血管内皮细胞活化，使中性粒细胞和单核细胞黏附游出血管，参与炎症反应，抵抗细菌感染。IL-8、MCP-1 等趋化因子募集趋化中性粒细胞、单核/巨噬细胞到达感染部位，促进对细菌、真菌等病原体的清除。IL-1、TNF-α、IFN-γ 亦可激活单核/巨噬细胞，增强其吞噬和杀伤功能。IL-1β 和 TNF-α 等细胞因子能够促进 DC 成熟，有利于 DC 将摄取的抗原提呈给 T 细胞，发生适应性免疫应答以清除细菌等病原体。

2. 抗病毒感染

IFN-α 和 IFN-β 可作用于病毒感染细胞和其邻近的未感染细胞，诱导抗病毒蛋白酶的产生，发挥抗病毒作用。IFN-α/β 和 IFN-γ 可激活 NK 细胞，使其有效杀伤病毒感染细胞，增强机体的抗病毒能力。IL-2、IL-12、IL-15 和 IL-18 可增强 NK 细胞对病毒感染细胞的杀伤作用，发挥重要的抗病毒效应。

3. 抗肿瘤作用

TNF-α 和 LT 具有直接杀伤肿瘤细胞的作用。IFN-γ 可通过多种机制间接发挥抗肿瘤作用：诱导 CTL 和 NK 细胞杀伤活性；诱导肿瘤细胞表达 MHC-Ⅰ类分子，增强机体对肿瘤细胞的杀伤作用；通过促进 $CD4^+$ T 细胞发育、分化为 Th1 细胞，增强机体抗肿瘤的免疫功能。IL-2、IL-15、IL-1 亦可促进 NK 细胞和 CTL 细胞杀伤肿瘤细胞的作用。

（二）介导适应性免疫应答

IFN-γ 促进 DC 表面 MHC-Ⅰ类和 MHC-Ⅱ类分子表达上调，增强其抗原提呈能力，有利于 DC 将抗原肽提呈给初始 T 细胞，启动和促进适应性免疫应答的发生。多种细胞因子如 IL-2、IL-7、IL-18 参与 T 细胞活化、增殖。Th0 细胞在不同的细胞因子作用下向着不同方向分化：IL-12 和 IFN-γ 诱导 T 细胞向 Th1 亚群分化；IL-4 诱导 T 细胞向 Th2 亚群分化；TGF-β 诱导 T 细胞向 Treg 分化；TGF-β 与 IL-6 共同诱导 T 细胞向 Th17 亚群分化；IL-23 促进 Th17 细胞的增殖和功能维持；IL-2、IL-6 和 IFN-γ 明显促进 CTL 的分化并增强其杀伤功能；IL-4、IL-5、IL-6 和 IL-13 等可促进 B 细胞活化、增殖和分化为抗体产生细胞。多种细胞因子参与 Ig 的类别转换：IL-4 可诱导 IgG 和 IgE 的产生；TGF-β 和 IL-5 可诱导 IgA 的产生。细胞因子具有双向调节作用，既可对免疫应答具有正向调节作用，亦可对免疫应答发挥重要的负向调节作用。IL-10、TGF-β 可通过直接或间接的形式发挥免疫抑制作用。

（三）诱导细胞凋亡

TNF 家族的细胞因子可通过直接或间接的形式诱导多种细胞凋亡（如肿瘤细胞、中性粒细胞、T 细胞等），在机体抗肿瘤、抗炎症或维持免疫稳定中具有重要意义。例如，TNF-α 可诱导肿瘤细胞或病毒感染细胞凋亡；TNF-α、IFN-γ 促进活化 T 细胞表达 FasL，以膜型或可溶性形式结合靶细胞上的受体 Fas，诱导靶细胞凋亡。

五、细胞因子与临床

细胞因子在机体内相互促进或相互制约，形成十分复杂的细胞因子调节网络，既可调节多种重要生理功能，又可在一定条件下参与多种病理损伤过程，与某些疾病的发生发展密切相关。

（一）细胞因子风暴

脓毒症、急性呼吸窘迫综合征（acute respiratory distress syndrome，ARDS）和流感等疾病可伴细胞因子风暴的发生，主要表现为短期内机体大量分泌多种细胞因子，引发全身炎症反应综合征（systemic inflammatory response syndrome，SIRS），严重者可导致多器官功能障碍综合征（MODS）。疾病导致机体促炎细胞因子和抗炎细胞因子的失衡，体液中迅速、大量产生 TNF-α、IL-1、IL-12、IFN-α、IFN-β、IFN-γ、MCP-1、IL-18 等多种促炎细胞因子，形成细胞因子风暴。促炎细胞因子可通过 IL-4、IL-10、IL-13、TGF-β、可溶性 TNFR（sTNFR）、sIL-6R、抗 IL-6 单抗等拮抗、控制炎症反应，避免组织过度损伤。

（二）细胞因子与炎症病理损伤

TNF-α、IL-1、IL-6 是主要的促炎细胞因子，能刺激血管内皮细胞活化、白细胞释放，进而释放一系列炎症介质（如一氧化氮、氧自由基等），改变凝血功能，导致组织损伤与弥散性血管内凝血（DIC），从而在感染性休克中起重要作用。TNF-α、IL-1 和 IL-6 可刺激肝脏产生急性期蛋白，增强机体对微生物的防御作用，也可作用于下丘脑体温调节中枢，引起发热。

（三）细胞因子与脓毒症

目前，细胞因子在临床上作为生物标志物用于脓毒症发生时的早期预警、诊断、分层、脏器功能检测、抗生素等治疗检测、预后评估等。经典细胞因子在预测脓毒症结局上存在局限性，如特异性差、敏感性低、临床应用价值不高等。因此，人们不断探索和发现可用于脓毒症诊断的新型细胞因子。例如，有文献证实体内瘦素水平可区分单纯创伤和脓毒症；可溶性 CD14（sCD14）对脓毒症的短期和远期死亡率有较好的预测性等。

单一细胞因子作为脓毒症生物标志物存在局限性。降钙素原（procalcitonin，PCT）联合 IL-6、PCT、C 反应蛋白（C-reactive protein，CRP）和 IL-4 等多种生物标志物联合用于脓毒症的检测，可以提高诊断准确性。临床上应用细胞因子联合重症疾病的有效评分系统

（APACHE/SOFA），能有效提高临床对脓毒症的严重度及预后诊断的特异性和敏感性。

（蒋丽娜　吴　瑶　姚咏明）

参 考 文 献

Ansel KM, Djuretic I, Tanasa B, et al. 2006. Regulation of Th2 differentiation and IL-4 locus accessibility. Annu Rev Immunol, 24: 607-666

Bello RO, Chin VK, Isanadi MF, et al. 2018. The role, involvement and function(s) of interleukin-35 and interleukin-37 in disease pathogenesis. Int J Mol Sci, 19(4): 1149

Bettelli E, Korn T, Oukka M, et al. 2008. Induction and effector function of Th17 cells. Nature, 453: 1051-1057

Boraschi D, Italiani P, Weil S, et al. 2018. The family of the interleukin-1 receptors. Immunol Rev, 281: 197-232

Bousso P. 2008. T-cell activation by dendritic cells in the lymph node: lessons from the movies. Nat Rev Immuno, 8: 675-684

Bracho-Riquelme, Reyes-Romero MA. 2010. Leptin in sepsis: a well-suited biomarker in critically ill patients? Crit Care, 14(2): 138

Brahmer JR. 2012. Safety and activity of anti-PD-L1 antibody in patients with advanced cancer. N Engl J Med 366: 2455-2465

Callahan MK, Wolchok JD. 2013. At the bedside: CTLA-4 and PD-1-blocking antibodies as cancer immunotherapy. J Leukoc Biol, 94: 41-53

Candel FJ, Sa MB, Belda S, et al. 2018. Current aspects in sepsis approach: turning things around. Rev Esp Quimioter, 31(4): 298-315

Cava AL. 2017. Leptin in inflammation and autoimmunity. Cytokine, 98: 51-58

Chen Z, O'Shea JJ. 2008. Th17 cells: a new fate for differentiating helper T cells. Immnol Res, 41: 87-102

Choi YS, Eto D, Yang JA, et al. 2013. Cutting age: STAT1 is required for IL-6-mediated BCL6 induction for early follicular helper cell differentiation. J Immunol, 190: 3049-3053

Chung Y, Chang SH, Martinez GJ, et al. 2009. Critical regulation of early Th17 cell differentiation by interleukin-1 signaling. Immunity, 30: 576-587

Couzin-Frankel J. 2013. Breakthrough of the year 2013. Cancer immunotherapy. Science, 342: 1432, 1433

Coyle AJ, Lehar S, Lloyd C, et al. 2000. The CD28-related molecule ICOS is required for effective T cell-dependent immune responses. Immunity, 13(1): 95-105

Davidson TS, Dipaolo RJ, Andersson J, et al. 2007. Cutting edge: IL-2 is essential for TGF-beta-mediated induction of Foxp3$^+$ regulatory T cells. J Immunol, 178: 4022-4026

Feng Y, Arvey A, Chinen T, et al. 2014. Control of the inheritance of regulatory T cell indensity by a *cis* element in the Foxp3 locus. Cell, 158: 749-763

Fontenot JD, Gavin MA, Rudensky AY. 2003. Foxp3 programs the development and function of $CD4^+CD25^+$ regulatory T cells. Nat Immunol, 4: 330-336

Fontenot JD, Rasmussen JP, Williams LM, et al. 2005. Regulatory T cell lineage specification by the forkhead transcription factor Foxp3. Immunity, 22: 329-341

Gavin MA, Rasmussen JP, Fontenot JD, et al. 2007. Foxp3-dependent programme of regulatory T-cell differentiation. Nature, 445: 771-775

Gilmour J, Lavender P. 2008. Control of IL-4 expression in T helper 1 and 2 cells. Immunology, 124: 437-444

Graft JE. 2012. Follicular helper T cells in immunity and systemic autoimmunity. Nat Revi Rheumatol, 8: 337-347

Groux H O, Garra A, Bigler M, et al. 1997. A $CD4^+$ T-cell subset inhibits antigen-specific T-cell responses and prevents colitis. Nature, 389: 737-742

Hamid O. 2013. Safety and tumor responses with lambrolizumab in melanoma. N Engl J Med, 369: 134-144

Hori S, Nomura T, Sakaguchi S. 2003. Control of regulatory T cell development by the transcription factor Foxp3. Science, 299: 1057-1061

Hutloff A, Dittrich AM, Beier KC, et al. 1999. ICOS is an inducible T-cell co-stimulator structurally and functionally related to CD28. Nature, 397: 263-266

Karnowski A, Chevrier S, Belz GT, et al. 2012. B and T cells collaborate in antiviral responses via IL-6, IL-21, and transcriptional activator and coactivator, Oct2 and OBF-1. J Exp Med, 209: 2049-2064

Khattri R, Cox T, Yasayko SA, et al. 2003. An essential role for Scurfin in $CD4^+CD25^+$ T regulatory cells. Nat Immunol, 4: 337-342

Korn T, Bettelli E, Oukka M, et al. 2009. IL-17 and Th17 cells. Ann Rev Immunol, 27: 485-517

Korpelainen S, Intke C, Hamalainen S, et al. 2017. Soluble CD14 as a diagnostic and prognostic biomarker in hematological patients with febrile neutropenia. Dis Mark, 2017: 9805609

Li XY, Fang P, Yang WY, et al. 2018. IL-35, as a newly proposed homeostasis-associated molecular pattern, plays three major functions including antiinflammatory initiator, effector, and blocker in cardiovascular diseases. Cytokine, 22: 1-14

Lin W, Haribhai D, Relland LM, et al. 2007. Regulatory T cell development in the absence of functional Foxp3. Nat Immunol, 8: 359-368

Lipson EJ, Drake CG. 2011. Ipilimumab: an anti-CTLA-4 antibody for metastatic melanoma. Clin Cancer Res, 17: 6958-6962

Nieto-Fontarigo JJN, Salgado FJ, San-Jose ME, et al. 2018. The CD14 (−159 C/T) SNP is associated with sCD14 levels and allergic asthma, but not with CD14 expression on monocytes. Sci Rep, 8: 41-47

Nurieva RI, Chung Y, Hwang D, et al. 2008. Generation of T follicular helper cells is mediated by interleukin-21 but independent of T helper 1, 2, or 17 cell lineages. Immunity, 29: 138-149

Pardoll DM. 2012. The blockade of immune checkpoints in cancer immuotherapy. Nat Rev Cancer, 12: 252-264

Sawant DV, Hamilton K, Vignali DAA. 2015. Interleukin-35: expanding its job profile. J Interferon Cytokine Res, 35: 499-512

Steeland S, Libert C, Vandenbroucke RE. 2018. A new venue of TNF targeting. Int J Mol Sci, 19: 1442-1492

Szabo SJ, Kim ST, Costa GL, et al. 2000. A novel transcription factor, T-bet, directs Th1 lineage commitment. Cell, 100: 655-669

Thieu VT, Yu Q, Chang HC, et al. 2008. Signal transducer and activator of transcription 4 is required for the transcription factor T-bet to promote T helper 1 cell-fate determination. Immunity, 29: 679-690

Toro JJR, Coello MM, Alvarez JMG, et al. 2017. Soluble membrane receptors, interleukin 6, procalcitonin and C reactive protein as prognostic markers in patients with severe sepsis and septic shock. PLoS One, 12: e0175254

Vallejos A, Olivares P, VarelaD, et al. 2018. Preventive leptin administration protects against sepsis through improving hypotension, tachycardia, oxidative stress burst, multiple organ dysfunction, and increasing survival. Front Physiol, 9: 1800

Vogelzang A, McGuire HM, Yu D, et al. 2008. A fundamental role for interleukin-21 in the generation of T follicular helper cells. Immunity, 29: 127-137

Wang S, Zhu G, Chapoval AI, et al. 2000. Costimulation of T cells by B7-H2, a B7-like protein that functionally binds to ICOS. Blood, 96: 2808-2813

Wherry EJ. 2011. T cell exhaustion. Nat Immunol, 131: 492-499

Wollenberg I, Agua-Doce A, Hernandez A, et al. 2011. Regulation of the germinal center reaction by $Foxp3^+$ follicular regulatory T cells. J Immunol, 187: 4553-4560

Yoshinaga SK, Whoriskey JS, Khare SD, et al. 1999. T-cell co-stimulation through B7RP-1 and ICOS. Nature, 402: 827-832

Zhang J, Hu ZD, Song J, et al. 2015. Diagnostic value of presepsin for sepsis. Medicine, 94: e2158

Zhang N, Bevan MJ. 2011. $CD8^+$ T cells: foot soldiers of the immune system. Immunity, 35, 161-168

Zheng SG, Wang J, Wang P, et al. 2007. IL-2 is essential for TGF-beta to convert naive $CD4^+CD25^-$ cells and for expansion of these cells. J Immunol, 178: 2018-2027

第三章

免疫应答

第一节 概述

免疫功能是通过机体免疫应答（immune response）过程来完成的。免疫应答是机体免疫系统受到抗原刺激后做出的一系列反应，最终将之清除、消灭，以维持自身稳定的全部反应过程。执行免疫应答的物质基础是机体的免疫系统（immune system），该系统由免疫器官和组织、免疫细胞及免疫分子组成。抗原（免疫原）是激发机体发生免疫应答的"启动器"，常见的抗原主要有微生物和大分子生物物质。抗原进入机体后启动免疫应答，免疫应答的类型分为固有免疫应答（innate immune response）和适应性免疫应答（adaptive immune response）。固有免疫应答是指机体固有免疫细胞和分子在识别病原体及其产物或体内凋亡、畸变细胞等"非己"抗原性异物后，迅速活化并有效吞噬、杀伤、清除病原体或体内"非己"物质，产生非特异性免疫防御、监视、自稳等保护作用的生理过程，又称非特异性免疫应答（non-specific immune response）。适应性免疫应答是指体内 T、B 细胞接受"非己"抗原物质刺激后，自身活化、增殖、分化为效应细胞，产生效应产物以将抗原清除的全过程，又称特异性免疫应答（specific immune response）。固有免疫和适应性免疫二者分工合作，协同"作战"，以此构成机体完整的免疫防御体系，共同完成免疫反应。通常所说的免疫应答主要是指适应性免疫应答。

第二节 固有免疫应答

固有免疫应答由机体内的固有免疫系统（innate immune system）执行和完成，该系统是生物体在长期种系进化过程中逐渐形成的天然免疫防御体系，主要由组织屏障、固有免疫细胞和固有免疫分子组成。

一、固有免疫屏障系统及其主要作用

（一）外部屏障

外部屏障主要由皮肤、黏膜组织及其附属成分组成，包括物理、化学和微生物屏障，是机体阻挡和抗御外来病原体入侵的第一道防线。

1. 物理屏障

皮肤和黏膜组织由致密上皮细胞组成，完整的结构可有效阻挡病原体侵入体内。肠蠕动、呼吸道黏膜上皮细胞纤毛的定向摆动、黏膜表面分泌液的黏附或冲洗作用，均有助于清除黏膜表面的病原体。

2. 化学屏障

主要由皮肤和黏膜分泌物中的多种杀/抑菌物质发挥作用，如皮脂腺分泌物中的不饱和脂肪酸，汗液中的乳酸，胃液中的胃酸，多种分泌物中的溶菌酶、抗菌肽和乳铁蛋白等。

3. 微生物屏障

皮肤和黏膜表面寄居的正常菌群发挥着重要的屏障作用，通过与病原菌竞争性结合上皮细胞、吸收营养物质、分泌杀/抑菌物质等方式抵御病原体的感染。例如，唾液链球菌通过分泌产生 H_2O_2 杀伤白喉杆菌和脑膜炎球菌；大肠埃希菌产生的细菌素对某些厌氧菌和革兰氏阳性（G^+）菌具有抑杀作用。

（二）内部屏障

内部屏障主要包括血脑屏障和血胎屏障，可阻止病原体进入中枢神经系统或胎儿体内，从而防止中枢神经系统及胎儿宫内感染。血脑屏障是指脑毛细血管壁与神经胶质细胞形成的血浆与脑细胞之间的屏障，以及由脉络丛形成的血浆和脑脊液之间的屏障，其结构致密，能阻挡血液中的病原微生物及其他大分子物质进入脑组织及脑室。婴幼儿血脑屏障发育尚未完善，故易发中枢神经系统感染。血胎屏障由母体子宫内膜的基蜕膜和胎儿的绒毛膜滋养层细胞共同组成，能阻止母体内病原体和有害物质进入胎儿体内。妊娠早期（3 个月内）血胎屏障发育尚未完善，此时若孕妇感染某些病原微生物（如风疹病毒、巨细胞病毒等）可致胎儿畸形、流产或死胎。

二、固有免疫细胞介导的识别和应答

（一）模式识别受体和病原体相关模式分子

固有免疫细胞不表达特异性抗原识别受体，通过模式识别受体（pattern recognition receptor，PRR）识别结合病原体及其产物或体内凋亡、畸变细胞表面相关配体，产生非特异性抗感染、抗肿瘤、免疫调节作用，参与适应性免疫应答的启动和效应全过程。PRR 是指广泛存在于固有免疫细胞表面、细胞器膜、胞质和血液中的一类能够直接识别外来病原体及其产物或宿主自身凋亡、畸变和衰老细胞某些共有特定模式分子结构的受体。病原体相关分子模式（PAMP）是 PRR 识别结合的配体分子，通常是某些病原体或其产物所共有的高度保守、对病原体生存和致病性不可或缺的特定分子结构。PAMP 主要包括病原体表面甘露糖、岩藻糖或酵母多糖、病毒双链 RNA（dsRNA）和单链 RNA（ssRNA），G^-菌脂多糖（LPS）和鞭毛蛋白，G^+菌脂磷壁酸和肽聚糖，细菌和病毒非甲基化 CpG DNA 基序等。

(二) PRR 的类型及识别结合的 PAMP

PRR 根据分布不同,可分为胞膜型、内体膜型、胞质型和分泌型(表 3-1)。其中,Toll 样受体(Toll like receptor,TLR)表达于固有免疫细胞胞膜和内体膜上,分为胞膜型 TLR 和内体膜型 TLR。

表 3-1 PRR 及其识别结合的配体

PRR	定位	PAMP	配体来源
甘露糖受体(MR)	细胞膜	甘露糖/岩藻糖残基	细菌或真菌
清道夫受体(SR)	细胞膜	脂磷壁酸、脂多糖	G^+菌或G^-菌
TLR2/TLR6 异二聚体	细胞膜	肽聚糖/脂磷壁酸、脂蛋白/脂肽、酵母多糖	G^+菌或细菌或支原体或酵母菌
TLR2/TLR1 异二聚体	细胞膜	同上	同上
TLR4 同源二聚体	细胞膜	脂多糖	G^-菌
TLR5 同源二聚体	细胞膜	鞭毛蛋白	G^-菌
TLR3 同源二聚体	溶酶体内体	双链 RNA(dsRNA)	病毒
TLR7 同源二聚体	溶酶体内体	单链 RNA(ssRNA)	病毒
TLR8 同源二聚体	溶酶体内体	单链 RNA(ssRNA)	病毒
TLR9 同源二聚体	溶酶体内体	非甲基化 cpG DNA	细菌或病毒
NOD1	细胞质	细胞壁成分内消旋二氨基庚二酸	G^-菌
NOD2	细胞质	胞壁酰二肽	细菌
RIG	细胞质	双链 RNA(dsRNA)	病毒
甘露糖结合凝集素(MBL)	血浆	甘露糖/岩藻糖/N-乙酰葡萄糖胺残基	病原体表面
C 反应蛋白(CRP)	血浆	胞壁磷酰胆碱	细菌
脂多糖结合蛋白(LBP)	血浆	脂多糖	G^-菌

1. 胞膜型 PRR

(1) 甘露糖受体(mannose receptor,MR):MR 主要表达于树突状细胞和巨噬细胞表面,其识别的 PAMP 为表达于细菌或真菌细胞壁糖蛋白/糖脂分子末端的甘露糖和岩藻糖残基,并通过受体介导的吞噬和巨吞饮作用将病原体等抗原性异物摄入胞内,进而将抗原加工产物提呈给 T 细胞,启动适应性免疫应答。

(2) 清道夫受体(scavenger receptor,SR):SR 主要表达于巨噬细胞表面,可直接识别并结合体内衰老、凋亡细胞表面磷脂酰丝氨酸等相关配体,并通过受体介导的内吞作用将衰老、凋亡细胞摄入胞内,有效杀伤和清除。除识别衰老、凋亡细胞外,还可识别 G^- 菌 LPS、G^+ 菌脂磷壁酸,同时可将相关抗原加工产物提呈给 T 细胞引发适应性免疫应答。

(3) 胞膜型 TLR:TLR 家族某些成员,如 TLR1/TLR2、TLR2/TLR6 异二聚体和 TLR2、TLR4、TLR5 同源二聚体表达于经典固有免疫细胞表面。其识别的 PAMP 为 G^+菌肽聚糖/脂磷壁酸、G^-菌 LPS、分枝杆菌或支原体的脂蛋白/脂肽、真菌酵母多糖。胞膜型 TLR 与 PAMP 结合可激活干扰素调控因子(interferon regulatory factor,IRF)和核因子-κB(nuclear factor-kappa B,NF-κB)信号通路途径,诱导产生 I 型干扰素(IFN)和白细胞介素(IL)-1

等促炎细胞因子。

2. 内体膜型 PRR

内体膜型 PRR 主要包括 TLR3、TLR7、TLR8 和 TLR9 同源二聚体,表达于经典固有免疫细胞、内皮细胞和上皮细胞胞质内体膜上。其识别的病原体相关模式分子为病毒 dsRNA、病毒 ssRNA 或病毒/细菌非甲基化 CpG DNA 等。与胞膜型 TLR 作用类似,可激活 IRF 和 NF-κB 信号通路诱导产生 IFN-α/β、IFN-γ 和 IL-1 等促炎细胞因子。

3. 胞质型 PRR

胞质型 PRR 主要包括 NOD 样受体（NOD like receptor, NLR）和 RIG 样受体（RIG like receptor, RLR）,表达于固有免疫细胞和正常组织细胞胞质内,为信号转导型 PRR。

（1）NLR 家族成员较多,研究最多的为 NOD1 和 NOD2 两个成员。表达于黏膜上皮细胞、巨噬细胞、DC 和中性粒细胞胞质中,NOD1 识别并结合 G⁻菌细胞壁成分内消旋氨基庚二酸,NOD2 识别并结合细菌胞壁酰二肽,均通过激活 NF-κB 信号通路诱导产生 IL-1 等促炎细胞因子。

（2）RLR 广泛分布于固有免疫细胞和正常组织细胞胞质内,可直接识别并结合病毒 dsRNA,通过激活 IRF 和 NF-κB 信号通路,诱导产生 IFN-α/β、IFN-γ 和 IL-1 等促炎细胞因子。

4. 分泌型 PRR

分泌型 PRR 是机体内的某些可溶性蛋白,正常生理条件下,血清中浓度较低,病原体感染或组织细胞损伤时浓度急剧升高,为一类急性期蛋白。如脂多糖结合蛋白（LPS binding protein, LBP）、C 反应蛋白（CRP）和甘露糖结合凝集素（mannose-binding lectin, MBL）,主要参与抵抗微生物的防御作用。

（三）固有免疫应答的作用特点

固有免疫应答的作用特点包括:①固有免疫细胞通过 PRR 直接识别病原体及其产物、肿瘤靶细胞、损伤或凋亡细胞表面某些共有的特定模式或表位分子而激活产生免疫应答;②固有免疫细胞识别相关分子模式后,可通过趋化、募集作用迅速发挥免疫效应;③固有免疫细胞寿命较短,在其介导的免疫应答过程中通常不能产生免疫记忆细胞,因此固有免疫应答维持的时间较短,一般不形成免疫记忆。

三、固有免疫细胞及其作用

固有免疫细胞存在于血液和组织中,包括经典固有免疫细胞、固有淋巴样细胞（innate lymphoid cell, ILC）和固有淋巴细胞（innate-like lymphocyte, ILL）。经典固有免疫细胞来源于骨髓共同髓样前体（common myeloid genitor）,如单核细胞、巨噬细胞、经典树突状细胞、中性粒细胞、嗜酸性粒细胞、嗜碱性粒细胞和肥大细胞等。ILC 来源于骨髓共同淋巴样前体（common lymphoid progenitor）,包括 ILC1、ILC2、ILC3 和自然杀伤细胞（natural killer cell, NK）; ILL 也来源于骨髓共同淋巴样前体,主要包括自然杀伤 T 细胞（natural killer T cell, NKT）、γδT 细胞和 B1 细胞。

(一) 经典固有免疫细胞

1. 单核/巨噬细胞

（1）单核/巨噬细胞分类：单核/巨噬细胞由骨髓中粒细胞/巨噬细胞前体（granulocyte/macrophage progenitor）分化而成，占外周血白细胞总数的3%~8%。正常状态下或炎症时，单核细胞在单核细胞趋化蛋白-1（monocyte chemoattractant protein 1，MCP-1）等趋化因子作用下从外周血迁移至全身组织器官，继续分化发育为巨噬细胞。巨噬细胞对损伤或感染可迅速发生反应，依据功能特性不同可分为两个亚群：1型巨噬细胞（type-1 macrophage，M1）和2型巨噬细胞（type-2 macrophage，M2）。

M1即经典活化的巨噬细胞，由局部微环境中病原体及其产物和IFN-γ、GM-CSF等细胞因子刺激诱导下分化而来。M1富含溶酶体颗粒，具有杀灭微生物及促炎作用，主要通过产生的反应性氧中间物（reactive oxygen intermediate，ROI）、一氧化氮（nitric oxide，NO）和释放溶酶体酶杀伤清除病原体；通过合成、分泌趋化因子CCL2（MCP-1）、CCL3（即巨噬细胞炎症蛋白1α，macrophage inflammatory protein-1α，MIP-1α）、CXCL8（IL-8）等和促炎细胞因子IL-1β、IL-6、TNF-α等介导发生炎症反应。

M2又称旁路活化的巨噬细胞（alternative activated macrophage），由局部微环境中IL-4、IL-13等辅助性T细胞（Th）2型细胞因子刺激诱导下分化而来。M2具有很强的免疫调节作用和组织修复能力，但其杀灭微生物能力很弱，可通过合成分泌IL-10、TGF-β、血小板源性生长因子（platelet-derived growth factor，PDGF）和成纤维细胞生长因子（fibroblast growth factor，FGF），介导抑炎作用，参与损伤组织的修复。鉴于M1是在Th1型免疫应答过程中发挥效应的重要细胞，在清除胞内感染病原体方面发挥着重要作用，因此本节主要叙述M1的功能和生物学作用。

（2）巨噬细胞表面分子：巨噬细胞的特征性表面标志物为CD14分子，表达多种PRR，如MR、SR和TLR1/TLR2、TLR2/TLR6等TLR受体；表达调理性受体，如IgG Fc受体和补体C3b/C4b受体；表达趋化/活化相关的细胞因子受体，如MIP-1α受体（MIP-1αR/CCR1、5）、MIP-1β受体（MIP-1βR/CCR5）和IFN-γ、GM-CSF等细胞因子受体；表达抗原加工提呈和诱导产生共刺激信号的分子，如主要组织相容性复合体（MHC）-Ⅰ/Ⅱ类分子、CD80/CD86（B7-1/B7-2）和CD40等共刺激分子。

（3）巨噬细胞功能：巨噬细胞的主要生物学功能有吞噬杀菌、抗原加工和提呈、参与炎症反应、参与免疫调节等。

1）吞噬、杀伤病原体：巨噬细胞通过MR和SR识别、结合细菌或真菌表面甘露糖/岩藻糖残基、细菌LPS/脂磷壁酸或凋亡细胞表面磷脂酰丝氨酸，介导巨噬细胞有效吞噬、杀伤、清除病原体或体内凋亡细胞。巨噬细胞还可以通过抗体或补体介导的调理作用，促进吞噬和活化效应。巨噬细胞杀伤、破坏病原体的途径主要通过：氧依赖性（包括ROI和RNI）杀菌系统和氧非依赖性杀菌系统。ROI杀菌系统指巨噬细胞吞噬作用被激发后，细胞膜上还原型辅酶Ⅰ/Ⅱ及分子氧活化，生成超氧阴离子、游离羟基过氧化氢和单态氧发挥杀菌作用。反应性氮中间物（reactive nitrogen intermediate，RNI）杀菌系统是指巨噬细胞活化后产生的诱导型一氧化氮合酶，在还原型辅酶Ⅱ或四氢生物蝶呤存在条件下，催化L-精氨酸与氧分子反应生成NO发挥杀菌和细胞毒作用。巨噬细胞还可以通过细胞内乳酸累积抑制杀伤病原体，通过溶酶体内溶菌酶杀伤破坏细菌肽聚糖、α-防御素等抗菌肽，对病原体进行裂解破坏。

2）杀伤胞内寄生菌和肿瘤等靶细胞：巨噬细胞在体内一般处于静息状态，不能有效杀伤胞内寄生菌和肿瘤等靶细胞。由细菌 LPS、Th 细胞分泌产生的 IFN-γ、GM-CSF 等细胞因子激活的巨噬细胞，才可以有效杀伤胞内寄生菌和某些肿瘤细胞。巨噬细胞表达 IgG Fc 受体，可通过抗体依赖性细胞介导的细胞毒作用（antibody-dependent cell-mediated cytotoxicity, ADCC）对肿瘤和病毒感染的靶细胞进行杀伤。

3）抗原加工和提呈：巨噬细胞作为专职抗原提呈细胞，在感染或炎症局部摄取抗原，然后在细胞内降解、加工处理抗原，并以抗原肽-MHC-Ⅱ/MHC-Ⅰ类分子复合物的形式提供给抗原特异性 $CD4^+$ T 细胞或 $CD8^+$ 细胞毒性 T 细胞，启动适应性免疫应答。巨噬细胞可通过表达 CD80/CD86（B7-1/B7-2）和 CD40 等共刺激分子诱导 T 细胞产生共刺激信号。

4）参与炎症反应：感染早期 NK 细胞及 Th1 细胞活化后分泌、产生的 IFN-γ 诱导巨噬细胞活化，某些病原体及其产物或者细胞因子，如 GM-CSF 诱导巨噬细胞向 M1 型分化。感染部位产生的趋化因子 CCL3（MIP-1α）和 CCL4（MIP-1β）等可募集并活化巨噬细胞，活化的巨噬细胞能够分泌大量的促炎因子 IL-1、IL-6、TNF-α 和趋化因子 CCL2（MCP-1）、CCL3（MIP-1α）、CXCL8（IL-8），参与和促进炎症反应。

5）参与免疫调节：巨噬细胞合成分泌的细胞因子参与调节适应性免疫应答和固有免疫应答，如 IL-12 诱导 $CD4^+$ T 细胞向 Th1 极化，调节 T 细胞介导的适应性免疫应答类型，诱导 NK 细胞活化，增强其抗肿瘤/抗病毒作用；IFN、TNF-α 有抗病毒、抗肿瘤及增强巨噬细胞活性的功能；M-CSF、G-CSF 可增强单核-吞噬细胞增殖和存活能力；M2 分泌产生的 IL-10、TGF-β 有抑制和调节免疫应答的效应。

2. 树突状细胞

树突状细胞主要包括经典树突状细胞、浆细胞样树突状细胞和滤泡树突状细胞。

（1）经典树突状细胞（conventional DC，cDC）：cDC 来源于骨髓共同髓样前体，包括未成熟 DC 和成熟 DC，是目前公认的体内功能最为强大的 APC。存在于外周非淋巴组织的朗格汉斯细胞为未成熟经典 DC，表达低水平的 MHC-Ⅱ类分子和共刺激分子，而高表达 TLR、调理性受体和趋化因子受体，其摄取、加工抗原能力强，而提呈抗原能力弱。如果机体发生感染或组织损伤，未成熟 DC 摄取病原体等抗原性异物后向炎症部位迁移，摄取加工抗原，同时释放大量的炎症因子，参与抗感染的固有免疫应答。未成熟 DC 具有特殊的迁移能力，从外周组织经输入淋巴管迁移进入外周免疫器官后发育成熟为并指状 DC。成熟 DC 表达高水平的 MHC-Ⅱ类分子和共刺激分子，并分泌能趋化初始 T 细胞的 CCL18，可有效提呈抗原激活初始 T 细胞启动适应性免疫应答。

（2）浆细胞样树突状细胞（plasmacytoid DC，pDC）：pDC 来源于骨髓共同淋巴样前体，低表达或不表达 cDC 细胞表面的受体和分子，特征性地表达 TLR7 和 TLR9，主要识别微生物 dsRNA、ssDNA 或细菌/病毒 CpG DNA。pDC 抗原提呈功能微弱，被激活后可大量分泌、产生Ⅰ型 IFN，主要在抗病毒感染中发挥重要作用。目前发现，pDC 的主要功能有：专职性产生Ⅰ型 IFN；能分化为 cDC，以抗原特异性的形式启动初始 T 细胞介导的免疫应答。

（3）滤泡树突状细胞（follicular DC，FDC）：FDC 是非骨髓来源的细胞，由间质祖细胞发育而来，仅分布于淋巴结、脾脏、黏膜免疫系统的淋巴滤泡和生发中心，不表达 MHC-Ⅱ类分子和 CD80/CD86 等共刺激分子，无抗原提呈功能。FDC 主要通过高表达的 IgG Fc 受体和 C3b/C3d 受体有效捕获抗原-抗体复合物、抗原-补体复合物、抗原-抗体-补体复合物；通过 TLR（TLR2、TLR4）识别细菌及其裂解产物。免疫复合物或细菌等抗原物质以包被小体形式长期滞留依附于细胞表面。FDC 通过合成分泌的 CXCL13 即 B 淋巴细胞趋化因子（B lymphocyte chemoattractant，BLC），趋化募集相应的 B 细胞到达 FDC 周围，B 细胞有效识别、摄取、加工处理其表面的抗原或免疫复合物，从而启动体液免疫应答。

3. 粒细胞（granulocyte）

粒细胞包括中性粒细胞、嗜酸性粒细胞、嗜碱性粒细胞。

（1）中性粒细胞（neutrophil）：中性粒细胞来源于骨髓中的造血干细胞，是血液中数量最多的白细胞，占外周血白细胞总数的 60%～70%，其产生速率高（1×10^7 个/分），主要分布于血液和结缔组织中，在血管内停留的时间平均只有 6～8 小时，进入组织仅存活 1～2 天。中性粒细胞是感染时最先由血管移出到达感染部位的细胞，主要通过表面的趋化性受体 CXCR1（IL-8R）、C5aR 与 IL-8、过敏毒素 C5a 结合，被招募到炎症部位发挥作用。中性粒细胞具有很强的吞噬作用，通过表面的 MR、SR、TLR4 等 PRR 识别、吞入病原体，形成吞噬体，在胞质颗粒中酸性磷酸酶、碱性磷酸酶、溶菌酶和防御素等杀菌物质的共同作用下，通过氧依赖和氧非依赖杀伤系统杀伤病原体；也可通过髓过氧化物酶（myeloperoxidase，MPO）与过氧化氢和氯化物组成的 MPO 杀菌系统杀伤病原体。中性粒细胞可通过调理性受体 IgG FcR 和 C3bR/C4bR 识别并结合病原体，产生吞噬杀菌作用；还可通过 ADCC 和补体依赖性细胞介导的细胞毒作用（complement-dependent cell mediated cytotoxicity，CDC）对病原体感染的组织细胞产生杀伤破坏作用。

（2）嗜酸性粒细胞（eosinophil）：嗜酸性粒细胞来源于骨髓，占外周血白细胞总数的 5%～6%，在血液中存留时间较短，仅 6～8 小时，正常情况下主要存在于外周组织，尤其是黏膜下组织中存在数量较多，且存活期较长（数天至数周）。在寄生虫感染或Ⅰ型超敏反应发生时，炎症部位的黏膜上皮细胞、血管内皮细胞和 ILC2 产生趋化因子 CCL11、局部血小板活化因子（platelet-activating factor，PAF）和 IL-5 等细胞因子，与嗜酸性粒细胞表面的嗜酸性粒细胞趋化因子受体 CCR3、PAFR、IL-5R 等结合，将血液和周围结缔组织中的嗜酸性粒细胞招募到感染或过敏性炎症部位并使之活化。嗜酸性粒细胞的主要生物学作用包括：通过脱颗粒释放主要碱性蛋白、阳离子蛋白和过氧化物酶等毒杀寄生虫；合成分泌白三烯（leukotriene，LT）、PAF、CXCL8（IL-8）、IL-3、IL-5、GM-CSF 等细胞因子，参与和促进局部炎症或过敏性炎症反应。

（3）嗜碱性粒细胞（basophil）：嗜碱性粒细胞来源于骨髓中的多能造血干细胞，仅占外周血白细胞总数的 0.2%，主要存在于血液中。嗜碱性粒细胞表面具有趋化因子受体 CCR3 等，可被相关趋化因子 CCL11 等从血液中招募到炎症或过敏性炎症反应部位发挥作用。嗜碱性粒细胞是参与过敏性炎症反应的重要效应细胞，表面高水平表达高亲和力 IgE Fc 受体Ⅰ（FcεRⅠ），可与变应原特异性 IgE 抗体结合而被致敏。当变应原与致敏嗜碱性粒细胞表面 IgE 抗体"桥联"结合后，使其活化并迅速脱颗粒释放组胺和酶类物质；通过二十碳四烯酸代谢产生和释放前列腺素 D_2（prostaglandin D_2，PGD_2）、LT、PAF 等脂类介质；通过合成、分泌 IL-4、IL-13 等细胞因子，参与和促进局部过敏性炎症反应。

4. 肥大细胞（mast cell）

肥大细胞来源于骨髓中的肥大细胞前体（precursor of mast cell），但不在骨髓内发育成熟。其前体细胞进入外周组织分化成熟，主要存在于黏膜和结缔组织中。与嗜碱性粒细胞有一些共同特点：其细胞表面具有趋化性受体 CCR3、高表达高亲和力 FcεRⅠ。肥大细胞可被趋化因子 CCL11 等招募到病原体感染部位或过敏性炎症部位，变应原特异性 IgE 抗体与肥大细胞表面 FcεRⅠ 结合，使其处于致敏状态，通过脱颗粒释放酶类物质和组胺等血管活性胺类物质；合成分泌 LT、PGD_2、PAF 等脂类介质；合成、分泌 TNF-α、IL-5、IL-13、GM-CSF 等细胞因子而导致过敏性炎症反应的发生。肥大细胞表面具有过敏毒素受体（C3aR、C5aR）、TLR（TLR2、TLR4），可以被过敏毒素 C3a/C5a 或病原体刺激活化，使之分泌产生趋化因子 CCL3、PAF 等脂类介质和 TNF-α 等细胞因子参与和促进局部炎症反应。

（二）固有淋巴样细胞

固有淋巴样细胞（ILC）不表达特异性/泛特异性抗原受体，而表达一系列与其活化或抑制相关的受体。ILC 活化不依赖于对抗原的识别，而是被感染部位组织细胞产生的某些细胞因子或被某些病毒感染/肿瘤靶细胞表面相关配体激活，并通过分泌不同类型的细胞因子参与抗感染免疫和过敏性炎症反应，或通过释放一系列细胞毒性介质使相关靶细胞裂解破坏。

1. NK 细胞

NK 细胞表面标志为 $CD3^-CD19^-CD56^+CD16^+$，胞内含有特异性调节 NK 细胞发育的转录因子 E4BP4，由造血干细胞发育分化而来，广泛分布于血液、外周淋巴组织、肝、脾、肺等组织器官中。NK 细胞不表达特异性/泛特异性抗原识别受体，而表达一系列与其活化和抑制相关的受体实现自我识别调控。NK 细胞识别的靶细胞受体从功能角度可分为两大类：NK 细胞抑制性受体和 NK 细胞活化性受体；根据蛋白结构又分为两大家族：杀伤细胞凝集素样受体（killer lectin-like receptor, KLR）和杀伤细胞免疫球蛋白样受体（killer immunoglobulin-like receptor, KIR）。

（1）NK 细胞抑制性受体：NK 细胞抑制性受体主要识别靶细胞表面的 MHC-Ⅰ类分子，其识别不具有 MHC 限制性，且对 NK 细胞的杀伤活性产生抑制信号。由于体内绝大多数细胞表达 MHC-Ⅰ类分子，NK 细胞对机体自身进行识别而避免对"自己"的攻击；肿瘤细胞或病毒感染细胞缺乏或不表达 MHC-Ⅰ类分子，导致抑制信号无法传递，从而 NK 细胞选择性杀伤病毒感染或肿瘤等靶细胞。NK 细胞抑制性受体包括两种结构不同的分子家族。

KIR 胞外区含有 2 个或 3 个能与 MHC-Ⅰ类分子结合的 Ig 样结构域，属于免疫球蛋白超家族。KIR2DL 和 KIR3DL（注：D 表示为 Ig 的结构域 domain 的缩写；D 前面数字表示结构域的数目，L 表示胞质区氨基酸序列长）胞质区氨基酸序列较长，因结构内含免疫受体酪氨酸抑制基序（ITIM）可转导活化抑制信号，是 NK 细胞表面的杀伤抑制受体（图 3-1A）。

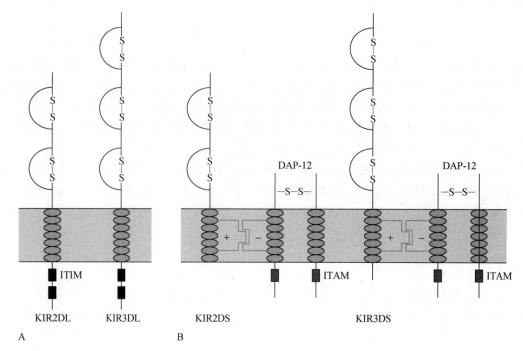

图 3-1 NK 细胞 KIR 家族的抑制性受体和活化性受体结构模式图

A.抑制性受体；B.活化性受体

KLR 是胞膜外含有能识别配体的 C 型凝集素样结构域，是由 C 型凝集素家族成员 CD94、NKG2 等通过二硫键组成的异二聚体。NKG2A 胞质区氨基酸序列较长，结构内含 ITIM，是 NK 细胞表面的杀伤抑制性受体（图 3-2A）。

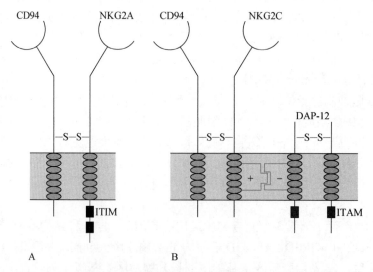

图 3-2 NK 细胞 KLR 家族的抑制性受体和活化性受体结构模式图

A.抑制性受体；B.活化性受体

（2）NK 细胞杀伤活化性受体：NKG2D 是 NK 细胞的杀伤活化性受体，不与 CD94 结合，而以同源二聚体形式表达。NKG2D 胞质区不含免疫受体酪氨酸激活基序（ITAM），本身不具信号转导功能，但能与胞质区内含传递活化信号基序（YXXM）的DAP-10同源二聚体结合而获得转导活化信号的能力（图3-3A）。NKG2D识别的配体为MHC-Ⅰ类分子，人NKG2D同源二聚体识别结合的配体为MHC-Ⅰ类链相关A/B分子（MICA/B）等。NKG2D的识别配体在感染细菌或病毒的细胞、恶变初期的肿瘤细胞中异常表达或高表达，因此NK细胞可通过NKG2D抵抗病原体的感染或杀伤肿瘤细胞。

自然细胞毒性受体（natural cytotoxicity receptor，NCR）主要包括NKp30、NKp46和NKp44，是人类NK细胞表面最为重要的杀伤活化性受体。NKp30和NKp46可作为NK细胞的特征性标志，表达于所有NK细胞（成熟/未成熟/静息/活化NK细胞）表面；NKp44是活化NK细胞的特征性标志，仅表达于活化NK细胞表面。NKp30、NKp46胞质区不含ITAM，能与胞质区内含ITAM的CD3-ζζ非共价结合而获得转导活化信号的能力（图3-3B）；NKp44不含ITAM，与胞质区内含ITAM的DAP-12同源二聚体非共价结合而获得转导活化信号的能力（图3-3C）。目前研究发现，NKp30与人巨细胞病毒蛋白pp65结合导致NK细胞介导的细胞毒性，对病毒感染细胞产生杀伤破坏作用；NKp46和NKp44均可与流感病毒血凝素结合而介导NK细胞对病毒感染细胞的攻击破坏；NKp30、NKp44和NKp46均可识别某些肿瘤细胞表面的硫酸肝素，从而介导NK细胞对相关肿瘤细胞的杀伤。

KIR2DS和KIR3DS（注：D表示为Ig的结构域domain的缩写；D前面数字表示结构域的数目，S表示胞质区氨基酸序列短）胞质区氨基酸序列较短，其本身不具信号转导功能，能与胞质区内含ITAM的DAP-12同源二聚体非共价结合而获得转导活化信号的能力。因此，KIR2DS或KIR3DS与DAP-12结合组成的复合体是NK细胞表面的杀伤活化性受体（图3-1B）。CD94/NKG2C异二聚体本身不具有信号转导功能，但能与内含ITAM的DAP-12同源二聚体非共价结合而获得转导活化信号的能力。因此，CD94/NKG2C异二聚体与DAP-12结合组成的复合体也属于NK细胞表面的杀伤活性受体（图3-2B）。

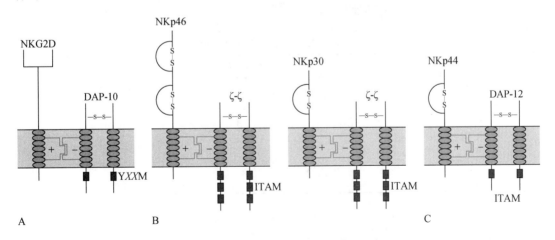

图3-3 NK细胞杀伤活性受体NKG2D和NCR的结构模式图

（3）NK细胞的识别和杀伤机制：NK细胞与靶细胞的相互作用是由NK细胞抑制性信号与活化性信号之间的平衡决定的。NK细胞的杀伤抑制性受体识别结合表达于自身组织细胞表面的MHC-Ⅰ类分子，表达MHC-Ⅰ类分子可使NK细胞表面杀伤抑制性受体的作用占主导地位从而保护正常细胞不被 NK 细胞杀伤。当病毒感染或细胞癌变时，靶细胞表面 MHC-Ⅰ类分子水平下调或缺失，导致抑制性信号减弱；同时上述靶细胞活化性受体的配体如某些非 MHC-Ⅰ类分子表达异常或上调，通过与 NK 细胞表面 NKG2D/NCR 等杀伤活性受体结合，激活 NK 细胞的活化信号通路，诱导 NK 细胞的活化。NK 细胞被激活后主要通过脱颗粒释放穿孔素、颗粒酶、TNF-α 和表达 FasL 等作用方式杀伤病毒感染或肿瘤靶细胞。

Ⅰ型 IFN 是启动 NK 细胞活化、杀伤作用的最强细胞因子，且让 NK 细胞快速分泌 IFN-γ、TNF-α 和 GM-CSF 等，参与抗感染和免疫调节作用。IL-12 和 IL-18 等细胞因子协同作用可活化 NK 细胞并发挥其功能。NK 细胞还可通过表面的 IgGFc 受体（FcγRⅢA/CD16）发挥 ADCC 效应对病毒感染或肿瘤靶细胞进行杀伤。NK 细胞还可通过产生 CCL3（MIP-1α）、CCL4（MIP-1β）等趋化、招募单核/巨噬细胞，活化巨噬细胞，增强机体抗感染免疫作用。

2. ILC

ILC 来源于骨髓共同淋系祖细胞，由含转录因子 ID2$^+$ 的固有淋系前体发育分化而成，包括 ILC1、ILC2 和 ILC3 三个亚群。①ILC1 亚群发育分化依赖于 IL-7、IL-15 和转录因子 T-bet，其表面活化相关受体与胞内寄生菌感染的巨噬细胞或病毒感染的树突状细胞产生的细胞因子 IL-12、IL-18 结合而被激活，可分泌 IFN-γ 诱导巨噬细胞活化，主要抵抗胞内病原体的感染或参与肠道炎症反应。②ILC2 亚群发育分化依赖于 IL-7 和转录因子 GATA-3，其表面活化相关受体与寄生虫感染或过敏性炎症部位上皮细胞分泌的胸腺基质淋巴细胞生成素（thymic stromal lymphopoietin，TSLP）、IL-25、IL-33 结合而被激活，分泌 CCL11、IL-4、IL-5、IL-9、IL-13 等细胞因子，可募集、活化嗜酸性粒细胞和肥大细胞，主要抵抗胞外寄生虫感染或参与过敏性炎症反应。③ILC3 亚群发育分化依赖于 IL-7 和转录因子 RORγt，其表面活化相关受体与胞外病原菌感染的巨噬细胞或树突状细胞产生的 IL-1β、IL-23 结合而被激活，分泌 IL-22、IL-17，主要抵抗胞外细菌、真菌感染或参与肠道炎症反应。固有 ILC 亚群及其主要功能见表 3-2。

表 3-2 ILC 亚群及其主要功能

细胞类型	转录因子	主要激活物	标志性细胞因子	功能
ILC1	T-bet	IL-12、IL-18	IFN-γ	激活巨噬细胞杀伤胞内寄生菌 参与肠道炎症反应
ILC2	GATA-3	IL-25、IL-33、TSLP	IL-4、IL-5、IL-9、IL-13 趋化因子 CCL11	抗胞外寄生虫固有免疫 参与过敏性炎症反应（哮喘）
ILC3	RORγt	IL-1β、IL-23	IL-22、IL-17	抗胞外细菌和真菌感染 参与肠道炎症反应

（三）固有淋巴细胞

固有淋巴细胞（ILL）主要包括 NKT 细胞、γδT 细胞、B1 细胞，其细胞表面表达由胚系基因直接编码产生的 PRR，但这些 PRR 的多样性有限。

1. NKT 细胞

NKT 细胞是指既表达 T 细胞特征标志 T 细胞受体（T cell receptor，TCR）和 CD3，又表达 NK 细胞特征标志 CD56（小鼠 NK1.1）的 ILL。NKT 细胞主要在胸腺发育成熟，也可在胚胎肝分化发育，主要分布于骨髓、胸腺、肝脏、脾脏、淋巴结，外周血中也有少量存在。NKT 细胞主要识别 CD1 分子提呈的磷脂和糖脂类抗原而被激活迅速产生应答，迅速发挥细胞毒作用。活化 NKT 细胞的杀伤机制与细胞毒性 T 细胞（CTL）类似，主要通过分泌穿孔素/颗粒酶或 Fas/FasL 途径杀伤病原体感染或肿瘤靶细胞。NKT 细胞被激活后可快速分泌产生一些细胞因子，如 IL-4 和 IFN-γ 等，分别诱导初始 T 细胞向 Th2 或 Th1 细胞分化，参与调节适应性体液或细胞免疫应答。

2. γδT 细胞

γδT 细胞表面的 TCR 由γ肽链和δ肽链组成，在胸腺中分化发育成熟，主要分布于肠道、呼吸道、泌尿生殖道等黏膜和上皮组织，是皮肤黏膜局部参与早期抗感染和抗肿瘤免疫的主要效应细胞。γδT 细胞不识别 MHC 分子提呈的抗原肽，而是直接识别结合：①应激类蛋白抗原配体，如某些肿瘤细胞表面的 MICA/B 分子、某些病毒蛋白或感染细胞表面的病毒蛋白、感染细胞表达的热休克蛋白（HSP）；②感染或肿瘤细胞表面 CD1 分子提呈的磷脂或糖脂类抗原；③小分子双磷酸盐抗原配体，主要来自类异戊二烯生物合成途径的产物。

活化γδT 细胞主要通过两个途径发挥生物学效应：①通过细胞与细胞直接接触，产生细胞毒效应，即通过释放穿孔素颗粒酶或 FasL 等方式杀伤病毒感染或肿瘤靶细胞；②通过分泌 IL-17、IFN-γ 和 TNF-α 等细胞因子介导炎症反应或参与免疫应答网络的调节。

3. B1 细胞

B1 细胞具有自我更新能力，表达 CD5 和 mIgM，主要分布于胸膜腔、腹膜腔和肠道固有层中，其分化发育与胚肝密切相关，也可由成人骨髓产生。B1 细胞主要通过多样性有限的 BCR 直接识别结合某些病原体或变性自身成分所共有的抗原表位分子而被迅速激活，产生体液免疫应答。B1 细胞识别的抗原主要包括：①非蛋白类胸腺非依赖性抗原，如微生物的多糖、糖脂和核酸等；②某些变性的自身抗原，如变性 Ig 和变性 ssDNA 等。B1 细胞介导的体液免疫应答具有以下特点：接受抗原刺激后，产生抗体早，主要诱导产生以 IgM 为主的低亲和力抗体，增殖分化过程中一般不发生 Ig 类别转换，无免疫记忆，在早期防止病原体感染、阻止体内扩散、促进适应性免疫应答发生中发挥重要作用。

第三节　体液免疫应答

B 细胞介导的体液免疫应答（humoral immune response）对于细胞外体液微环境稳态的保护具有重要作用。病原体及其抗原成分进入机体后可诱导抗原特异性 B 细胞活化、增殖并最终分化为浆细胞，产生特异性抗体进入体液，通过抗体免疫学效应而阻止机体内病原体的吸附、感染。依据诱导免疫应答的性质，抗原分为胸腺依赖性抗原（thymus dependent antigen，TD-Ag）和胸腺非依赖性抗原（thymus independent antigen，TI-Ag），体液免疫应答的过程随抗原的种类不同而有所区别，B 细胞对 TD-Ag 的应答需要有 Th 细胞的参与，TI-Ag 可直接刺激 B 细胞产生免疫应答。

一、B 细胞对 TD-Ag 的免疫应答

（一）B 细胞对 TD-Ag 的识别

B 细胞通过 B 细胞受体（B cell receptor，BCR）特异性识别抗原，所产生的第一活化信号经 CD79a/CD79b 向胞内转导。B 细胞作为 APC，内化 BCR 所结合的抗原，并对抗原进行加工、处理，将抗原肽-MHC（peptide-MHC complex，pMHC）Ⅱ类分子复合物提呈给抗原特异性 Th 识别，Th 活化后表达 CD40L 并与 B 细胞表面 CD40 结合，为 B 细胞活化提供第二信号。

（二）B 细胞的活化

B 细胞完全活化需要双信号：特异性识别、结合抗原启动 B 细胞活化的第一信号，而共刺激分子（CD40L 与 CD40）结合为 B 细胞活化提供第二信号。

1. B 细胞活化的第一信号

BCR 负责特异性识别抗原，但由于 BCR 重链在胞质区较短，由 BCR 复合物中的 CD79a/CD79b 帮助将抗原信号转导入 B 细胞内。与 T 细胞 CD3 和ζ链结构类似，CD79a 和 CD79b 的胞质区也有 ITAM，当 BCR 与抗原结合后，Src 家族的蛋白酪氨酸激酶（Lyn、Fyn、Lck、Blk）被激活并使 CD79a/CD79b 胞质区的 ITAM 磷酸化。磷酸化的 ITAM 结合蛋白酪氨酸激酶 Syk，被 Src 家族的酪氨酸激酶磷酸化，进而 Syk 磷酸化 B 细胞接头蛋白（B cell linker protein），使之招募磷脂酶 Cγ2（PLCγ2）、Btk 蛋白酪氨酸激酶等组成信号转导复合物。Btk 和 Syk 磷酸化 PLCγ2 使之激活，继之水解 PIP2 产生 IP3 和 DAG，IP3 活化钙调磷酸酶，DAG 活化 RasGRP1 和 PKC，激发相应的信号转导途径，启动与 B 细胞活化、增殖、分化相关基因的表达。

2. BCR 辅助受体复合物的增强作用

CD19/CD21/CD81 为成熟 B 细胞表面的 BCR 辅助受体复合物，在 B 细胞活化中发挥重要作用。抗原或免疫复合物可与补体成分（C3b、C3d 等）结合，BCR 可更有效地特异性识别其中的抗原组分。辅助受体中的 CD21 可识别与 BCR-抗原复合物结合的 C3d，由于 CD21 自身在胞质区的氨基酸链较短，不能传递信号，通过与 CD19 交联，使 CD19 胞质区的酪氨酸被靠近 BCR 的 Src 蛋白酪氨酸激酶磷酸化，磷酸化的 CD19 可活化多信号转导途径，增强由 BCR 复合物转导的信号，明显降低了抗原激活 B 细胞的阈值，从而显著提高 B 细胞对抗原刺激的敏感性。

3. Th 细胞在 B 细胞活化中的作用

TD-Ag 刺激 B 细胞产生体液免疫应答有赖于 Th 细胞辅助，主要有两个方面：①T 细胞表达的共刺激分子为 B 细胞活化提供必需的第二信号；②T 细胞活化后分泌的细胞因子促进 B 细胞活化、增殖和分化。

BCR 识别并结合抗原，抗原抗体复合物内化，B 细胞作为 APC 将 pMHC-Ⅱ提呈给 Th 细胞使之活化；B 细胞识别抗原后表达 CD80/CD86，与 T 细胞表面的协同刺激分子 CD28 结合，为 T 细胞活化提供第二信号。活化的 T 细胞表达 CD40L，与 B 细胞表达的 CD40

结合，为 B 细胞的活化提供必需的第二信号。与 T 细胞类似，如果只有第一信号没有第二信号，B 细胞不仅不能活化，反而会进入失能的耐受状态。CD40 与 CD40L 的结合能够诱导 B 细胞活化后进入细胞增殖周期。T、B 细胞间的作用是相互的，B 细胞活化后表达多种细胞因子受体，在活化 T 细胞分泌的细胞因子（如 IL-2、IL-4、IL-5、IL-21）诱导下，B 细胞进一步增殖和分化。因此，细胞因子诱导的 B 细胞增殖是 B 细胞形成生发中心（genitor center，GC）和继续分化的基础。

B 细胞加工提呈 pMHC-Ⅱ与 T 细胞 TCR 特异性结合，导致 T 细胞与 B 细胞表面多种分子相互作用，如淋巴细胞功能相关抗原（LFA）-3 与 CD3、细胞间黏附分子 1（ICAM-1）与 LFA-1、MHC-Ⅱ类分子与 CD4、CD40 与 CD40L 等，以形成免疫突触（immunological synapse）促使 T 细胞与 B 细胞牢固结合。同时 Th 细胞活化后分泌的细胞因子（如 IL-10、IL-21 等）局限在突触部位，在 B 细胞增殖分化为浆细胞或记忆 B 细胞、产生抗体、Ig 类别转换、亲和力成熟过程中发挥着重要作用（图 3-4）。

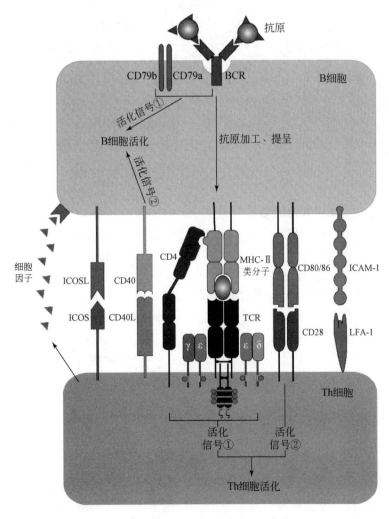

图 3-4　B 细胞与 Th 细胞的相互作用

（三）B细胞的增殖和终末分化

B细胞经双信号刺激完全活化，并进一步增殖、分化。完全活化的B细胞在T、B细胞区交界处分化为短寿命浆细胞，分泌低亲和力的抗体；部分活化的B细胞迁移至淋巴滤泡形成生发中心，并经历体细胞高频突变、Ig亲和力成熟、分化为长寿命浆细胞或记忆B细胞，发挥体液免疫功能（图3-5）。

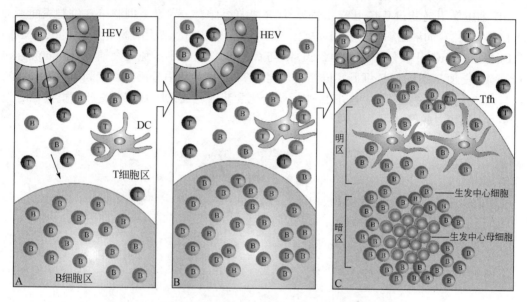

图3-5　B细胞的活化及生发中心的形成

1. B细胞在初级淋巴滤泡的活化

经淋巴液进入淋巴结或经血液进入脾脏的微生物抗原，大部分结合补体成分C3b（或C3dg），与FDC或巨噬细胞表面的补体受体CR1和CR2结合后滞留于淋巴滤泡内。

T、B细胞经高内皮小静脉（HEV）进入外周免疫器官的T细胞区、B细胞区（淋巴滤泡）。FDC或巨噬细胞将表面结合的抗原提呈给进入滤泡的B细胞。FDC将表面的Fc受体和补体受体结合抗原-抗体或抗原-抗体-补体复合物提呈给B细胞识别，B细胞获得活化所需的第一信号（抗原刺激信号）。经抗原刺激后B细胞表面CCR7表达上调，在趋化因子的作用下迁移到T、B细胞区，与Th细胞相接触，获取第二活化信号进而完全活化。FDC在启动体液免疫应答的发生及产生和维持记忆B细胞中发挥着重要作用。

2. T细胞和B细胞的相互作用

在抗原刺激后的3~7天，活化的Th细胞和B细胞在初级滤泡和T细胞区交界处相遇，二者相互作用。B细胞和T细胞初次接触活化2~3天后，Th细胞活化后分化为滤泡辅助性T细胞（Tfh），Tfh与B细胞分化密切相关，在B细胞分化为浆细胞产生抗体和Ig类别转换中发挥重要作用。部分活化的B细胞，离开T、B细胞区，迁移至滤泡间区、边缘窦（淋巴结）或T细胞区红髓交界处（脾脏），继续增殖和分化为浆母细胞，产生低亲和力的抗体，为初级阶段的免疫应答。此阶段的浆细胞寿命较短，一般为7天，不具备长距离迁移到骨髓的能力。浆母细胞分泌的抗体可以与FDC表面结合的抗原形成免疫复合物，促进FDC分泌细胞因子募集活化的B细胞向淋巴滤泡迁移，进而形成GC。此外，浆母细胞还通过T、B细胞相互作用，促进Th向细胞分化Tfh和向滤泡迁移。

3. 生发中心（GC）的形成

在抗原进入机体后的4~7天，最初在初级滤泡和T细胞区交界处活化的B细胞，可再迁入滤泡，开始快速分裂增殖，形成GC。GC亦称为次级淋巴滤泡，是B细胞对TD-Ag应答的重要场所。B细胞在GC的发育过程经历了三个阶段：B细胞增殖和体突变、亲和力选择及分化。增殖速度快、分裂能力极强的B细胞称为中心母细胞，主要积聚在GC的暗区。中心母细胞不表达BCR，但轻链和重链V基因可发生体细胞高频突变。体细胞高频突变需要抗原诱导和Tfh细胞的辅助，是导致BCR多样性的机制之一，能促进亲和力成熟。中心母细胞分裂增殖、体细胞高频突变后产生的子代细胞称为中心细胞，它不再增殖，体积比中心母细胞小，产生后主要积聚在GC的明区。中心细胞表达BCR，经FDC表面捕捉的抗原高亲和力选择存活，与Tfh细胞相互作用且继续分化，经过阳性选择完成亲和力成熟过程。少部分具有高亲和力BCR的中心细胞存活下来继续分化发育，最终分化成浆细胞产生抗体，或分化成记忆B细胞。大多数中心细胞BCR亲和力降低甚至无亲和力，不能结合FDC表面的抗原进而无法将抗原提呈给Tfh获取第二信号而发生凋亡。此过程称为B细胞成熟过程中的阳性选择，也是抗体亲和力高的机制之一。

4. Ig的类别转化

表达mIgM和mIgD的初始B细胞在受到TD-Ag刺激后的应答过程中，接受抗原刺激、T细胞辅助而活化及增殖，Ig重链V区基因可保持不变，但C区基因则会发生不同的重排，如V区基因从连接Cμ转换为连接Cγ、Cα或Cε，使分泌的抗体类别从IgM转换为IgG、IgA或IgE。Ig可变区相同即结合抗原特异性相同，但Ig类别发生变化的过程，称为Ig的类别转换或同种型转换。其转换的机制为每个重链C区基因的5′端内含子中含有一段称之为转换区（switching region，S区）的序列，不同的转换区之间可发生重排。活化后的Tfh细胞分泌的细胞因子可直接调控抗原诱导下发生的Ig类别转换。Ig的类别转换使机体实现产生不同类别抗体以发挥不同的免疫功能（图3-6）。

5. 浆细胞的形成和记忆B细胞的产生

浆细胞又称抗体形成细胞（antibody forming cell，AFC），不表达BCR和MHC-Ⅱ类分子，是B细胞分化的终末细胞，其主要功能为分泌大量特异性抗体。浆细胞胞质中富含粗面内质网，有利于抗体合成和分泌。GC产生的浆细胞大部分迁入骨髓，存活时间较长，可达数月至数年，并可连续分泌抗体，因此骨髓成为产生抗体的主要部位。

在GC中存活的部分B细胞可分化成记忆B细胞（memory B cell，Bm），离开GC，参与淋巴细胞再循环。Bm与特异性抗原再次相遇，可迅速活化，介导发生再次体液免疫应答。Bm表达CD27，且CD44的水平高于初始B细胞，但其特异性标志并不清楚，寿命可能比$CD4^+$和$CD8^+$记忆T细胞更长。有研究表明，许多病毒感染或疫苗接种记忆性可长达75年。

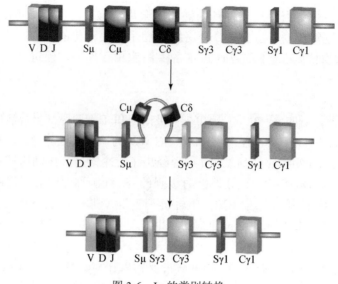

图 3-6 Ig 的类别转换

二、B 细胞对 TI-Ag 的免疫应答

TI-Ag 刺激机体 B 细胞产生抗体时无须 Th 细胞的辅助，主要为非蛋白类抗原，如细菌多糖、多聚蛋白质及 LPS 等。TI-Ag 分为 TI-1Ag 和 TI-2Ag，激活 B 细胞产生的免疫应答不同。

（一）B 细胞对 TI-1Ag 的应答

TI-1Ag 含有两种分子结构，即特异性抗原表位和 PAMP 结构，特异性抗原表位被 BCR 识别、结合，产生 B 细胞活化的第一信号，PAMP（病原体的丝裂原成分）与 B 细胞表面的丝裂原受体结合，提供 B 细胞活化的第二信号。如细菌 LPS 即通过双信号活化 B 细胞。成熟和未成熟的 B 细胞均可被 TI-1Ag 激活，主要诱导产生低亲和力的 IgM。

TI-1Ag 浓度高可直接经丝裂原受体与 B 细胞结合，非特异性诱导多克隆 B 细胞的增殖和分化；浓度低需依赖双信号激活抗原特异性 B 细胞活化。TI-1Ag 不能引起免疫记忆，不能诱导 Ig 类别转换、抗体亲和力成熟及记忆 B 细胞形成，刺激 B 细胞产生的抗体早，因而在早期防止病原体感染、阻止体内扩散中发挥着重要作用。

（二）B 细胞对 TI-2Ag 的应答

TI-2Ag 含有多个重复 B 细胞表位，如细菌胞壁、肺炎球菌荚膜多糖、聚合鞭毛素等。体内针对 TI-2Ag 应答的主要为 B1 细胞，TI-2Ag 仅能激活成熟的 B 细胞。婴幼儿体内的 B 细胞发育不成熟，对 TI-2Ag 不应答或低应答，故婴幼儿易感染含 TI-2Ag 的病原体。

TI-2Ag 多个重复的抗原表位与 B1 细胞的 mIg 结合引起受体交联，进而激活 B1 细胞。抗原表位密度在 TI-2Ag 激活 B 细胞的过程中起决定作用：如密度过高，导致 mIg 过度交联，会使成熟 B1 细胞产生耐受；密度太低，mIg 的交联程度不足以激活 B1 细胞。

由于含 TI-2Ag 的病原体多数为胞外菌，其胞壁多糖具有抵抗吞噬细胞的作用。B1 细胞针对 TI-2Ag 的应答产生抗体，可发挥调理作用，增强吞噬细胞对病原体的吞噬、杀伤；且有利于巨噬细胞将抗原提呈给 T 细胞。B 细胞对 TI-2Ag 的应答在抵抗有荚膜细菌的感染中具有重要的生理意义。

三、体液免疫应答产生抗体的一般规律

特异性体液免疫应答主要由 B 细胞介导，由浆细胞分泌产生的抗体执行免疫功能。抗原首次侵入机体后诱导 B 细胞活化并产生特异性抗体的应答，称为初次应答（primary response）。相同抗原再次侵入机体刺激初次应答中所形成的记忆细胞产生迅速、高效、持久的应答，称为再次应答（secondary response）。

1. 初次应答

初次免疫应答产生的抗体以低亲和力 IgM 为主，且数量少，抗体的产生过程可依次分为四个阶段。①潜伏期（lag phase）：抗原刺激机体至诱导机体产生的抗体可被检测出的阶段，一般为数小时至数周。②对数期（log phase）：此期血清抗体量呈指数增长，抗原剂量及抗原性质是决定抗体量增长速度的重要因素。③平台期（plateau phase）：此期血清中抗体浓度基本维持在一个稳定的较高水平。到达平台期所需的时间和平台的高度及其维持时间，依抗原不同而异，有的平台期只有数天，有的可长至数周。④下降期（decline phase）：由于抗体被降解或与抗原结合而被清除，血清中抗体浓度逐渐降低。这四个阶段可有动态变化，与抗原的性质、是否应用佐剂、抗原进入机体的途径、感染持续时间及宿主的状态等因素有关。

2. 再次应答

再次应答由 Bm 细胞介导，小剂量抗原即可诱发更快、更强的再次应答。与初次应答比较，再次应答抗体的产生具有如下特征：①潜伏期短；②对数期短，血清抗体浓度增加迅速，快速到达平台期；③抗体滴度高（有时可比初次应答高 10 倍以上）；④再次应答主要产生高亲和力的抗体 IgG；⑤抗体维持时间长（图 3-7）。

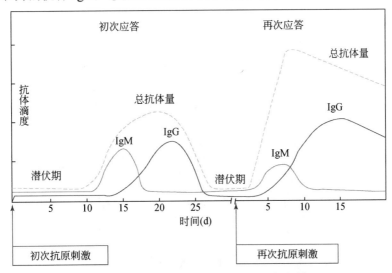

图 3-7 体液免疫应答产生抗体的一般规律

两次抗原刺激机体的间隔时间长短影响再次应答的强弱程度。如间隔时间短，则产生的应答弱，这是由于初次应答存留的抗体可与再次刺激的抗原结合，形成抗原抗体复合物而被机体迅速清除；如间隔时间太长，再次应答的反应也弱，这与记忆细胞的寿命有关。

第四节 细胞免疫应答

初始 T 细胞在胸腺中发育成熟，离开胸腺通过血液循环和淋巴液循环，归巢定居于外周免疫器官的 T 细胞区。T 细胞是介导细胞免疫应答的核心细胞，细胞免疫应答过程分为以下几个阶段：T 细胞特异性识别抗原阶段；T 细胞活化、增殖和分化阶段，该阶段需要共刺激信号、细胞因子等共同参与；效应 T 细胞的产生、效应阶段，以及平息和记忆阶段，抗原清除后，效应细胞凋亡，记忆细胞长期存活。

一、T 细胞对抗原的识别

初始 T 细胞的 TCR 特异性识别、结合 APC 提呈的 pMHC 的过程称为抗原识别（antigen recognition）。TCR 在特异性结合抗原肽的同时，还必须识别提呈抗原肽的自身 MHC 分子，这种特性称为 MHC 限制性（MHC restriction）或双识别。

（一）T 细胞与 APC 的非特异性结合

外源性抗原经 APC 摄取、加工和表达 pMHC，通过淋巴液或血液进入外周免疫器官，以 pMHC-Ⅱ方式提呈给 $CD4^+$ T 细胞。内源性抗原被宿主细胞加工、处理，以 pMHC-Ⅰ方式提呈给 $CD8^+$ T 细胞。APC 与 $CD4^+$ T 细胞或 $CD8^+$ T 细胞通过表面的黏附分子发生短暂的、低亲和力的可逆性结合，可为 TCR 特异性识别和结合 APC 表面的 pMHC 提供机会。若 TCR 未能识别 pMHC，则二者很快分离，T 细胞再次进入淋巴液再循环（图 3-8）。

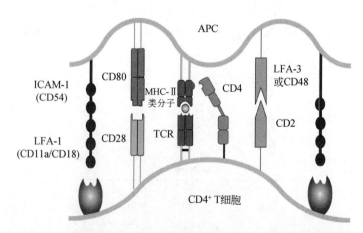

图 3-8 $CD4^+$ T 细胞与 APC 间的相互作用

（二）T细胞与APC的特异性结合

T细胞在识别携带特异性pMHC的APC之前，T细胞表面的各种受体及APC表面的相应配体，均松散分布于各自的细胞膜上。随着TCR特异性识别相应的pMHC，最初TCR-pMHC配对结合物在T细胞-APC接触面黏附分子配对聚集区的周边集结，引起细胞骨架重排、极化，TCR-pMHC配对结合物与黏附分子配对物相对位移，最终在T细胞与APC细胞的结合面形成复杂有序的免疫突触结构。免疫突触的中央为TCR-pMHC，外围为CD80/86-CD28等共刺激分子对，最外围为LFA-1/ICAM-1等黏附分子对的免疫突触。LFA-1结构发生改变，增强与ICAM-1的亲和力，从而稳定并延长T细胞与APC间结合的时间。免疫突触的形成不仅进一步增强T细胞与APC的结合，还引发细胞膜相关分子的一系列重要变化（图3-9）。同时促进T细胞信号转导分子的相互作用，信号通路的激活及细胞骨架系统和细胞器结构与功能的变化，从而参与T细胞的活化和生物学效应。

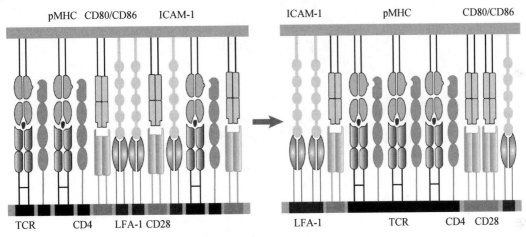

图3-9 免疫突触的形成

T细胞与APC特异性结合后，T细胞表面TCR的共受体CD4和CD8可分别识别和结合APC（或靶细胞）表面的MHC-II类分子或MHC-I类分子，增强T细胞与APC的接触，有利于抗原刺激信号的传递、与pMHC结合的亲和力及TCR信号的转导。

二、T细胞的活化、增殖和分化

T细胞的完全活化有赖于抗原刺激信号和共刺激信号的双信号激活，以及细胞因子的作用。

（一）T细胞活化的第一信号

T细胞活化的第一信号为抗原刺激信号。T细胞特异性识别APC提呈的pMHC，TCR与MHC分子槽中的抗原肽结合，导致CD3与共受体（CD4或CD8）的胞质段相互作用，并激活与胞质段尾部相连的蛋白酪氨酸激酶，使CD3胞质区ITAM中的酪氨酸磷酸化，从而启动激酶活化的信号转导分子级联反应，最终通过激活转录因子引起多种膜分子和细胞活化相关分子基因的转录，使得 T 细胞初步活化。T 细胞的初步活化导致与 T 细胞接触的 APC 的活化，APC 表面的共刺激分子等活化分子表达上调。

（二）T 细胞活化的第二信号

T 细胞活化的第二信号为共刺激信号，由 T 细胞与 APC 细胞表面多对共刺激分子（例如，CD28 和 CD80/CD86、4-1BB 和 4-1BBL、ICOS 和 ICOSL、CD40 和 CD40L、PD-1 和 PD-L1 等）相互作用产生，导致 T 细胞完全活化。T 细胞的活化诱导性表达一系列细胞因子和细胞因子受体，同时 APC 活化后分泌、产生多种细胞因子。细胞因子与细胞因子受体的结合促进 T 细胞的增殖和分化。如缺乏共刺激信号，抗原刺激信号非但不能有效激活特异性 T 细胞，反而导致 T 细胞处于失能状态（图3-10）。

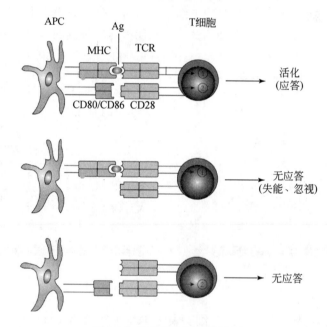

图 3-10　T 细胞活化的双信号

CD28 是初始 T 细胞表面最重要的共刺激分子，与 CD80/CD86 结合的主要作用是促进 IL-2 基因转录和稳定 IL-2 mRNA，从而有效促进 IL-2 合成。细胞毒性 T 细胞相关抗原 4（CTLA-4）表达于活化 T 细胞表面，与 CD28 高度同源，其配体也是 CD80 和 CD86，且与配体结合的亲和力高于 CD28，因此可竞争性抑制 CD28 的作用并启动抑制性信号，主要作用通过抑制 T 细胞的活化，有效调节 T 细胞的适度免疫应答。

（三）T 细胞的增殖和分化

T 细胞完全活化过程中分泌产生的多种细胞因子（IL-1、IL-2、IL-4、IL-6、IL-10、IL-12、IL-15 和 IFN-γ 等）与其自身受体结合，导致 T 细胞的增殖和分化。IL-1 和 IL-2 是 T 细胞增殖的重要细胞因子，其他细胞因子主要参与 T 细胞的分化。如果没有细胞因子，T 细胞活化后不能进一步增殖和分化，最终活化后的 T 细胞发生凋亡。

活化 T 细胞在局部微环境细胞因子等因素作用下经增殖、分化为不同的效应 T 细胞亚群，按表型和主要功能将效应 T 细胞分为 CD4$^+$辅助性 T 细胞（Th）和 CD8$^+$细胞毒性 T 细胞（CTL）。

1. CD4$^+$ T 细胞的分化

初始 CD4$^+$ T 细胞（Th0）经双信号活化后发生增殖和分化。Th0 受不同细胞因子的调控向不同方向分化，介导不同的免疫应答类型。Th0 受 IL-12 和 IFN-γ 等诱导分化成 Th1，Th1 主要介导细胞免疫应答。Th0 受 IL-4 等诱导分化成 Th2，Th2 主要介导体液免疫应答。Th0 受 TGF-β 和 IL-2 诱导分化成调节性 T 细胞（Treg）。Treg 主要通过分泌细胞因子或者通过细胞直接接触等方式发挥负性免疫调节作用，在维持自身免疫耐受中发挥重要作用。小鼠 Th0 受 TGF-β 和 IL-6 诱导分化成 Th17，而人 Th0 受 IL-1β、IL-23 和 IL-6 诱导分化成 Th17。Th17 主要作用是抗胞外微生物感染，尤其是细菌和真菌感染，在黏膜防御中起主要作用。活化的 CD4$^+$ T 细胞表达诱导性共刺激分子（inducible co-stimulator, ICOS），可促进 Th0 向 Tfh 分化。

2. CD8$^+$ T 细胞的分化

初始 CD8$^+$ T 细胞的激活和分化主要有两种方式：Th 细胞依赖性和非依赖性方式。

（1）Th 细胞依赖性方式：CD8$^+$ T 细胞作用的靶细胞低表达或不表达共刺激分子，不能有效激活初始 CD8$^+$ T 细胞，需要 APC 和 Th 的共同辅助。胞内产生的病毒抗原和肿瘤抗原，以及脱落的移植供者同种异体 MHC 抗原以可溶性抗原的形式被 APC 摄取，可在细胞内分别与 MHC-Ⅰ类分子和 MHC-Ⅱ类分子结合形成复合物，表达于 APC 表面。CD4$^+$ T 细胞和 CD8$^+$ T 细胞识别同一 APC 所提呈的特异性抗原：pMHC-Ⅱ结合 CD4$^+$ T 细胞 TCR 后激活 Th；而 pMHC-Ⅰ结合 CD8$^+$ T 细胞 TCR 后活化 CD8$^+$细胞。CD8$^+$细胞在 pMHC-Ⅰ的特异性活化信号和 Th 细胞释放的 IL-2 等细胞因子共同作用下，增殖分化为 CTL。

（2）Th 细胞非依赖性方式：病毒感染的 DC 表面高表达共刺激分子，可不依赖 Th 细胞的辅助而直接刺激 CD8$^+$ T 细胞分泌、产生 IL-2，促使 CD8$^+$ T 细胞增殖并分化为 CTL。

三、T 细胞的免疫效应和转归

初始 CD4$^+$ T 细胞和 CD8$^+$ T 细胞 TCR 识别 APC 提呈的 pMHC，接受共刺激分子及诱导性细胞因子刺激增殖分化成不同的效应 T 细胞亚群，发挥不同的特点和免疫效应。随后，大部分效应 T 细胞会通过凋亡机制被清除，仅少量效应 T 细胞成为长寿命的记忆 T 细胞，能有效抵抗感染再次发生。

（一）CD4$^+$ T 细胞（表 3-3）

1. Th1 细胞的效应

（1）Th1 细胞对巨噬细胞的作用

1）活化巨噬细胞：Th1 细胞直接通过 CD40L 与巨噬细胞 CD40 结合，通过分泌、产生 IFN-γ 等细胞因子，向巨噬细胞提供活化信号，强力激活巨噬细胞，增强巨噬细胞清除胞内寄生病原体的能力。巨噬细胞活化后上调 CD80、CD86 和 MHC-Ⅱ等免疫分子和分泌 IL-12 等细胞因子，可促进 CD4$^+$ T 细胞向 Th1 细胞增殖、分化，增强 Th1 细胞的效应。

表 3-3 不同效应 CD4⁺ T 细胞类型及其效应分子

细胞类型	TCR 识别的配体	诱导分化的关键细胞因子	产生的主要细胞因子	介导免疫应答类型	主要生物学功能	参与病理应答
Th1	pMHC-Ⅱ复合物	IL-12、IFN-γ	IFN-γ、LTα、TNF-α、IL-2、IL-3、GM-CSF	参与和辅助细胞免疫	清除胞内感染病原微生物（如结核杆菌）	Ⅳ型超敏反应 EAE、类风湿关节炎、炎症性肠炎
Th2	pMHC-Ⅱ复合物	IL-4	IL-4、IL-5、IL-10、IL-13、GM-CSF	辅助体液免疫	清除蠕虫等	哮喘等变态反应性疾病
Th17	pMHC-Ⅱ复合物	IL-6、IL-23	IL-17	固有免疫	抗细菌、真菌和病毒	银屑病、炎症性肠病、多发性硬化症、类风湿关节炎
Tfh	pMHC-Ⅱ复合物	IL-21、IL-6	IL-4、IL-21、IFN-γ	辅助体液免疫	自身免疫	自身免疫性损伤和疾病
Treg		TGF-β、IL-2	IL-10、IL-35、TGF-β	负性免疫调控	维持免疫应答适度性、防止自身免疫病	肿瘤免疫逃逸

2）诱生并募集巨噬细胞：Th1 细胞产生 IL-3 和 GM-CSF，促进骨髓粒细胞和单核细胞的产生和释放；Th1 细胞产生 TNF-α、TNF-β 和 MCP-1 等细胞因子，可诱导血管内皮细胞高表达黏附分子，促进单核细胞和淋巴细胞黏附于血管内皮细胞，继而穿越血管壁，趋化到局部组织。

（2）诱导 CTL 分化：Th1 细胞诱导活化的 DC 分泌 IL-12 和 Ⅰ 型 IFN，是诱导 CD8⁺ T 细胞向 CTL 增殖分化所必需的细胞因子。

（3）Th1 细胞对淋巴细胞的作用：Th1 细胞分泌、产生的 IL-2 等细胞因子，可促进 Th1、Th2、CTL 和 NK 等细胞的活化和增殖，从而放大免疫效应；Th1 细胞产生的 IFN-γ 可促进 B 细胞产生具有调理作用的抗体，从而进一步增强巨噬细胞对病原体的吞噬。

（4）Th1 细胞对中性粒细胞的作用：Th1 细胞产生的淋巴毒素和 TNF-α，可活化中性粒细胞，促进其杀伤病原体。

2. Th2 细胞的效应

（1）辅助体液免疫应答：Th2 细胞通过直接接触辅助 B 细胞活化，还通过产生 IL-4、IL-5、IL-10 和 IL-13 等细胞因子，协助和促进 B 细胞增殖和分化为浆细胞，并产生抗体。

（2）参与超敏反应性炎症：Th2 细胞分泌的 IL-4、IL-5 等细胞因子可激活肥大细胞、嗜碱性粒细胞和嗜酸性粒细胞，参与 Ⅰ 型超敏反应的发生和抗寄生虫感染。

3. Tfh 细胞的效应

Tfh 细胞表达 CXCR5，定居于淋巴滤泡和 GC，可与 B 细胞密切接触，是辅助体液免疫的重要细胞。Tfh 细胞在 GC 识别 B 细胞提呈的 pMHC-Ⅱ，通过 CD40L、ICOS 及细胞因子 IL-21 刺激，辅助抗原特异性高亲和力 B 细胞增殖分化成能分泌抗体的浆细胞和记忆 B 细胞。Tfh 细胞的主要功能：①Tfh 细胞通过表达 CD40L，分泌 IL-21、IL-4 或 IFN-γ，诱导产生 IgG、IgA 或 IgE，参与抗体的类别转换；②CD40L 可刺激 B 细胞，参与高亲和力 B 细胞的选择过程；③Tfh 细胞具有调控 Bm 细胞的功能，促进其长期生存和保持免疫应答的能力；④Tfh 细胞参与 GC 的形成，如 Tfh 细胞功能异常导致的 CD40/CD40L 信号缺失，可引起 GC 形成缺陷。Tfh 细胞功能异常时，如 Tfh 细胞和 B 细胞之间的相互作用增强，可导致在清除外来抗原的同时诱导自身反应性抗体的产生，从而引发抗体介导的自身免疫病。

4. Treg 的效应

Treg 通过直接接触和分泌产生的细胞因子发挥负性免疫调控作用。①分泌 IL-35、IL-10 和 TGF-β 等可溶性负性免疫分子发挥免疫抑制作用；②高表达 IL-2 的高亲和力受体，竞争性结合效应 T 细胞生存所需的 IL-2 而介导对 Th1 或 Th2 细胞的抑制；③通过颗粒酶 A/B 或穿孔素依赖的方式介导 CTL 和 APC 等细胞的裂解；④通过表达 CTLA-4 等抑制性膜分子、分泌 IL-35 等细胞因子与 DC 的 CD80/CD86 作用，抑制 DC 成熟和减弱其抗原提呈功能，并促进抑制性 DC 产生。

5. Th17 细胞的效应

Th17 细胞在固有免疫应答中发挥重要作用，主要通过诱导中性粒细胞为主的炎症反应，能够清除胞外病原体、抗真菌，以及维持消化道等上皮免疫屏障的完整性，也是参与组织炎症和自身免疫病的重要成分。Th17 细胞通过分泌产生的细胞因子发挥效应，主要有 IL-17、IL-21、IL-22 等。①IL-17 可作用于多种细胞类型，诱导产生趋化因子和 GM-CSF 等细胞因子，募集、活化和迁移中性粒细胞；IL-17 也可刺激局部组织细胞产生防御素等抗菌肽，具有抗菌和趋化能力。②IL-21 以自分泌的方式调控和放大 Th17 细胞的作用，可刺激 $CD8^+$ T 细胞和 NK 细胞增殖、分化和发挥效应，并参与 B 细胞的免疫应答。③IL-22 可刺激组织细胞分泌抗菌肽，提高上皮组织的免疫屏障功能和促进免疫屏障修复功能。IL-22 还通过刺激上皮细胞分泌趋化因子和其他细胞因子参与组织损伤和炎症性疾病。

（二）$CD8^+$ T 细胞

初始 $CD8^+$ T 细胞在外周淋巴组织中受抗原刺激，由 IL-12 和 I 型 IFN 诱导，活化、增殖、分化为 CTL，进入效应部位即可杀伤靶细胞。CTL 主要针对感染胞内寄生病原体（病毒和某些胞内寄生菌）的细胞、肿瘤细胞等靶细胞进行杀伤，而不损伤正常组织细胞。CTL 的效应过程主要包括三个阶段：识别与结合靶细胞、胞内细胞器重新定向、颗粒胞吐和靶细胞崩解。CTL 也能通过分泌、产生的细胞因子参与免疫应答的调节。

1. 效-靶细胞结合

效应性 CTL 在趋化因子作用下，离开外周淋巴组织向感染灶或肿瘤部位聚集，进入效应部位即可杀伤靶细胞。CTL 高表达黏附分子（如 LFA-1、CD2 等），可有效结合表达相应配体（如 ICAM-1、LFA-3 等）的靶细胞，但这种结合是短暂的。TCR 识别靶细胞提呈的 pMHC-I 后形成免疫突触，且 TCR 识别抗原后改变 LFA-1 的构象，与 TCR 协同增强 CTL 与靶细胞的结合。

2. CTL 的极化

CTL 特异性识别靶细胞表面的 pMHC-I 后，TCR 和共受体向效-靶细胞接触部位聚集，CTL 内某些细胞器发生极化，如细胞骨架系统（肌动蛋白、微管等）、高尔基复合体及胞质颗粒等向效靶细胞接触部位重新排列和分布，CTL 分泌的效应分子在局部形成很高的浓度，从而保证选择性杀伤所接触的靶细胞，而不影响邻近的正常细胞。

3. 致死性攻击

CTL 胞质颗粒中的效应分子释放到效-靶细胞结合面，效应分子对靶细胞进行致死性攻击。随后，CTL 与靶细胞脱离，转向其他靶细胞。CTL 主要通过两条途径杀伤靶细胞：

（1）穿孔素-颗粒酶途径：穿孔素（perforin）和颗粒酶（granzyme）均储存于胞质颗粒中。穿孔素结构类似于补体 C9，单体可插入靶细胞膜，在钙离子存在的情况下，多个穿孔素聚合成内径约为 16nm 的孔道，使水、电解质迅速进入细胞，导致靶细胞崩解。颗粒酶等细胞毒蛋白可借助穿孔素在靶细胞膜上的孔道迅速进入细胞，通过激活凋亡相关的酶系统而诱导靶细胞凋亡。

（2）死亡受体途径：效应 CTL 表达膜型 FasL，产生的可溶性 FasL（sFasL）分别与靶细胞表面的 Fas 结合，或分泌 TNF-α 与靶细胞表面的 TNF 受体结合，激活胞内胱天蛋白酶（caspase）系统而诱导靶细胞凋亡。

（三）活化 T 细胞的转归

在免疫应答过程中，受抗原刺激形成的效应 T 细胞大量增殖并发挥其效应功能。免疫应答完成后，大部分效应 T 细胞通过凋亡从体内被清除，以维持免疫细胞克隆之间的平衡。活化的淋巴细胞发生凋亡有助于控制免疫应答强度，以适时终止免疫应答和维持免疫系统的稳态。而少量活化的 T 细胞免于凋亡继续分化为记忆 T 细胞，在再次接触抗原时能迅速发生应答。

1. 效应 T 细胞的抑制或清除

（1）Treg 的免疫抑制作用：Treg 通常在免疫应答的晚期被诱导产生，它们通过多种机制负性调控免疫应答（详见 Treg 的效应部分）。

（2）活化诱导的细胞死亡（activation induced cell death，AICD）：AICD 指免疫细胞活化并发挥免疫效应后诱导的一种自发性细胞凋亡，是免疫系统保持稳定的重要机制。活化 T 细胞高度表达死亡受体 Fas 及 FasL，二者结合后可启动 caspase 级联反应，通过"自杀"和"他杀"方式诱导活化 T 细胞的凋亡，进而被巨噬细胞清除。AICD 有助于控制特异性 T 细胞克隆过多扩增，从而发挥抑制作用，并能有效终止免疫应答。

（3）活化 T 细胞的自主死亡（activated T cell autonomous death，ACAD）：在免疫应答的后期，抗原被清除，导致活化淋巴细胞赖以生存的抗原刺激和生存信号均消失，在缺少存活信号时，也不需要死亡受体参与，活化 T 细胞就会发生 ACAD。

2. 记忆 T 细胞的形成和作用

免疫记忆是机体适应性免疫应答的主要特征之一，即免疫系统对某一抗原产生特异性识别及应答的同时，对该抗原形成记忆，受相同抗原刺激时能迅速启动更为有效的免疫应答。记忆 T 细胞（memory T cell，Tm）寿命长，人 Tm 表型为 CD45RA$^-$ CD45RO$^+$，存活的抗原特异性记忆细胞所占比例和数量都要高于初始 T 细胞中的抗原特异性细胞。Tm 对共刺激信号（如 CD28/B7）依赖性较低，相对较低浓度的抗原即可激活 Tm。

四、细胞免疫应答的生物学意义

1. 抗感染

Th1 细胞和 CTL 介导的细胞免疫应答在抗细胞内病原体感染中起着极为重要的作用；Th2 细胞主要参与抗寄生虫感染和 I 型超敏反应；Th17 细胞主要参与抗胞外微生物感染及促进炎症作用。

2. 抗肿瘤

T 细胞介导的细胞免疫在机体抗肿瘤效应中发挥着关键性的作用,主要包括:CTL 对肿瘤细胞的特异性杀伤、T 细胞分泌的细胞因子直接或间接抗肿瘤作用、激活巨噬细胞或 NK 细胞对肿瘤细胞的杀伤作用等。

3. 辅助体液免疫应答

Tfh 细胞辅助 B 细胞对 TD-Ag 应答,诱导抗体发生 Ig 类转换,使抗体功能更完善,能更有效抵抗胞外微生物感染。

4. 免疫病理作用

Th 细胞和 CTL 介导迟发型超敏反应,参与移植排斥的病理过程,或通过调节 B 细胞功能间接参与某些自身免疫病的发生和发展。

5. 免疫调节作用

$CD4^+$ Th 亚群之间的平衡有助于调控机体产生合适类型和强度的免疫应答;机体有效、完善的免疫应答及调控机制,既能保证机体彻底清除病原体,又能维持内环境稳定、避免发生严重病理损害。

第五节 固有免疫应答与适应性免疫应答的关系

1. 固有免疫应答是适应性免疫应答发生的先决条件和启动因素

固有免疫细胞参与适应性免疫应答全过程,固有免疫对微生物应答的同时能启动适应性免疫应答。例如,T 细胞只能识别 APC 加工处理过的抗原才能应答,而 B 细胞对抗原的应答通常需要活化 T 细胞的协助才能产生抗体。APC 中最重要的 DC 属于固有免疫细胞,固有免疫具有识别、杀灭、清除感染微生物的作用,适应性免疫中清除微生物等抗原的作用依赖于固有免疫。另外,固有免疫细胞接受刺激后能分泌产生不同种类的细胞因子,影响适应性免疫应答的性质和类型。

2. 适应性免疫能有力地增强和调节固有免疫

通过体液免疫产生的抗体和细胞免疫产生的细胞因子共同调动、增强和调节固有免疫应答。例如,抗体可以活化补体、增强吞噬细胞的吞噬作用、介导 NK 细胞杀伤靶细胞;细胞免疫通过释放的细胞因子可增强巨噬细胞、NK 细胞活性。二者密切协作、相互促进,才能更有效地完成机体的免疫功能,彻底清除抗原物质,保护机体。固有免疫或适应性免疫功能缺损常引起难以治愈的感染,因此在免疫应答和免疫防御中二者的关系是相互依存、缺一不可。

(蒋丽娜 姚咏明)

参 考 文 献

Adams S. 2009. Toll-like receptor agonists in cancer therapy. Immunotherapy, 1: 949-964

Akira S, Takeda K. 2004. Toll-like receptor signalling. Nat Rev Immunol, 4: 499-511

Akira S, Uematsu S, Takeuchi O. 2006. Pathogen recognition and innate immunity. Cell, 124: 783-801

Akira S. 2009. Innate immunity to pathogens: diversity in receptors for microbial recognition. Immunol Rev, 227: 5-8

An H, Qian C, Cao X. 2010. Regulation of Toll-like receptor signaling in the innateimmunity. Sci China Life Sci, 53: 34-43

Angela L, Michael TW, Paul JU. 2011. CpG and non-CpG oligodeoxynucleotides directly co-stimulate mouse and human $CD4^+$ T cells through a TLR9-and MyD88-independent mechanism. J Immunol, 187: 3033-3043

Bendigs S, Salzer U, Lipford GB, et al. 1999. CpG-oligodeoxymucleotides co-stimulate primary T cells in the absence of antigen-presenting cells. Eur J Immunol, 29: 1209-1218

Blasius AL, Beutler B. 2010. Intracellular Toll-like receptors. Immunity, 32: 305-315.

Bums K, Janssens S, Brisson B, et al. 2003. Inhibition of interleukin receptor/Toll-like receptor signaling through the alternatively spliced, short form of MyD88 is due to its failure to recruit IRAK-4. J Exp Med, 197: 263-268

Caron G, Duluc D, Fremaux I, et al. 2005. Direct stimulation of human T cells via TLR5 and TLR7/8: flagellin and R-848 up-regulate proliferation and IFN-γ production by memory $CD4^+$ T cells. J Immunol, 175: 1551-1557

Carpenter S, O'Neill LA. 2009. Recent insights into the structure of Toll-like receptors and post-translational modifications of their associated signalling proteins. Biochem J, 422: 1-10

Celhar T, Magalhaes R, Fairhurst AM. 2012. TLR7 and TLR9 in SLE: when sensing self goes wrong. Immunol Res, 53: 58-77

Chen G, Shaw MH, Kim YG, et al. 2009. Nod-like receptors: role in innate immunity and inflammatory disease. Annu Rev Patho, 4: 365-398

Elinav E, Strowig T, Henao Mejia J, et al. 2011. Regulation of the antimicrobial response by NLR proteins. Immunity, 34: 665-679

Foster SL, Medzhitov R. 2009. Gene-specific control of the TLR-induced inflammatory response. Clin Immunol, 130: 7-15

Franchi L, Warner N, Viani K, et al. 2009. Function of Nod-like receptors in microbial recognition and host defense. Immunol Rev, 227: 106-128

Gay NJ, Gangloff M. 2007. Structure and function of Toll receptors and their ligands. Annu Rev Biochem, 76: 141-165

Goubau D, Schlee M, Deddouche S. 2014. Antiviral immunity via RIG-I-mediated recognition of RNA bearing 5'-diphosphates. Nature, 514: 372-375

Hornung V, Ellegast J, Kim S, et al. 2006. 5'-triphosphate RNA is the ligand for RIG-I. Science, 314: 994-997

Jiang F, Ramanathan A, Miller MT, et al. 2011. Structural basis of RNA recognition and activation by innate immune receptor RIG-I. Nature, 479: 423-427

Jin MS, Lee JO. 2008. Structures of the Toll-like receptor family and its ligand complexes. Immunity, 29: 182-191

Kaczanowsha S, Joseph AM, Davila E. 2013. TLR agonists: our best frenemy in cancer immunotherapy. J Leukoc Biol, 93: 847-863

Kanneganti TD. 2010. Central roles of NLRS and inflammasomes in viral infection. Nat Rev Immunol, 10: 688-698

Kawai T, Akira S. 2010. The role of pattern-recognition receptors in innate immunity: update on Toll-like receptors. Nat Immunol, 11: 373-384

Kersee K, Bertrand MJ, Lamkanfi M, et al. 2011. Nod-like receptors and the innate immune system: coping with danger, damage and death. Cytokine Growth Factor Rev, 22: 257-276

Knapp S. 2010. Update on the role of Toll-like receptors during bacterial infections and sepsis. Wien Med Wochenschr, 160: 107-111

Krishnaswamy JK, Chu T, Eisenbarth SC. 2013. Beyond pattern recognition: Nod-like receptors in dendritic cells. Trends Immunol, 34: 224-233

Lee MS, Kim YJ. 2007. Signaling pathways downstream of pattern-recognition receptors and their cross talk. Annu Rev Biochem, 76: 447-480

Leulier F, Lemaitre B. 2008. Toll like receptors-taking an evolutionary approach. Nat Rev Genet, 9: 165-178

Liu J, Qian C, Cao X. 2016. Post-translational modification control of innate immunity. Immunity, 45: 15-30

Loo YM, Gale M Jr. 2011. Immune signaling by RIG-I-like receptors. Immunity, 34: 680-692

O'Neill LA. 2008. When signaling pathways collide: positive and negative regulation of Toll-like receptor signal transduction. Immunity, 29: 12-20

Ospelt C, Gay S. 2010. TLR and chronic inflammation. Int J Biochem Cell Biol, 42: 495-505

Pichlmair A, Schulz O, Tan CP, et al. 2006. RIG-I-mediated antiviral responses to single-stranded RNA bearing 5′-phosphate. Science, 314: 997-1001

Qian C, Cao X. 2013. Regulation of Toll-like receptor signaling pathways in innate immune responses. Ann N Y Acad Sci, 1283: 67-74

Qian C, Liu J, Cao X. 2014. Innate signaling in the inflammatory immune disorders. Cytokine Growth Factor Rev, 25: 731-738

Rakoff-Nahoum S, Paglino J, Eslami-Varzaneh F, et al. 2004. Recognition of commensal microflora by Toll-like receptors is required for intestinal homeostasis. Cell, 118: 229-241

Saito T, Owen DM, Jiang F, et al. 2008. Innate immunity induced by composition-dependent RIG-I recognition of hepatitis C virus RNA. Nature, 454: 523-527

So EY, Ouchi T. 2010. The application of Toll like receptors for cancer therapy. Int J Biol, 6: 675-681

Socorro MH, Nicole G, Julie MF, et al. 2011. Role for MyD88, TLR2 and TLR9 but not TLR1, TLR4 or TLR6 in experimental autoimmune encephalomyelitis. J Immunol, 187: 791-804

Takeuchi O, Akira S. 2010. Pattern recognition receptors and inflammation. Cell, 140: 805-820

Tanaka N, Sato M, Lamphier MS, et al. 1998. Type I interferons are essential mediators of apoptotic death in virally infected cells. Genes Cells, 3: 29-37

Ting JP, Willingham SB, Bergstralh DT. 2008. NLRs at the intersection of cell death and immunity. Nat Rev Immunol, 8: 372-379

Vance RE, Isberg RR, Portnoy DA. 2009. Patterns of pathogenesis: discrimination of pathogenic and nonpathogenic microbes by the innate immune system. Cell Host Microbe, 6: 10-21

Werling D, Jann OC, Offord V, et al. 2009. Variation matters: TLR structure and species-specific pathogen recognition. Trends Immunol, 30: 124-130

Yoneyama M, Fujita T. 2009. RNA recognition and signal transduction by RIG-I-like receptors. Immunol Rev, 227: 54-65

第四章 免疫调节

免疫调节是指在免疫应答的不同阶段，免疫细胞间、免疫细胞与免疫分子间，以及免疫系统与其他系统间的相互协调和相互制约的过程，使机体既可及时、有效地对外界病原微生物或生物大分子的攻击产生免疫应答，又能维持机体免疫应答的强度和时限在适宜的范围，从而保证机体免疫状态的平衡，维持内环境稳定。免疫调节贯穿免疫应答的始终，包括内调节和外调节：内调节指免疫系统内部各个因素如免疫相关分子（抗体、补体成分、黏附分子、细胞因子等）和免疫细胞之间的协同作用或相互作用；外调节指其他系统（主要是神经和内分泌系统）对免疫系统的影响。此外，遗传背景也影响个体的免疫应答能力。近年来研究发现，众多的微小RNA（microRNA，miRNA）也可通过作用于转录因子水平、免疫检查点和信号通路等多个环节参与免疫应答的调节。

免疫调节功能异常对机体主要产生两方面的影响：①不同因素引起的机体免疫功能不足或缺乏（包括先天性和获得性免疫缺陷病），使机体对病原微生物不能产生适度的免疫反应，导致局部甚至全身性感染；②在某些特殊情况下，人体免疫系统不能识别自身成分而产生强烈的免疫攻击，导致自身组织细胞损伤、破坏和器官功能丧失，即自身免疫性疾病，如系统性红斑狼疮、类风湿关节炎、风湿性心脏病等。此外，已经建立免疫的机体受到相同抗原再次刺激时，不仅可激活记忆细胞产生免疫应答，还可能发生快速、强烈的过敏反应，虽然消退较快，但严重时也会致命。

在急危重症中，脓毒症的发生、发展与机体免疫功能紊乱、失调密切相关。感染早期，因机体过度的免疫应答可诱导失控性全身炎症反应；晚期出现的免疫麻痹/抑制可加重全身性感染或继发性感染，从而导致多器官功能障碍综合征（MODS）的发生。因此，认识免疫调节的因素和环节，对于判断急危重症患者机体免疫状况及预后、防治病情恶化有重要的指导意义。

第一节 免疫分子的免疫调节作用

启动机体免疫应答的抗原分子及免疫应答的过程中产生的抗体、补体活化成分、细胞因子和炎症介质、免疫细胞表面分布的受体分子等，既是免疫应答的效应分子，又具有免疫调节作用，各自通过不同的途径、不同的机制，不同程度地反馈调控免疫反应的强度和持续性，以保持机体有效的免疫应答和免疫平衡。

一、抗原对免疫强度的调节作用

T 细胞和 B 细胞的免疫效应由特异性抗原受体介导。进入机体的抗原数量、性质和途径将不同程度地影响免疫应答的强度和范围。

（一）进入机体的抗原量影响免疫应答的强度

适量的抗原刺激是机体建立有效免疫应答的前提。大量抗原或少量抗原反复刺激均可诱导抗原特异性 T 细胞产生耐受和免疫抑制，发挥负性免疫调控作用。而大量的多糖抗原则可诱导特异性 B 细胞建立耐受并下调抗体的合成。因此，反复的抗原刺激既是维持 T 细胞和 B 细胞增殖的必要条件，同时也是淋巴细胞在免疫应答之后转向静息状态、产生免疫耐受和免疫抑制的调控因素。

（二）不同结构的抗原刺激产生不同类型的免疫应答

蛋白质、多糖、脂类和核酸均可作为抗原刺激机体产生免疫应答，但免疫原性存在差异。此外，不同结构的抗原诱导免疫应答的途径不同。

蛋白质及多肽抗原经抗原提呈细胞（APC）加工后，与主要组织相容性复合体（MHC）分子结合为复合物，通过 T 细胞受体（TCR）或 B 细胞受体（BCR）提呈给 T 细胞或 B 细胞，介导特异性细胞免疫和体液免疫。此外，蛋白抗原可刺激免疫应答不同阶段抗体类型的转化和亲和力的增强，促使记忆 B 细胞的产生，使机体长期保持对相应抗原的免疫应答能力。

多糖和脂类及部分多肽无须通过与 MHC 分子结合提呈抗原，而是诱导 MHC 非限制性的 T 细胞应答（如γδT 细胞）和 T 细胞非依赖性的抗体应答。由此产生的低亲和力 IgM 抗体所形成的免疫反应是短暂的，不具备免疫记忆性，仅有短期保护作用。正常情况下，细胞核成分如 DNA 和组蛋白等不具备免疫原性。当细胞发生损伤或凋亡后，释放的核酸和组蛋白可经化学修饰或构象变化而具备免疫原性，成为自身抗原，诱导自身抗体的产生。

内源性抗原是指在 APC 内合成、存在于胞质内的蛋白抗原，包括在病毒感染的细胞中合成的病毒蛋白和肿瘤细胞中合成的肿瘤抗原等，在 APC 内被加工为抗原肽后，与 MHC-Ⅰ类分子形成复合物，提呈至 APC 表面，被 $CD8^+$ T 细胞识别。该类抗原的识别受 MHC-Ⅰ类分子限制，与细菌蛋白等外来抗原通过与 MHC-Ⅱ类分子结合、提呈后被 $CD4^+$ T 细胞识别不同。

抗原的物理性状也影响其免疫原性及免疫类型：蛋白聚合体和颗粒性抗原具有较强的免疫原性；可溶性抗原的免疫原性较弱，诱导体液免疫。

（三）抗原进入机体的途径不同影响免疫应答的强度

经皮下和皮内注射的抗原通常具有免疫原性，易于诱导免疫应答；肌内注射次之；静脉注射效果较差；而口服或气雾吸入抗原容易诱导免疫耐受。

二、抗体的正性和负性免疫调节作用

抗体与抗原结合形成免疫复合物是介导特异性免疫应答的重要环节。然而，在免疫应答过程中产生的多种补体活化成分、细胞因子和炎症介质，以及免疫细胞表面分子与抗体结合等，通过正反馈或负反馈调节作用，影响免疫应答的强度和持续性。

在免疫应答的不同阶段产生的不同抗体具有不同的效应：早期产生的 IgM，与靶抗原形成免疫复合物促进免疫应答；IgG 产生后，体液免疫应答逐步达到高峰，形成的免疫复合物对免疫应答具有负性调节作用。因此，抗体类型的转换参与调控免疫应答的强度和方向。

抗体与抗原形成的免疫复合物可通过增强对该抗原的免疫应答，发挥正反馈调节作用。机制包括：①抗原-抗体复合物激活补体经典途径后产生 C3dg 片段，一方面可与细菌表面的抗原共价结合，另外还可与 B 细胞表面的 C3dg 受体（CD21）结合，通过与 CD21 相关的 CD19 和 CD81 等 B 细胞膜表面的辅助受体，与 BCR 交联，进而导致 CD19 的酪氨酸残基磷酸化，通过磷脂酰肌醇 3-激酶（phosphoinositide 3-kinase，PI3K）信号转导途径导致 B 细胞活化。②抗原-抗体复合物激活补体后，与补体成分结合形成 Ag-Ab-C 复合物；Ag-Ab-C 复合物可与 CR2 和/或 Fc 受体作用，在滤泡树突状细胞（FDC）的表面提供持续的抗原刺激，促进免疫应答。

特异性抗原刺激产生的相应抗体，还可通过抑制体液免疫产生负反馈调节作用，即抗体的反馈性抑制作用。其调节机制可能包括三个方面。①促进抗原的清除：抗原与相应的抗体结合后，促进吞噬细胞对抗原的吞噬，在清除抗原的同时，也减少抗原对免疫活性细胞及记忆细胞的刺激，从而抑制抗体的不断生成；②封闭 BCR：特异性 IgG 与抗原竞争结合 B 细胞上的 BCR，从而减少抗原对 B 细胞的刺激与活化；③B 细胞的受体交联效应：抗原与相应 IgG 形成免疫复合物后，其中的抗原可与 B 细胞上的 BCR 结合，而 IgG 上的 Fc 段可与同一 B 细胞上的 FcγR Ⅱ 结合，由此形成同一 B 细胞上的 BCR 与 FcγR Ⅱ 交联；与 FcγR Ⅱ 相连接的酪氨酸磷酸酶 SHP-1 可影响与 BCR 相偶联的酪氨酸激酶，抑制 B 细胞的活化，阻断 B 细胞的免疫应答。

三、独特型-抗独特型抗体的免疫网络调节

丹麦免疫学家 Jerne 基于免疫分子学对抗体分子独特型的认识，在 1974 年提出了著名的独特型-抗独特型网络学说。该学说认为，免疫系统以独特型和抗独特型的相互识别为基础，在免疫系统内部形成一个级联的相互识别和相互制约的独特型-抗独特型网络，调节机体免疫系统趋于稳定状态。

（一）独特型和抗独特型抗体

独特型（idiotype，Id）是指抗体分子的可变区（variable region，V 区）及淋巴细胞的抗原受体上相应位置的抗原决定簇，是每个淋巴细胞有别于其他淋巴细胞克隆的特异性抗原决定簇，即独特型抗原决定簇，或独特表位。主要分布在抗体分子中与抗原结合的部位

即互补决定区（complementary determinant region，CDR）和接近 CDR 的骨架区（FR），以及 BCR 和 TCR 的 V 区。独特型抗原决定簇可以被其他淋巴细胞的抗原受体识别，产生免疫应答，产生抗独特型抗原决定簇的抗体，即抗独特型抗体（anti-idiotypic antibody，Anti-Id）。针对独特型抗原决定簇的免疫应答被称为抗独特型反应。

（二）独特型-抗独特型网络的免疫调节作用

机体在受外源性抗原（Ag）刺激后，产生针对外源性抗原的特异性抗体（Ab1）；Ab1 在清除相应抗原的同时，当积累到一定量时，其独特型决定簇可刺激相应的 B 细胞克隆产生抗独特型抗体（Ab2），而 Ab2 的 V 区又可以诱导相应的 B 细胞克隆产生 Ab3（即抗独特型抗体的抗体）；以此类推，形成连锁反应。随着 Ab1 的生成，Ab1-Ag 结合增加，Ag 浓度降低；由此导致 Ag 刺激产生的特异性抗体 Ab1 及继之产生的抗独特型抗体 Ab2、Ab3 也随之逐步减少，直至抗独特型抗体降低到不能引起免疫应答而终止（图 4-1）。独特型-抗独特型网络调节机制对 T 细胞表面的 TCR 同样适用，也促使独特型特异性 T 细胞的生成。当外源性抗原进入机体后产生免疫应答时，独特型表位也增加，导致独特型-抗独特型抗体连锁反应的发生。独特型特异性抗体可识别始动抗原特异反应性的淋巴细胞，对其功能产生抑制或促进作用。这种抗独特型反应使免疫应答逐渐趋于抑制状态，恢复至初始的免疫稳态，对机体免疫应答发挥重要的调节作用。

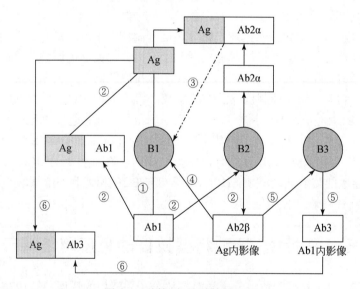

图 4-1 独特型-抗独特型网络

注：B1、B2、B3 分别代表不同的 B 细胞克隆。①抗原刺激相应的 B 细胞克隆产生抗体 Ab1；②Ab1 的 V 区独特型抗原决定簇又刺激相应的 B 细胞克隆产生 Ab2α 和 Ab2β；③Ab2α 可封闭 Ag 与相应的 BCR 结合，削弱免疫应答强度（虚线表示）；④Ab2β 作为 Ag 内影像，可刺激产生 Ab1 的 B 细胞克隆，加强免疫应答；⑤Ab2 的 V 区独特型抗原决定簇又刺激相应的 B 细胞克隆产生 Ab3；⑥Ab3 作为 Ab1 的内影像，又可与 Ag 结合，削弱 Ag 的刺激效应

（三）抗独特型抗体的亚型及其作用

抗独特型抗体（Ab2）有 Ab2α 和 Ab2β 两种亚型。Ab2α 可封闭抗原与相应 B 细胞克隆的 BCR 结合或 Ig 分子的抗原结合点，对免疫应答起抑制作用；Ab2β 的分子构象与相应抗

原类似，可模拟抗原激活产生 Ab1 的 B 细胞克隆，增强免疫应答，故将 Ab2β 视为抗原的内影像（internal image）。具有抗原内影像特性的 Ab2β 进一步诱导产生 Ab3，其特异性与抗原刺激产生的 Ab1 相同，因此 Ab3 又成为 Ab1 的内影像。由此形成网络系统，在空间和时间上调节免疫反应，维持免疫系统的稳定状态。

（四）独特型-抗独特型网络的意义

独特型-抗独特型网络学说不仅对认识免疫应答调节机制有重要意义，对于传染性疾病预防措施的开发、自身免疫性疾病发病机制的研究和防治，以及恶性肿瘤治疗手段的研发等方面具有广泛的借鉴价值。有学者提出设想：①利用抗原内影像 Ab2β 与相应的抗原具有类似的分子构象结构、但又不具备天然抗原的毒性作用的特点，开发新的抗独特型疫苗；②依据 Ab3 与 Ab1 有相同独特型，通过诱导 Ab3 产生，增强机体对抗原的特异性应答；③通过诱导 Ab2 或抗独特型 T 细胞的产生，削弱或去除体内原有 Ab1 或相应的细胞克隆所介导的针对自身组织细胞抗原的免疫应答，干预自身免疫性疾病的发生和发展。

四、补体活化片段对免疫应答的调节作用

补体活化产物、补体受体及补体调节蛋白可通过不同机制参与适应性免疫应答。

补体活化是特异性免疫应答的效应环节，在此过程中产生的补体活化片段可上调免疫应答，而补体系统中的抑制因子则可下调免疫应答，对补体各条激活途径的强度和持续时间进行精细调节，使补体激活的抗原-抗体反应既能有效杀灭病原体又能防止补体过度激活而造成组织损伤，并避免补体过度消耗，维持补体成分的稳定。

补体激活过程中产生的片段可以通过不同的机制增强免疫反应。①免疫调理作用：补体激活过程中产生的 C3b、C4b、iC3b 等片段均是重要的调理素，既可黏附到微生物上，还可与中性粒细胞或巨噬细胞表面的相应受体结合，从而促进吞噬细胞对黏附有 C3b、C4b 或 iC3b 的微生物的吞噬。可结合的细胞表面受体包括 CR1（C3b/C4bR、CD35），CR3（Ic3bR、Mac-1、CD11b/CD18）及 CR4（CD11c/CD18）。②促进抗原提呈：FDC 和巨噬细胞可以通过 CR1 捕获 C3b-Ag-Ab 复合物并转运，提高抗原提呈的效率。③增强 B 细胞活化：B 细胞表面的 CR1 和 CR2（CD21）可以与 C3b-Ag-Ab 复合物或与 C3d、iC3b 和 C3dg 结合/黏附的抗原复合物结合，促进 B 细胞捕获抗原，从而使 B 细胞活化。

五、细胞因子对免疫细胞活性的影响

细胞因子是免疫细胞和组织细胞分泌的一类小分子可溶性蛋白或多肽，通过与相应的受体结合，在细胞间发挥作用。细胞因子可通过自分泌、旁分泌和内分泌三种方式分别作用于分泌细胞自身、邻近细胞和远距离的细胞，其作用具有多效性、重叠性、协同性、拮抗性和网络性等功能特征。细胞因子除了参与炎症反应及其相关疾病发生、发展外，对免疫应答也发挥重要的调节作用。

细胞因子参与调节中枢或外周免疫器官中免疫细胞的发育、分化、活化及免疫效应。

多种细胞因子通过作用于相应的免疫细胞直接或间接调节固有免疫反应和适应性免疫反应，例如，干扰素（IFN）、白细胞介素（IL）-2、IL-1、肿瘤坏死因子（TNF）-α、IL-6、IL-8 和 IL-12 等因子具有正向免疫调节作用，而转化生长因子（TGF）-β、IL-10、IL-13、IL-12 家族的 IL-27 和 IL-35，以及新近发现的 IL-37 等因子在免疫应答中发挥负性调节作用。此外，一些生物活性分子如一氧化氮（NO）、前列腺素（PG）、脑肠肽等也具有免疫抑制效应。

免疫抑制/抗炎细胞因子在免疫调控、维持免疫平衡中起关键作用。对于早期发现的促炎和抑炎细胞因子已经有较系统的认识，下文将重点介绍抗炎细胞因子中新成员 IL-27、IL-35 和 IL-37 的免疫抑制效应，以及生物活性分子 NO 的免疫调节作用。

（一）IL-27

IL-27 由 p28（IL-30）和 Ebi3 亚基组成，是 IL-12 异二聚体细胞因子家族的一员，主要由巨噬细胞和树突状细胞（DC）产生，是抑制辅助性 Th17 细胞并促进调节性 Tr1 细胞生成的细胞因子。最初认为 IL-27 是一种促炎细胞因子，诱导 Th1 细胞反应。随后的研究证明其具有抗炎作用，可抑制体内过度免疫反应。IL-27 细胞可将活化的 $CD4^+$ T 细胞转化为产生 IL-10 的 Tr1 细胞。在介导 $CD4^+$ T 细胞分化为 Tr1 细胞过程中，DC 分泌的 IL-27 通过三条途径发挥作用：①IL-27 驱动转录因子 c-Maf 和芳香烃受体（aromatic hydrocarbon receptor，AhR）的表达，两者结合一起激活 IL-21 和 IL-10 启动子。IL-21 维持 c-Maf 和 AhR 的表达，而 IL-10 对 Tr1 细胞的抑制功能至关重要。②IL-27 诱导的 AhR，单独或与一个未知的辅因子联合促进颗粒酶 B 的表达，介导 Tr1 细胞的接触依赖性抑制活性。③IL-27 促进 T-bet 的表达，介导 IFN-γ 的分泌；IFN-γ 反馈作用于 DC，增强 IL-27 的表达，进一步促进 Tr1 细胞的分化。

由于 IL-27 也抑制 IL-2 的产生，因此对 Treg 的生长可能产生影响：IL-27 既能诱导 IL-10、增强 Treg 的功能，又具有抑制 Treg 生长的作用。两种效应如何相互平衡，尚需进一步研究确定。此外，IL-27 还可以在炎症环境中阻止 Th2 细胞和 Th17 细胞的发育。

（二）IL-35

IL-35 也是 IL-12 异二聚体细胞因子家族的成员，是具有强大的抗炎和免疫抑制效应的细胞因子。IL-35 的表达和作用具有以下特点：①与 TGF-β 的组成性表达不同，IL-35 是通过炎症刺激诱导性表达的抗炎细胞因子（与 IL-10 类似）；②IL-35 主要由 Treg 产生，但血管内皮细胞、平滑肌细胞和单核细胞受到促炎细胞因子如 TNF-α、IFN-γ 和 IL-1β 和脂多糖（LPS）激活后，上调表达 IL-35；③IL-35 诱导 $CD4^+$ T 细胞转化为 Treg，抑制 Th17 细胞的极化；④IL-35 能诱导 $CD4^+CD25^+$ T 细胞增殖和 IL-10 的生成；⑤与 TGF-β 抑制炎症反应的发生不同，IL-35 在炎症反应全程发挥抑制作用；⑥在炎症反应中，IL-35 二聚体与 IL-12 和 IL-27 二聚体的竞争可能是 IL-35 抑制炎症的机制之一；⑦多种机制参与调节 IL-35 的表达，包括转录因子核因子-κB（NF-κB）活性、替代启动子、替代剪接、富含 Au 依赖和 miRNA 依赖机制的 mRNA 降解。这些机制是 IL-35 上调表达和快速降解的基础。

（三）IL-37

IL-37 是近年来发现的 IL-1 家族中具有免疫抑制作用的细胞因子。IL-37 合成之初是一种不成熟的前体肽，必须被胱天蛋白酶（caspase）-1 裂解而激活。IL-37 具有 5 种不同的亚型（IL-37a、IL-37b、IL-37c、IL-37d 和 IL-37e），目前认为 IL-37a、IL-37b 和 IL-37d 具有生物学功能，对 IL-37 的研究主要集中于 IL-37b，其他亚型的功能尚不明确。

IL-37 在人体器官和组织中广泛表达，但在健康人体组织中的表达水平较低，并且 IL-37 不同亚型的表达具有组织特异性。正常情况下，IL-37 的 mRNA 很不稳定，容易降解。但在 LPS 或其他外源性因素的刺激下，IL-37 的稳定性显著增强。由此推断，IL-37 在非炎症或轻度炎症状态下可能不起作用，其表达仅在严重炎症状态下增加，可抑制过度免疫反应。

IL-37 可抑制多种炎症细胞因子的表达，在固有免疫反应和适应性免疫反应中起着重要的调节作用。研究发现，转基因表达人 IL-37 的小鼠，其血清和组织的促炎细胞因子的浓度较低，DC 活性较低，对 LPS 诱导的休克的敏感性低于野生型小鼠。巨噬细胞或上皮细胞中 IL-37 的表达可抑制促炎细胞因子的分泌，而 IL-37 基因沉默的人类血细胞表达更多的细胞因子。因此，IL-37 被认为是炎症反应的天然抑制因子。

IL-37 可以通过细胞内和细胞外途径发挥抗炎作用。在细胞内，IL-37 与 SMAD3 蛋白形成复合物以实现核移位，进而调节基因转录、细胞代谢、细胞增殖和细胞因子表达，并抑制 DC 的活性。在细胞外，IL-37 与 IL-18Rα 结合，与 IL-18BP 形成复合物，通过抑制 IFN-γ 的合成、抑制 Toll 样受体（Toll-like receptor，TLR）后的信号转导，发挥免疫抑制作用。

目前，关于 IL-37 受体、相关信号通路、信号转导机制及与其他细胞因子的相互作用尚未完全阐明，对 IL-37 其他亚型的功能尚不清楚，并且大多数研究结果来自细胞系和动物模型，尚缺乏临床研究。

（四）NO 的免疫调节作用

NO 由一氧化氮合酶（nitric oxide synthase，NOS）合成，是已知的最小的生物活性分子，可由多种细胞产生。NO 不仅在神经传递、血管功能、宿主防御和组织损伤方面起重要作用，还是一种对免疫系统有影响的重要促炎介质。诱导型一氧化氮合酶（inducible nitric oxide synthase，iNOS，又称 NOS2）是免疫细胞主要表达的一氧化氮合酶，通常非组成性表达，在炎症信号（包括 LPS、IFN-γ 和 TNF-α 等）刺激时以钙非依赖性方式诱导性表达。iNOS 在巨噬细胞、成熟树突状细胞（mature dendritic cell，mDC）和 T 细胞中表达，通过参与转录或信号转导途径中关键分子的硝化作用调节免疫细胞的分化和功能。

经典途径激活的巨噬细胞（M1）在宿主防御病原体感染中起着重要作用，也参与了自身免疫和炎症性疾病的发病机制。巨噬细胞中 iNOS 活化生成的 NO 可抑制 M1 的极化。iNOS 缺陷小鼠会表现出 M1 极化增强，对 M2 没有影响，表明巨噬细胞的 iNOS 选择性地调节 M1 的分化。巨噬细胞所表达的 iNOS 通过 NO 的产生抑制巨噬细胞和 DC 中 IL-12 的产生，表明 NO 可通过控制参与固有免疫的分子表达，影响免疫细胞的分化和功能。新近有研究者提出，iNOS 在巨噬细胞中的表达不仅选择性地调节 M1 基因的表达，而且调节 M1 的去分化，从而控制固有免疫反应。

NO 在决定 DC 的长期免疫和细胞命运方面发挥重要的调节作用。关于 NO 对 DC 免疫功能调节的报道观点不一，但多数研究支持 NO 对 DC 介导的炎症反应具有抑制作用：①抑制 iNOS 可增加激活的 GM-CSF-分化骨髓源性树突状细胞（GM-CSF-differentiated bone marrow-derived DC，GM-DC）共刺激分子的表达和炎症细胞因子的产生，表明 NO 具有限制 GM-DC 激活的效应；②外源性 NO 刺激可显著降低人 mDC 共刺激分子的表达和 IL-12 的产生，影响 $CD4^+$ T 细胞极化状态；③mDC 中 iNOS 的表达对 mDC 分化和激活都有负性影响；④在人浆细胞样树突状细胞（plasmacytoid dendritic cell，pDC）中，NO 抑制 IL-12、IL-6 和 TNF-α 等细胞因子的产生；⑤LPS 和 IFN-γ 刺激下，iNOS 缺乏小鼠的骨髓源性 DC 中 MHC-Ⅱ 和共刺激分子 CD80 和 CD86 高表达，提高 DC 抗原提呈和激活 $CD4^+$ T 细胞的能力；⑥凋亡细胞被吞噬时所诱导的"抑制性 DC"部分依赖于这些细胞中的 NO 生成。综上表明，NO 对不同来源和不同亚型 DC 的免疫活性均具有抑制效应。

iNOS 也参与调控 DC 的分化。研究发现，mDC 激活后上调 iNOS 产生 NO，通过抑制 NF-κB 信号转导和炎症小体活化，调控效应性 DC 与调节性 DC 的平衡；iNOS 特异性抑制剂可以选择性地促进效应 DC 分化，而 NO 供体显著抑制效应 DC 的发育分化；在 $iNOS^{-/-}$ 小鼠体内观察到，产生 IL-12、TNF-α 和 IL-6 的效应性 DC 的数量、成熟和分化均增加，促进 T 细胞活化、增殖及分化为 Th1、Th2 或 Th17 亚群，诱导适应性免疫反应，有利于病原体清除；但表达 IL-10 和程序性死亡蛋白-1（PD-1）的调节性 DC 的百分比与野生型小鼠相同（即与调节性 DC 无关）。表明 iNOS 介导产生的 NO 特异性地抑制效应 DC 的分化。

NO 除了具有调节 DC 活化的作用外，还参与调节免疫细胞的存活。NO 有细胞毒性效应，特别是在长时间和高浓度下暴露时。其可能机制是 NO 上调 caspase 活性并直接诱导线粒体释放细胞色素 c。此外，NO 衍生物过氧亚硝酸盐、二氧化氮和亚硝基硫醇等在高浓度下不可逆地抑制线粒体中电子传递链的酶，导致代谢危机和细胞死亡。NO 是导致 DC 活化后死亡的主要细胞毒性因子。有研究观察到，iNOS 缺陷的 DC 比产生 NO 细胞表现出更大的代谢灵活性，更容易在代谢压力下生存；应用 mTOR 抑制剂减少 DC 中的 NO 产生，能增加激活后的 DC 寿命，增强免疫功能。

NO 对 DC 功能的影响不仅限于 DC 细胞的自身效应，对 DC 介导的 T 细胞活化也有负调节作用。DC 产生的 NO 可通过膜渗透性抑制不表达 iNOS 的共培养细胞中的线粒体活性。在小鼠和人类混合淋巴细胞反应的研究中观察到，产生 NO 的 DC 可以显著降低 T 细胞增殖。另有报道，单核细胞来源的 DC 通过 NO 依赖性机制限制抗原特异性 T 细胞的扩增。目前认为，DC 产生的 NO 通过两种不同的机制限制 T 细胞活性：①DC 固有的刺激能力降低。NO 抑制 DC 和巨噬细胞中 IL-12 的产生，从而影响 IL-12 介导的 Th1 免疫应答的产生；②源自 DC 的 NO 可直接促进 T 细胞线粒体呼吸危机和细胞死亡。新近研究表明，mTOR/缺氧诱导因子（hypoxia inducible factor，HIF）-1α/iNOS 葡萄糖敏感信号轴在功能上限制 DC 刺激 T 细胞的能力，对于产生 NO 的 DC，阻断这一信号途径中的任何环节都能够增强 T 细胞活化。

NO 还参与调节 T 细胞分化。NO 对 Th17 分化起着重要的抑制作用，T 细胞源性 iNOS 负性调节 Th17 细胞的分化，而对 Th1 或 Th2 细胞没有显著影响，表明来源于活化 T 细胞的 iNOS 选择性地调节 T 细胞分化。

六、免疫细胞表面分子的免疫调节作用

（一）激活性受体和抑制性受体的作用机制

免疫细胞表面分布有激活性受体和抑制性受体，分别通过与相应的配体结合后正性或负性调节免疫应答，对免疫应答的强度和持续时间有重要的调控作用。

免疫细胞的激活性受体和抑制性受体的作用差异取决于受体胞内段的独特结构。活化性受体胞内区含有免疫受体酪氨酸激活基序（ITAM），基本结构中含有酪氨酸和亮氨酸或缬氨酸。活化性受体与相应的配体结合后，受体胞内段上的酪氨酸在细胞膜相连的一类蛋白酪氨酸激酶（protein tyrosine kinase，PTK）的作用下发生磷酸化，进而招募游离于胞质中的其他蛋白激酶或衔接蛋白，向细胞内传导活化信号。抑制性受体胞内区含有免疫受体酪氨酸抑制基序（ITIM），基本结构为酪氨酸残基一侧相隔一个任意氨基酸后必须是异亮氨酸（I）或缬氨酸（V）等疏水性氨基。酪氨酸在PTK的作用下磷酸化后，招募蛋白磷酸酶，使活化的蛋白激酶去磷酸化，阻断蛋白激酶参与的活化信号转导，抑制细胞的活化。

（二）共刺激分子/共受体在调节免疫应答中发挥重要作用

T细胞表面表达共刺激分子CD28和细胞毒性T细胞相关抗原4（CTLA-4）。CD28胞内段结构含有ITAM（激活性受体的胞内段），而CTLA-4的胞内段含有ITIM（抑制性受体胞内段）。因此，虽然CD28和CTLA-4均可与CD80/CD86分子结合，但因胞内段结构的差异，产生的效应截然相反。而CD28和CTLA-4在表达时相上的差异，决定了其在免疫应答的不同阶段发挥调节作用：CD28在T细胞中组成性表达，在免疫应答早期，CD28与APC上的配体CD80/CD86分子结合后，起活化作用，为T细胞的激活提供第二信号；CTLA-4在活化的T细胞中诱导表达，约发生在T细胞活化24小时以后，且CTLA-4与CD80/CD86分子的亲和力显著高于CD28。因此，在免疫应答的后期，诱导表达的CTLA-4竞争性和CD80/CD86结合，产生抑制性信号，从而阻止细胞因子（如IL-2）的产生、抑制活化T细胞的增殖，发挥负性调节免疫应答作用（图4-2）。此外，CTLA-4与共刺激分子结合产生的抑制信号，可阻止活化诱导的细胞死亡（activation induced cell death，AICD）发生。共刺激分子受体PD-1的胞内段也带有ITIM，与其配体PD-1L结合后发挥免疫抑制效应。

共受体CD5是一种I型跨膜糖蛋白（67kDa），在胸腺细胞、成熟T细胞和B细胞亚群（B-1a）表面表达。CD5有三种已知的配体：CD72，一种由B细胞表达的糖蛋白；CD5配体（CD5L），一种在脾细胞上表达的活化抗原；CD5本身。CD5在30多年前被发现，被认为是与CTLA-4和PD-1相似的抑制性共受体，是T细胞活化的负性调节因子。直到最近10年，CD5才作为一种关键的T细胞激活调节因子而受到关注，进而对T细胞中CD5-Ca^{2+}信号调节及其对免疫代谢、细胞分化、稳态和行为的潜在生理影响有了深入的认识。目前认为，CD5在胸腺中是一种抑制性共受体，是胸腺细胞的负性调节因子；对于外周T细胞，CD5表达水平与TCRζ磷酸化程度、IL-2产生能力和细胞外信号调节激酶（extracellular signal regulated kinase，ERK）磷酸化成正比，后者对CD3介导的信号转导至关重要。CD5存在于成熟T细胞的膜脂筏中，激活后，其有助于增强TCR信号转导，增

加 Ca^{2+} 信号活化,并上调 Zap-70/Lat(T 细胞活化的连接体)活化,促进外周 T 细胞的免疫应答。CD5 本身可以通过翻译后的修饰来调节,如 N-糖基化,由此影响 Ca^{2+} 信号强度,以及 T 细胞的代谢、活化和功能。因此,调节 T 细胞中 CD5 的表达有可能提供一种新的检查点疗法,通过改变 Ca^{2+} 信号来调节 T 细胞的活化和代谢,对于治疗癌症、自身免疫性疾病和急危重症时的免疫紊乱有积极的意义。

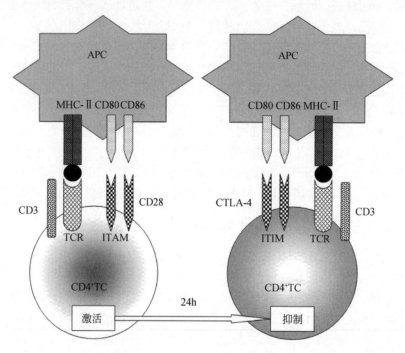

图 4-2 共刺激分子的表达及其对 T 细胞活化的调节作用

(三)NK 细胞免疫调节的受体机制

自然杀伤细胞(natural killer cell,NK)表达激活性受体和抑制性受体:激活性受体可借助其自身胞质区的 ITAM 或与其结合的其他分子胞质区的 ITAM 传递活化信号,产生细胞杀伤效应;抑制性受体胞质区内含有 ITIM,可传递抑制性信号,抑制 NK 细胞杀伤作用。生理情况下,NK 细胞表面的抑制性受体和激活性受体与正常组织细胞表面的 MHC-Ⅰ类分子结合,但抑制性受体与 MHC-Ⅰ类分子的亲和力高,故 NK 细胞对正常组织细胞不产生杀伤作用。病理条件下,当抑制性受体过度激活时,影响 NK 细胞对病毒感染细胞的杀伤力,使病毒逃脱免疫监视。当出现靶细胞表面 MHC-Ⅰ类分子表达减少、缺失或抗原肽-MHC-Ⅰ类分子的结构异常时,会影响 NK 细胞上抑制性受体的识别能力,NK 细胞表面的激活性受体(NCR 和 NKG2D)相对处于优势,可识别靶细胞表面的非 MHC-Ⅰ类分子而发挥杀伤作用。

第二节 免疫细胞的免疫调节作用

在免疫应答过程中,通过各类免疫细胞的相互协同或制约、源自不同免疫细胞的细胞因子直接或间接作用，以及细胞自身的调节机制，使免疫应答有序启动，经历免疫激活、发挥效应直至免疫抑制，继而趋于免疫平衡状态。

一、免疫细胞自身调节机制

免疫应答启动后，随着抗原不断被清除，活化的免疫细胞接受的刺激信号不断减少，缺乏充分刺激信号的免疫细胞可通过启动线粒体凋亡通路而发生被动死亡。如果活化的免疫细胞持续受到抗原的刺激，将会启动受体介导的凋亡通路诱导活化淋巴细胞的死亡，即 AICD。AICD 对免疫应答产生自身的负反馈调节作用，驱使免疫应答的强度逐渐弱化、及时终止。

AICD 是由活化淋巴细胞自身上调表达的 Fas 配体（Fas ligand，FasL）和 Fas 结合而诱导的程序性主动死亡形式，即凋亡。其发生机制为：T 细胞受抗原激活后 FasL 表达上调；活化的 T 细胞和 B 细胞增殖、活化和分化为效应细胞时，其表面 Fas 的表达也同时上调。活化 T 细胞上表达或脱落的 FasL 与效应性 T 细胞和活化 B 细胞结合后诱导细胞凋亡（图 4-3）。因此，由抗原激活的 T 和 B 效应细胞在抗原被逐渐清除后，也通过 AICD 途径被逐渐清除，使免疫应答逐渐趋于终止，从而避免了免疫应答过程中 T 和 B 细胞的增殖和持续活化可能造成的自身组织细胞免疫性损伤，阻止自身免疫性疾病的发生。由此可见，这种调节作用是一种受到抗原激活后，产生克隆扩增的 T、B 细胞自身高度特异性的生理性反馈调节效应。

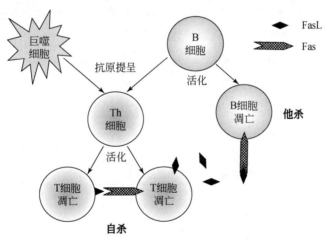

图 4-3 活化诱导的细胞死亡

二、APC 的免疫调节作用

DC 和巨噬细胞是体内最强的 APC，其主要功能是向免疫效应细胞提呈抗原，启动免疫应答；并可通过分泌多种细胞因子诱导淋巴细胞向不同方向分化，促进或抑制免疫应答；也可通过吞噬、消化抗原，削减抗原的免疫原性；还可通过细胞膜表面的共刺激分子调节效应细胞的活性。此外，调节性巨噬细胞或调节性 DC 被激活后分泌抑制性细胞因子和前列腺素 E（PGE），可抑制 T、B 细胞增殖，抑制免疫应答。

(一) DC 的免疫调节作用

DC 被认为是机体抗原提呈能力最强的细胞之一,是免疫反应的启动者。但同时 DC 还具有负性免疫调控作用,即 DC 对 T 细胞的作用不仅是激活,还可诱导 T 细胞失能、产生免疫反应极化、诱导 Treg 形成及诱导活化 T 细胞的凋亡。

DC 的不同生物学功能与其处于不同的成熟阶段、活化程度及异质性有关。未成熟的 DC 吞噬抗原的能力较强,在缺乏成熟刺激信号的情况下,仅表达少量 MHC 分子和共刺激分子。因此,其抗原提呈和活化 T 细胞的能力较弱;成熟的 DC 吞噬抗原能力大大降低,但 MHC 分子及共刺激分子 CD80、CD86 的表达上调,将抗原以 MHC 复合体的形式提呈给抗原特异性 T 细胞,具有强大的抗原提呈和激活 T 细胞的能力。此外,还存在一种半成熟 DC,即表型成熟、但不分泌大量的致炎症细胞因子,可诱导分泌 IL-10 的 Treg 分化,发挥负性免疫调控作用。在外周血中还发现一群 IDO^+CD123^+ 的 DC,在体外具有抑制 T 细胞增殖的作用。吲哚胺 2,3-双加氧酶(indoleamine-2,3-dioxygenase,IDO)是一种参与色氨酸代谢和利用的限速酶,可以调节细胞因子平衡,从而促使初始 $CD4^+$ T 细胞向 $CD4^+CD25^+$ Treg 分化,而不是分化为效应 $CD4^+$ T 细胞。Treg 又可诱导 IDO 的表达,进而将 DC 诱导成调节性 DC。另有研究发现,小鼠脾脏中存在高分泌 IL-10、低分泌 IL-12 的 DC,在体外能够抑制 T 细胞增殖。

DC 处理的抗原类型不同,可分泌不同的细胞因子,从而诱导 T 细胞分化为功能不同的亚群:分泌 IL-12,刺激初始 T 细胞极化成 Th1 亚型;分泌 IL-4,诱导初始 T 细胞形成 Th2 亚型;分泌 IL-6,诱导初始 T 细胞分化成 Th17 亚型。不同的 T 细胞亚群又通过分泌不同的细胞因子,各自产生不同的免疫效应(图 4-4)。

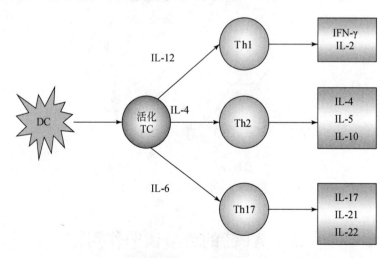

图 4-4 不同细胞因子介导 T 细胞分化为不同亚群

(二) 巨噬细胞的免疫调节作用

巨噬细胞在免疫应答的早期阶段起主要的抗原提呈作用。根据巨噬细胞表面携带 MHC-Ⅱ抗原的情况,可分为 MHC-Ⅱ⁺与 MHC-Ⅱ⁻两个亚群:MHC-Ⅱ⁻巨噬细胞一般只有吞噬而无提呈抗原的功能，MHC-II⁺巨噬细胞才具有提呈抗原的功能。同时 MHC-II 分子表达量的多少影响其抗原提呈能力，即巨噬细胞表面的 MHC-II 分子表达量也是调节免疫应答的因素。

巨噬细胞被激活后分泌 IL-1，与相应 T 细胞相互作用后，正反馈上调对 IL-1 的分泌。除巨噬细胞外，其他具有抗原提呈功能的细胞如 DC、朗格汉斯细胞等也可分泌 IL-1。IL-1 是 T 细胞活化的必要信号，对 T 细胞的免疫应答有重要的调控作用。

巨噬细胞并非均一的细胞群，可能存在抑制性 Mφ 亚群（SMφ），存在于脾、淋巴结和胸腺中。SMφ 被激活后，可通过分泌 PG 发挥非特异性的免疫抑制活性。有研究表明，SMφ 可直接抑制 T 细胞增殖，负反馈性调节 T 细胞的免疫活性，对肿瘤免疫有一定的抑制作用。

三、T 细胞亚群在免疫调节中的作用

初始 T 细胞在 APC 分泌的不同细胞因子诱导下向不同的方向分化，产生不同的 T 细胞亚群；不同的 T 细胞亚群分泌不同的细胞因子，发挥各自的免疫效应、参与相应细胞亚群的活化和增殖，同时又相互制约，对免疫应答的强度和平衡产生影响。

（一）Th1 与 Th2 细胞亚群产生相互抑制效应

Th1 和 Th2 细胞产生不同的细胞因子，功能上相互拮抗。Th1 细胞主要分泌 IFN-γ 和 IL-2，Th2 细胞主要分泌 IL-4 和 IL-10。Th1 和 Th2 细胞既通过自分泌途径正反馈促进各自的细胞因子分泌，又抑制对方的细胞因子分泌。Th1 细胞分泌的 IFN-γ 可激活 Th1 亚群细胞中的专一性转录因子 T-bet，进而促进 IFN-γ 基因转录、抑制 Th2 细胞的 IL-4 基因转录；Th2 产生的 IL-4 可促进 Th2 亚群的分化，并激活 Th2 亚群细胞的专一性转录因子 GATA-3 而促进 IL-4 基因转录、抑制 Th1 细胞的 IFN-γ 基因转录（图 4-5）。同时，Th2 细胞分泌的 IL-10 可抑制 Th1 细胞的活化。因此，Th1 和 Th2 细胞相互负性调节对方的免疫效应，两者的平衡是维持机体自身免疫稳定的重要机制。任何一群细胞比例过高或活化过强，均可导致相应类型的免疫应答效应呈现优势，即某一亚型（Th1 或 Th2）的极化。

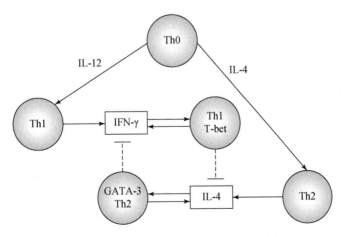

图 4-5 Th1 和 Th2 细胞亚群的相互调节作用

(二) Th17 细胞亚群的免疫抑制作用

Th17 细胞亚群是初始 T 细胞在 TGF-β 和 IL-6 的诱导下分化而来,可分泌多种细胞因子,作用于多种免疫细胞和非免疫细胞,发挥免疫调节作用。例如,分泌 IL-21 可促进 Th17 细胞增殖,分泌 IL-23 可维持 Th17 细胞特征的稳定,分泌 IL-17 在清除细胞外病原体和抗真菌感染中具有重要作用。Th17 细胞还影响组织炎症和自身免疫性疾病的发生、发展。

(三) Treg 的负性免疫调控作用

Treg 是具有免疫抑制功能的 T 细胞亚群,在维持免疫稳定、防止自身免疫性疾病和抑制排异反应的发生,以及肿瘤的免疫逃逸中发挥重要作用。$CD4^+$ Treg(表型为 $CD4^+CD25^+Foxp3^+$)分为两类:一类是胸腺来源的天然调节性 T 细胞(natural regulatory T cell, nTreg),占 $CD4^+$ T 细胞的 5%~10%;另一类为在抗原和 TGF-β 等因素存在下由 $CD4^+$ T 细胞产生的诱导型调节性 T 细胞(induced regulatory T cell, iTreg)。$CD4^+$ Treg 的负性免疫调节机制主要包括(图 4-6):通过细胞间直接接触或分泌的抑制性细胞因子(TGF-β、IL-4、IL-10、IL-35)抑制效应性免疫细胞的活化和增殖;通过细胞表面高密度 CD25(IL-2 受体的 α 链)消耗 IL-2,抑制效应 T 细胞表达细胞因子;以颗粒酶 B 或穿孔素依赖的方式介导效应 T 细胞或 APC 的裂解;表达抑制性受体 CTLA-4,与效应细胞上的共刺激受体 CD28 竞争结合共刺激分子 CD80 和抗原提呈细胞上的 CD86,通过削弱共刺激信号和抑制抗原提呈作用负调节 APC 的功能。因此,Treg 在维持机体免疫稳定中发挥重要的负调控作用。

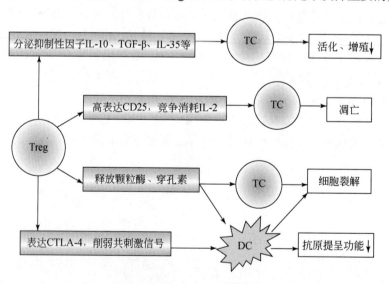

图 4-6 Treg 的免疫调节作用

最初的研究集中于 Treg 在调节 $CD4^+$ T 细胞中的作用。随着对 Treg 研究的深入,发现 Treg 还能够调节适应性免疫系统的其他细胞,包括 $CD8^+$ T 细胞和 B 细胞。Treg 对固有免疫系统的 DC、巨噬细胞、中性粒细胞、γδT 细胞、NK 细胞和初始淋巴细胞均具有调节作用。

此外,在 $CD8^+$ T 细胞中也存在一群 $CD8^+$ Treg,具有抑制自身反应性 $CD4^+$ T 细胞的活性,可抑制机体对移植物的排斥反应。

四、B 细胞的免疫调节作用

B 细胞受抗原激活后分化为产生特异性抗体的浆细胞，实现免疫应答。此外，B 细胞还可通过抗原提呈作用和抑制作用两种方式直接参与免疫调节。

B 细胞表面的 BCR，可与抗原特异性结合，具有很强的抗原提呈能力，在抗原水平极低（1.0×10^{-9} g/ml）的条件下，仍具有高效提呈作用。在免疫应答的早期阶段，B 细胞通过向 T 细胞提呈抗原，对免疫应答进行调节。另外，$CD5^+$ B 细胞的 BCR 可与从 T 细胞脱落的 TCR 结合，并将其提呈给抗 TCR 独特型的特异性 T 细胞，使之激活，从而降低 T 细胞的免疫应答程度。

B 细胞中存在抑制性 B 细胞亚群（Bs 细胞），主要表面标志是带有 IgG 的 Fc 受体，即为 $FcR\gamma^+$ B 细胞。细菌 LPS 或免疫复合物可激活 Bs 细胞，通过分泌 B 细胞抑制因子（SBF）及其他非特异性抑制因子，抑制体液免疫应答。

五、NK 细胞的免疫调节作用

在正常机体中，NK 细胞具有能溶解或杀伤多种类型细胞（特别是肿瘤细胞和病毒感染细胞）的非特异性免疫功能，发挥免疫监视作用；NK 细胞还可分泌 IFN-γ、IL-1、IL-2 等多种具有免疫活性的细胞因子，影响 T、B 细胞的增殖、分化和成熟，并增强 NK 细胞自身的活性，参与免疫调节。

NK 细胞对体液免疫的调节有重要意义。在体液免疫应答体系中加入 NK 细胞，可使抗体生成下降，抑制应答过程。当去除反应系统中的 NK 细胞后，可以恢复并增加抗体的生成。NK 细胞抑制 B 细胞免疫效应的机制，可能与直接抑制 B 细胞分化、杀伤或抑制 DC 从而影响抗体的形成和抗原提呈等因素有关。

NK 细胞有较强的自分泌调节功能。不同来源的 IFN-γ 可激活 NK 细胞，分泌 IL-2；IL-2 也可诱导 NK 细胞合成、分泌 IFN-γ，进而激活更多的 NK 细胞，由此形成正反馈刺激环路，增强 NK 细胞的免疫监视功能。

NK 细胞还可通过其表达的激活性受体和抑制性受体调控其自身的杀伤活性（参见第一节）。

第三节 免疫应答不同阶段的免疫调节

免疫调节贯穿于特异性细胞免疫和体液免疫应答的三个阶段：①抗原识别阶段；②免疫细胞活化、增殖和分化阶段；③效应阶段。通过正性和负性调节，使免疫应答保持在适当的强度并限制在一定的时间周期内，既保证有效地清除外来抗原，又防止免疫反应对自体组织和细胞的损伤，从而维持机体的免疫平衡和内环境稳定。

一、抗原识别阶段

对抗原的识别是 T 细胞和 B 细胞特异性免疫应答的前提，分别通过 TCR 和 BCR 实现。一些免疫分子和免疫细胞可通过影响抗原的提呈、调控 T 细胞极化及独特型-抗独特型网络，促进或抑制免疫应答，影响免疫应答的强度。

抗原浓度较低时，会导致 APC 的抗原提呈功能不足，弱化免疫应答的强度。B 细胞可以通过 BCR 介导的内化方式摄取抗原，并将抗原提呈给 T 细胞。此外，补体激活过程中产生的 C3b 和 C4b 等活性片段，可与抗原抗体复合物结合形成 Ag-Ab-C3b/C4b 复合物，与 APC 上的 CR1 结合，促进 APC 吞噬抗原和向 T 细胞提呈抗原。

在免疫应答中产生的特异性抗体，一方面通过抗原-抗体结合，阻断抗原和 BCR 的结合，从而抑制持续性免疫应答，起负性调控作用；另一方面，按照 Jerne 提出的独特型-抗独特型网络学说，机体针对特定抗原产生的特异性抗体，BCR 和 TCR 分子上都存在具有淋巴细胞克隆特异性的抗原决定簇，即独特表位（idiotype）。这些独特表位可以被其他淋巴细胞的抗原受体识别，发生免疫应答，产生独特表位的抗独特型抗体，进而导致独特型-抗独特型抗体反应。抗独特型抗体的不同亚型对免疫应答发挥抑制或激动效应，从而维持免疫系统的稳定状态。

二、免疫细胞活化、增殖和分化阶段

T 细胞和 B 细胞需要受双重信号刺激后才能完全活化（抗原刺激产生第一信号；免疫细胞表达的共刺激分子与相应受体结合产生第二信号），进而在多种细胞因子的调节下进一步增殖、分化，最终形成效应 T 细胞或浆细胞，并分泌免疫效应分子——细胞因子和抗体。不同的免疫相关分子和免疫细胞通过不同的机制参与调节 T、B 细胞的活化、增殖和分化。

DC 活化后，通过分泌不同的细胞因子调节 T 细胞的极化：分泌 IL-12 可诱导 Th0 细胞分化为 Th1 细胞；分泌 IL-4 可诱导 Th0 细胞分化为 Th2 细胞；分泌 IL-6 可诱导 Th17 细胞的生成。不同亚型的 T 细胞介导不同的免疫应答类型。

T 细胞表面的共刺激分子受体 CD28 与 APC 表面的相应配体 B7 分子（CD80/CD86）结合，提供 T 细胞活化的第二信号；T 细胞活化后，表达抑制性共刺激分子受体 CTLA-4，与 B7 分子高亲和力结合后传递负性调控信号，抑制活化 T 细胞的增殖，从而下调免疫应答程度（参见第一节）。

补体激活产生的 C3d 和 C3dg 等活性片段可结合在细菌表面，通过 B 细胞表面的辅助受体，增强 B 细胞活化；特异性抗原抗体复合物可介导 B 细胞表面的 FcεR Ⅱ 与 BCR 发生交联，向 B 细胞传递负调控信号，抑制 B 细胞活化。

调节性免疫细胞亚群可通过分泌抑制性细胞因子或接触依赖的机制抑制 T、B 细胞的活化和增殖。

三、效 应 阶 段

在免疫应答的效应阶段，具有调节作用的免疫相关分子和免疫细胞通过调节免疫应答类型的转换，有效地清除外来抗原。同时启动细胞凋亡程序，诱导活化 T 细胞的死亡，促使免疫应答逐渐减弱并适时终止，从而避免过度免疫反应造成自身组织的损伤，维护机体的免疫平衡和内环境稳定。

初始 T 细胞在细胞因子、免疫活性激素、抗原类型等因素的影响下分化成不同的 T 细胞亚群；不同亚群的 T 细胞产生不同的细胞因子，发挥不同的免疫效应。例如，Th1 和 Th2 细胞亚群，Th1 细胞亚群受刺激后主要分泌 IL-2、IFN-γ 和 TNF-α 等致炎细胞因子，可以增强杀伤细胞的细胞毒作用，激发迟发型超敏反应，介导细胞免疫应答；而 Th2 细胞亚群主要分泌 IL-4、IL-5 和 IL-10 等抑炎细胞因子，除具有抗炎作用外，主要功能为刺激 B 细胞增殖、促进抗体产生、介导体液免疫应答。两类亚群分泌的细胞因子不仅决定效应 Th 细胞的功能，还参与相应细胞亚群的活化和增殖。正常情况下，两者处于动态平衡，维持机体正常的细胞免疫和体液免疫功能。当机体受到抗原攻击时，Th1 和 Th2 细胞亚群的消长（某一亚群功能升高，另一亚群功能降低）可产生 Th1 极化或 Th2 极化，即 Th1/Th2 漂移，从而表现为 Th1 优势或 Th2 优势的免疫效应：Th1 优势表现为以细胞免疫为优势的免疫应答，可有效清除细胞内寄生的病原体；Th2 优势表现为以体液免疫为优势的免疫效应，可清除细胞外寄生的病原体。在免疫反应强度上，则表现为免疫增强或免疫抑制。

AICD 是一种重要的负性免疫调控机制。在免疫应答效应阶段，活化的细胞毒淋巴细胞（CTL）表达大量的 FasL（CD95L），与表达 Fas（CD95）的靶细胞结合后，可通过凋亡途径杀伤靶细胞。效应 T 细胞发挥效应后，通过 T-B 细胞或 T-T 细胞之间的 FasL 和 Fas 的结合均可启动 AICD，这一负反馈调节机制对于避免 T、B 细胞的持续活化而引起免疫病理性损伤具有重要意义（参见第二节）。

第四节　神经-内分泌-免疫网络调节

神经系统、内分泌系统与免疫系统形成一个复杂的神经-内分泌-免疫网络，具有双向调控作用，即神经-内分泌系统对免疫系统具有调控作用，同时也受免疫系统的影响。例如，巨噬细胞衍生的因子可通过刺激下丘脑-垂体-肾上腺轴增强糖皮质激素（glucocorticoid，GC）的产生；在强烈应激状态下，机体免疫功能下降，易于感染并且可能出现条件致病菌的感染；急危重症的脓毒症状态下，炎症细胞因子可以影响中枢神经系统，诱发脓毒性脑病。

免疫系统在受到抗原刺激产生免疫应答的过程中可释放神经、内分泌激素或多肽因子，通过内分泌、旁分泌和自分泌等多个途径影响神经-内分泌系统及免疫系统自身；神经-内分泌系统可通过共同的多肽因子将信息反馈给免疫系统，引起正常或异常的免疫应答，由此形成神经-内分泌系统与免疫系统相互调节的网络，在功能上相互影响，对保持机体对外来刺激的反应和维持机体的稳态方面发挥着重要的协调作用。

一、神经系统和内分泌系统对免疫系统的支配

中枢免疫器官和外周免疫器官都有神经系统的支配，进入免疫器官的神经纤维延伸至免疫细胞周围的基质中，并围绕淋巴细胞形成网状结构。外周免疫器官的超微结构研究发现，交感神经末梢与淋巴细胞紧密连接。神经系统通过神经纤维末梢释放的神经递质直接调节免疫器官的某一区域或某一类淋巴细胞的免疫功能。同一个神经元除了释放神经递质如去甲肾上腺素（noradrenaline，NE）、乙酰胆碱（acetylcholine，ACh）外，还可释放多种神经肽如阿片肽（包括脑啡肽、内啡肽和强啡肽）、神经紧张素等。

神经系统主要通过三个途径调节免疫功能：①交感神经伴随血管进入淋巴组织，直接支配相关的淋巴细胞；②神经系统调控各种神经和内分泌激素的产生；③神经细胞和内分泌细胞可合成 IL-1、IL-2、IL-6、TNF-α、TGF-β、IFN-α、IFN-β、IFN-γ等多种细胞因子。

研究证明，几乎所有的免疫细胞上都有不同的神经递质及内分泌激素受体，为神经内分泌调节免疫功能奠定了基础。①神经递质受体有肾上腺素β受体、多巴胺受体、ACh 受体等；②内分泌激素受体包括促肾上腺皮质激素（adrenocorticotropic hormone，ACTH）受体、促 ACTH 释放激素受体、抗利尿激素（antidiuretic hormone，ADH）受体、GC 受体、甲状腺素（thyroxin，TH）受体、促甲状腺激素（thyroid stimulating hormone，TSH）受体、促甲状腺激素释放激素（thyrotropin releasing hormone，TRH）受体、生长激素（growth hormone，GH）受体、促生长激素释放激素（growth hormone releasing hormone，GHRH）受体、催乳激素（prolactin，PRL）受体、雌激素受体和胰岛素受体；③内啡肽受体、脑啡肽受体、血管活性肠肽（vasoactive intestinal peptide，VIP）受体和 P 物质受体。

二、神经-内分泌系统释放的递质和激素对免疫功能的调节作用

神经细胞和内分泌细胞通过其释放的神经递质、内分泌激素和细胞因子分别与免疫细胞膜表面的特异性受体结合，增强或削弱免疫细胞功能，调节免疫应答。

（一）交感神经和副交感神经递质对免疫细胞功能的影响

1. 交感神经系统/肾上腺素能神经递质的免疫调节作用

交感神经系统（sympathetic nervous system，SNS）调节固有免疫细胞和适应性免疫细胞的功能。初级和次级淋巴器官接受广泛的交感神经/去甲肾上腺素能神经支配，交感神经系统与免疫系统的所有细胞和支持基质细胞进行通信。交感神经对免疫调节的直接作用主要是通过交感神经末梢释放 NE 与周围免疫细胞上表达的肾上腺素能受体（adrenergic receptor，AR）结合而实现，可影响淋巴细胞的流动、循环和增殖，并调节细胞因子的产生和不同淋巴细胞或基质细胞的功能活性。

AR 广泛表达于 T 细胞和 B 细胞、APC、基质细胞、粒细胞、巨噬细胞和肥大细胞。NE 激活免疫细胞的β_2-AR-cAMP-PKA 信号通路，该通路与调节免疫细胞增殖、分化、成熟及效应功能的其他信号通路相连接，通常认为其对免疫系统细胞产生抑制作用（经典信号转导途径）：抑制 APC 和 Th1 细胞产生促炎细胞因子，如 IL-12、TNF-α 和 IFN-γ；刺激

抑炎性细胞因子的产生,如 IL-10 和 TGF-β。通过这一机制,内源性儿茶酚胺(catecholamine,CA)可能引起 Th1 细胞反应和细胞免疫的选择性抑制,并且向 Th2 细胞及体液免疫优势转移。另一方面,CA 可通过诱导 IL-1、TNF-α 和 IL-8 产生,促进局部免疫反应。因此,在免疫反应期间激活 SNS 可能旨在通过诱导中性粒细胞聚集和刺激体液免疫反应来局限炎症反应,在整体上抑制 Th1 细胞反应,从而保护机体免受促炎细胞因子的有害影响。

近年来提出 $β_2$-AR 非经典信号转导途径参与交感神经调节免疫细胞功能的可能性。研究发现,通过 $β_2$-AR 传递的信号除了经典途径外,还可以激活多种信号转导途径(例如,$β_2$-AR 能通过 G 蛋白非依赖的 β-阻抑蛋白依赖途径激活 ERK1/2),从而对免疫细胞功能产生抑制和/或增强作用,被视为多种潜在信号级联的复杂多维激活因子。新近有研究结果支持在炎症条件下,免疫细胞中 $β_2$-AR 信号从经典途径"转换"为非经典途径,为 $β_2$-AR 激动剂可诱导 IFN-γ 增加提供了一个可能解释,即 $β_2$-AR 途径激活可以从 cAMP-PKA 信号通路转到 ERK 通路。

感染、组织损伤和炎症反应可提高交感神经的兴奋性,增加淋巴器官和组织中 NE 的释放。SNS 免疫调节具有适应性,在正常生理条件下,通过 SNS-免疫交互作用维持免疫稳态,增强宿主防御以消除病原体,促进组织损伤后的愈合,并在病原体消除或组织修复后恢复内环境稳态。长期或不适当地激活 SNS 或免疫系统可导致免疫功能衰竭及交感神经系统无法终止免疫反应以重新建立正常生理状态下的免疫稳态,从而促进病理进展和致死效应,包括慢性炎症、脓毒性休克、组织损伤、免疫缺陷、自身免疫和癌症。

2. 迷走神经和胆碱能递质的作用

神经系统与免疫系统的相互作用对于调节固有免疫反应和控制炎症反应至关重要。细胞因子的合成和释放是固有免疫系统的一个重要组成部分,过度产生会导致全身炎症反应,损害全身多个器官。传出迷走神经介导的机制可以抑制 TNF-α 和其他促炎细胞因子的过度产生,被称为"胆碱能抗炎通路",是神经系统与固有免疫系统相互作用、控制炎症反应的一种生理性神经免疫机制。其作用环节为:ACh 通过作用于巨噬细胞上的 α7 烟碱型乙酰胆碱受体(α7 nicotinic acetylcholine receptor,α7nAChR),抑制 NF-κB 活化、激活 JAK 激酶/信号转导和转录激活因子(Janus kinase/signal transducer and activator of transcription,JAK/STAT)途径,由此减弱促炎细胞因子的释放。胆碱能抗炎通路的提出为迷走神经递质——ACh 的免疫调节作用提供了充分的依据。

巨噬细胞在固有免疫和适应性免疫反应的激活和调节中起着核心作用,其作用具有多效性,控制免疫应答的多个环节,包括骨髓源性髓样前体细胞的成熟、细胞分化为功能亚群、细胞毒活性、吞噬、炎症介质的产生、抗原提呈和效应淋巴细胞的活化。胆碱能受体途径对巨噬细胞的影响将可能从多方位调控固有免疫和适应性免疫。

胆碱能系统的标志物,包括 ACh、多种烟碱和毒蕈碱乙酰胆碱受体、胆碱乙酰转移酶和乙酰胆碱酯酶等,也表达于多种非神经元细胞,包括巨噬细胞、内皮细胞、DC、角蛋白细胞和淋巴细胞,称之为非神经源性胆碱能系统。目前认为,免疫活性细胞尤其是淋巴细胞可以激活上调胆碱能活性,以自分泌或旁分泌的方式释放的非神经源性 ACh,参与免疫调控。有证据表明,α7nAChR 参与抑制 DC 和巨噬细胞活性,从而抑制 T 细胞向效应 T 细胞分化;TLR 激动剂诱导 DC 和巨噬细胞中的胆碱乙酰转移酶表达,均提示胆碱能途径参与免疫功能的调节。有研究报道,人 T 细胞自分泌的 ACh,可通过 M 受体介导 IL-2 及其受体表达上调，由此增强 IL-2 信号转导，促进细胞生长。体外研究发现，ACh 可通过乙酰胆碱受体偶联磷脂酶 C-Ca^{2+} 途径增强淋巴细胞的细胞毒作用，并调控淋巴细胞内 DNA 合成及细胞增殖，参与免疫调节。

脾脏作为重要的细胞因子生成器官，具有特殊的免疫调节作用。脾脏只接受交感神经的输入，不受胆碱能神经纤维的支配。脾神经释放的 NE 可通过β受体直接削弱脾巨噬细胞中的细胞因子生成，或通过脾脏中合成 ACh 的 T 细胞提高脾脏的 ACh 水平，从而导致脾巨噬细胞和脾细胞上α7nAChR 活化，抑制细胞因子生成。

脑内中枢神经系统的 ACh 也具有免疫抑制作用。研究发现，抑制中枢神经系统中 ACh 生物合成可导致大鼠对绵羊红细胞的体液免疫反应增强；抑制中枢神经系统中乙酰胆碱酯酶的活性则导致免疫反应的抑制。

（二）内分泌激素对免疫系统的影响

1. 应激反应及其激素的作用

机体应激反应时，大量释放的 GC、内啡肽和脑啡肽等对免疫功能起到抑制作用。有研究表明，药理剂量的肾上腺皮质激素可抑制小鼠、大鼠、兔等动物的初次和再次免疫应答，而对豚鼠、猴、人等耐受种系则需要大剂量才起抑制作用；可的松能溶解未成熟胸腺细胞而使胸腺萎缩、T 细胞减少，并能抑制 B 细胞和巨噬细胞的活性。体外研究证明，生理浓度的 GC 可抑制淋巴细胞的增殖反应和 CTL 细胞毒活性。P 物质通过其受体可诱导 T 细胞增殖和巨噬细胞呼吸爆发。

2. 垂体功能对免疫细胞的影响

垂体功能低下的动物常伴有胸腺和外周淋巴组织（淋巴结和脾的胸腺依赖区）的萎缩，以及胸腺依赖性细胞免疫功能的缺陷，补充生长激素后可以恢复细胞免疫应答，大剂量可增强细胞免疫的功能。

3. 性激素与免疫功能的关系

女性在不同年龄、月经周期不同阶段及孕期中，会出现某些免疫功能减退；有些自身免疫病，女性的发病率显著高于男性（3～40 倍），如类风湿关节炎、系统性红斑狼疮、桥本甲状腺炎、Graves 病等。还有研究发现，雌激素对 NK 细胞的活性有明显的抑制作用。这些现象提示，性别及性激素可能参与机体免疫功能的调节。

4. 其他激素对免疫细胞的影响

人淋巴细胞表面有三碘甲腺原氨酸（T_3）的受体表达，适量的 T_3 可促进胸腺中的 T 细胞进入外周血，有利于 B 细胞和浆细胞的分化。

淋巴细胞和巨噬细胞既能合成 PG，又受到 PG 的影响：PGE_2 对 T 细胞分化和巨噬细胞的吞噬功能有较强的抑制作用，并抑制 B 细胞产生抗体。因此，淋巴细胞和巨噬细胞可通过合成、分泌 PGE_2，自分泌调节其自身的免疫应答。

（三）免疫系统对神经系统和内分泌系统的影响

免疫系统可以通过多种途径影响神经、内分泌功能。一方面，免疫细胞激活产生的细胞因子可作用于神经和内分泌组织细胞表达多种细胞因子受体，发挥其调节作用；另一方面，免疫细胞自身能够合成、释放多种内分泌激素和神经肽，如 ACTH、脑啡肽、TSH、

GH、PRL、绒毛膜促性腺激素（human chorionic gonadotropin，hCG）、VIP、生长抑素等，这些因子可调节神经-内分泌细胞的功能。

1. 免疫系统对神经系统的影响

免疫细胞产生的部分免疫活性分子，可影响神经系统的功能。例如，IFN-γ可与内啡肽受体结合而兴奋神经元，并能增强快波睡眠。IL-1和TNF-α对神经系统具有多重效应：作为内源性致热原，直接作用于下丘脑引起发热；诱导垂体合成和释放ACTH；对星形细胞有促分裂作用；调节慢波睡眠和快波睡眠；引起进食减少等。

2. 免疫系统对内分泌系统的影响

免疫缺陷可影响内分泌系统组织的发育，如缺乏胸腺的动物可出现脑垂体嗜酸细胞脱颗粒、雌性青春期延迟、甲状腺功能低下等内分泌系统改变，早期移植胸腺可使其恢复正常。

有些免疫活性物质还能模拟激素的活性，影响内分泌系统及其代谢调节功能。例如，IFN-γ能模拟ACTH、甲状腺刺激因子、胰高血糖素等多种内分泌激素的作用，产生相应的生理学效应。

抗体也可以影响内分泌系统的功能，尤其是抗激素抗体的独特型抗体，能够与激素受体结合，从而发挥激素效应，参与某些内分泌系统自身免疫性疾病的发生发展。例如，长效甲状腺刺激素就是TSH受体的自身抗体，与甲状腺细胞上的TSH受体结合后，刺激甲状腺细胞分泌大量甲状腺素，引起甲状腺功能亢进。

神经-内分泌系统和免疫系统能够产生相同的活性分子，并同时具备相应的受体，可同时介导神经-内分泌-免疫系统的效应。例如，垂体和淋巴细胞均可产生ACTH和内啡肽。ACTH既可刺激肾上腺皮质产生和释放GC，又可抑制抗体的生成；而内啡肽既可作用于神经元上的受体发挥镇痛作用，又可结合淋巴细胞上的相应受体，进而促进淋巴细胞增殖、增强NK细胞活性、抑制抗体产生。因此，ACTH和内啡肽发挥了联系神经-内分泌-免疫三个系统的信使作用。

第五节 免疫应答的遗传控制与基因调控

不同个体对于特定抗原刺激所产生的免疫应答强度和水平受控于个体的遗传背景。参与调控免疫应答的基因主要是*MHC*基因和非*MHC*基因。*MHC*基因的结构复杂，包含的基因数目多，基因座位相近，编码的产物（MHC分子）有相似的结构或功能。MHC分子分布于不同类型的细胞表面，是免疫细胞识别"自我"和"非我"的关键组成分子。MHC分子不仅决定了组织相容性，还与免疫应答类型、免疫应答的结局及免疫调节密切相关。

*MHC*基因最初发现于小鼠，随后确认了人类的MHC即人类白细胞抗原（human leukocyte antigen，HLA）系统。*MHC*基因所编码的蛋白依据基因可以分成相应的Ⅰ类分子、Ⅱ类分子和Ⅲ类分子。MHC-Ⅰ类和Ⅱ类基因还可进一步分为经典和非经典*MHC*基因，其中经典的MHC-Ⅰ类和Ⅱ类基因编码蛋白主要参与抗原的加工和提呈。而MHC-Ⅲ类基因编码蛋白和非经典*MHC*基因编码的分子则与炎症应答和免疫应答有关。*MHC*的基因型和丰富的基因多态性在免疫应答的多个水平影响机体免疫应答的能力。

一、遗传因素控制机体对既定抗原的免疫应答能力

不同的个体对于同一抗原刺激所产生的免疫应答存在差异，这种差异是由 MHC-Ⅱ类分子所决定的。在一个特定群体中，不同个体所携带的 *MHC* 等位基因决定了其对特定抗原反应的能力。免疫应答受控于遗传的早期证据来自对家族性白喉杆菌易感性的分析结果，以及观察到不同品系的豚鼠对白喉杆菌感染具有不同抵抗力的现象。研究表明，携带不同 *MHC* 等位基因的小鼠品系对特定抗原产生免疫应答的能力有高反应品系与低反应品系的差异。在急危重症患者的救治中也发现，患者免疫功能紊乱及其与病情严重程度的关系呈现出个体差异。

二、MHC 分子多态性控制 T 细胞的抗原识别能力和活化

MHC 的多态性控制 T 细胞对抗原的识别，影响免疫应答能力和强度。T 细胞识别 MHC-Ⅰ类或Ⅱ类分子上结合的抗原肽是 T 细胞活化的关键环节。MHC 分子与抗原肽的结合能力由 MHC 分子抗原结合区氨基酸序列所决定，MHC 分子的多态性序列会影响其与抗原肽的结合能力，从而影响抗原的提呈和 T 细胞的激活。因此，携带不同 MHC 等位基因型的个体会表现出不同的免疫应答效应。

三、*MHC* 连锁性基因影响自身免疫病的易感性

MHC 连锁性基因（基因型）影响自身免疫病发生的易感性。例如，HLA-DR3/DR4 杂合子个体对胰岛素依赖型糖尿病（IDDM，即 1 型糖尿病）的发病具有高风险；在某些种族，类风湿关节炎发病与 HLA-DR4 或 DR1 高度相关，而与 HLA-DQ 则几乎无关。

四、非 *MHC* 基因也参与调控免疫应答

虽然 *MHC* 基因在免疫应答的遗传控制中起决定性作用，但 *MHC* 基因区域外的一些基因也参与调节免疫应答。非 *MHC* 基因的多态性比 *MHC* 基因少，不会产生大量的变异而产生群体中不同个体对疾病易感性的差异。但也有一些实验证据表明，非 *MHC* 基因对免疫应答存在不同程度的影响，与某些疾病的发生相关。例如，缺乏一种重组酶可导致联合免疫缺陷病；β_2 整合素亚单位的基因突变，会导致 LFA-1、CR3 和 CD4 的表达缺陷，进而发生淋巴细胞黏附缺陷。此外，补体 C3 的缺陷会引起个体对细菌的易感性增强，并易患免疫复合物病；还有研究发现，*Lsh/Ity/Bcg* 基因控制着巨噬细胞的功能，与机体对某些寄生虫和细菌感染早期的反应密切相关。

非 MHC 基因还与自身免疫性疾病的发生相关。如非肥胖糖尿病（no obesity diabetes, NOD）小鼠可自发产生 IDDM 的表现。但在 NOD 小鼠已发现的 10 个基因位点中（*Idd-1*～10），只有 *Idd-1* 与编码 MHC-Ⅱ类抗原有关，其余基因均非 *MHC* 基因，这些基因对 IDDM 发病易感性的影响有待进一步研究。

五、miRNA 对免疫应答的调节作用

miRNA 是一类由内源基因编码的、长度为大约 22 个核苷酸的非编码单链 RNA 家族，通过靶向特异性 mRNA 的 3'UTR 区，降解或抑制目标 mRNA 的表达。miRNA 是调节转录后基因表达最丰富的一类调节因子，调节人类 1/3 以上的基因表达。大多数目标 mRNA（80%以上）被互补的 miRNA 识别后发生降解。一个 miRNA 可以调控多个不同基因的表达，几个不同的 miRNA 也可以组合、精细调控单一基因的表达。miRNA 介导的基因表达转录后调控在发育、形态发生、凋亡、细胞增殖和分化等多个生物学过程中发挥关键的作用。

miRNA 表达模式的变化参与了多种人类疾病的发病机制，包括癌症、心力衰竭、血管疾病和糖尿病。miRNA 介导的基因调控也参与固有免疫和适应性免疫的调节，包括各种免疫细胞的成熟和发育、增殖和分化、激活、抗体产生、免疫反应、炎症介质释放，以及自身免疫性疾病的发生。有研究发现，miR-142a、miR-181a 和 miR-223 在免疫细胞中选择性表达，miR-155 在淋巴细胞中高度表达并发挥重要作用，miR-181 在造血细胞中特异性表达，为 miRNA 参与免疫调节提供了依据。条件性基因敲除小鼠免疫细胞的发育和功能表现出明显的异常则进一步确立了 miRNA 在免疫系统中的重要地位。

（一）miRNA 在固有免疫中的作用

固有免疫系统是保护宿主免受多种微生物病原体侵袭的第一道防线，由巨噬细胞、粒细胞、DC 和 NK 细胞组成。细菌、真菌和病毒对微生物感染的反应主要通过 TLR 激活的病原体相关分子模式（PAMP）启动免疫反应，在此过程中促进 IFN-γ、IFN-β 或 TNF-α 等促炎细胞因子的释放。TLR 介导的信号通路涉及衔接蛋白、髓系分化因子 88（myeloid differentiation primary response gene 88，MyD88）、以招募 IL-1 受体相关激酶（interleukin-1 receptor associated kinase，IRAK）-1、IRAK-2 和 TNF 受体相关因子（TNF receptor associated factor，TRAF）6 等，均为 miRNA 作用的靶点；LPS 激活单核/巨噬细胞的 TLR4 受体后产生 IL-1β 和 TNF-α 等多种促炎细胞因子，同时伴有 miR-146、miR-132、miR-155、miR-125a 和 miR-9 的表达显著上调。这些均提示 miRNA 参与了固有免疫反应的调节。miRNA 对 TLR 信号的严格调节，对于确保免疫系统对感染做出反应后迅速恢复平衡有重要意义（图 4-7）。

DC 是诱导 T 细胞免疫和耐受的关键，又是联系固有免疫和适应性免疫反应的纽带。DC 可以通过 TLR 识别微生物成分，从而产生一系列促炎性细胞因子。DC 与相邻 DC 之间的通信，即 DC-DC 相互作用，可以通过外含体穿梭传递 miRNA 信号。

NK 细胞在固有免疫中发挥重要作用，同时又通过产生细胞因子协助适应性免疫反应的建立。miRNA 不仅改变免疫细胞的发育和功能，还影响病毒的生命周期、病毒的倾向性和病毒性疾病的发病机制。miR-26a、miR-34a、miR-145 和 Let-7b 可调节 IFN-β 的表达，从而增强对病毒感染的固有免疫。综上所述，miRNA 分子积极、广泛地参与了固有免疫反应的调节。

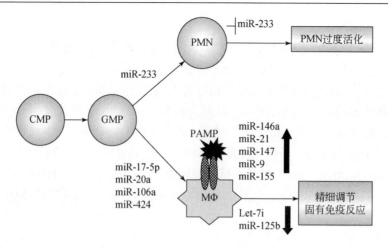

图 4-7 miRNA 参与固有免疫调节

CMP. 髓样祖细胞；GMP. 粒细胞/单核细胞祖细胞；PMN. 中性粒细胞；MΦ. 单核/巨噬细胞；PAMP. 病原体相关分子模式

（二）miRNA 在适应性免疫中的作用

miRNA 对参与适应性免疫的免疫细胞发育和功能至关重要（图 4-8）。

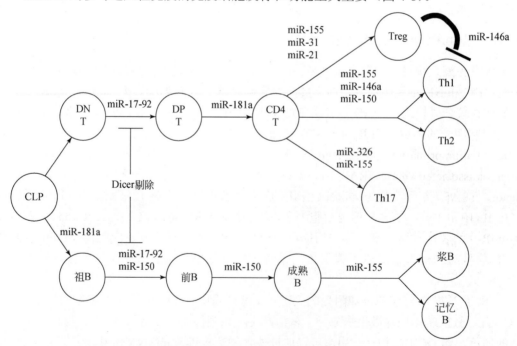

图 4-8 miRNA 参与调节适应性免疫

CLP. 共同淋巴祖细胞；DN. $CD4^-CD8^-$ 双阴性；DP. $CD4^+CD8^+$ 双阳性；Treg. 调节性 T 细胞

在 T 细胞早期发育过程中，Dicer（介导 miRNA 形成的核酸内切酶）的缺失会导致胸腺细胞数量减少，并增加胸腺细胞死亡的概率。Dicer 缺失的辅助性 T 细胞表现出 Th1 细胞诱导优势，并优先表达 IFN-γ，而对 Th17 细胞的诱导受损。已在剔除 Dicer 的 $CD8^+$ T 细胞模型中证明，Dicer 对 $CD8^+$ T 细胞的早期激活并非必需，但对其生存和积累是必不可少的。

B 细胞分化和功能也受 miRNA 网络的调节。在早期 B 细胞祖细胞中剔除 Dicer 会导致 B 细胞发育阻滞，滤泡 B 细胞生成受损，抗体库的生成发生改变。

叉头翼状螺旋转录因子 p3 (forkhead or winged helix transcription factor p3, Foxp3) 依赖性 Treg ($CD4^+CD25^+$) 是一个包含胸腺衍生 (nTreg) 和外周诱导 (iTreg) 的 T 细胞亚群，对于维持自身耐受性、免疫稳态和预防器官特异性或全身性自身免疫疾病至关重要。miRNA 与 Treg 介导的耐受性及 Treg 的胸腺发育密切相关。Dicer 缺陷的 Treg 显示出致命的自身免疫性，表明在 Treg 的稳定和抑制功能中需要功能性 miRNA 的参与。

研究单一 miRNA 对适应性免疫调控作用时发现，miR-150 可阻止 B 细胞的成熟，但可通过转录因子（如 c-myb）使正常 T 细胞激活；miR-181a 参与 B 细胞和 T 细胞的分化，可增加 B 细胞的数量，但不影响 T 细胞或髓样细胞；在 T 细胞发育和成熟过程中，miR-181a 调节 T 细胞对抗原的敏感性。此外，B 细胞和 T 细胞中大多数 miRNA 的表达呈现分化阶段特异性，与细胞谱系和成熟程度相关。

目前已经鉴定出多个 miRNA 参与免疫系统的发育和功能（表 4-1，简要列出了部分 miRNA 在免疫系统中的靶标及其功能）。随着研究的不断深入、扩展，将会发现更多参与免疫调节的 miRNA，并明确其作用环节及机制。

表 4-1 参与免疫系统发育和功能的 miRNA

miRNA	靶标	功能
miR-10a	IL-12/IL-23p40	调节对共生菌的固有免疫反应，以维持肠道稳态
miR-101	MKP-1	调节巨噬细胞对 LPS 的固有免疫反应
miR-106b	CDKN1A/p21	通过 TGF-β 信号通路调节 Treg 分化和成熟
miR-1224	Sp1	调节 TNF-α 和 LPS 介导的炎症反应
miR-125b	IRF4, PRDM1/BLIMP1	调节外周 B 细胞分化
	IRF4	调节巨噬细胞活化并在诱导免疫反应中增强其功能
	TNF	阻断人巨噬细胞中 TNF 生物合成
	BCL2	调节 B 细胞成熟
	4E-BP1	增强 I 型 IFN 表达
miR-K12-11	IKKε	调节 IFN 信号通路
miR-132	P300	调节抗病毒固有免疫
miR-146a	IRF5, DTSK1, IRAK, IRAK2, TRAF6	IFN 途径和免疫反应的负性调节因子，控制 TLR 和细胞因子信号，减少炎症细胞因子产生，维持 LPS 诱导耐受
miR-148/152	CaMK II	调节 DC 的固有反应和 Ag 提呈能力
miR-150	KChIP.1	调节 B 细胞分化
miR-155	Pu.1	调节 B 细胞中 IgG1 转化
	IKKepsilon	调节固有免疫
	AID	调节 B 细胞中免疫球蛋白基因多样性
	TAB2	下调 TLR/IL-1 炎症通路
	SOCS1	调节 Treg 稳态，通过促进 IFN-I 信号调节宿主抗病毒固有免疫反应，影响 Th1 和 Th2 分化的平衡

续表

miRNA	靶标	功能
	SHIP1	调节免疫细胞的发育和功能
	SMAD5，SMAD2	调节髓样细胞对 TGF-β 反应的能力
	CTLA-4	通过增加 Th 细胞的增殖反应增强皮肤炎症反应
	c-Maf	调节 Th2 细胞发育
	IL13Rα1	调节巨噬细胞 M1/M2 平衡
	BCL2	调节 B 细胞增殖
	PIK3R1	调节 TCR 信号、CD28 共刺激和 T 细胞因子的生成
	IKBKE	调节 NF-κB 活性
	FOXO3a	调节 HOZOT 细胞功能
miR-17-92cluster	PTEN/Bim	调节淋巴细胞增殖和凋亡，抑制 T 细胞活化
miR-17	CREB1	控制 Th1 反应，抑制 T 细胞活化
miR-181a	AID	调节 B 细胞中 Ig 基因多样性
miR-181b	BCL6	调节 B 细胞增殖
miR-181c	IL-2	负性调节 CD4$^+$ T 细胞活化
miR-184	NFAT1	调节早期适应性免疫反应
miR-19b	PTEN	控制 Th1 反应
miR-21	PDCD4	负性调节对 LPS 的炎症反应，调节 T 细胞反应，维持免疫活化和耐受之间的平衡
miR-214	PTEN	促进 T 细胞活化
miR-221	PIK3RI	调节 TCR 信号、CD28 共刺激和 T 细胞因子的生成
miR-223	LMO2，MYBL1	调节外周 B 细胞分化和记忆 B 细胞标志物
miR-25	CDKNIA/p21	通过 TGF-β 信号途径调节 Treg 分化和成熟
miR-29	T-bet 和 Eomes	调节 Th 细胞分化
	IFN-γ	抑制免疫反应
miR-34a	Foxp1	抑制 B 细胞发育
miR-US4-1	氨肽酶	抑制 CD8$^+$ T 细胞反应
miR-615-3p	LCoR	调节脾脏巨噬细胞吞噬能力
Let-7	CIS	TLR 介导的表皮固有免疫反应
Let-7b	IFN-β	影响固有免疫对病毒感染的早期反应
Let-7f	IL-23R	调节 CD4$^+$ 记忆 T 细胞
Let-7i	TLR4	调节人胆管上皮细胞 TLR4 表达
	SOCS1	调节 LPS 诱导的 DC 成熟及其免疫功能
miR-98	CIS	TLR 介导的上皮固有免疫反应

(三) miRNA 参与免疫调节的环节

miRNA 并不编码蛋白质，而是通过抑制目标 mRNA 的翻译或转录来调控目标基因表达，从而影响基因表达分子的下游作用环节，参与调节机体的生理和病理过程。最近的研究证据表明，miRNA 通过调控转录因子、免疫检查点和信号通路三个环节，调节宿主-病原体相互作用和宿主免疫。异常的 miRNA 表达是多种免疫系统疾病的共同特征。

模式识别受体 TLR 对于微生物的识别、免疫反应和炎症反应的诱导至关重要。TLR4 信号转导通路激活，可以诱导 miR-146a 表达，并且这种诱导由 NF-κB 控制。信号通路中的分子如 TLR4、MyD88 和 IRAK 等均受到 miR-146a/b 的调节，其中的单一信号分子还受到除 miR-146a 以外的多个不同 miRNA 的调节，如 TLR4 同时受 Let-7i、Let-7e、miR-223 和 miR-146a/b 的调节；MyD88 同时受 miR-146a/b、miR-149、miR-200 和 miR-203 等 miRNA 的调节。在通路的终末端——炎症因子转录的环节，还有 miR-21、miR-106、miR-181、miR-223、miR-4661 等多个 miRNA 参与炎症因子表达的调控。TLR 信号还能诱导具有多个靶标、发挥多种调控功能的 miR-155 的表达，促进免疫反应。

（四）miRNA 表达谱的变化与危重症病情及预后相关

炎症反应、固有免疫和适应性免疫与 miRNA 表达之间的关系已有较多的研究。例如，在炎症、感染和败血症等各种病理条件下，释放到血液循环中的 miRNA 谱发生改变；在脓毒症情况下，多种 miRNA，包括 miR-25、miR-133a、miR-146、miR-150 和 miR-223 表达失控；还有一些 miRNA 与疾病分期及患者的短期和长期预后相关。研究报道，在重症患者，尤其是脓毒症患者在进入 ICU 时血清 miR-133a 水平显著升高。相关分析显示，miR-133a 与疾病严重程度、炎症和细菌感染的经典标志物及器官衰竭显著相关。值得注意的是，高水平的 miR-133a 可预测不良预后，是危重症患者长期死亡率的一个强有力的独立预测因子。在分析部分 miRNA 在临床危重症患者血中的变化及其与病情相关性时发现，作为众多炎症介质共同靶点的 miR-155，危重症患者的血清水平与对照组相比升高，但尚未发现循环中的 miR-155 水平与疾病的严重程度、疾病病因或脓毒症的发生存在相关性。病例对照研究发现，脓毒症患者 miRNA 表达与对照组相比存在差异，表明 miRNA 可作为诊断和预后分层的生物标志物或作为治疗靶点。有研究显示，miR-25、miR-143、miR-146a、miR-15a、miR-16、miR-126、miR-150、miR-223 和 472-5p-iso 的表达水平可以区分全身炎症反应综合征（systemic inflammatory response syndrome, SIRS）和脓毒症。使用 Solexa 测序进行的大规模筛选发现了 9 种新的 miRNA 与脓毒症死亡率相关（AUC 为 0.681~0.863）。有研究证明了 miR-146a 作为 TLR4 依赖性炎症反应的负反馈调节因子的作用。miR-146a 通过阻断 TLR4 信号转导和 p38 MAPK 失活，破坏促炎蛋白的合成，并且这个过程是可逆的。这些发现在扩展 miRNA 依赖性翻译抑制的调节作用的同时，也提示 miR-146a 是治疗内毒素耐受和免疫抑制的一个有吸引力的治疗靶点。

脓毒症病程进展中，免疫系统被重新编程为一个以持续炎症和免疫抑制为特征的阶段。这个阶段部分由 miRNA 介导，miRNA 可促进免疫细胞极化、抑制促炎性细胞因子合成和控制白细胞凋亡。例如，在脓毒症小鼠骨髓源性抑制细胞中，miR-21 和 miR-181b 的表达阻止巨噬细胞和 DC 的分化。鉴于 miRNA 分子与其他细胞途径之间存在广泛的相互作用，如 miR-155 和其他三种 miRNA（miR-455、miR-125a 和 miR-146）的转录依赖于 NF-κB，因此可通过干扰上游或下游介质调节炎症反应。在创伤脓毒症患者中已经证实了 NF-κB 的表达及其与 miRNA 的相互作用。脓毒症或 SIRS 患者中 miR-19a 上调与全身炎症程度相关，实验性 miRNA 沉默也证实了这些 miRNA 对于调节脓毒症免疫紊乱的重要性。

随着对 miRNA 在免疫系统中作用研究的不断深入，将可能发现更多、更明确的预防、诊断和治疗免疫相关性疾病的新靶点。

（吕　艺　姚咏明）

参 考 文 献

巴德年. 1998. 当代免疫学技术与应用. 北京: 北京医科大学中国协和医科大学联合出版社, 108-113

曹雪涛. 2013. 医学免疫学. 第 6 版. 北京: 人民卫生出版社, 137-144

何维. 2010. 医学免疫学. 第 2 版. 北京: 人民卫生出版社, 256-266

郑武飞. 1989. 医学免疫学. 北京: 人民卫生出版社, 158-170

Banchereau J, Pascual V, O'Garra A. 2012. From IL-2 to IL-37: the expanding spectrum of anti-inflammatory cytokines. Nat Immunol, 13(10): 925-931

Bellinger DL, Lorton D. 2018. Sympathetic nerve hyperactivity in the spleen: causal for nonpathogenic- driven chronic immune-mediated inflammatory diseases (IMIDs)? Int J Mol Sci, 19(4): 1188

Bello RO, hin VK, Isnadi MF AR, et al. 2018. The role, involvement and function(s) of interleukin-35 and interleukin-37 in disease pathogenesis. Int J Mol Sci, 19(4): 1149

Brudecki L, Ferguson DA, McCall CE, et al. 2013. MicroRNA-146a and RBM4 form a negative feed-forward loop that disrupts cytokine mRNA translation following TLR4 responses in human THP-1 monocytes. Immunol Cell Biol, 91(8): 532-540

Curtale G, Rubino M, Locati M. 2019. MicroRNAs as molecular switches in macrophage activation. Front Immunol, 10: 799

Dai R, Ahmed SA. 2011. microRNA, a new paradigm for understanding immunoregulation, inflammation, and autoimmune diseases. Transl Res, 157(4): 163-179

Downing JE, Miyan JA. 2000. Neural immunoregulation: emerging roles for nerves in immune homeostasis and disease. Immunol Today, 21(6): 281-289

Freitas CMT, Johnson DK, Weber KS. 2018. T cell calcium signaling regulation by the co-receptor CD5. Int J Mol Sci, 19(5): 1295

Fujii T, Mashimo M, Moriwaki Y, et al. 2017. Physiological functions of the cholinergic system in immune cells. J Pharmacol Sci, 134(1): 1-21

Gallowitsch-Puerta1 M, Pavlov VA. 2007. Neuro-immune interactions via the cholinergic anti-inflammatory pathway. Life Sci, 80(24-25): 2325-2329

Ho J, Chan H, Wong SH, et al. 2016. The involvement of regulatory non-coding RNAs in sepsis: a systematic review. Crit Care, 20: 383

Ji Y, Hocker JD, Gattinoni L. 2016. Enhancing adoptive T cell immunotherapy with microRNA therapeutics. Semin Immunol, 28(1): 45-53

Jia HL, Liu J, Han B. 2018. Reviews of interleukin-37: functions, receptors, and roles in diseases. Biomed Res Int, 2018: 3058640

Jia SJ, Zhai HY, Zhao M. 2014. MicroRNAs regulate immune system via multiple targets. Discov Med, 18(100):

237-247

Jurberg AD, Cotta-de-Almeida V, Temerozo JR, et al. 2018. Neuroendocrine control of macrophage development and function. Front Immunol, 9: 1440

Li XY, Mai JT, Virtue A, et al. 2012. IL-35 is a novel responsive anti-inflammatory cytokine: a new system of categorizing anti-inflammatory cytokines. PLoS One, 7(3): e33628

Lorton D, Bellinger DL. 2015. Molecular mechanisms underlying β-adrenergic receptor-mediated cross-talk between sympathetic neurons and immune cells. Int J Mol Sci, 16(3): 5635-5665

Mellor AL, Baban B, Chandler P, et al. 2003. Cutting edge: induced indoleamine 2, 3 dioxygenase expression in dendritic cell subsets suppresses T cell clonal expansion. J Immunol, 171(4): 1652-1655

Okeke EB, UzonnaJE. 2019. The pivotal role of regulatory T cells in the regulation of innate immune cells. Front Immunol, 10: 680

Pot C, Apetoh L, Kuchroo VK. 2011. Type 1 regulatory T cells (Tr1) in autoimmunity. Semin Immunol, 23(3): 202-208

Qiu Y, Peng Y, Wang J. 1996. Immunoregulatory role of neurotransmitters. Adv Neuroimmunol, 6(3): 223-231

Sharpe AH, Abbas AK. 2006. T-cell costimulation: biology, therapeutic potential, and challenges. N Engl J Med, 355(10): 973-975

Thwe P, Amiel E. 2018. The role of nitric oxide in metabolic regulation of dendritic cell immune function. Cancer Lett, 412: 236-242

Xue QJ, Yan YC, Zhang RH, et al. 2018. Regulation of iNOS on immune cells and its role in diseases. Int J Mol Sci, 19(12): 3805

Zhang Z, Zhang C, Li F, et al. 2018. Regulation of memory $CD8^+$ T cell differentiation by microRNAs. Cell Physiol Biochem, 47: 2187-2198

第五章 炎症反应与免疫功能异常

机体免疫状态对于感染、肿瘤等疾病的发生及发展有着至关重要的作用，免疫系统的失衡是自身免疫性疾病、免疫缺陷疾病及肿瘤等的主要病因。进化过程中，哺乳类动物免疫系统不断完善，逐步形成精细、复杂的调节网络，以此来维持免疫系统的稳态，既可以有效地抵御细菌、病毒等病原体的侵袭，又能预防自身免疫应答的发生。在固有免疫及适应性免疫过程中，免疫细胞（淋巴细胞、单核细胞、巨噬细胞及树突状细胞等）及细胞因子（白细胞介素、干扰素、肿瘤坏死因子超家族、集落刺激因子、趋化因子及生长因子等）通过旁分泌、自分泌或内分泌等机制彼此联系、相互作用，调节免疫反应的走向。在特定免疫微环境中，细胞因子可以促进炎症反应，导致效应细胞吞噬或杀灭病原菌、抑制肿瘤生长；同时也可以发挥免疫调节作用，抑制炎症反应，防止免疫应答过于强烈，甚至产生针对自身组织的免疫攻击。

本章将从促炎细胞因子、抗炎细胞因子、补体系统、黏附分子等多方面介绍免疫应答的调控途径，阐释免疫功能异常的多重内在机制。高迁移率族蛋白 B1 在免疫系统的调节作用近期得到广泛研究及深入探索，特别是在急危重症免疫紊乱过程中的病理生理意义成为关注的焦点和重点，本章将对此进行重点介绍和说明。另外，本章还将介绍一氧化氮、前列腺素 E_2 及趋化因子在免疫系统的调控作用及其在免疫功能紊乱中的病理生理意义。实际上，免疫系统是复杂、庞大而又精密的网络，但免疫细胞间的相互作用、免疫细胞和周围调节因子间的相互影响始终是免疫应答调节机制的核心。虽然无法面面俱到，本章力求从多角度、多方面回顾、阐释免疫调节因子在免疫应答中的效应及意义，这既是对已有研究成果的小结，更是对未来工作的铺垫。

第一节 促炎细胞因子

免疫防御的基本功能是对入侵病原体的监视、限制及清除。针对细菌、病毒等入侵病原体，机体启动多种炎症反应来限制及清除之，以维持内环境稳态。这一过程中，固有免疫应答往往首当其冲，在直接吞噬、杀灭病原体的同时，分泌促炎细胞因子，进一步激活适应性免疫，增加免疫应答的幅度及程度。由此可见，促炎细胞因子起到重要的桥梁作用。但是，另一方面，在脓毒症、严重烧创伤等病理背景下，促炎细胞因子的过度释放，将会导致过度甚至失控的炎症反应，反而加重脏器、组织的炎症损伤，这也是临床危重症患者早期死亡的主要原因。本节将从来源、结构、信号转导及功能方面介绍白细胞介素（interleukin，IL）-1、IL-2、IL-4 及肿瘤坏死因子（tumor necrosis factor，TNF）-α。

一、白细胞介素 1

IL-1 是重要的促炎细胞因子，它在炎症反应机制中起着主要调节作用，同时也是细胞因子网络中的重要因子，调节固有免疫和适应性免疫反应。IL-1 在体内分布广泛，具有广谱生物学活性。目前，IL-1 的家族成员有 11 种，它们在生物调节和临床疾病等方面发挥重要的作用，目前研究最多的细胞因子是 IL-1α 和 IL-1β，二者在结构上极为相似，结合至同一个受体——IL-1 受体（IL-1 receptor，IL-1R），机体产生的 IL-1R 的天然拮抗剂 IL-1Ra（IL-1R antagonist）也是 IL-1 的家族成员。IL-1 家族成员前体分子需经过酶切后成熟，其基因结构与调节功能密切相关，基因修饰导致功能改变。

（一）IL-1 的来源及结构

IL-1 来源丰富，多种细胞具备合成及分泌 IL-1 的能力。中枢神经系统来源的 IL-1 主要在嗅球、海马、齿状回、下丘脑腹内侧核等处产生，外周来源的 IL-1 主要存在于血浆与组织液中，由活化的单核/巨噬细胞、淋巴细胞、成纤维细胞、内皮细胞、平滑肌细胞、肾上腺嗜铬细胞等合成。目前，人 IL-1 家族由 11 种成员组成，除人 IL-18 定位于 11 号染色体和 IL-33 定位于 9 号染色体外，家族中的其他成员都定位于 2 号染色体，空间结构和信号转导通路类似。家族成员中，IL-1α、IL-1β 和 IL-1Ra 的研究最为广泛、深入。IL-1α 前体分子（pIL-1α）由非造血细胞合成，如胃肠道上皮细胞等。细胞核内的 pIL-1α 可以调节基因表达。例如，在脂多糖（LPS）或 TNF-α 的刺激下，pIL-1α 迁移至细胞核，促进 IL-6 及 IL-8 等炎症因子的表达。在系统性硬化病背景下，pIL-1α 向细胞核迁移必须以与 HS1 相关蛋白 X-1（HS1-associated protein X-1，HAX-1）结合为前提。应激和炎症刺激下，IL-1α 分泌增加，活化细胞中，IL-1α 经膜结合蛋白酶 calpain 切割后释放至细胞外间隙，与 IL-1β 类似，IL-1α 的释放不需要分泌信号的启动及介导，而是依赖非经典蛋白分泌途径（图 5-1），该过程部分依赖胱天蛋白酶（caspase）-1 的活性。IL-1α 分泌受细胞内受体 IL-1R2 的拮抗，在结核分枝杆菌感染背景下，IL-1α 的分泌受自噬抑制。IL-1β 部分由免疫细胞分泌，前体

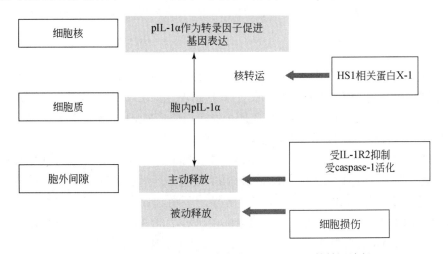

图 5-1　细胞质内的 IL-1α 前体分子（pIL-1α）的转运途径

分子（pIL-1β）被活化的炎症小体酶切而成熟，是炎症信号导致的主要免疫学反应，可以放大免疫应答的幅度及程度。

IL-1Ra 是 IL-1 家族中天然 IL-1 受体拮抗剂，紧密地结合 IL-1R1，实现对 IL-1 生物学效应的拮抗及限制。IL-1Ra 与 IL-1R1 亲和力极高，几乎不可逆转，结合后抑制 IL-1R 辅助蛋白（IL-1 receptor accessory protein, IL-1RAP）与 IL-1R1 的结合，进而阻断 IL-1、IL-R1 和 IL-RAP 形成复合物后激活的细胞内信号转导。IL-1Ra 不与抑制性受体 IL-1R2 结合。现在已知 IL-1Ra 存在 4 种异构体：1 种分泌型及 3 种细胞内型，目前只研究了分泌型异构体。

IL-1α、IL-1β 和 IL-1Ra 分别由 *IL-1A*、*IL-1B* 和 *IL-1RN* 3 种基因编码，这些基因位于人类染色体 2q12—q21 区带，分布于 430kb 的区域内并紧密连锁。*IL-1A* 基因大小为 11kb，由 7 个外显子和 6 个内含子组成，编码 IL-1α 的氨基酸数目为 153（前体为 271），mRNA 长度为 2.1～2.3kb；*IL-1B* 基因大小为 7.5kb，由 7 个外显子和 6 个内含子组成，编码 IL-1β 的氨基酸数目为 153（前体为 269），mRNA 长度为 1.4～1.8kb；*IL-1RN* 基因大小为 6.4kb，由 6 个外显子和 5 个内含子组成，编码 IL-1Ra 的氨基酸数目为 152，mRNA 长度为 1.8kb。

IL-1R 是跨膜蛋白，跨膜区域胞外部分为 1 或 3 个免疫球蛋白区，胞内部分包含的高度保守区域与果蝇 Toll 分子相似，因而称作 Toll 白介素受体（Toll-interleukin receptor, TIR）。因结构、功能及介导信号通路上的一致性，故将 IL-1R 与 Toll 样受体（Toll-like receptor, TLR）统称为 IL-1R/TLR 家族。TIR 区域的序列特征为 3 个一致性的区域，按氨基酸数目的不同分为 BOX 1～3。BOX1 是 IL-1R/TLR 超家族的特征序列，BOX2 及 BOX3 与信号传递有关。IL-1R1、IL-1R2 均有膜蛋白型和分泌型，由不同的基因转录和翻译。IL-1R1 是具有生物学活性的受体，与 IL-1α 或 IL-1β 结合后激活信号转导通路，引起细胞内效应。IL-1R2 不具备 TIR 结构，是不具生物学活性的"假受体"，与 IL-1α 及 IL-1β 结合后，不能转导胞内信号，通过抑制过高的 IL-1 浓度来发挥调节作用。

IL-1R1 和 IL-1R2 广泛表达在多种类型的细胞表面，特别是 T 细胞、多核白细胞、树突状细胞、单核细胞、巨噬细胞及 B 细胞；大多数上皮细胞表达 IL-1R1；小鼠主要在中性粒细胞上表达 IL-1R2。IL-1RAP 是 IL-1R1 的同源物，表达在所有对 IL-1 反应的细胞上，是 IL-1/IL-1R1 复合物实现下游信号转导所必需的辅助受体。虽然 IL-1R2 也可与 IL-1RAP 结合，但是其生理意义是竞争性拮抗 IL-1R1 与 IL-1RAP 结合而发挥抑制效应。

（二）IL-1 的信号转导

IL-1 的生物学效应主要由核因子-κB（NF-κB）和活化蛋白 1（AP-1）来调节。活化的 NF-κB 迁移至胞核并与 DNA 序列结合，上调基因表达。IL-1 可以调节多种细胞因子、化学趋化因子、一氧化氮合酶（NOS）、基质金属蛋白酶（MMP）等效应蛋白的基因表达，因而在炎症和免疫调节中发挥重要作用。

IL-1 通过 IL-1 受体相关激酶（interleukin-1 receptor associated kinase, IRAK）途径实现信号转导。首先，IL-1 家族配体诱导 IL-1R1 细胞外区域构象改变，招募 IL-1RAP，进而三聚体复合物通过 TIR 区域实现信号转导。下游通路主要包括：髓样分化因子 88（MyD88）和 IRAK-4。IL-1、IL-1R1、IL-1RAP、MyD88 和 IRAK-4 形成稳定的第一信号复合体，同时 IRAK-4 自身磷酸化，随后 IRAK-1 和 IRAK-2 磷酸化，接着招募和寡聚化肿瘤坏死因子受体相关因子 6（TRAF6），作为转接器和蛋白激酶 IRAK-1 和 IRAK-2 传递下游信号，激活 NF-κB、c-Jun 氨基末端激酶（c-Jun N terminal kinase，JNK）和 p38 丝裂原活化蛋白激酶（mitogen activated protein kinase，MAPK）通路。IL-1α 通过上述通路激活邻近的成纤维细胞或上皮细胞，进一步促进趋化因子的释放，造成中性粒细胞等免疫细胞的浸润。

上述通路中，转化生长因子β活化蛋白激酶（TGF-β activated protein kinase，TAK）-1 和有丝分裂原活化蛋白激酶激酶激酶（mitogen activated protein kinase/extracellular signal regulated kinase kinase kinase，MEKK）-3 是连接 TIR 固有免疫受体到基因活化的核心成分。TAK-1 的活化一方面可以刺激 NF-κB 诱导激酶（nuclear factor kappa B-inducing kinase，NIK），释放 NF-κB 进入细胞核，调节相关基因的表达，发挥相应的生物学活性。另一方面，TAK1 可以刺激 MAP2K 活化，活化的 MAP2K 能够激活 JNK 和 p38 MAPK，实现对 AP-1 活化的调控。IL-1 家族细胞因子还可通过如下信号转导通路发挥生理作用：磷脂酰肌醇 3-激酶（PI3K）途径，Janus 激酶（Janus kinase，JAK）信号转导和转录活化因子（signal transducer and activator of transcription，STAT）信号通路等。

（三）IL-1 的免疫调节功能

IL-1 是重要的早期炎症介质之一，其主要作用包括刺激其他炎症介质的释放，激活 T 和 B 细胞，增强黏附分子的表达，增强自然杀伤细胞的活性，对中性粒细胞、巨噬细胞及淋巴细胞有趋化作用；IL-1 直接或者间接激活多种细胞内炎症信号转导通路，参与机体对炎症的各种应答反应。另外，IL-1 能够促进造血干细胞的成熟、花生四烯酸的代谢、前列腺素的合成，以及蛋白酶、胶原酶的分泌，在睡眠、运动、摄食、脑的生长发育等方面起调节作用。

pIL-1α 可以在大多数静息细胞中表达，在损伤或坏死等病理因素导致炎症反应时，pIL-1α 分泌出细胞外并发挥关键作用。如腹膜炎中，pIL-1α 自坏死细胞中释出，并激活间皮细胞表面表达 IL-1R1，这是诱导后续中性粒细胞浸润及炎症反应的关键步骤。细胞外 pIL-1α 本身还可以刺激周围细胞表达 pIL-1α 和 pIL-1β，进而增加局部反应的程度。IL-1α 导致的中性粒细胞募集，炎症小体的累及和 caspase-1 的活化造成 pIL-1β 的酶切成熟，进而促进巨噬细胞的富集。IL-1α 在慢性炎症中亦发挥重要作用，关节炎滑膜液中 IL-1α 的自身抗体有利于减少关节面的炎症侵蚀。临床试验中，IL-1α 单克隆抗体可用于腰背痛的治疗。骨髓来源的 IL-1β 促进组织的愈合和修复。IL-1Ra 缺陷诱发了 IL-1 依赖的炎症状态，导致皮肤、关节及骨骼多处中性粒细胞浸润。IL-1β、TGF-β 对 $CD4^+$ T 细胞叉头翼状螺旋转录因子 p3（Foxp3）表达的诱导作用，因而抑制 Treg 的分化。而且，IL-1β 诱导调节 T 细胞中 Foxp3 的剪切，使其功能向 Th17 细胞转化。

IL-1 发挥免疫学效应的基础是其对基因的调控。IL-1 可诱导与炎症相关的基因转录或稳定其 mRNA 水平。IL-1 可提高 *IL-1Ra*、*TNF-α* 和 *IL-2* 基因的转录水平；稳定 *IL-3*、*IL-12* 和 *GM-CSF* 的 mRNA 水平；对 *IL-6*、*TGF-β*、*G-CSF*、*M-CSF*、干细胞因子（stem cell factor，*SCF*）、白血病抑制因子（leukemia inhibitory factor，*LIF*）、*IFN*、*IL-8* 和 *COX-2* 等基因而言，既提高其转录水平又可稳定 mRNA。另外，IL-1 可以调节细胞因子受体、非细胞因子受体和细胞黏附分子的表达，通过改变表面受体表达的数量，调节配体与受体的结合。缺血性损伤中，pIL-1α 刺激内皮细胞分泌趋化因子 CXCL1，并表达血管细胞黏附分子-1

(vascular cell adhesion molecule-1，VCAM-1）和细胞间黏附分子 1（ICAM-1）。

前列腺素 E_2（PGE_2）参与介导许多 IL-1 诱导的生物学效应。IL-1 通过前列腺素在中枢神经系统发挥效应，通过诱导巨噬细胞 *COX-2* 基因的表达，增加前列腺素的分泌而调节炎症和免疫反应。一氧化氮（NO）是介导 IL-1 生物学效应的另一重要物质。IL-1 通过激活这些细胞诱导型一氧化氮合酶（iNOS）的表达而增加破骨细胞、巨噬细胞、垂体细胞、肥大细胞、成骨细胞、胶质细胞、胰腺 B 细胞、平滑肌细胞、软骨细胞、肌细胞和肾小球系膜细胞等多种细胞产生 NO。NO 作为炎症因子具备多种生理效应：参与介导骨吸收，抑制 I 型前胶原 mRNA 的表达，抑制 II 型胶原和黏蛋白的合成，介导平均动脉压降低和系统性脉管阻力下降，以及参与介导 IL-1β 诱导的磷脂酶 D 表达等。IL-1 可以与缓激肽、细胞因子及生长因子协同作用。IL-1 与 TNF 的产生、基因表达和受体调节几乎同步。IL-1 和 IL-6、IL-1 和缓激肽及 IL-1 和不同的生长因子的协同作用大多发生在前列腺素合成期，其机制可能是由于 IL-1 诱导 *COX-2* 基因表达而导致花生四烯酸的释放，也可能涉及受体的调节作用。

肿瘤的发生、发展与炎症息息相关，黑色素瘤中，IL-1α 诱导的 MyD88 依赖性 NF-κB、MAPK 信号通路的激活，以及氧自由基系统的上调促进肿瘤的进展。IL-1 单克隆抗体 MABp1 已经在临床试验中尝试治疗晚期肿瘤患者。不同于分泌型的 IL-1α，细胞内及膜结合 IL-1α 则活化免疫监视，促进肿瘤的毁损。许多细胞系中，pIL-1α 调节细胞周期、诱导肿瘤细胞的凋亡。膜结合 IL-1α 的过度表达，影响纤维肉瘤及淋巴瘤的致癌性。因此，特定的肿瘤背景下，无法通过靶向拮抗 IL-1 而诱导抗肿瘤作用，但是肿瘤患者体液 IL-1β 的升高可以作为提示预后不良的指标。IL-1β 促进肿瘤进展的关键机制在于：①促进慢性炎症反应；②活化内皮细胞；③肿瘤血管的生成；④抑制性免疫细胞的诱导。

二、白细胞介素 2

IL-2 具有多重免疫学功能，对于维持机体免疫稳态至关重要。1976 年 Morgan 等用丝裂原刺激 T 细胞首次发现了 IL-2，因此也称为 T 细胞生长因子。以往的研究结果倾向于 IL-2 的促炎效应，但 Treg 的发现使人们认识到 IL-2 的抗炎效应。IL-2 既能影响 Treg 的功能，又能优化、微调效应 T 细胞的免疫应答。本章中虽然在促炎细胞因子部分讨论 IL-2，但是其对调节性免疫细胞的作用同样具有极其重要的免疫学特性。实际上，低剂量的重组 IL-2 具有免疫抑制效应，缓解自身免疫性疾病的病情，而高剂量的 IL-2 则能有效诱导抗肿瘤免疫应答。

（一）IL-2 的来源及结构

IL-2 是分子量为 15kDa 的糖蛋白，基因位于 4q26—q27，由 133 个氨基酸组成，含 2 个 α 螺旋结构。静息状态下，$CD4^+$ T 细胞是 IL-2 的固定来源，但表达水平较低。免疫应答早期，IL-2 由活化的 DC 分泌，并进一步激活 T 细胞，而活化的 T 细胞（$CD4^+$ 和 $CD8^+$ T 细胞）开始大量分泌 IL-2，通过自分泌机制实现自身的进一步激活，或通过旁分泌机制，作用于附近表达 IL-2 受体的细胞。Treg 不能产生 IL-2，重新分化为 Th 细胞时，才具备产生 IL-2 的功能。$CD4^+$ T 细胞在产生 IL-2 的同时，也启动了负反馈机制，预防 IL-2 信号通路的持续激活及 T 细胞的过度活化。T 细胞过度活化导致 T 细胞耗竭，以及 Fas（CD95）介导的活化诱导的细胞死亡（AICD）。

（二）IL-2 的信号转导通路

IL-2 受体（IL-2R）以单体、二聚体及三聚体形式存在。IL-2 信号转导到细胞内主要通过独特的膜结合异源二聚体和异源三聚体 IL-2R 复合物发挥其生物活性。IL-2R 单体由 IL-2Rα（CD25）构成，二聚体由 IL-2Rα 和 IL-2Rβ（CD122）构成，IL-2Rβ 同时也是 IL-15R 的构成亚基。三聚体 IL-2R 由 IL-2Rα、IL-2Rβ 和共同的γ链（CD132）非共价结合而成，γ链也是 IL-4、IL-7、IL-9、IL-15 及 IL-21 的构成亚基。单体 IL-2R 通常以膜结合形式或溶解形式存在，与 IL-2 的结合力低，且不能引起细胞内信号转导，与二聚体或三聚体的结合，可以实现 IL-2 的信号转导。二聚体 IL-2R 与 IL-2 亲和力较低，而三聚体 IL-2R 则具备高亲和力。因此，CD25 对于 IL-2 与受体的结合至关重要，γ链的胞质部分参与 IL-2 的内化及进一步的信号转导。经过内质网的处理，CD25 再次装配至细胞表面。

Treg 持续表达高亲和力 IL-2R，其他 T 细胞只有在获得 CD25 表达后才能活化高亲和力的 IL-2R。IL-2 与 IL-2R 结合后通过三条途径传递信号：①JAK/STAT 途径；②PI3K-Akt 途径；③MAPK 途径。不仅如此，IL-2 信号通路还活化转录因子 B 淋巴细胞诱导成熟蛋白 1（transcription factor B lymphocyte-induced maturation protein 1，Blimp1）而抑制 IL-2 的合成，实现自身的负反馈调节。IL-2 信号通路以直接或间接的方式调控多个主要调节性转录因子的表达，影响细胞分化和免疫调节方式。例如，IL-2 信号诱导 Treg 发展所需要的 Foxp3 的表达，并诱导 Th1 和 Th2 细胞分化所需要的转录因子 T-bet 和 GATA-3 的表达。相反，持续的 IL-2 信号则抑制了 RORγ 和 Bcl-6 的表达，它们分别是 Th17 细胞和滤泡辅助性 T 细胞（Tfh）分化所必需。

（三）IL-2 的免疫学效应

IL-2 有多重生物学功能，主要包括：①促进并维持 T 细胞增殖；②刺激 T 细胞产生多种细胞因子，如 IFN-γ、IL-4、IL-5、IL-6、TNF-α 及 CSF 等；③诱导细胞毒性 T 细胞（CTL）、NK 细胞和淋巴因子激活的杀伤细胞（lymphokine activated killer cell，LAK）等多种杀伤细胞的分化，并诱导杀伤细胞分泌 IFN-γ、TNF-α 等细胞因子，发挥杀伤功能；④IL-2 可增强 CTL 穿孔素基因的表达；⑤IL-2 直接作用于 B 细胞，促进其增殖、分化和分泌免疫球蛋白。由此可见，IL-2 在机体固有免疫、适应性免疫、抗肿瘤免疫等多个方面发挥重要作用。$CD4^+CD25^+$ Treg 分化及成熟过程中也需要 IL-2 的参与。CD25 促进 IL-2 与 IL-2R 的高亲和力结合，因此 Treg 对于免疫微环境中的 IL-2 具有明显的消耗作用，进而抑制效应 T 细胞结合 IL-2，影响效应细胞增殖而抑制免疫应答。IL-2 和 Treg 维持机体的免疫平衡，在临床应用方面发挥着重要的作用。目前 IL-2 已经被应用于肾细胞癌、黑色素瘤等实体瘤治疗，此外，在抗感染、自身免疫性疾病等方面都有一定的应用。目前认为，不同剂量浓度的 IL-2 对免疫应答的总体趋势有着截然不同的影响。

1. IL-2 与自身免疫损伤

自身免疫性疾病与 $CD4^+CD25^+$ Treg 关系密切。$CD4^+CD25^+$ Treg 于 1995 年被首次报道，表面高度表达 CD25，即 L-2R 的α链，IL-2 是其增殖信号。与 IL-2 的竞争性结合，是

CD4$^+$CD25$^+$ Treg 发挥免疫抑制效应的重要机制之一。IL-2 是维持 Treg 稳定及增殖的必需因子,机体持续低水平产生 IL-2 对于 Treg 的存活及稳定至关重要,有利于限制自身反应性效应 T 细胞的功能,维持外周免疫稳态。IL-2 缺陷导致 Foxp3$^+$ Treg 缺失,诱发严重的系统性免疫疾病或炎症性肠病。免疫刺激因素作用下,次级淋巴器官局部 IL-2 浓度升高,导致 NK 细胞增殖,同时,CD8$^+$ T 细胞及 CD4$^+$ T 细胞应答强化。不仅如此,外周幼稚型 T 细胞向 Th1 细胞或 Th2 细胞极化,而诱导型 Treg 则向 Th17 细胞转化。这些因素均加重免疫性攻击,可能造成免疫损伤。

根据目前研究进展,低剂量 IL-2(150 万~300 万 IU/d)可以刺激 Treg 增殖及功能活化,虽然同时导致一些效应 T 细胞及 NK 细胞活化,但总体上看,机体免疫向抗炎方向进展。低剂量 IL-2 可在糖尿病的初始阶段恢复 Treg 在小鼠胰腺中的调节功能,并恢复胰岛素分泌。但 IL-2 用于临床治疗 1 型糖尿病患者,尚需要更多的证据支持。系统性红斑狼疮是一种由于多种因素造成的自身免疫性疾病,其特征在于淋巴细胞中转录因子和细胞因子的表达与抗原提呈之间的功能失调。目前,其具体发病机制尚未明确。已有研究提示 IL-2 可能与疾病发生具有相关性,对此仍需深入研究。另外,IL-2 可能也适用于移植物抗宿主病的治疗。

综上,严重创伤、脓毒症等病理状态下,IL-2 的过度表达、合成是导致过度炎症及机体免疫损伤的重要因素;而自身免疫性疾病背景下,IL-2 表达障碍是 Treg 数量不足、功能不全的重要因素,这不是对炎症反应的过度促进,而是限制不足。合理水平的 IL-2,对机体稳态的维持无疑是至关重要的。

2. IL-2 与抗感染免疫应答

IL-2 对细菌性感染具有抑制作用。Zhang 等使用 IL-2 与 GM-CSF 联合治疗耐多药结核分枝杆菌感染的小鼠,发现肺、脾等部位结核分枝杆菌数目明显减少。在开发与幽门螺旋杆菌感染疾病相关的疫苗等方面,IL-2 也扮演着重要的角色。1995 年,有报道 IL-2 疗法联合抗反转录病毒疗法(antiretroviral therapy,ART)可使 CD4$^+$ T 细胞数目稳定增加。而 CD4$^+$ T 细胞的破坏,是人类免疫缺陷病毒(HIV)主要的致病机制。基于此,开展了 IL-2 治疗 HIV 感染的临床研究,但最终并未明确在临床上获益。IL-2 真正用于 HIV 感染的治疗还需要长期的过程,单纯增加 CD4$^+$ T 细胞计数并不能对 HIV 本身造成伤害,由 IL-2 介导的免疫功能重建与恢复或许具有更为广泛的研究前景。还有研究认为,IL-2 具有抗肝炎病毒、人乳头状病毒等感染的临床价值。在寄生虫感染方面,IL-2 也具有积极作用,疟疾抗原诱导的 CD4$^+$ T 细胞具有 IL-2 依赖性。

3. IL-2 与抗肿瘤免疫

与低剂量 IL-2 免疫学效应不同,高剂量(60 万~72 万 IU/kg,3 次/天)IL-2 可以诱导机体抗肿瘤免疫,其机制主要是通过诱导和激活免疫活性细胞 NK、CTL、LAK 等产生杀灭肿瘤效应。IL-2 进一步诱导 IFN、TNF-α、CSF 等细胞因子的产生,协同增强 NK 细胞活性。虽然 Treg 具有夺获、消耗 IL-2 的特点,但是当 Treg 表面三聚体 IL-R 饱和后,剩余的 IL-2 获得了发挥抗肿瘤免疫效应的机会。临床资料显示,高剂量 IL-2 带来 15%~19%的应答率,在转移性黑色素瘤或肾细胞癌中可以带来 7%~9%的完全应答。目前,IL-2 在肾细胞癌的治疗中发挥着不可替代的作用,在黑色素瘤等恶性肿瘤的临床治疗中已经开展应用。

三、白细胞介素 4

IL-4 是一种多效性细胞因子,在调节 T、B 细胞和其他类型细胞的增殖、分化、凋亡,促进以 Th2 细胞为特征的免疫应答过程中发挥重要作用。IL-4 的多重生物学效应依赖于细胞类型和分化状态。研究表明,IL-4 在过敏性疾病、自身免疫性疾病、感染性疾病、肿瘤等的免疫反应中有多重作用,对肿瘤、自身免疫性疾病和感染性疾病等有治疗作用,另外,IL-4 对疫苗免疫应答也具有调节作用。

(一) IL-4 的来源及结构

人类 IL-4 主要由活化的 T 细胞、B 细胞、单核细胞、嗜碱性粒细胞、肥大细胞和嗜酸性粒细胞产生,另外,NK 细胞、人胃上皮细胞、角质细胞、γδT 细胞也能分泌 IL-4。小鼠 IL-4 主要由 Th2 细胞亚群产生。最近研究显示,Tfh 细胞也可以产生 IL-4。Tfh 细胞是新发现的 Th 细胞亚群,因主要定位于 B 细胞滤泡中而得名,该细胞亚群对 B 细胞生发中心的形成及维系起促进作用。人 *IL-4* 基因定位于第 5 号染色体,由 4 个外显子和 3 个内含子组成,约 10kb,与 *IL-13* 基因毗邻。实际上,*IL-4* 和 *IL-13* 基因共享多个顺式及反式调节元件,二者常同步表达。人 IL-4 分子由 129 个氨基酸残基组成,分子量为 15kDa,有 2 个糖基化点,含有 6 个半胱氨酸,参与分子内 3 组二硫键的组成。小鼠 *IL-4* 基因长约 6kb,成熟鼠 IL-4 分子由 120 个氨基酸残基组成,裸肽分子量为 14kDa,有 3 个糖基化点,经糖基化后 IL-4 的分子量为 30kDa。

IL-4 受体 (IL-4 receptor, IL-4R) 属于红细胞生成素受体超家族成员,基因定位于 16p12.1。IL-4 分子量为 140kDa,由 802 个氨基酸残基组成,胞膜外区 209 个氨基酸,跨膜区 24 个氨基酸,胞质区 569 个氨基酸。IL-4 受体包括两种类型:Ⅰ型受体由 IL-4Rα 与 γc 组成,Ⅱ型受体由 IL-4Rα 与 IL-13 受体α1 (IL-13Rα1) 构成。IL-4Rα 是 IL-4R 的重要组分,在固有免疫及适应性免疫细胞广泛表达。

(二) IL-4 的信号转导通路

IL-4 与效应细胞表面的 IL-4Rα 结合,促使 IL-4Rα 与 γc 或 IL-13Rα1 形成二聚体,并在细胞内结构域的尾部磷酸化,然后在二聚体的细胞内结构域装配成一个信号转导复合物,并活化下游胞内分子,促进靶基因转录。目前,研究清楚的信号通路主要有 3 种:①JAK/STAT 信号通路;②Ras-ERK 信号通路;③PI3K-Akt 信号通路。

1. JAK/STAT 信号通路

JAK/STAT 信号通路的传递过程相对简单,它主要由 3 个成分组成,即酪氨酸激酶相关受体、JAK 和 STAT。二聚化受体 IL-4Rγc 链胞内磷酸化后与 JAK3 结合而激活 JAK3,JAK3 将 STAT6 磷酸化,STAT6 形成二聚体,暴露出入核信号,STAT6 二聚体进入核内,调节靶基因表达。

2. Ras-ERK 信号通路

Ras 细胞外信号调节激酶 (ERK) 信号通路是目前研究得较清楚的一条信号转导通路,二聚化受体 IL-13Rα1 链胞内磷酸化后与胰岛素受体底物 (insulin receptor substrate,

IRS)-1/2 结合，磷酸化 IRS-1/2，激活 IRS 磷酸化胞膜上的生长因子受体结合蛋白 2（Grb2），活化的 Grb2 激活 Sos 蛋白（也称 Ras 激活蛋白），活化 Sos 蛋白再激活 Ras 蛋白，后者与 Raf 蛋白结合并将其激活。Raf 被激活后，它的 C 端催化区能与有丝分裂原活化蛋白激酶结合并促进其活化，随后胞外信号调节激酶催化区第Ⅷ亚区中 Tyr 和 Thr 残基发生双特异性磷酸化而激活 ERK，并将形成同源二聚体的 ERK 从胞质中转移到胞核内，磷酸化转录因子 Elk-1，激活靶基因转录。

3. PI3K-Akt 信号通路

PI3K-Akt 信号通路位于多种信号转导途径的中心，也是目前较为复杂的信号转导途径。活化的 IRS 磷酸化 PI3Kγ的调节亚基，使其激活，活化的 PI3K 催化磷脂酰肌醇 4,5-二磷酸［phosphatidyl inositol（4，5）bisphosphate，PIP2］生成 PIP3，PIP3 再依次通过磷酸化激活 3-磷酸肌醇依赖性蛋白激酶-1/2 和 Akt，后者激活 NF-κB 抑制物（NF-κB inhibitor，IκB）激酶，导致 IκB 活化降解，从而使 NF-κB 从细胞质中释放出来进行核转位，激活其靶基因，上调转录基因表达，促进细胞表达 IgE、主要组织相容性复合体（MHC）-Ⅱ、CD23、IL-4Rα等。而活化的 PI3K 还可激活核糖体激酶 p70S6K，促进细胞生长；激活的 Akt 磷酸化促凋亡因子 Bcl-XL，使其与促存活因子 Bcl-2 解离，抑制凋亡。另外，IL-13Rα1 链与 JAK1 结合并激活 JAK1，活化的 JAK1 磷酸化肌管素 1 的 SH2 结构域，抑制其降解 PIP、PIP2、PIP3，正反馈性活化 PI3K 信号通路，促进细胞增殖。

（三）IL-4 的免疫学效应

如前所述，IL-4 在调节 T、B 细胞和其他类型细胞的增殖、分化、凋亡，促进以 Th2 细胞为特征的免疫应答过程中发挥重要作用。最近研究发现，Tfh 细胞来源的 IL-4 也参与哮喘等疾病的病理生理过程。

1. B 细胞

IL-4 促进 B 细胞抗原 CD40 的表达，增强 B 细胞提呈抗原的能力，使免疫系统对小量抗原刺激发生免疫应答，刺激 B 细胞增殖和分化，促进 B 细胞合成和分泌抗体，包括 IgE 和 IgG4，而小鼠的 B 细胞在 IL-4 刺激下，增加 IgE 和 IgG1 的分泌，抑制 IgM、IgG2a 和 IgG2b 的分泌。IL-4 增强 B 细胞表达 IgE Fc 段低亲和力受体Ⅱ（FcεRⅡ/CD23），并释放可溶性 CD23/IgE 结合因子，与胞膜 IgE 阳性细胞结合并诱导其分化，可能与促进 B 细胞 IgE 的产生有关。Komai 等用 IL4Rα$^{-/-}$、B 细胞特异性 IL-4Rα$^{-/-}$、T 细胞特异性 IL-4Rα$^{-/-}$ 和野生型小鼠模型证明，IL-33 通过 B 细胞表面 IL-4Rα诱导 B 细胞扩增和产生 IgE，T 细胞表面 IL-4Rα可促进 IL-33 诱导的 IgE 合成。IL-4 还可促进增殖休止期 B 细胞的早期活化，从 G_0 期进入 G_1 期，细胞体积增大，并表达 CD25。

2. T 细胞

IL-4 是 T 细胞自身分泌的生长因子，是 Th2 细胞免疫应答的首要诱导因子。Th2 细胞免疫应答是一系列疾病发病的免疫病理基础，包括哮喘、寄生虫病等。全球约 3 亿人患 Th2 细胞免疫应答相关性疾病，发展中国家主要以寄生虫感染性疾病为主，而发达国家主要以过敏性疾病为主。因此，对 Th2 细胞免疫应答调节和干预的研究具有重要的临床意义及广阔的前景。肺组织中 IL-4 的过度表达诱导 Th2 细胞免疫应答，造成固有免疫细胞的富集及过度炎症反应，造成肺损伤。病毒感染后，活化的 CD8$^+$ T 细胞表面 IL-4Rα表达下调，而用植物血凝素（phytohemagglutinin，PHA）和 IL-4 通过活化 STAT6 信号途径可显著增加 $CD8^+$ T 细胞表面 IL-4Rα 表达。寄生虫感染小鼠后，活化的 $CD4^+$ T 细胞表面 IL-4Rα 表达也显著下调。

在经典的 Th2 细胞分化途径中，IL-4（或 IL-13）通过与 IL-4R 结合，诱导 STAT6 磷酸化，磷酸化 STAT6 进一步二聚体化，并转移至细胞核中，诱导 GATA-3 表达。GATA-3 是 Th2 细胞系决定性转录因子，促进 Th2 细胞因子的表达，并促进其自身基因的转录，形成正反馈机制（图 5-2）。STAT6 的缺失破坏了 $CD4^+$ T 细胞对 IL-4 和 IL-13 的应答能力，而过表达则诱导 IL-4 的合成。类似地，在 Th1 细胞中过表达 GATA-3 促进 IL-4 和 IL-13 的表达。另外，活化的 STAT6 结合到 Foxp3 启动子的静默区，从而抑制 Th0 细胞向诱导型 Treg 分化。诱导型 Treg 可抑制黏膜组织中的 T 细胞分泌 IL-4 和 IL-13。$CD4^+$ T 细胞表达 IL-4 和 IL-13 模式具有组织差异性，淋巴结中 8% 的 $CD4^+$ T 细胞表达 IL-4 和 IL-13，其中 98% 仅表达 IL-4 而不表达 IL-13；肺组织中，15% 的 $CD4^+$ T 细胞表达 IL-4 和 IL-13，表达 IL-4 与表达 IL-13 的 $CD4^+$ T 细胞近乎相等，因此 IL-4 与 IL-13 产生细胞的比例，淋巴结中显著高于肺内。虽然，IL-4 是 Th2 细胞免疫应答的基本诱导因子，Th2 细胞产生细胞因子有赖于 IL-4Rα 信号转导，以及 STAT6 对转录的调控。但也有研究报道了非 IL-4 依赖的 Th2 细胞分化、IL-2 通过诱导 STAT5A 和 STAT5B 的磷酸化来促进 IL-4 的转录，该过程不依赖 IL-4R，其中 STAT5A 可能发挥主要作用。Notch 信号通路也可以不依赖 STAT6 和 IL-4Rα 而促进 Th2 细胞因子的转录。另外，mTOR 信号通路及 c-Maf 均可以促进 IL-4 的表达。

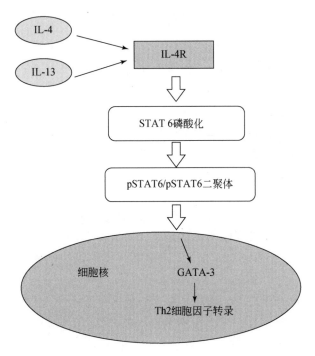

图 5-2 经典 Th2 细胞分化信号转导示意图

3. 单核/巨噬细胞

IL-4/IL-13 通过 IL-4Rα 依赖的 STAT6 磷酸化诱导巨噬细胞的替代激活通路，产生 M2 类巨噬细胞。M2 分泌抗炎细胞因子，并在组织修复与重建、炎症反应的消除和肿瘤的形成过程中发挥作用。IL-4 和佛波脂联合刺激单核细胞株 THP-1 细胞，其表面树突状细胞特异性细胞间黏附分子 3 结合非整合素（DC-specific intercellular adhesion molecule-3-grabbing nonintegrin, DC-SIGN）表达显著增强，其分子机制主要是通过激活 ERK 信号通路，经过转录因子 AP-1 和 Ets-1 等传递 DC-SIGN 启动子活化所需的主要刺激信号；同时，JAK/STAT 和 NF-κB 信号通路也被激活，参与 DC-SIGN 的表达。IL-4 抑制 iNOS 的表达，因而抑制 IFN-γ 诱导的经典巨噬细胞激活途径及 1 型免疫应答。总体而言，IL-4 调节 IFN-γ 的表达，上调 MHC-Ⅱ 及共刺激分子 CD80 和 CD86 的表达。另外，IL-4 还促进 IL-4R 的表达。IL-4 可诱导外周血单核细胞分泌 G-CSF 和 M-CSF，增强中性粒细胞介导的吞噬、杀伤活性和 ADCC 作用。IL-4 也能诱导 DC 表面 DC-SIGN 的表达。在线虫感染的小鼠模型中，IL-4Rα 信号途径可降低多种炎症细胞因子和炎症趋化因子的表达。

4. 嗜碱性粒细胞

在蠕虫感染时，嗜碱性粒细胞是早期 IL-4 的非 T 细胞来源，嗜碱性粒细胞的激活机制依赖于 $CD4^+$ T 细胞，其途径需要与 $CD4^+$ T 细胞直接接触和 IL-3 的作用。嗜碱性粒细胞和 $CD4^+$ T 细胞的细胞因子 IL-4 和 IL-13 可促进宿主反应对抗蠕虫迁徙。此外，IL-4 对嗜酸性粒细胞、肥大细胞、中性粒细胞等具有趋化和活化作用。

四、肿瘤坏死因子

1975 年，Carswell 等发现接种卡介苗的小鼠注射 LPS 后，其血清中含有一种活性因子可引起肿瘤出血坏死，因此称之为肿瘤坏死因子（TNF）。1984 年 TNF 被分离鉴定。TNF 是多能细胞因子，在免疫调控的多个环节发挥重要作用。拮抗 TNF 的生物学治疗，已经应用于自身免疫性疾病。TNF 分为两种类型，TNF-α 和 TNF-β。TNF-α 是典型的炎症因子，在炎症反应的免疫防御中发挥极其重要的作用，但是在严重创伤、脓毒症等背景下，TNF-α 的过度释放却导致组织炎症性损伤，诱导免疫细胞凋亡，进而造成免疫功能失调。

（一）TNF 的来源及结构

TNF 可以由多种细胞合成，包括 T 细胞、B 细胞、DC、单核细胞、中性粒细胞、肥大细胞等，成纤维细胞及成骨细胞也可以分泌少量 TNF。TNF-α 由活化的单核细胞、巨噬细胞产生，又称恶液素（cachectin），TNF-β 由活化的淋巴细胞产生，又称淋巴毒素（lymphotoxin），二者具有相似的活性。TNF-α 基因位于第 6 对染色体短臂，与 MHC 抗原相邻，3'端不转录的富含腺嘌呤和尿嘧啶核苷酸区控制 TNF-α mRNA 的半衰期。细胞内 TNF 首先合成跨膜三聚体蛋白，分子量为 26kDa，由 233 个氨基酸组成，在 TNF-α 转换酶（TACE, ADAM17）的作用下形成可溶性 TNF 并释放出细胞。成熟 TNF-α 分子量为 17kDa，它是由 157 个氨基酸组成的单一蛋白序列。可溶性 TNF-α 可与 TNF 受体（TNFR1 及 TNFR2）结合，而跨膜 TNF-α 优先与 TNFR2 结合。多种因素可影响 TNF-α 的合成与分泌，其中细菌内毒素 LPS 的作用最强，其他如 PHA、内皮素、血小板活化因子（platelet-activating factor,

PAF)、病毒、细胞因子（如 IL-1、IL-2 和 IFN-γ）、免疫复合物等均可刺激 TNF 的表达与分泌，而某些药物，如糖皮质激素、环孢素 A 可抑制其表达与分泌。

（二）TNF-α受体及信号转导

TNF-α的许多生物学活性都是通过细胞膜上的受体介导的，其受体有两种：低亲和力的 TNFR1 和高亲和力的 TNFR2。TNFR1 在所有组织细胞中均有表达，而 TNFR2 主要在免疫细胞、神经元及内皮细胞中表达。TNFR1 含有 3 个功能域，分别为 C 端死亡域、中间的酸性鞘磷脂酶活化域（ASD）和 N 端中性鞘磷脂酶活化域（NSD），前两者在凋亡调节中起重要作用。跨膜 TNF 在细胞相互作用间发挥配体作用，当结合 TNFR2 时，诱导较可溶型 TNF 更强烈的应答，激活细胞内信号转导通路。另一方面，作为 TNF 的受体，TNFR1 和 TNFR2 的细胞外部分与可溶型或跨膜型 TNF 结合部位的分子结构相似，但其细胞内的分子结构却截然不同。TNFR1 的细胞内结构包含死亡结构域（death domain，DD），可以募集 TNFR1 相关死亡结构域蛋白（TNFR1-associated death domain protein，TRADD），并导致其构象变化。TNFR1 和 TRADD 与丝氨酸/苏氨酸蛋白激酶 1（serine/threonine protein kinase 1，RIPK1）作用，形成复合物 I 并激活 NF-κB 通路。TNFR2 虽不包含细胞内 DD，却可以募集 TRAF1/2。TNFR1/2 介导的信号通路均可最终激活 NF-κB，传递细胞生存信号。

在特定的生理学背景下，TNFR1 可以介导细胞死亡信号，具体的分子机制尚未完全阐明，可能与细胞死亡检查点分子相关，这类分子调控细胞的存活信号途径。当上述检查点分子遭破坏时，TNF 信号通路活化，形成复合物 IIa、IIb 或 IIc。RIPK1 的泛素化状态是决定转导存活或死亡信号的关键分子。复合物 I 的形成与细胞存活有关，复合物 IIb 诱导细胞凋亡，而复合物 IIc 则可能导致细胞坏死。

（三）TNF-α的免疫学效应

1. 炎症介质的作用

TNF 通过促炎性细胞因子的合成与释放，促使细胞黏附分子的表达，以及促进 PGE_2、PAF 的合成与释放，使炎症细胞聚集与黏附、微血管扩张与通透性增强，造成循环中性粒细胞增加、血流动力学改变、机体发热等炎症反应。目前认为，TNF 是内毒素性休克的主要调节因子。

2. 在免疫系统发育过程中的作用

TNF 在 T 细胞发育过程中的多个环节起关键作用。胸腺中，TNF 促进 CD3/CD4/CD8 全阴性及 CD4/CD8 双阳性胸腺细胞的凋亡，TNF 还促进单阳性胸腺细胞的发育。在外周淋巴组织中，TNF 控制外周淋巴组织的结构及发育，影响适应性免疫应答。不同来源的 TNF 有助于维持外周淋巴器官结构的稳定及有序。T、B 细胞来源的 TNF 稳定淋巴结的结构，对诱导有效的局部免疫应答不可或缺。

3. 对免疫细胞的影响

成熟DC介导的抗原提呈诱导幼稚T细胞的活化，这一过程需要细胞膜间TNF和TNFR的结合。作为促炎细胞因子，TNF 通过诱导 DC 的成熟而促进充分有效的抗原提呈，进一步诱导 T 细胞分化为效应或记忆 T 细胞。研究显示，病毒感染过程中，TNF 通过诱导凋亡抑制 $CD4^+$ 和 $CD8^+$ T 细胞的扩增。TNF 在 IL-33、TGF-β 及 IL-15 的协同下诱导残留记忆细胞表达 CD69、CD103。此类细胞亚群不进入循环，在淋巴组织中产生 TNF，反过来促进 DC 的成熟及抗原提呈，诱导 T 细胞活化。另外，T 细胞只有通过内皮细胞紧密连接才能到达炎症部位，这一过程也离不开 TNF 的参与。TNF 通过激活巨噬细胞，免疫刺激 T 细胞增生，调节 B 细胞的分化及增强 NK 细胞的细胞毒性作用，从而参与了免疫功能的调节。

4. 在细胞因子网络中的作用

TNF 可诱导多种细胞因子（IL-1、IL-6、IL-8、IFN-γ）、生长因子（PDGF、GM-CSF、M-CSF）及脂质介质（PAF）的基因转录与表达、合成与释放。TNF 与 IL-1 协同在细胞因子网络结构中起重要的调节作用。另外，TNF-α 还可诱导转录因子 NF-κB、c-Fos、c-Jun 的表达，诱导花生四烯酸及其氧化介质的产生、抑制脂蛋白酶活性、启动破骨及抑制成骨。TNF 对肿瘤细胞具有直接抑制其增殖和促进肿瘤细胞坏死的作用。

5. 免疫代谢

自 20 世纪 90 年代，代谢和免疫间的相关性逐步得到阐释。用 LPS 刺激巨噬细胞可以上调脂蛋白脂肪酶的表达，从而促进脂肪细胞对胰岛素的抵抗。研究发现，肥胖动物模型及肥胖患者表达高水平的 TNF。动物模型中抑制 TNF 可以改善葡萄糖的代谢，增加胰岛素敏感性，而导入外源性 TNF 则导致相反的效应。糖酵解过程中，单核/巨噬细胞中的代谢中间产物 GAPDH 与 TNF mRNA 结合而调控炎症应答，提示免疫细胞的代谢状态可以影响免疫应答。不仅如此，GAPDH 的产物 NADH 显著抑制巨噬细胞 TNF 的分泌。TNF 通过活化 NF-κB 而上调线粒体柠檬酸盐载体蛋白的转录，这对于调节 NO 和前列腺素的合成具有重要意义。另外，柠檬酸的聚集对于脂肪酸合成至关重要，可以通过 TNF 的合成来强化炎症信号的传递。

6. TNF-α 与免疫功能紊乱

TNF-α 可以通过诱导凋亡来抑制免疫细胞的功能。TNF-α 与 TNFR1 结合后，通过死亡受体途径介导细胞凋亡，其死亡域募集一种接头分子 TRADD，导致 TNFR1 三聚体化，TRADD 能募集接头蛋白 Fas 死亡结构域相关蛋白（Fas-associating protein with a novel death domain，FADD），FADD 的死亡结构域能与 caspase-8 前体的死亡结构域相互作用而从胞质中募集 caspase-8 前体，富集在一起的 caspase-8 前体自我激活，并且活化下游效应 caspase-3，导致细胞凋亡。此外，TRADD 分子还能与 TRAF2 和受体相互作用蛋白（receptor-interacting protein，RIP）结合激活 NF-κB；与 TANK（一种端粒结合蛋白）结合，激活 JNK，NF-κB 和 JNK 均可调节凋亡。生长因子缺乏、营养因子缺乏、氧化应激和 DNA 损伤等许多因素刺激均可启动线粒体凋亡途径，使线粒体外膜通透化（mitochondrial outer membrane permeabilization，MOMP），内膜中细胞色素 c 释放入胞质，并与凋亡蛋白酶激活因子 1 和 caspase-9 前体、ATP 形成凋亡体，最终激活 caspase-3，导致细胞凋亡。严重烧创伤及脓毒症患者的免疫失调从疾病早期的固有免疫激活即逐步开始，单核/巨噬细胞及中性粒细胞在抗原刺激下持续激活，使 TNF-α、IL-1、IL-6 等促炎细胞因子过量释放，TNF-α 进一步促进巨噬细胞的活化并延长其生存时间，从而使脓毒症初期的炎症反应达到峰值。同时 TNF-α 促进内皮细胞表达黏附分子及促凝因子，进而导致患者出现明显的全身炎症反应及凝血功能异常，使组织细胞受损而发生多器官功能障碍及脓毒性休克。

第二节 抗炎细胞因子

与促炎细胞因子相对，抗炎细胞因子主要的免疫学效应是限制炎症反应幅度及程度，是炎症反应的"冷却剂"，这对于维持机体免疫稳态具有极其重要的意义。抗炎细胞因子数量或质量的缺陷是自身免疫性疾病重要的发病机制之一。另一方面，抗炎细胞因子的过度表达，亦可以导致机体免疫防御障碍及免疫监控异常，进而诱发严重感染及恶性肿瘤等疾病。在诸多的抗炎细胞因子中 TGF-β 和 IL-10 是经典的因子，是调控免疫抑制的关键因素。TGF-β 抑制淋巴细胞增殖活性，同时拮抗促炎细胞因子对免疫相关细胞的作用；IL-10 则能全面抑制免疫细胞合成与释放促炎细胞因子。另外，IL-13 亦具有抗炎效应。IL-35 及 IL-37 是新近发现的抑制性细胞因子，具有显著的抗炎作用。本节将对上述细胞因子进行介绍。

一、白细胞介素 10

IL-10 又称细胞因子合成抑制因子，是 Fiorentino 等于 1989 年在小鼠 Th2 细胞中发现的一种细胞因子，是机体重要的免疫调节因子。正常情况下，IL-10 活化可以限制炎症细胞因子的过度反应，避免对机体的免疫损伤；病理条件下，IL-10 的作用可能造成免疫抑制，使机体缺乏有效的免疫应答，从而导致微生物感染或肿瘤发生。

（一）IL-10 的来源及结构

IL-10 主要来源于激活的免疫细胞，包括单核/巨噬细胞和 Th2 细胞。B 细胞、DC、CTL、NK 细胞、γδ T 细胞、肥大细胞、嗜酸性粒细胞和中性粒细胞也能合成 IL-10，肝细胞及多种肿瘤细胞也具备分泌 IL-10 的能力。IL-10 的分泌受诸多因素调控，自身也具备负反馈调节机制。编码 IL-10 的基因位于 1 号染色体的 q31—q32，包括 4 个内含子和 5 个外显子，启动子的单核苷酸多态性可以影响 IL-10 的表达及功能，并与多种疾病相关。IL-10 基因翻译时由 178 个氨基酸组成蛋白质，分泌前被切去 18 个氨基酸的信号肽。人和鼠的 IL-10 氨基酸序列约有 75% 一致。IL-10 分子量为 35kDa，是由两个亚单位交错形成 V 形结构域的二聚体，与 IFN-γ 结构相似，两个单体通过非共价键连接，而双二硫键在维持结构稳定和功能方面发挥着重要作用。IL-10 细胞因子家族包括 9 种因子，即 IL-10、IL-19、IL-20、IL-22、IL-24、IL26、IL-28A、IL-28B、IL-29，以及其他病毒同系物，结构域具有所有螺旋性细胞因子的特征，一级结构中氨基酸的相似度≤40%，但二级结构的相似度非常高。在已知二元或三元 IL-10 结构域的表面对其受体进行标记，发现其结合位点常包括 A 螺旋、F 螺旋和 AB 袢等。

（二）IL-10 的信号转导

IL-10 受体（IL-10R）是跨膜糖蛋白，属于 2 型细胞因子受体家族，在单核/巨噬细胞表达最高，N 端由 210 个氨基酸组成，两个相互串联的纤维连接蛋白结构域决定了其生物学特性。活化的 IL-10R 是一个信号转导复合体，含有高亲和力的 IL-10R1 和低亲和力的

IL-10R2 两条受体链。前者是主要的信号转导成分，后者为跨膜短肽链，只有两条受体链都与相应细胞因子结合，才能发生信号转导。IL-10 首先与 IL-10R1 结合，两者的相互结合引起 IL-10 结构的改变，从而暴露了与 IL-10R2 结合的位点，IL-10R2 不能单独与 IL-10 结合。IL-10R1 是 IL-10 的特异性受体，它在固有免疫及适应性免疫中的很多细胞表面表达。IL-10R2 也是其他细胞因子受体的信号转导亚基，如 IL-19、IL-20、IL-24、IL-28、IL-29，除了免疫细胞，它还在上皮细胞、角质细胞及其他细胞类型表达。IFN-γ 或 TNF-α 刺激后，IL-10R2 mRNA 表达增加。

IL-10 受体复合物激活后可启动细胞内的信号转导，主要包括 JAK1 和 Tyk2。JAK1 的激活与 IL-10R1 有关，而 Tyk2 则与 IL-10R2 亚基结合，导致 STAT 激活。STAT1、STAT3、STAT5 分子以同源或异源二聚体形式进入细胞核，并与 IL-10 启动子的多个元件结合；最终作用于抗凋亡基因（如 *Bcl*）或细胞周期蛋白（cyclin）D1、D2、D3、A 及 c-Myc、p19Ink 等。细胞的 JAK/STAT 信号通路是 IL-10 产生抗炎及免疫抑制效应的关键途径。STAT3 的激活是 IL-10 发挥抗炎作用的必需步骤。利用 JAK 抑制剂阻断 JAK 途径可以导致 IL-10 对 DC 的免疫抑制作用减弱。另外，IL-10 还通过激活 PI3K 及其下游的 p70 S6 激酶和 Akt 信号途径而发挥作用。

（三）IL-10 的免疫学效应

1. 对免疫细胞功能的影响

IL-10 对机体多种免疫细胞产生直接影响。①对 T 细胞的影响：IL-10 抑制 T 细胞增殖、成熟及趋化作用，抑制 T 细胞免疫应答。促进 Th0 细胞向 Th2 细胞的极化，下调 Th1 细胞反应；促进 $CD4^+$ T 细胞分化成外周免疫耐受的调节性 T 细胞 1（Tr1）。②对 B 细胞的影响：促进 B 细胞激活及 DNA 合成；诱导 B 细胞增殖、分化及分泌抗体；促进 B 细胞 MHC-Ⅱ类分子的表达。③对单核/巨噬细胞的作用：IL-10 抑制单核细胞的趋化及黏附作用，降低炎症反应的程度；抑制单核细胞表面 MHC-Ⅱ类分子、细胞间黏附分子、CD80、CD86 的表达；降低单核细胞的抗原提呈能力，阻断抗原特异性单核/巨噬细胞因子的产生。④对 DC 的影响：IL-10 抑制 IL-12 表达，从而阻碍 DC 成熟，IL-10 还可以降低 DC 刺激 T 细胞的能力，降低 T 细胞对特异性抗原的应答能力。

2. 对免疫细胞分泌细胞因子的影响

IL-10 抑制多种细胞因子的合成与分泌：IL-10 抑制 $CD4^+$ T 细胞的增殖和细胞因子合成，包括抑制 Th1 细胞亚群合成 TNF-α、IL-2、IL-4、IL-12 和 IFN-γ 等，抑制 Th2 细胞产生 IL-4 和 IL-5；IL-10 与 IL-4 共同作用于肥大细胞，抑制其分化及 TNF-α、GM-CSF 和 NO 的合成。由此可见，IL-10 除抑制 IL-1、IL-6、IL-12、IL-18、TNF、G-CSF 等炎症介质释放，还能增强抗炎因子释放，如 IL-1R 拮抗剂和可溶性 TNF-α 受体等，对炎症反应具有全面抑制作用。

3. 在脓毒症等危重症患者中的变化特点

已有证据表明脓毒症初期患者血清中除了 TNF-α、IL-6 等促炎细胞因子浓度明显升高，抗炎性细胞因子 IL-10 也持续升高。研究发现脓毒症患者病程中血清 IL-10 水平明显高于非脓毒症患者，说明 IL-10 持续发挥抗炎作用，这种过度的抗炎反应降低了机体清除病原体的能力，残存的病原体长时间的慢性炎症刺激会使多种免疫细胞尤其是淋巴细胞大量凋亡，得以存活的淋巴细胞分泌功能也明显受损，机体处于免疫麻痹状态。因此，脓毒症后期患者极易受到机会致病菌感染而导致不良预后。有研究发现，重症脓毒症早期死亡者血浆 IL-10 的水平明显高于晚期死亡组及生存组，提示 IL-10 可以作为脓毒症患者早期预后评估的重要标志物。

二、转化生长因子β

TGF-β是一种肽类抗炎生长因子，它可控制包括 T 细胞、B 细胞与巨噬细胞的所有免疫细胞分化、增殖和活化状态，参与伤口愈合、血管发生，以及癌症、自身免疫、机会性感染和纤维化等免疫异常相关疾病的发生、发展，是监管机体免疫内稳态及炎症反应的关键性因子。

（一）TGF-β的来源及结构

TGF-β是一组蛋白超家族，除包括 TGF-β原型外，还有骨形成蛋白、生长分化因子、活化素、抑制素、抗缪勒管激素等。TGF-β来源广泛，包括活化的巨噬细胞、血小板、活化 $CD8^+$ T 细胞、嗜酸性细胞、柱状细胞、上皮细胞、成纤维细胞、单核细胞、内皮细胞等。TGF-β至少包含 6 个结构相关的亚型（TGF-β1~6），哺乳动物中只发现 TGF-β1~3，且 60%~80%的序列同源。TGF-β1~3 的基因分别定位于染色体 19q13.1—q13.3、1q41 和 14q23—q24，人类编码 TGF-β1 的基因定位于染色体 19q13。TGF-β分子量为 25kDa，具有高度保守的 7 个半胱氨酸残基（Cys），第 7 个 Cys 则形成链间二硫键，生成具有生物活性的二聚体。

TGF-β单体无活性，二聚体是其活性体，中间的疏水区和亚单位内部的二硫化物将两个单体紧密连接形成稳定的二聚体结构。TGF-β1 非活性形式有 2 种：一种是 TGF-β1 与非活性相关肽（latency-associated peptide，LAP）形成的非活性复合物；另一种是与 LAP、潜在 TGF 结合蛋白（latent TGF binding protein，LTBP）形成的非活性复合物。前者是以非共价键形成的，LAP 中含有 3 个半胱氨酸，其中 Cys223、Cys225 参与复合物的形成；LAP 与 TGF-β1 结合处有 2 个相邻的精氨酸，可被蛋白酶特异识别，在此位点将 LAP 切割，释放有活性的 TGF-β1。LAP 的 Cys33 与 LTBP 以二硫键形成 TGF-β1 非活性复合物，LTBP 主要参与 TGF-β的分泌和与细胞外基质（extracellular matrix，ECM）结合。对人的 TGF-β cDNA 序列研究表明，TGF-β1 单体是由前体分子从羧基端裂解而来，通过改变离子强度、酸化或蛋白酶水解切除 N 端部分氨基酸残基 LAP，所剩余的羧基端部分便形成有活性的 TGF-β。以上激活 TGF-β的过程是其发挥生物学效应的必需步骤。

（二）TGF-β受体

TGF-β受体（TGF-βR，TβR）有 Ⅰ、Ⅱ、Ⅲ型，分为膜外区（细胞因子结合区）、跨膜区（疏水氨基酸富集区）和膜内区（信号转导区），Ⅰ、Ⅱ型受体是跨膜的丝氨酸/苏氨酸蛋白激酶受体，起信号转导作用。TGF-β与细胞膜表面的Ⅱ型受体形成复合物，活化后传递信号。在此过程中Ⅱ型受体胞质区的丝氨酸/苏氨酸蛋白激酶结构域可将Ⅰ型受体胞质区 GS 结构域的丝氨酸/苏氨酸磷酸化，继而Ⅰ型受体磷酸化，活化后的Ⅰ型受体进一步作用于下游分子,实现信号转导。TGF-β 与 TβR 的结合过程中有两种调节因素:一种是辅助受体,有利于配体和受体的紧密结合;另一种为封闭配体,通过封闭表面与受体结合的结构而抑制受体活化。TβRⅠ的活化调节与 GS 结构域有关,如 FKBP12 蛋白可与未磷酸化 TβRⅠ的 GS 结构域结合阻止其磷酸化。TβRⅡ的活化调节机制尚不清楚。TβRⅢ的配体主要是β-聚糖和内皮因子。虽然目前尚未发现通过 TβRⅢ激活的细胞内信号通路,但 TβRⅢ确实能起到清除活化的 TGF-β 的作用。TβRⅢ的功能与其存在形式有关,当以溶解形式存在时,可作为抑制剂阻断 TGF-β 结合至 TβRⅡ上;但当 TβRⅢ结合到细胞膜表面时,它们又能协助 TGF-β 与 TβRⅡ结合。因此,TβRⅢ可能在 TGF-β 信号途径的负反馈调节中发挥一定的功能。

(三) TGF-β 的信号转导

TGF-β 的信号转导经由经典的 TGF-β/Smad 信号通路及非 TGF-β/Smad 信号通路完成。

1. TGF-β/Smad 信号通路

Smad 蛋白家族成员参与 TGF-β 信号转导及其正、负反馈机制。Smad 蛋白家族成员分为三类:分别为受体型 Smad (R-Smad,包括 Smad1、2、3、5、8),它们是Ⅰ型受体激酶的底物;通用型 Smad (C-Smad,包括 Smad4);抑制型 Smad (I-Smad,包括 Smad6、7)。Smad2、3、4 均有 2 个重要结构域:MH1 和 MH2,MH1 与 Smad 蛋白的核转位和 DNA 结合有关;MH2 与 Smad 蛋白的磷酸化有关。TGF-β 与受体结合后形成信号复合物,活性 TβRⅠ的激酶区直接使得 Smad2 和 Smad3 MH2 结构域 C 端 SSXS 基序的两个 Sefin 残基磷酸化激活,进一步与 Smad4 形成异源寡聚复合物而进入核内。上述过程受多种因子调控,例如,SARA、Dab2 可影响 TβRⅠ/R-Smad 形成的复合物的稳定性,促进 R-Smad 的磷酸化;Dok-1、ARⅠP1 有利于 TβRⅠ在细胞内的定位和 R-Smad 的结合。Smad6 和 Smad7 是细胞中 Ser/Thr 激酶的拮抗蛋白,能与 TβRⅠ结合,使 Smad2 和 Smad3 无法磷酸化从而阻断信号转导过程,是 Smad 信号转导最重要的负向调控因子。TGF-β 信号传至 R-Smad 并磷酸化时即诱导 Smad6、7 的产生。Smad6、7 进入胞质后与 R-Smad 的 MH2 结构域结合,阻碍其与受体结合而阻碍 Smad 信号传递。亦可通过 Smurf 降解 TβRⅠ和 R-Smad 来负反馈抑制 TGF-β 信号通路。进入核内的 Smad 与靶基因 DNA 的结合是序列特异性的,在一些共刺激因子和共抑制因子的协同作用下,完成对靶基因的转录激活。

2. 非 TGF-β/Smad 信号通路

在受体酪氨酸激酶 (receptor tyrosine kinase, RTK) /Ras/ERK 信号转导中,TGF-β 与 RTK 结合并导致 RTK 的二聚体化激活,进一步引起 RTK 胞质部分的多个酪氨酸残基磷酸化。RTK 活化后,Grb2/Sos 复合物经由 Grb2 的 SH2 结构域或通过另外一个衔接蛋白 Shc,与 RTK 的酪氨酸残基作用,Sos 催化 GDP 生成 GTP,从而活化 Ras,活化的 Ras 与 Raf 结合,从而激活包括 MEK 和 ERK 在内的 MAPK 级联反应。TGF-β 亦可经由 TRAF6-TAK1-JNK 或 p38 MAPK 信号转导过程,进而激活细胞核内转录因子,在细胞的生存、分化、增殖及凋亡等方面发挥重要调控作用。此外,TGF-β 通过激活 PI3K/Akt/mTOR 信号通路而发挥作用,TGF-β 活化时使 Akt 活性增加,反过来,PI3K/Akt 抑制 Smad3 的活化及核转位对 Smad 信号转导起负调控作用。

（四）TGF-β的生物学效应

1. 对机体免疫的影响

TGF-β是机体免疫应答的负向调控因子。TGF-β影响T、B细胞增殖，通过下调转录因子T-bet和GATA-3而抑制T细胞向Th1和Th2细胞的分化。TGF-β1上调CD25和Foxp3表达，诱导$CD4^+CD25^-$ T细胞转化为$CD4^+CD25^+$ Treg，这些体外扩增和转化的诱导型Treg其抑制功能和体内分离出来的Treg相当，并呈剂量依赖性。TGF-β还能抑制巨噬细胞的成熟与活化，抑制NK和LAK活性及干扰细胞因子的产生。TGF-β阻断DC的成熟过程，从而减少MHC-II的表达及其向T细胞提呈抗原的能力。另外，TGF-β抑制IL-1β、IL-2受体的表达；阻止巨噬细胞产生过氧化物及NO、抑制中性粒细胞黏附功能。敲除 *TGF-β1* 基因的小鼠会出现严重的炎性浸润及损伤，进而出现多器官衰竭而死亡。另外，在严重烧创伤、脓毒症病理过程中，TGF-β参与了免疫失调甚至免疫麻痹的病理生理过程。

2. 对细胞周期的调节作用

TGF-β可抑制周期蛋白依赖性激酶（cyclin-dependent kinase，CDK）和cyclin的表达，诱导G_1期停滞。在滤泡型淋巴瘤中，TGF-β通过下调cyclin A、D1、D2、E等抑制肿瘤细胞生长。

3. 对细胞外基质的作用

TGF-β是强效致纤维化因子，在胚胎发育，细胞、组织修复及器官纤维化过程中发挥着重要作用。TGF-β增加细胞外基质胶原蛋白、纤连蛋白、糖蛋白等的合成和分泌；加强细胞黏附蛋白受体的转录、翻译和处理过程；同时减少基质降解蛋白酶的合成；增加这些蛋白酶特异抑制剂的合成。上述作用也使得TGF-β在表皮生长及伤口愈合中发挥作用，局部注射TGF-β可以促进伤口愈合和典型肉芽组织形成；通过调控细胞周期蛋白的表达，阻止细胞进入G_1期，从而抑制表皮细胞的增殖。

4. 神经保护作用

体外研究发现，TGF-β1与TGF-β2可促进神经元存活和轴突生长，具有良好的神经营养作用；另外，TGF-β对星形胶质细胞分泌补体功能亦有影响，可显著抑制IFN-γ、IL-1β和TNF-α，不仅影响星形胶质细胞产生黏附分子，而且影响其表达MHC-II类抗原。

三、白细胞介素35

IL-35是新近发现的IL-12家族抑制性细胞因子，在诱导淋巴细胞分化过程中发挥重要作用，甚至诱导产生具备IL-35分泌能力的Treg亚群（iTr35）。目前尚未发现IL-35具备促炎免疫学效应。近年来，炎症及自身免疫性疾病的相关基础及临床研究逐步揭示了IL-35的病理生理学意义及其对疾病发生、发展及转归的重要影响。IL-35是炎症及自身免疫性疾病潜在的调控、治疗靶点。对IL-35表达及调控的深入研究，将为临床干预、治疗炎症及免疫相关性疾病提供崭新的思路及方向。

（一）IL-35的来源及结构

1997年Devergne及其同事发现转染p35和Ebi3的细胞分泌一种新型p35-Ebi3异二聚

体，Ebi3 在富含免疫细胞的组织中表达，这提示 p35-Ebi3 异二聚体可能是具有免疫调控作用的细胞因子。2007 年，研究证实 p35-Ebi3 异二聚体属于 IL-12 家族并命名为 IL-35，主要来源于 $CD4^+CD25^+Foxp3^+$ Treg。IL-12 家族成员均为异二聚体蛋白质，由一条α链（p19、p28 或 p35）及一条β链（p40 或 Ebi3）构成，其中 IL-12 由 p40 及 p35 构成，IL-23 由 p40 及 p19 构成，IL-27 由 Ebi3 及 p28 构成，IL-35 则由 Ebi3 及 p35 构成。

IL-12、23 和 27 由活化的抗原提呈细胞（APC）分泌，而 IL-35 则由活化的 $CD4^+CD25^+Foxp3^+$ Treg 分泌，经 IL-35 诱导产生的 $CD4^+$ Treg（iTr35）自身也表达 IL-35。另外，外周γδT 细胞、$CD8^+$ T 细胞及胎盘滋养层细胞均可以表达 Ebi3 及 p35 亚基并参与调节抗原特异性免疫抑制。其他非免疫细胞也可以表达 IL-35，例如，前列腺癌患者的 $CD8^+$ Treg 也可表达 IL-35。在炎症过程中可能有更多的组织表达 IL-35，这提示 IL-35 来源的多样性。最近研究证实，调节性 B 细胞（regulatory B cell，Breg）是 IL-35 的另一重要来源。B 细胞受体活化后，TLR4 与 CD40 结合并促进 Ebi3 和 p35 转录，最终导致 IL-35 分泌。进一步利用 TLR 缺陷 B 细胞证实，TLR4 和 CD40L 共刺激是 B 细胞转化为具备 IL-35 分泌能力调节性 B 细胞亚群（i35-Breg）的必要条件。

（二）IL-35 的信号转导

IL-35 通过与细胞表面受体结合而发挥生理作用。IL-12 家族受体主要包含 5 个不同的亚基：IL-12Rβ1、IL-12Rβ2、IL-23R、WSX 及 gp130。IL-35 受体是由 IL-12Rβ2 及 gp130 构成的异二聚体。研究表明，IL-35 可以与 gp130 及 IL-12Rβ2 同源二聚体结合并激活 STAT1 或 STAT4 信号通路。其中，Ebi3 亚基与 IL-12Rβ2 结合，激活下游 STAT4 通路，p35 亚基和 gp130 特异性结合，激活下游 STAT1 通路。IL-35 与同源二聚体受体结合不能介导 *Ebi3* 和 *p35* 基因的表达，亦无法诱导形成 iTr35，与异二聚体受体结合是 IL-35 最大限度发挥免疫抑制效应的关键环节（图 5-3）。虽然联合应用 IFN-γ 及 IL-12 可同时激活细胞内 STAT1 及 STAT4，但其最终免疫学效应呈现明显的促炎倾向，与 IL-35 的免疫学效应大相径庭。实际上，T 细胞活化后 IFN-γ受体及 IL-12 受体分布离散，可能不利于 pSTAT1/pSTAT4 磷酸化异二聚体形成。

p35 及 Ebi3 亦是 IL-12 及 IL-27 的构成亚基，同时 gp130 和 IL-12Rβ2 分别是 IL-12 和 IL-27 受体的构成亚基，因此对 IL-35 传导通路的研究，应注意排除 IL-12 及 IL-27 的干扰。gp130 可以在所有细胞中表达，而 IL-12Rβ2 则仅在活化的 T 细胞、NK 细胞、DC 及 B 细胞中表达。这提示 IL-12Rβ2 可能是干预 IL-35 的作用位点。不同于 T 细胞内信号转导模式，B 细胞中 IL-35 受体为 IL-12Rβ2/IL-27Rα异二聚体，激活下游 STAT1 和 STAT3 信号分子。目前尚不明确同源二聚体受体（IL-12Rβ2 或 IL-27Rα）是否参与 B 细胞内 IL-35 的信号转导。

（三）IL-35 的免疫抑制活性

与其他 IL-12 家族细胞因子不同，IL-35 是典型的抑制性细胞因子，在 T 细胞、B 细胞免疫应答及传播性免疫耐受过程中发挥重要的调控作用。

1. IL-35 对 T 细胞免疫应答的影响

IL-35 主要从三个方面影响 T 细胞免疫应答：调节 T 细胞增殖、干扰效应 T 细胞分化

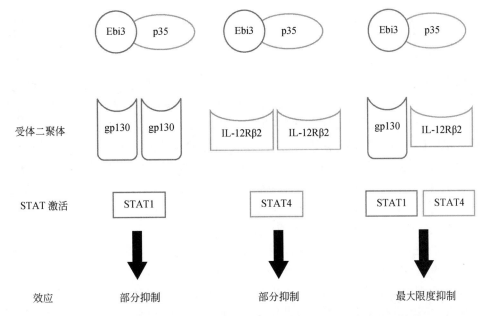

图 5-3　IL-35 与不同形式的受体二聚体结合后，激活不同的信号转导

及强化 Treg 功能。IL-35 造成细胞周期 G_1 期停滞并抑制幼稚型 T 细胞增殖活性；IL-35 抑制 Th1 细胞增殖反应，但对 Th17 细胞增殖无明显影响。不同炎症状态下，IL-35 干扰 Th1、Th2 及 Th17 细胞分化。胶原诱导性关节炎动物模型中，重组 IL-35 抑制 Th17 及 Th1 细胞分化，而 IL-35 的 Ebi3 亚基缺陷则强化 Th17 细胞免疫应答；支气管哮喘背景下，重组 IL-35 抑制 Th2 细胞免疫应答。Treg 依赖 IL-35 发挥最大免疫抑制效应，炎症时 IL-35 促进 Treg 增殖，增殖后 Treg 在炎症动物模型中发挥保护作用。类似于经典抑制性细胞因子 TGF-β 和 IL-10，IL-35 诱导产生 iTr35，通过分泌 IL-35（非 IL-10 或 TGF-β 依赖）而发挥免疫抑制效应。

2. IL-35 对 B 细胞免疫应答的影响

Breg 在炎症及自身免疫性疾病的发生发展过程中具有重要调控作用，通过 IL-10 依赖及非依赖性不同途径发挥免疫抑制效应。与 Breg 的内在联系进一步深化，拓展了 IL-35 免疫抑制效应的调节机制。IL-35 抑制 $CD19^+B220^{hi}CD5^-$ B 细胞增殖，并诱导产生 $CD5^+CD19^+B220^{lo}$ Breg，该细胞亚群分泌 IL-10（i10-Breg），能有效抑制 $CD19^+$ B 细胞的增殖；类似于对 T 细胞的作用，IL-35 可诱导产生分泌 IL-35 的新型调节 B 细胞亚群——i35-Breg。i35-Breg 可以控制实验性自身免疫性葡萄膜炎的进展，诱导及扩增内源性 Breg 和 $Foxp3^+$ Treg，调控病理性 Th1、Th17 细胞分化，进而发挥免疫抑制作用。

3. IL-35 与传播性免疫耐受

传播性免疫耐受是指免疫细胞间传递诱导免疫耐受的能力和状态，其进一步放大免疫抑制效应，对于限制炎症反应、恢复免疫稳态意义重大。IL-10 和 TGF-β 促进幼稚 T 细胞转化为能够分泌 IL-10 或 TGF-β 的 1 类调节性 T 细胞（Tr1）或诱导型 Treg 来实现传播免疫耐受。IL-35 则通过诱导产生 IL-35 的调节性 T 细胞（iTr35）而实现免疫耐受的传播，进一步放大其在炎症及自身免疫性疾病中的调控效应。另外，最近研究提示，通过基因修饰强化 IL-35 表达的间充质干细胞发挥显著的免疫抑制效应。

（四）IL-35 与疾病

有资料表明，IL-35 在炎症及自身免疫性疾病中发挥重要的调节作用。在强烈炎症反应及自然 Treg 活化情况下，IL-35 的免疫抑制效应更显著。最近的研究进一步证实 IL-35 诱导产生的 i35-Breg 在炎症及自身免疫性疾病中的关键作用。相对于基础研究，IL-35 病理生理意义及应用价值的相关临床资料有限，而且目前尚缺乏统一的检测方法。但是，通过分析上述疾病背景下 IL-35 表达的差异，新近临床研究数据提示 IL-35 与疾病的严重程度及患者预后相关。总体而言，自身免疫性疾病及慢性炎症性疾病多伴随 IL-35 水平降低，而严重感染所致免疫功能紊乱过程中则可出现 IL-35 表达上调。因此，IL-35 有望成为上述疾病监测、评估及判断预后的重要免疫学指标。

在肿瘤疾病模型中，IL-35 抑制肿瘤周围、具有抗肿瘤活性的淋巴细胞；另外，IL-35 还可以通过促进血管的生成来促进肿瘤生长。MC38 结直肠癌和 B16 黑色素瘤周围 $CD4^+Foxp3^+$ 和 $CD4^+Foxp3^-$ T 细胞增加，同时 IL-35 表达升高，这些 $CD4^+Foxp3^-$ T 细胞可以体外抑制 T 细胞增殖，呈现 IL-35 依赖性。在一些肿瘤中，Treg 增加往往提示患者预后不良。肿瘤周围的微环境促进了调节性免疫反应的进行，一些细胞因子如 TGF-β 等介导了效应 T 细胞向 Treg 的转变。急性白血病患者血浆 IL-35 水平与疾病的进展呈正相关。肺癌血浆 Ebi3 水平是影响疾病预后的独立危险因素。

免疫调节紊乱在脓毒症发病过程中居重要地位，早期过度的炎症反应是造成多器官功能不全的主要原因，而进展期免疫功能受抑则易造成继发感染。有资料显示，在脓毒症模型中上调 IL-35 表达可发挥肾脏保护作用，表现为血肌酐及尿素氮降低、肾脏促炎细胞因子产生减少；腹腔注射 IL-35 则可减轻细菌播散。新生儿脓毒症患者血清 IL-35 水平升高，是诊断并监测脓毒症的潜在免疫学指标，以 31.7pg/ml 作为甄别阈值时，对脓毒症诊断的敏感度和特异度分别为 78.48% 和 66.67%，优于 C 反应蛋白及降钙素原（procalcitonin，PCT）检测。另外，IL-35 水平与 Logistic 器官功能障碍（Logistic organ dysfunction，LOD）及简化急性生理功能评分 Ⅱ（simplified acute physiology score Ⅱ，SAPS-Ⅱ）相关。目前仍缺乏脓毒症背景下，IL-35 影响 T、B 细胞免疫功能的研究数据，这对于深刻认识脓毒症中 IL-35 的免疫效应及其具体机制至关重要。

四、白细胞介素 37

IL-37 是新近发现的 IL-1 家族成员，可以抑制多种促炎因子的表达，具有免疫抑制效应。2000 年 Kumar 等首次发现 IL-37，称之为 IL-1F7，2010 年 Nold 等将其命名为 IL-37。

（一）IL-37 的来源及结构

和其他 IL-1 家族成员相同，人类 *IL-37* 基因定位于 2 号染色体，鼠的 *IL-1F7* 基因异位或缺失，不表达 IL-37。IL-37 存在 5 种亚型：IL-37a、IL-37b、IL-37c、IL-37d、IL-37e。IL-37b（含外显子 1、2、4~6）系 IL-37 最具特征并具有功能的亚型，拥有最长的氨基酸序列（218 个氨基酸）；它的 N 末端由 1、2 外显子编码，其中包含一种前体结构域，该结构域包含 caspase-1 的酶切位点，在 caspase-1 的作用下，IL-37b 从前体变为成熟的有活性的成熟体；外显子 4~6 编码 12 个 β 链，形成三叶草结构。IL-37a~c 可表达于人类多种细胞组织中，如 DC、淋巴细胞、NK 细胞等免疫细胞；在淋巴结、胸腺、骨髓、肺、睾丸、皮肤、结肠等组织中也检测到其表达。但其表达在不同组织中具有差异性：如 IL-37d、e 只表达于骨髓和睾丸；脑组织中仅表达 IL-37a，肾脏组织中只表达 IL-37b；心肌组织中仅可检测到 IL-37c 的表达。

（二）IL-37 的信号转导

机体组织内环境中可以检测到分泌型 IL-37 的表达，而对一些细胞进行荧光染色可发现 IL-37 与细胞内的膜性结构关系密切，在核膜、内质网等结构处可见其表达，提示 IL-37 在细胞表面与特定受体结合发挥抗炎效应之外还可能通过细胞内途径发挥调节作用。

1. 细胞外途径

IL-37 和 IL-18 有相似的同源序列，IL-18 与其配体 IL-18R 的 α 和 β 链结合，诱导 IFN-γ 的表达，IL-37b 可以与 IL-18R 的 α 链结合，但其结合率仅为 IL-18 的 1/50。因此，IL-37b 与 IL-18Rα 结合后并不能影响 IL-18 的结合效率，对 IL-18 介导的炎症反应无明显影响。反之，IL-37 与 IL-18Rα 形成的复合体能发挥多种细胞内抗炎效应。IL-37 与 IL-18Rα 链结合后不会引起 IL-18β 链的聚集，而是通过募集 IL-1R8 启动了一个抗炎信号。研究显示，经 LPS 刺激后，激活的外周血单个核细胞表面可迅速形成 IL-37/IL-1R8/IL-18Rα 三联体。沉默 IL-1R8 或 IL-18Rα 的表达，IL-37 的抗炎活性可显著降低。IL-1R8 完整的 IL-37 转基因小鼠在内毒素血症下的存活率也显著高于沉默 IL-1R8 基因表达的小鼠。蛋白水平和基因分析证实，IL-37 通过与 IL-1R8 的相互作用增强第 10 号染色体上缺失与张力蛋白同源的磷酸酯酶基因（gene of phosphate and tension homology deleted on chromsome ten，PTEN）、STAT3 和 p62 等抗炎信号分子的抗炎活性，并抑制 Fyn、TAK1 及炎症转录因子 NF-κB 的激活，通过下调 mTOR 通路抑制炎症细胞的新陈代谢。IL-37b 还能与 IL-18 结合蛋白（IL-18BP）结合，IL-18BP 为 IL-18 的天然拮抗剂，这可能为 IL-37 抑制 IL-18 炎症通路的主要方式。据报道，低浓度的 IL-18BP 更能有效抑制 IL-18 的活性，因此 IL-37b 与 IL-18BP 的结合降低了 IL-18BP 的有效浓度，从而减少了 IFN-γ 的产生。

2. 细胞内途径

成熟的 IL-37b 在 caspase-1 的辅助下进入细胞核，与 Smad3 形成功能性复合体，参与基因转录。例如，IL-37 抑制 c-Jun 基因的表达，进而抑制了 AP-1 的活性，参与多种细胞因子和免疫相关蛋白的转录调控。此外，IL-37b 在胞质中和其他信号通路相互作用亦可参与调节免疫反应。应用 Flag 标记的 IL-37b 转染人 A549 上皮细胞株，免疫荧光结果显示 IL-37b 与磷酸化的 Smad3 共定位于核周和细胞质内，进一步证实 IL-37b 可以与 Smad3 相互作用；当用 Smad3 的特异性阻断剂 SIS3 后发现，IL-37b 对炎症的抑制效应被阻断。Smad3 为细胞内 TGF-β 的最主要功能结合体，能够拮抗 STAT1~3 等炎症通路的信号转导过程，从而抑制其参与炎症反应。其中，STAT3 是 IL-37 发挥抑炎作用的关键转录因子之一。IL-37 与 Smad3 结合，可以抑制其对 STAT 的拮抗作用，从而增强 TGF-β 对炎症反应的调控作用。

(三) IL-37 的免疫学效应

1. 抗炎效应

不同于其他 IL-1 家族成员,IL-37 抗炎效应显著,在恶性黑色素瘤、系统性红斑狼疮、风湿性关节炎、银屑病、多系统硬化症及肥胖症患者中呈高表达状态。IL-37 抑制中性粒细胞向结肠固有层募集,从而减轻葡聚糖硫酸钠感染后导致的结肠损伤。在缺血-再灌注损伤诱导 IL-37 转基因小鼠肝损伤模型中,IL-37 可以减少炎症细胞的聚集和减轻肝脏损伤的程度。

2. 对免疫系统的影响

IL-37 通过与多种免疫细胞的相互作用影响免疫系统,维持整体免疫状态的稳定。

(1) 外周血单个核细胞 (peripheral blood mononuclear cell,PBMC):体外实验发现,健康人 PBMC 中可检测到低水平的 IL-37 表达,而 TLR 的配体及炎症因子 IL-1β、TNF-α、IFN-γ、IL-18 等刺激可有效诱导其表达。siRNA 干扰 PBMC 中 IL-37 表达后,在 LPS 刺激下,PBMC 分泌的促炎细胞因子 IL-1α、IL-1β、IL-12、TNF-α、GM-CSF、G-CSF 等表达水平均明显上调,显示 IL-37 具有潜在的抗炎功能。

(2) DC:IL-37 通过下调 DC 的活性,抑制抗原提呈过程,从而减弱 T 细胞介导的免疫反应。IL-37 减少 DC 表面 CD80、CD86、MHC-Ⅱ分子的表达,并明显抑制 LPS 诱导的 CD11$^+$DC 激活。LPS 刺激后,IL-37 转基因小鼠 CD86 和 MHC-Ⅱ双阳性 DC 所占比例为 47%,明显低于野生型小鼠。同时,LPS 刺激后 IL-37 转基因小鼠 DC 显著下调炎症因子如 TNF-α、IL-6、IL-1α 的表达。

(3) Treg:Treg 是一类具有独特免疫调节功能的成熟 T 细胞亚群,在免疫自稳、移植耐受、肿瘤免疫等方面发挥重要作用。其免疫抑制效应是控制多种炎症病理生理过程转归的关键,它通过细胞之间的相互作用和分泌抗炎细胞因子等方式抑制效应 T 细胞的生物学活性。活化 Treg 内 IL-37 呈高表达,沉默 Treg 中 IL-37 表达后,Treg 的增殖活性及其抗炎细胞因子分泌能力明显降低,Treg 表面细胞毒性 T 细胞相关抗原 4 (CTLA-4) 与 Foxp3 的表达均显著减少,说明干扰 Treg 中 IL-37 表达严重影响了 Treg 的免疫抑制功能。

(4) Th17 细胞:Th17 细胞是新发现的一种以分泌 IL-17 为特征的 T 细胞亚群,在自身免疫性疾病和机体防御反应中具有重要意义。IL-17 及 IL-22 是其主要分泌的炎症细胞因子。活动性类风湿关节炎患者 IL-37 表达水平显著高于非活动性类风湿关节炎患者,IL-37 能显著抑制 Th17 细胞的增殖,而对其分化影响不明显。在过表达 IL-37 的胶原诱导关节炎小鼠模型中,受累关节及滑膜组织中 IL-17 及其相关因子表达均明显低于对照组,并且 Th17 细胞在 CD4$^+$T 细胞中所占比例显著降低,Th1/Th17 细胞比例升高。

(5) Breg:Breg 为 B 细胞的一种亚型,以分泌抗炎细胞因子 IL-10、TGF-β 为主要特征,参与体液免疫调节过程,其作用与 Treg 类似,具有免疫抑制效应。炎性肠病患者肠组织中 Breg 与 IL-37 均呈高表达,说明两者之间可能存在正相关性,可能具有相似的免疫效应。炎性肠组织中 IL-37 阳性 Breg 比例明显高于正常组织,且 IL-37 在患病组织 Breg 中的表达水平亦显著高于正常对照组。Breg 可通过分泌 IL-37 发挥免疫抑制作用,但 IL-37 是否对 Breg 介导的免疫反应有直接影响目前仍不明确。

五、白细胞介素 13

IL-13 主要由活化的 T 细胞分泌,具有多种免疫调节作用,最初被称为 P600 蛋白,1993 年在 Keystone 细胞因子会议上正式命名为 IL-13。IL-13 是重要的免疫调节因子,发挥调节单核/巨噬细胞系的应答功能、诱导 B 细胞的增殖和分化,以及抑制 T 细胞的趋化运动等重要免疫学效应。

(一) IL-13 的来源及结构

IL-13 作为一种重要的细胞因子在过敏性哮喘、慢性阻塞性肺源性心脏病等疾病中发挥重要作用。人 IL-13 主要由 $CD4^+/CD8^+$ T 细胞、肥大细胞及嗜碱性细胞分泌产生,部分由内皮细胞等分泌产生。鼠 IL-13 主要由 Th2 细胞产生。*IL-13* 基因定位于第 5 号染色体,全长 4.6kb;鼠 *IL-13* 基因定位于第 11 号染色体,两者基因序列具有高度同源性。人 IL-13 含有 4 个外显子和 3 个内含子,转录识别序列位于 5′侧翼端。人 IL-13 cDNA 编码一段由 132 个氨基酸组成的非糖基化蛋白质,分子量为 12.4kDa,有 5 个保守的半胱氨酸残基和 4 个 N 端糖基化位点。多维 NMR 显示,IL-13 的结构为 4 个左手螺旋的小短链折叠,这 4 个疏水的α螺旋束构成了 IL-13 三级结构的核心。

功能性 IL-13 受体属于细胞因子受体超家族,包含一个单一的跨膜结构域,并且在它们的胞外域共享特征性结构:4 个保守的半胱氨酸和 WS*X*SW 框。IL-13 受体由 IL-4Rα 和 IL-13Rα1 组成,是 IL-4 与 IL-13 的共同受体。IL-4 有 I 型和 II 型两种受体,IL-13 仅能结合 II 型 IL-4 受体。IL-13 受体主要通过低亲和力受体 IL-13Rα1 与高亲和力受体 IL-13Rα2 发挥作用。此外,IL-4R 也为 IL-13 受体信号转导家族成员。而其中 IL-13Rα2 受体被称为"诱饵"受体,它是 IL-13 信号转导通路强大的选择性抑制剂。IL-13、IL-4 与 II 型受体结合后启动的反应不同,IL-4 先与 IL-4Rα 结合,IL-13 先与 IL-13Rα 结合,其受配体复合体结合的顺序不同、子链的亲和力不同,影响了信号通路过程和其特异性。

(二) IL-13 的信号转导

目前,一般认为功能性 IL-13 受体 (IL-4Rα/IL-13Rα1) 的信号是通过 IL-4Rα 传递的,其特点为:IL-4Rα 的 γc 链与 IL-13Rα1 链二聚体化,一种非受体型酪氨酸蛋白激酶 (protein tyrosine kinase,PTK)——JAK 随后与二聚体化的系统结合,JAK 磷酸化并激活,随后使酪氨酸残基上的 IL-4Rα、IL-13Rα1 和 γc 链磷酸化,进而激活下游信号转导通路。IL-13 的信号转导可以使下游的 JAK/STAT 和 IRS-1/IRS-2 等信号通路激活。

1. JAK/STAT 信号通路

IL-13 信号转导是通过 JAK/STAT 信号通路,主要为 STAT6。JAK/STAT 信号通路参与了免疫细胞分化、免疫应答调节等生物活动,是大多数细胞因子发挥生理作用的关键途径。IL-13 诱导 IL-4Rα 和 IL-13Rα1 发生二聚作用形成异二聚体,在 IL-4Rα 和 IL-13Rα1 上都有 Box-1 区域,这个区域能分别结合 JAK1、JAK3 和 Tyk2。JAK 的激活进一步使 IL-4Rα 胞质段的酪氨酸残基磷酸化,STAT6 因此聚集到受体区域,并通过 SH2 结构域与其结合。随后,STAT6 的磷酸化发生在其蛋白的 Y641 位点的酪氨酸残基,磷酸化的 STAT6 蛋白形成二聚体并移位至细胞核,结合特异的 DNA 元件,并启动下游相关基因的转录和表达。STAT6 的活化需要 JAK 的持续激活,是个不断循环的活化、灭活、核输出、再活化的过程。IL-13 通过该途径调节 Th2 细胞优势分化,介导细胞因子 IL-4、IL-13 等的基因表达,促进 B 细胞增殖和分化,参与 IgE 类型转换等。

2. IRS-1/IRS-2 信号通路

IRS 和 STAT6 信号通路,在 IL-13 介导的细胞增殖中有着重要的作用。IL-13 结合受体后,IL-4Rα 的 Y497 位点的酪氨酸残基磷酸化,IRS-1 和 IRS-2 进一步聚集,被 JAK 磷酸化而活化。磷酸化的 IRS-1/IRS-2 能与多种信号转导分子相关联,如 PI3K、Grb2、Shc,能介导下游信号转导,促进细胞生长和增殖,但具体机制尚未明确。

另外,巨噬细胞内 IL-13 也能通过 IL-13Rα2——Chitinase 3-like 1(在人体内也被称为 *YKL-40* 基因,在鼠体内称为 *BRP-39* 基因)依赖途径激活 MAPK 和 Akt 信号通路。

(三) IL-13 的免疫调节功能

IL-13 信号转导通路的特异性决定了其功能的特异性。IL-13 可诱导单核细胞分化,上调 B 细胞 MHC-Ⅱ类分子的分泌,抑制炎性因子如 IL-1α、IL-4R、IL-8 及 TNF-α 的分泌等。

1. 调节单核/巨噬细胞的应答功能

在 IL-13 作用下,PBMC 中具有黏附作用的单核细胞呈现出平铺、树突状生长等特点,并形成细胞集落,存活时间延长。LPS 活化的单核细胞中,IL-13 促进 IL-1Ra 的产生。IL-1Ra 是 IL-1α 和 IL-1β 与受体相结合的竞争性拮抗剂,通过抑制 IL-1 的作用而表现抗炎活性。因此,IL-13 具有抗炎生物学活性。不仅如此,在转录水平上 IL-13 抑制活化巨噬细胞中多种促炎因子、造血生长因子和趋化因子的分泌,包括 IL-1α、IL-1β、IL-6、IL-8、IL-12、P40、巨噬细胞炎症蛋白 1α(macrophage inflammatory protein-1α,MIP-1α)、GM-CSF、M-CSF、IFN-γ 和 TNF-α 等,其中 IL-8 是趋化因子 α 亚家族的成员,可趋化并激活中性粒细胞,而 MIP-1α 是趋化因子 β 亚家族的成员,对单核细胞和 T 细胞具有趋化和激发的特性。另外,IL-13 通过作用于巨噬细胞减少 NO 的产生。NO 与巨噬细胞细胞毒活性和巨噬细胞相关的免疫抑制有关,也是杀伤体内寄生虫的决定性因子,故 IL-13 通过抑制 NO 的产生降低了巨噬细胞杀伤肿瘤细胞、寄生虫的活性。但是,当活性巨噬细胞抗炎功能明显下降时,IL-13 又表现出对巨噬细胞功能的促进效应。IL-13 对单核细胞产生的抗体依赖性细胞介导的细胞毒作用(antibody-dependent cell-mediated cytotoxicity,ADCC)有抑制效应,并能诱导单核细胞的迁移和趋化。

2. 诱导 B 细胞的增殖和分化

IL-13 是 B 细胞的刺激因子,在 B 细胞的不同阶段有不同的作用。对静息 B 细胞,IL-13 能诱导 CD23 在 B 细胞上表达,并上调 MHC-Ⅱ类抗原、分泌型 IgM 和 CD72 的表达。转化阶段,IL-13 还能诱导 B 细胞合成 IgG 和 IgE。高度纯化的 B 细胞在有 $CD4^+$ T 细胞存在情况下,加入 IL-13 可诱导 IgM 和 IgG 的大量合成,通常其同型免疫球蛋白产生可提高 4～12 倍,但无 IgA 产生。对于活化的 B 细胞,IL-13 可增强 DNA 合成,而与 IL-4 在相同情况下的作用相比其促进增殖的程度较弱。但在抗 CD40 单抗与 IL-13 协同作用时,B 细胞的增殖水平可与 IL-4 相似。

3. 抑制 T 细胞的趋化运动

IL-13 显著抑制 IL-8 或 CCL5 引起的 $CD4^+$、$CD8^+$ T 细胞的趋化运动，加上 IL-13 本身具有的抑制 IL-8 等趋化因子产生的效应，阻止 T 细胞向炎症及损伤部位移动，从而调节炎症的发生。

4. 诱导内皮细胞血管黏附分子的表达

IL-13 可选择性地刺激内皮细胞表面功能性 VCAM-1 的表达，提示体内在过敏或其他炎症反应中，IL-13 可通过促进 VCAM-1 依赖的嗜酸性粒细胞、淋巴细胞、单核细胞、嗜碱性粒细胞聚集发挥作用。

5. 对中性粒细胞的调节作用

IL-13 通过对趋化因子的调节而影响中性粒细胞的运动。IL-13 还可以诱导人中性粒细胞产生 IL-1Ra，增加 IL-1Ra mRNA 的稳定性并延长其半衰期。

第三节 补体系统

补体广泛存在于人体血液、组织液及细胞膜表面，补体系统包括 30 余种蛋白组分，包括可溶性蛋白和膜结合蛋白，通过经典途径、旁路途径及凝集素途径被激活。补体系统不仅促进局部炎症反应，清除致病原，还调控适应性免疫应答，是机体精细调节的防御体系。概括而言，补体系统的主要功能是调理、趋化和裂解。

一、补体系统概况

（一）补体系统的组成及结构

补体由一系列丝氨酸蛋白酶组成，由与凝血蛋白同源的基因编码。与凝血过程类似，补体的激活也包含几个关键步骤，并受到精确调控。补体主要由肝脏产生，脂肪组织同样可生成部分补体（如 C3、B 因子、D 因子等）。补体系统由补体固有蛋白、补体调节蛋白、补体受体组成。固有成分指参与补体级联激活反应的成分，包括 C1q、C4、P 因子和甘露糖结合凝集素（mannose-binding lectin，MBL），以及参与共同途径的 C3、C5、C6、C7、C9、B 因子、D 因子等。补体固有成分可以与一些存在于不同细胞表面、介导多种生物效应的补体受体（如 CR1、CR2、CR3、CR5、C3aR 和 C5aR 等）结合，发挥免疫效应。调节蛋白包括：C1 酯酶抑制剂（C1INH）、I 因子、C4 结合蛋白、H 因子、备解素等，为可溶性或以膜结合形式存在的一类蛋白，精细调节补体激活各环节。

正常生理状态下补体系统以无活性酶前体形式存在，激活后产生级联放大反应，发挥不同的生物学效应，包括吞噬清除致病原、招募白细胞、清除免疫复合物等作用。

（二）补体系统的激活途径

补体受体包括 CR1~5、C3aR、C5aR、H 因子受体等，主要表达于免疫细胞膜表面，与补体成分特异性结合而激活下游通路。补体系统激活机制复杂，被不同的刺激因素启动，在不同器官、不同条件下经过不同途径激活。目前明确的补体激活途径有三条，即经典途径、旁路途径和 MBL 途径，最终形成攻膜复合物（membrane attack complex，MAC）产生细胞溶解效应（图 5-4）。

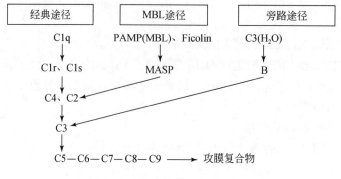

图 5-4　补体激活途径模式图

1. 经典途径

经典途径是最早发现的激活途径。C1q 是经典途径的识别分子，通过与 IgM、IgG 及 CRP 的结合而激活经典途径。经典途径的序贯活化过程为 C1—C4—C2—C3—C5—C6—C7—C8—C9，过程中需要两个关键转化酶：活化 C3 的转化酶 C4b2b 和活化 C5 的转化酶 C4b2b3b。C1INH 是丝氨酸蛋白酶抑制剂家族成员，是目前发现的补体蛋白 C1 的唯一抑制剂，通过与丝氨酸蛋白酶 C1s 和 C1r 作用而抑制补体活化，从而调节补体经典活化途径（见图 5-4）。另外，C1INH 还抑制凝集素途径中 MBL 相关丝氨酸蛋白酶（MBL-associated serine proteases，MASP）的活性。

2. 旁路途径

旁路途径亦称为第二途径、替代途径或者备解素途径，机体补体系统重要的放大机制，识别自己与非己。旁路途径激活物为微生物或生物物质上的多糖、变性坏死组织细胞、变性蛋白聚集物、破坏后的细胞碎片等，活化顺序为 C3—C5—C6—C7—C8—C9，关键转化酶分别是活化 C3 的转化酶 C3bBb 和活化 C5 的转化酶 C3bBb3b。

3. MBL 途径

MBL 途径又称凝集素途径，是感染初期激活的重要途径，当病原体相关分子模式（PAMP）如 MBL、纤维胶凝蛋白识别并结合病原微生物表面的多聚糖标志后，会激活以酶原形式存在的 MASP，裂解 C4 和 C2 形成 C3 转化酶，从而启动后续反应，其顺序为 PAMP（MBL）—MASP—C4—C2—C3—C5—C6—C7—C8—C9。研究认为，补体系统的激活程度不完全取决于起始因子的水平，下游关键酶 MASP2 更能反映起始因子激活补体的能力。

上述三条途径在 C3 转换酶形成环节汇聚，C3 转换酶将 C3 切割成 C3a 和 C3b。C3 的活化和裂解是启动和放大补体级联反应的关键步骤，其产生的系列蛋白片段具有重要的生物学功能。细胞膜表面 C3b 的聚集可以调理致病原促进其被固有免疫细胞吞噬，还有利于凋亡及坏死细胞的清除。另外，与 C3b 结合后，C3 转化酶转化成 C5 转化酶，将 C5 切割成 C5a 和 C5b，最终导致 MAC（C5b-9）的形成，直接导致靶细胞的溶解。转化酶形成过程中产生的过敏毒素 C3a 和 C5a 是强力趋化因子，导致免疫细胞的激活。近来发现，凝血酶、凝血因子 XIa/Xa/IXa、纤溶酶可以裂解 C3、C5，产生 C3a、C5a，因为在该通路中凝血酶起着决定性作用,故被命名为凝血酶途径。

补体激活途径及其与固有免疫应答及适应性免疫应答相互作用中,存在多种正反馈机制,因此为了防止炎症的过度激活,机体存在多种调节机制来控制、限制其应答的程度及幅度,预防炎症损伤。通过可溶性分子及细胞直接作用,补体的活性受到精确调控。除了上述补体抑制剂外,H 因子对抑制补体放大效应具有重要作用。H 因子通过识别自身表面分子标志(多聚糖)来确保不激活补体级联反应。因此,人外周血中 H 因子为最丰富的补体成分。肝脏是 H 因子的主要来源,单核细胞、成纤维细胞、内皮细胞、血小板等也可以合成 H 因子。C4b 结合蛋白通过促进 C3 转化酶的失能来抑制补体激活途径,同时也参与因子 I 介导的 C4b 和 C3b 的酶切反应。

(三)补体系统的免疫功能

补体系统是机体免疫防御功能的重要参与者,在体内发挥强化吞噬、增强趋化、溶解免疫复合物、中和病毒、调节免疫反应等生理功能,对消除外来致病原侵害,维持机体内环境平衡具有重要作用。感染、组织损伤和炎症状态下,血浆补体成分水平升高,活化的补体成分通过三种不同途径在靶细胞膜表面形成 MAC,使靶细胞破裂。补体系统是机体固有免疫防御的重要元件,也是适应性免疫应答的重要刺激因素。近来发现,补体激活与细胞凋亡关系密切,凋亡小体是补体经典活化途径的强激活剂,反之,补体系统亦可以通过影响凋亡来发挥生理作用。实际上,补体系统活化后生成的补体蛋白与细胞凋亡途径存在交互作用。因此,补体作为机体重要的防御体系,与细胞凋亡一起维持着内环境的稳定。补体系统异常可以导致血小板疾病、自身免疫性疾病、移植后排异反应、移植物抗宿主病及肿瘤。最近研究还发现,补体系统还在细胞外间隙及间质组织中发挥作用,介导细胞间及细胞和基质间的相互作用。

1. 在固有免疫防御机制中的作用

补体系统主要通过 MAC 参与固有免疫防疫,介导细胞、细菌和病毒溶解,调理单核/巨噬细胞吞噬作用,在机体抵御病原体感染时发挥防御作用。

2. 在适应性免疫防御机制中的作用

补体系统在 B 细胞的选择、稳定及活化过程中发挥关键作用,C3 及其裂解产物引起大量的 B 细胞抗体应答。补体裂解片段(C3a、C5a 等)可趋化炎症细胞,并介导其释放炎症介质及细胞因子,诱导适应性免疫应答。C5a 是补体激活的中间产物,是作用最强的过敏毒素,分别为 C3a 和 C4a 作用的 20 倍和 2500 倍。C5a 直接作用于血管内皮细胞而增加血管的通透性,还可以刺激平滑肌收缩并释放组胺。

另外,补体也参与 T 细胞亚群的活化、极化及存活。补体系统通过局部活化,在 T 细胞及 APC 间表达 C3a 和 C5a,并在上述细胞表面表达过敏毒素受体。干扰 T 细胞和 APC 表面 C3a、C5a 受体的表达将破坏 T 细胞免疫功能。补体蛋白及其受体也参与 T 细胞和 APC 间的相互作用,当 APC 将抗原提呈给 T 细胞时,T 细胞表面 C5a 受体的表达对其增殖至关重要,C5a 与 C5a 受体的结合具有抗凋亡及促增殖作用。因此,补体的生物学效应不仅仅局限于对于入侵抗原的识别及处理,更涉及固有及适应性免疫应答,是适应性免疫应答的天然佐剂及调节因子,补体系统异常可能破坏 T、B 细胞的免疫应答。补体活化后终末产物 MAC 除了可以直接作用于靶细胞外,还有多种生物学效应,包括诱导产生氧自由基、细胞因子、黏附分子等,特别是对适应性免疫反应具有促进作用。上述过程加剧炎症反应,炎症细胞释放的溶酶体酶反过来激活补体,从而形成反馈性环路,级联放大炎症反应,是造成组织炎性损伤的重要原因。

3. 对凋亡的影响

MAC 可以引起钙离子内流,导致细胞内钙超载,进而激活细胞凋亡程序。不同疾病背景下,研究证实 MAC 通过 caspase 途径诱导靶细胞凋亡。C5a 对细胞凋亡也有影响,与 C5aR 的结合是其影响凋亡的关键环节。除前述 C5a 对 T 细胞凋亡的影响外,C5a 与胸腺细胞上的 C5aR 结合后诱导脓毒症大鼠胸腺细胞凋亡,但不能诱导正常大鼠胸腺细胞凋亡。研究发现 C5a 可能通过线粒体通路促进胸腺细胞凋亡:脓毒症大鼠模型中,阻断 C5a 的作用导致胸腺细胞凋亡受抑,Bcl-XL 水平基本保持正常,而 caspase 的活性被完全抑制。胸腺细胞过度凋亡,是脓毒症免疫功能紊乱的重要原因之一。

4. 补体系统的其他生物学效应

除了对固有免疫及适应性免疫应答的影响外,补体系统还介导细胞间及细胞和基质间的相互作用,参与机体胚胎发育、中枢神经系统发育及肝细胞的增殖、分化及老化等生理过程,另外,补体系统还参与骨发育及造血过程等。

二、补 体 C3

补体系统是固有免疫的重要组成部分,而补体 C3 则是其枢纽,即必须通过激活补体 C3 才能实现三条激活途径(经典途径、旁路途径和 MBL 途径)。1912 年 Ritg 用蛇毒处理血清时发现补体 C3,在补体各成分中 C3 的血清含量最高。补体 C3 被激活后可分解为 C3a、C3b、iC3b 和 C3d。这些片段又分别具有重要的生物学活性。补体 C3 作为天然防御分子的同时,还可触发和调节适应性免疫应答。

(一)补体 C3 的来源及结构

人类补体 C3 分子主要由肝细胞和巨噬细胞产生,编码补体 C3 的基因位于 19 号染色体短臂(19p13.3—p13.2),由 41 个外显子组成,其 cDNA 编码序列全长约为 5052bp,依次编码前导肽、β链和α链。补体 C3 基因在种属间差异不大。补体 C3 以双链的形式分泌出细胞,单链前体转运到内质网时切去 22 个氨基酸的引导肽,舍弃强碱性的连接肽,成熟蛋白含 1663 个氨基酸,分子量为 180kDa。其中长链(α链)分子量为 120kDa,短链(β链)为 75kDa。α/β链之间由氢键/疏水键及二硫键相互连接,二硫键是维持 C3 结构和活性的关键组分。和其他血清补体成分一样,C3 也是多糖蛋白,两个糖基化位点分别为 Asn63/Asn917。C3 分子上的硫酯键是决定 C3 活性的关键位点,C3 借此键与靶细胞表面的羟基氨基共价结合从而黏附病原体、肿瘤细胞及免疫复合物。硫酯键是由多个氨基酸参与、依据空间效应及电荷效应相互作用而形成的不稳定结合位点。

补体受体的结合位点包括 CR1、2、3、4,C3a/4aR 及 C3eR 等。C3b、iC3b、C3c 通过 CR1 结合位点与红细胞、中性粒细胞、单核/巨噬细胞 CR1 结合而发挥生理作用,包括清除抗原抗体复合物、增强吞噬细胞的吞噬作用及调节补体活化等。C3dg、C3d、iC3b、C3b 等通过 CR2 结合位点与 CR2 结合,介导特异性免疫应答。iC3b 与中性粒细胞和单核/

巨噬细胞的 CR3（CD16/18）、CR4 结合位点结合后调节吞噬功能。C3a 通过 C3a/C4aR 结合位点诱导肥大细胞脱颗粒、导致平滑肌痉挛等。C3e 通过 C3eR 结合位点与中性粒细胞结合而促进其增殖。但也有一些小分子结合位点，能易化 HIV、EB 病毒对机体的感染。另外，还有一些结合位点如 C1q、B 因子、C5、P 因子、I 因子、H 因子等，表达于补体成分及调节蛋白上，与 C3 结合后调节补体的活化及对自身抗原的识别，在激活免疫防御系统的同时避免免疫病理损伤。

（二）补体 C3 的活化和裂解

1. 补体 C3 的活化

补体通过形成 C3 转化酶而活化 C3，经典途径中，抗原抗体复合物识别 C1，从而活化 C4、C2，形成 C3 转化酶（C4b2b）；旁路途径中，由经典途径或自发产生的 C3b 与 B 因子结合，在 D、P 因子的催化和辅助下，形成 C3 转化酶 C3bBb；MBL 途径中，MBL 或 CRP 激活补体形成 C4b2b。C3 转化酶将 C3 裂解为活性片段 C3b，从而与靶细胞结合，进一步形成 C5 转化酶，并在其表面组建 MAC，引起细胞溶解。同时，C3b 与靶细胞（部分细菌、革兰氏阴性菌的内毒素、酵母多糖、葡聚糖、凝聚的 IgA 和 IgG4 及其他哺乳动物细胞）的结合，引起补体的级联反应。

2. 补体 C3 的裂解

C3 转化酶作用于补体 C3 分子 77~78 位氨基酸处，将其裂解为 C3a 与 C3b。C3b 在 I 因子的催化下，从α链裂解出分子量约为 3kDa 的小肽 C3f，成为失去活性的 C3bi。C3bi 可被 I 因子及其他蛋白酶裂解为 C3c 及 C3dg 等。有报道从 C3c 中分离出一种小分段 C3e，具有增加白细胞数目的作用。C3dg 在炎性蛋白酶的作用下还可裂解为 C3d 和 C3g。

（三）补体 C3 的免疫学效应

1. 细胞毒性及溶菌、杀菌作用

补体 C3 活化、MAC 的形成，导致靶细胞穿孔溶解，这种 C3 介导的溶细胞效应是机体抵抗微生物感染的重要防御机制。在某些病理情况下，补体 C3 也引发机体自身细胞溶解，导致组织损伤与疾病。

2. 调理作用

C3b、iC3b 是重要的调理素，它们快速黏附细菌或其他颗粒，同时与中性粒细胞、单核/巨噬细胞表面相应的受体结合，促进了对病原体的吞噬清除。

3. 清除免疫复合物

C3b 与抗体结合，干扰了 Fc 段间的交联，从而加速了抗原抗体免疫复合物的解离。更重要的是，C3b 介导免疫复合物与体液内血细胞结合，并通过门静脉及肝动脉入血，运送至肝脏清除。

4. 炎症介质作用

在补体 C3 活化的系列反应中，产生了过敏毒素、C3a、C4a 和 C5a，它们与肥大细胞、嗜碱性粒细胞及平滑肌细胞等表面相应的受体结合后，激发细胞脱颗粒，引起血管扩张和平滑肌收缩。

5. 免疫调节作用

补体 C3 在免疫应答的抗原提呈、增殖效应等多个环节发挥调节作用。C3 参与捕捉、固定抗原，使抗原易被 APC 处理与提呈。现已发现人 B 细胞、B 淋巴母细胞、HIV 感染的 T 细胞、巨噬细胞等，都能活化并固定 C3。B 细胞表面的 II 型补体受体（CR2）参与旁路激活途径的起始，并且是活化 C3 的主要受体分子；C3b 与 B 细胞表面 CR2 结合使 B 细胞增殖分化为浆细胞；某些 T 细胞表面也表达 CR1 和 CR2，这些受体与 C3 结合后可促进 APC 和 T 细胞接触。NK 细胞结合 C3b 后增强了对靶细胞的 ADCC；巨噬细胞细胞膜与 C3 也能共价结合。另外，补体 C3 通过 CR1 结合红细胞后，促进红细胞释放过氧化物酶、氧化酶等直接杀伤黏附于表面的微生物。补体 C3 的缺陷可严重响肺部 $CD4^+$ T 细胞和 $CD8^+$ T 细胞的募集，且细胞的活性显著降低。在急性流感病毒感染中，C3 可通过促进 T 细胞增殖来诱导特异性抗病毒免疫应答。

三、攻膜复合物

补体系统活化后能产生 MAC，即 C5b-9 复合物。MAC 参与组织细胞损伤等多种反应。就作用方式而言，MAC 分为全溶解型和亚溶解型。全溶解型 MAC 直接导致靶细胞的溶解破坏，亚溶解型 MAC 虽然不能直接导致靶细胞的溶解，却可以通过激活细胞内多条信号转导途径而发挥生物学效应。

（一）MAC 的形成

MAC 是补体系统三条激活途径激活后形成的最终共同效应产物。C5α 链的精-亮氨酸（Arg-Leu）结合键被 C5 转化酶作用后形成 C5b，C5b 与 C6 分子结合形成 C5b6 复合物，C5b6 再同 1 分子 C7 作用产生稳定的 C5b-7 复合物，并发生蛋白的亲脂性转换，提供 C8、C9 结合位点。当 C8 与 C5b-7 结合组成 C5b-8 时，即开启细胞膜电压依赖性小孔。C5b-8 同 1 分子 C9 结合，将穿膜孔径固定至 1～3nm，随着 C9 分子的富集及聚合，最终形成 C5b-9，穿膜孔径可增至 11nm，即可溶性 MAC。

细胞膜的特性及抑制性因子的存在可能影响 C5b-9 的装配。实际上，MAC 造成靶细胞膜穿孔需要两个前提：①C5b-9 的装配；②C5b-9 穿越脂质双层细胞膜而形成跨膜孔道。在红细胞表面形成的 MAC 可以造成跨膜孔道而溶解细胞，即全溶解型 MAC。但有核细胞表面往往存在限制因子，如 CD59、Crry、MCP 和 C8 结合蛋白等，阻止 C9 分子在胞膜上的富集及聚合，干扰 C5b-9 的形成，又能妨碍 C5b-9 插入细胞磷脂双层，阻碍跨膜孔道等形成，这种不能造成跨膜孔道形成的 C5b-9 即亚溶解型 MAC，可以对细胞的命运产生截然不同的影响，通过激活细胞内信号转导机制而促进细胞增殖。

（二）MAC 的免疫功能及调节机制

MAC 是补体系统激活后形成的最终共同效应产物，如前所述，全溶解型 MAC 在靶细胞膜上造成 11nm 的跨膜孔道，进而直接导致细胞溶解死亡，发挥免疫防御效应。亚溶解型 MAC 虽不能直接造成细胞的穿孔溶解，但能激活细胞内多条信号转导途径，促使细胞合成并释放炎症介质和细胞因子，最终导致细胞发生凋亡、坏死和增殖等不同反应。

1. PI3K/Akt 信号途径

PI3K 是生长因子受体和 G 蛋白偶联受体激活的近端信号和下游信号分子间的中转站，具有调节细胞增殖、凋亡、轴突生长等多种功能。Akt 也称蛋白激酶 B（protein kinase B，PKB），属于一种丝氨酸/苏氨酸蛋白激酶，是 PI3K 的一个下游底物，与蛋白激酶 A（PKA）和蛋白激酶 C（PKC）具有同源序列。目前发现它有三种亚型：PKBα/Akt1、PKBβ/Akt2、PKBγ/Akt3，Akt 在抗凋亡、细胞生存及增殖中起重要作用。亚溶解型 MAC 可上调施万细胞 PI3K 和 Akt 活性，PI3K 抑制剂（LY2940027）可阻止由亚溶解型 MAC 介导的抗凋亡作用。在炎症和免疫介导的脱髓鞘过程中，亚溶解型 MAC 可通过上调 Bcl-2 蛋白和抑制 caspase-3 活化而促进少突胶质细胞的生存，提示亚溶解型 MAC 在少突胶质细胞抗凋亡中起促进作用，促进细胞生存及髓鞘重新形成。亚溶解型 MAC 在细胞膜上的装配能诱导分化的人主动脉平滑肌细胞增殖，并激活 PI3K 和 p70S6 激酶；PI3K 抑制剂预处理能阻断亚溶解型 MAC 的刺激反应。

2. MAPK 信号途径

MAPK 家族是真核细胞调控细胞反应的信号系统，参与了细胞的生长、死亡、炎症和应激反应。MAPK 是一种丝氨酸/苏氨酸蛋白激酶，在哺乳动物细胞中有四种：ERK1/2、p38 MAPK、JNK 和 ERK5。ERK1/2 广泛表达在不同的细胞中，并通过生长因子、细胞因子、病毒感染、G 蛋白、转化因子和癌基因等激活。p38 MAPK 被一系列细胞因子激活后能保护细胞抵御补体的攻击，在细胞生存、凋亡和炎症反应时发挥效应。JNK 则主要在细胞应激过程中起重要作用。

肾小球足突细胞中，亚溶解型 MAC 可促进 ERK1/2 的活化，而抑制 ERK1/2 的激活能减少 p21 和 GADD45 的生成并加重足突细胞的 DNA 损伤。MAC 能体外诱导人主动脉平滑肌细胞增殖，其信号通路涉及 MAPK 的激活，活化的 MAPK 可通过活化 CDK4、CDK2 激酶和减少 p21 表达来推动细胞周期，在此过程中 ERK1/2 活性增加最为明显，JNK 和 p38 MAPK 活性也呈短暂上调。另外，亚溶解型 MAC 可通过激活 ERK1/2，增加肌管 c-Fos 的转录活性，从而改变肌管分子表型。体外培养大鼠肾小球上皮细胞用 MAC 刺激后，p38 MAPK 活性和磷酸化水平较对照组增加了 2.4 倍，p38 MAPK 抑制剂能明显加重 MAC 介导的细胞毒性，表明 p38 MAPK 活性上调对肾小球上皮细胞有保护效应。MAPK 活化蛋白激酶 2（MAP kinase-activated protein kinase 2，MAPKAPK-2）是 p38 MAPK 的下游激酶，亚溶解型 MAC 可通过 p38 MAPK 引起 MAPKAPK-2 磷酸化，磷酸化的 MAPKAPK-2 底物是热休克蛋白（HSP）27，已知 HSP27 与肌动蛋白细胞骨架及其组织调节相关。在被动型 Heymann 肾炎大鼠中，过表达 HSP27 可减轻补体介导肾小球上皮细胞损伤，提示 p38 MAPK 通路的活化有助于细胞抵御补体的攻击，推测这可能是由肌动蛋白骨架的相互作用所致。在亚溶解型 MAC 激活的细胞 MAPK 信号途径中，不仅包含 ERK1/2 和 p38 MAPK，还涉及 JNK。JNK 可由一系列激酶组成，这些激酶受到不同的刺激，如 TNF、IL-1 和应激（热休克、辐射等）而活化。JNK 活化后能影响细胞转录、翻译和骨架的重构。JNK 可磷酸化转录因子 c-Jun、elk-1 和 AP-2，并能阻断细胞周期，介导凋亡和启动修复。亚溶解型 MAC 可以激活肾小球上皮细胞中的胞质型磷脂酶 A_2（cytosolic phospholipase A_2，$cPLA_2$），而 $cPLA_2$ 持续过表达又能增加花生四烯酸释放和上调 JNK 的活性。释放的 AA 可以激活 NADPH 氧化酶，导致活性氧簇（reactive oxygen species，ROS）产生进而激活 JNK。JNK

活化可以保护肾小球上皮细胞免遭补体介导的损伤。抗氧化剂、谷胱甘肽、N-乙酰半胱氨酸、NADPH 氧化酶抑制剂等均能抑制亚溶解型 MAC 激活 JNK 的作用。

3. JAK/STAT 信号途径

JAK/STAT 信号途径能将一系列细胞因子等细胞外信号转移到核内。活化的 JAK 可刺激细胞增殖、分化、迁移和凋亡。这些细胞活动对造血、免疫、泌乳、脂质形成和其他生理过程至关重要。STAT 是 JAK 的直接底物,包括 STAT1~4、STAT5a、STAT5b、STAT6。STAT 属于潜在的转录因子,存在于胞质中,活化的 JAK 能磷酸化 STAT,激活的 STAT 可从细胞质转位进入细胞核,二聚体的 STAT 再与特异的调节序列结合进而激活或抑制靶基因的转录。

亚溶解型 MAC 在主动脉内皮细胞膜上的装配能诱导 JAK1 酪氨酸磷酸化,进而导致 STAT4 磷酸化。亚溶解型 MAC 诱导的 JAK1/STAT4 激活是 G 蛋白依赖性的,而亚溶解型 MAC 诱导的 STAT3 活化则是 G 蛋白非依赖性的。STAT3 活化可能通过亚溶解型 MAC 招募的 JAK 蛋白和 Src 而触发。激活的 JAK1 和 STAT3 信号途径进一步调节相关基因的活化和表达。

第四节 黏附分子

一、黏附分子的分类

黏附分子是一类糖蛋白,结构和功能复杂,具有介导细胞间、细胞与 ECM 的黏附作用,参与多种生理和病理过程。

(一)整合素家族

整合素(integrin)家族是一组由两条肽链以非共价键连接而成的异二聚体跨膜糖蛋白。目前已知至少有 15 种 α 亚基和 8 种 β 亚基。根据 β 亚基不同,又可分为不同的亚族,常见的有 β1~3。β1 亚族包括极迟抗原(very late antigen,VLA)1~6,又称 CD49a~f,主要分布在淋巴细胞及内皮细胞表面。β2 亚族包括淋巴细胞功能相关抗原 1(LFA-1,又称 CD11a/CD18)、巨噬细胞分化抗原-1(Mac-1,又称 CD11b/CD18)等,均在白细胞上表达。β3 亚族包括 GPⅡb/Ⅲa(CD41~CD61)、玻黏蛋白受体等,主要在血小板、巨噬细胞及内皮细胞上表达。整合素家族黏附分子的配体为纤连蛋白和层粘连蛋白等基质成分及免疫球蛋白超家族成员。当与其配体结合后,形成配体-整合素-细胞骨架跨膜信号系统,并参与细胞内外信息传递,维持细胞形态和功能。在炎症过程中发挥细胞的黏附作用,以及伤口修复和血栓形成等。

(二)免疫球蛋白超家族

免疫球蛋白超家族(immunoglobulin superfamily,IgSF)包括 ICAM-1、ICAM-2、ICAM-3、VCAM-1 及 CD31 等。免疫球蛋白折叠形成一个紧密的球状结构,提供了与不同球状结构多肽或化学基团黏附的部位,使之获得不同的生物学功能。IgSF 很可能最早起源于原始的具有黏附功能的基因,通过复制和突变衍生形成了识别抗原、细胞因子受体、

IgFc 段受体、细胞间黏附分子及病毒受体等不同的结构域。IgSF 在血管内皮细胞表达最强，亦表达于淋巴细胞、粒细胞表面，且与白细胞表面的整合素家族成员互为配体，参与细胞识别和黏附。

（三）选择素家族

选择素（selectin）家族是具有高度同源性的跨膜糖蛋白。胞外区包括凝集素功能区、表皮生长因子样功能区和补体调节蛋白样功能区，还有跨膜区与胞质区。该家族包括 E-选择素、P-选择素和 L-选择素，表达在白细胞、活化内皮细胞、血小板和淋巴细胞上。与其他黏附分子不同，选择素是一种糖连接蛋白，其配体是一些寡糖基团。

（四）钙黏附素家族

钙黏附素（cadherin）家族是一类介导细胞间相互聚集的跨膜糖蛋白，具有嗜同类特性，可兼作配体和受体。现知有 4 个亚型，E 型见于成年人上皮细胞，N 型分布于神经和肌肉组织，P 型分布于胎盘组织，L 型见于肝脏细胞。其功能执行依赖于钙的存在，在分子与分子连接方面具有特异性并参与选择性细胞黏附。

除上述四类细胞黏附分子外，还有一些新发现未分类的黏附分子，随着研究的进展，黏附分子的分类可能会进一步拓展。黏附分子的作用非常广泛，在炎症反应时白细胞的附壁、移行过程中所起的作用更是人们关注的热点。ICAM-1 和 VCAM-1 均属于细胞黏附分子 IgSF 中的成员，是目前研究最多的黏附分子。

二、细胞间黏附分子 1

炎症过程的一个重要特征就是白细胞黏附，穿越血管内皮，向炎症部位渗出。白细胞与内皮细胞间黏附是循环中白细胞定位于炎症部位的第一步。这个过程是通过 ICAM-1 和 LFA-1 相互作用实现的。在变态反应性炎症中，通过 ICAM-1 与 LFA-1 结合，使 T 细胞黏附于 APC、内皮细胞、上皮细胞和各种靶细胞，进而嗜酸性粒细胞等选择性聚集于炎症和免疫反应局部，引起变态反应。

（一）来源及结构

ICAM-1 在静息的白细胞、内皮细胞上呈低水平表达。然而在 IFN-γ、IL-1β 和 TNF-α 等炎症细胞因子的作用下，ICAM-1 在许多类型细胞上的表达可迅速上调，如白细胞、内皮细胞、角化细胞、上皮细胞和成纤维细胞。在体内炎症反应的病理条件下，VCAM-1 可表达在血管内皮细胞上。ICAM-1 的持续增强表达可导致组织器官结构和功能的严重损害。

1986 年首次鉴定出 ICAM-1 蛋白结构。ICAM-1 是跨膜糖蛋白，含有免疫球蛋白样胞外功能区，1 个跨膜区和 1 个胞质功能区，分子量为 76~114kDa，其中核心多肽的分子量为 55kDa，氨基酸序列为含有 5 个 Ig 样结构细胞外区的单链跨膜糖蛋白，约有一半的糖基为寡糖。用 IL-1 或 TNF-α 诱导的人脐静脉内皮细胞克隆和表达的 VCAM-1 包含 7 个 Ig 样区，每个 Ig 样区由 1 个单独的外显子编码。另外，信号肽和跨膜区及胞质区分别由 2 个不同的外显子编码。ICAM-1 的胞质尾部是该分子中最趋异的部位,可能起促进不同的信号传递或细胞骨架的作用。

1988 年克隆出人 *ICAM-1* 基因,长 15.5kb,含 7 个外显子和 6 个内含子。人 *ICAM-1* 基因定位于染色体 19 p13.3—p13.2,小鼠 *ICAM-1* 基因定位于 9 号染色体,两者的核苷酸序列具有高度的同源性。ICAM-1 基因启动子含有可与 NF-κB 等转录因子结合的位点。

(二)受体

ICAM-1 有两个受体:LFA-1(又称整合素αLβ2 或 CD11a/CD18)和 Mac-1(又称整合素αMβ2 或 CD11b/CD18)。二者均属于整合素家族,LFA-1 是 ICAM-1 的主要受体,Mac-1 与 ICAM-1 的亲和力较低,且在激活的白细胞上只有一小部分 Mac-1(约 10%)可介导 ICAM-1 黏附。LFA-1 表达在中性粒细胞和除红细胞以外的所有造血细胞上,而 Mac-1 的表达局限于单核细胞、巨噬细胞和粒细胞。LFA-1 的配体除 ICAM-1 外,还有 ICAM-2 和 ICAM-3。联合应用抗 ICAM-1、抗 ICAM-2 和抗 ICAM-3 的单克隆抗体,可完全阻断 LFA-1 依赖的黏附作用。静息状态下 ICAM 与 LFA-1 的亲和力很低,通过调节后亲和力可增高:一是调节整合素在膜上的分布,增加聚集的程度可使亲和力增加;二是通过整合素构型的改变,使与其配体连接内在亲和力增高。

(三)可溶性细胞间黏附分子 1

可溶性细胞间黏附分子 1(sICAM-1)是 ICAM-1 的可溶形式,在内皮细胞表面激活后,血清和培养的内皮细胞上清液中均发现与细胞表面同型的蛋白分子。sICAM-1 的产生有两个途径:①细胞外部分的酶性裂解,使得细胞外部分脱落进入血液循环;②一些 mRNA 翻译后产物不表达于细胞表面,而是直接分泌进入血液。sICAM-1 的 mRNA 在编码跨膜区的上游有 19 个碱基缺失,编码的蛋白质无跨膜区和胞质区。sICAM-1 包含膜分子胞外区的绝大部分,含 5 个细胞外 Ig 样区,分子量为 80kDa。sICAM-1 也可以与相应的受体结合,但作用较弱,因此可以发挥拮抗作用,竞争性地与膜受体结合,起到膜受体阻断剂的作用;也可以模拟膜分子的刺激或抑制作用。外周血中的 sICAM-1 水平可以反映炎症局部的严重程度。sICAM-1 是水溶性的,大部分经由肾脏代谢,故肾功能受损也会导致血中 sICAM-1 水平的增加。

三、血管细胞间黏附分子 1

(一)来源及结构

VCAM-1 主要发挥调控免疫监视及炎症反应的生理效用。除在内皮细胞上表达外,VCAM-1 在平滑肌细胞、骨髓基质细胞、成纤维细胞样的成滑膜细胞、淋巴组织和皮肤的 DC、肝脏库普弗细胞和脾脏单核细胞衍生的细胞,以及肾脏的某些上皮细胞上表达。VCAM-1 的表达受细胞因子调控。另外,高浓度的 ROS、氧化低密度脂蛋白、25-羟基胆固醇、血液湍流产生的切应力、高糖及微生物对内皮细胞表面模式识别受体的作用等都可以调节 VCAM-1 的表达。VCAM-1 受 NF-κB、SP-1、AP-1 及干扰素调节因子(interferon regulatory factor，IRF）-1 的调控。

与 ICAM-1 类似，VCAM-1 也为跨膜糖蛋白，结构上含有免疫球蛋白样胞外功能区、1 个跨膜区和 1 个胞质功能区。1989 年首次鉴定 VCAM-1，在人基因组中属单拷贝基因，定位于染色体 1p31.32，长约 25kb，含 9 个外显子、2～8 个外显子，含有 C2 或 H 型的免疫球蛋白区。一个共有的 TATA 序列位于转录起始点上游。VCAM-1 的启动子含有 NF-κB、转录因子 TATA 家族和 AP-1 的共同结合位点。VCAM-1 蛋白的分子量为 110kDa。人 VCAM-1 含有 6 个 Ig 样结构的细胞外区。用 IL-1 或 TNF 诱导的人脐静脉内皮细胞可表达 1 种新的 VCAM-1 cDNA，包含 1 个插在原来 6 个 Ig 样区的 3 区和 4 区之间的额外的 Ig 同源区。这种含有 7 个 Ig 样区的形式是刺激后产生的 VCAM-1 的主要形式。6 个或 7 个 Ig 样区的 VCAM-1 均为同一基因的产物，6 个 Ig 样区可能为 mRNA 剪接时，偶然跳过了为 4 区编码的外显子所致。两种形式的 VCAM-1 均可介导与白细胞的黏附，证明 4 区对白细胞与 VCAM-1 的结合不起关键作用。然而，两种形式的 VCAM-1 可能对白细胞或肿瘤细胞有不同甚至特异性的亲和力。VCAM-1 在正常血管上的表达量极低，用标准的免疫组化方法检测不到，而在炎症等病理条件下，血管内皮细胞、平滑肌细胞、骨髓基质细胞等的表达明显增加。

（二）受体

VCAM-1 的受体为 VLA-4，又称整合素α4β7 或 CD49d/CD29，属于整合素家族。VLA-4 表达在大多数单个核细胞上，包括单核细胞、淋巴细胞、嗜酸性粒细胞和嗜碱性粒细胞上，但不表达于中性粒细胞上。因此，VCAM-1 选择性促进单个核细胞的黏附。VLA-4 亦可与细胞外基质蛋白-纤连蛋白结合。整合素α4β7 除为 VCAM-1 的受体外，还可通过黏附至黏膜标志素细胞黏附分子 1（mucosa addressin cell adhesion molecule 1，MAdCAM-1），介导淋巴细胞归巢到肠组织中。

（三）可溶性血管细胞间黏附分子 1

可溶性 VCAM-1（sVCAM-1）是 VCAM-1 的可溶形式，类似于 sICAM-1，sVCAM-1 可以通过两个途径产生，即胞外部分的酶性裂解及 mRNA 翻译后产物直接分泌入血液。sVCAM-1 包含膜分子胞外区的绝大部分，分子量为 80～90kDa，含 6～7 个细胞外 Ig 样区。sVCAM-1 竞争性与膜受体结合，起到膜受体阻断剂的作用。外周血 sVCAM-1 水平反映炎症局部的严重程度，sVCAM-1 还随着年龄的变化呈现一定的变化趋势。

四、细胞间黏附分子的生物学功能

目前研究发现，ICAM-1 和 VCAM-1 等黏附分子具有免疫生物学功能，包括参与调节炎症反应、免疫细胞和组织的分化与发育、免疫应答，以及参与淋巴细胞归巢、再循环及肿瘤的转移等。

（一）调节炎症反应

表达在血管内皮细胞上的黏附分子可介导细胞与细胞、细胞与基质间的黏附反应，对调节白细胞跨血管内皮细胞运动和炎症反应起重要作用。白细胞从体循环迁移至炎症部位包含一系列过程。在炎症时，内皮细胞表面的选择素（E-选择素和P-选择素）和黏蛋白（可与L-选择素结合）表达快速增加，而选择素和糖类的结合又可介导白细胞"聚合"和"滚动"，使循环中快速移动的白细胞运动变慢并与内皮细胞松散结合；接着内皮或间质细胞释放趋化因子而导致白细胞表面的整合素（如LFA-1和Mac-1）亲和力增加。这些整合素与其在受刺激的内皮细胞上的配体（如ICAM-1、ICAM-2和VCAM-1）结合后，可导致白细胞被捕获并牢固黏附在内皮细胞表面。最后，由于白细胞表面的整合素和细胞外基质蛋白相互作用，而使黏附反应扩大，并促使白细胞穿越内皮到达炎症部位（图5-5）。炎症状态下，大部分白细胞通过内皮细胞间隙迁移，另外尚有一小部分白细胞可以跨特定的内皮细胞而进行迁移。

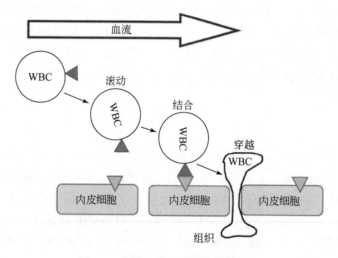

图 5-5 血液中白细胞迁移模式图

研究发现，大多数急性肾移植排斥反应的肾血管内皮细胞上出现ICAM-1和VCAM-1的高表达，这可能是造成严重急性肾移植排斥反应中透壁性动脉炎的一个重要原因。ICAM-1和VCAM-1可通过促进单核细胞在动脉内膜积聚，参与动脉粥样硬化的形成。在小鼠的动物实验中发现，动脉内膜中VACM-1的表达在动脉粥样硬化的发生中起重要作用。关于在炎症中地位的另一个有力的证据是，ICAM-1缺陷的小鼠较野生型小鼠发生严重狼疮样肾炎者减少。同时，由于白细胞向肺部迁移减少，可不发生肺部炎症（在红斑狼疮小鼠中50%以上可出现肺部受累），故ICAM-1缺陷小鼠较野生型小鼠有较长的存活时间。在以3%硫酸钠葡聚糖诱发的小鼠实验性急性结肠炎中，野生型小鼠肠壁小静脉和小动脉发生炎症渗出处可见内皮ICAM-1的表达显著上调，而ICAM-1缺陷小鼠则可避免发生此严重的结肠炎症，证明ICAM-1在急性肠炎的发生中起重要作用。用抗ICAM-1和抗VCAM-1的单克隆抗体可阻断内皮细胞-白细胞的结合位点，显著降低白细胞的外渗和炎症反应的进展。在动物实验中，抗ICAM-1单克隆抗体可抑制肾、心、肝、胰腺和肠等同种器官的移植排斥反应，也可抑制胰腺等异种器官移植排斥反应。另外，抗ICAM-1和抗VCAM-1的单克隆抗体及其反义寡核苷酸，目前亦用于皮肤和气道的过敏性炎症反应、炎症性肠病、缺血-再灌注损伤及1型糖尿病等的治疗研究中。哮喘动物模型中，阻断VCAM-1

可明显减少嗜酸性粒细胞的聚集；在肠道组织中，阻断 VCAM-1 可抑制肥大细胞前体细胞与内皮细胞的结合。因此，黏附分子在炎症反应中占有重要地位，以上治疗措施具有潜在的临床应用价值。

（二）参与调节免疫细胞及其他组织细胞的分化和发育

在免疫细胞的分化和发育中，来源于骨髓原始干细胞的未成熟 T 细胞（不表达 T 细胞受体或表面分子，无抗原识别能力和效应功能）离开骨髓进入胸腺，成为胸腺细胞（胸腺内的 T 细胞）。在从胸腺的皮质迁移至髓质的过程中，经过分化和选择，最终成为有 MHC 限制性和自身耐受的成熟 T 细胞释放至外周。在胸腺细胞的成熟过程中，胸腺细胞与胸腺上皮细胞和 DC 等各种基质细胞进行密切接触，其中 ICAM-1、VCAM-1 及其受体 LFA-1、VLA-4，可介导胸腺细胞与基质细胞的黏附结合，从而对胸腺细胞的分化和发育产生影响。表达在骨髓基质细胞和淋巴结生发中心 DC 上的 VCAM-1 与发育中的免疫细胞 VLA-4 相互结合，对免疫细胞的成熟十分关键。诱导新生小鼠 *VCAM-1* 基因失活可致 VCAM-1 在骨髓、淋巴器官和肺等大多数组织中的表达缺陷，进而导致骨髓幼稚 B 细胞减少，外周血幼稚 B 细胞增多，并减少循环中成熟 B 细胞向骨髓回归。此外，T 细胞依赖的体液免疫应答也受到损害，证明 VCAM-1 在 B 细胞的定位及 T 细胞依赖的体液免疫应答中起重要作用。

除了对免疫细胞分化和发育的作用外，许多发育中的组织，如骨骼肌、脑、软骨/骨、皮肤、心脏和肺脏中，均可见 VLA-4 和 VCAM-1 的表达。另外，在骨髓的造血细胞成熟中亦起作用。在哺乳动物骨骼肌的分化过程中，VLA-4 表达在原始肌小管（原始成肌细胞融合而成）上，VCAM-1 表达在次级成肌细胞和部分与原始肌小管并排的次级肌小管上，提示这些受体可以促使次级成肌细胞沿原始肌小管排列，并利用这些原始肌小管作为模板而融合成次级肌小管，在肌纤维成熟过程中起着重要的作用。在培养基上，应用阻断 VCAM-1 与 VLA-4 相互作用的抗体可抑制成肌细胞融合，证明了 VCAM-1 和 VLA-4 在肌小管形成中的重要性。

对 *VCAM-1* 基因敲除小鼠的研究发现，大多数小鼠胚胎的尿囊和绒膜不能融合，故不能形成脐带和胎盘，而导致胚胎死亡和随后的被吸收。对野生型小鼠胚胎的免疫组化染色发现，VCAM-1 表达在尿囊顶部，其受体 VLA-4 表达在绒毛膜上。另外，约 20% 的 *VCAM-1* 基因敲除小鼠胚胎的尿囊虽可融合，但这些胚胎显示出许多组织的发育迟滞，随后死亡。只有约 1% 的 *VCAM-1* 基因敲除小鼠的胚胎最终可存活，发育成正常的小鼠。这可能与胎盘发育迟滞使氧气和营养物质输送不充足有关。这说明 VCAM-1 在尿囊的中胚层向完整的绒毛膜表面的迁移过程中发挥作用。

（三）参与免疫应答反应

T 细胞上有许多表面分子，可帮助 T 细胞与 APC、血管内皮细胞和靶细胞等细胞表面的分子特异性地结合，也可与 ECM 结合，与信号转导、抗原提呈、T 细胞的再循环及其在组织中滞留等密切相关。除 CD4 和 CD8 可作为 MHC 限制性 T 细胞活化的辅助分子外，LFA-1 和 VLA-4 也是重要的辅助分子。LFA-1 和 VLA-4 与其配体 ICAM 和 VCAM-1 的相互作用可促进免疫应答。

研究发现，ICAM-1 除介导炎症细胞黏附至血管内皮细胞、ECM 及上皮细胞外，还可介导 T 细胞与 T 细胞、T 细胞与靶细胞、T 细胞与 B 细胞间的相互作用。T 细胞表面的 ICAM-1 可以参与信号转导，参与调节包括 T 细胞激活、增殖、细胞毒作用和细胞因子产生等。ICAM-1 也可作为 APC 上的协同刺激分子激活 MHC-Ⅱ类限制性 T 细胞，在其他与 MHC-Ⅰ类分子相关的细胞表面激活 CTL。ICAM-1 在信号转导中的作用，表现在交联的 ICAM-1 可传递信号给中性粒细胞导致呼吸爆发，传递信号给 T 细胞诱导表面蛋白表达。体外实验发现，VCAM-1 也参与 T 细胞的激活，可能是作为 T 细胞的协同刺激分子而起作用。激活的 T 细胞表面的 VLA-4 与 B 细胞表面的 VCAM-1 结合，可介导 T 细胞与 B 细胞的相互接触和传递活化信号，促进 B 细胞的增殖和分化。另外，VLA-4 与 VCAM-1 和 ECM 的结合也可提供 T 细胞活化的协同刺激信号。研究显示，间充质干细胞表达 VCAM-1，并参与对 T 细胞应答的免疫抑制过程。

整合素 LFA-1 对于 T 细胞发挥免疫功能至关重要。T 细胞表面大量表达 LFA-1。与其他整合素的作用机制类似，活化的 LFA-1 可以双向传递信号：从细胞外传递至细胞内和从细胞内传递至细胞外。在前者，细胞外的刺激导致细胞内的变化和反应；在后者，细胞内的变化导致细胞外部分 LFA-1 构象的变化，进而调节其黏附能力。不同的活化状态下，LFA-1 的构象不同，可以从亲和力低的弯曲构象，变化到亲和力高的开放性构象。低亲和力构象是 LFA-1 的失活状态，此时 LFA-1 受体无法与配体结合传递信号。这一状态对于循环中的 T 细胞具有特殊意义，能确保其不与正常血管壁、内皮细胞结合而发生异常活化。离开循环后，T 细胞与内皮细胞松散接触并开始沿血管壁滚动。内皮细胞及周围组织释放的趋化因子使 LFA-1 受体转化成高亲和力构象（活化状态）。活化的 LFA-1 与 ICAM（主要是 ICAM-1，由炎症组织或内皮细胞表达）作用，激活下游多条信号转导途径，诱导细胞骨架的重塑，影响 T 细胞的活动性。由于 LFA-1 胞内部分缺乏催化功能，因此与其他信号转导分子间的空间作用变得尤为重要。胞内 LFA-1 通过与信号分子接触后激活一系列激酶、磷酸酶的活性，介导信号转导及细胞应答。研究显示，LFA-1/ICAM-1 调控记忆 $CD8^+$ T 细胞对继发刺激的敏感性及应答效应。最近，在对 T 细胞发育及分化方面，发现 LFA-1 具有新的免疫学效应。LFA-1 信号通路导致一系列基因的表达，造成细胞抵抗 TGF-β 的诱导作用。另外，LFA-1 对 Treg 的稳定及功能至关重要。在炎性肠病背景下，LFA-1 缺陷的 $CD4^+CD25^+$ Treg 丧失免疫抑制能力。此外，阻断 LFA-1 可以抑制 T 细胞和 APC 的相互作用，破坏 T 细胞的活化及迁移。LFA-1 与 ICAM-1 的相互作用通过激活 T 细胞 Notch 信号通路，促进 Th1 细胞分化，加强 IL-2 和 IFN-γ 的分泌。

（四）参与淋巴细胞归巢和再循环

初始 T 细胞与淋巴结内高内皮小静脉（high endothelial venule，HEV）的内皮细胞结合后，可穿过内皮细胞间隙进入基质。若进入淋巴结的初始 T 细胞与特异性抗原相遇，初始 T 细胞则被激活并产生 LFA-1、VLA-4 等黏附分子，而介导 T 细胞黏附于辅助细胞、ECM 及其他细胞。所以初始 T 细胞优先归巢至淋巴器官，并在其中对外来抗原进行识别和应答，参与免疫应答的识别和活化阶段。活化 T 细胞可分化成效应 T 细胞或记忆 T 细胞。效应 T 细胞、记忆 T 细胞及未与特异性抗原相遇的初始 T 细胞离开淋巴结后经胸导管返回血液，完成一次再循环。已活化的效应 T 细胞和记忆 T 细胞上 L-选择素的表达减少，故绝大多数不能再返回淋巴结。但炎症区域产生的细胞因子可以促进内皮细胞表达 ICAM-1、ICAM-2 和 VCAM-1，并与效应 T 细胞和记忆 T 细胞上的受体 LAF-1、VLF-4 结合，故效应 T 细胞和记忆 T 细胞优先归巢至炎症组织。效应 T 细胞迁移至血管外组织与抗原相遇时，其细胞上的整合素与 ECM 的亲和力增加，因而可使 T 细胞停留在那里清除抗原，即免疫应答的效应阶段。与此同时，记忆 T 细胞则进入再循环池，以保证免疫记忆的系统性。进入外周组织的 T 细胞若未与抗原相遇，则从淋巴管返回循环中。

（五）参与肿瘤的扩散转移

ICAM 在肿瘤的发展过程中很重要。一方面，肿瘤细胞上 ICAM-1 表达的增加，可引导 CTL 和 NK 细胞对其杀伤而抑制肿瘤生长；但另一方面，可能由于肿瘤细胞上增加的 ICAM-1 表达使白细胞与其黏附，而致肿瘤细胞凭借白细胞黏附到血管内皮上并渗出血管外，导致肿瘤播散至其他部位。研究发现，大肠癌细胞上 ICAM-1 的过度表达与淋巴结转移密切相关。白血病细胞上 ICAM-1 的表达与其向血管外渗出和疾病进展有关，抗 ICAM-1 单克隆抗体可抑制这种渗出。sICAM-1 亦可通过促进肿瘤血管的生成和逃避机体的免疫监视作用，在肿瘤生长中起重要作用。如给予外源性 sICAM-1 可显著刺激体内肿瘤的生长。研究发现，鼻咽癌癌组织 ICAM-1 的表达与血清 sICAM-1 的浓度密切相关，而 sICAM-1 的浓度又与鼻咽癌病期及淋巴结转移有关，治疗后血清 sICAM-1 的浓度明显降低。故血清 sICAM-1 的浓度除可反映肿瘤细胞逃避机体免疫监视的作用外，也可作为判断鼻咽癌发展程度及疗效评价的指标。另有研究发现，乳腺癌患者有肝和/或骨转移者，血清 sICAM-1 的水平明显增高，有两处或多处转移者更高。另外，对化疗或内分泌治疗无反应者体内 sICAM-1 的水平升高，提示总体预后较差。推测这可能是由于肿瘤细胞释放 sICAM-1，使 ICAM-1 介导的白细胞识别能力下降，故帮助肿瘤细胞逃避宿主免疫监视而促进肿瘤转移。但另有研究得出相矛盾的结果，发现乳腺癌患者原发灶 ICAM-1 的表达与肿瘤的大小、淋巴结转移、肿瘤浸润性及核多形性等呈负相关，且肿瘤 ICAM-1 阳性者较阴性者有较长的缓解期和较好的总体预后，故认为癌细胞表达 ICAM-1，在宿主免疫监视系统下起抑制肿瘤发展的作用。后来的研究发现，血清 sICAM-1 的水平与早期乳腺癌患者的肿瘤血管密度密切相关，且有淋巴结转移及肿瘤恶性度高者的 sICAM-1 水平明显高于无淋巴结转移及肿瘤恶性度低者。故血清 sICAM-1 的水平是乳腺癌患者血管生成的一项标志，可用于评价抗血管药物的疗效。亦有研究发现，IL-1β 和 TNF-α 等细胞因子可通过上调肝窦内皮细胞上 VCAM-1 的表达，来促进肿瘤细胞黏附和肝转移。

第五节 高迁移率族蛋白 B1

高迁移率族蛋白 B1（high mobility group box 1 protein，HMGB1）是由 Goodwin 等在 1973 年发现，因其在聚丙烯酰胺凝胶电泳中的迁移速率快而得名，是一类几乎存在于所有真核细胞中、进化高度保守的低分子量非组蛋白 DNA 结合蛋白。HMG 通常包括三大超家族：HMG-I/Y 家族、HMG-1/2 家族、HMG-14/17 家族。2000 年国际 HMG 学术机构会议上将其重新命名为 HMGA、HMGB、HMGN 家族。HMGB1 是细胞核中含量最丰富的非组蛋白结构蛋白，对于染色质结构及基因表达具有重要作用。细胞核 HMGB1 在翻译后修饰等因素作用下可以转移至细胞质中，也可以通过主动及被动方式释放至细胞外，与其他细胞表面的一系列受体结合，发挥多种调控效应，包括细胞成熟、增殖、存活及死亡多个环节（图5-6）。

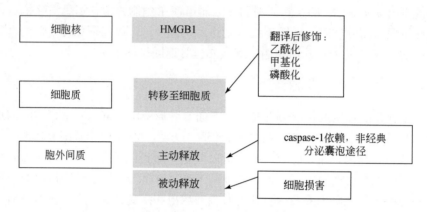

图5-6　HMGB1自细胞核迁移至细胞质或释放至细胞外

新近的研究表明，外源性HMGB1被认为是重要的晚期炎症因子，在脓毒症的发生、发展中起重要作用。目前，有关HMGB1作为潜在晚期介质的研究取得一定的成果，但仍存在很多问题，HMGB1是否确实参与失控性全身炎症反应的发生、发展过程？其改变与急危重症的本质联系及临床意义如何？针对HMGB1的干预措施是否有助于多器官功能障碍综合征（MODS）的防治？这些问题均有待解决。因此，了解HMGB1在急危重症时的变化规律、病理生理作用及其调控机制，将有助于深入认识急危重症时脓毒症和MODS的发病机制及其临床意义。

一、高迁移率族蛋白B1的结构

HMGB1蛋白由3个独特的结构域组成，包括2个同源的带正电荷的DNA结构域A-box、B-box和1个带负电荷的C末端。其中A-box位于N末端，进化高度保守，可特异性抑制B-box功能；C末端在羧基末端，包含30个重复的天冬氨酸和谷氨酸残基，可参与调节HMGB1与DNA结合的亲和力；B-box位于二者之间，这一序列是HMGB1与其可能的受体——晚期糖基化终末产物受体（receptor for advanced glycation end product，RAGE）结合的主要部位，也是发挥致炎作用的主要结构域。针对HMGB1基因位点的研究发现，小鼠的*HMGB1*基因位于第5号染色体上；人类*HMGB1*基因位于染色体13q12—q13，含有5个外显子和4个内含子，并且含有1个缺少TATA结构的启动子，可以与AP-1及SP-1等转录因子结合。在*HMGB1*基因启动的区域含有1个沉默子，使其在正常情况下的表达保持基础水平。HMGB1由215个氨基酸组成，在哺乳动物中高度保守，氨基酸序列同源性在大鼠和小鼠间达100%，在人和啮齿类动物间高达98%以上，广泛分布于淋巴组织及脑、心、肝、肺、肾、脾等器官组织中。HMGB1基因经蛋白翻译后进行糖基化、甲基化、酰基化和磷酸化等修饰加工，具有稳定核小体形成的功能，是一种转录因子样蛋白，可调节多个基因的表达，具有广泛的生物学效应。

细胞内外均有 HMGB1 表达。生理状态下，HMGB1 结合于核染色体，可调节基因的重组、修复、转录及分化成熟等多种细胞核生命活动，有"DNA 伴侣"之称，可以通过改变 DNA 的双螺旋结构来调节转录因子的转录活性。当机体受到炎症刺激时，HMGB1 通过主动和被动途径释放到细胞外。细胞外 HMGB1 可以和多种因子结合形成复合物，并能通过结合不同的受体产生不同的效应，如参与炎症、免疫、迁移、侵袭、增殖、分化、抗菌防御和组织再生等过程。由于 HMGB1 在细胞内和细胞外位置上的差异，使其在功能上也具有复杂性，其确切的病理生理意义目前尚不清楚。

二、高迁移率族蛋白 B1 在脓毒症中的作用

在探索脓毒症的发病机制中，早期炎症因子包括 TNF-α、IL-1 所发挥的重要作用已众所周知，但应用 TNF-α 或 IL-1 的拮抗剂治疗并不能降低脓毒症的死亡率，这可能与 TNF-α 早期迅速合成释放、临床很难做到早期干预有关。近年来，HMGB1 作为一种重要的晚期炎症介质，在脓毒症中的作用引起了人们的广泛关注。1999 年，Wang 等首次报道在致死性内毒素血症和脓毒症发生后 8 小时，在循环中检测到 HMGB1，随后从 16~32 小时持续上升至高峰水平，且血浆 HMGB1 水平与器官损伤程度呈正相关，病情越重则 HMGB1 水平越高且持续时间越长。同时，在内毒素血症或热损伤所致的脓毒症中，不同组织（如肌肉、肝和肺）的 HMGB1 mRNA 水平也会增加。既往资料亦证实，严重烫伤和腹腔感染后 6~24 小时肝、肺及小肠组织 HMGB1 基因表达显著增多，且一直持续至伤后 72 小时，且局部组织 HMGB1 诱生与内毒素介导器官功能损害关系密切，这一动力学特点与 TNF-α（峰值在 1~2 小时出现）和 IL-1β（峰值在 4~6 小时出现）等细胞因子明显不同。有资料显示，给小鼠腹腔注射重组 HMGB1 可出现脓毒症样症状，较大剂量 HMGB1 攻击可导致动物死亡。此外，气管内给予 HMGB1 可以导致肺的急性炎症损伤，同时伴有中性粒细胞聚集，导致肺水肿，肺中 TNF-α、IL-1β 及 MIP-2 表达增加。上述结果表明，HMGB1 本身即可介导一系列病理生理效应，甚至死亡。进一步研究发现，应用 HMGB1 合成抑制剂可有效防止脓毒症的发生与发展，甚至在脓毒症发病后 24 小时给予第一剂治疗，也可改善脓毒症小鼠预后。综上所述，这些结果提示 HMGB1 以延迟方式释放，并作为致死性脓毒症的晚期介质发挥作用，因此 HMGB1 成为临床干预时间窗更广的新治疗靶点。

临床资料显示，正常人血清中的 HMGB1 含量极少，烧伤、创伤、休克、脓毒症等急危重症患者的血清中 HMGB1 水平显著升高，表明 HMGB1 与脓毒症的病理生理过程关系密切。我们的试验结果显示，与健康志愿者相比，不同烧伤程度患者的血液中 HMGB1 水平有不同程度上升；和死亡组患者相比，烧伤脓毒症患者恢复后 HMGB1 水平显著降低。同样，失血性休克患者，在休克后 24 小时内 HMGB1 水平明显增高，72 小时达到高峰，96 小时开始下降；在患者血压恢复和临床症状改善后，血清 HMGB1 水平也恢复正常。简而言之，初步的临床资料显示，创（烧）伤患者血清 HMGB1 显著增高，其中以并发脓毒症者改变尤为明显，说明细菌感染和失血性休克均可刺激机体合成 HMGB1，其参与了脓毒症所致器官损伤的发病过程。

三、高迁移率族蛋白 B1 的诱导机制

现已明确，细菌内外毒素及细胞壁成分均可激活细胞因子信号通路，引起致炎介质合成与释放，从而引起一系列病理生理效应。较多实验证明，严重创（烧）伤或细菌感染时内毒素持续进入血液循环，并蓄积于局部组织，参与了脓毒症时 HMGB1 的诱生，并在基因水平调控其表达。已知 HMGB1 可通过细胞主动分泌和被动释放两种机制分泌到细胞外：一方面，在炎性因子刺激下，单核/巨噬细胞、中性粒细胞、DC 等可主动分泌 HMGB1 至细胞外；另一方面，在细胞损伤、裂解、死亡时，HMGB1 可被动释放到细胞外。主动分泌和被动释放至细胞外的 HMGB1 均可诱发局部炎症反应。有研究表明，初始的 HMGB1 细胞核-质间移位受 JAK/STAT1 介导的乙酰化调控，而随后的细胞外释放则受双链 RNA 依赖蛋白激酶 R（double-stranded RNA-dependent protein kinase R，PKR）/炎症小体介导的细胞焦亡的调控。JAK/STAT1 信号结合转运蛋白的核定位序列（NLS）位点在 LPS 诱导的 HMGB1 高乙酰化中起着重要作用，从而参与 HMGB1 细胞核-质移位基本机制的调节；而应用 JAK/STAT1 信号抑制剂可抑制 LPS 诱导的 HMGB1 分泌。HMGB1 在细胞质移位后，可通过多种信号转导途径分泌到细胞外，包括 caspase-1/caspase-11 介导的细胞焦亡方式和溶酶体介导的胞吐作用。溶酶体的胞吐途径也用于 IL-1β 分泌，细胞质中本身有一部分 HMGB1 和 IL-1β 分子定位于分泌型溶酶体囊泡中，关于分泌型溶酶体是否通过胞吐作用将 HMGB1 分泌至细胞外及其可能涉及的机制尚不明确，有待进一步证实。细胞焦亡途径通过增加 caspase-1/11 和炎症小体的活性使细胞膜破孔进而促使 HMGB1 释放。在革兰氏阴性菌诱导的脓毒症中，细胞焦亡是 HMGB1 释放的重要方式。

虽然发现 HMGB1 在脓毒症的发病机制中起着重要的作用，但关于脓毒症后组织 HMGB1 表达的信号调节机制，目前尚不清楚。我们采用盲肠结扎穿孔术（cecal ligation and puncture, CLP）所致脓毒症模型探讨了 JAK/STAT 通路与肝组织 HMGB1 mRNA 表达之间的关系。实验结果显示，CLP 后 6~48 小时肝组织 HMGB1 mRNA 表达明显增强，且呈现持续表达的状态；早期采用 JAK/STAT 通路抑制剂进行体外干预，可抑制 JAK/STAT 通路，进而直接或间接地下调 HMGB1 基因表达水平，减轻 HMGB1 的毒性作用及肝组织的损伤。该结果表明 JAK/STAT 通路参与了 CLP 后肝脏 HMGB1 表达的过程，抑制 JAK/STAT 通路可下调 *HMGB1* 基因表达水平，并有助于防止急性肝损伤。为了进一步探讨 JAK/STAT 通路与 HMGB1 诱生之间的关系，采用大鼠腹腔巨噬细胞进行体外 LPS 刺激，观察到 STAT1 的特异性抑制剂氟达拉滨和 STAT3 磷酸化抑制剂西罗莫司体外干预对 *HMGB1* 基因表达具有调节作用。结果显示，氟达拉滨及西罗莫司显著降低了 LPS 刺激 36 小时后 HMGB1 mRNA 的表达，这与我们的动物体内实验结果基本一致，说明 JAK/STAT 通路参与了 HMGB1 的诱生过程。关于 HMGB1 诱导及其分子调节的详细机制极其复杂，尚有待进一步深入研究。

四、高迁移率族蛋白 B1 对机体炎症反应的影响

研究证实，细胞外 HMGB1 可促进炎症细胞活化、刺激炎症因子分泌；多种促炎因子又反过来诱导 HMGB1 释放，介导炎症反应。HMGB1 释放至细胞外后，可发挥致炎作用，

在脓毒症的发病过程中起着重要作用。有资料显示，采用毒性剂量的纯化重组 HMGB1 攻击 BALB/c 小鼠，2 小时内小鼠出现典型的脓毒症症状，如震颤、竖毛、昏睡、病态行为等；另外，采用亚致死剂量的纯化重组 HMGB1 攻击 BALB/c 小鼠，6 小时内小鼠血清中 TNF-α 显著增加，36 小时后大部分动物死亡；注射致死剂量的纯化重组 HMGB1 至内毒素敏感小鼠（C3H/HeN）和内毒素耐受小鼠（C3H/HeJ）体内，两组动物 16 小时内均全部死亡，表明 HMGB1 介导的致死性作用可能与内毒素无关。这些结果提示，HMGB1 既可直接介导脓毒症时组织损害效应，同时还能刺激其他炎症因子的产生。

近年来，人们在体外试验中探讨了 HMGB1 刺激人单核细胞合成、释放炎症介质的效应，虽然 LPS 和 HMGB1 在诱导炎症介质释放上具有相似的功能，但是 HMGB1 诱导的细胞因子释放的动力学特征与 LPS 不同，呈迟发性和双相性。HMGB1 刺激人单核细胞合成、释放 TNF-α，第一高峰在给予 HMGB1 后 3 小时，第二高峰在 8～10 小时，第二高峰值明显高于第一高峰值，且 TNF-α 高水平状态至少持续 22 小时；而 LPS 诱导的 TNF-α 合成在给予 LPS 后 1 小时即达到高峰，随后在 2 小时内逐渐下降，恢复至正常水平。其次，当培养液中同时加入 LPS 中和剂，如多黏菌素 B，以避免内毒素的沾染效应时，并不能抑制 HMGB1 诱导的细胞因子的合成。另有资料证实，一定剂量的纯化重组 HMGB1 体外刺激人外周血单核细胞，以剂量依赖的方式介导其他细胞因子的释放，包括 TNF-α、IL-1、IL-1Ra、IL-6、IL-8 和 MIP-1β，但不能刺激单核/巨噬细胞释放 IL-12 和 IL-10。此外，HMGB1 还可增加内皮细胞通透性，加重局部渗出和水肿。另一方面，炎症介质亦可促进细胞 HMGB1 释放。例如，在 TNF-α 和 IL-1 刺激下，神经垂体细胞可呈时间和剂量依赖的方式释放 HMGB1，且 HMGB1 释放时间提早到 3～4 小时，在 8～10 小时达高峰；这提示 HMGB1 可能参与炎症过程中神经内分泌和免疫调节机制。

为进一步了解脓毒症时机体 HMGB1 对其他细胞因子产生的影响，我们采用 CLP 动物模型进行研究。结果显示，CLP 后肾组织 *TNF-α* 基因及蛋白表达均明显增加，其改变与 *HMGB1* 基因表达有关，提示二者可能存在着相互诱生、相互促进的关系。应用 HMGB1 合成抑制剂——正丁酸钠治疗可有效下调肾组织 HMGB1 诱生；并降低 CLP 后 24 小时肾组织 *TNF-α* 基因及蛋白表达水平。但正丁酸钠早期处理对 CLP 后 12 小时 TNF-α 表达无明显影响。另外，促炎因子 TNF-α 或 IL-1 可以刺激单核/巨噬细胞释放 HMGB1，反过来 HMGB1 又可刺激 TNF-α 和 IL-1 的分泌，同时 HMGB1 可诱导自身从细胞中释放，从而放大和延长"细胞因子级联反应"，引起机体炎症反应迁延、失控。

以上研究提示，脓毒症早期释放的内毒素、TNF-α 可刺激晚期炎症介质 HMGB1 的合成，HMGB1 反过来又延迟激活体内单核/巨噬细胞等多种炎症细胞，引起 TNF-α 水平再次增高，二者相互诱生、相互促进，从而使炎症反应不断放大、加重，这可能在介导脓毒症时多器官功能损伤的发生、发展中具有重要作用。

五、高迁移率族蛋白 B1 在免疫功能紊乱中的意义及调节机制

目前国内外诸多研究主要集中在 HMGB1 炎症效应及其受体、信号调节机制方面，它是否参与细胞免疫功能障碍的病理生理过程尚不清楚。尽管 HMGB1 在感染发病中确实表现出促炎细胞因子的作用，但我们认为就急危重症、MODS 病程进展的全过程而言，

HMGB1 对机体病理过程的调节作用可能不仅局限于单纯的促炎反应。虽然病原菌种类、数量和宿主年龄、基础疾病等因素对感染后免疫抑制发生的时相能造成一定影响，但总体上免疫反应由高至低的变迁与体内 HMGB1 浓度上升在时相上相吻合，且研究结果表明延迟拮抗 HMGB1 可显著改善脓毒症动物预后，在此阶段仅仅用促炎效应难以解释 HMGB1 的病理生理效应，HMGB1 是否还参与了免疫调节过程值得怀疑。近十年来，我们对 HMGB1 在严重创（烧）伤后脓毒症和 MODS 发生、发展中的作用及意义进行了系统的研究。结果证实，严重烧伤后机体主要组织 HMGB1 增加，应用 HMGB1 合成抑制剂可以有效防止脓毒症的发生、发展，并不同程度减轻炎症反应、组织损伤和改善动物预后。在临床严重大面积烧伤患者，伤后第 1 天 HMGB1 水平迅速上升至高峰，且并发 MODS 患者在伤后第 1、7、21、28 天 HMGB1 水平显著升高，其含量与病情严重程度密切相关。因此，我们将通过动物实验与临床观察相结合，从多个层次及不同侧面探讨 HMGB1 在严重创（烧）伤时，机体不同细胞免疫功能紊乱中的作用、分子机制与干预措施。

（一）HMGB1 对 T 细胞免疫应答的影响

T 细胞是淋巴细胞中数量最多、功能最复杂的一类细胞，在细胞介导的适应性免疫应答中起着重要作用。不同细胞因子信号可导致初始 T 细胞分化为不同的效应细胞（Th1、Th2 和 Th17）和 Treg 亚群。T 细胞可在多种刺激或细胞与细胞的共同培养中释放 HMGB1。此外，细胞外 HMGB1 通过直接或间接作用对 T 细胞的增殖、存活及 T 细胞极化起着至关重要的作用。

研究显示，低剂量 HMGB1 对 $CD4^+$ T 细胞增殖活性无影响，但能促进 Th1 细胞因子的产生；而高剂量 HMGB1 抑制 $CD4^+$ T 细胞增殖反应并诱导 Th2 细胞极化，血浆中 IL-2 水平显著降低，IL-2/sIL-2R 值下降。另外，HMGB1 刺激人外周血 T 细胞 48 小时后，能明显抑制 PHA 诱导的 T 细胞增殖，同时能诱导 T 细胞免疫功能出现由 Th1 细胞向 Th2 细胞的偏移；HMGB1 与 T 细胞共培养 12 小时后，可明显上调 IL-2、IL-2R 表达水平，而 HMGB1 刺激持续 48 小时后上述效应衰竭，并表现出相反的变化趋势。进一步研究发现，高剂量的 HMGB1 可上调 ERK1/2 和 p38 MAPK 的磷酸化，参与调节 T 细胞增殖、分化及功能；应用 ERK1/2 或 p38 MAPK 特异性抑制剂可改善 HMGB1 对 T 细胞免疫功能的影响。这些结果表明，HMGB1 可能通过激活 ERK1/2 和 p38 MAPK 信号途径参与 T 细胞的增殖和功能。

除了效应 T 细胞外，HMGB1 还可调节 T 细胞亚群（如 Treg 和 Th17 细胞）的增殖、功能和平衡。例如，HMGB1 以 RAGE 依赖的方式抑制 Treg 中 CTLA-4 和 Foxp3 的表达，以及 IL-10 的分泌。HMGB1 作为 Treg 的一种趋化剂，可促进其存活并增强其抑制性功能。此外，研究表明，HMGB1 可能通过影响 Th17 细胞的增殖和活化参与一些自身免疫性疾病，包括类风湿关节炎、心肌炎和急性同种异体排斥反应等。上述资料表明，HMGB1 对 T 细胞包括增殖、分化和细胞因子分泌等免疫功能具有双向调节效应，具体机制有待进一步的研究，其中，HMGB1 对 T 细胞免疫功能的抑制效应可能是导致感染后机体免疫麻痹发生的重要调控机制。

（二）HMGB1 对 DC 的作用及其调控机制

DC 是体内最强大的 APC，其功能包括抗原提呈和激活初始 T 细胞。活化的 DC 和其他炎症细胞及坏死细胞都可以分泌 HMGB1，而胞外 HMGB1 通过 RAGE、TLR2、TLR4、

TLR9 等多种受体，进一步影响 DC 的成熟、活化和迁移。为了深入探讨了 HMGB1 对 DC 分化成熟的影响与受体机制，进一步分析 DC 对 T 细胞免疫功能的影响与调节，我们采用 HMGB1 刺激大鼠脾脏 DC 发现，一定剂量的 HMGB1 体外刺激大鼠脾脏 DC 可诱导 DC 分化成熟，DC 表面共刺激分子 CD80、CD86 和 MHC-Ⅱ表达增强，且 IL-12、TNF-α 分泌增加，提示 HMGB1 能诱导 DC 分化成熟。与此同时，HMGB1 刺激可显著上调 DC 表面 RAGE 的表达，抗 RAGE 抗体作用后 DC 表面 CD80、CD86 和 MHC-Ⅱ表达减弱，提示 HMGB1 可能通过 RAGE 对 DC 分化成熟产生直接诱导效应。进一步观察显示，HMGB1 诱导的 DC 促进脾脏 T 细胞对丝裂原刺激的增殖反应，增强 IL-2 及 IL-2R 表达和 NF-κB 的活化，促使 T 细胞向 Th1 细胞功能性极化。

业已明确，严重创（烧）伤后机体主要组织中 HMGB1 广泛表达、增加较晚且持续时间较长。因此，我们采用严重烫伤延迟复苏动物模型，深入探讨了 HMGB1 的变化及其与 DC 分化成熟的关系、DC 对 T 细胞免疫功能的影响与调节效应。结果证实，严重烫伤后大鼠体内高水平 HMGB1 刺激 DC 成熟，但表型表达异常，抗原提呈功能出现障碍，表现为烫伤大鼠脾脏 DC 体外摄取能力降低，表面 CD86 表达升高，但 CD80 表达无明显增加。同时，烫伤大鼠脾脏 IL-12 mRNA 水平显著降低，T 细胞增殖反应低下、IL-2 及 IL-2R 表达降低、NF-κB 活化下降、T 细胞向 Th2 细胞漂移。应用 HMGB1 拮抗剂丙酮酸乙酯或 RAGE 抗体干预可逆转 DC 表型表达异常，T 细胞增殖抑制减轻并向 Th1 细胞漂移，并改善烧伤后细胞免疫功能紊乱状态，防止感染并发症的发生与发展，保护重要脏器功能。

（三）HMGB1 对巨噬细胞免疫活性的影响及其意义

巨噬细胞是免疫系统的重要效应细胞，有助于宿主防御、伤口愈合和免疫调节。许多炎性刺激可诱导巨噬细胞分泌 HMGB1 至细胞外，细胞外 HMGB1 又可通过 TLR2、TLR4 或 RAGE 刺激巨噬细胞产生细胞因子和趋化因子，进一步延长炎症反应。此外，HMGB1 可抑制巨噬细胞吞噬作用，从而降低巨噬细胞清除死细胞和损伤相关分子模式（DAMP）释放的能力。我们先前的研究显示，HMGB1 以时间-剂量依赖的方式影响离体培养的小鼠腹腔巨噬细胞吞噬功能和抗原提呈分子的表达。体内试验结果显示，无论高剂量还是低剂量 HMGB1 攻击小鼠，巨噬细胞吞噬能力均有较大幅度的降低，但高剂量 HMGB1 攻击巨噬细胞 24 小时后吞噬功能抑制尤为明显。说明 HMGB1 可作为重要的免疫效应分子下调巨噬细胞的吞噬功能，进而降低吞噬杀菌活性。

通过离体培养 BALB/c 小鼠腹腔巨噬细胞，我们观察了 HMGB1 对小鼠巨噬细胞免疫功能及细胞凋亡的影响，探讨了 HMGB1 对巨噬细胞免疫功能及细胞凋亡的作用及其受体、信号机制。结果显示，1～1000ng/ml 的 HMGB1 刺激可显著增加 TNF-α 与 ICAM-1 的合成和释放，但对 IL-10 表达无明显影响；HMGB1 刺激能以时间-剂量依赖性方式诱导小鼠巨噬细胞凋亡，并且可增强巨噬细胞表面 RAGE 的表达和 caspase-3 的活化。阻断 RAGE 和 caspase-3 激活可显著降低 HMGB1 诱导的巨噬细胞凋亡。同时，HMGB1 刺激能使巨噬细胞 NF-κB 活性下降。提示 RAGE 与 caspase-3 激活和 NF-κB 信号通路抑制均可能参与 HMGB1 诱导的巨噬细胞凋亡。另有研究表明，HMGB1 预处理可导致髓源性巨噬细胞和急性单核白血病细胞株 THP-1 通过下调 NF-κB 活性而产生内毒素耐受和脂质过氧化反应；其中 RAGE 参与了 HMGB1 介导的内毒素耐受，而 TLR2 和 TLR4 参与 HMGB1 介导的脂质体酸耐受。

上述结果提示,HMGB1 不仅是体内重要的晚期促炎介质,而且与机体细胞免疫功能障碍密切相关,很可能是体内关键的免疫调节因子之一。

六、高迁移率族蛋白 B1 的潜在应用价值

新近的资料显示,采用抑制 HMGB1 活性(HMGB1 中和抗体或特异性拮抗剂)、抑制其分泌(丙酮酸乙酯、α7 烟碱乙酰胆碱受体激动剂)或下调其基因表达(正丁酸钠、JAK/STAT 通路抑制剂)及中药制剂治疗等方法,能够预防 MODS 的发生,明显改善严重脓毒症预后。

(一)HMGB1 中和策略

1. 抗 HMGB1 抗体

研究表明,抗 HMGB1 抗体能够抑制巨噬细胞中 HMGB1 介导 TNF-α、IL-6 合成,但不影响 TNF-α 诱导 IL-6 的释放过程,提示抗 HMGB1 抗体能够特异性抑制细胞外 HMGB1 的活性,而不阻断细胞对免疫刺激的反应能力。通过比较抗 HMGB1 抗体治疗 CLP 脓毒症小鼠的效果,发现抗 HMGB1 抗体疗效优于其他早期细胞因子抗体。例如,抗 TNF-α 抗体对脓毒症动物模型无效,而抗 HMGB1 的单克隆抗体通过对 HMGB1 的强力抑制效应取得了良好治疗效果。资料显示,在 CLP 小鼠脓毒症模型中,应用抗 HMGB1 抗体治疗的小鼠生存率显著高于对照组小鼠。进一步研究证明,在脓毒症发生后 24 小时出现休克症状的动物,晚期注射抗 HMGB1 抗体依然能够提高生存率。临床上对脓毒症患者给予抗 HMGB1 抗体治疗后,可明显降低血浆 HMGB1 水平,控制炎症反应,从而减轻器官损害。提示 HMGB1 抗体作为临床上脓毒症治疗的新方法具有潜在的应用价值。

2. 重组 HMGB1 A-box 蛋白

结构功能分析显示,HMGB1 部分氨基酸序列包含重要的功能区域,其 C 端 DNA 结合域 B-box(88~162 位氨基酸)是巨噬细胞中刺激 TNF-α 产生的促炎反应序列。进一步分析证实其 1~20 位氨基酸,即 HMGB1 分子的 89~108 位氨基酸是诱导细胞因子产生的部位。尽管巨噬细胞中 HMGB1 分子的 N 端 A-box(1~85 位氨基酸)与 B-box 有 40% 的一致性,它本身却无诱导细胞因子产生的功能。研究显示,注射重组 HMGB1 A-box 蛋白能显著降低动物死亡率,提示 HMGB1 结构中的 A-box 结构域与抗炎效应有关。有趣的是,纯化重组 A-box 能显著阻断 B-box 诱导细胞因子产生反应,并成功应用于实验性治疗中。A-box 具备作为 HMGB1 拮抗剂的能力,可能是通过蛋白水解作用分解 HMGB1 分子,保护炎症部位组织免受损害。纯化 A-box 能有效中和实验动物中 HMGB1 的毒性作用。因此,A-box 在未来临床试验中具有潜在应用价值。然而实验过程中使用的均是小分子蛋白或多肽。其循环半衰期短,必须反复给药。为了更好地应用于临床和实验研究,需要对 A-box 蛋白进行修饰以延长其半衰期。更多 A-box 的作用机制仍有待深入探讨,今后的关注重点将从中和细胞外 HMGB1 活性转向抑制 HMGB1 分泌的机制。

（二）丙酮酸乙酯

丙酮酸乙酯（ethyl pyruvate，EP）是一种稳定的亲脂性丙酮酸盐衍生物，是近年来发现的一种具有抗炎、抗氧化作用的化合物，能在多种动物模型中缓解全身炎症反应和多器官功能障碍，并下调脓毒症时细胞因子的表达。EP 能下调 TNF-α 和 IL-6 的表达，并升高 IL-10 水平。据报道，应用 EP 可降低 CLP 动物的死亡率，即使在 CLP 后 24 小时开始给予 EP 治疗仍能显著改善脓毒症动物预后。体外实验用 LPS 刺激 RAW264.7 条件下，EP 通过特异性抑制 p38 MAPK 信号转导和 NF-κB 的核转位，可以有效抑制 TNF-α 和 HMGB1 的分泌。在致死性内毒素攻击小鼠模型中，给予 EP 后同样可以降低血清 HMGB1 水平。此外，研究显示，脓毒症患者血清 HMGB1 水平明显升高，可通过诱导内皮细胞凋亡增加血管通透性，应用 EP 可抑制实验性脓毒症中内皮细胞的损伤，有效地减轻血管内皮细胞炎症反应。我们的实验在严重烧伤延迟复苏大鼠模型中证实，烧伤后 12 小时注射 EP 可有效降低死亡率，并对肝、肾、肺等器官功能有显著保护作用。此外，其他与 HMGB1 相关的危重症模型如出血性休克、缺血-再灌注损伤和急性肺损伤中均能观察到 EP 的疗效。因此，应用 EP 干预可能有助于调节机体炎症反应的平衡，防止炎症反应过度发展。目前 I 期临床试验已初步证实其疗效。EP 虽不如特异性抗 HMGB1 抗体或纯化的 A-box 蛋白那样具有抗 HMGB1 特异性，但它极具临床治疗意义，美国食品药品管理局（FDA）已将其列为"安全"药物。

（三）选择性 α7 烟碱型乙酰胆碱受体激动剂

研究表明，胆碱能抗炎通路（cholinergic anti-inflammatory pathway，CAP）是近些年来发现的神经免疫调节通路，对调控机体炎症反应具有一定的作用，其主要通过传出迷走神经纤维释放的乙酰胆碱（acetylcholine，ACh）特异性结合巨噬细胞表面 α7 烟碱型乙酰胆碱受体（α7 nicotinic acetylcholine receptor，α7nAChR），进而调节炎症因子的产生，抑制炎症反应，减轻内毒素血症所致的休克发展过程。α7nAChR 属于烟碱类乙酰胆碱受体家族成员，广泛存在于中枢和周围神经系统及大多数免疫细胞表面，如巨噬细胞、单核细胞、DC 等，参与多种细胞生物学活动。α7nAChR 激活后可明显抑制 TNF-α、IL-1、HMGB1 和其他细胞因子的释放，在炎症反应中起重要作用。α7nAChR 作为联系胆碱能神经系统与免疫系统的关键分子之一，主要通过 NF-κB 及 JAK/STAT 信号通路抑制 HMGB1 分泌，这也是 α7nAChR 介导抗炎作用的主要机制之一，这一生理学抗炎机制可以作为调节 HMGB1 分泌和控制炎症扩大的治疗目标。研究显示，GTS-21（α7nAChR 特异性激动剂）可剂量依赖性地抑制 LPS 诱导的 RAW264.7 中 NF-κB 活化，进而抑制细胞产生和释放 TNF-α 和 HMGB1。在急性肾损伤小鼠模型中，应用 GST-21 改善 α7nAChR 活性，能显著降低炎症因子及 HMGB1 的释放。同样，在 CLP 所致脓毒症小鼠中，应用 GTS-21 能显著降低血清 HMGB1 水平，并改善脓毒症小鼠 5 天存活率，即使在感染后 24 小时给予 GTS-21 治疗仍然有效。胆碱能通路具有器官保护及对抗过度炎症和免疫反应的特性，为研发新的抗炎药物提供了潜在干预途径。α7nAChR 激动剂没有烟碱类的毒副作用，不妨碍神经节细胞传递和交感神经激活，这可能成为未来临床治疗脓毒性休克的靶标药物。

(四)正丁酸钠

正丁酸钠是一种天然存在于动物脂肪中的短链 4-碳脂肪酸盐,可在肠道内形成。短链脂肪酸丁酸可维持正常结肠上皮细胞的分化状态,抑制细胞生长,促进肿瘤细胞分化。正丁酸钠可以抑制脱乙酰基酶引起的染色质高乙酰化组蛋白和 HMG 的积蓄,这在真核基因调控研究中具有重要意义。正丁酸钠在体内浓度虽然很低,但活性却远远高于其他同族脂肪酸,有着重要的生物学作用。我们的研究资料显示,正丁酸钠早期治疗可显著下调 CLP 后 12 小时和 24 小时 HMGB1 的基因表达,在不同程度上防止脓毒症动物肝脏、肾脏和肺的损害。此外,给予正丁酸钠治疗后可显著改善脓毒症动物 1~6 天存活率。提示正丁酸钠可能通过抑制 HMGB1 的基因表达对脓毒症动物发挥保护效应。新近研究证实,在 LPS 诱导的小鼠脓毒性休克模型中,应用正丁酸钠治疗可以降低氧化应激物质的活性,下调炎症介质 TNF-α、IL-6 和白三烯 B4 的水平,起抗炎和抗氧化作用,进而显著减轻脓毒性休克所致的心脏损伤。

据报道,正丁酸钠对 LPS 刺激引起的大鼠小神经胶质细胞炎症反应有明显的保护作用,它通过抑制 NF-κB 信号转导通路来阻断促炎因子产生。我们既往的研究证实,NF-κB 抑制剂能显著抑制内毒素休克动物组织 HMGB1 mRNA 的表达,NF-κB 信号转导通路参与了 LPS 介导 HMGB1 基因表达的调控过程,并与脓毒症导致的多器官功能损害密切相关。由此推测,正丁酸钠对晚期炎症介质 HMGB1 的拮抗作用可能是通过抑制 NF-κB 信号转导途径实现。正丁酸钠抑制的 NF-κB 信号转导过程可能是阻止 HMGB1 合成的重要途径,其可能机制是正丁酸钠对去乙酰化的抑制效应。

(五)JAK/STAT 通路抑制剂

现已明确,JAK/STAT 途径是脓毒症中重要的炎症信号通路之一,与多种早期炎症细胞因子的信号调控相关。IFN-γ可通过 JAK/STAT 途径放大 LPS、TNF-α、IL-1 等引起的炎症反应,而抗炎细胞因子 IL-10、IL-4 也可通过该通路抑制炎症反应的发展。我们的研究资料显示,严重腹腔感染所致脓毒症模型大鼠中 STAT1 和 STAT3 活性在多个脏器广泛升高,其中在肝脏、肺组织活化尤其强烈,并与脏器损伤严重程度密切相关。提示 JAK/STAT 通路活化在脓毒症发病过程中发挥重要作用。进一步研究证实,脓毒症时 JAK/STAT 通路可通过 TNF-α等间接调控 HMGB1 mRNA 表达。由此可见,JAK/STAT 通路活化不仅介导了早期炎症细胞因子的信号调控,而且与晚期炎症介质的基因表达密切相关,这为脓毒症的防治提供了潜在的干预途径。

为进一步研究 JAK/STAT 通路与 HMGB1 合成释放之间的关系,我们采用 JAK/STAT 通路抑制剂进行体外干预实验。结果显示,抑制 JAK/STAT 通路能直接或间接地下调 HMGB1 mRNA 表达水平,从而减轻 HMGB1 的毒性作用及肝组织的损伤。另一方面,抑制 JAK/STAT 活化可抑制 TNF-α、IL-1 和 IFN-γ等炎症因子的合成与释放,从而减轻肝脏的炎症反应和组织损伤。动物整体实验亦证实,抑制 JAK/STAT 通路明显下调多种组织 HMGB1 基因表达,提示 JAK/STAT 通路的确参与 HMGB1 诱生过程。这为从信号转导水平调控 HMGB1 的产生及炎症效应提供了新线索,因此有可能通过干预 JAK/STAT 通路来调控 HMGB1 的表达,进而达到预防或治疗脓毒症时急性器官功能障碍的目的。

（六）中药血必净注射液

血必净注射液由红花、丹参、赤芍、川芎和当归 5 味中药提取物组合而成，具有强效、广谱的抗内毒素和抗炎作用。实验证实血必净对 LPS 诱导的内皮细胞损伤具有保护作用，具有改善组织微循环及凝血功能障碍等作用，目前已广泛用于由感染诱发的全身炎症反应综合征（systemic inflammatory response syndrome，SIRS）、脓毒症等疾病的临床治疗。资料证实，在 LPS 诱导的脓毒症大鼠模型中，血清 HMGB1 含量增高且峰值持续时间长，且与多器官功能损伤密切相关。给予血必净注射液治疗后大鼠血清 HMGB1 水平明显低于对照组，同时肝脏、肾脏功能各项生化指标如天冬氨酸氨基转移酶（AST）、丙氨酸氨基转移酶（ALT）、肌酐（Cr）、尿素氮（BUN）明显下降，肝脏、肾脏组织损伤明显改善，早期治疗效果更为显著。多项研究表明，血必净可降低脓毒症患者病死率，有效改善患者凝血功能，保护器官功能，显著提高临床治愈率。这为临床干预 HMGB1 介导的炎症提供了新思路。然而，目前对于血必净注射液的作用机制及关键调控环节尚不清楚，亟待进一步研究。

第六节 其他介质

一、前列腺素 E_2

1930 年，在人、猴、羊的精液中发现了一种能使平滑肌兴奋、血压降低的物质，命名为前列腺素（prostaglandin，PG）。后来证明，PG 在人体其他组织中也有分布，虽然含量低，但生理活性明显，特别是在消化系统、心血管系统、生殖系统和呼吸系统等都发挥着极其重要的调节作用。PGE_2 在体内分布最为广泛，是具有重要生物学活性的前列腺素物质，具有保护胃黏膜、增加肾血流量、扩张血管、促进排钠利尿、抗血小板聚集、参与炎症反应等功能。PGE_2 在机体免疫应答、创伤后病理生理过程中具有重要作用，当细胞受到生长因子、细胞因子、炎症介质及各种促癌因素等刺激时，其表达迅速增加。

（一）PGE_2 的结构、合成及降解

PG 为脂肪类激素，是二十碳的不饱和羟酸，也称为前列腺酸（prostanoic acid），有一个环戊烷与两个脂肪酸侧链（简称 C8 和 C12 侧链），根据五元环和脂肪酸侧链中不饱和程度及取代基的不同，可以分为 PGA、PGB、PGC、PGD、PGE 和 PGF 六大类，五元环的共同特点是 8 位和 12 位侧链都互为反式，分别称为α侧链和ω侧链，每一类又依其侧链中所含双键的数目分成三个亚类。PGE_2 是巨噬细胞产生的一种非蛋白非多肽的脂肪酸代谢产物。PGE_2 的生物合成受三种酶顺序调控：磷脂酶 A_2（PLA_2），催化膜磷脂生成花生四烯酸；环氧合酶（COX），催化花生四烯酸生成不稳定的 PGH_2；前列腺素 E 合成酶（prostaglandin E synthase，PGES），将 PGH_2 异构化为 PGE_2。其主要限速酶为 COX，分为结构型 COX-1 和诱导型 COX-2。COX-2 主要在活化的免疫细胞中产生，是 PGE_2 产生的关键酶。在钙激动剂刺激的数分钟之内，就可在细胞中观察到 COX-1 诱导的 PGE_2 合成，而 PGE_2 的后续合成则需要较高水平的 COX-2 维持。

PGES 是 PGE_2 生物合成的终端合酶，根据 PGES 在细胞中的定位和对谷胱甘肽

(glutathione，GSH）的依赖性将 PGES 分为三种：胞质型 PGE_2 合成酶（cytosolic prostaglandin E_2 synthase，cPGES）、膜结合型 PGE 合成酶 1（membrane-associated prostaglandin E synthase-1，mPGES-1），以及 mPGES-2。mPGES-1 表达于各种细胞和组织中，是 PGE_2 参与机体炎症反应、增加痛觉敏感性的主要因子；其作为一种核周蛋白，与炎症背景下 COX-2 的高表达密切相关。cPGES 主要存在于细胞质，是 GSH 依赖性的组成型酶，在多种组织和细胞中广泛表达，且不受炎性刺激因子的影响。cPGES 和 COX-1 共同存在于内质网，二者偶联后共同介导生理状态下 PGE_2 的产生，以维持机体内环境的稳定。mPGES-2 是 GSH 非依赖性的组成型酶，可分别与 COX-1 和 COX-2 偶联介导速发型和迟发型 PGE_2 的合成，既参与机体生理平衡的调节，也在一些病理过程中发挥作用。

PGE_2 降解的关键步骤是通过前列腺-15-羟基前列腺素脱氢酶将 15-(s)-羟基团氧化，从而将 PGE_2 转化为无活性的 15-酮-PGE_2。而前列腺-15-羟基前列腺素脱氢酶半衰期短，主要通过生理状态的生物介质和激素来调节其活性。

（二）PGE_2 受体

PGE_2 需要与细胞膜上的受体结合，才能发挥其生物学作用，目前 PGE_2 的受体主要有四种：Ⅰ～Ⅳ型受体。Ⅰ型受体与 G 蛋白 Gαs 部分偶联，通过上调细胞内 Ca^{2+} 浓度激活蛋白激酶 C（PKC）途径发挥作用。Ⅱ型受体与 G 蛋白 Gαs 部分偶联，通过增加细胞内环磷酸腺苷（cAMP）水平和激活 PKA 途径发挥作用。Ⅲ型受体功能复杂，其 mRNA 有多种剪接体亚型，可与不同的 G 蛋白偶联进行信号转导。Ⅳ型受体与 G 蛋白 Gαs 部分偶联，可以通过激活 PKA 途径或者激活 PI3K/Akt 途径发挥作用。

Ⅰ型受体（EP1）由 402 个氨基酸组成，其 N 端位于细胞外，C 端位于细胞胞质内，中段形成 7 个跨膜螺旋结构、3 个细胞外环和 3 个细胞内环，与 G 蛋白 Gαs 亚基偶联，有 2 个剪接变异体。PGE_2 和 EP1 结合的 K_d 值范围一般在 1～40nmol/L。

Ⅱ型受体（EP2）由 362 个氨基酸残基组成，它的 C 端很长，含有许多丝氨酸和苏氨酸残基，可以磷酸化依赖 cAMP 的蛋白激酶。EP2 偶联 Gs 蛋白，可以引起支气管平滑肌、回肠环状肌和血管平滑肌舒张。尽管 EP2 在体内的含量很少，但在外界刺激下，LPS 可以增加巨噬细胞 EP2 的表达。EP2 对免疫反应还具有负向调控作用，例如，胸腺细胞内 EP2 激动后，可以抑制 T 细胞的功能和增殖、抑制肥大细胞释放组胺、抑制白三烯的合成和 TNF 的生成等。

Ⅲ型受体（EP3）是 PGE_2 受体中含量最多、分布最广的受体，含有 365 个氨基酸残基，有两个磷酸化位点，可磷酸化 cAMP 依赖性蛋白激酶。EP3 主要分布在中枢神经系统，具有介导机体发热和增加痛觉敏感性的作用。EP3 与肿瘤的发生和发展也相关，动物实验显示，EP3 阻断剂能够抑制恶性肿瘤的发生。EP3 还广泛存在于胃、肾脏和子宫等器官，具有抑制胃酸分泌、促进肾小管钠和水的重吸收、收缩子宫、调节神经递质的释放、促进脂肪组织的脂解等作用。

Ⅳ型受体（EP4）含有 513 个氨基酸残基，在体内的分布较广泛，如子宫、回肠、胸腺、肺和脑等。EP4 偶联 G 蛋白 Gαs 亚基后，可以介导胃酸分泌、朗格汉斯细胞转移和成熟、骨吸收、动脉形成等，还可以抑制β-淀粉样蛋白生成。

（三）PGE_2 的免疫调控作用

PGE_2 在炎症部位引起血管扩张、疼痛及水肿，其致炎作用比等量组胺和缓激肽强 10 倍。PGE_2 可促进细胞增殖、诱导血管生成、抑制细胞凋亡，参与免疫调节的多个环节。PGE_2 主要通过与细胞膜上的特异性受体结合，提高细胞内 cAMP 浓度来发挥免疫调节作用，如通过诱导细胞内 cAMP 水平升高抑制抗体的产生，在基因转录水平及转录后水平抑制 TNF 等多种活性介质的合成等，从而调节机体的免疫功能。PGE_2 不仅调控 TNF 的合成，还通过影响两种可溶性 TNF 受体（BP-55、BP-75）的释放调节 TNF 活性。

一氧化氮（NO）是活化巨噬细胞产生的另一种免疫调节因子。活化巨噬细胞既能产生 NO，又能产生 PGE_2。外源性 PGE_2 及巨噬细胞产生的内源性 PGE_2 均调节 NO 的产生。低浓度 PGE_2 增加巨噬细胞 iNOS 的合成而增加 NO 的产生，但高浓度 PGE_2 对 NO 的产生却有抑制作用，提示 NO 与 PGE_2 之间存在相互调控的网络机制。NO 通过环鸟苷酸（cGMP）发挥作用，PGE_2 主要通过 cAMP 发挥作用。NO 能直接提高 COX 的活性而促进 PGE_2 的产生，而 PGE_2 又通过提高细胞内 cAMP 浓度而调节 NO 的含量。

二、一 氧 化 氮

1980 年 Furchgott 等发现血管内皮细胞合成和分泌血管内皮舒张因子，1987 年证实其化学本质为 NO。NO 是体内重要的生理递质和细胞间、细胞内的化学信使，它参与机体生理过程的调节和宿主免疫防御反应，在炎症反应中也发挥了重要作用。NO 参与调节心血管、免疫、神经、消化等系统的功能。NOS 是 NO 合成的关键催化酶，同样具有重要的病理生理功能。

（一）NO 的合成

NO 分子中有一未配对电子，可形成自由基，在体内极不稳定，半衰期仅为 3～5 秒。NO 可以和氧分子、超氧自由基或过渡金属（如与血红蛋白结合铁）等多种分子反应。NO 具有脂溶性，可以快速透过生物膜扩散，在体内迅速被血红蛋白、氧自由基或氢醌等灭活。

NO 是由 NOS 以精氨酸和分子氮为底物，催化精氨酸的两个等价胍基氮之一，经电子氧化反应生成 NO 和胍氨酸。NOS 是 NO 合成过程中的关键酶，存在三种类型，即神经元型（nNOS）、内皮型（eNOS）、诱导型（iNOS），前两者又合称结构型（cNOS）。

cNOS 主要存在于神经细胞、内皮细胞，其表达呈钙依赖性；cNOS 主要负责基线水平 NO 的合成，调节各种生理功能，当细胞内 Ca^{2+} 浓度升高时被激活。cNOS 仅产生少量 NO，且存在时间短，发挥舒张平滑肌及神经信号传递功能的生理作用。eNOS 是膜结合型，在血管紧张度控制和血小板聚集中有一定的作用，nNOS 是细胞质型，发挥神经递质作用。iNOS 主要存在于巨噬细胞、肝细胞、软骨细胞等，甚至在非哺乳动物中，包括昆虫和植物中亦有表达。iNOS 是非钙依赖型，其激活不需要高 Ca^{2+} 浓度。iNOS 在静息细胞内不表达，当细胞受到强烈的诱导因素刺激时，催化合成大量非生理浓度的 iNOS，产生一系列病理作用。诱导 iNOS 的物质主要包括两类：第一类是细菌或寄生虫等微生物及其产物；第二类是 Th1 细胞分泌的细胞因子，尤其是 IFN-γ。上述两类物质单独或同时作用都能诱导 iNOS 表达，促进 NO 合成。当发生宿主防御和免疫反应时，单位时间内巨噬细胞释放的 NO 量比在内皮细胞内合成的 NO 量大 1000 倍。NOS 是 NO 合成的关键酶，对 NOS 的干预直接影响 NO 的合成。

研究表明，IFN-γ、TNF-α、IL-1β、IL-2、IL-6 等细胞因子也可以诱导 NO 表达，而 IL-4、IL-8、IL-10、IL-13、EGF、TGF-β 等细胞因子抑制其合成。对 NO 合成的干预还可以在转录、转录后翻译及修饰的环节进行。

（二）NO 的作用机制

NO 在体内主要参与三个生理反应：①激活鸟苷酸环化酶（guanylate cyclase，cGMPase），催化鸟苷三磷酸（GTP）转变为 cGMP。NO-cGMP 信号通路广泛存在于人类和动物的多种组织与细胞中。NO 激活 sGMPase，使细胞内 cGMP 增加，启动一系列蛋白磷酸化反应，发挥不同的生理功能。②与红细胞中的血红蛋白结合生成亚硝酸血红蛋白而失去活性。扩散对于 NO 的局部调节作用非常重要，是其生物半衰期的决定因素，NO 极易与血管腔中红细胞的氧合血红蛋白结合而被灭活，使其在血管腔中形成扩散梯度，发挥局部调节作用。③与超氧阴离子反应，产生强毒性过氧化亚硝酸。如 NO 与 O^- 作用生成 $ONOO^-$，$ONOO^-$ 再与 H^+ 作用生成 ONOOH，ONOOH 可分解成 NO_2 和 OH^-，OH^- 是作用最强的氧自由基。

（三）NO 的病理生理作用

NO 是普遍存在并影响多种生理病理过程的信号分子，巨噬细胞、肝细胞、肌细胞、内皮细胞等多种细胞内存在 NO。NO 主要具有免疫调节、神经传递、血压调控和抑制血小板聚集等生理功能。NO 在炎症反应中发挥了重要且复杂的调节作用，兼具促炎和抗炎特点。浓度、潜在形式、病变部位及靶细胞的反应差异最终决定 NO 的免疫调控效应。

1. 促炎作用及炎症损伤

NO 的过量产生在炎症反应和组织损伤中发挥了重要作用。主要机制为炎症细胞因子促进了 iNOS 的表达，进而显著上调 NO 的合成，大量的 NO 发挥细胞毒效应。NO 与线粒体三羧酸循环中的顺乌头酸酶、呼吸链复合物 Ⅰ 和 Ⅱ，以及 DNA 合成中关键酶活性部位的 Fe-S 基团结合，形成了铁-亚硝酰复合物，引起酶中铁的丢失而破坏其活性，进而引起细胞毒作用。NO 与 O^- 作用生成的 OH^- 为作用最强的氧自由基，通过链式反应导致含巯基蛋白质破坏和脂质过氧化、引起 DNA 链断裂；NO 亦可直接抑制 DNA 连接酶，从而导致 DNA 损伤。NO 可以增加细胞对氧化反应的敏感性。用 LPS 刺激巨噬细胞后明显降低细胞内谷胱甘肽过氧化物酶活性，使清除多种过氧化物尤其是 H_2O_2 发生障碍，加入 NO 抑制剂可阻断这一作用。利用大鼠免疫复合物肺损伤模型证明了 NO 介导的非特异性免疫反应可以引起的组织损伤，推测是 NO 与 O^- 反应形成了过氧化亚硝酸盐，此物质在组织损伤中发挥了重要作用。越来越多的研究证实 NO 参与人类多种疾病的发生，在脓毒症、呼吸衰竭、慢性病贫血、关节炎等疾病中已观察到 NO 过量产生及 iNOS 的高表达。

2. 抗炎作用

（1）抑制血小板的聚集和黏附：NO 是血小板功能强大的抑制剂。这一作用是 cGMP 依赖性的。NO 使血小板中 cGMP 水平升高，导致胞质内 Ca^{2+} 暂时进入内质网和线粒体储存,从而降低细胞内游离 Ca^{2+} 浓度,血小板不能聚集。另外,NO 通过调整血小板-血管壁间相互作用维持血管内皮完整性,抑制血小板聚集,并使已聚集的血小板重新解聚,故在抗血栓形成及抑制早期炎症过程中发挥重要作用。

(2)NO 对淋巴细胞增殖的影响:研究发现 NO 供体 S-亚硝基-N-乙酰基青霉胺(SANP)可以抑制 Th1 细胞增殖,并呈现剂量依赖性特点,但不影响 Th2 细胞增殖。在类风湿关节炎等自身免疫性疾病背景下,NO 促进淋巴细胞分泌细胞因子,介导炎症反应及免疫病理过程;同时,过度合成的 NO 反过来抑制淋巴细胞增殖及促炎细胞因子分泌,一定程度上发挥了负反馈性调控作用。

(3)NO 对中性粒细胞功能的影响:作为自分泌或旁分泌介质,NO 调节中性粒细胞黏附、聚集、趋化及释放活性物质等多种功能。这一作用可能是 NO 与 O_2 反应进而减少白三烯与血小板聚集因子的合成有关。另外,有实验证明,NO 可以抑制中性粒细胞、巨噬细胞产生 ROS 及溶酶体酶。

(4)对己糖单磷酸旁路的活化作用:NO 使中性粒细胞内的 GSH 降低,激活了己糖单磷酸旁路途径,用 NO 抑制剂 L-NAME 处理后己糖单磷酸旁路基础活性受抑制。NO 与细胞内 GSH 反应并激活己糖单磷酸旁路,对抵抗 NO 的细胞毒作用有重要意义。首先,NO 以亚硝基的形式存在,很少与氧和氧自由基反应,从而降低了毒性过氧化氮产生的可能;其次,GSH 的亚硝基能与线粒体中含铁的蛋白质竞争硝基化,从而保护关键呼吸酶。

由此可见 NO 对于机体免疫是双刃剑,cNOS 催化产生低剂量维持生理防御功能的 NO,对维持机体内环境稳定意义重大,更利于机体组织细胞的代谢更替。感染状态下,iNOS 诱导产生大量的 NO,一方面有利于清除致病原,另一方面也造成机体屏障组织细胞、免疫细胞及重要脏器组织细胞的氧化损伤,甚至凋亡,这是脓毒症早期免疫损伤的重要机制,同时免疫细胞的凋亡也造成了脓毒症进展期的免疫麻痹。

三、趋化因子

趋化因子(chemokine)是一组由中性粒细胞、单核细胞等多种细胞产生,具有多种功能,分子量在 8~12kDa 的小分子物质,因最初发现其能吸引循环中特定的白细胞到达感染和炎症部位而发挥抗感染作用,故称之为趋化因子。趋化效应在免疫防御中占据重要地位。致病原的入侵诱发病灶局部固有免疫及适应性免疫应答,趋化效应又使得更多的免疫细胞迁移至病灶并富集。因此,趋化效应是扩大免疫防御功能的关键环节。趋化因子通过与受体结合改变细胞表面某些蛋白分子的结构来调节免疫细胞的迁移和趋化。趋化因子及其受体的表达和功能异常,将导致免疫细胞不能在正确的位置行使正确的功能。

(一)趋化因子的分类及结构特点

趋化因子是一类小分子碱性蛋白,由 70~125 个氨基酸组成,分子量从 6kDa 到 14kDa 不等。迄今为止至少已发现 50 余种趋化因子,根据其 N 端半胱氨酸残基的位置和数目将趋化因子分为四个亚族:C、CC、CXC 和 CX3C(C 为半胱氨酸,X 为任意氨基酸)。1987 年发现第一种可以吸引中性粒细胞的趋化因子——IL-8;1988 年发现对单核细胞具有趋化作用的细胞因子——单核细胞趋化蛋白 1(monocyte chemoattractant protein 1,MCP-1)。1992

年，根据多肽链一级结构特点不同，将趋化因子分为 CXC 亚家族（α趋化因子）和 CC 亚家族（β趋化因子）；1994 年发现 C 亚家族（γ趋化因子）；1997 年发现 CX3C 或 CXXXC 亚家族（δ趋化因子）。

CXC 亚家族分子靠近 N 端两个半胱氨酸之间有一个任意氨基酸，主要作用于中性粒细胞，对 T、B 细胞等也有趋化作用。CXC 亚家族包括：IL-8、干扰素γ诱生的单核因子（monokine inducible by interferon γ, MIG）、干扰素γ诱导蛋白-10（interferon γ induced protein 10, IP-10）和干扰素诱生的 T 细胞趋化剂α（interferon inducible T cell α chemoattractant, I-TAC）等。按结构功能区第一个半胱氨酸前是否存在谷氨酸-亮氨酸-精氨酸（Glu-Leu-Arg）即 ELR 结构，CXC 家族进一步分为 ELR$^+$和 ELR$^-$两类。ELR$^+$趋化因子是作用较强的中性粒细胞趋化因子，具有促进血管新生的作用。ELR$^-$趋化因子对单核细胞、淋巴细胞具有趋化作用并抑制血管新生。CXC 趋化因子基因定位于人第 4 号染色体 q12—q21 区带，多数为 4 个外显子、3 个内含子。

CC 亚家族分子 N 端两个半胱氨酸之间没有任意氨基酸，其主要对单核细胞、嗜酸性粒细胞、DC、NK 细胞、T 和 B 细胞等具有强大趋化活性，CC 趋化因子包括：MCP-1，正常 T 细胞表达和分泌、活化时表达下降的因子（reduced upon activation, normal T expressed and secreted, RANTES）、巨噬细胞炎症蛋白（macrophage inflammatory protein，MIP），巨噬细胞源性趋化因子（macrophage derived chemokine，MDC）等。CC 趋化因子基因定位于人第 17 号染色体 q12—q21 区带，多数为 3 个外显子、2 个内含子。

C 亚家族包括淋巴细胞趋化因子（lymphotactin）一个成员，结构特点为分子 N 端只有一个 Cys，主要表达于胸腺，从骨髓募集未成熟的 T 细胞（主要是 CD8$^+$ T 细胞）。C 趋化因子基因位于人第 1 号染色体 q23 区。

CX3C 或 CXXXC 亚家族包括不规则趋化因子或神经元趋化因子，结构特点为分子 N 端的两个 Cys 之间有 3 个任意氨基酸，主要作用于单核细胞和中性粒细胞。与其他类趋化因子分子不同，CX3C 分子是唯一的膜结合性趋化因子，基因位于人第 6 号染色体 q13 区带。

CC 与 CXC 亚家族成员之间氨基酸序列同源性为 20%～70%，4 个亚家族成员之间氨基酸序列同源性为 20%～40%。

（二）趋化因子的受体

趋化因子通过与细胞表面的特异性受体结合发挥相应的生物学作用。趋化因子受体属 G 蛋白偶联受体，具有 7 个跨膜片段，主要表达于骨髓来源的细胞亚群及上皮细胞、血管内皮细胞、神经细胞等。

根据结合的配体不同，趋化因子受体分为 4 个亚家族：C 趋化因子受体（CXR）、CC 趋化因子受体（CCR）、CXC 趋化因子受体（CXCR）和 CX3C 趋化因子受体（CX3CR）。趋化因子可以与单一受体特异性结合，例如，CXCL12（SDF-1）仅与 CXCR4 结合；也可以与几种受体结合，例如，CCL5（RANTES）可以与 CCR1、CCR3 和 CCR5 结合；另外，有些受体可以结合多种趋化因子，例如，CCR3 可以结合 CCL5、CCL7、CCL8、CCL24 和 CCL26 等多种趋化因子。因此，一种趋化因子可能趋化多种免疫细胞，而一种免疫细胞可以被多种趋化因子招募。

（三）趋化因子的免疫学效应

趋化因子不仅对白细胞具有趋化能力，在免疫细胞和器官的发育、免疫应答过程、炎症反应、病原体感染、创伤修复及肿瘤形成和转移等方面也发挥广泛作用。以下主要介绍趋化因子对免疫系统的调节作用。

1. 对淋巴细胞成熟和迁移的调节

趋化因子在骨髓血细胞生成中起关键作用，体外实验证实，多种趋化因子调节骨髓祖细胞增殖，如 CCL3、CXCL12 等。CXCL12 或其受体 CXCR4 缺陷将导致 B 细胞发生和成熟障碍，造成婴儿围生期死亡。

淋巴细胞在骨髓中生成，继之在骨髓和胸腺中发育成熟，最后移行到次级淋巴组织。胸腺是 T 细胞发育的重要器官，包括多个迁移步骤：未成熟前体 T 细胞从皮质迁延入髓质，成熟 T 细胞释放入循环。胸腺细胞前体表达特定的趋化因子受体，并在这些受体的趋化下向胸腺归巢。胸腺组织持续表达大量的趋化因子，作用于不同亚类的淋巴细胞。骨髓胸腺细胞受 CCL19 和 CCL21 的趋化，大多数不成熟的胸腺细胞应答 CCL25 的趋化作用。CCL25 由胸腺 DC 分泌，对未成熟 T 细胞有选择性趋化作用，促进未成熟 T 细胞进入胸腺，并在胸腺中被选择和发育成熟。

趋化因子及其受体在成熟淋巴细胞向次级淋巴器官的归巢和定居过程中亦发挥关键作用。次级淋巴组织（如淋巴结、脾等）中大量表达 CCL17、CCL18、CCL19 和 CCL21，与淋巴细胞表面趋化因子受体 CCR7 结合后，控制其归巢。B 细胞在活化过程中特异性地调节某些趋化因子受体的表达，如 CXCR4，以及针对 CXCL13 和 CCL20 的受体等。这些受体引导 B 细胞从骨髓进入脾脏，然后分布到其他淋巴组织微环境中。在外周循环中，当天然 T 细胞被激活，分化产生的效应 T 细胞和记忆 T 细胞调节趋化因子受体，促进其在淋巴组织中的再分布。高内皮小静脉（HEV）细胞可分泌淋巴样趋化因子，通过信号转导募集 T 细胞和 B 细胞从血液经由 HEV 进入血管外淋巴组织。

2. 对抗原提呈及淋巴细胞活化的调节

DC 是功能最强大的 APC。未成熟 DC 能够摄取并加工抗原，然后在炎症介质或固有免疫系统的其他信号调节下，转变成具备抗原提呈功能的成熟 DC。趋化因子通过作用于具有不同趋化因子受体表达谱的 DC，控制和调节 DC 完成其迁移过程。在抗原摄取和处理过程中，DC 由不表达 CCR7 的未成熟状态转变为高表达 CCR7 的成熟状态，CCR7 的表达导致 DC 在淋巴液输入管中富集。CCL21 和 CCL19 引导 DC 定向迁移至 T 细胞密集区域；同时，DC 通过分泌趋化因子 CCL18、CCL19 和 CCL21，与初始 T 细胞高表达的 CCR7，以及初始 B 细胞高表达的 CCR7、CXCR5 结合，诱导其进入淋巴结，接受 APC 提呈的抗原信息而激活。

3. 对免疫监视及耐受的影响

DC 的定向迁移是机体执行免疫监视、致敏或耐受的关键。DC 活化和游走的动力学机制是决定机体产生免疫应答或耐受的重要环节。DC 能够持续地从组织摄取自身抗原到局部淋巴结，诱导自身反应性 $CD4^+$ 或 $CD8^+$ T 细胞耐受。DC 活化的数量和状态决定免疫系统是发生耐受或是致敏。DC 少量的持续性游走有助于免疫耐受的产生，而大量的定向移动则有利于免疫应答。趋化因子对 DC 作用的强度和幅度影响了其最终的免疫学效应。

4. 对 T 细胞极化的影响

T 细胞极化成 Th1 或 Th2（细胞）是 T 细胞应答的重要特征，Th1（细胞）特征地表达 IFN-γ，而 Th2（细胞）则特征地表达 IL-4。趋化因子能通过诱导 Th0 细胞定向分化为 Th1 或 Th2（细胞）。体外实验证实，CCL3 与活化的 T 细胞孵育可导致其向 Th1（细胞）极化；而 CCL2 则诱导向 Th2（细胞）极化。同时，Th1 细胞特征性地表达 CCR5、CXCR3，受趋化因子如 CCL3、CCL5、CCL9 和 CXCL10 的诱导到达病变组织，并分泌多种趋化因子以募集更多的淋巴细胞，引起 Th1 型免疫反应。Th2 细胞不但分泌 IL-4、IL-5、IL-9 和 IL-13，还可刺激表皮和内皮细胞产生趋化因子。Th2（细胞）直接刺激生成的趋化因子主要为 CCL11（eotaxin-1），此外，IL-4 也可刺激 CCL24（eotaxin-2）、CCL26（eotaxin-3）和 CCL13（MCP-4）的产生。

5. 对炎症反应的影响

炎症反应包括如下主要环节：炎症细胞对损伤部位的识别、特异白细胞亚群的招募、入侵病原微生物的清除、对损伤细胞/组织的清除和修复。趋化因子通过促进炎症细胞在损伤和感染组织的浸润和活化参与炎症过程。例如，在细菌性肺炎，CXC 趋化因子趋化中性粒细胞在炎症部位的聚集对于清除入侵的病原微生物非常重要。对结核分枝杆菌的感染所产生的细胞免疫反应需要巨噬细胞和 T 细胞聚集到感染部位。CCR2 基因敲除小鼠在结核分枝杆菌感染的早期就会死亡，其感染肺部组织中细菌数量是正常感染小鼠的 100 倍，在感染早期和晚期皆可观察到巨噬细胞、DC 及 T 细胞积聚到感染肺部的数量锐减，表明 CCR2 及其相应趋化因子在结核分枝杆菌感染起始和控制中的重要作用。

6. 直接抑菌作用

研究表明，趋化因子具有直接抑菌作用。趋化因子 MIG、IP-10 及 I-TAC 在体外实验中具有防御素样的直接抑菌作用。经 IFN-γ 刺激外周单核细胞所产生的 MIG、IP-10 及 I-TAC 是非刺激细胞的 28～35 倍，体外实验中可有效抑制大肠杆菌和李斯特菌的生长。

（吴田田　马　兵　冯永文　姚咏明）

参 考 文 献

Afonina IS, Muller C, Martin SJ, et al. 2015. Proteolytic processing of interleukin-1 family cytokines: variations on a common theme. Immunity, 42: 991-1004

Bellini A, Marini MA, Bianchetti L, et al. 2012. Interleukin (IL)-4, IL-13, and IL-17A differentially affect the profibrotic and proinflammatory functions of fibrocytes from asthmatic patients. Mucosal Immunol, 5: 140-149

Bersudsky M, Luski L, Fishman D, et al. 2014. Non-redundant properties of IL-1alpha and IL-1beta during acute colon inflammation in mice. Gut, 63: 598-609

Boraschi D, Italiani P, Weil S, et al. 2018. The family of the interleukin-1 receptors. Immunol Rev, 281: 197-232

Brenner D, Blaser H, Mak TW. 2015. Regulation of tumour necrosis factor signalling: live or let die. Nat Rev Immunol, 15: 362-374

Castillo EF, Dekonenko A, Arko-Mensah J, et al. 2012. Autophagy protects against active tuberculosis by suppressing bacterial burden and inflammation. Proc Natl Acad Sci U S A, 109: E3168-3176

Cataisson C, Salcedo R, Hakim S, et al. 2012. IL-1R-MyD88 signaling in keratinocyte transformation and carcinogenesis. J Exp Med, 209: 1689-1702

Chen J, Lin L, Li N, et al. 2012. Enhancement of *Helicobacter pylori* outer inflammatory protein DNA vaccine efficacy by co-delivery of interleukin-2 and B subunit heat-labile toxin gene encoded plasmids. Microbiol Immunol, 56: 85-92

Coleman KM, Gudjonsson JE, Stecher M. 2015. Open-label trial of MABp1, a true human monoclonal antibody targeting interleukin 1 alpha, for the treatment of psoriasis. JAMA Dermatol, 151: 555-556

Crotty S. 2014. T follicular helper cell differentiation, function, and roles in disease. Immunity, 41: 529-542

Davies LC, Rice CM, Palmieri EM, et al. 2017. Peritoneal tissue-resident macrophages are metabolically poised to engage microbes using tissue-niche fuels. Nat Commun, 8: 2074

Hulme MA, Wasserfall CH, Atkinson MA. et al. 2012. Central role for interleukin-2 in type 1 diabetes. Diabetes, 61: 14-22

Ikeda S, Saijo S, Murayama MA, et al. 2014. Excess IL-1 signaling enhances the development of Th17 cells by downregulating TGF-beta-induced Foxp3 expression. J Immunol, 192: 1449-1458

Josefowicz SZ, Niec RE, Kim HY, et al. 2012. Extrathymically generated regulatory T cells control mucosal TH2 inflammation. Nature, 482: 395-399

Klatzmann D, Abbas AK. 2015. The promise of low-dose interleukin-2 therapy for autoimmune and inflammatory diseases. Nat Rev Immunol, 15: 283-294

Liang HE, Reinhardt RL, Bando JK, et al. 2011. Divergent expression patterns of IL-4 and IL-13 define unique functions in allergic immunity. Nat Immunol, 13: 58-66

Liu M, Miao T, Zhu H, et al. 2012. IL-2-engineered nano-APC effectively activates viral antigen-mediated T cell responses from chronic hepatitis B virus-infected patients. J Immunol, 188: 1534-1543

Mailer RK, Joly AL, Liu S, et al. 2015. IL-1beta promotes Th17 differentiation by inducing alternative splicing of Foxp3. Sci Rep, 5: 14674

Mantovani A, Barajon I, Garlanda C. 2018. IL-1 and IL-1 regulatory pathways in cancer progression and therapy. Immunol Rev, 281: 57-61

Millet P, Vachharajani V, Mcphail L, et al. 2016. GAPDH binding to TNF-alpha mRNA contributes to posttranscriptional repression in monocytes: a novel mechanism of communication between inflammation and metabolism. J Immunol, 196: 2541-2551

Mitra S, RingAM, Amarnath S, et al. 2015. Interleukin-2 activity can be fine tuned with engineered receptor signaling clamps. Immunity, 42: 826-838

Moon JS, Lee S, Park MA, et al. 2015. UCP2-induced fatty acid synthase promotes NLRP3 inflammasome activation during sepsis. J Clin Invest, 125: 665-680

NakanoT, Goto S, Takaoka Y, et al. 2018. A novel moonlight function of glyceraldehyde-3-phosphate dehydrogenase (GAPDH) for immunomodulation. Biofactors, 44: 597-608

Pasparakis M, Vandenabeele P. 2015. Necroptosis and its role in inflammation. Nature, 517: 311-320

Roca H, Craig MJ, Ying C, et al. 2012. IL-4 induces proliferation in prostate cancer PC3 cells under nutrient-depletion stress through the activation of the JNK-pathway and survivin up-regulation. J Cell Biochem, 113: 1569-1580

Rosenberg SA. 2014. IL-2: the first effective immunotherapy for human cancer. J Immunol, 192: 5451-5458

Sahoo A, Alekseev A, Tanaka K, et al. 2015. Batf is important for IL-4 expression in T follicular helper cells. Nat Commun, 6: 7997

Sedger LM, Mcdermott MF. 2014. TNF and TNF-receptors: from mediators of cell death and inflammation to therapeutic giants-past, present and future. Cytokine Growth Factor Rev, 25: 453-472

Shimizu K, Nakajima A, Sudo K, et al. 2015. IL-1 receptor type 2 suppresses collagen-induced arthritis by inhibiting IL-1 signal on macrophages. J Immunol, 194: 3156-3168

Smith N, Tierney R, Wei W, et al. 2013. Induction of interferon-stimulated genes on the IL-4 response axis by Epstein-Barr virus infected human B cells: relevance to cellular transformation. PLoS One, 8: e64868

SpanglerJB, Tomala J, luca VC, et al. 2015. Antibodies to interleukin-2 elicit selective T cell subset potentiation through distinct conformational mechanisms. Immunity, 42: 815-825

Steel JL, Terhorst L, Collins KP, et al. 2018. Prospective analyses of cytokine mediation of sleep and survival in the context of advanced cancer. Psychosom Med, 80: 483-491

Ting AT, Bertrand MJ. 2016. More to life than NF-kappa B in TNFR1 signaling. Trends Immunol, 37: 535-545

von Spee-mayer C, Siegert E, Abdirama D, et al. 2016. Low-dose interleukin-2 selectively corrects regulatory T cell defects in patients with systemic lupus erythematosus. Ann Rheum Dis, 75: 1407-1415

Voronov E, Apte RN. 2017. Targeting the tumor microenvironment by intervention in interleukin-1 biology. Curr Pharm Des, 23: 4893-4905

Wynn, TA. 2015. Type 2 cytokines: mechanisms and therapeutic strategies. Nat Rev Immunol, 15: 271-282

Xia S, Ma J, Bai X, et al. 2014. Prostaglandin E_2 promotes the cell growth and invasive ability of hepatocellular carcinoma cells by upregulating c-Myc expression via EP4 receptor and the PKA signaling pathway. Oncol Rep, 32: 1521-1530

Yu A, Snowhite I, Vendrame F, et al. 2015. Selective IL-2 responsiveness of regulatory T cells through multiple intrinsic mechanisms supports the use of low-dose IL-2 therapy in type 1 diabetes. Diabetes, 64: 2172-2183

Zhang Y, Liu J, Wang Y, et al. 2012. Immunotherapy using IL-2 and GM-CSF is a potential treatment for multidrug-resistant *Mycobacterium tuberculosis*. Sci China Life Sci, 55: 800-806

ZhengY, Humphry M, Maguire JJ, et al. 2013. Intracellular interleukin-1 receptor 2 binding prevents cleavage and activity of interleukin-1 alpha, controlling necrosis-induced sterile inflammation. Immunity, 38: 285-295

第六章

免疫障碍的模式识别受体机制

第一节 模式识别受体的概念

当病原微生物入侵机体时，机体必须依靠免疫系统准确区分"自己"和"非己"成分，从而迅速将其清除。广义上免疫反应通常分为固有免疫（innate immunity）和适应性免疫（adaptive immunity）两大类。这两类免疫反应的本质区别在于免疫识别和激活方式，而不是参与的免疫细胞种类。固有免疫又称天然免疫，是指出生后就已具备的非特异性天然免疫防御功能，存在于所有多细胞动物中，是机体最古老的抗感染机制之一。它在病原菌入侵后能迅速被激活，形成了机体防御病原菌入侵的第一道防线。与适应性免疫相比，固有免疫具有作用范围广、反应快、参与反应的免疫细胞多、相对稳定和可遗传等特点。

病原微生物表面存在一些为许多相关微生物所共有的、结构恒定且进化保守的重复性分子结构，称为病原体相关分子模式（pathogen-associated molecular pattern，PAMP）。这些结构在人体内没有，却往往是病原体进化保守且赖以生存的部分，如革兰氏阴性细菌的脂多糖（LPS）、革兰氏阳性细菌的脂磷壁酸（lipoteichoic acid，LTA）、细菌鞭毛、病毒的DNA和RNA等。宿主免疫细胞上的模式识别受体（pattern recognition receptor，PRR）就可以特异性识别这些PAMP，从而激活固有免疫反应。

PRR是一类主要表达于巨噬细胞、中性粒细胞、树突状细胞等固有免疫细胞表面、非克隆性分布、可识别一种或多种PAMP的识别分子。它们也可以出现在免疫细胞的胞质，以及内含体、溶酶体等细胞器内。还有些可溶性的PPR在细胞内表达，分泌到细胞外。因此，PPR既可以识别细胞内的，也可以识别细胞外的病原微生物。每种PRR可以识别具有相同分子模式的多种病原微生物。PRR具有4个特点：①全部由胚系基因编码；②组成性地表达；③能够引起快速免疫应答反应；④能够识别各种病原体。

PRR的主要作用是感知PAMP和损伤相关分子模式（DAMP）。PAMP主要包括两类：①以糖类和脂类为主的细胞壁成分，如LPS、肽聚糖、LTA、甘露糖、类脂、脂阿拉伯甘露聚糖、脂蛋白和鞭毛素等。其中最为常见且具有代表性的是革兰氏阴性菌产生的LPS、革兰氏阳性菌产生的肽聚糖（proteoglycan，PGN）、分枝杆菌产生的糖脂和酵母菌产生的甘露糖。②病毒产物及细菌胞核成分，如甲基化寡核苷酸、单链RNA、双链RNA。DAMP是损伤细胞释放的危险信号。现已发现的DAMP主要包括高迁移率族蛋白B1（HMGB1）、热休克蛋白（HSP）、硫酸乙酰肝素、透明质烷等。

迄今为止，已发现许多种类的 PRR。按照其结构相似性，大体分为以下几种不同的 PRR 家族：Toll 样受体（Toll-like receptor，TLR）、NOD 样受体（NOD-like receptor，NLR）、RIG-Ⅰ样受体（retinoic acid-inducible gene-Ⅰ-like receptor，RLR）、C 型凝集素受体（C-type lectin receptor，CLR）、黑色素瘤缺乏因子 2 样受体［absent in melanoma 2（AIM2）-like receptor，ALR］和晚期糖基化终末产物（advanced glycation end-product，AGE）。不同的 PRR 发挥的作用不尽相同。TLR 和 NLR 的大部分成员主要参与细菌引起的免疫反应，而 RLR 主要参与识别和激活病毒诱导的免疫反应。与此相反，CLR 在识别真菌和分枝杆菌中发挥着重要作用。

第二节 Toll 样受体

一、Toll 样受体的结构与分布

TLR 是生物进化过程中高度保守的一类 PRR，从低等植物如烟草，低等动物如线虫、小鼠、大鼠、仓鼠到高等动物人类，都存在 TLR 分子。TLR 于 1980 年首次在果蝇中被发现，是迄今发现最早的 PRR，但直到 1997 年才在人体中发现其同源蛋白 TLR4。这一发现填补了免疫学长期以来关于机体怎么识别病原微生物的空白。其后，各种不同的 TLR 在各种不同的动植物中被相继发现。现在已知，紫海胆含有 222 种 TLR，是目前已发现的含有 TLR 最多的动物。文昌鱼含有 42 种 TLR，非洲蟾蜍含有 19 种 TLR，而斑马鱼含有 17 种 TLR。

所有 TLR 同源分子都是Ⅰ型跨膜蛋白，可分为胞外区、跨膜区和胞内区三部分。TLR 的胞内区约含有 200 个氨基酸，是信号转导的主要区域。其结构与 IL-1R 家族成员胞质区高度同源（IL-1R 介导的信号转导系统和机制与果蝇类似），该区称为 Toll-IL-1 受体结构域（Toll-IL-1 receptor domain，TIR）。TIR 具有嗜同性相互作用，借此来募集下游含有 TIR 的信号分子，组成信号复合体。与之相反，TLR 的胞外区结构与 IL-1R 家族明显不同，主要表现在 IL-1R 的胞外区是由 3 个 IgG 样功能区作为配体结合的主要部分，而 TLR 则是以 N 端 18~31 个富含亮氨酸的重复序列（leucine rich repeat，LRR）在细胞表面串联排列形成具有黏附作用的"触角"，并且都含有 3 个胞外段辅助蛋白即髓样分化因子（myeloid differentiation factor，MD）-1、MD-2 和 RP105，参与 PAMP 的识别。与 TIR 区相比，该功能区变异性较大，主要行使识别受体及与其他辅助受体结合形成受体复合物的功能。TLR 的跨膜区富含半胱氨酸结构域，决定了 TLR 分子的亚细胞定位。

迄今已在人中发现 10 种 TLR 分子（TLR1~10），而小鼠中有 13 种。其中，TLR1~9 分子两者均有，TLR10 分子只存在于人中，而 TLR11~13 分子只在小鼠中表达。不同的 TLR 分子间除具有相似的分子结构外，其氨基酸序列也有不同程度的同源性。人的 TLR 家族基因定位分别是 4 号染色体（TLR1、TLR2、TLR3、TLR6 和 TLR10），9 号染色体（TLR4），1 号染色体（TLR5），3 号染色体（TLR9）和 X 号染色体（TLR7 和 TLR8）。根据 TLR 细胞分布特征，可将其分为普遍存在型（TLR1）、限制存在型（TLR2、TLR4 和

TLR5）及特异存在型（TLR3）3 类。根据染色体的位置、基因结构和氨基酸序列，人的 TLR 可以分为 5 个亚型，即 TLR2、TLR3、TLR4、TLR5 和 TLR9。TLR2 亚型有 TLR1、TLR2、TLR6 和 TLR10；TLR9 亚型有 TLR7、TLR8 和 TLR9；TLR3、TLR4 和 TLR5 各自形成一个亚型。根据 TLR 在细胞内的定位，可将其分为两类，即位于细胞膜表面的 TLR1、TLR2、TLR4、TLR5、TLR6、TLR10 和位于细胞内细胞器膜（如细胞内体、溶酶体或内质网膜）的 TLR3、TLR7、TLR8 和 TLR9（图 6-1）。

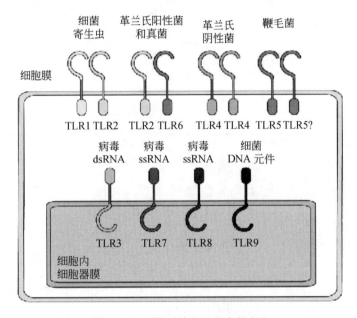

图 6-1 Toll 样受体在细胞内的定位

（引自：Kuby Immunology. 6th ed. 2007）

TLR 广泛表达于多种组织和细胞，不仅表达于各种免疫细胞，也大量表达于各种上皮和内皮细胞等天然免疫防御的第一道防线上，如肠上皮细胞、呼吸道上皮细胞、泌尿生殖道上皮细胞及血管内皮细胞等。尽管 TLR 在免疫系统中广泛分布，但不同的 TLR 在不同组织和细胞中的表达水平不尽相同，其中在淋巴组织尤其是脾脏和外周血的白细胞中表达最强。单核/巨噬细胞和中性粒细胞是表达 TLR 种类最多的细胞，表达除 TLR3 外的所有 TLR；B 细胞也较为丰富，但不表达 TLR3 和 TLR8；嗜酸性粒细胞表达 TLR1、TLR4、TLR7、TLR9 和 TLR10，而 T 细胞只表达 TLR1 和 TLR4，是否表达 TLR3 尚无定论。TLR 在树突状细胞（DC）上的分布较为复杂，在某种程度反映了 DC 亚群相应的功能，并在建立适应性免疫中起着重要的作用（表 6-1）。人浆细胞样 DC（pDC）是近年来受关注的一类特殊细胞群，主要表达 TLR7 和 TLR9。DNA 和 RNA 病毒能诱导 pDC 分泌大量的 I 型干扰素（IFN）。pDC 不表达 TLR2、TLR4 和 TLR5，对细菌的 PAMP 如 LPS、肽聚糖及鞭毛蛋白等不反应，而表达 TLR3 的人 CD11c$^+$髓样 DC（mDC）或单核细胞却能识别细菌的 PAMP。

表 6-1 人 DC 亚群 TLR 的表达

TLR	体内分离的细胞			体外诱导分化的 DC
	单核细胞	mDC	pDC	GM-CSF+IL-4
TLR1	++	++	+	++
TLR2	++	++	-	++
TLR3	-	++	-	++
TLR4	++	-	-	++
TLR5	++	+	-	+/-
TLR6	++	++	++	++
TLR7	+/-	+/-	++	-
TLR8	++	++	-	++
TLR9	-	-	++	-
TLR10	-	+	+	

注：mDC. 髓样 DC；pDC. 浆细胞样 DC。
引自：景志忠. 2013. Toll 样受体与天然免疫. 兰州：兰州大学出版社。

二、Toll 样受体的功能

TLR 是参与固有免疫的一类重要蛋白质分子，也是连接固有免疫和适应性免疫的桥梁。TLR 是单个的跨膜非催化性蛋白，可以识别来源于微生物的具有保守结构的分子，也能够识别胞内内涵体和溶酶体，从而激活机体产生免疫细胞应答。不同的 TLR 由于结构不同，能够识别不同的病原菌或自身成分分子模式（表 6-2）。同时，单个 TLR 对 PAMP 的结合能力比较弱，在许多情况下需要其他 TLR 和辅助蛋白参与以加强对 PAMP 的识别和黏附。

TLR1 和 TLR2 通常形成二聚体，识别三酰脂肽、肽聚糖、革兰氏阴性杆菌的 LTA、脂蛋白和酵母多糖等；TLR2 也可以和 TLR6 形成二聚体，识别二酰脂肽；TLR3 构成同源二聚体或与 TLR4 形成异源二聚体，识别鞭毛蛋白，还可识别多聚肌苷胞苷（poly riboinosinic polyribocytidylic acid, poly I：C）；TLR4 形成同源二聚体，识别 LPS 及牛型结核杆菌胞壁的骨架、链球菌来源的脂质酸，且需要 MD-2、CD14 和 RP105 的协助；TLR5 特异性识别细菌的鞭毛蛋白，有选择地识别透过肠上皮的细菌，并引起免疫反应；TLR6 主要识别细菌的肽聚糖和脂肽，同时促进 TLR2 对 PAMP 的反应；TLR7 和 TLR8 均能识别单链 RNA 病毒；TLR9 主要识别细菌中非甲基化的胞嘧啶鸟嘌呤二核苷酸（CpG DNA）；TLR11 能识别来源于尿路细菌的配体。

表 6-2 TLR 家族成员及其配体

TLR	位置	配体	配体来源
TLR1	胞膜	三酰脂肽	细菌
TLR2	胞膜	脂蛋白	细菌、病毒、寄生虫、自体
TLR3	内溶酶体	双链 RNA	病毒

续表

TLR	位置	配体	配体来源
TLR4	胞膜	脂多糖	细菌、病毒、自体
TLR5	胞膜	鞭毛蛋白	细菌
TLR6	胞膜	二酰脂肽	细菌、病毒
TLR7（人TLR8）	内溶酶体	单链RNA	病毒、细菌、自体
TLR9	内溶酶体	甲基化DNA	病毒、细菌、原生动物、自体
TLR10	内溶酶体	未知	未知
TLR11	胞膜	肌动蛋白样分子	原生动物

（一）TLR的抗细菌作用

在 TLR 家族中，TLR1、TLR2、TLR4、TLR5、TLR6、TLR9、TLR10、TLR11 主要识别革兰氏阳性菌和革兰氏阴性菌的 PAMP。其中 TLR2 识别革兰氏阳性菌胞壁成分如 PGN、LTA、脂蛋白等；TLR4 通过与 CD14、MD-2 或 RP105 协同识别革兰氏阴性菌的 LPS；TLR1 或 TLR6 与 TLR2 协同识别细菌的 PGN、LTA、脂蛋白、甘露糖等；TLR5 识别有鞭毛细菌的鞭毛蛋白，TLR7 识别细菌的单链 RNA；TLR9 识别细菌非甲基化的 CpG DNA；TLR11 识别感染泌尿系统的大肠杆菌 8NU 菌株。

TLR2 是 TLR 家族中功能研究较多，识别谱最广的受体之一。它能识别来自细菌、支原体、真菌和病毒的某些成分，如脂蛋白、脂肽、PGN、LTA 和酵母多糖等。Takeuchi 等发现 TLR2$^{-/-}$ 小鼠容易感染金黄色葡萄球菌和肺炎葡萄球菌。而 Cook 等研究发现人 TLR2 基因（Arg735Gln）缺陷与其对多种细菌脂蛋白反应减弱及易出现革兰氏阳性菌引起的休克相关，均提示 TLR2 在机体抵御革兰氏阳性细菌感染中的重要性。TLR2 可与 TLR1 或 TLR6 形成"M"形异源二聚体，识别不同的配体。TLR1/TLR2 复合物识别三酰脂肽，而 TLR6/TLR2 复合物识别二酰脂肽（图 6-2）。这可能也是 TLR2 识别谱增大的原因。TLR2 与配体结合后能促使巨噬细胞和 DC 产生多种促炎细胞因子。

TLR4 是由 Charles Janeway 和 Ruslan Medzhitov 于 1997 年在哺乳动物体内发现的与果蝇 Toll 蛋白同源的第一个 TLR。它是识别革兰氏阴性菌的主要 PRR。LPS 结合蛋白（LPS binding protein, LBP）与 LPS 结合后，介导 LPS 与 CD14 相互作用，再由 CD14 将 LPS 转运并锚定于由 TLR4 和 MD-2 构成的复合体上，然后通过 TLR4 胞外 LRR 介导 TLR4 的聚合，从而诱导肿瘤坏死因子（TNF）-α、白细胞介素（IL）-6、IL-12 等炎症细胞因子的分泌，进而发挥抗感染作用（图 6-2）。近来研究发现，TLR4 还能与病毒的包膜蛋白结合，从而识别病毒。但 TLR4 识别 H5N1 禽流感病毒是通过识别感染机体产生的 DAMP——内源性氧化磷脂而非病毒本身。TLR4$^{-/-}$ 的小鼠表现出对 LPS 刺激和致死性禽流感病毒的耐受性。另外，TLR4 还可识别宿主坏死细胞释放的 HSP，体内类肝素硫酸盐和透明质酸盐降解的多糖部分及局部内源性酶的级联活化反应也可激活 TLR4。

鞭毛蛋白是细菌鞭毛的主要结构蛋白，也是机体固有免疫的有效激活剂。TLR5 能够特异性地识别不同细菌鞭毛蛋白的相对保守的恒定区（D1），即中心的 α 螺旋链。TLR5 表达于上皮细胞、单核细胞、未成熟 DC，并高表达于小肠固有层 DC，能够第一时间识别侵

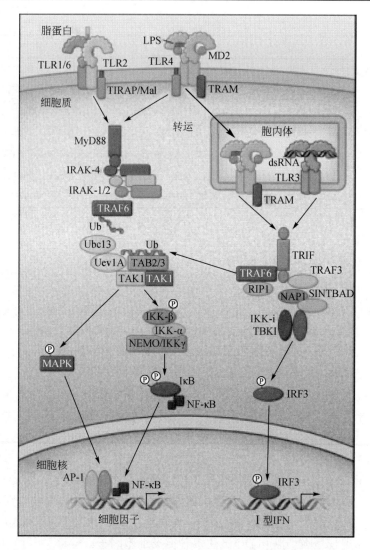

图 6-2 TLR1、TLR2、TLR4 和 TLR6 信号转导通路

(引自：Takeuchi O，Akira S. 2010. Cell，140：805-820)

入肠上皮细胞的细菌鞭毛蛋白。同时，TLR5 也表达于肺脏，在抵御细菌进入呼吸道的过程中发挥了重要作用。具有鞭毛蛋白的 L 型细菌、铜绿假单胞菌、枯草芽孢杆菌和鼠伤寒沙门菌等可被 TLR5 识别。TLR5 被激活后，可诱导 B 细胞分化为分泌 IgA 的浆细胞，并引发幼稚 T 细胞分化为抗原特异性的 Th17 和 Th1 细胞。TLR11 与 TLR5 结构非常相似，但仅在小鼠中表达。TLR11 能够识别尿路感染病原菌和弓形体的鞭毛样分子结构。

Hemmi 等于 2000 年发现 TLR9 能识别存在于细菌的 CpG DNA。TLR9 表达于 pDC 和 B 细胞的内体区室中。因此，细菌 DNA 必须被运送到细胞的内体区室，其内部的酸性环境（pH 为 5.5~6.5）导致双链 DNA 降解成多个含 CpG 基序的单链 DNA 后被 TLR9 识别，从而发挥免疫防御作用。用 CpG DNA 刺激 $TLR9^{-/-}$ 小鼠时，B 细胞的增殖、巨噬细胞分泌的促炎细胞因子及 DC 的成熟等细胞反应均消失。体内研究发现，只有 TLR9 对 CpG DNA 发生反应，而其他 TLR 对其不发生反应。CpG DNA 能够活化细胞内的信号传递分子，如核因子-κB（NF-κB）、c-Jun 氨基末端激酶（c-Jun N terminal kinase，JNK）和 IL-1 受体相关激酶（IRAK）等，而在 TLR9$^{-/-}$小鼠中信号传递分子却减少。因此，TLR9$^{-/-}$小鼠对 CpG DNA 诱导的致死性休克综合征有抵抗力。

（二）TLR 的抗病毒作用

随着研究的深入，人们发现 TLR 不但可以识别细菌，还可识别入侵的病毒，并在抗病毒固有免疫反应中发挥着重要作用。TLR2 和 TLR4 能够通过识别病毒的囊膜蛋白，发挥抗病毒固有免疫反应，而 TLR3、TLR7、TLR8 和 TLR9 能识别病毒、细菌内或释放出的核酸分子。TLR3 特异性识别病毒复制的中间产物双链 RNA 或其类似物——poly I：C，从而激活 NF-κB 和 IFN-β 前体。TLR7、TLR8 具有高度的同源性，主要表达在 pDC 上，其不仅可识别一些人工合成的具有抗病毒和抗肿瘤作用的小分子化合物，如咪喹莫特（R837）、瑞喹莫德（R848）等咪喹啉类似物和鸟苷酸衍生物，还能识别病毒的单链 RNA。TLR9 识别细菌和病毒的 CpG DNA，激活 B 细胞和抗原提呈细胞的免疫刺激特性。

（三）TLR 的抗真菌作用

真菌细胞壁的构成成分很复杂，包括葡聚糖、角质素、甘露糖及其他各种各样的成分，它们都是潜在的 PAMP。目前对真菌病原菌的研究主要集中在白色念珠菌和烟曲霉菌，而对其他许多病原真菌如球孢子菌、组织胞浆菌、根毛霉等的研究尚较少。现已研究明确 TLR2 和 TLR6 组成的异二聚体可以识别酿酒酵母的一种胞壁成分——酵母多糖。而 TLR4 能识别新生隐球菌的荚膜多糖的主要成分——葡糖醛氧化甘露聚糖。此外，真菌细胞壁的主要构成成分——β-葡聚糖以依赖髓样分化因子 88 的方式激活巨噬细胞中的 NF-κB。

三、Toll 样受体信号转导途径

TLR 样受体被 PAMP 激活后能上调下游特定基因，这是由 TLR 蛋白和细胞类型所决定的。不同的 TLR 蛋白其 TIR 结构域接头蛋白招募不同的分子。目前已发现五种 TIR 结构域接头蛋白：①髓样分化因子 88（MyD88）；②β干扰素 TIR 结构域衔接蛋白（TIR-domain-containing adaptor-inducing interferon-β，TRIF），也称 TLR 样受体衔接分子 1（Toll-like receptor adaptor molecule 1，TICAM-1）；③TIR 结构域衔接蛋白（TIR domain-containing adaptor protein，TIRAP），也叫类 MyD88 接头分子；④TRIF 相关接头分子（TRIF-related adaptor molecule，TRAM），也叫 TLR 样受体衔接分子 2（Toll-like receptor adaptor molecule 2，TICAM-2）；⑤SARM 蛋白（sterile-alpha and armadillo motif-containing protein）。前四种接头蛋白都能促进信号系统的激活，参与入侵病原菌的清除。SARM 是最后一个发现的 TLR 接头蛋白，也是唯一具有抑制作用的接头蛋白。SARM 与 TRIF 结合具有抑制 TRIF 依赖信号途径的作用。

这五种接头蛋白主要介导两条信号通路：MyD88 依赖性和非 MyD88 依赖性（TRIF 依赖性）信号通路。TLR1、TLR2、TLR5、TLR6、TLR7、TLR8 和 TLR9 主要介导 MyD88 依赖性信号通路；而 TLR3 介导非 MyD88 依赖性信号通路。TLR4 既可介导 MyD88 依赖性途径，亦可介导非 MyD88 依赖性途径。MyD88 依赖性途径主要引起 NF-κB 活化和细胞因子产生，而 MyD88 非依赖性途径主要负责 LPS 诱导 IFN 基因 TP-10、糖皮质激素衰减反应基因 16、干扰素调节基因 1 表达和 DC 成熟。

（一）MyD88 依赖性信号转导途径

MyD88 依赖性信号转导途径是除 TLR3 外所有 TLR 及 IL-1 受体家族传递信号的共同通路。MyD88 是一种胞内接头蛋白，含有 C 端 TIR 结构域和 N 端死亡结构域（death domain，DD），由 296 个氨基酸组成。细胞中的大部分 MyD88 是以一种非活性形式存在于细胞骨架中，即与β肌动蛋白结合形成一种复合物。此时，IRAK1 与 MyD88 调节蛋白——Toll 作用蛋白（Toll-interacting protein，Tollip）结合，保持一定的稳定性，而与 MyD88 处于分离状态。当配体与 TLR 结合后，TLR 发生二聚化，肌动蛋白重排，MyD88 释放至细胞质中，并聚集至 TLR 处；同时，MyD88 用其 DD 区募集 IRAK4，使其发挥激酶作用，使 IRAK1 磷酸化，降低 MyD88 与 Tollip 的亲和力。高磷酸化的 IRAK1 与 MyD88 解离，进入胞质募集可溶性 TNF 受体相关因子 6（TRAF6）。TRAF6 为一种含有环指结构域的 E3 泛素连接酶，可以与泛素结合酶（Ubc13 和 Uev1A）相互作用，一起催化 TRAF6 自身和 NF-κB 关键调节分子（NF-κB essential modulator，NEMO）发生 63 位赖氨酸（K63）连接的多聚泛素化。TRAF6 通过 K63 连接的多聚泛素链招募由 TGF-β激活激酶 1（TGF-β-activated kinase 1，TAK1）和 TAK1 结合蛋白 1/2/3（TAK1-binding protein 1/2/3，TAB1/2/3）组成的激酶复合物。这个复合体随后活化下游两条不同的信号途径：一条是活化丝裂原活化蛋白激酶（mitogen activated protein kinase，MAPK）家族信号途径（如 p38 和 JNK），从而活化转录因子激活蛋白-1（activator protein-1，AP-1）；另一条是激活 TAK1/TAB 复合物，增强 NF-κB 抑制物激酶（inhibitor of NF-κB kinase，IκK）复合物的活性，进一步诱导 IκB 的磷酸化及后续的降解，最终导致 NF-κB 激活。

TLR7/8 和 TLR9 在 pDC 中大量表达，并通过 MyD88 激活干扰素调控因子（interferon regulatory factor，IRF）、AP-1、NF-κB 等转录因子，以产生大量的 I 型 IFN 和炎症细胞因子（图 6-3）。与其他细胞类型不同，pDC 中 I 型 IFN 的产生完全依赖于 MyD88，且 IRF7 而非 IRF3 在此过程中发挥重要功能。在 pDC 中，单链 RNA（由 TLR7/8 识别）或 CpG DNA（由 TLR9 识别）刺激下，相应 TLR 通过 MyD88 进一步招募 IRAK4 及 TRAF6。TRAF6 通过泛素化激活 TAK1 进一步激活 NF-κB 和 AP-1，同时，在 IRAK4 下游，TRAF3 与 IRAK1、IκKα及骨桥蛋白形成复合物，磷酸化并激活 IRF7。最近研究发现，核内转录因子 IRF8 也参与了 TLR9 介导的信号通路。IRF8$^{-/-}$ DC 在 CpG DNA 的刺激下，几乎不能产生促炎细胞因子，NF-κB 和 MAPK 的激活也严重受损，提示 IRF8 在 NF-κB 的上游发挥作用。此外，IRF8 也被认为参与了 DC 中病毒刺激后晚期放大的 I 型 IFN 的产生。

研究发现，常染色体隐性 MyD88 基因缺陷的儿童反复遭受化脓性细菌感染（包括侵袭性肺炎链球菌、金黄色葡萄球菌和铜绿假单胞菌），提示 MyD88 依赖性途径在化脓性细菌感染的过程中具有免疫保护作用。目前认为，感染性疾病、淋巴瘤、痛风等的发生、发展均与 MyD88 介导的信号通路密切相关。

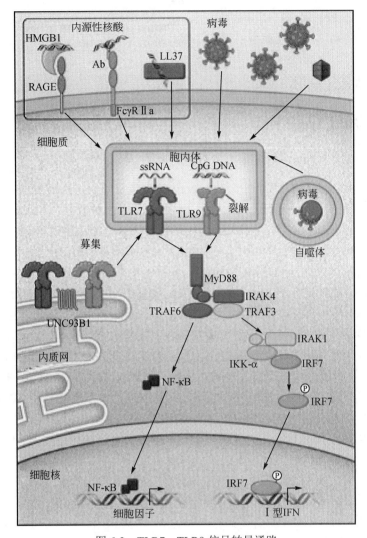

图 6-3　TLR7、TLR9 信号转导通路

（引自：Takeuchi O，Akira S. 2010. Cell，140：805-820）

（二）非 MyD88 依赖性信号转导途径

研究发现，在 MyD88 缺失的情况下，某些 TLR 活化所需的激动剂（如 LPS）同样可以激活信号传递，提示非 MyD88 依赖性信号转导途径的存在。其主要与 DC 的成熟、IFN-β 的诱导及干扰素调节基因的表达有关，主要由 TLR3 和 TLR4 介导激活。TLR3 可以直接绑定 TRIF，而 TLR4 则需要 TRAM 作为桥梁间接激活 TRIF。此外，TLR4 与 MyD88 相互作用还需要 TIR 接头分子 TIRAP 的辅助。

TRIF 除了 TIR 结构域外，还包括 250～255 位氨基酸构成的 T6BM 结构域和 661～699 位氨基酸构成的 RHIM 结构域，可分别结合 TRAF3、TRAF6 和受体相互作用蛋白（RIP）1、RIP3，激活下游信号通路。TRAF6 和 RIP1 可以分别独立介导 TRIF 途径的 NF-κB 激活过程，而后者被认为扮演着更为关键的角色。绑定 TRIF 后的 RIP1 通过同型 DD 结构域与肿瘤坏死因子受体 1 相关死亡结构域蛋白（TNFR1 associated death domain protein，TRADD）结合。TRADD 作为一个起支架作用的接头蛋白绑定 E3 泛素连接酶，使 RIP1 发生第 63 位赖氨酸（K63）位点连接的多聚泛素化修饰。泛素化的 RIP1 被 TAK1-TAB2-TAB3 复合物中的泛素受体蛋白 TAB2/TAB3 识别，并由此激活 TAK1。活化的 TAK1 使 IκKα、IκKβ 发生磷酸化，进而激活 NF-κB。另外，TRIF 通过 N 端的 T6BM 结构域绑定 TRAF6，同样介导了 NF-κB 活化。然而，TRAF6 在 TRIF 途径中的作用目前仍有争议。

（三）TLR 信号转导的辅助分子与负调控机制

TLR 信号通路的激活有赖于许多辅助分子，其中最重要的包括 UNC93B1、LL37、CD14 和 CD36。UNC93B1 是一种多层膜结构蛋白，存在于内质网上，为 TLR3、TLR7、TLR9 从内质网转运至溶酶体所必需。在 N-乙基-N-亚硝基脲诱导的小鼠模型中，由于 UNC93B1 上 H412R 位点的突变，阻断了其和 TLR 的结合，进而阻碍了 TLR 信号的传递，这使得该小鼠易被各种病原体感染。同时，UNC93B1 点突变小鼠还被发现 CD11b$^+$ 细胞数量大幅增加，影响 Th1 和 Th17 细胞分化，进而发生 TLR7 依赖的系统致死性炎症反应。LL37 是一种阳离子抗菌肽，其与自身核酸结合，促进 TLR9、TLR7、TLR8 的活化，也通过双链 RNA 激活 TLR3。CD14 是由 375 个氨基酸组成的富含亮氨酸的重复糖蛋白，其在血液中以可溶形式存在，或作为糖基磷脂酰肌醇锚定在髓系细胞的膜蛋白上，有助于 TLR2 和 TLR4 配体识别。CD36 是 B 类清道夫受体家族成员之一，能够与 TLR2 或 TLR4、TLR6 结合形成三聚体，激活其信号通路。应用酪氨酸激酶抑制剂和 Lyn 抑制剂都能阻断 CD36 蛋白与 TLR 的结合，并明显影响炎症信号通路的激活和炎症反应。

TLR 介导的免疫反应有助于机体抵抗病原体的侵袭，使其免受伤害。但是，如果免疫应答过强则会造成机体损伤，产生疾病，如自身免疫性疾病、LPS 引起的脓毒性休克等。因而，就需要相应的负向调控机制以使机体处于一个相对稳定的状态。

几乎在 TLR 每一个信号接头蛋白处都有相应的负向调节信号蛋白存在。例如，TLR4 信号通路中存在一种 MyD88 的剪接突变体 MyD88s（short form of MyD88），因缺乏死亡结构域，不能招募下游的信号分子 IRAK，NF-κB 也就不能被激活；IRAK1 也存在一种剪接突变体——IRAK1c，此突变体缺乏 IRAK 基因外显子 11 所编码的区域，IRAK1c 不能被 IRAK4 磷酸化，缺乏激酶活性，对 TLR 信号转导起负调控作用；IRAK 家族成员之一 IRAK-M 抑制蛋白激酶 IRAK1/IRAK4 与衔接蛋白 MyD88 解离，阻止 TLR 信号转导中 IRAK1-TRAF 复合物的形成；RP105 能竞争 TLR4 的配体而发挥负向调节作用；ST2 和 SIGIRR 为带有 TIR 结构域的膜结合分子，抑制 TIR 信号转导中衔接蛋白 TIRAP 和 MyD88 的活性；TRAF4 可通过与 TRAF6 和 TRIF 相互作用，抑制 TLR 的信号转导。TRAM 的剪接突变体——TAG 是 TRIF 信号转导通路的负调控分子，它在晚期内涵体上使 TRIF 与 TLR4-TRAM 解离，关闭 TRIF 信号通路；Tollip 抑制 TLR2、TLR4 信号通路中 IRAK 的自我磷酸化；β 抑制蛋白（β arrestin）抑制 TRAF 泛素化等。

细胞因子信号抑制物（suppressor of cytokine signaling，SOCS）是细胞因子诱导产生的负调控细胞因子信号转导的一类蛋白质。哺乳动物 SOCS 家族包括 8 个成员，即 CIS（cytokine-induced SH2 containing protein）和 SOCS1~SOCS7。研究发现，SOCS1 可以和 TLR2/TLR4 信号转导中磷酸化的 TIRAP 结合，导致 TIRAP 泛素化，形成多聚泛素链，最终降解 TIRAP，抑制 TLR 的信号转导。过氧化物酶体增殖物激活受体γ（peroxisome proliferator-activated receptor γ，PPARγ）的激活可以通过 MAPK 及 NF-κB 信号途径的抑制，负调控 TLR 的信号转导。这些调节蛋白在 TLR 介导的信号转导中形成了一个复杂的负反馈调控网络，参与机体的免疫调节。

第三节 NOD 样受体

一、NOD 样受体结构与功能

NLR 家族由一系列胞质传感器组成，主要参与各种胞内危险信号分子，包括胞内细菌病原体的识别。迄今已在人体内发现 22 种 NLR 基因，小鼠中 34 种，分布于多种组织细胞，包括单核细胞、巨噬细胞、T 细胞、B 细胞、小肠的树突状细胞和潘氏细胞等。

NLR 在结构上具有 3 个典型的结构域：①NLR 的 C 端富含一个亮氨酸重复区域（leucine rich repeat，LRR），LRR 能够识别相应的配体，并具有一定的特异性；②中央的核苷酸结合寡聚化区域称为 NOD，是 NLR 家族共同拥有的结构，对于 NLR 的寡聚化和活化非常重要；③N 端因不同 TLR 家族成员变化较大，包括胱天蛋白酶招募区（caspase activation and recruitment domain，CARD）、pyrin 结构域（pyrin domain，PYD）和杆状病毒抑制剂重复序列（baculovirus inhibitor repeat，BIR）区域。因 N 端能够募集下游分子而激活 NLR 信号转导，故称为功能结构域。根据 N 端功能结构域的不同，NLR 家族可以分为 4 个亚家族，即 NLRA、NLRB、NLRP 和 NLRC 亚家族，其结构和主要功能见图 6-4。

NLR 家族成员的功能也可以大致分为信号转导、自噬、转录活性激活和炎症小体组装四类（图 6-5）。

NOD1 和 NOD2 是 NLR 家族成员中最早被发现的能够识别胞内 PAMP 的两类分子，主要激活转录因子 NF-κB、MAPK 和 IRF，诱导促炎细胞因子和 Ⅰ 型 IFN 的产生。NOD1 能在多种细胞中表达，而 NOD2 主要表达在巨噬细胞和 DC 中，NOD1 和 NOD2 都属于 CARD 亚家族成员，它们在结构上都具有一个 LRR 和一个 NOD 结构域，但是 NOD1 分子具有一个 CARD，而 NOD2 分子具有两个 CARD。NOD1 和 NOD2 都能识别来自细菌细胞壁的 PGN 亚结构。NOD1 主要识别革兰氏阴性菌的 iE-DAP（dipeptide C-D-glutamylmeso-DAP），NOD2 主要对细菌胞壁酰二肽进行识别。酰二肽几乎存在于所有细菌的 PNG 中，所以 NOD2 既是 G^+ 细菌也是 G^- 细菌的感受器。其他 NLR，如 NLRP2 和 NLRP4，已知是 NF-κB 通路的负向调控因子。NOD2 分子还被发现能在细菌进入细胞时识别细菌，并招募 ATG16 到细胞膜，形成自噬小体。CIITA 和 NLRC5 被发现是主要组织相容性复合体的反式激活因子。而 NLRP3、NNLRC4、NALP1、NLRP6 和 NAIP 等主要参与形成炎症小体，激活胱天蛋白酶（caspase）-1。活化的 caspase-1 可促进细胞因子前体 pro-IL-1β 和 pro-IL-18 切割为成熟的 IL-1β 和 IL-18，还能诱发一种急速的细胞死亡形式——细胞焦亡（pyroptosis），可致细胞在炎症和应激的病理条件下死亡。

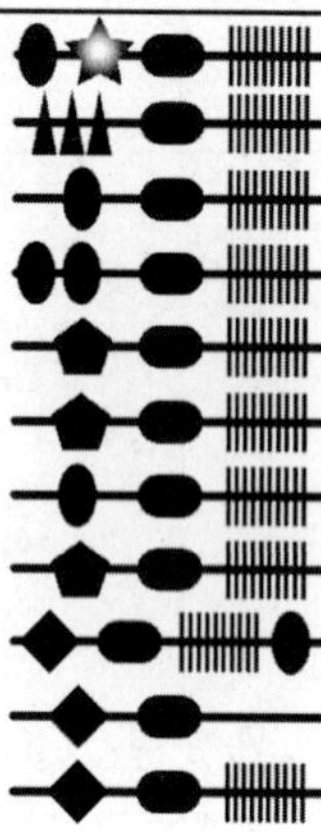

亚家族	蛋白结构	基因	功能	激活剂	人类疾病
NLRA		CIITA	MHC-Ⅱ表达	IFN-γ	裸淋巴细胞综合征
NLRB		Naip	控制嗜肺/军团菌感染	鞭毛蛋白	脊髓性肌萎缩
NLRC		NOD1	NF-κB	DAP	哮喘
		NOD2	NF-κB,自噬,Ⅰ型干扰素的产生	MDP	克罗恩病、Blau综合征
		NLRC3	T细胞活化及对LPS应答的急性调节	未知	
		NLRC5	炎症反应和上调MHC-I	IFN-γ、IFN-β	
		NLRC4	caspase-1活化,细胞死亡,吞噬体成熟	Rod蛋白、鞭毛蛋白	
		NLRX1	ROS产生和抗病毒反应	未知	
NLRP		NLRP1	炭疽杆菌应答	致命毒素、MDP	白癜风、1型糖尿病
		NLRP10	树突状细胞迁移	未知	贝克威思-威德曼综合征
		NLRP 2~9/11~14			穆-魏综合征 家族性寒冷性自身炎症性综合征
		NLRP2	胚胎发育、caspase-1活化	未知	
		NLRP3	caspase-1活化	ATP、矾、石棉、二氧化硅、ROS	
		NLRP4	胚胎发生、Ⅰ型干扰素、自噬	未知	
		NLRP5	胚胎发生	未知	
		NLRP6	NF-κB抑制和caspase-1活化	未知	
		NLRP7	胚胎发育、caspase-1活化	脂肽	葡萄胎
		NLRP12	抑制非经典的NF-κB、ERK和AKT通路,激活caspase-1	鼠疫杆菌	遗传性周期性发热
		NLRP14	精子形成		精子形成障碍

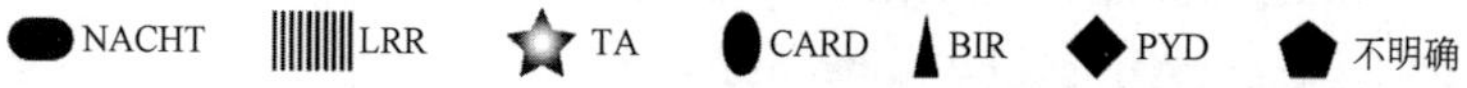

● NACHT ▦ LRR ☆ TA ● CARD ◆ BIR ◆ PYD ⬟ 不明确

图 6-4 NOD 家族基因结构示意图

(引自:Motta V,Soares F,Sun T,et al. 2015. Physiol Rev,95:149-178)

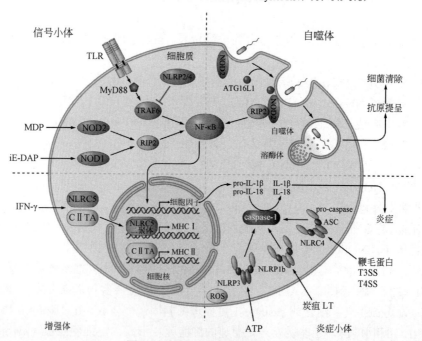

图 6-5 NOD 家族基因功能示意图

(引自:Motta V,Soares F,Sun T,et al. 2015. Physiol Rev,95:149-178)

二、NOD 样受体信号转导途径

在非活化状态，NOD1、NOD2 的 LRR 和 NACHT 结合保持分子处于折叠状态。当 NOD1 和 NOD2 通过 LRR 和配体结合后，能迅速打开结合，通过其构象变化而暴露 NACHT 结构域，随后触发寡聚体化（可能形成六聚体或七聚体），这样 NLR 分子就会暴露效应结构域。然后 NOD 分子的 CARD 和下游接头分子与信号蛋白（如 caspase）的结构域发生嗜同种结合，使其活化，同时引起 RIP2 的聚集。NOD-RIP2 复合物能够引起 IκK 聚集，继而通过蛋白酶的磷酸化和泛素化降解 IκB，使 NF-κB 与其抑制剂分离，导致 NF-κB 的激活。同时，NOD1 和 NOD2 也通过 CARD9 激活 MAPK 途径，诱导促炎细胞因子的转录和抗菌肽的合成。

此外，多种 PAMP 和 DAMP 均可诱发 NLRP1、NLRP3 及 NLRC4 产生核转录信号复合物，即炎症小体。ASC 是炎症小体的重要构成部分，它有一个 CARD 和一个 PYD，能够作为双重接头蛋白分子以桥梁形式将 NLR 家族中的一些分子与 caspase-1 连接起来。

最近研究表明，NOD 蛋白除了识别细菌产物、诱导细胞焦亡等功能外，也在抗病毒免疫中起着重要作用。NOD1 在上皮细胞中与特异的配体 iE-DAP 结合后可激活 RIPK2，后者与 TRAF3 结合，依次导致 TBK1（TANK 结合激酶）和 IκKe（IκB 激酶）的激活，再引起 IRF7 的激活。IRF7 诱导 IFN-β 的产生，后者导致干扰素刺激基因因子 3 的激活和趋化因子 CXCL10 与其他 I 型 IFN 的产生。相反，NOD2 识别来自分枝杆菌的专一的肽聚糖引起 RIPK2 和 IRF5 介导的信号级联反应的激活，诱导了 I 型 IFN 产生达到高峰。同时，NOD2 也被发现可以直接与病毒 RNA 和 CARDIF 结合，通过 RLR 信号通路引起 IFN 应答。

第四节 RIG-I 样受体

一、RIG-I 样受体结构与功能

RIG-I 样受体（RLR）是一类新发现的 PRR，能够识别细胞质中的双链 RNA，通过 RLR 级联信号诱导 IFN 和促炎细胞因子的产生，对抗病毒固有免疫的建立起着非常重要的作用。目前发现的 RLR 家族成员主要包括 3 个：维甲酸诱导基因-I（retinoic acid induced gene I，RIG-I）、黑色素瘤分化相关基因 5（melanoma differentiation associated gene 5，MDA5）、遗传学和生理实验室蛋白 2（laboratory of genetics and physiology 2，LGP2）。

人 *RIG-I* 基因 cDNA 全长约 3.0kb，编码一个由 925 个氨基酸残基构成的蛋白质。RIG-I 蛋白 N 端包括 2 个串联重复的 CARD 结构域，中间为 DExD/H 解旋酶区，C 端包含一个抑制区（repressor domain，RD）。其中，CARD 结构域负责传递信号，在细胞中过表达 CARD 可诱导 IFN 的产生；解旋酶区包括 ATP 结合基序和解旋酶 TAS 基序，其中 ATP 结合基序位于 K270 附近，K270A 氨基酸突变可导致 RIG-I 功能缺失。C 端 RD 区负责与病毒 RNA 结合，并调控 *RIG-I* 下游信号。在正常细胞中，RIG-I 以蛋白的形式处于自抑制状态，N 端 CARD 和 C 端 RD 区通过分子内相互作用维持于非活化状态。病毒 RNA 与 *RIG-I* 结合后，能够刺激 ATP 水解活性，从而解除其自身抑制构象，暴露 CARD 来招募下游信号分子。MDA5 与 RIG-I 结构基本类似，CARD 与解旋酶区氨基酸同源性分别为 23%和35%。LGP2 则不含 CARD 结构域，其解旋酶区与 RIG-I 和 MDA5 的同源性分别为 31%和41%，C 端存在与 RIG-I 类似 RD 区。

RLR 的表达谱十分广泛，但主要在非髓系细胞系中发挥抗病毒作用，如成纤维细胞、巨噬细胞和经典 DC（cDC）。而在 pDC 中，主要通过 TLR7/8 及 TLR9 侦测 RNA 病毒。

体外研究发现，RIG-I 和 MDA5 能够与双链 RNA 特异性结合。*RIG-I 和 MDA-5 缺失的小鼠经病毒刺激后无法产生 IFN，说明这两个受体对病毒 RNA 的识别是必需的。* RLR 识别病毒双链 RNA 的长度具有选择性。例如，呼肠孤病毒基因组包括长度不等的双链 RNA 片段，大于 1kb 的双链 RNA 主要被 MDA5 识别；小于 1kb 的双链 RNA，如丙肝病毒、仙台病毒、流感病毒、水疱性口炎病毒等主要被 RIG-I 识别。同时，RIG-I 特异识别双链 RNA 核苷酸序列或特征性末端结构——5'端三磷酸化的单链 RNA（3p-RNA）。3p-RNA 加帽或经核苷酸修饰后，则不能为 RIG-I 识别。这也被认为是宿主细胞区分自身 RNA 和病毒 RNA 的机制。宿主细胞 RNA 在细胞核内合成后，需要经过不同程度的加工修饰，如 mRNA 需要在其 5'端添加帽子结构；tRNA 在其 5'端切割后进行核苷酸修饰；而 rRNA 迅速与核糖体蛋白形成 rRNP。这些转录后加工过程，使得 RIG-I 不能对其做出反应。小 RNA 病毒基因组 5'端能够与其自身编码的 VPg 蛋白共价结合，这可能是小 RNA 病毒不能为 RIG-I 识别的原因所在。而 MDA5 与由小 RNA 病毒感染所诱发的 IFN 表达有着紧密联系。

LGP2 能够与病毒 RNA 结合，但由于其 N 端缺乏两个 CARD 信号区，因而无法与下游信号分子结合，可作为 RIG-I 信号通路的负调控因子。但同时发现，LGP2 含有 C 端 RD 区，能够与 RIG-I 的 RD 区相互结合，从而解除其自抑制状态，因而也可能作为 RIG-I 的正调控因子。

二、RIG-I 样受体信号转导途径

目前，RLR 激活的信号通路已基本清楚（图 6-6）。2005 年，4 个独立的研究小组同时报道了 RLR 的下游分子，并分别命名为干扰素-β启动刺激因子 1（interferon-β promoter stimulator 1，IPS-1）、线粒体抗病毒信号蛋白（mitochondrial antiviral signaling protein，MAVS）、病毒诱导信号适配蛋白（virus-induced signaling adaptor，VISA）和 Cardif（CARD adaptor inducing IFN-β）。MAVS 由 540 个氨基酸残基组成，分子量约为 63kDa，依次包含一个 CARD 区，一个脯氨酸富集区和疏水的跨膜区。其中 CARD 区具有胱天蛋白酶活性及六螺旋结构，可介导同型 CARD 蛋白之间相互作用。脯氨酸富集区含有脯氨酸结合位点和 P-X-X-P 基团，能够与一系列信号分子发生相互作用，如 TRAF3、TRAF6、TRAF2、RIP1、FADD 等，在 RLR 及 TLR 信号通路均发挥重要作用。跨膜区主要负责将 MAVS 定位于线粒体外膜上，这是 MAVS 正常发挥其生理功能的前提。

RIG-I 和 MDA5 识别病毒 RNA 配体后，构象发生变化，其 CARD 结构域被释放出来，招募 TRIM25 等 E3 泛素连接酶，催化 RIG-I 发生 K63 泛素化修饰，进而与下游接头蛋白 MAVS 相互作用。MAVS 的脯氨酸富集区能够与 TRAF3 的 TRAF 区结合，可招募并激活 TBK-1 和 IκKi，进一步磷酸化 IRF-3 和 IRF-7 等下游分子。活化的 IRF-3/IRF-7 以二聚体的形式进入细胞核，并诱导包括 IFN-α/β在内的多种靶基因的表达。旁分泌或自分泌的

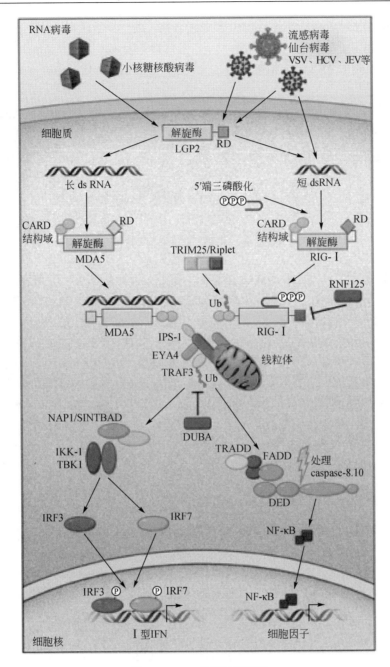

图 6-6 RLR 信号转导通路

(引自：Takeuchi O, Akira S. 2010. Cell, 140: 805-820)

IFN-α/β 又可与细胞表面的 I 型 IFN 受体结合，激活下游的 Janus 激酶/信号转导子和转录激活因子 (Janus kinase/signal transducers and activator of transcription, JAK/STAT) 信号通路，并最终激活一系列基因的转录表达。同时，IPS-1 脯氨酸富集区还可与 TRAF6/TRAF2 结合，并通过 IκKα/β/γ 复合物（也称为 NEMO）激活 NF-κB 级联信号。NAP1 和 Fas 相关死亡域蛋白 (Fas-associated protein with death domain, FADD) 在该过程中发挥重要作用，

其中 FADD 可与 MAVS 及 caspase-8/10 形成复合物，进一步激活 NF-κB，并最终诱导数量众多的促炎细胞因子的表达。近年研究发现，干扰素基因刺激因子（stimulator of interferon gene, STING）也是 MAVS 下游衔接蛋白之一，能够与其 TM 结构域结合并激活下游 NF-κB 和 IRF3 信号通路。

研究发现，过表达 MAVS 能够激活 IFN-α/β 及 NF-κB 启动子，MAVS 缺陷型转基因小鼠对 RIG-Ⅰ/MDA5 识别 RNA 病毒感染高度敏感，无法产生 IFN 及促炎细胞因子，进一步佐证了 MAVS 在抗病毒固有免疫反应中的重要作用。

第五节　C 型凝集素受体

一、C 型凝集素受体结构与功能

CLR 家族是一群异质性很高的受体家族，具有上百个成员，能识别多种微生物。所有 CLR 都具有一个 C 型凝集素样区域（C-type lectin-like domain，CTLD）。CTLD 有一个特征性的双环结构，环底由两个高度保守的二硫化物桥起稳定作用。第二个环，也称为长环，是结构和进化上的可变区域，可以与钙离子和碳水化合物结合。根据 CTLD 的结构和结合的配体，CLR 可分为 17 个亚类（Ⅰ～XVII）。根据功能 CLR 可分为分泌型和跨膜型两种。分泌型 CLR 的主要代表是胶原凝集素家族；跨膜型 CLR 根据其 N 端朝向不同分为Ⅰ型和Ⅱ型两种。除了甘露糖受体（mannose receptor，MR）和 DEC-205 属于Ⅰ型外，DC 表达的大多数 CLR 属于Ⅱ型跨膜蛋白，仅含一个 CTLD。跨膜型 CLR 的典型代表有选择素家族、MR 家族和树突状细胞特异性胞间黏附分子 3 结合非整合素（DC-specific intercellular adhesion molecule-3-grabbing nonintegrin，DC-SIGN）家族等。

到目前为止，已在人类中发现有多达 60 种 CLR，其中一些可溶性 CLR 能结合 PAMP 并可在某些条件下介导宿主防御。与 TLR 不同，CLR 可识别真菌细胞壁中主要的碳水化合物结构，包括 β-葡聚糖及甘露糖，主要在抗真菌免疫中发挥重要作用。

Dectin-1 和 Dectin-2 是目前研究得最为清楚的 CLR。Dectin-1（人 CLEC7A；鼠 Clec7a）是一种Ⅱ型跨膜蛋白，主要在 DC、巨噬细胞、中性粒细胞和单核细胞上表达。它的胞外段含有一个非典型的 CTLD（非钙离子依赖性），胞内段含有单个免疫受体酪氨酸激活基序（ITAM）。Dectin-1 特异性识别真菌细胞中的 β-1,3-葡聚糖，因此参与多种抗真菌免疫反应，如念珠菌、球孢子菌、肺孢子菌、毛癣菌、烟曲霉菌等。此外，Deatin-1 还可以识别分泌型 IgA、黏蛋白和 β-葡聚糖。Dectin-2（人 Clec6A；鼠 Clec4n）与 Mincle（也称为 Clec4e、Clecsf9）、DCAR、BDCA-2、Dectin-3（也称为 Clecsf8、MCL 或 Clec4d）和 DCIR 同属于 Dectin-2 家族。除 DCIR 外，这个家族的所有成员胞内段都没有信号转导能力。Dectin-2 的胞外段包含一个典型的 CTLD（钙离子依赖性），对 α-甘露聚糖结构具有强亲和力。

此外，甘露糖结合凝集素能够结合各种修饰病毒、细菌、真菌和寄生虫的糖基并能阻断脑膜炎奈瑟菌、金黄色葡萄球菌和肺炎链球菌的入侵。Mincle 可以识别多种真菌，如白色念珠菌、马拉色霉菌等。同时，它还可与部分真菌细胞壁的甘露糖、结核分枝杆菌的海藻糖二霉菌酸酯及剪接相关蛋白 130 相结合。由这些受体介导的反应包括结合、吞噬真菌，诱导抗真菌效应器机制及产生多种可溶性介质，包括细胞因子、趋化因子等。许多跨膜型

CLR 主要作为抗原受体发挥作用。同时，这些受体也可诱导并调节适应性免疫，特别是辅助性 T 细胞的 Th1 及 Th17 亚型介导的免疫反应。

二、C 型凝集素受体信号转导途径

Dectin-1 的信号转导首先需要受体二聚化，然后启动 Syk 依赖性或非 Syk 依赖性级联信号通路（图 6-7）。Syk 依赖的信号通路的激活首先需将 Syk 募集至胞内段 ITAM，由 Src 蛋白家族激酶（Src family kinase，SFK）使其磷酸化，进一步导致 MAPK 活化、经典和非经典 NF-κB 激活或活化 T 细胞核因子（nuclear factor of activated T cell，NFAT）激活。NFAT

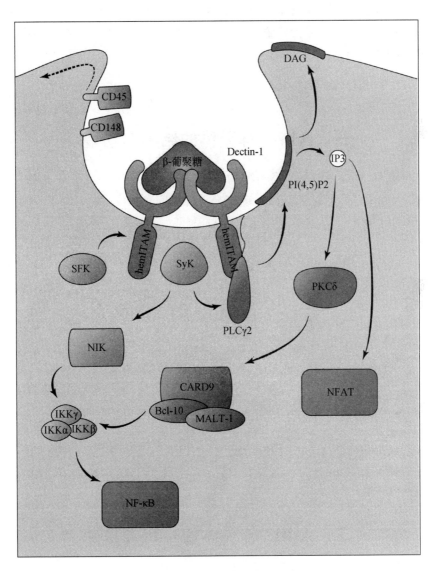

图 6-7　Dectin-1 信号转导通路

（引自：Brubaker SW，Bonham KS，Zanoni I，et al. 2015. Annu Rev Immunol，33：257-290）

和经典 NF-κB 激活需要活化的磷酸酯酶γ2（PLCγ2）蛋白，将膜 PIP2 水解成 1,4,5-三磷酸肌醇（IP3）和甘油二酯（DAG）。IP3 诱导内质网内的钙离子释放到细胞质内，引起特殊钙离子通道 CRAC 介导的钙内流，从而激活 NFAT。IP3 和 DAG 还可以作为第二信使，通过激活蛋白激酶 Cδ（PKCδ）激活 NF-κB 通路。PKCδ磷酸化 CAR9 可诱导 Bcl-10 和 MALT-1 形成复合物，招募并激活 TRAF6-TAK1 复合物，从而活化 NF-κB。此外，Syk 还通过 NF-κB 诱导激酶（NF-κB-inducing kinase，NIK）介导 NF-κB 亚基 p52-RelB 的非经典激活。Dectin-1 也可以通过非 Syk 依赖性信号通路激活非经典的 NF-κB 通路。通过 Raf-1 诱导 NF-κB p65 亚基的磷酸化，并随后形成 p65-RelB 二聚体，抑制 p52-RelB 复合物的形成。

Dectin-2 的信号转导与 Dectin-1 相似，只是由于没有 ITAM 结构，需要偶联 FcRγ链结合效应蛋白，启动细胞内信号转导途径。FcRγ链上的 ITAM 结构发生酪氨酸磷酸化，提供 SH 结构域锚定位点，招募下游 SFK。

第六节　AIM2 样受体

一、AIM2 样受体的结构与功能

AIM2 样受体（ALR）是一类新型的胞质 DNA 识别受体，它不依赖于炎症小体 NALP3-ASC-caspase-1，但能够识别双链 DNA，介导固有免疫反应、细胞分化、凋亡及癌症等生理病理过程。

AIM2 属于 IFN 诱导蛋白家族。目前的人体内已鉴定 4 个成员，包括胞核蛋白 MNDA（myeloid cell nuclear differentiation antigen）、IFIX（pyrin and HIN domain family member）、胞质蛋白 AIM2，胞核和胞质中均存在的 IFN 诱导蛋白 16（IFN-inducible protein 16，IFI16）。小鼠中有 14 个成员。AIM2 不仅表达于人黑色素瘤细胞系，脾脏、小肠和外周血白细胞均可表达，其中脾脏表达较其他组织高。从结构上看，AIM2 含有 2 个结构域：N 端的 pyrin 结构域（PYD），是效应区，负责和下游的接头分子凋亡相关斑点样蛋白（apoptosis-associated speck-like protein containing a CARD，ASC）结合；C 端的 HIN-200，结构域含有 2 个相邻的、可以和寡聚核苷酸结合的结构域，负责结合双链 DNA。且双链 DNA 越长，对 AIM2 的激活效应越明显，诱发的免疫反应也越强烈。目前已知 ALR 可以识别的微生物包括土拉热弗朗西丝菌、单核细胞增生李斯特菌、肺炎链球菌、结核分枝杆菌、巨细胞病毒和痘苗病毒。而 IFI16 通过识别来源于痘苗病毒的 70bp 的双链 DNA 和来源于单纯疱疹病毒的 60bp 的双链 DNA，激活信号分子 TBK1、STING、IRF3 和 NF-κB，最终诱导 IFN-β分泌。

二、AIM2 样受体信号转导途径

ALR 信号转导途径尚未阐明。目前已知细菌和病毒的双链 DNA 均可以激活 ALR。AIM2 经 PYD 与接头蛋白 ASC 结合，产生 AIM2 炎症小体（AIM2-ASC-pro-caspase-1），进而活化 caspase-1（图 6-8）。活化的 caspase-1 可裂解 pro-IL-1β和 pro-IL-18，介导促炎细

胞因子 IL-1β 和 IL-18 的产生，或引起细胞焦亡。目前已经发现一些含有 PYD 结构域的蛋白参与 AIM2 炎症小体的形成，如人的 *POP3* 基因和鼠的 *p202* 基因，均可以与 AIM2 的 PYD 结构域结合。

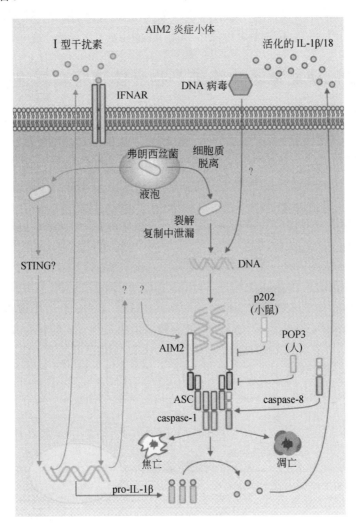

图 6-8　AIM2 炎症小体的活化

（引自：Man SM，Kanneganti TD. 2015. Immunol Rev，265：6-21）

第七节　晚期糖基化终末产物受体

一、晚期糖基化终末产物受体结构与功能

1992 年，Neeper 首次从牛肺组织中分离出可以识别并结合晚期糖基化终末产物（advanced glycation end-product，AGE）的蛋白质，将其命名为 RAGE（receptor for advanced glycation end product）。RAGE 是一种多配体受体，可以与 AGE、高迁移率族蛋白 B1

（HMGB1）、S100/钙粒蛋白和β淀粉样肽等配体相互作用，促使细胞内氧化应激的产生和信号通路的激活。在成年人体内，RAGE 主要分布在免疫细胞、神经元、内皮细胞、血管平滑肌细胞和癌细胞上。当细胞或组织局部出现 RAGE 配体或炎症因子聚集时，可促进 RAGE 的表达。RAGE 由胞外区、单次跨膜区和胞内区三部分组成。其中，胞外区有 3 个免疫球蛋白样区，包括 N 端的 1 个可变区和 2 个恒定区。

二、晚期糖基化终末产物受体信号转导途径

RAGE 的多接头蛋白决定了其信号通路的复杂性。在上皮细胞、单核/巨噬细胞和神经细胞中，RAGE 与配体结合后可以激活：①MAPK 家族的成员，如 p38 MAPK、细胞外信号调节激酶（ERK）1/2、JNK 等；②NADPH 氧化酶，引起细胞内活性氧簇（ROS）产生增多。最终促使 NF-κB 入核，调节 TNF-α、IL-1β、IL-6 等重要目的基因的表达。同时，NF-κB 也是 *RAGE* 基因的核转录因子，可上调 *RAGE* 基因的表达。因此，RAGE 与配体结合后，可通过正反馈调节使信号级联反应持续发生。ROS 可直接损害细胞内的一些蛋白质、DNA 和脂质等；也可诱发膜的超氧化，使维持离子稳态的膜蛋白功能受损，引起钙离子内流。胞内钙离子浓度增高，导致细胞的结构、功能和代谢异常，甚至细胞死亡。

在肾小球系膜细胞中 AGE-RAGE 可激活 ERK 和磷脂酰肌醇 3-激酶（PI3K）信号通路：AGE-RAGE 产生的 ROS 与 Src 结合后激活 PI3K，PI3K 进一步激活 Ras-Raf-MEK-ERK1/2 和 PDK-PKB-GSK3 信号通路，促进类胰岛素生长因子、转化生长因子-β和纤维连接蛋白等的产生。而在大鼠肾脏成纤维细胞中，AGE-RAGE 可激活 JAK/STAT 信号通路，激活的 JAK2 可促进核转录因子 STAT1/STAT3 入核，促进细胞产生胶原蛋白，从而诱导细胞增殖和诱发糖尿病肾病。

（顾 玮 蒋建新）

参 考 文 献

Akira S, Uematsu S, Takeuchi O. 2006. Pathogen recognition and innate immunity. Cell, 124(4): 783-801

Appel S, Mirakaj V, Bringmann A, et al. 2005. PPAR-gamma agonists inhibit Toll-like receptor-mediated activation of dendritic cells via the MAP kinase and NF-kappa B pathways. Blood, 106(12): 3888-3894

Barbalat R, Lau L, Locksley RM, et al. 2009. Toll-like receptor 2 on inflammatory monocytes induces type I interferon in response to viral but not bacterial ligands. Nat Immunol, 10(11): 1200-1207

Barber GN. 2011. Cytoplasmic DNA innate immune pathways. Immunol Rev, 243(1): 99-108

Burns K, Janssens S, Brissoni B, et al. 2003. Inhibition of interleukin 1 receptor/Toll-like receptor signaling through the alternatively spliced, short form of MyD88 is due to its failure to recruit IRAK-4. J Exp Med, 197(2): 263-268

Carty M, Goodbody R, Schroder M, et al. 2006. The human adaptor SARM negatively regulates adaptor protein TRIF-dependent Toll-like receptor signaling. Nat Immunol, 7(10): 1074-1081

Chiu YH, Macmillan JB, Chen ZJ. 2009. RNA polymerase III detects cytosolic DNA and induces type I interferons through the RIG-I pathway. Cell, 138(3): 576-591

Cook DN, Pisetsky DS, Schwartz DA. 2004. Toll-like receptors in the pathogenesis of human disease. Nat Immunol, 5(10): 975-979

Hayashi F, Smith KD, Ozinsky A, et al. 2001. The innate immune response to bacterial flagellin is mediated by Toll-like receptor 5. Nature, 410(6832): 1099-1103

Hemmi H, Takeuchi O, Kawai T, et al. 2000. A Toll-like receptor recognizes bacterial DNA. Nature, 408(6813): 740-745

Holm CK, Paludan SR, Fitzgerald KA. 2013. DNA recognition in immunity and disease. Curr Opin Immunol, 25(1): 13-18

Imai Y, Kuba K, Neely GG, et al. 2008. Identification of oxidative stress and Toll-like receptor 4 signaling as a key pathway of acute lung injury. Cell, 133(2): 235-249

Jin MS, Kim SE, Heo JY, et al. 2007. Crystal structure of the TLR1-TLR2 heterodimer induced by binding of a triacylated lipopeptide. Cell, 130(6): 1071-1082

Jones JW, Kayagaki N, Broz P, et al. 2010. Absent in melanoma 2 is required for innate immune recognition of Francisella tularensis. Proc Natl Acad Sci USA, 107(21): 9771-9776

Krieg AM. 2002. CpG motifs in bacterial DNA and their immune effects. Annu Rev Immunol, 20: 709-760

Loo YM, Fornek J, Crochet N, et al. 2008. Distinct RIG-Ⅰ and MDA5 signaling by RNA viruses in innate immunity. J Virol, 82(1): 335-345

Mansell A, Smith R, Doyle SL, et al. 2006. Suppressor of cytokine signaling 1 negatively regulates Toll-like receptor signaling by mediating Mal degradation. Nat Immunol, 7(2): 148-155

Nembrini C, Kisielow J, Shamshiev AT, et al. 2009. The kinase activity of Rip2 determines its stability and consequently Nod1-and Nod2-mediated immune responses. J Biol Chem, 284(29): 19183-19188

Palsson-McDermott EM, Doyle SL, McGettrick AF, et al. 2009. TAG, a splice variant of the adaptor TRAM, negatively regulates the adaptor MyD88-independent TLR4 pathway. Nat Immunol, 10(6): 579-586

Pandey AK, Yang Y, Jiang Z, et al. 2009. NOD2, RIP2, and IRF5 play a critical role in the type I interferon response to *Mycobacterium tuberculosis*. PLoS Pathog, 5(7): e1000500

Rao N, Nguyen S, Ngo K, et al. 2005. A novel splice variant of interleukin-1 receptor (IL-1R)-associated kinase 1 plays a negative regulatory role in Toll/IL-1R-induced inflammatory signaling. Mol Cell Biol, 25(15): 6521-6532

Robinson MJ, Osorio F, Rosas M, et al. 2009. Dectin-2 is a Syk-coupled pattern recognition receptor crucial for Th17 responses to fungal infection. J Exp Med, 206(9): 2037-2051

Rutz M, Metzger J, Gellert T, et al. 2004. Toll-like receptor 9 binds single-stranded CpG-DNA in a sequence-and pH-dependent manner. Eur J Immunol, 34(9): 2541-2550

Saito T, Hirai R, Loo YM, et al. 2007. Regulation of innate antiviral defenses through a shared repressor domain in RIG-Ⅰ and LGP2. Proc Natl Acad Sci U S A, 104(2): 582-587

Takeda K, Akira S. 2004. TLR signaling pathways. Semin Immunol, 16(1): 3-9

Takeuchi O, Akira S. 2009. Innate immunity to virus infection. Immunol Rev, 227(1): 75-86

Tamura T, Yanai H, Savitsky D, et al. 2008. The IRF family transcription factors in immunity and oncogenesis. Annu Rev Immunol, 26: 535-584

Ting JP, Lovering RC, Alnemri ES, et al. 2008. The NLR gene family: a standard nomenclature. Immunity, 28(3):

285-287

Uematsu S, Fujimoto K, Jang MH, et al. 2008. Regulation of humoral and cellular gut immunity by lamina propria dendritic cells expressing Toll-like receptor 5. Nat Immunol, 9(7): 769-776

Watanabe T, Asano N, Fichtner-Feigl S, et al. 2010. NOD1 contributes to mouse host defense against *Helicobacter pylori* via induction of type Ⅰ IFN and activation of the ISGF3 signaling pathway. J Clin Invest, 120(5): 1645-1662

Xia ZP, Sun L, Chen X, et al. 2009. Direct activation of protein kinases by unanchored polyubiquitin chains. Nature, 461(7260): 114-119

Zhang Z, Yuan B, Bao M, et al. 2011. The helicase DDX41 senses intracellular DNA mediated by the adaptor STING in dendritic cells. Nat Immunol, 12(10): 959-965

第七章

免疫障碍的信号转导过程

第一节 概 述

业已明确，外界刺激因子对免疫、炎症等细胞行为的调节主要与受体及细胞内多条信号转导通路的活化密切相关，可引起细胞应激、生长、增殖、分化、凋亡等多种生物学效应，在调控机体一系列病理生理反应中发挥关键作用。因此，炎症及组织损害发生与发展过程中信号转导机制的研究已成为现代创伤外科与危重症医学领域的前沿课题。从细胞表面至细胞核的信号转导途径目前已有初步了解，主要包括 G 蛋白、各种蛋白激酶家族、JAK 激酶/信号转导和转录激活因子（JAK/STAT）和核因子-κB（NF-κB）等信号转导通路。

一般来讲，参与机体炎症及免疫反应的细胞因子主要包括白细胞介素（IL）、干扰素（IFN）、肿瘤坏死因子（TNF）、生长因子、转移因子、集落刺激因子（CSF）和趋化因子等，它们可来源于不同类型的细胞，如 T 细胞、巨噬细胞、单核细胞、成纤维细胞、内皮细胞。这些细胞并不仅仅产生某一种细胞因子，不同的刺激物作用于同类细胞可以产生不同的细胞因子。创伤感染等危重症状态下多种成分均可诱导细胞因子的产生，其中以细菌脂多糖（LPS）较为常见，是介导革兰氏阴性菌脓毒症的重要启动因子。

许多资料证实，创伤感染过程中细菌及其毒素可刺激体内单核/巨噬细胞合成、分泌大量细胞因子，进而形成复杂的细胞因子网络作用，最终可导致过度的全身炎症反应及广泛的组织微循环障碍。一般认为，细胞因子产生的过程可大致分为以下几个步骤：刺激物与细胞表面受体的结合、信号传递、基因激活、mRNA 转录、mRNA 翻译成蛋白质或降解、前体蛋白成熟及细胞因子分泌等。从细胞表面受体至细胞核的信号转导途径逐渐被人们认识，下面以 LPS 为例简要说明其主要过程。

1. 细菌毒素与细胞受体结合

LPS 可作用于体内多种炎症和免疫细胞，包括单核/巨噬细胞等。研究表明，LPS 首先与血中脂多糖结合蛋白（lipopolysaccharide-binding protein，LBP）结合形成 LPS-LBP 复合物，其后该复合物与单核细胞表面的 LPS 受体 CD14 作用，从而启动细胞因子合成的反应过程。许多资料提示，CD14 为介导体内外 LPS 作用的主要受体之一，阻断 CD14 可防止 LPS 诱导的细胞因子产生。由此表明，单核/巨噬细胞对 LPS-LBP 复合物的识别需要借助其细胞表面的 CD14。然而，由于 CD14 本身是一种膜锚蛋白（缺乏跨膜区和胞内区），不能直接介导跨膜信号转导，因此有关 CD14 参与的信号转导途径仍有待进一步阐明。近年来的研究揭示，一族被称为Toll样受体（TLR）的跨膜蛋白作为信号转导的受体参与了多种致病因子的信号转导过程。现有资料表明，TLR是病原微生物跨膜信号转导的重要受体，其中TLR2和TLR4的作用尤为显著。据报道，TLR2是一种具有广泛识别能力的模式识别受体（PRR），能够识别革兰氏阳性菌、革兰氏阴性菌、真菌、螺旋体及支原体等多种细菌的细胞壁成分，在多种微生物所致急、慢性感染中均具有重要的作用；而TLR4的作用较为局限，可能主要参与了LPS的识别与信号转导过程。

2. 细胞内的信号转导

LPS-LBP复合物与细胞表面CD14/TLR受体结合，通过细胞信号转导机制将信号从受体传递到细胞核。现已明确，该过程涉及许多生化反应途径，包括G蛋白、磷脂酶C和蛋白激酶C等参与。尽管启动因素不同，但信号转导中几种生化反应途径的激活过程却基本一致，其中许多途径是通过磷酸化作用，进而将信号从胞质传递到胞核。目前已证实，JAK激酶、丝裂原活化蛋白激酶（mitogen-activated protein kinase，MAPK）、酪氨酸激酶等均与受体的活化有关。体外观察表明，革兰氏阴性菌LPS、金黄色葡萄球菌外毒素等均可引起免疫细胞内JAK/STAT通路的活化，在细胞生理和病理反应中发挥着重要的调控作用。据报道，JAK/STAT通路活化可能与急性组织损害和休克发生等密切相关。严重烧伤并发金黄色葡萄球菌感染早期抑制JAK/STAT通路的活化有助于抑制致炎细胞因子的合成与释放，从而减轻组织炎症反应及多器官损害。

3. 细胞核的信号转导

上述细胞的信号转导主要发生在细胞膜和胞质中，通过某些调节蛋白作用可进一步将信号转导到胞核内。这些蛋白质被称为转录因子，能结合到DNA中的顺式作用复合物上，其中NF-κB是目前研究得较清楚的转录因子。在静息状态下，细胞内NF-κB作为一种三聚体复合物存在，由P65和P50两个亚单位与抑制物IκB连接而成。当蛋白激酶C磷酸化IκB后，抑制物IκB可从三聚体复合物中解离，NF-κB即可自由从胞质向胞核转移。然后NF-κB与其结合位点作用，启动多种细胞因子基因（如TNF-α、IL-1、IL-6）的转录和翻译过程，从而诱导炎症细胞的激活。

第二节　丝裂原活化蛋白激酶信号转导通路

脓毒症是宿主对感染的反应失调而导致的危及生命的器官功能障碍，为严重创伤、烧伤和大手术后常见的并发症，易发展为脓毒性休克和多器官功能障碍综合征（MODS）。尽管创伤感染诱发脓毒症、MODS的确切机制尚未完全明了，LPS是革兰氏阴性杆菌细胞壁的最外层结构，它在启动体内炎症反应、导致脓毒症中的重要性已得到普遍认可。研究证实，内毒素通过与LBP形成复合物，与细胞表面特异性受体CD14分子作用，从而启动细胞免疫系统反应，诱发细胞因子的大量合成与释放，进而通过复杂的细胞因子网络作用造成炎症反应与组织损害。近年来，调控细胞因子产生的细胞内信号转导途径得到了广泛的研究。

MAPK是一组分布于胞质中的具有丝氨酸（Ser）和苏氨酸（Thr）双重磷酸化能力的蛋白激酶，是介导细胞外信号引起细胞核反应的极其重要的信号转导系统之一，它们普遍存在于从酵母到哺乳动物的细胞中。MAPK被认为是细胞信息传递的交汇点和共同通路，参与介导细胞生长、发育、分裂、死亡及细胞间的功能同步化等多种生理过程，在炎症、免疫、应激、肿瘤发生、心肌肥大、脑发育、缺血-再灌注损伤等生理及病理过程中发挥着极其重要的作用。迄今已证明该家族包括5个成员：①细胞外信号调节激酶（ERK）1/2；②c-Jun氨基末端激酶（JNK）/应激活化的蛋白激酶（stress activated protein kinase，SAPK）；③p38 MAPK；④ERK5/大丝裂原活化激酶1（big mitogen-activated protein kinase 1，BMK1）；⑤ERK 3/4。目前研究最广泛的是ERK1/2、JNK和p38 MAPK。ERK1/2对生长因子和细胞外有丝分裂原信号发生反应，促进细胞增殖，阻止细胞死亡；JNK和p38 MAPK被称为压力激活激酶，可促进炎症的发展，特定条件下激活细胞的程序化死亡。本节就MAPK家族中3种主要的成员——p38 MAPK、JNK和ERK1/2在创伤感染等危重症中的意义进行简要介绍。

一、MAPK信号通路概述

1. MAPK家族激酶的结构特征

MAPK家族激酶的共同结构特征是其催化区中同源的第Ⅷ亚区中存在三肽基序（TEY、TPY和TGY），它们的最大激活都需要三肽基序中的苏氨酸（T）和酪氨酸（Y）被磷酸化，因此能分别被上游具有双重特异性的丝/苏氨酸蛋白激酶激活。

2. MAPK信号转导通路的激活

激活MAPK信号转导通路的细胞外信号有促分裂信号和细胞应激信号两类。前者主要包括生长因子、血管紧张素Ⅱ等。后者主要有：①理化因素如紫外线照射、细胞外高渗；②生物因素如细菌病原体及其产物（LPS）；③致炎细胞因子如TNF-α、IL-1等。MAPK信号转导通路采用磷酸化高度保守的三级激酶级联传递信号：细胞外刺激通过某些环节使MAPK激酶的激酶（MAP kinase kinase kinase，MAPKKK）激活，转而激活MAPK激酶（MAP kinase kinase，MAPKK/MKK），再激活MAPK。MAPKKK的活化一般包括聚集、G蛋白的结合、细胞膜移位和磷酸化4个步骤。参与不同通路的磷酸化级联反应（cascade）的酶的组成不同，这些酶能通过与支架蛋白结合，形成多酶复合物，使激活的酶促级联反应特异性地有序进行。MAPK是MAPK信号转导通路中的重要中继站和枢纽，平时位于胞质内，一旦激活，迅速转运到胞核内或其他部位，作用于相应的目标。激活的MAPK通过磷酸化多种转录因子、细胞骨架相关蛋白和其他酶类等多种蛋白底物来调节不同细胞生理过程，从而对刺激细胞的信号做出必要的反应。该家族的信号转导通路既有分工，又有一定的联系。

二、p38 MAPK信号转导通路

（一）p38 MAPK的分型

p38 MAPK（简称p38）是一个分子量为38kDa、由360个氨基酸组成的蛋白质，最初被认为是一种能被LPS激活的激酶。它是1993年首次由Han等用LPS刺激巨噬细胞分泌的一种新的磷酸化蛋白激酶。目前已经证实，p38存在6种异构形式，即p38α1、p38α2、 p38β1、p38β2、p38γ和p38δ。p38在体内分布广泛，p38的不同亚型组织分布不同，介导着不同的生理反应。p38α在所有的细胞均表达，但在白细胞、肝脏、脾脏、骨髓、甲状腺和胎盘等组织细胞中含量较高，基因敲除试验证明p38α对于细胞的存活意义重大。而p38β只在骨髓、甲状腺和胎盘中含量较丰富，p38γ主要分布于骨骼肌细胞，p38δ在肺脏、肾脏、胃肠道和具有内分泌功能的器官如睾丸、卵巢、肾上腺和垂体等含量较高。

（二）p38 MAPK 的活化

MKK3 和 MKK6 是最主要的 p38 的上游激酶，不同的 p38 亚型可能对上游激酶具有一定的选择作用。MMK6 可以激活所有亚型的 p38，而 MKK3 只能激活 p38α、p38γ 和 p38δ。JNK 的上游激酶 MKK4 在体外也可以激活 p38α，使用 TNF-α 刺激敲除了 MKK4 基因的成纤维细胞，发现 JNK 和 p38 的活化均受到抑制。而 MKK7 可以活化 p38δ。MKK3/6 可被 MEKK5 激活，由此确定了 p38 下述信号转导通路 MEKK5→MKK3/6→p38。研究表明，MKK3 对炎症介质的表达起重要作用。在中性粒细胞内，LPS 通过 MKK3 而不是 MKK6 来激活通路，而且 MKK3 选择性激活 p38α，LPS 刺激的巨噬细胞中，p38α 被强烈激活，而 p38β 的激活程度较低；IL-1 则激活内皮细胞中的 p38α 和 p38β。这提示在炎症反应中，p38α 可能起主要作用。所以对于炎症反应而言，MKK3→p38α 轴是非常重要的。

另外，还存在一条不依赖 MKK 机制的自身磷酸化途径，p38α 在转化生长因子（transforming growth factor，TGF）-β 活化激酶结合蛋白 1（TGF-β activated kinase binding protein，TAB1）的帮助下完成自身磷酸化过程。在 p38 自身磷酸化中，通过酵母双杂交发现的 TAB1 只与 p38α 通过 Thr218 和 Ile275 位点形成复合物。二者的结合能够导致 p38α 在 Thr180 和 Tyr182 位点发生分子内自身磷酸化，使得 p38α 在不依赖 MAPKK 的条件下激活。此外，还发现在 T 细胞上 T 细胞受体（TCR）通过激活邻近的酪氨酸激酶而自身活化 p38α，在此调控过程中，TCR 近端酪氨酸激酶 p56lck 和 Zap70 是必需的。总之，各种细胞外信号包括促炎细胞因子（如 TNF-α、IL-1β）、应激刺激（如紫外线、H_2O_2、热休克、高渗与蛋白合成抑制剂、缺血-再灌注）、LPS 和 G^+ 细菌细胞壁成分及 G 蛋白偶联受体等均能激活 p38（图 7-1）。

（三）p38 MAPK 的下游效应

p38 静息状态主要散在分布于细胞质，被磷酸化激活后有 3 种去向：①停留在细胞质中，激活一系列其他蛋白激酶，发挥调节作用；②在细胞质中使细胞骨架成分磷酸化；③进入细胞核，通过磷酸化转录因子，调控效应基因的表达。发现并鉴定 p38 下游底物对于确定其生理功能十分重要。

1. MAPKAPK-2 和 MAPKAPK-3

MAPK 激活的蛋白激酶（MAPK-activated protein kinase，MAPKAPK）-2/3 是 p38 的直接底物，属同一个苏氨酸/丝氨酸激酶家族，它们能使 cAMP 反应元件（cAMP response element，CRE）结合蛋白（CREB）和活化转录因子（activated transcription factor，ATF）-2 中的丝氨酸残基磷酸化。受调节基因的启动子中含有 CRE 或能与 CREB/ATF 和激活蛋

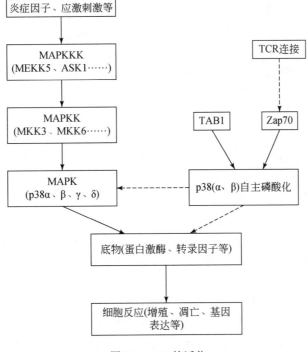

图 7-1　p38 的活化

白-1（activator protein-1，AP-1）家族的同源或异源二聚体相互作用敏感的反应元件。这些作用能被 p38 特异性抑制剂 SB203580 所阻断。此外，MAPKAPK-2 还能磷酸化分子量 27kDa 的热休克蛋白（HSP27），它是一种 F-肌动蛋白的封端蛋白，磷酸化的 HSP27 能刺激肌动蛋白多聚化，并促进在细胞应激后破裂的肌动蛋白丝修复，抑制凋亡，同时具有抗炎特性。

2. 胞质磷脂酶 A2

p38 活化后可以通过 Ser505 和 Ser727 的双重磷酸化，进而引起胞质型磷脂酶 A2（cytoplasmic phospholipase A2，cPLA2）的活化，p38 的抑制剂 SB203580 能抑制 cPLA2 的活化，cPLA2 激活导致花生四烯酸释放增加和十二烷产生。

3. 转录因子 ATF2 和 ATF6

ATF2 系 p38 的主要作用底物，含有 1 个磷酸化依赖性转录激活区和 1 个 DNA 结合区。p38 可磷酸化 ATF2 N 端活化区域 69 与 71 位苏氨酸，导致转录活性升高。采用 MKK6 活性体和野生型 p38β 共转染 CHO-K1 细胞可激活 ATF2 依赖性基因表达，说明 p38 和 p38β 通过磷酸化转录激活区调节其转录活性。进一步分析发现，与其他激活 ATF2 的激酶相比，p38β 对 ATF2 依赖性基因表达增强作用最为明显。此外，转录因子 ATF6 也可以被 p38 所活化，ATF6 参与了心肌细胞心房利尿钠肽的基因表达。

4. MNK1 和 MNK2

MNK1 和 MNK2 是一组苏氨酸/丝氨酸激酶。这两个激酶和 MAPKAPK2 及 MAPKAPK3 一级序列结构接近，可能属于同一家族。实验证明，MNK1 和 MNK2 既可被 ERK 磷酸化又可被 p38 磷酸化，可能具有整合不同 MAPK 信号（生长因子激活的 ERK 通路和应激激活的 p38 通路）的作用。MNK1 和 MNK2 活化后可以磷酸化真核细胞启动子 4E（eukaryotic initiation factor 4E，eIF-4E）。

（四）p38 MAPK 活化在严重感染并发症中的作用

在已知参与炎症反应的 100 多种炎症介质中，TNF-α 和 IL-1β 等促炎细胞因子被认为是激活细胞级联反应的主要介质，在创伤感染所致全身炎症反应的发生和发展中起着重要作用。它们不仅直接作用于细胞引起各种生物学效应，而且还进一步诱导其他细胞因子的产生和释放。大量体外研究证实，p38 信号转导途径参与了 LPS 刺激后多种免疫细胞 TNF-α 和 IL-1β 的合成与释放，而且 p38 信号通路也可以被 TNF-α 和 IL-1β 所活化，参与其他炎症介质的产生、黏附分子的表达、急性期蛋白的生成和释放等过程。我们的资料显示，大鼠 30% TBSA Ⅲ°烧伤后，分离出的肝脏库普弗细胞（Kupffer cell，KC）培养上清液中 TNF-α 和 IL-1β 含量、KC 中 TNF-α 和 IL-1β mRNA 表达均较假烧伤组明显增强；同时 KC 中 p38 活性和 JNK 活性升高，SB203580 能显著抑制大鼠 KC 上清液中 TNF-α 和 IL-1β 水平、KC 中 TNF-α 和 IL-1β mRNA 表达和 p38 活性升高，而对 JNK 活性无明显影响。

体内实验进一步证实，p38 信号转导通路介导了 TNF-α 和 IL-1β 的产生和释放。在脓毒症大鼠模型中，给予 p38 抑制剂明显抑制血清 TNF-α 和 IL-1β 水平的升高，同时减轻大鼠肺脏损伤的严重程度。我们的资料显示，大鼠 30% TBSA Ⅲ°烧伤后肺脏 p38 和 AP-1 活化，同时血清和肺泡支气管灌洗液（BALF）中 TNF-α 和 IL-1β 含量显著升高，使用 p38 特异性抑制剂 SB203580 能抑制肺脏 AP-1 的活化和血清、BALF 中 TNF-α 及 IL-1β 含量的升高，并显著减轻大鼠肺内皮细胞损伤。MAPK 磷酸酯酶-1 是通过去磷酸化来使 p38 失活的主要酶之一，有实验采用基因敲除 MAPK 磷酸酯酶-1 的小鼠制备脓毒症模型，发现 p38 的失活时间明显延长，同时 TNF-α 和 IL-1 表达也比野生型小鼠显著上调，说明 p38 在脓毒症中发挥着重要的作用。另据报道，给健康成年男性志愿者静脉注射 LPS（4ng/kg）可诱导体内 TNF-α、IL-6、IL-10 和 CRP 产生。但如果在注射 LPS 前 3 小时口服 p38 抑制剂——BIRB 796 BS 则显著抑制 LPS 诱导 p38 活化，同时 TNF-α、IL-6 和 IL-10 等细胞因子及 CRP 的产生也明显减少，进一步提示 p38 是 LPS 诱导人炎症反应的重要激酶。

近年来，血管内皮细胞（EC）受损在严重感染中的意义日益受到关注与重视。黏附分子介导白细胞同 EC 相互作用是内皮细胞受损的一个重要步骤，活化 EC 表面一般表达的黏附分子有细胞间黏附分子-1（intercellular adhesion molecule-1，ICAM-1）、血管细胞黏附分子-1（vascular cell adhesion molecule-1，VCAM-1）和内皮细胞白细胞黏附分子-1（endothelial leucocyte adhesion molecule-1，ELAM-1）等。采用体外培养人脐静脉内皮细胞（HUVEC）给予不同剂量的 LPS 进行刺激，发现 p38 活化的同时，EC 表面多种黏附分子表达增强，使用 p38 抑制剂则下调其表达的升高，采用酪氨酸激酶阻断剂 Genistein 可部分抑制上述效应。在脓毒症模型已经证实，阻断酪氨酸磷酸化可显著提高动物的生存率，这可能与阻断 p38 和抑制内皮细胞的酪氨酸磷酸化部分相关。进一步研究表明，黏附分子基因的启动子附近有转录因子 AP-1 的结合位点，而 AP-1 可以被 p38 所活化。我们的资料也显示，烧伤血清刺激 HUVEC 后 24 小时，HUVEC 中 VCAM-1 mRNA 表达显著增强，其表面 VCAM-1 蛋白表达和上清液中 sVCAM-1 含量均明显上升，HUVEC 和外周血单个核细胞（PBMC）之间的黏附数也显著增加。预先给予 SB203580 能明显抑制这一效应。

花生四烯酸代谢产物前列腺素（prostaglandin，PG）和白三烯类（leukotrienes，LTs）在促进炎症的过程中起重要作用。环氧合酶 2（cyclooxygenase 2，COX-2）是 PG 合成的限速酶，p38 激活后能上调 LPS 诱导单核细胞 COX-2 表达，同时使 PGE_2 合成增加，p38 抑制剂则完全阻断这种作用。同样，p38 信号通路介导了 IL-8 的产生和释放，使用 SB203580 可有效抑制中性粒细胞、内皮细胞等产生 IL-8。一氧化氮（nitric oxide，NO）是由一氧化氮合酶（nitric oxide synthase，NOS）催化产生的，具有参与宿主免疫防御的作用。在 LPS 诱导的人内皮细胞中，p38 可在转录和翻译水平上快速调节诱导型一氧化氮合酶（inducible nitric oxide synthase，iNOS）的表达。在内毒素血症模型中，发现 p38 参与 iNOS 在肺组织的表达。

除此之外，p38 对细胞因子诱生的调节还可能发生在转录后水平。Nick 等研究发现，以 LPS 刺激人中性粒细胞可有效激活 p38，进而 TNF-α 等炎症介质大量生成。采用 p38 特异性抑制剂 SB203580 和 SK&F86002 进行早期干预后，随着 p38 活性被中和，TNF-α 产生也显著减少。进一步分析发现，用 SB203580 处理的细胞中 TNF-α mRNA 表达仅呈一过性短暂降低（小于 60 分钟），但 TNF-α 蛋白质的产生却持续减少；同样，在 SK&F86002 预处理的细胞内，TNF-α mRNA 表达并无明显改变，其蛋白水平释放明显减少且与 p38 抑制剂呈剂量依赖性关系，提示转录后某些机制参与了对细胞因子诱生的调控过程。有学者认为，p38 抑制剂可能是通过某种方式使 TNF-α 等细胞因子的 mRNA 由具有翻译活性的多聚体转变成 mRNA 单体，使之不能被翻译成蛋白质。另据报道，p38 还通过活化 MNK1 和 MNK2 来磷酸化真核细胞翻译启动子 eIF-4E，在调节哺乳动物细胞内蛋白质翻译中发挥关键作用。因此，p38 抑制剂还可能通过抑制 eIF-4E 的活化间接影响 TNF-α 等细胞因子的产生。

（五）p38 MAPK 信号通路抑制剂及其对动物预后的影响

由于 p38 途径在炎症反应中占有重要地位，因此如何在信号通路水平阻断和调控 p38 的表达和活性以治疗相关疾病已成为近年来信号转导领域的研究热点之一。对 p38 特异性抑制剂的研究较多，这些人工合成的 p38 抑制剂在化学结构上可以分为两类，一类是基于吡啶咪唑芳基杂环类化合物，其他为非芳基杂环类化合物（图 7-2）。第一类化合物数目繁多，有近 20 个系列，其中以 SB203580 和 SB239063 的应用最为广泛；第二类化合物包括双芳基脲、苯甲酮、吡唑酮等。这类化合物在化学拓扑学上涉及的范围很广，能高效抑制 p38，代表性化合物包括 BIRB796、VX745/702 等。

p38 抑制剂研究发展迅速，十余年时间已有上百种抑制剂被报道。目前有很多抑制剂已经进入临床试验阶段（表 7-1）。相信不久的将来，有望找到强效且能安全应用于临床的 p38 抑制剂。

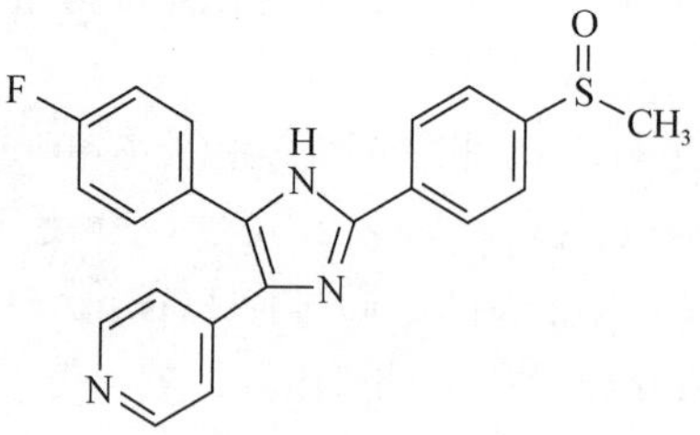

SB-203580

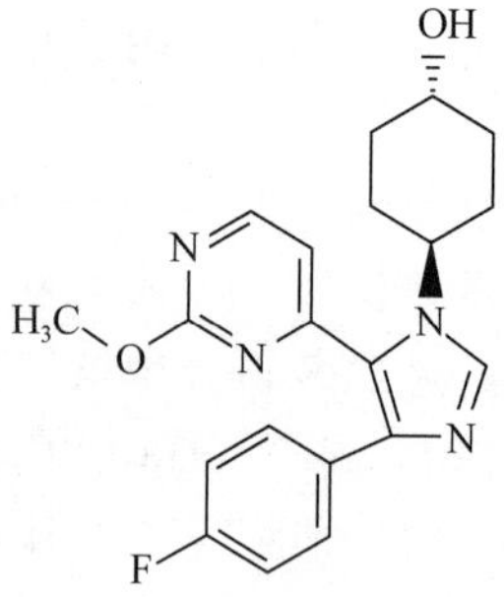

SB-239063

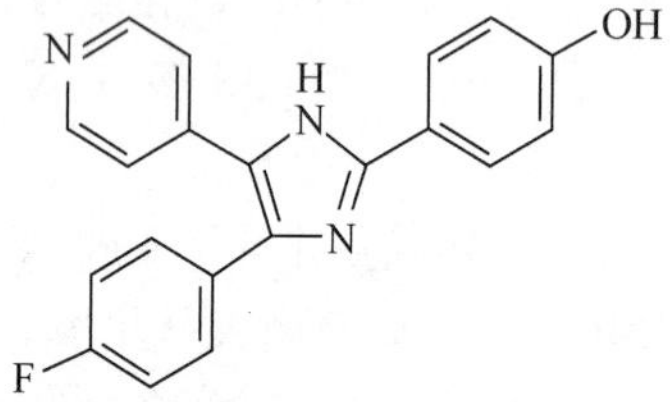

SB-202190

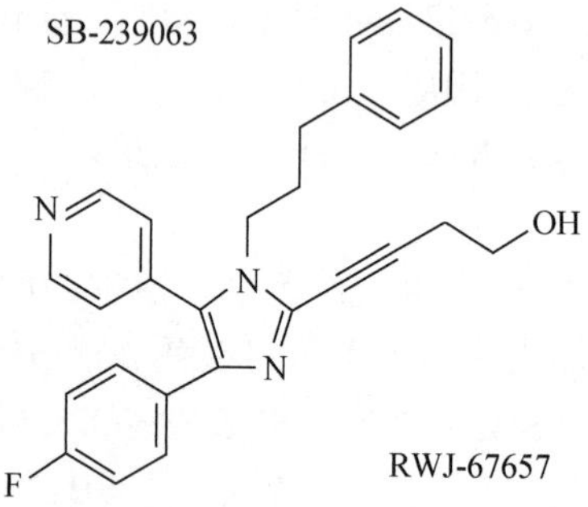

RWJ-67657

图 7-2 部分 p38 特异性抑制剂化学结构

表 7-1 部分进入临床试验阶段的 p38 抑制剂

名称	公司	疾病	试验阶段
AMG-548	Amgen	COPD，RA	I
ARRY-797	Array Biopharma	AS，牙痛，RA	I / II
AZD-6703	Astra Zeneca	RA	I
ARRY-614	Array Biopharma	MDS	I
BIRB796（Doramapimod）	Boeringer Ingelheim	克罗恩病，银屑病，RA	II /III
AVE-9940	Sanofi-Aventis	RA	I
BMS-582949	Bristol-Myers Squibb	动脉粥样硬化，银屑病，RA	II
GSK-681323（SB-681323）	GlaxoSmithKline	COPD，RA	II
KC706	Kemia	RA，代谢性疾病，CVD，天疱疮	II
RO4402257（Pamapimod）	Roche	RA	II
TAK-715	Takeda	RA	II

注：COPD. 慢性阻塞性肺疾病；RA. 类风湿关节炎；AS. 动脉粥样硬化；MDS. 骨髓增生异常综合征；CVD. 脑血管疾病。

动物实验表明，p38 抑制剂 CNI-1493 可以提高流感嗜血杆菌感染 7 天龄 SD 大鼠的 7 天生存率，同时抑制脾脏产生 TNF-α和 IL-1β，但对脾脏 IFN-γ产生没有影响。在肺脏缺血-再灌注损伤大鼠使用p38 另一抑制剂 FR167193 可抑制血浆 TNF-α和 IL-1β水平的升高，降低肺脏 TNF-α和 IL-1β mRNA 表达水平，改善血气分析指标，显著提高动物 7 天生存率。采用盲肠结扎穿孔术（CLP）诱发小鼠脓毒症，伤后 12 小时腹腔注射 100mg/kg 的 p38 特异性抑制剂 SB203580 能显著改善小鼠 10 天生存率，而伤后立即给药对生存率没有影响，提示脓毒症早期的炎症反应更有可能与机体保护机制有关。我们的研究也发现 SB203580 可以显著改善烧伤脓毒症小鼠 7 天生存率。

三、JNK 信号转导通路

(一) JNK 的分型和活化

研究发现，用紫外线照射细胞后，一种蛋白激酶能使转录因子 c-Jun N 端转录活性区中 Ser63 和 Ser73 磷酸化，从而提高其转录活性，据此把该蛋白激酶称为 c-Jun 氨基末端激酶。它共有 3 个 JNK 基因，JNK1～3。在人类分别位于染色体 10q11.1—q11.2、5q35.3 和 4q21.3，通过剪接产生异构体 JNK1～3。*JNK1* 和 *JNK2* 基因存在于多种组织，而 *JNK3* 基因局限表达于脑、心脏、睾丸。JNK 基因编码蛋白具有或无 COOH 末端，结果产生 46kDa 和 55kDa 两种蛋白。

已知紫外线照射、活性氧、高渗状态及促炎细胞因子均可激活 JNK 通路，JNK 通路激活的磷酸化级联反应是 MEKK1/2→MKK4/7→JNK/SAPK。在静止细胞中，JNK 定位于细胞质与细胞核，MKK4、MKK7 通过对 JNK Ⅷ区 Thr183、Tyr185 双位点磷酸化而激活 JNK。JNK 的活性部位是 T 环处的三肽序列苏氨酸-脯氨酸-酪氨酸，可被 MAPKK 家族的双重底物特异性激酶 MKK4 和 MKK7 在苏氨酸和酪氨酸处双磷酸化而激活，该反应在细胞核内和细胞质中均可进行。一旦被激活，细胞质中 JNK 移位到细胞核。活化的 JNK 可与转录因子 ATF2 及 c-Jun 的氨基末端区域结合，使转录因子的活性区域发生磷酸化，促进基因的表达和蛋白质的合成。MKK4 和 MKK7 是作用在 JNK 上游的两个激酶，与 MKK4 不同的是 MKK7 对 p38 没有激活作用，因此被认为是 JNK 上游特异性激酶。

在 JNK 通路中，作为 MAPKKK 的是 MAPK/ERK 激酶激酶-1 (MAPK/ERK kinase kinase 1, MEKK1) 及已报道的一些 MEKK 样激酶，如 MLK 家族的激酶及与其相关的 MAPK 上游激酶、MLK、凋亡信号调节激酶 (apoptosis signal regulating kinase, ASK) 和 TGF-β 激活蛋白激酶 (TGF-β activated protein kinase, TAK)。MLK 的成员还包括 MLK1、MST、SPPK 等，它们都能使 JNK/SAPK 通路激活。

(二) JNK 的底物

JNK 的靶蛋白包括多种转录因子，如 c-Jun、ATF2、Elk 和 CREB，它们都是细胞即刻基因的表达产物。

1. c-Jun

如上述，c-Jun 是转录因子 AP-1 家族的一员，能自身或与 c-Fos 形成同源 (Jun/Jun) 或异源二聚体 (Jun/Fos)。c-Jun 磷酸化可增加其转录活性，从而促进含 TRE 的基因如 c-Fos、c-Jun 表达。MAPK/ERK 能从转录水平促进 c-Jun 表达，而 JNK 则通过磷酸化修饰，提高 c-Jun 的转录活性。JNK 可引起 c-Jun 的 63 位丝氨酸和 73 位丝氨酸的磷酸化，抑制其降解，增加 c-Jun 同二聚体或 c-Jun/ATF2 异二聚体的形成，从而增加其调节靶基因的活性。因此，JNK 在 AP-1 参与的基因转录中可能具有重要意义，这一点与 p38 相似，p38 通路和 JNK 通路在通过转录因子 c-Jun 诱导细胞因子的表达上具有协同效应。

2. ATF2

ATF2 是与 CRE 结合的转录因子，它能与 c-Jun 或与 ATF2 家族的其他成员形成异源或同源二聚体。JNK 能使 ATF2 的 N 端激活区相互靠近的两个苏氨酸残基磷酸化，这种磷酸化是 ATF2 调节基因表达所必需的。

（三）JNK 活化在创伤感染中的作用

据报道，小鼠严重烧伤后 2 小时肝组织 JNK1 磷酸化程度显著增加，4 小时达到高峰，6 小时时仍显著高于正常，以后逐渐恢复至正常范围。有学者采用基因重组技术构建 c-Jun 反义基因重组体，在缺氧复合烧伤血清处理后 12 小时、24 小时、48 小时不同时相点采用 Western blot 检测 c-Jun 和 JNK 的表达变化。结果显示，JNK 表达水平较非转染组分别下降 35.6%、28.8% 和 16.4%，具有显著性差异，表明 c-Jun 反义基因转染使得心肌细胞活化的 JNK 表达下降，减弱了缺氧复合烧伤血清处理心肌细胞的 JNK 信号转导通路，不能有效激活下游的心肌细胞生长停滞、凋亡和坏死等效应，从而对心肌细胞起保护作用。

体外研究显示，以 LPS 刺激巨噬细胞后，细胞中 JNK 激酶 5 分钟内即被迅速激活，30 分钟活性达峰值，并至少可持续 2 小时左右。进一步观察证明，LPS 刺激后细胞 JNK 的活化与 TNF-α 等细胞因子诱生密切相关；而转染了 JNK 突变体的巨噬细胞内，LPS 刺激不能有效诱导 JNK 的活化，同时 TNF-α 等促炎细胞因子生成明显减少，提示 JNK 可能参与了这些细胞因子的表达、调控过程。进一步分析发现，JNK 特异性抑制剂 SP600125（一种可逆的 ATP 竞争性抑制剂）能抑制 c-Jun 的磷酸化及一些炎症基因如 IL-1β、TNF-α、IFN-γ 的表达。充分说明 JNK 对基因转录的调节与 AP-1 活化关系密切。

有资料显示，在 IL-1 及 TNF-α 刺激下炎症细胞内 JNK 磷酸化水平 15 分钟后开始升高，30 分钟达到高峰，4 小时后降至正常范围；SP600125 在抑制 JNK 活性的同时明显抑制了 IL-1 及 TNF-α 诱导的 IL-8、粒细胞-巨噬细胞集落刺激因子（GM-CSF）、RANTES 等趋化因子的释放，并呈现出剂量依赖性，抑制剂浓度越高，趋化因子释放被抑制越明显。另据报道，TNF-α 诱导 E-选择素转录、ICAM-1 表达，其他黏附分子如 α_4-整合素、VCAM-1 均与 JNK 有关。

新近研究发现，JNK 的突变仅可有效阻断 TNF-α mRNA 向蛋白质的翻译过程，而对 LPS 诱导 TNF-α 启动子的活化并无明显影响。表明 JNK 对 TNF-α 表达的调节更有可能发生在转录后水平。同 p38 相似，在创伤后炎症反应的过程中，JNK 对炎症介质的调控可能也发生在转录和转录后两个水平。关于 JNK 在其他细胞因子诱生中的确切机制仍需进一步探讨。

四、ERK 信号转导通路

1986 年由 Sturgill 等首先报告的 MAPK 最初名称十分混乱，曾根据底物蛋白称之为 MAP2K、ERK、MBPK、RSKK、ERTK 等。此后，由于发现其具有共同的结构和生化特征而被命名为 MAPK。近年来，随着不同 MAPK 家族成员的发现，又重新改称为细胞外信号调节激酶（ERK）。

（一）ERK 的分型

ERK 是 MAPK 家族中第一个被确定的激酶，是迄今研究得最为透彻的信号途径，在生长因子相关刺激引起的细胞反应中发挥重要作用，是 MAPK 信号级联反应通路的原型。目前发现，ERK 家族共有 8 个成员，分别为 ERK1、ERK2、ERK3、ERK4、ERK5、ERK6、ERK7 和 ERK8。氨基酸序列分析表明，这 5 个成员分别属于 3 个不同的亚家族 ERK1/2、ERK3/4 和 ERK5。ERK1、ERK2 的分子量分别为 44kDa 和 42kDa（故称之为 p44 和 p42），可被多种细胞刺激激活，引起多种转录因子和丝氨酸/苏氨酸激酶的激活，进而调节细胞的增殖、分化，参与细胞周期和生存的调节。ERK3 位于细胞核，能够被蛋白激酶 C（PKC）的亚型激活，但目前关于 PKC 的特定亚型还不清楚。ERK4 通过 Ras 依赖途径对生长因子，如神经生长因子（nerve growth factor，NGF）和表皮生长因子（epidermal growth factor，EGF）的刺激产生反应。ERK5 能够被氧化应激、高渗和非应激性刺激如血浆等诱导激活，被激活的 ERK5 通过核转位调节一些特定基因的表达。ERK6 因与应激活化的 p38 有 60% 以上的同源性，所以通常也将其称为 SAPK3 或 p38γ。ERK7、ERK8 是细胞外信号调节激酶家族中的新成员，在活化上与其他 ERK 家族成员截然不同，ERK7 无须典型活化 ERK 的细胞外刺激或 JNK 和 p38 激酶活化物而发生自磷酸化，并足以使其在缺乏上游激酶时发生活化。ERK8 通过 Src 依赖的信号途径、过氧化氢、冈田酸、渗透压休克和 RET/PTC3 诱导活化。

（二）ERK 的活化

许多丝裂原如 EGF、血小板衍生生长因子、血栓素 A_2、血管紧张素 II、TGF 和胰岛素等均可激活 ERK 级联反应。另外，ERK 还可被 LPS、渗透应激及单核细胞和内皮细胞的黏附分子所激活。

在经典的三级 MAPK 顺序激酶激活后出现 ERK 级联反应。ERK1/2 信号转导通路的大致模式为：多种生长因子→Ras→Raf→MEK1/2→ERE1/2→细胞生长、发育、分裂、分化。活化的 Raf（MAPKKK）可使 MEK1/2（MAPKK）磷酸化并激活，随后经过双磷酸化使 ERK1/2（MAPK）激活。首先，外界刺激因子与细胞表面受体结合后，酪氨酸激酶通过接头蛋白-Grb/SOS 复合物与鸟嘌呤核苷酸释放蛋白（GNRP）相连，使小 GTP 结合蛋白 Ras 从 Ras-GDP 中释放出来并迅速与 GTP 结合为活化形式，进而活化的 Ras 直接与丝氨酸/苏氨酸激酶 Raf-1 连接。Raf-1 激酶又名丝裂原活化的蛋白激酶激酶激酶（MAPKKK），可磷酸化并激活 MEK1/2（MAPKK），后者进一步对 ERK1/2 进行双磷酸化激活。

（三）ERK 的底物

ERK1/2 具有广泛的催化活性，它们能磷酸化一些重要的胞质蛋白，并能转入核内，磷酸化转录因子，其主要靶蛋白如下：

1. 胞质蛋白

MAPK 除能磷酸化 RSK 外，还能使 PLCγ 和 cPLA2 磷酸化，并导致它们激活。激活的 cPLA2 释放花生四烯酸，花生四烯酸是前列腺素的前体，而前列腺素作为细胞内的信使，可活化腺苷酸环化酶，该酶活化产生的第二信使 cAMP 又能激活蛋白激酶 A（PKA），PKA 反过来抑制 Raf 的激活。ERK 的另一类底物是其上游的信号转导蛋白，如 NGF 受体、EGF 受体、Raf 和 MKK 等，对其自身信号通路起负反馈调节作用。

2. 膜蛋白

一些膜受体如 EGF 受体、NGF 受体，以及一些与膜结合的蛋白如 Sos、Raf 等，也是 ERK 的靶蛋白。

3. 转录因子

ERK 是核转录激活的重要调节分子。转录因子 Elk/三元复合物因子（ternary complex factor，TCF）能与 2 分子 67kDa 的血清反应因子（serum response factor，SRF）形成三聚体，通过与 SRE 结合，调节启动子中含有 SRE 元件的基因，如 *c-Fos* 等的表达。

（四）ERK 活化在感染并发症中的作用

与上述"应激诱导"的 MAPK（p38 和 JNK）略有不同，ERK 被认为是一种与增殖、转化和分化相关的 MAPK。许多丝裂原，如转化生长因子、EGF 和胰岛素等均可激活 ERK 相关的信号转导途径。除此之外，LPS 也可刺激单核/巨噬细胞和内皮细胞内 ERK 活化，进而激活 Elk-1、MNK-1、Egr-1 和 SAP-1 等转录相关因子，在多种细胞因子的产生中具有重要作用。

cPLA2 是 ERK 的底物，它可促进花生四烯酸的产生，在炎症反应过程中具有重要作用。ERK1 和 ERK2 对 cPLA2 的磷酸化可显著提高其生物效应。

体外试验显示，LPS 可显著激活人类内皮细胞中 ERK 信号通路，其激活高峰在刺激后 10~20 分钟，45 分钟后 ERK 磷酸化水平开始逐渐下降；用 ERK1/2 信号通路特异性阻断剂 PD98059 处理细胞，能显著抑制 LPS 诱导人内皮细胞 ERK 的活性，也显著抑制细胞 iNOS 表达和 NO 的产生。内毒素导致的全身炎症反应研究中，发现 LPS 能诱导巨噬细胞、单核细胞株 TNF-α 分泌水平增加，给予 PD98059 处理则明显抑制巨噬细胞产生 TNF-α。有资料显示，在缺乏 ERK 活性的 C3H/HeJ 小鼠，LPS 刺激不能诱导 TNF-α 和 IL-1β 产生。进一步观察显示，在缺失 Ras 和 Raf-1 的巨噬细胞株中发现 LPS 刺激所诱导的 TNF-α 和 IL-1β 产生被显著抑制。上述研究提示，ERK 途径虽然并非介导 TNF-α 等炎症介质生成的唯一必需因素，但它至少在一定程度上调节了 LPS 诱导 TNF-α 等细胞因子产生，在脓毒症中可能起着重要作用。

总之，脓毒症是创伤、休克、感染后严重的并发症，可进一步发展为 MODS。虽然近 20 年来，对创伤感染的研究已进行了大量的工作，但对其发生发展的信号转导机制研究仍不够深入。MAPK 家族信号转导通路的激活是 LPS 作用于炎症细胞后发生的细胞内早期事件，与炎症细胞因子的合成和释放密切相关。MAPK 家族本身又是蛋白激酶级联反应的下游激酶，是多条信号通路的交汇点。然而 MAPK 级联是一个复杂的相互作用的系统，全身或局部抑制某一个通路可能会产生难以预料的结果。例如，内皮细胞 p38 激活可介导 PG 产生，而 PG 可抑制血小板凝集。相比之下，血小板 p38 激活则促进血小板凝集。即全身性给予 p38 抑制剂时，在凝血方面可能会有不同的甚至相反的作用。由此可见，全身性给予 MAPK 抑制剂以"切断"过度激活的系统尚不能够达到预期的效果。因此，深入探讨 MAPK 信号转导通路在创伤感染发生发展中的作用机制，可能发现准确调控脓毒症新的切入点，为临床防治提供新思路和策略。

（陈旭林　姚咏明）

第三节 Janus 激酶/信号转导与转录激活因子通路

一、JAK/STAT 途径的构成及其信号转导过程

JAK/STAT 途径是近年发现的在细胞因子信号转导中起重要作用的信号通路。因其简单的构成模式（主要由 JAK 和 STAT 两种组分构成）和独特的激活方式而备受关注。现有资料表明，JAK 家族主要有 4 个成员：JAK1~3 和 TYK2。其中 TYK2、JAK1 和 JAK2 分布广泛，参与了 IFN-γ、IL 和生长激素等多种细胞因子和激素的信号转导过程。与之相比，JAK3 分布较局限，主要存在于造血细胞（表 7-2）。

表 7-2 细胞因子对 JAK 的活化

细胞因子受体	相关的 JAK
干扰素	
IFN-α/β	JAK1、TYK2
IFN-γ	JAK1、JAK2
IL-10	JAK1、TYK2
含 γ_c 的受体（IL-2、IL-4、IL-7、IL-9、IL-15）	JAK1、JAK3
含 γ_c 的受体（IL-2、IL-4、IL-7、IL-9、IL-15）	JAK2
同源二聚体受体（GH、EPO、TPO 和泌乳素）	JAK2

信号转导和转录激活因子（STAT）是一族分子量在 84~113kDa 的蛋白质，由 750~850 个氨基酸构成。迄今为止，在哺乳动物细胞中已克隆出 7 个 STAT 家族成员，即 STAT1~4、5a、5b 和 6，所有 STAT 均含有以下的功能区：①氨基末端约 50 个氨基酸的保守片段，是 STAT 被 JAK 磷酸化的部位，可介导 STAT 的寡聚化。去除其中一小部分，STAT 被磷酸化的能力即丧失。②位于 400~500 位氨基酸残基的 DNA 结合区，STAT 与基因启动子上的相应结合位点结合的部位。③第 500~600 位氨基酸残基间的 SH3 样功能区，体现该家族成员高度保守的区域。④SH2 区，是 STAT 与活化受体结合的部位，该区的磷酸化可促进 STAT 形成二聚体，进而与 DNA 结合。⑤羧基末端的转录活化区，约 40 个氨基酸。目前已发现，至少有 35 种多肽配体可有效激活 STAT，包括细胞因子、某些生长因子和生长激素等。

JAK/STAT 途径的信号转导主要由以下 3 个步骤完成：首先，配体与细胞表面的受体结合诱导受体二聚化，并通过酪氨酸磷酸化作用激活 JAK；进而活化的 JAK 又反过来磷酸化受体的酪氨酸残基，使之形成 STAT 结合位点，而 STAT 与受体结合后其第 701 位酪氨酸残基也被 JAK 磷酸化，使之从受体上解离下来；最后，活化的 STAT 形成同源或异源二聚体转入核内，并与相应基因启动子上的 STAT 结合位点结合，调节基因的转录（图 7-3）。

二、JAK/STAT 途径在创伤后炎症反应中的作用

目前普遍认为 JAK/STAT 是细胞因子信号转导的重要通路，新近研究揭示，该途径还

参与了创伤感染的信号转导过程，并有可能是LPS诱导炎症介质生成的另一有效机制。给小鼠腹腔注射LPS后1~2小时，动物三叉神经节内STAT1和STAT3迅速被活化，并且8小时后STAT的DNA结合活性仍呈升高趋势。与之相似，体外观察发现，LPS刺激人的B细胞和单核细胞后4小时，STAT3的酪氨酸和丝氨酸残基均被磷酸化并表现出很强的DNA结合活性，且这一变化与IL-10等细胞因子的产生关系密切。当给细胞转染了STAT3功能缺陷的质粒时，不仅STAT3的活化明显受损，IL-10等细胞因子生成的能力也严重丧失，进一步提示JAK/STAT途径参与了LPS刺激炎症介质的诱生过程。我们采用凝胶电泳阻滞实验技术检测烧伤后金黄色葡萄球菌感染大鼠肝、肺、肾组织中核转录因子STAT3活化情况。结果表明，金黄色葡萄球菌攻击早期动物肝、肺、肾等组织中STAT3迅速活化，其改变可能与肠毒素B的直接刺激作用密切相关。采用JAK2激酶特异性抑制剂——AG490和STAT3磷酸化抑制剂——雷帕霉素（RPM）进行早期干预，观察到在金黄色葡萄球菌脓毒症早期注射AG490和RPM动物肝、肺、肾组织中STAT3的活化均不同程度地减弱；局部组织IFN-γ、TNF-α、IL-10基因及其蛋白表达均不同程度地降低，肝功能指标有所改善。说明直接抑制JAK/STAT活化能减轻烧伤脓毒症动物局部组织的炎症反应，进而对机体多脏器功能可能具有一定的保护作用。同样，我们采用与临床脓毒症非常相似的大鼠CLP致严重腹腔感染模型，对此进行了初步研究。实验显示，STAT1在所观察肝、肺、肾、肠等重要器官中广泛活化，STAT3在肝、肺组织活化明显。相关分析表明，CLP大鼠肝、肺组织STAT1/3活性均与反映相应器官功能状态的指标呈显著正相关。AG490、RPM处理后多数脏器STAT1、STAT3活性不同程度降低，其中以肝、肺组织下降更显著；多器官功能指标亦明显改善。说明JAK/STAT通路，尤其是STAT1/3参与了机体脓毒症的发病过程，并可能与机体失控性炎症反应和多器官功能损伤过程有关。此外，JAK/STAT的活化还可上调细胞因子受体的表达，这些受体与相应的细胞因子结合后又可进一步促进JAK的活化，从而对JAK/STAT途径进行"正反馈"调节，使炎症反应不断放大，构成脓毒症发生、发展的重要分子基础之一。

三、细胞因子信号转导抑制因子的改变及意义

（一）SOCS系统对JAK/STAT通路的负反馈调节作用

在JAK/STAT通路的激活机制较为明确后，其调节机制进一步成为研究的热点。目前已发现，有多种机制参与了对JAK/STAT途径的调节，如受体的内吞、降解作用，泛素依赖的蛋白水解酶对STAT的降解作用，以及酪氨酸磷酸酶对JAK/STAT的灭活作用等均可在一定程度上抑制JAK/STAT途径的信号转导。在这些机制中，特别引人注目的是近年发现的一族被称为细胞因子信号转导抑制因子（suppressor of cytokine signaling，SOCS）的蛋白质，它们作为JAK/STAT的特异性内源抑制物参与对JAK/STAT信号传递的"负反馈"调节过程，在维持机体免疫自稳中发挥了重要作用。

现有资料表明，SOCS家族至少存在8个成员，即SOCS1~7和细胞因子诱导的Src-同源结构2（SH2）包含蛋白（CIS）。其中SOCS1、SOCS2、SOCS3和CIS在机体免疫调控中的作用较为突出，它们可分别通过与磷酸化的JAK或受体的胞质区直接结合抑制

STAT 的酪氨酸磷酸化，从而中断细胞因子的信号转导过程。研究证实，SOCS1 和 SOCS2 主要是通过与 JAK1、JAK2 和 JAK3 的活化部位结合，抑制它们的活性；而 SOCS3 和 CIS 则可直接与活化的细胞因子受体胞内区结合抑制细胞因子受体的信号转导（图 7-3）。由于 *SOCS* 基因启动子上通常具有一个甚至数个 STAT 结合位点（如 SOCS1 同时具有 STAT1、STAT3 和 STAT6 的结合位点，而 CIS 上具有 4 个 STAT5 结合位点），因此 JAK/STAT 在调节 *SOCS* 基因表达方面具有十分重要的作用。

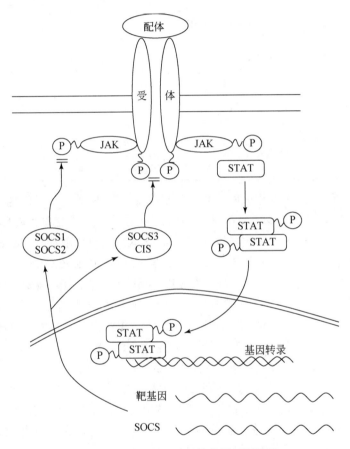

图 7-3　JAK/STAT 途径的信号转导过程

注：JAK. Janus 激酶；STAT. 信号转导和转录激活因子；SOCS. 细胞因子信号转导抑制因子；CIS. Src-同源结构 2 包含蛋白

（二）SOCS 在炎症反应中的作用及其调节机制

体内外试验表明，IFN-γ、IL 和 TNF-α 等多种细胞因子均可刺激 SOCS 的产生，而 SOCS 一旦生成即可反过来抑制上述细胞因子的信号转导过程，说明它们是细胞因子"负反馈环"调节机制的一部分（表 7-3）。特别值得注意的是，体内重要的抗炎细胞因子和免疫抑制因子 IL-10 与其受体结合后可促进 JAK1 和 TYK2 的活化，进而 STAT3 与 DNA 结合，快速诱导 SOCS3 的从头合成。不仅如此，IL-10 与 LPS 协同作用，还可增强细胞内 SOCS3 mRNA 的稳定性，使细胞内 SOCS3 表达进一步增加。这些效应可能与 IL-10 能够抑制 LPS 诱导的单核细胞内促炎细胞因子（如 TNF-α、IL-1 等）合成有关。

表 7-3 SOCS 蛋白的诱生及其生物学效应

名称	诱生因素	作用靶位	生物学效应
CIS	IL-1、IL-2、IL-3、IL-4、IL-6、IL-7、IL-12、IL-13、LIF、GM-CSF、G-CSF、EPO、TPO、IFN-γ、GH、TNF-α、泌乳素、瘦素	细胞因子和生长因子	抑制 IL-2、IL-3、EPO、GH 和泌乳素的信号转导
SOCS1	IL-2、IL-3、IL-6、IL-13、LIF、GM-CSF、IFN-γ、GH、泌乳素	JAK 激酶	抑制 IL-2、IL-3、IL-4、IL-6、EPO、GH、LIF、OSM、IFN-α、IFN-γ、TPO 和泌乳素的信号转导
SOCS2	IL-1、IL-3、IL-4、IL-6、LIF、GM-CSF、G-CSF、EPO、IFN-γ、GH、泌乳素	IGF-1 受体？	GH、IL-6、LIF
SOCS3	IL-1、IL-2、IL-3、IL-4、IL-6、IL-7、IL-10、IL-12、IL-13、LIF、GM-CSF、G-CSF、M-CSF、EPO、IFN-γ、GH、TNF-α、泌乳素、瘦素、IGF-1	细胞因子/生长因子受体和/或 JAK 激酶	抑制 IL-2、IL-3、IL-4、IL-6、IL-1、EPO、GH、LIF、OSM、IFN-γ、CNTF 和瘦素的信号转导
SOCS4	?	?	
SOCS5	IL-6	?	
SOCS6	?	?	
SOCS7	?	Nck、Ash、磷脂酶	

除上述因素外，与 TLR 相关的信号转导途径对 SOCS 的生成可能也具有一定的调节作用。研究证实，以 TLR4 的重要配体 LPS 攻击大鼠后，动物脑血管内皮细胞 *SOCS3* 基因表达显著上升，于 3～6 小时达峰值，12 小时基本恢复至基础水平。我们的实验结果显示，严重腹腔感染大鼠肝、肾、肺等重要生命器官 *SOCS1* 和 *SOCS3* 基因表达均明显上调，分别于术后 6 小时达峰值，并且这一改变与 LPS 及其介导的 TNF-α 等炎症介质刺激作用密切相关。这些结果均提示，LPS 可能参与了体内 SOCS 的诱导生成过程。不过也有学者提出，LPS 虽可促进 *SOCS1* 和 *SOCS3* 的表达，但这一作用很可能是由它所诱生的 TNF-α 和 IL-6 等细胞因子间接介导的。例如，以同样剂量的 LPS 攻击野生型小鼠和 *IL-6* 基因缺陷小鼠发现，前者体内 SOCS 表达显著升高，而 *IL-6* 基因缺陷小鼠 SOCS 的表达并无明显改变，进一步提示细胞因子在调节 SOCS 的表达中具有重要作用。而 LPS 至少可通过其诱导生成的细胞因子间接参与对 SOCS 诱导生成的调控过程。我们采用大鼠 20% TBSA Ⅲ°烫伤合并金黄色葡萄球菌攻击致脓毒症模型，进一步探讨脓毒症大鼠体内 SOCS 基因表达的改变及其与细胞因子"消涨"之间的相互关系。结果显示，烫伤合并细菌感染后，大鼠肝、肺组织 IFN-γ 生成均显著增多；同时，动物肺组织 *SOCS1*、*SOCS2* 和 *SOCS3* 基因表达明显上调，其中 *SOCS2* 和 *SOCS3* mRNA 表达改变较为迅速，伤后 0.5 小时即明显高于对照组。与之相比，肝组织 *SOCS1* mRNA 表达的改变较为缓慢（伤后 2 小时才明显高于对照组），但 24 小时仍维持于较高水平。采用抗金黄色葡萄球菌肠毒素 B（SEB）抗体干预后，随着肺脏 IFN-γ 生成的减少，肺组织 *SOCS1*、*SOCS2* 和 *SOCS3* 基因表达亦明显降低。结果表明，烫伤后金黄色葡萄球菌感染可诱导体内 SOCS 表达上调，其改变与 IFN-γ 等细胞因子的"消涨"密切相关，提示它们可能参与了烧伤脓毒症时体内免疫炎症反应平衡的调控过程。

最后还应指出，SOCS 不仅是 JAK/STAT 途径的有效抑制因子，而且还可在一定程度上抑制 MAPK、AP-1 和活化 T 细胞核因子（NF-AT）等激酶及核因子的活化，说明由 JAK/STAT 诱导生成的 SOCS 还可能参与了对其他信号转导途径的调节过程，其确切机制目前尚未完全阐明。由上述分析可见，SOCS 不仅对 JAK/STAT 途径具有"负反馈"抑制作用，还有可能是多条信号转导通路的"负反馈交汇点"。因此，深入探讨 JAK/STAT 途径在体内的生物学效应及其与 SOCS 相互作用可能会为创伤脓毒症的防治提供新的线索。

（姚咏明　李红云）

第四节　核因子-κB 通路

1986 年，Sen 和 Baltimore 首先从 B 细胞核抽提物中检测到一种能与免疫球蛋白κ链基因增强子κB 序列（5′-GGGATTTCC-3′）特异结合，并能促进κ链基因表达的核蛋白因子，称之为核因子-κB（NF-κB）。此后，NF-κB 在许多领域备受关注。近年来发现，NF-κB 能与调控免疫应答、炎症反应、细胞分化和生长、细胞黏附和细胞凋亡所必需的许多细胞因子、黏附因子等基因启动子或增强子部位的κB 位点发生特异性结合，启动和调节这些基因的转录，在机体的免疫应答、炎症反应和细胞生长发育等方面发挥重要作用。

一、NF-κB/Rel 蛋白家族

NF-κB 几乎存在于所有细胞中，系由两种 Rel 家族蛋白构成的二聚体蛋白质。根据结构、功能和合成方式等方面的差异，可将 Rel 蛋白家族分成两类：一类是前体蛋白 p105 和 p100，其 C 端含锚蛋白重复序列，可通过 ATP 依赖的蛋白水解过程裂解，变为成熟的 p50 和 p52。该类蛋白缺乏反式激活结构域，无独立激活基因转录的功能；另一类是 RelA（p65）、Rel（c-Rel）、v-Rel 和 RelB，其 C 端含有 1 个或多个反式激活域，具有激活基因转录的功能。上述各亚基的 N 端均含有约 300 个氨基酸的 Rel 同源结构域（Rel homology domain，RHD）。该结构域的主要功能为介导 Rel 蛋白与 DNA 间的特异性结合，与 NF-κB 抑制蛋白家族成员相互作用和两亚基间的二聚体化作用，并携有参与活化的 NF-κB 由细胞质向细胞核转移的核定位信号（nuclear localization signal，NLS）。

Rel 蛋白间可形成多种形式的二聚体，如 p50/RelA、p50/p50 和 RelA/Rel 等。这些同源或异源二聚体虽可识别略有差异的十聚体 5′-GGGRNYYYCC-3′（R：嘌呤；N：任何核苷酸；Y：嘧啶）κB 序列，但对相同的κB 序列，其亲和力各不相同。此外，不同二聚体在诱导细胞的特异性、亚细胞结构中的位置，以及与 IκB 相互作用和活性等方面亦各有差异，分别对特定的启动子或增强子起独特和重要作用。因此，细胞在受到不同刺激或处于不同生理状态下，可通过选择略有差异的κB 序列和亲和力各异的二聚体，在不同程度上调节基因的表达。

二、NF-κB 活化的调节

1. NF-κB 的活化过程

细胞未受到任何刺激时，细胞中 NF-κB 处于未活化状态，不具有调节基因转录的能力。此时，细胞质中 NF-κB 的 p65 亚基与 IκB 蛋白结合，可覆盖 p50 亚基的核定位信号，使

NF-κB 与 IκB 形成三聚体复合体而被"囚禁"在细胞质中，不能发挥转录调节功能。当细胞受到细胞因子、有丝分裂原、内毒素、病毒蛋白、过氧化物、PKC、钙离子载体、蛋白合成抑制剂、紫外线及 X 射线等细胞外信号刺激时，蛋白激酶被激活，致使 IκBα N 端调节区的 Ser32/36 磷酸化。随后该区内的 2 个赖氨酸残基与遍在蛋白结合而发生遍在蛋白化。最后在蛋白酶小体的作用下 IκBα 发生裂解，"获得自由"的 NF-κB 即迅速从细胞质移位到细胞核。入核的 NF-κB 二聚体与基因上的 κB 位点发生特异性结合，从而促进相关基因的转录。另外，含有 p105 或 p100 的二聚体，在蛋白激酶的作用下 p105 或 p100 前体也可发生磷酸化和遍在蛋白化。随后在蛋白酶小体的作用下，蛋白质的羧基末端水解产生活化的 NF-κB 二聚体，进而发生核移位。在 NF-κB 活化过程中，NF-κB 二聚体的 p65 亚基同时也可发生磷酸化，这可能与 IκBα 的释放、核移位、DNA 结合、转录功能有关。

2. IκB 抑制蛋白家族

IκB 抑制蛋白家族的功能主要是对 NF-κB 的活化起抑制作用，其成员包括 IκBα/MAD-3、IκBβ、p105/IκBγ、p100/IκBδ、IκBε 和 Bcl-3 等。该抑制蛋白家族均拥有 1 个保守的结构域，在该结构域内有 5～8 个与 Rel 蛋白相互作用的锚蛋白重复序列和与降解有关的 C 端 PEST 序列。其中，IκBα 和 IκBβ 主要与含 RelA 和 c-Rel 二聚体的 RHD 的氨基酸残基发生作用，掩盖 NF-κB 的 NLS，抑制 NF-κB 核移位，使之保留于胞质。

3. NF-κB 的活化调节

在体内，NF-κB 的活化过程受到精细调节，其中反馈调节是主要的调节方式。有两种调节途径：①经细胞外的正反馈途径。NF-κB 活化后可增强 TNF-α 和 IL-1β 基因的转录，使 TNF-α 和 IL-1β 的产生和释放增多，进而再次激活 NF-κB。②经细胞内、外的负反馈途径。在细胞内，*IκBα* 和 *p105* 基因的启动子中含多个 NF-κB 结合序列，NF-κB 可特异地识别这些顺式作用元件，并与之结合进而调节基因转录。NF-κB 活化后，在启动炎症介质基因转录的同时，*IκBα* 和 *p105* 基因的转录亦被上调。这些抑制蛋白亚基的增加，一方面有助于将胞质内 NF-κB 限制在细胞质中，下调细胞核中 NF-κB 活性，从而终止炎症介质的转录，限制急性炎症反应；另一方面，由于 IκBα 的氨基末端含有 1 个核移出信号（NES），第 2 个锚蛋白重复序列内包含 1 个核移入信号序列（NIS），从而使得 IκBα 可在细胞质和细胞核之间连续穿梭。当 NF-κB 大量激活移位入核内，在上调相关基因转录的同时，IκBα 也大量生成。在 NES 和 NIS 的辅助下，可连续穿梭于核质之间，将大量入核且已活化的 NF-κB 再次带回胞质，避免 NF-κB 过度活化，而以负反馈的形式调节 NF-κB 的活性。此外，NF-κB 的活化也可使 p50 同源二聚体生成增多。此二聚体不能被 IκB 有效结合，且缺乏转录激活区，移位至细胞核后与 NF-κB 竞争性结合 κB 序列，抑制 NF-κB 活性。在细胞外，LPS、TNF-α 和 IL-1β 能刺激负向调节细胞因子 IL-10 的产生。后者能阻断内毒素诱导单核细胞中 NF-κB 的活化，抑制促炎细胞因子的产生，限制急性炎症反应。

4. NF-κB/IκB 的跨核膜转运

（1）NF-κB 的核转入：在未受刺激细胞中，NF-κB 二聚体在细胞质内因 IκB 抑制蛋白掩盖其 NLS 而处于无活性状态。当细胞受到各种刺激（如 CD40、TNF-α 等）后，蛋白激酶的级联反应被激活，可导致 IκB 氨基酸末端两个丝氨酸残基（IκBα 内为 Ser32、Ser36，IκBβ 内为 Ser19、Ser23）磷酸化。这种修饰可引起 IκB 蛋白的遍泛素化，随之被 26S 蛋白酶小体快速降解。在体外，蛋白激酶 CKⅡ能够直接、特异地使 IκBα 的 Ser32 和 Ser36 磷酸化。

(2) IκB 的核转入：在静息细胞中，当 IκBα 的表达水平高于 NF-κB 时，胞质内就有脱离 NF-κB 的游离 IκBα 存在。在受刺激细胞中，入核的 NF-κB 可诱导 IκBα 转录表达，使 IκBα 大量生成。IκBα 是一种分子量为 37kDa 的小分子蛋白，按理论推测可自由进入细胞核（理论上核孔允许分子量小于 40kDa 的分子自由通过）。实际研究表明，情况并非如此。IκBα 有 1 个表面暴露的氨基末端结构域，随后是 1 个含有 5 个锚蛋白重复序列区（ARD）的蛋白酶抗性结构域，并通过 1 个柔性连接物与富含酸性氨基酸残基的羧基末端结构域相连接。中心锚蛋白结构域和连接域对于 IκBα 与 NF-κB 的相互作用是必不可少的。ARD 的存在是 IκB 蛋白的共同特征。IκBα 中的 ARD 可能与包含碱性 NLS 的辅助蛋白相互作用。该辅助蛋白能被碱性 NLS 受体输入蛋白α/β异源二聚体识别，IκBα 经一种背负机制（piggy-back）入核。

在静息细胞中，IκBβ 并无核转入能力。但在某些刺激条件下 IκBβ 可被降解，随之又重新合成。新合成的 IκBβ 与 NF-κB 结合成复合物，但其不掩盖 NF-κB 中的 NLS 和 DNA 结合域，因此复合物能在 NLS 的介导下入核，激活靶基因的表达。

(3) NF-κB/IκB 的核转出：大量入核的 IκBα 积聚在核内，并可通过与 NF-κB 的重新结合而抑制 NF-κB 与靶基因的相互作用。核内积聚的 IκBα 不易被磷酸化，其氨基端有 1 个富含亮氨酸的核转出信号 N-NES。N-NES 被核蛋白 CRM1/输出蛋白-1 特异性识别，CRM1 则促进含有 NES 蛋白的核转出。NF-κB/IκBα 复合物在 NES 的介导下以 CRM1 依赖的途径经 NPC 从核质转运回胞质。这一核转出过程能够被 NES 的抑制剂来普霉素 B（leptomycin B，LMB，一种链霉素代谢产物）所阻断。

5. NF-κB/IκB 核转运的调节

(1) NF-κB 和 IκB 的相互影响：对 NF-κB/IκBα 复合物的晶体结构研究发现，IκBα 可通过空间位阻掩盖 NF-κB 的 NLS，使胞质受体不能接近并识别 NLS，从而将 NF-κB 滞留于胞质内。

(2) IκBα 的入核受自身锚蛋白重复序列 ARD 的调节：ARD 是 IκB 家族的特征性结构。已知 IκBβ、Bcl-3 的入核依赖于与之结合的 NF-κB 的或自身的碱性 NLS，并不涉及 ARD，但 IκBα 入核受自身 ARD 的调节。

(3) IκBα 的 N-NES：有学者在对 IκB 家族成员不同作用机制的研究中指出，在未受刺激细胞中，IκBα 具有跨核膜穿梭能力，而 IκBβ 和 IκBε 不具有该能力。在胞质内，p50/p65 的 NLS 被 IκBα 所掩盖，其中 p50 的 NLS 被 IκBα 柔性氨基末端所掩盖，复合物滞留于胞质中。由于 IκBα 的氨基端具有柔韧性，故其对 p50 NLS 的掩盖是瞬时的或有遗漏的，部分 p50 NLS 被暴露，从而导致复合物在该 NLS 的介导下入核。一旦入核，IκBα N-NES 便可被 CRM1 特异性识别，导致复合物被转运出核。这种有效的核转出加强了复合物在胞质内的优势定位。因此，非活性 NF-κB/IκBα 复合物的亚细胞定位不是静止的，而是在胞核、胞质间动态穿梭。

三、NF-κB 的功能

1. NF-κB 在创伤后炎症反应和免疫应答中的作用

现已证实，NF-κB 可高效诱导多种细胞因子（如 IL-1、IL-2、IL-6、IL-12、IFN-β、

TNF-α、G-CSF 和 GM-CSF)，黏附分子（如 ICAM-1、VCAM-1 和 ELAM-1)，趋化因子（如 IL-8、补体 C3 和单核细胞趋化)，免疫识别受体［如 IL-2Rα、MHC-Ⅱ类抗原，HLA（A2、A11、B27、B51）和 TCRβ-2]和急性期反应蛋白（如 CRP、$α_1$-酸糖蛋白和$β_2$-微球蛋白）编码基因的表达，同时对参与炎症反应放大与延续（即级联瀑布效应）的多种酶（如 NOS 和 COX-2）基因的表达也具有重要调控作用。NF-κB 通过调控上述基因的表达，进而影响机体的炎症反应，调控 T、B 细胞的增殖、生长和分化，在体液和细胞免疫中均发挥重要作用。如 *NF-κB* 基因敲除（$p50^{-/-}$或 $p65^{-/-}$）小鼠，对细菌、真菌感染及内毒素攻击后炎症反应缺失，特异或非特异性免疫应答受抑；表现为 T、B 细胞对丝裂原的增殖反应显著受到抑制，B 细胞产生特异性抗体的能力丧失，体内 IL-1、IL-6 和 TNF-α 等炎症介质水平低。对于过度炎症反应动物模型，如应用蛋白酶抑制剂（TLCK)，则可抑制 IκBα 降解，阻止 NF-κB 的活化及其介导的多种炎症介质的生成。

2. NF-κB 在细胞凋亡和增殖中的作用

NF-κB 除调控与炎症反应和免疫应答相关的基因外，其在细胞增殖和凋亡相关基因的调控中也起关键作用。有实验证实，NF-κB 能直接上调凋亡抑制因子（*c-IAP1*、*c-IAP2* 和 *IXAP*)、TNF 受体相关因子（*TRAF1* 和 *TRAF2*)、锌指蛋白 A20、超氧化锰歧化酶、Bcl-2 同系物 A1/*Bfl-1* 和 *IEX-IL* 等抗凋亡基因的表达。RelA 阳性细胞受 TNF-α 刺激后，*TRAF1*、*TRAF2*、*c-IAP1* 和 *c-IAP2* 表达增加，这些抗凋亡因子可抑制蛋白酶始动因子 caspase-8 活性，显著提高细胞抗 TNF-α 的细胞毒性效应；而 *NF-κB/Rel* 基因缺失或含有 NF-κB/Rel 抑制剂的培养细胞，受到 TNF-α 刺激时则不能产生抗凋亡因子，细胞极易发生凋亡，细胞存活率明显下降。*p65/RelA* 基因敲除小鼠于出生后 16 天可因发生广泛性肝细胞凋亡而死亡，提示 NF-κB 在细胞的生死平衡中发挥重要作用。另外，NF-κB 还直接激活细胞周期素 D1 的表达，调节细胞由 G_1 期向 S 期过渡，在细胞增殖中具有重要作用。将 *p50* 和 *p52* 基因联合敲除，可阻碍破骨细胞的分化而发生大理石样骨病，而单一性敲除 *p50* 或 *p52* 则不发生此病。

四、NF-κB 与创伤后炎症免疫反应及多器官损害

近 30 年的研究表明，由多种致病因素诱发机体出现的 SIRS 是 MODS 最重要的病理学基础和形成的根本原因。SIRS 是指机体在感染和非感染因素作用下导致机体的生理损伤和病理改变，释放体液和细胞因子，引发全身过度炎症反应的一种临床过程。

1. SIRS 的发生机制

经过多年的研究，人们已知内毒素等是创伤感染诱发全身性炎症反应的触发剂，其后有多种细胞因子参与 SIRS 的最初启动，其中 TNF-α、IL-1、IL-6、IL-8 为最有影响的介质，有学者将这些介质称之为前炎症细胞因子（proinflammatory cytokine)，而 TNF-α、IL-1 既为原发性前炎症介质，又是诱发继发性炎症介质的关键因子。炎症启动后激发机体产生众多的继发性炎症介质，加重 SIRS 的瀑布效应，这种持续高水平的细胞因子可进一步发展为 MODS。与此同时，体内存在一种与之对抗的抗炎机制，称之为代偿性抗炎症反应综合征（compensatory anti-inflammatory response symdrome，CARS)。参与抗炎症反应的重要介质包括 IL-4、IL-10、IL-13、TGF-β、CSF、可溶性 TNF 受体（sTNFR)、IL-1 受体拮抗

物（IL-1Ra）等。如果抗炎细胞因子产生过多，往往会造成免疫功能受抑，促使感染和其他并发症增加。Schwartz 根据严重创伤后过度炎症反应与免疫调节的关系分为三种情况：一种是患者经过一段时期的全身性炎症反应后，其免疫调节过程逐渐恢复；另一种是患者在严重创伤早期即刻出现 SIRS，后又急剧转为多脏器功能衰竭阶段，甚至死亡；第三种情况是创伤后立即呈现 CARS，其代偿特点为免疫调节过程逐渐趋于平衡。在上述病理反应过程中均有细胞因子的分泌，其中 TNF-α 起着核心作用，它可诱发 IL-1、IL-6、IL-8 及继发性炎症介质的产生，并由此进一步激发炎症连锁反应。众多细胞因子相互作用形成一复杂的生物学网络，导致所谓的"瀑布效应"，进而加重细胞的损伤。SIRS 可分为三期：第一期是机体受到损伤后发生局部反应，产生细胞因子，激发炎症反应，促进创口修复和募集网状内皮系统细胞。第二期主要是少量细胞因子进入血循环引起局部增强反应，巨噬细胞和血小板聚集，细胞因子再度生产。第一期急性反应可因前炎症细胞因子分泌减少或释放内源性拮抗剂而被控制，如果这种稳定状态被打破，即进入第三期——SIRS，如果炎症继续发展，MODS 则在所难免。

2. NF-κB 在 SIRS 中的作用

尽管 SIRS 的病理生理机制尚不完全明了，但大多数学者认为 SIRS 的发生可能与几种细胞的激活和炎症细胞因子失控性释放有关。这些细胞包括肥大细胞、嗜酸性粒细胞、淋巴细胞、巨噬细胞等，在致病因素直接或间接因素作用下产生细胞因子。这些因子形成网络，并相互作用，产生细胞因子瀑布效应。同时炎症介质（前列腺素 E_2、缓激肽、组胺等）也参与其中起作用。严重创伤后机体的炎症反应进一步发展就可能导致 MODS，甚至多器官衰竭。由此可见，炎症细胞因子在 SIRS 的发生发展过程中具有重要意义。而炎症细胞因子基因的表达又受到 NF-κB 的调控，因此抑制 NF-κB 激活可能是阻止 SIRS 恶化的重要环节。总之，参与 SIRS 的炎症介质数量极多，机制也非常复杂。但如能在一个较高的水平对产生炎症细胞因子的总体环节进行控制，而不是对孤立的、繁多的细胞因子分而治之，将对 SIRS 的防治起重要作用。NF-κB 作为一种关键的基因转录调控因子，在 SIRS 中针对这一因子作特异性处理将有可能成为一种新的治疗途径。

五、NF-κB 活性的抑制及其意义

大量的实验结果表明，NF-κB 与许多疾病的发生或致病过程明显相关，是这些疾病发生的一个关键环节。因此，许多学者认为抑制 NF-κB 活性可达到治疗与 NF-κB 相关疾病的目的，并已有许多学者致力于这方面的研究。目前抑制 NF-κB 活性的主要手段包括以下几个方面。

1. 抗氧化治疗

严重创伤后免疫反应和炎症反应常常伴有局部活性氧簇（reactive oxygen species, ROS）的产生，如超氧化物、过氧化氢等。很多研究表明，ROS 在 NF-κB 激活过程中扮演重要角色，这可能是因为 IκB 激酶（IκB kinase, IKK）对 ROS 非常敏感所致。应用抗氧化剂可不同程度拮抗 NF-κB 的活性，其作用机制如下：①直接清除 ROS，如叔丁对甲氧酚（BHA）、5,5-二甲氨-1-吡咯啉-N-氧化物（DMPO）、别嘌呤醇等。②与 ROS 相关酶中金属离子发生螯合作用，而抑制这些酶的活性，减少 ROS 的产生，如 O-菲咯啉、去铁

敏（DFO）、替泊沙林（tepoxalin）等。③增加谷胱甘肽前体及还原型谷胱甘肽的含量，保护其他蛋白及酶不被氧化。有些抗氧化剂如 N-乙酰基半胱氨酸（NAC）不但能够直接清除 ROS，还可以增加谷胱甘肽前体的含量。二乙基二硫代氨基甲酸酯（DDTC）、吡咯二硫氨基甲酸酯（DPTC）、TEMPO 既能直接清除 ROS 又有金属离子螯合作用。

2. 拮抗 IKK 活性

IKK 可以直接使 IκB 磷酸化。有实验证明，环戊烯前列腺素（cyPG）中的 PGA 和 PGJ 可以与 IKKβ 形成加成复合物或以共价键对其进行修饰，从而抑制 IKK 的活性。这种修饰与 IKKβ 中的第 179 位半胱氨酸及 PG 环戊烯环中 α、β 不饱和羰基有关。其作用机制可能为，生理状态下 PG 在人体内的含量很低（纳摩尔级），但在创伤、感染、炎症等病理状态下花生四烯酸代谢增高，人们发现炎症后期 PG 的含量为微摩尔水平，该浓度足以抑制 IKKβ 的活性。由于 NF-κB 可以促进 COX-2 的生成，而 COX-2 又可以促进 PG 的生成，因此对 IKKβ 的抑制作用构成了炎症自身消退的负反馈调节。NF-κB 必要调节蛋白（NF-κB essential modifier, NEMO）是 IKK 蛋白复合物（IKKα、IKKβ）的调节蛋白，对维持 IKK 的功能有重要作用。

3. 抑制蛋白酶小体的活性

蛋白酶小体是一种具有多种催化功能的蛋白酶复合物，已磷酸化并泛素化的 IκB 可以被蛋白酶小体降解。肽乙醛、肽乙烯砜、肽硼酸及二肽硼酸（PS341）、乙二醛、α/β-环氧酮肽、MG132、乳胞素（lactacystin）等都有抑制该蛋白酶的功能。PS341 为该蛋白酶的竞争性抑制剂，很容易进入细胞而抑制其活性；环孢素 A 作为一种非竞争性抑制剂发挥其抑制作用。以上措施均通过抑制蛋白酶小体的活性而间接抑制 NF-κB 的活化。

4. 调节 IκB 的含量

（1）抑制 IκB 的降解：人们发现许多物质，如阿司匹林、水杨酸钠、大黄素、α-色素细胞刺激素、花生四烯酸等可以直接抑制 IκB 降解，详细机制目前尚不清楚。

（2）增加 IκB 的合成：IκB 一方面可以与 NF-κB 结合，另一方面新合成的 IκBα 还具有自核内向核外输出 NF-κB 的功能，所以增加 IκB 的合成可以抑制 NF-κB 活性。TGF-β1 是一种免疫抑制剂，它可使 IκBα 表达增加。有人用腺病毒表达载体技术过量表达 IκBα 的显性失活突变型，它可以与 p50、p65 形成三聚体，但不能被磷酸化，从而阻断 NF-κB 的转导通路，抑制一系列炎症反应。

5. 抑制 p65 的生成

近年来有人采用生物技术设计长度为 21nt 的反义寡核苷酸抑制 NF-κB 中 p65 亚基的生成，治疗 HTLV-1TAX 转基因小鼠成纤维细胞瘤，腹膜内给药，8 天后肿瘤明显减小，15 天后肿瘤消失。

6. 抑制 NF-κB 与 DNA 结合

（1）封闭 NF-κB 的 DNA 结合域：有学者采用顺式元件双股寡核苷酸（cis-element double strands oligodeoxyuncleotide, ODN）圈套策略（decoy strategy）设计合成了可以与 NF-κB 特异结合的 ODN，并构建入 HVJ-脂质体内（hemagglutinating virus of Japan-liposome）。将 HVJ-脂质体在大鼠心脏移植前经大鼠冠状动脉灌入心脏，与对照组相比移植术后大鼠的心功能明显改善，冠状动脉血流量明显增加，组织中白细胞及中性粒细胞黏附明显减小。Sawa 的实验证明，ODN 能竞争性抑制 NF-κB 与其靶基因 κB 位点结合而抑制 NF-κB 活性，减轻了缺血-再灌注对心肌的损伤。Egr-1 是一种 80kDa 的磷蛋白，通过其锌指样结构与 p65 亚基的 RHD 结合，从而抑制 p65 与其启动子基因中的κB 元件相结合。

（2）封闭顺式元件上的κB 位点：可形成三股螺旋的寡核苷酸（TFO），能够特异性识别双股螺旋 DNA 序列，TFO 靶向定位于特定基因 *NF-κB* 的κB 位点，可以阻止 NF-κB 与之结合，从而抑制 NF-κB 活性。有学者以 15nt 含鸟嘌呤及胸腺嘧啶（GT）的寡核苷酸靶向定位于 NF-κB 区多嘌呤链，形成三股螺旋，实验证实 TFO 抑制 Jurkat T 细胞内 *GM-CSF* 基因表达。该细胞中 *GM-CSF* mRNA 含量降低的同时，细胞培养液中 GM-CSF 水平亦下降。

7. 抑制 p65 的转录活化域

免疫抑制剂 PG490（triptolide）是从中药雷公藤中提炼出的一种二萜环氧化物，PG490 选择性作用于 p65 亚基而抑制 NF-κB 活性。与其他药物不同，PG490 不抑制活化的 NF-κB 与 DNA 结合，而是在 NF-κB 与 DNA 结合之后仍然能抑制靶基因的转录，实验证明它通过抑制 p65 转录激活域而发挥作用。

8. 阻断 NF-κB 亚基与 DNA 结合

我们利用酵母双杂交技术，以 NF-κB 亚基 p50、p65 的 DNA 结合域为"诱饵"，筛选出系列 p50、p65 相互作用多肽，后经 Pull-down、表面等离子共振分析、报告基因实验、离体细胞培养和在体炎症动物模型实验验证，成功获得系列 NF-κB 亚基拮抗肽，并呈现如下的优越性：①特异性阻断 NF-κB 活性。该系列多肽可有效阻断 NF-κB 与 DNA 顺式元件的结合，但并不干预其他转录因子如 AP-1、NF-AT 与相应 DNA 顺式元件的结合。②能有效穿过细胞膜。部分短肽可直接穿过细胞膜；部分长肽通过引入 HIV Tat 穿膜肽策略获得具有穿膜作用的结合肽；二者均能通过无受体介导、不耗能的方式自由穿透细胞膜。该特性不仅保证了其对 NF-κB 抑制效应的高效发挥，而且避免了其可能面临的细胞外蛋白酶的降解，从而提高了其生物利用度。③具有高效抗炎作用：部分多肽能明显改善佛波酯（PMA）诱导的小鼠耳肿和酵母多糖刺激的小鼠腹膜炎的局部炎症反应，其抗炎效果优于糖皮质激素（2~5μg/只剂量多肽治疗效应几乎与 40~100μg/只地塞米松相当）。

9. 其他

许多药物可以对多个靶点进行拮抗，如糖皮质激素（GC）。GC 进入胞质后结合到糖皮质激素受体（GR）上，形成激素-受体复合物（GC-GR），一方面 GC-GR 复合物转位进入细胞核，激活 *IκBα* 基因表达；另一方面与激活的 NF-κB 结合并掩盖 p65 亚基的活化区，从而阻断 NF-κB 与靶基因的结合。NO 具有抗氧化剂的功能，能清除 H_2O_2，还可以诱导 IκBα 表达增加，从多个环节抑制 NF-κB 的活化。

但值得注意的是，NF-κB 在维持机体防御功能和细胞生死平衡方面发挥极其重要的作用，过度或长期抑制 NF-κB 活性可致肝细胞凋亡，机体免疫功能下降，对细菌感染的敏感性增加等。因此，寻找特异性阻断 NF-κB 活性的拮抗剂替代非甾体类抗炎药和糖皮质激素作为急、慢性炎症的治疗药物，有针对性地用药，并把握"适度抑制"的原则，将可大大降低药物的毒副作用，对相关疾病的治疗将具有广泛的应用前景。

（梁华平　徐　祥）

第五节 信号通路的交汇作用

JAK/STAT、MAPK 及 NF-κB 是细胞内三条重要信号转导通路，对于维持细胞的正常生理功能具有重要意义。许多研究证实，这三条信号转导通路之间存在着复杂的交汇作用（cross-talk），广泛参与了细胞一系列生理及病理反应过程。通过回顾各信号通路的研究现状，重点探讨它们之间的交汇作用，进一步认识它们在炎症信号转导调节中的意义。

一、三条信号转导通路的研究现状

（一）JAK/STAT 通路

JAK 家族有 4 个成员，JAK1、JAK2、JAK3 和 TYK2，都属于非受体型酪氨酸蛋白激酶（protein tyrosine kinase，PTK）。TYK2 首先被发现，之后 JAK1～3 依次被发现。该家族成员由 7 个功能域构成。JAK 激酶同源域 1（JAK homology region 1，JH1）具有 PTK 催化活性的激酶功能域，JH2 为激酶样功能域，是与 STAT 结合的部位，由于缺乏激酶活化所必需的氨基酸残基而没有激酶活性。这 2 个区域是该蛋白家族重要的功能区域。STAT 家族共有 7 个成员，即 STAT1～4、STAT5a、STAT5b 和 STAT6。该家族成员主要由 6 个功能域构成，其中 C 端的酪氨酸磷酸化（Tyr-P）有助于 STAT 形成同源或异源二聚体（表 7-4）。

表 7-4 JAK/STAT 信号通路相关细胞因子及受体

	细胞因子	受体	JAKs	STATs
干扰素家族	IFN-α/β		JAK1、TYK2	STAT1、STAT2、STAT3、STAT5a/5b
	IFN-γ	IFNGR	JAK1、JAK2	STAT1、STAT3、STAT5a/5b
	IL-10	IL-10R	JAK1、TYK2	STAT1、STAT3
GP130 家族	IL-6	gp130	JAK1、JAK2	STAT1、STAT3
	IL-11	gp130	JAK1	STAT1、STAT3
	IL-12	IL-12R	JAK2、TYK2	STAT4
	CNTF、LIF	GP130，LIFRβ	JAK1、JAK2	STAT1、STAT3
	OSM	GP130，OSMR	JAK1、JAK2	STAT1、STAT3
	CT-1	GP130，LIFRβ	JAK1、JAK2	STAT3
	G-CSF	G-CSFR	JAK1、JAK2	STAT3
	瘦素	瘦素受体	JAK2	STAT3
β-链家族	IL-3	IL-3R	JAK2	STAT5a/5b
	IL-5	IL-5R	JAK2	STAT5a/5b
	GM-CSF	GM-CSFR	JAK2	STAT5a/5b

续表

	细胞因子	受体	JAKs	STATs
γ-链家族	IL-2	IL-2R	JAK1、JAK3	STAT1、STAT3、STAT4、STAT5a/5b
	IL-7	IL-7R		
	IL-9	IL-9R		
	IL-15	IL-15R		
	IL-4	IL-4R	JAK1、JAK3	STAT6
	IL-13	IL-13R	JAK1、JAK2、TYK2	STAT6

注：CNTF. ciliary neurotrophic factor，纤毛神经营养因子；LIF. leukemia inhibitory factor，白血病抑制因子；OSM. oncostatin M，制瘤素；G-CSF. granulocyte colony-stimulating factor，粒细胞集落刺激因子；GM-CSF. granulocyte-macrophage colony-stimulating factor，粒细胞-巨噬细胞集落刺激因子；GP130. glycoprotein 130，糖蛋白 130 家族；IL-3 及 IL-5 细胞因子又被称为β-链家族，因为它们的受体都具有β链亚单位；γ-链家族同样是指受体都含有γ链的细胞因子。

研究证实，JAK 主要由细胞因子受体超家族活化。细胞因子与受体结合后，其受体的胞内部分发生二聚体化，JAK 与二聚体化受体的 box 功能区结合并发生磷酸化而激活。活化的 JAK 进一步诱导二聚体受体复合物周围的 PTK 底物活化，包括细胞因子受体型 PTK、JAK 家族的成员、STAT 等。STAT 是 JAK 激酶底物，同时也是一种含 SH2 功能域的 DNA 结合蛋白。STAT 可通过 SH2 功能域与二聚体受体复合物的酪氨酸位点及 JAK 上的 KLD 功能域结合。STAT 的 y 功能域在 JAK 的作用下发生 Tyr 磷酸化，STAT 被激活。胞质内活化的 STAT 通过 SH2 功能域形成同源或异源二聚体，如 SIF-A（STAT3 和 p48 等构成）、SIF-B（STAT3-STAT1）、SIF-C（STAT1-STAT1）等。这些二聚体通过特定的机制移位到细胞核内，调控基因表达。JAK/STAT 作为细胞因子受体介导的主要信号转导途径，参与了多种免疫和造血细胞的发育、分化、成熟、凋亡和功能表达过程。

（二）MAPK 通路

MAPK 是介导细胞反应的重要信号系统，存在于多种生物的细胞内。自从 1991 年 Sturgill 等在哺乳动物细胞鉴定出 ERK，MAPK 信号转导通路的研究有了较大发展。除 ERK 外，还发现和克隆了 MAPK 家族另两个重要成员，JNK 和 p38。MAPK 家族成员在活化时都具有一个共同的特点，即必须通过结构序列上邻近的苏氨酸和酪氨酸双磷酸化机制而被激活。迄今为止，ERK 是 MAPK 家族中研究得最为透彻的一个成员。ERK 分为 ERK1 和 ERK2（分别为 p44 和 p42）两个亚型，主要参与细胞内增生、转化及分化的信号转导；JNK 和 p38 又被称为"应激诱导"的 MAPK，可被多种应激刺激活化，如 LPS、TNF-α、IL-1、渗透压改变及紫外线辐射等。JNK 有 JNK1、JNK2 和 JNK3 共 3 个亚型；p38 与炎症反应的关系最为密切，已发现 5 个亚型：p38α（又称为 SAPK2）、p38β、p38β2、p38γ（又称为 SAPK3）和 p38δ。

MAPK 的信号转导遵循保守的三级激酶级联传递模式。首先，细胞外刺激通过细胞膜上的受体激活 MAPK 激酶激酶（MAPKKK）；MAPKKK 活化后，接着激活 MAPK 激酶（MAPKK）；信号转导的最后一级就是 MAPKK 激活 MAPK。但是，不同的 MAPK 家族成员有不同的上游激酶。①ERK 上游的 MAPKKK 是原癌基因 *Raf*，*Raf* 活化后激活 MEK1/2（即 MAPKK），最后激活 ERK1/2。Raf 单独存在时并不能活化，只有当它与另一原癌蛋白的复合物即 Ras-三磷酸鸟苷复合物（Ras-GTP）结合后才能被激活。由于 Raf 和 Ras 是原癌蛋白，ERK 信号转导通路与细胞的分化、增殖有密切关系。②JNK 的上一级激酶 MAPKK 是 MKK4 和 MKK7。JNK 的 MAPKKK 成员众多，包括 p21 激活激酶（PAK）等。③p38 的 MAPKK 主要是 MKK3 和 MKK6，另外 MKK4 也可能激活 p38，其中 MKK3-p38α 通路在炎症反应的信号转导中占有重要地位。p38 的 MAPKKK 成员同样较多，如 TAK1 等。

　　MAPK 的信号转导概况如图 7-4 所示，但这并不意味着通路之间没有相互影响，而是存在复杂的交汇作用。

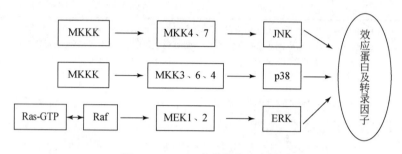

图 7-4　MAPK 信号转导示意图

（三）NF-κB 信号转导途径

　　1986 年，Sen 和 Baltimore 在 B 细胞核内发现了结合于免疫球蛋白κ链基因增强子上的核因子，并将之命名为 NF-κB。但随后的研究表明，NF-κB 存在于多种细胞内，并广泛参与基因转录的调节。许多 NF-κB 在核内的基因结合位点是 B 细胞非特异性的。迄今为止，已发现至少 5 个 NF-κB 家族成员，即 c-Rel、NF-κB1（p50/p105）、NF-κB2（p52/p100）、RelA（p65）和 RelB。NF-κB 家族成员的分子结构中都有保守的 RHD，其长度约 300 个氨基酸，位于 NF-κB 的 N 端。RHD 对 NF-κB 的二聚体化、在核内与 DNA 结合，以及与其抑制蛋白（inhibitory protein of κB，IκB）结合均有重要作用。通过 RHD 的作用，NF-κB 一般形成二聚体形式（还有三聚体形式）存在于细胞质内，其中最重要的是 p50/p65 二聚体。不同的二聚体可以影响 NF-κB 与 DNA 不同位点结合，从而调控不同的基因表达。NF-κB 在未激活时位于细胞质内并与 IκB 结合，形成无活性复合物。研究发现，IκB 有多种亚型，包括 IκBα、IκBβ、IκBγ、IκBδ、IκBε、p100、p105 和 Bcl-3，其中 IκBα 尤为关键，它在核内对 NF-κB 的抑制作用最强，并且它被降解后恢复得最快。IκB 对 NF-κB 的抑制效应在于它们的 C 端都含有 3~8 个锚蛋白的重复基序，每一个基序约含 33 个氨基酸。IκB 的锚蛋白可以与 NF-κB 分子结构中的 RHD 结合，抑制 NF-κB 的活性，且不同 IκB 亚型优先抑制不同的 NF-κB 二聚体，从而导致 NF-κB 基因调节功能的多样性。IκB 可由 IκB 激酶（IKK）激活，是由α、β、γ三个亚基组成的复合物。IKKα 和 IKKβ 分子结构的 N 端具有激酶功能域和亮氨酸拉链基序，它们通过激酶功能域使 IκB 特定的丝氨酸位点磷酸化，促使 IκB 降解；并通过亮氨酸拉链紧密结合在一起。IKKγ 作为一个调节亚基，进一步促进 IKKα 和 IKKβ 结合，三者构成稳定的三聚体（表 7-5）。

表 7-5 NF-κB 信号通路

NF-κB 家族	成员
NF-κB/Rel	c-Rel、NF-κB1（p50/p105）、NF-κB2（p52/p100）、RelA（p65）和 RelB
IκB	IκBα、IκBβ、IκBγ、IκBδ、IκBε、p100、p105 和 Bcl-3
IKK 复合体	IKKα、IKKβ 和 IKKγ

NF-κB 通路有两条信号转导活化途径：①依赖 IκB 丝氨酸磷酸化途径。这是 NF-κB 通路活化最主要的途径，反应迅速，可使 NF-κB 在 5 分钟内活化并达到峰值。其一般过程为，细胞外刺激通过跨膜受体激活 NF-κB 诱导性激酶（NF-κB induced kinase，NIK），NIK 再激活 IκK，IκK 进一步磷酸化 IκB，IκB 活化并降解后，NF-κB 活化。②依赖 IκB 酪氨酸磷酸化途径。只有少数细胞中存在该活化途径，这条途径是通过 IκB 酪氨酸磷酸化来活化 NF-κB。该途径可使 NF-κB 的活性在 2~4 小时后达到峰值。ROS 是此途径中重要的第二信使。

二、三条信号转导通路的交汇作用

研究表明，许多信号转导须借助于这三条信号通路，如炎症因子 TNF-α、IL-1、IL-6 等；内分泌激素催乳素、胰岛素、瘦素等；胰岛素样生长因子 I（IGF-I）、生长因子、红细胞生成素（EPO）、EGF、GM-CSF 等；其他的还有制瘤素 M（OSM）、孔蛋白等。三条信号通路活化后在细胞质及细胞核内存在协同或拮抗作用，共同完成信号转导过程。

（一）信号转导通路活化及其相互作用

1. JAK/STAT 和 MAPK 途径对 NF-κB 活化的影响

研究发现，JAK2 可激活 NF-κB。EPO 可通过神经元细胞膜上的 EPO 受体活化 JAK2，JAK2 活化后进一步激活 NF-κB，而应用 JAK2 的特异性抑制剂 AG490 可显著降低核内 NF-κB 水平。另据报道，STAT1 可抑制 NF-κB 活化。STAT1 通过 701 位酪氨酸与肿瘤坏死因子受体 1 相关死亡结构域蛋白（TNF-α receptor 1-associated death domain protein，TRADD）结合，下调 TNF-α 对 NF-κB 的活化效应。在 STAT1 基因敲除的 HeLa 细胞中，由 TNF-α 诱导的 IκB 降解和 NF-κB 活化显著增强；而在 STAT1 过度表达的 293T 细胞中，TNF-α 介导 NF-κB 活化被显著抑制。此时，STAT1 更多的是起到信号转导子而非转录激活子的作用。

MAPK 家族成员上游的两级激酶、MAPK 家族成员及其下游激酶都可参与激活 IκB，导致 NF-κB 活化。①MAPK/ERK 激酶激酶-1（MEKK1）能诱导 NF-κB 活化。TNF-α 通过 MEKK1 诱导 NF-κB 活化，另一个 MKKK 成员——NIK 也可激活 IκB，并活化 NF-κB，NIK 还可激活 MEK1/2，MEK1/2 活化后通过 ERK1/2 激活 IκB。②在心肌细胞中，MKK6 活化后与 IκKβ 结合，促使 IκKβ 将 IκB 磷酸化。IκB 磷酸化并降解，进一步引起 NF-κB 活化。值得注意的是，p38 是 MAPK 家族中 MKK6 唯一的下游激酶，MKK6 可经 p38 激活 IκKβ。③MAPK 家族中 p38、ERK1/2 可激活 NF-κB，而 JNK 是否可激活 NF-κB 未见文献报道。据报道，p38 能激活 NF-κB，使用其抑制剂 SB203580 能明显抑制 LPS 介导 RAW264.7

巨噬细胞 NF-κB 活化，如果增强 p38 的活性则得到相反的结果。但另有学者发现，p38 可抑制 IκB 的磷酸化和降解，从而下调 NF-κB 活化效应。非甾体类抗炎药水杨酸钠有可能通过激活 p38 来抑制 NF-κB 活化，发挥抗炎作用。并且，另一种抗炎药吲哚美辛也可能通过 p38 对 IκB 的抑制作用而促进肿瘤细胞凋亡，增强放疗效果。因此，相互矛盾的结论反映了信号转导的复杂性，这可能与 p38 的多种亚型有关。有资料显示，ERK1/2 亦可激活 NF-κB。例如，沉淀在痛风患者局部的尿酸盐和磷酸盐晶体能活化单核/巨噬细胞中 ERK1/2，进而激活 NF-κB 和 AP-1，并进入细胞核内，启动基因表达。ERK1/2 还参与 LPS 激活 NF-κB 的过程，应用其抑制剂 PD98059 可明显抑制 NF-κB 的活化。④值得注意的是，MAPK 活化蛋白激酶-2（MAPKAPK-2）对 NF-κB 也有调控作用。胰岛素可通过激活 p38 活化 MAPKAPK-2，MAPKAPK-2 进一步经 IκBα 激活 NF-κB。

2. STAT 可被 MAPK 信号通路激活

业已明确，STAT1、STAT3 和 STAT4 的蛋白序列中含有简单、高度保守的 MAPK 磷酸化位点。MAPK 途径可以影响 STAT5 的活化，其中 STAT3 与 MAPK 信号通路关系较为密切。①研究证实，IFN-α 可经激活 ERK2 来磷酸化 STAT1 的 727 位丝氨酸，IFN-γ 则通过激活 JAK 和 MAPK 分别将 STAT1 的酪氨酸位点和 727 位丝氨酸磷酸化，从而使 STAT1 完全活化。进一步研究发现，STAT 的丝氨酸位点是否磷酸化，由哪条信号转导通路磷酸化，很大程度上取决于 STAT 的 C 端结构。紫外线辐射可通过 p38 磷酸化 STAT1 的丝氨酸位点，但不能通过 p38 磷酸化 STAT3 的丝氨酸位点。当把 STAT3 的 C 端换到 STAT1 上时，p38 就不能将重组 STAT1 的丝氨酸位点磷酸化，而 ERK1/2 可磷酸化重组 STAT1 的丝氨酸位点。但另有学者认为，MAPK 家族三个成员并不参与 IFN-γ 诱导 STAT1 的 727 位丝氨酸的磷酸化。②ERK1/2、JNK 和 p38 都可以磷酸化 STAT3 的 727 位丝氨酸，其中 ERK1/2 和 p38 与 STAT3 密切相关。值得说明的是，ERK2 在磷酸化 STAT3 丝氨酸位点的同时，有可能通过它与 STAT3 结合阻碍 JAK2 或 Src 激酶磷酸化 STAT3 的酪氨酸位点。因此，ERK2 在某些信号转导过程中可抑制 STAT3 的活性。另外，MAPK 的上游激酶 MEK1 和 MEKK1 也参与 STAT3 的活化。③STAT4 的蛋白序列中虽然含有高度保守的 MAPK 磷酸化位点，但其丝氨酸位点磷酸化机制与 STAT1、STAT3 并不相同。IL-12 可诱导人 T 细胞 STAT4 的丝氨酸位点磷酸化，但不能诱导 STAT1 和 STAT3 的丝氨酸位点磷酸化。ERK1/2 和 p38 活化后，可磷酸化 STAT1 和 STAT3 的丝氨酸位点，但不能磷酸化 STAT4 的丝氨酸位点，其确切机制有待进一步研究。④STAT5 的活化与 p38 和 ERK1/2 有关。例如，p38 可促进由 EGF 诱导 STAT5 的活化，而 ERK1/2 则可下调该效应。进一步研究发现，无活性 ERK1/2 与 STAT5a 以复合物的形式存在于胞质中，这可能是某些情况下 ERK1/2 抑制 STAT5a 活化的分子基础。但也有研究发现，ERK1/2 可参与 STAT5a 的活化，其拮抗剂 PD98059 可抑制生长激素诱导 STAT5a 与 DNA 结合。

3. JAK 激酶与 MAPK 信号转导通路可相互激活

资料显示，JAK1、JAK2 和 JAK3 活化后可激活 MAPK 信号通路。①IFN-β、OSM 可激活 HeLa 肿瘤细胞中 JAK1，然后通过 JAK1 激活 Raf/MAPK 信号转导通路。将 *JAK1* 基因敲除后，IFN-β、OSM 不能激活 Raf/MAPK 信号转导通路，而增强 *JAK1* 表达可促进 Raf-1 活化。免疫沉淀分析发现，Raf-1 与 JAK1 或 Tyk2 结合在一起。但值得注意的是，JAK1 可活化 Raf-1 转而抑制 MAPK 家族成员的活性。IFN-β 或 OSM 可诱导 *JAK1* 基因敲除 HeLa

细胞 ERK2 持续活化,但导入 *JAK1* 基因后 Raf-1 活化,而 ERK2 活性却被抑制。②业已明确,IL-6 通过 JAK2 激活 Ras/MAPK 信号转导通路,应用 JAK2 特异性抑制剂 AG490 则明显抑制多发性骨髓瘤细胞 ERK2 活化,其抑制效果与 AG490 使用剂量呈正相关。③在 T 细胞系 D10 细胞中,IL-2 可通过 JAK3 激活 STAT1、STAT3、STAT5 和 ERK1/2,给予 JAK3 抑制剂可阻断 ERK1/2 活化。

另一方面,MAPK 信号通路可活化 JAK。例如,MEKK1 可参与 EGF 诱导 STAT3 的 727 位丝氨酸磷酸化,同时通过激活 Src 和 JAK2 介导 STAT3 的 705 位酪氨酸磷酸化。当采用基因敲除的方法去除 Src 和 JAK2 作用时,MEKK1 不能再磷酸化 STAT3 的酪氨酸位点。关于 MEKK1 激活 Src 和 JAK2 的具体分子机制有待进一步研究。

(二) STAT、MAPKAP-K1/2 及 NF-κB 在细胞核内共同调控基因转录

STAT 和 NF-κB 都可进入细胞核内调控基因转录,它们的基因调控位点可能重叠,也可能相邻,二者存在相互作用,彼此拮抗或协同调控基因转录。MAPKAP-K1/2 也可进入细胞核内,主要影响 NF-κB 的基因转录调控。

STAT1、STAT2、STAT3、STAT5 和 STAT6 均能与 NF-κB 共同调控基因转录。①已证实,EGF 可间接激活 STAT1 和 NF-κB,而 STAT1 和 NF-κB 可协同启动人鳞状细胞癌 A431 细胞中 p21/WAF1 蛋白的基因表达。在某些细胞中,STAT1 和 NF-κB 还可共同调控人 iNOS 基因表达。②研究发现,STAT2 在细胞核内与 NF-κB 竞争人类免疫缺陷病毒 (HIV) 基因激活子位点,通过阻碍 NF-κB 与基因激活子结合而抑制 NF-κB 启动 HIV 基因表达。③STAT3 和 NF-κB 对肝细胞急性期蛋白、α2-巨球蛋白、大鼠γ-纤维蛋白及 JunB 等基因调控位点存在部分重叠。STAT3 和 NF-κB 可竞争基因结合位点,彼此拮抗对方的转录活性。④STAT5b 可通过"迫离"机制抑制 NF-κB 对基因的转录调控,该效应不需要 STAT5b 与 DNA 结合,但依赖于 STAT5b 在核内的汇集及 STAT5b 羧基端的作用。这是蛋白与蛋白方式的抑制作用。另外,STAT5 还能与 NF-κB 竞争基因结合位点共同调控基因转录,例如 IFN-γ激活位点 (interferon gamma-activated site,GAS) 等。⑤IL-4 可通过激活 STAT6 抑制 NF-κB 与 DNA 的结合,并经此途径下调 TNF-α诱导 E-选择素基因转录。另一方面,STAT6 和 NF-κB 可协同促进基因转录,如在淋巴瘤细胞中,活化的 STAT6 和 NF-κB 可协同调控免疫球蛋白基因转录。此外,酪氨酸磷酸化 STAT6 能和 NF-κB 直接结合。

MAPKAPK-1/2 与 NF-κB 信号转导通路参与了 IL-17 的致炎过程。IL-17 通过 MAPK 途径激活 MAPKAPK-1/2 后,MAPKAPK-1/2 进入细胞核内,作为一种反式激活因子,协同 NF-κB 启动 *iNOS* 基因转录表达。应用 MAPK 通路的化学抑制剂可减轻 MAPKAPK-1/2 活化,并显著降低 IL-17 诱导 *iNOS* 表达水平。

三、三条信号通路共同参与炎症时信号转导和基因调控

上述三条信号转导通路在炎症反应中占有重要地位。已证实,LPS 可以诱导炎症细胞产生致炎因子 TNF-α、IL-1、IL-6 和 IFN-γ,抗炎因子 IL-10 和 IL-4,以及介质 NO 等,这些炎症因子的诱生、相互影响和炎症效应均与三条信号通路密切相关。

业已明确，LPS 的信号转导过程首先是激活细胞膜上特殊的受体，主要是 CD14 及 TLR4，其后激活丝氨酸-苏氨酸激酶，进一步活化 NF-κB 等转录因子。研究发现，LPS 在人单核细胞中主要通过 Raf-1/MEK1-MEK2/ERK1-ERK2 信号途径启动 *TNF-α* 基因转录，它还可活化 p38 并激活 NF-κB 参与 *iNOS* 表达过程。其中，p38 尤其是其亚型 p38α 在 LPS 的信号转导系统中占有十分重要的地位，抑制 p38 活性则能有效降低 LPS 诱导 *TNF-α、IL-1、IL-6、IL-8、IL-10、TLR* 和 *iNOS* 等表达水平。需要指出的是，LPS 在不同类型细胞中通过"重点"活化不同 MAPK 家族成员来激活 NF-κB，从而引起基因表达。但 LPS 不能直接活化 JAK/STAT 途径，它可通过 IL-6、IL-10、IFN-γ 等间接激活 JAK/STAT 途径。STAT 活化后直接进入核内参与 LPS 诱导的基因表达，其中 STAT1 和 STAT3 的作用尤为显著。

TNF-α 是重要的促炎细胞因子，MAPK 和 NF-κB 途径都可能参与其诱生机制。TNF-α 生成后可经受体 TNFR1 激活 p38、ERK1/2 和 NF-κB，诱导 IL-6、IL-8 合成。其中 p38 对 NF-κB 活化起促进作用，抑制 p38 活性可明显促进 TNF-α 介导肿瘤细胞凋亡。进一步研究发现，p38 上游激酶 MEKK3 也参与了 TNF-α 对 NF-κB 的激活过程。目前还没有文献报道 TNF-α 可直接活化 JAK/STAT 通路，但 TNF-α 往往通过 IFN-γ 激活 JAK/STAT 途径从而与 IFN-γ 共同调控基因转录，如 ICAM-1、干扰素调节因子 1（interferon regulatory factor 1，IRF1）等。

IFN-γ 可放大多种炎症细胞因子的效应，现有资料表明，JAK/STAT 途径是 IFN-γ 诱生和信号转导的主要通路。IL-12/IL-18 能激活小鼠巨噬细胞的 STAT4 诱导 *IFN-γ* 基因表达。另一方面，IFN-γ 可通过 JAK1、JAK2 激活 STAT1 协同 TNF-α、IL-1 等炎症因子调控基因转录，并能活化 STAT1 增强大鼠主动脉平滑肌细胞中 IL-1β 介导 iNOS 蛋白合成，促进炎症发展。研究进一步发现，STAT5 在 IFN 的信号转导及 I 型 IFN 依赖性基因转录中也具有重要作用。另外，IFN-γ 通过激活 STAT1 拮抗 TNF-α 诱导 NF-κB 活化过程，促进肿瘤细胞凋亡。

IL-1 也是体内一种重要的促炎因子。据报道，LPS 可激活单核细胞 MAPK 信号通路，最后活化 NF-κB 启动 *IL-1* 基因表达，其中 p38 在 IL-1 诱生中具有重要作用。另一方面，IL-1 亦可诱导 ERK1/2、p38 和 JNK 活化，进而活化 NF-κB，调控基因表达。已证实，IL-1β 可诱导大鼠胃上皮细胞 JNK、p38 在 5 分钟内活化，ERK1/2 在 10 分钟内活化，NF-κB 持续活化 6 小时以上。p38 在 IL-1 的信号转导中同样占有重要地位，它通过活化 p38 调控基质金属蛋白酶-13、心房利尿钠肽、*iNOS* 等基因表达。

IL-6 的效应与 STAT3 紧密相连，而 STAT3 对细胞的增殖分化有重要作用，因此 IL-6 不仅可促进炎症发展，还能加速正常细胞和肿瘤细胞增殖生长。在炎症早期，IL-1β、IL-17、TNF-α 等激活 p38 和 ERK1/2，接着活化 NF-κB，启动 *IL-6* 基因转录表达。当然，LPS、血管紧张素 II 也可通过不依赖 NF-κB 的信号途径诱导 IL-6 生成，如 LPS 可激活成骨细胞中 p38 和 ERK1/2，经转录因子 AP-1 诱导 IL-6 生成；血管紧张素 II 则可激活心脏成纤维细胞中 p38 和 ERK1/2 诱导 IL-6 基因表达，但不依赖于 NF-κB。另一方面，IL-6 可激活 JAK/STAT、MAPK、NF-κB 三条信号通路，发挥其效应。例如，IL-6 通过激活 STAT3 和 Ras 依赖的 MAPK 信号通路促进成骨细胞、前 B 细胞、胆管细胞等增殖，还可通过 JAK/STAT 途径上调自身受体，其中 p38 参与了 IL-6 所致 STAT3 活化。

IL-10 和 IL-4 都是重要的抗炎因子，LPS 能激活人单核细胞 p38，诱导 IL-10 生成。IL-10 可抑制促炎因子的生成，下调炎症因子受体表达并抑制受体活化。有资料显示，IL-10 可通过活化 NF-κB 而抑制 IFN-γ 诱导 *ICAM-1* 基因表达，它还能抑制人单核细胞中重要共刺激分子 CD86 的表达，从而减轻单核细胞活化 Th 细胞反应。IL-4 也是一个重要的抗炎因子，可通过激活 STAT6 调控免疫系统多种基因的表达。新近研究表明，IL-4 可激活 STAT6 抑制 NF-κB 活性，进而有效降低 TNF-α 诱导 E-选择素的基因表达；同时它还可激活巨噬细胞中 STAT6 活性，减轻 IL-12、IL-18 介导的 STAT4 活化，从而抑制其诱导 *IFN-γ* 基因表达。

四、小　　结

JAK/STAT、MAPK 及 NF-κB 等信号途径各有其自身的特点，形成了细胞内丰富多样的信号传递系统。首先，JAK/STAT 通路主要参与细胞因子的信号转导，它仅由两级组分构成，具有简捷的特点。有资料显示，JAK/STAT 途径是炎症反应中十分重要的信号调控通路，IFN-γ可通过 JAK/STAT 途径放大 LPS、TNF-α、IL-1 等介质引起的炎症反应，而抗炎因子 IL-10、IL-4 也可通过 JAK/STAT 途径抑制炎症反应的发展。其次，MAPK 信号转导过程从细胞质到细胞核，涉及多个激酶和多条通路活化，并且各级激酶之间存在交汇作用，其中 MAPKAPK-1/2 可作为核因子进入细胞核，调控基因表达。MAPK 途径的信号转导过程为保守的三级激酶级联激活方式，其激酶属于丝氨酸-苏氨酸激酶。值得强调的是，p38 在 MAPK 信号系统中占有重要地位，可介导 LPS、TNF-α、IL-1、IL-6 等重要炎症介质的信号转导，并参与 TNF-α、IL-1、IL-6、IL-10、iNOS 等介质的诱生。此外，NF-κB 作用亦相当广泛，多种刺激和激酶均可通过蛋白酶体途径使 IκB 降解从而活化 NF-κB，NF-κB 活化后进入核内广泛调控基因转录，包括 TNF-α、IL-1、IL-6、iNOS 等多种炎症因子。多数学者认为，NF-κB 还具有抗凋亡的功能，NF-κB 的持续活化是各种肿瘤细胞的共同特点。

如图 7-5 所示，上述三条信号转导通路之间存在复杂的交汇作用。JAK 和 MAPK 能激活转录因子 STAT、NF-κB，当 STAT 和 NF-κB 进入细胞核后可协同或拮抗彼此的基因转录活性。而且，三条信号通路在活化后也同时激活了各自的正向或负向反馈调控机制，使反应趋向于放大或平衡。例如，NF-κB 活化进入核内，也可启动 *IκBα* 基因表达，使胞质内 IκBα 蛋白水平在 1 小时内恢复，这是 NF-κB 的负反馈调控机制之一；而另一实验发现，NF-κB 持续活化的同时，NIK 可通过激活 ERK1/2 进一步诱导 NF-κB 活化。因此，利用信号通路间的相互作用机制可能找到调控某一信号转导过程甚至控制炎症反应的有效方法。值得注意的是，同一信号转导通路可表现出相反的效应。例如，TNF-α、IL-6 等通过活化 p38 激活 NF-κB，引起基因转录；而非甾体类抗炎药吲哚美辛及水杨酸钠可能通过激活 p38 抑制 NF-κB 活化。这种现象可能与激酶的不同亚型有关，还提示可能存在新的信号调控通路甚至新的调节分子。总之，这三条信号转导通路间的交汇作用非常广泛而复杂，并且在不同的细胞和状态时效应有所不同，其精确的相互作用与调控机制仍然是今后研究的重要方向。

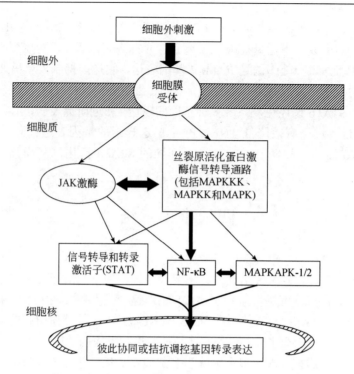

图 7-5　JAK/STAT、MAPK 和 NF-κB 三条信号通路交汇作用

（刘　辉　姚咏明）

参 考 文 献

梁华平, 徐祥, 杨文军, 等. 2004. NF-κB 圈套 ODN 对 NF-κB 活性及创伤炎症反应大鼠肝脏功能损害的影响. 中华创伤杂志, 20: 724-729

刘辉, 姚咏明. 2005. 细胞内炎症信号通路交汇作用的研究进展. 中国病理生理杂志, 21: 1607-1613

杨丽萍, 姚咏明, 叶棋浓, 等. 2011. 信号转导和转录激活因子 3 调节肿瘤坏死因子-α 表达的结合位点研究. 生物化学与生物物理进展, 38: 1145-1152

杨丽萍, 姚咏明, 李杰萍, 等. 2009. STAT3 与 MAPK 蛋白协同调节肿瘤坏死因子-α 转录活性. 生物化学与生物物理进展, 36: 1003-1011

姚咏明, 栾樱译. 2019. 外科脓毒症免疫调控障碍机制. 医学研究生学报, 32: 26-30

姚咏明, 盛志勇. 2016. 脓毒症研究若干重要科学问题的思考. 中华危重病急救医学, 28: 102, 103

姚咏明, 盛志勇. 2004. Janus 激酶/信号转导子和转录激活因子通路与创伤脓毒症的关系. 解放军医学杂志, 29: 27-29

Athie MV, Flotow H, Hilyard KL, et al. 2000. IL-12 selectively regulates STAT4 via phosphatidylinositol 3-kinase and Ras-independent signal transduction pathways. Eur J Immunol, 30: 1425-1434

Bogoyevitch MA, Ngoei KR, Zhao TT, et al. 2010. c-Jun N-terminal kinase (JNK) signaling: recent advances and challenges. Biochim Biophys Acta, 1804: 463-475

Bradbury CM, Markovina S, Wei SJ, et al. 2001. Indomethacin-induced radiosensitization and inhibition of ionizing radiation-induced NF-kappa B activation in HeLa cells occur via a mechanism involving p38 MAP kinase. Cancer Res, 61: 7689-7696

Burke SJ, Updegraff BL, Bellich RM, et al. 2013. Regulation of iNOS gene transcription by IL-1β and IFN-γ requires a coactivator exchange mechanism. Mol Endocrinol, 27: 1724-1742

Chen XL, Xia ZF, Ben DF, et al. 2003. Role of p38 mitogen-activated protein kinase in lung injury after burn trauma. Shock, 19: 475-479

Chen XL, Xia ZF, Wei D, et al. 2004. Expression and regulation of vascular cell adhesion molecule-1 in human umbilical vein endothelial cells induced by sera from severely burned patients. Crit Care Med, 32: 77-82

Chen XL, Xia ZF, Yu YX, et al. 2005. p38 mitogen-activated protein kinase inhibition attenuates burn-induced liver injury in rats. Burns, 31: 320-330

Chopra P, Kanoje V, Semwal A, et al. 2008. Therapeutic potential of inhaled p38 mitogen-activated protein kinase inhibitors for inflammatory pulmonary diseases. Expert Opin Investig Drugs, 17: 1411-1425

Conejo R, de Alvaro C, Benito M, et al. 2002. Insulin restores differentiation of Ras-transformed C2C12 myoblasts by inducing NF-kappa B through an AKT/P70S6K/p38-MAPK pathway. Oncogene, 21: 3739-3753

Coulthard LR, White DE, Jones DL, et al. 2009. p38 (MAPK): stress responses from molecular mechanisms to therapeutics. Trends Mol Med, 15: 369-379

Dent P, Yacoub A, Fisher PB, et al. 2003. MAPK pathways in radiation responses. Oncogene, 22: 5885-5896

Digicaylioglu M, Lipton S. 2001. Erythropoietin-mediated neuroprotection involves cross-talk between JAK2 and NF-κB signaling cascades. Nature, 412: 641-647

Engström W, Ward A, Moorwood K. 2010. The role of scaffold proteins in JNK signalling. Cell Prolif, 43: 56-66

Fang WH, Yao YM, Shi ZG, et al. 2001. The effect of recombinant bactericidal/permeability-increasing protein on endotoxin translocation and lipopolysaccharide-binding protein/CD14 expression in rats following thermal injury. Crit Care Med, 29: 1452-1459

Hillmer EJ, Zhang H, Li H, et al. 2016. STAT3 signaling in immunity. Cytokine Growth Factor Rev, 31: 1-15

Jatiani SS, Baker SJ, Silverman LR, et al. 2010. JAK/STAT pathways in cytokine signaling and myeloproliferative disorders: approaches for targeted therapies. Genes Cancer, 1: 979-993

Kanarek N, Grivennikov SI, Leshets M, et al. 2014. Critical role for IL-1β in DNA damage-induced mucositis. Proc Natl Acad Sci U S A, 111: E702-E711

Li H, Hu D, Fan H, et al. 2014. β-arrestin 2 negatively regulates Toll-like receptor 4 (TLR4)-triggered inflammatory signaling via targeting p38 MAPK and interleukin 10. J Biol Chem, 289: 23075-23085

Liu H, Yao YM, Wang SB, et al. 2009. Inhibition of Janus kinase 2 and signal transduction and activator of transcription 3 protect against cecal ligation and puncture-induced multiple organ damage and mortality. J Trauma, 66: 859-865

Liu H, Yao YM, Yu Y, et al. 2007. Role of Janus kinase/signal transducer and activator of transcription pathway in regulation of expression and inflammation-promoting activity of high mobility group box protein 1 in rat peritoneal macrophages. Shock, 27: 55-60

Liu YC, Zou XB, Chai YF, et al. 2014. Macrophage polarization in inflammatory diseases. Int J Biol Sci, 10: 520-529

Luan YY, Dong N, Xie M, et al. 2014. The significance and regulatory mechanisms of innate immune cells in the development of sepsis. J Interferon Cytokine Res, 34: 2-15

Luo G, Yu-Lee L. 2000. Stat5b inhibits NF-kappaB-mediated signaling. Mol Endocrinol, 14: 114-123

Nyati KK, Masuda K, Zaman MM-U, et al. 2017. TLR4-induced NF-κB and MAPK signaling regulate the IL-6 mRNA stabilizing protein Arid5a. Nucleic Acids Res, 45: 2687-2703

O'Sullivan B, Thompson A, Thomas R. 2007. NF-kappa B as a therapeutic target in autoimmune disease. Expert Opin Ther Targets, 11: 111-122

Piette J. 2015. Signalling pathway activation by photodynamic therapy: NF-κB at the crossroad between oncology and immunology. Photochem Photobiol Sci, 14: 1510-1517

Rajaiah R, Perkins DJ, Ireland DDC, et al. 2015. CD14 dependence of TLR4 endocytosis and TRIF signaling displays ligand specificity and is dissociable in endotoxin tolerance. Proc Natl Acad Sci USA, 112: 8391-8396

Rebsamen MC, Arrighi JF, Juge-Aubry CE, et al. 2000. Epidermal growth factor induces hypertrophic responses and Stat5 activation in rat ventricular cardiomyocytes. J Mol Cell Cardiol, 32: 599-610

Sanchez MV, Martin RC, Santos AJ, et al. 2003. Role of leptin as an immunomodulator of blood mononuclear cells: mechanisms of action. Clin Exp Immunol, 133: 11-19

Shimada M, Andoh A, Hata K, et al. 2002. IL-6 secretion by human pancreatic periacinar myofibroblasts in response to inflammatory mediators. J Immunol, 168: 861-868

Singer CA, Lontay B, Unruh H, et al. 2011. Src mediates cytokine-stimulated gene expression in airway myocytes through ERK MAPK. Cell Commun Signal, 9: 14

Su L, Du H, Dong X, et al. 2016. Raf kinase inhibitor protein regulates oxygen-glucose deprivation-induced PC12 cells apoptosis through the NF-κB and ERK pathways. J Clin Biochem Nutr, 59: 86-92

Sun Y, Liu WZ, Liu T, et al. 2015. Signaling pathway of MAPK/ERK in cell proliferation, differentiation, migration, senescence and apoptosis. J Recept Signal Transduct Res, 35: 600-604

Teng X, Zhang H, Snead C, et al. 2002. Molecular mechanisms of iNOS induction by IL-1 beta and IFN-gamma in rat aortic smooth muscle cells. Am J Physiol Cell Physiol, 282: C144-152

Tozawa H, Kanki Y, Suehiro J, et al. 2011. Genome-wide approaches reveal functional interleukin-4-inducible STAT6 binding to the vascular cell adhesion molecule 1 promoter. Mol Cell Biol, 31: 2196-2209

Uddin S, Lekmine F, Sassano A, et al. 2003. Role of Stat5 in type I interferon-signaling and transcriptional regulation. Biochem Biophys Res Commun, 308: 325-330

Wang L, Walia B, Evans J, et al. 2003. IL-6 induces NF-kappa B activation in the intestinal epithelia. J Immunol, 171: 3194-3201

Wang Z, Cai S, Liu D, et al. 2006. Anti-inflammatory effects of a novel peptide designed to bind with NF-κB p50 subunit. Acta Pharmacol Sin, 11: 1474-1478

Yao YM, Luan YY, Zhang QH, et al. 2015. Pathophysiological aspects of sepsis: an overview. Methods Mol Biol, 1237: 5-15

第八章

免疫细胞凋亡与急危重症

人体内的细胞注定是要死亡的，有些死亡是生理性的，有些死亡则是病理性的，有关细胞死亡过程的研究，已成为生物学、医学研究的一个热点。已知细胞的死亡有两种主要方式，即细胞坏死（necrosis）与细胞凋亡（apoptosis）。细胞坏死是最早被认识的细胞死亡方式，而细胞凋亡则是逐渐被认识的一种细胞死亡方式。

作为细胞的一种基本生物学现象，细胞凋亡指机体为维持内环境稳定，由基因控制的细胞自主的、有序性的死亡形式，是细胞衰老、死亡的一种主动过程，因其按一定的程序进行，故又被称为程序性细胞死亡（programmed cell death，PCD），在多细胞生物去除不需要的或异常的细胞、生物体的进化、内环境的稳定及器官系统的发育中起到重要的作用。细胞凋亡不仅是一种特殊的细胞死亡类型，还具有复杂的分子生物学机制及重要的生物学意义，是由多基因严格控制的过程，这些基因在种属之间非常保守，如 Bcl-2 家族、caspase 家族、癌基因如 *c-myc*、抑癌基因 *p53* 等，随着分子生物学技术的发展，目前对多种细胞凋亡的过程有了较全面的认识，但是确切机制仍有待深入研究。研究表明凋亡过程的紊乱与许多疾病的发生、发展之间均存在直接或间接的关系，如肿瘤、自身免疫性疾病、肥胖、糖尿病、缺血-再灌注损伤、神经退行性病变等，在脓毒症等急危重症病理过程中也存在细胞凋亡的异常，探讨急危重症中细胞凋亡异常的分子机制及其生物学意义，对于认识脓毒症等急危重症的发生、发展机制和探索有效治疗策略均具有重要的研究价值，近年来的研究也取得了一些重要进展。本章将分别介绍细胞凋亡的生物学特性及其机制，目前对急危重症中免疫细胞异常凋亡、发生机制及生物学意义等方面的研究进展。

第一节 细胞凋亡及其机制

细胞凋亡过程涉及一系列基因的激活、表达及调控等，并非病理条件下的自体损伤，而是为了更好地适应生存环境，主动采取的一种死亡过程。"apoptosis"一词源于古希腊语，意指犹如树叶或花的自然凋落一样，使植物得以保持生命以待来春再发，这对于生命适应环境具有重要的意义。既往对细胞新陈代谢的研究更多地关注于细胞坏死，直至1965年，澳大利亚科学家发现，结扎小鼠门静脉后，可以用电镜观察到肝实质组织中散在的死亡细胞，这些细胞的溶酶体并未被破坏，显然不同于细胞坏死，而是呈现出细胞收缩、染色质凝集，从其周围的组织中脱落并被吞噬，机体并不因此而发生炎症反应。1972年Kerr等三位科学家据此首次提出了细胞凋亡的概念，宣告了对细胞凋亡的真正探索的开始，在随后的研究中，悉尼·布雷内、罗伯特·霍维茨和约翰·苏尔斯顿做出了突出贡献，并因发现和阐释器官发育和程序性细胞死亡（细胞凋亡）的遗传调控机制，于 2002 年获得诺贝尔生理学/医学奖。直至今日，细胞凋亡仍然是生命科学及医学研究中所关注的热点领域。需要说明的是，严格意义上讲，程序性细胞死亡与凋亡并非等同，前者是细胞功能上的概念，而后者是对细胞凋亡时所出现的特定形态特征的描述，并非所有的程序性细胞死亡都表现为细胞凋亡的形态学特征。

一、细胞凋亡的形态学与生物化学改变

细胞凋亡是机体为保持自身组织稳定，调控自身细胞增殖和死亡之间平衡的基本方式，凋亡过程中细胞常表现特征性表型，对其识别常以形态学和生物化学特征为基础。这些特征性改变取决于诱导因素、凋亡细胞类型、发生的"时间窗"及观测方法等。

（一）形态学特征

形态学观察细胞凋亡的变化是多阶段的，细胞凋亡往往涉及单个细胞，即便是一小部分细胞也是非同步发生的。首先是细胞质浓缩，核糖体、线粒体等聚集，细胞体积缩小，结构更加紧密；然后是染色质逐渐凝聚成新月状附于核膜周边，细胞核固缩成均一的致密物，继而断裂为大小不一的片段，细胞膜不断出芽、脱落；逐渐地，细胞变成数个大小不等的由胞膜包裹的凋亡小体（apoptotic body），内含细胞质、细胞器和核碎片；最终，凋亡小体被具有吞噬功能的细胞如巨噬细胞、上皮细胞等吞噬、降解。凋亡过程中，因细胞膜保持完整，细胞内容物不被释放出来，因而并不引起炎症反应（图 8-1）。

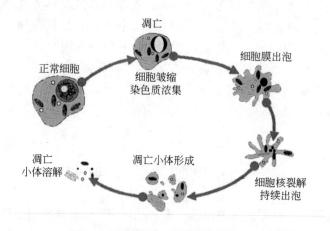

图 8-1　细胞凋亡形态学特征的模式图

（二）凋亡细胞的生物化学改变

目前认为，凋亡细胞最显著的生物化学特征改变为核内 DNA 降解成 DNA 片段。但凋亡发生时，细胞的生化改变同时也具有复杂性和多样性，包括 DNA 片段化、基因表达与大分子合成、细胞质 Ca^{2+} 持续升高、线粒体跨膜电位变化等。

1. DNA 的片段化

细胞凋亡的一个显著特点是细胞染色体的 DNA 降解,这是一个较普遍的现象。这种降解非常特异并有规律,所产生的不同长度的 DNA 片段为 180~200bp 的整倍数,而这正好是缠绕组蛋白寡聚体的长度,提示染色体 DNA 恰好是在核小体与核小体的连接部位被切断,从而产生不同长度的寡聚核小体片段。这种 DNA 的有控降解是一种内源性核酸内切酶作用的结果,这种酶在核小体连接部位切断染色体 DNA。在琼脂糖凝胶电泳中这种降解即表现为特异的梯状图谱,而坏死则呈现为弥漫的连续图谱。

2. 大分子合成

细胞凋亡的生化改变不仅仅是 DNA 的有控降解,在细胞凋亡的过程中往往还需有新的基因表达和某些生物大分子的合成以作为调控因子。例如,TNF 受体相关因子(TRAF)-19 就是在细胞凋亡时高表达一种分子;在糖皮质激素诱导鼠胸腺细胞凋亡过程中,加入 RNA 合成抑制剂或蛋白合成抑制剂能抑制细胞凋亡的发生,也说明凋亡过程中需要某些基因表达和生物大分子合成。

3. 细胞质 Ca^{2+} 变化

Ca^{2+} 作为体液中重要的微量元素,参与细胞内多种生理活动及生化代谢过程,也参与对细胞凋亡的调节。目前认为,Ca^{2+} 通过两条途径诱导凋亡:①细胞内 Ca^{2+} 库释放及细胞外 Ca^{2+} 内流促使细胞质内 Ca^{2+} 浓度持续升高,进而激活凋亡信号,启动细胞凋亡;②Ca^{2+} 的释放破坏了细胞内结构的稳定,使细胞凋亡系统中的关键分子与正常状态下接触不到的基质接触,从而触发凋亡。

4. 线粒体膜电位变化

线粒体膜电位(mitochondrial membrane potential,MMP)是线粒体在呼吸氧化过程中,将所产生的能量以电化学势能储存于线粒体内膜,在内膜两侧造成质子及其他离子浓度的不对称分布而形成。正常的 MMP 是维持线粒体进行氧化磷酸化、产生三磷酸腺苷的先决条件,MMP 的稳定有利于维持细胞的正常生理功能。各种应激刺激,如放射线、氧化应激、基因组应激和化疗药物等均可激活线粒体凋亡信号机制,通过作用于线粒体,使线粒体发生线粒体外膜通透化(mitochondrial outer membrane permeabilization,MOMP),导致线粒体膜电位降低,内外膜间隙中的线粒体蛋白(主要是细胞色素 c)释放入胞质,诱导细胞凋亡。

二、细胞凋亡的信号与调节机制

细胞凋亡是通过多种信号转导途径来完成的复杂的信号级联过程。换言之,细胞凋亡是在凋亡信号的刺激下启动的一系列连续的生物化学反应(即生物大分子的顺序激活),并与细胞凋亡效应相偶联。

(一)启动阶段

细胞凋亡的启动是指细胞在感受到相应的信号刺激后,胞内一系列控制开关的开启或关闭。不同的外界因素启动凋亡的方式不同,所引起的信号转导也不相同,目前研究关注的凋亡信号通路主要有:

1. 膜受体通路

各种外界因素是细胞凋亡的启动剂，它们可以通过不同的信号传递系统传递凋亡信号，引起细胞凋亡。死亡受体凋亡信号途径由肿瘤坏死因子受体（tumor necrosis factor receptor，TNFR）家族成员与相应的配体，如 Fas 与 Fas 配体（FasL）、TNF-α 与 TNFR1，或死亡受体（death receptor，DR）4、DR5 与 TNF 相关的凋亡诱导配体（TNF-related apoptosis-induced ligand，TRAIL）等结合后启动。上述 DR 均属于肿瘤坏死因子受体超家族，为 I 型跨膜蛋白，包含 2~4 个富含半胱氨酸重复序列的胞外结构域、跨膜结构域和胞内死亡结构域（death domain，DD），以三聚体形式存在于细胞膜；与配体结合后，通过形成死亡诱导信号复合体（death-inducing signaling complex，DISC）这一共同机制，序贯激活下游的胱天蛋白酶（caspase），诱导细胞凋亡（图 8-2）。

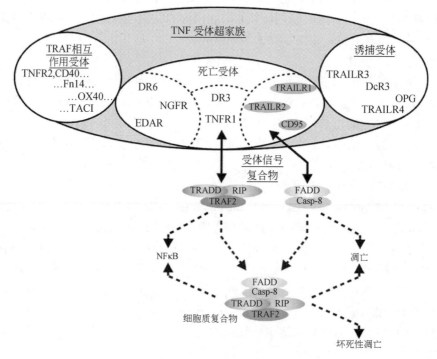

图 8-2 死亡受体超家族凋亡信号途径模式图

（引自：Siegmund D，et al. 2017. FEBS J，284：1131~1159）

最早发现的细胞凋亡受体是属于 TNFR 家族的 Fas，又称为死亡受体（DR）。Fas 是由 325 个氨基酸组成的受体分子，其受体胞外区均有多个富含半胱氨酸残基的保守序列（cysteine-rich domain，CRD），其胞内区均有一段由约 70 个氨基酸残基组成的基序，即特殊的死亡结构域（DD）。DD 结构域虽不具有酶切的活性，但可与具有 DD 结构域同源序列的蛋白质结合。Fas 与配体 FasL 结合，可通过 Fas 分子启动致死性信号转导，首先三聚化的 Fas 和 FasL 结合后，使三个 Fas 分子的 DD 结构域相聚成簇，吸引了胞质中另一种带有相同 DD 结构域的 Fas 相关死亡域蛋白（Fas-associated protein with death domain，FADD）。FADD 由两部分组成：C 端的 DD 结构域和 N 端的死亡效应结构域

(death effector domain，DED）部分。DD 结构域负责和 Fas 分子胞内段上的 DD 结构域结合，该蛋白再以 DD 结构域连接另一个带有 DED 结构域的后续成分，由此引起 N 端 DED 结构域与无活性的 caspase-8 酶原发生交联，聚合多个 caspase-8 分子，caspase-8 分子遂由无活性的单链酶原转变成有活性的双链蛋白，进而引起随后的级联反应，诱导细胞凋亡。

TNF-α 属于多功能促炎细胞因子，通过两种受体 TNFR1 和 TNFR2 发挥作用，其中 TNFR1 含死亡结构域，而 TNFR2 不含死亡结构域，因而仅 TNFR1 参与细胞凋亡的调节。TNF-α 与 TNFR1 结合后，将释放与 TNFR1 胞内 DD 结合的死亡结构域沉默子（silencer death domain），暴露出 TNFR1 的 DD 进而募集 TNF 受体相关死亡域蛋白（TNF receptor 1-associated death domain protein，FRADD）、受体相互作用蛋白（receptor-interacting protein，RIP）和 TNF 受体相关因子 2（TRAF2），组装形成复合物 I，进而激活转录因子核因子-κB（NF-κB），但随后 RIP 和 TRAF2 迅即与 TNFR1 解离，剩下的 FRADD 再通过募集 FADD 及前体 caspase-8，结合形成复合物 II，最终诱导细胞凋亡。

TRAIL 以 I 型跨膜蛋白形式，或以被半胱氨酸蛋白酶剪切的可溶性蛋白形式存在，其受体有 DR4、DR5、诱骗受体（decoy receptor，DcR）1、DcR2 和骨保护素（osteoprotegerin，OPG）5 种，其中仅 DR4 和 DR5 含有 DD，因而具有凋亡调节效应，而 DcR1、DcR2 和 OPG 均属诱骗受体，没有功能性 DD，与 TRAIL 结合后反而拮抗 TRAIL 的凋亡效应。DR4 和 DR5 与 TRAIL 结合后也通过募集 FADD 和前体 caspase-8 组成 DISC 的机制诱导细胞凋亡。

根据细胞类型不同，由死亡受体信号途径活化的 caspase-8 诱导细胞凋亡的机制也存在差别。I 型细胞能够在 DISC 形成足够量的活化 caspase-8，因此不必依赖线粒体即可直接激活 caspase-3；但在 II 型细胞中，DISC 中仅有少量 caspase-8 活化，不足以激活足量 caspase-3，因而在此类细胞中还需要 caspase-8 剪切 Bcl-2 家族蛋白成员 Bid，产生活性片段 t-Bid，进而激活线粒体凋亡信号途径，在这种情况下线粒体充当了死亡受体信号途径的放大器。

2. 线粒体机制

线粒体是细胞生命活动的控制中心，因为线粒体参与包括能量产生、氧化还原调控、钙稳态调节及一系列代谢和生物合成途径等，线粒体功能活动的完整不仅是细胞生命活动的基础，同时也是决定细胞生与死的关键。研究发现，细胞应激包括放射线、氧化应激、基因组应激和化疗药物等信号均可激活线粒体凋亡信号机制，通过作用于线粒体，使线粒体发生 MOMP，导致内外膜间隙中的线粒体蛋白释放入胞质，诱导细胞凋亡（图 8-3）。

MOMP 的发生受多种因素调节。各种应激刺激导致内质网中的 Ca^{2+} 大量释放，可直接引起线粒体功能障碍，通过与线粒体内亲环蛋白 D（cyclophilin D，Cyp D）等线粒体通透性转换孔（permeability transition pore，PTP）的组分相互作用，诱导 PTP 的开放，或通过刺激线粒体中氧自由基和游离脂肪酸等生成，促使 PTP 的开放和 MOMP 的发生。此外，Bcl-2 家族蛋白成员和线粒体自身的融合或分裂也可通过调节钙离子的变化影响细胞凋亡

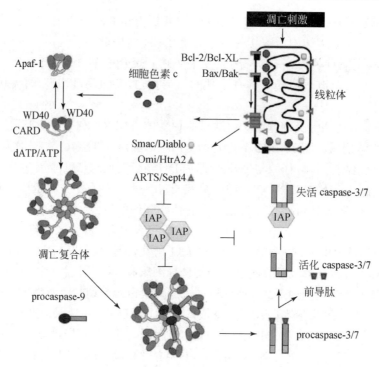

图 8-3　线粒体凋亡信号途径活化模式图
(引自：Xiong S, et al.2014.Protein Cell, 5: 737~749)

过程。例如，研究发现 Bcl-2 和 Bax 等定位于内质网，可通过影响内质网内 Ca^{2+} 浓度和电容性 Ca^{2+} 流入等调节 Ca^{2+} 浓度的变化，进而影响 MOMP 和细胞凋亡；Drp1 和 hFis1 是两种参与线粒体分裂的蛋白，它们可通过降低线粒体内 Ca^{2+} 浓度，增加线粒体 PTP 开放的敏感性，促进 MOMP 的发生。线粒体功能活动中产生的氧自由基也是影响 PTP 开放的重要因素。在氧化磷酸化过程中，需要线粒体呼吸链中的电子传递复合物、ATP 合成酶、辅酶 Q 和细胞色素 c 等共同完成 O_2 的氧化磷酸化过程，在将电子由还原型烟酰胺腺嘌呤二核苷酸（NADH）或还原型黄素腺嘌呤二核苷酸（FADH）传递给 O_2 的同时，要借助线粒体膜电位和 H^+ 梯度将质子移出线粒体内膜，在此过程中，部分氧会生成氧自由基，而氧自由基能够明显增强线粒体发生 MOMP 的敏感性。caspase 也是导致 MOMP 的重要因素之一。将 caspase 与线粒体在体外孵育即可致 MOMP 发生和细胞色素 c、Smac/DIABLO 等的释放；活化的 caspase-3 也可进入线粒体内，剪切呼吸链复合物 I 的重要组分 NDUF1，使复合物 I 和 II 的电子传递分别减少 88% 和 94%，而应用泛 caspase 抑制剂 zVAD-fmk 虽然能够保护电子传递链的功能，但并不能抑制细胞色素 c 的释放。

MOMP 发生后，线粒体膜间隙的蛋白即被释放进入胞质，其中，由线粒体释放入胞质的细胞色素 c 与细胞凋亡蛋白酶活化因子-1（apoptotic protease activating factor-1，Apaf-1）结合，促使 Apaf-1 发生构象改变和寡聚，通过 caspase 募集域的作用与 pro-caspase-9 结合成多蛋白复合体——凋亡复合体（apoptosome），随后 caspase-9 发生二聚化和活化，依次激活执行酶 caspase-3 等产生相应的细胞凋亡变化。在此过程中，caspase 活性受 caspase 结合蛋白包括 IAP 等的调节。例如，研究发现 XIAP 能直接抑制 caspase-3/7 的活性，而这些结合蛋白的活性也可被促凋亡蛋白如 Smac/DIABLO 所拮抗,因此 caspase 的激活和功能受到多种结合蛋白的调控。

细胞凋亡诱导因子（apoptosis inducing factor, AIF）是另一种参与凋亡作用的线粒体膜间隙蛋白,它与细菌的氧化还原酶同源,生理状态下定位于线粒体,在细胞发生凋亡过程中被释放入胞质。AIF 诱导的凋亡可在无其他促凋亡因子的条件下产生染色质浓集和片段化等凋亡改变,并且此过程不被 caspase 抑制剂所拮抗,因而属于非 caspase 依赖的细胞凋亡机制。除此之外,HtrA2/Omi、Smac/DIABLO、endonucleas C 等线粒体膜间隙蛋白也被证实可释放入胞质参与细胞凋亡。

3. 内质网应激机制

内质网（endoplasmic reticulum, ER）是细胞内执行多种与细胞生存和正常生命活动密切相关的功能活动的重要细胞器,既是调节蛋白质合成及合成后折叠聚集的场所,也是调节细胞的应激反应及细胞钙水平的场所。多种因素均可影响内质网中蛋白质折叠,如低氧、过氧化物等刺激,使细胞内氧化还原调节障碍,导致内质网中未折叠或错误折叠的蛋白质积聚,造成内质网应激（endoplasmic reticulum stress, ERS）,从而引发进化保守的生物学效应——未折叠蛋白反应（unfolded protein response, UPR）（图 8-4）。

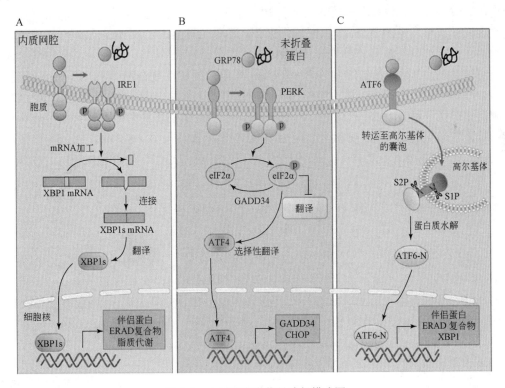

图 8-4　内质网应激信号途径模式图

（引自：So JS. 2018. Mol Cells, 41: 705~716）

由 ERS 触发的 UPR 初始效应是重建稳态和恢复内质网的正常功能，首先激活转录程序，促进参与蛋白质折叠和内质网相关降解机制的基因表达，以利于增强与 ER 中未折叠蛋白的结合，或促使其正确折叠，或使之运输至胞质中降解；同时，抑制 mRNA 翻译，使进入内质网中的蛋白量减少，减轻内质网的工作负担；UPR 也会进一步启动与细胞应激相关的信号转导过程，包括丝裂原活化蛋白激酶（MAPK）信号途径等，提示细胞内存在异常状况。最终，如果造成 ERS 的刺激过于强烈或持久，UPR 的适应机制无法代偿，ERS 就会通过激活下游的凋亡信号分子，如 CHOP/GADD153、JNK、caspase 及 Bcl-2 家族等，启动细胞凋亡程序。

（二）执行阶段

尽管凋亡过程的详细机制尚不完全清楚，但是已经确定 caspase 在凋亡过程中发挥着必不可少的作用。细胞凋亡的过程实际上是 caspase 不可逆水解底物的级联放大反应过程。到目前为止，至少已有 14 种 caspase 被发现，caspase 分子间的同源性很高，结构相似，均属于半胱氨酸家族蛋白酶。根据功能可把 caspase 基本分为两类：启动酶和效应酶。

启动 caspase 包括 caspase-8、10 和 9。它们通过衔接蛋白被募集到特定的起始活化复合物，形成同源二聚体构象改变，导致同源分子之间的酶切而自身活化。同源活化是细胞凋亡过程中最早发生的 caspase 水解活化事件。通常，caspase-8 和 10 介导死亡受体通路的细胞凋亡，会被分别被募集到 Fas 和 TNFR1 死亡受体复合物，而 caspase-9 参与线粒体通路的细胞凋亡，会被募集到细胞色素 c 和 Apaf-1 组成的凋亡复合物。启动 caspase 活化后，即开启细胞内的死亡程序，进一步通过异源活化方式，水解下游 caspase 将凋亡信号放大。异源活化即由一种 caspase 活化另一种 caspase，是凋亡蛋白酶的酶原被活化的经典途径。

被异源活化的 caspase 又称为效应 caspase，包括 caspase-3、6 和 7，它们需要依赖启动 caspase 才能被活化。效应 caspase 活化后直接破坏细胞结构，如裂解核纤层，核纤层蛋白作为底物被 caspase 在固定部位裂解，从而使核纤层蛋白崩解，导致细胞染色质的固缩。同时，效应 caspase 也可作用于几种与细胞骨架调节有关的酶或蛋白，从而改变细胞结构，包括凝胶原蛋白（gelsin）、聚合黏附激酶、p21 活化激酶α等。这些蛋白的裂解导致其活性下降，如 caspase 可裂解凝胶原蛋白而产生片段，使之不能通过肌动蛋白（actin）纤维来调节细胞骨架。此外，caspase 还能灭活或下调与 DNA 修复有关的酶、mRNA 剪切蛋白和 DNA 交联蛋白等，通过抑制这些蛋白的功能，使细胞的增殖与复制受阻而发生凋亡。最终，caspase 以这样一种有条不紊的方式进行"破坏"，切断细胞与周围的联系，拆散细胞骨架，阻断细胞 DNA 复制和修复，干扰 mRNA 剪切，损伤 DNA 与核结构，诱导细胞表达可被其他细胞吞噬的信号，使之降解成凋亡小体。

（三）调节机制

细胞凋亡受到严格调节，在正常细胞 caspase 处于非活化的酶原状态，凋亡程序一旦开始，caspase 被活化后，即发生凋亡蛋白酶的层叠级联反应，发生不可逆的凋亡。迄今为止，已发现多种凋亡调节分子，包括 p53、FLIP、IAP 和 Bcl-2 家族等。

1. *p53*

p53 是一种与肿瘤发生、发展相关的抑癌基因，参与细胞生长、分化及死亡的调控，且在细胞凋亡过程中也发挥重要作用。*p53* 基因及功能缺失时，细胞凋亡会受到显著影响；重建 *p53* 基因的表达和生物学活性时，同样也可以对细胞凋亡产生明显影响。研究表明，*p53* 基因可与多种癌基因和生长因子协同调节细胞凋亡。如 *p53* 基因可与 c-myc、Bcl-2、TGF-β、IL-3 等相互作用共同参与诱导肿瘤细胞凋亡。*c-myc* 基因具有诱导细胞增殖和凋亡双向作用，其作用的选择由其他信号，如生长因子的存在或其他存活刺激因子所决定。实验证明，*c-myc* 基因诱导的细胞凋亡需要 *p53* 基因参与。野生型 *p53* 可抑制 *c-myc* 表达和功能，促进抑制细胞增殖的基因表达，单一 *c-myc* 基因并不能调节细胞的凋亡，而唯有 *p53* 基因功能缺如时才能发挥其凋亡作用。

2. FLICE 抑制蛋白

FLICE 抑制蛋白（FLICE-inhibitory protein，FLIP）是近年来发现的细胞凋亡外源性信号通路中重要的抑制性调节蛋白，其分子结构和氨基酸序列与启动 caspase 具有相似性。其 N 端含有两个连续的 DED 结构域，并借此被募集到 Fas 的 DISC 复合物，从而通过抑制 caspase-8 的活化，抑制细胞凋亡的发生。

3. 凋亡抑制蛋白

凋亡抑制蛋白（inhibitor of apoptosis protein，IAP）是一类高度保守的内源性抗细胞凋亡因子家族，其结构的共同特点是 N 端含有 1 个或 3 个包含 70 个氨基酸的杆状病毒 IAP 重复序列，C 端包含或不包含 1 个指环状结构。IAP 家族蛋白主要定位于细胞质，部分 IAP 蛋白分子，如 livin 和 survivin 定位于细胞核。IAP 可通过抑制受体途径的信号转导而抑制细胞凋亡。在 Fas 引起的 caspase-8 激活，继而激活 caspase-3 而诱导细胞凋亡的过程中，IAP 的表达对 caspase-8 的激活虽无明显影响，但可与 caspase-3 特异性结合，阻止其进一步激活为成熟型 caspase-3，从而使凋亡受体途径的信号转导中断。IAP 也可抑制 caspase-3 对 caspase-8 的正反馈激活，使死亡信号不能被放大，二者共同作用的结果是阻断受体途径引起的细胞凋亡。此外，IAP 也可通过调节线粒体途径抑制细胞凋亡。当各种刺激引起线粒体 PTP 开放，通透性增加后，细胞色素 c 等由线粒体释放到细胞质中，与 dATP 结合引起 Apaf-1 的寡聚化，而激活 caspase-9 酶原时，IAP 的 BIR3 结构域可与在 Asp315 位点酶切活化的 caspase-9 亚单位结合而抑制其活性，阻断线粒体凋亡信号途径。

4. Bcl-2 家族

Bcl-2 家族是控制线粒体致凋亡因子释放的主要调节因子。在无死亡信号刺激时，Bcl-2 抗凋亡蛋白一般作为细胞器膜的整合膜蛋白被隔离，而促凋亡蛋白则以非活性的形式分布于胞质。当细胞受到死亡信号刺激后，促凋亡蛋白在某些蛋白酶的作用下便发生构象变化，从胞质中移位到细胞器的膜结构上，尤其是线粒体外膜上，并与膜上和膜内的抗凋亡蛋白发生相互作用，使抗凋亡蛋白丧失对细胞凋亡的抑制活性，引起细胞器功能丧失和各种促凋亡因子的释放，最终导致细胞凋亡。

Bcl-2 家族蛋白的显著特征是具有 Bcl-2 同源结构域（Bcl-2 homology domain，BH），典型的抗凋亡成员如 Bcl-2、Bcl-XL 等含有 4 个短的保守的 BH 结构域和一个 C 端疏水尾状结构的跨膜结构域，这使得它们定位于线粒体的外膜，其蛋白质的跨膜立体结构则朝向细胞质。促凋亡成员与抗凋亡成员相反，有损伤线粒体的作用，绝大部分促凋亡成员分布于细胞质中。Bax 是最早发现的促凋亡成员。Bcl-2 成员之间的二聚体化是成员之间功能实现或功能调节的重要形式。

线粒体上的 PTP 是位于线粒内外膜之间的由不同蛋白质组成的复合物，主要位于内膜的腺苷转位因子（adenine nucleotide translocator，ANT）和位于外膜的电压依赖性阴离子通道（voltage dependent anion channel，VDAC）等蛋白所组成，Bcl-2 成员主要通过影响 PTP 的功能活性调节细胞凋亡。外界凋亡刺激因素可导致 PTP 开放，这样就会引起 MOMP 和细胞色素 c 释放。研究表明 Bcl-2 家族对于 PTP 的开放和关闭起关键的调节作用，促凋亡蛋白 Bax 等可以通过与 ANT 或 VDAC 的结合介导 PTP 的开放，而抗凋亡类蛋白如 Bcl-2 等则可通过与 Bax 竞争性地与 ANT 结合，或者直接阻止 Bax 与 ANT、VDAC 的结合来发挥其抗凋亡效应。

三、小　　结

细胞凋亡是多细胞生物生命活动过程中不可缺少的环节，是生物借以发育和存活的需要，贯穿于整个生命周期，无论是低等生物还是高等生物，概莫能外。细胞凋亡的规律一旦失常，个体即不能正常发育，或发生畸形，或失去机体保护和防御的结构，甚至不能存活。人类免疫系统是最有代表性的例子，淋巴细胞发育分化成熟过程中，始终伴随着细胞凋亡。成熟的淋巴细胞，也包括其他成熟白细胞的寿命只有一天，死亡一批，再生一批，互相交替。若细胞凋亡发生障碍，就会出现白细胞堆积等，导致疾病发生。因此，细胞凋亡是保证多细胞生物个体正常发育、成熟和维持正常生理过程所必需的，凋亡的失调不仅使生物体失去机体的稳定性，也是许多严重疾病的根源。只有深入研究阐释细胞凋亡的分子机制，才能更好地认识人体成长、发育和众多疾病的发生发展规律，探寻有效手段调节细胞的凋亡过程，最终为人类的健康服务。

第二节　细胞凋亡与急危重症

脓毒症是重症感染、严重创伤、烧伤、大手术等急危重症在发生发展过程中所表现出来的一种共同的病理生理过程，既可由感染性因素引起，如革兰氏阳性菌、革兰氏阴性菌、真菌等感染，也可继发于非感染性疾病。研究表明，在脓毒症发病过程中，机体在发生全身炎症反应综合征（SIRS）的同时，也存在代偿性抗炎症反应综合征（compensatory anti-inflammatory response syndrome，CARS），随病情进展两者间失衡，导致炎症免疫反应紊乱，进而造成组织器官的功能损害。2016 年初，脓毒症定义被更新为宿主对感染的反应失调而导致的危及生命的器官功能障碍。这一定义的更新着重强调了炎症免疫反应在脓毒症发病机制中的重要作用。

在机体应对感染的免疫应答反应过程中，巨噬细胞、中性粒细胞等固有免疫细胞迅速活化，通过释放众多细胞因子、炎症介质、趋化因子等启动免疫反应。当威胁得到控制或者适应性免疫系统活化以后，固有免疫细胞必须以及时和非损伤性的机制下调，以免造成组织器官损伤，细胞凋亡正是实现这一调节效应的重要机制。而 T、B 细胞等适应性免疫细胞应得到有效、充分的活化，以确保有效发挥生物学效应，同时也需要以细胞凋亡的方式控制和终止免疫反应。研究表明,在急危重症病理过程中,细胞凋亡异常也是其重要特征之一,特别是免疫系统的变化尤为显著。固有免疫细胞如中性粒细胞等表现为凋亡延迟,适应性免疫细胞如T细胞表现为凋亡明显增加,从而造成或加重疾病过程中组织器官损伤和/或免疫功能低下,成为急危重症病情演进、恶化的关键因素,因而,细胞凋亡在危重症中的病理生理意义日益受到广泛关注。此外,非免疫细胞如肠上皮细胞、肺上皮细胞、血管内皮细胞等,在急危重症过程中也表现为细胞凋亡的异常,并被认为与危重症患者消化、呼吸等功能障碍的发生密切相关。因此,对于细胞凋亡在危重症患者病理生理过程中的变化规律及其生物学意义,需要给予高度重视和深入研究。

一、淋巴细胞凋亡与急危重症

感染发生后,初始T细胞接受抗原提呈细胞(APC)处理并提呈的抗原,在细胞因子和共刺激信号的协同下发生活化,产生细胞因子和发挥细胞毒作用等;B细胞则在抗原刺激作用下分化为浆细胞,合成并分泌抗体。在完成免疫应答后,T、B细胞需要以凋亡的方式清除,以维持免疫平衡。一旦凋亡过多或不足,均会导致免疫应答的失调,成为疾病发生、发展的重要原因。研究表明,对于急危重症患者,淋巴细胞凋亡是其病理过程中的重要发病环节,胸腺、脾脏及胃肠道相关淋巴组织等淋巴细胞的凋亡异常使得机体免疫功能明显受损,机体处于免疫抑制状态,因而易于继发感染或无法清除原发感染,最终导致脓毒性休克甚至多器官功能障碍综合征(MODS),成为影响危重症患者预后的重要原因。

1. 淋巴细胞凋亡

重症感染、严重创伤、烧伤及大手术等严重应激状态时均会有大量淋巴细胞凋亡。Hotchkiss等首先报道,对比死于脓毒症和非脓毒症ICU患者的尸检资料,发现脓毒症患者中存在明显的脾淋巴细胞凋亡,随后的免疫组化研究显示凋亡的淋巴细胞以$CD4^+$ T细胞和B细胞为主,凋亡程度亦与病情的严重程度呈明显正相关。动物实验也获得了相近的研究结果,如果小鼠烧伤面积小于体表面积18%,脾淋巴细胞无明显凋亡;但烧伤面积分别达到体表面积的25%和40%时,则表现为明显的脾淋巴细胞凋亡,并且40%烧伤面积组凋亡程度更为明显。创伤、烧伤和脓毒症状况下,胸腺细胞的凋亡也明显增加。例如,在盲肠结扎穿孔术(CLP)所致脓毒症和烧伤动物模型中,胸腺细胞凋亡在伤后4小时即可出现,持续至24小时以上。临床资料显示,创伤后死亡患者中存在明显的胸腺淋巴细胞凋亡,且免疫组化研究表明,凋亡的胸腺细胞主要为未成熟的T细胞亚群。此外,严重烧伤、创伤或脓毒症患者外周血中淋巴细胞凋亡的比例也较健康对照组明显增加;胃肠相关淋巴组织,如派尔淋巴滤泡,在脓毒症状态下也表现为凋亡明显增加,但凋亡的细胞主要为B细胞,同时,B细胞Fas表达显著增强;Chung等在创伤性休克实验中也获得了类似的研究结果。

2. 淋巴细胞凋亡对免疫功能的影响

淋巴细胞以凋亡的方式大量清除被认为是导致机体免疫功能抑制的重要原因(图8-5)。首先淋巴细胞凋亡增加使得生物活性的淋巴细胞数量明显下降,脓毒症患者外周血凋亡的T细胞以$CD4^+$ T细胞为主,Venet等的研究显示,脓毒症患者外周血淋巴细胞绝对数和T细胞绝对数均明显下降;与对照相比,脓毒性休克患者淋巴细胞凋亡率增加5倍以上;即

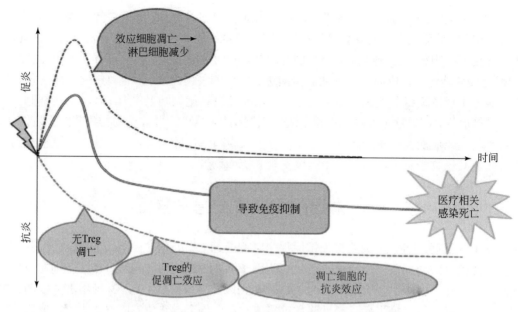

图 8-5 淋巴细胞凋亡对急危重症病理生理机制的影响

（引自：Girardot T，et al. 2017. Apoptosis，22：295～305）

使与其他重症患者相比，淋巴细胞凋亡率也增加 2 倍以上。对于 $CD8^+$ T 细胞的凋亡变化，目前还存在一定的争议，Hotchkiss 等认为脓毒症患者的 $CD4^+$ T 细胞和 B 细胞凋亡明显增加，但 $CD8^+$ T 细胞和 NK 细胞无明显变化。而 Le Tulzo 和 Roger 等的研究均认为脓毒症患者的 $CD4^+$ T 和 $CD8^+$ T 细胞的凋亡均明显增加。与此同时，调节性 T 细胞（Treg）对凋亡则呈现明显耐受。淋巴细胞数量的减少不仅干扰适应性免疫应答，也会影响固有免疫反应，因为固有免疫和适应性免疫系统之间存在着密切的交汇作用，任何一方面的缺失都会影响有效免疫反应的发生。

凋亡的淋巴细胞亦表现为明显的抗炎活性。研究发现，巨噬细胞和树突状细胞（DC）在摄取凋亡的细胞后，白细胞介素（IL）-10、转化生长因子（TGF）-β 等抗炎细胞因子分泌明显增加，但促炎细胞因子的产生受到抑制。研究已证实，IL-10 与免疫抑制密切相关，循环中 IL-10 水平可作为脓毒症预后的预测指标。而且，巨噬细胞和 DC 对凋亡细胞的摄取并不诱导其共刺激分子的表达，因此 T 细胞与上述 APC 接触后或者进入"无能"状态，或者发生细胞凋亡。新近的研究表明，凋亡的细胞也能够促进 Treg 的诱导，在脓毒症患者中，既存在具备免疫活性的 $CD4^+$ T 细胞数量减少，又存在 Treg 和表达程序性死亡蛋白-1（PD-1）的 T 细胞数量等明显增加的不良效应；并且，死于脓毒性休克患者的 Treg 比例的增加，与机体免疫麻痹和预后的严重程度直接相关。Hotchkiss 等的研究证实输注凋亡的淋巴细胞会明显增加 CLP 小鼠死亡率，但输注坏死的细胞可改善脓毒症预后，其保护效应与刺激干扰素（IFN）-γ 生成有关，采用抗 IFN-γ 抗体可使输注坏死细胞的保护效应丧失，进一步说明了凋亡淋巴细胞对机体免疫功能的抑制效应。

3. 淋巴细胞凋亡的分子机制

在危重症病理过程中，淋巴细胞凋亡是一个复杂的多因素、多环节参与的调节过程。研究表明，死亡受体凋亡途径、线粒体凋亡途径和内质网凋亡信号途径均参与了危重症病理生理过程中的淋巴细胞凋亡。

Hotchkiss 等采用过表达 *Bcl-2* 基因的脓毒症小鼠模型，发现过表达抗凋亡蛋白 Bcl-2 可显著减少因线粒体途径活化造成的 T 和 B 细胞凋亡；需要指出的是，由于线粒体途径与死亡受体信号途径之间存在交汇作用，因而在某些细胞类型中 Bcl-2 亦可拮抗死亡受体途径介导的凋亡。在临床尸检研究中，Hotchkiss 等证实线粒体凋亡信号途径的重要性，通过检测发现，淋巴细胞呈现典型凋亡形态变化的同时，活化的 caspase-9 检测亦呈阳性。分析脓毒症患者血标本，可以看到淋巴细胞凋亡明显增加，其中部分呈 caspase-9 阳性，也有部分细胞呈 caspase-8 阳性。Weber 等的研究发现，重症脓毒症患者淋巴细胞中促凋亡蛋白 Bim 表达明显增加，而抗凋亡分子 Bcl-2 和 Bcl-XL 表达明显下调。此外，ERS 信号通路也参与对脓毒症淋巴细胞凋亡的调节。我们的初步研究显示，脾淋巴细胞内质网伴侣蛋白 GRP78 表达及 XBP-1 mRNA 剪切明显上调，而转录因子 CHOP mRNA 和蛋白的表达也明显增强，提示淋巴细胞内存在明显的 ERS，并启动凋亡程序。

近年来，转基因、基因敲除小鼠及 RNA 干扰技术等手段被应用于脓毒症淋巴细胞凋亡机制的探讨中。研究发现，采用抗 Fas 受体抗体阻断 Fas/FasL 信号途径，可明显减少脓毒症小鼠胃肠相关淋巴组织中 B 细胞凋亡；而通过 siRNA 技术敲低 *Fas* 或 *caspase-8* 基因表达，也能显著减轻因腹膜炎造成的肝细胞和脾淋巴细胞凋亡，这两项研究均提示死亡受体途径的重要作用。由于 FADD 是死亡受体的接头蛋白，而 Bid、Puma 和 Noxa 分别是线粒体凋亡信号途径的组分，采用 *FADD* 显性失活突变体小鼠和 *Bid*$^{-/-}$、*Puma*$^{-/-}$ 及 *Noxa*$^{-/-}$ 小鼠研究显示，*FADD* 显性失活突变体转基因小鼠和 *Bid* 基因缺陷脓毒症模型小鼠脾淋巴细胞的凋亡均明显减少，说明线粒体与死亡受体凋亡信号途径均参与了脓毒症所致脾淋巴细胞的凋亡过程。新近的研究显示，PD-1 与 PD-L1 信号途径也参与对脓毒症 T 细胞的凋亡调节，在动物实验中，Chang 等采用抗体阻断 PD-1 与 PD-L1 的相互作用，明显减少了淋巴细胞的凋亡，并明显改善预后。

需要说明的是，淋巴细胞本身即具备强大的凋亡机制，因而可以被急危重症病理过程中存在的多种死亡刺激因素所激活，但在细胞是否凋亡，或者说以何种机制凋亡的决定过程中，多种因素均参与其中，包括细胞自身的活化状态、所处的不同细胞周期阶段、所受刺激的强度或感染微生物的种类等；并且，某些致病微生物具备多种毒素，既可通过死亡受体途径诱导凋亡，也可以线粒体途径等机制诱导细胞凋亡，因此在脓毒症、创伤或烧伤等急危重症时，并非某一因子或某一信号的单一途径造成了淋巴细胞凋亡，而是存在一个复杂的多因素、多环节参与的调节过程，在某些具体病理过程或疾病某个阶段，可能是某种因素或某个环节发挥主导作用。

二、中性粒细胞凋亡与急危重症

中性粒细胞又称多形核中性粒细胞（poly-morphonuclear，PMN），是血液中数量最多的白细胞，占外周血白细胞的 50%～70%。中性粒细胞具有趋化、吞噬、杀菌等多种生物学功能，是机体抗感染的第一道免疫防线的重要组成成分。尽管中性粒细胞的主要作用在于清除病原体，但由于其在清除病原体过程中可产生大量的 TNF-α、IL-1、IL-6 及 IL-8 等炎症细胞因子及氧自由基、颗粒酶等，如果不能及时有效清除，也会造成组织器官的损伤，并由此成为缺血-再灌注损伤、创伤、脓毒症等的重要致病因素,因此中性粒细胞需要以其自身的凋亡作为效应终止的信号。由此可见,正常的、组成性中性粒细胞凋亡及其清除对于限制其损伤效应至关重要。

业已明确,中性粒细胞在释放进入循环后,其凋亡程序即被启动,典型的非活化中性粒细胞半衰期为6~12小时。而在SIRS、急性呼吸窘迫综合征(ARDS)、脓毒症、创伤和严重烧伤等急危重症患者中,均可观察到中性粒细胞的凋亡延迟。例如,研究发现,脓毒症患者血液中中性粒细胞存活出现明显的变化,表现为凋亡延迟;健康人血液中中性粒细胞离体培养24小时后凋亡率为35%,而脓毒症患者中性粒细胞凋亡率小于10%;用脓毒症患者的血清培养正常中性粒细胞亦出现凋亡延迟现象,用健康人血清则无此现象;ARDS患者支气管肺泡灌洗液(BALF)中中性粒细胞凋亡率明显降低;用ARDS患者的BALF体外孵育健康人血中性粒细胞,可以抑制其凋亡,延长其存活时间;气管内滴注内毒素导致急性肺损伤时,BALF中中性粒细胞数量明显增多并表现为凋亡延迟。并且,研究显示中性粒细胞的凋亡延迟与病情严重程度和预后均存在密切联系。动物实验中,给予抗中性粒细胞治疗可有效缓解由CLP诱发的脓毒症模型的肺、肝损伤;给予抗IL-8抗体处理能改善脂多糖(LPS)所介导的中性粒细胞在肺内的浸润;抗巨噬细胞炎症蛋白-2抗体则可拮抗脓毒症时中性粒细胞腹膜内浸润等,均表明阻断中性粒细胞的作用能够减轻组织或器官损伤、改善预后。

研究表明,中性粒细胞中虽然不表达Bcl-2,但组成性表达Bcl-2家族的多个成员,包括Mcl-1、Bcl-w、Bak、Bcl-XL等。分离自重症脓毒症患者的中性粒细胞中,抗凋亡蛋白Mcl-1的表达受细胞周期蛋白依赖性激酶等的调节,其表达明显上调,在中性粒细胞凋亡延迟中起着重要作用。体外实验显示,粒细胞集落刺激因子(G-CSF)、粒细胞-巨噬细胞集落刺激因子(GM-CSF)、IL-1β、TNF-α和LPS等刺激可诱导Mcl-1表达上调,但对Bcl-XL表达无明显影响。通过对Mcl-1的调节,募集中性粒细胞到炎症部位的因素,包括细菌产物、脂质、细胞因子及氧分压变化等均可以影响中性粒细胞的凋亡。在创伤患者或实验动物血清、腹腔液、支气管肺泡灌洗液中均可检测到G-CSF、GM-CSF、IL-1、IL-6和TNF-α明显升高,而上述因素在体外实验中被证实可抑制健康志愿者中性粒细胞凋亡。同样,来自健康志愿者的中性粒细胞与来自烧伤、ARDS或脓毒症患者的血清或BALF孵育,可造成中性粒细胞的凋亡减少。尽管内皮细胞或巨噬细胞被认为能够产生上述大多数细胞因子,然而中性粒细胞本身也能通过自分泌或旁分泌方式合成与分泌抗凋亡因子抑制自身的凋亡,因此尽管炎症介质和细胞因子是影响中性粒细胞凋亡或存活的重要因素,但影响中性粒细胞凋亡的炎症介质和/或细胞因子的来源尚不清楚。

细菌产物(如LPS)也会在体外抑制中性粒细胞的凋亡,细菌脂蛋白等可与中性粒细胞表面的Toll样受体(TLR)2和CD14结合,通过活化核因子-κB(NF-κB)途径,抑制线粒体膜电位去极化,诱导抗凋亡蛋白cIAP2表达上调,加速caspase-3降解并下调其表达,使中性粒细胞凋亡延迟。

三、树突状细胞凋亡与急危重症

DC是由加拿大学者Steinman于1973年发现的,是目前所知的功能最为强大的APC,

因其成熟时伸出许多树突样或伪足样突起而得名。作为专职 APC，DC 能高效地摄取、加工处理和提呈抗原。未成熟 DC 具有较强的迁移能力，而成熟 DC 能有效激活初始 T 细胞，处于启动、调控并维持免疫应答的中心环节。DC 广泛存在于除脑以外的全身各脏器，作为强有力的 APC，DC 是联系固有免疫与适应性免疫应答的关键，也是细菌等微生物刺激后细胞因子的重要来源。Tinsly 等研究发现，在脓毒症患者和动物模型中，caspase-3 可诱导 DC 凋亡，而通过抑制 caspase-3 活性改善 DC 凋亡可显著减轻脓毒症失控导致的炎症反应及免疫抑制。通过临床尸检资料及动物实验发现，炎症局部或远隔部位淋巴器官（脾脏等）的 DC，特别是 $CD8^+$ DC 凋亡明显增加。DC 的大量凋亡不仅对进入机体的病原体不能实施有效吞噬，亦不能将抗原提呈给 T 细胞，严重干扰淋巴细胞活化和 T 细胞分化过程，也会导致与之发生相互作用的 NK 细胞功能受到影响；动物实验研究说明，阻断 DC 的凋亡可以明显改善因脓毒症导致的免疫抑制和不良预后，因此 DC 的异常与机体免疫抑制的发生密切相关。

DC 的凋亡调节机制目前尚待深入研究。目前的研究显示，在 LPS 刺激诱导 DC 凋亡的过程中，活化 T 细胞核因子（NFAT）的 c2 和 c3 异构体非常重要。LPS 通过 CD14 诱导 Src 家族激酶和磷脂酶 C-γ2 活化，使细胞外钙内流激活 NFAT c2 和 c3 活化与核移位，诱导细胞凋亡。死亡受体家族的 TRAIL 也可通过与 DC 上的 DR4 和 DR5 结合，激活 caspase-8 和 10，启动 DC 凋亡。属于孤儿核受体 Nur77 家族的 MINOR 也被证实参与 DC 的凋亡过程。新近的研究显示，PD-1 在活化的 DC 中亦有表达，给予抗 PD-1 抗体能够减少成熟 DC 的凋亡。

四、单核/巨噬细胞凋亡与急危重症

单核/巨噬细胞是机体固有免疫系统的重要组成部分，包括骨髓中的前单核细胞、外周血中的单核细胞及组织内的巨噬细胞。巨噬细胞来源于血液中的单核细胞，而单核细胞来源于骨髓中的前体细胞，分布至组织器官之后即成为巨噬细胞。单核/巨噬细胞是机体吞噬能力最强的细胞，能够非特异性吞噬处理微生物、凋亡细胞、坏死崩解产物等，释放一系列炎症介质、细胞因子等，提供抗原提呈，激活适应性免疫系统。在脓毒症中，巨噬细胞的凋亡被证实明显增加，并与免疫抑制和继发感染的发生密切相关。研究证据显示，某些细胞因子，如 IL-1、IL-6、G-CSF 等能够促进炎症，抑制凋亡；但某些因子，如 TNF-α 和高迁移率族蛋白 B1（HMGB1）的作用正好相反。因此，脓毒症中巨噬细胞的凋亡可能是由于促凋亡因子增多，而抗凋亡因子不足的结果。体外研究显示，给予小鼠腹腔巨噬细胞 HMGB1 刺激，可明显促进凋亡，HMGB1 可能是通过与 RAGE 受体结合，激活下游的 Ras-MAPK 和 NF-κB 信号通路，活化 caspase-3 诱导巨噬细胞凋亡；如果阻断 RAGE 的结合或抑制 caspase-3 活性，即可逆转其促凋亡效应。进一步研究显示，采用 LPS 刺激，巨噬细胞释放的 HMGB1 和凋亡的程度直接正相关。此外，有研究显示，caspase-8 下游的 TIPE2 在巨噬细胞凋亡的调节中可能发挥重要作用。

五、针对免疫细胞凋亡的干预研究

目前，免疫细胞凋亡异常在急危重症病情发展、演变中的重要意义已得到公认，特别是淋巴细胞凋亡在脓毒症免疫抑制发病过程中占有重要地位。初步研究结果表明，如能有效阻断淋巴细胞凋亡这一环节，减轻淋巴细胞凋亡，将有助于缓解病情发展、恶化。因此，以调节细胞凋亡为目的，纠正淋巴细胞过度凋亡的治疗成为目前脓毒症治疗研究的重要方向。

鉴于 Bcl-2 家族蛋白在淋巴细胞凋亡调节中的重要作用，Bcl-2 成为调控研究的靶点之一。Hotchkiss 等采用过表达 Bcl-2 的小鼠研究显示，CLP 术后 Bcl-2 转基因小鼠的淋巴细胞对凋亡明显耐受，且生存率明显改善；相应地，过表达 Bcl-2 家族的另一种抗凋亡蛋白 Bcl-XL 也能够明显减少脾和胸腺淋巴细胞的凋亡，并改善脓毒症预后。借助 HIV-TAT 穿膜肽设计，包含 Bcl-2 同源结构域的 TAT-BH4，可直接进入细胞内，应用于脓毒症小鼠，也能够明显减轻脾脏 T 和 B 细胞的凋亡，改善免疫状态和预后等。基于 siRNA 干预细胞凋亡的实验研究显示，给予靶向 Bim 的 siRNA 预处理或靶向 Fas 或 caspase-8 的 siRNA 均可明显减少脾脏 T 细胞和 B 细胞的凋亡，改善预后。

无论是死亡受体凋亡信号或者线粒体凋亡信号途径最终均需作用于 caspase 导致凋亡的发生，因此 caspase 成为凋亡调节的着眼点。Braun 等首先在肺炎球菌脑膜炎模型实验治疗中应用 caspase 抑制剂并取得了良好效果，他们观察到应用泛 caspase 抑制剂 zVAD-fmk 能明显减轻海马神经元凋亡，具有显著的神经保护作用。其后，在脓毒症模型中，应用 zVAD-fmk 和选择性 caspase-3 抑制剂 M867，均可明显减少淋巴细胞凋亡，并改善脓毒症预后。而 caspase 抑制剂在 *RAG1* 缺陷小鼠中应用则无效，因为 *RAG1* 缺陷小鼠体内并没有成熟的 T 和 B 细胞，进一步说明 caspase 抑制剂是通过直接作用于淋巴细胞，减少淋巴细胞的凋亡来发挥治疗作用的。此外，有学者采用 siRNA 的方法分别敲低 caspase-8 或 caspase-9 表达，也获得了减少淋巴细胞凋亡、改善脓毒症预后的研究结果。

针对 HIV 感染治疗的蛋白酶抑制剂也是一个潜在的纠正淋巴细胞凋亡的治疗选择。在艾滋病的治疗中，这类蛋白酶抑制剂已经被证明可以减少因 HIV 感染导致的 $CD4^+$ 和 $CD8^+$ T 细胞凋亡。在脓毒症中，使用 HIV-1 蛋白酶抑制剂奈非那韦（nelfinavir）和利托那韦（ritonavir）联合预处理，可明显减轻淋巴细胞的凋亡，增加 TNF-α 的生成，减少 IL-6 和 IL-10 的生成，改善预后；同样，蛋白酶抑制剂的作用也依赖于淋巴细胞，因为如采用淋巴细胞缺陷的 $RAG1^{-/-}$ 小鼠，则上述保护作用丧失。

由于脓毒症患者所表现的免疫缺陷状态与癌症患者的免疫抑制状态非常接近，特别是免疫细胞表面的共抑制受体表达均明显增高，因此在癌症免疫治疗中取得良好效果的 PD-1 抗体也被用于脓毒症探索。Brahmamdam 等首先报道，在小鼠 CLP 模型中，应用 PD-1 抗体获得了抑制淋巴细胞凋亡并改善预后的实验结果；与之相似，使用抗 PD-1L 抗体也能够减少脾脏、胸腺等的 T、B 细胞凋亡，改善细菌清除能力，并降低死亡率。另一种共刺激受体的抗体——抗细胞毒性 T 细胞相关抗原 4（CTLA-4）抗体也能够改善因脓毒症导致的淋巴细胞过度凋亡。目前，以免疫细胞表达的共抑制受体为靶点的治疗获得了越来越多的关注。

细胞因子是免疫原、丝裂原或其他刺激剂诱导多种细胞产生的低分子量可溶性蛋白质，具有调节固有免疫和适应性免疫等多种功能。作为细胞因子中的一员，IL-7 是新近发现的，调节淋巴细胞分化、增殖和维持平衡的重要刺激因子，目前已被用于肿瘤和脓毒症的治疗研究中。Unsinger 等率先报道，将 IL-7 用于脓毒症的实验性治疗，结果表明重组 IL-7

可增加脾淋巴细胞计数，并认为可能是减少了 T 细胞凋亡的缘故；随后的研究显示，重组 IL-7 用于二次打击模型（CLP 术后第 4 天再给予白色念珠菌感染）同样有效；Kasten 等的研究显示，应用重组 IL-7 可明显增加 CD4$^+$ 和 CD8$^+$ T 细胞中 Bcl-2 的表达，提示 IL-7 具有抗凋亡效应，并由此改善机体免疫状态和预后。其他细胞因子，如 IL-15 和 IL-33 等在脓毒症治疗中的作用也在探索之中。

六、小　结

近年来，人们对于多细胞生物如何通过细胞凋亡来调控细胞生与死的机制有了越来越深刻的认识。毋庸置疑，脓毒性或创伤后实验动物与急危重症患者均表现为明确的细胞凋亡异常，包括固有免疫细胞如中性粒细胞、适应性免疫细胞如淋巴细胞等，以及非免疫细胞如肠上皮细胞等，或存在凋亡增加或凋亡减少，其病理生理意义在于导致机体细胞功能的紊乱和组织器官功能的损害以致机体死亡。目前，虽然以凋亡调节为目标的动物实验的研究结果令人鼓舞，表明调节细胞凋亡可能成为脓毒症行之有效的治疗手段。但是，人体显然更为复杂，因此以抗凋亡效应作为治疗切入点尚需通过临床研究获得验证。必须认识到，在上述细胞的凋亡过程中可能存在多个不同机制的活化，且不同凋亡信号途径之间还存在广泛的交互作用，简单地阻断某一个环节可能并不能达到调节凋亡的目标，甚至可能导致相反的结果。因此，深入揭示机制，从源头识别初始的凋亡刺激信号，或调节凋亡过程中所共有的某些关键环节，才可能纠正危重症患者病理过程中的凋亡异常，进而获得有效、可行的治疗效果，这也是危重症医学研究所面临的重要课题和需进一步努力的方向。

（曹　超　马　涛）

参考文献

Adams JM, Cory S. 2007. Bcl-2-regulated apoptosis: mechanism and therapeutic potential. Curr Opin Immunol, 19: 488-496

Ayala A, Perl M, Venet F, et al. 2008. Apoptosis in sepsis: mechanisms, clinical impact and potential therapeutic targets. Curr Pharm Des, 14: 1853-1859

Bantel H, Schulze-Osthoff K. 2009. Cell death in sepsis: a matter of how, when, and where. Crit Care, 13: 173

Bettigole SE, Glimcher LH. 2015. Endoplasmic reticulum stress in immunity. Annu Rev Immunol, 33: 107-138.

Brahmamlam I, Watanabe E, Unsingee J, et al. 2009. Targeted delivery of siRNA to cell death proteins in sepsis. Shock, 32: 131-139

Cao SS, Luo KL, Shi L. 2016. Endoplasmic reticulum stress interacts with inflammation in human diseases. J Cell Physiol, 231: 288-294

Chaipuk JE, Green DR. 2008. How do BCL-2 proteins induce mitochondrial outer membrane permeabilization? Trends Cell Biol, 18: 157-164

Chang K, Svabek C, Vazquez-Guillamet C, et al. 2014. Targeting the programmed cell death 1: programmed cell death ligand 1 pathway reverses T cell exhaustion in patients with sepsis. Crit Care, 18: R3

Chang KC, Burnham CA, Compton SM, et al. 2013. Blockade of the negative co-stimulatory molecules PD-1 and CTLA-4 improves survival in primary and secondary fungal sepsis. Crit Care, 17: R85

Chung KP, Chang HT, Lo SC, et al. 2015 Severe lymphopenia is associated with elevated plasma interleukin-15 levels and increased mortality during severe sepsis. Shock, 43: 569-575

Circu ML, Aw TY. 2010. Reactive oxygen species, cellular redox systems, and apoptosis. Free Radic Biol Med, 48: 749-762

Delogu G, Famalaro G, Tellan G, et al. 2008. Lymphocyte apoptosis, caspase activation and inflammatory response in septic shock. Infection, 36: 485-487

Drewry AM, Samra N, Skrupky LP, et al. 2014. Persistent lymphopenia after diagnosis of sepsis predicts mortality. Shock, 42: 383-391

Ferrón-Celma I, Mansilla A, Hassan L, et al. 2009. Effect of vitamin C administration on neutrophil apoptosis in septic patients after abdominal surgery. J Surg Res, 153: 224-230

Fox AC, Breed ER, Liang Z, et al. 2011. Prevention of lymphocyte apoptosis in septic mice with cancer increases mortality. J Immunol, 187: 1950-1956

Henson PM, Bratton DL. 2013. Antiinflammatory effects of apoptotic cells. J Clin Invest, 123: 2773-2778

Hetz C, Chevet E, Harding HP. 2013. Targeting the unfolded protein response in disease. Nat Rev Drug Discov, 12: 703-719

Hotchkiss RS, Monneret G, Payen D. 2013. Immunosuppression in sepsis: a novel understanding of the disorder and a new therapeutic approach. Lancet Infect Dis, 13: 260-268

Hotchkiss RS, Monneret G, Payen D. 2013. Sepsis-induced immunosuppression: from cellular dysfunctions to immunotherapy. Nat Rev Immunol, 13: 862-874

Hotchkiss RS, Nicholson DW. 2006. Apoptosis and caspases regulate death and inflammation in sepsis. Nat Rev Immunol, 6: 813-822.

Hotchkiss RS, Strasser A, McDunn JE, et al. 2009. Cell death. N Engl J Med, 361: 1570-1583

Hotchkiss RS, Swanson PE, Freeman BD, et al. 1999. Apoptotic cell death in patients with sepsis, shock, and multiple organ dysfunction. Crit Care Med, 27: 1230-1251

Inoue S, Bo L, Bian J, et al. 2011. Dose-dependent effect of anti-CTLA-4 on survival in sepsis. Shock, 36: 38-44

Inoue S, Suzuki-Utsunomiya K, Okada Y, et al. 2013. Reduction of immunocompetent T cells followed by prolonged lymphopenia in severe sepsis in the elderly. Crit Care Med, 41: 810-819

Inoue S, Unsinger J, Davis CG, et al. 2010. IL-15 prevents apoptosis, reverses innate and adaptive immune dysfunction, and improves survival in sepsis. J Immunol, 184: 1401-1409

Kerr JF. 2002. History of the events leading to the formulation of the apoptosis concept. Toxicology, 181-182: 471-474

Kim I, Xu W, Reed JC. 2008. Cell death and endoplasmic reticulum stress: disease relevance and therapeutic opportunities. Nat Rev Drug Discov, 7: 1013-1030

Kim R, Emi M, Tanabe K, et al. 2006. Role of the unfolded protein response in cell death. Apoptosis, 11: 5-13

Kroemer G, Galluzzi L, Vandenabeele P, et al. 2009. Classification of cell death: recommendations of the Nomenclature Committee on Cell Death. Cell Death Differ, 16: 3-11

Kushwah R, Hu J. 2010. Dendritic cell apoptosis: regulation of tolerance versus immunity. J Immunol, 185: 795-802

Kushwah R, Wu J, Oliver JR, et al. 2010. Uptake of apoptotic DC converts immature DC into tolerogenic DC that induce differentiation of Foxp3$^+$ Treg. Eur J Immunol, 40: 1022-1035

Lebiedzinska M, Szabadkai G, Jones AW, et al. 2009. Interactions between the endoplasmic reticulum, mitochondria, plasma membrane and other subcellular organelles. Int J Biochem Cell Biol, 41: 1805-1816

Lyn-Kew K, Standiford TJ. 2008. Immunosuppression in sepsis. Curr Pharm Des, 14: 1870-1881

Ma T, Han L, Gao Y, et al. 2008. The endoplasmic reticulum stress-mediated apoptosis signal pathway is involved in sepsis-induced abnormal lymphocyte apoptosis. Eur Surg Res, 41: 219-225

MacLaren R. 2009. Immunosedation: a consideration for sepsis. Crit Care, 13: 191

Majno G, Joris I. 1995. Apoptosis, oncosis, and necrosis. An overview of cell death. Am J Pathol, 146: 3-15

Marisa R, Andreia M, Joens AR, et al. 2018. At the crossway of ER-stress and proinflammatory responses. FEBS J, 286: 297-310

Marsden VS, Strasser A. 2003. Control of apoptosis in the immune system: Bcl-2, BH3-only proteins and more. Annu Rev Immunol, 21: 71-105

Matsuda N, Teramae H, Yamamoto S, et al. 2010. Increased death receptor pathway of apoptotic signaling in septic mouse aorta: effect of systemic delivery of FADD siRNA. Am J Physiol Heart Cire Physiol, 298: H92-H101

Matsuda N, Yamamoto S, Takano K, et al. 2009. Silencing of Fas-associated death domain protects mice from septic lung inflammation and apoptosis. Am J Respir Crit Care Med, 179: 808-815

Miksa M, Wu R, Dong W, et al. 2009. Immature dendritic cell-derived exosomes rescue septic animals via milk fat globule epidermal growth factor-factor Ⅷ [corrected]. J Immunol, 183: 5983-5990

Milot E, Filep JG. 2011. Regulation of neutrophil survival/ apoptosis by Mcl-1. J Scientific World, 11: 1948-1962

Pène F, Courtine E, Ouaaz F, et al. 2009. Toll-like receptors 2 and 4 contribute to sepsis-induced depletion of spleen dendritic cells. Infect Immun, 77: 5651-5658

Pinheiro da Silva F, Nizet V. 2009. Cell death during sepsis: integration of disintegration in the inflammatory response to overwhelming infection. Apoptosis, 14: 509-521

Rasheva VI, Domingos PM. 2009. Cellular responses to endoplasmic reticulum stress and apoptosis. Apoptosis, 14: 996-1007

Ren Y, Xie Y, Jiang G, et al. 2008. Apoptotic cells protect mice against lipopolysaccharide-induced shock. J Immunol, 180: 4978-4985

Schwulst SJ, Muenzer JT, Peck-Palmer OM, et al. 2008. Bim siRNA decreases lymphocyte apoptosis and improves survival in sepsis. Shock, 30: 127-134

Searle J, Kerr JF, Bishop CJ. 1982. Necrosis and apoptosis: distinct modes of cell death with fundamentally different significance. Pathol Annu, 17: 229-259

Shinozaki S, Inoue Y, Yang W, et al. 2009. Farnesyltransferase inhibitor improved survival following endotoxin challenge in mice. Biochem Biophys Res Commun, 39: 1459-1464

Shubin NJ, Monaghan SF, Heffernan DS, et al. 2013. B and T lymphocyte attenuator expression on CD4$^+$ T cells associates with sepsis and subsequent infections in ICU patients. Crit Care, 17: R276

Speidel D. 2010. Transcription-independent p53 apoptosis: an alternative route to death. Trends Cell Biol, 20:

14-24

Sriskandan S, Altmann DM. 2008. The immunology of sepsis. J Pathol, 214: 211-223

Stromberg PE, Woolsey CA, Clark AT, et al. 2009. $CD4^+$ lymphocytes control gut epithelial apoptosis and mediate survival in sepsis. FASEB J, 23: 1817-1825

Szegezdi E, Macdonald DC, NíChonghaile T, et al. 2009. Bcl-2 family on guard at the ER. Am J Physiol Cell Physiol, 296: C941-C953

Tamayo E, Gómez E, Bustamante J, et al. 2012. Evolution of neutrophil apoptosis in septic shock survivors and nonsurvivors. J Crit Care, 27: e1-e11

Unsinger J, Burnham CAD, McDonough J, et al. 2012. Interleukin-7 ameliorates immune dysfunction and improves survival in a 2-hit model of fungal sepsis. J Infect Dis, 206: 606-616

Wu K, Huang J, Li N, et al. 2018. Antitumor effect of ginsenoside Rg3 on gallbladder cancer by inducing endoplasmic reticulum stress-mediated apoptosis in vitro and in vivo. Oncol Lett, 16: 5687-5696

Zhang Y, Zhou Y, Lou J, et al. 2010. PD-L1 blockade improves survival in experimental sepsis by inhibiting lymphocyte apoptosis and reversing monocyte dysfunction. Crit Care, 14: R220

Zou L, Chen HH, Li D, et al. 2015. Imaging lymphoid cell death in vivo during polymicrobial sepsis. Crit Care Med, 43: 2303-2312

第九章

免疫细胞自噬与急危重症

自噬（autophagy）来源于希腊语，意为自我（auto）吞噬（phagy），是高度保守的真核细胞的细胞内成分被溶酶体降解的过程，对细胞的发育、分化及功能具有重要作用。1963年，比利时科学家 de Duve 首次提出自噬概念，并对异体吞噬和自体吞噬过程中溶酶体的功能进行了区分。早期研究对自噬的形态学进行了广泛的报道，初步明确了自噬的基本过程（图 9-1）：胞质内首先出现小膜囊结构，逐步延伸成杯状，随后封闭形成双层膜的早期自噬体，自噬体进一步与溶酶体融合后形成自噬溶酶体，其内膜与内容物被溶酶体水解酶降解后运回细胞质重新利用。

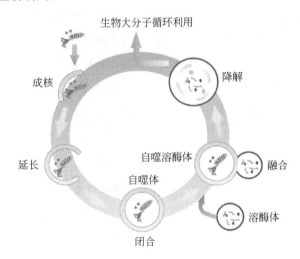

图 9-1 自噬的基本过程

自噬体和自噬溶酶体的形成是检测自噬过程的金标准。1981 年 Mortimore 等首先提出了自噬体及自噬溶酶体的概念，并通过研究肝脏溶酶体的超微结构将自噬分成大自噬和小自噬两类。1985 年，Dice 等发现 HSP70 与 LAMP2 相互作用促进了血清剥夺后放射性标记的核糖核酸酶（RNase）的降解过程，随后他将这种选择性降解可溶性蛋白质的途径命名为分子伴侣介导自噬（chaperone-mediated autophagy，CMA）。

根据作用机制的不同将真核细胞生物中发生的自噬分为三类：大自噬、小自噬及 CMA。大自噬是将细胞器或胞质隔离至从头合成的自噬体中，随后自噬体与溶酶体融合，将单层内膜的囊泡释放至溶酶体腔室中。小自噬则主要是通过溶酶体膜内陷、突出和分隔来直接吞噬胞质成分。而 CMA 并不涉及溶酶体膜的重排过程，其通过使未折叠的可溶性蛋白直接跨溶酶体膜而发生移位。

20世纪90年代以前，自噬研究进展相对缓慢，且多局限在描述自噬的形成过程，并未引起人们的广泛关注。1992年，日本科学家Ohsumi等首次在酿酒酵母菌中发现了自噬现象，并通过进一步筛选氮缺乏条件下无法形成自噬体的突变体，确定了多个自噬相关基因（autophagy-related gene，ATG），从而极大地促进了自噬研究的进展。2003年，Klionsky建立统一的基因命名方法，采用ATG命名所有的自噬相关基因。现今，已经明确的ATG已经达到了40种，自噬已经成为科技领域研究的热点（表9-1）。1998年，Levine等在哺乳动物中发现了酵母ATG6的同源物Beclin-1，并于2003年首次报道了Beclin-1的肿瘤抑制作用，Beclin-1敲除小鼠自发肿瘤的发生率明显增高，这也是首个报道自噬与疾病相关性的研究，极大地激起了自噬研究的兴趣。

自噬对宿主免疫应答具有重要的调控作用，参与了微生物识别、清除、抗原提呈及淋巴细胞稳态和发育等过程。1984年，Rikihisa等发现立克次体感染能诱导自噬的发生。2004年，Yoshimori和Deretic等发现自噬参与了宿主防御某些细菌病原体的过程，如2008年Kurata与Yoshimori发现果蝇的细胞内模式识别受体参与自噬识别及转运李斯特菌，而2009年Randow等报道了人自噬受体NDP52识别泛素化沙门菌后与自噬关键蛋白LC3结合，进而将细菌引入自噬小体的过程，表明自噬可能是细胞内防御病原微生物的重要机制。此外，研究发现，自噬也能通过影响适应性免疫调节宿主免疫应答。2000年，Münz等首次报道了自噬与主要组织相容性复合体（MHC）-Ⅱ分子提呈EB病毒核抗原密切相关。同时，免疫应答也能影响自噬活性，两者形成复杂的调控网络，在急危重症的发生及进展过程中发挥重要的作用。

表9-1 自噬相关基因多态性与人类疾病的相关性

自噬相关基因	基因多态性与人类疾病的相关性
ATG5	患系统性红斑狼疮的风险；成人及儿童患哮喘的风险
BECN1	与多种肿瘤的发生相关：乳腺癌、卵巢肿瘤及前列腺癌
UVRAG	结肠癌
ATG16L1	克罗恩病
NOD2	克罗恩病及麻风病
IRGM	克罗恩病及增加对结核分枝杆菌的抵抗性
LAMP2	Danon心肌病
p62/SQSTM1	Paget病
SMURF1	溃疡性结肠炎

第一节 自噬的分子机制

自噬是真核细胞高度保守的细胞内降解过程，通过双层膜的囊泡结构包裹及运输部分胞质和细胞器至溶酶体降解，并对分解产生的大分子物质予以回收利用，进而维持细胞的稳态。自噬参与了生物的生长、发育及衰老等多种过程，它既是细胞应激状态下的一种自我保护性机制，同时也是与凋亡、坏死并列的细胞程序性死亡机制，自噬不足或过度自噬与疾病的发生、发展密切相关，如肿瘤、神经退行性疾病及感染等。因此，明确自噬发生过程中的具体分子机制对寻求疾病的有效干预靶点具有重要意义。ATG 的发现是自噬分子机制研究的重大突破，逐步明确在多个水平调节自噬活性的信号途径。

一、mTOR 信号转导通路

哺乳动物雷帕霉素靶蛋白（mammalian target of rapamycin，mTOR），属于磷脂酰肌醇-3 激酶相关激酶家族，是进化上高度保守的丝氨酸/苏氨酸蛋白激酶。mTOR 能与多种蛋白相互作用形成功能上截然不同的两种复合物：mTOR 复合物 1（mTORC1）和 mTORC2，其中 mTORC1 在自噬调节过程中发挥重要作用。活化状态的 mTORC1 对自噬发挥抑制作用，而抑制 mTORC1 后自噬的活性明显增强。mTORC2 对雷帕霉素不敏感，且其功能及调节机制尚不明确。

1. mTORC1

mTORC1 能感知营养状态的变化，如氨基酸缺乏时，mTORC1 的活性受到细胞内级联反应的调控，包括胰岛素受体、胰岛素受体底物 1 和 2、Ⅰ型磷酸肌醇-3-激酶（PI3K）、3-磷酸肌醇依赖的蛋白激酶 1（3-phosphoinositide-dependent protein kinase-1，PDPK1）及蛋白激酶 B（PKB）等。此外，结节性硬化复合物（tuberous sclerosis complex，TSC）-Rheb 通路及能量感受器 AMP 活化蛋白激酶（AMP-activated protein kinase，AMPK）通路也参与了细胞内活化 mTORC1 的信号转导过程。Ⅰ型 PI3K 接收刺激信号后，导致 Akt（PKB）活化，进一步抑制 TSC1/2。TSC1/2 进而通过负性调节 Rheb 的活性影响 mTORC1 的活化。Rheb 是一种 GTP 结合蛋白，能通过结合 GTP 后与 mTOR 分子的激酶催化结构域相互作用进一步激活 mTORC1。AMPK 是细胞内重要的能量感受器，活化状态的 AMPK 能通过活化 TSC2 或者直接作用于 mTORC1 亚基 Raptor 进而抑制 mTORC1 活性。

mTORC1 活化后主要通过 4E-BP1、S6K 及 ATG1 丝氨酸/苏氨酸蛋白激酶复合物等下游靶标发挥调节作用，其中 S6K 和 ATG1 丝氨酸/苏氨酸蛋白激酶复合物是 mTORC1 调节自噬活性的主要靶点。S6K 是一种丝氨酸/苏氨酸蛋白酶，能磷酸化并激活 40S 核糖体蛋白 S6 进而提高 mRNA 的翻译效率，促进蛋白质的合成。研究发现，S6K 能反馈抑制Ⅰ型 PI3K 依赖的胰岛素信号转导进而促进自噬的活化。ATG1 丝氨酸/苏氨酸蛋白激酶复合物参与了自噬形成过程中的多个步骤。在哺乳动物中，mTORC1、ATG1 同源物 ULK1 和 ATG13 在营养充足的情况下相互作用，使得 ULK1 磷酸化被抑制。而在饥饿或雷帕霉素作用下，mTORC1 活性被抑制，而 ULK1 被激活并磷酸化 ATG13，进而激活自噬。

2. mTORC2

哺乳动物的 mTORC2 由 mTOR、Rictor、Sin1、mLST8 及 Deptor 组成，对雷帕霉素不敏感，研究发现，长时间暴露在雷帕霉素中的细胞 mTORC2 的功能明显被抑制。与 mTORC1 比较，目前对 mTORC2 的功能及调控机制了解较少。Akt、FoxO3 转录因子、Akt 蛋白激酶 C 是目前已知的 mTORC2 下游靶点，具有调节细胞骨架重塑及自噬等重要作用。FoxO3 转录因子能促进 LC3 及 Bnip3 等自噬关键基因的转录，进而诱导自噬体的形成。

二、AMPK 信号转导通路

哺乳动物 AMPK 是由α催化亚基和β、γ调节亚基组成的异源三聚体结构，在多种组织细胞中广泛表达。AMPK 是细胞内的能量感受器，其活性受到细胞内 AMP/ATP 的精确调控。在饥饿情况下，细胞内 AMP 水平升高，AMP 一方面能通过 LKB1、钙调素依赖的 CaMKKβ 及转化生长因子β激活激酶 1（transforming growth factor-β activated kinase-1，TAK1）等 AMPK 磷酸化激酶，活化 AMPK；另一方面 AMP 能直接与 AMPK 的γ亚基结合，导致 AMPK 发生结构异位，进而提高 AMPK 的活性。

业已明确，AMPK 与 mTORC1 能相互作用共同参与调控自噬过程。活化状态的 AMPK 能通过磷酸化 TSC2 对 mTORC1 产生负性调控作用。同时，AMPK 能直接作用于 mTORC1 的亚基 Raptor 使 mTORC1 脱磷酸化，进而诱导自噬的发生。研究发现，磷酸化的 AMPK 还能增加 ATG14L-Beclin-1-Vps34-Vps15 复合物的形成，促进自噬体的形成。

三、MAPK 信号转导通路

丝裂原活化蛋白激酶（mitogen activated protein kinase，MAPK）是广泛表达于真核细胞的丝氨酸/苏氨酸蛋白激酶，是将信号从细胞膜传递至细胞核的主要效应通路。MAPK 分为四个亚族：p38、ERK1/2、JNK 和 ERK5，研究发现，MAPK 参与了自噬诱导及成熟的信号转导过程。下文将重点介绍前三个亚族。

1. p38 MAPK

p38 MAPK 能对自噬产生双向的调节作用。p38 MAPK 是应激状态下自噬诱导的重要信号转导通路，抑制 p38 MAPK 的活化能明显下调应激时细胞自噬的活性。研究发现，活化状态的 p38 MAPK 能通过磷酸化 GSK3β 来诱导自噬。然而，在直肠癌细胞中，阻断 p38 MAPK 能诱导自噬的发生。进一步研究发现，p38 MAPK 能直接竞争 p38 结合蛋白（p38IP）与 mATG9 的结合以降低自噬活性。p38 MAPK 对自噬的调控效应与细胞类型及疾病的炎症程度相关，如免疫细胞中 p38 MAPK 是应激状态下自噬活化的重要通路，而小鼠肌管中，p38 MAPK 与自噬活化并无明显相关性。

2.ERK

细胞外信号调节激酶（extracellular signal-regulated kinase，ERK）1/2 参与了不同类型细胞中自噬的激活过程。饥饿状态下，Raf 磷酸化增加，进一步提高 ERK1/2 上游的激酶激活因子 MEK1/2 的活性来激活 ERK1/2 通路，诱导自噬的发生。研究发现，Raf/MEK/ERK 通路活化后能增加自噬关键基因 *LC3B-I* 的表达及其向 LC3B-II 的转化进而促进自噬的进展。ERK1/2 通路诱导自噬是多种疾病的药物干预靶点，如白血病、直肠癌及缺血-再灌注损伤等。

3. JNK

c-Jun 氨基末端激酶（c-Jun N terminal kinase，JNK）也参与了应激状态下细胞自噬的发生。研究发现，JNK 是自噬关键基因 *LC3* 表达上调的重要调控机制之一。JNK 活化后能促进 Bcl-2/Bcl-XL 的磷酸化，进一步促进自噬体形成的关键蛋白 Beclin-1 与 Bcl-2 的解离，诱导自噬发生。此外，JNK 能增加 DNA 损伤诱导自噬调节蛋白（DNA damage-induced modulator of autophagy，DRAM）的表达水平，后者通过调节自噬体与溶酶体融合形成自噬溶酶体进而刺激自噬体的形成。

四、其他信号转导通路

在各种理化因素作用下，自噬是维持细胞内环境稳态及生存的重要机制，其活性受到细胞内一系列应答通路的精确调控，如核因子-κB（NF-κB）、蛋白激酶 C、死亡相关蛋白激酶、缺氧诱导因子 1α 及 p53 等。NF-κB 与自噬的相互作用是细胞对炎症反应的一种自身调节机制，自噬参与了肿瘤坏死因子（TNF）-α 诱导 NF-κB 的活化过程，抑制自噬活性能显著降低 NF-κB 的活化水平。研究表明，自噬能选择性降解 NF-κB 抑制物（NF-κB inhibitor，IκB），进而促进 NF-κB 的激活，而 NF-κB 活化后能抑制自噬的发生。p53 是重要的抑癌基因，与大多数肿瘤的发生密切相关，其对自噬存在多层次、复杂而精细的调控。研究发现，p53 能通过增加 AMPK 活性、促进 PTEN 转录及 IGF-BP3 表达、激活 REDD1 等途径抑制 mTORC1 信号通路进而诱导自噬发生。同时，p53 能通过调节 Bcl-2 和自噬相关蛋白 DRAM 活性等直接影响自噬的形成。然而，p53 也能表现出对自噬的抑制效应，如其能结合 RB1CC1/FIP200 和 TIGAR、PKR 通路发挥抑制自噬作用。

五、自噬体的形成

1. ATG1/ULK 复合物

ATG1 复合物是 ATG 相关蛋白中唯一的蛋白激酶，在自噬过程中的功能是保守的。在酵母菌中，ATG1 复合物的主要亚单位包括：ATG1、ATG11、ATG13、ATG17、ATG29 及 ATG31，其在自噬起始位点招募形成 ATG1 复合物。在饥饿条件下，mTORC1 活性抑制导致 ATG13 脱磷酸化，进而诱导 ATG1-ATG13 结合到 ATG17-ATG29-ATG31 复合物上。事实上，ATG1-ATG13 与 ATG17、ATG29 及 ATG31 结合所形成的是一种动态的蛋白复合物，其构成取决于 ATG1 和 ATG13 的磷酸化状态，而无论营养状况如何，ATG17、ATG29 及 ATG31 始终以 2∶2∶2 的比例构成蛋白复合物。因此，控制 ATG1 和 ATG13 的磷酸化水平对调节 ATG1 复合物的形成及自噬的发生具有重要意义。

在哺乳动物中，ULK1 和 ULK2 是 ATG1 的同源物，其中 ULK1 在自噬中发挥了主要作用。FIP200（200kDa 黏着斑激酶家族相互作用蛋白）被认为是酵母菌 ATG17 的同系物。最近研究发现，ATG101 能与 mATG13 结合并防止 mATG13 降解，同时，其还能以 mATG13 依赖的方式与 ULK1 相互作用，参与自噬的形成过程。ULK 激酶活性受抑制后，明显阻断下游 ATG 相关蛋白募集。

2. ATG6/Beclin-1

ATG6 及哺乳动物同源物 Beclin-1 在自噬体形成过程中介导自噬相关蛋白定位于吞噬泡，在整个过程中具有重要作用。Beclin-1 具有 Bcl-2 结合结构域（BBD）、中央卷曲之卷曲结构域（CCD）、进化保守结构域（ECD）、唯 BH3 结构域及细胞核输出信号。细胞核输出信号将 Beclin-1 从细胞核运送到胞质，参与调节自噬过程。内源性的 Beclin-1 定位于线粒体、内质网、核周膜及反面高尔基体。Beclin-1 与Ⅲ型磷脂酰肌醇-3-激酶（PI3KC3）结合形成复合物参与早期自噬体双层膜结构的形成，随后招募自噬关键蛋白，如 ATG12、ATG5 和 ATG16L 多聚体，进一步辅助吞噬泡双层膜的延伸与扩展。此外，研究发现，Beclin-1 能与 UVRAG 和 Rubicon 结合参与调节自噬体的成熟过程。

3. ATG12-ATG5-ATG16 复合物

ATG12-ATG5-ATG16 复合物主要定位于自噬泡的外侧，并于自噬体闭合前释放至胞质中，在自噬体延伸及扩展过程中发挥重要作用。在泛素化期间，ATG7 水解 ATP 并通过在 ATG12 的 C 端甘氨酸形成高能硫酯键活化 ATG12。活化的 ATG12 在 ATG10 的作用下被转移至靶蛋白 ATG5 上形成缀合物。ATG5 进一步与 ATG16 进行非共价结合并通过 ATG16 的同源寡聚化形成 ATG12-ATG5-ATG16 复合物。研究发现，ATG12-ATG5 能与 ATG3 相互作用，促进 ATG8/LC3 由 ATG3 转运至磷脂酰乙醇胺（phosphatidyl ethanolamine, PE）。此外，ATG12-ATG5-ATG16 复合物能优先定位到自噬体的凸面膜上，介导 ATG8/LC3 定位至自噬体并能通过 E3 泛素化酶样作用激活 ATG3，进而促进 ATG8-PE 的形成。

4. ATG8/LC3-PE 复合物

在酵母菌中，ATG8-PE 在吞噬泡两侧呈对称分布，是驱动膜扩展及囊泡融合的重要支架蛋白，定位于所有与自噬相关的结构。ATG8 属于泛素化蛋白，新合成的 ATG8 被半胱氨酸蛋白酶 ATG4 切割后暴露出甘氨酸，随后其与 ATG7 结合，硫酯键转移至 ATG3。ATG3 是一种 E2 样酶，能催化 ATG8 的 C 端甘氨酸与 PE 氨基之间的酰胺键结合形成 ATG8-PE 缀合物。体外实验中，ATG8-PE 缀合物能引发脂质体膜连接和半融合，在自噬体的起始、延长和闭合过程中具有重要作用。哺乳动物的 ATG8 同源蛋白根据氨基酸序列的同源性被分成了三个亚族：①微管结合蛋白 1 轻链 3（MAP1LC3），又被称为 LC3；②γ-氨基丁酸受体相关蛋白（GABARAP）；③高尔基体相关三磷酸腺苷酶增强子（GATE-16）。LC3 是第一个被报道的哺乳动物 ATG8 的同源蛋白，其翻译后在细胞中存在两种形式：定位于胞质中的 LC3-Ⅰ和与 PE 缀合后并与自噬体结合的 LC3-Ⅱ。业已明确，LC3-Ⅱ的数量与自噬的程度密切相关，是检测自噬体的重要途径。此外，GABARAP 和 GATE-16 能以信号转导分子的形式参与调节自噬的过程。

细胞自噬是细胞进行自身质量控制和维持内环境稳定的重要机制，主要步骤包括：诱导、运载物的识别与包装、囊泡成核、扩展与闭合、ATG 蛋白循环、囊泡与溶酶体融合、囊泡分解及降解产物的循环再利用。在整个过程中，涉及一系列细胞内信号转导通路的活化及自噬相关基因及蛋白的参与（图 9-2），如 mTORC1 复合物、AMPK、MAPK 信号通路、ATG1/ULK 复合物、ATG6/Beclin-1 复合物、ATG12-ATG5-ATG16 复合物及 ATG8/LC3-PE 缀合物等。信号转导通路与自噬相关蛋白之间的相互作用表明了自噬调控途径的复杂性。深入研究细胞自噬的具体分子机制将为我们准确认识、深入理解、精准调控自噬提供有效手段。

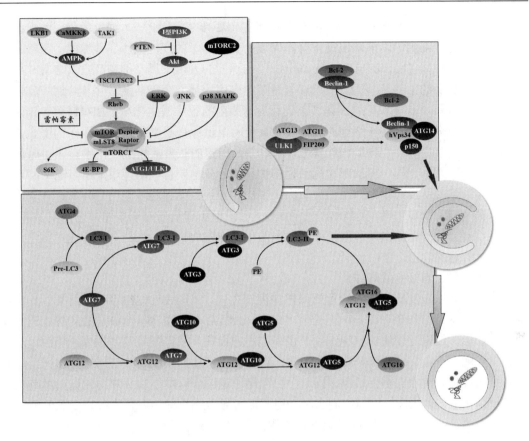

图 9-2 调节自噬的分子机制

第二节 自噬与免疫应答

自噬通过包裹及降解细胞内物质以维持细胞稳态,对免疫细胞的生存及功能具有重要意义。研究发现,自噬对机体免疫应答发挥着重要的调控作用,包括清除病原微生物、调节抗原提呈反应、免疫细胞活化和迁移、免疫稳态等。在急危重症过程中,自噬是影响患者结局及预后的重要机制之一,其对免疫系统的功能影响尤其值得关注。此外,自噬与炎症介质之间存在复杂的相互作用:炎症因子能诱导自噬的发生,同时自噬参与了炎症因子的表达及释放等过程。自噬与炎症之间的关系复杂,共同参与多种急危重症的病理生理过程。

一、巨噬细胞自噬

巨噬细胞是机体固有免疫系统的重要组成成分,定居于不同组织的巨噬细胞构成了抵抗病原微生物的第一道防线。在感染的早期,巨噬细胞活化后通过强大的吞噬及免疫杀伤、抗原处理和提呈及炎症因子产生等方式清除入侵病原微生物及受损细胞,维持内环境稳定。巨噬细胞功能异常可以影响机体炎症反应平衡并在急危重症的发生、发展中发挥重要作用。以脓毒症为例,失控性的炎症因子释放及免疫功能抑制是其主要的致病因素,进一步导致器官功能损伤及二重感染,是ICU患者的主要死亡原因之一。研究发现,脓毒症发生后9小时巨噬细胞的功能即出现下降,表现为炎症因子的产生减少、吞噬能力下降、表面人类白细胞抗原(human leukocyte antigen,HLA)的表达下调及细胞凋亡增多等,严重威胁脓毒症患者的生存及预后。巨噬细胞自噬在疾病的早期明显活跃,并参与调控免疫应答过程。一方面,自噬本身能识别、包裹及运输胞内的致病微生物至溶酶体降解、清除;另一方面,自噬能调节巨噬细胞的吞噬及杀菌能力、抗原提呈功能及炎症因子的产生,进而影响机体免疫应答。在盲肠结扎穿孔术(CLP)构建的脓毒症模型中,术后3小时巨噬细胞自噬活性增加,与巨噬细胞功能活化密切相关。在抑制自噬活性或采用自噬缺陷动物时,巨噬细胞中受损的线粒体及活性氧大量聚集,导致巨噬细胞功能明显异常:吞噬能力及抗原提呈能力明显下降,炎症因子的产生失控,进而引起机体对感染的易感性明显增加。据报道,自噬是多种药物调节巨噬细胞功能的重要细胞内机制,维持自噬活性对急危重症的治疗具有意义。

1. 自噬与巨噬细胞吞噬作用

自噬作为应激反应时细胞的重要保护性机制之一,其形成过程与吞噬作用类似且存在交叉点。在感染的刺激下,Toll样受体(TLR)激活后在促进吞噬体成熟的同时能诱导自噬体的形成。细胞可以通过自噬识别、包裹胞内的细菌、病毒颗粒及寄生虫,随后转运至溶酶体降解、清除。以结核分枝杆菌为例,研究发现自噬抑制或缺陷是结核分枝杆菌逃避巨噬细胞吞噬、清除的重要机制。同时,自噬能通过调节巨噬细胞吞噬功能进而影响机体的病原菌负载。据报道,巨噬细胞自噬功能降低可导致巨噬细胞对体内凋亡细胞的清除效率下降,表明自噬是维持巨噬细胞吞噬作用的重要机制。研究发现,自噬关键蛋白LC3能以自噬体非依赖的途径通过募集至吞噬体表面参与胞内吞噬过程,称为LC3相关吞噬作用(LC3-associated phagocytosis,LAP)。病原菌及产物被巨噬细胞表面TLR识别后,引起PI3K激活并将Beclin-1蛋白募集至吞噬体上,进一步诱导LC3定位至吞噬体,参与介导吞噬体与溶酶体的融合。事实上,LAP过程不依赖于自噬体的诱导及形成过程。此外,*ATG7*缺陷的巨噬细胞表现出更高的结核分枝杆菌的摄取率及细菌负载,进一步研究发现,*ATG7*缺陷后巨噬细胞中SQSTM/p62的大量聚集能引起清道夫受体MARCO及MSRI的表达增高,可能与自噬缺陷后吞噬功能的反馈性增强有关。

2. 自噬与抗原提呈功能

自噬对胞质成分及入侵的病原微生物进行包裹、运输及降解后提呈给MHC-Ⅱ类分子,进一步调节抗原提呈,诱导适应性免疫的活化,维持内环境稳态。业已明确,自噬参与多种模式抗原的处理及提呈,包括内源性抗原经MHC-Ⅱ类分子提呈至$CD4^+$ T细胞及交叉提呈至$CD8^+$ T细胞,是胞内MHC-Ⅱ类抗原的来源之一。研究发现巨噬细胞中自噬关键蛋白ATG8/LC3与MHC-Ⅱ类分子在结构上存在50%~80%的重叠。饥饿诱导自噬时,MHC-Ⅱ类分子对细胞核及胞质来源的肽段提呈水平明显升高,表明自噬蛋白在机体感染时抗原的交叉提呈中必不可少。自噬缺陷的抗原提呈细胞则表现出吞噬体和溶酶体的融合障碍及MHC-Ⅱ类分子交叉提呈缺陷,进而引起T细胞应答低下,小鼠对细菌及病毒的易感性增加。将*ATG5*缺陷小鼠的胸腺移植到野生型小鼠后,$CD4^+$ T细胞在多个器官出现浸润,并诱发自身免疫性肠炎,进一步研究发现其与胸腺上皮细胞不能有效地提呈胞质抗原有关。

3. 自噬对巨噬细胞炎症因子产生的影响

巨噬细胞是炎症因子的主要来源，炎症介质的产生紊乱在急危重症的发生发展中具有重要作用。自噬与炎症因子之间存在复杂的相互作用。首先，细胞因子是自噬重要的调控因子，促炎细胞介质如 TNF-α 及白细胞介素（IL）-1β等能有效地诱导自噬体的形成，而IL-10 等抗炎细胞因子刺激后则表现出细胞自噬抑制现象。其次，自噬能调控机体炎症反应水平，激活自噬后能明显减少促炎细胞因子的产生，维持炎症反应平衡。此外，自噬还被发现参与了 TNF-α 的产生过程，表明自噬作为应激状态下细胞的保护性机制既能有效地动员细胞免疫应答，也能对维持机体应答平衡起到重要作用。研究发现，激活自噬能抑制由胱天蛋白酶（caspase）-1、转接蛋白 ASC 及 NOD 样受体（NOD-like receptor，NLR）家族成员组成的胞内炎症小体的活化，而抑制自噬后，由炎症小体活化的炎症因子，如IL-1β的产生明显增高。据报道，抑制自噬后细胞内去极化线粒体堆积，引起线粒体 DNA、活性氧簇（ROS）的产生增多，进而激活炎症体。此外，ROS 的产生增加能激活钙蛋白酶剪切 pro-IL-1α 产生成熟 IL-1α，表明自噬缺陷的巨噬细胞能通过蛋白酶体依赖而非炎症体依赖的途径促进炎症因子的产生。研究发现，自噬还能通过抑制 Bcl-10 复合物的形成及促进 Bcl-10 降解的方式下调 NF-κB 信号转导，同时结合 ATG8 的 NSFL1C 的辅因子 P47，通过溶酶体降解 NEMO 来负调控 IκK 进而抑制 NF-κB 信号转导。

二、中性粒细胞自噬

中性粒细胞是固有免疫系统中的重要组成部分，能通过趋化、吞噬及释放毒性产物等方式杀灭病原微生物，进而发挥防御作用。中性粒细胞在感染早期动员并趋化至病灶参与杀菌及炎症反应过程，同时以自身凋亡的形式作为效应终止信号。研究发现，非活化状态的中性粒细胞半衰期为 6~12 小时，进入循环后其凋亡程序即被启动，便于效应后的有效终止。然而，在脓毒症、缺血-再灌注损伤及急性肺损伤等急危重症过程中，中性粒细胞会出现过度活化及凋亡延迟等现象，在局部产生大量的炎症因子、ROS 及颗粒酶等，进而引起组织损伤。减少中性粒细胞浸润被发现能减轻脓毒症动物器官及组织损伤，改善预后。

2010 年，Mitroulis 等首次发现在病原菌及炎症介质的刺激下中性粒细胞自噬明显激活，并参与了中性粒细胞效应过程。业已明确，自噬参与了中性粒细胞生成、吞噬、脱颗粒及中性粒细胞胞外诱捕网（neutrophil extracellular trap，NET）形成等过程，对中性粒细胞功能稳定具有重要意义。自噬是造血干细胞稳态维持及分化的重要调节机制，诱导自噬能通过清除胞内损伤的线粒体及氧自由基进而增加造血干细胞在应激状态下的存活能力。研究发现，自噬对早期祖细胞的生存及分化至关重要，*ATG7* 缺陷的造血干细胞增殖及功能出现明显异常，并表现出类似急性粒细胞白血病的增生异常。据报道，特异性地抑制 *ATG5* 表达的中性粒细胞前体细胞增殖活跃，并大量聚集于骨髓、淋巴结及脾脏等免疫器官且无明显功能异常，表明自噬对于中性粒细胞生成可能因细胞所处分化时期不同而有差异。

脱颗粒和 NET 的形成是中性粒细胞发挥杀菌作用的主要方式，两者相辅相成维持中性粒细胞活化效应。体内及体外研究均已证实，自噬缺陷的中性粒细胞表现出脱颗粒显著减少,且无 ATG 的选择性差异,表明中性粒细胞脱颗粒作用与自噬过程相关。进一步研究发现,抑制自噬后胞内 NADPH 氧化酶的活性降低是中性粒细胞脱颗粒减少的重要原因。此外,抑制 mTOR 通路后自噬体的形成明显增加,同时 NET 的形成也明显增加,而下调对 mTOR 的抑制效应能减少 PMA 诱导的 NET 形成,表明自噬在 NET 形成过程中发挥重要作用。尽管大量的研究证实自噬参与了 NET 的形成过程,但是具体的调控分子机制目前尚待深入研究。业已明确,胞内 ROS 的产生是中性粒细胞呼吸爆发及 NET 产生的关键机制,自噬参与了中性粒细胞早期 NADPH 氧化酶活化及 ROS 产生的过程。研究发现,联合诱导自噬和胞内 ROS 的生成能有效地促进 NET 的形成,而给予自噬抑制剂或下调 NADPH 氧化酶的活性导致胞内染色质固缩(凋亡)障碍,进而抑制 NET 的形成,表明自噬可以通过影响胞内 ROS 的产生调节 NET 的生成。

三、树突状细胞自噬

树突状细胞(DC)是体内功能最强的 APC,能刺激幼稚 T 细胞增殖,建立初级免疫反应。在感染发生后,未成熟 DC 能有效识别并摄取抗原,并对其进行加工处理,同时细胞趋于成熟。成熟 DC 高表达 CD40、CD80、CD86 等共刺激分子及 MHC-II类分子,并将抗原提呈给 T 细胞,启动适应性免疫应答。DC 功能及数量的稳定对急危重症患者的生存及预后具有重要意义。脓毒症时 DC 数量及功能均出现不同程度的改变。研究发现,CLP 构建的脓毒症动物模型中 DC 在早期出现明显活化,其表面分子 CD40、CD80、CD86 及 MHC-II 的表达增加,并通过释放促炎细胞介质进而诱导 T 细胞增殖、活化。而在脓毒症持续暴露下,DC 出现表面分子表达降低,炎症因子产生紊乱及凋亡增多,并导致 T 细胞的增殖及应答障碍。据报道,CLP 术后 3 天 DC 表面分子 CD40、CD80 及 MHC-II 的表达明显低于假伤组,且与机体发生二重感染及条件性感染密切相关。此外,DC 在 CLP 术后 12 小时即出现凋亡增多的现象,并持续至术后 3 天,导致机体内 DC 数量锐减。研究发现,抗凋亡治疗或者外源性输注 DC 能有效地提高脓毒症动物的生存率,表明维持 DC 功能及数量稳定是改善脓毒症患者生存及预后的重要措施。

业已明确,自噬能通过包裹、吞噬抗原进而参与 DC 的抗原提呈过程。*ATG5* 或 *ATG7* 缺陷的 DC 出现明显的 MHC-II类分子与抗原结合及提呈障碍,进而不能有效地启动 T 细胞的活化,导致机体对感染的清除无力。研究发现,诱导自噬能显著增加 MHC-I类分子的抗原提呈效能,促进外源性病毒抗原的识别及处理。此外,自噬还参与了 DC 内抗原的交叉提呈过程,抑制自噬时 DC 对肿瘤抗原的处理能力明显下降。自噬与 DC 功能活化的相互作用关系表明激活自噬有利于机体对抗急性感染性疾病。据报道,雷帕霉素激活自噬后能通过提高 DC 的抗原处理及提呈能力进而增加卡介苗的效能。除自噬过程外,不同的 ATG 对 DC 功能影响呈现差异性。Beclin-1 缺陷的 DC 表现出明显的 MHC-II类分子表达及促炎细胞介质产生抑制,并诱导 T 细胞向抗炎亚型辅助性 T 细胞(Th)2 极化。而 *ATG16L* 缺陷的 DC 则出现胞内 ROS 过度产生及抗原提呈的异常。然而,目前对于自噬与 DC 的相互作用在急危重症的发生、发展中的作用及地位尚未明确。

四、淋巴细胞自噬

淋巴细胞是机体适应性免疫反应的主要效应细胞,在机体免疫应答中起到了核心作用。抗原特异性淋巴细胞或免疫活化细胞是指能接受抗原刺激而活化、增殖和分化,并发生特异性免疫应答的淋巴细胞,其主要包括T细胞、B细胞及NK细胞。业已明确,T细胞、B细胞及NK细胞功能及数量异常是影响急危重症患者生存及预后的重要因素。应激状态下,T细胞克隆无反应性及功能性的Th1/Th2细胞分化失衡是机体抗感染能力下降的重要原因。严重烧创伤后数天机体出现Th1细胞分泌促炎细胞因子TNF-α、干扰素(IFN)-γ及IL-2明显减少,而Th2细胞分泌的IL-10和IL-4等抗炎细胞因子不变或者增加,Th1/Th2细胞的失衡可诱导固有免疫及适应性免疫的抑制。此外,研究发现严重脓毒症发生后数小时动物的T细胞及B细胞出现大量凋亡,导致机体病原菌清除无力、抗体产生减少,进而加重感染的扩散甚至二重感染的发生。

(一) 自噬与淋巴细胞生长发育

自噬作为细胞内质量控制的重要机制,在淋巴细胞起始及发育过程中发挥重要作用(图9-3)。业已明确,自噬贯穿于T细胞生长、发育、分化及成熟的各个方面。多能造血干细胞静止期及自我再生能力的维持需要自噬对细胞内线粒体及内质网质量的严密调控,并维持胞内较低的ROS水平。在正常生理条件下,造血干细胞的LC3及ATG5的基础表达水平明显高于其他细胞,而抑制自噬或自噬缺陷的造血干细胞表现出自我更新能力的显著下降及数量减少。此外,自噬缺陷动物的骨髓祖细胞增生异常,并出现类似急性髓系白血病的现象。研究发现,自噬还参与了调节胸腺T细胞的阳性及阴性选择过程,皮质及髓质的胸腺上皮细胞的基础自噬活性明显高于其他组织,且自噬体与MHC-II的共定位增多,进而通过促进血液凝集素及同源多肽抗原提呈给T细胞表面受体,参与调控T细胞的阳性选择。选择性地敲除胸腺上皮细胞自噬后,由MHC-II主导的T细胞选择出现紊乱,机体表现出严重的结肠炎及多器官的自身免疫性炎症,表明自噬能影响MHC分子的提呈效应,协同调节T细胞的耐受形成。据报道,自噬促进了胸腺自然杀伤T细胞(NKT)及调节性T细胞(Treg)的生长及分化过程,*Vps34*缺陷的小鼠出现外周NKT的数量锐减及发育障碍的现象,而Treg表现出数量减少及无功能状态。

(二) 自噬与淋巴细胞活化

业已明确,自噬对维持外周幼稚T细胞的生存及功能稳定发挥着至关重要的作用。自噬缺陷的$CD4^+$T细胞及$CD8^+$T细胞,如*ATG3*、*Vps34*及Beclin-1敲除等,呈现出比野生型细胞更高的死亡率。据报道,自噬参与了T细胞的活化过程,在活化的T细胞中自噬的水平明显增加。抑制自噬导致T细胞IL-2及IFN-γ的表达显著降低。研究发现,自噬相关蛋白Vps34参与调节IL-7受体α链的胞内运输过程,后者与IL-7结合后能诱导T细胞活化。此外,自噬与胞内NF-κB的活化密切相关,阻断自噬后NF-κB的活化明显受限,进而降低TNF-α等促炎细胞因子的表达。然而,诱导自噬被发现亦能对NF-κB的活化产生负性调控作用,表明自噬能调节T细胞活化并对NF-κB发挥负反馈作用。

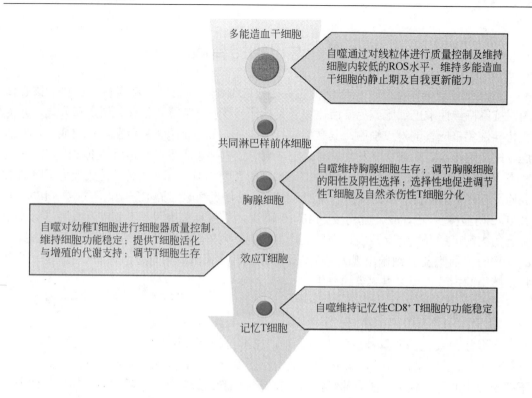

图 9-3　自噬在 T 细胞生长发育中的作用

(三) 自噬与 T 细胞极化

业已明确,自噬对于淋巴细胞稳态维持具有重要意义。自噬能影响 T 细胞极化方向进而调节机体免疫状态。一方面,自噬能通过影响固有免疫应答来调节 T 细胞极化,自噬缺陷巨噬细胞分泌大量的 IL-1α 及 IL-1β,后者能与 IL-6 及 TNF-α 协同增加 Th17 细胞极化。体内及体外实验发现,结核分枝杆菌感染 *ATG5* 缺陷的髓样细胞后 IL-17 的表达明显增加。此外,自噬缺失后 DC 与 T 细胞免疫突触结合持续时间延长也是导致 T 细胞向 Th17 细胞方向极化的重要原因。另一方面,自噬作为炎症反应的负反馈通路,对免疫平衡的维持亦发挥着至关重要的作用。据报道,*ATG16L* 缺陷小鼠的 Th2 细胞分化明显紊乱,并出现 Treg 数量显著下降,进而导致小鼠对炎症性肠病的易感性增加。

自噬是维持免疫细胞功能及数量稳定的关键细胞内机制之一,其参与免疫细胞的活化、炎症介质的产生及释放、吞噬、抗原提呈及凋亡抑制等过程(图 9-4)。同时,免疫细胞的功能状态改变亦伴随着自噬活性的变化,两者相互影响。适当水平的自噬是免疫细胞所需的,过低或过高的自噬活化均能对免疫细胞的功能及生存产生不利影响。此外,自噬对不同的免疫细胞作用不同,特别是对于急危重症这样复杂的病理生理条件下免疫细胞应答差异性,使得自噬研究更为复杂。因此,充分掌握急危重症时不同免疫细胞自噬的活性变化规律,是寻求以免疫细胞自噬为靶点的治疗方式的基础。

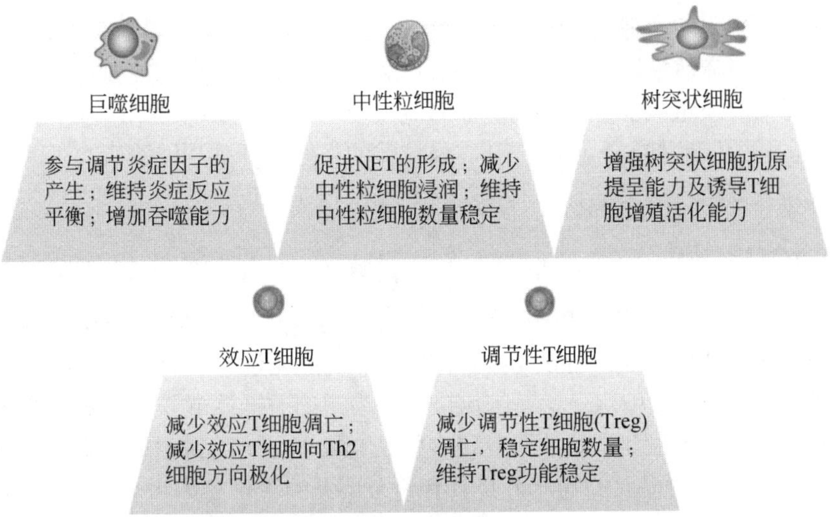

巨噬细胞

中性粒细胞

树突状细胞

参与调节炎症因子的产生；维持炎症反应平衡；增加吞噬能力

促进NET的形成；减少中性粒细胞浸润；维持中性粒细胞数量稳定

增强树突状细胞抗原提呈能力及诱导T细胞增殖活化能力

效应T细胞

调节性T细胞

减少效应T细胞凋亡；减少效应T细胞向Th2细胞方向极化

减少调节性T细胞(Treg)凋亡，稳定细胞数量；维持Treg功能稳定

图 9-4 诱导自噬对免疫细胞功能活化及凋亡的影响

第三节 调节自噬的方法

业已明确，免疫细胞功能及数量稳定是急危重症发生发展的重要机制。自噬作为细胞重要的保护性机制，能通过影响免疫细胞功能活化及凋亡等方式参与急危重症的病理生理过程。以脓毒症为例，脓毒症早期自噬明显激活，并能以负反馈的方式调节机体炎症反应过程。据报道，*ATG7* 缺陷的脓毒症动物中，炎症小体活化显著增强，过度的炎症反应进一步引起多个器官的功能障碍，增加脓毒症的死亡率。此外，临床研究发现 *ATG5* 的基因多态性与脓毒症患者的预后密切相关，其突变型与脓毒症高死亡率呈现明显的正相关。

目前，鉴于自噬在免疫细胞数量及功能稳定维持方面的重要作用，以及其对抗炎及免疫调理的显著影响，调控自噬活性已成为探寻治疗急危重症有效靶点的重要方向。实际上，免疫细胞自噬活性的改变是把双刃剑，过度活化或活化不足均是机体免疫反应紊乱及病情恶化的重要因素。因此，明确急危重症过程中自噬的活性变化规律，充分了解调节自噬的有效靶点，将为改善急危重症患者生存及预后提供新的方向及靶点。

一、促进细胞自噬的方法

（一）饥饿诱导剂

饥饿诱导是自噬分子机制研究最初的重要手段。细胞处在温度升高或营养剥夺等应激状态下，碳和氮源的缺乏导致自噬最主要的负性调节分子 mTOR 的活性迅速消失，自噬活性上调以提供细胞代谢的底物。业已明确，完全剥夺血清和氨基酸是细胞水平研究自噬的良好模型。饥饿诱导自噬的方法在急危重症的报道较少，且因营养需求及代谢平衡与急危重症患者的生存及预后密切相关，营养剥夺诱导自噬并未表现出对急危重症组织和器官的保护效应。研究发现，脓毒症状态下细胞泛素化水平及自噬活性增加是导致骨骼肌质量减少的原因之一,采用脂多糖(LPS)刺激禁食氨基酸的新生猪后,其肌肉组织中LC3-II的表达明显升高,自噬活性增加,然而提高氨基酸水平能抑制自噬活性但是并不能缓解脓毒症条件下的骨骼肌质量减少。而在危重症家兔模型中,研究发现早期高水平氨基酸的肠外营养会加重自噬的活性抑制,伴随着肝脏线粒体的损伤及肝脏功能障碍。饥饿诱导自噬对于存在高代谢及高消耗的急危重症而言其治疗作用存在争议。

(二) mTOR 抑制剂

mTOR 是磷脂酰激酶相关激酶成员,能通过促进底物核糖体蛋白 S6 激酶和起始因子 4E 结合蛋白 1(eIF4 E-binding protein 1,4EBP-1)磷酸化进一步启动和促进转录过程合成新的蛋白质,提高细胞增殖水平,是细胞生长、增殖的关键调节分子。雷帕霉素及其衍生物和小分子雷帕霉素增强剂是目前研究较多的 mTOR 抑制剂。雷帕霉素又名西罗莫司,是 1975 年从吸水链球菌中提取的物质,是具有一个罕见的含氮三烯和一个含 31 元内酯环的大环内酯,能发挥抗真菌、抗肿瘤及免疫抑制功能。雷帕霉素能与亲免素 FK506 结合蛋白(FKBP12)形成复合物,后者能稳定 Raptor-mTOR 的结合进而抑制 mTOR 激酶的活性。目前,雷帕霉素已经成为公认的自噬诱导剂,被广泛应用于体内及体外的自噬诱导实验中。据报道,采用雷帕霉素抑制 mTOR 活性能明显缓解多器官功能损伤并提高脓毒症动物的生存率。雷帕霉素作用后能下调炎症反应通路并抑制 T 细胞促炎亚型 Th17 细胞的极化,进而减轻组织及器官损伤。然而,少量研究发现雷帕霉素在许多细胞株中诱导的自噬相对较慢或者效应短暂,且存在不良反应。近年来,雷帕霉素衍生物因使用较小的剂量而毒性较小及相对安全逐渐应用于自噬研究。替西罗莫司和依维莫司是目前报道的雷帕霉素水溶性衍生物,能在体内代谢为雷帕霉素。有文献报道,雷帕霉素衍生物在肝硬化、白血病及前列腺癌等疾病中均有良好的治疗效应,然而对于雷帕霉素衍生物在急危重症中的应用目前鲜有报道。

小分子雷帕霉素增强剂是在无法避免使用雷帕霉素所带来的免疫抑制等不良反应时研发的更为安全的自噬诱导剂。2007 年,采用化学显影的方法对自噬调节剂进行大规模筛选后,得到了三个小分子雷帕霉素增强剂(SMER):SMER10、SMER18 及 SMER28,进一步分析这三个增强剂上的各种化学碱基置换效应后发现,SMER10 对雷帕霉素诱导自噬是至关重要的。研究发现,SMER 能增强帕金森突变的 A53T α-synuclein 的清除,并降低亨廷顿舞蹈病细胞中亨廷顿蛋白的积聚和毒性作用,此外,联合使用 SMER 及雷帕霉素具有更好的治疗效果且毒性更低。然而,SMER 应用于脓毒症等急危重症的研究目前鲜有报道。

(三) 肌醇单磷酸酶抑制剂

肌醇单磷酸酶(inositol monophosphatase,IMPase)抑制剂是哺乳动物系统中第一个被证实存在的非 mTOR 依赖的自噬途径活化剂,其能通过降低细胞内肌醇及三磷酸肌醇(IP3)的水平进而诱导自噬。IMPase 能催化水解肌醇单磷酸变成游离的肌醇,而抑制 IMPase 能阻断肌醇再循环导致细胞内肌醇缺乏和磷酸肌醇循环下降。据报道,情绪稳定剂如锂剂、卡马西平及丙戊酸钠均能抑制 IMPase 活性,对亨廷顿舞蹈病等神经退行性疾病具有重要的治疗意义。在脓毒症过程中,IMPase 抑制剂能通过完全诱导自噬活化,减弱脓毒症诱导的肝脏损伤并提高脓毒症动物的生存率。新近研究发现，糖原合酶激酶-3β（glycogen synthase kinase-3β，GSK-3β）是锂剂在细胞内的作用靶点之一，其能以 mTOR 依赖的方式发挥抑制自噬效应。非磷酸化的 GSK-3β处于活化状态，锂剂能特异性地磷酸化其 9 位丝氨酸，进而对 GSK-3β发挥抑制作用。通过抑制 GSK-3β下调自噬活性不依赖于其靶点 β-catenin，而是通过磷酸化 TSC2 而激活 mTOR。研究发现，采用锂剂抑制 GSK-3β的活化后能逆转脓毒症时骨骼肌细胞的蛋白降解效应，减少肌肉组织的丢失，与部分抑制泛素蛋白酶体途径相关，而并未对自噬出现明显的抑制效应，表明锂剂在诱导自噬时 IMPase 抑制起到了决定性的作用，与 GSK-3β及 mTOR 的活化无明显相关性。

（四）Ⅰ型磷脂酰肌醇-3 激酶抑制剂

Ⅰ型磷脂酰肌醇-3 激酶（PI3K-Ⅰ）是哺乳动物磷脂酰肌醇-3 激酶成员之一，能对自噬发挥负性调控作用。活化的 PI3K-Ⅰ能反向修饰细胞膜脂质磷脂酰肌醇，可磷酸化 4 磷酸磷脂酰肌醇［PI（4）P］和 PI（4,5）P2 成 PI（3,4）P2 和 PI（3,4,5）P3，后者能招募自噬所需的蛋白质参与自噬早期膜的形成，还能通过其 PH 结构域与 Akt/PKB 的激活剂 PDK1 结合，激活 Akt/PKB。活化的 PDK1 和 PKB 能反过来激活 PI3K-Ⅰ/PKB 通路，发挥自噬抑制效应。此外，PI3K-Ⅰ/PKB 通路的活化能缓解 mTOR/p70S6 激酶通路中 TSC1/TSC2 的抑制效应，增加 mTOR/p70S6 活化而抑制自噬。采用能水解 PI（3,4,5）P3 的磷酸酶 PTEN 可下调 PI3K-Ⅰ/PKB 通路的抑制效应，进而诱导自噬的发生。在急危重症的过程中，以抑制 PI3K-Ⅰ为靶点的方法目前未见报道。研究发现，神经酰胺能作为 PI3K-Ⅰ的抑制剂而参与诱导自噬。N-乙酰基鞘氨醇是一种能透过细胞膜的具有生物活性的神经酰胺，据报道其能通过干预 PKB 的激活及促进 Beclin-1 的表达减少由 PI3K-Ⅰ/PKB 通路活化对自噬的抑制效应。目前，已经发现的能通过抑制 PI3K-Ⅰ及 mTOR 下游信号转导来促进自噬的化合物包括以下几种：CH5132799、GDC-0980 及 GDC-0941，但是具体的临床应用有待进一步研究。

（五）其他诱导剂

钙通道抑制剂、某些中药和激素等均被报道能发挥诱导自噬的效应。据报道，维拉帕米是 L 型钙通道的拮抗剂，能诱导细胞保护性自噬，减少细胞毒性。近年来研究发现，中药如芍药苷能对自噬关键蛋白发挥调控作用，芍药苷是单帖糖苷类化合物，是毛莨科植物芍药干燥根中的一种生物活性成分。芍药苷能通过晚期糖基化终末产物受体活化自噬，并对细胞发挥保护作用。业已明确，在营养充足的条件下，胰岛素的释放增加能抑制自噬活性，而在饥饿状态下，胰高血糖素的表达增加能刺激自噬的发生，而具体的机制尚未明确。

二、抑制自噬的方法

（一）自噬体形成的抑制剂

多个复合物参与调节自噬体的形成，其中受调控最多的是 Vps34 复合物。PI3K-Ⅲ是

Vps34类似物，在哺乳动物细胞自噬体早期形成阶段发挥了重要作用。PI3K-III定位于自噬体膜，能协同招募自噬相关蛋白如 Beclin-1 等，并参与形成双层膜封闭的自噬体。PI3K-III抑制剂 3-MA 是第一个被确定用于抑制自噬的 PI3K 抑制剂，其能阻断 Beclin-1/PI3K-III复合物的形成，进而抑制自噬体的形成。据报道，采用 3-MA 下调自噬活性能改善缺血-再灌注时的脑损伤，促进肝脏库普弗细胞生存，减少上转换纳米粒子对肝脏的毒性作用。新近研究发现，3-MA 对自噬的调控具有双重性，除能在饥饿条件下抑制自噬外，在营养充足时 3-MA 的长时间作用反而会促进自噬的发生。后续研究发现了另外两种 PI3K-III抑制剂：渥曼青霉素（Wortmannin）及 LY294002。而渥曼青霉素短时间作用下能影响 PI3K-I 进而诱导自噬，而长时间作用才能影响 PI3K-III对自噬发挥抑制作用。此外，研究发现，3-MA 和渥曼青霉素对细胞因子的转录、加工及分泌均有不良影响，特别是对于 IL-1 家族成员影响较大。3-MA 能以非自噬依赖的方式抑制 TNF-α 及 IL-6 的表达。LY294002 可能通过增加细胞内 Ca^{2+} 的水平，抑制 PI3K-I 信号转导通路而激活自噬，因此钙相关的自噬研究应该避免使用 LY294002。此外，研究发现蛋白质合成抑制剂放线菌酮、细胞内外钙螯合剂乙烯甘油四酸及毒胡萝卜素等均能对自噬体的形成发挥抑制效应。

（二）自噬溶酶体形成抑制剂

溶酶体酸性环境的维持是自噬体与溶酶体融合及降解的重要保证。囊泡型 H^+-ATP 酶在溶酶体上广泛表达，并对其功能维持具有重要作用。巴佛洛霉素 A1（bafilomycin A1）是来源于灰色链霉菌的大环内酯类抗生素，具有抗细菌、真菌及肿瘤的作用。巴佛洛霉素 A1 是囊泡型 H^+-ATP 酶的特异性抑制剂，能破坏溶酶体内质子梯度，导致囊泡内的 pH 升高，进而抑制自噬体与溶酶体的融合。巴佛洛霉素 A1 作为自噬流的阻断剂在多种急危重症中被用来评估 LC3 的脂化水平及检测自噬流的变化。LC3-II/LC3-I 值作为评估自噬活性的指标之一，其比值改变主要受到两个因素的影响：LC3-I 的脂化及 LC3-II 的降解。巴佛洛霉素 A1 能通过阻断自噬体与溶酶体的融合进而抑制 LC3-II 的降解，促使 LC3-I 的脂化成为评估 LC3-II/LC3-I 值及自噬流水平的重要指标。然而，最近研究发现了不同的结果，巴佛洛霉素 A1 并不能完全阻断自噬体与溶酶体的融合，且还会增加 LC3 的脂化。此外，研究发现巴佛洛霉素 A1 能以活性囊泡型 H^+-ATP 酶的方式抑制 mTOR 而激活自噬流。巴佛洛霉素 A1 对自噬流的影响可能与剂量有关，低剂量的巴佛洛霉素 A1 即可以阻断自噬流的发生，而高剂量的巴佛洛霉素 A1 能诱导细胞器如线粒体的损伤进而对自噬发挥促进效应。

（三）溶酶体抑制剂

自噬体与溶酶体融合后被溶酶体内的水解酶降解，降解产物可被细胞再一次利用。而抑制溶酶体内酶的作用后，使得自噬底物在溶酶体大量聚集，无法重复利用，进而阻断自噬流过程。溶酶体内蛋白酶的降解效应是以溶酶体囊泡酸化后达到一定 pH 为基础的，而改变溶酶体体腔酸性环境是影响蛋白酶活化及降解作用的重要手段。溶酶体腔碱化剂如氯喹、羟化氯喹及氯化铵等能直接渗透溶酶体膜，升高腔内 pH，抑制溶酶体蛋白酶活性，进而对自噬发挥抑制作用。目前，氯喹作为自噬的抑制剂广泛地应用于自噬研究，也是仅有的在临床应用的自噬抑制剂。据报道，氯喹能抑制脓毒症时高迁移率族蛋白 B1

（HMGB1）的释放，并对脓毒症小鼠发挥保护效应。这与传统的自噬对脓毒症动物的保护效应不同，氯喹能抑制 HMGB1 诱导的 IκB 的降解，下调 NF-κB 的活化，进而发挥抗炎效应。氯喹作为抗疟疾及抗风湿的药物本身具有抗炎效应，而这其中自噬的具体作用机制尚未阐明。此外，研究发现氯喹在早期能激活自噬，其作用时间的差异性可能是不同效应的原因。羟化氯喹阻断自噬时需要的剂量高于氯喹，并不能应用于临床患者。

溶酶体内的酶分为半胱氨酸类、丝氨酸类及天冬氨酸类，下调酶的活性对自噬亦能产生较强的抑制作用。E64d 和 pepstatin A 分别是组织蛋白酶 B、H、L 和组织蛋白酶 D、E 的抑制剂，均能通过抑制溶酶体蛋白酶抑制自噬。研究发现，由于溶酶体蛋白酶的种类较多，单用一种酶抑制剂效果不佳时，联合应用 E64d 和 pepstatin A 可明显抑制溶酶体降解，从而阻断自噬流的进展。业已明确，通过抑制溶酶体蛋白酶阻断自噬并不影响自噬体的形成，因此采用酶抑制剂亦能协同评估内源性 LC3-II 的表达，进一步评估自噬诱导情况。

自噬活性改变对于急危重症患者的生存及预后具有重要意义。过低或过高的自噬活化均不利于免疫细胞应答反应，最终引起急危重症的恶化及预后不良。自噬过程冗杂，参与的调节蛋白繁多，能在多个水平对其进行调控，如信号通路诱导、自噬体的形成和成熟及溶酶体功能调节等。随着自噬研究的深入，传统的自噬调节药物逐渐显现出对自噬调节的失效及副作用，多水平的联合调控及新合成化合物的应用为自噬调节带来了曙光。此外，明确不同急危重症状态下自噬的作用及机制是正确使用自噬诱导剂及抑制剂的重要前提。

第四节 针对免疫细胞自噬治疗急危重症的研究进展

业已明确，免疫细胞自噬作为维持免疫细胞功能及数量稳定的重要保护机制，参与多种急危重症的发生发展过程。自噬与免疫应答及炎症反应的相互作用对急危重症的结局及预后具有重要影响。在急危重症早期，自噬能被多种病原体相关分子模式（PAMP）及损伤相关分子模式（DAMP）激活，参与调节免疫细胞活化、炎症反应、吞噬作用等，维持细胞内环境稳定及机体免疫反应平衡。抑制自噬导致机体对急危重症的易感性明显增加，加重多个器官功能障碍及疾病进展。此外，自噬活化因不同的疾病类型、严重程度和阶段及不同器官和细胞类型而存在差异，充分了解不同疾病状态下自噬的活性变化规律，将为调节自噬的临床应用提供理论依据。

一、烧创伤

烧创伤直接造成皮肤及其他组织的损害，引起局部及全身的炎症反应，严重时出现多器官功能障碍，甚至死亡。同时，由于机体机械屏障的破坏及内环境紊乱，继而出现免疫反应紊乱，导致脓毒症的发生。业已明确，自噬对烧创伤后机体器官功能及预后均有积极作用。以创伤性脑损伤为例，脑损伤过程中神经细胞内 ROS 产生增加及促凋亡蛋白的表达升高等因素，导致神经细胞大量凋亡及坏死，进而引起神经功能障碍。据报道，创伤性脑损伤初期神经细胞自噬活性明显升高，自噬能清除细胞内 ROS 及受损的细胞器，减少神经细胞凋亡。在严重烧伤大鼠模型中，研究发现烧伤后 1 小时大鼠肠道上皮细胞自噬明显激活，并于 24 小时 LC3-Ⅱ及自噬体数目到达峰值。激活自噬能明显缓解烧伤的病情进展，并缩短创面的修复时间。据报道，自噬对烧伤后组织修复的促进作用与其抑制炎症小体活化，下调局部炎症反应密切相关。此外，研究发现自噬能对严重烧伤过程中的多个脏器功能发挥保护作用，如心脏及胃肠道，将雷帕霉素应用于烧伤大鼠后，肠道上皮细胞的凋亡明显减少，损伤显著减轻。

二、休 克

休克（shock）是由于严重烧/创伤、感染、心功能障碍及过敏等各种致病因素引起的机体有效循环血量不足、组织灌注减少，并导致多器官功能障碍的一种临床综合征，是各种急危重症的严重并发症，与患者生存及预后密切相关。目前，在积极容量复苏的基础上，改善细胞代谢、纠正酸中毒及维持多个系统及器官功能是治疗休克的主要措施。据报道，自噬对休克过程中的器官功能具有明显的保护效应，抑制自噬后能显著增加中毒性休克时炎症小体的活化及肝脏的损伤。采用京尼平提高自噬的活性水平能明显减少血管内皮细胞凋亡，缓解血管内皮的高反应性，对出血性休克发挥保护作用。进一步研究发现，中性粒细胞能通过影响肺泡巨噬细胞自噬的抗炎活性，进而促进 IκB 磷酸化及 NF-κB 活化，导致失血性休克后急性肺炎的恶化，表明巨噬细胞自噬能通过控制局部炎症反应而对肺组织发挥保护效应。然而，在内毒素性休克过程中，研究发现抑制自噬能促进髓源性抑制细胞（myeloid-derived suppressor cell，MDSC）中 STAT3 信号通路的活化，进而增加 MDSC 的聚集及免疫抑制能力，发挥抗炎及抗休克效应，表明自噬对休克状态下细胞、组织和器官功能的影响与疾病类型、严重程度及不同的细胞、组织和器官的类型有关。此外，适度的自噬是发挥保护效应的前提，过低或者过高的自噬水平对于休克患者的生存及预后均是不利因素。

三、缺血-再灌注损伤

缺血-再灌注损伤（ischemia-reperfusion injury，IRI）是许多临床急危重症及外科手术的严重并发症，是一个由多因素参与并有着复杂的病理生理过程的临床综合征。IRI 能累及多个脏器，并可能导致全身炎症反应综合征（SIRS）及多器官功能障碍综合征（MODS），增加临床患者的死亡率。缺血-再灌注过程中大量的 ROS 产生、细胞内钙超载、过度的炎症反应及大量的细胞凋亡是引起损伤的核心因素。研究发现，适当的自噬水平对多个脏器的 IRI 均有保护效应，而自噬活性抑制或过高均是导致 IRI 时多器官功能障碍的不利因素。在心脏 IRI 过程中，心肌细胞自噬明显激活，且与疾病的进展密切相关。在缺血阶段，由于缺血缺氧引起细胞内 ATP 水平显著下降，进而诱导 AMPK 活化，促进自噬的发生。而当进入再灌注阶段后，能量危机的解除导致 AMPK 的活化减少，Beclin-1 成为诱导自噬的主要效应分子。据报道，自噬能在缺血-再灌注过程中提供心肌细胞 ATP 以维持基本的能量需要，同时能协助清除细胞内 ROS 及受损的线粒体，维持细胞内环境稳定。事实上，自噬对于心脏 IRI 而言是把双刃剑，适度的自噬水平是受损心肌自我保护的重要机制，而过度的自噬活化亦被发现是影响心脏损伤及功能的原因之一。在缺血阶段，能量缺乏，ATP 的下调能有效地刺激 AMPK 活化诱导自噬发生，而进入再灌注阶段后，细胞内 ROS 的产生是诱导 Beclin-1 表达及活化的重要因素。研究发现，氧化应激能诱导 Beclin-1 的过度表达，同时增加 LC3 的脂化，进一步导致自噬的过度活化。下调自噬水平能减少心脏缺氧和再灌注损伤，改善心脏功能，然而，对于具体的机制目前尚未明确。据报道，在再灌注阶段出现的自噬流障碍能阻断自噬作用，同时却掩盖了真实的自噬活化水平。

在其他脏器的 IRI 中亦出现同样的现象，自噬水平在脑组织 IRI 后 1 小时即出现升高，并持续至 12 小时，随后便出现下调。研究发现，适当地增加自噬活性能减少炎症小体活化，缓解脑组织局部炎症反应，进而减轻脑水肿及脑损伤。同样，在大鼠脑组织 IRI 中亦观察到自噬过度活化的现象，抑制自噬后神经细胞凋亡及脑梗死面积明显减少，神经功能得到改善。自噬对于 IRI 中的器官保护效应与疾病病程及严重程度有关，明确自噬活性变化规律，并对其进行精准调控可能是未来自噬在治疗 IRI 中的重要方向。

四、脓毒症

脓毒症是由于机体对感染的反应失控所引起的致命性器官功能障碍，是严重烧伤、创伤、大手术、休克及感染的严重并发症。脓毒症过程中，固有免疫细胞及适应性免疫细胞均出现不同程度的功能紊乱，包括早期的过度活化诱导失控性的系统性炎症反应及后期难以逆转的免疫功能抑制状态，维持免疫细胞功能及数量稳定能明显提高脓毒症动物的生存率及改善预后。据报道，自噬能通过清除细胞内异常蛋白、吞噬受损细胞器及协助吞噬入侵病原体的方式参与调节免疫细胞生存及功能活化过程。在 CLP 诱导的脓毒症动物模型中，研究发现术后 3 小时肝脏自噬活性出现升高，6 小时到达高峰，并持续至术后 24 小时，而抑制自噬活性能显著加重脓毒症时肝细胞损伤及功能障碍，导致脓毒症动物死亡率升高，激活自噬后，外周血中天冬氨酸氨基转移酶（AST）及丙氨酸氨基转移酶（ALT）的水平明显低于脓毒症组动物，其生存率显著增加，表明自噬对脓毒症过程中器官功能具有重要的保护效应。在脓毒症诱导的肾及肺损伤情况下亦观察到了同样的现象，*ATG* 缺陷诱导的自噬障碍条件下，肺及肾组织对脓毒症的易感性明显增加，出现更为严重的组织结构紊乱、细胞凋亡及功能障碍，同时伴随着急剧升高的死亡率，而促进自噬水平能显著下调系统性炎症反应水平，改善肾及呼吸功能，提高脓毒症动物生存率。此外，临床研究发现，*ATG5* 基因的多态性与脓毒症患者的生存及预后密切相关，进一步表明自噬可能是治疗脓毒症的新靶点。

事实上，自噬与免疫应答的相互作用及其对免疫细胞命运的影响对脓毒症的生存及预后具有重要影响。据报道，多种因素参与诱导脓毒症时自噬的发生，如病原体及其毒素、炎症因子、线粒体 DNA 等，能与细胞表面 TLR 或者胞内的 NLR 结合，一方面能诱导炎症相关通路的活化，促进炎症因子释放，清除入侵病原微生物；另一方面能诱导自噬，通过负反馈的方式，下调炎症反应，维持内环境稳定。此外，自噬能促进抗凋亡蛋白 Bcl-2 的表达，减少免疫细胞凋亡，维持免疫细胞数量的稳定。研究发现，自噬缺陷的 $CD4^+$ T 细胞在 CLP 术后 24 小时凋亡明显增加，导致机体免疫应答障碍，增加脓毒症动物死亡率。此外，应用自噬抑制剂或在 *ATG* 缺陷动物中发现，自噬障碍的脓毒症动物出现严重的免疫反应紊乱。一方面，固有免疫细胞如巨噬细胞出现失控性的炎症因子释放；另一方面，效应性 T 细胞向 Th2 细胞极化，进而加重免疫细胞损伤，导致脓毒症诱导免疫功能抑制恶化。研究发现，诱导自噬，甚至是过表达自噬相关蛋白如 LC3 均能有效地拮抗脓毒症时过度的炎症反应及逆转免疫功能抑制，并减少免疫细胞凋亡，维持免疫反应平衡，改善脓毒症动物的生存率及预后。目前，自噬在脓毒症发生及发展中的作用研究集中在自噬对于脓毒症早期过度炎症反应的控制及器官保护效应，而对于脓毒症晚期的免疫抑制及二次感染所致的死亡高峰的研究甚少。此外，研究发现应用自噬抑制剂氯喹能减少脓毒症时 IκB 的降解及 NF-κB 的活化，进而下调晚期促炎细胞介质 HMGB1 的表达，提高脓毒症小鼠生存率。事实上，NF-κB 的活化与自噬存在相互调节。一方面，自噬参与了炎症因子如 TNF-α 等诱导的 NF-κB 的活化过程，抑制自噬能阻断炎症因子的产生；另一方面，激活自噬能通过吞噬包裹胞内炎性通路的效应分子及抑制炎症小体活化的方式下调炎症反应水平。自噬对脓毒症时免疫应答及多器官功能的影响是十分复杂的过程。在脓毒症的不同阶段、同一阶段的不同脏器、不同细胞中自噬的活性均不同，如小肠上皮细胞自噬活性在 CLP 术后 8 小时即到达了高峰，而肾组织中的自噬活性在术后 6 小时及 36 小时呈现双峰改变，这也极大地增加了自噬研究及治疗应用的困难。充分了解自噬在脓毒症时的活性变化规律及调节的具体分子机制是调控自噬在脓毒症中有效运用的前提。

五、急性肺损伤与急性呼吸窘迫综合征

急性肺损伤（acute lung injury，ALI）与急性呼吸窘迫综合征（acute respiratory distress syndrome，ARDS）是严重感染、创伤、烧伤及休克等疾病过程中发生的以低氧血症及呼吸窘迫为主要特征的临床综合征。局部及系统难控制炎症反应是诱导肺泡上皮损伤及凋亡的重要原因，进一步导致肺泡内液体清除障碍及肺水肿。业已明确，自噬参与 ALI 及 ARDS 的病理生理过程，其活化状态与 ALI 和 ARDS 的预后密切相关。据报道，激活自噬不仅能减轻肺组织炎症反应，并能维持内皮屏障的完整性，减轻肺水肿，进而改善呼吸功能。而抑制自噬将导致脓毒症时肺组织出现过度的炎症反应及大量的内皮细胞损伤和凋亡，加重 ALI 和 ARDS 的进展。促进自噬活化能增加内皮细胞间胞质紧密连接蛋白 1（zonula occludens-1，ZO-1）的表达，维持肺泡内皮细胞完整性，减少肺泡灌洗液中炎症因子的表达水平，而对于具体的作用机制尚未明确。自噬的多个调节蛋白参与了 ALI 与 ARDS 的发生、发展过程。研究发现，调节 mTOR 的活性能影响肺损伤动物模型的结局，激活 mTOR 会导致肺组织对内毒素的打击易感性增加，而抑制 mTOR 激活能通过自噬依赖和非依赖的方式缓解局部炎症反应，减轻肺水肿及呼吸障碍。此外，Beclin-1 敲除动物肺脏亦表现出对脓毒症的易感性，促炎细胞因子的产生及细菌负载明显增加；一氧化碳能以 Beclin-1 依赖的方式缓解脓毒症诱导的肺组织损伤，表明除自噬本身的效应外，自噬相关蛋白可能以自噬非依赖方式调节 ALI 与 ARDS 的病理生理过程。然而，研究发现，抑制自噬亦能通过减少炎症因子产生、缓解内皮损伤及肺血管渗漏的方式对内毒素所致肺损伤发挥保护效应，表明过度的自噬活化同样不利于肺损伤的预后。

六、其 他

自噬参与多种急危重症的发生、发展过程，如急性心肌梗死、急性胰腺炎及中毒等，并已成为多种药物发挥治疗效应的重要细胞内机制。研究发现，自噬能通过降解细胞内受损的蛋白及细胞器，减轻炎症反应及氧化应激，缓解心肌损伤，减缓动脉粥样斑块的形成。同时，在心肌缺血阶段，自噬体降解后释放游离脂肪酸及氨基酸等物质协助心肌细胞度过能量危机，并增加血管再通后心肌细胞对 ROS 的抵抗性。据报道，自噬异常是急性胰腺炎的主要特征之一，且异常自噬能直接诱导急性胰腺炎的发生。在胰腺炎动物模型中，抑制自噬或自噬缺陷动物会出现中性粒细胞和 T 细胞在胰腺处聚集，加重局部炎症反应，导致胰腺炎恶化。然而，研究发现，自噬与胰腺水解酶及蛋白酶的分泌相关，且酶原激活与自噬强度呈正相关，抑制自噬亦能减轻急性胰腺炎时炎症反应，缓解胰腺损伤，而具体的作用机制目前仍未明确。

七、研究方向及应用前景

近年来，自噬作为一种重要的细胞内保护性机制，是多种药物治疗效应的细胞内依赖机制（表 9-2），抑制自噬或诱导自噬相关蛋白缺陷能显著调控药物在急危重症中的治疗效应。事实上，自噬在多种急危重症状态下具有共同的效应，使得其在疾病的发生、发展中具有重要地位。免疫细胞自噬能协调促炎与抗炎反应平衡，减少细胞凋亡以维持免疫细胞数量稳定，同时调节细胞分化，影响机体免疫功能状态。目前已经明确，调节自噬活性在多种急危重症时具有改善器官功能（图 9-5）及提高生存率的保护效应，但是绝大部分都集中在动物及细胞实验阶段，临床转化应用极少。在急危重症过程中，自噬活性的动态变化及其在不同器官细胞中的活化水平差异性可能是自噬治疗难以普适的重要原因。研究发现，抑制自噬亦能下调炎症因子的表达，并对器官功能发挥保护效应。因此，充分掌握急危重症过程中不同器官及细胞的自噬活性变化规律对发现以自噬为靶点的特异性治疗措施具有重要意义。

表 9-2 调节自噬活性在急危重症中的治疗作用

调节自噬方法	药物名称	疾病名称	作用
激活自噬	雷帕霉素	深二度烧伤	缓解烧伤进展，缩短修复时间
促进自噬	京尼平	失血性休克	缓解血管的高反应性
抑制自噬的过度活化	硫氢化钠	脑缺血-再灌注损伤	减少神经细胞凋亡，减少脑缺血梗死面积，提高神经认知功能
诱导自噬	白藜芦醇	脑缺血-再灌注损伤	减少脑缺血梗死面积，减轻脑组织炎症反应，缓解脑水肿
诱导自噬	球形脂联素	脓毒症	减少 IL-1β 的表达，抑制 caspase-1 的表达，减少细胞凋亡
抑制自噬	氯喹	脓毒症	减少 HMGB1 的表达，提高脓毒症动物生存率
诱导自噬	EGCG	脓毒症	减少 HMGB1 的释放，提高脓毒症动物生存率
促进自噬	京尼平	脓毒性肝损伤	减轻炎症反应，下调转氨酶的水平
促进自噬	一氧化碳	急性肺损伤	减轻局部炎症反应，减少细菌负载
促进自噬	羟基酪醇	急性肺损伤	减少炎症细胞浸润，减轻炎症反应，改善肺水肿

近年来，自噬逐渐成为急危重症领域研究的热点，亦成为探寻新的治疗靶点的重要切入点。毋庸置疑，自噬能对免疫细胞功能活化及凋亡发挥重要影响，异常的自噬是免疫应答紊乱及急危重症发生、发展的重要原因之一。基于自噬对细胞内蛋白及细胞器质量控制，充分挖掘急危重症过程中细胞内蛋白代谢异常及多细胞器损伤的机制，可能为深入理解自噬作用及探寻新的干预靶点提供契机。此外，近年来研究发现自噬相关蛋白能以自噬非依赖途径参与免疫应答及炎症反应过程，明确急危重症状态下不同的自噬相关蛋白的作用及意义将拓宽对自噬的理解及新的治疗靶点的认识。

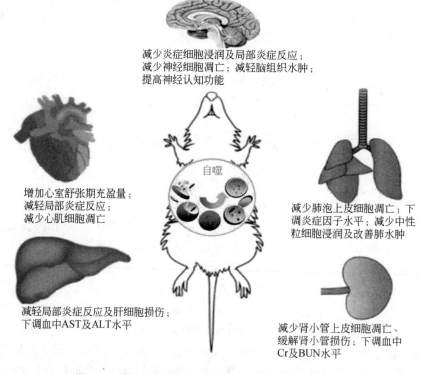

图 9-5 诱导自噬对急危重症状态下多器官功能的影响

（任　超　姚人骐　姚咏明）

参 考 文 献

Arico S, Petiot A, Bauvy C, et al. 2001. The tumor suppressor PTEN positively regulates macroautophagy by inhibiting the phosphatidylinositol 3-kinase/protein kinase B pathway. J Biol Chem, 276(38): 35243-35246

Bonilla DL, Bhattacharya A, Sha Y, et al. 2013. Autophagy regulates phagocytosis by modulating the expression of scavenger receptors. Immunity, 39(3): 537-547

Clark RS, Bayir H, Chu CT, et al. 2008. Autophagy is increased in mice after traumatic brain injury and is detectable in human brain after trauma and critical illness. Autophagy, 4(1): 88-90

Dice JF, Backer JM, Miao P, et al. 1985. Regulation of catabolism of ribonuclease A microinjected into human fibroblasts. Prog Clin Biol Res, 180: 385-394

Djavaheri-Mergny M, Amelotti M, Mathieu J, et al. 2007. Regulation of autophagy by NF-kappa B transcription factor and reactives oxygen species. Autophagy, 3(4): 390-392

Dong G, Si C, Zhang Q, et al. 2017. Autophagy regulates accumulation and functional activity of granulocytic myeloid-derived suppressor cells via STAT3 signaling in endotoxin shock. Biochim Biophys Acta Mol Basis Dis, 1863(11): 2796-2807

Giegerich AK, Kuchler L, Sha LK, et al. 2014. Autophagy-dependent PELI3 degradation inhibits proinflammatory IL1B expression. Autophagy, 10(11): 1937-1952

Guertin DA, Stevens DM, Thoreen CC, et al. 2006. Ablation in mice of the mTORC components raptor, rictor, or mLST8 reveals that mTORC2 is required for signaling to Akt-FOXO and PKC alpha, but not S6K1. Developmental Cell, 11(6): 859-871

Gulati P, Gaspers LD, Dann SG, et al. 2008. Amino acids activate mTOR complex 1 via Ca^{2+}/CaM signaling to hVps34. Cell Metab, 7(5): 456-465

Gulati P, Thomas G. 2007. Nutrient sensing in the mTOR/S6K1 signalling pathway. Biochem Soc Trans, 35(Pt 2): 236-238

Gutierrez MG, Master SS, Singh SB, et al. 2004. Autophagy is a defense mechanism inhibiting BCG and *Mycobacterium tuberculosis* survival in infected macrophages. Cell, 119(6): 753-766

Hara T, Takamura A, Kishi C, et al. 2008. FIP200, a ULK-interacting protein, is required for autophagosome formation in mammalian cells. J Cell Biol, 181(3): 497-510

He Q, Li Z, Wang Y, et al. 2017. Resveratrol alleviates cerebral ischemia/reperfusion injury in rats by inhibiting NLRP3 inflammasome activation through Sirt1-dependent autophagy induction. Int Immunopharmacol, 2017, 50: 208-215

Henault J, Martinez J, Riggs JM, et al. 2012. Noncanonical autophagy is required for type I interferon secretion in response to DNA-immune complexes. Immunity, 37(6): 986-997

Hubbard-Lucey VM, Shono Y, Maurer K, et al. 2014. Autophagy gene Atg16L1 prevents lethal T cell alloreactivity mediated by dendritic cells. Immunity, 41(4): 579-591

Inbal B, Bialik S, Sabanay I, et al. 2002. DAP kinase and DRP-1 mediate membrane blebbing and the formation of autophagic vesicles during programmed cell death. J Cell Biol, 157(3): 455-468

Itakura A, McCarty OJ. 2013. Pivotal role for the mTOR pathway in the formation of neutrophil extracellular traps via regulation of autophagy. Am J Physiol Cell Physiol, 305(3): C348-354

Jäger S, Bucci C, Tanida I, et al. 2004. Role for Rab7 in maturation of late autophagic vacuoles. J Cell Sci, 117(Pt 20): 4837-4848

Jiang WW, Huang BS, Han Y, et al. 2017. Sodium hydrosulfide attenuates cerebral ischemia/reperfusion injury by suppressing overactivated autophagy in rats. FEBS Open Bio, 7(11): 1686-1695

Kader M, Alaoui-El-Azher M, Vorhauer J, et al. 2017. MyD88-dependent inflammasome activation and autophagy inhibition contributes to Ehrlichia-induced liver injury and toxic shock. PLoS Pathog, 13(10): e1006644

Kambas K, Mitroulis I, Apostolidou E, et al. 2012. Autophagy mediates the delivery of thrombogenic tissue factor to neutrophil extracellular traps in human sepsis. PLoS One, 7(9): e45427

Lee S, Lee SJ, Coronata AA, et al. 2014. Carbon monoxide confers protection in sepsis by enhancing Beclin 1-dependent autophagy and phagocytosis. Antioxid Redox Signal, 20(3): 432-442

Liang XH, Jackson S, Seaman M, et al. 1999. Induction of autophagy and inhibition of tumorigenesis by Beclin 1. Nature, 402: 672-676

Lin CW, Lo S, Hsu C, et al. 2014. T-cell autophagy deficiency increases mortality and suppresses immune responses after sepsis. PLoS One, 9(7): e102066

Liu E, Van Grol J, Subauste CS. 2015. Atg5 but not Atg7 in dendritic cells enhances IL-2 and IFN-gamma production by Toxoplasma gondii-reactive $CD4^+$ T cells. Microbes Infect, 17(4): 275-284

Ma S, Wang Y, Chen Y, et al. 2015. The role of the autophagy in myocardial ischemia/reperfusion injury. Biochim Biophys Acta, 1852(2): 271-276

Ma Y, Galluzzi L, Zitvogel L, et al. 2013. Autophagy and cellular immune responses. Immunity, 39(2): 211-227

Mammucari C, Schiaffino S, Sandri M. 2008. Downstream of Akt: $FoxO_3$ and mTOR in the regulation of autophagy in skeletal muscle. Autophagy, 4(4): 524-526

Meley D, Bauvy C, Houben-Weerts JH, et al. 2006. AMP-activated protein kinase and the regulation of autophagic proteolysis. J Biol Chem, 281(46): 34870-34879

Mortimore GE, Hutson NJ, Surmacz CA. 1983. Quantitative correlation between proteolysis and macro-and microautophagy in mouse hepatocytes during starvation and refeeding. Proc Natl Acad Sci USA, 80: 2179-2183

Münz C, Bickham KL, Subklewe M, et al. 2000. Human $CD4^+$ T lymphocytes consistently respond to the latent Epstein-Barr virus nuclear antigen EBNA1. J Exp Med, 191(10): 1649-1660

Nara A, Mizushima N, Yamamoto A, et al. 2002. SKD1 AAA ATPase-dependent endosomal transport is involved in autolysosome formation. Cell Struct Funct, 27(1): 29-37

Nobukuni T, Joaquin M, Roccio M, et al. 2005. Amino acids mediate mTOR/raptor signaling through activation of class 3 phosphatidylinositol 3OH-kinase. Proc Natl Acad Sci USA, 102(40): 14238-14243

Ohsumi Y. 2014. Historical landmarks of autophagy research. Cell Res, 24(1): 9-23

Olkkonen VM, Dupree P, Killisch I, et al. 1993. Molecular cloning and subcellular localization of three GTP-binding proteins of the rab subfamily. J Cell Sci, 106(Pt 4): 1249-1261

Parekh VV, Pabbisetty SK, Wu L, et al. 2017. Autophagy-related protein Vps34 controls the homeostasis and function of antigen cross-presenting CD8 $alpha^+$ dendritic cells. Proc Natl Acad Sci USA, 114(31): E6371-6380

Pattingre S, Bauvy C, Carpentier S, et al. 2009. Role of JNK1-dependent Bcl-2 phosphorylation in ceramide-induced macroautophagy. J Biol Chem, 284(5): 2719-2728

Pattingre S, Bauvy C, Codogno P. 2003. Amino acids interfere with the ERK1/2-dependent control of macroautophagy by controlling the activation of Raf-1 in human colon cancer HT-29 cells. J Biol Chem, 278(19): 16667-16674

Pattingre S, Tassa A, Qu X, et al. 2005. Bcl-2 antiapoptotic proteins inhibit Beclin1-dependent autophagy. Cell, 122(6): 927-939

Petiot A, Ogier-Denis E, Blommaart EF, et al. 2000. Distinct classes of phosphatidylinositol 3'-kinases are involved in signaling pathways that control macroautophagy in HT-29 cells. J Biol Chem, 275(2): 992-998

Pliyev BK, Menshikov M. 2012. Differential effects of the autophagy inhibitors 3-methyladenine and chloroquine on spontaneous and TNF-alpha-induced neutrophil apoptosis. Apoptosis, 17(10): 1050-1065

Pu Q, Gan C, Li R, et al. 2017. Atg7 deficiency intensifies inflammasome activation and pyroptosis in Pseudomonas sepsis. J Immunol, 198(8): 3205-3213

Ramachandran G, Gade P, Tsai P, et al. 2015. Potential role of autophagy in the bactericidal activity of human PMNs for Bacillus anthracis. Pathog Dis, 73(9): ftv080

Reed M, Morris SH, Jang S, et al. 2013. Autophagy-inducing protein Beclin-1 in dendritic cells regulates CD4 T cell responses and disease severity during respiratory syncytial virus infection. J Immunol, 191(5): 2526-2537

Ren C, Zhang H, Wu TT, et al. 2017. Autophagy: a potential therapeutic target for reversing sepsis-induced immunosuppression. Front Immunol, 8: 1832

Rikihisa Y. 1984. Glycogen autophagosomes in polymorphonuclear leukocytes induced by rickettsiae. Anat Rec, 208(3): 319-327

Shao Y, Chen F, Chen Y, et al. 2017. Association between genetic polymorphisms in the autophagy-related 5 gene promoter and the risk of sepsis. Sci Rep, 7(1): 9399

Shaw RJ, Bardeesy N, Manning BD, et al. 2004. The LKB1 tumor suppressor negatively regulates mTOR signaling. Cancer Cell, 6(1): 91-99

Shibutani ST, Saitoh T, Nowag H, et al. 2015. Autophagy and autophagy-related proteins in the immune system. Nat Immunol, 16(10): 1014-1024

Sivaprasad U, Basu A. 2008. Inhibition of ERK attenuates autophagy and potentiated tumour necrosis factor-alpha-induced cell death in MCF-7 cells. J Cell Mol Med, 12(4): 1265-1271

Sovan S, Andres FR, Zdenek B, et al. 2005. Lithium induces autophagy by inhibiting inositol monophosphatase. J Cell Biol, 170: 1101-1111

Takahashi W, Watanabe E, Fujimura L, et al. 2013. Kinetics and protective role of autophagy in a mouse cecal ligation and puncture-induced sepsis. Crit Care, 17(4): R160

Takeshige K, Baba M, Tsuboi S, et al. 1992. Autophagy in yeast demonstrated with proteinase-deficient mutants and conditions for its induction. J Cell Biol, 19: 301-311

Tang G, Yue Z, Talloczy Z, et al. 2008. Autophagy induced by Alexander disease-mutant GFAP accumulation is regulated by p38/MAPK and mTOR signaling pathways. Hum Mol Genet, 17(11): 1540-1555

Tassa A, Roux MP, Attaix D, et al. 2003. Class III phosphoinositide 3-kinase-Beclin1 complex mediates the amino acid-dependent regulation of autophagy in C2C12 myotubes. Biochem J, 376(Pt 3): 577-586

Teimourian S, Moghanloo E. 2015. Role of PTEN in neutrophil extracellular trap formation. Mol Immunol, 66(2): 319-324

Wei J, Long L, Yang K, et al. 2016. Autophagy enforces functional integrity of regulatory T cells by coupling environmental cues and metabolic homeostasis. Nat Immunol, 17(3): 277-285

Wei YJ, Pattingre S, Sinha S, et al. 2008. JNK1-mediated phosphorylation of Bcl-2 regulates starvation-induced autophagy. Mol Cell, 30(6): 678-688

Wen Z, Fan L, Li Y, et al. 2014. Neutrophils counteract autophagy-mediated anti-inflammatory mechanisms in alveolar macrophage: role in post hemorrhagic shock acute lung inflammation. J Immunol, 193(9): 4623-4633

Woods A, Dickerson K, Heath R, et al. 2005. Ca^{2+}/calmodulin-dependent protein kinase kinase-beta acts upstream of AMP-activated protein kinase in mammalian cells. Cell Metab, 2(1): 21-33

Xiao G. 2007. Autophagy and NF-κB: fight for fate. Cytokine Growth Factor Rev, 18(3): 233-243

Xu Y, Jagannath C, Liu XD, et al. 2007. Toll-like receptor 4 is a sensor for autophagy associated with innate immunity. Immunity, 27(1): 135-144

Yano T, Mita S, Ohmori H, et al. 2008. Autophagic control of listeria through intracellular innate immune recognition in drosophila. Nat Immunol, 9(8): 908-916

Zang F, Chen Y, Lin Z, et al. 2016. Autophagy is involved in regulating the immune response of dendritic cells to influenza A (H1N1) pdm09 infection. Immunology, 148(1): 56-69

Zeng H, Yang K, Cloer C, et al. 2013. mTORC1 couples immune signals and metabolic programming to establish T(reg)-cell function. Nature, 499(7459): 485-490

Zhang D, Zhou J, Ye LC, et al. 2018. Autophagy maintains the integrity of endothelial barrier in LPS-induced lung injury. J Cell Physiol, 233(1): 688-698

Zhang DY, Qiu W, Jin P, et al. 2017. Role of autophagy and its molecular mechanisms in mice intestinal tract after severe burn. J Trauma Acute Care Surg, 83(4): 716-724

第十章

免疫细胞内质网应激与急危重症

急危重症患者由于创伤、感染等应激，自身调节机制被激活并出现一系列神经-内分泌-免疫功能失调等状况，尤其是细胞免疫功能紊乱，严重影响患者的病情进展及预后。随着近年来对严重创、烧伤致脓毒症发病本质认识的加深，人们注意到，脓毒症、多器官功能障碍综合征（MODS）多发生于严重烧伤和早期有严重休克或复合伤的患者，感染是外因，而免疫力低下是创/烧伤致脓毒症、MODS 发生、发展的主要内因。研究资料显示，严重烧伤后出现大量淋巴细胞及树突状细胞凋亡、抗原提呈细胞功能下降及负性共刺激分子表达上调，调节性 T 细胞数量增加，从而呈现以白细胞介素（IL）、10 水平升高为特征的辅助性 T 细胞（Th）2 型反应为主的免疫反应等，导致机体不能有效清除病原体且对病原体的易感性明显增加。脓毒症、MODS 的救治一直是国内外急危重症医学界研究的热点、重点和亟待解决的重大疑难问题。对细胞免疫功能障碍的早期诊断和有效干预可能是降低急危重症患者死亡率的关键所在。

目前对于创/烧伤致脓毒症时机体免疫紊乱现象虽有所认识，但其主要调节因素、关键作用环节及有效调控途径尚未完全阐明。在机体遭受严重烧伤、创伤及外科大手术等打击后，感染、缺血/缺氧、氧化应激及全身炎症反应综合征（SIRS）等因素导致机体细胞包括免疫细胞的内稳态失衡，激发细胞内源性应激耐受机制，以应对各种不良环境下细胞功能的改变，这种应激耐受机制包括总体蛋白合成抑制、特殊基因转录增强、异常积聚蛋白和受损细胞器/大分子物质降解等，与内质网应激（endoplasmic reticulum stress，ERS）反应密切联系。从 ERS 角度深入探索脓毒症免疫功能障碍的确切发病及调控机制，发掘机体免疫的有效调节靶点，必将为脓毒症和 MODS 的临床防治提供新策略。

内质网（ER）是真核细胞内最重要的亚细胞器，对细胞稳态的支撑和健康的维持至关重要，是细胞内除核酸以外的一系列重要的生物大分子，如蛋白质、脂类（如甘油三酯）和糖类合成的"基地"，也是负责对细胞分泌蛋白和细胞膜蛋白进行翻译后修饰折叠的"加工厂"。当细胞蛋白合成需求量增加致内质网蛋白折叠能力超载即可触发未折叠蛋白反应（unfolded protein response，UPR）以促进内质网蛋白加工能力、蛋白降解能力，促进内质网稳态恢复和正常细胞功能。UPR 对维持内质网稳态是必需的；如果失败，UPR 将触发细胞死亡程序。

第一节 内质网的结构与功能

内质网是细胞质内膜组成的一系列片状的囊腔和管状的腔，彼此相通形成一个隔离于细胞基质的管道系统，具有高度多形性，为细胞中的重要亚细胞器。

一、内质网结构

内质网最早由 Porter KR、Claude A 和 Fullam EF 等于 1945 年在用电子显微镜观察鸡成纤维样细胞时发现，被描述成遍布胞质的纤细丝状物，后来由 Porter 命名为内质网。内质网是一个连续的膜囊和膜管网，连接细胞核和细胞质、细胞膜这几大细胞结构，使之成为通过膜连接的整体，负责物质从细胞核到细胞质、细胞膜及细胞外的转运过程。

内质网按胞质面有无核糖体披覆而被分为滑面内质网和粗面内质网，可连续或独立存在。粗面内质网又叫颗粒型内质网，常见于蛋白质合成旺盛的细胞中。粗面内质网大多为扁平的囊，少数为球形或管泡状的囊。在靠近核的部分，囊泡可以与核的外膜连接。粗面内质网的表面所附着的核糖体（也叫核糖核蛋白体）是合成蛋白质的场所，新合成的蛋白质就进入内质网的囊腔内。粗面内质网既是新合成的蛋白质的运输通道，又是核糖体附着的支架。滑面内质网又称为非颗粒性内质网。滑面内质网的囊壁表面光滑，没有核糖体附着。滑面内质网的形状基本上是分支小管及小囊，有时小管排列得非常紧密，以同心圆形式围绕在分泌颗粒和线粒体的周围。因此，滑面内质网在切面中所看到的形态，与粗面内质网有明显的不同。

近期提出基于膜结构而不是外观的分类方法，由此，内质网分为核膜、片状池和由三通接头连接的多角形小管阵列。这些内质网结构的一个显著区别是膜的曲率，内质网小管比核膜的片状结构曲率更高。内质网在细胞内分布广泛且与很多胞内细胞器接触（图 10-1）。与线粒体外膜形成物理连接称为线粒体相关膜（mitochondria-associated membrane，MAM），

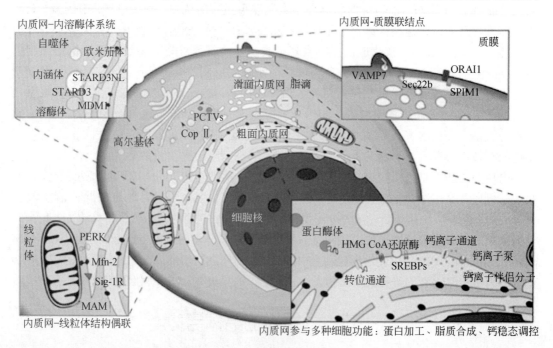

图 10-1 内质网结构与功能

［引自：Almanza A，Carlesso A，Chintha C，et al. 2019. FEBS J，286（2）：241-278］

在钙离子稳态中起着重要作用。它还与质膜（PM）相连接，由内质网的基质作用分子 1 和质膜的钙离子水平控制激活的钙通道蛋白 1 调控，囊泡转运蛋白（SEC22b）和囊泡相关膜蛋白 7 也参与内质网-质膜稳定连接的调控。内质网还与内涵体相互作用，由胆固醇线粒体转运蛋白（StAR）连接，有利于内涵体中胆固醇维持。另外，内质网膜可能作为自噬体的膜起源，由 MDM1/SNX13 复合体介导的内质网与内溶酶体的连接，形成欧米茄体（omegasome，自噬前体）的特殊结构，与吞噬子形成接触点，拉长形成成熟的自噬体。以这种方式，内质网自己或与其他细胞器协调发挥对很多细胞功能的调控作用。

二、内质网生理功能

内质网参与调控诸多细胞功能，包括蛋白质合成、钙离子储存和调节、脂质合成和储存及葡萄糖代谢等。这些不同功能表明，内质网作为一个动态"营养感应"细胞器，在协调细胞的能量、代谢及死亡方面发挥关键作用。

（一）蛋白质折叠与质量控制

内质网参与分泌蛋白及跨膜蛋白的合成、折叠、修饰、转运及降解。保证只有正确折叠的蛋白质才能输送出去。向细胞外分泌的蛋白质如抗体、激素等；跨膜蛋白如受体蛋白等；需要进行修饰加工的蛋白质如糖蛋白；需要与其他细胞组合严格分开的酶如溶酶体中各种水解酶等，这些蛋白质都必须在内质网中合成。不同的蛋白质在内质网腔中停留的时间不同，主要取决于蛋白质三级空间结构的复杂性和完成正确折叠与组装的时间，这一过程是在属于 HSP70 家族的 ATP 酶作用下完成的，需要消耗能量。有些无法完成正确折叠的蛋白质被运出内质网，转入溶酶体中降解，大约 90% 的新合成的 T 细胞受体亚单位和乙酰胆碱受体都被降解，而从未到达靶细胞膜。

（二）脂质合成

滑面内质网与蛋白质的合成无关，可是它的功能却更为复杂，它可能参与糖原和脂类的合成、固醇类激素的合成及分泌。内质网在膜产生、脂滴/囊泡形成和脂肪蓄积等方面起着重要作用。脂质合成定位于内质网膜交界处和与其他亚细胞器接触部位，以脂滴/囊泡的形式有规律地输出，动态改变膜结构以适应细胞脂质浓度的变化。内质网还包含胆固醇调节元件结合蛋白家族，能感受胆固醇以确保胆固醇稳态；还包含催化细胞膜脂质组分，即甾醇、鞘磷脂和磷脂合成的酶等。由脂肪酰基辅酶 A 和二酰基甘油合成这些脂质发生在内质网膜上，内质网膜还含有 3-羟基-3-甲基-戊二酰基辅酶 A 还原酶，该酶是甲戊酸钠/异戊二烯途径的限速酶，产生甾醇和异戊二烯前体。由内质网膜定位酶制成的前体随后被转化成结构性脂质、甾醇、甾体激素、胆汁酸、多丽酚、烯丙基供体和具有细胞代谢关键功能的无数类异戊二烯。有趣的是，MAM 已经被鉴定为磷脂合成的一个特许位点。

（三）内质网输出

大多数在内质网中合成的蛋白质和脂质必须运输到其他细胞结构，这主要通过分泌途径进行。为了维持细胞合成代谢的稳定，内质网输出需要严格控制，分泌缺陷可能导致内质网结构和功能的严重损伤。内质网输出的主要方式通过 COPII 被膜小泡的生成。另外，还存在其他几种非囊泡脂质输出机制，例如，较大的脂蛋白团块可被包裹在一种被称为乳糜微滴前体的运输囊泡中或凝聚在脂滴中运出内质网。

（四）钙离子稳态

钙离子（Ca^{2+}）作为第二信使参与许多细胞内外信号网络传递，在基因表达、蛋白质合成转运，以及细胞增殖、分化、代谢或凋亡中发挥重要作用。内质网作为 Ca^{2+} 的主要储存场所，它许多功能都以 Ca^{2+} 依赖的方式进行调控，从而在调节整个细胞的钙稳态中起着关键作用。内质网腔和细胞质内 Ca^{2+} 浓度需要高度协调的时空转运，以便能够维持生理状态下内质网内较高的 Ca^{2+} 浓度和氧化还原电位。内质网采用多种机制控制膜两侧 Ca^{2+} 的浓度：①内质网膜上 ATP 依赖 Ca^{2+} 泵用于细胞质到内质网腔内的转运；②内质网腔内 Ca^{2+} 结合伴侣用于螯合游离 Ca^{2+}；③内质网膜通道用于调节 Ca^{2+} 向胞质内的释放。这些机制通过内质网和其他亚细胞器（如质膜和线粒体）之间的紧密通信而得到促进，从而支持细胞整体的需要。

另外，在胃组织的某些细胞的滑面内质网上曾发现有 Cl^- 的积累，这说明其可能与 HCl 的分泌有关。在小肠上皮细胞中，可以观察到滑面内质网与运输脂肪有关；在心肌细胞和骨骼肌细胞的滑面内质网，可能与传导兴奋有关。

第二节　内质网应激反应

内质网是真核细胞中最重要的细胞器之一，其功能状态对维持细胞内稳态、促进细胞抵抗或适应各种应激刺激具有重要作用。干扰内质网稳态的各种因素都会引起内质网功能失调即内质网应激（ERS）。内质网非常敏感，缺血、缺氧、酸中毒、ATP 耗竭、氧化应激等均会导致 ERS 和蛋白质、脂质合成紊乱。另外，疾病状态下，例如，癌症、神经退行性变、糖尿病等导致细胞自身状态改变也可导致内质网紊乱，有些肿瘤基因突变等导致 ERS 途径的持续活化而引起细胞生长、增殖、分化、迁移等，而且肿瘤细胞失控性生长使得蛋白质合成需求大增而致内质网负荷增高，从而导致内源性的高 ERS 状态。内质网具有很强的内稳态系统，细胞对 ERS 的反应包括多种克服应激因素、恢复内质网稳态的适应性机制的激活。一定程度的 ERS 可提高内质网处理未折叠蛋白的能力，减轻内质网负荷，促进其稳态的恢复，增强细胞适应和抵抗应激的能力，对细胞功能状态及存活至关重要。应激因素持续存在或应激过强时，内质网功能不能及时恢复稳态，将触动细胞死亡程序，促进功能障碍细胞的清除。

一、未折叠蛋白反应

ERS 是真核细胞中普遍存在的一种内源性保护机制。应激状态下，细胞内新合成蛋白质异常增多或加工、修饰、转运等障碍均可刺激导致内质网腔内环境稳态改变，大量错误折叠或未折叠蛋白在内质网腔内聚集并激活未折叠蛋白反应（UPR）（图 10-2），激发内质网与高尔基体、细胞核之间的信号转导，抑制蛋白质合成并启动 ERS 相关基因的转录。目前发现至少三种不同的 UPR 信号通路，调节相关基因的表达以使内质网保持稳态；或当 ERS 不能得到及时控制时诱导细胞死亡。UPR 从酵母菌到哺乳类细胞具有高度保守性，目前对 ERS 的了解多是基于酵母菌 UPR 的研究。哺乳类细胞对 ERS 的反应更为复杂，除 UPR 外还包括过多表达的蛋白质经内质网膜转运（如病毒感染产生大量病毒糖蛋白）可激发内质网过负荷反应（ER overload response，EOR），与内质网膜上固醇剥夺激活固醇调节元件结合蛋白（sterol regulatory element binding protein，SREBP），经级联反应引起固醇合成基因的转录等。

当内质网中未折叠或错误折叠的蛋白质增多时，应激信号能通过内质网膜传递到细胞核中，继而引起蛋白质合成暂停及一系列特定的靶基因转录上调，这种反应就是 UPR。内质网膜上存在三种关键的跨膜蛋白分子：IRE1（inositol requiring enzyme 1）、PERK（PKR like ER kinase）、转录激活因子 6（activating transcription factor 6，ATF6）。正常情况下，这三种蛋白的内质网腔内侧都与糖调节蛋白 78（glucose-regulated protein 78，又称 immunoglobulin binding protein，GRP78/BiP）结合而处于无活性状态。GRP78 伴侣分子是 ERS 信号转导过程中最终上调的靶目标，以协助新合成蛋白质的正确折叠、促进内质网稳态的恢复、增强细胞适应和抵抗应激的能力，是 ERS 发生的标志性分子。内质网腔内未折叠蛋白或错误折叠蛋白大量聚集时，GRP78 与 PERK、IRE1、ATF6 解离，分离后的 IRE1 和 PERK 因发生寡聚化、自身磷酸化而启动下游通路活化，ATF6 解离后移位至高尔基体并进一步作为转录因子进入核内启动折叠蛋白、伴侣分子等的转录表达。GRP78 作为 UPR 信号途径的负性调控分子对 UPR 发挥重要作用。

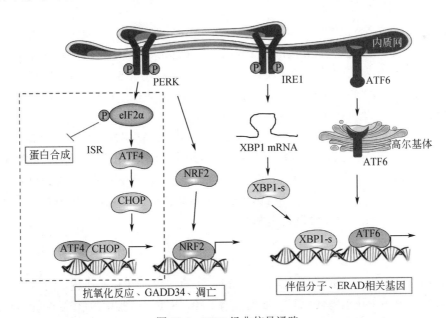

图 10-2　UPR 经典信号通路

（引自 Khan MM，Yang WL，Wang P. 2015. Shock，44：294-304）

(一) IRE1 信号通路

人类 IRE1 有两个亚型，IRE1-α 和 IRE1-β，分别由 *ERN1* 和 *ERN2* 编码，二者有很显著的序列同源性（39%），IRE1-α 广泛表达，IRE1-β 主要表达于胃肠道和肺黏膜上皮。内质网腔内未折叠蛋白聚集使 GRP78 解离可导致 IRE1 寡聚化，通过自身磷酸化激活其胞质激酶功能域，进一步剪切激活转录因子 X 盒结合蛋白 1（X box-binding protein-1，XBP-1），以及激活 TNF 受体相关因子 2（TRAF2）、c-Jun 氨基末端激酶（JNK）信号通路。*XBP1* mRNA 剪切活化产生 *XBP1-s* mRNA，编码 XBP1-s 蛋白，进入核内结合 UPR 反应元件（UPR responsive element，UPRE）或 ERS 反应元件（ERS responsive element，ERSE），启动伴侣分子、折叠酶及内质网相关性降解（ER-associated degradation，ERAD）相关成分等的基因表达。XBP-1 是哺乳动物细胞 ERS 信号转导过程中的中枢性调节分子，其剪切活化对内质网甘露糖苷酶、二硫键异构酶、核糖体相关膜蛋白等多种基因表达起调控作用，广泛参与糖代谢、脂质合成、胰岛素信号、氧化还原代谢、DNA 修复，从而影响细胞的存活、分化和发展。

IRE1 除通过 IRE1/XBP-1 途径诱导内质网伴侣分子表达，增强内质网处理未折叠蛋白能力的细胞存活信号外，还通过 IRE1/TRAF2/ASK1/JNK 途径诱导细胞凋亡信号。JNK 是丝裂原活化蛋白激酶（MAPK）系统的重要成员，是细胞内信号转导的重要通路，其活化与细胞凋亡密切相关。ERS 时，活化的 IRE1 招募胞质 TRAF2，使凋亡信号调节激酶 1（apoptosis signal-regulating kinase 1，ASK1）与之结合活化，进而激活 JNK。

(二) PERK 信号通路

ERS 时 PERK 与 GRP78 解离可形成同源二聚体并发生自身磷酸化，进而使真核细胞翻译起始因子 2α（eukaryotic initiation factor 2α，eIF2α）磷酸化受限，在翻译水平调控蛋白质的合成，广泛抑制蛋白质生物合成并特异性激活某些包含 5'端开放阅读框 mRNA 的蛋白质合成，如哺乳动物的 ATF4 蛋白。ATF4 是一种转录因子，其翻译效率更高，并在抑制 eIF2α 时被诱导。其靶基因主要包括在蛋白质合成和分泌、氨基酸合成和转运及抗氧化应激反应中起作用的基因。更为重要的是，ATF4 还进一步诱导转录因子 C/EBP-同源蛋白（C/EBP homologous protein，CHOP）上调。CHOP 作为一种促凋亡分子，在 ERS 介导的细胞凋亡中发挥着重要作用。而且这种蛋白还可通过刺激 eIF2α 特异性磷酸酶复合物的调节亚单位生长停滞及 DNA 损伤基因（growth arrest and DNA damage-inducible gene，GADD）34 的合成来终止 UPR，恢复细胞内平衡。

(三) ATF6 信号通路

ERS 时内质网腔内未折叠蛋白累积，ATF6 迅速从内质网膜上释放，通过运输囊泡转移至高尔基体中，在高尔基体 ATF6 被蛋白酶 S1P、S2P 水解切割为有活性的转录因子，进入细胞核，可调节 GRP78、蛋白质二硫键异构酶、GRP94 等的表达上调，其靶基因与内质网腔内伴侣分子、促进蛋白质折叠修饰等的重要蛋白分子密切相关。但 ATF6 如何应答 ERS 的确切机制尚不明确。

二、内质网相关性细胞凋亡

ERS 可启动精确调控机制防止 UPR 途径的持续激活，如 PERK 磷酸化活化 eIF2α 引起蛋白质合成广泛抑制的同时能激活 ATF4 及其下游靶分子 CHOP、GADD34，通过负反馈机制导致磷酸化 eIF2α 的去磷酸化，恢复正常水平蛋白质合成；IRE1/XBP1 通路激活后诱导 p58IPK 表达，结合 PERK 胞质激酶域抑制其活性，是调控 UPR 反应强度的重要分子。在轻度 ERS 时，这些反应可及时恢复正常蛋白质的合成、加工，促进细胞存活；但当 ERS 反应过激、内质网功能稳态未能及时恢复时，则增强促凋亡蛋白的合成，从而启动 ERS 相关凋亡途径活化，诱导细胞凋亡的发生（图 10-3）。

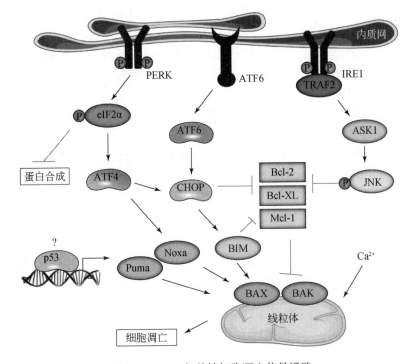

图 10-3 ERS 相关性细胞凋亡信号通路

（引自：Khan MM，Yang WL，Wang P. 2015. Shock，44：294-304）

正常生理条件下，ERS 相关性细胞凋亡是一种重要的机体防御机制，可有效减轻细胞坏死所致炎症及组织损伤。与这种局限、有选择性的凋亡不同，病理条件下未得到有效控制的 ERS 诱导大范围细胞凋亡，对多种疾病包括神经退行性疾病、糖尿病、动脉粥样硬化、肾脏病等的发生和发展均具有重要意义，已成为受到高度重视的关键致病因素。目前有关 ERS 细胞凋亡机制的研究主要包括 IRE1/TRAF/JNK、PERK/p-eIF2α/ATF4/CHOP 及胱天蛋白酶（caspase）-12 凋亡途径。

CHOP 又称 GADD153，是内质网相关性细胞凋亡途径中的一个关键信号分子，生理条件下表达水平很低，在细胞内发生 ERS 时被强烈诱导。IRE1α、IRE1β、ATF6 及 PERK 的活化均可诱导 CHOP 表达/激活，在 $CHOP^{-/-}$ 细胞或基因敲除小鼠，诱导 ERS 的因素所导致的细胞凋亡均被明显抑制。研究表明，CHOP 活化导致大量高分子量蛋白复合物在内质网腔内聚集从而加重损伤内质网功能。而且，ERS 诱导的 CHOP 活化可降低抗凋亡分子 Bcl-2 的表达，引起促凋亡分子 Bax 由胞质向线粒体移位，从而激活线粒体凋亡途径。后来发现，CHOP 有几个靶点，包括 GADD34、TNF 受体（TNFR）家族的细胞表面死亡受体 DR5（TRAIL 受体-2）和诱使内质网过度氧化、促进细胞凋亡的内质网氧化还原酶 1α（endoplasmic reticulum oxidoreductase 1α，ERO1α）。研究报道，ERO1α 激活三磷酸肌醇受体（IP3R）诱导钙离子从内质网向线粒体大量转运并启动巨噬细胞凋亡。这一发现为细胞凋亡的 CHOP 途径如何通过 ERO1α-IP3R 途径触发钙依赖性凋亡及如何针对 ERO1α 设计抑制细胞凋亡策略提供了新的线索。

ERS 介导细胞凋亡的另一个主要分子是 caspase-12。caspase-12 在小鼠组织中广泛存在，至今 caspase-12 只在啮齿类动物被成功克隆，有研究发现人类 caspase-4 与鼠 caspase-12 有较高同源性且与内质网相关性细胞凋亡的发生具有特异性相关关系。caspase-12 位于内质网的胞质面，其酶原的剪切活化可特异地由诱导 ERS 的损伤因素引起，非 ERS 相关的细胞凋亡中无 caspase-12 的活化。研究表明，其活化可能与钙蛋白酶（calpain）、GRP78/caspase-7 复合物等有关，活化 caspase-12 进入胞质激活 caspase-9 酶原，进一步裂解 caspase-3 酶原等效应物，作用于聚腺苷二磷酸核糖转移酶（poly ADP-ribose polymerase，PARP）和多种其他细胞内的底物，最终导致细胞凋亡。

ERS 时 IRE1 信号通路的活化更多地与促生存机制有关。但在持续应激状态下，IRE1α 活性可能具有促凋亡的作用。该蛋白招募接头蛋白 TRAF2 激活 ASK1 及其下游靶点 JNK，并激活凋亡途径促进细胞坏死。但是，IRE1 通路的激活到底是促进死亡还是促进生存目前还不明确，这可能取决于诱导 ERS 的刺激因素及其强度，或者依据 IRE1 寡聚状态决定其激酶 RNase 活性。另外，在较强或长期 ERS 状态下，IRE1 可能通过降解抗凋亡蛋白的 mRNA 从而促进细胞死亡。最近的一份报告显示，在 ERS 诱导的视网膜变性及胰腺 B 细胞破坏所致糖尿病小鼠模型中，使用小分子诱导 IRE1α 变构抑制可维持关键细胞的存活。

三、内质网自噬

UPR 能上调参与蛋白折叠加工的一些靶基因表达，增强内质网蛋白折叠能力，缓解 ERS。研究发现，UPR 上调的靶基因中还包括自噬相关蛋白。自噬是一类细胞内降解自身受损的细胞器和大分子物质的代谢过程，是真核生物细胞适应环境刺激的固有机制。自噬在细胞生长、分化、固有和适应性免疫、老化及细胞死亡等生物过程中均发挥重要作用，与人体各种疾病有着密切联系。ERS 可增强自噬，促进内质网腔内多余的、错误折叠蛋白的降解。越来越多的资料提示，ERS、UPR 与自噬过程密切相关，在共同维持细胞功能稳态中发挥关键作用。

首先，ERS 可通过多种分子机制触发自噬反应的发生，这一现象在酵母菌及哺乳类细胞中均已验证。早期研究发现，在发生 ERS 的细胞中自噬小泡增多，其中含有 ERS 标志性蛋白，LC3 等自噬标志性蛋白也有所增加。进一步分析发现，ERS 可能通过 PERK-eIF2α、IRE1/JNK/Beclin-1、ATF4 等信号通路诱导自噬的发生。新近研究报道，内质网中的重要伴侣分子 GRP78 可通过调节 p53 核移位调控自噬反应的发生。GRP78 是内质网腔内最重要的伴侣蛋白分子之一，对正常内质网功能的维持和异常状态下内质网功能恢复均发挥至关重要的作用。研究显示，铬可诱导神经元 ERS 相关分子 GRP78、ATF4 等和自噬标志分子 LC3 的表达同时上调，抑制 ERS 则导致 GRP78 表达降低和自噬受抑；抑制或下调 GRP78 表达可降低磷酸化 AMPK 水平，抑制 LC3-Ⅰ向 LC3-Ⅱ的转变，自噬体减少，提示 GRP78 对自噬反应的重要调控作用。有研究结果揭示，ERS 时 GRP78 的表达上调，可通过调节 p53 的核位移调控自噬反应的发生；下调 GRP78 表达可引起 p53 向胞质内转移，自噬反应受到显著抑制。上述资料提示，GRP78 通过 p-AMPK/p53 通路对自噬发挥重要调控作用。

另有研究报道，药物性 ERS 诱导剂毒胡萝卜素（thapsigargin，TG）刺激小鼠胚胎成纤维细胞（MEF）可诱导产生明显的 ERS 和自噬。进一步研究显示，敲除 *TRAF2* 可阻断 IRE1 通路激活诱导 JNK 的活化，细胞内 LC3 阳性囊泡积累可被完全抑制；而敲除 *eIF2α* 或 *ATF6* 或 *PERK* 后，衣霉素（tunicamycin，TM）或 TG 刺激诱导 MEF 或胚胎干细胞发生 ERS 后仍然可见明显 LC3 阳性囊泡增多，表明 ERS 与自噬间的连接依赖内质网跨膜蛋白 IRE1 而不是 PERK 或 ATF6，ERS 状态下 IRE1-TRAF2-JNK 信号通路在诱导细胞自噬过程中具有更为重要的作用。

其次，自噬对发生 ERS 的细胞具有重要保护效应。当未折叠蛋白或错误折叠蛋白数量超过了蛋白酶体调节的降解系统时，自噬将被触发以移除这些蛋白。这与酵母中观察到的现象相符，ERS 诱导的自噬可平衡内质网膨胀，从内质网清除聚集的蛋白，并且在过强和持久的压力下有明确的细胞保护功能。例如，在阿尔茨海默病患者的大脑中，神经细胞发生 ERS 时，自噬是 UPR 中异常聚集蛋白降解的主要途径。

另外，应激状态下的真核细胞内可能存在内质网特异性自噬（ER-phagy）过程。新近报道显示，药物诱导的 ERS 或饥饿诱导的整个细胞应激状态可激发内质网膜和内质网蛋白在溶酶体中特异性降解的 ER-phagy 过程，介导这一过程的信号通路可能有别于常规非选择性自噬的元件和核心机制，自噬体通过自噬相关基因（autophagy-related gene，ATG）39 和 ATG40 以一种选择性受体-蛋白介导的方式来调控内质网的降解。ATG39 蛋白定位于细胞核周围内质网的一个特殊区域，诱导部分细胞核降解，这对于氮饥饿状态下细胞存活是必要的；ATG40 则定位在内质网的胞质、胞膜区，可能是哺乳类细胞内质网自噬受体 FAM134B 的配体，介导这些区域内质网膜降解。这种内质网特异性自噬过程对雷帕霉素作用下（模拟氮饥饿）的酵母菌及哺乳动物的细胞存活是必需的。

第三节　内质网应激对急危重症的影响

一、急危重症中的内质网应激

当机体遭受严重烧伤、创伤等突发性打击时，加之伤后疼痛、失血、失液、感染、休克等刺激因素可引起失控性全身性炎症反应及后续并发症，使得整个机体处于严重的应激状态，内环境稳态破坏，干扰复杂的内质网功能和新合成蛋白质或脂质的翻译后修饰，以及内质网的蛋白质折叠机制，改变细胞的氧化还原环境，导致内质网内未折叠蛋白或错误折叠蛋白的积累，引起细胞内质网功能状态的改变和 ERS 反应的发生。创伤性出血、脓毒症模型动物的多种组织细胞中均可检测到 ERS 标志分子的表达上调。笔者课题组应用 Western blot 技术检测严重烧伤模型小鼠脾脏树突状细胞（DC）中 ERS 标志分子的表达水平如图 10-4 所示，GRP78 表达、PERK 磷酸化水平及 XBP1 活化水平在烧伤后 1 天均有明显升高，并持续保持高水平至伤后 3~5 天。

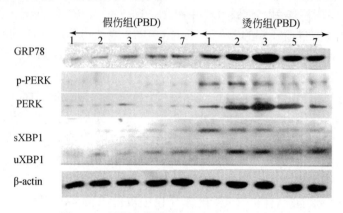

图 10-4　烫伤小鼠脾脏 DC 中 ERS 反应情况

适当的 ERS 反应对细胞功能状态及存活至关重要，一定程度的 ERS 可提高内质网处理未折叠蛋白的能力，促进其稳态的恢复，增强细胞适应和抵抗应激的能力；但当刺激因素持续存在或过强时，细胞内稳态不能及时恢复或重建，ERS 将激活内质网相关性细胞凋亡途径诱导细胞凋亡。ERS 持续时间及应激水平对于应激细胞的功能与生存均具有重要影响，决定应激细胞适应、损伤或凋亡的发生与发展。过度 ERS 与细胞凋亡及多器官损害发病机制密切相关，持续或强烈的 ERS 和活性氧加速内质网 Ca^{2+} 的释放，从而激活线粒体依赖性和非线粒体依赖性 caspase 级联反应，最终导致细胞凋亡或坏死。进一步的证据表明，抑制 ERS 反应可减轻创伤后细胞凋亡及血管损伤、肺损伤、脑损伤等。ERS 作为真核细胞重要的内源性保护机制对细胞功能维持至关重要，但过度 ERS 引发有害的级联反应及 ERS 相关细胞死亡，是重症患者组织损害、器官功能障碍的重要机制，如何调控 ERS 并最终影响或决定疾病的发展和转归，是急危重症领域值得关注的热点问题。

二、危重症状态下内质网应激对免疫细胞功能状态的影响

创伤后脓毒症、休克及 MODS 是反映体内一系列病理生理改变及临床病情严重程度变化的动态过程，其实质是机体全身炎症反应不断加剧、持续恶化的结果。在脓毒症期间，失控的炎症反应和先天免疫系统的激活可导致组织损伤并最终导致细胞死亡。机体免疫功能紊乱及其调控机制在脓毒症及 MODS 发生、发展和转归中的重要作用已受到国内外学者的广泛关注，急危重症患者体内免疫细胞正常功能的维持和调控是目前研究的热点问题之一。ERS 系真核细胞中普遍存在的一种应激反应，对机体炎症反应和细胞免疫功能状态具有重要的影响。研究表明 ERS 反应对 DC、巨噬细胞、B 细胞、T 细胞和其他免疫调节细胞的分化、成熟及功能状态均具有重要影响。脓毒症时，内质网功能障碍与免疫紊乱严重程度及预后密切相关。

（一）ERS 对 DC 功能状态的影响

DC 是机体免疫系统的重要调节细胞，具有广泛的生物学效应，包括激活固有免疫系统、启动更持久的适应性免疫、诱导胸腺清除自身反应性 T 细胞、分化调节性 T 细胞（Treg）、维持自身耐受等。DC 感受到各种病原体刺激后可分化成熟，细胞因子分泌增多、抗原提呈能力增强、对 T 细胞增殖和分化促进能力增强。DC 功能状态的巨大变化使其处于明显的应激状态下，常需耐受氨基酸耗竭、氧化应激等刺激。对多种细胞来说这些刺激可能引起细胞内蛋白表达停止而诱发细胞凋亡，但在 DC 等免疫细胞中存在一套不同的应激耐受机制，以利于在各种不良环境下保存细胞功能，这种应激耐受机制包括总体蛋白合成抑制及特殊基因转录增强等，均与 ERS 反应有密切关系。有资料证实，生理条件下 ERS 反应对 DC 分化、发育及存活具有至关重要的意义，将哺乳动物细胞 ERS 信号转导过程中的关键调节分子 XBP1 进行基因敲除后，小鼠髓系及淋巴系 DC 数量均明显减少，分泌产物降低；将 XBP1 活性片段导入 DC 可促进其分化发育。笔者课题组前期研究表明，ERS 是 DC 免疫调节机制的重要分子基础，分离纯化的小鼠脾脏 DC 在体外培养时受到炎症介质高迁移率族蛋白 B1 作用后可分化成熟，该免疫调理作用与 DC 内 ERS 反应密切相关，阻抑 IRE1/XBP1 信号通路的激活可明显抑制 DC 的成熟、分化及对 T 细胞增殖及功能极化的免疫介导功能。

（二）ERS 对 T 细胞的免疫调控效应

T 细胞是淋巴细胞的主要组分，具有多种生物学功能。T 细胞增殖活化过程中伴有明显的 ERS 反应，有资料显示，急性感染或白细胞介素（IL）-2 信号途径的激活可明显上调人外周血单个核细胞及小鼠 $CD4^+$ T 细胞、$CD8^+$ T 细胞中 *XBP1* 基因水平，而且人为维持 IRE1/XBP1 信号通路的活化状态可显著延长持续 ERS 细胞的生存时间，对细胞存活具有重要决定意义。另外，众所周知，T 细胞被特异性的抗原物质激活后可增殖分化，形成在功能上各异的两类细胞，即效应 T 细胞和记忆 T 细胞，这些记忆细胞会在体内长久保存，并在下一次遇到同样的抗原时激发一种继发反应，引起更强烈的细胞增殖，在短时间内形成大量的效应 T 细胞，但目前对于免疫记忆系统的详细机制尚无深入了解。研究表明，ERS 反应及其调控可能是效应 T 细胞终末分化的重要机制。XBP1 的活化对决定效应 T 细胞终末分化的杀伤细胞凝集素样受体 G 亚家族成员 1（KLRG1）的表达有重要调节作用，但对急性感染 5 天后的效应 $CD8^+$ T 细胞而言，高表达 XBP1 的活性片段并不能诱导其 KLRG1 表达水平的提高。提示，IRE1/XBP1 信号通路的激活对 $CD8^+$ T 细胞终末分化具有重要意义，但却无法逆转其分化方向。

（三）ERS 对浆细胞分化成熟的影响

B 细胞是参与机体体液免疫的主要细胞，ERS 在 B 细胞免疫应答过程中的重要意义已得到广泛认知，内毒素刺激 B 细胞增殖分化过程中伴有内质网伴侣分子 GRP78、GRP94 等表达及 XBP1 转录水平的明显上调；转录因子 XBP1 的激活对浆细胞终末分化及合成、分泌免疫球蛋白至关重要而且是必需的。体内实验也显示，小鼠淋巴组织 XBP1 缺失可进行正常的 B 细胞的活化增殖、细胞因子分泌及形成正常的生发中心，但因浆细胞不能正常分化而使免疫球蛋白分泌明显受抑。先前认为，是 B 细胞活化时免疫球蛋白的大量合成及其在内质网腔内聚集刺激了 ERS 反应，但研究结果表明，以内毒素脂多糖（LPS）刺激 B 细胞株 CH12，在抗体合成增加之前即有 GRP78、GRP94 表达增加及 XBP1 活化水平的明显升高，提示生理性 ERS 在启动 B 细胞分化成熟中同样具有重要意义。

（四）过度内质网应激诱发免疫细胞凋亡介导免疫功能障碍

近来研究发现除死亡受体活化和线粒体损伤两条经典细胞凋亡通路外，过度 ERS 可通过特异性信号转导通路启动细胞凋亡。这一信号转导通路包括 UPR 反应和钙离子起始信号等机制，通过特异性激活 caspase-12/caspase-3、p38 MAPK/CHOP、ASK1 等信号途径，最终导致细胞凋亡。在脓毒症中，大量淋巴细胞凋亡被认为是诱发 T 细胞克隆无反应状态的主要原因，与脓毒症高死亡率密切相关，而且抑制 DC 和淋巴细胞的凋亡能明显提高感染动物的生存率。在盲肠穿孔结扎术（CLP）脓毒症模型中，ERS 导致小鼠脓毒症时淋巴细胞凋亡异常，ERS 持续存在或过强时启动细胞凋亡程序，对炎症反应的恶化和重度感染发生、发展至关重要。转录因子 CHOP 是 ERS 引起细胞凋亡的主要诱导因子，小鼠脓毒症模型中可以检测到 CHOP 的表达增加，抑制 CHOP 的表达上调或 *CHOP* 基因敲除可以提高脓毒症小鼠的存活率，减轻小鼠肺损伤，表明 CHOP 介导的内质网相关性细胞凋亡机制参与了脓毒症的发生、发展，并在此过程中发挥重要作用。近年来的研究表明，CHOP 在脓毒症发病机制中还作为炎症反应的放大器，对脓毒症炎症反应起着介导作用。*CHOP* 基因敲除小鼠的核因子κB（NF-κB）活化显著增加，促炎基因（*CXCL-1*、*MIP-2*、*IL-6*）进一步上调。LPS 在小鼠体内注射可诱导 ERS，UPR 相关标志分子包括 ATF6、XBP1、eIF2α（磷酸化水平）、ATF4 及 BiP 和 CHOP 的表达/活化水平均有明显上调，并且使用特异性 ERS 抑制剂 4-苯基丁酸酯（4-PBA）抑制 ERS 可减弱 LPS 诱导的小鼠肺部炎症。

（五）ERS 预处理的保护作用

有资料显示，低剂量 LPS（150μg/ml）体外刺激巨噬细胞早期即可诱导明显的 ERS，但对 ERS 相关细胞凋亡途径的关键分子 CHOP 的表达无明显诱导效应，仅在后期（24 小时后）有较低水平的升高，无明显细胞凋亡；而且，更为有意义的是，经 LPS 短时间（5 小时）预处理可明显减轻 ERS 特异诱导剂 TG 所诱导的细胞凋亡，这一资料进一步提示，适度 ERS 有利于促进内质网功能稳态恢复以减轻细胞损伤和细胞凋亡的发生，在脓毒症早期对 ERS 进行有效调控防止反应过度，或在后期对 ERS 诱导的细胞凋亡进行有效干预，很有可能为脓毒症的临床治疗带来新的突破。

三、内质网应激干预靶点与脓毒症免疫调理治疗策略的研发

降低脓毒症、MODS 患者死亡率和提高急危重症患者治愈后生活质量仍然是当前未能满足的最重要的医疗需求之一。有关 ERS 信号转导的新近研究揭示，ERS 与急危重症发病及病情进展的分子生物学机制密切相关。

（一）ERS 生物标志物

血液或组织活检样本中 UPR 和 ERS 分子标志物水平的变化可以提示疾病状态，并且

可以被用作有价值的疾病生物标志。研究表明，当 GRP78/BiP 释放到细胞外环境时，它具有很强的免疫反应性，是与成骨不全的发病机制相关的 ERS 蛋白。其后进一步的证据表明，GRP78/BiP 在肿瘤、病毒感染、阿尔茨海默病等多种人类疾病中过度表达，且作为生物标志物具有一定的临床诊断意义。UPR 转录因子也可作为各种疾病的潜在生物标志物。ATF4 上调，与食管鳞状细胞癌患者的进展和转移相关。类似地，XBP1 过表达与骨肉瘤的临床进展阶段和肿瘤恶性程度有关；IRE1/XBP1 下调可鉴别生发中心 B 细胞样淋巴瘤与其他弥漫性大 B 细胞淋巴瘤亚型。另外，XBP1 与炎症性肠病（IBD）发病密切相关。对 IBD 患者 *XBP1* 基因区 20 个 SNP 进行检测，发现 SNP rs5997391、rs5762795 和 rs35873774 与疾病相关，从而将细胞特异性 ERS 变化与器官特异性炎症的诱导联系起来。脑脊液中 ERS 伴侣蛋白分子的定量变化已经被提出作为监测神经退行性疾病（如肌萎缩性侧索硬化症）进展的可能的生物标志物。中脑星形胶质细胞源性神经营养因子（MANF）定位于内质网腔内，在多种细胞类型中由 ERS 诱导分泌，可以作为 ERS 相关肾脏疾病的尿液生物标志物。类似地，血管生成素被鉴定为在肾损害患者的尿液中发现的 ERS 反应生物标志物。基于此，无创性 ERS 相关生物标志物用于疾病风险分层和疾病发展预测。

（二）UPR 干预小分子药物的开发与临床应用

近年来的研究资料显示，保护或重建内质网的功能稳态可能是寻求急危重症治疗新策略的重要靶点。研究发现，抑制过度 ERS 反应可稳定蛋白质构象、促进突变蛋白的转运降解、提高内质网的蛋白折叠能力、减轻脓毒症状态下相关细胞死亡造成的组织损伤，提示 ERS 可能是治疗多种疾病包括糖尿病、囊性纤维化、脓毒症、创伤、出血，以及脑、肾、脊髓、肝脏等缺血性损伤的潜在靶点。

针对 ERS 关键分子及相关信号通路的调控分子已开展多项临床试验。GRP78 除了作为 ERS 标志性分子及某些疾病生物标志物外，还是类风湿关节炎、癌症、细菌/病毒感染等多种人类疾病的治疗靶点。早在 2006 年就有报道，采用皮下注射或静脉注射方式给予预防性或治疗性 GRP78/BiP 干预，可改善胶原蛋白诱导的关节炎模型小鼠的临床体征和组织学损害。后来在 2016 年首次开展的 GRP78/BiP 治疗类风湿关节炎的人体临床试验中证实，人体内静脉输注 GRP78/BiP 是安全的，而且 GRP78/BiP 治疗可有效改善活动性类风湿关节炎患者的临床症状和生物学表现。在 I、II 期临床试验共筛选 42 例患者，其中 24 例患者随机接受 GRP78/BiP 或安慰剂治疗，研究结果显示，类风湿关节炎患者接受单次 GRP78/BiP 静脉输注可获得持续 3 个月的症状缓解。另外，针对 GRP78/BiP 开发特异性拮抗剂及抗体等下调 GRP78/BiP 表达的干预措施，显示具有明确的抗肿瘤活性，并且可以有效降低细菌细胞的生存能力、阻止病毒繁殖，并可促进宿主潜在的疫苗接种效果。

针对 ERS 开发治疗措施在肿瘤治疗方面也已取得较大进展，现已明确能够诱导 ERS 的小分子，例如，布雷菲德菌素（brefeldin A）、DTT 等干扰内质网功能的一些小分子、抑制内质网 Ca^{2+}-ATP 酶的 TG、阻止糖蛋白产生的 TM 等均可诱导 UPR。在肿瘤治疗研究中，这些小分子因为可以通过激活过度 ERS 诱导肿瘤细胞死亡，从而被作为潜在的抗肿瘤药物受到重视。其中 TG 在实体瘤患者临床前试验中确实显示出较好的药代动力学特征和耐受性。然而，由于这些化合物缺乏特异性和高毒性尚未用于临床，但其潜在临床应用价值值得关注。

创伤感染并发脓毒症、MODS 是临床急危重症患者最主要的死亡原因之一，临床缺乏有效的预防与治疗措施。随着对脓毒症病生理过程及免疫功能障碍发病及调控分子机制研究的不断深入，对 ERS 在机体炎症反应中的重要意义有了较为深入的了解，在严重烧伤、创伤、感染及其并发症脓毒症、MODS 发病过程中涉及多条 UPR 信号通路多种靶分子的激活，对机体炎症反应和免疫细胞功能状态具有重要影响（表 10-1），能否通过调控 ERS 反应及炎症反应寻找有效的治疗靶点成为众多科研人员关注的焦点。

表 10-1 脓毒症过程中涉及 ERS 的关键信号分子

ERS 相关基因靶点	功能	在脓毒症中
GRP78/BiP	伴侣分子，与未折叠蛋白结合促进蛋白降解，有助于减轻内质网负荷	表达上调
IRE1	剪切 XBP-1 激活应激激酶蛋白导致炎症及细胞凋亡	激活
XBP-1	ERAD、炎症、细胞凋亡	激活
PERK	通过 eIF2α 磷酸化引起广泛的蛋白合成抑制	激活
eIF2α	磷酸化导致广泛的蛋白合成抑制	磷酸化水平上调
ATF6	内质网伴侣分子基因转录	表达上调
ATF4	诱导 CHOP 及氨基酸代谢相关的蛋白合成	表达上调
CHOP	细胞凋亡、炎症反应	表达上调
ERO1α	促进内质网内的氧化应激	上调
caspase-12	细胞凋亡	激活

脓毒症过程中炎症、缺氧、休克、氧化应激等多种因素均可引起 ERS，但 ERS 在脓毒症发病过程中的作用是矛盾的。一方面，适度 ERS 的诱导具有细胞保护作用。例如，IRE1/XBP1 信号通路的激活是 DC 成熟分化所必需的，对机体免疫调控具有重要意义。并且，诸如 4-PBA、TUDCA 等蛋白抑制促进剂/干扰物可用于改善疾病结果。据报道，PERK 信号通路的激活可通过促进自噬而减轻 LPS 处理诱导的心肌细胞的死亡；缺血前激活 ATF6 可减少缺血-再灌注损伤时心肌组织的损伤；心肌细胞中 GRP78/BiP 的表达上调可刺激 Akt 信号转导，防止氧化应激，保护细胞，减轻缺血-再灌注损伤；此外，CHOP 在肾组织中的表达上调可抑制肾损伤中的炎症反应并提供保护。

另一方面，过度 ERS 又是危重症中导致组织损伤、免疫功能障碍发生的重要分子机制。salubrinal（Sal）可选择性抑制 eIF2α 去磷酸化，减轻内质网内蛋白负荷从而减轻 ERS 反应程度。研究报道，Sal 干预可显著降低 ERS 诱导的细胞凋亡。另外，Sal 治疗可延长过氧化物歧化酶转基因小鼠构建的肌萎缩侧索硬化症动物模型的生存时间。在突触前蛋白 α-synuclein 转基因小鼠构建的帕金森病动物模型中，Sal 治疗可增加小鼠神经元存活。我们的前期实验结果显示，严重烧伤小鼠给予 Sal 治疗可有效提高小鼠 7 天存活率（图 10-5），保护细胞抵抗 ERS 诱导的细胞凋亡（图 10-6），有助于改善机体免疫功能抑制状态；而且，干扰 IRE1/XBP-1 信号途径的过度活化可有效调控 DC 在活化刺激因子作用下的功能状态。另外，针对 ERS 诱导的细胞凋亡信号途径中的关键分子如 p38 MAPK、ASK1 等的特异性抑制剂可有效减轻细胞凋亡而发挥保护作用。另据报道，白藜芦醇可以抑制 IRE1/NF-κB 活化，缓解脓毒症引起的炎症反应，防止肾衰竭。因此，特定 UPR 分支的修饰是减轻过度 ERS 对组织细胞的损伤、治疗危重症很有前途的方法。ERS 信号途径在介导免疫及炎症反应方面的病生理意义尚需进一步深入研究，以探讨更为有效的干扰靶点及干扰措施。

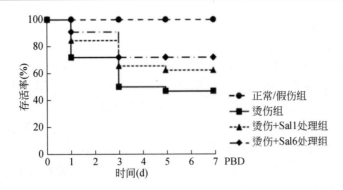

图 10-5　salubrinal（Sal）干预提高严重烫伤小鼠伤后 7 天存活率

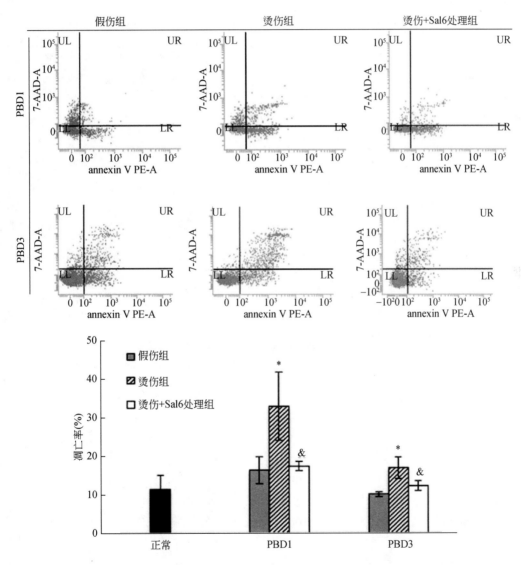

图 10-6　salubrinal（Sal）干预降低严重烫伤小鼠伤后 1～3 天脾脏 DC 凋亡率

*与假伤组比较，$P<0.05$；&与烫伤组比较，$P<0.05$

（三）UPR 潜在调控靶点

有关 UPR 信号通路中的关键分子作为生物标志物或治疗靶点的研究已有较多发现。X 射线晶体结构分析技术现在可用于分析 UPR 感受器与内源或外源配体间的结合，基于结构了解这些小分子如何与靶蛋白活性位点结合，这对 UPR 调节剂的新型药物开发将产生深远的影响。除了关键氨基酸的诱变分析之外，X 射线结构分析已经揭示了 IRE1、PERK、ATF6 等蛋白分子上的各种意想不到的变构结合位点。表 10-2 列举的小分子物质可通过激活或抑制 UPR 的一个或多个信号通路来调控 ERS，可能成为探索开发临床多种疾病治疗新策略的潜在作用靶点。

表 10-2 UPR 调节分子及干预靶点

	药用小分子	目标分子	概述
PERK	GSK2656157	PERK 激酶	多发性骨髓瘤、胰腺癌治疗的临床前试验
	salubrinal	GADD34/PP1c	抑制 eIF2α 去磷酸化，多种动物疾病模型中显示出明显的保护作用
	ISRIB	eIF2β	下调 ATF4 表达
	guanabenz	GADD34/PP1c	eIF2α 磷酸化酶抑制剂
	sephin1	GADD34/PP1c	eIF2α 磷酸化酶抑制剂
IRE1	salicylaldimines	IRE1 RNase	IRE1α RNase 活化位点抑制剂
	STF-083010	IRE1 RNase	IRE1α RNase 活化位点抑制剂，多发骨髓瘤治疗的临床前实验
	MKC-3946	IRE1 RNase	IRE1α RNase 活化位点抑制剂，多发骨髓瘤治疗的临床前实验
	4μ8c	IRE1 RNase	IRE1α RNase 活化位点抑制剂，多发骨髓瘤治疗的临床前实验
	APY29	IRE1 kinase	IRE1α RNase 活化位点抑制剂
	sunitinib	IRE1 kinase	IRE1α RNase 活化位点抑制剂，FDA 批准用于肾细胞癌的临床治疗
	KIRA	IRE1 kinase	IRE1α RNase 活化位点抑制剂
	toyocamycin	IRE1 RNase	IRE1α RNase 活化位点抑制剂，多种肿瘤临床前实验
	3-ethoxy-5, 6-dibromosalicylaldehyde	IRE1 RNase	IRE1α RNase 活化位点抑制剂
	apigenin	Proteasome	提高 IRE1α 核内活性
	FIRE peptide	IRE1 kinase	体外调控 IRE1 寡聚化，调节 XBP1 剪切活化
ATF6	apigenin	ATF6	上调 ATF6 表达
	baicalein	ATF6	上调 ATF6 表达
	ceapin	不明	抑制 ATF6
	kaempferol	ATF6	下调 ATF6 表达
	melatonin	ATF6	抑制 ATF6
	compound 147	ATF6	激活 ATF6
	compound 263	ATF6	激活 ATF6
	16F16	PDI	抑制 PDI

四、问题与展望

当前对ERS信号机制的研究日益增加,深入了解ERS反应及其在生理学和病理生理学中的作用,可用于开发新的ERS靶向治疗。根据不同疾病状态ERS信号通路活化水平的特异性,可以开发针对各特定患者群的新的治疗靶标及精确策略。现在我们对内质网的认识已逐步加深,从一个要确保分泌蛋白和跨膜蛋白正确折叠的蛋白质加工厂到细胞代谢功能调控的关键角色,内质网在细胞生理过程中发挥动态和至关重要的作用。然而,ERS导致细胞存活或死亡的确切分子机制仍不清楚。在过去几十年的研究中,我们已经获得了令人兴奋的证据,表明UPR的激活不仅在内质网中维持了稳态环境,而且涉及调节多种其他细胞过程,包括细胞增殖和分化、炎症、凋亡和血管生成。此外,更为重要的是,UPR的激活是一个与内质网内压力的持续时间和严重程度密切相关的动态过程。因此,在许多人类疾病,包括癌症、缺血、神经退行性疾病、糖尿病和代谢紊乱中,ERS和UPR信号通路的活性增加。UPR信号通路及关键分子间的协同作用对创伤或缺血-再灌注损伤后及脓毒症状态下细胞内稳态的维持和恢复至关重要,这些调节成分的失衡可能导致细胞凋亡,从而引起更为严重的炎症反应、免疫紊乱及组织损伤。了解UPR信号通路中哪些靶点可以被药理化合物干预,以及如何以药理学手段使得ERS从促死亡途径转换到促细胞恢复途径将是非常重要的。近年来,以PERK、IRE1和ATF6为靶点的药用小分子物质已用于疾病模型,并开始显示出良好的效果。UPR各信号通路之间的复杂串扰及这些通路关键分子与炎症和凋亡级联反应启动信号间的相互影响,对开发恢复细胞内稳态的治疗方法提出了挑战,也将为创伤、烧伤、感染和脓毒症等急危重症的干预调节提供新的治疗靶点。

总之,内质网是一种外部刺激传感装置,可以检测细胞微环境的任何变化,它可以作为理解环境信号和生物反应之间相互作用的整合平台。因此,ERS及UPR信号转导的相关研究在脓毒症、创伤和缺血-再灌注损伤领域是一个值得深入探索的新领域。

(祝筱梅 姚咏明)

参 考 文 献

Atkins C, Liu Q, Minthorn E, et al. 2013. Characterization of a novel PERK kinase inhibitor with antitumor and antiangiogenic activity. Cancer Res, 73(6): 1993-2002

Axten JM, Romeril SP, Shu A, et al. 2013. Discovery of GSK2656157: an optimized perk inhibitor selected for preclinical development. ACS Med Chem Lett, 4: 964-968

Bertolotti A, Zhang Y, Hendershot LM, et al. 2000. Dynamic interaction of BiP and ER stress transducers in the unfolded-protein response. Nat Cell Biol, 2(6): 326-332

Bi X, Zhang G, Wang X, et al. 2018. Endoplasmic reticulum chaperone GRP78 protects heart from ischemia/reperfusion injury through Akt activation. Circ Res, 122(11): 1545-1554

Booth L, Roberts JL, Cash DR, et al. 2015. GRP78/BiP/HSPA5/Dna K is a universal therapeutic target for human disease. J Cell Physiol, 230: 1661-1676

Boyce M, Bryant KF, Jousse C, et al. 2005. A selective inhibitor of eIF2alpha dephosphorylation protects cells from ER stress. Science, 307(5711): 935-939

Braakman I, Bulleid NJ. 2011. Protein folding and modification in the mammalian endoplasmic reticulum. Annu Rev Biochem, 80: 71-99

Bujisic B, De Gassart A, Tallant R, et al. 2017. Impairment of both IRE1 expression and XBP1 activation is a hallmark of GCB DLBCL and contributes to tumor growth. Blood, 129(17): 2420-2428

Calfon M, Zeng H, Urano F, et al. 2002. IRE1 couples endoplasmic reticulum load to secretory capacity by processing the XBP-1 mRNA. Nature, 415(6867): 92-96

Chevet E, Hetz C, Samali A. 2015. Endoplasmic reticulum stress-activated cell reprogramming in oncogenesis. Cancer Discov, 5(6): 586-597

Clapham DE. 2007. Calcium signaling. Cell, 131(6): 1047-1058

Cross BC, Bond PJ, Sadowski PG, et al. 2012. The molecular basis for selective inhibition of unconventional mRNA splicing by an IRE1-binding small molecule. Proc Natl Acad Sci USA, 109: E869-E878

Dadey DYA, Kapoor V, Hoye K, et al. 2016. Antibody targeting GRP78 enhances the efficacy of radiation therapy in human glioblastoma and non-small-cell lung cancer cell lines and tumor models. Clin Cancer Res, 23(10): 2556-2564

Das I, Krzyzosiak A, Schneider K, et al. 2015. Preventing proteostasis diseases by selective inhibition of a phosphatase regulatory subunit. Science, 348: 239-242

Fagone P, Jackowski S. 2009. Membrane phospholipid synthesis and endoplasmic reticulum function. J Lipid Res, 50(S): S311-S316

Ferlito M, Wang Q, Fulton WB, et al. 2014. Hydrogen sulfide increases survival during sepsis: protective effect of CHOP inhibition. J Immunol, 192: 1806-1814

Franco A, Almanza G, Burns JC, et al. 2010. Endoplasmic reticulum stress drives a regulatory phenotype in human T-cell clones. Cell Immunol, 266(1): 1-6

Garrabou G, Morén C, López S, et al. 2012. The effects of sepsis on mitochondria. J Infect Dis, 205(3): 392-400

Ghosh R, Wang L, Wang ES, et al. 2014. Allosteric inhibition of the IRE1α RNase preserves cell viability and function during endoplasmic reticulum stress. Cell, 158(3): 534-548

Graner MW, Lillehei KO, Katsanis E. 2015. Endoplasmic reticulum chaperones and their roles in the immunogenicity of cancer vaccines. Front Oncol, 4: 379

Higa A, Taouji S, Lhomond S, et al. 2014. Endoplasmic reticulum stress-activated transcription factor ATF6a requires the disulfide isomerase PDIA5 to modulate chemoresistance. Mol Cell Biol, 34: 1839-1849

Hotchkiss RS, Tinsley KW, Swanson PE, et al. 2001. Sepsis-induced apoptosis causes progressive profound depletion of B and $CD4^+$ T lymphocytes in humans. J Immunol, 166(11): 6952-6963

Iurlaro R, Muñoz-Pinedo C. 2016. Cell death induced by endoplasmic reticulum stress. FEBS J, 283(14): 2640-2652

Iwakoshi NN, Pypaert M, Glimcher LH. 2007. The transcription factor XBP-1 is essential for the development and survival of dendritic cells. J Exp Med, 204(10): 2267-2275

Jha BK, Polyakova I, Kessler P, et al. 2011. Inhibition of RNase L and RNA-dependent protein kinase (PKR) by sunitinib impairs antiviral innate immunity. J Biol Chem, 286: 26319-26326

Khan MM, Yang WL, Wang P. 2015. Endoplasmic reticulum stress in sepsis. Shock, 44(4): 294-304

Kirkham B, Chaabo K, Hall C, et al. 2016. Safety and patient response as indicated by biomarker changes to binding immunoglobulin protein in the phase Ⅰ/ⅡA RAGULA clinical trial in rheumatoid arthritis. Rheumatology (Oxford), 55(11): 1993-2000

Lee AS. 2007. GRP78 induction in cancer: therapeutic and prognostic implications. Cancer Res, 67(8): 3496-3499

Liu CL, Li X, Hu GL, et al. 2012. Salubrinal protects against tunicamycin and hypoxia induced cardiomyocyte apoptosis via the PERK-eIF2alpha signaling pathway. J Geriatr Cardiol, 9(3): 258-268

Luan YY, Yao YM, Xiao XZ, et al. 2015. Insights into the apoptotic death of immune cells in sepsis. J Interferon Cytokine Res, 35(1): 17-22

Ma T, Han L, Gao Y, et al. 2008. The endoplasmic reticulum stress-mediated apoptosis signal pathway is involved in sepsis-induced abnormal lymphocyte apoptosis. Eur Surg Res, 41(2): 219-225

Malhotra JD, Kaufman RJ. 2007. The endoplasmic reticulum and the unfolded protein response. Semin Cell Dev Biol, 18: 716-731

Marciniak SJ, Ron D. 2006. Endoplasmic reticulum stress signaling in disease. Physiol Rev, 86: 1133-1149

Matsuoka M, Komoike Y. 2015. Experimental evidence shows salubrinal, an eIF2α dephosphorylation inhibitor, reduces xenotoxicant-induced cellular damage. Int J Mol Sci, 16(7): 16275-16287

Meldolesi J, Pozzan T. 1998. The endoplasmic reticulum Ca^{2+} store: a view from the lumen. Trends Biochem Sci, 23(1): 10-14

Meusser B, Hirsch C, Jarosch E, et al. 2005. ERAD: the long road to destruction. Nat Cell Biol, 7(8): 766-772

Mimura N, Fulciniti M, Gorgun G, et al. 2012. Blockade of XBP1 splicing by inhibition of IRE1 is a promising therapeutic option in multiple myeloma. Blood, 119: 5772-5781

O'Keeffe M, Mok WH, Radford KJ. 2015. Human dendritic cell subsets and function in health and disease. Cell Mol Life Sci, 72(22): 4309-4325

Palade GE, Porter KR. 1954. Studies on the endoplasmic reticulum. I. Its identification in cells in situ. J Exp Med, 100(6): 641-656

Papandreou I, Denko NC, Olson M, et al. 2011. Identification of an Ire1alpha endonuclease specific inhibitor with cytotoxic activity against human multiple myeloma. Blood, 117: 1311-1314

Plate L, Cooley CB, Chen JJ, et al. 2016. Small molecule proteostasis regulators that reprogram the ER to reduce extracellular protein aggregation. Elife, 5: e15550

Rodvold JJ, Mahadevan NR, Zanetti M. 2016. Immune modulation by ER stress and inflammation in the tumor microenvironment. Cancer Lett, 380(1): 227-236

Rojas-Rivera D, Delvaeye T, Roelandt R, et al. 2017. When PERK inhibitors turn out to be new potent RIPK1 inhibitors: critical issues on the specificity and use of GSK2606414 and GSK2656157. Cell Death Differ, 24(6): 1100-1110

Sabado RL, Balan S, Bhardwaj N. 2017. Dendritic cell-based immunotherapy. Cell Res, 27(1): 74-95

Schwarz DS, Blower MD. 2016. The endoplasmic reticulum: structure, function and response to cellular signaling. Cell Mol Life Sci, 73(1): 79-94

Siddiqi S, Saleem U, Abumrad NA, et al. 2010. A novel multiprotein complex is required to generate the prechylomicron transport vesicle from intestinal ER. J Lipid Res, 51(7): 1918-1928

Stefan CJ, Manford AG, Baird D, et al. 2011. Osh proteins regulate phosphoinositide metabolism at ER-plasma membrane contact sites. Cell, 144(3): 389-401

Tian S, Liu Z, Donahue C, et al. 2012. Genetic targeting of the active transcription factor XBP1s to dendritic cells potentiatec vaccine-induced prophylactic and therapeutic antitumor immunity. Mol Ther, 20(2): 432-442

Tinsley KW, Grayson MH, Swanson PE, et al. 2003. Sepsis induces apoptosis and profound depletion of splenic interdigitating and follicular dendritic cells. J Immunol, 171(2): 909-914

Wang L, Perera BGK, Hari SB, et al. 2012. Divergent allosteric control of the IRE1α endoribonuclease using kinase inhibitors. Nat Chem Biol, 8: 982-989

Wang L, Popko B, Tixier E, et al. 2014. Guanabenz, which enhances the unfolded protein response, ameliorates mutant SOD1-induced amyotrophic lateral sclerosis. Neurobiol Dis, 71: 317-324

Yang J, Cheng D, Zhou S, et al. 2015. Overexpression of X-Box binding protein 1 (XBP1) correlates to poor prognosis and up-regulation of PI3K/mTOR in human osteosarcoma. Int J Mol Sci, 16(12): 28635-28646

Yoshida H. 2007. ER stress and diseases. FEBS J, 274: 630-658

Zhang H, Yue Y, Sun T, et al. 2017. Transmissible endoplasmic reticulum stress from myocardiocytes to macrophages is pivotal for the pathogenesis of CVB3-induced viral myocarditis. Sci Rep, 7: 42162

Zhu XM, Dong N, Wang YB, et al. 2017. The involvement of endoplasmic reticulum stress response in immune dysfunction of dendritic cells after severe thermal injury in mice. Oncotarget, 8(6): 9035-9052

Zhu XM, Yao FH, Yao YM, et al. 2012. Endoplasmic reticulum stress and its regulator XBP-1 contributes to dendritic cell maturation and activation induced by high mobility group box-1 protein. Int J Biochem Cell Biol, 44(7): 1097-1105

第十一章

免疫细胞代谢障碍与急危重症

第一节 免疫细胞代谢障碍的基本特征

一、不同免疫细胞的代谢障碍

近年来，越来越多的研究关注脓毒症时免疫细胞的代谢状态。免疫细胞在静息期和反应期具有特定的代谢表型，能量代谢对维持免疫细胞功能具有重大意义。了解脓毒症时免疫细胞的代谢特点是研究脓毒症发病机制和临床诊疗的基础之一。免疫细胞的代谢表型受到细胞内外多种信号调控，其代谢改变通常是细胞接收相应刺激后下游相关信号通路被激活进而调控细胞能量代谢转换，因而不同免疫细胞的代谢障碍不尽相同（图 11-1）。

（一）中性粒细胞

中性粒细胞是循环系统中比例最高的一种白细胞，是机体抵抗病原微生物等感染的一线细胞。在炎症反应和脓毒症中，中性粒细胞几乎完全依赖有氧糖酵解产生 ATP。中性粒细胞所含线粒体较少，且几乎不消耗氧气。中性粒细胞激活后，葡萄糖和氧气的摄取和消耗增加。但是，消耗的葡萄糖主要用于有氧糖酵解和磷酸戊糖途径（pentose phosphate pathway，PPP），消耗的氧气主要用于产生 H_2O_2 杀灭病原微生物。使用 2-脱氧-D-葡萄糖（2-deoxy-D-glucose，2-DG）抑制糖酵解可显著抑制中性粒细胞的功能。除有氧糖酵解外，谷氨酸/谷氨酰胺分解也能为中性粒细胞提供能量，谷氨酰胺摄入可促进中性粒细胞发挥其吞噬作用。葡萄糖可通过 PPP 产生大量还原型辅酶Ⅱ（nicotinamide adenosine dinucleotide hydro-phosphoric acid，NADPH），另一方面，谷氨酰胺通过三羧酸循环产生苹果酸，进一步氧化生成 NADPH。而 NADPH 是 NADPH 氧化酶 2（NADPH oxidase 2，NOX2）必需的辅助因子，NOX2 可特异性产生超氧化物杀灭病原菌。缺氧诱导因子-1α（hypoxia inducible factor-1α，HIF-1α）和哺乳动物雷帕霉素靶蛋白（mammalian target of rapamycin，mTOR）的激活是控制中性粒细胞糖酵解的主要信号分子。例如，HIF-1α通常在感染和缺氧时激活，HIF-1α可激活中性粒细胞表达葡萄糖转运体 1（glucose transporter 1，Glut1），还调控多种抗炎因子表达，如颗粒蛋白酶、抗菌肽、一氧化氮（NO）和肿瘤坏死因子（TNF）-α等。HIF-1α敲除小鼠对金黄色葡萄球菌感染的抵抗力下降，这表明 HIF-1α和糖酵解对脓毒症的免疫反应十分重要。中性粒细胞的效应功能，包括中性粒细胞胞外诱捕网形成，分泌活性氧簇（ROS）等，都需要 mTORC1/HIF-1α信号转导和葡萄糖代谢参与。

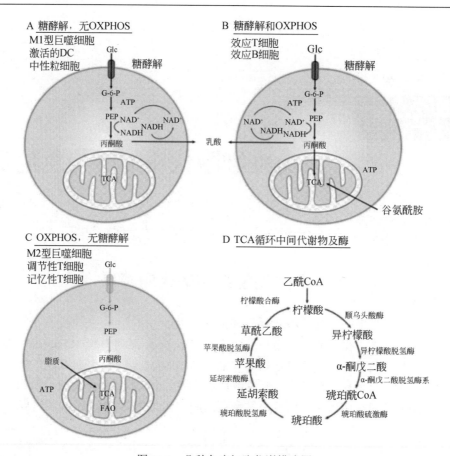

图 11-1　几种免疫细胞代谢模式图

注：Glc. 葡萄糖；G-6-P. 葡萄糖-6-磷酸；PEP. 磷酸烯醇式丙酮酸；OXPHOS. 氧化磷酸化；FAO. 脂肪酸氧化；TCA. 三羧酸

虽然线粒体对中性粒细胞能量代谢影响较小，但有研究表明线粒体对中性粒细胞的趋化能力至关重要。当脂多糖（LPS）造成线粒体功能失调时，中性粒细胞的趋化能力几乎完全消失，并使细胞随机黏附于上皮细胞，从而导致血管损伤。无功能的线粒体可损伤细胞，线粒体膜电位失衡可导致细胞色素 c 释放到细胞质并引发细胞凋亡。无功能的线粒体不能产生 ATP，但可通过α-磷酸甘油穿梭机制使线粒体外来自 NADH 的还原当量转变为 FADH2，进入线粒体呼吸链氧化而维持线粒体膜电位稳定。通过这种方式，线粒体能维持氧化还原平衡并且促进糖酵解，避免潜在的细胞凋亡。这可能是中性粒细胞激活后，杀灭病菌过程中中性粒细胞暂时保持活力的原因。总之，糖酵解在中性粒细胞杀灭病菌过程中十分重要。

（二）单核/巨噬与树突状细胞

巨噬细胞作为机体对抗感染的第一道防线，在脓毒症的发生发展中发挥重要作用。未成熟的巨噬细胞可在病原体相关分子模式或细胞因子刺激下分化为 M1 型巨噬细胞，产生大量炎症因子和 ROS。巨噬细胞在 IL-4 和 IL-13 的刺激下分化为 M2 型巨噬细胞，参与抗寄生虫反应，促进肉芽肿和瘢痕组织的形成。生理条件下，巨噬细胞通过葡萄糖氧化磷酸化产生 ATP 满足能量需求。巨噬细胞激活后糖酵解增加，Glut1 表达上调。巨噬细胞产生的 NO 会损害线粒体电子传递链（ETC），抑制氧化磷酸化，促进糖酵解。在脓毒症等长期炎症状态下，巨噬细胞的能量代谢向糖酵解转变是其存活的必要条件。

感染产生的急性炎症反应诱发未成熟巨噬细胞转变为 M1 型巨噬细胞，M1 型巨噬细胞在脓毒症中发挥重要作用。然而，M1 型巨噬细胞的免疫反应性取决于代谢转变，包括从氧化磷酸化转变为糖酵解，氧消耗和谷氨酰胺降解减少。M1 型巨噬细胞的代谢转变受 HIF-1α 和 mTOR 调控。LPS 激活巨噬细胞后，Akt 和 mTORC1 活化增加。活化的 Akt 进一步增加 Glut1 的内循环，促进 Glut1 在细胞膜表面表达。这是脓毒症期间 M1 型巨噬细胞增加葡萄糖摄取和利用的机制之一。

LPS 激活的巨噬细胞产生 HIF-1α，而琥珀酸/琥珀酸盐的积累可促进 HIF-1α 的稳定性，并促进 IL-1β 释放。琥珀酸能直接影响 M1 型巨噬细胞 HIF-1α 介导的炎症反应，进一步加重脓毒症。糖酵解中的丙酮酸激酶同工酶 M2（pyruvate kinase isozymes M2，PKM2）可作为 HIF-1α 的共激活剂，诱导 LPS 刺激的 M1 型巨噬细胞释放 IL-1β。抑制 PKM2 对致死性内毒素血症和多种微生物所致脓毒症的小鼠具有保护作用。降低 PKM2 活性能抑制糖酵解过程，减少内毒素血症和脓毒症时促炎细胞因子的释放，提高脓毒症小鼠的存活率。HIF-1α 还诱导丙酮酸脱氢酶激酶 1（pyruvate dehydrogenase kinase 1，PDK1）的激活，进一步促进 M1 型巨噬细胞的糖酵解，促进其在炎症组织或损伤部位迁移。炎症条件下，HIF-1α 促进巨噬细胞糖酵解增加，调节促炎因子的释放和细胞迁移。

白细胞介素（IL）-4、IL-13 和 IL-10 等细胞因子刺激可启动信号转导和转录激活因子（STAT）6，诱导巨噬细胞向 M2 表型的分化。IL-4 也通过 Akt-mTORC1 途径调节柠檬酸裂解酶，该酶是乙酰辅酶 A 合成的关键酶，能促进组蛋白乙酰化和 M2 表型相关基因的诱导和表达。IL-10 是脓毒症中一种重要的抑炎因子，IL-10 能抑制 LPS 激活的巨噬细胞摄取葡萄糖和糖酵解，诱导氧化磷酸化的激活。IL-10 还抑制 mTOR 信号转导，其对巨噬细胞代谢途径的抑制增加了线粒体自噬。线粒体自噬增加进一步抑制 M1 型巨噬细胞产生 ROS，并将其转化为 M2 型巨噬细胞。M2 型巨噬细胞主要依赖脂肪酸氧化和有氧氧化，具有较高的脂肪酸代谢活性和线粒体密度，脂肪酸的重头合成有助于脓毒症免疫抑制期 M2 型巨噬细胞存活。LPS 刺激小鼠巨噬细胞促进 HIF-1α 产生，并能减少脯氨酰羟化酶 mRNA 表达。HIF-1α 表达增加是决定脓毒症时巨噬细胞表型的关键因素，HIF-1α 可增加各种促炎细胞因子的合成和释放。

树突状细胞（DC）同样受到由 HIF-1α 介导的代谢调控。静息时，DC 主要通过氧化磷酸化产生 ATP，而在 DC 接收抗原信号分化成熟的过程中，糖酵解途径激活，脂肪酸氧化（fatty acid oxidation，FAO）和线粒体氧化磷酸化受抑制，并且后两者的抑制显得更为重要。DC 的能量代谢转换促进了 DC 共刺激因子的表达，对后续激活 T 细胞具有重要作用。

（三）T 细胞

抗原或细胞因子刺激初始 T 细胞后，细胞快速生长、增殖并获得相应的效应功能。这一过程与糖酵解、磷酸戊糖途径和谷氨酰胺分解代谢密切相关。例如，CD28 刺激能激活 PI3K/Akt 信号通路并促进 T 细胞膜表面 Glut1 表达。这不仅促进活化的 T 细胞对葡萄糖摄取，还可通过 mTOR 信号促使细胞从氧化磷酸化转换为糖酵解。效应 T 细胞如 Th1、Th2

和 Th17 细胞的糖酵解增强而氧化磷酸化减弱，诱导的调节性 T 细胞（Treg）主要通过脂肪酸氧化及氧化磷酸化作为主要的能量来源，记忆 T 细胞主要通过脂肪酸氧化产生乙酰辅酶 A 为氧化磷酸化提供燃料。

静息或初始 T 细胞主要通过线粒体氧化磷酸化和脂质氧化提供能量。初始 T 细胞的葡萄糖摄取受 T 细胞受体（TCR）信号调节，TCR 信号缺乏可能导致 Glut1 表达下降和葡萄糖摄取减少，这可能导致 T 细胞凋亡。将初始 T 细胞从正常微环境中移除，它们会内吞并降解 Glut1 和其他转运蛋白，减少营养物质摄取而保持低活性状态。初始 T 细胞接受信号刺激（如 IL-7）后，细胞 Glut1 表达上调，葡萄糖摄取增加，维持细胞正常免疫代谢。

mTOR 的两种复合物亚型 mTORC1 和 mTORC2 都与能量代谢和各种细胞信号通路密切相关。mTORC1 的激活促进细胞分化为 Th1 和 Th17 细胞；mTORC2 的激活则促进细胞分化为 Th2 细胞。mTOR 信号缺失时，T 细胞主要分化为 Treg 介导免疫抑制反应。

脓毒症患者血清 IL-7 水平较低，血液中 T 细胞表面 IL-7 受体表达也显著降低。初始 T 细胞需通过 IL-7 信号而上调 Glut1 表达来维持其正常的免疫代谢状态。脓毒症患者血清 IL-7 降低可能抑制 T 细胞 IL-7 信号转导而诱发细胞凋亡。此外，从脓毒症患者血液中分离的 T 细胞其基础 ATP 降低，氧化磷酸化和糖酵解都受到抑制。细胞因子刺激这些 T 细胞也不能改变细胞糖酵解、氧化磷酸化、ATP 产生和 Glut1 表达。脓毒症患者血液 T 细胞的 mTOR 信号和 AMPK 磷酸化都受抑制，葡萄糖摄取减少，但尚未发现 HIF-1α 和 Akt 信号转导的改变。

IL-7 可促进从脓毒症患者血液中分离的 T 细胞 mTOR 信号转导、Glut1 表达和葡萄糖摄取。mTOR 和 Akt 均促进 T 细胞有氧糖酵解，支持细胞生长、分化和功能发挥。因此，mTOR 信号改变可能是脓毒症时 T 细胞凋亡增加的原因之一。

Th17/Treg 比例对脓毒症的发展起重要作用。免疫代谢途径参与调控 Th17 和 Treg 的平衡。参与 Th17 细胞生成的免疫代谢途径为 PI3K-Akt-mTORC1-S6K1，S6K1 可结合 RORγt 并将其输送至细胞核，从而诱导 Th17 细胞功能表型相关的基因表达。CD4$^+$ T 细胞缺乏 mTORC1 信号可影响其分化成 Th1 和 Th17 细胞，而不影响其向 Th2 细胞分化。HIF-1α 是 Th17 细胞的关键调节因子。T 细胞 HIF-1α 缺失可影响糖酵解关键酶表达，如己糖激酶（hexokinase，HK）2、丙酮酸激酶和磷酸果糖激酶-1。在脓毒症和脓毒性休克患者血液中，也能检测到 HIF-1α 表达增加。

Treg 具有独特的代谢特征。Treg 表达 Glut1 较少，糖酵解速率较低，葡萄糖消耗少，但其脂质氧化速率较高。Treg 上调脂肪酸氧化和糖酵解相关基因表达，HIF-1α 通过泛素-蛋白酶体降解叉头翼状螺旋转录因子 p3（Foxp3）抑制 Treg 分化。此外，Treg 增殖和发挥功能也需要低水平的 mTOR 信号，但 mTORC1 的过度活化对 Treg 有害。

二、代谢途径的改变

脓毒症患者存在代谢紊乱，表现为分解代谢亢进或高代谢状态。机体组织处于分解、耗损状态，多种重要脏器和组织功能受损，对脓毒症患者应通过营养支持来供应细胞代谢所需要的营养底物。给予脓毒症患者正确有效的营养支持，要从了解其代谢变化开始

(图 11-2)。脓毒症应激性代谢可影响炎症反应和免疫系统的功能。葡萄糖、脂质和蛋白质等能量物质代谢失调,是应激性代谢的重要特点。

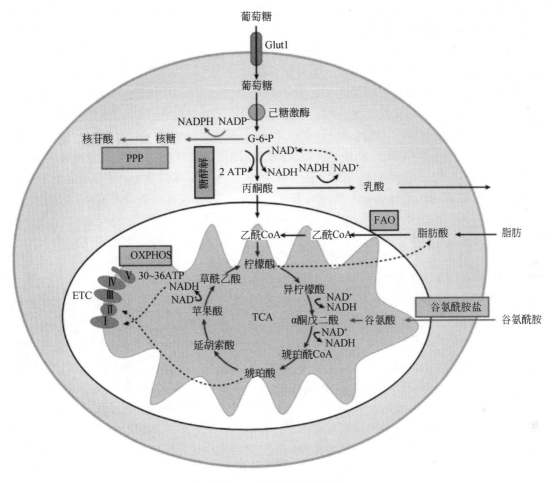

图 11-2 细胞内代谢途径

(一)糖代谢

糖代谢异常常见于脓毒症患者。研究表明,糖代谢异常与脓毒症病情严重程度密切相关,且对患者预后有直接影响。脓毒症期间出现的糖代谢异常,可能与体内代谢激素和炎症细胞因子有关。

1. 糖酵解

糖酵解是机体糖代谢的重要机制。在氧充足的环境下,肿瘤细胞会直接将葡萄糖代谢为乳酸,即 Warburg 效应。在多种免疫细胞中,均观察到有氧糖酵解。尽管这一代谢途径的能量效率并非最高,但对免疫功能的发挥具有一定优势。研究显示,在脓毒症炎症暴发期,单核/巨噬细胞内与糖酵解相关的基因表达增加;在免疫抑制期,糖酵解水平下降。

2. 磷酸戊糖途径(PPP)

PPP 和糖酵解密切相关,HK 催化葡萄糖转变成葡萄糖-6-磷酸(glucose-6-phosphate,

G-6-P），再经葡萄糖-6-磷酸脱氢酶（glucose 6-phosphatedehydrogenase，G-6-PD）的催化，产物进入 PPP，能产生 NADPH 用于脂肪酸合成，还能产生核糖-5-磷酸合成核酸。研究显示，盲肠结扎穿孔术（CLP）致脓毒症大鼠的腹腔巨噬细胞葡萄糖摄取和乳酸产生增加，PPP 中间代谢产物也显著增加。

3. 三羧酸循环

LPS 激活巨噬细胞后，诱导型一氧化氮合酶（iNOS）表达增加，线粒体 ETC 部分靶蛋白的活性下降，抑制三羧酸循环和氧化磷酸化。尽管氧化磷酸化受到抑制，但有研究发现，三羧酸循环的部分中间代谢产物琥珀酸等却增加。琥珀酸是三羧酸循环的重要中间代谢产物，可促进糖酵解，对线粒体 ATP 产生发挥十分重要的作用。琥珀酸还能直接抑制脯氨酰羟化酶活化，促进细胞产生 ROS，进而导致 IL-1β 增加。烟酰胺腺嘌呤二核苷酸（NAD^+）是三羧酸循环中重要的递氢体，能作用于去乙酰化酶 SIRT1 从而调节炎症反应。SIRT1 能通过去乙酰化作用促进自噬相关基因的表达，有利于调控线粒体的数量并清除受损线粒体，减少 ROS 产生，抑制炎症反应。

（二）氨基酸代谢

氨基酸代谢主要表现为蛋白质水解，其将蛋白质分解成小的多肽和氨基酸，在骨骼肌中最为常见。蛋白质分解受胰高血糖素和糖皮质激素等调节因子、蛋白酶体和炎症刺激等调节。脓毒症时，蛋白质水解增加以满足肝脏对氨基酸的需求。氨基酸在炎症细胞中起着重要作用，例如，谷氨酰胺是支持细胞因子产生的肽和蛋白质合成的重要前体；嘌呤和嘧啶也需谷氨酰胺，从而合成核酸，促进免疫细胞增殖。精氨酸可以通过一氧化氮合酶转化为 NO，由 M1 型巨噬细胞释放。一项探索 35 例严重脓毒症患者血清氨基酸含量的研究表明，脓毒症患者血清精氨酸、天冬氨酸、谷氨酰胺等增加，瓜氨酸、组氨酸、亮氨酸等减少、其中含硫氨基酸尤其是牛磺酸显著减少，且血清牛磺酸和胱氨酸水平与脓毒症患者病死率呈负相关。研究表明，脓毒症时机体瓜氨酸合成减少、分解增加，是巨噬细胞功能受抑的原因之一；补充瓜氨酸可以改善和提高内源性精氨酸及 NO 的合成，从而改善脓毒症患者预后。临床研究发现，精氨酸可以提高脓毒症患者人类白细胞抗原（HLA）-DR/$CD14^+$ 单核细胞和免疫球蛋白表达，缓解脓毒症患者免疫抑制状态，调节免疫细胞功能。另一单中心临床随机对照研究发现，富谷氨酰胺肠内营养可显著降低严重感染患者的病死率，其保护作用可能与急性炎症期谷氨酰胺消耗增加相关。支链氨基酸（BCAA）如丙氨酸、亮氨酸和异亮氨酸等也有积极作用。因此，氨基酸的变化可影响免疫细胞的功能，补充氨基酸可能有利于脓毒症患者的康复。

（三）脂肪酸代谢

脓毒症时，参与脂肪酸摄取、转运和氧化的关键酶及调节脂肪酸氧化的转录因子表达均受到抑制，导致脂肪酸代谢受损，线粒体氧化磷酸化底物供应不足，ATP 合成进一步减少。脓毒症时，细胞脂肪酸氧化是一个重要的代谢过程。研究发现，严重脓毒症患者免疫耐受的巨噬细胞调节 FAO 的基因转录减少，影响脂肪酸转运的蛋白，包括肉毒碱棕榈酰转移酶（carnitine palmitoyl transferase，CPT）-1 和 CD36 表达降低。改变免疫细胞的脂肪酸代谢可能是改善脓毒症患者预后的潜在方法。通过观察肠内营养补充 ω-3 多不饱和脂肪酸对腹部感染脓毒症患者的临床疗效发现，ω-3 多不饱和脂肪酸能改善腹部感染脓毒症患者的器官功能及营养状态，抑制炎症反应，有利于患者康复。总之，近年研究表明，细胞代谢对免疫细胞的功能产生极大影响，调控免疫细胞代谢产物或与其相关的信号通路，可能是脓毒症治疗的潜在方向。

三、线粒体功能障碍

近年来，脓毒症时线粒体损伤和功能障碍已得到证实。脓毒症状态下，线粒体损伤和功能障碍是细胞代谢异常、能量产生不足及诱发氧化应激的根本原因，进而促使靶器官细胞和免疫细胞发生凋亡与功能障碍，最终导致机体免疫抑制、器官衰竭乃至死亡。

（一）线粒体结构和功能

线粒体是广泛存在于真核细胞中的双层膜结构细胞器，由外膜、膜间隙、内膜、线粒体基质 4 部分组成，主要功能是提供细胞活动所需的能量，即 ATP。糖类和脂类在胞质中代谢产生的丙酮酸及游离脂肪酸进入线粒体中参与三羧酸循环，产生的电子通过 ETC 传递生成 ATP，即氧化磷酸化（oxidative phosphorylation，OXPHOS）过程。ETC 由四种复合物（Ⅰ～Ⅳ）、辅酶 Q 和细胞色素 c 按一定顺序排列在内膜上构成。在氧参与下，电子通过 ETC 最终由 F1F0-ATP 合酶催化产生 ATP，为细胞供能。氧化磷酸化所产生的 ROS 也参与调控细胞内多条信号通路。此外，线粒体还是细胞内储存钙离子的场所，具有调节细胞内钙平衡的作用。线粒体各部分相互联系，彼此调控，精准配合，为机体提供能量，完成生命活动所需的各种代谢（图 11-3）。当机体遭受不同打击时，线粒体是最易受损的细胞器之一。线粒体结构损伤可以诱发凋亡和钙失衡；功能障碍影响氧化磷酸化及能量生成，并产生多余的 ROS，造成氧化应激，这些都是造成细胞和器官功能损害的重要因素。

（二）线粒体功能障碍

1. 组织病理与器官障碍不一致

针对脓毒症死亡患者的组织病理和细胞学观察发现，肾组织、心肌细胞病理解剖除水肿外无明显坏死灶和凋亡，电镜显示心肌、肾组织存在线粒体水肿。轻微的组织病理及细胞形态改变，无法从器官和细胞学水平解释脓毒症所致的严重器官功能障碍。对多器官功能障碍综合征（MODS）的脓毒症患者进行的组织病理观察提示，线粒体超微结构变化极其轻微甚至并无异常，提示临床多器官功能障碍/衰竭主要是功能性的。因此，有学者提出线粒体功能障碍的假说，推测脓毒症时"牺牲"了多数需氧代谢功能来保持细胞结构的完整性，保留了维持细胞膜电位所需 Na^+-K^+-ATP 酶的基本活性，细胞内呈现低氧特征，以防止细胞肿胀和裂解。理论上，细胞形态的正常为功能恢复提供了可能，有研究观察到脓毒症恢复期机体代谢水平回升甚至超过正常代谢率 50% 以上。

2. 线粒体形态变化

针对脓毒症患者和动物的研究均发现，线粒体形态存在改变。电镜观察到靶器官细胞中线粒体体积增大、内嵴消失、基质中出现空泡甚至破裂。线粒体代谢调节依赖于嵴的变化与重构，其密度、形态、基质浓度等，与细胞能量需求密切相关。线粒体膜电位、活性

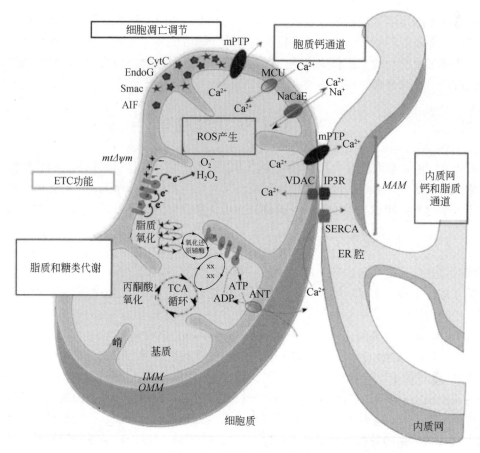

图11-3 线粒体结构和功能

氧、NADH/NAD$^+$、ATP/ADP、低氧刺激、线粒体代谢、细胞信号通路等，也与线粒体嵴有关。线粒体应对应激发生能量代谢改变的同时，其形态也发生变化，当线粒体形态和嵴受到不可修复的损伤时，细胞内重要生命活动会受到不同程度的抑制。此外，线粒体肿胀的原因主要有：①氧化应激对线粒体内膜的直接损伤；②线粒体内钙超载。这些因素造成孔蛋白通透性增加，呈持续性开放状态，使膜内外渗透压发生改变。

3. ATP产生减少

脓毒症氧化磷酸化水平下降及能量代谢障碍，已在动物实验和临床研究中得到证实。线粒体内膜解偶联蛋白（uncoupling protein，UCP），能消耗线粒体内膜两侧电势差，不产生ATP，是线粒体呼吸解偶联的指标。脓毒症患者血液UCP2表达水平增加，提示线粒体呼吸解偶联的存在。脓毒症患者入ICU 24小时后，就有呼吸链蛋白亚基和转录产物表达变化，说明脓毒症早期即有线粒体变化。

4. 线粒体超级复合物活性下降

呼吸链是线粒体氧化磷酸化的基础单位，对脓毒症动物多种组织的研究结果显示，线粒体氧消耗下降，超级复合物Ⅰ～Ⅳ活性降低、复合物呼吸链蛋白亚基和转录产物下调，F1F0-ATP合酶的活性下降。导致线粒体酶活性下降的机制有：①ROS、NO、一氧化碳和硫化氢的大量产生，可能"压倒"内源性保护机制，抑制呼吸链复合物酶的活性；②Ca^{2+}

超载直接或间接损伤线粒体 DNA（mtDNA），引起 mtDNA 突变使复合物相关基因发生编码错误；③核编码的线粒体相关蛋白合成减少；④细胞损伤时释放自身 mtDNA 及其结合蛋白，作为促炎介质加重炎症反应。氧化应激、气体分子、炎症反应、基因突变、合成减少等因素，均可引起线粒体复合物酶活性改变，最终使能量产生减少。

（三）线粒体功能障碍机制

1. 炎症因子

脓毒症时大量炎症因子可直接对线粒体造成损伤。已有实验证实，TNF-α可使细胞色素 c 氧化酶亚单位 I 上的酪氨酸磷酸化，从而抑制氧化磷酸化过程。TNF-α 与肿瘤坏死因子受体-1 结合后，不仅可通过激活鞘磷脂酶促进神经酰胺及磷脂酰胆碱的生成，还可使 Bax/Bcl-2 值增加。神经酰胺及 Bax 可以促进线粒体通透性改变及细胞凋亡，同时神经酰胺还会抑制氧化磷酸化并且加速 ROS 生成。由此可见，TNF-α 与脓毒症诱导的线粒体功能障碍有密切关系。

2. 氧化应激

线粒体氧化呼吸链在电子传递过程中，因电子漏的存在，可产生 ROS。研究发现，电子漏主要存在于复合体Ⅰ及复合体Ⅲ中。正常情况下，体内存在多种抗氧化剂如超氧化物歧化酶、过氧化氢酶，使机体处于氧化/抗氧化的平衡中。脓毒症时，氧化应激使体内多种抗氧化机制受到破坏，ROS 产生增多。ROS 可直接氧化线粒体膜蛋白、脂质及 mtDNA，造成线粒体损伤。线粒体内膜心磷脂受损后不仅可分解细胞色素 c 引起凋亡，心磷脂的消耗还使线粒体复合体Ⅰ/Ⅲ活性降低、构成复合体Ⅳ的亚单位Ⅵa及Ⅵb错构，从而影响线粒体呼吸作用及活性。另外，ROS 可通过线粒体通透性转运孔进入胞质，激活线粒体附近细胞质膜氧化酶，从而产生更多的 ROS，加重线粒体损伤。应激状态下，线粒体复合体Ⅰ活性受到限制，引起线粒体呼吸功能障碍。线粒体自噬可清除一定量的 ROS，但 ROS 生成超出其清除能力时，过量 ROS 可激活 NLRP3 炎症反应，促进 IL-1β 的释放，从而加重炎症反应。

3. 线粒体自噬

线粒体自噬（mitophagy）是指细胞通过自噬机制选择性地清除受损及功能异常的线粒体，维持线粒体新蛋白循环、周转、回收，起到净化线粒体池的作用，其对维持线粒体网络的功能完整性及细胞活性十分关键。线粒体自噬受多个信号通路调控，包括 Pink/Parkin、FUNDC1、NIX/BNIP3L。受损线粒体对 Pink 灭活能力降低，Pink 在受损的线粒体外膜上过量聚集，活化 E3 泛素化连接酶 Parkin，使外膜多种蛋白泛素化，启动线粒体自噬。多种脓毒症或内毒素血症动物模型中，组织器官中自噬信号增加，线粒体吞噬/自噬受阻可致线粒体去极化，从而激活 NLRP3 炎症体，增加 ROS 生成，使促炎反应增强。自噬受到抑制还会增强细胞凋亡和加重器官损伤，自噬不足时线粒体功能受损和器官功能障碍更为明显。

4. 线粒体动力失衡

线粒体是一种高度动态的细胞器，通过频繁地进行融合与分裂，调节着形态与数目变化来维持自身功能，这种平衡称之为线粒体动力。线粒体具有独特的双层膜结构，在受到环境刺激时，通过线粒体网络间恰当的能量传递、信息沟通、基因交换及修复受损的

mtDNA，保障线粒体质量和膜电位稳定。把轻度受损线粒体进行融合，可以缓解应激过程造成的线粒体损伤；线粒体分裂可阻止严重受损线粒体进入线粒体网络，通过自噬清除，促进新线粒体生成。线粒体形态影响能量的产生，过度分裂时颗粒状线粒体增多，能量产生减少；脓毒症时线状线粒体减少，颗粒状线粒体增多，存在线粒体动力失衡，这参与了能量代谢紊乱的发生。

第二节 免疫细胞代谢的调控

一、代谢重编程

代谢重编程是机体代谢发生异常的统称，涉及代谢相关酶、代谢产物、代谢途径等变化。葡萄糖、脂肪酸和氨基酸是细胞生命活动的三大能量来源，它们分别通过糖酵解、脂肪酸氧化和谷氨酰胺代谢等不同的代谢途径产生丙酮酸、乙酰辅酶A及α-酮戊二酸等。乙酰辅酶A和α-酮戊二酸可进入线粒体，通过三羧酸循环和ETC而产生ATP。而糖酵解产生的丙酮酸的代谢方式分为：有氧环境中，丙酮酸进入线粒体中参与三羧酸循环，通过氧化磷酸化产生大量ATP，是细胞获取能量的主要方式；无氧或低氧环境中，丙酮酸不进入线粒体，而在胞质中被直接还原为乳酸而生成少量ATP，即无氧糖酵解。

免疫系统包含多种类型的免疫细胞，这些细胞在机体正常时处于静止状态，而在机体受到感染或其他外界抗原物质刺激后会迅速被激活并做出反应。研究表明，免疫细胞在静止与激活状态下对于能量的利用具有明显差异（图11-4）。免疫细胞活化时需要大量的能

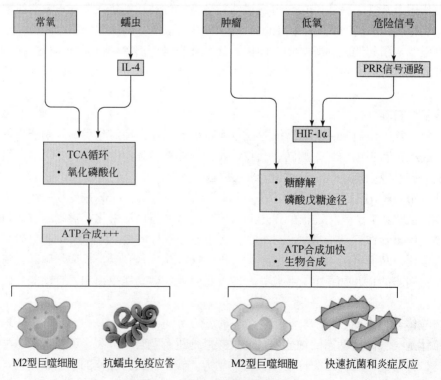

图11-4 免疫系统的代谢重编程

量和代谢中间产物来满足合成需求，从而完成增殖、分化及发挥效应功能，其代谢途径与非活化的免疫细胞截然不同。但与肿瘤细胞的生长类似，即发生代谢重编程现象，在氧气充足的条件下，也优先利用糖酵解来获取大部分能量，氧化磷酸化水平很低，即 Warburg 效应。目前，对不同代谢途径在免疫细胞生长、分化及功能调控中的研究已取得重要突破，其中对糖代谢的研究最为深入。

不同类型的免疫细胞在不同状态下的代谢途径及功能不同。已知的免疫细胞代谢模式可分为以下三类：①激活的免疫细胞利用类似于 Warburg 效应的方式代谢，包括 M1 型巨噬细胞、激活的中性粒细胞和 DC 等主要利用糖酵解产生 ATP 来维持细胞功能，没有明显的氧化磷酸化。②效应 T 细胞被抗原激活后通过糖酵解代谢葡萄糖，为增殖的细胞供给充足的原料，促使其分泌细胞因子；激活的 B 细胞也主要利用糖酵解为产生大量抗体提供能量。③静息的免疫细胞，如 Treg 和 M2 型巨噬细胞等，一般利用三羧酸循环与氧化磷酸化偶联产生 ATP 以维持细胞功能，脂肪酸氧化也较活跃。一方面，为满足功能需求，不同活化状态或分化阶段的免疫细胞代谢方式不同；另一方面，生物体内环境及代谢状态又会影响免疫细胞的表型与功能。

巨噬细胞是固有免疫细胞，在宿主防御、内稳态维持等众多方面发挥重要作用。巨噬细胞被激活后，分为 M1 和 M2 两种极化类型。巨噬细胞发生极化时，糖代谢模式也发生改变。人单核细胞在β-葡聚糖刺激下向 M1 型极化，激活细胞糖酵解过程，并伴随氧化磷酸化的减弱。糖酵解可以调控巨噬细胞相关的炎症反应，感染后巨噬细胞的代谢转为糖酵解，造成了三羧酸循环中间产物琥珀酸的累积，琥珀酸进一步激活 Akt-mTOR-HIF-1α 信号通路，诱导炎症因子表达。极化的巨噬细胞也表现出独特的氨基酸代谢模式。谷氨酰胺对巨噬细胞中许多细胞因子的合成、抗原提呈及吞噬作用都至关重要，在激活的 M2 型巨噬细胞中，几种谷氨酰胺代谢中间产物（如谷氨酸盐、α-酮戊二酸等）明显累积，且相关代谢酶的表达也显著上调。此外，巨噬细胞活化也改变脂代谢模式，M2 型巨噬细胞对脂肪酸摄取增加，脂肪酸氧化增强，而在 M1 型活化的巨噬细胞中脂肪酸摄取下降，且脂肪酸氧化被抑制。

DC 是专职的抗原提呈细胞。糖酵解在 DC 活化过程中起到重要作用。在静息状态时，DC 主要利用氧化磷酸化进行能量代谢，但在激活后，DC 则利用糖酵解作为主要的产能方式，而其氧化磷酸化减弱。DC 活化后脂代谢也发生改变。在 LPS 活化的 DC 中脂肪酸合成减弱，影响内质网及高尔基体的囊泡运输，从而降低细胞因子合成水平，影响其抗原提呈能力。

中性粒细胞具有趋化、吞噬和杀菌作用，以有氧糖酵解和磷酸戊糖途径作为主要的能量代谢方式。糖酵解调节了中性粒细胞的很多重要功能，如呼吸爆发和趋化性。同时，磷酸戊糖途径中释放的 NADPH 可使中性粒细胞产生 H_2O_2，发挥抗菌杀菌功能。

T 细胞根据不同的激活状态，表现出完全不同的代谢模式。初始 T 细胞代谢基本静止，因此只需要维持最基本的营养摄取、最小的糖酵解速率和最少的生物合成，主要以氧化磷酸化的方式产生 ATP。一旦被激活为效应 T 细胞，就呈现为代谢激活状态，营养物质吸收增加，糖酵解速率上调，蛋白质、脂类和核苷酸合成累积，同时线粒体的耗氧呼吸下调，使 T 细胞增殖并发挥效应杀伤功能。同时，谷氨酰胺代谢与磷酸戊糖途径的增强也有助于效应 T 细胞的生物合成。记忆 T 细胞的代谢模式与初始 T 细胞类似，维持基本的营养摄取、较低的糖酵解速率并依赖氧化磷酸化提供 ATP。能量代谢在 B 细胞的活化与功能中也起到重要作用。抗原刺激引起 B 细胞活化后，糖酵解代谢增强，以支持抗体的合成。

不同类型的免疫细胞在静息或激活等不同状态下代谢通路不同，代谢模式的不同也会影响免疫细胞分化等过程。对免疫细胞代谢重编程机制及代谢对免疫细胞功能影响的了解，有助于对免疫应答本质及其调控机制的深入解读。

二、Warburg 效应调控途径

机体正常分化的细胞主要通过线粒体氧化磷酸化为细胞的转化供能，而大多数肿瘤细胞通过有氧糖酵解供能。早在 1924 年，Otto Warburg 就发现肿瘤细胞代谢葡萄糖的方式与机体正常细胞不同。虽然肿瘤细胞的微环境中富含氧气，但肿瘤细胞通过酵解葡萄糖为细胞的增殖、分化供能，这种现象被称为 Warburg 效应。研究者也发现，当免疫细胞激活时，效应细胞在氧充足的情况下也进行有氧糖酵解的方式代谢葡萄糖为乳酸（图 11-5）。

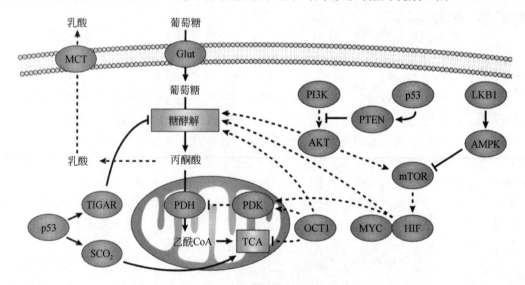

图 11-5　Warburg 效应分子机制

免疫细胞激活时进行有氧糖酵解，为细胞的增殖提供重要的生物合成前体物质，同时这些免疫细胞也维持高水平的氧化磷酸化产生 ATP 为细胞的活动提供能量。在免疫细胞激活时，Warburg 效应可以为其激活快速提供生物合成的前体物质，这种牺牲 ATP 生产效率而提高增殖速度的特征，对免疫细胞快速反应抵抗病原体尤为重要。

因此，在急危重症患者中，对细胞的 Warburg 效应进行调控可以改变免疫细胞的效应和功能，并为感染的治疗提供新的方向。

（一）Warburg 效应的底物调控

在肿瘤患者中，因肿瘤细胞有较高的葡萄糖摄取率，存在葡萄糖缺乏的肿瘤微环境；葡萄糖底物的缺乏，抑制肿瘤侵袭性免疫细胞的 Warburg 效应，进而抑制免疫细胞的功能。其中，肿瘤细胞可通过抑制肿瘤侵袭性淋巴细胞获得葡萄糖底物，抑制淋巴细胞的糖分解代谢进而抑制其免疫反应。低葡萄糖水平的肿瘤微环境，也增强肿瘤侵袭性巨噬细胞的有氧代谢，从而抑制其促炎功能并促进其向抑炎巨噬细胞类型的转变。

肿瘤细胞和骨髓抑制细胞可在肿瘤微环境中分泌程序性死亡蛋白配体 1（programmed death ligand 1，PD-L1），与 T 细胞表面抑制性关键受体程序性死亡蛋白 1（PD-1）结合，从而影响 T 细胞的糖代谢。其中，肿瘤细胞的 PD-L1 信号可增加肿瘤细胞的葡萄糖摄取和糖酵解，从而导致低葡萄糖水平的肿瘤微环境。使用抗 PD-1 抗体或 PD-L1 抗体拮抗这种相互作用，可以增加肿瘤微环境中葡萄糖的水平从而解除对 T 细胞糖酵解的抑制。在多发性骨髓瘤患者中，自然杀伤细胞（NK）也表达 PD-1 并且抗 PD-1 抗体治疗可提高 NK 细胞的抗肿瘤功能。研究者推测，NK 细胞的抗肿瘤功能可能是增加肿瘤微环境中葡萄糖水平的结果。

肿瘤细胞和肿瘤侵袭性淋巴细胞在肿瘤微环境中竞争葡萄糖，而关键的阻断性抗体可改变肿瘤微环境中葡萄糖的水平，增强免疫细胞的 Warburg 效应。另外，肿瘤微环境中其他营养物质的缺乏通过影响 mTORC1 的活性，间接影响免疫细胞的糖分解速率。其中，肿瘤微环境中的吲哚-2,3-双加氧酶、精氨酸酶-1 使色氨酸和精氨酸含量降低，从而抑制 T 细胞 mTORC1 活性，进而抑制 T 细胞糖酵解。在细菌或病毒性感染疾病中，感染微环境中葡萄糖和其他营养物质的含量因被感染的细胞大量摄取而减少，导致免疫细胞糖酵解途径受影响，从而抑制相关免疫细胞的功能。

（二）Warburg 效应的相关酶的调控

Warburg 途径是葡萄糖的有氧糖酵解过程，指细胞在胞质中分解葡萄糖生成丙酮酸的过程，此过程中伴有少量 ATP 生成。在缺氧条件下，丙酮酸被还原为乳酸称为糖酵解。而此过程中相关的酶对 Warburg 效应的调控起着重要的作用。直接或间接调控 Warburg 途径的酶可调控 Warburg 效应，进而控制免疫细胞的功能。针对这些调控机制的靶向治疗有望成为危重症免疫治疗的新靶点。

（三）转运体的调控

Glut1 是广泛表达于肿瘤细胞和免疫细胞表面的葡萄糖转运体，而 Akt 可直接上调糖酵解途径的 Glut1 从而促进糖酵解。大多数免疫细胞优先表达 Glut1，但其他葡萄糖转运体可在 Glut1 缺失时发挥补偿作用。

HIF-1α 在感染或低氧环境时产生，其可转录激活 Glut1，进而提高中性粒细胞的糖酵解代谢。当 HIF-1α 缺乏时，中性粒细胞的糖酵解将受到严重抑制；与中性粒细胞相同，M1 型巨噬细胞、激活的 DC 细胞、Th17 细胞也通过 HIF-1α 调控 Glut1 的表达而促进糖酵解。

$CD4^+$ T 细胞表面通过 CD28 激活 PI3K/Akt 途径上调细胞表面 Glut1，在加快 T 细胞摄取葡萄糖的同时，也促进有氧代谢向糖酵解的转换。当缺乏 CD28 配体时，活化的 Akt 无法上调 Glut1 的表达和促进糖酵解。CD28 与抑制性配体（PD-1、CTLA-4）结合时，则抑制 T 细胞的激活，从而抑制 PI3K/Akt 的活化和代谢的转换。

（四）细胞内激酶的调控——PI3K-Akt-mTOR 信号通路

PI3K 信号通路是调控细胞内磷脂的主要成分。PI3K 是一个异源二聚体，包含一个调节亚基（p85α、p85β或p55）和一个催化亚基（p110α、p110β、p110δ或p110γ）。PI3K被激活后，将PIP2转化为PIP3，后者作为重要的第二信使，参与调控免疫细胞蛋白的表达、定位和功能。PIP3招募激酶PDK1和Akt，两者通过PH结构域与PIP3结合。然后，Akt发生构象改变，并在PDK1的催化下苏氨酸308位点发生磷酸化。mTORC2介导的Akt丝氨酸473位点的磷酸化，可进一步促进PDK1对Akt苏氨酸308位点的磷酸化过程，增加Akt活性。Akt除上调Glut1外，还可以通过直接上调糖酵解相关的酶，包括HK和磷酸果糖激酶（phosphofructokinase，PFK），而HK和PFK可加快葡萄糖代谢为G-6-P和1,6-二磷酸果糖，从而促进免疫细胞的糖酵解。

同时，Akt可参与mTORC1的活化，而活化的mTORC1增强HIF-1α活性，HIF-1α除上调免疫细胞表面Glut1外，还可上调乳酸脱氢酶LDHA和PKM2，进而促进丙酮酸代谢为乳酸，加快糖酵解过程。

AMPK是真核细胞营养物质和细胞内能量物质的重要感受器。当免疫细胞遭受缺氧、葡萄糖匮乏和炎症细胞因子刺激后，AMPK信号通路被活化，并参与多个生理过程，如基因转录、细胞生长极化和自噬等。AMPK被活化后可使mTORC1磷酸化，从而抑制其活性，减弱HIF-1α和相关酶的活性，最终抑制免疫细胞的糖酵解。

糖酵解代谢过程中的中间产物也调控糖酵解，如二磷酸果糖也可激活PKM2，促进丙酮酸代谢为乳酸，加快糖酵解的进程。乳酸可通过抑制PFK或下调HK抑制糖酵解，进而影响免疫细胞的代谢途径和功能。

（五）转录因子的调控

HIF-1是一种异源二聚体，主要由HIF-1α和HIF-1β两个亚基组成。HIF-1β亚基在细胞内稳定表达，起结构性作用；HIF-1α基因受缺氧信号的调控，是HIF-1的活性亚基。HIF-1α在缺氧情况下调控HIF-1活性。然而，在Warburg途径中HIF-1α除可通过上调Glut1促进糖酵解外，还可通过激活糖酵解相关的酶（磷酸甘油激酶、PKM2、LDHA）进而加快糖酵解，满足免疫细胞的功能。除作用于糖酵解过程中的相关酶外，HIF-1α还可以诱导糖酵解相关酶基因的转录，从而影响免疫细胞糖酵解的过程。

c-myc基因是myc基因家族的重要成员之一，c-myc基因既是一种可移位基因，又是一种调节多种物质的可调节基因，也是一种可使细胞无限增殖，促进细胞分裂的基因。c-Myc作为转录因子，调控细胞的增殖、分化和凋亡。与HIF-1α相似，c-Myc可通过上调Glut1、PFK和HK及Warburg途径中相关酶基因的转录，进而调控免疫细胞的糖代谢。

三、代谢调控分子与小分子代谢物

目前，越来越多的研究表明，细胞代谢直接有效地控制免疫细胞的反应，并且利用细胞代谢控制免疫细胞的功能。因此，通过调节细胞代谢可以调节免疫细胞的功能，从而为危重症的治疗提供新的有效的机制。

目前，备受关注的免疫代谢主要涉及分解代谢途径，包括糖酵解、脂肪酸氧化、三羧酸循环、氧化磷酸化及氨基酸的代谢，这些代谢途径常作为对细胞外信号的反应来调控免疫细胞的激活、增殖、分化及功能。

（一）代谢相关的酶调控免疫细胞的功能

代谢调控主要可分神经、激素和酶三个水平，而最原始、最基本的是酶水平的调节。神经和激素水平的调节最终也通过酶起作用。代谢途径中的酶，依据其本身的活性在免疫细胞代谢中发挥着重要的作用，主要包括转录和翻译。例如，糖代谢的酶甘油醛-3-磷酸脱氢酶（glyceraldehyde-3-phosphate dehydrogenase，GAPDH）、HK、烯醇化酶等被认为是转录调控复合物的一部分。

GAPDH 也是一种 RNA 结合蛋白，在 T 细胞中与干扰素（IFN）-γ 和 IL-2 mRNA 结合从而抑制蛋白的转录。在糖代谢高的 T 细胞中，GAPDH 调控糖酵解及 IFN-γ 和 IL-2 的表达。事实上，绝大多数代谢酶都可以结合 mRNA。因此，以代谢酶-mRNA 为靶点可能是调控免疫细胞的新途径。

近期有研究表明，糖酵解的烯醇化酶对人 Treg Foxp3 的剪切起着重要作用。当糖酵解受抑制时，烯醇化酶的变体 MPB-1 转移到核内，并且抑制诱导型 Treg（iTreg）上 Foxp3-E2 的形成，从而发挥 iTreg 免疫抑制的功能。研究者推测，以核内烯醇化酶为治疗靶点可能促进或抑制表达 Foxp3-E2 的 iTreg 的形成，从而调控机体免疫反应。

（二）小分子代谢物调控免疫细胞功能

代谢途径中的小分子代谢物除了合成和分解功能外，还可调节免疫细胞内外信号通路，从而影响免疫细胞的反应和功能。这些小分子代谢物可以通过间接影响细胞的氧化还原状态或直接与转录因子相结合，调控细胞因子的产生和调节跨膜离子通道的活性，从而影响细胞的转移和分化。最近也有诸多研究表明，小分子代谢物也可激活 G 蛋白偶联受体影响免疫细胞的功能，这也证明小分子代谢物也可作为细胞外信号分子调节免疫细胞的信号通路。

乳酸、乙酰辅酶 A 和琥珀酸是三种小分子代谢物，它们在免疫细胞代谢和免疫细胞的功能调控中发挥重要作用。其作用主要取决于细胞内外的浓度及位置。更重要的是，这些小分子代谢物的信号功能包括细胞间的交流及微环境状态的感知，从而引起应激反应和细胞适应。

1. 乳酸

乳酸广泛存在于生物体中，19 世纪初首先在哺乳动物的肌肉中被发现。乳酸被作为乳酸循环中的核心代谢产物而广泛研究，可调控肝脏和肌肉的代谢。在乳酸循环中，肝脏来源的糖在肌肉中代谢为乳酸，而肌肉产生的乳酸返回肝脏作为肝脏合成糖原的原料。在脑组织中，乳酸作为代谢信号并且为氧化代谢供能，这也是神经元-胶质细胞乳酸流的基础。

尽管乳酸作为生物分子已有 200 多年的研究历史，但长期以来它被作为一种副产物或生物标志分子而非生物活性分子。因此，乳酸的潜在生物学效应未被重视。最近，乳酸作为生物和药物多个领域的代谢信号分子被人们重新认识。乳酸具有两个主要的信号转导方式：转运体和受体介导。乳酸可调控基因的转录、内皮细胞和肿瘤细胞的转移、肿瘤细胞的发展及免疫细胞的分化（图 11-6）。

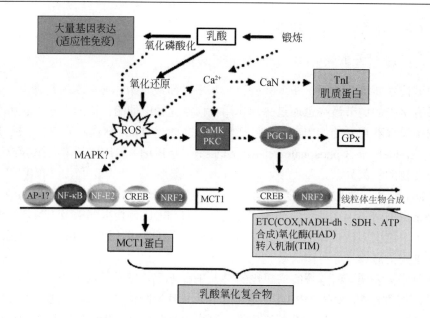

图 11-6 乳酸作为细胞内基因表达的代谢信号

（1）乳酸转运体介导的信号转导：增殖的细胞在无氧或有氧糖酵解时，在其胞质产生乳酸，而后通过细胞膜分泌。正常人的血液或健康组织中，乳酸生理浓度为 1.5～3mmol/L，而在动脉粥样硬化斑块人群血液中和风湿性关节炎患者关节液中其浓度可高至 10mmol/L，在癌组织中甚至高达 20～30mmol/L。因此，乳酸对肿瘤细胞微环境中定植和侵袭性免疫细胞及基质细胞产生巨大影响。在肿瘤微环境中，肿瘤细胞产生的乳酸被巨噬细胞摄取，它通过 HIF-1α 使其分化为 M2 型巨噬细胞从而产生血管内皮生长因子（VEGF），进一步促进肿瘤生长的恶性循环。

炎症位点激活的 T 细胞暴露在高浓度乳酸环境中，细胞外高浓度乳酸可通过 $CD8^+$ T 细胞特异性转运体——单羧酸转运体 1（monocarboxylate transpoter 1，MCT1）和 $CD4^+$ T 细胞特异性转运体 SLC5A12 进入胞内，进而抑制 T 细胞对趋化因子的反应和 T 细胞的转移。抑制乳酸的转运体可恢复 T 细胞的功能。另外，乳酸也可诱导 $CD4^+$ T 细胞产生促炎因子 IL-17，抑制 $CD8^+$ T 细胞的细胞溶解功能。乳酸对巨噬细胞、内皮细胞及 T 细胞的上述影响取决于 pH 的改变，而乳酸盐的酸性形式引起 pH 的改变，质子可以使乳酸转入细胞内。

（2）乳酸载体介导的信号转导：G 蛋白偶联受体（G-protein-coupled receptor，GPR）81 于 2001 年首次被克隆。乳酸作为其主要配体，参与介导脂肪细胞及其他表达 GPR81 受体细胞的脂解作用，发挥抗脂解作用。

（3）乳酸的代谢调节：乳酸除作为细胞的信号分子外，还可调节其他代谢途径。在胞质内，乳酸在乳酸脱氢酶（lactic dehydrogenase，LDH）作用下生成丙酮酸。尽管 LDH 被认为是胞质中的代谢酶，但在线粒体中也发现了 LDH。线粒体膜上也发现存在乳酸转运体 MCT1。因此，目前认为乳酸代谢是线粒体代谢的活化部分。

乳酸对糖酵解的影响，因组织不同而各异。研究表明，10mmol/L 水平的乳酸通过下调 HK1 或直接抑制 T 细胞磷酸果糖激酶进而抑制糖酵解。相反，心脏组织的乳酸引起心肌细胞膜 Glut1 表达增加，从而加速糖酵解的进程。

2. 磷酸烯醇丙酮酸

磷酸烯醇丙酮酸（phosphoenolpyruvate，PEP）为糖酵解途径的代谢物，新近研究报道其能通过肌质网/内质网钙离子 ATP 酶调节内质网钙离子的重摄取，进而影响 T 细胞的钙离子信号通路，影响活化 T 细胞核因子（NFAT）的核转录及 T 细胞激活所需基因的表达。低水平的葡萄糖导致 PEP 减少，进而导致内质网钙离子重吸收增加，抑制 NFAT 活性并减弱 T 细胞的功能。这种调节方式也发生在 NK 细胞中，钙离子的转移影响 NK 细胞功能，包括毒性颗粒的释放。高水平的 PEP 增加 T 细胞钙离子信号通路，促进其细胞促炎因子的功能。

3. 琥珀酸

新近研究报道发现，琥珀酸作为免疫细胞生物学功能发挥、肿瘤及其他病理条件下的核心代谢物，为危重症治疗提供了新的靶点。

（1）琥珀酸作为炎症信号：琥珀酸由 α-酮戊二酸合成，作为琥珀酸脱氢酶（succinate dehydrogenase，SDH）的底物代谢为延胡索酸。抑制 SDH 使琥珀酸增加，导致 HIF-1α 稳定，并诱导其转录活性，从而引起涉及增殖、血管生成及转移的基因转录。LPS 处理的巨噬细胞通过谷氨酰胺引起琥珀酸聚集，也可维持 HIF-1α 稳定，引起 IL-1β 转录和产生。

（2）琥珀酸作为伤害性信号：缺血-再灌注损伤也引起琥珀酸盐聚集及后续线粒体 ROS 产生。当脏器缺血-再灌注损伤时，琥珀酸盐通过苹果酸-天冬氨酸盐和嘌呤核苷酸循环两个途径而聚集。缺血-再灌注期间，聚集的琥珀酸被迅速再次氧化为延胡索酸盐，进而导致线粒体大量 ROS 生成。

（3）琥珀酸作为信号转导分子：琥珀酸也可作为细胞外信号分子结合位于细胞膜的特异受体。其受体 GPR91 为 G 蛋白偶联受体，激活后引起细胞内钙离子释放，抑制 cAMP 产生。GPR91 表达于人或鼠的树突状细胞（DC）。琥珀酸通过结合 GPR91 以剂量依赖的方式促进 DC 迁移，进一步作用于 Toll 样受体（TLR）配体，促进 ERK1/2 磷酸化，诱导细胞因子产生。琥珀酸盐能维持且增强 T 细胞的激活。

4. 三羧酸循环的其他小分子代谢物

三羧酸循环中间物在三羧酸循环以外可发挥不同的功能，例如，LPS 处理的巨噬细胞胞质柠檬酸聚集，可用于 NO、ROS 及前列腺素的合成；延胡索酸因延胡索酸水化酶的功能减退而聚集，通过羟化脯氨酸含蛋白 2 酶和 ROS 信号的扩大导致 HIF-1α 的形成稳定。NAD^+ 调节非代谢活动，作为乙酰化酶重要的辅因子，调节炎症反应的转录因子，如 NF-κB 和 AP-1，并且控制线粒体的质量和生物合成。

5. 酰基辅酶 A 和乙酰辅酶 A

与糖酵解和三羧酸循环不同，脂肪酸代谢物尚无调节 T 细胞分化和功能的报道。酰基辅酶 A 是脂肪酸代谢主要的中间产物。最近有研究报道，长链酰基辅酶 A 是游离脂肪酸的激活形式，代表β-氧化的初始反应，其可能作为离子通道 TRPV1 和交换体的正性调节因子。增加 T 细胞长链酰基辅酶 A 的水平可导致钙离子的显著升高，这表明长链酰基辅酶 A 可能对生理和病理生理状态下 T 细胞的功能产生影响。

乙酰辅酶 A 为脂肪酸氧化的终末产物，除参与三羧酸循环外，其可能是转录后修饰如乙酰化的底物。而不同的免疫细胞，如 $CD4^+$ 效应 T 细胞、Treg、$CD8^+$ T 细胞等组蛋白的乙酰化模式不同，其免疫细胞的功能不同。

第三节　免疫细胞代谢的治疗靶点

一、基于免疫代谢的急危重症早期诊断

在健康人体中，糖类作为底物产生能量主要由线粒体氧化驱动，较小程度上由糖酵解驱动。急危重症是人类宿主面临的最严重的生理应激。严重疾病导致细胞从依赖线粒体代谢转变为更加依赖糖酵解。这种代谢转变被认为与乳酸性酸中毒、器官功能障碍和不良临床结局有关。例如，脓毒症患者白细胞从线粒体氧化磷酸化转变为对糖酵解的依赖性增加，以满足其极高的代谢需求（如呼吸爆发或吞噬作用）。因此，可以将免疫细胞的代谢变化作为急危重症的早期诊断指标。

研究发现，与健康人相比，重症患者的代谢途径发生重大变化。在急危重症期间，近50%的基因表现出变化。这些变化遵循一种独特的模式。在静息状态中，糖酵解途径基因转录是静止的，而三羧酸循环的转录是活跃的。在严重疾病期间，这种模式被逆转。糖酵解基因变得高度表达，而先前活跃的三羧酸循环基因转录被下调。这些发现表明，在细胞的代谢途径中发生了重要的重编程。

糖酵解途径的调节有三个关键酶，重症患者中有两个关键酶的基因表达上调。HK 将葡萄糖转化为 G-6-P，这是糖酵解途径中关键的第一步。该酶所有三种亚型（HK1、HK2 和 HK3）的基因表达均上调，其中一种亚型（即 HK1）在所有基因中变化最明显。第二个基因是丙酮酸激酶（PKM2），其在危重症患者中的表达水平也增加。PKM2 调节糖酵解途径的最后一步，它产生 ATP 和丙酮酸作为最终产物。这两种关键酶活性的增加表明，重症患者糖酵解明显加速。此外，葡萄糖转运蛋白基因 *SLC2A3* 表达上调。SLC2A3 的转运能力比其他亚型（SLC2A1、SLC2A2 和 SLC2A4）高 5 倍。该基因的上调表明，由于加速糖酵解产生的高葡萄糖需求，穿过细胞膜的葡萄糖最大程度地被转运。

在静息细胞中，葡萄糖-6-磷酸酶（G-6-PC）使大量葡萄糖离开糖酵解途径。在危重症期间，G-6-PC 显著下调，进一步证实糖酵解增加。此外，糖酵解终产物丙酮酸的下游加工水平增加。首先，*LDHA* 基因表达上调，*LDHB* 基因表达下调，这表明 LDH（丙酮酸→乳酸）的正向反应增加，丙酮酸逐渐转化为乳酸。其次，这种现象伴随着 *SLC16A3* 基因的上调，该基因编码 MCT4，其将乳酸盐从细胞中穿出。

总之，目前研究发现，危重症期间糖酵解途径已加速，具体表现为：①增加葡萄糖向细胞的转运；②关键酶的上调；③终产物的增加。这些变化进一步表明，主要终产物丙酮酸被转化为乳酸，随后从细胞中穿梭出来，从而完全绕过三羧酸循环。

还有研究表明，通过加速糖酵解产生的代谢中间体，被转移到磷酸戊糖途径（PPP）。首先，PFK 是早期糖酵解途径中的关键调节酶，其被下调（包括 PFKM 和 PFKL）表明代谢向 PPP 的重大转变。基因 *PGM1* 和 *PGM2* 提供了进一步证据。由 *PGM1* 和 *PGM2* 编码的酶，通常对胞质中存在的过量 G-6-P 发生响应而上调。在危重症期间，其表达水平增加，表明细胞代谢确实向 PPP 转变。G-6-PD 和磷酸葡糖酸脱氢酶（phosphogluconate dehydrogenase，PGD）是 PPP 早期的关键酶。编码这两种关键酶的基因表达上调，提供了加速磷酸戊糖途

径的更直接证据。

磷酸戊糖途径由两部分组成：早期部分（氧化阶段）负责产生 NADPH，而晚期部分（非氧化阶段）负责生物合成（核酸、酶或辅因子）。研究发现，早期部分优先于晚期部分上调。两种产生 NADPH 的酶（G-6-PD 和 PGD）都显示出高的基因表达水平，表明这些细胞中 NADPH 合成显著增加。还有证据支持 NADPH 生成优于生物合成的增加。首先，磷酸戊糖途径的生物合成组分被下调。其次，控制细胞增殖/生长的调节基因（如 *c-Myc*、*ATK1*、*PIK3*、*HIF-1α*）并未上调，表明细胞对生物合成的需求不存在。

形成鲜明对比的是，控制进入三羧酸循环的基因表达下调。这种下调发生在丙酮酸脱氢酶复合物的所有主要基因中，即二氢硫辛酰胺 S-乙酰转移酶（*DLAT*）、组分 X（*PDHX*）和组分β（*PDHB*）。还有其他证据证明，三羧酸循环被抑制。首先，线粒体丙酮酸载体基因（*MPC1*、*MPC2*）没有上调。其次，苹果酸脱氢酶基因（*MDH2*）也被下调。这种下调可能意味着只有较少的草酰乙酸可与乙酰辅酶 A 结合，后者是三羧酸循环中必不可少的第一步。最后，异柠檬酸脱氢酶基因（*IDH3A*、*IDH3B*）和苹果酸脱氢酶基因（*MDH2*）下调。由这些基因编码的酶负责产生 NADH，后者是线粒体中氧化磷酸化所必需的还原载体。

二、基于免疫代谢的急危重症治疗靶点

免疫细胞活化和分化与代谢重编程同时发生，这确保了活化的细胞产生执行其特定功能所必需的能量和底物。同样，免疫系统的不同细胞之间的代谢程序也不同。通过靶向调控免疫细胞的代谢途径，可影响免疫应答的产生、效应及转归，并干预某些免疫病理过程的发生和发展。大量研究证明，针对糖酵解、谷氨酰胺代谢和脂肪酸氧化的代谢抑制剂可调节免疫应答并治疗免疫介导的发病机制。

脓毒症中线粒体生物能量生成障碍，主要代谢调控因子 AMPK、mTOR、HIF-1α 和其他糖酵解调节剂是重要的治疗靶点。例如，AMPK 活性的恢复降低了脓毒症和肺损伤的严重程度。AMPK 还改善腹膜炎或腹腔内细菌性脓毒血症小鼠模型中细菌的清除。AMPK 活化可部分减少细胞因子产生，抑制损伤相关分子模式（如 HMGB1）释放。值得注意的是，AMPK 还通过减少 HIF-1α 和保留巨噬细胞于 LPS 继发性攻击的敏感性来减轻免疫抑制，从而减少其免疫抑制表型。反之，当氧含量有限时，HIF-1α 对保存免疫细胞功能很重要。与 AMP、GMP 和其他核苷酸相似，AMPK 激活剂 AICAR 在免疫趋化性相关不利影响中具有重要作用。此外，最近研究发现，脓毒症时免疫抑制的单核细胞中 AMPK 活性丧失是由特定机制所致。因此，典型的 AMPK 激活剂可以发挥显著作用。值得注意的是，靶向糖酵解途径，如 PKM2，可有效地缓解脓毒症的严重程度。

在脓毒症的不同阶段，靶向特定的代谢途径具有控制严重炎症和相关器官损伤的巨大潜力。例如，IFN-γ 已被用作脓毒症后期免疫耐受阶段的潜在免疫调节剂。在真菌性脓毒症患者和受内毒素血症影响的志愿者的免疫耐受阶段，用 IFN-γ 治疗对氧化磷酸化没有任何影响，但可部分抑制糖酵解和细胞因子生成，这证明 IFN-γ 是有益的。值得注意的是，不同细胞表现出不同的免疫代谢阶段。例如，由于三羧酸循环被破坏，LPS 刺激的骨髓诱导的巨噬细胞（BMDM）线粒体呼吸受到抑制。在类似条件下，腹腔巨噬细胞则表现出氧化磷酸化及糖酵解水平均增加。此外，用 LPS 刺激的人 $CD14^+$ 单核细胞表现为糖酵解途径增

强,同时氧化磷酸化途径减弱。其他TLR刺激物包括TLR2激动剂Pam3CysSK4(P3C)导致糖酵解增加、氧消耗和线粒体酶活性增加。用P3C和LPS刺激人单核细胞后,对细胞在转录组和代谢组水平进一步分析,证实它们的免疫代谢反应的确存在差异。药理学抑制线粒体呼吸链复合物Ⅰ可阻断促炎细胞因子的合成和释放,以及P3C刺激的人单核细胞的吞噬作用。

NAD依赖性脱乙酰酶SIRT1,已在脓毒症中得到广泛的研究。脓毒症期间,TLR4信号转导导致SIRT1活化,其有可能通过沉默HIF-1α启动子位点处的染色质,降低组蛋白H3K9(H3K9Ac)的乙酰化作用,来降低M1型巨噬细胞的糖酵解途径。由于PPARγ共激活因子1α和β的去乙酰化,导致用作脂肪酸转运蛋白的CD36和CPT-1表达增加,因此SIRT1在巨噬细胞中对糖酵解的抑制可能通过脂肪酸氧化的活化而得到平衡。研究发现,应用特异性抑制剂EX-527对SIRT1的抑制通过逆转巨噬细胞的免疫耐受,改善了脓毒症期间的细菌清除,说明脓毒症期间抑制SIRT1可能对机体有益。

C13orf31(FAMIN)也可作为巨噬细胞免疫代谢的中枢调节剂。在巨噬细胞中,FAMIN(位于过氧化物酶体中)与称为FASN(也位于过氧化物酶体)的酶形成复合物,以增加脂肪酸氧化和糖酵解的速度。$Famin^{-/-}$ M1和M2型巨噬细胞在基础和非耦合呼吸状态下氧化能力降低。另外,与酵母多糖介导的TLR2刺激后的$Famin^{+/+}$ M1型巨噬细胞相比,$Famin^{-/-}$ M1型巨噬细胞ROS生成水平较低。然而,这种依赖于FAMIN的脂肪酸氧化可影响NLRP3炎症小体的激活,以及IL-1β合成分泌、线粒体和NADPH氧化酶依赖性ROS产生、巨噬细胞的杀菌活性等。因此,巨噬细胞中的FAMIN也可作为改变巨噬细胞的免疫代谢的潜在靶标。补体成分C5a的活化也通过改变pH平衡来影响中性粒细胞的免疫代谢。中性粒细胞C5a-C5aR1相互作用引起中性粒细胞的pH变化,导致血液中葡萄糖摄取、糖酵解和乳酸积累增加(高乳酸血症)。在脓毒症小鼠模型中,抑制C5a和C5aR1相互作用被证明有利于逆转免疫代谢的改变阶段。

细胞因子信号转导抑制因子1(suppressor of cytokine signaling 1,SOCS1)也通过作为代谢重编程的负调节因子,在脓毒症小鼠模型中发挥保护作用。发生脓毒症的*SOCS1*基因敲除小鼠,由于糖酵解所需的酶(即HK/葡萄糖激酶、LDHA)和巨噬细胞增加葡萄糖摄取所需的Glut1的较高表达,而表现出乳酸产生增加。由于STAT3/HIF-1α/糖酵解轴的深度激活,这些*SOCS1*基因敲除小鼠的死亡率、细菌负荷和炎症细胞因子产生均增加。应用SOCS1抑制剂iKIR(一种结合SOCS1激酶抑制区并阻断其活性的肽)治疗的小鼠中,阻断糖酵解可预防暴发性的炎症损伤,并增加CLP所致脓毒症小鼠存活率。研究还发现,增强的糖酵解与脓毒症期间发生的心脏功能障碍相关。使用2-DG抑制糖酵解可改善脓毒症相关器官损伤,并降低动物模型的死亡率。因此,基于免疫代谢的免疫细胞靶向治疗,可能为当前脓毒症治疗带来一线希望。

三、基于免疫代谢的急危重症预后判断

几十年来,研究者一直在寻找脓毒症的预后标志物。既往关于脓毒症预后的候选生物标志物研究虽然有价值,但其临床预后效用有限,这可能由脓毒症结局的异质性和复杂性所致。近年来,数个研究小组在脓毒症中进行了更广泛的代谢分析,以测试更多的代谢物

是否可以作为脓毒症的预后指标。

脂肪酸代谢的改变，是脓毒症患者存活和死亡的不同代谢组学表型的重要组成部分。研究发现，脓毒症存活者中6种肉毒碱酯的血浆浓度降低，死亡者中16种肉毒碱酯和4种脂肪酸升高。脓毒症死亡患者中9种脂肪酸转运蛋白减少，2种脂肪酸结合蛋白的血浆浓度增加。脂肪酸氧化的限速步骤是脂肪酸从细胞质转运到线粒体基质中，线粒体膜对酰基辅酶A不可渗透，肉毒碱棕榈酰转移酶（CPT）系统、酰基辅酶A合成酶和肉毒碱/酰基肉毒碱转位酶，共同作用于长链脂肪酸使其以酰基-肉毒碱的形式穿过线粒体。CPT1位于线粒体外膜，而CPT2位于线粒体内膜。跨线粒体膜的转运是可逆的，因此不用于脂肪酸氧化的酰基肉毒碱可以从线粒体反向转运到细胞质，然后进入血浆被排泄。临床资料显示，脂肪酸的酰基肉毒碱的血浆值在脓毒症死亡者中升高，这表明脂肪酸氧化的代谢缺陷发生在肉毒碱穿梭水平。线粒体中脂肪酸氧化通过几种酰基辅酶A脱氢酶实现。中链酰基辅酶A脱氢酶（MCAD）突变的患者猝死率很高。脓毒症动物模型显示，MCAD和CPT1在心脏、肝脏和肾脏中减少，并且受过氧化物酶体增殖物激活受体（PPAR）表达降低影响。PPAR调节MCAD和脂肪酸氧化的表达，PPAR激动剂可改善脓毒症小鼠模型存活率。此外，脓毒性休克时PPAR表达降低，并与疾病严重程度相关。虽然未经临床测试，但这些结果表明，PPAR激动剂可通过增加心脏、肝脏和肾脏组织中的脂肪酸氧化来改善脓毒症预后。

糖酵解、糖原异生和柠檬酸循环在脓毒症存活者和非存活者之间显著不同。脓毒症存活者中，柠檬酸盐、苹果酸盐、甘油、甘油-3-磷酸盐、磷酸盐及生糖和生酮氨基酸的血浆值降低。相反，脓毒症非存活者中柠檬酸盐、苹果酸盐、丙酮酸盐、二羟基丙酮、乳酸盐、磷酸盐和生糖氨基酸增加。琥珀酸脱氢酶（SDH）浓度的变化，与下游柠檬酸循环代谢物苹果酸盐、草酰乙酸盐和柠檬酸盐，以及与乳酸盐、丙酮酸盐和乙酰肉毒碱相关。对这些发现的简要解释是，脓毒症存活者动员了各种能量基质并完全用于需氧分解代谢，导致其血浆浓度降低，而最终死亡的脓毒症患者未能对这些能量基质进行完全利用，即使在早期这些代谢产物浓度也升高。死亡患者的核心温度显著降低，可能与有氧分解代谢不良有关。

乳酸是脓毒症死亡率预测的指标，但最近的临床试验表明，乳酸产量的减少对脓毒症患者的存活没有影响。临床研究还表明，乳酸清除率不能用作微循环血流的替代标志物。

脓毒症死亡者线粒体功能紊乱，线粒体数量减少和底物利用率降低。随着脓毒症严重程度增加，全身氧耗量逐渐下降。研究表明，线粒体生物合成是预测脓毒症预后的早期指标。幸存者从器官衰竭中恢复的速度很快，这表明脓毒症幸存者的线粒体损伤是可逆的。最后，基于上述分子开发的生物标志物模型，可能有助于预测脓毒症结局。

（卞金俊）

参 考 文 献

孟庆元, 薄禄龙, 卞金俊. 2019. 靶向细胞代谢在免疫性疾病中的研究进展. 国际麻醉学与复苏杂志, 40(1): 86-90

王昌理, 薄禄龙, 邓小明. 2017. 单核/巨噬细胞代谢在脓毒症中的研究进展. 中华危重病急救医学, 29(4): 381-384

王昌理, 薄禄龙, 邓小明. 2017. 葡萄糖代谢调控 T 细胞功能的研究进展. 国际免疫学杂志, 40(2): 173-177

Anastasiou D, Poulogiannis G, Asara JM, et al. 2011. Inhibition of pyruvate kinase M2 by reactive oxygen species contributes to cellular antioxidant responses. Science, 334(6060): 1278-1283

Arts RJ, Gresnigt MS, Joosten LA, et al. 2017. Cellular metabolism of myeloid cells in sepsis. J Leukoc Biol, 101(1): 151-164

Beckert S, Hierlemann H, Müschenborn N, et al. 2010. Experimental ischemic wounds: correlation of cell proliferation and insulin-like growth factor I expression and its modification by different local IGF-I release systems. Wound Repair Reg, 13(3): 278-283

Benson DM Jr, Bakan CE, Mishra A, et al. 2010. The PD-1/PD-L1 axis modulates the natural killer cell versus multiple myeloma effect: a therapeutic target for CT-011, a novel monoclonal anti-PD-1 antibody. Blood, 116(13): 2286-2294

Böttcher M, Hofmann AD, Bruns H, et al. 2016. Mesenchymal stromal cells disrupt mTOR-signaling and aerobic glycolysis during T-cell activation. Stem Cells, 34(2): 516-521

Caraux A, Kim N, Bell SE, et al. 2006. Phospholipase C-gamma 2 is essential for NK cell cytotoxicity and innate immunity to malignant and virally infected cells Blood, 107(3): 994-1002

Castello A, Fischer B, Eichelbaum K, et al. 2012. Insights into RNA biology from an atlas of mammalian mRNA-binding proteins. Cell, 149(6): 1393-1406

Castillo-Velazquez U, Aranday-Cortes E, Gutierrez-Pabello JA. 2011. Alternative activation modifies macrophage resistance to *Mycobacterium bovis*. Vet Microbiol, 151(1-2): 51-59

Chang CH, Qiu J, O'Sullivan D, et al. 2015. Metabolic competition in the tumor microenvironment is a driver of cancer progression. Cell, 162(6): 1229-1241

Chen W, Sandoval H, Kubiak JZ, et al. 2018. The phenotype of peritoneal mouse macrophages depends on the mitochondria and ATP/ADP homeostasis. Cell Immunol, 324: 1-7

Chouchani ET, Pell VR, Gaude E, et al. 2014. Ischaemic accumulation of succinate controls reperfusion injury through mitochondrial ROS. Nature, 515(7527): 431

Colegio OR, Chu NQ, Szabo AL, et al. 2014. Functional polarization of tumour-associated macrophages by tumour-derived lactic acid. Nature, 513(7519): 559

Corcoran SE, O'Neill LA. 2016. HIF-1 alpha and metabolic reprogramming in inflammation. J Clin Invest, 126(10): 3699-3707

Cramer T, Yamanishi Y, Clausen B, et al. 2003. HIF-1α is essential for myeloid cell-mediated inflammation. Cell, 112: 645-657

Diskin C, Palsson-McDermott EM. 2018. Metabolic modulation in macrophage effector function. Front Immunol, 9: 270

Epelman S, Lavine KJ, Randolph GJ. 2014. Origin and functions of tissue macrophages. Immunity, 41(1): 21-35

Frauwirth KA, Riley JL, Harris MH, et al. 2002. The CD28 signaling pathway regulates glucose metabolism. Immunity, 16(6): 769-777

Frezza C, Zheng L, Folger O, et al. 2011. Haemoxygenase is synthetically lethal with the tumour suppressor fumarate hydratase. Nature, 477(7363): 225

Griffiths HR, Gao D, Pararasa C. 2017. Redox regulation in metabolic programming and inflammation. Redox

Biol, 12: 50-57

Haas R, Smith J, Rocherros V, et al. 2015. Lactate regulates metabolic and pro-inflammatory circuits in control of T cell migration and effector functions PLoS Biol, 13(7): e1002202

Hashimoto T, Hussien R, Brooks GA. 2006. Colocalization of MCT1, CD147, and LDH in mitochondrial inner membrane of L6 muscle cells: evidence of a mitochondrial lactate oxidation complex. Am J Physiol Endocrinol Metab, 290(6): 1237-1244

Hashimoto T, Hussien RS, Gohil K, et al. 2007. Lactate sensitive transcription factor network in L6 cells: activation of MCT1 and mitochondrial biogenesis FASEB J, 21(10): 2602-2612

He W, Miao FJ, Lin DC, et al. 2004. Citric acid cycle intermediates as ligands for orphan G-protein-coupled receptors. Nature, 429(6988): 188-193

Ho PC, Bihuniak JD, Macintyre AN, et al. 2015. Phosphoenolpyruvate is a metabolic checkpoint of anti-tumor T cell responses. Cell, 162(6): 1217-1228

Infantino V, Convertini P, Cucci L, et al. 2011. The mitochondrial citrate carrier: a new player in inflammation. Biochem J, 438(3): 433-436

Ip WKE, Hoshi N, Shouval DS, et al. 2017. Anti-inflammatory effect of IL-10 mediated by metabolic reprogramming of macrophages. Science, 356(6337): 513-519

Jang SY, Kang HT, Hwang ES. 2012. Nicotinamide-induced mitophagy: event mediated by high $NAD^+/NADH$ ratio and SIRT1 protein activation. J Biol Chem, 287(23): 19304-19314

Jantsch J, Chakravortty D, Turza N, et al. 2008. Hypoxia and hypoxia-inducible factor-1 alpha modulate lipopolysaccharide-induced dendritic cell activation and function. J Immunol, 180(7): 4697-4705

Jungwhan Kim, Chi VD. 2005. Multifaceted roles of glycolytic enzymes. Trends in Biochem Sci, 30(3): 142-150

Kesarwani P, Murali AK, Al-Khami AA, et al. 2013. Redox regulation of T-cell function: from molecular mechanisms to significance in human health and disease. Antioxid Redox Sig, 18(12): 1497-1534

Kumar V. 2018. T cells and their immunometabolism: a novel way to understanding sepsis immunopathogenesis and future therapeutics. Eur J Cell Biol, 97(6): 379-392

Kumar V. 2018. Targeting macrophage immunometabolism: dawn in the darkness of sepsis. Int Immunopharmacol, 58: 173-185

Leite TC, Coelho RG, Silva DD, et al. 2011. Lactate downregulates the glycolytic enzymes hexokinase and phosphofructokinase in diverse tissues from mice. FEBS Lett, 585(1): 92-98

Lewis ZS, Wang RN, Huang GH, et al. 2011. HIF1α–dependent glycolytic pathway orchestrates a metabolic checkpoint for the differentiation of TH17 and Treg cells J Exp Med, 208(7): 1367-1376

Liu C, Wu J, Zhu J, et al. 2009. Lactate inhibits lipolysis in fat cells through activation of an orphan G-protein-coupled receptor, GPR81. J Biol Chem, 284(5): 2811

Liu X, Wu SJ, Fang XM. 2017. Insight into the glucose metabolism of immune cells in sepsis. J Anesth Perioper Med, 4: 38-44

Loftus RM, Finlay DK. 2016. Immunometabolism: cellular metabolism turns immune regulator. J Biol Chem, 291(1): 1-10

Luo W, Hu H, Chang R, et al. 2011. Pyruvate kinase M2 is a PHD3-stimulated coactivator for hypoxia-inducible factor 1. Cell, 145(5): 732-744

Medina RA, Southworth R, Fuller W, et al. 2002. Lactate-induced translocation of GLUT1 and GLUT4 is not mediated by the phosphatidyl-inositol-3-kinase pathway in the rat heart. Basic Res Cardiol, 97(2): 168-176

Mills EL, Kelly B, O'Neill LAJ. 2017. Mitochondria are the powerhouses of immunity. Nat Immunol, 18(5): 488-498

Park DW, Zmijewski JW. 2017. Mitochondrial dysfunction and immune cell metabolism in sepsis. Infect Chemother, 49(1): 10-21

Ripoli M, D'Aprile A, Quarato G, et al. 2010. Hepatitis C virus-linked mitochondrial dysfunction promotes hypoxia-inducible factor 1 alpha-mediated glycolytic adaptation. J Virol, 84: 647-660

Rosa VD, Galgani M, Porcellini A, et al. 2015. Glycolysis controls the induction of human regulatory T cells by modulating the expression of FOXP3 exon 2 splicing variants Nature Immunol, 16(11): 1174-1184

Rubic T, Lametschwandtner G, Jost S, et al. 2008. Triggering the succinate receptor GPR91 on dendritic cells enhances immunity Nat Immunol, 9(11): 1261-1269

Saha S, Shalova IN, Biswas SK. 2017. Metabolic regulation of macrophage phenotype and function. Immunol Rev, 280(1): 102-111

Semba H, Takeda N, Isagawa T, et al. 2016. HIF-1 alpha-PDK1 axis-induced active glycolysis plays an essential role in macrophage migratory capacity. Nat Commun, 7: 11635

Shin HM, Kapoor VN, Guan T, et al. 2013. Epigenetic modifications induced by blimp-1 regulate $CD8^+$ T cell memory progression during acute virus infection. Immunity, 39(4): 661-675

Sukumar M, Liu J, Ji Y, et al. 2013. Inhibiting glycolytic metabolism enhances $CD8^+$ T cell memory and antitumor function. J Clin Invest, 123(10): 4479-4488

Tamune H, Takeya H, Suzuki W, et al. 2014. Cerebrospinal fluid/blood glucose ratio as an indicator for bacterial meningitis. Am J Emerg Med, 32(3): 263-266

Tannahill GM, Curtis AM, Adamik J, et al. 2013. Succinate is an inflammatory signal that induces IL-1β through HIF-1α. Nature, 496(7444): 238

van den Bossche J, O'Neill LA, Menon D. 2017. Macrophage immunometabolism: where are we (going)? Trends Immunol, 38(6): 395-406

Vats D, Mukundan L, Odegaard JI, et al. 2006. Oxidative metabolism and PGC-1 beta attenuate macrophage-mediated inflammation. Cell Metab, 4(1): 13-24

Wang R, Dillon CP, Shi LZ, et al. 2011. The transcription factor Myc controls metabolic reprogramming upon T lymphocyte activation. Immunity, 35(6): 845-846

Xie M, Yu Y, Kang R, et al. 2016. PKM2-dependent glycolysis promotes NLRP3 and AIM2 inflammasome activation. Nat Commun, 7: 13280

Yu L, Chen X, Wang L, et al. 2016. The sweet trap in tumors: aerobic glycolysis and potential targets for therapy. Oncotarget, 7(25): 38908-38926

Yu Y, Carter CRJ, Youssef N, et al. 2014. Intracellular long-chain acylcoas activate trpv1 channels. PLoS One, 9(5): e96597

第十二章

固有免疫应答紊乱及其机制

固有免疫（innate immunity）系统包括多种组织和血液来源的细胞及可溶性分子，它可以在外界病原微生物入侵的早期，适应性免疫尚未介入之前便产生抵抗作用。本章介绍固有免疫应答紊乱的细胞及分子生物学基础及其发生的机制，并且还将固有免疫对适应性免疫的影响作进一步介绍。

第一节 固有免疫细胞功能障碍

固有免疫系统的主要构成部分包括：①表面上皮细胞，它可以阻挡外界病原微生物入侵。②组织哨兵细胞，包括巨噬细胞、树突状细胞（DC）及肥大细胞，这些细胞对入侵的外界病原微生物及受到破坏的表面上皮细胞进行监测，并引发宿主反应。③白细胞，包括中性粒细胞、单核细胞来源的巨噬细胞、自然杀伤细胞（NK）等，这些细胞经外周血迁移至受损组织对病原微生物及受到破坏的宿主细胞进行清除。④一些可溶性的血浆蛋白，对抗进入血流的病原微生物，产生免疫反应。

一、内皮细胞屏障

内皮细胞屏障是由内皮细胞（endothelial cell，EC）形成的单个内皮细胞层，分布于心血管和淋巴循环系统，形成在血液和淋巴系统及组织之间的半透屏障，参与固有免疫和适应性免疫多个生理过程。血管内皮细胞衬附于血管内壁，为维持血液的正常流动提供光滑表面。另外，内皮细胞还具有活跃的调节代谢及内分泌的功能，通过感知血流及血液成分的物理、化学环境的信号变化，进而合成、分泌、代谢多种活性物质，调节血管张力、凝血、细胞间黏附及血管新生等过程。因此，内皮细胞是血源性信号的监测、传递及部分执行者。内皮细胞还可以通过内源性危险信号分子感知外界病原微生物入侵，是抵抗外界病原微生物的第一梯队细胞之一。

（一）内皮细胞功能

内皮细胞的主要功能包括以下六个方面：

（1）衬附功能：血管内皮细胞衬附于血管内壁，为维持血液的正常流动提供光滑表面。除物理作用以外，内皮细胞还通过合成和分泌相关物质，抑制血小板的黏附和凝血，为血流提供抗血栓的表面，维持血液正常流动。

(2) 物质交换及屏障功能：内皮细胞将血管内外分隔，起到屏障作用的同时，作为半透膜，内皮细胞还承担着重要的血液循环的物质交换功能。不同的物质分别通过自由扩散、主动转运及穿细胞途径和细胞旁途径等不同方式进行转运，维持血管内外的平衡。

(3) 调节血管张力：内皮细胞可以合成和分泌舒张及收缩血管的活性物质，与神经递质等共同作用调节血管平滑肌收缩及舒张，维持血管壁的张力，调节组织器官的血流灌注。

(4) 影响纤溶凝血过程：血管内皮提供抗血栓形成的光滑表面，但是在病理情况下，内皮细胞物理损伤或是合成分泌促纤溶或抗纤溶的因子发生异常，便会引起凝血和抗凝血及纤溶和抗纤溶之间的失衡。

(5) 调节血管新生：血管新生依赖于内皮激活，在缺氧及相关代谢因素作用下，血管内皮生长因子（VEGF）的转录及翻译被激活，并促进内皮细胞 VEGF 受体表达，介导内皮细胞激活、迁移和增殖。

(6) 对生物活性物质的代谢功能：内皮细胞本身还可以摄取并转化或灭活血液循环中或局部产生的活性物质，如花生四烯酸的摄取、血管紧张素的转化及儿茶酚胺的灭活等，维持机体内环境的稳定。

（二）内皮细胞与免疫反应

脂多糖（LPS）暴露可以激活内皮细胞，产生促炎细胞因子及趋化因子，通过募集其他免疫细胞放大免疫反应。因此，内皮细胞主要通过调节免疫细胞功能来实现放大免疫反应、促进细胞迁移、调节免疫平衡的作用。另外，内皮细胞还表达主要组织相容性复合体（MHC）-Ⅰ和Ⅱ类分子，发挥为 T 细胞提呈抗原的作用。内皮细胞还表达 Toll 样受体（TLR）2 和 TLR4 分子，在细菌感染时对 LPS 做出反应。

脓毒症发生时，大量内皮细胞发生功能障碍，并参与包括毛细血管渗漏、血管舒缩张力改变及微血管血栓形成等多个病理过程。内皮损伤进一步发展，von Willebrand 因子大量释放，促进血小板聚集并黏附于内皮下形成病理性血栓。脓毒性休克患者循环内皮细胞明显增多，因此脓毒症还可能产生内皮屏障的直接破坏。血管生成素-2（angiopoietin-2，Ang-2）由内皮细胞产生，在内皮细胞活化或损伤早期即明显升高，它不仅可以作为内皮细胞活化和功能障碍的潜在标志物，而且还可以作为一种自分泌介质，通过活化内皮细胞局部自分泌过程加重组织低灌注和炎症反应。Ang-2 还能介导内皮微血管渗漏，可以作为脓毒症患者器官功能障碍及死亡预后评估的独立预测因子。脓毒症的早期预后主要取决于器官功能障碍的程度，而内皮细胞覆于血管表面，和实质器官紧密接触，因此血管内皮功能障碍可以作为免疫功能障碍和脓毒症预后的早期标志物。内皮细胞还能释放微粒，对抗血管的低反应，诱发脓毒症患者发生脓毒性休克。因此，内皮细胞是脓毒症生理和免疫功能障碍的主要调节因素，针对内皮细胞的干预调节可能改善脓毒症患者的长期预后。

二、中性粒细胞

中性粒细胞是固有免疫的重要组成部分，发挥抵抗和清除外界病原微生物的作用。它是骨髓中分布最广的细胞，是外来病原微生物入侵的第一反应者。先天性中性粒细胞缺陷患者极易发生细菌和真菌感染，也表明了中性粒细胞对于抵抗病原微生物感染的重要作用。

中性粒细胞抵抗外界病原微生物入侵主要包括三个步骤：第一，中性粒细胞在趋化因子的诱导下趋化迁移到感染部位。第二，细胞内杀伤作用，中性粒细胞通过吞噬溶酶体、氧化爆发和脱颗粒清除病原微生物。第三，中性粒细胞还可以通过形成中性粒细胞胞外诱捕网（NET）来清除多种微生物。NET 是由中性粒细胞在凋亡、坏死、应激作用下释放其胞内的去折叠染色质、颗粒酶、髓过氧化物酶、弹性蛋白酶及组织蛋白酶 G 等物质，并在胞外形成的网状结构。脓毒症发生时，中性粒细胞清除病原微生物的同时，还可诱发免疫功能障碍。

中性粒细胞在骨髓表达趋化因子受体 CXCR4 和 CXCR2，使其维持在骨髓内而不迁移到外周血中。炎症刺激下，CXCR4/CXCL12 信号平衡被打破，进而引起中性粒细胞大量释放。成熟中性粒细胞的耗竭，诱发机体过度代谢补偿，促使大量不成熟的中性粒细胞持续释放入血，诱发中性粒细胞"骨髓耗竭"，引起固有免疫功能障碍。相对于成熟的中性粒细胞，这些不成熟的中性粒细胞表面表达可识别病原的受体减少，如 IL-8 受体（CXCR1 和 CXCR2）、C5a 受体及 Fc 受体（CD16 和 CD32）减少。这可能和中性粒细胞释放丝氨酸蛋白酶有关，研究发现，丝氨酸蛋白酶还可以裂解固有免疫和适应性免疫细胞表面的重要受体，从而下调免疫反应。例如，脓毒症患者外周血中性粒细胞释放弹性蛋白酶（丝氨酸蛋白酶的一种），破坏中性粒细胞表面白细胞介素（IL）-8 的受体趋化因子受体 CXCR1 和 CXCR2 的表达，从而使脓毒症患者对 IL-8 的反应性降低，引起继发性肺炎等后期并发症。此外，中性粒细胞丝氨酸蛋白酶还可以裂解中性粒细胞表面补体的重要受体，如 CR1 受体（CD35）和 C5aR（CD88），C5a 诱导的趋化作用减弱，中性粒细胞不能顺利迁移到感染部位，吞噬功能和杀伤功能也大大减弱，这与脓毒症患者的预后密切相关。蛋白酶还可以影响单核细胞的功能，中性粒细胞弹性蛋白酶分解 CD14，进一步影响单核细胞通过 TLR4 识别病原微生物。弹性蛋白酶和组织蛋白酶 G 还会介导 T 细胞表面 IL-2 和 IL-6 的膜结合型受体脱落。

细胞在脓毒症等应激下会产生坏死，释放大量细胞内成分，这些胞内成分即包括损伤相关分子模式（DAMP），进一步放大炎症反应。这些分子包括：高迁移率族蛋白 B1（HMGB1）、热休克蛋白（HSP）、ATP、尿酸结晶、线粒体释放的甲酰化肽及线粒体 DNA 等。病原微生物也含有类似的结构，称为病原体相关分子模式（PAMP），并与 DAMP 共享中性粒细胞表面的模式识别受体（PRR）。因此，脓毒症后期中性粒细胞表面的 PRR 被 DAMP 大量结合，进而使得其对 PAMP 的反应性降低，不能对病原微生物产生足够的炎症反应，患者容易发生继发感染。

NET 是由中性粒细胞在凋亡、坏死、应激作用下释放其胞内的去折叠染色质、颗粒酶、髓过氧化物酶、弹性蛋白酶及组织蛋白酶 G 等物质，并在胞外形成的网状结构。NET 在脓毒症早期可以降低细菌负荷，然而过度生成的 NET 会黏附并激活血管内皮细胞，通过组蛋白和髓过氧化物酶依赖性的方式引起内皮细胞破坏和组织器官损伤。NET 还会加重脓毒症凝血功能障碍。NET 会协助血小板和红细胞聚集，激活凝血因子Ⅻ与中性粒细胞结合，共同促进纤维蛋白形成，最终形成血栓。胞外组蛋白对内皮细胞和上皮细胞也具有细胞毒性。中性粒细胞弹性蛋白酶还可以通过抑制组织因子途径抑制剂（tissue factor pathway inhibitor, TFPI）和抗凝血剂，如抗凝血酶（antithrombin, AT）和活化蛋白 C（activated protein

C，APC）促进血栓形成。

中性粒细胞在脓毒症时还发挥调节适应性免疫的功能。中性粒细胞产生趋化因子并分泌颗粒内容物，直接或间接调节 T 细胞的功能。例如，中性粒细胞弹性蛋白酶可以降低 DC 表面共刺激分子的表达，抑制 DC 成熟及 T 细胞发生 Th1 细胞反应；还可以裂解 T 细胞表面 IL-2 和 IL-6 受体，影响 T 细胞的效应功能。中性粒细胞本身还可以释放抗炎细胞因子（如 IL-1Ra），通过调节活性氧簇（ROS）释放和精氨酸酶-1 表达来抑制 T 细胞功能。中性粒细胞还可以通过调节程序性死亡蛋白配体 1（PD-L1）表达引起淋巴细胞凋亡和单核细胞功能障碍，诱发适应性免疫功能障碍。

三、单核/巨噬细胞

单核/巨噬细胞系统由骨髓干细胞髓系分化而来。髓系前体细胞释放到外周血形成单核细胞，构成不成熟单核细胞的储存库。单核细胞从外周血迁移并分化成巨噬细胞或髓系树突状细胞时，储存的单核细胞便会补充进来。外界病原微生物入侵时，巨噬细胞通过表面的受体（TLR、调理性受体、非调理性受体、清道夫受体等）识别病原体，并将其吞噬形成吞噬溶酶体，通过 ROS 和一氧化氮（NO）形成氧化还原的"熔炉"，构成机体感染的防线。巨噬细胞还发挥抗原提呈作用，同时产生大量炎症细胞因子及趋化因子调节适应性免疫。

脓毒症发生时，单核细胞表面人类白细胞抗原（HLA）-DR 表达降低，且其降低程度与脓毒症患者的死亡率明显相关。单核细胞表面 HLA-DR 表达的降低是单核细胞无能的关键特征，并且是脓毒症免疫抑制的可靠生物标志物。脓毒症单核细胞功能障碍还表现在其 PD-L1 表达增高，PD-L1 表达的增高与淋巴细胞减少、T 细胞凋亡及功能障碍有关。多变量分析也发现单核细胞 PD-L1 表达增加是预测脓毒症患者死亡的独立预测因子。

内毒素耐受指机体在接受脓毒症打击后或细胞在 LPS 刺激后，单核细胞会出现一种转化状态，其释放促炎细胞因子如肿瘤坏死因子（TNF）-α的能力降低，而抗炎细胞因子如 IL-10、转化生长因子（TGF）-β增加。一方面，转化后的单核/巨噬细胞吞噬凋亡细胞及细胞碎片的能力增强，从而避免发生由细胞的二次坏死诱发的炎症反应，进而实现对机体过度炎症损伤的反馈调节；另一方面，内毒素耐受的单核细胞内化杀伤病原微生物的能力降低，抗原提呈及趋化能力降低，在接受二次感染的打击时不能够做出有效的反应，使得脓毒症患者二次感染的风险大大增加，而二次感染恰恰是脓毒症患者死亡的最主要原因。细胞内在和表观遗传机制参与耐受单核细胞细胞因子基因转录过程，如耐受的单核细胞 G 蛋白偶联受体（G-protein coupled receptor，GPR）-84 可以下调 TNF-α mRNA 的产生，核因子κB（NF-κB）磷酸化的能力也下降。值得注意的是，有假说认为，内毒素耐受建立了一种先天免疫记忆形式，可以抵抗全身感染并可进一步将这种能力传递给后代。

巨噬细胞识别病原微生物后，可针对不同的抗原产生不同的活化效应。一般情况下，在细菌和病毒感染时巨噬细胞向 M1 型分化，产生大量促炎细胞因子，如 TNF-α、IL-1、NO、趋化因子等，促进吞噬病原微生物及提呈抗原，并诱发"细胞因子风暴"。在寄生虫感染或内毒素耐受时，IL-4 及 IL-13 刺激下，巨噬细胞则发生 M2 型分化。巨噬细胞表达精氨酸酶 1、抵抗素样分子α、IL-10、几丁质酶 3 样蛋白 3、巨噬细胞甘露糖受体 1 等分子。精氨酸酶 1 可以将精氨酸转化为尿素，抑制精氨酸在诱导型一氧化氮合酶（iNOS）作用下生成 NO 杀伤病原微生物。脓毒症晚期机体抵抗病原微生物的能力减弱，发生免疫抑制也与巨噬细胞的 M2 型分化有关。M2 型巨噬细胞表面高表达清道夫受体、C 型凝集素受体等，这对巨噬细胞吞噬自身凋亡细胞及组织修复等具有重要意义。另外，与 T 细胞的 Th1/Th2 细胞分化不同，巨噬细胞的分化具有可逆性，不仅可以在 M1/M2 型分化状态之间进行转化，还可以与 DC 之间相互转化，这一切都依赖于细胞所处微环境改变而变化（图 12-1）。随着全基因组分析及组蛋白修饰技术的发展，脓毒症状态下巨噬细胞分化的详细机制及对脓毒症预后的影响机制也将一步步得到揭示。

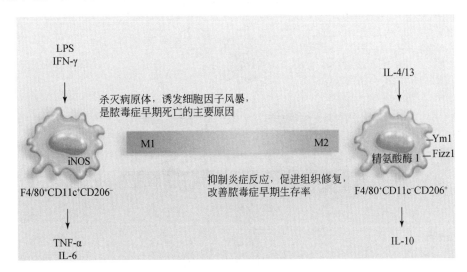

图 12-1　巨噬细胞分化示意

（引自：Mehta A，et al.2004.Shock，22：423-430）

四、树突状细胞

树突状细胞（DC）是机体重要的免疫调控细胞，具有识别病原微生物、提呈抗原、激活适应性免疫及诱导自身抗原免疫耐受的作用。DC 可分为两类：经典树突状细胞（classical or conventional DC，cDC）和浆细胞样树突状细胞（plasmacytoid DC，pDC）。cDC 可进一步按照其位置、个体发生及功能分类，如皮肤上皮中的朗格汉斯细胞、外周淋巴结中的组织迁移 DC、淋巴器官驻留 DC、黏膜 DC 等，在机体抵御外界病原微生物及诱导免疫耐受中起重要作用。pDC 主要分布于外周淋巴结中，在病毒和细菌感染反应中释放大量 I 型干扰素（IFN），并产生免疫炎症反应。

DC 对于脓毒症的发生、发展具有重要意义。脓毒症患者外周血 cDC 及 pDC 数量减少，表达 HLA-DR 及分泌细胞因子能力下降，这与患者预后及发生 ICU 院内感染率直接相关。在盲肠结扎穿孔术（CLP）动物脓毒症模型的研究中发现，脓毒症起病 12～36 小时，脾脏 $CD11c^+$ DC 通过 caspase-3 途径大量凋亡，腹腔内的 DC 数量也明显降低。除此之外，DC 还会形成一种不成熟状态，这种幼稚 DC 不能释放 IL-12，反而产生大量的 IL-10，产生免疫负向调节作用。另外，脓毒症时，成熟的 DC 还会诱导免疫功能麻痹：释放大量的 TGF-β 促进肺内调节性 T 细胞（Treg）聚集，形成免疫抑制环境；表达干扰素调节因子（interferon regulatory factor，IRF）4 降低，抗原提呈能力减弱；表达 PR 结构域锌指蛋白（PR domain zinc finger protein，PRDM）1 增加，诱导免疫耐受；影响其他免疫细胞，如 NK 细胞在脓毒症时的激活和炎症反应。NK 细胞与 DC 间关系密切，对于介导适应性免疫如 T 细胞的免疫反应也至关重要，因此，针对 NK 细胞与 DC 间相互作用的调节，也可能成为脓毒症诊治的一个新靶点。另外，由于脓毒症的不同阶段免疫细胞类型和数量会发生持续的动态变化，因此根据脓毒症、脓毒性休克的阶段对 DC 的数量、类型和功能进行研究也具有重要意义（图 12-2）。

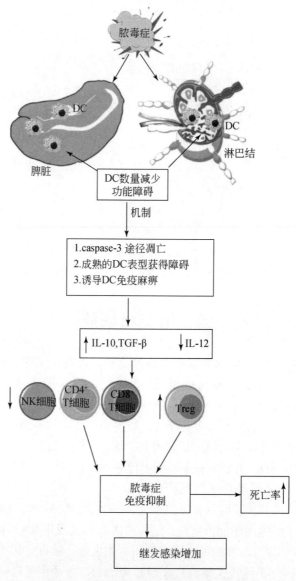

图 12-2 脓毒症树突状细胞功能障碍示意

（引自：Kumar V. 2018. Mol Immunol，101：615-626）

（一）脓毒症 DC 凋亡机制

DC 在不同环境下的凋亡过程涉及多种机制。研究显示酸性鞘磷脂酶（acid sphingomyelinase，ASMase）参与 DC 的凋亡过程。由于未成熟 DC 对 ASMase 诱导的凋亡更敏感，因此 ASMase 参与凋亡在未成熟 DC 凋亡中更常见。NO 可以通过激活 cGMP，并通过 cGMP 依赖性蛋白激酶的激活来对抗 ASMase 诱发脓毒症小鼠模型未成熟 DC 凋亡。iNOS 敲除的脓毒症小鼠未成熟 DC 的凋亡明显增加，而抑制 NO、cGMP 或 ASMase 可以减少未成熟 DC 的凋亡。另外，ASMase 的基因敲除后，小鼠 LPS 和 TNF-α 诱导促炎症反应并引发 DC 凋亡的作用也会减弱。

脓毒症时，cDC 还可以通过 TLR4 和 TLR2 信号通路，进而经过髓样分化因子 88（MyD88）通路释放 TNF-α 及 IRF-1 来诱导脾脏 DC 凋亡。另外，LPS 也可以通过与 CD14 结合，通过钙调磷酸酶依赖的活化 T 细胞核因子（NFAT）的激活与核转移机制，且不依赖 TLR4 诱导终极分化的 DC 凋亡。脓毒症机体 IL-10 水平升高，还可以通过抑制 NF-κB 的激活来诱发 DC 凋亡。

（二）脓毒症诱导耐受性 DC 的机制

Wnt/β-catenin 信号通路参与脓毒症炎症免疫反应的发生过程。脓毒症患者外周血 Wnt5A 水平明显升高，且 Wnt5B 和 Wnt11 的水平与 IL-6 和 IFN-γ 呈负相关。应用 Wnt 抑制剂 Dickkopf-1 或 LGK974 阻断 Wnt/β-catenin 信号通路可以明显改善脓毒症的预后。

Wnt/β-catenin 信号通路对于 DC 的功能和平衡至关重要。DC 表达低密度脂蛋白受体相关蛋白（low-density lipoprotein receptor-related protein，LRP）5 和 LRP6 共同受体，对经典和非经典的 Wnt 信号都至关重要。DC 上 TLR2 激活，通过 Akt 上调 β-catenin/T 细胞因子 4（T cell factor-4，TCF4）信号通路促进 Treg 的分化形成，引起免疫抑制。上调的 β-catenin/TCF4 信号通路还可以进一步诱导抑制性细胞因子，如 IL-10 的产生，形成免疫抑制环境。除 TLR2 以外，TLR3、TLR5 和 TLR9 也可以激活 β-catenin/TCF4 信号通路。脓毒症外周血 Wnt5A 水平升高，还可以诱导 DC 转化为耐受状态引起免疫抑制。耐受状态的 DC 产生大量 IL-10、TGF-β、维甲酸（retinoic acid，RA）、IL-27 及 VEGF，同时释放 IL-6、IL-12p70 及 TNF-α 减少，Treg 产生增加进而加重脓毒症免疫抑制。Wnt5A 还可以通过上调脂肪酸转运蛋白——肉毒碱棕榈酰转移酶（CPT）1A 的表达引起脂肪酸氧化（FAO）作用激活，通过增加原卟啉Ⅸ辅助基因吲哚胺 2,3-双加氧酶-1 引起 IL-6 和 IL-12 细胞因子分泌减少，从而促进 Treg 分化增加，加重免疫抑制。

和其他骨髓源性细胞一样，DC 也依赖氧化磷酸化产生 ATP 维持自身的功能稳定。脓毒症发生时，氧平衡及机体代谢发生改变，DC 的免疫代谢状态也会发生改变。例如，由于 TLR 的信号通路在脓毒症时被 PAMP 大量识别，DC 正常的氧化磷酸化状态转变为有氧糖酵解，进而生成丙酮酸并转化为乳酸分泌到细胞外微环境中，这不仅是细胞在脓毒症缺氧环境下的自适应过程，也是脓毒症时 DC 充分激活的必要条件。

过氧化物酶体增殖物激活受体（PPAR）也在 DC 免疫代谢过程发挥重要作用。脓毒性休克患者外周血单个核细胞表面表达的 PPARγ 明显降低，但其功能明显增加。在 LPS 和

CD40L 共同作用下，PPARγ 激活可以明显增加 DC 表面 CD36 和 CD86 的表达，同时 CD80、CXCL10 和 CCL5 表达降低。PPARγ 的激活还可以抑制 TNF-α 诱导的 DC 迁移。而将过表达 PPARγ 的 DC 转入脓毒症动物模型时，Th1 和 Th2 细胞相关细胞因子表达均降低，还可以诱导 $CD4^+$ T 细胞无能，诱发免疫抑制，发生二次感染。

（三）针对 DC 的免疫治疗

DC 功能障碍诱发脓毒症免疫抑制对于脓毒症的预后至关重要，因此针对 DC 的干预措施也为脓毒症的防治带来了新的方向。目前针对 DC 的干预措施主要包括：①减少 DC 凋亡；②调节 DC 分布；③促进 DC 分化成熟并增加促炎细胞因子的释放。

目前，针对 DC 凋亡的干预研究最为充分。IL-15 是一种多能细胞因子，它不仅可以协调固有免疫和适应性免疫，还可以通过调节凋亡蛋白 Bcl-2 和 Bcl-XL 发挥抗凋亡作用。接受 IL-15 治疗的脓毒症小鼠外周血 IFN-γ 明显升高，而 TNF-α 和 IL-6 降低，DC 表面 Bcl-2 表达增加，凋亡减少。地昔帕明和丙米嗪可以通过控制 DC 的神经酰胺含量，从而减少不成熟 DC 的凋亡，逆转脓毒症免疫抑制状态。DC 的腺苷磷酸激酶激活后，对脓毒症的免疫代谢紊乱进行调节，从而减少器官损伤。Fms 样酪氨酸激酶-3 配体（Fms-like tyrosine kinase-3 ligand，Flt3L）可以增加脾脏 $CD11c^{hi}$DC 数量和促炎细胞因子水平，增强其免疫调节作用，从而有效清除病原微生物。

C5a 是一类重要的补体，不仅可以调节细胞因子的平衡，还可以通过调节黏附因子的表达调整 DC 的分布状态。接受 C5a 抗体治疗的脓毒症小鼠外周血及淋巴结 $IL-12^+$DC 减少，而腹腔 $IL-12^+$DC 增加并能够发挥保护作用，改善脓毒症小鼠的预后。

CD14 作为 TLR 家族发挥识别 PAMP 共同信号的作用，可以作为调节 DC 诱发 T 细胞发生 Th1 细胞分化的潜在靶点。TLR2 衍生肽可以通过上调 MHC-Ⅱ、CD80 和 CD86 的表达促进 DC 成熟，同时促进 IL-12 和 IFN-γ 表达来促进 T 细胞发生 Th1 细胞分化。磷脂酶 A2（PLA2）也可以增加 DC 表面 HLA-DR、CD86、CD80、CD83 和 CD40 的表达，改善脓毒症预后。

五、NK 细 胞

NK 细胞是固有免疫的一类颗粒状淋巴细胞，通过其表面的受体识别并杀伤靶细胞，同时通过释放 IFN-γ 放大巨噬细胞等吞噬细胞的抗病原微生物作用，在脓毒症的发生、发展中发挥重要作用。

脓毒症时，与其他固有免疫细胞一样，NK 细胞也可以通过表面 TLR 识别 PAMP 并通过细胞内部信号转导发生抗病原微生物的作用，并释放促炎细胞因子。然而，NK 细胞在脓毒症时的激活主要还依赖于感染部位吞噬细胞大量释放的促炎细胞因子，如 IL-12、IL-15 等。激活后的 NK 细胞大量释放 IFN-γ，进一步增强巨噬细胞和 DC 的杀菌功能，并同时释放更多的促炎细胞因子，从而形成正反馈，在脓毒症时诱发细胞因子风暴。在此过程中，IL-12 及 IL-15 的产生对于此正反馈的维持意义重大。另外，在趋化因子 CXCL9 和 CXCL10 的作用下，高表达 CXCR3 的 NK 细胞可以在感染发生后 4~6 小时迅速迁移到感染部位发挥作用，也加剧了早期脓毒性休克的发生。

NK细胞不仅位于外周血及淋巴器官,在局部组织,如肝脏、肺脏、肾脏中同样有NK细胞分布。这些外周组织的NK细胞也承担抵抗病原微生物的防线作用。脓毒症时,局部器官浸润的NK细胞数量与脓毒症的预后密切相关,可能也是由于其发挥促炎症反应,加重局部器官缺血损伤的结果。

除了通过炎症细胞因子放大炎症反应以外,NK细胞还可以通过其杀伤靶细胞的方式在脓毒症时对机体产生损伤。NK细胞可以通过两种方式杀伤靶细胞:死亡配体方式和细胞毒性分泌颗粒通路方式。死亡配体方式是指NK细胞与靶细胞表面Fas死亡受体结合诱使靶细胞通过caspase通路发生凋亡;细胞毒性分泌颗粒通路方式主要依赖于促凋亡丝氨酸蛋白酶,包括穿孔素和颗粒酶。NK细胞还可以通过表面表达的FcγRIII受体识别被抗体调理的感染细胞,以抗体依赖的方式诱导细胞毒性。虽然目前尚缺乏NK细胞通过细胞毒性诱发脓毒性休克的研究,但已经有研究显示,NK细胞发挥细胞毒性的重要分子,如穿孔素、颗粒酶M及颗粒酶A敲除的小鼠脓毒性休克的发生率明显降低,进一步的机制研究尚在进行中。

NK细胞在脓毒症时还能发挥机体保护作用。NK细胞与巨噬细胞和DC协同促进炎症反应的同时,也及时清除病原微生物,促进炎症恢复。另外,与单核/巨噬细胞对内毒素的耐受一样,产生IFN-γ后的NK细胞对TLR激动剂的反应也明显降低,形成NK细胞耐受状态,有研究显示,这一耐受状态可能与潜伏病毒(如巨细胞病毒)感染有关。NK细胞耐受后,脓毒症免疫抑制状态加剧,机体更容易产生继发感染,脓毒症死亡率增加。

总之,NK细胞在脓毒症的发生、发展中发挥多种作用。一方面NK细胞协调机体对病原微生物做出反应,协同巨噬细胞和DC清除病原微生物,促使炎症修复;另一方面,过度激活的NK细胞诱发细胞因子风暴,加重组织器官损伤及诱发脓毒性休克。因此,针对脓毒症不同时期对NK细胞的功能及作用机制研究意义重大。

六、髓源性抑制细胞

髓源性抑制细胞(myeloid-derived suppressor cell,MDSC)是一类具有免疫抑制功能的细胞群,最早源于肿瘤的免疫研究,包括不同分化阶段的巨噬细胞、粒细胞及DC等。由于此特性,因此很难确定MDSC表面明确的标志物。小鼠MDSC表达$CD11b^+Gr-1^+$,并可以进一步分为粒细胞型$CD11b^+Ly6G^+Ly6C^-$和单核细胞型$CD11b^+Ly6G^+Ly6C^-$。人类MDSC高表达CD33和CD11b,也同样分为单核细胞型($CD14^+HLA-DR^{lo}$)和粒细胞型($CD15^+$)。MDSC可以通过介导T细胞和NK细胞调节细胞毒性反应,还可以通过增加精氨酸酶1活性、NO及ROS含量等机制调节淋巴细胞的功能。另外,MDSC还可以通过分泌TGF-β,调节Treg,并通过消耗半胱氨酸,提高环氧合酶及前列腺素(PG)E_2的浓度来抑制免疫反应。

脓毒症发生时,MDSC出现聚集现象,除了作为炎症反应的一部分以外,主要还通过影响T细胞的功能而发挥免疫抑制作用。从脓毒症小鼠模型中发现,外周血MDSC数量明显增加,其增加的比例与Treg增加趋势相关,且其扩张依赖于TLR信号通路。在LPS诱导的免疫抑制小鼠中,粒细胞系在骨髓内分化成MDSC,并迁移到外周淋巴结抑制T细胞增殖加重脓毒症后期的免疫抑制状态。这个过程可能涉及以下几种分子机制:①在粒细胞集落刺激因子（G-CSF）、巨噬细胞集落刺激因子（M-CSF）、IL-6 及血管内皮生长因子等结合骨髓干细胞表面受体通过 JAK/STAT3 信号通路诱导 MDSC 增殖。②IFN-γ 和 IL-1β 与 MDSC 表面相应受体结合通过 STAT1 增加其一氧化氮合酶及精氨酸酶 1 的活性。③IL-4 和 IL-13 与 MDSC 表面 CD124 结合，通过 STAT6 通路促进 TGF-β 生成，调节 Treg。④PAMP 也可以通过结合 MDSC 表面 TLR，通过 NF-κB 通路激活 MDSC。脓毒症 MDSC 的临床研究近期取得重要进展，研究发现脓毒症患者外周血 MDSC 比例升高，在晚期免疫抑制发展中具有重要作用。$CD14^+HLA-DR^{lo/-}$ 单核细胞型 MDSC 和 $CD15^+$ 粒细胞型 MDSC 强烈诱发了患者 T 细胞功能障碍，且精氨酸酶 1 粒细胞型 MDSC 的早期扩增与脓毒症患者晚期院内继发感染直接相关。

总而言之，未成熟中性粒细胞和 MDSC 的分化平衡在脓毒症发生、发展中发挥关键作用，尤其在脓毒症晚期免疫抑制过程中。然而，到目前为止，还没有足够大型的临床研究评估未成熟中性粒细胞及 MDSC 的平衡状态及其对脓毒症患者院内继发感染和死亡等不良预后之间的相关性。控制 MDSC 扩增并阻断其对免疫系统的抑制活性可能代表着脓毒症防治的一个全新方向。

第二节　固有免疫效应功能障碍

固有免疫的细胞识别病原微生物后，吞噬清除病原微生物的同时产生大量炎症细胞因子、ROS 等，清除病原微生物并放大炎症反应。细胞损伤凋亡坏死后，产生大量 DAMP，包括 HMGB1、HSP、线粒体 DNA 等，与 PAMP 相似，同样会被免疫系统识别而放大炎症反应，介导炎症反应、组织修复和稳态维持。

一、炎症细胞因子

细胞因子是一类短半衰期的小分子，在脓毒症的整个发病过程中具有至关重要的作用。以往认为，脓毒症早期，大量炎症细胞因子释放，如 TNF-α、IL-1、IL-6、IL-12、IFN-γ 及巨噬细胞迁移抑制因子（macrophage migration inhibitory factor，MIF）等诱发细胞因子风暴。同时，抗炎细胞因子也会产生，如 IL-10、IL-4 和 TGF-β，以对抗过度的炎症反应，恢复免疫平衡。

（一）肿瘤坏死因子

TNF 具有炎症介导作用，按照其来源及分子结构不同，可以分为 α 和 β 两种类型。TNF-α 即为经典的 TNF，多由单核/巨噬细胞产生，在炎症反应及组织损害过程中具有以下几方面作用。

1. TNF-α 介导自身合成的正反馈调节

病原体感染后，大量炎症因子释放，TNF-α 本身与其合成过程中的受体、作用底物之间存在相互作用，从而形成正反馈，引起过量炎症细胞因子释放，最终导致组织损伤及器官功能障碍。有研究显示，TNF-α 促进了 LPS 刺激下 TLR2 的表达及 NF-κB 的大量活化，进一步引起 TNF-α 释放，并介导其他炎症因子释放，促进 NO、花生四烯酸代谢产物、缓激肽及组胺等血管活性物质释放,使炎症反应持续加重,进一步加重组织及器官损伤。

2. TNF-α诱导内皮细胞功能障碍

有研究显示,接受 LPS 及 TNF-α注射的小鼠内皮细胞凋亡明显增加,而给予重组人可溶性 TNF 受体 1(rsTNFR1)后,血管内皮损伤减轻。TNF-α诱导 NO、花生四烯酸代谢产物等介质促进内皮细胞凋亡通路激活在内皮细胞功能障碍中发挥主要作用。

3. TNF-α诱导凝血功能障碍

TNF-α通过激活蛋白酶活性受体(protease-activated receptor,PAR)-2 途径促进内皮细胞表面组织因子表达上调,并促进组织因子-Ⅶa 复合物形成,同时内皮细胞的 MHC-Ⅱ分子也高表达,最终引起血管内凝血机制启动。

4. TNF-α诱导心功能障碍

TNF-α可以诱导 ROS 产生并攻击心肌细胞膜上的不饱和脂肪酸,形成脂质过氧化物,损害心肌细胞膜结构;同时 ROS 还会损伤心肌细胞线粒体,引起心肌能量代谢异常。另外,TNF-α还可以引起心肌肾上腺素能受体失敏,引起高排低阻型循环衰竭。

5. TNF-α引起肝组织损伤

TNF-α除了可以直接诱导肝细胞凋亡外,还可以趋化中性粒细胞向肝内转移并黏附在肝窦内皮,引起肝组织炎性浸润,而活化的中性粒细胞释放 ROS 等进一步损伤肝细胞。

6. TNF-α引起肺组织损伤

与肝组织损伤一样,TNF-α促进中性粒细胞表面黏附分子 CD11/CD18 表达及 ROS 释放,介导粒细胞黏附于肺内毛细血管内皮造成损伤。TNF-α还能诱导多种细胞合成并分泌 PLA2 催化膜磷脂生成溶血卵磷脂、花生四烯酸、血小板活化因子(PAF)等强效致炎因子,进一步加重肺损伤。

7. TNF-α引起肾上腺皮质功能损伤

TNF-α可以直接作用于神经内分泌系统,促进促肾上腺皮质激素(adrenocorticotropic hormone,ACTH)释放,从而刺激肾上腺分泌皮质醇,皮质醇强烈释放后便会引起继发性肾上腺皮质功能不全,预示脓毒症预后不佳。

8. TNF-α促进骨骼肌蛋白高分解

TNF-α增加泛素 mRNA 及 C2 亚基 RNA 基因表达,从而使得泛素-蛋白酶途径活动增强,诱发了脓毒症骨骼肌的高分解状态。

(二)IL-1

IL-1 是一类主要的促炎细胞因子,它具有两种单体:IL-1α和 IL-1β。脓毒症发生时,IL-1 可在第一时间达到分泌高峰,诱导下丘脑血管内皮细胞释放 PGE_2 和白三烯作用于下丘脑引起发热。IL-1 还能促进骨髓释放中性粒细胞,并诱导单核/巨噬细胞和中性粒细胞迁移到炎症部位介导炎症反应。IL-1 还能诱导细胞产生环氧合酶、PAF、NO 等物质抑制血管收缩,促进血管内凝血,促进炎症反应放大等造成脓毒性休克、多器官功能障碍甚至死亡。

(三)IL-6

IL-6 可由 T 细胞、B 细胞、单核细胞及内皮细胞产生,可作为反映全身炎症反应综合征(SIRS)及脓毒症预后的指标。IL-6 与受体 IL-6R 结合并通过丝裂原活化蛋白激酶

（MAPK）通路传递信号，膜受体酪氨酸激酶激活后继而引起丝氨酸/苏氨酸激酶活化，使 IL-6 相关核因子中丝氨酸和苏氨酸位点磷酸化而被激活，从而促进相关基因活化；IL-6 还能够促进 C5a 受体 mRNA 表达，增强次级炎症介质 C5a 发挥促炎活性的作用。另外，脓毒症时，肠黏膜细胞分泌 IL-6 并促进急性期蛋白及 IgA 表达引起炎症反应。

（四）IL-4

IL-4 主要由活化 T 细胞产生，在脓毒症时发挥抑制炎症反应的作用。IL-4 能抑制内皮细胞和单核细胞合成分泌 IL-1、IL-6 和 TNF-α 等促炎细胞因子，减轻炎症介质对内皮细胞损伤并降低组织因子表达过度引起凝血机制异常。IL-4 是调节辅助性 T 细胞（Th）分化的关键因子，它可以促进 Th2 细胞活性，大量产生 IL-4 及 IL-10 形成抗炎细胞因子的正反馈环；同时通过 AP-1 及 NF-κB 通路抑制 Th1 细胞产生促炎细胞因子。

（五）IL-10

IL-10 主要由 Th2 细胞、活化的单核细胞和上皮细胞分泌产生，IL-10R 表达于单核细胞、B 细胞、NK 细胞及 T 细胞表面。IL-10 可以作用于抗原提呈细胞，降低 MHC-Ⅱ 表达，通过 JAK1、TYK2、STAT3 和 NF-κB 通路选择性抑制 IL-1、TNF-α、IL-6、IL-8 及 G-CSF 等促炎细胞因子 mRNA 的转录，发挥抑制炎症性反应的作用。

（六）IL-13

IL-13 与 IL-4 的受体 α 链具有同源性，生物学活性上也具有很多相似之处，同样发挥抑制炎症反应的功能。IL-13 可以抑制 CXC 和 CC 类趋化因子、促炎细胞因子 TNF-α 的表达调节机体炎症反应，对脓毒症起到保护作用。

二、损伤相关模式分子

DAMP 由坏死细胞被动释放，参与坏死细胞清除及组织修复的免疫炎症反应过程。细胞坏死后，DAMP 从胞内释放到胞外，引起基因组及表观遗传改变，降解系统受损和端粒损耗，进一步通过 PRR 激活引发无菌炎症反应。脓毒症时，PAMP 诱导免疫细胞通过非经典途径释放 DAMP，并引发 DAMP 调节失控，诱发过度炎症反应。常见的 DAMP 包括 HMGB1、HSP、ATP、尿酸结晶、组蛋白、线粒体 DNA 等（表 12-1）。

表 12-1　常见的 DAMP

细胞内位置	DAMP	受体
细胞核	组蛋白	TLR2、4、9
	基因组 DNA	TLR9
	HMGB1	TLR2、TLR4、RAGE、TIM3
	IL-1α	IL-1R
	IL-33	ST2
细胞质	ATP	P2Y2、P2X7
	F-actin	DNGR1

续表

细胞内位置	DAMP	受体
细胞质	亲环蛋白 A	CD147
	热休克蛋白	CD91、TLR2、TLR4、SREC1、FEEL1
	尿酸结晶	NLRP3
	S100s	TLR2、TLR4、RAGE
线粒体	线粒体 DNA	TLR9
	线粒体转录因子	RAGE、TLR9
内质网	钙网蛋白	CD91

引自：Sharma SK, et al. 2016. J Thorac Dis, 8（7）：1406-1409。

（一）高迁移率族蛋白 B1

与 TNF-α 和 IL-1β 等早期炎症因子相比，高迁移率族蛋白 B1（HMGB1）出现时间晚且持续时间长，可能作为潜在晚期炎症介质参与脓毒症病理生理过程。HMGB1 的生成包括两个途径：主动分泌和被动释放。

HMGB1 主要由单核/巨噬细胞、NK 细胞、DC、内皮细胞及肠上皮细胞分泌。由于缺乏经典的前导肽，HMGB1 不能通过内质网和高尔基体分泌。脓毒症时，内毒素及促炎细胞因子，如 TNF-α、IL-1β 及 IFN-γ 刺激单核/巨噬细胞，大量的 HMGB1 经过 CD14、TNF-α 及 IFN-β/JAK/STAT 依赖的通路，通过以下三个步骤由激活的单核/巨噬细胞释放到细胞外：细胞核迁移到细胞质，再进一步转移到细胞器中，最后经胞吐作用释放到细胞外。最近的一项研究表明，丙酮酸激酶 M2 的上调可能导致乳酸过量产生，从而导致 HMGB1 过度分泌。TNF-α 也可以刺激巨噬细胞通过磷酸化分泌 HMGB1。HMGB1 也可由 LPS 刺激的单核/巨噬细胞，通过经典蛋白激酶 C 磷酸化，进而通过钙依赖性机制分泌。钙调蛋白激酶还可以通过增强脓毒症 IFN-β 的产生促进 HMGB1 释放。除了免疫相关细胞以外，非免疫相关细胞也可以分泌 HMGB1。心肌细胞便可以通过 TLR4/PI3Kγ 通路分泌 HMGB1；肝实质细胞也可以通过 TLR4 依赖的 ROS 产生和 Ca^{2+} 介导的信号转导在低氧条件下分泌 HMGB1。

在细胞死亡或损伤时，HMGB1 也会被动释放出胞外。聚腺苷二磷酸核糖转移酶（PARP）-1 负责在坏死期间 DNA 损伤剂诱导的 HMGB1 释放，因此以 PARP 为治疗靶点可以抑制 HMGB1 释放和坏死相关的炎症反应。坏死性凋亡也称为程序性坏死，是程序性细胞死亡的另一种形式，当细胞在死亡受体连接后，却不能激活 caspase-8，此时细胞会以程序性细胞死亡的另一种形式——坏死性凋亡发生坏死。在坏死性凋亡过程中，受体相互作用丝氨酸苏氨酸激酶（receptor-interacting serine-threonine kinase，RIP）家族成员 1 和 3（RIP1 和 RIP3）通过释放 HMGB1 促进小鼠心脏微血管内皮细胞死亡及心脏同种异体移植物的存活。在 LPS 或饥饿刺激时，成纤维细胞和巨噬细胞通过自噬相关基因（ATG）5 介导的自噬过程同样伴随 HMGB1 的释放。过度 ROS 释放不仅会诱导细胞死亡，也能促进细胞死亡后 HMGB1 的释放。

HMGB1 通过与晚期糖基化终末产物受体（RAGE）、TLR2、TLR4、TLR9 及 TLR7

结合，发挥趋化因子及细胞因子的作用。HMGB1 结合 RAGE 受体以后，引起 NF-κB、ERK1/2、p38 MAPK 及 JNK 等信号分子激活。HMGB1 还可以通过上调巨噬细胞表面 RAGE 受体表达，从而介导巨噬细胞凋亡。HMGB1 还可以通过 RAGE 受体诱导 DC 分化及成熟。脓毒症发生时，HMGB1 可以通过 RAGE 降低中性粒细胞的杀菌作用并且激活 NADPH 氧化酶，引起脓毒症相关器官功能障碍。HMGB1 还可以同时和 TLR2 及 TLR4 相互作用，这与 LPS 诱发炎症反应的过程相似。尼古丁能够抑制脓毒症小鼠 HMGB1 释放和由 α7nAChR/PI3K 信号介导的 TLR4 过表达，这可能有助于脓毒症中胆碱能抗炎通路激活的保护作用。

HMGB1 在脓毒症的发生、发展及进展为多器官功能障碍过程中具有重要意义。HMGB1 作为晚期促炎症介质，加剧了脓毒症时的炎症反应，给予 $β_1$-肾上腺素能受体介导的血红素加氧酶-1 或白藜芦醇可以针对 HMGB1 改善脓毒症小鼠存活率；临床研究中也证实 HMGB1 可以作为反映脓毒症患者预后的重要指标。另外，最新研究表明，细胞内的 HMGB1 具有预防内毒素血症和细菌感染的作用，这说明 HMGB1 在体内具有非常复杂的作用。HMGB1 基因多态性研究也对脓毒症患者预后具有不同的影响，因此 HMGB1 在脓毒症中发挥的具体作用仍然需要进一步的研究。

（二）线粒体 DNA

线粒体含有自身独有的基因组，即线粒体 DNA（mitochondria DNA，mtDNA）。mtDNA 一般呈环状双链结构，可编码至少 37 种 RNA 和多肽［线粒体核糖体中 2 种 rRNA（12S 和 16S），22 种 tRNA 及 13 种多肽］。细胞受损后，mtDNA 从细胞内释放充当 DAMP 角色，诱发免疫反应。脓毒症时，线粒体发生肿胀、嵴破裂和伸长，炎症反应早期 mtDNA 复制减弱，而后期复制增强。mtDNA 释放后，引起组织核呼吸因子（nuclear respiratory factor，NRF）-1、NRF-2、PGC-1a 和线粒体转录因子 A（mitochondrial transcription factor A，TFAM）产生增加，进一步影响炎症修复过程中线粒体的发生及能量平衡。有研究显示，脓毒症患者外周血 mtDNA 明显升高，比 SOFA 评分及血乳酸水平更能反映急诊脓毒症患者预后。这种外周血 mtDNA 的大量升高与肌酐磷酸激酶水平相关，这提示 mtDNA 大多来源于肌细胞的坏死。因此，mtDNA 也能充当 DAMP 促进脓毒症的炎症反应。

（三）热休克蛋白

热休克蛋白（HSP）是一类高度进化、保守的蛋白家族，存在于细胞内包括细胞核、细胞质溶胶、内质网和线粒体中。哺乳动物 HSP 根据其分子量分为六类：HSP40、HSP60、HSP70、HSP90、HSP100 和小 HSP。早期认为 HSP 是作为分子伴侣的胞内蛋白，随后渐渐认识到，HSP 还可以分布于细胞表面，且可以由坏死细胞释放到细胞外基质，发挥 DAMP 作用激活促炎反应。另外，非死亡的细胞也可以通过特定的分泌机制释放 HSP。胞外释放的 HSP 与 PRR 如 TLR2、TLR4 结合，通过 MyD88 通路激活 NF-κB 引起大量促炎细胞因子产生。脓毒症患者 HSP27、HSP60、HSP70、HSP72 和 HSP90 表达均明显升高，且血清中 HSP60、HSP70 和 HSP72 的升高提示脓毒症患者预后不佳。除发挥促炎作用以外，HSP 在脓毒症中也发挥一定的保护作用。例如，*HSP70* 敲除的脓毒症小鼠模型肺损伤的发生率增加，死亡率明显提高；外源性给予 HSP70 可以明显减弱脓毒症小鼠心功能及肝功能，改善小鼠生存率。然而，HSP70 的保护作用机制还需要进一步研究。

（四）核磷蛋白

核磷蛋白是普遍表达的核仁磷酸蛋白，参与包括核糖体生物发生、组蛋白装配、细胞周期进程、细胞凋亡和细胞分化等多种细胞过程。核磷蛋白源于细胞核仁，它可以转移到核质，并在细胞周期中进一步穿梭于细胞核和细胞质之间。有研究表明，在 LPS 刺激下，RAW264.7 细胞核内蛋白从细胞核转移到细胞质，并进一步释放到细胞外。重组核磷蛋白还可以诱导 RAW264.7 细胞释放促炎细胞因子，并增加细胞间黏附分子-1 表达，这些都提示核磷蛋白在脓毒症炎症反应中承担 DAMP 的作用，促进了脓毒症炎症的发生、发展。

第三节 激活适应性免疫的功能紊乱

固有免疫是宿主抵抗病原微生物的第一道防线，也是激活适应性免疫的基础。适应性免疫的激活依赖于双重信号，第一信号即为抗原特异性信号，MHC-Ⅰ及 MHC-Ⅱ信号分子；第二信号即为共刺激分子，协同第一信号激活适应性免疫。若缺乏第二信号，则会引起 T 细胞无能，免疫功能障碍。本节重点介绍共刺激分子在诱导脓毒症免疫功能障碍中的作用。

一、共刺激分子

共刺激分子最早由 Brestcher 和 Cohn 在研究 T 细胞和 B 细胞作用的双信号活化模式及 CD28/B7 分子功能研究基础上提出。随后的研究渐渐发现更多新的成员，并进一步分为共刺激分子（costimulatory molecule）和共抑制分子（coinhibitory molecule）两类。常见的成员包括：CD28、细胞毒性 T 细胞相关抗原 4（CTLA-4）、CD80 和 CD86、程序性死亡蛋白 1（PD-1）和 PD-L1、CD40 和 CD40L、OX40 和 OX40L、4-1BB 和 4-1BBL、T 和 B 细胞衰减因子（B and T lymphocyte attenuator，BTLA）、疱疹病毒进入介质（herpesvirus entry mediator，HVEM）及 T 细胞免疫球蛋白黏蛋白（T cell immunoglobulin mucin，TIM）家族（图 12-3）。共刺激分子参与 T 细胞和 B 细胞活化的双信号活化过程，对免疫应答的

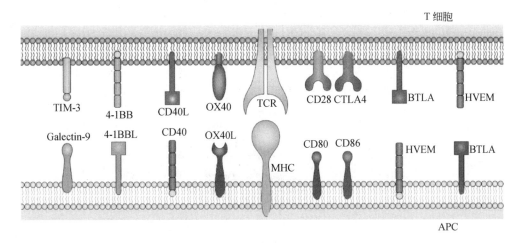

图 12-3 脓毒症相关的共刺激分子

启动、调节及中止具有重要的调节作用。随着近些年针对共刺激分子靶向药物的研制,其对肿瘤、自身免疫性疾病及感染性疾病等治疗带来了新的希望。

共刺激分子对脓毒症免疫的调节涉及脓毒症早期过度炎症反应和晚期免疫抑制两个方面(图 12-4),本节将对部分共刺激分子调节脓毒症免疫的分子机制作简单描述(表 12-2)。

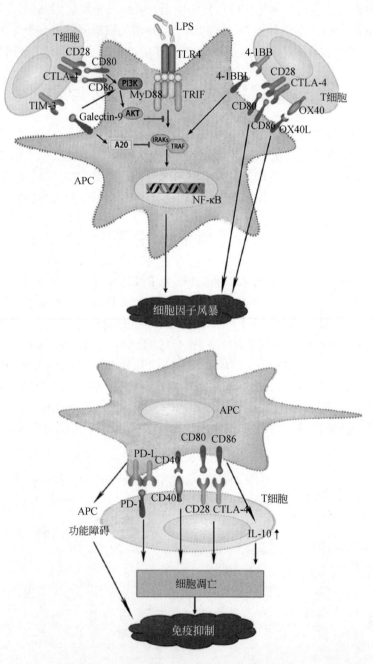

图 12-4 共刺激分子在脓毒症中相关作用机制

表 12-2 共刺激分子在脓毒症中的相关研究

共刺激分子	研究方法	机制	研究类型	结果
CD28	CD28 抗体	协助T细胞促进DC释放趋化因子	吸入金黄色葡萄球菌肠毒素小鼠	系统募集单核细胞和中性粒细胞
	静脉注射 TGN1412 一次	$CD4^+$效应T细胞激活，而Treg不能激活	健康成年男性志愿者	脓毒性休克，MODS
	CD28 超级激动剂刺激	识别自身肽/HLA Ⅱ复合物	人外周血单个核细胞	Treg 活性增加
CTLA-4	CTLA-4 抗体	脓毒症诱发凋亡↓	CLP 小鼠	小剂量可以提高生存率
CD86	CD86 敲除	炎症细胞因子↑	CLP 小鼠	生存率降低
	CD86 敲除	IL-10↑	CLP 小鼠	诱发免疫功能障碍
PD-1/PD-L1	PD-L1 抗体	淋巴细胞凋亡及单核细胞功能障碍减弱	CLP 小鼠	保护效应
	PD-1 或 PD-L1 抗体	中性粒细胞、单核细胞、T细胞及NK细胞功能恢复	脓毒症患者外周血单个核细胞	免疫功能恢复
CD40-CD40L	CD40 抗体	Bcl-XL 表达增加	CLP 小鼠	诱发凋亡↓
	CD40 抗体	脑部炎症↓	CLP 大鼠	脓毒症相关性脑病↓
	CD40L 敲除	MIP-2↓	CLP 小鼠	脓毒症肺损伤
OX40-OX40L	OX40L 敲除	巨噬细胞依赖机制	CLP 小鼠	生存率↑
4-1BB 和 4-1BBL	4-1BB 敲除或 4-1BB 抗体	趋化因子↓细胞因子↓细菌清除↑	CLP 小鼠	生存率↑
	4-1BB-Fc 融合蛋白注射	巨噬细胞 TLR 相关反应↓	小鼠腹腔注射 LPS	生存率↑
TIM-3	TIM-3 抗体	LPS-TLR4 介导 NF-κB 激活↑	CLP 小鼠	生存率↓
	TIM-3 抗体	IFN-γ和TNF-α↑	小鼠腹腔注射 LPS	生存率↓
	α-乳糖阻断 TIM-3	IL-12↓, NKT 细胞凋亡↓，炎症因子↓	CLP 小鼠	生存率↑

（一）CD28/CTLA-4/CD80/CD86

CD28 是在 20 世纪 80 年代第一个被发现的共刺激分子，与其相关的配体相互机制是目前研究得最为透彻的。抑制 CD28 分子可以上调 IL-10 和下调 TNF-α 的生成，从而减少脓毒症小鼠脓毒性休克发生，降低其死亡率。CD28 信号对于细菌入血后诱发炎症性单核细胞及中性粒细胞迁移至感染部位也具有重要意义。2006 年，CD28 单抗 TGN1412 的一期临床试验以失败告终，六名健康志愿者在接受第一次 TGN1412 静脉注射后发生了由细胞因子风暴诱发的脓毒性休克及多器官功能障碍综合征（MODS）。之后的研究发现，细胞因子风暴是因为人接受 CD28 单抗后效应 T 细胞激活，而 Treg 不能有效激活引起。虽然新近有研究提示小剂量 TGN1412 可以增强人 Treg 活性，但后续关于 CD28 的研究越来越少。

CTLA-4，即 CD152，是 CD28 的配体，通过与 CD28 作用发挥负向调节免疫的作用。CTLA-4 也表达于 Treg 表面，调节其免疫功能。CTLA-4 抗体可以剂量依赖性地减少脓毒症小鼠细胞凋亡,然而,其对炎症因子的生成、分泌影响甚微。

CD80 和 CD86 表达于抗原提呈细胞表面,是 CD28 和 CTLA-4 的共有配体。CD80 最先发现其可以作为 CD28 的配体,然而针对 CD80 的干预治疗却效果不佳。进一步的研究发现 CD86 同样也是 CD28 的配体,与 CD80 共同作用调节共刺激信号。脓毒症小鼠模型中发现,CD86 可以保护固有免疫应答效应,且可以竞争抑制 CD80 的作用。CD86 在脓毒症小鼠模型中还发挥抗炎作用,通过增强 IL-10 的反应加剧了脓毒症后期免疫抑制。在由肺炎引起的脓毒症患者中,通过对 CD86 的基因多态性分析发现,CD86 在脓毒症的发病过程中扮演相互制约的双重作用。

(二) PD-1/PD-L1

PD-1 同样是 B7 家族的抑制性分子,表达于淋巴细胞、DC、单核细胞及巨噬细胞表面。PD-1 的配体 PD-L1 同样表达于以上细胞。有研究显示,脓毒症患者单核细胞及 T 细胞表面 PD-1、PD-L1 及 PD-L2 表达明显升高,可以引起脓毒症患者的免疫功能障碍,也提示脓毒症患者预后不佳。早期脓毒症小鼠模型研究提示,给予 PD-1 和 PD-L1 的抗体可以通过增加 Bcl-XL 表达抑制淋巴细胞、DC、单核细胞及巨噬细胞凋亡,从而改善脓毒症引起的免疫抑制状态。后期临床研究显示,脓毒症患者中性粒细胞和单核细胞功能障碍与 $CD8^+$ T 细胞及 NK 细胞表面 PD-1 和 PD-L1 的表达相关。体外抑制 PD-1 通路可以明显恢复中性粒细胞、单核细胞、T 细胞及 NK 细胞的免疫功能。目前,针对脓毒症 PD-1 和 PD-L1 的三期临床试验正在进行中,这可能会为脓毒症的治疗提供新方向。

(三) CD40/CD40L

CD40 和 CD40L 均属于 TNF 家族成员。CD40 是一个 48kDa 的 I 型穿膜蛋白,表达于 B 细胞、抗原提呈细胞及血小板表面。CD40L 是一种 II 型穿膜蛋白,表达于活化的 T 细胞、B 细胞及血小板表面。CD40 与 CD40L 参与包括 T 细胞及 B 细胞的活化及凋亡的多个细胞免疫过程。

CD40 和 CD40L 通路激活后通过调节 T 细胞、B 细胞、NK 细胞及巨噬细胞的活化和凋亡来调节脓毒症的免疫应答过程。早在 2003 年,就有研究发现脓毒症患者外周血单核细胞表面 CD40 表达升高,并且对严重脓毒症具有保护作用,且 $CD40^+$ 单核细胞的比例还能用于评价脓毒症患者的免疫状态从而指导免疫治疗。CD40 还能通过上调抗凋亡蛋白 Bcl-XL 抑制脓毒症小鼠模型 B 细胞和 T 细胞的凋亡,缓解脓毒症时的免疫抑制,提高生存率。巨噬细胞和 NK 细胞表面 CD40 和 CD40L 相互作用还以 IFN-γ 依赖的模式参与了小鼠巨噬细胞摄取消化细菌过程。CD40/CD40L 还参与了脓毒性脑病的发病过程。有研究显示,抑制小胶质细胞激活可以降低 CD40/CD40L 的表达,减轻脑部炎症、氧化损伤及血脑屏障功能障碍。

可溶性 CD40L 源于血小板,在炎症反应中扮演促炎介质的角色。外周血可溶性 CD40L 水平可以作为评价脓毒症预后的指标。抑制基质金属蛋白酶(MMP)-9 可以减少 CD40L 从血小板脱落;增加的游离 CD40L 可以通过巨噬细胞炎症蛋白(MIP)-2 生成及 MIP-2 信号通路介导脓毒症中性粒细胞迁移及急性肺损伤。然而,可溶性 CD40L 并不具有特异性,在输血、急性冠脉综合征等情况下也会升高,因此它并不能用于脓毒性及非脓毒性休克的鉴别。

（四）OX40/OX40L

OX40（CD134）也是 TNF 家族成员之一，OX40L（CD252）高度表达于淋巴细胞及激活的抗原提呈细胞表面。脓毒症患者单核细胞和中性粒细胞表面 OX40/OX40L 表达升高，且升高水平与 ICU 住院时间及死亡率直接相关。OX40L 发挥作用依赖于巨噬细胞而非 T 细胞，将 OX40L 基因敲除后，脓毒症小鼠细胞因子产生减少，器官损伤减轻，生存率提高。因此，阻断 OX40L 通路的治疗策略也可能为脓毒症防治带来曙光。

（五）4-1BB/4-1BBL

4-1BB（CD137）也是 TNF 家族成员之一，表达于活化的 T 细胞、DC 及 NK 细胞表面，4-1BBL（CD137L）作为 4-1BB 的配体，多表达于专职抗原提呈细胞，如 DC。4-1BB/4-1BBL 发挥相互作用主要通过肿瘤坏死因子受体相关因子（TRAF）1 和 TRAF2，进而激活 NF-κB、PKB、p38 MAPK、ERK 通路促进细胞因子产生。

4-1BB 激活可以加重脓毒症小鼠病情并增加死亡率；而 4-1BB 基因敲除或阻断 4-1BBL 后，脓毒症小鼠血清趋化因子和促炎细胞因子减少，细菌清除率增加，腹腔中性粒细胞及巨噬细胞浸润增加，小鼠死亡率降低。4-1BB/4-1BBL 调节脓毒症免疫的机制可能涉及：①4-1BB 可以增加 NK 细胞及自然杀伤 T 细胞（NKT）的数量及功能，进而增加促炎细胞因子的释放，放大炎症反应；②在含有 TIR 结构域的衔接蛋白（TIRAP）和白介素-1 受体相关激酶 2（IRAK2）的帮助下，4-1BBL 与 TLR 相互作用，通过持续表达促炎细胞因子加剧脓毒症小鼠休克及死亡；③中性粒细胞表面表达的 4-1BB 在对革兰氏阴性菌及革兰氏阳性菌感染的过程中表现出相反的作用。4-1BB 过度激活后，革兰氏阳性李斯特菌感染的小鼠生存率增加，而 CLP 模型革兰氏阴性菌感染的小鼠生存率却降低，这种现象可能与 TLR2 信号通路有关。因此，4-1BB/4-1BBL 在脓毒症的免疫紊乱中发挥复杂的作用，具体的机制需要进一步的研究揭示。

（六）BTLA/HVEM

BTLA 表达于 B 细胞和 T 细胞及固有免疫细胞表面，其配体 HVEM 则广泛表达于造血细胞表面。BTLA 与 HVEM 结合后，BTLA 可以通过与含有 Src 同源性 2 结构域（SH2）的 SHP-1 和 SHP-2 结合诱导抑制炎症信号，同时 HVEM 可以介导 NF-κB 的激活来诱导促炎信号。

BTLA 对脓毒症的免疫调节具有时间相关性。脓毒症小鼠在 CLP 术造模 72 小时后，$CD4^+$ T 细胞及 B 细胞表达 BTLA 增加，ICU 脓毒症患者 $BTLA^+CD4^+$ T 细胞比例也明显高于非脓毒症患者，且升高比例可作为诊断及评估预后的指标。另一项来自急诊的研究提示脓毒症患者 $BTLA^+CD4^+$ T 细胞比例与脓毒症的预后却呈负相关。这可能与脓毒症发病时间相关，急诊患者多属于脓毒症发病早期，而 ICU 患者则多处于脓毒症晚期。

（七）TIM 家族

TIM 家族在小鼠包括 TIM-1～8，而在人类只有 TIM-1、TIM-3 和 TIM-4 三种类型。

TIM-3 主要表达于 CD4$^+$T 细胞、CD8$^+$T 细胞、NKT 细胞及单核细胞表面，通过对 T 细胞的激活、凋亡及免疫耐受调节脓毒症免疫。脓毒症小鼠腹腔灌洗细胞及脾脏淋巴细胞表达 TIM-3 增加。TIM-3 通过促进 PI3K-Akt 磷酸化负向调节 TLR 介导的免疫反应。TIM-3 还可以作为免疫耗竭的标志物，Tim-3$^+$T 细胞及 NK 细胞产生 IFN-γ 能力降低，阻断 TIM-3 通路可以增加 IFN-γ 和 TNF-α 的产生，并增加脓毒症小鼠死亡率。另一项研究却显示完全相反的结果：以 α-乳糖阻断 TIM-3 信号通路后，脓毒症小鼠 IL-12 分泌增加，NKT 细胞凋亡减少，促炎细胞因子分泌较少，脓毒症生存率增加。另外，可溶性 TIM-3（sTIM-3）也可以调节脓毒症免疫。脓毒症患者血清 sTIM-3 升高，而脓毒性休克后 sTIM-3 却降低，血清 sTIM-3 水平与 IL-12 及 TNF-α 水平负相关。

二、共刺激分子之间的协同作用

脓毒症发生时，共刺激分子转变为过度激活或失活状态，对脓毒症早期细胞因子风暴及晚期免疫抑制产生免疫调节作用。除了共刺激分子的单独作用以外，共刺激分子之间还存在相互作用。例如，PD-1 和 CTLA-4 在脓毒症 T 细胞免疫反应中扮演相互辅助的负向调节作用。PD-1 通过外周 T 细胞免疫耗竭调节免疫应答，同时 CTLA-4 抑制幼稚 T 细胞激活。一项研究同时给予 PD-1 和 CTLA-4 抗体后可以明显提高真菌脓毒症小鼠的生存率。因此，针对共刺激分子的联合治疗可能成为脓毒症防治的一个新的方向。

（刘艳存　柴艳芬）

参 考 文 献

曹雪涛. 2017. 免疫学前沿进展. 第 4 版. 北京：人民卫生出版社

胡晓光，刘恩贺，蔡常洁. 2013. 髓源性抑制细胞在脓毒症中的研究进展. 中华危重病急救医学, 25(4): 251-253

李秀花，姚咏明. 2015. 脓毒症中树突状细胞调节机制与免疫效应研究进展. 中华急诊医学杂志, 24(7): 804-806

刘艳存，柴艳芬，姚咏明. 2013. 巨噬细胞在脓毒症发病机制中的作用研究进展. 中华危重病急救医学, 25(4): 247-250

姚咏明. 2013. 急危重症病理生理学. 北京：科学出版社

Charchaflieh J, Wei J, Labaze G, et al. 2012. The role of complement system in septic shock. Clin Dev Immunol, 2012: 407324

Delano MJ, Ward PA. 2016. Sepsis-induced immune dysfunction: can immune therapies reduce mortality? J Clin Invest, 126(1): 23-31

Delano MJ, Ward PA. 2016. The immune system's role in sepsis progression, resolution, and long-term outcome. Immunol Rev, 274(1): 330-353

Fan X, Liu Z, Jin H, et al. 2015. Alterations of dendritic cells in sepsis: featured role in immunoparalysis. Biomed Res Int, 2015: 903720

Guo Y, Patil NK, Luan L, et al. 2018. The biology of natural killer cells during sepsis. Immunology, 153(2):

190-202

Hotchkiss RS, Moldawer LL, Opal SM, et al. 2016. Sepsis and septic shock. Nat Rev Dis Primers, 2: 16045

Iba T, Levy JH. 2018. Inflammation and thrombosis: roles of neutrophils, platelets and endothelial cells and their interactions in thrombus formation during sepsis. J Thromb Haemost, 16(2): 231-241

Kang JW, Kim SJ, Cho HI, et al. 2015. DAMPs activating innate immune responses in sepsis. Ageing Res Rev, 24(Pt A): 54-65

Kumar V. 2018. Dendritic cells in sepsis: potential immunoregulatory cells with therapeutic potential. Mol Immunol, 101: 615-626

Leliefeld PH, Wessels CM, Leenen LP, et al. 2016. The role of neutrophils in immune dysfunction during severe inflammation. Crit Care, 20: 73

Machado JR, Soave DF, da Silva MV, et al. 2014. Neonatal sepsis and inflammatory mediators. Mediators Inflamm, 2014: 269681

Mehta A, Brewington R, Chatterji M, et al. 2004. Infection-induced modulation of M1 and M2 phenotypes in circulating monocytes: role in immune monitoring and early prognosis of sepsis. Shock, 22(5): 423-430

Opal SM, van der Poll T. 2015. Endothelial barrier dysfunction in septic shock. J Intern Med, 277(3): 277-293

Patil NK, Guo Y, Luan L, et al. 2017. Targeting immune cell checkpoints during sepsis. Int J Mol Sci, 18(11). pii: E2413

Sharma SK, Naidu G. 2016. The role of danger-associated molecular patterns(DAMPs) in trauma and infections. J Thorac Dis, 8(7): 1406-1409

Shen XF, Cao K, Jiang JP, et al. 2017. Neutrophil dysregulation during sepsis: an overview and update. J Cell Mol Med, 21(9): 1687-1697

Uhel F, Azzaoui I, Grégoire M, et al. 2017. Early expansion of circulating granulocytic myeloid-derived suppressor cells predicts development of nosocomial infections in patients with sepsis. Am J Respir Crit Care Med, 196(3): 315-327

van der Poll T. 2017. Myeloid-derived suppressor cells in sepsis. Am J Respir Crit Care Med, 196(3): 256-258

Venet F, Monneret G. 2018. Advances in the understanding and treatment of sepsis-induced immunosuppression. Nat Rev Nephrol, 14(2): 121-137

Ward PA. 2010. The harmful role of c5a on innate immunity in sepsis. J Innate Immun, 2(5): 439-445

第十三章

适应性免疫应答紊乱及其机制

第一节 概 述

适应性免疫（adaptive immune）又称为获得性免疫（acquired immunity）或特异性免疫（specific immunity），是由抗原诱导的具有抗原特异性的免疫功能性反应，具有特异性、多样性、记忆性、特化作用、自我限制和自我耐受等特征。其靶分子的外源性物质称为抗原，可诱导适应性免疫应答。适应性免疫应答的效应成分为淋巴细胞及其产物。具有特异性应答能力的淋巴细胞分为B淋巴细胞和T淋巴细胞两类（简称为B细胞和T细胞）。在淋巴细胞群体中，尚有无特异性应答能力的淋巴细胞，如自然杀伤细胞（NK）、γδT细胞、NKT细胞、B1细胞和近期研究发现的固有淋巴样细胞（innate lymphoid cell，ILC），在功能上，将它们归属于固有免疫细胞。

一、适应性免疫的特征

（一）特异性和多样性

对特定抗原而言，免疫应答是特异性的。事实上，这一特异性是针对某一个蛋白质、多糖或其他分子的。由单个淋巴细胞所识别的、存在于抗原分子中的特殊部分称为抗原决定簇（antigenic determinant）或表位（epitope）。这一精细特异性之所以得以存在，是由于单个淋巴细胞能够表达辨别不同抗原表位之间存在细微结构差别的细胞膜受体。换而言之，淋巴细胞膜受体可特异性识别不同的抗原决定簇。这些受体称为淋巴细胞抗原受体，在T细胞表面的抗原受体称为T细胞受体（TCR），在B细胞表面的抗原受体称为B细胞受体（BCR）。特异性意指一种抗原受体识别一种抗原决定簇，并与其特异性结合，类似于一把钥匙对应一把锁。某个抗原特异性淋巴细胞受抗原刺激活化后，发生克隆扩增。一个淋巴细胞克隆代表一种免疫应答特异性，不同的淋巴细胞克隆代表不同的免疫应答特异性。

一个既定个体淋巴细胞的抗原特异性的数量总和称为淋巴细胞库（lymphocyte repertoire）。淋巴细胞库是极其巨大的。据估计，一个个体免疫系统可有 $10^7 \sim 10^9$ 个不同的抗原决定簇。淋巴细胞库数量巨大的性质称为多样性。多样性是淋巴细胞抗原受体的抗原结合部分结构的多变性所致。换而言之，多样性是由体内存在的数量巨大的抗原特异性迥异的淋巴细胞克隆所致。

（二）记忆性

免疫系统与一个外源性抗原接触，产生初次的特异性应答。当免疫系统再次与该抗原接触时，通常产生更快速、更强烈的再次应答反应，这一现象称为免疫的记忆性，其原因是初始淋巴细胞在抗原刺激下可产生长寿命的记忆细胞。记忆细胞有比初始淋巴细胞更强的反应能力。如记忆B细胞产生的抗体，不但产生的量更多，而且其亲和力明显高于初次受刺激B细胞产生的抗体；同样地，记忆T细胞比初始T细胞具有更快的反应能力和更强的克隆扩增能力，从而能够更快更有效地控制入侵机体的病原体。比如，最早认识到的天花患者痊愈后就不会再感染天花的现象，就是因为免疫记忆性的存在。

（三）特化作用

适应性免疫应答以其特异性方式把抗微生物防御效应的效率最大化。所谓特化作用是指适应性免疫系统针对不同类型的微生物所产生最优化的应答类型。如体液免疫和细胞免疫分别负责抵御细胞外和细胞内病原微生物感染（在某种情形下，也可以是同一病原体感染的不同阶段）。此外，在体液免疫和细胞免疫应答的具体过程中，B细胞分泌抗体和T细胞的特性也随微生物种类的差异而变化，真正体现了具体情况具体分析、具体情况分别对待的原则。

（四）自我限制

在抗原刺激之后，所有正常的免疫应答水平随时间延长而衰减，最终回到静息的基础状态，这一过程称为自身稳定（homeostasis）。之所以免疫应答水平不会无限地增强，是由于免疫应答效应可以清除抗原，随着抗原的清除，维系免疫应答产生的抗原刺激条件不复存在，免疫应答也就逐渐减弱。此外，机体存在着限制免疫应答水平的自身调节机制，比如调节性T细胞（Treg）。

（五）自我耐受

个体免疫系统的一个最显著的特性为可识别、应答和清除外源性（非我）抗原，但对自身抗原物质则无应答。免疫学将其称为自我耐受。自我耐受的状态由若干机制来保持，包括自身反应性淋巴细胞的清除和功能失活、负向免疫调控细胞的增殖和活化等。自我耐受的异常可导致针对自身成分免疫应答的产生，从而导致自身免疫病的发生。

二、适应性免疫应答的分类

（一）体液免疫与细胞免疫

依据其参与成分和功能，适应性免疫应答可分为两种类型：体液免疫和细胞免疫，分别由不同类型的淋巴细胞介导，可以清除不同类型的病原微生物。

体液免疫应答由抗体介导，抗体是由 B 细胞合成和分泌的免疫效应分子，存在于血液和黏膜分泌液中，可特异性识别病原微生物的抗原分子，并且通过各种效应机制来清除携带抗原分子的病原微生物。具有抗体活性和与抗体结构类似的球蛋白称为免疫球蛋白（immunoglobulin, Ig）。Ig 有分泌型（sIg）和膜型（mIg），sIg 即为各种抗体，mIg 即为 BCR。体液免疫主要执行抗细胞外微生物感染及中和其毒素的防御功能。抗体可与细胞外微生物（如细菌）和毒素（如外毒素）结合，从而防御病原微生物和毒素对机体的损害。细胞免疫由 T 细胞介导。细胞内微生物，如病毒和某些细胞内感染细菌（如结核杆菌），可在吞噬细胞和其他宿主细胞内生存和繁殖，抗体不能与其结合。针对此种情形，T 细胞可发挥促进吞噬细胞杀灭细胞内微生物的作用，或直接杀伤受感染细胞，从而清除细胞内病原体（表 13-1）。

表 13-1 适应性免疫分类

	体液免疫	细胞免疫	
微生物	胞外微生物	胞外微生物，吞噬能在巨噬细胞内存活的微生物	胞内微生物（如病毒）在感染细胞内复制
反应的淋巴细胞	B 细胞	辅助性 T 细胞	细胞毒性 T 细胞
效应机制	分泌抗体	激活巨噬细胞、中性粒细胞	杀死感染的细胞
功能	阻断感染并消除胞外微生物	激活吞噬细胞，杀死微生物	杀死感染细胞，消除感染蓄积

注：在体液免疫中，B 细胞分泌抗体以预防感染和消除胞外微生物。在细胞免疫中，辅助性 T 细胞激活巨噬细胞和中性粒细胞以杀死被吞噬的微生物，或细胞毒性 T 细胞直接杀死感染的细胞。

（二）主动免疫与被动免疫

根据宿主对抗原的作用方式，可将免疫分为主动免疫和被动免疫。主动免疫意指接触外源性抗原的个体针对该抗原发挥了主动应答。免疫注射就是诱导机体抵抗力的主动免疫过程。在免疫学中，如果某个体及其淋巴细胞没有与特定抗原发生接触，此种状态称为初始状态，该状态下的淋巴细胞称为初始淋巴细胞。免疫学家将与特定抗原发生接触，产生特异性应答，并且对后继抗原接触有保护作用的个体状态称为免疫状态。被动免疫指将一个免疫个体的血清、分子或者淋巴细胞过继转移给另一个处于初始状态的个体，使其被动地获得特异性免疫的抵抗力。新生儿可以从母乳中被动地获得来自母体的抗体，这是最常见的自然被动免疫；被毒蛇咬伤后注射抗毒素血清就是一种人为被动免疫过程（图 13-1）。

三、适应性免疫应答的发生和发展

适应性免疫反应的发生需要几个步骤，以抗原捕获起始，随后激活特定的淋巴细胞。大部分微生物和其他抗原通过上皮屏障进入，这些抗原诱发的适应性免疫反应在外周淋巴器官中发展。适应性免疫反应的发生要求捕获抗原并提呈给特定的淋巴细胞，起这种提呈作用的细胞称为抗原提呈细胞（APC）。树突状细胞（DC）作为一种专职 APC，可以捕

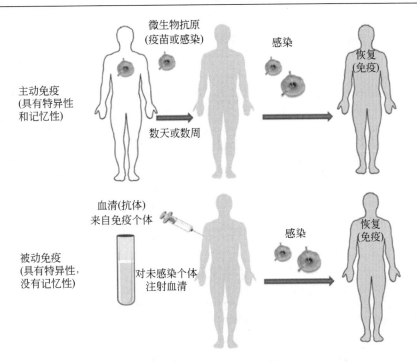

图 13-1 主动免疫和被动免疫

主动免疫是对微生物或微生物抗原的宿主反应,而被动免疫是针对微生物的抗体或特异性 T 细胞的过继转移。这两种形式的免疫都提供了对感染的抵抗力,并且对微生物抗原具有特异性,但只有主动免疫反应才能产生免疫记忆。在妊娠期间(从母亲到胎儿)及治疗性抗体的被动转移(而不是淋巴细胞)都是常规进行的

获从外部环境进入的微生物抗原,并将这些抗原运输到淋巴器官,进一步提呈给幼稚型 T 细胞以诱发免疫反应。没有受到抗原刺激的淋巴细胞为幼稚型,这些淋巴细胞被抗原激活后发生增殖,从而增加特异性抗原的克隆,称为克隆膨胀。克隆增殖由激活的淋巴细胞分化而来,这些细胞能够清除抗原,由于它们调节免疫反应后效应故而称为效应细胞。此外,记忆细胞可以长期存活,并且在遇到相同抗原时增强免疫反应。抗原清除也经常需要其他非淋巴细胞参与,比如巨噬细胞和中性粒细胞,这些细胞有时也被称为效应细胞。典型淋巴细胞激活需要几天的时间,这也就解释了为什么适应性免疫反应发展缓慢,以及最初需要固有免疫反应发挥保护作用。适应性免疫反应消除感染后,激活淋巴细胞的刺激物被清除,大部分效应细胞死亡,导致反应下降。记忆细胞则长期存在,当出现相同感染时可以迅速、强烈地产生反应(图 13-2)。

在固有免疫反应和适应性免疫反应的起始阶段与效应阶段,免疫细胞之间、免疫细胞与其他宿主细胞之间还可以通过细胞因子相互作用。细胞因子由不同结构和功能的蛋白构成,调节固有免疫和适应性免疫细胞的许多活动。所有免疫细胞都会分泌几种细胞因子并表达特定的信号受体。细胞因子具有诸多功能,包括促进免疫细胞的生长和分化,激活淋巴细胞和吞噬细胞的效应功能,刺激免疫细胞向组织趋化等。目前,一些治疗免疫疾病最有效的药物是以细胞因子为靶点设计的,这也反映了细胞因子在免疫反应中的重要性。

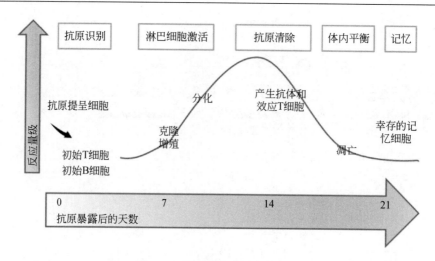

图 13-2 适应性免疫反应的发展

适应性免疫反应包括不同的步骤,前三个步骤是抗原的识别、淋巴细胞的激活和抗原的消除(效应期)。当抗原刺激的淋巴细胞死于凋亡、恢复体内平衡及存活下来的抗原特异性细胞负责记忆时,反应会收缩(下降)。在不同的免疫反应中,每个阶段的持续时间可能不同。这些原则适用于体液免疫(由 B 细胞介导)和细胞免疫(由 T 细胞介导)

第二节 T 细胞介导的适应性免疫应答

一、T 细 胞

T 细胞来源于胸腺(thymus),故称为 T 细胞。成熟 T 细胞定居于外周免疫器官中的胸腺依赖区,它们不但介导适应性细胞免疫应答,在胸腺依赖性抗原诱导的体液免疫应答中亦发挥重要的辅助作用,所以 T 细胞在适应性免疫应答中占据核心地位。T 细胞缺陷既影响机体细胞免疫应答,也影响体液免疫应答,可导致对多种病原微生物甚至条件致病微生物(如白色念珠菌和卡氏肺囊虫)的易感性、抗肿瘤效应减弱等病理现象。

(一)T 细胞的表面分子及其作用

T 细胞表面具有许多重要的膜分子,它们参与 T 细胞识别抗原、活化、增殖、分化及效应功能的发挥。其中一些膜分子还是区分 T 细胞及 T 细胞亚群的重要标志。

1. TCR-CD3 复合物

TCR-CD3 复合物参与 T 细胞的抗原识别和活化信号的传递。它表达在所有 T 细胞表面,是由 TCR 和一组 CD3 分子以非共价键结合的方式形成的复合物,T 细胞依靠 TCR 识别特异性抗原,并通过 CD3 分子向细胞内传递该信号。每个 T 细胞表面有 3000~30 000 个 TCR 分子。TCR 分子是二硫键连接而成的异二聚体,由α链和β链或γ和δ链组成。据此 T 细胞可以分成αβT 细胞和γδT 细胞,前者数量较多。抗原与 TCR 结合后,TCR 通过 CD3 分子向 T 细胞内传递活化信号。因此,CD3 分子的功能是转导 TCR 识别抗原所产生的活化信号。抗 CD3 单克隆抗体与 CD3 分子结合时,也可能刺激活化 T 细胞。但抗原只选择性地刺激特异性 T 细胞克隆,而抗 CD3 单克隆抗体可以活化多个抗原特异性不同的 T 细胞克隆群。

2. CD4 和 CD8

成熟的 T 细胞一般只表达 CD4 或 CD8 分子，称为 CD4$^+$T 细胞或 CD8$^+$T 细胞。CD4 识别主要组织相容性复合体（MHC）-Ⅱ类分子，CD8 识别 MHC-Ⅰ类分子，发挥辅助 TCR 识别结合抗原和参与 T 细胞活化信号转导作用。

CD4 和 CD8 分子是跨膜糖蛋白分子，属于 Ig 超家族，都不具有多样性。两种分子都是由胞外区、跨膜区及胞内区组成。CD4 分子是以单体形式存在，除了疏水跨膜区和胞内区，其胞外区是由四个 Ig 超家族样功能区组成，其中近氨基端的两个功能区能与 MHC-Ⅱ类分子的β2 结构域结合，辅助 TCR 识别结合抗原肽-MHC 复合物（peptide-MHC complex，pMHC）。而 CD8 分子是由α链和β链通过二硫键组成的异二聚体。α链和β链的胞外区各有一个 Ig 超家族样功能区，CD8 分子通过该区与 MHC-Ⅰ类分子的α3 功能区结合。所以 CD4 和 CD8 分子的主要功能相类似：它们分别能与 MHC-Ⅱ类和 MHC-Ⅰ类分子结合，增强 T 细胞与 APC 或细胞毒性 T 细胞（CTL）与靶细胞的相互作用，并辅助 TCR 识别结合抗原，故被称为 TCR 的共受体。CD4 和 CD8 分子的胞内区结合酪氨酸蛋白激酶（p56lck）。该激酶激活后，可以使 CD3 分子胞内区的免疫受体酪氨酸激活基序（ITAM）的酪氨酸磷酸化，从而产生活化级联反应，活化 T 细胞。所以，CD4 和 CD8 分子还具有转导活化信号的功能。此外，它们还参与 T 细胞在胸腺内的分化发育及成熟过程。CD4 分子也是 HIV 的特异性受体，能与 HIV 胞膜蛋白 gp120 结合，从而参与介导 HIV 感染 CD4$^+$T 细胞。

3. 共刺激分子

共刺激分子（co-stimulatory molecule）是为 T 或 B 细胞完全活化提供共刺激信号的细胞表面分子及其配体。

初始 T 细胞的完全活化需要两种活化信号的协同作用。第一信号（或抗原刺激信号）由 TCR 识别 APC 提呈的 pMHC 而产生，经 CD3 传递信号，CD4 或 CD8 起辅助作用，第一信号使 T 细胞初步活化，代表适应性免疫应答严格的特异性。第二信号（或共刺激信号）则由 APC 或靶细胞表面的共刺激分子与 T 细胞表面相应的共刺激分子受体相互作用而产生。共刺激信号使 T 细胞完全活化，只有完全活化的 T 细胞才能进一步分泌细胞因子和表达细胞因子受体，在细胞因子的作用下分化和增殖。缺少共刺激信号，T 细胞则不能活化而克隆失能。

T 细胞表面的共刺激分子大多是 Ig 超家族成员，如 CD28 家族成员 CD28、细胞毒性 T 细胞相关抗原 4（CTLA-4）、诱导性共刺激分子（inducible co-stimulator，ICOS）、程序性死亡蛋白 1（PD-1）、CD2 和细胞间黏附分子（ICAM）等，CD28 家族的配体为 CD80（B7-1）、CD86（B7-2）、ICOS 配体（ICOSL）、PD-1 配体（PD-L1）和 PD-L2 等。此外，还有肿瘤坏死因子超家族成员（如 CD40L 和 FasL）和整合素家族成员（如 LFA-1）等。CD28 是由两条相同肽链组成的同源二聚体，表达于 90% 的 CD4$^+$T 细胞和 50% 的 CD8$^+$T 细胞表面。CD28 的配体是 CD80 和 CD86，后者主要表达于专职性 APC。CD28 产生的共刺激信号在 T 细胞活化中发挥重要作用：诱导 T 细胞表达抗细胞凋亡蛋白（Bcl-XL 等），防止细胞凋亡；刺激 T 细胞合成 IL-2 等细胞因子，促进 T 细胞增殖和分化。CTLA-4 表达于活化的 CD4$^+$T 和 CD8$^+$T 细胞，其配体亦是 CD80 和 CD86，但 CTLA-4 与配体结合的亲和力显著高于 CD28。

（二）T 细胞亚群

T 细胞具有高度的异质性，根据 T 细胞的表型及功能特征，可以将 T 细胞分成若干类别和亚群，各亚群之间相互调节，共同发挥免疫学功能。

1. 根据活化阶段分类（表 13-2）

（1）初始 T 细胞：初始 T 细胞是指从未接受过抗原刺激的成熟 T 细胞，处于细胞周期的 G_0 期，存活期短，表达 CD45RA 和高水平的 L-选择素（CD62L），参与淋巴细胞再循环，主要功能是识别抗原。初始 T 细胞在外周淋巴器官内接受 DC 提呈的 pMHC 刺激而活化，并最终分化为效应 T 细胞和记忆 T 细胞。

（2）效应 T 细胞：效应 T 细胞（effector T cell，Teff）存活期短，除表达高水平的高亲和力 IL-2 受体外，还表达整合素，是行使免疫效应的主要细胞。效应 T 细胞主要是向外周炎症部位或某些器官组织迁移，并不再循环至淋巴结。

（3）记忆 T 细胞：记忆 T 细胞（memory T cell，Tm）可能由效应 T 细胞分化而来，也可能由初始 T 细胞接受抗原刺激后直接分化而来。其存活期长，可达数年。接受相同抗原刺激后可迅速活化，并分化为效应 T 细胞，介导再次免疫应答。记忆 T 细胞表达 CD45RO 和黏附分子（如 CD44）参与淋巴细胞再循环。即使没有抗原或 MHC 分子的刺激，记忆 T 细胞仍可长期存活，通过自发增殖维持一定的数量。

表 13-2 初始、效应和记忆 T 巴细胞的特征

	初始 T 细胞	激活的或效应 T 细胞	记忆 T 细胞
迁移	二级淋巴器官	炎症组织	炎症组织、黏膜组织
细胞对特定抗原反应的频率	非常低	高	低
效应功能	无	细胞因子分泌、细胞毒活性	无
细胞循环	无	有	±
表面蛋白表达			
IL-2R（CD25）	低	高	低
L-选择素（CD62L）	高	低	可变
IL-7R（CD127）	适度高	低	高
黏附分子：整合素、CD44	低	高	高
趋化因子受体：CCR7	高	低	可变
主要 CD45 同型（仅人类）	CD45RA	CD45RO	CD45RO；可变
形态学	小；缺乏细胞质	大；更多细胞质	小

2. 根据 TCR 类型分类

根据 TCR 类型，T 细胞可分为表达 TCRαβ 的 T 细胞和表达 TCRγδ 的 T 细胞，分别简称 αβT 细胞和 γδT 细胞（表 13-3）。γδT 细胞的功能更具有固有免疫的特征，在进化上属于

非特异性免疫应答和特异性免疫应答之间的代表物。因此,下面主要讨论的 T 细胞特指 αβT 细胞。αβT 细胞即通常所称的 T 细胞,占脾脏、淋巴结和循环 T 细胞的 95% 以上。γδT 细胞主要分布于皮肤和黏膜组织,其抗原受体缺乏多样性,识别抗原无 MHC 限制性,主要识别 CD1 分子提呈的多种病原体表达的共同抗原成分,包括糖脂、某些病毒的糖蛋白、分枝杆菌的磷酸糖和核苷酸衍生物、热休克蛋白(HSP)等。大多数 γδT 细胞不表达 CD4 和 CD8,少数可表达 CD8。γδT 细胞具有抗感染和抗肿瘤作用,可杀伤病毒或细胞内细菌感染的靶细胞,表达 HSP 和异常表达 CD1 分子的靶细胞,以及杀伤某些肿瘤细胞。活化的 γδT 细胞通过分泌多种细胞因子,包括白细胞介素(IL)-2、IL-3、IL-4、IL-5、IL-6、粒细胞-巨噬细胞集落刺激因子(GM-CSF)、肿瘤坏死因子(TNF)-α、干扰素(IFN)-γ 等,发挥免疫调节作用和介导炎症反应。

表 13-3 淋巴细胞分类

分类	功能	抗原受体及特异性	选择表型标志	总淋巴细胞比例(%)		
				血液	淋巴结	脾脏
CD4$^+$ 辅助性 T 细胞	B 细胞激活(体液免疫);巨噬细胞激活(细胞免疫)炎症刺激	αβ 异二聚体;肽的不同特异性 MHC-II 类复合物	CD3$^+$、CD4$^+$、CD8$^-$	35~60	50~60	50~60
CD8$^+$ 细胞毒性 T 细胞	杀死被胞内微生物感染的细胞、肿瘤细胞	αβ 异二聚体;肽的不同特异性 MHC-I 类复合物	CD3$^+$、CD4$^-$、CD8$^+$	15~40	15~20	10~15
调节性 T 细胞	抑制其他 T 细胞的功能(调节免疫反应,保持自身耐受性)	αβ 异二聚体;对自身及一些外来抗原具有特异性(MHC-II 类复合物)	CD3$^+$、CD4$^+$、CD25$^+$、Foxp3$^+$(最常见,但也有其他表型)	少见	10	10
自然杀伤 T 细胞(NKT)	抑制或激活先天及适应性免疫反应	αβ 异二聚体;限制糖脂-CD1 复合物特异性	CD56、CD16(IgG 的 Fc 受体)、CD3	5~30	很少	10
γδT 细胞	辅助性及细胞毒性功能(先天免疫)	γδ 异二聚体;限制多肽及非多肽抗原的特异性	CD3$^+$、CD4、CD8	很少	很少	很少
黏膜相关固定 T 细胞(MAIT)	在肠道中起辅助性及细胞毒性功能	αβ 异二聚体;限制细菌代谢产物特异性	CD3$^+$、CD8$^+$(大多数)	5	很少	很少

3. 根据 CD 分子分类

根据是否表达 CD4 或 CD8,T 细胞分为 CD4$^+$T 细胞和 CD8$^+$细胞。

(1) CD4$^+$ T 细胞:CD4 表达于 60%~65% 的 T 细胞及部分 NKT 细胞,巨噬细胞和 DC 亦可表达 CD4,但表达水平较低。CD4$^+$ T 细胞识别由 13~17 个氨基酸残基组成的抗原肽,受自身 MHC-II 类分子的限制,活化后分化为辅助性 T 细胞,但也有少数 CD4$^+$ T 细胞具有细胞毒作用和免疫抑制作用。

(2) CD8$^+$ T 细胞:CD8 表达于 30%~35% 的 T 细胞。CD8$^+$ T 细胞识别由 8~10 个氨基酸残基组成的抗原肽,受自身 MHC-I 类分子的限制,活化后分化为 CTL,具有细胞毒作用,可特异性杀伤靶细胞。

4. 根据功能特征分类

根据功能的不同，T 细胞可分为辅助性 T 细胞、细胞毒性 T 细胞和调节性 T 细胞。这些细胞实际上是初始 CD4$^+$T 细胞或初始 CD8$^+$T 细胞活化后分化成的效应细胞。

（1）辅助性 T 细胞（Th）：Th 细胞均表达 CD4，通常所称的 CD4$^+$T 细胞即指 Th 细胞。未受抗原刺激的初始 CD4$^+$T 细胞为 Th0 细胞。Th0 细胞向不同谱系的分化受抗原的性质和细胞因子等因素的调控，而最重要的影响因素是细胞因子的种类和细胞因子之间的平衡。除细胞因子外，APC 表达的共刺激分子对 Th0 细胞的分化方向亦发挥调节作用。

Th1 细胞主要分泌 Th1 型细胞因子，包括 IFN-γ、TNF-α、IL-2 等。它们能促进 Th1 细胞的进一步增殖，进而发挥细胞免疫的效应，同时还能抑制 Th2 细胞增殖。另外，Th1 细胞也是迟发型超敏反应中的效应 T 细胞，故也称为迟发型超敏反应 T 细胞。在病理情况下，Th1 细胞参与许多自身免疫病的发生和发展，如类风湿关节炎和多发性硬化症等。

Th2 细胞主要分泌 Th2 型细胞因子，包括 IL-4、IL-5、IL-10 及 IL-13 等。它们能促进 Th2 细胞的增殖，进而辅助 B 细胞活化，发挥体液免疫的作用，同时抑制 Th1 细胞增殖。Th2 细胞在变态反应及抗寄生虫感染中也发挥重要作用。此外，特应性皮炎和支气管哮喘的发病与 Th2 型细胞因子分泌过多有关。

Th3 细胞主要分泌大量转化生长因子（TGF）-β，起免疫抑制作用，有学者将其归入 Treg 的亚群。

Th17 细胞通过分泌 IL-17（包括 IL-17A 到 IL-17F）、IL-21、IL-22、IL-26、TNF-α 等多种细胞因子参与固有免疫应答，在免疫病理损伤，特别是自身免疫病的发生和发展中起重要作用。

滤泡辅助性 T 细胞（follicular helper T cell，Tfh）是一种存在于外周免疫器官淋巴滤泡的 CD4$^+$T 细胞，其产生的 IL-21 在 B 细胞分化为浆细胞、产生抗体和 Ig 类别转换中发挥重要作用，是辅助 B 细胞应答的关键细胞。

需要注意的是，不同亚群的 Th 细胞分泌不同的细胞因子，只不过反映了这些细胞处于不同分化状态，这种分化状态不是恒定不变的，在一定条件下可以相互转变。

（2）细胞毒性 T 细胞（CTL）：CTL 表达 CD8，通常所称的 CD8$^+$T 细胞即指 CTL，而同样有细胞毒作用的 γδT 细胞和 NKT 细胞不属于 CTL。

CTL 的主要功能是特异性识别内源性 pMHC-Ⅰ类分子复合物，进而杀伤靶细胞（病原体感染的细胞或肿瘤细胞）。杀伤机制主要有两种：一是分泌穿孔素、颗粒酶、颗粒溶素及淋巴毒素（LT）α 等物质直接杀伤靶细胞；二是通过 Fas/FasL 诱导靶细胞凋亡。CTL 在杀伤靶细胞的过程中自身不受伤害，可连续杀伤多个靶细胞。

（3）调节性 T 细胞：通常所称的 Treg 是 CD4$^+$CD25$^+$Foxp3$^+$T 细胞。叉头翼状螺旋转录因子（Foxp3）是一种转录因子，不仅是 Treg 的重要标志，也参与 Treg 的分化和功能发挥。Foxp3 缺陷会使得 Treg 减少或缺如，从而导致严重自身免疫性疾病。Treg 主要通过两种方式负调控免疫应答：①直接接触抑制靶细胞活化；②分泌 TGF-β、IL-10 等细胞因子抑制免疫应答。在免疫耐受、自身免疫性疾病、感染性疾病、器官移植及肿瘤等多种疾病中发挥重要的作用。

Treg 根据来源可分为两类：自然调节性 T 细胞（nTreg），直接从胸腺分化而来，占外周血 CD4$^+$T 细胞的 5%～10%；诱导型调节性 T 细胞（iTreg）或称适应性调节性 T 细胞，由初始 CD4⁺ T 细胞在外周经抗原及其他因素（如 TGF-β、IL-2）诱导产生。iTreg 还包括 Tr1 细胞和 Th3 细胞两种亚群。Tr1 细胞主要分泌 IL-10 及 TGF-β，主要抑制炎症性自身免疫反应和由 Th1 细胞介导的淋巴细胞增殖及移植排斥反应。此外，Tr1 细胞分泌的 IL-10 可能在防治超敏反应性疾病（如哮喘）中起作用。Th3 细胞主要产生 TGF-β，通常在口服耐受和黏膜免疫中发挥作用。

在 CD8⁺ T 细胞中也存在一群 CD8⁺ Treg，对自身反应性 CD4⁺ T 细胞具有抑制活性，并可抑制移植物排斥反应。此外，Th1、Th2、NK、NKT 及 γδT 等细胞亚群也具有免疫调节活性。

二、T 细胞介导的免疫应答

机体发生的免疫应答是一个非常复杂的生理过程，需要 T 细胞和其他许多免疫细胞相互协调、共同作用完成。T 细胞介导的免疫应答是一个连续的过程，可分为三个阶段：T 细胞特异性识别抗原；T 细胞活化、增殖与分化；效应 T 细胞发挥效应，包括对抗原的清除及对免疫应答的调节。

（一）T 细胞对抗原的识别

初始或记忆 T 细胞膜表面 TCR 与 APC 表面 pMHC 特异性结合的过程称为抗原识别，这是 T 细胞特异活化的第一步。TCR 在特异性识别 APC 所提呈的抗原肽的同时，也必须识别复合物中的自身 MHC 分子，这种特性称为 MHC 限制性，决定了任何 T 细胞仅识别由同一个体 APC 提呈的 pMHC（图 13-3）。初次免疫应答中的 APC 主要是 DC，再次免疫应答中的 APC 可以是任意具有抗原提呈作用的细胞，但主要是活化的 B 细胞。

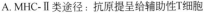
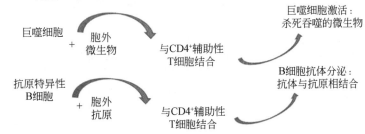
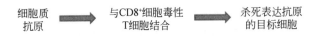

图 13-3 将胞外和胞内的抗原提呈给效应 T 细胞的不同亚群

A. 胞外抗原通过巨噬细胞或 B 细胞提呈给 CD4⁺ T 细胞，激活巨噬细胞或 B 细胞并清除胞外抗原；B. 胞质抗原由感染细胞处理后提呈给 CD8⁺ CTL，杀死表达抗原的目标细胞

1. APC 向 T 细胞提呈抗原的过程

外源性抗原和内源性抗原的提呈过程及机制不同。外源性抗原通过 MHC-Ⅱ类分子抗

原提呈途径将抗原提呈给特异性 CD4$^+$ T 细胞识别。CD4$^+$ T 细胞通过产生细胞因子发挥不同的功能，调节细胞免疫应答和体液免疫应答。内源性抗原（病毒感染细胞合成的病毒蛋白或肿瘤细胞表达的肿瘤抗原）通过 MHC-Ⅰ类分子抗原提呈途径将抗原提呈给特异性 CD8$^+$CTL 识别。CTL 活化、增殖和分化为效应细胞后，针对靶细胞发挥细胞毒作用。

2. APC 与 T 细胞的相互作用

（1）T 细胞与 APC 的非特异性结合：从各组织器官摄取抗原并加工和表达 pMHC-Ⅱ的 DC 进入外周免疫器官，与定居于胸腺依赖区的初始 T 细胞相遇，两者通过表面的黏附分子对 T 细胞的淋巴细胞功能相关抗原（LFA）-1、CD2 和 APC 的 ICAM-1、LFA-3 发生短暂的可逆结合。未能特异性识别相应抗原肽的 T 细胞与 APC 分离，仍定居于胸腺依赖区或进入淋巴细胞再循环。能特异性识别 pMHC-Ⅱ的 T 细胞则进入特异性结合阶段。

（2）T 细胞与 APC 的特异性结合：TCR 特异性识别相应的 pMHC-Ⅱ后，T 细胞与 APC 结合，并导致 LFA-1 构象改变，增强与 ICAM-1 的亲和力，从而稳定并延长 T 细胞与 APC 之间结合的时间。此时，T 细胞与 APC 的结合面形成一种称为免疫突触（immunological synapse）的特殊结构。免疫突触的形成是一种主动的过程。均匀分布于 T 细胞表面的 TCR 与 pMHC-Ⅱ相互作用后，多个 TCR-pMHC-Ⅱ向 T 细胞和 DC 接触面中央移动，形成以多个 TCR-pMHC-Ⅱ为中央，周围是 LFA-1/ICAM-1 等共刺激分子的相对密闭的免疫突触。免疫突触不仅进一步增强 T 细胞与 APC 的结合，还引发胞膜相关分子的一系列重要的变化，促进 T 细胞信号转导分子的相互作用、信号通路的激活及细胞骨架系统和细胞器的结构及功能变化，从而引起 T 细胞的激活和效应作用的发挥。

T 细胞表面的 CD4 和 CD8 分子是 TCR 的共受体，在 T 细胞与 APC 特异性结合后，CD4 和 CD8 可分别识别和结合 APC 或靶细胞表面的 MHC-Ⅱ类分子或 MHC-Ⅰ类分子（图 13-3、表 13-4），增强 TCR 与 pMHC 结合的亲和力和 TCR 的信号转导。

免疫突触中多对共刺激分子的相互作用，有助于维持和加强 T 细胞与 APC 的直接接触，并为 T 细胞激活进一步活化提供共刺激信号，在细胞免疫应答的启动中起着极其重要的作用。

表 13-4 抗原处理与提呈的 MHC-Ⅰ与 MHC-Ⅱ类途径的比较

特征	MHC-Ⅰ类途径	MH-Ⅱ类途径
稳定的 pMHC 复合物的组成	多肽α链、β$_2$-微球蛋白	多肽α、β链
APC 类型	所有有核细胞	树突状细胞、单核/吞噬细胞、B 细胞、内皮细胞、胸腺上皮细胞
反应的 T 细胞	CD8$^+$细胞	CD4$^+$T 细胞
抗原降解的部位	蛋白酶	最近的核内体和溶酶体
蛋白抗原的来源	主要的胞质蛋白（通常在细胞内合成，可能从吞噬细胞进入细胞质）；也有核蛋白及膜蛋白	核内体和溶酶体蛋白（大部分来自胞外环境内在化）
负责蛋白降解的酶	β1、β2 和β5 蛋白酶子群	核内体和溶酶体蛋白
MHC 多肽装载位点	内质网	最近的核内体/溶酶体
参与多肽运输和 MHC 分子装载的分子	内质网中 TAP	内质网中的恒定链、高尔基体

（二）T 细胞的活化、增殖和分化

1. T 细胞的活化

T 细胞的完全活化有赖于双信号和细胞因子的作用。T 细胞活化是 T 细胞继续增殖和分化的基础。

（1）T 细胞活化的第一信号：APC 将 pMHC-Ⅱ提呈给 T 细胞，TCR 特异性识别结合在 MHC 分子槽中的抗原肽，导致 CD3 与共受体（CD4 或 CD8）的胞质段相互作用，激活与胞质段尾部相连的蛋白酪氨酸激酶，使 CD3 胞质区 ITAM 中的酪氨酸磷酸化，启动激酶活化的信号转导分子级联反应，最终通过激活转录因子，引起多种膜分子和细胞活化相关基因的激活和转录，使得 T 细胞初步活化。这是 T 细胞活化的第一信号（即抗原刺激信号）。同时，与 T 细胞接触的 APC 也被活化，上调表达共刺激分子。

（2）T 细胞活化的第二信号：T 细胞与 APC 表面多对共刺激分子（例如，CD28、CTLA-4 和 CD80、CD86，PD-1 和 PD-L1 和 PD-L2，ICOS 和 ICOSL，CD40L 和 CD40 等）相互作用产生 T 细胞活化的第二信号（共刺激信号），导致 T 细胞完全活化。活化 T 细胞中一系列信号诱导细胞表达多种细胞因子和细胞因子受体，活化的 APC 也产生细胞因子，促进 T 细胞增殖和分化。如缺乏共刺激信号，第一信号非但不能有效激活特异性 T 细胞，反而导致 T 细胞失能。

根据效应不同，可将共刺激分子分为正性共刺激分子和负性共刺激分子。CD28 是最重要的正性共刺激分子，其主要作用是促进 IL-2 基因转录和稳定 IL-2 mRNA，从而有效促进 IL-2 合成。CD28 高度同源的 CTLA-4（其配体也是 CD80 和 CD86）则是重要的负性共刺激分子。CTLA-4 在 T 细胞活化后诱导性表达，与 CD80 和 CD86 的亲和力是 CD28 的 20 倍，可竞争抑制 CD28 的作用，并启动抑制性信号，从而有效地调节免疫应答（图 13-4）。正负共刺激分子相互作用，使免疫应答有效地启动、适度地发挥效应并适时地终止。

（3）细胞因子促进 T 细胞增殖和分化：T 细胞完全活化后，还有赖于多种细胞因子（如 IL-1、IL-2、IL-4、IL-6、IL-10、IL-12、IL-15 和 IFN-γ）的作用才能使 T 细胞进一步增殖和分化。其中 IL-2 对 T 细胞增殖至关重要；其他细胞因子参与 T 细胞的分化。如果缺乏细胞因子，活化 T 细胞不能增殖和分化，导致 T 细胞活化后凋亡。

2. T 细胞的增殖与分化

T 细胞活化的细胞内信号转导触发了某些 T 细胞膜蛋白（如细胞因子受体）和细胞因子（IL-2）的基因转录和蛋白合成，这一结果引发了活化后细胞行为的两大变化：细胞分裂和细胞分化。T 细胞分裂的群体表现形式为细胞增殖，IL-2 与 IL-2 高亲和力受体的相互作用是始动和促进该过程的关键因素。初始 T 细胞大量增殖的实质是抗原特异性 T 细胞克隆扩增，使抗原特异性 T 细胞达到整体功能所需的数量水平。T 细胞分化并行于增殖过程。抗原的性质和分泌的细胞因子类型决定分化的结果。专职 APC 经 MHC-Ⅱ类途径提呈外源性抗原刺激初始 $CD4^+$ T 细胞活化、分化成 Th 细胞。Th 前体细胞进一步分化成为 Th1 细胞和 Th2 细胞。活化的 APC 可分泌 IL-12 刺激 T 细胞活化。APC 经 MHC-Ⅰ类途径提呈内源性抗原刺激初始 $CD8^+$ T 细胞活化、分化成 CTL。其间，Th1 细胞提供了重要辅助作用。T 细胞分化使活化的 T 细胞具有分泌细胞因子或细胞杀伤的功能。随着抗原的清除，大多数活化 T 细胞死于细胞凋亡，以维系自身稳定的基础静息状态。少数抗原特异性 T 细胞分化成长寿命的记忆 T 细胞，在抗原再次刺激时发挥快速免疫应答作用。

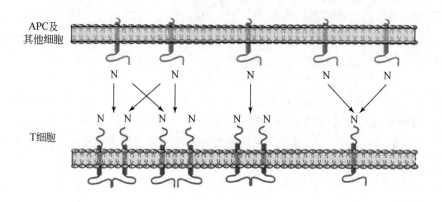

图 13-4　B7 和 CD28 家族的主要成员

已知的 B7 家族配体表达于 APC（包括 DC、巨噬细胞和 B 细胞），同时 CD28 家族的受体主要表达于 T 细胞。不同的 CD28 家族成员刺激或抑制 T 细胞反应的不同阶段和不同类型

三、T 细胞的效应功能

T 细胞参与了机体所有免疫应答的不同类型和过程，是机体免疫系统中非常重要的细胞群体。T 细胞功能可以大致分成三种，即辅助功能、杀伤功能和抑制功能。

（一）Th 细胞辅助其他淋巴细胞发挥免疫活性（表 13-5）

Th1 细胞能合成 IL-2、IFN-γ 和 LT 等，通过促进 CTL、NK 细胞及巨噬细胞的活化、增殖，介导细胞毒效应，在防御胞内病原体如胞内寄生菌、真菌、病毒感染时发挥了至关重要的作用。由于 TNF-α 和 IFN-γ 等可募集活化炎症细胞，故以 Th1 细胞为主的免疫反应常和炎症反应及组织损伤有关，表现为迟发型超敏反应（delayed-type hypersensitivity response，DTH），最典型的例子就是机体抗分枝杆菌感染的反应。此外，Th1 细胞与多种自身免疫性疾病的发病机制密切相关，如多发性硬化症、1 型糖尿病、风湿性关节炎及克罗恩病等。

表 13-5　CD4⁺T 细胞主要亚群的特性

效应 T 细胞	定义细胞因子	主要目标细胞	主要免疫反应	宿主防御	疾病中的作用
Th1	IFN-γ	巨噬细胞	巨噬细胞激活	胞内病原体	自动免疫；慢性炎症
Th2	IL-4、IL-5、IL-13	嗜酸性粒细胞	嗜酸性粒细胞和肥大细胞激活；替代巨噬细胞激活	寄生虫	过敏
Th17	IL-17、IL-22	中性粒细胞	中性粒细胞招募和激活	胞外细菌和真菌	自动免疫；炎症
Tfh	IL-21、IFN-γ或 IL-4	B 细胞	抗体产生	胞外病原体	自动免疫（自动抗体）

注：初始 CD4⁺T 细胞可能分化成对抗原、共刺激分子和细胞因子反应的效应细胞不同的亚群。这些亚群的主要功能及其在疾病中的作用做以上总结。

Th2 细胞主要功能是刺激 B 细胞增殖，并产生抗体，参与体液免疫应答。Th2 细胞可以释放 IL-4 和 IL-5，IL-4 是诱导由 B 细胞分化成浆细胞并合成 IgE 的关键细胞因子，IL-5 则主要诱导嗜酸性粒细胞活化，这使得以 Th2 细胞为主的免疫反应中常有高水平的 IgE 及活化的嗜酸性粒细胞，如速发型超敏反应（immediate-type hypersensitivity, ITH）和寄生虫感染。当机体发生寄生虫感染时，虫体会促进 Th2 细胞的分化，从而有助于抵抗寄生虫的感染。Th2 型反应还与哮喘和过敏症时发生的气道特应性和高反应性有关。此外，Th2 细胞分泌的几种细胞因子也具有抗炎作用，如 IL-4 和 IL-13 可以抑制 IFN-γ对巨噬细胞的活化作用；IL-10 可以直接抑制巨噬细胞的功能；而 TGF-β可抑制白细胞的活化、增殖等。这样 Th2 细胞可以通过这些细胞因子抑制急、慢性炎症反应。在以 Th1 细胞反应为主的炎症反应晚期往往会有逐渐增强的 Th2 细胞反应出现，其作用是阻止 Th1 细胞反应介导的损伤。所以，Th2 细胞不仅是免疫效应细胞，也是一种具有免疫调节功能的细胞。新发现的细胞亚群弥补了 Th1/Th2 细胞介导效应机制的部分不足。这些细胞亚群发挥着不同的生物学功能。

Th17 细胞主要产生 IL-17、IL-17F、IL-22 和 IL-21 等细胞因子，IL-17 可以刺激多种细胞产生 IL-6、IL-1、TNF-α、GM-CSF 和趋化因子等，募集、激活和趋化中性粒细胞至炎症部位，清除病原菌并介导炎症反应。短小棒状杆菌、克雷伯杆菌、结核分枝杆菌和白念珠菌感染都可诱导强烈的 Th17 细胞反应。Th17 细胞也参与了自身免疫性疾病，如系统性红斑狼疮、特应性皮炎、银屑病、炎症性肠病、类风湿关节炎和多发性硬化症等的发生和发展。此外，Th17 细胞介导移植排斥与肿瘤的发生和发展。目前，已有研究报道 Th17 细胞在肿瘤形成过程中起着十分重要的作用。在小鼠模型中证实，抑制 IL-17 信号有助于卵巢癌的治疗。IL-17 中和抗体可以降低结肠炎的发生及肿瘤的形成。这种现象提示 IL-17 有一定的促进肿瘤发生的作用。然而，也有报道认为 IL-17 可以抑制肿瘤的发生。此肿瘤特异性 Th17 细胞传输给小鼠后，与对照组相比，可以降低肿瘤的形成概率。

Th22 细胞是一群以表达皮肤趋化因子受体 CCR4 和 CCR10 为特征的 CD4⁺T 细胞。Th22 细胞产生 IL-22，但不产生 IL-17 和 IFN-γ。Th22 细胞分泌的成纤维细胞生长因子，有助于表皮创伤的修复，因此在皮肤疾病中发挥着重要的作用。Th22 细胞分泌的标志性细胞因子 IL-22 是 IL-10 家族的成员之一，在调节皮肤功能稳态及防御感染中也具有重要作用。

Tfh 细胞上调 CXCR5，这使得它们能够归巢到淋巴结的 T 细胞和 B 细胞区域之间的界面，它们通过抗原提呈与新激活的 B 细胞相互作用。B 细胞通过 ICOS 和 IL-6 向 Tfh 细胞提供信号，而 Tfh 细胞向 B 细胞提供 CD40L 和 IL-21。通过与 B 细胞的连续相互作用，Tfh 细胞通过生发中心反应促进 B 细胞向记忆 B 细胞分化和促进产抗体的浆细胞的存活、增殖、Ig 类型转换、成熟和分化。

Th 细胞的多样性使得免疫系统可以对环境中各种不同的病原微生物和肿瘤细胞发生不同的反应。生理条件下，机体的各类细胞亚群之间处于动态平衡。如果平衡被打破，则可诱发病理改变。

（二）CTL 对靶细胞的直接破坏作用

CTL 在 T 细胞免疫应答中起重要作用。CTL 的功能特点是可以在 MHC 限制的条件下，直接、连续、特异性地杀伤靶细胞。CTL 杀伤靶细胞的机制目前认为主要是通过释放多种介质和细胞因子介导的，如穿孔素、颗粒酶、TNF-α 等。

（三）T 细胞的抑制功能

活化的 $CD4^+CD25^+$ Treg 主要通过接触抑制的方式抑制 T 细胞的活化和增殖。其机制是活化的 T 细胞表达 CTLA-4，CTLA-4 与 $CD4^+CD25^+$ Treg 表面的 B7 分子结合后传递抑制信号，抑制 T 细胞增殖和活化。Tr1 细胞发挥免疫调节作用主要是通过分泌 IL-10 等来实现的，IL-10 可通过直接和间接机制明显抑制抗原特异性 T 细胞的增殖。Th3 细胞主要是通过分泌产生 TGF-β 来发挥其抑制作用的。Treg 是近年来发现的一种具有免疫调节功能的细胞群体，深入研究其发生、生长及功能将有助于进一步阐明机体免疫调节机制，在此基础上，有望对自身免疫病及超敏反应性疾病的治疗取得新的突破。

第三节　B 细胞介导的适应性免疫应答

B 细胞通过合成和分泌抗体，介导体液免疫应答。早期研究发现，鸟类抗体产生细胞来源于法氏囊（Bursa of Fabricius），因而被命名为 B 细胞，以区别于胸腺来源的主要介导细胞免疫应答的 T 细胞。哺乳动物没有法氏囊，骨髓是其 B 细胞发育的主要场所。成熟 B 细胞主要定居于外周淋巴器官的淋巴滤泡内，约占外周淋巴细胞总数的 20%。B 细胞表面的多种膜分子在其分化和功能执行中具有重要作用。在遭遇抗原后，初始 B 细胞被激活，并大量增殖，子代细胞最终分化为浆细胞和记忆 B 细胞。B 细胞不仅能通过产生抗体发挥特异性体液免疫功能，同时也是重要的 APC，参与细胞免疫调节。

一、B 细 胞

（一）B 细胞表面重要分子

不同种类的淋巴细胞很难从形态上区分，但它们各自表达一些特征性的表面分子，这些分子不仅是一种标志，而且与细胞的功能密切相关。B 细胞表面也有众多的膜分子，它们或参与抗原识别，或参与调控 B 细胞功能。

1. B细胞抗原受体

膜结合型 Ig（mIg）和 Igα/Igβ 共同构成 B 细胞抗原受体。Ig 位点的转录产物经不同剪切后分别编码 mIg 或 sIg，其中 mIg 以单体形式表达于 B 细胞表面，能特异性识别相应抗原，发挥受体功能。最早表达于未成熟 B 细胞表面的是 mIgM。至成熟 B 细胞阶段，细胞同时表达 mIgM 和 mIgD，但 mIgD 的功能尚不清楚，缺失对 B 细胞的发育和功能并无明显影响。在抗原刺激下，B 细胞分化为浆细胞或记忆 B 细胞，前者不再表达 mIg，后者则可以因 Ig 的类别转换而表达 mIgG、mIgA 或 mIgE。mIg 的胞内部分通常较短：mIgM 和 mIgD 的胞内区仅有 3 个氨基酸（KVK）；mIgA 和 mIgE 的胞内区略长；胞内区最长的 mIgM 有 28 个氨基酸。这一结构特点决定 mIg 不能传递抗原刺激信号，需要其他辅助分子的参与。mIg 的穿膜区大约有 25 个氨基酸，内含较多的含羟基的氨基酸，并借此与 Igα/Igβ（即 CD79a/CD79b）形成 BCR 复合物。

Igα/Igβ 分别由 *mb-1* 和 *B29* 基因编码。它们均是 Ig 基因超家族的成员，有胞外区、穿膜区和相对较长的胞内区。Igα/Igβ 在胞外区近胞膜处借二硫键相连，构成二聚体，其穿膜区富含极性氨基酸，借静电吸引而与 mIg 组成复合物。Igα 和 Igβ 的胞内区含有免疫受体酪氨酸激活基序（ITAM），磷酸化后可以招募下游信号分子，转导抗原与 BCR 结合所产生的信号。此外，Igα/Igβ 还参与 Ig 从胞内向胞膜的转运，*mb-1* 基因敲除小鼠 B 细胞中 Ig 只表达于胞质，而不能表达于胞膜。

2. B细胞共受体

CD19、CD21 和 CD81 以非共价键相连形成的复合体称为 B 细胞共受体。其中的 CD21 分子（又称 CR2）是补体活化片段 C3d 的受体，通过结合 BCR 所识别的抗原上沉积的补体成分，将共受体与 BCR 交联在一起。CD19 分子有一个较长的胞内区，上面的 6 个酪氨酸残基在 BCR 信号激活的蛋白激酶催化作用下发生磷酸化，磷酸化后的 CD19 能够招募多种信号分子，从而放大 BCR 传递的活化信号。*CD19* 基因敲除小鼠 B 细胞活化明显减弱，同时对大多数抗原的抗体应答都起到显著抑制作用，充分展示了共受体在 B 细胞活化中的作用。

3. 共刺激分子介导 T-B 细胞相互作用

抗原与 BCR 结合，所产生的信号经由 CD79a/CD79b 转导至细胞内，此为 B 细胞活化的第一信号。但多数情况下，B 细胞的有效活化还需有 Th 细胞提供的第二信号，主要是由 Th 细胞表达的 CD154 与 B 细胞表面的 CD40 相互作用所介导。另一方面，活化的 B 细胞向 T 细胞提呈抗原，同时由 CD80 和 CD86 为 T 细胞活化提供协同刺激信号。

CD40 组成性地表达于成熟 B 细胞，而 CD40 的配体（CD40L、CD154）表达于活化 T 细胞。CD40 和 CD40L 相互作用所产生的信号对于 B 细胞增殖、生发中心反应及最终分化为浆细胞至关重要。

CD80 和 CD86 与 T 细胞表面的 CD28 分子结合，为 T 细胞活化提供共刺激信号。

4. 其他表面分子

CD20 表达于除浆细胞外的各发育阶段的 B 细胞，可调节钙离子跨膜流动，从而调控 B 细胞的增殖和分化。CD20 是 B 细胞特异性标志，是治疗性单抗识别的靶分子。

CD22 特异性表达于 B 细胞，其胞内段含有 ITIM，是 B 细胞的抑制性受体，能负调节 CD19/CD21/CD81 共受体。

CD32 有 a、b 两个亚型，其中 CD32b 即 FcγRⅡb，能负反馈调节 B 细胞活化及抗体的分泌。

（二）B 细胞的亚群

外周的成熟 B 细胞分为两个亚群。根据其表型、组织定位、功能及在个体发育中产生的先后，成熟 B 细胞可以分为 B1 和 B2 两大亚群。B1 细胞主要产生低亲和力的 IgM，参与固有免疫；B2 细胞即通常所指的 B 细胞，是参与适应性体液免疫的主要细胞。

1. B1 细胞

B1 细胞在功能上属于固有免疫细胞。B1 细胞最早被认为是腹膜和胸腔膜中存在的一种独特的 B 细胞，高表达 CD5 分子，不表达或仅低水平表达 sIgD。B1 细胞产生于胚胎发育过程中，出生后主要通过现存细胞的分裂实现自我更新。B1 细胞抗原受体可变区序列相对保守，识别的主要是广泛存在于多种病原体表面的多糖类抗原，其活化无须 T 细胞的辅助。活化后，很少发生类别转换，所以产生的主要为 IgM 型抗体。因为缺少体细胞高频突变和亲和力成熟，B1 细胞产生的抗体亲和性较低。因此，这种抗体能以相对低的亲和力与多种不同的抗原表位结合，该现象称为多反应性。此外，即使无明显外来抗原刺激，B1 细胞也能自动分泌针对微生物脂多糖和某些自身抗原的 IgM 型抗体，即所谓天然抗体（natural antibody）。基于上述特性，B1 细胞一般被归为固有免疫细胞。在经常接触病原微生物的腹膜腔等部位，B1 细胞迅速产生 IgM 抗体，构成抗感染的第一道防线。此外，B1 细胞产生的多反应性自身抗体可能有助于清除变性的自身抗原，但一些致病性自身抗体可能会诱导自身免疫病。

新近研究发现，B1 细胞还存在于肠道固有层，甚至脾脏中也有少量 CD5$^+$ 的 B 细胞。腹膜腔 B1 细胞除 CD5$^+$ 者外，尚有 CD5$^-$ 者，后者和 B2 细胞的差别在于其表达 CD11b。这两群细胞分别称作 B1a 和 B1b。与 B1a 不同，B1b 主要参与适应性免疫应答。有人认为 B1b 细胞可能是一种来源于 B2 细胞的特化的 IgM 型记忆细胞。

2. B2 细胞

B2 细胞主要参与适应性体液免疫应答细胞。B2 细胞在个体发育中出现较晚，而且群体的维持有赖于骨髓中持续产生的新细胞的补充。B2 细胞主要定居于脾脏、淋巴结及黏膜相关淋巴组织，是适应性体液免疫应答的主要执行者。受特异性抗原刺激后，在 T 细胞的辅助下，B2 细胞大量增殖，形成生发中心。在此，细胞经历类别转换、体细胞高频突变和亲和力成熟，最终分化为浆细胞，产生高亲和性抗体。同时，另有少量细胞分化为记忆 B 细胞。

（三）B 细胞的功能

1. 介导体液免疫应答

B 细胞通过产生抗体介导体液免疫应答，抗体具有中和作用、激活补体作用、调理作用，发挥抗体依赖性细胞介导的细胞毒作用（antibody-dependent cell-mediated cytotoxicity, ADCC），参与Ⅰ型超敏反应等。

2. 提呈抗原

B 细胞作为专职 APC 能够摄取、加工并提呈抗原，其对可溶性抗原的提呈尤为重要。

3. 免疫调节功能

B 细胞产生的细胞因子（IL-6、IL-10、TNF-α等）参与调节巨噬细胞、DC、NK 细胞及 T 细胞的功能。最近发现有一群调节性 B 细胞可通过分泌 IL-10、TGF-β等抑制性细胞因子产生负向免疫调节作用。

二、特异性 B 细胞应答

抗原进入机体后，在 BCR 介导的第一信号和协同刺激信号共同作用下，诱导 B 细胞活化、增殖、分化成浆细胞，产生抗体，发挥免疫效应。由于抗体存在于体液中，故将 B 细胞介导的免疫应答称为体液免疫应答。B 细胞应答过程根据抗原的种类不同可分为：对胸腺依赖性抗原（TD-Ag）的应答，需 Th 细胞辅助；而非胸腺依赖性抗原（TI-Ag）则可直接活化 B 细胞，诱导抗体产生。

（一）B 细胞对 TD-Ag 的免疫应答

1. B 细胞对 TD-Ag 的识别与活化

B 细胞对 TD-Ag 的应答需要 T 细胞辅助，这种辅助主要表现在：T 细胞表面的共刺激分子可提供 B 细胞活化必需的第二信号；T 细胞分泌的细胞因子促进 B 细胞的活化、增殖和分化。

BCR 是 B 细胞识别特异性抗原的受体。BCR 对抗原的识别与 TCR 识别抗原有所不同：①BCR 不仅能识别蛋白质抗原，还能识别多肽、核酸、多糖类、脂类和小分子化合物；②BCR 可特异性识别完整抗原的天然构象，或识别抗原降解所暴露的表位的空间构象；③BCR 识别的抗原无须经 APC 加工和提呈，亦无 MHC 限制性。BCR 在识别抗原、B 细胞激活中有两个相互关联的作用：①BCR 与抗原特异性结合，产生刺激 B 细胞活化的第一信号；②作为 APC，B 细胞通过胞吞作用将 BCR 结合的抗原内化，并进行加工处理，抗原降解后产生的抗原肽与 MHC-Ⅱ类分子结合，提呈给特异性 Th 细胞。

T、B 细胞间的作用又是双向的：一方面，B 细胞可作为 APC 加工、提呈 pMHC-Ⅱ活化 T 细胞，诱导 T 细胞表达多种膜分子和细胞因子；另一方面活化的 Th 细胞表达 CD40L，与 CD40 结合又可提供 B 细胞活化的第二信号，诱导静止期 B 细胞进入细胞增殖周期；此外，活化 T 细胞分泌的细胞因子（如 IL-4、IL-5、IL-21）诱导 B 细胞进一步增殖和分化。T 和 B 细胞经 TCR 和 pMHC-Ⅱ特异性结合后，多个黏附分子对形成免疫突触，促使 T、B 细胞结合更牢固，并使 Th 细胞分泌的细胞因子局限在突触部位，高效协助 B 细胞进一步增殖、类别转换、亲和力成熟、产生抗体和分化为浆细胞或记忆 B 细胞（图 13-5）。

2. B 细胞增殖、分化成熟

B 细胞在 TD-Ag 诱导下分化为分泌抗体的浆细胞是一个复杂的过程，依赖于 DC、Th 细胞、B 细胞三者间复杂的相互作用。在 B 细胞活化、增殖、分化过程中，相继表达多种细胞因子受体，可接受 APC 及 Th 所分泌的细胞因子作用，如 IL-1、IL-2、IL-3、IL-4、IL-5、IL-6 等，分别作用于 B 细胞增殖、分化的不同阶段，促进 B 细胞的增殖、分化。

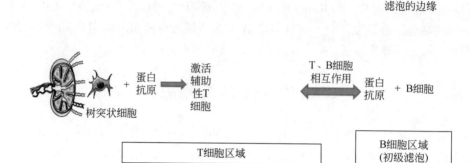

图 13-5 B 细胞和辅助性 T 细胞的迁移及 T-B 细胞相互作用

B 细胞最终分化为两类细胞：浆细胞和记忆 B 细胞。大部分 B 细胞分化为抗体形成细胞即浆细胞，其离开生发中心后一部分分布在脾脏红髓的脾索及淋巴结的髓索；一部分迁移至骨髓，并从骨髓基质细胞获得生存信号。这些细胞停止分裂，但可高效合成抗体。记忆 B 细胞为长寿命、低增殖细胞，记忆 B 细胞表达 CD27，并较初始 B 细胞表达较高水平的 CD44，其表达 mIg，但不能大量产生抗体。它们离开生发中心后分布在外周淋巴组织并参与淋巴细胞再循环，一旦再次遭遇同一特异性抗原，即迅速活化、增殖、分化，产生大量高亲和力特异性抗体。

（二）B 细胞对 TI-Ag 的免疫应答

TI-Ag 如细菌多糖、多聚蛋白质和脂多糖等，能直接激活初始 B 细胞诱导抗体产生，而无须 Th 细胞辅助，也不引起 T 细胞应答。根据激活 B 细胞的方式及其结构特点的不同，可将 TI-Ag 分为 TI-1 和 TI-2。

TI-1 抗原主要是细菌胞壁成分，例如，革兰氏阴性菌的脂多糖。TI-1 抗原具有丝裂原成分。在高浓度时，TI-1 抗原中的丝裂原能够与 B 细胞表面的丝裂原受体结合，非特异性地激活多克隆 B 细胞。低剂量 TI-1 抗原（为多克隆激活剂量的 $10^{-3}\sim10^{-5}$）仅激活表达特异性 BCR 的 B 细胞，因为此类 B 细胞的 BCR 可从低浓度抗原中竞争性结合到足以激活自身的抗原量。B 细胞针对低浓度 TI-1 抗原产生应答，使机体在胸腺依赖性免疫应答发生前（即感染初期）即可产生特异性抗体，而无须辅助性 T 细胞致敏与扩增。

TI-2 抗原如细菌荚膜多糖、聚合鞭毛素具有许多重复性抗原决定簇。这类抗原不容易被蛋白酶降解，可以长时间地存在于淋巴结包膜下和脾脏边缘窦内的巨噬细胞表面。TI-2 抗原通过其重复性抗原决定簇令 BCR 交联而刺激 B1 细胞。TI-2 抗原表位的密度在 TI-2 抗原激活 B 细胞过程中起重要作用。密度太低，BCR 交联的程度不足以激活 B 细胞。密度太高，会使 BCR 过度交联，导致 B 细胞产生耐受。TI-2 抗原只能激活成熟 B 细胞。由于人体内 B1 细胞至 5 岁左右才能发育成熟，婴儿由于体内的 B 细胞多为不成熟 B 细胞，不能有效产生抗多糖抗原的抗体，故婴幼儿易感染含 TI-2 抗原的病原体。B1 细胞对 TI-2 抗原的应答具有重要的生理意义，在抵抗某些重要病原体感染时产生快速应答反应。

（三）体液免疫应答的一般规律

抗原进入机体后诱导 B 细胞活化并产生特异性抗体，发挥重要的体液免疫作用（图 13-6）。抗原初次刺激机体所引发的应答称为初次免疫应答（primary immune response）；初次应答中所形成的记忆细胞再次接触相同抗原刺激后产生迅速、高效、持久的应答，即再次免疫应答（secondary immune response），亦称记忆应答（anamnestic response）。

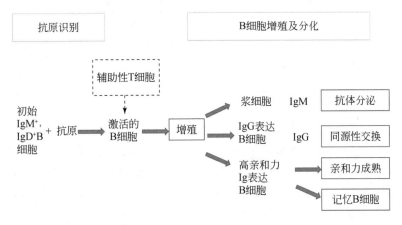

图 13-6　体液免疫反应的阶段

B 细胞的激活是由细胞表面 Ig 受体的特异性抗原启动的。抗原及其他刺激，包括辅助性 T 细胞，刺激特异性 B 细胞克隆的增殖和分化。克隆的后代可能分化为浆细胞，可以产生 IgM 及其他 Ig 同源型（IgG），可能经历亲和力成熟，或者可能以记忆细胞存在

1. 初次免疫应答

机体初次接受抗原刺激后抗体产生的过程可人为划分为若干阶段。①潜伏期（lag phase）：历时较长，主要受机体状况、抗原的性质及其进入机体的途径等因素影响，在此期体内不能检出抗体；②对数期（log phase）：抗体水平呈指数增长，抗体量增高变化曲线的坡度取决于所谓的倍增时间（doubling time），即抗体浓度增加一倍时所需的时间，与抗原的性质、剂量等因素有关；③平台期（plateau phase）：抗体水平相对稳定，到达平台期所需时间及平台期的抗体水平和持续时间，依抗原不同而异；④下降期（decline phase）：由于抗体被降解或与抗原结合而被清除，血清中抗体浓度慢慢下降，此期可持续几天至几周。

2. 再次免疫应答

当机体再次受到相同或相近抗原刺激时，免疫系统会产生记忆应答。与初次免疫应答相比，再次免疫应答或记忆应答呈现以下特点：①潜伏期短；②抗体浓度增加，到达平台期快，平台高，其平台期抗体水平可比初次免疫应答高 10 倍以上，且持续时间长；③下降期平缓且持久，因为机体会长时间合成抗体；④再次免疫应答中产生的抗体主要为 IgG；⑤抗体的亲和力高，且较均一（表 13-6）。

再次免疫应答的强弱取决于抗原的强弱与两次抗原注射间隔时间的长短。间隔时间短则应答弱，因为初次免疫应答后存留的抗体可与注入的抗原结合，形成抗原-抗体复合物而被迅速清除。间隔时间太长，反应也弱，因为记忆细胞尽管寿命长，但并非永生。再次

免疫应答的能力持续存在数月或数年,故机体一旦被感染后可持续相当长时间不再感染相同的病原体。

表 13-6 初次及再次免疫应答比较

特征	初次免疫应答	再次免疫应答
量级	较小	较大
抗体同种型	通常 IgM>IgG	一般情况下 IgG 增长;在特定情况下,IgA 或 IgE 增长
抗体亲和力	平均亲和力较低,更多可变性	平均亲和力较高(亲和力成熟)
来源	产生于所有免疫原	只产生于蛋白抗原

注:在初次免疫应答中,初始 B 细胞被抗原刺激、活化并分化成分泌抗体的细胞,以产生特异性抗体来清除抗原。再次免疫应答是当相同抗原刺激记忆 B 细胞时引发的,进一步产生较初次免疫应答更高质量的特异性抗体。

(四)体液免疫应答的效应

体液免疫应答的主要效应分子是特异性抗体,它可以通过中和细菌外毒素与中和病毒的作用、免疫调理作用、激活补体、细胞毒作用杀伤靶细胞、阻止病原体黏附细胞等多种机制发挥免疫效应,以清除非己抗原。但在一定的条件下,抗体也能引起超敏反应和自身免疫疾病,或可促进肿瘤生长。

除产生抗体外,活化的 B 细胞还可以产生多种细胞因子,参与调节包括 B 细胞自身在内的多种免疫细胞的功能。但是,鉴于体内众多细胞因子形成的功能网络极其复杂,准确评价 B 细胞来源的某种因子的生理作用是非常困难的。

第四节 适应性免疫应答障碍与疾病

一、感染性疾病

感染不仅是严重创、烧伤最常见的并发症(发生率为 35%~70%),而且也是导致患者死亡的主要诱因之一。尽管早期液体复苏、新型抗生素治疗、代谢支持及重要器官支持性治疗已取得显著进展,但严重感染并发症的病死率仍居高不下(30%~80%),主要包括脓毒症(sepsis)、脓毒性休克(septic shock)和感染所致多器官功能障碍综合征(MODS)等,成为进一步提高急危重症救治成功率的最大障碍。每年大约有 1400 万人死于感染性疾病,其致病病原体主要包括细菌、病毒、寄生虫、真菌等。长期以来,对于感染并发症中机体免疫功能紊乱的确切机制认识尚不足。因此,进一步揭示感染的免疫障碍机制、明确机体的免疫状态,从而探寻防治感染并发症的新措施与新策略,对提高急危重症救治水平具有重要意义。

下文将论述四大类常见病原微生物感染时,机体适应性免疫应答的主要特征。

(一)细菌感染的适应性免疫

1.胞外细菌感染的适应性免疫反应

对胞外细菌的抗体反应是针对细胞壁抗原和毒素的,其可能是多糖或蛋白质(图

13-7A）。多糖可引起抗体反应，但不激活 T 细胞。因此，防御富含多糖的细菌的主要机制是体液免疫。对于这些微生物，包括肺炎链球菌、奈瑟菌等，脾脏在对细菌的抗体产生和吞噬清除过程中起着重要作用。由于创伤或血液疾病导致脾脏功能障碍的患者，存在细菌严重感染的极大风险。存在于大多数细菌中或由细菌分泌的蛋白抗原，可诱发更强效的抗体，以及细胞介导的免疫应答。抗体对抗感染的效应机制包括中和作用、调理素作用和吞噬作用，以及通过经典途径激活补体。中和作用由高亲和力 IgG、IgM 和 IgA 亚型介导，IgA 亚型主要分布在黏膜器官的管腔内。调理素作用是由 IgG 的亚群 IgG1、IgG3 介导，补体的激活由 IgM、IgG1 和 IgG3 启动。

$CD4^+$辅助性 T 细胞产生细胞因子和表达表面分子，从而诱发局部炎症，增强巨噬细胞和中性粒细胞的吞噬和杀菌活性，并刺激抗体产生（图 13-7B）。这些微生物引起的 Th17 细胞反应会募集中性粒细胞和单核细胞，从而促进细菌感染部位的局部炎症反应。在 Th17 细胞发育过程中出现基因缺陷的患者和那些针对 IL-17 中和自身抗体的患者更容易受到细菌和真菌感染，并出现多发性皮肤脓肿。有些细菌还诱导 Th1 细胞反应，由 Th1 细胞产生的 IFN-γ 激活巨噬细胞以清除所吞噬的微生物，对于防御胞内细菌 Th1 细胞反应更重要。

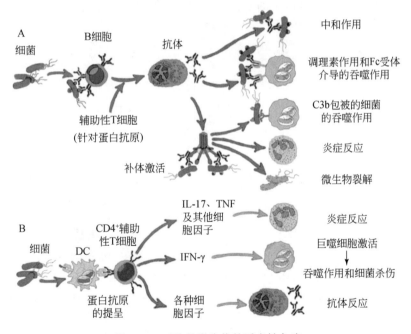

图 13-7 对胞外微生物的适应性免疫

2. 胞内细菌感染的适应性免疫

针对胞内细菌的主要保护性免疫反应是 T 细胞介导的吞噬细胞招募和激活（细胞免疫）。T 细胞通过两种类型的反应来防御感染。$CD4^+$ T 细胞通过表达 CD40L 和 IFN-γ 激活吞噬细胞，产生多种杀菌物质，包括一氧化氮、溶酶体酶和活性氧，杀灭吞噬细胞的吞噬溶酶体中的微生物。如果细菌抗原从吞噬体运输到细胞质或者细菌从吞噬体中逃离并进入被感染细胞的胞质，吞噬的细菌则会刺激细胞毒性 T 细胞（CTL）直接杀死感染细胞，从而清除逃避吞噬细胞死亡机制的微生物。因此，细胞免疫的效应因子为激活巨噬细胞的

CD4⁺ T细胞和协同作用于胞内菌防御的 CD8⁺ CTL（图 13-8）。

被胞内细菌激活的巨噬细胞可以导致组织损伤。这种损伤可能是对微生物蛋白抗原的迟发型超敏反应（DTH）的结果。由于胞内细菌已经进化到可以抵抗吞噬细胞内的杀伤作用，所以它们往往会持续很长时间，并引起慢性 T 细胞和巨噬细胞的激活，这可能会导致在微生物周围形成肉芽肿。某些细胞内细菌感染的组织学特征即肉芽肿性炎症，这种类型的炎症反应可能有助于限制和防止微生物的传播，但它也与组织坏死和纤维化引起的严重功能损伤有关。例如，结核病造成组织损伤的重要原因即坏死性肉芽肿和伴随的肉芽肿性炎症纤维化。

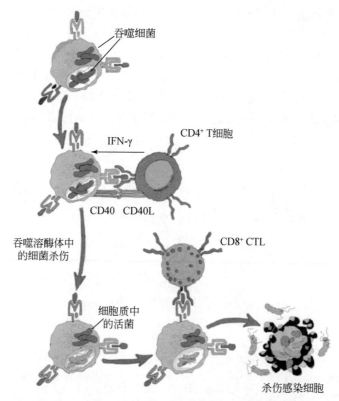

图 13-8　CD4⁺ T 细胞和 CD8⁺ T 细胞共同防御胞内微生物

胞内细菌如 *L. monocytogenes* 被巨噬细胞吞噬，可在吞噬体中存活并逃避到细胞质中。CD4⁺ T 细胞对来源于胞内细菌的 pMHC-Ⅱ产生应答。这些 T 细胞产生 IFN-γ 和表达 CD40L，激活巨噬细胞以破坏吞噬体中的微生物。CD8⁺ T 细胞对来自胞质抗原的 pMHC-Ⅰ产生应答并杀死感染细胞

（二）真菌感染的适应性免疫

细胞免疫是适应免疫对抗细胞内真菌感染的主要机制。荚膜组织胞质菌是一种寄生在巨噬细胞内的兼性胞内寄生虫，其清除机制与清除胞内细菌的机制相同。CD4⁺和 CD8⁺ T 细胞协同作用，消灭新型隐球菌的酵母形式，这种酵母菌往往在免疫缺陷宿主的肺和大脑中定植。肺孢子虫是另一种胞内真菌，可导致细胞免疫缺陷的个体发生严重感染。细胞内真菌感染也可能被表达 T-bet 的 1 型固有淋巴细胞（ILC）控制，而细胞外真菌可能激活 ILC3 反应。Th1 细胞反应在细胞内真菌感染（如组织胞浆菌）中起保护作用，但可能引起肉芽

肿性炎症，这是真菌感染造成宿主组织损伤的重要原因。许多细胞外真菌能引起强烈的 Th17 细胞反应，可能是由真菌葡聚糖与凝集素受体 Dectin-1 结合激活 DC 所引起的。通过这种凝集素受体激活的 DC 产生可以诱导 Th17 细胞分化的细胞因子，如 IL-1、IL-6 和 IL-23。Th17 细胞继而刺激炎症反应，募集中性粒细胞和单核细胞破坏真菌。Th17 细胞反应缺陷的个体易受慢性黏膜假丝酵母菌感染。

（三）病毒感染的适应性免疫

对抗病毒感染的适应性免疫主要由抗体和 CTL 介导。最有效的抗体是在胸腺依赖性生发中心反应中产生的高亲和力抗体。抗病毒抗体与病毒包膜或病毒壳抗原结合，其功能主要是中和抗体以防止病毒附着和进入宿主细胞。因此，抗体既能防止初始感染，也能防止细胞间传播。抗体除了中和作用外，还可以调理病毒颗粒，促进其被吞噬细胞清除。补体活化也可以通过促进吞噬作用和直接裂解脂质荚膜的病毒而参与抗体介导的病毒免疫。

中和抗体阻止了细胞的病毒感染和病毒在细胞间的传播，但在病毒进入细胞并开始在细胞内复制后，抗体则无法发挥效应。细胞内病毒的清除主要由 CTL 直接杀死被感染的细胞。CTL 的主要生理功能是监视病毒感染。大多数病毒特异性 CTL 是 $CD8^+$ T 细胞，它们识别由 MHC-I 类分子提呈的胞质内的病毒多肽。如果被感染的细胞是组织细胞，那么被感染的细胞可能首先被 DC 吞噬，DC 处理病毒抗原后将其提呈给幼稚的 $CD8^+$ T 细胞（图 13-9）。$CD8^+$ CTL 的完全分化通常需要 $CD4^+$ 辅助性 T 细胞产生的细胞因子或被感染细胞表达的共刺激因子。$CD8^+$ T 细胞在病毒感染过程中大量增殖，大多数增殖细胞只针对少数病毒多肽。一些被激活的 T 细胞分化成效应 CTL，可以杀死任何被感染的有核细胞。CTL 的抗病毒作用主要通过杀死被感染细胞，其他机制包括激活感染细胞内的核酸酶以降解病毒基因及分泌细胞因子，如 IFN-γ 激活吞噬细胞等。

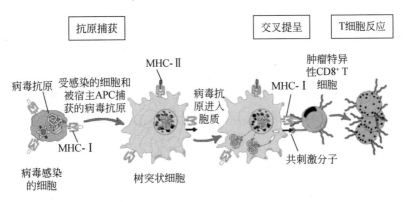

图 13-9　抗原对 $CD8^+$ T 细胞的交叉提呈

许多实验和临床证据支持 CTL 在病毒感染防御中的重要性。病毒易感性在缺乏 T 细胞的患者和动物中明显增加。在实验中，小鼠可以通过过继转移病毒特异性的 I 类限制性的 CTL 来预防某些病毒感染。病毒已经发展出许多策略以逃避 $CD8^+$ CTL 的攻击，包括通过 MHC-I 类途径阻断抗原的处理和提呈，以及通过诱导耗竭现象来停止 $CD8^+$ T 细胞的反应。在潜伏感染中，病毒 DNA 在宿主细胞中持续存在，但病毒不会复制或杀死被感染的细胞。潜伏期通常是感染和免疫反应之间的一种平衡状态。针对该病毒产生的 CTL 可以控制感染，但无法清除病毒。最终，病毒在被感染的细胞中持续存在，有时会持续于个体的整个生命周期。这种潜伏性感染常见于 EB 病毒和几种疱疹病毒。感染的重新激活与病毒基因的表达有关，这些基因负责细胞病变和病毒的传播。这些细胞病理效应可能包括受感染细胞的裂解或细胞不受控制地增殖。宿主免疫应答的任何缺陷都可能导致无法控制、重新激活的潜伏感染。在某些病毒感染中，组织损伤可能是由 CTL 引起的。某种程度的免疫病理反应伴随着宿主对许多，也许是大多数病毒感染的反应。小鼠淋巴细胞性脉络丛脑膜炎病毒（lymphocytic choriomeningitis virus，LCMV）感染是一种主要由宿主免疫反应引起的疾病实验模型，它可诱发脊髓脑膜炎。LCMV 感染脑膜细胞，但它不会直接损伤受感染的细胞，而是刺激病毒特异性 CTL 活化，CTL 在清除感染的过程中杀死受感染的脑膜细胞，由此造成组织损伤。因此，免疫系统完整的正常小鼠可发生脑膜炎，但 T 细胞缺陷小鼠不会发生疾病，而是成为病毒携带者。人类感染乙型肝炎病毒与小鼠 LCMV 感染有相似之处，即免疫缺陷的受感染者不会发展成疾病，而是成为病毒携带者。急性和慢性活动性肝炎患者的肝脏中含有大量的 $CD8^+$ T 细胞和肝炎病毒特异性的、MHC-Ⅰ类限制性 CTL。

对病毒感染的免疫反应可能以其他方式参与了疾病的发生。某些病毒（如乙型肝炎病毒）持续感染形成由病毒抗原和特异性抗体组成的循环免疫复合物。这些复合物沉积在血管内皮细胞下，导致全身性血管炎。一些病毒蛋白含有存在于一些自身抗原中的氨基酸序列。由于这种分子拟态，抗病毒免疫可能导致对自身抗原的免疫反应，诱导自身性免疫疾病的发生。

（四）寄生虫感染的适应性免疫

不同的原生动物和蠕虫在结构和生化特性、生命周期和致病机制等方面存在很大差异。因此，不同的寄生虫会引起不同的适应性免疫反应（表 13-7）。一些致病性原生动物已经进化到可以在宿主细胞内生存，所以对这些原生动物的免疫只能通过类似于消除胞内细菌和病毒的机制来实现。相比之下，蠕虫则存活于细胞外组织，它们通常需要特殊类型的抗体反应来清除。针对存活于巨噬细胞内的原生动物的主要防御机制是细胞免疫，特别是通过 Th1 细胞因子激活的巨噬细胞。马哲利什曼虫（一种存活在巨噬细胞核内的原生动物）感染的小鼠，体内 Th1 或 Th2 细胞反应的优势决定了其易感性（图 13-10）。发挥抗感染效应与利什曼原虫特异性的 Th1 细胞活化相关，Th1 细胞产生 IFN-γ 从而激活巨噬细胞以破坏细胞内的寄生虫。相反，Th2 细胞优势活化，将通过 Th2 细胞因子抑制巨噬细胞的激活，从而增加寄生虫的存活并使病情恶化。

在各种宿主细胞内复制并溶解这些细胞的原生动物，刺激特异性抗体产生和 CTL 反应，类似于细胞的病毒感染。疟原虫在生命周期内主要寄居在外周血红细胞和肝细胞内。多年来，人们一直认为抗体是机体抵抗疟原虫感染的主要保护机制，现在的研究发现，CTL 才是机体阻止细胞内疟原虫感染和扩散的重要防御方式。许多蠕虫感染的防御是由 Th2 细胞的激活介导的，其导致 IgE 抗体的产生和嗜酸性粒细胞的激活。蠕虫刺激幼稚 $CD4^+$ T 细胞向分泌 IL-4 和 IL-5 的 Th2 细胞亚群分化。IL-4 可以刺激 IgE 抗体产生，IL-5 则激活嗜酸性粒细胞。IgE 包裹着寄生虫，与嗜酸性粒细胞和肥大细胞的 Fcε 受体结合，激活的嗜酸性粒细胞通过释放颗粒物质，从而杀灭寄生虫。肥大细胞和嗜酸性粒细胞的联合作用也有助于将寄生虫从肠道排出。

对寄生虫的适应性免疫反应也可以导致组织损伤。一些寄生虫和它们的产物诱发肉芽肿反应并伴随纤维化。沉积于肝脏的曼氏血吸虫虫卵刺激 $CD4^+$ T 细胞持续活化，进而激活巨噬细胞诱导 DTH 反应。DTH 反应导致虫卵周围的肉芽肿形成。这种慢性免疫反应诱发的严重纤维化可导致肝硬化、肝脏静脉血流中断和门静脉高压。在淋巴丝虫病中，寄生虫在淋巴管中诱导慢性免疫反应，最终导致纤维化、淋巴管阻塞和严重的淋巴水肿。慢性和持续性寄生虫感染还可以形成寄生虫抗原和特异性抗体复合物，免疫复合物可沉积于微血管和肾小球，引起血管炎和肾炎，因此免疫疾病是血吸虫病和疟疾的并发症。

表 13-7 对致病寄生虫的免疫反应

寄生虫	疾病	主要的免疫保护机制
原生动物		
疟原虫	疟疾	抗体和 $CD8^+$ CTL
杜氏利什曼虫	利什曼病（黏膜与皮肤的感染）	$CD4^+$ Th1 细胞激活巨噬细胞杀死被吞噬的寄生虫
布氏锥虫	非洲锥虫病	抗体
痢疾阿米巴	阿米巴病	抗体，吞噬作用
后生动物		
血吸虫	血吸虫病	被嗜酸性粒细胞和巨噬细胞杀死
丝状虫	丝虫病	细胞免疫；抗体的作用

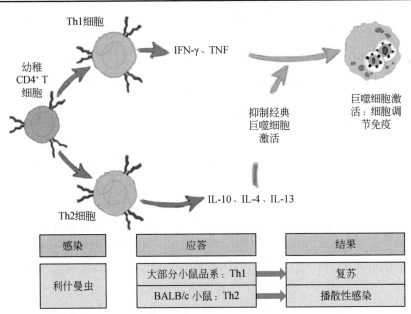

图 13-10 T 细胞和细胞因子在决定感染结果中的作用

幼稚 $CD4^+$ T 细胞可能分化为 Th1 和 Th2 细胞，前者激活吞噬细胞杀死摄入的微生物，后者抑制巨噬细胞激活的经典途径。正如小鼠利什曼虫感染所示，这两种 T 细胞亚群之间的平衡可能会影响感染的结果，大部分小鼠品系对寄生虫产生 Th1 细胞应答并有效清除微生物，但 BALB/c 小鼠产生强大的 Th2 细胞反应导致播散性感染

二、脓毒症

脓毒症是病原菌（细菌、真菌等）严重感染的病理结果，这些细菌或微生物产物存在于血液中，最终导致组织灌注、凝血、代谢和器官功能的系统性紊乱。尽管在过去的20年中抗生素和其他支持疗法有所进展，但是脓毒症仍然是重症监护室（ICU）患者死亡的主要原因。近年来，多种以炎症反应为靶向的临床试验都以失败告终，严重脓毒症的死亡率仅略有下降。人们逐渐认识到，适应性免疫应答的缺陷可能是导致脓毒症预后不良的主要原因。

（一）脓毒症时适应性免疫细胞的变化

感染性损伤后，适应性免疫应答模式随时间迁移发生改变。早期反应以炎症因子风暴（cytokine storm）为特点，促炎和抗炎介质同时释放，免疫细胞大量激活并协同作用，抵抗病原菌感染。但是过度的炎症反应可能会造成组织器官损伤，导致器官衰竭，是脓毒性休克患者早期死亡的主要原因。尽管大量研究已经说明了脓毒症早期炎症反应的病理生理学机制，但是针对早期的抗炎治疗研究却屡屡失败，这是由于早期的过度炎症反应在病程进展中随时会转入免疫抑制阶段。

临床工作中发现，手术应激、全身炎症和脓毒症均可导致白细胞计数的大幅改变，而中性粒细胞的减少与淋巴细胞的减少相关，且与临床病程的严重程度相关。入院7天内，脓毒症存活患者与死亡患者相比淋巴细胞计数明显减少。与健康受试者相比，死亡患者$CD4^+$和$CD8^+$ T细胞的绝对或相对计数减少了50%，存活者则减少了75%。在第1～2天，死亡患者CD4/CD8 T细胞比值显著高于正常范围（1.95±0.21），大约是存活者的2倍。在第14天，这个比值恢复到正常值，死亡和存活患者之间没有差异。32例脓毒症伴随化脓性脑膜炎患者入院时总T细胞绝对数下降，7天后迅速恢复。这种感染早期的淋巴细胞减少主要是由于CD4、CD8和NK细胞的大量减少，并且在革兰氏阳性菌感染时更明显。在早期之后，免疫细胞表型转向免疫抑制状态。脓毒症晚期患者的外周血中，所有类型T细胞的绝对数量均减少，但是Treg比例增加，PD-1或PD-L1的表达增加，T细胞抑制因子和骨髓源性抑制因子在不同器官组织中的表达也增多。

近年来，B细胞在适应性和固有免疫应答中的作用受到越来越多的关注。适应性免疫系统缺陷的小鼠在脓毒症时表现出较弱的炎症反应，这可能与B细胞缺乏有关。与健康志愿者相比，感染患者的循环B细胞计数无明显改变，但B细胞的减少与院内感染的发生率有良好的相关性。最近，在52例脓毒性休克患者中发现了B细胞功能和表型的改变，以上发现提示除了产生抗体外，B细胞还有其他调节功能。

脓毒症发生后，机体的免疫反应模式主要包括以下类型：①正常状态下，早期过度炎症反应迅速发展成短暂的免疫抑制，直到恢复；②老年患者，尤其是伴随众多合并症的老年患者，机体长期处于免疫抑制状，感染后迅速发展，进入限制性的过度炎症阶段；③部分患者，如果存在持续的初始感染或暴露于继发性感染、病毒复制的重新激活等情况，机体将处于持续的免疫抑制状态。目前，免疫反应模式的决定因素尚未完全阐明。

（二）适应性免疫细胞在脓毒症中的作用和功能

1. γδT 细胞

γδT 细胞是 T 细胞中数量较少的亚型，其细胞表面表达的 T 细胞受体 TCR 由一条γ链和一条δ链组成。这种独特的 T 细胞亚群主要存在于肠黏膜上皮内淋巴细胞群中及其周围。γδT 细胞可能通过识别肠黏膜感染病原体上的脂类抗原而活化。激活后的γδT 细胞可释放 IFN-γ、IL-17 和炎症趋化因子。在脓毒症时，循环中γδT 细胞的数量明显减少，而且与病死率相关。肠道黏膜中的γδT 细胞减少可能会使侵入肠道的细菌增加，进入宿主血液循环，进而引起全身性感染和脓毒症。脓毒症早期，患者外周血中的γδT 细胞呈高度激活状态，中性粒细胞表现出抗原提呈样的表型，可以将抗原肽交叉提呈给 $CD8^+$ T 细胞。从以上发现中可以得出结论，对病原体而言，这些特殊类型的 T 细胞可能是中性粒细胞启动固有和适应性免疫反应的关键控制因子，可以作为调节免疫反应的靶标。

2. 辅助性 T 细胞亚群

辅助性 T 细胞（Th）协助其他类型的细胞，包括 B 细胞的分化、CTL 的激活等。当 APC 上表达的 MHC-Ⅱ类分子遇到抗原肽时，$CD4^+$T 细胞会快速激活，迅速增殖、分化，并有效分泌细胞因子。激活后，$CD4^+$T 细胞可以分化为几种 T 细胞亚群，包括 Th1、Th2、Th3、Th17、Th22、Th9 或 Tfh，通过产生和分泌不同的细胞因子来调控免疫反应。诸多研究明确，脓毒症会对循环和外周 $CD4^+$ T 细胞亚群产生影响。与在中性粒细胞和单核细胞中观察到的现象相似，脓毒症引起的最明显的 T 细胞变化之一是细胞凋亡，导致 $CD4^+$ T 细胞数量大量减少。在脓毒症死亡患者中，体内淋巴细胞（特别是 $CD4^+$ T 细胞）凋亡的数量明显高于存活患者。此外，T 细胞功能被广泛抑制。研究发现，在脓毒症恢复期间及之后很长一段时间内，$CD4^+$ T 细胞分泌的 Th1 和 Th2 型细胞因子均有所减少，调节 Th1 和 Th2 细胞应答的转录因子 T-bet 和 GATA3 表达亦显著降低。其中，诸多因素参与调节 $CD4^+$ T 细胞亚群的分化，包括组蛋白甲基化和染色质重塑等，它们共同作用抑制了 Th1、Th2 细胞的功能。

然而，脓毒症时的免疫抑制不仅表现在 Th1 和 Th2 细胞数和功能的变化。Th17 细胞在脓毒症时也出现明显减少，并可能与长期死亡率相关。考虑到 Th17 细胞在抵抗病理性真菌感染中的基本作用，脓毒症患者中 Th17 细胞的减少可能是危重症患者对真菌易感性增加的原因。念珠菌感染患者外周循环中的 $CD4^+$和 $CD8^+$ T 细胞表现出与免疫抑制、T 细胞耗竭和阳性共刺激分子下调相一致的免疫表型。此外，业已证明，IL-7 治疗可以增加 Th17 细胞的反应性，降低继发性真菌感染的死亡率。

3. 调节性 T 细胞

调节性 T 细胞（Treg）是适应性免疫的主要调节细胞，可抑制其他效应 T 细胞亚群的反应，帮助维持自身耐受性和抑制自身免疫性疾病。在脓毒症、危重症和炎症状态下，Treg 对效应 T 细胞的抑制作用延长了恢复时间，并可能导致并发症的增加。在脓毒症发生早期，Treg 比值即升高，死亡患者的外周血中出现 Treg 比值持续升高的现象。脓毒症中 Treg 数量的增多加剧了效应 T 细胞分化和功能失调，促进感染的发展。动物实验证实，Treg 对效应 T 细胞的增殖和功能均有抑制作用。通过注射治疗性 siRNA 抑制 Treg 分化可以改善效应 T 细胞的功能。有些研究认为，Treg 对脓毒症诱导的细胞凋亡有抵抗作用，Treg 数量的增加是由于 Th 细胞凋亡导致的相对增加。而更多的研究倾向于脓毒症诱导 Treg 分化造成的绝对数量增加。无论何种方式，Treg 的过度增殖和活化是脓毒症时适应性免疫抑制的重要因素之一，并可能成为免疫调节的靶点。

4. B 细胞

B 细胞是一个多样化的免疫细胞群，具有不同的功能和表型。既往认为，B 细胞只具有分泌抗体的功能以完成长期的免疫反应。目前，越来越多的研究发现，非传统的 B 细胞亚群在调节免疫反应中具有更多的功能，且在脓毒症免疫反应中也具有重要作用。脓毒性休克患者中 B 细胞总量明显减少，其中减少最显著的是 $CD5^+$ B1a 型细胞，且与脓毒症预后相关。最近的研究发现一种新型 B 细胞——先天反应活化（innate response activator，IRA）B 细胞亚群，由 B1a 细胞分化而来，具有产生 GM-CSF 的作用。动物研究发现，特异性清除 CLP 小鼠体内 IRA B 细胞会影响细菌的清除和细胞因子的产生，降低生存率，提示 IRA B 细胞在脓毒症发生时具有保护作用，也因此将 IRA B 细胞视为病原菌感染的"gatekeeper"。此外，IRA B 细胞可以产生 IL-3，诱导 $Ly-6C^{hi}$ 单核细胞和中性粒细胞分化。但研究发现 *IL-3* 敲除对脓毒症小鼠具有保护作用，在脓毒症患者中同样证实，高水平的 IL-3 和高死亡率呈正相关性。由此可见，IRA B 细胞通过产生 GM-CSF 和 IL-3 影响固有免疫细胞的分化和细胞因子的分泌，是调控固有免疫反应的潜在靶点。但 IRA B 在脓毒症中的作用尚存争议，由 IL-3 过度激活的固有免疫反应也许适得其反。

三、适应性免疫反应在其他重症疾病中的作用

（一）$CD4^+$、$CD8^+$ T 细胞检测对传染性单核细胞增多症的临床意义

EB 病毒感染与多种疾病相关，在儿科以传染性单核细胞增多症（infectious mononucleosis）最为多见，表现为外周淋巴细胞及异型淋巴细胞增高。临床表现酷似传染性单核细胞增多症而非 EB 病毒感染所致者称为传染性单核细胞增多综合征（infection mononucleosis syndrome），其常见病原体为巨细胞病毒、人疱疹病毒-6、HIV、腺病毒、单纯疱疹病毒、肺炎支原体、化脓性链球菌、弓形体等。

Th 细胞及效应 T 细胞为 $CD4^+$ T 细胞，而 CTL 和抑制性 T 细胞为 $CD8^+$ T 细胞。Th 细胞释放细胞活性因子辅助 B 细胞及效应 T 细胞活化，而抑制性 T 细胞则通过释放抑制因子抑制 B 细胞及效应 T 细胞活化。$CD4^+$ 及 $CD8^+$ T 细胞的比值反映机体免疫水平的高低，比值降低说明细胞免疫功能下降。

有研究对传染性单核细胞增多症和非典型 EB 病毒感染者 $CD4^+$、$CD8^+$ T 细胞变化做了比较，结果表明传染性单核细胞增多症的细胞亚群变化更明显，CD4/CD8 比值大部分倒置，提示 EB 病毒感染明确，但临床症状不典型、辅助检查证据不足时，$CD4^+$、$CD8^+$ T 细胞检测有助于传染性单核细胞增多症的诊断与治疗。

（二）调节性 T 细胞与自身免疫疾病

研究发现在人或小鼠体内，自身免疫疾病的发生都与 Treg 有关。Treg 缺失可以导致器官特异性或非器官特异性的自身免疫疾病，如甲状腺炎、类风湿关节炎、系统性红斑狼

疮等。增加 Treg 在体内的数量可以有效地预防或延缓这些疾病的发生。

Treg 在风湿性关节炎（rheumatic arthritis，RA）发病机制中具体作用原理尚不清楚，但可以确定的是，Treg 免疫抑制功能的丧失导致免疫耐受失调，加速了疾病的发生。研究已经证实，早期 RA 患者外周血中 $CD4^+CD25^+$ Treg 的数量显著低于正常健康对照组，可能是因为细胞数量上的缺失，导致了免疫抑制功能低下，给疾病的发生发展创造了条件。RA 患者外周血 Treg 数量的变化只能在病情活动期的患者中观察到，而在病情稳定的患者中与健康人并无明显差异，提示 Treg 的数量可能与 RA 病情的发展有关。

近年来有很多关于 Treg 与系统性红斑狼疮（systemic lupus erythematosus，SLE）的研究。随着研究的深入，Treg 在 SLE 发病机制中的关键作用逐渐得到重视。研究发现 SLE 患者外周血中 $CD4^+CD25^+$ Treg 的量比正常健康对照有明显的降低，而且病情处于活动期的 SLE 患者与稳定期的 SLE 患者相比也有显著的减少。用糖皮质激素治疗，可以提高 SLE 患者体内的 $CD4^+CD25^+$ Treg 数量，并有效改善病情。

1. 抗 CD20 单克隆抗体与非霍奇金淋巴瘤治疗

淋巴瘤是淋巴组织内淋巴细胞恶性增生的肿瘤，可分为霍奇金淋巴瘤（Hodgkin's lymphoma，HL）和非霍奇金淋巴瘤（non-Hodgkin's lymphoma，NHL）两类。NHL 占所有淋巴瘤的 80%～90%，其中有 2/3 原发于淋巴结，1/3 原发于淋巴结外器官或组织，如消化道和呼吸道、甲状腺等。NHL 按照恶变的淋巴细胞种类又分为前 B 细胞/前 T 细胞肿瘤、成熟 B 细胞肿瘤、外周 T 细胞/NK 肿瘤等几大类，共十几种分型。其中成熟 B 细胞肿瘤（如慢性淋巴细胞白血病）在全球范围约占所有 NHL 的 85%。目前放、化疗仍是临床首选的治疗方法，缺乏特异性抗淋巴瘤生物制剂。

理想的生物制剂应具有以下特点：特异性靶向淋巴细胞表面分子，与其他正常组织细胞无结合及反应。据此，抗 CD20 单克隆抗体是目前治疗 NHL 最有前景的药物。CD20 是跨膜磷酸蛋白，是继 mIg 之后的第一个被确定的人 B 细胞分化抗原，表达于大多数早期 B 细胞和成熟 B 细胞阶段，在分化为浆细胞后，CD20 表达消失。CD20 可能作为钙离子通道发挥某些信号作用，参与 B 细胞成熟与分化的调节。95%以上的 B 细胞淋巴瘤表达 CD20，且表达量上调。抗 CD20 单克隆抗体与 CD20 结合后不会诱导 CD20 内化或脱落，使其成为单克隆抗体治疗淋巴瘤的理想靶抗原。不仅如此，利用抗 CD20 与 B 淋巴瘤细胞的特异结合，在单抗上偶联其他放射性元素、毒物或酶类，还可以成为生物导弹发挥更强的特异性抗肿瘤作用，如偶联了 ^{90}Y 的抗 CD20 单抗——泽瓦林（Zevalin）。

以抗 CD20 单抗为代表的针对 B 细胞表面分化抗原的单克隆抗体，近年来对 B 细胞淋巴瘤的治疗取得了实质性的进展，因此有希望成为取代传统放、化疗手段的淋巴瘤治疗新制剂，如利妥昔单抗——抗 CD20 人-鼠嵌合单抗，自 1998 年被美国 FDA 批准上市、2000 年被中国 SDA 批准上市以来，每年的全球销售额超过数十亿美元，是单抗药物中疗效最明显的明星分子。

2. 多发性骨髓瘤

多发性骨髓瘤（multiple myeloma，MM）又称为浆细胞骨髓瘤或浆细胞瘤，是仅次于 NHL 的第二大造血系统恶性肿瘤，占全球新发癌症发病率及死亡率的 1%。MM 源于浆细胞异常增生，产生一种或多种异常单克隆蛋白（M 蛋白），50%～70%的 MM 患者尿液中含有免疫球蛋白重链或轻链异常的条带。MM 常伴有多发性溶骨性损害、高钙血症、贫血、肾脏损害等。由于正常免疫球蛋白的生成受抑,因此容易并发各种细菌性感染。

(张艳敏 董 宁 姚咏明 吴 瑶)

参 考 文 献

林洪远, 盛志勇. 2004. 脓毒症免疫调理治疗新思路. 中国危重病急救医学, 16: 67-69

林洪远, 姚咏明, 郭旭升, 等. 2003. CD14$^+$单核细胞人类白细胞抗原-DR 预测脓毒症预后及指导免疫调理治疗的初步临床研究. 中国危重病急救医学, 15: 135-138

盛志勇. 2005. 严重创、烧伤后脓毒症与多器官功能障碍综合征的防治. 中华创伤杂志, 21: 11-14

盛志勇, 姚咏明. 2011. 加强对脓毒症免疫功能障碍及其监测的研究. 解放军医学杂志, 36: 8-10

姚咏明. 2009. 创伤感染并发症免疫功能障碍及其诊治的若干问题. 中华外科杂志, 47: 37-39

姚咏明, 黄立锋, 林洪远. 2007. 进一步提高对脓毒症免疫及调理策略的认识. 创伤外科杂志, 9: 4-7

姚咏明, 刘辉, 盛志勇. 2006. 提高对神经-内分泌-免疫网络与创伤脓毒症的认识. 中华创伤杂志, 22: 561-564

姚咏明, 盛志勇. 2005. 重视对脓毒症本质的探讨. 中华急诊医学杂志, 14: 185, 186

姚咏明, 张庆红. 2012. 从神经内分泌途径认识脓毒症时免疫反应失调. 中国急救医学, 32: 97-100

姚咏明, 祝筱梅. 2010. 关注树突状细胞在严重创伤感染中的作用及意义. 中华创伤杂志, 26: 769-772

Abbas AK, Lichtman AH, Pillai S. 2015. Cellular and Molecular Immunology. 8th ed. Philadelphia: W. B. Sauders Company

Attanasio J, Wherry EJ. 2016. Costimulatory and coinhibitory receptor pathways in infectious disease. Immunity, 44: 1052-1068

Buchholz VR, Schumacher TN, Busch DH. 2016. T cell fate at the single-cell level. Annu Rev Immunol, 34: 65-92

Carbone FR. 2015. Tissue-resident memory T cells and fixed immune surveillance in nonlymphoid organs. J Immunol, 195: 17-22

Crotty S. 2015. A brief history of T cell help to B cells. Nat Rev Immunol, 15: 185-189

Crotty S. 2014. T follicular helper cell differentiation, function, and roles in disease. Immunity, 41: 529-542

De Obaldia ME, Bhandoola A. 2015. Transcriptional regulation of innate and adaptive lymphocyte lineages. Annu Rev Immunol, 33: 607-642

De Silva NS, Klein U. 2015. Dynamics of B cells in germinal centres. Nat Rev Immunol, 15: 137-148

Delano MJ, Ward PA. 2016. The immune system's role in sepsis progression, resolution, and long-term outcome. Immunol Rev, 274: 330-353

Esensten JH, Helou YA, Chopra G, et al. 2016. CD28 costimulation: from mechanism to therapy. Immunity, 44: 973-988

Fan X, Rudensky AY. 2016. Hallmarks of tissue-resident lymphocytes. Cell, 164: 1198-1211

Ge Y, Huang M, Yao YM. 2019. Recent advances in the biology of IL-1 family cytokines and their potential roles in development of sepsis. Cytokine Growth F R, 45: 24-34

Ge Y, Huang M, Yao YM. 2018. Autophagy and proinflammatory cytokines: interactions and clinical implications. Cytokine Growth F R, 43: 38-46

Godfrey DI, Uldrich AP, McCluskey J, et al. 2015. The burgeoning family of unconventional T cells. Nat Immunol, 16: 1114-1123

Grossman Z, Paul WE. 2015. Dynamic tuning of lymphocytes: physiological basis, mechanisms, and function. Annu Rev Immunol, 33: 677-713

Iwasaki A, Medzhitov R. 2015. Control of adaptive immunity by the innate immune system. Nat Immunol, 16: 343-353

Kawano Y, Moschetta M, Manier S, et al. 2015. Targeting the bone marrow microenvironment in multiple myeloma. Immunol Rev, 263: 160-172

Kurosaki T, Kometani K, Ise W. 2015. Memory B cells. Nat Rev Immunol, 15: 149-159

Laidlaw BJ, Craft JE, Kaech SM. 2016. The multifaceted role of $CD4^+$ T cells in $CD8^+$ T cell memory. Nat Rev Immunol, 16: 102-111

Mori L, Lepore M, De Libero G. 2016. The immunology of CD1-and MR1-restricted T cells. Annu Rev Immunol, 34: 479-510

Mueller SN, Mackay LK. 2016. Tissue-resident memory T cells: local specialists in immune defence. Nat Rev Immunol, 16: 79-89

Nutt SL, Hodgkin PD, Tarlinton DM, et al. 2015. The generation of antibody-secreting plasma cells. Nat Rev Immunol, 15: 160-171

Patel DD, Kuchroo VK. 2015. Th17 cell pathway in human immunity: lessons from genetics and therapeutic interventions. Immunity, 43: 1040-1051

Rimmelé T, Payen D, Cantaluppi V, et al. 2016. Immune cell phenotype and function in sepsis. Shock, 45: 282-291

Sallusto F. 2016. Heterogeneity of human $CD4^+$ T cells against microbes. Annu Rev Immunol, 34: 317-334

Schildberg FA, Klein SR, Freeman GJ, et al. 2016. Coinhibitory pathways in the B7-CD28 ligand-receptor family. Immunity, 44: 955-972

Vaidyanathan B, Chaudhuri J. 2015. Epigenetic codes programming class switch recombination. Front Immunol, 6: 405

Voskoboinik I, Whisstock JC, Trapani JA. 2015. Perforin and granzymes: function, dysfunction and human pathology. Nat RevImmunol, 15: 388-400

Ward-Kavanagh LK, Lin WW, Sedy JR, et al. 2016. The TNF receptor superfamily in co-stimulating and co-inhibitory responses. Immunity, 44: 1005-1019

Wherry EJ, Kurachi M. 2015. Molecular and cellular insights into T cell exhaustion. Nat Rev Immunol, 15: 486-499

Wynn TA. 2015. Type 2 cytokines: mechanisms and therapeutic strategies. Nat Rev Immunol, 15: 271-282

第十四章

急危重症与神经-内分泌-免疫网络

第一节 急危重症神经-内分泌-免疫网络激活

急危重症时，中枢神经系统（central nervous system，CNS）、内分泌系统和免疫系统之间存在广泛而频繁的调节网络，该网络通过神经通路、激素级联反应和细胞间相互作用，允许 CNS 在局部炎症部位、免疫器官，以及通过激素途径调节免疫系统。反过来，通过相似的连接网络，免疫系统也调节 CNS。尤其是近期发现大脑中存在功能性淋巴管结构，使得大脑时刻受到免疫系统监控这一观念被学界广泛认可。

神经-内分泌-免疫网络的配体及其受体包括细胞因子和趋化因子、糖皮质激素、垂体激素、儿茶酚胺和神经肽，以及神经通路。在炎症反应中，炎症部位产生的细胞因子能够将信号传递到大脑，导致机体产生病态行为和发热。细胞因子也表达于大脑，如胶质细胞、神经元和巨噬细胞，在神经细胞死亡和生存中发挥作用。除了表达在 CNS 的细胞因子起到生长因子作用外，外周细胞因子作为激素通过以下几种机制刺激 CNS：①在血脑屏障（blood-brain barrier，BBB）裂隙处通过 BBB，例如在终板的血管细胞器或正中隆起；②少量细胞因子通过主动运输方式穿过 BBB；③通过迷走神经将信号快速传递到 CNS；④与脑血管内皮细胞上的受体结合，通过激活第二信使，如一氧化氮（NO）和前列腺素，影响大脑功能。

一、急危重症神经-内分泌系统的应激反应

急危重症引起特征性的下丘脑-腺垂体-外周激素轴根本性的改变，和预后不良相关。危重症时神经内分泌反应遵循双相模式。急性期（第 1 个小时到几天）以腺垂体激素释放增加为特征，而靶器官敏感性和激素代谢的改变导致外周促进合成代谢的效应激素水平降低，如甲状腺激素、胰岛素样生长因子-Ⅰ（insulin-like growth factor Ⅰ，IGF-Ⅰ）和睾酮，而分解代谢激素皮质醇水平显著升高。危重症慢性期的特点是神经内分泌轴全面受抑制，主要是中枢下丘脑来源的激素减少，造成靶器官激素水平低下（如皮质醇）。危重症急性期的改变由于禁食而加重，缺乏大量营养元素及神经内分泌对禁食的适应性调节会影响预后。相反，危重症慢性期患者能够进食，但这时神经内分泌激素的缺乏会导致骨和骨骼肌萎缩，使肾上腺皮质有萎缩的危险。在危重症慢性期联合注射下丘脑释放因子，可能是改善急危重症预后的有效策略。

（一）下丘脑-腺垂体-靶腺轴

1. 下丘脑-垂体-肾上腺轴（hypothalamic-pituitary-adrenal axis，HPA）

（1）皮质醇合成：肾上腺由两个功能部分组成：皮质和髓质。皮质分为三条带，每条带以胆固醇为底物，在促肾上腺皮质激素（ACTH）刺激下合成特定的激素。最表浅的球状带产生盐皮质激素（醛固酮和部分皮质酮），更深层的网状带产生少量的雄激素，如硫化脱氢表雄酮（dehydroepiandrosterone sulphate，DHEAS）、4-雄（甾）烯二酮和11-羟雄（甾）烯二酮；最后，糖皮质激素（皮质醇和皮质酮）由束状带产生。髓质受交感神经支配，产生交感神经系统激素（肾上腺素和去甲肾上腺素）。

ACTH是垂体从大的前体蛋白"促黑皮素原"剪切产生的短效而快速的39个氨基酸肽。ACTH活性主要被下丘脑促肾上腺皮质激素释放激素（corticotropin releasing hormone，CRH）所调节，部分被精氨酸血管加压素（arginine vasopressin，AVP）调节，并且两者可产生协同作用。产生类固醇的胆固醇以胆固醇酯形式储存在肾上腺皮质细胞的脂滴中，细胞中的线粒体可将细胞内胆固醇转换为皮质醇，因此在类固醇生成中起至关重要的作用。

皮质醇是肾上腺皮质分泌的主要内源性糖皮质激素，以日节律释放。早晨分泌达到高峰，然后逐渐下降。皮质醇本身对垂体和下丘脑激素的释放产生抑制作用，皮质醇分泌量估计达 $27 \sim 37.5 \mu mol/d$。

（2）皮质醇运输和代谢：血浆中大量皮质醇（80%～90%）和皮质醇结合蛋白（corticosteroid-binding globulin，CBG）高亲和力结合，少量（10%～15%）和白蛋白弱亲和力结合，或以"游离"非结合的形式存在。CBG的结合能力一般在皮质醇浓度为 $22 \sim 25 \mu g/dl$ 时达到饱和。当皮质醇浓度高于 $25 \mu g/dl$ 时，就会产生更多和白蛋白结合或游离的皮质醇，而CBG结合的皮质醇保持不变。白蛋白和CBG是急性期负反应产物，在危重症时迅速下降，并和疾病严重性成比例。皮质醇主要在肝脏和肾脏代谢。在肝脏，皮质醇代谢起始步骤最重要的是 $5\alpha/\beta$-还原酶；而在肾脏，皮质醇被 11β-羟基类固醇脱氢酶（11β-hydroxysteroid dehydrogenase，11β-HSD）分解为无活性的代谢产物皮质酮。有些肾脏外组织通过 11β-HSD1 酶从皮质酮再生出皮质醇。应激反应时，皮质醇的升高能够导致血中游离皮质醇浓度升高。此外，血浆 CBG 水平可通过减少肝脏合成，或者增加中性粒细胞弹性蛋白酶的剪切而降低。这些作用能够增加传递到组织中的皮质醇数量。应激时，皮质醇代谢发生显著变化。炎症反应时，肝脏及其他组织中的 $5\alpha/\beta$-还原酶的表达和活性下降，肾脏 11β-HSD2 的表达也下降，而有些组织中 11β-HSD1 的表达升高。11β-HSD1 活性的上调受炎症因子调控，这些改变可能会提高特定组织皮质醇的作用，并延长血中皮质醇的半衰期。

2. 下丘脑-垂体-性腺轴（hypothalamic-pituitary-gonadal axis，HPG）

下丘脑促性腺激素释放激素（gonadotropin-releasing hormone，GnRH）是促卵泡激素（follicle stimulating hormone，FSH）和黄体生成素（luteinizing hormone，LH）的主要刺激因子。GnRH和性激素通过自分泌或者激活HPG轴影响免疫系统。淋巴器官和外周免疫细胞表达 GnRH 及其受体，GnRH 影响胸腺成熟，具有很强的免疫刺激效应，能够提高 IL-2R、IFN-γ 和辅助性T细胞（Th）水平。雌激素和雄激素影响免疫细胞的发育，对成年人的T和B细胞都有免疫调节作用。雄激素影响胸腺的组成和大小，睾酮抑制外周单个核细胞分泌白细胞介素（IL）-1β。二氢睾酮抑制人 *IL-6* 基因的表达和活性。雌激素对体液免疫也有重要刺激作用，可作用于骨髓和外周 B 细胞，通过促进 IL-10 的产生提高血中抗体水平。雌激素能激活胸腺外自身反应性 T 细胞的分化通路。生理剂量的雌激素促进促炎细胞因子的产生，而药理剂量的雌激素能减少细胞因子的合成。

3. 下丘脑-垂体-甲状腺轴（hypothalamic-pituitary-thyroid axis，HPT）

下丘脑分泌的促甲状腺激素释放激素（thyrotropin-releasing hormone，TRH）刺激垂体促甲状腺激素（thyrotropin hormone，TSH）细胞释放 TSH，后者促进甲状腺素的合成和分泌。外周甲状腺激素包括甲状腺素，或称四碘甲腺原氨酸（thyroxine，T_4），在外周脱碘成为三碘甲腺原氨酸（triiodothyronine，T_3），T_3 是具有生物学活性的甲状腺激素。免疫细胞也能产生具有生物学活性的 TSH。应激反应时，免疫细胞产生的 TSH 一方面和免疫系统产生信息交流，一方面通过调节甲状腺激素活性维持动态平衡。在慢性应激中血清 T_3 水平下降，提示急性或慢性应激能够诱导 HPT 轴功能的改变，从而调节适应性免疫反应。TRH 是下丘脑刺激 TSH 合成的主要因子，儿茶酚胺能增强该效应。静息时，垂体 TSH 的合成相对稳定，受甲状腺激素、神经肽和神经递质控制。生长抑素和多巴胺是 TSH 合成的主要抑制因子。

在危重症炎性应激反应中，常出现低 T_3-T_4 综合征，发病率在 40%～60%，即 T_3 显著减少，而 T_4 轻度减少，TSH 降低或正常。这一综合征又称为甲状腺功能正常病态综合征（euthyroid sick syndrome），常见于非甲状腺疾病，是由于甲状腺激素代谢和运输发生改变而引起的。尤其在脓毒症早期，T_3 水平下降，而血清反 T_3（reverse T_3，rT_3）水平升高。在随后的 24～48 小时，血清 T_4 水平下降，而 TSH 除了失去昼夜节律外，其血浆水平一直保持不变。

急性炎症导致 T_3-T_4 综合征的可能机制有：①抑制肝脏单脱碘作用，使甲状腺外组织 T_4 和 T_3 的转化减少；②通过运送蛋白酶抑制剂防止 T_4 固定在蛋白上；③甲状腺对下丘脑-垂体轴的负反馈出现功能失调；④细胞因子抑制促甲状腺激素的活性，抑制甲状腺激素核受体的表达；⑤多巴胺对 TSH 的直接抑制作用。脓毒症晚期出现的 T_3-T_4 综合征与中枢引起的甲状腺功能减退有关。如果向中枢注射外源性 TRH，能够恢复 T_3 和 T_4 的脉冲分泌。此外，尸检结果发现，和脓毒症早期死亡的患者相比，脓毒症晚期死亡的患者甲状腺重量减轻、滤泡变小，下丘脑室旁核内 TRH mRNA 表达减少，组织 T_3 浓度降低。

4. 下丘脑-垂体-催乳素靶组织轴

垂体催乳素（prolactin，PRL）的分泌受吸吮和应激的刺激，而被下丘脑多巴胺所抑制。在垂体外许多部位包括大脑和免疫细胞都产生该激素，在免疫细胞上有 PRL 和其受体的表达，尤其是 T 细胞上 PRL 的表达受细胞因子调控。例如，IL-2 和 IL-4 能降低 T 细胞 PRL mRNA 表达水平，提示该激素可能通过自分泌和旁分泌形式发挥免疫调节作用。PRL 可以维持机体免疫力，刺激诱导型一氧化氮合酶（iNOS）产生、免疫球蛋白的释放和白细胞表达细胞因子。PRL 也是 T 细胞丝裂原，通过 PRL 受体/Janus 激酶（JAK）/信号转导和转录激活因子（STAT）信号通路和核因子-κB（NF-κB）信号通路，促进 T 细胞增殖和分化。PRL 显著促进 CD69、CD25 和 CD154 的表达和细胞因子分泌，调控 B 细胞发育，因此在适应性免疫反应中起重要作用。

(二）神经垂体激素

精氨酸血管加压素（AVP）是含9个氨基酸的肽类，由室上核和室旁核的神经元产生，储存在神经垂体。在肾脏水平通过血管加压素受体2调节血浆渗透压和血浆体积，通过动脉血管加压素受体调节血管平滑肌张力。AVP的合成和释放依赖于血浆渗透压、血浆体积和动脉压的改变。此外，AVP和皮质醇相互调控，AVP刺激ACTH合成，皮质醇下调AVP合成和释放。脓毒性休克时的低血压是由于全身血管舒张造成。大量研究证明，脓毒性休克患者AVP严重缺乏，很可能是因为压力感受器介导的AVP分泌受损、AVP缺乏导致血管舒张性低血压。在接受儿茶酚胺治疗的血管舒张性脓毒性休克患者，血浆AVP水平在（3.1±1.0）pg/ml；同样接受儿茶酚胺治疗的心源性休克患者，血浆AVP水平在（22.7±2.2）pg/ml。

（三）交感神经系统

1. 交感神经的组成

交感神经系统（sympathetic nervous system，SNS）和副交感神经系统（parasympathetic nervous system，PNS）共同组成自主神经系统，分别分泌去甲肾上腺素和乙酰胆碱。SNS传入神经元在数量和质量上多种多样（如化学感受器、压力感受器和内脏感受器），而脑干是SNS调控中心（蓝斑核、延髓和脑桥），交感神经核还位于更远的中脑和下丘脑后部。SNS由两级神经元前后连接而成，除了肾上腺髓质，支配其他组织的SNS，其两级神经元在脊髓旁交感链形成突触。第二级神经元从四个水平（颈、胸、腰和盆腔）离开交感链，到达效应器官。这些突触中去甲肾上腺素是主要的神经递质（除外肌肉血管的交感神经末梢，以及汗腺或毛囊全为胆碱能递质）。与副交感神经系统选择性地支配单个效应器官相反，SNS通常通过"大规模放电"起作用（图14-1）。

2. 交感神经递质

SNS的主要递质是肾上腺素、去甲肾上腺素和多巴胺，以及三磷酸腺苷（adenosine triphosphate，ATP）和神经肽Y。肾上腺素主要由肾上腺髓质的嗜铬细胞产生，储存在囊泡中，通过外吐释放入血液。去甲肾上腺素的肾上腺外来源主要在交感节后神经元。去甲肾上腺素分泌到突触间隙后，通过再摄取进入神经末梢，再被降解或者扩散到突触外间隙和血液而被清除。应激反应时，后一种机制是血中去甲肾上腺素的主要来源。去甲肾上腺素由交感神经节后纤维产生，作用于效应器官，如心脏、平滑肌和腺体，去甲肾上腺素和肾上腺素都能与这些器官上的受体结合，延长和增强交感神经的刺激效应。

3. 受体和效应

交感神经递质是通过肾上腺素能受体（adrenergic receptor，AR）进行信号转导的，AR分为α（$α_1$、$α_2$）和β（$β_1$、$β_2$、$β_3$）亚型。$α_1$受体有3个亚基（A、B、D），$α_2$受体至少存在3个亚基（A、B、C）。肾上腺素能受体在体内广泛存在，但其分布因器官而异。肾上腺素能受体为G蛋白偶联受体，激活后与刺激性或抑制性G蛋白结合，尽管刺激受体会激活蛋白酶C的级联反应，但是β受体主要和腺苷酸环化酶通路结合，后者调节细胞内环腺苷酸（cyclic aminomonophosphate，cAMP）。

4. 危重症时交感神经的激活和障碍

危重症时可以强烈激活 SNS，肾上腺髓质在受到交感神经刺激时，产生去甲肾上腺素和肾上腺素。去甲肾上腺素占肾上腺髓质分泌总量的 80%，肾上腺素占 20%。正常血浆肾上腺素水平为（0.034±0.002）ng/ml，心搏骤停时可以上升到（10.3±2.9）ng/ml 甚至达到 35.6ng/ml。血浆去甲肾上腺素水平在心肺复苏时也显著增加，从静息水平的（0.52±0.06）ng/ml 升高到（7.37±1.8）ng/ml。复苏后期的危重症患者内源性儿茶酚胺浓度仍然很高。在内毒素血症和脓毒性休克患者，血浆肾上腺素和去甲肾上腺素升高尤其显著。危重症死亡患者和存活患者相比，血浆儿茶酚胺持续升高。脓毒性休克患者，动脉去甲肾上腺素水平和死亡率显著相关。

除了广泛激活外，危重症时 SNS 也受到不同程度的干扰。自主神经系统的传入受阻及中枢损伤被称为自主神经功能障碍。临床上，通过心率变异性来量化自主神经功能障碍，而很少用压力感受器和化学感受器敏感性来表示。危重症时 SNS 的传出通路也同样被干扰。例如，脓毒症和全身性炎症反应时促炎介质促进 NO 过度产生，后者进一步导致肾上腺素能受体下调。

毋庸置疑，肾上腺启动的"战斗-逃离反应"是正常的生理反应，使人类在进化中得以生存。但在危重症时，SNS 的过度激活可能在时间和程度上超过其有益的方面。和脓毒症时免疫系统的过度反应一样，危重症时肾上腺应激可能失控而产生副作用。

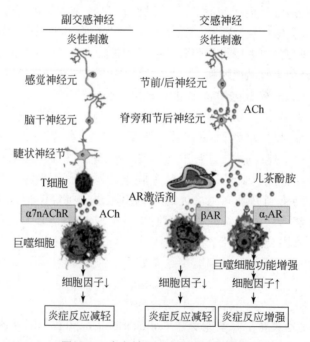

图 14-1　自主神经对炎症反应的调控

（四）副交感神经系统

PNS 也称作胆碱能系统，通过迷走神经促进脾脏 T 细胞释放乙酰胆碱（ACh），抑制激活的巨噬细胞和 T 细胞释放炎症介质，减轻炎性损伤。Tracey 等提出了"炎症反射弧"

或称"胆碱能抗炎通路"理论。在脓毒症和其他各种炎症情况下（如出血性休克、缺血-再灌注损伤等），一种有迷走神经参与的神经反射使脾脏 T 细胞释放 ACh，并和巨噬细胞上α7 烟碱样乙酰胆碱受体（α7 nicotinic acetylcholine receptor，α7nAChR）相互作用，抑制促炎细胞因子，如肿瘤坏死因子（TNF）-α和高迁移率族蛋白 B1（HMGB1）的释放。通过刺激迷走神经或采用α7nAChR 激动剂激活胆碱能通路，从而抑制巨噬细胞分泌促炎介质，抑制脓毒症炎症反应，改善脓毒症模型小鼠生存率。

迷走神经来源于脑干，支配内脏器官，刺激迷走神经可激活支配脾脏的腹腔神经，而分泌 ACh 的 $CD4^+$ T 亚群表达$β_2AR$，并位于脾脏肾上腺素能神经末梢。因此，刺激支配脾脏的肾上腺素能神经元，可以导致脾脏 ACh 释放。将这些 T 细胞移植给 T 细胞缺陷的突变小鼠，在内毒素血症时可以恢复迷走神经对 TNF-α分泌的抑制效应。此外，在移植前通过小干扰 RNA 降低这些 T 细胞胆碱乙酰转移酶表达，降低 ACh 浓度，可阻断刺激迷走神经对 TNF-α分泌的抑制作用。因此，T 细胞分泌 ACh 是该炎症反射弧必不可少的。

此外，中枢胆碱能抗炎通路的激活，也能产生相同效应。脑内 M1 毒蕈碱型乙酰胆碱受体 1（M1 muscarinic acetylcholine receptor，简称 M1 受体）通过迷走神经调控内脏功能，包括肝脏糖原合成，胰腺外分泌和心血管反射。脑室注射 M1 受体选择性激动剂刺激迷走神经，能明显抑制内毒素血症中炎症因子的产生。动物实验报道，选择性激活前脑基底胆碱能神经元，足以减轻脓毒症时全身性炎症反应。尤其是，只刺激前脑基底胆碱能神经元可以激活孤束核迷走/腹底部分的背侧运动神经核中的多巴胺神经元。多巴胺传出信号再由迷走神经传递给脾脏。该胆碱能到多巴胺的神经环路，将中枢胆碱能神经元和外周器官联系起来，可能介导脓毒症时的抗炎效应。

（五）其他神经内分泌激素的改变

CNS 也能通过外周局部神经末梢释放 P 物质，以及局部 CRH 调节免疫系统。P 物质是缓激肽家族中的一种神经肽，具有 11 个氨基酸，在神经和免疫双向交流中起重要作用，对肺脏气道中各种固有和适应性免疫细胞产生促炎作用。P 物质是中枢和外周神经系统神经免疫调节和神经源性炎症反应的主要介质，在初级感觉传入神经纤维受到伤害性刺激时被合成和释放，而一些重要的免疫细胞，如巨噬细胞、淋巴细胞和树突状细胞也储存和产生 P 物质。P 物质分子和细胞膜神经激肽受体（membrane-bound neurokinin-1 receptor，NK1R）结合，产生一系列神经免疫反应。P 物质也能促进淋巴细胞增殖和免疫球蛋白产生，启动促炎转录因子的激活，激活炎症细胞，如中性粒细胞、淋巴细胞、单核/巨噬细胞和肥大细胞，产生细胞因子、自由基、花生四烯酸和组胺，加重组织损伤和炎症反应。小鼠烧伤模型中肺脏 P 物质表达显著升高，其编码基因前速激肽原（preprotachykinin-A，PPTA）表达增强，NK1R 信号转导增强。烧伤导致 P 物质诱导的 NK1R 反应增强，通过 ERK1/2 和 NF-κB 通路，引起环氧合酶 2 活性升高，加重肺损伤。

多器官功能障碍综合征（MODS）具有较高死亡率，是在触发事件（通常是脓毒症）发生后几种器官依次发生衰竭。小肠通透性增加和危重症患者发生 MODS 相关。胃饥饿素（ghrelin）是一种促进食欲的激素，1999 年首次在大鼠胃被发现，是生长激素促分泌素受体（growth hormone secretagogue receptor，GHSR）-1a 的内源性配体，作用于垂体 GHSR-1a 促进生长激素释放。最近研究发现，胃饥饿素在调节垂体激素分泌、进食、能量代谢、胃肠功能、心血管和免疫功能中起重要作用。所有免疫细胞都有胃饥饿素和其受体 GHSR-1a 表达，提示胃饥饿素除了促进生长激素（growth hormone，GH）分泌外，还对免疫系统产生生物学作用。事实上，在小鼠内毒素模型中胃饥饿素通过 GHSR 产生抗炎作用，减轻内毒素引起的厌食。在大鼠盲肠穿孔结扎术（CLP）脓毒症模型和内毒素血症中，外周血胃饥饿素水平显著下降，而注射胃饥饿素可减少 TNF-α 和 IL-6 释放，提高心排血量、改善器官血流，从而降低死亡率。进一步研究发现，胃饥饿素在脓毒症的有利作用是通过 CNS，即激活中枢胃饥饿素受体，通过迷走神经降低血清 HMGB1 水平，减轻小肠黏膜屏障功能障碍。

瘦素是脂肪细胞产生的激素，通过下丘脑影响饥饿和能量消耗而增加脂肪组织含量；此外，在调控免疫平衡中也起重要作用。肥胖患者瘦素水平升高，而肥胖似乎是脓毒症病情和死亡的独立、剂量依赖性危险因素。研究发现，瘦素信号转导在脓毒症中产生病理作用。脓毒症患者血中可溶性瘦素受体（soluble leptin receptor，sLR）浓度升高，并和疾病严重性指标相关。在小鼠内毒素和脓毒症模型中，瘦素和 sLR 显著升高，外源性给予瘦素能够增加内毒素和脓毒症模型动物的死亡率，伴随黏附分子和凝血分子表达升高、组织巨噬细胞浸润和血管内皮屏障功能障碍。相反，长链瘦素受体缺乏小鼠可免于脓毒症造成的并发症和死亡。体外实验发现，瘦素引起的内皮功能障碍是由单核细胞介导。相反，注射 sLR 可降低脓毒症死亡率。

二、急危重症免疫与炎症反应

许多资料表明，急危重症的发生、发展与机体免疫功能紊乱密切相关。免疫反应是维持内环境稳定的一种生理功能，包括固有免疫和适应性免疫。免疫应答遵循一个重要原则，即机体在具备对自身抗原、外来抗原或所谓"危险信号"等产生免疫应答的同时，也必须具备相应的调节能力，以达到既获得有效保护，又防止过强的免疫反应造成损害的目的。机体的免疫防御能力下降、失控性炎症反应及凝血/纤溶障碍是危重症炎症反应和多器官功能障碍的主要原因。急危重症时出现的一系列免疫紊乱，包括抗原提呈细胞和 T 细胞功能失调、免疫细胞凋亡、促炎/抗炎细胞因子平衡破坏、巨噬细胞噬菌能力减弱、单核细胞失活等，造成宿主对微生物及其毒素的反应发生异常，诱发脓毒症的不断发展和恶化。

（一）炎症反应

1. 引起炎症反应的因素

炎症反应是由宿主外源性（如病原菌和微生物产物）和内源性（如损伤细胞释放的 HMGB1）因素引起的。这些诱导因素和单核细胞、巨噬细胞和其他固有免疫细胞上的编码模式识别受体的基因组相互作用。这些受体家族，包括 Toll 样受体（TLR）、NOD 样受体（NLR）传递细胞内信号，引起细胞因子、花生四烯酸和其他炎症介质的产生和释放，直接介导炎症反应的发生。当组织暴露于炎症因子时，出现炎症反应，主要症状包括红、肿、热、痛、功能丧失。如果炎症反应未消退或持续暴露于细胞因子，会造成组织损伤、器官功能损害，甚至死亡。生物治疗常广泛采用特异性抑制炎症反应的细胞因子。

神经源性炎症反应在神经疾病病理生理中的作用越来越受到重视，尤其是对 BBB 的调控作用。神经源性炎症反应是由传出神经局部释放的炎症介质引起的，如 P 物质、神经激肽 A、降钙素基因相关肽（calcitonin gene-related peptide，CGRP）和内皮素（endothelin，ET）-3 等。这些肽类一旦释放，即引起相邻的肥大细胞释放组胺；后者接着引起 P 物质和 CGRP 的释放。P 物质能够增加脑急性损伤时 BBB 的通透性，和严重脑水肿相关。调节经典的炎症反应，阻断神经源性炎症反应通路可能是治疗 CNS 损伤的新方法。

2. 固有免疫细胞产生炎症因子

炎症反应是由多种细胞因子、趋化因子、酶和神经内分泌介质共同驱动的多步骤过程。中性粒细胞和巨噬细胞在炎症反应中扮演重要角色，它们不仅作为效应细胞清除细菌，而且产生促炎和抑炎介质。一方面，促炎细胞因子诱导炎症反应，介导免疫细胞的募集和激活，从而消灭致病菌，清除感染细胞。另一方面，抗炎细胞因子，如 IL-10，协调组织修复和炎症消退。这些相互重叠的过程需要精确调节，否则炎症反应持续时间过长，会造成不可逆的组织损伤。在炎症反应的特殊时间点，不同种类的白细胞被募集，在炎症反应的不同阶段产生特殊功能。

IL-10 是一种抗炎细胞因子，感染时抑制 Th1 细胞、自然杀伤细胞（NK）和巨噬细胞活性，这些都是适当清除病原菌所必需的，但是也会造成组织损伤。因此，IL-10 能够阻止病原菌的清除，改善免疫造成的病理损伤。各种不同的细胞均可产生 IL-10，在不同组织或同一感染的急性和慢性期各异。

3. 固有免疫细胞产生儿茶酚胺

最新研究发现，吞噬细胞（中性粒细胞、多形核粒细胞和巨噬细胞）是儿茶酚胺的来源，肾上腺素和去甲肾上腺素直接激活巨噬细胞中的 NF-κB，导致促炎细胞因子（TNF-α、IL-1β 和 IL-6）释放增加。

神经系统也能调节疾病状态下炎症性髓样细胞的产生。糖尿病患者髓样细胞数和血浆去甲肾上腺素浓度成正比，提示交感神经激活在髓样细胞产生中的作用。糖尿病患者和小鼠脾脏包含大量表达酪氨酸羟化酶的白细胞，产生儿茶酚胺。粒样巨噬细胞前体细胞表达 $β_2AR$。采用手术、化学和基因手段切除脾脏交感神经信号通路，可以降低该细胞增殖和髓样细胞产生。该研究表明，白细胞和交感神经末梢产生的儿茶酚胺，可促进粒样巨噬细胞前体细胞增殖和髓样细胞产生。

4. 固有免疫细胞募集到创伤或感染部位

中性粒细胞参与炎性疾病的组织损伤。损伤时，中性粒细胞从循环血中迁移出来，从内皮细胞间渗出血管，移动到炎症部位。中性粒细胞是循环血中最丰富的白细胞，通常第一个到达炎症部位，存活时间较短，在炎症反应的最初几个小时起作用。单核细胞在中性粒细胞之后开始浸润组织，但仍在炎症反应的早期分化为巨噬细胞。炎症反应时由于巨噬细胞的可塑性而身兼多职。首先，固有巨噬细胞识别感染微生物，启动免疫反应。其次，单核细胞一旦被募集，在炎症反应局部刺激的驱动下，巨噬细胞极化为不同的亚群，表现出特殊活性，清除感染，参与组织重建。

5. 抗炎机制

激发炎症反应的因素也能够增强抗炎通路活性，后者对抗炎症反应。这种促炎和抗炎机制同时出现并存在动态平衡。抗炎通路在抑制细胞因子产生方面显现重要作用，包括激活 HPA 轴释放糖皮质激素、释放起中和作用的可溶性细胞因子受体和产生抗炎细胞因子（如 IL-10 和 TGF-β）。切断这些通路（如肾上腺切除术）或者功能障碍（*IL-10* 基因缺失）

可导致过度炎症反应。基于以上机制，针对细胞因子活性（如抗 TNF-α 抗体），或防止细胞因子释放（糖皮质激素），有望开发新的抑制炎症反应的治疗方法。

（二）免疫反应

急危重症（如创伤），可引起 Th17 型 CD4[+] T 细胞扩增，伤后 5 天即显著表达 IL-17 和 IL-22。伤后 1 天 NK 细胞 T-bet 转录因子表达降低，相应地，TGF-β、IFN-γ 和 MCP-1 水平下降。创伤后单核细胞急剧扩增，但是促炎细胞因子分泌和人类白细胞抗原（HLA）-DR 表达减少，而吞噬功能没有显著变化，但是单核细胞刺激后氧化暴发能力显著提高。

急危重症导致的一系列免疫紊乱可发展为脓毒症。脓毒症患者伴随固有和适应性免疫反应的缺失，导致早期免疫抑制，并持续很久。免疫抑制使清除触发脓毒症的病原菌能力受损，因此，加重脓毒症引起的所有并发症，出现罕见传染菌（如分枝杆菌或肺孢子菌）感染，而健康人通常对此具有抵抗力。脓毒症患者和动物最明显的表现是皮肤缺乏迟发型过敏反应，该症状通常出现在脓毒症发生后数天内。健康人血液中淋巴细胞在体外各种抗原或丝裂原刺激下产生一系列细胞因子（如 IL-1β、TNF-α 和 IL-6），而脓毒症患者这些细胞因子产生减少，其免疫抑制程度和不良预后相关。

脓毒症导致免疫抑制至少通过三种机制：①淋巴结、脾脏、肠道、肺和其他器官的 T 细胞和 B 细胞出现大量凋亡性缺失，造成免疫反应不全。T 和 B 细胞凋亡经由内源性途径（线粒体）和外源性途径（涉及 Fas 和 Fas 配体，以及 TNF-α 和其受体）；②巨噬细胞和树突状细胞也发生功能障碍和损耗，导致向 T 细胞的抗原提呈受损，适应性免疫反应下降；③吞噬细胞的免疫功能（如趋化功能和杀菌能力）也下降，使对病原菌的抵抗力显著减弱。这些都能造成共生菌（如假单胞菌、克雷伯杆菌、大肠杆菌等）和非共生菌（金黄色葡萄球菌）不适当保留，机体对真菌抵抗力下降（念珠菌和曲霉属真菌），造成多器官衰竭、脓毒性休克和死亡。

三、急危重症神经-内分泌系统的免疫调节作用

（一）下丘脑-垂体-肾上腺皮质轴

神经内分泌调控免疫反应最典型的例子是下丘脑-垂体-肾上腺皮质轴和免疫反应的联系。该经典应激轴的终产物皮质醇，通过细胞质糖皮质激素受体（glucocorticoid receptor，GR）减少促炎介质的表达，从而抑制炎症反应。由于释放的炎症细胞因子也激活应激轴，由此，皮质醇同时控制免疫系统对大脑的负反馈。醛固酮除了保钠排钾、维持血压外，对免疫系统也产生调节作用。

1. 对固有免疫功能的影响

（1）单核细胞：急危重症发生脓毒症时，糖皮质激素可以在转录水平降低血中单核细胞表达 HLA-DR。另一项研究发现，氢化可的松治疗能够降低抗炎细胞因子水平，如可溶性 TNF 受体（TNFR）Ⅰ 和 Ⅱ，以及 IL-10，而对血中单核细胞 HLA-DR 表达影响有限。

单核细胞由骨髓产生，一旦成熟即离开并进入血液循环，之后进入组织转变为巨噬细胞。炎症反应时，血中单核细胞迁移到炎症部位并被激活。糖皮质激素干扰激活的巨噬细

胞的保护和防御功能，而不是定居的巨噬细胞。这是通过糖皮质激素对细胞因子和其他炎症介质（如前列腺素）合成的作用而实现的。药理浓度的糖皮质激素通过死亡受体 Fas 诱导巨噬细胞和单核细胞出现凋亡级联反应，而在 T 细胞不出现凋亡。在单核细胞，糖皮质激素上调膜 Fas 和其配体 FasL 的表达，也促进其释放，激活由 caspase-8 和 caspase-3 参与的级联反应，引起凋亡。促炎因子 IL-1β 可能参与防止凋亡，而抗炎细胞因子 IL-4 和 IL-10 诱导这些细胞凋亡。因此，药理或应激水平的糖皮质激素可以减少血中单核细胞数量，抑制炎症因子的分泌，削弱胶原酶、弹性蛋白酶和组织纤溶酶原激活物的合成。

（2）组织定居免疫细胞：树突状细胞参与抗原提呈，有助于 Th1/Th2 细胞漂移。局部使用糖皮质激素，可减少动物和人鼻黏膜树突状细胞数量。上皮细胞参与气道的炎症反应，也是糖皮质激素治疗的靶细胞。糖皮质激素抑制气道内细胞因子、趋化因子和炎症介质的表达，因此糖皮质激素可以减少炎症介质引起的血浆蛋白渗入肺泡。人肺气道中的内皮细胞高表达 GR，炎症反应时，黏膜细胞分泌黏液，糖皮质激素直接作用于这些细胞，抑制黏液的产生和分泌。

（3）中性粒细胞：糖皮质激素影响中性粒细胞的激活和功能，如趋化活性、黏附力、转移、凋亡和吞噬作用，这些调节作用涉及多个方面，如细胞因子的调节。糖皮质激素对中性粒细胞也有双重效应：一方面，药理浓度的糖皮质激素产生抑制效应，抑制由于中性粒细胞激活和迁移而产生的炎症反应；另一方面，中性粒细胞对细菌感染引起的免疫反应必不可少，因此药理浓度的糖皮质激素通过抑制凋亡而使外周血中的中性粒细胞数量增加。

（4）树突状细胞（DC）：醛固酮的大量产生能够通过促炎作用导致高血压和心血管疾病。醛固酮能够以 DC 依赖的方式加强 $CD8^+$ T 细胞的激活。相应地，DC 表达盐皮质激素受体，在醛固酮作用时 DC 的丝裂原激活蛋白激酶（MAPK）通路被激活，分泌 IL-6 和 TGF-β。此外，醛固酮刺激的 DC 使 $CD4^+$ T 细胞出现 Th17 细胞表型，促进炎症反应。阻断盐皮质激素受体可以防止醛固酮对 DC 的作用。该结果提示，醛固酮调控 DC 功能，加强 $CD8^+$ T 细胞的激活，促进 Th17 细胞免疫反应，后者可能导致炎性损伤，造成高血压和心血管疾病。

2. 对适应性免疫功能的影响

（1）T 细胞的 Th1/Th2 细胞漂移：糖皮质激素诱导 Th1 细胞向 Th2 细胞漂移，Th1 细胞以促炎细胞因子（IL-2、IFN-γ 和 TNF-α）的表达为特征，导致参与吞噬作用的巨噬细胞、NK 和细胞毒性 T 细胞（CTL）的分化，以破坏入侵的细菌或异物。Th2 细胞以产生抗炎细胞因子为特征，如 IL-4、IL-10 和 IL-13，导致嗜酸性粒细胞、肥大细胞和 B 细胞分化，产生抗体介导的防御外源性抗原反应。诱导 Th1 细胞免疫性的主要分子是 IL-12，可诱导 IFN-γ 表达，抑制 IL-4 表达，在免疫反应中产生至关重要的作用。

糖皮质激素对 IL-12 和其受体表达的调控是其介导 Th1/Th2 细胞漂移的主要机制。糖皮质激素对 IL-12 的下调是通过抑制由 GR 介导的 STAT4 磷酸化而实现的。这只针对 Th1 细胞免疫反应，因为参与 IL-4 信号转导的 STAT6 磷酸化不受糖皮质激素影响。糖皮质激素对 IL-12 受体的下调出现在作用后 3 天，而对 STAT4 磷酸化的抑制 2 小时后即出现，提示 IL-12 受体下调只出现在长期糖皮质激素暴露之中。糖皮质激素对 Th1 和 Th2 细胞的存活产生不同影响。Th2 型 $NK1.1^+$ T 细胞可产生 IL-4，对地塞米松引起的凋亡产生抵抗。

当幼稚 Th 细胞暴露于某些抗原和细胞因子时，可向 Th1 或 Th2 表型转换。Th1 细胞产生 IL-2 和 IFN-γ，启动细胞免疫；Th2 细胞分泌 IL-4 和 IL-10，促进某些抗体的产生。IL-12 促进向 Th1 表型转化，IL-4 促进向 Th2 表型转化。严重损伤，如创伤和烧伤，引起 IL-12 产生减少，能够促进抗原特异的 $CD4^+$ Th 细胞向 Th2 表型转换，IL-4 和 IL-10 产生增加，抑制 Th1 细胞功能，而不是普遍的 Th 细胞抑制。外源性 IL-12 恢复 Th1 细胞因子的产生和对感染的抵抗，提示 IL-12 在重大损伤免疫障碍中的治疗意义。

（2）糖皮质激素促进淋巴细胞凋亡：凋亡是程序性细胞坏死，对细胞死亡和增殖之间的动态平衡必不可少。糖皮质激素引起淋巴细胞 G_1 期停滞和凋亡。糖皮质激素介导胸腺细胞凋亡有两种途径：一种是增殖的胸腺细胞，另一种是非增殖的胸腺细胞。尽管是独立的机制，但是这两种途径具有共同的特征，如激活 GR 和 caspase。一些细胞周期基因，如 *c-myc*、*cyclin D3* 和 *CDK4*，受到糖皮质激素调节。糖皮质激素上调细胞周期素依赖激酶抑制剂 p57Kip2 表达，后者对糖皮质激素介导的细胞周期停滞具有重要作用。

3. 糖皮质激素的信号转导机制

皮质醇是一种脂质激素，被动进入细胞，和细胞质或膜上特异性 GR 受体结合。GR 有两种：1 型受体通常称为盐皮质激素受体（mineralocorticoid receptor，MR），2 型受体称为经典的 GR。GR 和 MR 能够与醛固酮和皮质醇结合。在很多组织，皮质醇和 MR 的结合因为 11β-HSD2 的表达而减弱，皮质醇转换为无活性的皮质酮。和 GR 相比，MR 对皮质醇和醛固酮有更高的亲和力，这在皮质激素浓度较低时更为重要。虽然 MR 参与某些炎症反应，经典的 GR 在介导糖皮质激素对应激和炎症反应中更加重要。GR 存在几种转录和翻译亚型，在组织分布和基因特异性作用方面有所不同。GRα 亚型普遍存在，表达最丰富，属于核受体超家族成员，是一种配体依赖型转录因子。GRβ 不参与结合糖皮质激素，组成性地存在于细胞核中，半衰期较 GRα 长，不能反式激活糖皮质激素诱导的报告基因。GRβ 水平的升高，即 GRα/GRβ 比值的降低，可导致炎性疾病中类固醇抵抗。

在糖皮质激素缺失情况下，GR 作为多蛋白复合物的一部分，和伴侣蛋白、热休克蛋白、免疫亲和素一起主要存在于细胞质。一旦和糖皮质激素结合，GR 发生构象改变，和伴侣蛋白分离，进入细胞核和线粒体，并和正向（反式激活）或负向（顺式抑制）特异 DNA 部位，即糖皮质激素反应元件（glucocorticoid responsive element，GRE）结合，以细胞和基因特异方式调节靶基因的转录和翻译活性。GR 能够通过和转录因子 p65 物理性结合，以不依赖于 DNA 结合方式抑制促炎细胞因子基因的表达，该作用称作转录抑制。该相互作用抑制 p65-p50 异质二聚体转位到细胞核；或在反式激活时，GR 在靶基因启动区和 GRE 结合，随后募集其他蛋白，如共激活分子，导致促炎细胞因子基因转录增加。最新研究发现，GR 和人单核细胞上雷帕霉素靶蛋白（mTOR）发生联系，当 mTOR 被抑制时，糖皮质激素不能再抑制 NF-κB 和 JNK 活性，抑制促炎因子的表达及 Th1 细胞反应。GR 通过 mTOR 通路调节人单核细胞炎症反应。在 mTOR 抑制剂——雷帕霉素存在时，地塞米松的强烈抗炎作用消失，导致促炎细胞因子的持续产生。该发现提示临床应用的一些免疫抑制剂之间存在相互作用。

（二）下丘脑-垂体-肾上腺髓质轴

过去几十年 CNS 和免疫系统在各种炎症性疾病中的交互作用成为研究热点。在 SNS

对免疫功能的影响研究中,最初发现肾上腺素和去甲肾上腺素可以抑制肥大细胞分泌组胺。随着20世纪70年代晚期细胞因子的发现,大量研究关注于神经-免疫相互作用。有证据表明,在脓毒症和其他炎症情况下,免疫和炎症反应受到自主神经调控,包括SNS和PNS的正向或者负向调控。$β_2AR$在某个特殊淋巴细胞亚型上的表达,取决于组蛋白和DNA甲基化的表观调控。淋巴细胞上$β_2AR$一旦和去甲肾上腺素或选择性配体结合,便对淋巴细胞活性进行差异性调节,这取决于细胞激活和分化状态、配体和受体结合的时间、激活的分子信号通路和细胞因子微环境。

1. 对固有免疫功能的影响

几乎所有免疫细胞都表达肾上腺素能受体,儿茶酚胺对免疫系统产生广泛的调节作用。肾上腺素和去甲肾上腺素能够影响外周血细胞、肝脏、脾脏、肺、心脏、肾脏与皮肤组织中的细胞因子水平。肾上腺素能够提高脂肪细胞和外周血细胞IL-6的表达,后者与创伤后多器官衰竭和死亡相关。其他肾上腺素受体的配体也能上调脂肪细胞TNF-α表达,调节NK细胞数量和功能。儿茶酚胺通过减少氧自由基生成抑制中性粒细胞功能,增强血小板和中性粒细胞的黏附,对各种免疫细胞产生直接的促凋亡作用。多巴胺的免疫调节作用主要是免疫抑制,例如,抑制TNF-α生成、减少IL-8的趋化作用、抑制免疫细胞对内皮细胞的黏附等。

脑外伤时外周免疫抑制被认为是急性创伤或医源性脑损伤产生的"交感风暴"引起的,交感神经的激活可释放大量儿茶酚胺,促进免疫抑制因子IL-10的快速释放,造成单核细胞失活,感染风险增高。在体外,儿茶酚胺几分钟内即可经由βAR-cAMP-蛋白激酶A(PKA)通路促进单核细胞释放IL-10。因此,交感激活后单核细胞IL-10的快速释放可能是应激或损伤造成的免疫抑制的共同通路。研究显示,血浆IL-8、IL-10、TNF-α及趋化因子的升高,和患者预后不良相关,且去甲肾上腺素水平和IL-1β、IL-10、IL-8、MCP-1呈正相关。

SNS通路可以增强或抑制炎症反应,这可能和不同组织中不同肾上腺素受体发挥主导作用相关。肾上腺素和去甲肾上腺素在体外能够促进正常腹部皮肤产生IL-6,该作用被βAR阻断剂普萘洛尔,而不是αAR阻断剂酚妥拉明阻断。大鼠20%体表面积烧伤前注射βAR阻断剂,可抑制未烧伤腹部皮肤IL-6蛋白和基因的表达,而注射αAR阻断剂效果不明显。该结果提示,烧伤激活的神经内分泌系统通过βAR参与未烧伤皮肤IL-6的产生。通过肝脏门静脉系统注射去甲肾上腺素,在低于脓毒症时的浓度(约20nmol/L)时即能够提高血液促炎因子TNF-α、IL-1和IL-6水平。此外,去甲肾上腺素通过$α_2AR$上调肝脏库普弗细胞TNF-α和IL-1β的产生。这可能是脓毒症时促炎细胞因子升高的部分原因,因此调控交感神经系统可能是脓毒症治疗的新策略。

淋巴器官中的巨噬细胞和交感神经末梢紧密接触,并受到神经系统调控。研究发现,交感神经递质可作为趋化分子使巨噬细胞向神经末梢聚集。体外实验发现,去甲肾上腺素在适当浓度(10^{-10}mol/L)对单核细胞和巨噬细胞产生趋化作用。异丙肾上腺素可以趋化单核细胞(10^{-10}mol/L),其中cAMP的升高是去甲肾上腺素趋化单核细胞的关键步骤。此外,神经肽Y(10^{-11}mol/L)也能对单核细胞产生趋化作用,ATP(10^{-4}~10^{-5}mol/L)能够刺激单核细胞间接运动能力。以上检测的交感神经末梢神经递质都是单核/巨噬细胞强烈的趋化物,这一发现可以解释组织和淋巴器官中神经和巨噬细胞的紧密联系,以及在神经免疫调节中两者功能上的相关性。

除了免疫调节作用外,儿茶酚胺能够促进体内一些 G^+ 和 G^- 细菌的生长。最近发现,儿茶酚胺能够促进小肠共生菌——大肠杆菌的生长,提示神经调节作用可能也是创伤脓毒症的致病因素之一。同样,去甲肾上腺素和多巴酚丁胺能够促进表皮链球菌的增殖和生物膜的形成,因此两者可以促进细菌在导管的定居,以及发生导管相关的血流感染。儿茶酚胺促进细菌生长的一个原因是能够通过与转铁蛋白和乳铁蛋白的相互作用给细菌提供铁元素,该作用似乎是儿茶酚胺(如肾上腺素、去甲肾上腺素和异丙肾上腺素)所特有的。值得注意的是,体外实验发现,儿茶酚胺能够上调内毒素引起的外周单个核细胞抗炎细胞因子 IL-10 的释放,而 TNF-α 的产生显著下调。

在一项小规模的随机前瞻性试验中,给有心脏病风险的 55 位危重症患者注射 $β_1AR$ 阻断剂美托洛尔或艾司洛尔,可以显著降低血清 IL-6 水平。这可能是 βAR 阻断剂改善创伤患者预后的原因。同时,长期接受 βAR 阻断剂治疗的患者,其发病初期的碱缺失减轻。同样,长期 βAR 阻断剂治疗可以缩短烧伤患者创面愈合时间和住院时间。在脓毒症小鼠造模之前,采用腹腔注射美托洛尔阻断外周 $β_1AR$,可以产生抗炎和心脏保护作用,可使大鼠心率降低近 20%,同时肝脏和血浆 IL-6 显著降低。脑室注射美托洛尔,不能降低血浆细胞因子水平或死亡率,但是可以增强副交感神经张力。

2. 对适应性免疫功能的影响

T 和 B 细胞只专一表达 $β_2AR$,$β_2AR$ 在某一特定淋巴细胞上的表达水平由于受到组蛋白表观调控和 DNA 甲基化的调控而不同。去甲肾上腺素或其选择性配体作用于淋巴细胞 $β_2AR$,对淋巴细胞活性进行差异性调节,这取决于和细胞激活与分化相关受体的激活时机、激活的信号通路与细胞因子微环境。交感神经,尤其是 βAR,通过脾细胞凋亡机制参与手术创伤引起的免疫改变。在体外,选择性 $β_2AR$ 激动剂直接或间接地通过抗原提呈细胞减少 $CD8^+$ 和 $CD4^+$ T 细胞 IFN-γ 的表达,该抑制作用由 $β_2AR$ 介导,对 $CD8^+$ T 细胞作用较 $CD4^-$ T 细胞更强。

3. 肾上腺外组织中交感神经的免疫调节作用

淋巴器官主要由交感神经纤维支配,在免疫细胞识别抗原后数小时内即释放去甲肾上腺素,和免疫细胞上 αAR 或 βAR 结合。尽管淋巴细胞几乎只表达 $β_2AR$,激素一旦和 $β_2AR$ 结合,便激活一系列级联反应介质,包括 cAMP 和 PKA;导致细胞内蛋白磷酸化,包括介导基因表达的转录因子。

脾脏和肝脏中的交感神经末梢分泌的去甲肾上腺素,通过刺激特化的 T 细胞调控促炎和抗炎细胞因子分泌。这些免疫细胞或细胞因子,反过来又反馈到神经系统,调控神经炎症反应和神经功能。外周去甲肾上腺素能神经元,主要是交感神经元,主要通过两条通路调节免疫反应:一是交感神经产生的去甲肾上腺素直接抑制感染时腹腔巨噬细胞 MCP-1 的产生;二是迷走神经支配的脾神经产生的去甲肾上腺素,可调节脾脏单核细胞的向外迁移。通过干预这两条调控免疫反应的通路,可以增强机体抗菌能力,提高动物的生存率。

此外,脑卒中时 CNS 通过交感神经激活肝脏不变自然杀伤细胞(invariant natural killer T,iNKT)而导致免疫抑制,使机体从促炎的 Th1 型向抗炎的 Th2 型免疫反应转移,以保护大脑出现过度炎症反应,但同时也使机体暴露于感染的危险之中。iNKT 具有高度保守的 T 细胞受体，识别由 CD1d 提呈的脂质抗原，脑卒中可以引起小鼠肝脏 iNKT 的显著变化，这些作用由神经递质去甲肾上腺素介导。去甲肾上腺素在体外也能改变 iNKT 的形态，并和卒中后体内 iNKT 的改变相似，而βAR 阻断剂能够显著抑制这一变化。进一步研究发现，缺失 iNKT 的小鼠在卒中时外周感染发生得更早，死亡率更高，提示 iNKT 细胞可能减轻卒中引起的免疫抑制；同时在该小鼠βAR 阻断剂对卒中感染的阻断作用完全消失，表明交感神经通过 iNKT 细胞调控机体的免疫功能。后续研究发现，肝脏去甲肾上腺素能神经，而不是外周血去甲肾上腺素，在卒中后将信号传递给 iNKT 细胞，促进全身免疫抑制。如果去除肝脏去甲肾上腺素能神经末梢，或者采用普萘洛尔阻断βAR，可以改变 iNKT 细胞分泌的细胞因子，因此能够减轻免疫抑制、细菌感染和死亡。相反，直接将去甲肾上腺素注入肝脏，可激活 iNKT 细胞，加重免疫抑制和感染。决定卒中后 iNKT 细胞的免疫抑制因素，不仅是 iNKT 激活与否，而且由肾上腺素能的调节作用决定，即去甲肾上腺素将 Th 细胞从促炎的 Th1 型（IFN-γ）向抗炎的 Th2 型（IL-10）转移。给动物预先注射 IL-10，可导致肺部感染增加，而注射普萘洛尔或 iNKT 激活剂，能够将卒中后细胞因子从产生 IL-10 逆转为产生 IFN-γ，反而能够减轻卒中后的感染。

最近报道，去甲肾上腺素通过 SNS 进行的信号转导可以调节造血干细胞从骨髓移出，涉及的机制包括集落刺激因子对成骨细胞的抑制，以及趋化因子 CXCL12 的下调等。缺血-再灌注引起的肾上腺素能激活是决定 HMGB1 从巨噬细胞分泌的重要因素。儿茶酚胺激活巨噬细胞βAR，介导缺血-再灌注引起的 HMGB1 释放。这些结果提示，缺血-再灌注通过一系列相互作用的通路，包括神经内分泌、固有和适应性免疫系统动员骨髓多形核细胞入血。干预这一信号通路可能是治疗创伤炎症反应的新策略。

4. 儿茶酚胺免疫调节的信号转导机制

在危重症神经-免疫-内分泌调节网络中，儿茶酚胺只是众多神经内分泌配体的一种。这些神经内分泌配体包括：①类固醇激素，作用于不同的细胞内受体（雌激素和雄激素受体）；②催乳素、生长激素、瘦素、红细胞生成素，作用于 1 型细胞因子家族受体；③儿茶酚胺、阿片肽和褪黑激素，其受体均为 G 蛋白偶联受体，通过第二信使 cAMP 激活 PKA，以及 cAMP 反应片段结合蛋白（cAMP-responsive element binding protein，CREB），最终抑制 TNF-α 分泌，调节免疫功能（图 14-2）。

在 SNS 中，AR 参与各种不同的炎症反应。儿茶酚胺（肾上腺素和去甲肾上腺素）作用于受体后，根据激活的特定 AR 和表达 AR 的细胞类型不同而产生各种生物效应。SNS 通路在$β_2$AR 激活剂存在时能够抑制炎症反应，而在有些$β_2$AR 激活剂（如肾上腺素、去甲肾上腺素）存在时增强肺脏炎症反应。因此，针对 SNS 的选择性干预策略可用于抑制炎症反应，减少活性氧生成，缓解全身性炎症反应，减少其他脓毒症不良事件的发生。

5. SNS 和 HPA 的相互作用

卒中后免疫缺陷被公认为是 SNS 和 HPA 轴失调所致，两者释放的神经递质对全身免疫系统产生不同的影响。在体外，脱氢皮质醇导致脾细胞死亡是肾上腺素的 5 倍，而 GR 和$β_2$AR 阻断剂能够防止脾细胞死亡。在体内，只有 GR 阻断剂能够防止脑梗死后外周淋巴细胞的减少，而$β_2$AR 阻断剂仅能保留淋巴细胞分泌 IFN-γ 的功能。体内阻断 GR 能够提高 3-甲氧基肾上腺素水平，而脱氢皮质醇降低淋巴细胞$β_2$AR 表达。皮质醇对交感神经轴的负反馈作用可能调控卒中后的应激反应。因此，在卒中后神经激素靶向治疗时，需要考虑 HPA 和 SNS 之间的复杂作用。采用皮质醇和儿茶酚胺共同孵育外周血单个核细胞，和各自单独孵育相比，Th1 细胞因子（IFN-γ）显著减少，Th2 细胞因子（IL-4、IL-10）显著增加。此外，Th1/Th2 细胞的漂移程度还取决于细胞培养体系中添加儿茶酚胺的时间。该结果提示，皮质醇可以增加脾细胞对儿茶酚胺免疫调控作用的敏感性。

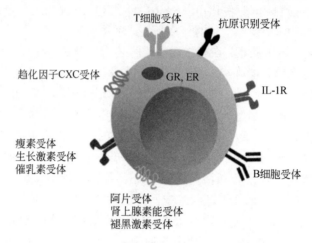

图 14-2　白细胞上免疫和神经-内分泌受体的表达

（三）下丘脑-垂体-性腺轴

性激素，尤其是雌激素，对免疫系统产生广泛的调节作用。动物实验已证实激素受体的免疫调节作用。雌激素受体（ER）有两种，ERα 和 ERβ。基因敲除小鼠显示两种受体以性别特异的方式参与胸腺的发育和萎缩。雌激素对免疫的调节也因年龄而异，如 IL-6 的表达受到性激素如雌激素和睾酮的控制，但在绝经后妇女和男性，性激素对 IL-6 的产生失去控制，导致 IL-6 浓度升高，这和老年炎症性疾病增加有关。

（四）下丘脑-垂体-甲状腺轴

近年越来越多的研究发现，甲状腺素是免疫系统重要的调控因子。甲状腺功能亢进动物和正常动物相比，其淋巴细胞增殖和 IFN-γ 产生显著升高，体外 T_4 处理正常淋巴细胞，对增殖的促进作用也和体内相似，但 IFN-γ 产生不变。甲状腺素亢进动物的淋巴细胞经刀豆蛋白 A 刺激后，IL-10 产生较正常动物显著减少，而体外 T_4 处理对 IL-10 产生有协同抑制作用。该发现提示，超生理浓度的甲状腺素水平，或体外甲状腺素处理能够调节 Th1/Th2 细胞反应，因此增强宿主对病毒感染的抵抗作用。T_3 对小鼠骨髓源性的 DC 有强烈的免疫刺激作用，是通过 T_3 和胞质甲状腺素受体结合，快速并持久激活丝氨酸/苏氨酸激酶（serine/threonine kinase，Akt），促进 IL-12 产生。此外，T_3 能够通过 NF-κB 依赖机制调控甲状腺素受体 $β_1$ 表达，后者接着将信号传递给 DC，通过 Akt 依赖而非 PI3K 依赖方式，促进 DC 成熟和功能。这个新的调控 DC 功能的靶点在免疫内分泌环路中具有关键免疫病理作用。

四、免疫系统对神经内分泌系统的调节作用

（一）免疫系统与 CNS 的通信方式

研究发现，免疫系统与 CNS 存在直接或间接的通信联系（图 14-3）：一是免疫细胞或其分泌的细胞因子通过脑脊液、血脑屏障，甚至淋巴管直接进入 CNS；二是从免疫细胞脱落的外泌体通过血液循环直接进入 CNS。

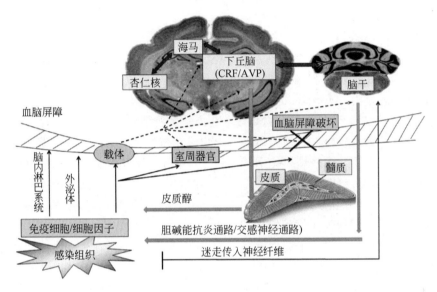

图 14-3　神经系统和免疫系统的相互通信

1. 免疫细胞及细胞因子直接进入 CNS

（1）血脑脊液屏障：脑脊液被认为是健康大脑中唯一存在 CD4$^+$ T 细胞的部位，而且也是 T 细胞进入 CNS 的一个主要途径。在趋化因子的作用下，T 细胞通过脉络丛进入脑脊液，对大脑进行日常的免疫监视。在各种危重症或感染性疾病时，脑脊液中的趋化因子水平升高，T 细胞向脑脊液的转移效率也可能会增加。T 细胞进入脑实质内主要分为两个步骤：首先脉络丛内皮细胞不断表达的 CCL20 吸引并促进 CCR6$^+$ Th 细胞进入蛛网膜下腔，T 细胞在蛛网膜下腔经 DC 启动炎症反应，破坏局部血脑屏障。随后，大量 T 细胞及其他效应淋巴细胞进入脑实质。因此，CCR6/CCL20 轴在 T 细胞转运进入大脑的过程中发挥了重要的作用，同时 P-选择素、整合蛋白 α4β1 和淋巴细胞功能相关抗原 1 也参与其中。最近还发现 T 细胞首先在肺组织作短暂停留，经肺局部微环境作用后可下调 T 细胞激活分子，而上调 T 细胞迁移分子和趋化因子受体表达，再转移进入血液循环，增加其向脑内的趋化效率。

（2）血脑屏障：血液循环中的炎症趋化因子经血脑屏障上特异性转运蛋白介导，激活内皮细胞和巨噬细胞，在血脑屏障的腔侧产生和血管侧呈镜像反映的炎症因子，或者在血脑屏障功能缺失的部位（如室周器）扩散入大脑。同时，由于促炎因子及其激活的星形胶质细胞的持续作用，使血脑屏障被破坏，导致大量激活的免疫细胞进入血管周围间隙，进而进入脑实质，由此形成了外周免疫系统和大脑的通信通路。反过来，CNS 中的炎症因子

同样可通过此通路进入血液循环。单核细胞也主要通过血脑屏障进入 CNS，此过程中单核细胞趋化蛋白 1（monocyte chemoattractant protein-1，MCP-1）发挥了至关重要的作用。如在肝脏炎症反应时，TNF-α可通过激活小胶质细胞产生更多的 MCP-1/CCL2，同时外周单核细胞 CCR2 的表达也增加，致使单核细胞在 MCP-1 趋化作用下进入大脑。

（3）淋巴管：在研究 T 细胞如何进出脑膜的过程中，Louveau 等在硬脑膜窦发现存在功能性的淋巴管，可表达淋巴内皮细胞的分子标志物，淋巴管内含脑脊液和免疫细胞，并且与颈深淋巴结相通。CNS 淋巴管的发现颠覆了长期以来认为 CNS 内不存在淋巴管的观念。CNS 淋巴管可能是 CNS 与外周免疫系统进行交流的重要途径，也可能与一些神经免疫性疾病的发生密切相关。

现已明确，CNS 通过神经和神经内分泌通路调控免疫反应；反过来，免疫系统通过神经和体液途径将信号传递到大脑。一方面，免疫系统通过细胞因子向 CNS 传递信息。感染时，免疫系统释放促炎细胞因子 TNF-α、IL-1β和 IL-6，以及趋化因子，作用于 CNS 引起发热，介导病态行为，如嗜睡、进食减少、行动迟缓、性行为减弱和学习记忆能力下降。另一方面脑室持续注射 IL-1β 48 小时，可以引起严重的神经炎症反应；同时，脑室注射 IL-1β 可导致外周出现急性免疫抑制，使内毒素诱导的促炎细胞因子 TNF-α水平降低，而抗炎细胞因子 IL-10 水平升高。这些结果提示，大脑促炎细胞因子和大脑炎症反应可以通过激活免疫抑制性 CNS 通路（HPA 和 SNS），引起所谓的中枢抗炎反应综合征，导致脑损伤患者出现全身性免疫抑制。

2. 免疫细胞通过释放外泌体间接影响 CNS

外泌体是一种球形、膜包裹的微囊泡，大小在 30～100nm。在生理或病理情况下，可由人体内大多数细胞分泌。近期发现其内部不但含有蛋白质，也存在从母体细胞带来的 mRNA 及 miRNA，因此在被受体细胞内吞后其中内容物可释放出来改变受体细胞生理环境。外泌体由于体积小，可随血流通过血脑屏障直接进入脑组织，因此是潜在的免疫系统调节神经系统的重要媒介。人体血液循环中的外泌体大部分是由单个核细胞及血小板分泌，炎症反应时，外周的炎症信号可使细胞中基因表达及 miRNA 构成发生变化，异常的 mRNA 和 miRNA 可被包装入外泌体并被转运至神经细胞影响其正常生理功能，最终导致大脑功能失常。由于外泌体可作为治疗和诊断的一种新手段，进一步研究其神经调控功能和机制可能会对认识免疫系统对神经行为学的调控有深远的意义。

（二）免疫细胞的神经生物学作用及机制

1. 神经免疫反应

免疫细胞和细胞因子经过各种途径进入大脑后，和脑内局部环境进行交互作用，激活神经免疫反应，产生各种神经生物学效应。在 CNS 局部的神经免疫反应包括胶质细胞和巨噬细胞的激活，以及外周免疫细胞的浸润。免疫系统的重要分子，如主要组织相容性复合体（MHC）也表达于神经元和胶质细胞，可能也对神经功能产生影响。免疫系统通过对神经细胞的完整性、可塑性和神经生成过程的调节，进而影响神经行为学。感染、创伤、外科手术及免疫治疗等，都能引起免疫系统的急剧变化，因此均有可能通过上述机制使患者认知功能受损，出现昏迷、谵妄、定向障碍及抑郁、焦虑等症状。

2. 单核细胞对神经元的双向作用

在感染、神经病变和创伤等病理过程时，均可发现单核细胞动员并进入包括 CNS 在内的炎症部位。最近也发现，即使没有明显的组织病变和损伤，仅在心理应激时外周单核细胞也可以进入脑组织。单核细胞进入 CNS 后发挥的作用也较为复杂，现普遍认为其在神经元损伤的修复过程中发挥了双向作用。单核细胞进入大脑后分化为巨噬细胞，启动炎症通路，并且其抗原提呈和促炎反应的能力较小胶质细胞强大很多。单核细胞在脑组织局部介导炎症反应和相关的细胞因子释放，进一步激活小胶质细胞并增加血脑屏障通透性，造成神经元的进一步损伤。

对缺血性脑卒中的研究发现，在急性期促炎单核细胞（Ly6C^{hi}）可通过清除坏死细胞残骸和保持大脑微脉管系统的稳定性而减少缺血性损伤；在亚急性和慢性期，抑炎单核细胞（Ly6C^{lo}）则参与了组织的重构和恢复过程。在实验性自身免疫性脑脊髓炎动物模型中，单核细胞的双向作用与其具体分型相关。早期小胶质细胞和进入中枢的单核细胞主要呈现 M1 型，释放促炎细胞因子并造成脑损伤；后期单核细胞和小胶质细胞激活减弱，且主要呈现为 M2 型，释放抑炎细胞因子同时伴随炎症的消散和组织修复。

3. T 细胞对神经元的保护作用

心理性应激、卒中、自身免疫性疾病、阿尔茨海默病、病毒感染、寄生虫感染等都可诱导 T 细胞迁徙进入大脑，进而刺激脑源性营养因子和细胞因子的分泌。长期慢性应激有可能引起 T 细胞适应性反应不良，从而导致神经退行性病变和脑生理学改变；而同时 T 细胞适应性反应对机体也有益，可发挥神经修复和保护作用。CNS 急性损伤时神经元不可避免地发生死亡，可导致其邻近的正常神经元发生继发性死亡，这种可扩散的损伤被称作二次退变。较早期的研究发现，髓鞘碱性蛋白特异性 T 细胞可以保护 CNS 神经元免受二次退变。如给视神经部分挫伤的小鼠注射髓鞘碱性蛋白特异性 T 细胞，发现轴突功能和形态得到完全修复的视网膜神经节细胞数量比对照组多出近 3 倍。除了以上中枢特异性 T 细胞外，外周激活的 T 细胞也有神经保护作用。对 T 细胞保护性机制的研究发现，IL-4 介导了 T 细胞的神经保护作用和受损伤 CNS 的恢复过程。在 Morris 水迷宫训练后的小鼠，其脑膜中分泌 IL-4 的 CD4$^+$ T 细胞数量明显增加，而 IL-4$^{-/-}$ 小鼠脑膜中骨髓来源细胞呈现出促炎表型，同时伴有认知功能受损，注射野生型小鼠的 T 细胞后可逆转这一情况。因此推断，IL-4 的存在阻止了脑膜骨髓源性细胞向促炎表型的转变，而在促炎环境中培养胶质细胞时可见其脑源性神经营养因子 mRNA 产生减少。最近的实验结果显示，CNS 损伤后，损伤相关的分子诱导了神经保护性的 T 细胞反应，并通过 IL-4 介导了受损的 CNS 恢复过程，并且这一过程不依赖于 MHC-Ⅱ 和 T 细胞受体的交互作用，而是依赖 MyD88 分子。研究提示，在创伤、炎症和神经退行性病变的治疗过程中，增加能分泌 IL-4 的 CD4$^+$ Th2 细胞的数量，有可能减轻轴突的损伤。

越来越多的研究证明，T 细胞对 CNS 产生积极的作用，而 CD4$^+$CD25$^+$ Treg 对 T 细胞介导的神经保护作用进行调节。既往观点认为，自身免疫性 T 细胞有攻击自身正常组织的趋势，需从胸腺中清除以防止发生自身免疫性疾病，而自然发生的 Treg 可促进自身免疫性 T 细胞在胸腺中的清除。现在普遍认为，在保持 CNS 神经完整性和修复过程中，一些自身免疫性 T 细胞的存在是必不可少的，并且需要在 Treg 的良好控制下进行。Treg 使得健康个体存在自身免疫性，而又不至于发生自身免疫性疾病。在视神经损伤或脊髓挫裂伤后立即注射 Treg，小鼠脊髓神经轴突抵御损伤的能力下降；反之，去除 Treg，这些神经细胞抵御损伤的能力明显提高，即 T 细胞依赖性的神经保护作用增强。需要注意的是，长期 Treg 不足有可能引发自身免疫性疾病。研究发现 T 细胞和其亚型可调控缺血性脑损伤，在缺失 T 和 B 细胞的小鼠，脑卒中面积缩小。Th1 细胞免疫缺陷可以减轻脑梗死，而 Th2 细胞免疫缺陷可加重脑损伤，这是由于 Th1 细胞或 Th2 细胞缺失，分别造成炎症反应降低和增强。而在体外共培养系统，野生型小鼠脾细胞可以剂量依赖性地导致神经元死亡，免疫缺陷小鼠脾细胞的神经毒性和其在体内对卒中的作用相一致。而 $CD4^+$ 或 $CD8^+$ T 细胞缺陷小鼠的脾细胞不会造成神经元死亡。T 细胞亚型在卒中引起的脑损伤中起到关键作用。无论在体内和体外，Th1 和 Th2 细胞对神经细胞分别产生有害和有益作用，揭示卒中免疫治疗的不同策略。

在外周，T 细胞（可能是 $CD4^+$ T 细胞，而不是 $CD8^+$ 杀伤性 T 细胞）可以调控脾脏交感神经，该作用可能部分由 IL-3 介导；相反，NK 细胞对脾脏交感神经产生抑制作用。由于各种免疫紊乱会导致 IL-3 的产生，IL-3 可能是免疫失调和交感神经之间的连接分子。

第二节 急危重症神经-内分泌-免疫网络失调

一、急危重症神经系统改变

大脑是除直接的脑损伤外其他急危重症累及的远距离靶器官，如烧伤、心搏骤停、急性呼吸窘迫综合征（ARDS）、大出血和休克等。患者急性期即出现昏迷、谵妄、定向障碍等症状，幸存者表现出明显的认知和情感障碍，以及痛觉和感觉异常。动物实验和临床研究发现，大脑出现显著的神经病理改变，如炎症细胞浸润、胶质细胞激活、神经细胞肿胀和坏死、神经细胞凋亡、大脑血流改变、葡萄糖代谢失调及血脑屏障破坏。脑部急危重症，如脑外伤、脑卒中、脑出血等，更是直接造成神经系统改变，直接影响神经-免疫-内分泌网络，导致全身性炎症反应和免疫抑制。

机体对脓毒症的最初反应是神经垂体向血中释放大量血管加压素，下丘脑血管加压素缺乏和血管加压素受体下调在脓毒性休克患者中较为常见，大约 1/3 的脓毒性休克患者由于不能重新合成血管加压素，在脓毒性休克发作 72 小时后，血管加压素就会出现明显不足。目前对其确切机制所知甚少，可能是由于脓毒症时大脑严重缺氧造成脑损伤，或由于 NO 触发神经细胞凋亡，导致下丘脑神经核团血管加压素合成减少所致。脓毒性休克患者血管加压素缺乏并无特异性临床症状，主要依靠实验室检测进行诊断。尤其是当血管加压素水平与患者血浆渗透压或低血压程度的预期值不一致时，可诊断血管加压素缺乏。例如，当血管加压素水平≤3.6pg/ml，Na^+ 浓度≥145mmol/L，或者收缩压<100mmHg 时，即可认为血管加压素水平异常。小规模脓毒症临床试验证实，静脉滴注低剂量血管加压素（0.03～0.04U/min）能升高血压，增加尿量，提高肌酐清除率，显著减少常规升压药物的治疗用量。

急危重症时神经功能障碍对预后的影响越来越引起重视。最近一项多中心调查采用 Cox 比例风险模型评估了 6 种急性器官系统衰竭（肝脏、肾脏、凝血系统、神经系统、心脏和呼吸系统）对脓毒症患者出院后长期生存的影响。结果提示，和不合并器官衰竭的脓毒症患者相比，急性神经系统、呼吸系统和心脏功能障碍与脓毒症患者院内短期死亡显著相关，如果只评估出院患者的长期死亡率，发现合并急性神经功能障碍的脓毒症患者，一年内死亡率升高 6%。

二、下丘脑-垂体-肾上腺皮质轴功能障碍

神经内分泌和免疫系统之间的交互作用为机体提供了精确的调控系统。如果在 HPA 轴或糖皮质激素作用的任何水平受到干扰，都会导致该系统失衡，机体发生感染和炎症反应的风险增大。外周血中大量糖皮质激素过度刺激 HPA 轴，以及免疫系统的全面抑制，使机体易发生感染；而 HPA 轴刺激不足，会导致糖皮质激素水平降低，机体易发生炎症反应。神经内分泌失调可以出现在分子水平，从而导致分子水平的糖皮质激素抵抗，更易发生炎症反应。

2008 年国际危重症协会（Society of Critical Care Medicine，SCCM）授予的国际多学科任务组首先提出危重症相关皮质醇不足概念（critical illness-related corticosteroid insufficiency，CIRCI），旨在描述危重症时下丘脑-垂体轴的损伤。CIRCI 是因为危重症导致胞内糖皮质激素介导的抗炎反应不足，故以全身性炎症反应失调为特征。造成 CIRCI 主要有 3 种病理生理机制：HPA 轴失调，皮质醇代谢变化，以及组织对糖皮质激素抵抗。

（一）HPA 轴功能失调

在严重应激情况下，机体许多适应性反应可能变得不适当，或者起相反作用。由于研究对象和诊断标准不同，危重症患者 HPA 轴功能失调的发生率为 10%～20%，而脓毒性休克患者的发生率高达 60%。

1. 基础昼夜节律的改变

应激系统有基本的昼夜节律，在需要时对刺激产生反应。但是，任何一种急危重症或创伤都能导致皮质醇分泌的日周律消失。这是因为肾上腺皮质醇储存有限，在危重症应激反应中，皮质醇生成的调控变得更加复杂，涉及 CRH/ACTH 通路、自主神经系统、血管升压素系统和免疫系统等多方面的相互通信。在危重症早期，由于 CRH 和 ACTH 分泌增加，或者是皮质醇对 CRH 和 ACTH 的负反馈作用被抑制，都可造成皮质醇分泌持续增加。危重症时一些特殊的细胞因子浓度升高，能激活 HPA 轴，同时调控 11β-HSD1 活性和糖皮质激素受体的亲和力和数量，延长皮质醇的半衰期，因而造成皮质醇持续升高，昼夜节律消失。

2. 血浆 ACTH 和糖皮质激素分泌的脱离

此外，危重症患者皮质醇水平的升高，似乎并非是肾上腺皮质对 ACTH 敏感性增高引起的。皮质醇和 ACTH 的分离可能是由于肾上腺直接产生皮质醇，或者皮质醇代谢下降，因此在血中的半衰期延长。有研究证实，和对照组相比，危重症患者产生皮质醇的速度不变，或者轻度增加。

越来越多的临床前和临床研究报道，在危重症、炎症和精神障碍中，ACTH 和皮质醇水平是脱离的。该机制包括肾上腺敏感性改变、受体表达异常，或细胞因子、血管活性因

子及神经肽对肾上腺功能的调节发生改变。两种激素的脱离程度和脓毒症并发症的严重性、手术、恶性疾病及抑郁相关。ACTH和皮质醇分泌的脱离与临床表现密切相关,在研究内分泌对应激的调控时应该考虑到这一现象。

新近许多研究提示,大量的神经肽、神经递质、阿片肽、生长因子、细胞因子、脂肪因子,甚至细菌配体都能调控肾上腺糖皮质激素的释放,而不依赖于垂体ACTH。肾上腺皮质表达以上各种因子的受体,因此使其对皮质醇释放的直接作用成为可能。

(二)肾上腺皮质激素合成障碍

1. 神经内分泌细胞的损伤

危重症继发的脓毒症本身通常不会引起HPA轴各组成部分坏死或出血。相反,由于肾上腺静脉引流有限,脓毒症引起动脉血流量的大量增加,造成肾上腺腺体增大。但是,脓毒症后的肾上腺坏死和出血却早已有报道。其危险因素包括肾衰、休克、弥散性血管内凝血,常需要抗凝剂或酪氨酸激酶抑制剂治疗。在脓毒性休克尸检中发现下丘脑或垂体也出现缺血性梗死和出血。

2. CRH/ACTH 合成改变

细胞因子,尤其是IL-1,刺激下丘脑/垂体,引起双相反应,首先是腺垂体ACTH浓度成比例升高,然后再进行性下降。在动物和人,脓毒症和下丘脑iNOS过度表达相关,部分是由TNF-α和IL-1启动,随后NO的大量释放,能够引起相邻神经元和胶质细胞的凋亡。尽管促ACTH分泌的CRH和血管加压素没有改变,脓毒症也和ACTH合成减少相关。因此,脓毒症时ACTH合成受抑可能由NO介导。此外,脓毒症时血液中游离皮质醇以ACTH非依赖性机制升高,皮质醇降解受到抑制,后者负反馈抑制ACTH合成。几种药物也能抑制ACTH合成,如糖皮质激素、阿片类镇痛药、氮酮抗真菌药或者精神活性药物。在动物,阿片类物质能够促进或抑制CRH/ACTH轴,这取决于剂量、时机和时程;而对人则显著抑制。无论是内源性还是外源性糖皮质激素,都通过抑制下丘脑CRH的合成和垂体ACTH的分泌对HPA轴产生负反馈。这种抑制使得一旦停止糖皮质激素治疗,肾上腺就不能产生足够的皮质醇。

大量实验和临床研究发现,严重脓毒症或ARDS患者糖皮质激素如果过早停用,会导致全身性炎症反应反弹和疾病复发。脓毒症动物模型证实,ACTH水平早期升高,在72小时回到基础水平。临床研究发现,和健康志愿者相比,脓毒症患者ACTH显著下降。脓毒症患者在入重症监护室(ICU)的第1周ACTH水平即下降,且炎症因子水平的减少和ICU第7~10天的ACTH水平升高相关。有50%的脓毒性休克患者注射11β-HSD抑制剂甲吡酮减少皮质醇分解后,ACTH合成发生改变,这在脓毒症的危重症患者很少发生。ACTH分泌下降也可能是继发于HPA轴的负反馈调节改变。肾上腺皮质细胞ACTH信号的长期减少可能导致肾上腺萎缩。

3. 肾上腺类固醇合成改变

肾上腺皮质醇储存有限,因此肾上腺对应激的充足反应几乎全部依赖于皮质醇合成。HPA轴对脓毒症的反应还不明确。有证据表明危重症全身性炎症反应患者皮质醇产生速度增加,而50%的脓毒性休克患者甲吡酮注射后肾上腺细胞皮质醇合成减少,60%的患者脱氧皮质醇浓度低于7μg/dl。这些改变可以发生于皮质醇合成链的各个步骤。脓毒症动物和患者肾上腺皮质的组织学检查发现，脂滴显著减少，提示脂化胆固醇储存减少。脓毒症时，血浆 ACTH 浓度的升高及肾上腺胆固醇储存的减少，都能上调肾上腺清道夫受体家族 B 型 1（SR-B1）——一种高密度脂蛋白受体的表达，能够从血液中捕获脂化的胆固醇。SR-B1 介导的胆固醇摄取被认为是内毒素血症的重要捕获机制。肾上腺皮质 SR-B1 表达缺乏和死亡率下降密切相关。

一些环境因素也对肾上腺类固醇合成产生一定的抑制作用。此外，药物也作用于类固醇合成的关键步骤抑制各种酶反应，包括线粒体细胞色素 P450 芳香化酶、P450 依赖酶和 11β-HSD。给机械通气的危重症患者使用抑制皮质醇合成的药物，可提高肾上腺素缺乏的风险，并和器官功能障碍相关；但是，对死亡的最终影响还不清楚。

镇痛和镇静也能影响危重症患者 HPA 轴反应。快速注射阿片类药物可以显著抑制应激相关皮质醇产生，以及皮质醇对促皮质素刺激的反应，而慢性吸食阿片患者有时会出现肾上腺危象，这可能是由 HPA 轴多个部位受抑制而引起。苯二氮䓬类药物同样通过 HPA 轴在中枢和外周的各个层面抑制 HPA 轴活性，如肾上腺微粒体 17-羟化酶和 21-羟化酶，以及肾上腺线粒体 11β-HSD，迅速减少皮质醇合成。最后，实验研究发现，炎症介质，如皮质醇稳定蛋白，可以结合肾上腺皮质 ACTH 受体，阻断 ACTH 对皮质醇合成的促进作用。

4. 肾上腺外皮质激素代谢的改变

有证据显示，炎症反应和危重症时皮质醇代谢酶的活性发生改变。这些改变能够影响糖皮质激素的局部作用，影响 HPA 轴活性。脓毒症时，即使白天皮质醇合成速度增加，但这种绝对增加量比预想的少得多。尽管夜间血中皮质醇水平升高，但是皮质醇合成速度和健康人无异。几项研究证实严重脓毒症和危重症患者的皮质醇半衰期急剧延长，提示皮质醇降解减少可能是脓毒症的主要特征。体内和体外实验都发现，灭活糖皮质激素的 5α-还原酶下降，皮质醇降解减少影响 ACTH 脉冲式释放。慢性脓毒症患者的尸检结果证实，为了适应 ACTH 浓度的下降，肾上腺皮质发生萎缩和形态改变。这些结果提示，危重症相关的 HPA 轴长期改变是由于皮质醇代谢发生变化，导致再次应激时皮质醇分泌能力下降。考虑到危重症皮质醇生理的改变，应该重新评估慢性危重症的内分泌检测结果。

5. 皮质醇结合蛋白（CBG）适应反应的两个时相

危重症时神经内分泌系统的另一个适应性改变是 CBG 出现两个时相。作为血清皮质醇转运蛋白，CBG 和皮质醇结合，并将其输送到炎症部位，白细胞激活后分泌的弹性蛋白酶对 CBG 进行裂解。研究发现多发伤和脓毒症患者 CBG 呈双相分泌形式，危重症早期 CBG 浓度明显降低，并伴随游离皮质醇指数的升高，提示在急性应激阶段存在相当多的游离皮质醇；相反，在危重症后期，CBG 浓度增加，而游离皮质醇指数降低或几乎正常。在脓毒症患者，由于 CBG 被中性粒细胞弹性蛋白酶降解，使游离皮质醇与结合皮质醇的比值增大。严重的低蛋白血症可导致危重症患者出现极低水平的血清总皮质醇；相反，如果血清游离皮质醇浓度持续增高，提示这些患者糖皮质激素分泌增加很多。

危重症患者也出现白蛋白的严重丢失，皮质醇结合蛋白的减少导致游离皮质醇占总皮质醇的比例大大增加。危重症的慢性期，皮质醇一直维持着高水平，但和急性期相比 ACTH 仍较低，提示存在不通过该激素介导的皮质醇通路。随着危重症的持续发展，CBG 水平逐渐增高，皮质醇水平缓慢下降，在疾病的恢复期达到正常水平。

6. 糖皮质激素抵抗

除了皮质醇产生发生改变外，靶组织对皮质醇的敏感性也对调控皮质醇的生物活性至关重要。细胞内糖皮质激素抵抗是指尽管血浆皮质醇浓度足够，但是 GRα 活性降低，由于 GRα 最终控制糖皮质激素介导的生物活性，任何影响其亲和力、浓度、核转位及其与 GRE 相互作用（核或线粒体），或者其他相关转录因子（NF-κB、AP-1）和共激活分子的事件，都可能最终影响细胞对糖皮质激素的应答反应。

糖皮质激素抵抗也被认为是危重症的潜在并发症。危重症与 GRα 含量和转录水平下降，以及 GRβ（GR 转录活性的显性负调控）增强相关，这些变化导致机体适应不良，因为 GRα 上调可放大已有的糖皮质激素作用。脓毒症患者的临床研究证明，细胞内糖皮质激素抵抗与疾病严重性和死亡密切相关。外源性给予低剂量糖皮质激素，能够恢复血中和组织细胞中 GRα 的数量和功能，减轻实验性 ARDS 肺组织的炎症反应。同样，在 ARDS 体外研究中，糖皮质激素可恢复 GRα 数量、GRα 和 NF-κB 的结合，以及 GRα 核转位，使 NF-κB 与 DNA 的结合下降，炎症因子转录减少。糖皮质激素治疗使全身炎症反应从失调（NF-κB 诱导的炎症反应）到正常（GRα 诱导的免疫反应），肺泡血管膜通透性指标显著下降，炎症、组织修复和内环境标志物得以改善。

脓毒症以血液、肝脏和肌肉 GRα 表达下降为特征；此外，血液、淋巴结、脾脏、肝脏、肾脏及肺组织 GRα 转录水平降低。而血中 GR 亚型 GRβ 表达升高，造成 GRα 和 GRβ 失衡。所有这些改变都可能导致糖皮质激素在组织水平发生抵抗，其程度差异很大，与疾病严重性和死亡相关。最近研究发现，糖皮质激素可以诱导 miRNA 分子 miR-124 表达，后者可下调 GRα，从而减弱糖皮质激素的抗炎作用。因此，类固醇治疗可能加重高 GRβ 水平患者的糖皮质激素抵抗。

7. 肾上腺皮质功能不全诊断

临床采用 ACTH 类似物 cosyntropin（250μg）激惹实验进行诊断。注射 60 分钟后基础皮质醇变化<9μg/dl 和血浆随机皮质醇<10μg/dl，可以诊断 CIRCI。但是，对于一次检测是否可以诊断 CIRCI 的可靠性还未达成共识。不建议采用血浆游离皮质醇或唾液皮质醇代表血浆总皮质醇比值。

三、其他靶腺轴功能障碍

（一）下丘脑-垂体-性腺轴

促性腺激素随着日周期、月经周期及性发育、绝经或绝育情况而发生变化。脓毒症时，性腺轴的抑制程度和疾病的严重性是一致的。在男性，雄性激素水平的下降和脓毒症严重程度与持续时间成比例；同样，在男性和绝经后妇女，FSH 合成的受抑制程度也和疾病的严重性一致。

和死亡组相比，ICU 存活的男性患者脱氢表雄酮（DHEA）和硫化脱氢表雄酮（DHEAS）较高。雌二醇水平的升高是手术和创伤危重患者死亡的预警指标。在绝经后妇女的非手术疾病，FSH 而不是 LH，和疾病严重性呈负相关；低雌二醇水平预示住院时间的延长。多发伤危重症患者外周血 PRL 水平在入院后第 3 天显著低于第 1 天。

(二)下丘脑-垂体-甲状腺轴

ICU 患者特征性地表现为血浆 T_3 减少、T_4 低下，TSH 正常或者轻微下降，统称为非甲状腺疾病综合征 (non-thyroidal illness syndrome, NTIS)。NTIS 的严重性和预后相关，但是没有证据证明有因果关系。NTIS 本质上是机体对全身疾病和大量营养素限制的急性反应，一开始可能是有益的；但是，长期危重症 NTIS 的病理过程更加复杂，包括下丘脑 TRH 释放受抑制，尽管血浆甲状腺素降低，但是 TSH 分泌仍持续下降。有些情况下，很难区分 NTIS 和严重甲状腺低下，输注下丘脑刺激因子能够重新激活 NTIS 患者甲状腺轴，促进合成代谢。

ICU 中难以解释的低血压患者，血中甲状腺素水平通常发生改变。在长期呼吸衰竭、神经受抑制和低血压患者，TSH 水平从正常到轻微升高，但游离甲状腺素水平明显抑制。静脉注射左旋甲状腺素，血压可保持平稳，并很快拔管。该结果提示，甲状腺素低下的 ICU 患者，TSH 刺激效应可能正常或轻微异常。但是，在羊脓毒性休克模型中，输注 T_3，不管是否使用皮质醇，都不能明显改变对去甲肾上腺素的需求，或者任何其他生理参数。

(三)下丘脑-垂体-生长激素靶组织轴

危重症分解代谢亢进与促生长的 GH-IGF 结合蛋白 (IGFBP) 轴受抑制相关。ICU 存活者和死亡组相比 IGF-Ⅰ水平较高，而皮质醇较低。检测 30 位动脉瘤蛛网膜下腔出血患者，47% 出现单独或合并的内分泌异常，包括低 IGF-Ⅰ水平，并且 39% 的患者伴有 GH 缺乏，13% 的患者性腺功能减退，10%ACTH 反应低下，7% 甲状腺功能减退。但是，内分泌异常和蛛网膜下腔出血严重程度没有相关性。

脓毒症急性期的主要特征是 GH 水平升高，但脉冲式分泌消失，且 IGF-Ⅰ水平下降。GH 抵抗主要和 GH 受体表达降低有关，这可能对机体有保护作用。事实上，脓毒症急性期 GH 的脂溶作用和抗胰岛素作用也会增强，该过程将代谢底物如游离脂肪酸和葡萄糖释放到重要器官，从而延缓由 IGF-Ⅰ介导的高耗能代谢过程。脓毒症晚期，GH 脉冲分泌减少，而非脉冲分泌频率加快、水平升高。这和血中外周效应分子如 IGF-Ⅰ持续处于低水平有关。但是，和脓毒症急性期相反，IGF-Ⅰ释放减少可能也有下丘脑因素，因为如果给脑室灌注促 GH 分泌物，可以恢复 GH 脉冲分泌形式，而不再对 GH 产生抵抗。

脓毒症时炎症反应可导致肝脏出现 GH 抵抗，表现为 GH 水平升高、IGF-Ⅰ降低。脓毒症时血中 GH 水平可增加 2~4 倍，IGF-Ⅰ含量则下降 40%~50%，使患者重要器官组织如骨骼肌受损，造成呼吸衰竭、运动迟缓。脓毒症炎症反应时多种途径可能诱发肝脏对 GH 的抵抗。一是肝脏 GH 受体 mRNA 表达降低，蛋白质表达减少，对 GH 敏感性减弱；二是 TNF-α 通过抑制 JAK/STAT 通路，或通过增加细胞因子信号转导抑制因子的生成而诱发肝脏 GH 抵抗。另外，内毒素还可通过 TLR4 信号转导途径，抑制 GH 受体 mRNA 表达。GH 对脓毒症的治疗作用日益受到关注。GH 可预防脓毒症时高分解代谢，但大样本试验证实，高剂量 GH 会增加危重症患者的病死率。因此，需根据患者的代谢状态和对 GH 的反应酌情用药。

入院时脓毒症和非脓毒症患者 GH 水平相似，但是死亡组 GH 水平是存活者 7 倍。GH 水平随脓毒症严重性而升高；相反，IGF-Ⅰ和 IGFBP-3 与疾病严重性或死亡呈负相关。回归模型显示 GH 是死亡的独立预警因素，对现有的急性生理和慢性健康评估（acute physiology and chronic health evaluation Ⅱ，APACHE Ⅱ）和简化急性生理评分（simplified acute physiology score Ⅱ，SAPS Ⅱ）是很好的补充。

四、急危重症交感/副交感神经功能障碍

（一）概论

急危重症时 SNS 的激活在多数情况下是有益的，能够维持组织氧供给，保护器官功能。但是，危重症时 SNS 长期和过度激活，可能超过正常生理需要的时程和范围。在一些危重症患者，内源性和外源性肾上腺素的应激反应可能失控从而带来副作用。

心脏最易受到交感神经过度刺激的影响，有害效应包括舒张功能受损、心动过速、心肌缺血、心肌细胞凋亡和坏死。儿茶酚胺的副作用在其他器官、系统、组织也出现，如肺（肺水肿、肺动脉压升高）、凝血系统（高凝血状态、血栓形成）、胃肠道（低灌注、蠕动抑制）、内分泌系统（催乳素、甲状腺素和生长激素分泌下降）、免疫系统（免疫调节、促进细菌生长）、代谢（能量消耗、分解代谢、脂类分解增强，高血糖、高乳酸血症、电解质改变）及骨髓（贫血）和骨骼肌（凋亡）。在哪个节点上肾上腺素应激反应的有益作用被副作用削弱，因人而异，这取决于患者年龄和既往疾病史（如冠心病、阻塞性心衰等）。大量证据表明，自主神经系统可能对 MODS 发生起重要作用。采用心率变异性特征性地描述危重症 MODS 患者自主神经系统功能障碍，发现自主神经系统功能障碍可以预测 MODS 的 28 天和 60 天死亡率。

（二）交感神经失调

在兔急性肺损伤模型中，SNS 活性较副交感神经活性高，如颈部交感/迷走神经放电频率和心率变异性（heart rate variability，HRV）的改变。刺激迷走神经、静脉注射胆碱酯酶抑制剂四氢氨基吖啶（tetrahydroaminoacridine，THA），或阻断星状神经节，都能显著减轻自主神经系统异常，尤其是星状神经节阻断可以显著改善肺功能。脓毒症的早期，外周血中儿茶酚胺浓度显著升高，能增强最初的炎症反应。在脓毒性休克后期，内源性儿茶酚胺的产生和释放，不足以维持心血管系统的平衡（脓毒性休克时需要注射儿茶酚胺）。内源性儿茶酚胺的缺失可能是肾上腺髓质细胞凋亡造成的。脓毒性休克时还伴有肾上腺素能神经对心脏和血管的调控障碍，提示肾上腺素能神经调节不足，可能导致心血管功能衰竭。

（三）胆碱能抗炎通路

脑损伤和相关的颅内压升高可能导致迷走神经活性增强，后者通过胆碱能抗炎通路引起固有免疫抑制，使患者易发生感染。常采用 HRV 作为测量迷走神经活性的指标。有报道在各种类型脑损伤患者入院第 4 天检测 HRV 和免疫指标，分析所有患者两者的相关性，或者比较高颅内压和正常颅内压两组之间的差异。结果发现，和健康对照组相比，脑损伤组 HRV 和体外内毒素刺激的全血细胞因子的产生明显减少。HRV 分析发现，在脑出血患者，迷走神经活性和血浆低水平 TNF-α 强烈相关。该结果提示，脑外伤，尤其是在颅内压

升高情况下，HRV 和迷走神经介导的免疫抑制相关。

谵妄是 ICU 患者常见的问题，可导致住院时间延长和死亡率增加。中枢胆碱能缺乏被认为是与谵妄相关的病理生理过程。ACh 是副交感神经的主要递质，影响主要器官功能（如心脏和肾脏）和炎症反应。该观点可以解释谵妄不是个别现象，而是机体各种失调的综合表现。研究发现，术后谵妄伴随不明原因的血流动力学和肾脏功能的恶化。中枢胆碱能缺乏至今还不能定量。床旁检测乙酰胆碱酯酶（acetylcholinesterase，AChE），能够在几分钟内客观判断胆碱能平衡。AChE 活性的改变是术后谵妄可能的病理生理机制。采用副交感类似药物毒扁豆碱进行干预，可以使患者认知功能、血流动力学和肾脏功能迅速而持久地改善。

五、急危重症时神经-内分泌-免疫失调的机制

近年来研究提示，急危重症状态下免疫失衡常见于神经内分泌系统对炎症反应的失控。神经内分泌调节障碍至少通过以下几种机制引起免疫功能紊乱。

（一）中枢-外周信号通路受阻

脓毒症时连接下丘脑、脑干与靶器官之间的神经通路受损，阻断了正常的中枢-外周信号转导通路。这些神经网络的功能障碍表现为窦弓反射异常，心率、呼吸，以及和神经网络相连的其他功能也发生生物节律的变化。更为复杂的是，脓毒症患者的血浆有超过 50 种物质成分出现浓度异常。当机体面临大量异常信息时，可能丧失感知内环境并做出正常反应的能力。器官之间和细胞之间信息交换的正常通路被破坏，可能导致复杂的生理平衡被打破，这可能是多器官衰竭的根本原因。

（二）中枢抗炎机制减弱

CNS 介导的抗炎机制减弱可能有利于局部炎症介质的过度产生。CNS 传出的抑制炎症信号，可能不足以防止全身性炎症反应，其机制包括以下几个方面。首先，免疫介质可能造成对 CNS 传入通路的刺激不够，例如，可能出现类似免疫"感觉剥夺"现象。但现有的证据还不能证实这种可能性。其次，CNS 通过体液或神经通路传出的抑制信号可能不足以控制炎症。在严重脓毒症死亡患者，发现皮质醇对 CRH 刺激作用的反应性降低；但是曾有报道在脓毒症患者存在高浓度的抗炎介质。几个研究小组发现，脓毒症患者的血浆能抑制幼稚细胞对内毒素的反应，提示即使在 TNF-α 和其他促炎症分子进入血流后，仍然存在抗炎效应。在动物肺炎模型中，静脉注射 IL-10 能改善菌血症和脓毒性休克，提示高浓度 IL-10 和其他抗炎介质可以提高局部免疫力，防止机体出现并发症。

（三）外周组织对神经内分泌激素敏感性降低

1. 激素受体下调

大量证据表明，由于外周组织的脱敏作用，外周对 CNS 产生的信号反应性降低。首先，脓毒性休克患者去甲肾上腺素的缩血管效应通常低于正常，这可能是由于血管内皮和平滑肌细胞肾上腺素能受体下调，对儿茶酚胺的反应性减弱，而注射氢化可的松可恢复正

常的缩血管效应,表明糖皮质激素介导的肾上腺素能受体表达增高和对 cAMP 敏感性增强。其次,脓毒性休克患者,由于单核细胞上 β₂AR 下调和 Giα 上调,白细胞在刺激情况下产生的 cAMP 减少,从而造成肾上腺素促进内毒素诱导产生 IL-10 的能力下降;另一方面,儿茶酚胺的抗炎作用明显减弱。而采用磷酸二酯酶 4 抑制剂减少腺苷酸环化酶分解,仍能够产生抗炎作用。此外,急性注射儿茶酚胺可增加血中自然杀伤细胞的数量,而慢性注射则降低其水平,可能是由于儿茶酚胺或皮质醇不能抑制中性粒细胞与内皮细胞黏附,因此一些脓毒症患者外周中性粒细胞不发生改变。

危重症时类固醇治疗可能加重糖皮质激素抵抗。氢化可的松在体外可以诱导健康志愿者外周血 T 细胞高表达 miR-124,后者下调 GRα,因此减弱其抗炎作用。总之,外周组织对儿茶酚胺和糖皮质激素作用的失敏,可能导致全身抗炎反应不足、器官功能失调及脓毒性休克。

2. G 蛋白偶联受体信号转导异常

通常情况下,细胞内 cAMP 可以调控各种细胞因子,如上调抗炎细胞因子 IL-10,而抑制促炎细胞因子释放,并且抑制腹腔巨噬细胞和骨髓衍生的巨噬细胞增殖。儿茶酚胺和 βAR 结合,βAR 和许多其他 G 蛋白偶联受体一样,和各种 G 蛋白偶联,主要激活 Gsα 亚基,刺激 cAMP 产生。有报道,在缺氧性风湿性关节炎的滑膜细胞、βAR 配体刺激的小鼠腹腔巨噬细胞、脓毒性休克患者外周 CD14⁺ 单核细胞,Gsα 表达降低,而 Giα 表达增加,同时 PKA 介导 βAR 的磷酸化,降低 βAR 对 Gsα 亚基的亲和性,而提高对 Giα 结合能力,使 βAR 从和 Gsα 结合转移到和 Giα 结合,后者激活 MAPK 和 NF-κB 信号通路,导致炎症介质产生增强。脂多糖(LPS)可以促进单核细胞 Giα2 转录,TNF-α 可以促进人呼吸道平滑肌细胞、大鼠心肌细胞和肝细胞 Giα2 转录(图 14-4)。

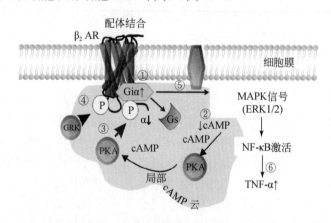

图 14-4 肾上腺素能受体信号转导向 Giα-MAPK-NF-κB 偏移,促进炎症反应
①Gsα↓/Giα↑失衡;②cAMP 减少;③PKA 介导 βAR 磷酸化;④βAR 对 Giα 结合能力提高;⑤激活 ERK1/2-NF-κB;⑥炎症反应增强

血管盐皮质激素受体表达下调可能参与脓毒症血流动力学衰竭。内毒素血症小鼠主动脉 α₁AR 和盐皮质激素受体表达下调,醛固酮处理后可以恢复。此外,TNF-α 以 NF-κB 依赖方式减少人血管 α₁AR 和盐皮质激素受体表达,用脓毒症患者血浆处理人血管内皮细胞,也能减少盐皮质激素受体表达。醛固酮能够提高内毒素休克小鼠 5 天的生存率,提高动脉血压,以及血管在体内和体外的反应性,这和恢复 α₁AR 表达有关。

六、急危重症调控神经-内分泌-免疫网络的措施

（一）镇静镇痛

减少过度肾上腺应激的可能措施包括控制体温和心率，液体复苏，补充氢化可的松或 AVP，适当应用镇静/麻醉药物。

（二）免疫治疗

1. 抗炎治疗

针对胆碱能抗炎通路，可以通过平衡特异的通路终止有害的神经炎症反应，而不减弱抗感染能力。例如，通过激活脾脏 nAChR，阻断 βAR，以及激活肝脏 MHC 受体。

研究提示，迷走神经具有抗炎潜能，能够抑制全身性炎症反应。ACh 作为迷走神经的主要递质，由 α7nAChR 介导，通过 NF-κB 控制巨噬细胞合成和释放炎症因子。胆碱能抗炎通路信号传递存在缺陷的动物，对炎症性疾病表现出剧烈的炎症反应，提示该通路可调节免疫应答平衡。因此，选择性 α7nAChR 激动剂有希望作为抗感染新药物。

2. 免疫刺激剂

脓毒症时，刺激免疫应答的细胞因子，如 IL-7，可能恢复机体免疫力。IL-7 产生于多种细胞，是 T 和 B 细胞的生长因子，诱导抗凋亡蛋白 Bcl-2 表达。脓毒症模型小鼠的初步研究发现，IL-7 可以逆转免疫抑制状态。但是，当大量 T 和 B 细胞凋亡缺失时，IL-7 的逆转作用即有限。另一种治疗脓毒症免疫抑制的备选细胞因子 IL-15，和 IL-7 相似，能够防止免疫细胞凋亡，逆转固有和适应性免疫缺陷。

（三）针对神经-内分泌途径调控急危重症免疫紊乱

神经激活的免疫细胞和其分泌的细胞因子可能进入 CNS，调控神经或者胶质细胞功能，因此有必要开展免疫神经生物通路的研究，即外周免疫系统如何调控神经系统的可塑性和行为。

急危重症中的严重创伤、休克及脓毒症可以迅速引发机体应激反应，激活神经内分泌系统，动员全身免疫系统参与应激，以维持内环境稳定。如果应激反应失代偿造成神经内分泌网络失调，必然会导致各个器官和系统的功能障碍。针对这些内源性免疫调节机制进行干预，既能减轻全身性炎症反应，又能改善器官功能。

现今，临床获得批准的作用于中枢的胆碱酯酶抑制剂引起了学者广泛兴趣。胆碱酯酶抑制剂能够提高大脑 ACh 水平，促进 M1 受体信号转导。临床前研究提示，这些药物增强胆碱能抗炎通路活性，抑制外周炎症反应。有可能将该方法扩展到临床试验中，治疗炎症性疾病。

（四）激素治疗

急危重症时激素的使用对挽救生命起到不可或缺的重要作用，从糖皮质激素、去甲肾上腺素、血管加压素，到性激素，均能抑制炎症反应，改善器官功能。随着疾病复杂性的

增加和治疗药物的升级,对这些激素的临床研究一直没有间断。

在特殊情况时,如脓毒性休克患者,如果液体复苏和中到高剂量血管加压素治疗没有效果,建议静脉用氢化可的松<400mg/d,持续3天,脓毒症不伴休克的成年患者,不建议用皮质醇。对早期中度、重度急性呼吸衰竭患者($PaO_2/FiO_2<200$,发病不超过14天),建议采用静脉注射甲泼尼龙[1mg/(kg·d)]。严重创伤患者不建议使用皮质醇。

脓毒性休克时使用血管加压素的原因:①脓毒性休克时血管加压素缺乏;②低剂量血管加压素可以改善血压,减少对去甲肾上腺素的需求量,改善肾脏功能;③低剂量血管加压素可以降低轻中度脓毒性休克患者的死亡率。其他研究发现,高剂量血管加压素(0.06U/min)可产生较强的血流动力学效应,但也产生副作用(肝脏酶学和血清胆红素升高)。和皮质醇联合去甲肾上腺素相比,低剂量血管加压素和皮质醇同时灌注,可以显著降低28天死亡率。因此,低剂量血管加压素可能对已经注射去甲肾上腺素(如中剂量去甲肾上腺素注射5~15μg/min或者血清乳酸水平较低)的轻中度脓毒性休克患者可能有效。

脓毒性休克时,当液体复苏失败时,可选择去甲肾上腺素缩血管以升高血压。但是,这些方法在10%~20%的脓毒性休克患者并不能恢复血流动力学,提示脓毒症引起的心肌功能障碍已经严重减少心排血量。尽管早期注射儿茶酚胺可能逆转休克和恢复足够的器官灌注,但是长期给药,尤其是高浓度儿茶酚胺,可能加重心肌损伤。Meta分析非手术心源性休克患者,至少15%的患者接受肾上腺素或和其他正性肌力药/血管加压素联合治疗。肾上腺素的使用率为37%,短期死亡率为49%,且肾上腺素使用率和短期死亡呈正相关。使用肾上腺素的心源性休克患者死亡风险高于其他药物。

(张庆红 姚咏明 彭米林)

参 考 文 献

Annane D, Pastores SM, Rochwerg B, et al. 2017. Guidelines for the diagnosis and management of critical illness-related corticosteroid insufficiency (CIRCI) in critically ill patients (Part I): Society of Critical Care Medicine (SCCM) and European Society of Intensive Care Medicine (ESICM) 2017. Crit Care Med, 45: 2078-2088

Esen N, Katyshev V, Serkin Z, et al. 2016. Endogenous adaptation to low oxygen modulates T-cell regulatory pathways in EAE. J Neuroinflammation, 13: 13

Fadel F, Andre-Gregoire G, Gravez B, et al. 2017. Aldosterone and vascular mineralocorticoid receptors in murine endotoxic and human septic shock. Crit Care Med, 45: e954-e962

Fliers E, Bianco AC, Langouche L, et al. 2015. Thyroid function in critically ill patients. Lancet Diabetes Endocrinol, 3: 816-825

Jenei-Lanzl Z, Zwingenberg J, Lowin T, et al. 2015. Proinflammatory receptor switch from Galphas to Galphai signaling by beta-arrestin-mediated PDE4 recruitment in mixed RA synovial cells. Brain Behav Immun, 50: 266-274

Ledderose C, Mohnle P, Limbeck E, et al. 2012. Corticosteroid resistance in sepsis is influenced by microRNA-124-induced downregulation of glucocorticoid receptor-alpha. Crit Care Med, 40: 2745-2753

Schuler A, Wulf DA, Lu Y, et al. 2018. The impact of acute organ dysfunction on long-term survival in sepsis.

Crit Care Med, 46: 843-849

Seshadri A, Brat GA, Yorkgitis BK, et al. 2017. Phenotyping the immune response to trauma: a multiparametric systems immunology approach. Crit Care Med, 45: 1523-1530

Van den Berghe G. 2016. On the Neuroendocrinopathy of critical illness: perspectives for feeding and novel treatments. Am J Respir Crit Care Med, 194: 1337-1348

Wong CH, Jenne CN, Lee WY, et al. 2011. Functional innervation of hepatic iNKT cells is immunosuppressive following stroke. Science, 334: 101-105

第十五章

创烧伤后免疫功能异常改变

第一节 概 述

一、固有免疫系统

固有免疫（innate immunity）系统又称为天然免疫系统，是哺乳动物最古老的防御系统，是防止微生物入侵的第一道防线。然而，关于固有免疫的研究却相对滞后。新近研究显示，固有防御反应在严重创伤、烧伤的病理生理过程中发挥着重要作用。固有免疫系统进化相当保守，在植物及简单的非脊椎动物体内都存在，而且其反应方式及过程有某些类似之处。当病原微生物入侵时，固有免疫系统首先感知到，并动员相应的细胞及介质，防止其进一步入侵直至将其清除。同时可能导致局部炎症反应，激活适应性免疫反应。

固有免疫反应可有效清除各种微生物侵入，如革兰氏阴性菌、革兰氏阳性菌、酵母、真菌、病毒及原虫等。因为病原微生物具有一些共同的抗原，可被固有免疫系统识别。这些抗原分子主要来自病原微生物的细胞壁成分、鞭毛、核糖核酸等，它们统称为病原体相关分子模式（PAMP）。值得注意的是，机体内也可能存在 PAMP 的交叉抗原，从而导致自身免疫性疾病。对应于外界庞大数量的 PAMP，机体发展进化出一套特殊的模式识别受体（PRR）。其中，Toll 样受体（TLR）就是一种典型的 PRR。TLR 家族至少包括 12 个成员，它们都具有相同的亮氨酸重复区域及 Toll-IL-1 受体区域。TLR 家族最早是在果蝇中发现的，家族中所有成员都具有序列相似的果蝇 Toll 蛋白，它具有识别外界抗原的功能。TLR 分布于巨噬细胞、树突状细胞（DC）、吞噬细胞、中性粒细胞及表层上皮细胞的细胞膜上。例如，TLR2/4 可迅速识别革兰氏阴性菌释放的内毒素，在其他辅助蛋白的协同作用下，充分活化并进一步激活炎症细胞内许多信号通路，接着引起杀菌/通透性增加蛋白、防御素等抗菌蛋白的大量急性释放。

固有免疫系统在全身和组织局部均可发挥作用。存在于循环中的 PAMP 可被血中巨噬细胞、DC、吞噬细胞及中性粒细胞识别，这些炎症细胞再进一步激活细胞内炎症信号通路，释放相应的介质。固有免疫系统还存在于与外界直接接触的上皮细胞，这些系统可根据不同的入侵微生物做出相应的反应。固有免疫系统是机体防御系统的重要组成部分，它可进一步激活适应性免疫反应、引起炎症、过敏或一些急性期反应，使机体内组织发生相应改变。而白细胞介素（IL）、干扰素（IFN）、诱导型一氧化氮合酶（iNOS）、环氧合酶（COX）等在其中发挥重要作用。

二、适应性免疫系统

适应性免疫或获得性免疫（adaptive immunity）系统又称为特异性免疫系统。与固有免疫反应相比较而言，适应性免疫反应只存在于脊椎动物，是固有免疫反应的高级进化形式。该系统的组成包括经典的抗体、淋巴细胞和免疫器官，其主要特点为对外来抗原具有特异性识别、免疫记忆和清除的生物学功能。其中，免疫器官分为中枢与外周两大部分，骨髓、腔上囊（禽类）及胸腺属于中枢免疫器官，淋巴结、脾脏及黏膜相关淋巴组织属于外周免疫器官。

淋巴细胞分为T细胞、B细胞和自然杀伤（NK）细胞。①T细胞来源于骨髓中淋巴样干细胞，在胸腺微环境中分化、发育成熟，在分化成熟的不同阶段，细胞膜上表达出不同的分子。其中T细胞受体（TCR）和白细胞表面抗原分子CD3是T细胞的重要标志。CD3与TCR以非共价键结合形成TCR-CD3复合物，其主要功能是把TCR与抗原结合后产生的活化信号传递到细胞内，诱导T细胞活化。②B细胞是适应性免疫系统中抗体产生细胞，分布于血液、淋巴结、脾脏、扁桃体及其他黏膜组织。B细胞表面有多种标志物，迄今为止，属B细胞特有或涉及B细胞的CD分子有29种，它们均有着重要的免疫功能。根据表面标志和功能的不同，B细胞可分为两个亚群：$CD5^+$ B1细胞和$CD5^-$ B2细胞。$CD5^+$ B1细胞能与多种不同的多糖抗原表位结合，产生低亲和力的IgM抗体；$CD5^-$ B2细胞对蛋白质抗原发生应答，产生高亲和力特异性抗体。B细胞充分活化后，不仅能产生特异性抗体，还能分泌细胞因子和提呈抗原，发挥重要免疫调节效应。③NK细胞是一类可以不需要抗原预先致敏就能直接杀伤肿瘤细胞和病毒感染靶细胞的淋巴细胞。NK细胞通过自然杀伤作用、抗体依赖细胞介导的细胞毒效应，释放穿孔素、颗粒酶及细胞因子发挥生物学功能，具有抗感染、抗肿瘤和免疫调控的作用。总体而言，NK细胞主要参与固有免疫反应，是机体固有防御系统中的重要细胞。

三、炎症及免疫反应认识的演变

20世纪90年代初，美国胸科医师协会和重症医学会提出了关于全身炎症反应综合征（systemic inflammatory response syndrome，SIRS）的概念，使得人们更多地关注SIRS、脓毒症、多器官功能障碍综合征（MODS）等相关并发症。从某种意义上讲，严重创伤、烧伤和感染后病理生理反应的实质是一种炎症反应过程，因此，在一定程度上，SIRS/脓毒症和MODS概念的提出的确也能解释临床上很多危重症患者的临床症状和体征，并由此开展了一系列拮抗炎症介质的临床试验性治疗。但总体而言，无论是各种抗炎介质的应用，或是抗感染制剂的使用，均未能获得理想的结果，显然另一个本应值得人们关注的免疫功能紊乱及其相关的感染易感性问题被忽视了。20世纪末，人们开始注意到，在机体发生SIRS的同时，也存在代偿性抗炎症反应综合征（compensatory anti-inflammatory response syndrome，CARS）的表现，后来人们又发现往往是SIRS与CARS并存，随即又提出混合性拮抗反应综合征（mixed antagonistic response syndrome，MARS）的概念，其目的仍然是希望能从炎症反应角度解释严重损伤后出现的一系列病理生理表现。

诚然，炎症是严重创伤、烧伤和感染后最典型的反应，但仅从炎症角度难以概括损伤所致一系列复杂病理生理变化，炎症反应本质上属免疫反应的范畴，因而仅仅依靠 SIRS、CARS、MARS 及 MODS 来表述机体的免疫功能状态难以解释危重症的免疫变化规律。至少，机体抗感染免疫防御功能的抑制是难以用上述几个概念解释的。因此，有必要重复以往我们所提出的观点，即创伤后机体表现出的是一种极为复杂的免疫功能紊乱状态。一方面，机体可表现为以促炎细胞因子释放增加为代表的过度炎症反应状态；另一方面，机体还表现出以吞噬杀菌活性减弱，抗原提呈功能受抑的抗感染免疫防御能力降低。因此，在严重损伤及危重症患者的临床救治中，既要控制过度的炎症反应，同时还要提高机体的抗感染功能，二者不能偏颇。在治疗的理念上应着眼于免疫调理，而非一味地给予对症抗炎处理。

第二节　创烧伤后免疫功能障碍机制

目前有关机体严重创伤、烧伤后免疫功能抑制的发生机制主要有三种假说：抑制因子学说、抑制性细胞学说和神经-内分泌-免疫网络紊乱学说。

一、抑制因子学说

所谓免疫抑制因子泛指对机体免疫功能具有抑制作用的蛋白、多肽等物质，而本章节所指的免疫抑制因子则特指在严重创伤（包括烧伤）后机体血清中出现的对机体免疫功能具有抑制作用的物质，目前有关其来源尚不清楚。既往的研究表明，其对免疫功能的影响似乎并非仅限于抑制作用。但为叙述方便，本章节仍沿用抑制因子这一提法。

关于血清中免疫抑制物质的研究见于约 60 年前，Kamrin 于 1959 年首次报道在正常人血清中存在着某些能抑制细胞免疫和体液免疫的蛋白质。随后 Moubray 用离子交换柱层析法从牛血浆中分离出有类似作用的物质，其理化性质属α-球蛋白，并证实该物质能抑制抗体形成，延长移植皮肤的存活时间。1977 年 Hakim 首次从烧伤患者血清中粗提出一种理化性质与白蛋白类似的物质，并认为其可刺激产生低分子量的蛋白质，或分子量低于 10kDa 的活性肽，初步证实该提取物对正常人淋巴细胞转化和豚鼠巨噬细胞游走性产生抑制作用。国内黄文华等采用聚丙烯酰胺凝胶电泳法证实，在严重烧伤患者血清中出现了大分子的异常蛋白带。

实际上，创伤、烧伤患者血清中除上述血清免疫抑制因子外，尚存在大量具有免疫抑制效应的物质，目前至少已发现有 10 类：①前列腺素类，主要以前列腺素 E_2（PGE_2）为代表；②干扰素；③细菌蛋白；④烧伤毒素，关于烧伤毒素在 20 世纪 50 年代末就已有文献提及，人们对于烧伤后机体出现抵抗力下降的机制并不清楚，怀疑在烧伤血清中可能存在某种毒素，故称为烧伤毒素，但至今有关其理化性质仍不清楚；⑤变性蛋白，泛指因烧伤或创伤后由于机体代谢过程或由于机体受损组织产生的一类变性蛋白；⑥可的松类激素；⑦中性粒细胞代谢产物；⑧组胺；⑨血清蛋白，有关其具体作用机制及理化性质目前还不清楚，相关资料表明，在正常机体血清中也存在一些具有免疫抑制作用的物质；⑩医源性物质，这类物质较多，如某些抗菌药物、麻醉剂及某些本身就具有免疫抑制活性的药物等。上述物质虽然也可造成机体免疫功能的抑制，但并非本章所涉及的创伤血清免疫抑制因子。

一般认为，烧伤、创伤程度越重，其血清免疫抑制性亦越强，40%以上的深度烧伤，其血清对正常机体的细胞免疫反应具有明显的抑制效应。如将血浆予以置换，则血清免疫抑制性大大减轻，甚至消失。显然，烧伤后血清中存在对机体免疫功能具有抑制作用的物质。Ozkan 从 40% 以上体表面积深度烧伤患者血清中提取出一种分子量介于 1000~5000Da 的免疫抑制活性肽（suppressor active peptide，SAP），并发现该抑制活性肽具有以下特点：①为蛋白质、脂类及多糖的复合物；②具有较好的稳定性，置于 56℃、30 分钟水浴处理不改变其抑制活性，且不为胰蛋白酶、DNA 酶和 RNA 酶等灭活；③其抑制作用依赖于花生四烯酸代谢产物（主要为 PGE_2），使用抗前列腺素药物等可减弱其抑制作用；④对细胞无直接杀伤作用。在创伤及大手术后的患者血清中也存在低分子量的免疫抑制物（分子量为 3500~8000Da）。

陆军军医大学陆军特色医学中心研究证实，当排除外源性感染和麻醉的影响条件下，在双后肢闭合性粉碎性骨折的家兔血清中发现了一分子量约为 9000Da 的异常蛋白；经初步分离后证实，该异常蛋白不仅对降低淋巴细胞的刺激转化、IL-2 蛋白合成水平具有明显抑制效应，而且其作用可通过下调 IL-2 mRNA 的转录水平，抑制淋巴细胞 IL-2 合成与释放。此外，该异常蛋白对巨噬细胞的吞噬杀菌能力具有显著的抑制作用，然而，其对巨噬细胞合成和分泌 PGE_2、IL-1、肿瘤坏死因子（TNF）-α 却具有刺激效应。显然，这种异常蛋白对机体的免疫功能并非呈单一的抑制反应。在以股骨骨折为主的严重创伤患者血清中同样发现了类似的异常蛋白，其分子量亦为 9000Da，随着创伤严重程度加重，该异常蛋白的出现频率也越高，其出现往往预示患者预后不良，而当去除该异常蛋白后，创伤患者血清的免疫抑制性得以明显缓解。在动物实验中观察到该异常蛋白作用的独特性和复杂性，即它不仅具有免疫抑制效应，同时还对炎症介质的合成和释放具有刺激作用。事实上，在遭受严重创伤后机体的免疫功能呈现的是双向性功能紊乱状态，一方面表现为以淋巴细胞功能受抑为代表的抑制状态，另一方面又表现出以 IL-1、IL-6、IL-8 及 TNF-α 过度分泌为代表的过度炎症反应状态。因此，有理由相信，这种仅在创伤后血清中出现的分子量为 9000Da 的异常蛋白是导致机体免疫功能紊乱的原因之一。

关于血清抑制因子或异常蛋白的来源目前尚不清楚，根据所报道的文献资料可以归纳为以下四个主要方面，即来源于创面局部、内源性调节因素、外源性异种蛋白及某些医源性因素。

（一）创面源性因素

早在 1937 年 Rosenthal 即发现热损伤后皮肤经体外一系列生化处理的提取物对正常小鼠具有毒性作用。1972 年 Schoenenberger 等采用 250℃ 热铜板法对皮肤进行加压烙伤，随即剪碎致伤皮肤，以 pH 8.6 的 Tyrode 液提取，过滤、离心，取中层离心液通过硫酸铵盐析获得一组分子量约 300kDa 的脂蛋白复合物，推测为正常皮肤在热力聚合而形成的三聚体。体外试验表明该复合物对正常小鼠具有毒性作用，但遗憾的是对其免疫学效应未做深入研究。Sparkers 等也从烧伤患者焦痂中提取出一种脂蛋白复合物，体外观察表明这种复合物对淋巴细胞增殖活化及产生 IL-2 水平具有较明显的抑制作用。此外，如在烧伤创面使用某些药物（cerium nitrate，硝酸铈）也能明显减少 SAP 的形成和释放。因而严重烧伤后，切除焦痂常可使患者全身情况明显缓解。以上资料提示，烧伤焦痂中的确含有对机体免疫功能具有抑制作用的物质。因此，在 Ozkan、Ninnemann 等从烧伤患者血清中分离出一组分子量介于 4000～10 000Da 的具有免疫抑制作用的 SAP 后，探讨其来源时首先考虑的便是烧伤焦痂。

上述资料均来源于对烧伤的研究，而血清免疫抑制物或异常蛋白并非仅在烧伤血清中出现，国外也有学者报道，在钝性创伤或大手术后患者血清中也可分离出具有免疫抑制效应的物质。有人将大鼠背侧皮肤做一长约 7cm 的切口，发现其渗出液对免疫细胞具有抑制作用。显然并非只在热力作用下皮肤才具有产生免疫抑制作用的能力。

（二）外源性异种蛋白

所谓外源性异种蛋白主要指开放性损伤后，皮肤的屏障作用消失，外源性感染菌进入体内，在体内免疫防御系统作用下形成的一系列细菌代谢产物或细菌毒素。创伤、烧伤、休克和大手术后外源性细菌的侵入，以及肠道细菌的移位是导致感染和脓毒症的直接原因，其中，铜绿假单胞菌和肠道杆菌是主要的致病菌。有研究采用层析法纯化大肠杆菌、铜绿假单胞菌、沙雷杆菌和沙门杆菌的内毒素，发现 1.0ng/ml 浓度的内毒素即可使正常人混合淋巴细胞反应和淋巴细胞转化发生明显抑制，并认为细菌毒素有可能是 SAP 的来源之一。在创伤的早期阶段，血清即出现了异种蛋白，Ozkan 的研究也证实，SAP 最早可出现在伤后数小时内，而此时外源性细菌尚未在体内形成感染灶，内源性移位菌所产生的内毒素含量微弱，对免疫功能的影响可能是次要的；但在创伤后期当细菌大量侵入体内并形成脓毒症后，细菌内毒素的免疫抑制作用则不容忽视。当采用闭合性创伤动物模型，以避免外源性感染菌的侵入，同时给予适当的肠道抗菌药物以尽量控制内源性感染后，在动物血清中仍可见到免疫抑制性异种蛋白，显然细菌毒素并非创伤后血清免疫抑制性异种蛋白的主要来源。

（三）医源性因素

抗菌药物为严重创伤后特别是开放性创伤后的常规用药。Munster 曾用植物血凝素（PHA）刺激淋巴细胞转化试验观察了临床常用抗菌药物对淋巴细胞功能的影响，结果表明，洁霉素、四环素、红霉素等对淋巴细胞的增殖反应具有抑制作用。当前临床常用的抗菌药物其特点是作用广谱、杀菌或抑菌效果强烈，尽管目前尚未见到这些抗菌药物对免疫功能影响的系统报道，但可以推测，对细菌生长具有广谱、强烈的抑制作用则很难避免随之而来对免疫细胞活性的影响。现已证实，某些烧伤外用药，如磺胺嘧啶银、氨苄磺胺对白细胞的数量和趋化能力具有抑制作用。此外，聚乙烯吡咯烷酮过碘酸对混合淋巴细胞反应及 PHA 诱导的人淋巴细胞转化亦存在明显的抑制效应，而丝裂霉素 C 则能增强免疫抑制性细胞的活性，引起机体免疫功能抑制。

创伤患者在接受手术的同时，也不得不接受具有抑制作用的麻醉药物。有人采用化学发光法检测了常用麻醉剂，如安氟醚、异氟醚对外周血多形核中性粒细胞的吞噬杀菌能力，结果表明，二者均有明显的抑制作用。此外，一氧化氮、乙醚、氟烷等可抑制正常人 T、B 细胞的增殖反应，苯巴比妥钠则可使小鼠抗体产生减少。丙泊酚能影响机体单核-吞噬细胞系统清除侵入感染菌功能。另有资料证实,静脉输注硫喷妥钠、美索比妥钠、依托咪酯后,可使外周血 T 细胞的刺激转化能力下降,从而降低淋巴细胞的免疫功能。Cabie 对一组腹部择期手术患者外周血单核细胞 IL-1、TNF-α 及 IL-6 的分泌能力进行了检测,结果显示术后 1~2 天 IL-1、TNF-α 分泌水平明显下降;手术 2 天后细胞因子分泌水平才有所恢复,他们认为静脉麻醉剂的应用为其主要原因。由此提示,应选择适当的麻醉剂和麻醉方式,尽可能避免或减少麻醉对机体免疫系统的干扰。

在严重创伤治疗中往往使用激素以减轻创伤后应激反应,控制脑水肿或肺水肿等,但随之而来的是对免疫功能的显著抑制;反复多次输入库存血,也会造成机体免疫防御功能下降。由此可见,诱发免疫抑制的医源性因素较多,如何在考虑治疗方案的同时兼顾维持机体免疫系统的功能稳定性应为今后研究的重要课题之一。

(四) 内源性调节因素

提到内源性调节因素,不能不涉及应激反应。应激是创伤产生的最基本也是最重要的反应,所产生的各种应激激素均可抑制免疫反应。在小面积烧伤创面引流出的渗液中,检测到较高水平的可的松和β-内啡肽。严重创伤后血中β-内啡肽含量明显升高,可达正常值 5 倍以上,至伤后 4~5 天方逐渐恢复至正常范围,而外周血淋巴细胞的增殖转化同时也出现类似的变化趋势。体外观察表明,内源性阿片肽类物质,如β-内啡肽、强啡肽等对淋巴细胞及巨噬细胞功能具有抑制作用。有资料报道对创伤患者使用阿片肽拮抗剂,如纳洛酮能减轻伤员的免疫受抑状态,改善其预后。严重创伤后合成分泌增加的 PGE_2 是目前研究较多的一种免疫抑制分子,它主要由巨噬细胞分泌,为花生四烯酸类代谢产物。淋巴细胞本身并不产生 PGE_2,但其胞膜上 PGE_2 受体与 PGE_2 结合,使淋巴细胞功能受到抑制。在生理浓度下,PGE_2 即可使 B 细胞产生抗体水平下降,并抑制对 T 细胞转化和克隆增殖反应,抑制 E 玫瑰花环的形成和淋巴因子的产生,且对杀伤细胞活化存在抑制效应。此外,PGE_2 还能刺激 $CD8^+$ T 细胞增殖,降低 IL-2 的合成。机体遭受严重应激打击后,无论血中或是创面局部组织均检测到高水平 PGE_2,并伴随明显的免疫抑制状态。当用环氧化酶抑制剂吲哚美辛处理后,受抑的免疫功能可得到一定程度的缓解,但仍显著低于正常水平,由此提示关于血清免疫抑制因子的作用机制及来源仍需进一步研究。

除应激激素外,性激素也是影响免疫功能状态的重要因素,有资料表明,雄性动物往往在严重损伤后易于出现免疫抑制,并发感染和脓毒症,而雌性动物则能保持相对稳定的免疫功能。伤前雄激素去势可减缓雄性动物的免疫功能受抑,如在伤后给予雄激素受体阻断剂氟他胺也可恢复受抑的免疫功能。对于严重创伤患者,尽管在细胞因子的合成和释放方面两性间未见明显差异,但并发脓毒症的患者,男性多于女性,绝经后的女性患者,其表现也与绝经前患者有较大差异。新近资料提示,性激素尤其是雌激素具有重要免疫调节效应,脾 T 细胞广泛表达雌激素受体,并具有与雌激素代谢相关的酶类,且雌激素受体基因敲除小鼠的胸腺发育不良。17β-雌二醇可保护创伤失血小鼠的免疫系统,减少免疫抑制的发生。雌激素还能抑制 TNF-α 生成,改善类风湿关节炎症状。对老年男性应用睾酮能提高应激时循环中单核细胞数量及雌二醇水平,睾酮还可通过增强糖皮质激素的敏感性间接参与调控炎症反应。脱氢表雄酮是睾酮及雌激素合成前体,为血液循环中分布最丰富的类固醇激素之一,它可有效恢复严重感染大鼠 T 细胞免疫功能,并抑制循环中 TNF-α 水平。

有资料证实,脱氢表雄酮及其硫酸盐水平严重下降可能提示机体的肾上腺功能趋于衰竭,死亡率上升。脓毒性休克的死亡组患者脱氢表雄酮及其硫酸盐水平显著低于生存组,且与年龄、IL-6 水平无明显相关。

二、抑制性细胞学说

在创伤、烧伤免疫研究的早期,人们注意到某些具有免疫抑制活性的细胞,其细胞功能增强,甚至数量相对增多;于是推测损伤可活化抑制性免疫细胞,从而提出抑制性细胞的功能增强是导致免疫功能抑制的主要原因,最典型的表现即是 $CD8^+$ T 细胞活性增强。现在看来这一认识是片面的。创伤后 $CD4^+$ T 及 $CD8^+$ T 细胞的数量和活性较之正常均有下降,以 $CD4^+$ T 细胞下降更为明显,而 $CD8^+$ T 细胞的活性相对有所增强。因此,$CD4^+/CD8^+$ T 细胞比例的降低更有意义,但这种变化多发生于创伤后的中晚期,显然这只是创伤后免疫紊乱的表现之一。近年来发现,除 $CD4^+/CD8^+$ T 细胞比例变化外,创伤后辅助性 T 细胞(Th)1 亚群向 Th2 亚群的转化增加,当 Th2 细胞占优势时,其所分泌的细胞因子,如 IL-2、IFN-γ 等显著降低,有人认为这是导致 T 细胞功能受抑的主要原因。事实上,一组 37 例创伤患者的研究结果显示,其中发生 T 细胞功能无反应性的 20 例患者,IL-10 与 IL-2 比值小于 1;而另 17 例患者则大于 1,表明 T 细胞分泌的细胞因子及其调节网络的紊乱才是 T 细胞功能抑制的主要原因,而单纯对某一种或几种细胞因子的检测难以解释 T 细胞的功能紊乱现象。此外,不同部位的巨噬细胞也产生一些功能上的差异,使巨噬细胞人类白细胞抗原(HLA)-DR 表达受抑、吞噬杀菌活性减弱,但同时巨噬细胞分泌 PGE_2、IL-1、TNF-α 等功能明显增强,表现出典型的双相性功能紊乱。

三、神经-内分泌-免疫网络紊乱学说

应激是机体损伤后最本质也是最基础的反应,机体随后的变化都与之有关。目前对神经-内分泌-免疫网络的认识多限于现象上的描述和理论上的推测。从细胞生物学基础看,免疫细胞表面具有多种内分泌激素和神经肽类的受体,如 β-内啡肽、脑啡肽、P 物质、糖皮质激素(GC)等,免疫细胞本身还可合成和分泌一些神经内分泌激素,如促肾上腺皮质激素(ACTH)前体分子前阿黑皮素、生长激素(GH)及促甲状腺激素(TSH)等。此外,IL 及其他淋巴因子对神经内分泌激素的合成和释放也具有调节作用,如 IL-1、IL-6;同样,很多神经细胞、内分泌细胞可分泌一些免疫活性因子,如 IL、免疫黏附分子等;另一方面,创伤后大量神经内分泌激素的释放对免疫细胞活性存在抑制或促进作用,如 β-内啡肽、ACTH 及促肾上腺皮质激素释放激素(CRH)等对巨噬细胞或淋巴细胞功能均具有显著的抑制作用。目前尽管认识到神经-内分泌-免疫网络之间存在着密切的联系,但危重症患者三者之间如何相互协调和影响,并最终给机体带来怎样的结局,由于研究手段的限制尚难以阐明。从经典的途径看,损伤应激至少能通过 CRH-ACTH-GC 系统、交感-肾上腺髓质通路及神经内啡肽的参与对机体产生影响。现已明确,CRH、ACTH 及糖皮质激素对巨噬细胞的吞噬、抗原提呈功能及对淋巴细胞增殖和分泌 IL-2 作用具有较强烈的抑制效应。此外,β-内啡肽在体内外均被证实为一种具有免疫抑制作用的物质。创伤后应激激素

的大量分泌本质上是机体为防止更严重损害的一种保护性反应,但在另一方面,应激激素对免疫功能产生的抑制作用又使机体易于并发感染和脓毒症。我们认为,神经-内分泌-免疫网络的紊乱是导致创伤、烧伤后机体免疫功能障碍的主要原因,很有必要进行深入研究。

第三节 细胞免疫功能障碍在创伤感染中的作用

目前人们渐渐认识到,在严重创伤感染并发症的发生过程中,机体并非总是处于一成不变的炎症激活状态。研究表明,免疫抑制同样也是脓毒症的重要特征,其中抗原特异性T、B细胞的清除或失活在其中起着重要作用。在脓毒症的初始阶段,机体以大量分泌炎症介质为主要特征;而随着脓毒症的进展,机体可能经历了一个免疫抑制阶段,表现为淋巴细胞的增殖能力下降、呈现以Th2型反应为主的免疫反应和大量淋巴细胞的凋亡等,从而宿主对病原体的易感性明显增强。

一、T细胞克隆无反应性

淋巴细胞克隆无反应性是指在机体经历严重损伤后,淋巴细胞对特异性抗原刺激无增殖反应,并且细胞因子的生成也明显受到抑制的状态。研究表明,在T细胞的激活过程中,IL-2以自分泌、旁分泌和内分泌形式作用于T细胞,并且是T细胞增殖的必要条件。据报道,大面积烧伤后IL-2产生及IL-2 mRNA表达明显下降,IL-2生成减少与病死率升高相关。另有资料证实,严重烧伤患者外周循环的淋巴细胞数量明显减少,并且存活者淋巴细胞大部分处于克隆无反应状态。T细胞克隆无反应性的机制包括以下几个方面。

(一)凋亡对细胞免疫功能的影响

凋亡被认为是诱发T细胞克隆无反应状态的主要原因。在创伤感染时,大量T细胞发生了凋亡。凋亡清除了大量活化的T细胞,使诱导T细胞克隆无反应成为可能。研究表明,过度表达 *Bcl-XL* 基因,进而抑制T细胞的凋亡,这样免疫耐受就不能建立。诱发凋亡的因素主要包括:应激性肾上腺糖皮质激素分泌增加和Fas/FasL、TNF/TNF受体(TNFR)的相互作用等。另有资料表明,凋亡细胞在诱导T细胞克隆无反应性中也发挥着重要作用。凋亡T细胞与外周血单核细胞相作用时,单核细胞产生抗炎细胞因子IL-10、转化生长因子(TGF)-β水平显著增加而促炎细胞因子TNF-α和IL-1β的生成明显减少,提示凋亡的淋巴细胞影响了机体促炎和抗炎反应平衡。另据报道,凋亡细胞被抗原提呈细胞吞噬后,抗原提呈细胞表达共刺激分子的能力明显下降,T细胞则不能被激活,表明凋亡细胞在被抗原提呈细胞和巨噬细胞吞噬后严重损害了细胞免疫功能。因此,凋亡细胞诱导的T细胞克隆无反应性和抑制性细胞因子释放增加严重损害了免疫系统对病原体的反应能力。

最近研究表明,在脓毒症病理过程中,除大量淋巴细胞凋亡外,抗原提呈细胞也发生了凋亡。这样在并发严重感染时,大量淋巴细胞和抗原提呈细胞的凋亡使得免疫细胞不能发生有效的克隆增殖,因此也就不能对病原体产生有效的免疫应答(图15-1)。

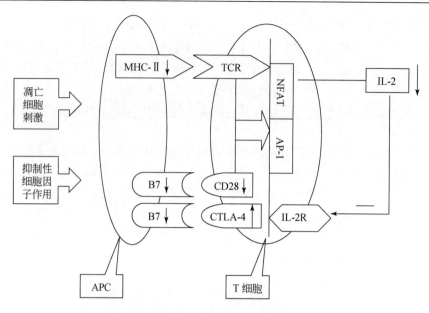

图 15-1　T 细胞克隆无反应性的形成机制

注：MHC-Ⅱ.主要组织相容性复合体Ⅱ类抗原；B7、CD28、CTLA-4.共刺激/共抑制分子；NFAT.活化 T 细胞核因子；AP-1.激活蛋白 1；APC.抗原提呈细胞

（二）免疫抑制细胞的作用

研究证实，严重创伤后患者循环中调节性 T 细胞（Treg）——$CD4^+CD25^+$ T 细胞数量显著增加，其中死亡组患者 $CD4^+CD25^+$ T 细胞升高更明显。据报道，$CD4^+CD25^+$ T 细胞主要通过分泌 IL-10、PGE_2 等抑制性介质对细胞免疫功能起到抑制作用，且严重创伤所致免疫功能障碍与患者预后不良明显相关。在感染情况下，体内 PGE_2 水平明显升高，通过抑制 p59fyn 激酶活性进而下调核因子（NF）-AT 和激活蛋白 1（activator protein 1，AP-1）的活化，使得 T 细胞的增殖受抑、IL-2 产生明显减少。有资料显示，严重烧伤后 4~9 天 $CD8^+CD11b^+\gamma\delta T$ 细胞（BA2T 细胞）在脾组织中明显增多，并抑制脾淋巴细胞的增殖反应。BA2T 细胞和大多数 γδT 细胞性质截然不同，主要分泌 Th2 型细胞因子（IL-4 和 IL-10），BA2T 细胞回输至正常小鼠体内可明显增强小鼠对脓毒症的易感性。这些结果表明，严重创伤、烧伤后免疫抑制细胞对机体的免疫功能起到负向调控作用（见图 15-1）。

二、$CD4^+$ T 细胞功能性分化

活化的辅助性 T 细胞（$CD4^+$ Th）依据其分泌细胞因子的不同可以被分成截然不同的两个功能亚群——Th1 和 Th2 亚群。这两种亚群来自同一前体细胞，Th1 亚群以分泌 IFN-γ 和 TNF-α 为特征，诱导细胞免疫反应；Th2 亚群则主要分泌 IL-4 和 IL-5，诱导 B 细胞增殖和分化，介导体液免疫反应并与免疫抑制相关。在决定 T 细胞功能性分化的因素中，细胞因子微环境作用尤为重要，IL-10 和 IL-4 水平升高及 IL-12 生成减少在其中起着重要作用（图 15-2）。据报道，严重创伤后单核细胞产生细胞因子的能力明显下降，并且 IL-12

生成下降在创伤早期诱导了偏向 Th2 型反应的分化。Th2 型反应导致 IL-4 和 IL-10 的产生增加，从而诱发创伤早期的免疫抑制状态，为机体再次发生感染奠定了基础。另外，IL-10 除了能诱导 Th2 型免疫反应并抑制 Th1 型免疫反应外，还可通过上调 Fas 和 FasL 引起鼠淋巴细胞出现活化诱导的细胞死亡（AICD）。说明在脓毒症的模型中，IL-10 不但可以引起免疫功能紊乱，同时也能诱导 Th1 细胞凋亡，通过促进 Th1 细胞凋亡而增强了 Th2 型免疫反应。

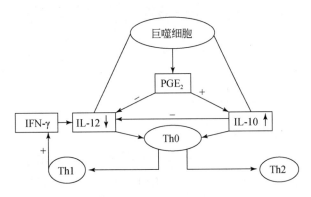

图 15-2 细胞因子对淋巴细胞功能性分化的影响

除细胞因子外，特定的病原体成分、抗原剂量和感染部位也对淋巴细胞的功能性分化产生重要影响。Th1 和 Th2 亚群平衡与否直接影响着机体的免疫功能，并与疾病的状态密切相关。业已明确，在感染的发展过程中，出现了倾向于 Th2 型的免疫反应，Th2 型细胞因子（IL-4 和 IL-10）生成增多而 Th1 型细胞因子（IL-12 和 IFN-γ）产生减少明显损害了机体的细胞免疫功能。应用 IL-12 进行干预，通过纠正 Th2 型免疫反应能明显提高动物生存率。其发生机制可能与丝裂原活化蛋白激酶（MAPK）p38 通路的激活有关，在脓毒症早期应用 p38 通路抑制剂 SB203580 能显著降低脓毒症的死亡率。

三、$CD4^+$ T 细胞、B 细胞和树突状细胞数量减少

实验研究显示，腹腔感染后数小时动物淋巴器官就发生了 $CD4^+$ T 细胞和 B 细胞的大量凋亡。非致死性烧伤 3 小时，小鼠脾脏、胸腺和小肠内淋巴细胞凋亡明显增加。FasL、TNF-α 和肾上腺糖皮质激素均能诱导 T 细胞凋亡，并且在淋巴组织中表达明显升高。研究表明，胱天蛋白酶（caspase）在凋亡的调节过程中发挥重要作用，其中 caspase-3 和 caspase-9 在胸腺凋亡中占有特殊地位，而 caspase-3 和 caspase-8 激活参与了 T 细胞的凋亡过程。最近的动物实验观察结果也在脓毒症患者中得以证实，凋亡诱导的淋巴细胞丢失使得脓毒症患者循环淋巴细胞数量明显减少。通过对死亡脓毒症患者进行分析发现，尽管 $CD8^+$ T 细胞、NK 细胞和巨噬细胞的数量改变不大，但是 $CD4^+$ T 细胞和 B 细胞的数量明显下降。同时，除大量 $CD4^+$ T 细胞和 B 细胞凋亡外，DC 亦发生了凋亡。DC 的明显减少必将损伤 B 细胞和 T 细胞的功能，而应用 caspase 抑制剂则能显著减少淋巴细胞凋亡，提高机体的免疫能力。

由此可见，严重感染时大量 B 细胞、$CD4^+$ T 细胞和抗原提呈细胞的凋亡势必造成抗体的产生减少、$CD4^+$ T 细胞激活障碍和抗原提呈细胞抗原提呈能力下降。这些改变都使得免疫细胞不能发生有效的克隆增殖，进而对病原体产生有效的免疫应答。目前，细胞凋亡在脓毒症免疫功能紊乱发病中的重要作用在动物实验中已得到充分证实，抑制淋巴细胞的凋亡能够改善动物的预后。

四、单核/巨噬细胞功能的改变

严重创伤打击后，单核/巨噬细胞功能发生了明显的改变，其中单核/巨噬细胞产生细胞因子谱的改变、表达主要组织相容性复合体（MHC）-Ⅱ及共刺激分子能力下降对机体细胞免疫功能产生了广泛的影响，并且单核/巨噬细胞功能的改变与死亡率相关。

（一）细胞因子谱的改变

严重创伤后，单核细胞产生细胞因子（TNF-α、IFN-γ和IL-12）的能力下降，而合成 PGE_2 和 TGF-β 的量明显增加。创伤诱导的 IL-12 生成下降在损伤早期介导了 Th2 型免疫反应，引起 IL-4 和 IL-10 产生增加，进而造成创伤早期的免疫功能抑制。在生理状态下，TGF-β 与创伤愈合及瘢痕形成有关，严重创伤、烧伤后巨噬细胞则大量合成、释放 TGF-β，TGF-β 能够抑制 T 细胞的增殖和分化，并诱导脾淋巴细胞的凋亡。另有资料证实，PGE_2 在严重创伤后明显增加，其引起细胞免疫抑制的机制如前所述；应用 COX-2 抑制剂进行干预，能显著减少 PGE_2 的生成，从而有助于恢复免疫功能，提高动物生存率。

（二）共刺激分子表达下降

已经明确，未致敏 T 细胞的激活需要 MHC-Ⅱ和 T 细胞受体（TCR）结合并辅以共刺激分子的刺激，两者缺一不可。在感染患者中，HLA-DR 表达下降，临床上视其为机体免疫抑制的一个标志。同时，CD86 表达下降和细胞毒性 T 细胞相关抗原 4（CTLA-4）表达上调都使得单核细胞和 T 细胞相互作用的亲和力明显减弱，因此 T 细胞不能被激活。另有研究观察到，脓毒症患者单核细胞表达 CD64 和 CD14 升高，使得单核细胞与抗体及内毒素的结合能力增强，从而改变了单核/巨噬细胞的功能。引起单核/巨噬细胞功能改变的因素可能包括：细胞因子的微环境、激素水平的影响和凋亡细胞的作用。例如，IL-10 不仅能使单核/巨噬细胞产生细胞因子的能力下降，并且能抑制单核细胞表达 HLA-DR 的能力；而肾上腺糖皮质激素可损伤单核细胞的抗原提呈能力，同时引起 IL-10 生成增加。

协同刺激信号缺失引起细胞免疫紊乱的机制：在没有共刺激信号的情况下，抗原提呈细胞和 T 细胞间的亲和力减弱，这样就不能引起 T 细胞内 RasP21 的活化，进而下调了细胞外调节激酶（ERK）和 c-Jun 氨基末端激酶（JNK）两条 MAPK 途径的激活。上述胞内变化使得下游 IL-2 转录因子（NF-ATp 和 AP-1）活化发生障碍，但却增加了负向调节因子 Nil-2a 的生成。业已明确，NF-ATp 和 AP-1 对于 IL-2 的生成和 T 细胞增殖至关重要。在静止状态 T 细胞中，活化 NF-AT 以磷酸化形式存在于胞质内；T 细胞活化后，NF-AT 发生去磷酸化，并转移到细胞核内与 AP-1 结合，成为具有转录活性的 NF-AT。NF-AT 对于 IL-2 的产生具有高度特异性，在去除 IL-2 基因启动子上 NF-AT 的结合序列后，IL-2 产生明显减少。另有资料表明，NF-AT 介导的 IL-2 基因启动子的转录活性同时也依赖于 AP-1 的存在，AP-1 共有序列的缺失可使 IL-2 基因启动子的活性明显下降。

总之，严重创伤、烧伤打击后机体可能开始处于一种炎症活化状态，而随着病情进一步发展可能进入免疫抑制状态，也可能自始至终机体就处于免疫紊乱状态。因此，深入阐明引起免疫功能障碍的确切发病机制，进而明确机体所处的免疫状态，可能为严重创伤感染并发症的早期诊断和合理防治提供新思路。

第四节　创伤后免疫状态监测及其意义

一、免疫状态监测的必要性

正常情况下，免疫系统保持着高效和平衡，但是在发生严重的 SIRS 或脓毒性休克时，必然造成免疫功能严重紊乱。严重创伤、大手术等可导致暂时性或不可逆性器官功能障碍，但在很多情况下，尽管存在器官功能失常或衰竭，由于监护仪器可动态监测多个重要器官的功能改变，故大部分患者经过积极处理得以生存。在发生严重的器官功能障碍或衰竭时，有很多方案可支持、纠正或替代这些失常的功能。然而，尽管免疫功能紊乱在 MODS 中占有重要的地位，但其作用在很长一段时间内被忽视。与其他器官衰竭一样，尤其是感染时出现免疫功能衰竭对于危重症患者的生存产生极其有害的影响。

如严重创伤等多种急危重症那样，导管监测或气管插管可使患者天然屏障受到破坏，进而明显增加了侵入性感染的可能性。此外，应激、炎症、病原体和年龄等因素同样可以抑制固有及适应性免疫应答，因此应提前预防此类感染的发生。在过去的 20 年中，人们对 SIRS 和脓毒症的病理生理过程有了进一步的了解。大量实验数据表明，由细菌、真菌或其他微生物毒素诱导的过度炎症反应可能是 SIRS、脓毒症和 MODS 的发病基础。因为应用 TNF-α 或 IL-1β 能够复制出与脓毒性休克相似的动物模型，因此大量试验尝试着中和这些促炎介质，但是临床结果令人失望。虽然相应的解释有多种，但从免疫学角度讲，在没有免疫监测的情况下进行免疫干预毫无意义。很多危重症患者至少暂时表现为固有免疫或适应性免疫功能的丧失，被称为免疫麻痹（immunoparalysis）。

二、选择免疫监测的恰当标志物

在过去的数十年中，普遍认为选择适用于 ICU 的免疫标志物非常困难。为了能够得出正确的答案，必须回答两个问题：进行免疫监测时需要解决哪些问题？检测试剂能达到标准化要求吗？通过免疫监测需要了解四个方面内容：全身性炎症反应水平、组织损伤程度、是否有感染存在及免疫反应的状况等（图 15-3）。

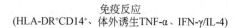

图 15-3 免疫监测所关注的重要问题

三、炎症反应程度评价

在临床上,全身性炎症反应的表现与 SIRS 的临床诊断标准一致,呈现白细胞增多、发热及 C 反应蛋白(CRP)水平的升高等,这些表现分别是对炎症急性反应期细胞因子——粒细胞集落刺激因子(G-CSF)、IL-1 及 IL-6 的反应。尽管 SIRS 的诊断标准很明确,但是却不能区分不同程度的全身性炎症。几十年来,人们一直把 CRP 作为炎症急性阶段的生化标志物。尽管这一参数有助于门诊诊断急性或慢性炎症,但因其升高、降低较慢(在损伤 24 小时以后达到峰值,炎症反应消失后数天方恢复至正常范围),故在 ICU 中的诊断价值并不确切。目前几项研究已经证实,检测细胞因子比 CRP 具有优势。因为细胞因子产生早于 CRP,故可以在炎症早期检测到。但目前很多 ICU 仍主要检测 CRP,可能考虑到它是一个相对"成熟的诊断指标"。当然,也有研究证实了 CRP 在诊断中的决定性作用。产生这种相互矛盾结论的原因在于诊断性试剂的标准化差、ICU 中不同组患者进行比较及临床研究设计上的不同等。

另外一种急性期反应蛋白,即脂多糖结合蛋白(LBP)也可作为危重症患者的一项诊断炎症的标志物。其表达与 CRP 相似,但是相对于 CRP 而言,对于局部、慢性炎症是更好的标志物。但到目前为止,并没有对其确切应用价值进行大规模的研究。

现在的分析技术可以测定相关急性期的细胞因子,特别是 IL-6、TNF-α 常用来评价全身性炎症反应。目前很多免疫学方法灵敏度可达 2pg/ml 或更低,这些方法比生物学方法更简单,但并非不存在问题。为了对试验结果进行归纳和比较,校订这些方法使之达到国际标准十分重要。但是至今仍有很多相关的分析方法没有根据国际标准进行校订,即使进行了标准校订,结果还是依赖检测方法的类型。以前采用的生物学方法主要检测的是细胞因子的生物活性,而免疫学方法是检测其非活性形式、蛋白水解酶降解的产物或是细胞因子复合物或载体蛋白(溶解性受体)等。同一方法也可能由于所用抗体不同而存在差异,因此不同的研究应用不同的方法其结果不能简单地进行比较。

例如,有些 TNF-α 检测方法检测其三聚体的生物活性(如 Quantikine,R&D system),而有些只检测其降解产物的生物活性(如 Immulite DPC,TNF-α Biosource),这种明显的差距可以解释为什么前者在血浆样本中只检测到相对低的 TNF-α 浓度。TNF-α 在攻击后 4 小时内开始产生,其三聚体半衰期为几分钟,因此具有生物活性的 TNF-α 三聚体在体内很难被检测得到,而在受刺激后 12~24 小时 TNF-α 的降解产物(总 TNF-α)检测则较容易。这样，我们必须弄清哪个信息更为重要及研究需达到的目的是什么？如果目的是中和TNF-α，假如循环中不存在生物活性的TNF-α三聚体，那么这种干预是无效的；如果目的是通过回顾TNF-α释放过程而监测全身性炎症，那么检测总TNF-α更具有意义。因为单核/巨噬细胞是TNF-α的主要来源，故TNF-α水平的升高反映了在全身性炎症过程中单核/巨噬细胞的活化程度。当然，同时激活的NK细胞、T细胞及干细胞也同样释放TNF-α。

由于TNF-α的释放过程及半衰期短暂，因此很多中心通过检测TNF-α下游的细胞因子IL-6来衡量全身性炎症反应。有些研究通过测量IL-6水平来预测脓毒症的发生及创伤感染患者的预后。事实上，因为血浆IL-6水平与脓毒症的严重性相关，故其中一项应用TNF-α单克隆抗体治疗研究的对象是血浆IL-6水平明显升高的脓毒症患者。多种细胞产生IL-6，但单核/巨噬细胞是其主要来源。尽管IL-6在体内的半衰期也很短，但与TNF-α比较产生的时间相对长，分别为>24小时和<4小时。IL-6不只由单核/巨噬细胞产生，同样不仅由TNF-α诱生。由此可见，血清IL-6水平的升高并不能特异性反映创伤感染的病理过程，而受到其他因素如组织损伤的干扰。为了明确单核/巨噬细胞在炎症中的作用程度，可以联合检测TNF-α与IL-6。如果TNF-α与IL-6升高一致，则认为单核细胞是IL-6的来源；相反，如果只有IL-6的升高则更具有诊断价值。

另一个具有潜在诊断意义的细胞因子为IL-8，它具有明显的趋化中性粒细胞及某些T细胞亚群的特性。它可由静止或浸润的淋巴细胞产生，趋化中性粒细胞向炎症区移动。IL-8的趋化特性依赖于浓度梯度，表现为即使在局部炎症十分严重的情况下血液循环中IL-8水平也很难检测得到。同时游离形式的IL-8被红细胞吸附也增加了检测其循环中浓度的难度。因此在红细胞溶血的情况下，即使健康人也能检测得到IL-8水平的明显升高（>300pg/ml）。故在检测血浆中IL-8水平时，应防止红细胞溶血；而在检测全血IL-8浓度时，红细胞则应完全溶血。最近研究表明，检测全血中IL-8较血浆中IL-8更具诊断价值。脓毒症状态下全血及血浆IL-8水平均升高，这一病理生理过程极为重要，因为IL-8的系统性升高说明其趋化作用的浓度梯度已经发生了破坏，最终导致活化的中性粒细胞不能趋化到炎症区域而是在肺内停留诱发急性呼吸窘迫综合征（ARDS）。换句话说，在严重脓毒症时中性粒细胞尽管被广泛激活，但其在局部炎症组织中分布却受限。IL-8的升高被认为是发生脓毒症的先兆，在新生儿脓毒症中更为明显。检测全血IL-8水平仅需要20~50 μl血液，这对于新生儿尤为适用，同时新生儿气管灌洗液中IL-8水平的升高预示着ARDS的发展。

炎症反应同样包括负向调节的抗炎反应。抗炎细胞因子包括IL-10、可溶性TNF受体（sTNFR）、IL-1受体拮抗剂（IL-1Ra），在发生SIRS时，它们被诱导生成，进而导致MARS。抗炎反应的强弱反映了促炎反应及应激反应的强弱程度。因此，有些研究把IL-10作为预测危重症患者免疫障碍的重要因子。

四、评估炎症所致组织损伤

众所周知，在多种动物模型中，严重的全身性炎症反应能诱发组织损伤和MODS。器官衰竭决定了患者及动物的预后，临床上多种病情严重程度的评分系统均显示MODS与患者预后密切相关。尽管这些评分系统对于预测病情具有重要意义，但它对于不同个体的评估价值仍然有限。

我们能够找到更加客观的反映组织损伤的参数吗？尽管目前没有结果，但是人们已经致力于这一目标，并且前景诱人。现在已经发现了一些相关的细胞因子，尤其是 IL-6 与组织损伤密切相关。如前所述，IL-6 可由免疫细胞和非免疫细胞产生，病原微生物的致病成分如脂多糖（LPS）刺激单核/巨噬细胞分泌 TNF-α，TNF-α 随后进一步诱导免疫细胞（单核/巨噬细胞和 T 细胞）及非免疫细胞（内皮细胞、成纤维细胞）产生 IL-6。LPS 通过与可溶性 CD14 结合诱导非免疫细胞释放 IL-6，而 LPS 通过与膜 CD14 结合进而介导单核/巨噬细胞激活。此外，由组织损伤或心力衰竭诱导的缺氧同样可以通过 NF-κB 的活化而促进非免疫细胞释放 IL-6 或 IL-8。这就可以解释为什么不存在感染的慢性心衰患者，其血浆中 IL-6、IL-8 水平却明显升高。在应用增加心脏机械收缩药物治疗后，血浆中 IL-6、IL-8 水平恢复到正常水平，这些指标能够预测患者的预后。IL-6 的早期升高，即使缺乏 TNF-α，同样可以预测闭合性头颅外伤患者的预后。因此，在血浆 TNF-α 含量并不增加的情况下，IL-6 的持续升高是组织损伤诱导非免疫细胞释放的结果，而并非单核/巨噬细胞激活的结果。显然血浆中 IL-6 水平升高与不同类型急危重症患者的不良预后相关。

内皮细胞参与了 MODS 的病理生理过程，反映内皮细胞被激活或损伤的标志物可以用于分析全身性炎症对组织损伤产生的后果。E-选择素被认为是内皮细胞激活的特异性标志物，它与其他可溶性黏附分子并不相同；P-选择素是一种可溶性黏附分子，可因其他细胞被激活而释放。遗憾的是，目前还没有分析可溶性 E-选择素的半自动系统，因此很难将其标准化。新近研究表明，TNF-α 能够诱导巨噬细胞核蛋白成分即高迁移率族蛋白 B1（HMGB1）的释放。血浆中 HMGB1 升高与创伤感染并发症的不良预后有关。HMGB1 被认为是 TNF-α 诱导组织损伤的另一种标志物。初步观察发现，HMGB1 自身能够进一步促进脓毒症和多器官功能障碍的恶化。因此，HMGB1 被认为是作为诊断及治疗十分有前途的目标之一。临床资料证实，大面积烧伤患者伤后第 1 天血浆中 HMGB1 含量即明显升高，其中伤后 7、21、28 天脓毒症组 HMGB1 含量显著高于非脓毒症组。进一步分析发现，脓毒症组存活组在伤后 3、21 天显著低于死亡组，血浆中 HMGB1 含量与是否并发脓毒症有关，但与烧伤总体表面积并无显著相关性。同时，伤后 3、5、7、21 天血浆 HMGB1 与内毒素含量呈显著正相关。上述结果提示，HMGB1 作为重要的晚期炎症介质参与了严重烧伤后脓毒症及组织损害的病理生理过程，其诱生与内毒素刺激密切相关，动态观察其水平有助于烧伤病程监测及患者预后判断。

在某些情况如预测新生儿脓毒症及脑创伤的严重程度时，检测单一细胞因子（IL-6 或 IL-8）就可以。而在预测是否发生脓毒症及脓毒症患者的预后时，检测多种细胞因子则具有更充分的预测价值。最近，同时检测几种细胞因子的"全身性介质相关反应检测系统（SMART）"对于预测脓毒症患者手术后发生休克或器官衰竭的发生尤为重要。尽管大量研究显示检测细胞因子具有重要临床意义，但在检测质量控制方面鲜有研究。应用该半自动分析系统，使我们能够对几项临床观察的结果进行多中心的研究，以验证其结果的可靠性。表 15-1 总结了几种细胞因子检测在临床上的应用。

表 15-1　血浆中细胞因子水平的诊断性应用

细胞因子	临床情况	预测价值
IL-6	新生儿脓毒症	脓毒症的早期识别
	成人脓毒症	脓毒症的发展
		MODS 的发展
		预后
	创伤及头部外伤	肺炎的发生率
		ARDS 的持续时间
		预后
	慢性心衰	预后
		机械性支持治疗是否成功
IL-8	新生儿脓毒症	脓毒症的早期识别
		脓毒症的晚期状况
IL-10	脓毒症	脓毒症的发展及患者预后

五、侵入性感染的辅助诊断

如果在创伤或大手术后发生 SIRS，就要明确是否存在局部或全身性感染，因为感染通常是危重症患者的重要死亡原因。细菌培养仍被认为是诊断的金标准，但是在临床感染患者中，由于预防或经验性应用抗菌药物，很难经常在血液和组织中检测到病原菌，即使检测阳性有时也很难排除是否为细菌定植或污染。因此在这种情况下，寻求感染的其他标志物显得尤为重要。近年来人们应用降钙素原（procalcitonin，PCT）作为诊断感染的一种辅助手段。PCT 是降钙素的前体蛋白，在脓毒症时明显升高，但是 PCT 并非感染的特异性标志物。研究发现，局部感染如肺炎时 PCT 水平正常。在大手术后发生内毒素移位或器官移植患者进行 T 细胞抗体治疗时，常诱导 PCT 升高；LPS 刺激中性粒细胞后 6～8 小时，PCT 达到峰值，同时也观察到 TNF-α 升高与 PCT 水平明显相关。其他的一些研究亦证实，TNF-α 能在体内、体外诱导 PCT 产生。然而，在体内中和 TNF-α 却不能阻止 LPS 诱导 PCT 升高。尽管 TNF-α 与 PCT 在实验中存在一致性，但在脓毒症后期 TNF-α 很少能检测到，而 PCT 仍保持较高水平。有资料提示，虽然 TNF-α 升高能够诱生 PCT，但 TNF-α 并非 LPS 或脓毒症诱导 PCT 增多的主要因素。有关 PCT 的释放机制目前并不了解，其半衰期约 24 小时，内毒素移位或注射 LPS 只能短暂性诱导 PCT 升高，而脓毒性休克状况下 PCT 持续增高，可见 PCT 产生存在不同的调节途径。

一些研究显示，如果 PCT 在 24 小时内降低一半以上，尽管其在病理性升高范围，我们可以把这种情况看作内毒素移位或全身性感染好转的征兆。值得说明的是，当要回答是否存在内毒素移位、全身性感染或感染是否好转等问题时，单一的 PCT 作为诊断价值的意义是有限的。例如，心脏手术后短暂性 PCT 升高有一定的预警意义，而同时分析围手术期外周血内毒素移位诊断价值则更大，尤其是术后出现脓毒症或 ARDS 者。可见，早期 PCT 升高有助于预测后期感染并发症的高危患者。有趣的是，PCT 水平升高的脑死亡心脏捐献者对受体移植物的功能有不利影响，可能与内毒素血症或脓毒症损害了捐献者的器官功能有关。图 15-4 显示了 PCT 升高的过程，与其他急性期蛋白相反，其特异性与全身性感染及内毒素血症密切相关。

急性期蛋白主要由肝脏产生。局部炎症或感染可诱导 IL-6 升高，然而炎症越严重，IL-6 升高越明显。全身性 IL-6 升高时，IL-6 进入肝脏能进一步诱导急性期蛋白如 CRP、LBP 等产生。目前 PCT 确切的细胞来源并不清楚，但动物实验证实内毒素、活菌攻击、TNF-α 均可诱导不同组织细胞（其中包括内分泌细胞）产生。内毒素、活菌攻击、TNF-α 导致组织大量产生 PCT，进而引起血浆 PCT 水平升高。总之，虽然部分研究尚未能证实 PCT 的诊断价值，但多数临床资料显示其不失为一种反映内毒素血症或脓毒症等感染并发症的有效标志物。

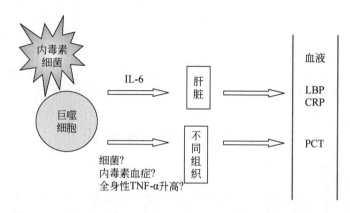

图 15-4 脓毒症时降钙素原（PCT）与 LBP/CRP 的细胞来源比较

六、危重症患者免疫状态的监测

机体抗感染免疫由复杂的固有及适应性免疫系统组成，对预防微生物侵袭发挥重要作用。在发生感染后数小时到数天内，固有免疫起着重要作用。T 细胞因子包括 IFN-γ 能够放大固有免疫反应，参与了感染早期的机体防御反应过程。而当感染持续存在或出现机会性感染后，适应性免疫则发挥关键作用。研究表明，在感染并发症期间特别是晚期都存在单核细胞及粒细胞的失活，与血中快速循环或波动的细胞因子含量不同，细胞的表型则呈现稳定状态。此外，细胞因子的半衰期很短，而单核细胞或粒细胞离开骨髓后半衰期约 24 小时。单核细胞在迁移至不同组织后分化成不同类型的巨噬细胞；粒细胞生命短暂，发生炎症后也向炎症区域集聚。以上特性使我们可以把单核细胞或粒细胞的功能分析作为常用的检测指标。

在脓毒症发生过程中常出现免疫功能的失常，表现为单核细胞分泌 TNF-α 能力下降，HLA-DR 及 CD80/86 表达降低，同时抗原提呈能力减弱。在这种状态下，机体至少暂时保持着产生抗炎细胞因子 IL-1Ra 和 IL-10 的能力，这些抗炎细胞因子的大量释放与机会性感染的危险性和患者不良预后有关。长期处于危重状态的患者极易发生感染，临床上免疫功能严重受到抑制（被称为免疫功能衰竭）是其主要诱因。事实上，在 Volk 等监测的 1000 多例重症患者中，如果单核细胞的 HLA-DR 表达及产生炎症因子功能不能恢复，则无一存活。他们最初在器官移植受者中观察到这一现象,称之为免疫麻痹。另外一些研究也验证了其他几项指标的诊断意义。一般来说,免疫麻痹可定义为:①HLA-DR表达明显减少(<30%或<5000分子/细胞);②抗原提呈能力下降;③产生促炎细胞因子的能力明显下降(全血受500pg/ml LPS刺激后 TNF-α产生<300pg/ml)。目前,常规工作中采用这些参数作为诊断依据的主要障碍是流式细胞仪应用及细胞因子检测的标准化程度较差。不同实验室有自己不同的标准,因此不同实验室得出的结果就难以进行比较。因为标准化是进行临床多中心试验的前提,这样有必要把改进标准化作为当前工作的重要任务,特别是HLA-DR及TNF-α检测的标准化问题。

Volk 等应用半自动系统分析全血在低浓度 LPS 刺激时产生 TNF-α的能力(试剂盒包含标准化的培养试管、稀释液、内毒素及半自动 TNF-α检测程序)。当用标准化很好的试剂检测中性粒细胞的相关参数时,试剂批内误差<5%,批间误差<20%。然而,在不同个体之间却有时存在较大的差异(低反应者与高反应者相差>5倍),而中性粒细胞的表型却持续保持稳定,显而易见这是由基因差异决定的。

检测方法要求用 100μl 肝素抗凝同时被稀释 10 倍的全血,在 500pg/ml LPS 刺激后 4 小时,判断免疫麻痹的标准为 TNF-α分泌低于 300pg/ml,而正常范围为 500~2500pg/ml。样本处理需 15 分钟,得出结果共需要 5.5 小时。由于培养上清可在-70℃保存,故不必多中心都拥有 TNF-α半自动测量系统。这种标准化良好的方法较容易应用于多中心临床试验研究。

另一个衡量免疫反应功能的指标为 CD14$^+$单核细胞 HLA-DR 的表达。很多中心应用不同的抗体、流式细胞仪及不同的方案使相关数据之间很难进行比较。应用一种全新的细胞流式分析方法(QuantiBRITE HLA-DR)能够定量检测 CD14$^+$单核细胞 HLA-DR 的表达。同时采用新的抗体标记技术及标准珠使得标准化过程减少了不少人为的因素,变异系数<10%。若应用溶血素方法整个过程可少于 45 分钟。需要指出的是,使用 EDTA 抗凝对于防止分析前的影响很关键,定量分析 HLA-DR 的表达对于评价机体细胞免疫功能极为重要(表 15-2)。

表 15-2 HLA-DR 的表达与细胞免疫功能的关系

免疫抑制	旧方法 (CD14$^+$ HLA-DR 表达率,%)	新方法 (CD14$^+$细胞 HLA-DR 分子)
无	>85	>20 000
中度	45~86	10 000~20 000
严重	30~45	5 000~10 000
免疫麻痹	<30	<5 000

最近我们采集了 77 例烧伤体表总面积>30%患者的血液标本,通过流式细胞技术(使用 QuantiBRITE 抗 HLA-DR PE/抗单核细胞 PerCP-Cy5.5 单克隆抗体)对患者烧伤后 1、3、5、7、14、21、28 天 CD14$^+$单核细胞表面 HLA-DR 结合量进行动态定量分析。结果显示,严重烧伤患者伤后第 1 天开始 CD14$^+$单核细胞表面 HLA-DR 结合量明显低于正常对照组,其表达均值与烧伤面积呈显著负相关($r=-0.7232$,$P<0.01$)。并发 MODS 者 CD14$^+$单核细胞表面 HLA-DR 表达量持续下降,其中伤后第 3、14、21、28 天显著低于非 MODS 组。

随着 CD14$^+$单核细胞 HLA-DR 表达水平下降，MODS 发生频率增加，患者预后不良。说明大面积烧伤可导致机体 CD14$^+$单核细胞 HLA-DR 表达严重受损和免疫功能障碍，动态观察其定量表达水平有助于烧伤后 MODS 病程监测及患者预后判断。

由此可见，目前至少有两种标准化的方法用于检测单核细胞的功能。另外，有些研究还提到了 T 细胞的功能失调。据报道，T 细胞的功能抑制与危重症患者不良的预后相关，T 细胞的免疫障碍表现为 IFN-γ/IL-4 的比例失调。这种 1 型细胞因子与 2 型细胞因子的比例失调在 CD8$^+$ T 细胞亚群中尤为常见，存在免疫麻痹的脓毒症患者发生了 Th1/Th2 细胞的极性分化。但目前并不清楚 T 细胞功能失常是创伤、应激或脓毒症的结果，还是不充分的抗原提呈所致，可能与二者均有关。

总之，免疫系统应被认为是一个重要器官，在危重症中像肝脏或肾脏一样可出现衰竭。在 ICU 中对肝脏、肾脏功能障碍的监护已日趋完善，然而，尽管免疫反应在控制感染的过程中具有重要作用，但对其监护却进展缓慢。因此从某种意义上说，在没有监测免疫变化的情况下对脓毒症进行干预，失败也并不足为奇。应用 IFN-γ、GM-CSF、G-CSF 及血浆置换等初步试验证实，对于存在免疫麻痹的脓毒症患者进行免疫干预治疗是一条全新的干预途径，当然还需要大规模多中心对照试验来验证其可靠性。最近发展的标准化免疫分析方法为多中心临床试验提供了有利条件。一方面，免疫功能是否完整可以应用流式细胞仪对 HLA-DR 进行定量检测，同时采用半自动分析系统对全血分泌 TNF-α 水平进行检测；另一方面，炎症或组织损伤可以通过检测血浆中 TNF-α 和 IL-6 水平完成。此外，通过测定血浆中 PCT 含量可以预知是否发生细菌或真菌感染，是否有内毒素血症存在。毫无疑问，对于高危患者进行预防性干预比对已经发生脓毒症的治疗更具有优势，为提高免疫干预的有效性和针对性，明确免疫功能是否受损及其程度对于预警大手术或严重创伤后是否发生感染并发症具有重要意义。

第五节　免疫功能紊乱的调理措施

体液性介质和致炎细胞因子如 TNF-α、IL-1β 及 IL-6 可诱导固有免疫反应和引起 SIRS 的发生。近年来免疫治疗目标主要集中在抑制或减轻炎症反应。尽管动物实验和初步的临床观察取得了令人鼓舞的结果，但大规模的临床试验表明单纯抗炎治疗并不能提高生存率。临床试验未能取得预期效果的原因包括多个方面，其可能解释是：①中和一种特定的细胞因子不足以降低脓毒症的死亡率；②药物的效果依赖于其在脓毒症过程中给予的时间；③与其他有明确定义的疾病如风湿性关节炎（其抗 TNF-α 治疗是有效的）相比，脓毒症患者在临床上缺乏最佳的患者入选标准；④性别差异与基因多态性对脓毒症患者的预后均起重要作用；⑤对于免疫治疗药物使用的最佳时间、剂量及持续时间都缺乏足够的认识；⑥以往免疫调节研究中所使用的大多数动物模型并不能准确模拟在脓毒症患者身上所观察到的多重打击模式。

一、抗炎治疗回顾

业已明确，宿主对细菌和/或其成分作用产生的主要损伤效应是不可控制的全身性炎症反应，其损伤组织反应是由于活化的巨噬细胞释放致炎细胞因子（如 TNF-α、IL-1β、IL-6 和 IFN-γ）所引起的。机体炎症反应在细菌入侵早期即可启动，固有免疫系统的过度活化则对脓毒症患者常常带来严重后果。例如，致炎细胞因子的大量产生及对其下游介质（如 NO、血小板活化因子、前列腺素）的诱生与高凝状态和内皮损伤有关，而高凝状态和内皮异常改变可以引起低血压、器官低灌注、细胞死亡，最终引起 MODS。最近研究表明，实质器官的凋亡过程与 MODS 的发生密切相关，但凋亡在器官损伤中的确切作用目前还不完全清楚。过去与现在以免疫与炎症为基础的治疗目的大多在于阻止宿主防御系统活化或在于直接拮抗炎症介质。

（一）抗内毒素治疗

抗内毒素抗体包括特异性和非特异性抗体，它们曾用于阻止宿主免疫系统的活化。最初临床试验观察到，用大肠杆菌抗血清治疗脓毒症患者可降低其病死率，然而后来的一些试验却没有重复出这一结果。外科患者术前给予抗核心糖脂的抗血清降低了脓毒性休克的发生率，但与对照组相比患者感染率并没有明显不同。同样，有人采用可直接对抗细菌内毒素特异成分的免疫球蛋白（包括 IgM、IgG 和 IgA）治疗脓毒性休克的初步研究表明其可明显降低病死率。然而应用其他特异性抗体如鼠源性（E5）和人源性（HA-1A）抗 LPS 脂质 A 抗体进行的临床试验疗效并不确切。初步观察提示这两种抗体能改善革兰氏阴性菌所致脓毒症患者的预后，然而，随后进一步多中心试验使用 E5 抗体并没有显著降低病死率，仅仅器官衰竭得到改善。其后多项相关临床试验均未表现出有益的临床价值。

其他的抗内毒素方法还包括应用杀菌/通透性增加蛋白（BPI）中和 LPS。BPI 是一种与内毒素有高度亲和力的蛋白，BPI 对于啮齿动物的大肠杆菌脓毒症和儿童脑膜炎双球菌脓毒症是有效的。另外，多黏菌素 B 是一种阳离子抗菌药物，它可以通过与脂质 A 结合使 LPS 灭活。用多黏菌素 B 的初步研究结果表明，它能降低脓毒性休克患者血浆内毒素水平，增加心脏收缩期的动脉血压。然而，由于多黏菌素 B 的毒性，使其临床应用受到了限制。

由于抗内毒素试验未能取得成功，有学者质疑抗内毒素治疗是否对于所有脓毒症患者都合适。因为只有约 40% 的脓毒症患者是革兰氏阴性菌感染，所以抗内毒素治疗的患者中可能仅有不到一半的患者从中受益。因此，治疗前鉴别出革兰氏阴性菌引起的脓毒症患者亚群非常重要。当然，要做到这一点也非常困难，因为革兰氏阴性菌与革兰氏阳性菌引起的脓毒症甚至是细菌培养为阴性的脓毒症在临床上没有明显差别。有研究表明，致炎细胞因子 IL-18 可在脓毒症早期区分是革兰氏阳性菌还是革兰氏阴性菌感染所致脓毒症，这项研究对于解决上述问题可能会有帮助。

动物实验往往是在内毒素血症发生前或发生后立刻进行治疗，这样与动物实验相比，用抗内毒素疗法治疗患者的可行性较差。在许多病例中，当诊断为脓毒症并且考虑抗内毒素治疗时，机体过度炎症反应状态就已经存在。目前还没有完全明确抗内毒素治疗应该是针对最初的革兰氏阴性菌感染还是在于干扰细菌移位引起的菌血症或内毒素血症，而后者可能是抗内毒素治疗的重点。

（二）拮抗细胞因子疗法

1. 抗 TNF-α

宿主对分泌型 TNF-α 的反应通过两种表面受体 p55 和 p75 介导。有资料证实，创伤感染患者 TNF-α 水平与脓毒症的严重程度和预后相关，尽管循环中没有 TNF-α 并不代表局部不产生 TNF-α。中和 TNF-α 活性的两种主要方法包括使用单克隆抗体和 sTNFR 成分（包括免疫黏附因子）。最近几次大规模临床试验使用了鼠源性单克隆抗体。总的来说结果令人失望，因为这些抗体对患者生存率无显著影响。

中和 TNF-α 的第二种方法是使用 sTNFR 结构，包括 p75 受体胞外域或 p55 受体胞外域。大规模临床试验结果同样令人失望，并且使用 p75 免疫黏合素脓毒症患者病死率随剂量增加而增加。病死率的增加可能部分是由于其与 TNF 抗体相比对 TNF-α 的抑制作用延长。另一组临床试验采用 p55 免疫黏合素，没有增加病死率，但也并未使患者预后明显改善。

2. IL-1 受体拮抗剂

IL-1 受体拮抗剂（IL-1Ra）是 IL-1 天然产生的抑制剂，可以竞争性地结合 IL-1 I 型受体。IL-1Ra 有助于减少脓毒症动物模型致炎细胞因子的产生，降低死亡率。99 例患者的最初 II 期临床试验表明 IL-1Ra 提高了脓毒症患者的生存率，但 III 期临床试验并未取得有效的结果。IL-1Ra 未能提高生存率的原因之一可能是 IL-1 在脓毒症发病中并不起关键作用，正如在对灵长类动物的实验中观察到的那样。

除了高度特异性免疫调节药物如单克隆抗体外，其他拮抗促炎介质包括 PAF、前列腺素、NO 合成或生物效应的药物也进行了动物实验和临床研究。尽管它们在动物实验中取得了令人鼓舞的结果，但这些药物对严重脓毒症患者的预后均没有明显影响。

脓毒症临床试验失败的原因比较复杂，其中重要一点与机体免疫系统动态变化有关。有资料提示，宿主的免疫系统在与微生物接触后不久就由过度的炎症反应转变为进行性免疫麻痹。单核细胞和巨噬细胞功能明显受到抑制，从而使致炎细胞因子的合成与释放减少。另外，刺激免疫应答的淋巴因子如 IFN-γ 也减少，这干扰了巨噬细胞与 T 细胞之间的相互作用。免疫系统的这些改变可能就是临床上称之为 CARS 的那种状态。因此，免疫功能低下的患者可能会从刺激免疫的药物获益，而不是抑制炎症反应的药物。

（三）免疫刺激剂

1. 干扰素-γ

IFN-γ 主要由抗原致敏的 T 细胞分泌，系作用最广泛的防御性细胞因子之一。IFN-γ 可以增加其他粒细胞如中性粒细胞和非专职吞噬细胞的抗菌作用。此外，IFN-γ 是单核细胞重要的活化剂，它主要通过上调 HLA-DR 和共刺激分子表达从而使免疫细胞增加由内毒素诱导的促炎细胞因子的产生。正如之前描述的那样，脓毒症患者存在继发性的低炎症反应状态（如 CARS），它以 TNF-α、IL-1β 和 IL-6 产生减少，淋巴细胞功能障碍，MHC-II 型抗原表达下调的单核/巨噬细胞抗原提呈功能降低为特点。

基于这些事实，最近的一些研究观察了给予 HLA-DR 表达降低的脓毒症患者 IFN-γ 对 HLA-DR 表达的影响。结果显示，接受 IFN-γ 注射的患者单核细胞 HLA-DR 表达恢复，血浆 TNF-α 和 IL-6 水平也明显增加。其中一组资料发现 9 例患者中 8 例有效。然而，还需要进一步进行大规模试验来证明 IFN-γ 在严重脓毒症和免疫麻痹患者中的治疗作用。应该强调的是，在过度炎症状态下使用 IFN-γ 存在使炎症反应进一步恶化的风险，结果可能增加 MODS 的发生和增加病死率。

2. 粒细胞集落刺激因子

G-CSF 是一种造血生长激素，它在中性粒细胞的增殖、成熟和功能活化方面起重要调节作用。G-CSF 可增加创伤、术后患者白细胞数量，上调中性粒细胞功能，从而影响诱发脓毒症的风险。近来一项研究采用静脉注射方式给予 SIRS 或脓毒症患者 G-CSF 并观察其疗效。有趣的是，在 10 例给予 G-CSF 的 SIRS 患者中未发生脓毒症和 MODS，且患者均存活。然而，在 10 例给予 G-CSF 的脓毒症患者中有 4 例死亡。这些结果表明可能只有某些患者从 G-CSF 治疗中获益。

相反，使用 G-CSF 预防性治疗急性外伤性脑损伤或脑出血减少了感染并发症的发生，但并没有改善临床预后。那些血浆中 G-CSF 水平较低或检测不到的脓毒症患者可能从 G-CSF 治疗中获益。不适当的内源性 G-CSF 浓度可能与脓毒症的严重后果相关，因为血浆 G-CSF 浓度降低与急性细菌感染患者的死亡有关。此外，接受 G-CSF 治疗但缺乏适当反应的患者也预后不良。

与许多其他免疫调节药物相反，体内对 G-CSF 的反应可以通过粒细胞计数进行监测。目前还需要进一步研究以明确哪些患者会从 G-CSF 治疗中获益，以及使用的剂量大小等问题。

二、脓毒症干预新途径

新治疗策略的出现是以对炎症生物学机制深入认识为基础的，这包括了对胞外刺激细胞内信号通路的反应、炎症的分子反应机制及对器官衰竭机制的新认识特别是凋亡在其中作用的认识。除了炎症细胞因子释放增加和微循环的改变，程序性细胞死亡（凋亡）在器官功能障碍和衰竭中似乎发挥了关键作用。此外，随着对调节细胞因子产生和免疫细胞活性信号通路的认识不断深入，为研究者发现炎性疾病的新疗法敞开了大门。在这些炎性疾病中细胞因子的产生和凋亡过程的改变具有重要意义。

（一）调节凋亡过程

正常情况下，凋亡是一种连续的生理学过程，用于消除衰老细胞。凋亡最主要的细胞内调节因子是胱天蛋白酶（caspase）。它们形成一组半胱氨酸蛋白酶，名字来源于其特异性半胱氨酰天冬氨酸蛋白酶结构。caspase 被认为是凋亡最主要的细胞内启动者和执行者，可破坏细胞生存通路和诱导不可逆性细胞内重要成分蛋白的降解，如"死亡"底物。在静息细胞中，caspase 以未活化的酶原形式存在。caspase 系统的活化并不一定引起凋亡，因为 caspase 的活化也参与了其他生物学过程，如 T 细胞增殖、分化及炎症。

caspase 家族按照结构、功能及分裂特性不同可分为三组。第一组参与致炎细胞因子如 IL-1β 和 IL-18 的成熟，并不参与凋亡；第二组作为凋亡的执行者通过分裂众多的死亡底物在凋亡过程中起关键作用；第三组主要发挥调节效应，在蛋白复合物中通过募集 DISC 复合体或凋亡小体或通过第二组 caspase 的反式激活而得以活化，从而启动 caspase 级联反应。Bcl-2 家族成员是细胞内 caspase 关键的调节因子。此外，还存在凋亡前体（Bax、Bid）和抗凋亡（Bcl-2、Bcl-XL）反应成员。

有资料比较了死于脓毒症与死于其他原因的病例，研究表明 50% 以上死于脓毒症的患者表现为脾白髓衰竭及其淋巴细胞凋亡增加。同时，死于脓毒症的多数患者淋巴细胞减少。因此，证明大部分脓毒症患者可能存在淋巴细胞凋亡增加，导致淋巴细胞数量的耗竭，最终引起淋巴细胞减少症。caspase 引起的淋巴细胞减少症可能有重要临床意义，因为对于创伤和脓毒症患者的临床观察证明，淋巴细胞减少症与脓毒症和 MODS 的发展明显相关。

caspase-3 是凋亡级联反应中的主要效应器。使用 caspase-3 抑制剂能降低盲肠结扎穿孔术（CLP）所致脓毒症动物的死亡率。转基因小鼠中过表达抗凋亡蛋白 Bcl-2 则减少脓毒症动物淋巴器官的凋亡，同时也降低了死亡率。与此相似，在肠上皮细胞过表达 Bcl-2 的转基因小鼠对肠道缺血-再灌注损伤有较强的抵抗力。

淋巴组织凋亡对于脓毒症死亡率影响的内在机制尚不十分清楚，淋巴细胞的减少可能损害了微生物入侵引起机体细胞调节的免疫反应。此外，凋亡的细胞被巨噬细胞和不成熟 DC 吞噬可引起免疫抑制，因为凋亡的淋巴细胞被巨噬细胞吞噬可刺激巨噬细胞产生抗炎细胞因子如 IL-10，其结果将造成促炎细胞因子合成受阻及 Th1 细胞分化受抑制。与淋巴细胞凋亡增加相似，在内毒素引起的脓毒症模型中发现实质器官如肝脏、肾脏细胞凋亡也增加。在这些模型中，给予 caspase 抑制剂治疗有效，从而表明这类药物的潜在治疗效应。

尽管目前推荐采用抗凋亡的方法治疗脓毒症还不成熟，但进一步探讨十分必要。在临床应用前还需要解决一些问题，即如何成功作用于适当的信号通路和特异性细胞群。脓毒症诱导凋亡的潜在治疗靶点是介导脓毒症所致细胞死亡的特异性细胞内信号通路和效应器，包括 caspase 和聚腺苷二磷酸核糖聚合酶（PARP）途径，它们的活化或分裂可能是线粒体或胞质凋亡通路的共同产物。此外，上调抗凋亡蛋白（Bcl-2、Bcl-XL）如使用 IL-10，或抑制凋亡前体蛋白（Bax、Bid）也都证明是有效的。减轻凋亡的其他策略还有调节细胞凋亡诱导因子（apoptosis inducing factor，AIF）或阻止 caspase-3 或 9 活化。

与淋巴细胞和实质细胞不同，脓毒症时中性粒细胞凋亡明显减少，从而可导致中性粒细胞在炎症局部积聚，有毒物质（蛋白酶、氧自由基）释放增加及引起后续的组织损伤。尽管中性粒细胞寿命延长有利于宿主通过释放这些代谢产物清除微生物，但持续的中性粒细胞凋亡减少将诱发组织损伤和后续的器官衰竭。脓毒症时中性粒细胞寿命延长至少部分是由于细胞内蛋白——酪氨酸磷酸化作用上调或由于血管内外 GM-CSF 与 G-CSF 水平增加引起的。这样通过抗凋亡介质负向调节脓毒症诱导的中性粒细胞寿命延长是可能实现的，最近一项体外研究支持这一观点，该研究表明 IL-10 恢复了内毒素诱导的从健康个体与脓毒症患者获得的中性粒细胞凋亡。

（二）信号通路的调节

多条细胞信号通路都是通过细胞内蛋白激酶传递信息，其中对 MAPK 途径的研究较为深入。一般来说，MAPK 家族包括四个成员：ERK1/2、JNK、p38 和 ERK5。ERK 激酶主要被不同的生长因子（如血小板源性生长因子）活化；而 JNK 激酶和 p38 激酶都可以被炎性刺激物所活化。p38 激酶家族包括四个亚成员，它们的组织分布、对激酶活性的调节及其下游底物的磷酸化不同。作为对内毒素刺激的反应，p38 激酶在不同类型细胞中均可上调促炎细胞因子 mRNA 表达，而特异性抑制 T 细胞中 p38 激酶可减少 IFN-γ 和 TNF-α 的产生。以上述研究结果为基础，有人提出一种通过抑制 p38 激酶治疗 SIRS 和脓毒症的方法。这种潜在的干预方法在内毒素血症动物模型中进行了验证，发现抑制 p38 激酶不仅降低了 TNF-α 水平也降低了动物死亡率。

炎症时其他信号通路中被活化的酶如磷酸肌醇-3 激酶（PI3K）、酪氨酸蛋白激酶（PTK）及转录因子 NF-κB 也与凋亡的调节、细胞因子产生和后续的基因转录有关。抑制这些信号转导途径中的酶或转录因子可不同程度地提高脓毒症动物模型的生存率。总之，抑制信号通路或 NF-κB 活化的治疗性干预可能有益于减轻炎症反应，缩短中性粒细胞存活时间。

（三）基因治疗

基因治疗（gene therapy）是治疗急慢性炎性疾病的一种新的方式。目前基因治疗在遗传性疾病（如囊性纤维化和 $α_1$-抗胰蛋白酶缺乏）、慢性炎性疾病（如丙型肝炎和 HIV 感染）及癌症患者中的临床试验正在进行。有资料表明，非遗传性疾病如急慢性炎性疾病（风湿性关节炎、急性炎症及创伤愈合延迟）均可从基因治疗获益。

基因治疗是一种使目的蛋白在个别组织中表达的有效工具。通过修饰载体和启动子系统就可以实现组织特异性的高表达。传统药物治疗需要全身的高水平药物浓度来获得局部有效浓度；而基因治疗凭借高度的组织特异性实现其治疗作用，并不需要全身有可检测到的蛋白水平。最近建立了一种新方法，其使用一种肝急性期反应蛋白的启动子，急性炎症时它就开启，炎症消退时则关闭。

基因治疗的优点之一就是持续表达某种基因和蛋白。这就意味着仅应用一种或几种基因疗法就可产生有效的蛋白水平，而传统的药物治疗是依靠药物的药代动力学和药效学原理。传统药物治疗通常半衰期为几分钟到几小时；而基因药物却可持续几天到几个月，时间的长短与载体有关。基因治疗更大的优点是可以直接调节细胞内信号通路。

由于基因治疗有许多潜在的治疗靶点，这使基因治疗成为一种很有希望的治疗方法。与传统药物治疗相似，基因治疗也可以靶向于促炎细胞因子的过度合成，如通过调节特异的信号通路或过表达 IκB（IκB 是 NF-κB 的天然抑制剂）抑制 NF-κB 使促炎细胞因子的产生减少。这种策略在 ARDS、风湿性关节炎、神经元损伤和内毒素攻击的致死模型中证明是有效的。目前的问题仍然是哪些患者会受益于基因治疗？

为了回答这个问题，就有必要在治疗前全面评估每个患者的免疫状态。与传统治疗方法相比，基因治疗可持续诱导目标蛋白的产生和分泌，因此基因治疗一个主要优点是药物的半衰期长，不用多次给药。此外，因为给予免疫调节的药物必须与它们的天然配体竞争结合位点，为了达到效果，必须给予相当高的浓度（100~1000 倍）。与基因治疗相比，传统药物治疗就更难实现。

在基因治疗能够常规应用于患者之前还有一些问题需要解决和优化，特别是使用的基因包含在病毒载体中，如重组腺病毒。首先是病毒载体可能因剂量问题引起炎症反应；其次是患者对病毒载体产生的免疫反应可能妨碍反复注射。然而，最近研究证实对病毒基因组进行修饰可减轻对病毒的免疫反应。载体研制的进步将使基因治疗作为治疗急性炎性疾病的一种潜在工具。

基因治疗是一种新工具，通过它传递基因产生蛋白从而影响脓毒症的级联反应。基因治疗还可以克服传统药物治疗无法克服的障碍。但是基因治疗并不是"魔弹"，在基因治疗能够成功用于脓毒症患者之前，患者的炎症状态、给药时机及药物剂量等重要问题都还需要解决。

三、脓毒症免疫调理新策略

虽然人们已就 TNF-α、IL-1 和内毒素等多种致炎因子的抗体进行了近 30 年的研究，但迄今尚无一种能够通过Ⅲ期临床试验，甚至有使用拮抗剂可增加病死率的临床报告。例如，一组伴有低血压的脓毒症患者接受三种不同剂量 sTNFR p75 异构体治疗，该制剂并不能有效降低患者 28 天病死率，相反，随着给药剂量的加大还可引起病死率明显上升。随着人们对脓毒症病理生理学认识的不断深入，为脓毒症免疫调理治疗研究不断注入新的活力。特别值得关注的是 1996 年美国学者 Bone 提出假说，明确指出脓毒症可以存在免疫麻痹，而非仅为过度炎症反应状态。其后，大量的基础研究进一步阐明了脓毒症免疫麻痹的确切机制，学习并理解这些进展无疑有助于制定更合理的免疫调理治疗方案。

研究资料显示，脓毒症所致大量释放的促炎介质在引发全身非特异性炎症反应亢进的同时，也诱发了免疫抑制。目前已经确认，促炎介质 TNF-α、Fas 配体（FasL）和颗粒酶能够通过激活胞质内 caspase 促进细胞凋亡加速。几项脓毒症实验模型均显示，细胞凋亡加速现象可以广泛出现在包括肺脏、肝脏、肠道等器官，但以胸腺和脾脏受累最严重，而胸腺和脾脏则是适应性免疫细胞聚集的场所。因此，脓毒症往往造成以 B 细胞、T 细胞及 DC 为主的免疫细胞数量的减少。众所周知，B 细胞和 $CD4^+$ T 细胞是机体执行适应性免疫功能的主体；DC 虽然是固有免疫细胞，但其功能是向 $CD4^+$ T 细胞提呈抗原，在连接固有免疫系统和适应性免疫系统中起到桥梁作用，因此 DC 凋亡加速也必然导致细胞免疫功能受损。综上所述，脓毒症造成的免疫抑制应该主要是适应性免疫功能下调。

在一部分致炎细胞因子促进淋巴细胞凋亡的同时，另外一些促炎细胞因子却可以延缓白细胞凋亡，包括 IL-1、IL-6 和 G-CSF 等。众所周知，白细胞是固有免疫系统的主体，是氧自由基、弹性蛋白酶、水解蛋白酶等在炎症反应中直接造成组织损伤物质的主要来源。所以，白细胞凋亡延缓意味着这些炎症介质的来源增加。此外，包括感染在内的几乎所有物理、化学、生物性致病因素均可造成细胞膜损伤而引起细胞内容物外泄。胞质内含有大量的酶类物质，被释放到细胞外将不可避免地导致全身剧烈的非特异性炎症反应。这种损害如此普遍，乃至任何病损打击都或多或少地造成一定程度的炎症反应，但在脓毒症时尤其严重。

由此可见，在脓毒症的发生和发展过程中，始终存在着同时导致适应性免疫功能抑制和固有免疫炎症反应亢进的双重因素（图 15-5）。

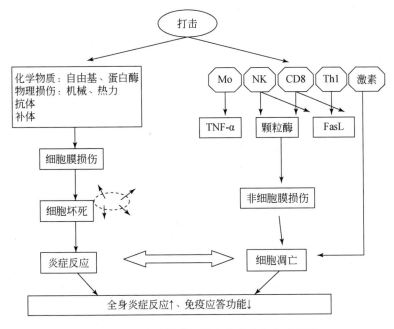

图 15-5 脓毒症状态下的全身炎症与免疫反应

注：脓毒症的病理变化可以分别通过不同途径同时导致非特异性全身炎症反应亢进和特异性免疫抑制。由于相互促进，所以这种两者并存的状态可能较单纯的炎症反应过度或免疫抑制更多见。Mo. 单核细胞；NK. 自然杀伤细胞

基于上述认识，合理的脓毒症免疫调理方案应该是：针对适应性免疫麻痹的免疫刺激治疗与针对固有免疫炎症反应亢进的抗炎治疗并举。对此，有几个问题值得注意：

（1）尽管有报告称使用 IFN-γ 治疗器官移植术后脓毒症获得成功，但对其是否普遍适用于其他脓毒症患者治疗还须进一步确认。由于多数脓毒症存在非特异性炎症反应亢进（此与器官移植术后使用免疫抑制剂诱发的脓毒症可能有所不同），所以对本身就是炎症介质的药物作为脓毒症的免疫增强剂使用应该慎重。相比之下，另一类免疫增强剂，如胸腺肽α1 应该更安全和有效。其依据如下：

不像 IFN-γ、IL 等仅在病理状态下才被大量产生的物质，胸腺肽α1 本身就是体内正常的生理物质，但随年龄增长而分泌减少。因此，给予外源性胸腺肽α1 不但有助于提高其靶目标的功能，而且对于机体是十分安全的。目前已经认识到胸腺肽α1 具有以下药理作用：①诱导 T 细胞分化和成熟。②增加 $CD4^+$ T 细胞表达和释放 IFN-γ、IL-2。③抑制促胸腺细胞（免疫细胞）凋亡基因蛋白的表达。④抑制 caspase 激活。⑤提高单核细胞的抗原提呈能力。⑥提高 Th1 细胞的活力和数量，抑制 IL-4、IL-10 产生。

2004 年 4 月，胸腺肽之父——著名的美国学者 Goldstein 曾经在其访华演说中明确表示对胸腺肽α1 治疗脓毒症充满信心，并计划将胸腺肽α1 引入脓毒症治疗的研究。限制该药在临床广泛应用的因素曾经是价格高昂，但目前国产胸腺肽α1 已经进入市场，此无疑是脓毒症患者的福音。

（2）在抗炎治疗方面，虽然上游细胞因子很重要，但单克隆抗体既不能覆盖种类繁多的促炎细胞因子，也不能对机体提供免受炎症介质攻击的直接保护，这可能是既往抗炎治疗"失败"的真正原因，因此多数学者已经主张放弃这种治疗。另外，糖皮质激素虽然具

有强大的抗炎能力，但它同时也是加速特异性免疫细胞凋亡的主要物质之一，因此也不宜用于脓毒症的抗炎治疗。有鉴于此，拮抗下游有毒的炎症介质的治疗是一个较好和可行的选择，它不但能够对细胞和机体组织提供最直接的保护，而且不会造成类似激素的不良后果。对此，一个广谱的酶抑制剂——乌司他丁在脓毒症治疗中是极具潜力的。相信其在治疗重症胰腺炎（一个典型的 SIRS 或脓毒症病症）中所展现的效果，能够为人们将此药用于脓毒症带来有益的经验和充分的信心。乌司他丁已经被证实的作用包括：①同胸腺肽α1一样，乌司他丁也是人体内的正常物质，但在脓毒症时消耗增加。因此，补充外源性乌司他丁不但能够提高机体抗损伤能力，而且也是安全的。②抑制胰蛋白酶、弹性蛋白酶、水解蛋白酶的活化。③拮抗氧自由基。④稳定生物膜。⑤通过抑制丝氨酸酶而抑制凝血系统活化等。

脓毒症时全身炎症反应和免疫抑制在多数情况下是同时存在的。所以，无论实施抗炎或免疫刺激，单一治疗均不足以有效逆转免疫炎症反应紊乱，而应该是抗炎与免疫刺激治疗并举。基于以上认识，同时进行抗炎和免疫刺激治疗显然较既往任何治疗都更合理和有效。抗炎治疗不但能够减轻组织和器官的炎性损害，也能使免疫功能得到改善；而免疫刺激治疗则通过改善免疫功能，使感染能被更有效地控制，进而减轻炎症反应。此外，脓毒症免疫炎症反应紊乱的发生机制还要求对抗炎和免疫刺激药物进行恰当的选择，并且是治疗成功的关键。

为了评估联合抗炎和免疫刺激治疗严重脓毒症方法的有效性，林洪远、姚咏明等学者组织了全国范围的多中心、前瞻、随机、对照临床试验。进入 ICU 内严重脓毒症（Marshall 评分 5～20）的成年患者入选，随机分为三组。①对照组：常规治疗；②治疗组 1（第一阶段）：常规治疗+乌司他丁 30 万 U/d，胸腺肽α1（迈普新）1.6mg/d，连续 7 天；③治疗组 2（第二阶段）：常规治疗+乌司他丁 60 万 U/d，迈普新 3.2mg/d，连续 7 天，进行 28 天和 90 天预后等疗效评估。结果显示，共 433 例患者进入本研究，其中第一阶段 91 例，治疗组（治疗组 1）与对照组 28 天预后等各项疗效评估指标均无统计学差异。第二阶段 342 例，治疗组（治疗组 2）与对照组相比（意向治疗分析），28 天病死率分别为 25.14%、38.32%（$P=0.0088$），90 天病死率分别为 37.14%、52.10%（$P=0.0054$）；28 天 APACHE II 评分为 12.70 ± 9.39、14.32 ± 9.24（$P=0.0384$），28 天 $CD14^+$ 单核细胞 HLA-DR 表达率为 (51.65 ± 26.54)%、(40.13 ± 21.96)%（$P=0.0092$）。其他疗效评估指标，如 ICU 内治疗天数、呼吸机使用天数、抗菌药物使用天数等，两组无显著差异。上述结果证实，联合抗炎和免疫刺激治疗方案能够明显改善严重脓毒症患者 28 天和 90 天预后，因此具有积极推广价值，且治疗的有效性具有剂量依赖性。当然，该研究的治疗剂量未必是最佳剂量，尚值得进一步深入探讨。

上述临床试验证明联合使用乌司他丁和胸腺肽α1 治疗严重脓毒症是成功的。28 天治疗组病死率明显低于对照组，即使采用极端的"全分析集"统计方法，也使绝对存活率提高 13.18%，相对存活率提高 21.37%；90 天绝对存活率提高 14.96%，相对存活率提高 31.23%。这种疗效在迄今的脓毒症治疗研究中令人瞩目，无疑证明了我们的治疗理念和方法的正确性。

需要指出的是，上述免疫调理治疗的理念和药物选择在目前更多地还处于探索阶段，但近年来对脓毒症免疫状态了解的深入，确实为人们提供了制定更合理干预措施的依据，并有给予实施和研究的必要性。希望能以此为契机，给目前低迷的免疫调理治疗研究带来新的活力，乃至找到真正的出路。

（姚咏明　尹会男　林洪远　顾长国）

参 考 文 献

董宁, 金伯泉, 姚咏明, 等. 2008. 严重烧伤后细胞免疫改变及其与高迁移率族蛋白 B1 的相关性. 中华外科杂志, 46: 759-762

董宁, 姚咏明, 曹玉珏, 等. 2007. 严重烧伤患者人白细胞抗原 DR 定量表达的临床意义. 中华外科杂志, 45: 766-769

黄立锋, 姚咏明, 董宁, 等. 2010. 严重烧伤后调节性 T 细胞免疫活性变化及其与患者预后的关系. 中华创伤杂志, 26: 785-789

脓毒症免疫调理治疗临床研究协作组. 2007. 乌司他丁、胸腺肽α1 联合治疗严重脓毒症——一种新的免疫调理治疗方法的临床研究. 中华医学杂志, 87: 451-457

盛志勇, 姚咏明. 2011. 加强对脓毒症免疫功能障碍及其监测的研究. 解放军医学杂志, 36: 8-10

姚咏明. 2013. 急危重症病理生理学. 北京: 科学出版社, 339-371

姚咏明, 栾樱译. 2019. 外科脓毒症免疫调控障碍机制. 医学研究生学报, 32: 26-30

姚咏明, 栾樱译. 2018. 烧创伤脓毒症免疫状态精准评估及其价值. 中华烧伤杂志, 34: 786-789

姚咏明, 张卉, 李春盛. 2017. 脓毒症治疗新策略：免疫调理研究新认识. 医学与哲学, 38: 28-31

姚咏明, 张庆红. 2012. 从神经内分泌途径认识脓毒症时免疫反应失调. 中国急救医学, 32: 97-100

姚咏明, 祝筱梅. 2015. 严重创伤感染及其并发症处理若干对策. 中华创伤杂志, 31: 194-196

Angus DC, van der Poll T. 2013. Severe sepsis and septic shock. N Engl J Med, 369: 840-851

Delano MJ, Ward PA. 2016. The immune system's role in sepsis progression, resolution, and long-term outcome. Immunol Rev, 274: 330-353

Gautier EL, Huby T, Saint-Charles F, et al. 2008. Enhanced dendritic cell survival attenuates lipopolysaccharide-induced immunosuppression and increases resistance to lethal endotoxic shock. J Immunol, 180: 6941-6946

Ge Y, Huang M, Yao YM. 2019. Recent advances in the biology of IL-1 family cytokines and their potential roles in development of sepsis. Cytokine Growth, 45: 24-34

Gupta DL, Bhoi S, Mohan T, et al. 2016. Coexistence of Th1/Th2 and Th17/Treg imbalances in patients with post traumatic sepsis. Cytokine, 88: 214-221

Hotchkiss RS, Coopersmith CM, McDunn JE, et al. 2009. The sepsis seesaw: tilting toward immunosuppression. Nat Med, 15: 496-497

Hotchkiss RS, Opal S. 2010. Immunotherapy for sepsis: a new approach against an ancient foe. N Engl J Med, 363: 87-89

Huang LF, Yao YM, Dong N, et al. 2010. Association between regulatory T cell activity and sepsis and outcome of severely burned patients: a prospective, observational study. Crit Care, 14: R3

Jensen JU, Hein L, Lundgren B, et al. 2011. Procalcitonin-guided interventions against infections to increase early appropriate antibiotics and improve survival in the intensive care unit: a randomized trial. Crit Care Med, 39: 2048-2058

Jiang LN, Yao YM, Sheng ZY. 2012. The role of regulatory T cells in the pathogenesis of sepsis and its clinical implication. J Interferon Cytokine Res, 32: 341-349

Kimura F, Shimizu H, Yoshidome H, et al. 2010. Immunosuppression following surgical and traumatic injury. Surg Today, 40: 793-808

Luan YY, Yao YM. 2018. The clinical significance and potential role of C-reactive protein in chronic inflammatory and neurodegenerative diseases. Front Immunol, 9: 1302

Luan YY, Yao YM, Sheng ZY. 2012. Update on the immunological pathway of negative regulation in acute insults and sepsis. J Interferon Cytokine Res, 32: 288-298

Luan YY, Yao YM, Xiao XZ, et al. 2015. Insights into the apoptotic death of immune cells in sepsis. J Interferon Cytokine Res, 35: 17-22

Maddux AB, Hiller TD, Overdier KH et al. 2019. Innate immune function and organ failure recovery in adults with sepsis. J Intensive Care Med, 34: 486-494

Murphy FJ, Hayes I, Cotter TG. 2003. Targeting inflammatory diseases via apoptotic mechanisms. Curr Opin Pharmacol, 3: 412-419

O'Keeffe M, Mok WH, Radford KJ. 2015. Human dendritic cell subsets and function in health and disease. Cell Mol Life Sci, 72: 4309-4325

Patil NK, Guo Y, Luan L, et al. 2017. Targeting immune cell checkpoints during sepsis. Int J Mol Sci, 18: 2413

Shein SL, Shellington DK, Exo JL et al. 2014. Hemorrhagic shock shifts the serum cytokine profile from pro-to anti-inflammatory after experimental traumatic brain injury in mice. J Neurotrauma, 31: 1386-1395

Venet F, Monneret G. 2018. Advances in the understanding and treatment of sepsis-induced immunosuppression. Nat Rev Nephrol, 14: 121-137

Wing K, Sakaguchi S. 2010. Regulatory T cells exert checks and balances on self tolerance and autoimmunity. Nat Immunol, 11: 7-13

第十六章

外科手术麻醉与免疫反应

据不完全统计，每年约有 3 亿患者需要接受手术治疗，随着老龄化进程的到来，需要接受手术治疗的患者数量还在持续增加。虽然绝大部分手术是在无菌条件下进行，但是术后仍有约 20% 的患者出现不同程度的并发症，其中最常见的就是术后感染，包括浅表手术部位感染、肺炎等。多方证据均表明任何围术期感染的发展都会显著延长住院时间，并且与日益增加的医疗支出密切相关。因此，本章将通过深入探讨手术、麻醉等因素对患者的炎症反应程度及免疫状态的影响，以寻找影响患者术后免疫状态的原因，为改善术后患者免疫状态提供治疗措施。

第一节　全身炎症反应综合征与抗炎反应综合征

全身炎症反应综合征（systemic inflammatory response syndrome，SIRS）是由手术创伤等因素导致免疫反应失衡所引起的炎症反应综合征。主要表现为：体温<36℃或>38℃，心率>90 次/分，呼吸频率>20 次/分或 PCO_2<32mmHg，白细胞<4×10^9/L 或>12×10^9/L。满足以上 2 项及以上可以诊断为 SIRS。据文献报道，接受腹部手术后 SIRS 的发生率为 16%~89%，近年来，随着手术技术的提高，择期接受肝胆胰大手术的 SIRS 发生率从 84%降至 31%，择期接受腹主动脉瘤腔内隔绝手术的 SIRS 发生率从 89%降至 41%。尽管 SIRS 发生率较之前有了较大幅度的降低，但仍处于较高的水平。且与术后的死亡率具有一定程度的相关性。现在普遍认为 SIRS 伴随着无法调节的炎症反应，炎症细胞因子的过度产生会导致全身免疫细胞活化，导致组织坏死并最终引起多器官功能障碍综合征（MODS）。促炎细胞因子刺激各种细胞产生活性氧簇（ROS）导致重要器官的细胞损伤。值得注意的是，强烈的促炎反应可反馈性地诱导抗炎细胞因子的产生。然而，过量的抗炎细胞因子产生会影响机体免疫力，导致代偿性抗炎症反应综合征（compensatory anti-inflammatory response syndrome，CARS），长期在 ICU 的患者不仅会出现精神、神经系统方面的症候群，并且可能导致免疫抑制状态，继发各种机会性感染或肿瘤复发、转移，称之为"ICU 综合征"，亦可称之为持续炎症-免疫抑制-分解代谢综合征（persistent inflammation, immunosuppression, catabolism syndrome，PICS）。表 16-1 对 SIRS、CARS 和 PICS 的免疫状态及临床表现进行了汇总。

表 16-1　SIRS、CARS 和 PICS 的主要临床与免疫学特征

	SIRS	CARS	PICS
免疫紊乱	细胞因子风暴——大量促炎细胞因子，例如 TNF-α、IL-1β 和 IL-6 产生	LPS 诱导单核细胞分泌促炎细胞因子减少；抑炎因子 IL-10、IL-4 增加	单核细胞功能障碍——分泌细胞因子能力降低，吞噬细菌能力降低，HLA-DR 的表达水平降低
		中性粒细胞凋亡比例增加，趋化作用减弱	T 细胞失活——高表达共抑制分子，增殖能力降低，向 Th2 型反应转变
		淋巴细胞凋亡增加	Treg 数量及抑制活性增加
临床特征	至少符合以下两项可诊断为 SIRS：①体温>38℃或<36℃；脉搏>90次/分 ②呼吸>20次/分 ③过度通气且 $PaCO_2$<32mmHg ④白细胞数>12×10^9/L 或<4×10^9/L，或未成熟中性粒细胞比例>10%	低体温 白细胞数减少 机体易于受到感染 发生难以控制的感染	ICU 停留时间>10 天 住院体重下降>10%或 BMI<18kg/m^2 CRP>1500μg/L，白蛋白<30g/L，前白蛋白<100mg/L，视黄醇结合蛋白<100pg/L

第二节　手术创伤与炎症反应

手术、麻醉相关操作等导致局部组织损伤，物理屏障破坏，机体暴露于环境和共生微生物等情况，这一系列因素导致的组织损伤或感染，引起组织细胞释放各种活性物质，如 ROS、线粒体 DNA（mtDNA）、热休克蛋白（HSP）、高迁移率族蛋白 B1（HMGB1）、中性粒细胞弹性蛋白酶等。这些活性物质统称为损伤相关分子模式（DAMP）或者病原体相关分子模式（PAMP），随后激活特定的模式识别受体蛋白（PRR），引起多个下游蛋白和细胞内信号转导途径活化，最终导致相关转录因子磷酸化并入核，如核因子-κB（NF-κB）、激活子蛋白-1（AP-1）、干扰素调控因子（IRF）-3 和细胞外调节蛋白激酶（ERK）-1/2 等，从而引起大量促炎和抗炎细胞因子和趋化因子的产生，例如白细胞介素（IL）-6、肿瘤坏死因子（TNF）-α、IL-10、IL-12 和 I 型干扰素（IFN），参与组织的损伤与修复（图 16-1）。

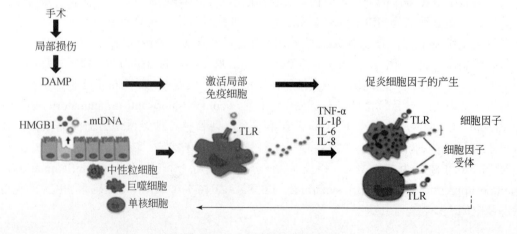

图 16-1　手术诱导的免疫反应

鉴于手术发生的时间相对较短，手术中遇到的炎症和免疫触发反应的机制可能是相对保守的，围术期细胞因子的表达水平因手术类型和部位及麻醉方式、麻醉药物等类型不同而各异。炎症因子在包括中枢神经系统、心血管、肝脏、肺脏及肾损伤等的术后器官功能障碍中发挥重要的作用。在某些情况下，抑制细胞因子可以预防创伤性损伤，采用细胞因子拮抗剂或者抑制剂能够减少术后组织/器官功能障碍的发生率。此外，细胞因子也参与伤口愈合和创伤后疼痛，给予相应的细胞因子能改善手术伤口的愈合。

（一）细胞因子和中枢神经系统损伤

在脑外科手术或者创伤性脑损伤后，神经胶质细胞迅速活化，导致细胞黏附分子、趋化因子和相应的细胞因子上调，募集血流中的粒细胞、T 细胞和单核/巨噬细胞到损伤局部，进一步释放一系列炎症介质，导致中枢神经系统的继发性损伤。细胞因子→炎症细胞→细胞因子是各种围术期损伤诱导中枢神经系统损伤途径的共同通路。例如，局灶性脑缺血后，由小胶质细胞释放的神经毒性物质，包括 IL-1β 和 TNF-α，进一步加重了神经梗死灶的扩大。此外，级联放大的炎症反应与老年患者术后谵妄、术后认知功能障碍密切相关。然而，亦有文献报道，神经系统炎症是一把"双刃剑"，神经系统的炎症不仅能够导致神经损伤，亦可以发挥神经保护的作用。这一研究领域有很多未知的问题值得深入研究。

（二）细胞因子和心血管系统损伤

目前心血管系统损伤导致炎症反应最典型的手术类型即体外循环（cardiopulmonary bypass，CPB）辅助下开胸直视下行瓣膜置换术、冠脉搭桥术等。体外循环又称为心肺转流，即通过一系列管道，将静脉血引出人体至体外氧合器中进行氧合，随后再回输至体内动脉系统的方法。尽管生物材料学发展迅速，然而人类至今仍不能制造出跟人体血管内皮成分类似的管道。CPB 辅助下的心脏手术患者要承受开胸手术创伤引起的炎症反应，更主要的是体外循环导致血液中免疫细胞接触人工血管活化后引起的级联放大的炎症介质释放，导致 SIRS 的发生。目前多项证据表明，细胞因子是缺血-再灌注损伤中心肌功能障碍和心肌细胞坏死的重要原因；血浆中 TNF-α、IL-1β 和 IL-6 的增加参与心肌梗死和心肺分流手术后并发症的发生、发展。此外，促炎细胞因子（TNF-α、IL-1β 和 IL-8 等）与内皮细胞上特异性的受体相互作用，激活 JAK/STAT、NF-κB 和 Smad 信号通路，参与诱导细胞黏附、细胞凋亡和通透性改变等一系列病理生理变化。细胞因子还与整联蛋白和基质金属蛋白酶（MMP）相互作用并改变细胞外基质组成，参与心血管系统重要脏器损伤的发生、发展。

（三）细胞因子和急性肺损伤

围术期引起急性肺损伤的因素众多，患者术前吸烟史、肺功能状态，术中呼吸机辅助呼吸时间，术后并发症（伤口感染、出血等）等均有可能引起急性肺损伤。肺血屏障是独立于肺部的炎症介质术后作用于肺脏，引起肺损伤的主要靶点。促炎因子 TNF-α 或 IL-1β 等作用于肺微血管内皮细胞，导致内皮细胞上的 E-选择素、P-选择素和细胞间黏附分子 1（ICAM-1）的表达水平增加，进一步募集活化的免疫细胞至相应部位释放活性氧代谢物质、蛋白水解酶和其他细胞因子，最终导致内皮细胞通透性增加，富含蛋白的液体渗漏至肺间质，引起肺间质水肿，气体交换障碍，最终导致急性肺损伤。此外，呼吸机相关性的肺损伤及呼吸机相关性肺炎是目前围术期最常见的肺损伤。呼吸机辅助呼吸导致肺气压伤或容积伤，肺血管内皮细胞受到机械牵拉刺激释放炎症介质，进一步加重急性肺损伤。

（四）细胞因子和肝脏损伤

由于肝脏血流丰富，一般情况下，短时间非肝胆类的手术对肝脏功能影响不大。然而，一旦患者术前存在不同程度的肝功能障碍或者术后存在持久的炎症风暴，活化的炎症因子一方面作为趋化信号引起白细胞黏附、脱颗粒、蛋白酶释放并形成活性氧，随后释放并扩散至肝细胞内，从而诱导细胞内氧化应激和线粒体功能障碍，最终导致细胞死亡。死亡的细胞继续释放介质（如 HMGB1），进一步加重肝脏损伤。

（五）细胞因子和肾损伤

手术、麻醉等围术期多种因素均可导致术后急性肾损伤。其中炎症反应诱导急性肾损伤是重要因素之一。既往文献报道，静脉注射 TNF-α 能够导致肾小球内皮细胞损伤，显著降低肾小球滤过率；IL-1β 和 IL-19 也参与肾损伤发生、发展。最近的研究发现，IL-6/IL-6R 轴在急性肾损伤中发挥着关键的作用，并且与急性肾损伤的严重程度密切相关。

（六）细胞因子和伤口愈合

手术后伤口的愈合跟多种因素相关，例如，伤口是否感染、患者营养状况等。一般情况下，手术损伤后，通过止血、炎症反应、伤口增生和组织重塑愈合伤口。其中细胞外基质、生长因子、炎症介质和细胞因子对皮肤伤口愈合至关重要。有文献报道，IL-1β、IL-6 和 TNF-α 是伤口上皮化关键蛋白——角质细胞生长因子（keratinocyte growth factor，KGF）的强刺激物，这提示上述细胞因子参与伤口的再上皮化。此外，既往研究发现，IL-6 参与调节免疫反应，对伤口的愈合至关重要；IL-6 缺陷小鼠伤口处的巨噬细胞浸润、吞噬局部纤维蛋白等能力显著下降。IL-19 一方面诱导 IL-1β、IL-6、转化生长因子（TGF）-β、MMP2、MMP9 等细胞因子分泌，另一方面直接诱导 KGF 表达，参与伤口的修复。在小鼠外科伤口上直接使用 IL-19 重组蛋白可以促进皮肤伤口的愈合。因此，将某些炎症细胞因子用作治疗手段以改善手术伤口愈合值得深入探索。

第三节 手术创伤与免疫抑制

（一）免疫抑制的生物标志物 HLA-DR

众多细胞或者血浆生物标志物被用于预测患者的免疫状态。然而，最为经典的生物标志物仍是单核细胞表面的人类白细胞抗原 DR（HLA-DR）。一般情况下，利用膜表面 CD14 和 CD16 的表达情况将单核细胞分为三类：经典型 CD14^{++}CD16$^-$单核细胞、中间型 CD14$^+$CD16$^+$单核细胞和非经典型 CD14^{dim}CD16$^+$单核细胞。经典型 CD14^{++}CD16$^-$单核细胞是产生细胞因子的主要细胞；非经典型 CD14^{dim}CD16$^+$单核细胞是数量最少的单核细胞，主要参与抗病毒免疫；中间型 CD14$^+$CD16$^+$单核细胞高表达 HLA-DR，介导抗原提呈功能。HLA-DR 是单核细胞提呈外来抗原最重要的表面分子，通过抗原提呈细胞表面抗原肽和 T 细胞表面的受体（TCR）/CD3 复合物组成 T 细胞活化的第一信号。因此，单核细胞表面 HLA-DR 的表达与机体的免疫功能密切相关。近年来，单核细胞表面 HLA-DR 的表达水平已经成为脓毒症免疫抑制的重要标志物。单核细胞表面 HLA-DR 表达减少提示危重症患者存在免疫抑制，容易出现机会性感染或者肿瘤复发、转移。

正如前文所述，手术创伤导致炎症反应的发生、发展直至免疫抑制状态。那么，手术创伤是否也影响单核细胞表面 HLA-DR 的表达水平呢？据文献报道，接受较大手术的患者术后可能出现单核细胞表面低表达 HLA-DR 的情况。例如，体外循环辅助下心内直视手术患者外周血中单核细胞数下降，并且 HLA-DR 表达阳性的单核细胞百分率显著下降，提示体外循环患者术后免疫功能低下，易并发感染。此外，腹腔镜手术与开腹手术相比，手术创伤程度减轻导致炎症细胞因子的产生减少，HLA-DR 表达下降幅度较小，并减少效应 T 细胞向 Th2 表型的转变。

（二）免疫抑制的生物标志物 IL-6

术后血浆增高的细胞因子 IL-6 也是诱导机体出现免疫抑制的关键分子：一方面 IL-6 降低单核细胞 HLA-DR 表达，减少将抗原提呈给 T 细胞；另一方面 IL-6 诱导糖皮质激素、抑制性 TGF-β和强大的免疫抑制剂前列腺素 E$_2$（PGE$_2$）的合成和分泌，显著抑制单核细胞、T 细胞的功能。术后总 T 细胞凋亡和 Th1 向 Th2 型漂移是出现免疫抑制的重要原因。

（三）手术与免疫抑制

目前绝大部分手术是进行实体肿瘤的切除。然而，据文献报道，尽管手术"切干净"了肿瘤组织，但是仍有可能发生肿瘤局部复发或者远处转移。多方面因素参与肿瘤的复发和转移，其中手术创伤仍是最为重要的因素之一。手术本身引起全身代谢、内分泌、血液、免疫系统的改变和炎症反应，这被称为手术应激反应和创伤系统炎症。一旦该应激反应和炎症持续时间较长，即有可能导致患者出现免疫抑制，使得术后患者出现机会性感染或者肿瘤复发、转移（图 16-2、表 16-2）。交感神经系统（SNS）和下丘脑-垂体-肾上腺轴（HPA）激活是手术患者出现免疫抑制的主要因素。手术应激通过刺激 SNS 和 HPA，引起儿茶酚胺（CA）、促肾上腺皮质激素（ACTH）和皮质醇等激素的释放从而介导免疫功能抑制作用。

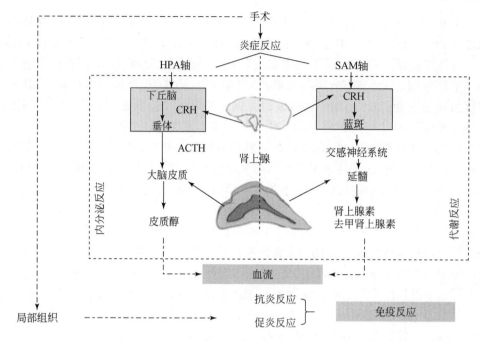

图 16-2　手术创伤导致的围手术期免疫反应

手术诱导局部和全身的炎症反应,刺激 HPA 和交感神经-肾上腺髓质系统（SAM）,通过产生皮质醇和 CA（肾上腺素、去甲肾上腺素）而产生一系列内分泌和代谢反应。这些应激素可以激活血液中的免疫细胞,从而产生抗炎细胞因子。另一方面,局部免疫反应伴随炎症反应,包括促炎细胞因子的产生。CRH. 促肾上腺皮质激素释放激素；ACTH. 促肾上腺皮质激素

表 16-2　手术对免疫反应及肿瘤转移的影响

影响因素	实验室证据	临床研究证据
手术的创伤及其诱发的应激反应	手术促使肿瘤细胞扩散,诱导新生血管形成；外科手术对人乳腺癌细胞生长及肺转移的促进作用	乳腺癌手术促使肿瘤远隔微转移及新生血管形成；机体免疫抑制程度与手术方式密切相关
细胞免疫及其调控的免疫细胞的功能	手术创伤程度影响 NK 细胞活性；β受体拮抗剂和 COX 抑制剂联合应用可恢复 NK 细胞的功能,降低肺癌的复发率	肺癌手术创伤显著减少循环中免疫细胞的数量及比例,机体皮质激素水平显著增加；促炎细胞因子(如 IFN-α、IL-6)显著增加
手术诱导分泌的多种炎症介质（MMP、VEGF、TGF-β和内皮素等）	手术应激引起的血浆 VEGF 水平升高；内皮素抑制血浆浓度影响肺癌的远期预后	原发性大肠癌术后循环抗血管生成因子血管抑素和内皮抑素的降低；丙泊酚局部麻醉与阿片类药物复合全麻减轻乳腺手术对 MMP 的影响

注：VEGF. 血管内皮生长因子；NK. 自然杀伤细胞；COX. 环氧合酶。

手术创伤刺激单核/巨噬细胞、T 细胞表面的 β_2-肾上腺素受体和糖皮质激素受体信号,抑制 IL-12、IFN-γ 等 Th1 型细胞因子的产生,并促进 IL-4、IL-10 等 Th2 型细胞因子的产生。尽管 Th2 型细胞因子的产生能够抑制手术创伤所引起的全身过度炎症反应,但是大量的 Th2 型细胞分泌的细胞因子的释放会导致 CARS,导致免疫抑制的发生。此外,手术应激诱导单核细胞分泌的细胞因子进一步刺激 HPA 轴,进一步加强免疫抑制（图 16-3）。

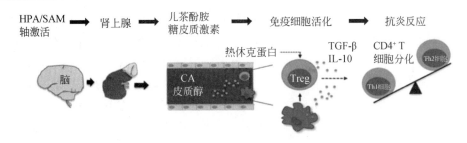

图 16-3 手术诱导免疫耐受

手术可以通过激活 HPA/SAM 轴，诱导皮质醇和 CA（肾上腺素和去甲肾上腺素）释放，这些激素激活血液中的免疫细胞产生抗炎细胞因子，如 TGF-β 和 IL-10。上述抗炎介质诱导 Th2 型细胞的反应转化。HSP 也参与调节 T 细胞耐受

第四节 麻醉与免疫状态

手术破坏体内的血流动力学平衡，损害机体代谢和免疫反应。伴随手术过程中所采用的麻醉手段能够抑制这种不良应激反应。然而，麻醉方法、麻醉药物对机体的炎症反应也起着非常重要的作用，这对维持术后稳态至关重要。相关报道认为，麻醉方式及麻醉药物都会影响手术后的应激反应及机体细胞因子的激活，从而影响患者围术期炎症反应及免疫功能的状态。

一、麻醉方式对免疫状态的影响

（一）局部麻醉

一般情况下，局麻下开展的手术创伤较小，对机体的整体影响不大，局麻药对局部组织细胞可能具有不同程度的毒性作用，但是从整体来看，局部麻醉对免疫状态的无显著影响。

（二）全身麻醉

手术的刺激能够促使机体肾上腺素能系统活性增强，激活免疫细胞中的肾上腺素能受体并触发炎症因子的释放。全身麻醉被认为是一种发挥广泛抑制作用的麻醉方式。一方面全身麻醉能够抑制这种应激反应；另一方面，全身麻醉被认为诱导了一种广泛的免疫抑制反应。离体细胞研究和动物模型均表明全麻不仅损害中性粒细胞的吞噬功能，而且还能间接调节神经免疫环路，改变胆碱能抗炎通路活性，甚至诱导淋巴细胞凋亡。这绝大部分归结于全身麻醉所使用的各种麻醉相关药物。

（三）区域麻醉

区域麻醉包括椎管内麻醉及神经阻滞。随着可视化技术的开展，超声引导下神经阻滞越来越广泛地应用于麻醉中。相比全身麻醉，区域阻滞，尤其是硬膜外麻醉能够阻滞交感肾上腺髓质的冲动传出，减少肾上腺素和去甲肾上腺素的分泌，抑制伤害性刺激导致的 HPA 兴奋，从而使皮质醇分泌减少，进而减少对患者免疫功能的影响。来自骨科手术的证

据表明，椎管内麻醉具有独特于全身麻醉的优势。相比全身麻醉，椎管内麻醉能够显著降低手术后血清皮质醇的峰值水平，减少手术引起的激素水平的波动所造成的免疫抑制。包含 400 名患者在内的多项研究发现，椎管内麻醉能够减少 50% 术后肺炎的发生率，全身麻醉复合椎管内麻醉对术后肺炎的发生率仍有显著影响。这与最新的循证医学系统评价发现椎管内阻滞能够显著减少术后院内感染的发生率结论相符合。动物实验也证实，全麻复合区域阻滞可以通过维持 Th1/Th2 型细胞因子的平衡，减少术后免疫抑制状态的发生率。此外，在保证麻醉深度的前提下，区域麻醉复合全身麻醉能减少全身麻醉药物的用量，这也是减少免疫抑制发生的原因。

二、麻醉药物对免疫状态的影响

（一）吸入麻醉药

吸入麻醉药对炎症反应的调节一直是研究的热点，越来越多的研究表明吸入麻醉药，尤其是氟化类麻醉药，能够减轻炎症因子的释放，抑制氧化应激反应，从而对机械通气、内毒素血症、休克、缺血-再灌注损伤等导致的机体损伤起到保护作用。已有实验证实，临床常用的吸入麻醉药七氟烷能够有效减轻炎症反应、脂质过氧化及肺组织的氧化反应；并且，与异氟烷相比较，七氟烷控制炎症反应的作用较强。七氟烷能够显著降低免疫细胞表面 Toll 样受体（TLR）2 和 TLR4 的表达水平，从而减少炎症因子的释放和炎症反应的发生。与静脉麻醉药相比，吸入麻醉药会产生较高的血浆儿茶酚胺和皮质醇水平，降低自然杀伤细胞（NK）活性，减少 Th1 型细胞因子的产生。此外，七氟烷通过增加线粒体膜的通透性和细胞凋亡蛋白酶活化诱导 T 细胞凋亡。以上多种因素导致七氟烷诱导免疫抑制的发生，参与肿瘤的复发和转移。

（二）丙泊酚

丙泊酚主要用于全麻诱导、维持和机械通气下重症患者的镇静治疗，其对缺血-再灌注器官保护、抗氧化作用和抑制免疫炎症介质释放的作用逐渐被临床医生所认识。多数学者认为丙泊酚能够直接抑制内毒素诱导的促炎因子的分泌，在体外循环辅助下的心内直视手术中，丙泊酚能够扩张内脏血管，改善肠道的缺氧和血液灌注，减少内毒素的释放；异丙酚能够抑制中性粒细胞的呼吸爆发、趋化、吞噬和迁移的能力，减少中性粒细胞聚集导致的组织损伤；此外，丙泊酚通过灭活和清除氧自由基，有效抑制 IL-8 等致炎细胞因子的合成和释放，从而阻断 IL-8 与炎症反应和氧自由基之间的恶性循环及连锁反应，从而减轻组织损伤。临床剂量的丙泊酚可以触发血管内皮细胞生成诱导型一氧化氮合酶（iNOS），从而扩张血管、抑制血小板聚集和中性粒细胞的黏附，维持血管通畅，改善肺微循环和呼吸顺应性。CD14 和 TLR4 的表达下调，NF-κB 信号通路、丝裂原活化蛋白激酶（MAPK）通路是丙泊酚抗炎的主要作用靶点。也有研究发现丙泊酚通过作用于 GABA-A 受体，损伤免疫功能，并能促进肿瘤细胞转移。综上所述，丙泊酚对机体免疫功能的影响仍有争议，需进一步深入研究。

（三）依托咪酯

依托咪酯由于其对循环功能抑制较弱被广泛地应用于麻醉诱导。由于其具有一定程度的皮质抑制功能，一般情况下，不作为麻醉维持的首选药物。尽管动物实验发现依托咪酯能够抑制巨噬细胞 NF-κB 的活性，减少促炎因子的分泌。然而，临床应用过程中，依托咪酯的用量较少。在该剂量下对循环功能干扰较小，加上其对皮质功能的抑制作用，故依托咪酯对围术期患者细胞因子无明显影响，能够广泛安全地用于肿瘤患者或者免疫功能紊乱患者的麻醉过程。

（四）阿片类药物

全身麻醉过程中及术后镇痛中使用的镇痛药物主要为阿片类药物。目前国内临床上常用的阿片类药物主要包括芬太尼类、吗啡及曲马多等。动物实验显示，慢性吗啡处理的小鼠模型中，小鼠中性粒细胞募集反应明显延迟，肺、脾脏、血液中细菌负荷均显著升高，导致小鼠生存率显著降低。多项临床研究证实阿片类药物能够抑制围术期患者的细胞免疫和体液免疫，如 NK 细胞、巨噬细胞、抗体功能、免疫刺激性细胞因子等。阿片类药物作用于免疫细胞表面μ受体，直接调节免疫细胞功能。同时作用于中枢神经系统μ受体，激活 HPA 及 SAM 间接调控免疫系统。Moorman 等在研究阿片类物质影响 HIV 感染机制时发现，与对照组相比，敲除μ基因的小鼠淋巴细胞凋亡率显著降低，证明阿片类物质诱导免疫抑制是通过阿片受体起作用的。此外，阿片类药物可能通过多种途径刺激肿瘤血管生成，参与肿瘤的复发和转移。

（五）右美托咪定

右美托咪定是一种新型的高选择性、高特异性α_2-肾上腺素受体激动剂，具有镇静、镇痛和抗交感的作用。其镇静作用模拟了自然睡眠的"可唤醒"和"合作"状态，且不伴呼吸抑制。由于右美托咪定具有上述特性和优点，其在临床麻醉和 ICU 中的应用得到广泛关注，应用领域也不断扩大。抑制蓝斑区效应器接头去甲肾上腺素释放，从而抑制交感神经活性是右美托咪定发挥其主要作用的机制之一。此外，右美托咪定具有较强的抑制炎症反应的能力。动物研究发现，右美托咪定可减轻内毒素脂多糖（LPS）诱导休克大鼠的炎症反应，抑制促炎因子的释放及氧自由基生成，改善脓毒症大鼠的生存率，并且这种抗炎效应与其剂量有一定的相关性。右美托咪定的抗炎疗效在术后谵妄、术后认知功能障碍等并发症均较好，且多方研究发现，以上疗效均与右美托咪定的抗炎作用有关。关于右美托咪定的抗炎机制目前尚不清楚。α_2-肾上腺素受体激活，抑制交感神经兴奋性，增加胆碱能抗炎通路可能是其主要的抗炎靶点，其次与α_2-肾上腺素受体的信号转导通路相关的 JAK2/STAT3 通路可能参与其中。

（六）氯胺酮

氯胺酮是目前唯一集镇静、镇痛为一体的静脉麻醉药物。其抗炎作用已经广泛报道。氯胺酮不仅能够抑制 LPS 诱导的 TNF-α、IL-6、IL-8 生成，还能抑制 TNF-α诱导的 IL-6、IL-8 生成；然而，在烧伤小鼠的研究中发现，氯胺酮不仅能够显著降低小鼠烧伤后促炎因子 TNF-α、IL-6 和 IL-8 的水平，对抑炎因子 IL-10 的水平也有抑制作用，这对于严重创伤后保持促炎因子和抗炎因子的平衡具有重要的临床意义。氯胺酮抑制手术创伤导致的炎症因子的分泌很大程度上与其减轻损伤、疼痛等伤害性刺激所带来的应激反应有关，氯胺酮对 NK 细胞功能的抑制与其促进肿瘤转移密切相关。随着医药研发事业的不断发展，盐酸氯胺酮逐渐淡出医疗市场，艾司氯胺酮已在国内上市，开始进入医疗市场。

（七）乌司他丁

乌司他丁是一种广谱的丝氨酸蛋白酶抑制剂，能够抑制多种丝氨酸蛋白水解酶的活性。尽管其在麻醉诱导和维持期间应用较少，但是经常被广泛应用于围术期重症患者治疗。乌司他丁是由其前体 inter-α 胰蛋白酶抑制剂被炎症部位的白细胞弹性蛋白酶裂解释放的轻链，是人体内源性抗炎物质。机体在炎症状态下，尿液中乌司他丁增加，说明内源性乌司他丁丢失明显，抑制炎症反应的能力下降，导致机体组织器官因炎症反应而受损。体外给予乌司他丁能够抑制炎症因子的释放，减少白细胞浸润，还能稳定细胞膜，清除氧自由基，甚至直接结合细菌毒素，达到炎症部位修复及维持内环境平衡的重要生理功能。乌司他丁阻断 SIRS 患者向 MODS 方向发展已经在重症胰腺炎的治疗中得到佐证。在心脏外科手术中，使用乌司他丁抑制体外循环所引起的炎症反应状态，既可以减少甾体类药物的使用剂量，又可以改善患者免疫细胞的功能及数量，减少级联放大的炎症反应所引起的免疫抑制，减少心脏外科手术后患者的感染发生率。

（八）非甾体抗炎药

非甾体抗炎药（nonsteroidal anti-inflammation drug，NSAID）主要通过抑制环氧合酶（cyclooxygenase，COX），从而减少前列腺素类的合成而发挥其解热、镇痛、抗炎作用。临床上经常使用 NSAID 来缓解术后切口等引起的疼痛，与阿片类药物相比，NSAID 不仅能够起到缓解术后疼痛的效果，而且所引起的副作用相对较小，如呼吸抑制、恶心、呕吐等。近些年开发的 COX-2 特异性抑制剂显著减少了传统 NSAID 所引起的胃肠道不良反应等。一般情况下，COX-2 在正常组织中极少甚至不表达，在许多病理条件刺激下，COX-2 表达水平显著上调，这也是 COX-2 抑制剂能够发挥抗炎、镇痛作用的病理生理学基础。除此之外，在多种癌症组织中，同样发现 COX-2 的表达水平增加，并且与肿瘤的发生、发展有密切的关系，其表达水平与肿瘤患者的预后呈负相关。给予 COX-2 抑制剂一方面可以减轻手术创伤带来炎症反应，抑制 SIRS 向 CARS 转变，减少术后免疫抑制的发生；另一方面，COX-2 抑制剂能够直接抑制肿瘤组织中 COX-2 的表达，抑制肿瘤组织的生长和转移。这些年来提倡的多模式镇痛其实质就是以神经阻滞及 NSAID 联合使用减少阿片类药物的用量，改善患者围术期疼痛的同时，减少对患者免疫功能的影响，最终改善患者的长期预后。

（九）甾体激素类药物

在围术期使用的甾体激素类药物一般包括地塞米松、甲泼尼龙及氢化可的松等。虽然甾体激素类药物具有强大的抗炎作用，通常情况下，抑制手术期间的炎症反应不是甾体激素类药物的使用目的。小剂量地塞米松可用于术后的恶心、呕吐；起效较快的甲泼尼龙及氢化可的松可用于处理术中出现的各种过敏反应、肾上腺皮质危象等急症。只有在体外循环辅助心内直视手术中,才常规使用甾体激素类药物,至今已超过 30 年的历史。然而,研究结果显示,尽管甲泼尼龙能够减弱体外循环引起的系统性炎症反应综合征,但是其对体外循环心脏手术患者的最终影响仍存在巨大的争议。一方面研究表明,甲泼尼龙可以减轻 CPB 后全身炎症反应,降低患者术后病死率,缩短住院时间和减少术后并发症的发生;另一方面表明使用甲泼尼龙导致机体代谢紊乱,抑制免疫功能,延长患者住院时间及最终预后。目前对于体外循环术中使用甲泼尼龙的剂量、给药方式等仍无定论。

麻醉相关药物对机体免疫功能的影响总结如表 16-3。

表 16-3 麻醉相关药物对机体免疫功能的影响

药物	NK 细胞	T 细胞	其他细胞	临床研究
七氟烷	抑制	淋巴细胞凋亡比例增加;$CD3^+$、$CD4^+$、$CD3^+CD4^+$ T 细胞数均降低	B 细胞数未见影响	
地氟烷	未见明显抑制	$CD4^+$ T 细胞的比例及 CD4/CD8 细胞的比例下降	24 小时后中性粒细胞数、$CD8^+$ T 细胞的比例增加	
丙泊酚	无影响或增加	增加细胞毒性 T 细胞的功能	在单核细胞和巨噬细胞中表现出抗炎活性	通过抑制小胶质细胞中 p38 MAPK 和 NF-κB 介导的炎症,从而减轻患者的 CNS 疾病症状
依托咪酯	抑制	抑制		对围术期感染性休克患者的免疫功能影响不大,不良反应发生率低
芬太尼	抑制或增加	呈剂量依赖性抑制活化 $CD4^+$ T 细胞的增殖并诱导其凋亡	中高剂量芬太尼可显著降低 IFN-γ、IL-2 和 IL-4 细胞因子的分泌	芬太尼有抑制吞噬和氧化应激反应的作用
舒芬太尼	抑制	增加 Treg 的比例		
瑞芬太尼	无影响		显著抑制细胞免疫反应并影响中性粒细胞通过单层内皮细胞迁移	减轻 LPS 诱导的 ALI;减弱体外循环心脏手术后发生的级联放大的炎症反应
右美托咪定			减轻炎症反应,减少氧自由基生成	改善术后谵妄、术后认知功能障碍
氯胺酮	抑制		抑制 LPS 刺激引起的白细胞释放 TNF-α 与 IL-1,促进肿瘤转移	低剂量氯胺酮对于预防早期术后免疫功能转变具有较大价值
乌司他丁	抑制	减少 Treg 和 Th17 的表达,逆转 Treg/Th17 的比例	改善 HLA-DR 的表达,降低 IL-17、IL-6 和 IL-10 的分泌	能够减少和改善食管癌术后并发症;改善免疫状态
COX-2 抑制剂	抑制	促进 CTL 免疫应答 减少对 MDSC 数量和功能的抑制	术后肺癌复发率降低	
甾体类激素			小剂量氢化可的松可以降低 LPS 诱导的炎症介质的表达	小剂量氢化可的松调节成人的炎症反应并部分改善脓毒症的预后

注:CNS. 中枢神经系统;Treg. 调节性 T 细胞;CTL. 细胞毒性 T 细胞;MDSC. 髓源性抑制细胞。

第五节 围术期免疫状态调节

围术期炎症反应是后续一切免疫状态转变的前提,是否干预围术期的炎症反应是一个值得深入研究的课题。手术创伤诱导急性全身炎症反应，其最初在防御细菌感染和伤口的愈合过程中起着至关重要的作用，然而抑制促炎细胞因子可以在某些情况下减轻器官损伤，麻醉方式及相关药物正是通过减少促炎因子的分泌保护机体重要脏器。

然而在脓毒症或者创伤患者中 30 多项抗细胞因子干预临床试验的失败导致全新的观点出现：绝大部分脓毒症或者创伤患者不是死于炎症细胞因子，而是死于适应性免疫麻痹引起的免疫抑制导致继发性严重感染。该观点提示患者免疫抑制的程度与损伤导致的免疫活化程度密切相关。级联放大的炎症反应促使周围组织中（脾脏和外周血）免疫细胞广泛凋亡，导致多种抗生素均无法控制难治性感染的发生。因此，学者们提出将过度炎症风暴视为后期出现长期免疫抑制的预兆，提醒临床医生及早调整患者免疫状态，恢复"免疫平衡"，改善患者远期预后。

对于择期手术患者而言，伤害时间是预先知道的，可以在术前研究免疫反应，并随着时间的推移跟踪患者的这些变化，根据患者所处免疫状态采取不同的处理措施。临床实践中采取合适的麻醉方式及麻醉药物能够显著减少手术创伤导致的全身炎症反应综合征；然而对于后期的免疫抑制的治疗药物及方法仍处于研究之中。目前正在进行的 IFN-γ和安慰剂对照试验发现，IFN-γ能够上调单核细胞 HLA-DR 的表达，减少 LPS 诱导的 TNF-α产生；重组人源性粒细胞-巨噬细胞集落刺激因子（GM-CSF）能够恢复单核细胞 HLA-DR 的表达水平，减少呼吸机通气时间和在 ICU 停留时间。此外，L-精氨酸能够恢复巨噬细胞、淋巴细胞的功能，增加 HLA-DR 的表达，富含ω-3 脂肪酸的饮食不仅能够减少髓源性抑制细胞（MDSC）中精氨酸酶 1（arginase 1，Arg-1）的表达；而且其代谢产物（前列腺素 E_3）能够减少 Th2 细胞极化，减少免疫抑制产生的可能性，降低术后感染并发症的发生率。这些研究均为围术期免疫状态的调整提供了强有力的依据及措施。

本章重点讨论了麻醉、手术等因素对患者炎症反应及免疫状态的影响。然而，在实际临床工作中，麻醉、手术等治疗手段均是为了解决患者原发疾病迫切需要进行的干预措施，脱离患者的病情单纯探讨麻醉、手术等因素对患者免疫状态的影响并没有实际意义。首先需要根据患者的病情采取创伤相对较小的手术方式，合理的麻醉方式及麻醉药物，力图控制围术期急性炎症的影响；其次通过对围术期细胞因子表达谱分析，监测特定免疫细胞表面特异性标志物的变化趋势，正确判断患者所处的免疫状态，分析其可能面临的风险并采取相应的有效措施，最终改善患者的结局。

（邹　云　李金宝）

参 考 文 献

Akira S, Takeda K. 2004. Toll-like receptor signalling. Nat Rev Immunol, 4: 499

Alazawi W, Heath H, Waters JA, et al. 2013. STAT2 loss leads to cytokine-independent, cell-mediated lethality in LPS-induced sepsis. Proc Natl AcadSci USA, 110(21): 8656-8661

Alazawi W, Pirmadjid N, Lahiri R, et al. 2016. Inflammatory and immune responses to surgery and their clinical impact. Ann Surg, 264(1): 73-80

Atal SS, Atal S. 2016. Ulinastatin-a newer potential therapeutic option for multiple organ dysfunction syndrome. J Basic Clin Physiol Pharmacol, 27(2): 91-99

Badri W, Miladi K, Nazari QA, et al. 2016. Encapsulation of NSAIDs for inflammation management: overview, progress, challenges and prospects. Int J Pharm, 515(1-2): 757-773

Baek JK, Kwon H, Ko GY, et al. 2015. Impact of graft composition on the systemic inflammatory response after an elective repair of an abdominal aortic aneurysm. Ann Surg Treat Res, 88(1): 21-27

Berry M, Clatworthy MR. 2012. Immunotherapy for acute kidney injury. Immunotherapy, 4(3): 323-334

Boomer JS, Shuherk-Shaffer J, Hotchkiss RS, et al. 2012. A prospective analysis of lymphocyte phenotype and function over the course of acute sepsis. Crit Care, 16(3): R112

Ceylan BG, Yilmaz F, Eroglu F, et al. 2009. Oxidant and antioxidant activities of different anesthetic techniques. Propofol versus desflurane. Saudi Med J, 30(3): 371-376

Chenouard A, Braudeau C, Cottron N, et al. 2018. HLA-DR expression in neonates after cardiac surgery under cardiopulmonary bypass: a pilot study. Intensive Care Med Exp, 6(1): 1

Cheong CU, Chang CP, Chao CM, et al. 2013. Etanercept attenuates traumatic brain injury in rats by reducing brain TNF-alpha contents and by stimulating newly formed neurogenesis. Mediators Inflamm, 2013: 620837

Dahl E, Cohen SP. 2008. Perineural injection of etanercept as a treatment for postamputation pain. The Clin J Pain, 24(2): 172-175

Duan X, Coburn M, Rossaint R, et al. 2018. Efficacy of perioperative dexmedetomidine on postoperative delirium: systematic review and meta-analysis with trial sequential analysis of randomised controlled trials. Br J Anaesth, 121(2): 384-397

Forget P, Collet V, Lavand'homme P, et al. 2010. Does analgesia and condition influence immunity after surgery? Effects of fentanyl, ketamine and clonidine on natural killer activity at different ages. Eur J Anaesthesiol, 27(3): 233-240

Ghaferi AA, Birkmeyer JD, Dimick JB. 2009. Variation in hospital mortality associated with inpatient surgery. N Engl J Med, 361(14): 1368-1375

Guay J, Choi P, Suresh S, et al. 2014. Neuraxial blockade for the prevention of postoperative mortality and major morbidity: an overview of Cochrane systematic reviews. Cochrane Database Syst Rev, 2014(1): CD010108

Gupta K, Kshirsagar S, Chang L, et al. 2002. Morphine stimulates angiogenesis by activating proangiogenic and survival-promoting signaling and promotes breast tumor growth. Cancer Res, 62(15): 4491-4498

Helmy A, De Simoni MG, Guilfoyle MR, et al. 2011. Cytokines and innate inflammation in the pathogenesis of human traumatic brain injury. Prog Neurobiol, 95(3): 352-372

Hsing CH, Wang JJ. 2015. Clinical implication of perioperative inflammatory cytokine alteration. Acta Anaesthesiol Taiwan, 53(1): 23-28

Huang CH, Wang YP, Wu PY, et al. 2008. Propofol infusion shortens and attenuates oxidative stress during one lung ventilation. Acta Anaesthesiol Taiwan, 46(4): 160-165

Iwatsuki K, Arai T, Ota H, et al. 2013. Targeting anti-inflammatory treatment can ameliorate injury-induced neuropathic pain. PLoS One, 8(2): e57721

Jaeschke H. 2006. Mechanisms of Liver Injury. II. Mechanisms of neutrophil-induced liver cell injury during hepatic ischemia-reperfusion and other acute inflammatory conditions. Am J Physiol Gastrointest Liver Physiol, 290(6): G1083-1088

Liu M, Zhang Y, Xiong JY, et al. 2016. Etomidate mitigates lipopolysaccharide-induced CD14 and TREM-1 expression, NF-kappa B activation, and pro-inflammatory cytokine production in rat macrophages. Inflammation, 39(1): 327-335

Liu S, Sun JY, Ren LP, et al. 2017. Propofol attenuates intermittent hypoxia induced up-regulation of proinflammatory cytokines in microglia through inhibiting the activation of NF-kappa B/p38 MAPK signalling. Folia Neuropathol, 55(2): 124-131

Ma Y, Yu XY, Wang Y. 2018. Dose-related effects of dexmedetomidine on immunomodulation and mortality to septic shock in rats. World J Emerg Med, 9(1): 56-63

Matsuoka H, Kurosawa S, Horinouchi T, et al. 2001. Inhalation anesthetics induce apoptosis in normal peripheral lymphocytes in vitro. Anesthesiology, 95(6): 1467-1472

McAdams RM, Juul SE. 2012. The role of cytokines and inflammatory cells in perinatal brain injury. Neurol Res Int, 2012: 561494

McFarland-Mancini MM, Funk HM, Paluch AM, et al. 2010. Differences in wound healing in mice with deficiency of IL-6 versus IL-6 receptor. J Immunol, 184(12): 7219-7228

Midwood KS, Williams LV, Schwarzbauer JE. 2004. Tissue repair and the dynamics of the extracellular matrix. Int J Biochem Cell Biol, 36(6): 1031-1037

Milosavljevic SB, Pavlovic AP, Trpkovic SV, et al. 2014. Influence of spinal and general anesthesia on the metabolic, hormonal, and hemodynamic response in elective surgical patients. Med Sci Monit, 20: 1833-1840

Moorman J, Zhang Y, Liu B, et al. 2009. HIV-1 gp120 primes lymphocytes for opioid-induced, beta-arrestin 2-dependent apoptosis. Biochim Biophys Acta, 1793(8): 1366-1371

Nechemia-Arbely Y, Barkan D, Pizov G, et al. 2008. IL6/IL6R axis plays a critical role in acute kidney injury. J Am Soc Nephrol, 19(6): 1106-1115

Patel BV, Wilson MR, O'Dea KP, et al. 2013. TNF-induced death signaling triggers alveolar epithelial dysfunction in acute lung injury. J Immunol, 190(8): 4274-4282

Plein LM, Rittner HL. 2018. Opioids and the immune system—friend or foe. Br J Pharmacol, 175(14): 2717-2725

Ritter C, Andrades M, Frota Junior ML, et al. 2003. Oxidative parameters and mortality in sepsis induced by cecal ligation and perforation. Intensive Care Med, 29(10): 1782-1789

Rodriguez-Gonzalez R, Baluja A, Veiras Del Rio S, et al. 2013. Effects of sevoflurane postconditioning on cell death, inflammation and TLR expression in human endothelial cells exposed to LPS. J Translational Med, 11: 87

Sahin IH, Hassan MM, Garrett CR. 2014. Impact of non-steroidal anti-inflammatory drugs on gastrointestinal cancers: current state-of-the science. Cancer Lett, 345(2): 249-257

Samir A, Gandreti N, Madhere M, et al. 2015. Anti-inflammatory effects of propofol during cardiopulmonary bypass: a pilot study. Ann Card Anaesth, 18(4): 495-501

Schnoor M, Garcia Ponce A, Vadillo E, et al. 2017. Actin dynamics in the regulation of endothelial barrier functions and neutrophil recruitment during endotoxemia and sepsis. Cell Mol Life Sci, 74(11): 1985-1997

Sprague AH, Khalil RA. 2009. Inflammatory cytokines in vascular dysfunction and vascular disease. Biochem Pharmacol, 78(6): 539-552

Stoll G, Jander S, Schroeter M. 2002. Detrimental and beneficial effects of injury-induced inflammation and cytokine expression in the nervous system. Adv Exp Med Biol, 513: 87-113

Sun DP, Yeh CH, So E, et al. 2013. Interleukin (IL)-19 promoted skin wound healing by increasing fibroblast keratinocyte growth factor expression. Cytokine, 62(3): 360-368

Trager K, Fritzler D, Fischer G, et al. 2016. Treatment of post-cardiopulmonary bypass SIRS by hemoadsorption: a case series. Int J Artif Organs, 39(3): 141-146

Vauloup C, Krzysiek R, Greangeot-Keros L, et al. 2006. Effects of tumor necrosis factor antagonist treatment on hepatitis C-related immunological abnormalities. Euro Cytokine Network, 17(4): 290-293

Wada H, Seki S, Takahashi T, et al. 2007. Combined spinal and general anesthesia attenuates liver metastasis by preserving Th1/Th2 cytokine balance. Anesthesiology, 106(3): 499-506

Wang J, Barke RA, Charboneau R, et al. 2004. Morphine impairs host innate immune response and increases susceptibility to Streptococcus pneumoniae lung infection. J Immunol, 174(1): 426-434

Wang T, Gross C, Desai AA, et al. 2017. Endothelial cell signaling and ventilator-induced lung injury: molecular mechanisms, genomic analyses, and therapeutic targets. Am J Physiol Lung Cell Mol Physiol, 312(4): L452-L476

Wong KL, Tai JJ, Wong WC, et al. 2011. Gene expression profiling reveals the defining features of the classical, intermediate, and nonclassical human monocyte subsets. Blood, 118(5): e16-31

Wu GJ, Lin YW, Chuang CY, et al. 2018. Liver nitrosation and inflammation in septic rats were suppressed by propofol via downregulating TLR4/NF-kappa B-mediated iNOS and IL-6 gene expressions. Life Sci, 195: 25-32

Xin X, Xin F, Chen X, et al. 2017. Hypertonic saline for prevention of delirium in geriatric patients who underwent hip surgery. J Neuroinflammation, 14(1): 221

Zhang L, Wang N, Zhou S, et al. 2012. Propofol induces proliferation and invasion of gallbladder cancer cells through activation of Nrf2. J Exp Clin Cancer Res, 31: 66

第十七章

休克与免疫反应

第一节 概 述

一、休克的临床分类

休克（shock）是由于各种严重致病因素如严重烧（创）伤、失血、感染、心脏功能障碍及过敏等所致的有效循环血量不足、组织血流灌注减少、细胞代谢紊乱和功能受损而出现的器官功能障碍的一种综合征。目前分类方法很多，根据病因不同，一般可将休克分为五大类：低血容量性休克、感染性休克、过敏性休克、心源性休克和神经源性休克。

1. 低血容量性休克（hypovolemic shock） 常因大量出血或体液丢失，或体液积存于第三间隙，导致血管内容量不足，有效循环血量降低而引起。又可分为：

（1）失血性休克（hemorrhagic shock）：是由大量失血所致，可见于战伤、创伤出血，腹部损伤引起的肝、脾破裂，胃、十二指肠出血，消化道溃疡大出血，食管、胃底静脉曲张破裂出血，动脉瘤破裂出血等。休克的发生取决于机体血容量丢失的速度和程度，一般15分钟内失血少于全血量的10%时，机体能够通过代偿保持血压和组织血液灌流稳定；当迅速失血超过总血量的20%时可引起休克。

（2）创伤性休克（traumatic shock）：和创伤所致的疼痛性刺激及失血有关。

（3）烧伤性休克（burn shock）：与大面积烧伤伴血浆大量渗出有关。

以上三种原因引起的休克都是由于有效血容量不足，因此统称为低血容量性休克，常由严重的创伤、烧伤及术中失血过多引起。

2. 感染性休克（infectious shock） 也是临床常见的休克类型，由严重感染引起。最常见的致病原因为革兰氏阴性菌感染，占感染性休克的70%~80%，如急性腹膜炎、胆道感染及泌尿系统感染等。细菌内毒素在此型休克中具有重要作用，故又称内毒素性休克（endotoxic shock）。内毒素与体内的补体、抗体或其他成分结合后，可刺激交感神经引起血管痉挛并损伤血管内皮细胞。同时，内毒素可促使组胺、激肽、前列腺素及溶酶体酶等炎症介质释放，引起全身炎症反应综合征（SIRS），导致微循环障碍、代谢紊乱及器官功能不全。然而在确诊为感染性休克的患者中，可能未见明显的感染病灶，但只要符合以下临床指标即可诊断为SIRS：①体温>38℃或<36℃；②心率>90次/分；③呼吸急促>20次/分或过度通气，二氧化碳分压（$PaCO_2$）<32.3mmHg；④白细胞计数>$12×10^9$/L或<$4×10^9$/L，或未成熟白细胞>10%。1991年，由感染引起的SIRS被定义为脓毒症，若脓毒症经充分容量复苏后仍存在低血压即为感染性休克。

2016年，在最新的国际共识推荐意见中，脓毒症被定义为宿主对感染的反应失调而导致的危及生命的器官功能障碍。作为脓毒症的一个亚型，脓毒性休克是指脓毒症发生了严重的循环、细胞和代谢异常，并足以使病死率显著增加。临床诊断标准：脓毒症患者经充分容量复苏后仍存在持续性低血压，需缩血管药物维持平均动脉压（mean arterial pressure，MAP）≥65mmHg且血清乳酸水平＞2mmol/L。

脓毒性休克根据血流动为学分为高动力型和低动力型两种。前者外周血管扩张、阻力降低，心排血量正常或增高，有血流分布异常和动静脉短路开放增加，细胞代谢障碍和能量生成不足。患者皮肤比较温暖、干燥，故又称暖休克。低动力型（低排高阻型）外周血管收缩，微循环淤滞，大量毛细血管渗出致血容量和心排血量减少。患者皮肤湿冷，故又称冷休克。

3. 过敏性休克（anaphylactic shock） 由某些药物、血清制品过敏所致，属Ⅰ型变态反应。其发病机制与IgE及抗原在抗原肥大细胞表面结合、引起组胺和缓激肽等血管活性物质入血，造成血管床容积扩张、毛细血管通透性增加有关。

4. 心源性休克（cardiogenic shock） 由大面积心肌梗死、弥漫性心肌炎、心脏压塞、严重心律失常等疾病所引起的心脏泵血功能严重障碍，心排血量急剧减少所致。

5. 神经源性休克（neurogenic shock） 可因高位脊髓损伤或剧烈疼痛，通过影响交感神经的缩血管功能，导致血管紧张性降低，外周血管扩张、血容量增加、有效循环血量相对不足所致。严重创伤、烧伤等引起的失血性休克中也不能排除神经源性因素。

临床上最常见的休克类型为低血容量性休克，本章将重点讨论，以下均简称为休克。

二、休克的研究历史

希腊内科医生Hippocrates和Galan很早就认识到创伤后引起的综合征，但"shock"一词的来源还是应归功于法国外科医生Henri Francois Le Dran，他在文章"枪伤治疗经验"中创造了休克一词（法语"choc"），表示严重打击。1743年，英国内科医生Clarke将其翻译为"shock"，表示严重创伤后患者状态的突然恶化。1867年，Moses在论文"手术和创伤后休克的治疗"中开始传播休克这一术语，并将休克定义为"各种严重创伤或精神创伤给机体带来的一种特殊影响"。虽然这一概念并不能包括目前休克定义的所有类型，但这是首次将创伤本身的直接损伤和创伤给机体带来的反应区分开来。

19世纪后期，出现了较为盛行的两种理论：一种是Fischer提出的血管动力麻痹理论，认为休克是由于血管动力麻痹引起血液淤滞于内脏所致。另一种是Mapother提出的，他认为创伤后心排血量下降主要是由于血液从血管进入组织中，而且这是由于舒血管神经衰竭引起的血管收缩所致。1899年Crile发表论文"外科休克的实验研究"，为血管麻痹理论提供了科学依据。以上两大理论为休克的病理生理学研究奠定了坚实的基础。

休克研究领域较大的进展出现在第一次世界大战和第二次世界大战期间。第一次世界大战期间Cannon及其他生理学家探讨了战场临床反应，并于1923年出版了经典专著《创伤休克》。他首次将创伤后低血压与血容量降低和酸性物质堆积联系起来。其他的一些研究用热稀释技术直接证明了休克的严重程度与血管容量降低的关系。这些研究成果为休克的液体复苏提供了直接的理论依据。第二次世界大战期间，Beecher 等进一步研究证实了出血和血液丢失所引起的代谢性酸中毒是休克的重要原因。1943 年 Counard 等首先采用染料技术研究血流量，观察到休克时心排血量显著降低。20 世纪 40 年代，著名心血管生理学家 Wiggers 发表了一系列具有里程碑意义的文章，他应用标准动物模型发现休克后血容量下降，血管容量向组织间隙转移，以及长时间休克对液体复苏的抵抗现象，提出了难逆性休克的概念，并将休克定义为有效循环血量下降所致不可逆循环衰竭。朝鲜战争加速了循环休克与急性肾小管坏死和急性肾衰竭间关系的研究。越南战争期间，随着通气技术的广泛应用，休克后严重感染和休克肺成为研究的主流。20 世纪 70 年代以来，严重创伤、休克后多器官功能障碍综合征（MODS）的研究日益受到关注。80 年代以来，休克后的免疫功能研究开始引起人们的关注，Alaya 等发现休克后机体免疫应答出现变化。至今，休克后免疫功能障碍的研究领域尚有诸多空白亟待填补。

第二节 休克的病理生理机制

在创伤、感染或其他因素作用下，有效循环血容量锐减及组织灌流不足。当血容量丢失大于 20% 时即发生休克，引起微循环功能障碍，造成组织细胞缺血缺氧和损伤，同时代谢产物堆积，产生炎症介质，多种因素交互作用，从而影响重要脏器的功能。休克引起的 MODS 一直是战创伤、烧伤救治中的重点和难点。

一、休克后血流动力学紊乱

从血流动力学角度看，休克是心血管对全身内环境紊乱的一种适应性衰竭。休克后的血流动力学变化主要依赖于心排血量和血压改变后心脏和血管功能的变化。在休克过程中，心排血量显著降低，主要受前负荷、后负荷和心肌收缩力的影响。前负荷代表心肌纤维在收缩前的牵张程度，是舒张期末心室的容积。后负荷指心脏收缩过程中血液从心室射出的阻力，后负荷的增加可导致心肌收缩程度降低和速度减慢。后负荷也相当于心肌壁张力，代表心肌固有的器官及功能特性。心肌收缩力是指在给定负荷条件下心肌固有的收缩能力，由心肌体积和交感肾上腺系统活性状态决定。低血容量性休克时前负荷、心肌收缩力均降低，后负荷增加。

动脉血压的变化依赖于心排血量和血管阻力。所有器官的血管床在一定的血压波动范围内可以维持正常的血液供应。在休克时，当 MAP 不能维持在脏器可自动调节的范围内时，说明心排血量严重降低，存在心功能障碍。或者血管的反应性降低，在血压发生变化时不能及时做出调节，以维持器官灌流。

（一）心功能障碍

在休克早期，尤其是一些严重创伤失血性休克时，心功能即可出现不同程度的损害。有研究发现，创伤性休克引起心肌缺血缺氧损伤可在伤后 1 小时内出现，与心肌收缩力减弱和心排血量减少密切相关。

休克时心功能改变的主要特点呈现时相性，即先出现高动力型后转变为低动力型。

当致休克因素作用于机体后，机体会启动多种应激代偿机制，如交感-儿茶酚胺系统、下丘脑-垂体-肾上腺轴及其他应激物质释放，导致心率加快、代偿性心脏前负荷增加，故此时为高动力相，心排血量增多或保持不变，其平均血压可维持正常。高动力相是否出现和维持时间主要取决于致病因素、入侵途径及机体的应激代偿能力。大多数报道称，脓毒性休克患者或清醒动物模型早期，心肌收缩功能是增强的。如采用盲肠结扎穿孔术（CLP）造成的腹膜炎或经静脉注入内毒素或细菌等方法所致的脓毒性休克模型中，常出现高动力型改变；但如若经静脉一次大量注入内毒素或心脏的储备功能较差时，则不出现高动力相，直接进入低动力型改变。

休克必经的过程是低动力相。此时心功能呈现进行性降低。主要表现为心泵功能降低，且与休克的发展、心脏储备功能密切相关。即休克越严重、休克时间越长或心脏储备功能越差，心泵功能降低就越明显。

休克时诱发心功能障碍的主要因素包括：心肌血液灌流不足和分布异常、心率加快、心肌耗氧量增加、酸中毒、心肌抑制因子的产生和炎症因子产生。

1. 心肌血液灌注不足和分布异常

在严重创伤休克后心脏冠状动脉血流量显著减少，致使心肌缺血、缺氧，造成心肌细胞代谢障碍和结构损伤，继而出现心肌细胞供能不足、心肌收缩力下降、心泵功能障碍。

2. 心率加快，心肌耗氧量增加

休克时由于交感神经-儿茶酚胺系统兴奋，通过β-肾上腺素能受体信息传递系统，使心率加快和心肌收缩加强。心率过快时，心室充盈不足，不仅使心排血量减少，并且因舒张期缩短而影响心肌冠状动脉舒张期的灌流；另一方面心率加快可使心肌耗氧量增加，心率越快，心肌耗氧量越高。休克代偿期，心率加快导致血氧的供需矛盾，造成心肌能量代谢障碍，进而影响心肌的舒缩功能。

3. 酸中毒

休克时可以继发酸中毒。一方面因有氧代谢障碍，无氧代谢加强，酸性产物增加；另一方面，肾脏常因血流灌注低下对酸性代谢产物的排泄障碍，造成代谢性酸中毒和心肌内H^+蓄积。后者可以抑制多种酶活性，影响三磷酸腺苷产生，间接导致心肌舒缩障碍；而且还可以通过和Ca^{2+}竞争结合钙蛋白，降低心肌收缩蛋白对Ca^{2+}的敏感性，直接引起心肌收缩功能减弱。

4. 心肌抑制因子（myocardial depression factor，MDF）

研究认为 MDF 可能是两种不同分子质量的物质：一种是小分子 MDF，对心肌可能发挥早期快速抑制作用；另一种是大分子 MDF，发挥晚期延迟性抑制效应。但也有研究认为，MDF 可能只是一些细胞因子或炎症因子。

5. 炎症因子

许多炎症因子和细胞因子均可诱发休克后心功能损害。在休克患者血清中检测到多种炎症因子，如肿瘤坏死因子（TNF）-α、白细胞介素（IL）-1β、C5a 等均升高，这些介质可以直接抑制心肌细胞收缩功能。同时在内毒素休克过程中心肌细胞自身也可以产生 TNF-α、IL-1β、IL-6、细胞因子诱导的中性粒细胞趋化因子、巨噬细胞迁移抑制因子及高迁移率族蛋白 B1 等，这些因子可能通过激活丝裂原活化蛋白激酶等信号通路引起心肌细胞转录水平的异常，导致心肌细胞损伤。除此以外，休克后血管内皮细胞产生的一氧化氮

（NO）、内皮素（ET）在心肌细胞损伤中发挥重要作用。NO 是血管内皮细胞通过钙/钙调素、一氧化氮合酶（NOS）的作用，由 L-精氨酸产生的。NO 具有高度弥散性，产生后可以迅速扩散至邻近血管平滑肌和心肌细胞中，与可溶性鸟苷酸环化酶的铁离子结合，GTP 诱导产生 cGMP。cGMP 刺激蛋白激酶，调节磷酸二酯酶和离子通道，引起不同的生理效应。在制备的心肌灌流液中加入 NO 可引起对大鼠心脏收缩功能的明显抑制作用。给人冠状动脉内直接注入硝普钠可降低室内压，并可改变心脏舒张顺应性。

（二）血管低反应性

血管低反应性指在严重创伤、休克、MODS 等临床重症时血管对血管活性物质反应性降低或不反应，它严重影响着创伤、休克的治疗。

有多种因素可诱发休克血管低反应性。早期研究认为，酸中毒、能量代谢障碍是引起休克血管低反应发生的主要原因，在临床治疗中发现，通过纠正酸中毒补充能量对恢复休克血管低反应性有一定的作用，但效果有限。随后研究发现，NO、ET 在诱发休克血管低反应性中具有重要作用，其中 NO 在休克血管低反应性的发展中研究较多，应用 NO 和 ET 抑制剂防治休克血管低反应性有一定的效果。

随着研究的深入，近年来研究发现细胞因子、内源性阿片肽和肾上腺素等在休克血管低反应性的发展中也发挥着重要作用。其中细胞因子类的作用和意义受到较多关注，细胞因子引起血管反应性的变化呈现时间依赖性。在休克后期，细胞因子的大量释放在血管低反应性的发展中具有重要地位，可能通过引起肾上腺素能受体失敏而参与休克血管低反应性的病理过程。此外，研究发现内源性阿片肽和肾上腺素在休克血管低反应性的发展中也具有一定的作用，内源性阿片肽可能通过抑制肾上腺素能受体调节血管平滑肌细胞大电导钙依赖的钾通道的开放来影响休克后血管的反应性；而肾上腺素通过诱导 NO 产生而参与休克血管低反应性的发生过程。

休克后血管反应性存在双相变化规律和器官差异，早期血管反应性升高，表现为多种动脉包括肠系膜上动脉、肾动脉、肺动脉对去甲肾上腺素收缩反应先呈升高趋势；随着休克时间延长，血管反应性逐渐降低。失血性休克后的血管反应性还存在着明显的器官差异性，例如，腹腔动脉、左股动脉血管反应性降低最明显，其次为肠系膜上动脉和肾动脉。各器官血管反应性的降低程度可能和其 NOS、细胞因子、内皮素及肾上腺素能受体表达水平不同。

除此之外，休克后血管反应性和性别及年龄也有关。随年龄增长，血管的顺应性降低，对失血性休克的反应性也随之降低。早期研究即发现，雌性小鼠失血性休克后的 MODS 发生率和死亡率要明显低于雄性小鼠。动物实验表明，雌性大鼠失血性休克后血管反应性丢失率比雄性大鼠低，这可能和性激素的水平相关。

二、休克后微循环功能障碍

有效的器官灌注除了需要足够的心排血量、良好的血管反应性之外，还需要合适的血流分布，当血压不能维持在器官可调节范围时，器官的血流将发生明显的分布不合理，在重症休克晚期主要表现为由前毛细血管括约肌扩张引起的微血管血流异常，即微循环功能障碍。

微循环（microcirculation）系统指微动脉和微静脉之间微血管中的血管循环，一般由微动脉、后微动脉、毛细血管前括约肌、真毛细血管、直捷通路、动-静脉吻合和微静脉所组成，是循环系统的基础结构，也是各种器官组织内最小的功能形态联系单位。微循环的功能包括调整全身血压和血液分配，进行血管内外物质交换、调整回心血量、沟通组织细胞之间的信息传递等。

微循环障碍指在许多疾病或病理过程中出现的原发性或继发性、在微血管和微血流水平发生的功能性或器质性紊乱所致微循环血液灌注障碍。其直接后果是组织灌注量明显减少，造成组织细胞缺血缺氧和损伤，同时代谢产物在局部蓄积，诱发组织细胞功能障碍甚至死亡。微循环障碍可以出现在局部，也可以出现在全身。休克后微循环障碍是一种全身性、以引起重要脏器血液灌注量急剧减少和急性微循环衰竭为特点的病理过程，大多以微血管收缩、缺血—微血管扩张、淤血—微血管麻痹、血液停滞三个时相顺序进展。

微循环作为全身循环的一部分，受神经内分泌系统、免疫系统、营养和代谢及其他内环境状态的整体因素调节。目前研究认为，休克病程中微循环功能的调节以局部因素为主，即在组织细胞水平出现的能促进微循环的因素，主要包括四个方面。

（一）微循环血管舒缩功能障碍

严重创伤、感染、大量失血或失液引起休克时，微循环血管舒缩功能障碍是最先发生的病理变化，血管收缩调节因子与舒张因子平衡失调是造成其功能障碍的首要原因。休克早期缩血管因子分泌增多，导致微循环收缩性增加和循环功能代偿性加强，包括儿茶酚胺、精氨酸血管加压素（AVP）、肾素和血管肾张素Ⅱ（AngⅡ）、ET、血栓素 A_2（TXA_2）、血小板活化因子（PAF）等。皮肤、腹腔内脏持续缺血缺氧，可促进局部产生扩血管因子，包括乳酸、组胺、缓激肽、NO、前列环素Ⅰ$_2$（PGI_2）、β-内啡肽等。随着休克病程进展，收缩和舒张因子产生失衡，促进微循环障碍发生。

此外，休克后毛细血管的自我调节也出现紊乱，灌注毛细血管减少，血液分布不均，需氧组织氧供不足，其严重程度和休克预后密切相关。在休克淤血缺氧期，局部细胞代谢障碍，酸性代谢产物积聚，且组织部位 $PaCO_2$ 增高，使局部 H^+ 浓度升高，造成局部甚至全身性的酸中毒，降低微血管反应性。

（二）血管通透性增加

微血管通透性增高是休克过程中一种重要的病理现象，是微循环障碍的又一主要促进因素，对休克的发展和转归有很大影响。血管通透性增加使大量血浆成分进入组织间隙，导致血液浓缩、血流减慢、血液淤滞，还可以使血管受压，氧的弥散距离增大；细胞间液蛋白质含量升高则进一步加重组织水肿，且水肿液中聚集了许多致伤因子，包括各种酶、代谢产物和毒性物质。微循环血管通透性增加的主要部位是毛细血管和微静脉。休克早期，血管渗漏是由于内皮细胞受到炎症介质如凝血酶、缓激肽、白三烯 B_4 等作用；后期则与免疫反应中的细胞因子，如 IL-1、TNF-α 和干扰素（IFN）-γ 等的作用相关。内皮细胞骨架蛋白和连接蛋白表达变化、内皮细胞损伤和收缩等因素导致细胞间缝隙形成，造成血管通透性增加。

（三）血液流变学变化

血液流变学变化是休克微循环障碍的结果，也是促进休克微血管损伤和加重微循环障碍的重要因素之一。微循环中血液流变学改变是各种血细胞和血浆性质变化的综合结果，包括红细胞聚集和变形能力降低、白细胞扣押和嵌塞毛细血管、血小板黏附和聚集、血浆黏度增大。最终造成血管内皮损伤、白细胞聚集激活、凝血系统激活、血液淤滞等，加重缺血缺氧和组织损伤。

（四）凝血与抗凝血平衡紊乱

当休克引起微血管和微循环障碍时，血管内皮细胞、血小板等血细胞、凝血系统、纤溶系统、激肽系统和补体系统等都可以发生病理变化，并成为加重微循环障碍的重要因素。休克时凝血功能紊乱有两种主要表现，即血栓形成和止、凝血功能障碍。弥散性血管内凝血（DIC）是一种典型的凝血和抗凝血平衡紊乱，其主要病理变化表现为微循环系统广泛性微血栓形成并导致继发性止、凝血功能障碍。休克晚期机体易发生 DIC，可使病情加重，导致 MODS。休克时 DIC 发生的具体机制包括：血液流变学改变、血管内皮细胞损伤、组织因子释放、血管舒缩功能失调、炎症介质的作用及代谢产物堆积。

三、休克后器官组织细胞损伤

休克后组织细胞损伤是导致器官功能障碍的直接原因，可能和以下因素有关：

（一）器官低灌注及氧摄取利用障碍

休克的主要特征是急性微循环障碍，机体的重要生命器官微循环处于低灌注状态，引起休克时体内重要生命脏器灌注减少和组织细胞缺血缺氧的原因除了休克时循环血量下降、心功能不全等因素外，微循环障碍可能是其主要原因。

Shoemarker 等提出，严重创伤休克患者组织对氧的摄取利用障碍是组织缺氧、发生多脏器功能衰竭的重要原因。Nelson 也证实了在内毒素休克动物中存在组织对氧的摄取和利用障碍。其机制目前认为主要与微循环自我调节功能障碍和氧的弥散距离增大相关。休克时血管内皮细胞受损，引起血小板、白细胞聚集及微血栓形成，阻塞毛细血管甚至小动脉；乳酸蓄积、炎症介质的作用又使静脉扩张、血流淤滞，导致血流分布异常，使组织对氧的摄取能力降低。同时，由于毛细血管通透性增高，血管内液体和蛋白渗漏，致组织间隙因水肿增宽，氧从微血管向细胞的弥散发生障碍，这也影响了组织对氧的摄取。休克后缺血缺氧等多种因素引起组织损伤，其中线粒体是利用氧和供能的场所，线粒体损伤直接影响细胞对氧的利用，引起一系列病理改变。

（二）再灌注损伤

休克时机体处于缺血缺氧状态，在经过积极的抗休克治疗后，各组织器官的血液灌注得到恢复，但在一定条件下，缺血所致组织器官损害并不能得到改善，甚至进一步加重，这称为再灌注损伤。业已明确，再灌注损伤主要与细胞内钙超载、自由基大量产生、白细胞激活及其与内皮细胞的相互作用密切相关。

细胞内钙超载的损伤作用主要包括四个方面。①损伤细胞膜、释放炎症因子：细胞内钙超载激活磷脂酶 A2（phospholipase A2，PLA2），引起膜磷脂水解，破坏细胞膜的完整性；同时诱发花生四烯酸代谢过程，生成多种炎症介质，如前列腺素、血栓素 A_2 和白三烯等，进而加重微循环功能障碍和组织细胞损伤。②递质释放异常：神经突触细胞中的钙超载能促进神经递质的释放。交感神经递质儿茶酚胺和迷走神经递质乙酰胆碱使微血管异常收缩，加重微循环障碍。③激活蛋白酶类：钙超载时可激活蛋白酶引起细胞结构和功能的异常及损伤。如蛋白水解酶激活，引起细胞自身蛋白如骨架蛋白水解，导致细胞损伤和破坏；钙依赖性 Calpains 激活使黄嘌呤氧化酶升高，产生大量自由基。④损伤线粒体：细胞内 Ca^{2+} 浓度升高，影响线粒体内钙浓度，引起线粒体损伤和能量代谢障碍。

氧自由基对组织细胞的损伤作用也包括四个方面。①损伤生物膜脂质成分，氧自由基诱发膜磷脂过氧化反应，使膜的流动性降低、通透性增加、线粒体肿胀破裂，最终引起细胞凋亡、坏死。②破坏蛋白质和酶：活性氧自由基可以破坏结构蛋白和功能蛋白，使蛋白质和酶分子聚合、交联、肽键断裂，引起蛋白变性和酶活性丧失。③破坏核酸和染色体：氧自由基可使 DNA 键断裂，并与碱基发生加成反应，引起染色体畸变和断裂。④使结缔组织中透明质酸降解、胶原蛋白交联，破坏细胞间填充黏合度，使微血管通透性升高。氧自由基损伤细胞膜引起 Ca^{2+} 浓度升高，而 Ca^{2+} 升高又可以促进线粒体损伤，氧自由基产生增多，进一步加重细胞损伤。

（三）细胞代谢障碍

线粒体是细胞进行营养物质代谢并供能的主要场所。休克时低灌流和再灌注损伤都能损害线粒体的结构和功能，导致氧化磷酸化障碍，ATP 生成减少，使细胞内一切依赖 ATP 推动的生命活动发生障碍，引起一系列病理障碍。休克后线粒体损伤可能和四个因素有关。①缺氧：线粒体呼吸链的正常工作需要有充足的氧供，才能生成 ATP。休克等病理情况下组织细胞缺氧，引起 ATP 合酶等功能异常，线粒体电子传递和氧化磷酸化过程受到明显抑制，导致 ATP 产能不足，营养物质代谢不完全，并产生多余的代谢副产物，如氧自由基。②酸中毒：细胞缺氧后无氧代谢加强导致细胞酸中毒，而酸中毒又可抑制能量代谢相关酶的活性，进一步加重代谢障碍。酸中毒还可抑制膜转运功能，增加膜通透性及激活溶酶体酶等，造成细胞水肿、线粒体和溶酶体肿胀，甚至出现细胞自溶和周围组织细胞坏死。③氧自由基：如前所述，氧自由基生成增多，进而抑制呼吸链复合物的活性，进一步加重线粒体的功能障碍和损伤。④线粒体内膜损伤：缺氧可致线粒体内膜通透性增加，线粒体肿胀，甚至破裂崩解。其他影响因素包括 Ca^{2+} 浓度升高破坏线粒体膜结构，抑制呼吸链作用及细胞内产生的一些内源性抑制因子，如花生四烯酸等。

（四）体液介质

在各种病因所致休克中都存在多种介质，在器官功能障碍和组织细胞损伤中发挥着重要作用。主要包括：①神经内分泌介质，如儿茶酚胺、促肾上腺皮质激素（ACTH）、皮质激素、胰高血糖素、抗利尿激素、肾素、血管紧张素、醛固酮、内源性阿片肽等。②细胞因子，包括单核细胞因子（TNF-α、IL-1、IL-6、IL-8）、淋巴细胞因子（IL-2、IFN-γ）、集落刺激因子（G-CSF、GM-CSF、M-CSF）及 PLA2、PAF、白三烯类、TXA$_2$ 和各种生长因子等。③激活的补体 C3a、C5a、黏附分子、ET 等。

在各种休克始动因素刺激下，机体通过激活神经内分泌系统、释放不同的介质来维持机体的主要生理功能、抵御损伤因素的侵袭。但是在严重创伤、感染、休克时，过度分泌的体液介质可能加重内环境紊乱，对机体产生不利影响。例如，一些细胞因子分泌的变化使机体免疫反应紊乱，促发并加重感染和脓毒症，诱发 MODS。

第三节 休克的诊断与治疗

一、休克的诊断

（一）休克的常用诊断标准

1982 年全国急性"三衰"会议制定的休克诊断试行标准为：①有诱发休克的病因；②意识异常；③脉搏细数，超过 100 次/分或不能触及；④四肢湿冷，胸骨部位皮肤指压痕阳性（指压后再充盈时间＞2 秒），皮肤花纹、黏膜苍白或发绀，尿量＜30ml/h 或无尿；⑤收缩压＜80mmHg；⑥脉压差＜20mmHwg；⑦原有高血压者，较其收缩压下降 30% 以上。凡符合①，以及②③④项中 2 项，或⑤⑥⑦中 1 项，即可诊断为休克。

（二）休克的分期及临床表现

根据休克发现过程中微循环的变化特点，可以将休克分为三期（表 17-1）。

Ⅰ期（代偿期），即休克早期。微循环血管痉挛、收缩，前阻力大于后阻力，组织器官出现缺血，即少灌少流。临床表现为过度兴奋、烦躁不安，但意识清楚。面色及皮肤苍白，肢体湿冷，口唇和甲床轻度发绀，脉搏快而有力，血压正常或偏高、脉压差减小。

Ⅱ期（失代偿期），即休克中期。由于血管扩张因子的代偿性释放，以及血小板聚集等原因，出现微循环后阻力增加，大于前阻力，微循环扩张、淤血，即灌大于流。临床上除早期表现以外，患者神志尚清楚，表情淡漠，全身无力，反应迟钝，意识模糊，脉搏细速，收缩压降至 80mmHg 以下、脉压差＜20mmHg，浅静脉萎陷，口渴，尿量减少至 20ml/h 以下。经过充分代偿后不能维持血压，器官出现功能障碍，代谢紊乱，微循环淤血。

Ⅲ期（不可逆期），即休克晚期，也就是器官功能衰竭期。全身微循环小血管麻痹性扩张，血管反应性彻底丧失，微血栓形成，出现不灌不流的现象。长期组织灌注不足导致细胞功能损害，微循环及重要器官功能衰竭。除中期表现继续加重外，患者呼吸急促，极度发绀，出现意识障碍甚至昏迷，收缩压＜60mmHg，甚至测不出，出现无尿。此外，出现 DIC 症状，常表现为皮肤黏膜出现大片瘀斑、上消化道出血、肾脏出血（血尿）、肺出血、肾上腺出血等。发生 MODS 后，患者表现为急性心功能不全、急性呼吸衰竭、急性肾功能不全、急性肝功能衰竭、脑功能障碍等。

随着失血量的增加和病程进展，如果患者不能得到及时救治，休克由代偿期逐渐进展到失代偿期，最终进入不可逆期。

表 17-1 休克不同时期微循环的变化

	Ⅰ期（代偿期）	Ⅱ期（失代偿期）	Ⅲ期（不可逆期）
特点	小血管痉挛、收缩；前阻力>后阻力；组织缺血，少灌少流	前阻力<后阻力；血管扩张，淤血；灌大于流	全部微循环血管麻痹性扩张；微血栓形成；不灌不流
机制	交感-肾上腺髓质系统兴奋；缩血管物质释放	H^+增加，平滑肌对Ca^{2+}的反应性降低；血管扩张物质释放；血小板、红细胞等聚集	血管反应性丧失；血液浓缩；DIC形成
影响	代偿维持血压，保护重要器官；血流重新分布，组织缺血缺氧	回心血量减少；血压进行性下降；血液浓缩	器官功能衰竭；休克进入不可逆期

（三）轻、中、重度休克诊断标准

临床上也常将休克进行分度诊断：轻度休克指循环血量减少低于20%，患者神志清楚，但烦躁不安，可焦虑或激动；面色、皮肤苍白，肢体湿冷，口唇和甲床略带青紫，口渴，心跳加快，脉搏尚有力；收缩压偏低或接近正常，也可因儿茶酚胺代偿性分泌增多而偏高，但不稳定；舒张压升高，故脉压差减少，尿量减少。中度休克指循环血量减少20%～40%，组织器官血液灌注受到严重影响，收缩压可降至60～80mmHg甚至以下，脉压差小于20mmHg；神志尚清楚，但软弱无力，表情淡漠，反应迟钝，脉搏细数，浅表静脉萎陷，尿量减少至20ml/h以下或无尿；可陷入昏迷状态。重度休克时循环血量减少大于40%，收缩压低于60mmHg或测不到，无尿，重要生命器官如心、脑的血液供应严重不足，患者可发生昏迷甚至出现心脏停搏（表17-2）。

表 17-2 休克不同分期和程度的临床表现

	分期		
	Ⅰ	Ⅱ	Ⅲ
分度	轻	中	重
神志	清楚，烦躁不安	尚清楚，表情淡漠	意识模糊，甚至昏迷
面色	苍白	苍白	明显苍白，肢端青紫
皮肤	湿冷	发冷	冰冷
脉搏	100次/分以下，有力	细速	细速，微弱，或触不到
血压	正常或稍高；脉压差减小	收缩压<80mmHg；脉压差<20mmHg	收缩压<60mmHg，甚至测不出
血管	正常	浅静脉萎陷，毛细血管充盈迟缓	浅静脉萎陷，皮肤出现瘀斑
尿量	正常	少尿，<20ml/h	无尿
失血量	20%（800ml）以下	20%～40%（800～1600ml）	40%（1600ml）以上

二、休克的复苏治疗

各原因引起的休克均存在有效循环血容量不足及微循环灌流不足的共同特点，因此在控制活动性出血后，容量复苏是休克治疗的首要措施。休克患者接受治疗时首先应建立静脉输液通道，再根据患者病情选择不同的复苏液体，目前常用的复苏液体包括：①平衡盐溶液（乳酸林格氏液），其渗透压、电解质、缓冲碱含量及pH与血浆相似，可以有效维持循环血量、提高血压、降低血液黏度、增加血液流速、改善微循环。但是单纯大量输注平衡盐溶液会导致血红蛋白下降，对危重症患者不利，必须及时补充胶体溶液。②高渗氯化钠，7.5%的高渗氯化钠输注后，血浆渗透压明显升高，从而将组织间隙及肿胀细胞内的水分回吸收至血液循环，扩充血容量。但有报道称高渗液体复苏对机体免疫反应有抑制作用，且少数病例有输注后出血倾向。③右旋糖酐，具有较强的胶体渗透压，可降低血液黏度及血小板黏附性，但少数患者有过敏反应，输注后可改变Ⅷ因子和血小板特性而影响凝血。④羟乙基淀粉，为常用的胶体液，具有良好的血浆扩容作用，减少血浆黏稠度，改善微循环，其过敏反应的发生率明显低于右旋糖酐。目前常用平衡盐液体配比6%羟乙基淀粉（2:1）进行复苏治疗。⑤新型复苏液体，乳酸林格液中的D-乳酸成分是其激活中性粒细胞的主要原因。新型酮体林格液即是去除了其中的D-乳酸，降低L-乳酸含量，同时加入酮体作为能源物质，它具有良好的抗休克作用，且可降低肺组织细胞凋亡。⑥红细胞代用品，复苏液体和血浆成分相近，但不具备携氧功能，而全血由于血源不足，血型复杂需要交叉配血，储存困难，且存在影响免疫反应和疾病传播的风险。目前已有红细胞的替代品，具有良好的携氧能力，同时避免了输注血制品的风险，如全氟化碳和修饰血红蛋白溶液。全氟化碳呈水溶性，在动脉到组织中的氧分压差下释放氧气，但多项Ⅲ期临床研究发现它可以引起流感样症状、肠梗阻及神经系统副作用，并且有可能引起免疫抑制。修饰血红蛋白研发过多种制品，最近研发的不具血管活性的产品Hemospan在动物模型中具有良好的供氧能力，目前正在进行Ⅲ期临床前试验。如以上制品无明显的副作用和免疫抑制作用，可能是传统血制品的完美替代品，在战时血制品运输保存困难的条件下具有重要的应用价值。

其他治疗方法包括血管活性药物、改善心脏功能、改善微循环、纠正酸中毒、改善细胞代谢等，这些方法在维持有效循环血容量的基础上也是必不可少的。

第四节 休克后的免疫反应

休克后机体的免疫功能包括固有和适应性免疫功能均受到广泛影响，炎症反应被激活，大量细胞因子分泌紊乱，免疫细胞大量凋亡和功能抑制，最终表现为免疫功能障碍。休克引起的免疫功能变化是合并脓毒症、MODS的重要发病因素。

一、休克对免疫系统的影响

（一）固有免疫系统

固有免疫系统主要由中性粒细胞、单核/巨噬细胞和树突状细胞组成，在识别吞噬病原菌后，通过其抗原提呈作用，激活适应性免疫系统，并能通过分泌多种细胞因子调节免疫反应。

1. 单核/巨噬细胞

巨噬细胞的免疫反应性是根据刺激源的特性和时间而决定的。在机体受到感染原刺激后，巨噬细胞即合成促炎因子，如 TNF-α、IL-1 等；但随着病情进展，同一细胞开始产生抗炎因子，如 IL-6、IL-1、IL-10 等。与 T 细胞亚群不同，巨噬细胞是同一类细胞在应对刺激时，不同时期表现出不同的反应特性，又可以通过自分泌或旁分泌方式放大免疫反应。或者，由于吞噬物的性质不同，巨噬细胞可以产生促炎或抗炎细胞因子。例如，当吞噬物为坏死细胞碎片时，巨噬细胞分泌促炎因子；与之相反，当吞噬物为凋亡细胞时，巨噬细胞分泌抗炎因子。可以推断，大量凋亡的免疫细胞可以刺激巨噬细胞分泌促炎因子，而局部组织和血管内皮细胞释放细胞坏死产物作为的刺激源又可以诱导巨噬细胞发挥免疫抑制作用。巨噬细胞通过识别、吞噬病原体不仅促进细胞因子分泌，同时具有抗原提呈作用，两方面作用都可以影响适应性免疫反应。

外周血中的巨噬细胞主要存在于腹腔、脾脏、肺泡和肝窦中。研究发现，脾脏和腹腔的巨噬细胞在失血性休克后，分泌 IL-1、IL-6、TNF-α 等促炎细胞因子有所减少。Stephan 等研究发现失血性休克后大鼠腹腔巨噬细胞和脾黏附细胞抗原提呈功能明显下降；Ayala 等也证实，短暂的低血压（4.7kPa，35mmHg）15 分钟就可以造成巨噬细胞的抗原提呈功能降低，低血压（6.7kPa，50mmHg）1 小时就足以损害巨噬细胞的功能，并且休克复苏后巨噬细胞的功能抑制至少持续 5 天。进一步研究发现，失血性休克后巨噬细胞 Ia 抗原阳性细胞百分比明显下降，而 Ia 抗原直接参与抗原提呈过程中巨噬细胞与 T 细胞之间的作用，说明失血性休克后巨噬细胞功能降低可能与 Ia 抗原表达降低有关。

肺泡巨噬细胞由单核细胞迁移至肺组织发育而成，其弱表达 F4/80，高表达甘露糖受体及吞噬性受体，可吞噬和清除抗原，是机体抵御外来微生物侵袭肺的第一道防线，参与提呈抗原和免疫调节。失血性休克后，肺泡巨噬细胞释放巨噬细胞炎症蛋白（MIP）-2 和 TNF-α，在肺组织中激活多形核粒细胞，趋化中性粒细胞，这是引起炎症反应和肺损伤的主要原因。

肝窦中聚集人体约 80%的巨噬细胞，即库普弗细胞。休克可激活库普弗细胞释放大量的 TNF-α、IL-6 等促炎细胞因子。Ayala 等报道，从失血性休克 2 小时开始到复苏后 3～5 天，库普弗细胞的抗原提呈功能明显下降，与主要组织相容性复合体（MHC）-Ⅱ抗原表达降低相关。这种变化一方面使血液循环中的中性粒细胞在肝组织活化、损伤肝细胞，另一方面通过血液循环造成多器官损伤。利用库普弗细胞特异性抑制剂氯化钆注射大鼠模型，可以明显减少失血引起的 IL-6 分泌。由此可见，库普弗细胞是创伤失血性休克后分泌促炎因子的主要来源，有效控制此类细胞的数量和功能有助于控制炎症反应。

2. 树突状细胞

树突状细胞（DC）是机体功能最强的专职抗原提呈细胞（APC），它能高效地摄取、加工处理和提呈抗原。人体内大部分 DC 处于非成熟状态，通常位于皮肤、胃肠道等的黏膜组织内。未成熟 DC 具有极强的抗原吞噬能力，在摄取抗原（包括体外加工）或受到某些因素刺激时即分化为成熟 DC，表达高水平的抗原提呈分子（MHC-Ⅰ和 MHC-Ⅱ）、共刺激因子（CD80/B7-1、CD86/B7-2、CD40、CD40L 等）和黏附因子（ICAM-1、ICAM-2、ICAM-3、LFA-1、LFA-3 等）。DC 在成熟的过程中，由接触抗原的外周组织迁移进入次级淋巴器官，与 T 细胞接触并激发适应性免疫应答。

有研究显示,在脓毒症动物和临床患者的体内发现脾脏 DC 出现大量凋亡。在创伤休克小鼠模型中同样也观察到脾脏 DC 凋亡增加,同时细胞表面 MHC-Ⅱ的表达明显减少,伴随着抗原提呈能力的下降。在严重创伤患者的 DC 中观察到明显的基因表达变化,包括 *CCL5*、*CXCL5*、*TIMP1*、*Bcl-2* 等。国内一些研究在动物模型中发现,失血性休克后肠系膜淋巴结 DC 的 MHC-Ⅱ表达减少。而利用休克小鼠的肠淋巴液体外刺激 DC,可以明显抑制 DC 功能。并且,休克后易发的肠道菌群移位和 DC 功能低下也有密切关系。

(二)适应性免疫系统

适应性免疫系统主要由 T、B 细胞构成,活化的淋巴细胞大量增殖,并分泌细胞因子和抗体协同作用于固有免疫系统。在机体遭遇严重烧、创伤和失血时,淋巴细胞最显著的变化即大量凋亡,存活的淋巴细胞也表现出增殖和分化功能障碍。

1. T 细胞

实验研究显示,腹腔感染后数小时动物淋巴器官就发生了 $CD4^+$ T 细胞和 B 细胞的大量凋亡。非致死性烧伤 3 小时,体液大量丢失,小鼠脾脏、胸腺和小肠内淋巴细胞凋亡明显增加。FasL、TNF-α 和肾上腺糖皮质激素均能诱导 T 细胞凋亡,并且在淋巴组织中表达明显升高。研究表明,胱天蛋白酶(caspase)在凋亡的调节过程中发挥重要作用,其中 caspase-3 和 caspase-9 在胸腺凋亡中占有特殊地位,而 caspase-3 和 caspase-8 激活参与了 T 细胞凋亡过程。最近的动物实验观察结果也在脓毒症患者中得以证实,凋亡诱导的淋巴细胞丢失使得脓毒症患者循环淋巴细胞数量明显减少。通过对死亡脓毒症患者进行分析发现,尽管 $CD8^+$ T 细胞、NK 细胞和巨噬细胞的数量改变不大,但是 $CD4^+$ T 细胞和 B 细胞的数量明显下降。同时,DC 的明显减少必将损伤 B 细胞和 T 细胞的功能,而应用 caspase 抑制剂则能显著减少淋巴细胞凋亡,提高机体免疫功能。

在淋巴细胞凋亡增多的同时,创伤后机体的 T 细胞对丝裂原的刺激反应性明显下降(如刀豆素和植物凝集素)。临床研究也观察到在大手术、烧伤、创伤后患者体内的 T 细胞同样表现出增殖分裂活性降低的现象,并且 T 细胞的活性和手术的时长、复杂程度及术中失血量相关。有诸多研究报道,创伤出血性休克后,脾脏细胞的增殖活性明显降低。在创伤、手术后,T 细胞功能的早期改变直接影响机体对病原体感染的抵抗作用,T 细胞功能低下使机体易于并发脓毒症。

活化的辅助性 T 细胞(Th)依据其分泌细胞因子的不同可以被分成截然不同的两个功能亚群——Th1 和 Th2 亚群。这两种亚群来自同一前体细胞,Th1 亚群以分泌 IFN-γ 和 TNF-α 为特征,诱导细胞免疫反应;Th2 亚群则主要分泌 IL-4 和 IL-5,诱导 B 细胞增殖和分化,介导体液免疫反应并与免疫抑制相关。在决定 T 细胞功能性分化的因素中,细胞因子微环境作用尤为重要,IL-10 和 IL-4 水平升高及 IL-12 生成减少在其中起着重要作用。据报道,严重创伤后单核细胞产生细胞因子的能力明显下降,并且 IL-12 生成下降在创伤早期诱导了偏向 Th2 型反应的分化。Th2 型反应导致 IL-4 和 IL-10 的产生增加,从而诱发创伤早期的免疫抑制状态,为机体再次发生感染奠定了基础。另外,IL-10 除了能诱导 Th2 型免疫反应并抑制 Th1 型免疫反应外,还可通过上调 Fas 和 FasL 诱导鼠淋巴细胞出现活化诱导的细胞死亡(activation-induced cell death,AICD)。说明 IL-10 不但可以引起免疫功能的紊乱，同时也能诱导 Th1 型淋巴细胞的凋亡，进而增强了 Th2 型免疫反应。除细胞因子外，特定的病原体成分、抗原剂量和感染部位也对淋巴细胞的功能性分化产生重要影响。Th1 和 Th2 亚群平衡与否直接影响着机体的免疫功能，并与疾病的状态密切相关。业已明确，在感染的发展过程中，出现了倾向于 Th2 型的免疫反应，Th2 型细胞因子（IL-4 和 IL-10）生成增多而 Th1 型细胞因子（IL-12 和 IFN-γ）产生减少明显损害了机体的细胞免疫功能。应用 IL-12 进行干预，通过纠正 Th2 型免疫反应能明显提高动物生存率。其发生机制可能与 p38 MAPK 通路的激活有关，在脓毒症早期应用 p38 MAPK 通路抑制剂 SB203580 能显著降低脓毒症的死亡率。休克后 2 小时内，即可观察到 Th1 型细胞因子 TNF-α 和 IFN-γ 分泌明显减少，并且可以持续至伤后第 5 天。与之相反，Th2 型细胞因子 IL-10 的分泌增多，机体出现 Th2 漂移的免疫抑制现象。早期利用 IL-10 单克隆抗体可以改善 T 细胞免疫抑制，防止创伤性休克后脓毒症的发生。

2. B 细胞

除 T 细胞外，休克后 B 细胞功能也发生变化。有研究报道，在创伤失血后，B 细胞产生抗体明显减少。在临床创伤失血性休克的患者体内发现，血清中免疫球蛋白的水平降低，并可持续 3 天左右。这可能和 T 细胞分泌的 IL-2 不足有关，也可能是由于创伤后大面积的脾脏细胞凋亡导致的 B 细胞减少。

由此可见，严重感染时大量 B 细胞、$CD4^+$ T 细胞和抗原提呈细胞的凋亡势必造成抗体的产生减少、$CD4^+$ T 细胞激活障碍和抗原提呈细胞处理提呈抗原能力下降。这些改变都使得免疫细胞不能发生有效的克隆增殖，进而对病原体产生有效的免疫应答。目前，细胞凋亡在脓毒症免疫功能紊乱发病中的重要作用在动物实验中已得到充分证实，抑制淋巴细胞的凋亡能够改善动物的预后。

（三）血管内皮细胞

血管内皮细胞衬附于血管内壁，为血流提供光滑的表面，以维持血液的正常流动状态。它还具有十分活跃的代谢内分泌功能，是血流信号的监测者和传导者，通过感知血流和血液成分中的物理、化学变化，相应地分泌合成多种活性物质，以调节血管的顺应性，参与活化凝血，并可以直接或间接和免疫细胞相互作用，引起局部或全身性免疫反应。血管内皮细胞虽然不属于免疫系统，但严重创伤或休克后血管内皮细胞损伤是影响免疫反应的重要因素。

低血容量性休克发生后，首先出现的是缺血、缺氧和低切应力，内皮细胞感受到血流中的这些变化，早期以功能性损伤为主：组成型舒张性血管活性物质如 NO 生成减少，收缩性血管活性物质内皮素等产生增多，因此会引起内皮依赖性血管舒张功能障碍，进而加重血管过度收缩和组织内的缺血缺氧。组织细胞内持续的低氧环境影响线粒体代谢，产生过多的氧自由基，同时内皮细胞凋亡增多，血管屏障功能破坏，血管顺应性降低，出现难以纠正的低血压。内皮细胞损伤和激活后，细胞膜表面的磷脂层结构变化，吸引和趋化血小板、单核/巨噬细胞，激活凝血反应。内皮细胞的激活可以快速增加细胞因子和化学趋化因子的合成与释放，细胞黏附分子表达增加，活性增强，介导白细胞和内皮细胞间的相互作用，是导致白细胞滚动和黏附并最后游走渗出的重要因素。此外，血管内皮细胞中富含黄嘌呤氧化酶，是休克后血液循环中氧自由基生成的重要来源。

血管内皮细胞还能摄取并转化血液循环中或局部产生的活性物质。内皮细胞摄取血液中的花生四烯酸，经环氧化酶和前列腺素合成酶加工而生成前列环素。内皮细胞中的血管紧张素转换酶可以将血液中无活性的 Ang I 转化成 Ang II。内皮细胞还可以摄取和灭活胺类物质如儿茶酚胺、5-羟色胺和组胺；摄取和灭活脂类物质如前列腺素类物质等。这些活性物质和激素类物质可以作用于免疫细胞，间接调控免疫反应。

（四）骨髓干细胞

烧创伤、低血容量性休克后，机体产生大量的炎症因子 TNF-α、IL-6、IL-10、IL-8 和单核细胞趋化蛋白（monocyte chemotactic protein，MCP）-1。其中有些细胞因子影响造血祖细胞的成熟分化，诱导其凋亡。有报道发现，失血性休克患者体内升高的 TNF-α 和 IL-6 可以抑制造血祖细胞（hematopoietic progenitor cell，HPC）功能，影响其向各系血细胞的分化。严重创伤失血后，TNF-α 在骨髓中可以和红细胞生成素受体结合，激活 Fas/caspase-8 凋亡途径，诱导造血祖细胞凋亡。此外，IL-1、IL-6、IL-8 和转化生长因子（TGF）-β 也可以抑制红系祖细胞的成熟，造成创伤后难以纠正的贫血。Seller 等的研究也证实了 TNF-α 和 IFN-γ 的分泌增加和 HPC 凋亡相关。

尽管创伤性休克后，骨髓中 HPC 的凋亡增加，但是外周血中的 HPC 数量却有所增多，这是因为 HPC 由骨髓中迁移至外周血中。临床研究中发现，失血性休克患者中，死亡者外周血中的 HPC 要明显高于存活患者。Badami 等发现，HPC 向外周血的迁移和创伤性休克后骨髓功能发生障碍有关。在体外实验中证实，严重创伤患者的 HPC 在甲基化纤维素培养基中具有更强的生长能力。一方面，HPC 向外周血迁移更有利于其向损伤部分聚集，促进免疫反应活化，对创伤修复、创面愈合有利，是机体启动的自我修复机制；但另一方面，创伤休克后的骨髓功能障碍也会影响干细胞的增殖、分化，最终影响预后。

粒细胞-集落刺激因子（G-CSF）是促进造血干细胞分化的重要细胞因子。诸多研究报道，在创伤、烧伤、失血性休克和脓毒症患者血清中，G-CSF 的水平明显升高。这可能是促进造血祖细胞向外周血迁移的另一重要原因。Branski 等在失血性休克和肺挫伤休克患者血清中发现，G-CSF 水平和外周血中的 HPC 均升高，并且呈现正相关性。有学者报道，肺挫伤和出血性休克患者注射普萘洛尔后，可以维持 G-CSF 正常水平，并且向外周血迁移的 HPC 减少。这种传统的降压药可能有利于调节骨髓功能障碍。

休克后，过度分泌的细胞因子可以持续诱导儿茶酚胺的产生，在血清中保持较高浓度。儿茶酚胺类激素主要包括肾上腺素和去甲肾上腺素，一方面作用于神经系统调节血压，另一方面也具有促进 HPC 从骨髓向外周血中迁移的作用。近期的研究发现，基质细胞分化因子（stromal cell-derived factor，SDF）-1 是 HPC 由骨髓向外周血和损伤部位迁移的重要调节因子。而儿茶酚胺可能正是通过调节 CXCR4 和 SDF-1 的表达和活性，抑制骨髓功能，迫使 HPC 向外周血迁移。

创伤休克后，患者体内红细胞生成功能减低，外周血红蛋白减少，严重创伤患者往往伴有明显的贫血。但与之不相符的是，患者体内血清红细胞生成素（EPO）的水平却升高。随后的研究发现，创伤休克后骨髓中红细胞生成素受体（BM-EpoR）表达减少。EPO 本身并不能影响骨髓功能,但其受体 BM-EpoR 表达的变化直接影响骨髓造血功能。EPO 只有和受体 BM-EpoR 结合后才能调节红系祖细胞增殖、分化,同时 EpoR 的活化也可以阻断红系祖细胞的凋亡。伤后 EPO 的升高可能是由于 EPO-EpoR 信号活化不全引起的负反馈性上调作用。动物实验中发现,在失血性休克前即给予 EPO 可以有效防止伤后多器官功能障碍的发生。

(五) 髓源性抑制细胞

髓源性抑制细胞(myeloid-derived suppressor cell,MDSC)来源于骨髓祖细胞和未成熟髓细胞(immature-myeloid cell,IMC),是在肿瘤、炎症、感染、外伤、自身免疫疾病等病理情况下分化成熟受阻而形成的缺乏淋巴系标志的异质细胞群体,由不同分化阶段的髓系祖细胞组成,包括未成熟树突状细胞、粒细胞、T 细胞、巨噬细胞、自然杀伤细胞(NK)、髓系前体细胞及其他早期分化的髓系细胞。在小鼠体内 MDSC 表达髓系抗原 $CD11b^+$ 和 $GR1^+$,不表达成熟髓系抗原,根据 GR1 的两个不同抗原表位 LY6G 和 LY6C 表达水平的差异,分为具有 $CD11b^+ LY6G^+ LY6C^{lo}$ 表型的粒细胞样 MDSC 和具有 $CD11b^+ LY6G^+ LY6C^{hi}$ 表型的单核细胞样;在人体内目前尚未发现公认的特异性标志物,但最常见的表型为 $CD11b^+CD14^-$,此外还有 $CD33^+$、$CD34^+$、$CD15^+$,但不表达人类白细胞抗原(HLA)-DR 及成熟的髓系或淋巴系标志的细胞。鉴定的主要标准是来源于骨髓细胞,并对 T 细胞有抑制作用。近年来,越来越多的证据发现,MDSC 参与了创伤失血性休克后免疫紊乱及脓毒症的发生、发展过程。

研究发现创伤性休克后,小鼠外周血的 MDSC 明显增多,这可能和高水平的 G-CSF 相关。MDSC 可通过分泌炎症因子、精氨酸酶(arginase,Arg)-1、诱导型一氧化氮合酶(iNOS)、活性氧簇(ROS)及诱导调节性 T 细胞(Treg)等多种途径抑制机体固有和适应性免疫应答。对单核/巨噬细胞而言,MDSC 可分泌 IL-10 下调巨噬细胞 IL-12 的产生,诱导 Th1 向 Th2 漂移,导致机体免疫抑制。某些 MDSC 亚群具有抑制 NK 细胞的细胞毒活性及分泌 IFN-γ 的能力,导致其功能下降。MDSC 对 T 细胞的抑制作用研究较多,MDSC 通过分泌 Arg-1 消耗 T 细胞活化必需的精氨酸;分泌 NOS 抑制 T 细胞活化并诱导其凋亡;激活 Treg,间接抑制 T 细胞增殖、分化,诱导 Th2 漂移。越来越多的研究发现,MDSC 对失血性休克及其后并发症如脓毒症、MODS 等免疫紊乱性疾病的发生、发展具有重要影响。Schneider 等研究发现,创伤失血性休克可导致大鼠骨髓中 $CD11b^+GR1^+$ 细胞增多,并且与年龄、性别等因素无关。Matthew 等发现,脓毒血症大鼠模型中骨髓、脾脏、淋巴结中 MDSC 数量明显增多,并抑制 T 细胞功能和诱导 Th1 向 Th2 漂移。Wilde 等发现,细菌内毒素脂多糖(LPS)可激活小鼠 MDSC 免疫抑制活性,且这种免疫抑制功能是通过分泌血红素氧合酶-1(heme oxygenase-1,HO-1)来实现的。然而,MDSC 在创伤失血性休克中的免疫抑制作用对机体而言可能是把"双刃剑"。研究发现,若没有 MDSC 的抑制作用,小鼠巨噬细胞基本可以发挥正常功能,可以更为有效地清除入侵的病原菌,但小鼠病死率却明显上升,这说明 MDSC 是机体正常免疫炎症反应网络中的重要一环,过强或过弱对机体都有害(图 17-1)。

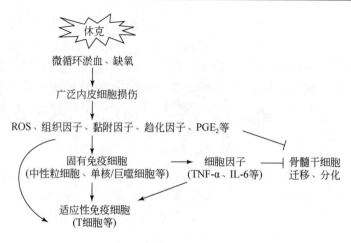

图 17-1 休克对免疫系统的影响

二、免疫抑制的因素和相关机制

（一）细胞凋亡

凋亡被认为是诱发 T 细胞克隆无反应状态的主要原因。在创伤感染时，大量 T 细胞发生了凋亡。凋亡清除了大量活化的 T 细胞，使诱导 T 细胞克隆无反应成为可能。研究表明，过度表达 *Bcl-XL* 基因，进而抑制 T 细胞的凋亡，这样免疫耐受就不能建立。诱发凋亡的因素主要包括：应激性肾上腺糖皮质激素分泌增加和 Fas/FasL、TNF/TNF 受体（TNFR）的相互作用等。另有资料表明，凋亡细胞在诱导 T 细胞克隆无反应性中也发挥着重要作用。凋亡 T 细胞与外周血单核细胞相作用时，单核细胞产生抗炎细胞因子 IL-10、TGF-β 水平显著增加而促炎细胞因子 TNF-α 和 IL-1β 的生成明显减少，提示凋亡的淋巴细胞影响了机体促炎和抗炎反应平衡。另据报道，凋亡细胞被抗原提呈细胞吞噬后，抗原提呈细胞表达共刺激分子的能力明显下降，T 细胞则不能被激活，表明凋亡细胞在被抗原提呈细胞和巨噬细胞吞噬后严重损害了细胞免疫功能。因此，凋亡细胞诱导的 T 细胞克隆无反应性和抑制性细胞因子释放增加严重损害了免疫系统对病原体的反应能力。

最近研究表明，在脓毒症病理过程中，除大量淋巴细胞凋亡外，抗原提呈细胞也发生了凋亡。创伤休克后，患者体内出现大量凋亡的多形核中性粒细胞（PMN）和淋巴细胞，并且在有效复苏后凋亡程度更加严重。虽然早期 PMN 减少有利于限制其向靶器官浸润造成损伤，但在并发严重感染时，大量淋巴细胞和抗原提呈细胞的凋亡使得免疫细胞不能发生有效的克隆增殖，因此也就不能对病原体产生有效的免疫应答。

（二）细胞代谢功能障碍

休克时，由低灌注造成的缺氧直接影响细胞的能量和营养物质代谢，此过程主要在线粒体中完成。线粒体是广泛存在于真核细胞中的双层膜结构细胞器，主要功能是提供细胞活动所需的能量，即 ATP。糖类和脂类在胞质中代谢产生的丙酮酸及游离脂肪酸进入线粒体中参与三羧酸循环，产生的电子通过呼吸链，又称电子传递链（electron transport chain,

ETC）传递生成 ATP，此过程称为氧化磷酸化（oxidative phosphorylation，OXPHOS）。ETC 由四种复合物（Ⅰ~Ⅳ）、辅酶 Q 和细胞色素 c 按一定顺序排列在内膜上构成。在氧气的参与下，电子通过 ETC 最终由 F1F0-ATP 合酶催化产生 ATP，为细胞供能。OXPHOS 所产生的适量 ROS 也参与调控细胞内多种信号通路。

线粒体的代谢功能依赖于组织细胞中的氧含量，早在 20 世纪 40 年代，学者们就已明确休克时组织器官低灌注引起的氧分压降低，OXPHOS 进行不充分，伴随生成的大量 ROS 是引起线粒体功能障碍的始动因素。

首先，线粒体的膜稳定性发生改变可以直接影响其通透性，细胞色素 c 外泄是激活细胞凋亡的决定性因素。休克时，电镜下观察到靶器官细胞中线粒体体积增大、内嵴消失、基质中出现空泡，甚至破裂。线粒体肿胀的原因主要有：①氧化应激对线粒体内膜的直接损伤；②线粒体内钙超载。这些因素造成孔蛋白通透性增加，呈持续性开放状态，使膜内外渗透压发生改变。重要器官由于低灌注发生的细胞凋亡和线粒体功能障碍密不可分。同样，它也参与调控免疫细胞凋亡，在休克时发生的免疫功能障碍中具有重要作用。

其次，线粒体功能也发生了显著的变化，主要是 ETC 的功能障碍。严重创伤休克患者体内线粒体 ETC 复合物表达减少，并伴随有明显下降的 ATP，死亡患者中尤其明显。在动物创伤休克模型中，心肌细胞体耗氧量和 ETC 复合物活性明显降低。外源性给予复合物Ⅳ辅酶——细胞色素 c 有助于改善心脏功能，通过注射咖啡因改善复合物活性后，可以维持心肌收缩功能，提高动物生存率。ETC 复合物活性的下降可能直接由线粒体内积聚的 ROS 造成。休克发生后，线粒体内 ROS 和活性氮，如 NO 都明显增加。ETC 复合物Ⅰ和Ⅳ对这些物质异常敏感。用脓毒性休克患者血清处理内皮细胞后，复合物活性明显降低，而在清除 NO 后，基本可以维持正常的 ETC 功能。

线粒体结构损伤、功能障碍影响 OXPHOS 及 ATP 生成，并产生多余的 ROS 造成氧化应激。这不仅对靶器官细胞产生影响，对免疫细胞同样具有损伤作用，可以诱导其凋亡和功能障碍（图 17-2）。

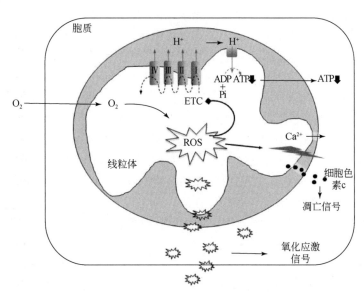

图 17-2 休克时线粒体功能障碍

（三）细胞因子的作用

在严重创伤、失血后，体内的中性粒细胞、淋巴细胞及单核/巨噬细胞的激活及其释放的内源性炎症介质参与了许多病理生理过程，包括细胞因子、血管活性物质、趋化因子、氧自由基、生物活性脂质、凝血酶原等，这些因子相互作用形成网络级联效应。细胞因子是由效应细胞分泌的细胞外信号蛋白，具有强大的生物学活性，可以调节自身细胞、周围细胞及随血液循环调节远隔部位细胞的增殖和功能。细胞因子根据其对炎症反应的作用可以分为促炎因子和抗炎因子。

1. 促炎因子

促炎因子通过释放"攻击性"炎症介质，启动或促进机体的炎症和组织损伤，主要有TNF-α、IL-1、IL-6、IL-8等。动物实验和临床研究中均证实，创伤失血后，血清中由巨噬细胞分泌的促炎因子均出现变化，如TNF-α、IL-1和IL-6。其中最早发生变化的是TNF-α，在失血后30分钟即可升高，2小时达到峰值，24小时后可以恢复到基础水平。在体外实验中，注射TNF-α、IL-1和IL-6可以引起休克样症状，和临床中失血性休克、脓毒性休克的症状相似。

TNF-α作为变化最早的促炎细胞因子，对内皮系统、凝血系统及靶器官都有损伤作用。在给小鼠注射LPS和TNF-α后6小时，动物血管内皮及小肠、肺、胸腺组织的内皮细胞均发生凋亡。由TNF-α所诱导的NO、花生四烯酸代谢产物、缓激肽和组胺、氧自由基等介质的大量释放，是引起内皮细胞凋亡的重要机制。给予脓毒症大鼠重组人可溶性TNF受体1（rsTNFR1）中和其作用后，可以发现血管内皮细胞损伤明显减轻。TNF-α还能通过激活蛋白酶活化受体途径促进内皮细胞和单核细胞表面的组织因子表达上调，并促进组织因子（tissue factor, TF）-Ⅶa复合物形成，与此同时，内皮细胞的MHC-Ⅱ类分子和黏附分子也高表达，活性蛋白C系统的抗凝活性被抑制，这些因素使机体凝血功能发生障碍，诱发DIC，加重休克。此外，由TNF-α诱生的氧自由基等活性物质可以直接攻击靶器官细胞膜和线粒体，使细胞发生代谢异常，甚至凋亡。TNF-α本身对中性粒细胞具有明显的趋化作用，引起炎性浸润，造成心、肝、肺等重要靶器官损伤。

IL-1由单核/巨噬细胞合成分泌，在机体的炎症反应中起重要作用，它具有促进骨髓释放中性粒细胞，诱导单核/多形核粒细胞向炎症局部趋化浸润，释放溶酶体介导局部炎症反应的作用。IL-1同样可以诱导NO等小分子物质产生，这些物质抑制血管收缩、促进血管内凝血、促进中性粒细胞进一步释放炎症介质，造成炎症反应进一步恶化，加重休克。

血浆IL-6水平常用作细胞因子级联反应激活的一个标志，反映机体炎症反应与疾病严重程度的相关性，有学者提出，IL-6可以作为反映SIRS和脓毒症预后的指标。IL-8主要由单核/巨噬细胞、血管内皮细胞等受到LPS或TNF-α、IL-1等刺激后产生，对中性粒细胞具有趋化作用，诱导细胞颗粒和溶酶体释放，介导其活化，进一步发挥促炎作用，促进其与血管内皮细胞及其他细胞间的作用，在中性粒细胞胞外诱捕网（NET）的形成中也起调节作用，进一步影响局部的炎症反应。

2. 抗炎因子

抗炎因子参与机体的自身防御，促进炎症消散和组织修复，主要有TGF-β、IL-4、IL-10等。血清中的抗炎因子TGF-β在创伤失血早期持续处于极低水平，直到伤后24小时才逐渐升高，并持续至 72 小时。

在生理状态下，TGF-β 与创伤愈合及瘢痕形成有关，严重烧伤、创伤后 T 细胞和巨噬细胞大量合成、释放 TGF-β，不仅影响单核/巨噬细胞的吞噬功能和抗原提呈能力，还能够抑制 T 细胞增殖和分化，并诱导脾淋巴细胞凋亡，利用 TGF-β 中和抗体可以有效保护巨噬细胞等的抗原提呈能力。

IL-4 是由 Th2 细胞分泌的细胞因子，通过活化 STAT6 信号通路调节 Th1 和 Th2 细胞反应性。动物实验发现，出血性休克或脓毒症发生后，小鼠脾脏细胞内表达 IL-4 的水平明显升高。Song 等在 CLP 后给小鼠注射了 IL-4 的单克隆抗体，结果发现小鼠脾脏淋巴细胞 Th1 型功能保持正常，有效抑制 Th2 型细胞因子的释放和 STAT6 信号通路的活化，并且中和 IL-4 的作用可以有效降低脓毒症动物的死亡率。

休克或脓毒症发生后，血浆中 IL-10 的水平也明显升高。Minter 等将人 *IL-10* 基因通过腺病毒转染小鼠，可明显抑制 CLP 引起的炎症反应。Ayala 等利用抗 IL-10 抗体或基因敲除研究发现，脓毒症时 Th1 型细胞因子分泌受到抑制，*IL-10* 基因缺陷小鼠在 CLP 后 Th1 细胞的抑制减弱。在体外实验中同样证实，注射 IL-10 抗体有助于维持 Th1 细胞分泌细胞因子的正常功能。

3. 其他调节因子

除了促炎因子和抗炎因子，创伤失血时血清中许多其他调节因子也可以作用于免疫细胞，导致免疫功能障碍，如花生四烯酸类物质，尤其是前列腺素 PGE_2。创伤后 2 小时，血清中由巨噬细胞分泌的前列腺素和白细胞三烯增多。如前所述，PGE_2 具有抑制细胞免疫功能的作用。Alaya 等在小鼠失血性休克模型中证实，血清 PGE_2 增多，提前给小鼠喂食富含 ω-3 的鱼油（通过抑制花生四烯酸代谢阻断 PGE_2 的合成）可有效保护巨噬细胞的功能。在休克发生后，应用环氧合酶（COX）-2 抑制剂进行干预，能显著减少 PGE_2 的生成，从而有助于恢复免疫功能，提高动物生存率。

以上众多细胞因子和介质在烧伤、创伤、大手术后分泌增加，其升高水平和疾病的严重程度也呈现相关性。在创伤合并大出血及出血性休克的患者体内，促炎因子的水平明显高于单纯性创伤的患者。创伤程度越重，合并有出血时，促炎因子水平分泌越高，持续时间更长，并且易出现感染并发症，是休克后并发脓毒症的危险因素，和死亡率也密切相关。

（四）抑制性细胞的作用

研究证实，严重创伤患者血液循环中 Treg——$CD4^+CD25^+$ T 细胞数量显著增加，其中死亡组患者 $CD4^+CD25^+$ T 细胞升高更明显。据报道，$CD4^+CD25^+$ T 细胞主要通过分泌 IL-10、PGE_2 等抑制性介质对细胞免疫功能起到抑制作用，且严重创伤所致免疫功能障碍与患者预后不良明显相关。在感染情况下，体内 PGE_2 水平明显升高，通过抑制 p59fyn 激酶活性进而下调活化 T 细胞核因子（NFAT）和激活蛋白 1（AP-1）的活化，使得 T 细胞的增殖受抑、IL-2 产生明显减少。有资料显示，严重烧伤后 4~9 天 $CD8^+CD11b^+\gamma\delta T$ 细胞（BA2T 细胞）在脾组织中明显增多，并抑制脾淋巴细胞的增殖反应。BA2T 细胞和大多数 γδT 细胞性质截然不同，主要分泌 Th2 型细胞因子（IL-4 和 IL-10），BA2T 细胞回输至正常小鼠体内可明显增加小鼠对脓毒症的易感性。这些结果表明，严重烧伤、创伤后免疫抑制细胞对机体的免疫功能起到负向调控作用。

除了抑制性细胞,抑制性细胞因子,如程序性死亡蛋白 1(PD-1)与其配体 PD-L1 广泛表达于免疫细胞表面,其中 PD-1 主要表达于淋巴细胞,PD-L1 主要表达于单核/巨噬细胞及树突状细胞等具有抗原提呈功能的细胞表面,两者结合后通过阻断 T 细胞中 ERK 或 AKT 信号通路,抑制 T 细胞的增殖活化和功能,导致 T 细胞克隆无反应性,是发生二次院内感染的主要原因。此外,研究发现 Treg 的增殖和成熟与 PD-L1 的表达也有密切关系。创伤失血后和脓毒症时 PD-1、PD-L1 表达均增多,其中单核细胞表达 PD-L1 的水平和病死率密切相关。在脓毒症动物实验中,利用抗体阻断 PD-1/PD-L1 信号可以明显降低死亡率。体外研究报道,脓毒症患者的淋巴细胞经过 PD-1 和 PD-L1 单克隆抗体刺激后,细胞凋亡明显减少,分泌 IL-2 和 IFN-γ 增加。说明 PD-1/PD-L1 是 T 细胞反应性低下的又一因素。目前,PD-1 和 PD-L1 单克隆抗体已经在非小细胞肺癌、肾细胞癌等癌症治疗中取得了较好的临床效果。近期,国内首个 PD-1 抑制剂已获批上市,但目前只批准用于治疗某些类型的非小细胞肺癌(图 17-3)。

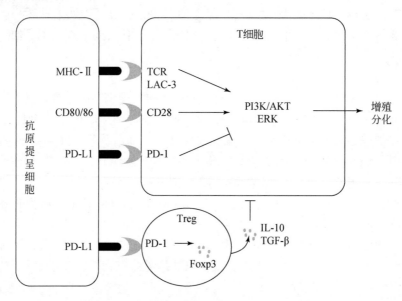

图 17-3　抑制性细胞因子 PD-L1/PD-1 的作用

淋巴细胞表面表达的抑制性细胞因子还有 B/T 淋巴细胞衰减因子(B and T-lymphocyte attenuator,BTLA)和细胞毒性 T 细胞相关抗原 4(CTLA-4)。有研究报道,脓毒症患者的 CD4$^+$ T 细胞表达 BTLA 增多。动物实验中,*BTLA* 基因敲除小鼠在 CLP 术后器官损伤程度较轻,死亡率也低于野生型小鼠。与之类似,脓毒症小鼠 CD4$^+$ 和 CD8$^+$ T 细胞表达 CTLA-4 增加,给小鼠注射 CTLA-4 抗体可以明显减少 T 细胞凋亡。PD-1、BTLA 及 CTLA-4 同属于抑制性细胞因子。

(五)应激激素

应激是机体损伤后最本质也是最基础的反应,神经内分泌系统的变化共同参与调节免疫系统反应。从细胞生物学基础看,免疫细胞表面具有多种内分泌激素和神经肽类受体,如β-内啡肽、脑啡肽、P 物质、糖皮质激素(GC)等,免疫细胞本身还可合成和分泌一些神经内分泌激素，如促肾上腺皮质激素（ACTH）前体分子前阿黑皮素、生长激素（GH）及促甲状腺激素（TSH）等。此外，IL及其他淋巴因子对神经内分泌激素的合成和释放也具有调节作用，如IL-1、IL-6；同样，很多神经细胞、内分泌细胞可分泌一些免疫活性因子，如IL、免疫黏附分子等。

从经典途径看，损伤应激能通过下丘脑促肾上腺激素释放激素（corticotropin releasing hormone，CRH）-ACTH-GC系统、交感-肾上腺髓质通路及神经内啡肽的参与对机体产生影响。现已明确，CRH、ACTH及GC对巨噬细胞的吞噬、抗原提呈功能及对淋巴细胞增殖和分泌IL-2作用具有较强烈的抑制效应。此外，β-内啡肽在体内外均被证实为一种具有免疫抑制作用的物质。在小面积烧伤创面引流出的渗液中，检测到较高水平的可的松和β-内啡肽。严重创伤后血中β-内啡肽含量明显升高，可达正常5倍以上，至伤后4~5天方逐渐恢复至正常范围，而外周血淋巴细胞的增殖转化同时也出现类似的变化趋势。体外观察表明，内源性阿片肽类物质，如β-内啡肽、强啡肽等对淋巴细胞及巨噬细胞功能具有抑制作用，因而，有资料报道对创伤患者使用阿片肽拮抗剂，如纳洛酮能减缓伤员的免疫受抑状态，改善其预后。

严重烧创伤等应激条件下，机体的下丘脑-垂体-肾上腺轴（HPA）活化，肾上腺激素包括GC，可作用于多种免疫细胞，抑制促炎因子的产生如IL-1、TNF-α和IFN-γ，促进抗炎因子IL-4、IL-10和IL-13等的产生。此外，HPA轴的活化还可以促进雄烯三醇（androstenediol，AET）的分泌。但有研究报道，在动物创伤出血模型中，AET具有抑制抗炎因子IL-6、IL-10等表达，同时促进IL-2和IFN-γ的产生，保护免疫功能的作用，AET注射也有助于提高动物的死亡率。HPA轴可能通过控制不同激素的分泌对免疫系统产生双向调节作用，以维持免疫反应的稳定性。血容量不足还能直接活化肾素-血管肾张素-醛固酮系统，以促进血管收缩，维持血压。据报道，巨噬细胞表面表达有Ang II受体，体外实验证实Ang II可以抑制LPS诱导的巨噬细胞产生和分泌IL-6。创伤后应激激素的大量分泌从本质上是机体为防止更严重损害的一种保护性反应，但在另一方面应激激素对免疫功能产生的抑制作用又使机体易于并发感染和脓毒症。我们认为，神经-内分泌-免疫网络的紊乱是导致烧伤、创伤后机体免疫功能障碍的主要原因，很有必要深入进行研究。

严重创伤后合成分泌增加的PGE_2是目前研究较多的一种免疫抑制分子，它主要由巨噬细胞分泌，为花生四烯酸类代谢产物。淋巴细胞本身并不产生PGE_2，但其胞膜上PGE_2受体与PGE_2结合，使淋巴细胞功能发生抑制。在生理浓度下，PGE_2即可使B细胞产生抗体水平下降，并抑制对T细胞转化和克隆增殖反应，抑制E玫瑰花环的形成和淋巴因子的产生，且对杀伤细胞活化存在抑制效应。此外，PGE_2还能刺激$CD8^+$ T细胞增殖，降低IL-2的合成。机体遭受严重应激打击后，无论血中或是创面局部组织均检测到高水平PGE_2，并伴随明显的免疫抑制状态。高水平的PGE_2不仅可以影响免疫细胞功能，还可以破坏肠黏膜屏障，导致病原菌经肠道移位入血，这也是创伤休克后患者易发生感染的重要原因之一。Alaya等在小鼠失血性休克模型中观察到，血清PGE_2明显升高，提前给小鼠喂食富含ω-3的鱼油，可以通过抑制花生四烯酸的代谢，阻断PGE_2合成，巨噬细胞的功能也有所改善。在休克发生后，用环氧化酶抑制剂——吲哚美辛处理后，受抑的免疫功能可得到一定程度的缓解，但仍显著低于正常水平。由此提示关于血清免疫抑制因子的作用机制及来源仍需进一步研究。

（六）性激素

除应激激素外，性激素也是影响免疫功能状态的重要因素，有资料表明，雄性动物往往在严重创伤性休克后，巨噬细胞分泌细胞因子的功能发生变化，同时T细胞增殖能力下降，并有向免疫抑制性Th2型T细胞漂移的趋势，更易于出现免疫抑制，并发感染和脓毒症。而处于发情前期的雌性动物，由于体内雌激素水平较高，能保持相对稳定的免疫功能。创伤失血前，雄激素去势可减缓雄性动物的免疫功能受抑，如在伤后给予雄激素受体阻断剂氟他胺也可恢复受抑的免疫功能。同理，创伤失血前对雌性动物进行卵巢切除术，则雌性动物也会表现出明显的免疫抑制。如果再外源性补充雌激素治疗，可有效改善免疫抑制情况。对于严重创伤和休克患者，尽管在细胞因子的合成和释放方面，两性间未见明显差异，但并发脓毒症的患者，男性多于女性，绝经后的女性伤员，其表现也与绝经前伤员有较大差异。新近资料提示，性激素尤其是雌激素具有重要免疫调节效应，脾T细胞广泛表达雌激素受体，并具有与雌激素代谢相关的酶类，且雌激素受体基因敲除小鼠的胸腺发育不良。17β-雌二醇可保护创伤失血小鼠的免疫系统，减少免疫抑制的发生。雌激素还能抑制TNF-α生成，改善类风湿关节炎症状。对老年男性应用睾丸素能提高应激时循环中单核细胞数量及雌二醇水平，睾丸素还可通过增强糖皮质激素的敏感性间接参与调控炎症反应。脱氢表雄酮是睾酮及雌激素合成前体，为血液循环中分布最丰富的类固醇激素之一，它可有效恢复严重感染大鼠T细胞免疫功能，并抑制循环中TNF-α水平。有资料证实，脱氢表雄酮及其硫酸盐水平严重下降可能提示机体的肾上腺功能趋于衰竭，导致死亡率上升。脓毒性休克的死亡组患者脱氢表雄酮及其硫酸盐水平显著低于生存组，且与年龄、IL-6水平无明显相关性。

（七）医源性因素

在严重烧伤、创伤引起低血容量性休克后，首要的治疗手段即补液复苏。早年学者们就发现，休克后快速的液体复苏对机体免疫反应具有长期的抑制作用。研究发现大鼠休克复苏后，外周血单核淋巴细胞功能受到抑制。在休克复苏患者血清中的E-选择素等黏附因子水平升高，选择素具有促进单核/巨噬细胞迁移、浸润，淋巴细胞活化，以及血小板凝集等作用，是休克后免疫功能受抑，继发脓毒症，引起多器官功能障碍的危险因子之一。研究表明，控制补液速度，复苏后的免疫抑制现象可以在后期恢复，而且病死率要低于快速补液的休克患者。失血较多或休克难以纠正时，反复多次输入库存血也可以造成机体免疫防御功能下降。临床治疗中也会利用高渗盐水控制脑水肿或肺水肿，但高渗性盐水对血管内皮细胞、中性粒细胞、巨噬细胞和淋巴细胞等的功能均有影响。有多项动物实验和小型临床RCT研究证实，失血性休克在高渗盐水复苏后，中性粒细胞表面CD11b表达减少，其迁移和黏附活性受到抑制。同时影响单核细胞向具有抗炎活性的$CD4^+CD16^-$型分化，因此血清中TNF-α产生减少，而抗炎因子IL-1Ra和IL-10产生增加。这虽然在早期可以减轻靶器官炎症细胞浸润和损伤，但可能在疾病后期影响机体免疫功能。在以上临床研究中，利用高渗盐水复苏并未能显著改善患者的预后。此外，在严重创伤治疗中往往使用激素以减轻创伤后应激反应，但随之而来的是对免疫功能的显著抑制。由此可见，诱发免疫抑制的医源性因素较多。虽然烧创伤、低血容量休克后的首要治疗目的是扩充血容量以纠正休克，但是为了长远的预后，液体复苏的速度和药物选择等因素需要更加慎重的考量。如何在考虑治疗方案的同时兼顾维持机体免疫系统功能的稳定性应为今后研究的重要课题之一。

第五节　休克后的监测指标

休克的基础监测包括基本生命体征、血流动力学、组织灌流和氧合、实验室指标监测，这些监测有助于及时掌握休克进程，为制定或修正诊疗方案提供可靠的信息依据。但是长期以来人们忽视了对休克重症患者的免疫状态监测。

正常情况下，免疫系统保持着高效和平衡，但是在严重创伤、大手术、失血性休克后，可出现免疫功能紊乱，使机体易于遭受致病原侵袭，并出现不可控的炎症反应，诱发脓毒症，最终导致暂时性或不可逆性器官功能障碍。目前临床上普遍应用的监护仪器可动态监测多项重要器官的功能改变，故大部分患者经过积极的对症处理和支持治疗得以生存。在发生严重的器官功能障碍或衰竭时，有很多方案可支持、纠正或替代这些失常的功能。然而，免疫功能紊乱，这一器官功能衰竭的重要诱因，在休克的病理生理进程中的作用亦不容忽视。临床上对免疫功能的监测和评价仍有待探索，以此为基础的免疫调理治疗和预后评估才是防止休克并发脓毒症、MODS和死亡的关键所在。

一、一般临床监测

休克是一种以组织灌注不足为特征的临床病理状态，一般的临床监测结合患者的血压、心率、尿量、神志、呼吸、四肢末梢温度等以了解组织灌注情况，评估出血量和出血速度。然而，这些指标在休克早期阶段往往难以表现出明显的变化。皮温下降、皮肤苍白、皮下静脉塌陷的严重程度取决于休克的严重程度，但是这些并不是低血容量休克的特异性表现。

血压的变化需要密切、动态监测。休克初期由于代偿性血管收缩，血压可能保持或接近正常。有研究支持对未控制出血的失血性休克维持"允许性低血压"（permissive hypotension）。然而，对于允许性低血压究竟应该维持在什么标准，由于缺乏血压水平与机体可耐受时间的关系的深入研究，至今尚没有明确的结论。目前休克血压指动脉收缩压<90mmHg（国内定为<80mmHg），脉压差<20mmHg，原有高血压患者血压下降30%以上，表明回心血量严重不足。但血压并不是判断休克的敏感指标，在心排血量大幅下降时，血压至少40分钟后才出现下降，而在心排量尚未恢复时血压却最先恢复正常。

心率和尿量的变化较血压更为敏感。心率加快通常是休克的早期诊断指标之一，但是心率不是判断失血量多少的可靠指标。例如，较年轻的患者可以很容易地通过血管收缩来代偿中等量的失血，仅表现为轻度心率增快。尿量是反映肾灌注较好的指标，可以间接反映循环状态。当尿量<0.5ml/（kg·h）时，应继续进行液体复苏。体温监测亦十分重要，一些临床研究认为低体温有害，可引起心肌功能障碍和心律失常，当中心体温<34℃时，可导致严重的凝血功能障碍。

二、有创血流动力学监测

（一）动脉血压监测

血压监测最常见的是用袖带式血压计监测外周动脉血压，由于外周血管收缩，监测结果并不准确。因此，对于严重休克和血压不稳定的患者，使用有创动脉血压（IBP）监测更有效和安全，保证连续观察血压和即时变化。此外，IBP 还可提供动脉采血通道。

（二）中心静脉压和肺动脉楔压监测

中心静脉压（CVP）指右心房和胸腔内大静脉的血压，反映右心前负荷及右心功能，同时也反映血容量、回心血量及右心室排血功能之间的动态变化，是最常用的、易于获得的监测指标，正常值为 6~12cmH$_2$O。低血压时，若 CVP＜6cmH$_2$O 提示血容量不足；若＞15cmH$_2$O 提示心功能不全、静脉血管过度收缩或肺循环阻力增加；若＞20cmH$_2$O 则提示充血性心力衰竭。

肺动脉楔压（PAWP）代表左心前负荷，反映肺循环阻力和左心室充盈压，正常值为 8~12mmHg。若＜8mmHg 提示血容量不足，准确性高于 CVP；若＞20mmHg 提示左心功能不全；若＞30mmHg 常提示发生肺水肿。

CVP 和 PAWP 监测有助于对已知或怀疑存在心功能不全的休克患者的液体治疗，防止输液过多导致的前负荷过度。但是由于 CVP 和 PAWP 都是通过以压力代表容积的方法来反映心脏的前负荷，因此受心室顺应性的影响较大。

（三）心排血量

心排血量（CO）指心脏每分钟射出血液的量，是反映心脏泵血功能的重要指标，正常值为 4~8L/mim，受回心血量、心肌收缩力、心率、心排阻力等多种因素影响。当 CO＜4L/min 时，提示存在低血容量休克。测定 CO 通常采用心阻抗血流图、多普勒和有创的肺动脉导管热稀释法。

除上述指标之外，目前的一些研究也显示，通过对失血性休克患者收缩压变化率（SPV）、每搏量变化率（SVV）、脉压变化率（PPV）、血管外肺水（EVLW）、胸腔内总血容量（ITBV）的监测进行液体管理，可能比传统方法更为可靠和有效。而对于正压通气的患者，应用 SPV、SVV 与 PPV 可能具有更好的容量状态评价作用。应该强调的是，任何一种监测方法所得到的数值意义都是相对的，因为各种血流动力学指标经常受到许多因素的影响。单一指标的数值有时并不能正确反映血流动力学状态，必须重视对血流动力学的综合评估。

三、组织灌流和氧代谢监测

休克的氧代谢障碍概念是对休克认识的重大进展，氧代谢的监测进展改变了对休克的评估方式，同时使休克的治疗由以往狭义的血流动力学指标调整转向氧代谢状态的调控。

传统临床监测和血流动力学在一定范围失血情况下，机体可以实现代偿而往往在正常值范围内，经过治疗干预后的心率、血压等临床指标的变化也可在组织灌注与氧合未改善前趋于稳定。因此，给予低血容量休克患者同时监测和评估全身组织灌注和氧代谢指标，对正确评估患者的病情和复苏效果具有重要价值。

（一）氧饱和度

氧饱和度（SO_2）是评估组织血液灌流的重要指标，包括混合静脉氧饱和度（$SmvO_2$）和中心静脉氧饱和度（$ScvO_2$）。$SmvO_2$指全身血管的混合静脉血氧饱和度平均值，此时组织中毛细血管静脉端血液氧分压与组织氧分压达到平衡，所以可以反映全身氧输送（DO_2）和氧消耗（VO_2）的平衡及组织的氧合状态。临床上通常由Swan-Ganz导管抽取肺动脉血检测$SmvO_2$，正常范围是60%～80%，若<60%提示全身组织氧供不足或氧耗增加；若<50%则提示无氧代谢和酸中毒；若<40%表示代偿已达极限；若<30%则提示濒临死亡；若>80%则是提示氧供增加或氧耗减少。通过中心静脉导管检测的$ScvO_2$和$SmvO_2$有良好的相关性，二者变化趋势基本一致，有相同的指导价值。相比之下，$ScvO_2$采用中心静脉导管，更安全、易操作。

（二）氧输送和氧消耗的监测

氧输送（DO_2）和氧消耗（VO_2）可作为评估低血容量休克早期复苏效果的良好指标，动态监测有较大意义。DO_2指心脏每分钟向外周组织输送的氧量，由血红蛋白水平、动脉血氧饱和度和心排血指数共同决定，正常值为520～570ml/（min·m^2）。VO_2指机体每分钟实际的耗氧量，和$ScvO_2$有一定的相关性，正常值为100～180ml/（min·m^2）。氧摄取率（ERO_2）指每分钟氧的利用率，更精确地反映组织从血液中摄取氧的能力，$ERO_2=VO_2/DO_2$，反映组织的内呼吸，与微循环灌注及细胞内线粒体功能相关，正常值为20%～25%。它是一个比单纯应用DO_2或VO_2更敏感的指标，可以判断预后。若$ERO_2>0.4$提示氧供不足；危重症患者若ERO_2接近0.5则提示病情危险。

（三）动脉血清乳酸盐的监测

血清乳酸盐是糖酵解产物，可以间接反映氧合状态，它在血流动力学发生改变之前即反映出组织低灌注和酸中毒，并间接提示休克的严重程度，是评价预后的一个良好指标。动脉血清乳酸盐正常值为0.1～1mmol/L，若>2mmol/L则为高乳酸血症；若>4mmol/L则为乳酸中毒。有资料显示，休克患者动脉血清乳酸盐<4mmol/L多可救治，若>4mmol/L则仅有11%生存，若>8mmol/L则生存率极低。如果可以在12～24小时内得以纠正，恢复到正常水平则提示休克复苏效果理想，组织灌流的氧合得到改善。但是，血乳酸浓度在一些特别情况下如合并肝功能不全，则难以充分反映组织的氧合状态。

（四）胃黏膜内pH、胃肠组织PO_2和PCO_2的监测

休克时胃肠道缺氧发生较早且程度较重，其血运可以敏感地反映休克时循环变化，并且和局部血液灌流、氧消耗存在相同的变化趋势。因此，胃黏膜内pH（pHi）、胃肠组织PO_2和PCO_2可以作为反映内脏器官灌注和氧代谢的重要指标。pHi在临床上常用，正常值

为 7.32～7.44，若 pHi＜7.32 提示胃黏膜有酸血症，内脏血流灌注不足；若维持 pHi 在 7.35 以上可提高生存率。胃肠组织 PCO_2 和动脉血 PCO_2 的差值是反映胃肠黏膜氧代谢的指标。但是由于其监测可实施性较差，在临床休克复苏初期进行的可能性较小。

四、实验室指标监测

（一）血常规监测

动态观察红细胞计数、血红蛋白（Hb）及血细胞比容（HCT）的数值变化，可了解血液有无浓缩或稀释，对低血容量休克的诊断和判断是否存在继续失血有参考价值。有研究表明，HCT 在 4 小时内下降 10% 提示有活动性出血。

（二）电解质监测与肾功能监测

肾脏是对缺血最为敏感的器官之一，在血容量不足时，肾脏对 Na^+、K^+ 的代谢发生紊乱。严重时出现肾衰竭，肌酐、尿素氮升高。以上指标对了解病情变化和指导治疗十分重要。

（三）凝血功能监测

在休克早期即进行凝血功能监测，对选择适当的容量复苏方案及液体种类有重要的临床意义。常规凝血功能监测包括血小板计数、凝血酶原时间（PT）、活化部分凝血活酶时间（APTT）、国际标准化比值（INR）和 D-二聚体。此外，还包括血栓弹力描记图（TEG）等。凝血功能的监测对防治 DIC 具有重要意义。

五、休克后炎症反应程度评价

创伤、大手术等造成的失血性休克，在监测以上血流动力学指标以外，由于存在外伤创口，感染和炎症反应不可避免，同时炎症反应也是影响休克治疗和预后的重要因素之一，因此炎症反应的监测和评价也是临床上需要关注的问题。

目前临床上沿用几十年的炎症急性阶段的生化标志物是 C 反应蛋白（CRP）。但是大量研究提示，感染后 CRP 可以在 6 小时内迅速升高近千倍，达到峰值。但是由于其半衰期长达 19 小时，因此降低较慢，炎症反应消失后数天才能恢复至正常范围，故在 ICU 中的诊断价值并不确切。目前几项研究已经证实，检测细胞因子比 CRP 具有优势。因为细胞因子产生早于 CRP，如 IL-6、IL-8、TNF-α、TGF-β 等都可以引起 CRP 升高，故可以在炎症早期检测到。

现在的分析技术可以检测急性期的细胞因子，特别是 IL-6、TNF-α 常用来评价全身性炎症反应。以前采用的生物学方法检测的主要是细胞因子的生物活性，而免疫学方法是检测其非活性形式、蛋白水解酶降解的产物或是细胞因子复合物或载体蛋白（溶解性受体）等，目前很多免疫学方法灵敏度可达 2pg/ml 或更低。但是同一方法也可能由于所用抗体不同，检测目标物存在差异。例如，有些 TNF-α 检测方法检测其三聚体的生物活性，而有些只检测其降解产物的生物活性。TNF-α 在机体受到刺激后 4 小时内开始产生，其三聚体半衰期为几分钟，因此具有生物活性的 TNF-α 三聚体在体内很难被检测到，而在受到刺激后 12～24 小时 TNF-α 的降解产物（总 TNF-α）检测则较容易，因此同一时间前者在血浆样本中只检测到相对低的 TNF-α 浓度。检测总 TNF-α 对回顾 TNF-α 释放过程，从而监测全身性炎症更具有意义，可以反映炎症过程中单核/巨噬细胞的活化程度。

由于 TNF-α 的释放过程及半衰期短暂，因此很多研究通过检测 TNF-α 下游的细胞因子 IL-6 来衡量全身性炎症反应，预测脓毒症的发生及创伤感染者的预后。IL-6 主要由单核/巨噬细胞产生，同样由 TNF-α 诱生。由此可见，血清 IL-6 并不能特异性反映创伤感染的病理过程，而受到其他因素如组织损伤所引起的 TNF-α 升高的干扰。为了明确单核/巨噬细胞在炎症中的作用程度，可以联合检测 TNF-α 与 IL-6。如果 TNF-α 与 IL-6 升高一致，则认为单核细胞是 IL-6 的来源；相反，如果只有 IL-6 升高则更具有诊断价值。

另一个具有潜在诊断意义的细胞因子为 IL-8，它具有明显的趋化中性粒细胞及某些 T 细胞亚群的特性。它可由静止或浸润的淋巴细胞产生，趋化中性粒细胞向炎症区移动。IL-8 的趋化特性依赖于浓度梯度，表现为即使在局部炎症十分严重的情况下，IL-8 也只在炎症局部升高，血液循环中 IL-8 水平很难检测到。同时游离形式的 IL-8 被红细胞吸附也增加了检测其循环中浓度的难度。故在检测血浆中 IL-8 水平时，应防止红细胞溶血；而在检测全血 IL-8 水平时，红细胞则应完全溶血。最近研究表明，脓毒症状态下全血及血浆 IL-8 水平均升高，说明其趋化作用的浓度梯度已经发生了破坏，最终导致活化的中性粒细胞不能趋化到炎症区域而是滞留在靶器官，尤其是肺内浸润，可以诱发急性呼吸窘迫综合征（acute respiratory distress syndrome，ARDS）。因此，检测全血中 IL-8 较血浆中 IL-8 更具诊断价值。全血 IL-8 的升高被认为是发生脓毒症的先兆。

新近研究表明，TNF-α 能够诱导巨噬细胞核蛋白成分 HMGB1 的释放。作为晚期炎症介质，血浆中 HMGB1 升高与创伤休克后，并发脓毒症的不良预后有关。HMGB1 被认为是 TNF-α 诱导组织损伤的标志物之一。研究发现，HMGB1 自身作为炎症介质能够进一步促进脓毒症恶化和多器官功能障碍的发生。HMGB1 作用于巨噬细胞、树突状细胞和 T 细胞等多种免疫细胞，影响细胞因子分泌，进而参与调控损伤免疫反应。升高的 HMGB1 可能通过结合 TLR4 受体，激活相关信号通路，改变细胞因子表达和免疫细胞功能，介导免疫反应失调及靶器官功能障碍的发生。因此，目前 HMGB1 被认为是作为诊断及治疗十分有前途的临床指标之一。有文献报道，在创伤失血后 4 小时，肺脏中的 HMGB1 即升高，而应用 HMGB1 中和抗体可以防止创伤出血后急性肺损伤的发生，同时保护胃肠道功能，防止肠道菌群移位引起的感染，可以有效提高动物的生存率。临床研究发现，创伤性休克患者血清中的 HMGB1 明显高于健康人。笔者所在中心的临床资料证实，严重烧伤患者伤后第 1 天血浆中 HMGB1 含量即明显升高，其中伤后 7、21、28 天脓毒症组 HMGB1 含量显著高于非脓毒症组。进一步分析发现，脓毒症组存活患者血浆 HMGB1 在伤后 3、21 天显著低于死亡组。由此可见，血浆中 HMGB1 含量与是否并发脓毒症有关。同时，伤后 3、5、7、21 天血浆 HMGB1 与内毒素含量呈显著正相关。在烧创伤、低血容量休克经过补液复苏治疗后，往往出现靶器官的缺血-再灌注损伤，如肾、肝、肠、心肌等。由于大量的细胞凋亡坏死，释放入血的 HMGB1 激增。在小鼠休克模型中观察到，缺血-再灌注后 1 小时，HMGB1 即可升高数倍并持续 24 小时。在休克复苏治疗中，HMGB1 也可以作为观察器官再灌注损伤的重要标志之一。HMGB1 作为重要的晚期炎症介质参与了严重烧创伤、失血性休克后脓毒症及组织损害的病理生理过程,其诱生与内毒素刺激密切相关,动态观察其水平有助于病程监测及患者预后判断。

除以上炎症因子的检测外,近年来的研究发现,降钙素原(procalcitonin,PCT)在细菌感染合并严重全身性炎症反应或者休克造成器官低灌注时显著升高,而在病毒或局灶感染时水平正常或仅轻度升高。因此,在创伤、休克、感染时,PCT 可以作为一个新的观察指标。甲状腺滤泡旁细胞合成的 PCT 是无激素活性的前肽物质,可以被蛋白酶分解形成降钙素(calcitonin,CT)。炎症条件下,PCT 和 CT 的产生成为两个相对独立的过程,研究发现,在甲状腺切除和脓毒症患者血清中 PCT 显著升高而 PT 无明显变化。之后发现在炎症反应过程中,外周血单个核细胞在 LPS 等刺激下也可以应激性分泌 PCT,由于缺乏必需水解酶不能转化成 PT,因此形成 PCT 增高而 PT 基本不变的特殊现象。血清 PCT 相对稳定,不易被降解,目前最常用和快捷的方法是利用全自动快速定量法进行检测,灵敏度高,变异系数小,测试仅需要 20 分钟,检测范围 0.06～50μg/L。有研究发现,当 PCT≥0.5μg/L 时发生脓毒症的可能性大。Waker 等报道 PCT 以 1.1μg/L 为诊断最佳临界值。目前仍需大量的临床研究以完善其临床应用性。

六、休克危重症患者免疫状态的监测

机体抵御感染的免疫系统由复杂的固有及适应性免疫系统组成,如果休克后免疫系统出现功能紊乱,在病原菌侵袭后则易于并发严重感染和脓毒症,进一步加重休克,导致病情恶化和多器官功能障碍。

(一)单核/巨噬细胞功能监测

在病原菌感染后,首先固有免疫系统中的中性粒细胞、单核/巨噬细胞等起着防御作用。单核细胞通过识别病原菌后,一方面成熟活化发挥其吞噬作用,另一方面细胞表面开始表达 HLA-DR、CD80/86 及分泌早期炎症细胞因子等,发挥其抗原提呈功能。随后,激活适应性免疫系统的 T 细胞分泌细胞因子,如 IFN-γ 等继续放大固有免疫反应,同时也可趋化活化中性粒细胞,向炎症局部聚集,形成 NET,共同参与感染早期的机体防御反应过程。研究表明,机体感染后单核细胞或粒细胞离开骨髓时,即启动凋亡程序,其半衰期约 24 小时。单核细胞在迁移向不同组织后分化成不同类型的巨噬细胞;粒细胞发生炎症后也向炎症区域聚集。以上特性使我们可以把单核细胞或粒细胞的功能分析作为常用的检测指标。

在严重创伤、失血性休克后,常出现免疫功能失常,体内大部分细胞因子的分泌均减少,表现为单核细胞分泌 TNF-α 的能力下降,HLA-DR 及 CD80/86 表达降低,由此造成抗原提呈能力下降。简而言之,TNF-α 分泌和能力的检测是利用半自动系统分析全血在低浓度 LPS 刺激后,产生 TNF-α 的浓度。半自动系统的标准化程序及试剂可以良好控制误差率,以 500pg/ml 的 LPS 刺激后,TNF-α 正常范围为 500～2500pg/ml。HLA-DR 的表达水平需要在标记 $CD14^+$ 单核细胞的基础上进行标准化分析,以往以 $CD14^+$ 单核细胞中表达 HLA-DR 的百分比进行定性分析,正常值应>85%。目前全新的流式细胞分析技术可以更精确地进行定量分析,用每个 $CD14^+$ 单核细胞上表达 HLA-DR 的分子数来表示,正常值为

>2000 分子/细胞（表 17-3）。在 Volk 等监测的 1000 多例重症患者中，如果单核细胞产生 TNF-α 的功能及 HLA-DR 表达水平不能恢复，则无一存活。他们最初在器官移植受者中观察到这一现象，称之为免疫麻痹。一般来说，免疫麻痹可定义为：①HLA-DR 表达明显减少（<30%或<5000 分子/单核细胞）；②抗原提呈能力下降；③产生促炎细胞因子的能力明显下降（全血受 LPS 500pg/ml 刺激后 TNF-α 产生<300pg/ml）。

表 17-3 HLA-DR 的表达与细胞免疫功能的关系

免疫抑制	$CD14^+$HLA-DR 表达率（%）	$CD14^+$ 细胞 HLA-DR 分子（分子/细胞）
无	>85	>20 000
中度	45~86	10 000~20 000
严重	30~45	5 000~10 000
免疫麻痹	<30	<5 000

（二）T 细胞功能监测

T 细胞是细胞免疫反应的主角，因此是评估机体免疫状态最有效的指标之一。在实验室研究中多通过非特异性刺激物进行体外细胞激活，然后再进行增殖率的测定，其效果明显，但是从细胞提取分离到培养刺激、细胞增殖测定，时间长达 3~5 天，临床适用性差。随着分子生物学的发展，T 细胞功能监测的手段不断更新，效果确切，操作简单。研究发现，针对 T 细胞各种亚型比例及 T 细胞表面分子水平进行测定，在 T 细胞功能评估中具有重要作用，其表达水平可有效反映 T 细胞的增殖能力和患者的免疫状态。

目前临床常用的流式细胞分析技术测定 T 细胞亚群，可以在一定程度上反映患者的免疫状态。$CD4^+$T 细胞的绝对计数通常会随生理情况的不同而有较大的波动，而 $CD4^+$T 和 $CD8^+$T 的比值则相对比较稳定。干细胞移植后患者机会性感染发生率与 $CD4^+$T 细胞计数及 CD4/CD8 比值有着非常密切的关系，$CD4^+$T 细胞计数小于 200、CD4/CD8 比值小于 0.20 时，机会性感染明显增加，且随着病情进展同时发生多种机会性感染的概率也明显增加。

T 细胞的功能抑制也与危重症患者的不良预后相关。存在免疫麻痹的脓毒症患者体内 T 细胞常出现 Th1/Th2 的极性分化，具有向 Th2 型分化的趋势。目前常通过检测血清中 Th1 型细胞因子 IFN-γ 和 Th2 型细胞因子 IL-4 来反映 T 细胞的极化。T 细胞的免疫障碍表现为 IFN-γ 与 IL-4 的比例失调。但目前并不清楚 T 细胞功能失常是创伤、应激或脓毒症的结果，还是不充分的抗原提呈所致，可能与二者均有关。研究发现，T 细胞功能抑制还和免疫细胞表达共抑制因子有关。在严重烧创伤、失血性休克和脓毒症患者体内发现 PD-1、BTLA 和 CTLA-4 的表达水平升高，并且和 T 细胞功能直接相关。通过流式细胞术检测 T 细胞表面表达共抑制因子，也是反映 T 细胞功能的良好指标。

ImmuKnow 是一种新型免疫细胞功能检测方法，该方法采用了细胞激活、细胞选择及代谢标志物——ATP 量化等技术来检测 $CD4^+$T 细胞的免疫反应能力，而用量化的方法测定患者的免疫功能。ImmuKnow 于 2002 年 4 月 2 日获得美国 FDA 批准应用于临床，其优点是 24 小时可做出诊断，其特异性、准确性和重复性均很稳定，能快速准确地体现患者的整体免疫功能状态。它使得临床医师可以对患者使用个体化的免疫抑制治疗方法。但是目前此技术仅用于器官移植术患者免疫状态的监测，其在休克及脓毒症患者的具体应用价值有待观察验证。

综上所述，休克的治疗应以一般情况和血流动力学监测为基础，积极进行复苏治疗。同时，在治疗过程中应密切监测患者免疫功能，这些指标和脓毒症免疫功能的监测指标基本一致，单一的指标并不能反映患者的免疫功能，多个指标结合分析才能更准确地判断患者体内炎症反应程度，预测其并发脓毒症的可能性。在综合衡量患者免疫功能后，给予适当的干预措施，或改变原有复苏治疗方案，即有可能逆转休克预后，防止脓毒症和多器官功能衰竭的发生。

（张　卉　姚咏明　李春盛）

参 考 文 献

吴田田，姚咏明. 2017. 脓毒症免疫紊乱及其临床意义. 解放军医学杂志，42(2): 95-102

姚咏明，栾樱译. 2012. 客观评价脓毒症生物标志物的临床意义. 中国危重病急救医学，24(9): 517-519

姚咏明，张卉，李春盛. 2017. 脓毒症治疗新策略：免疫调理研究新认识. 医学与哲学(B)，38(2): 8-31, 42

姚咏明. 2013. 急危重症病理生理学. 北京：科学出版社

Angele MK, Faist E. 2002. Clinical review: immunodepression in the surgical patient and increased susceptibility to infection. Crit Care, 6(4): 298-305

Angele MK, Knöferl MW, Ayala A, et al. 2001. Testosterone and estrogen differently effect Th1 and Th2 cytokine release following trauma-hemorrhage. Cytokine, 16(1): 22-30

Angele MK, Schwacha MG, Ayala A, et al. 2000. Effect of gender and sex hormones on immune responses following shock. Shock, 14(2): 81-90

Ayala A, Lehman DL, Herdon CD, et al. 1994. Mechanism of enhanced susceptibility to sepsis following hemorrhage: interleukin(IL)-10 suppression of T-cell response is mediated by eicosanoid induced IL-4 release. Arch Surg, 129: 1172-1178

Badami CD, Livingston DH, Sifri ZC, et al. 2007. Hematopoietic progenitor cells mobilize to the site of injury after trauma and hemorrhagic shock in rats. J Trauma, 63: 596-602

Bedreag OH, Papurica M, Rogobete AF, et al. 2016. New perspectives of volemic resuscitation in polytrauma patients: a review. Burns Trauma, 4: 5

Ertel W, Morrison MH, Ayala A, et al. 1993. Modulation of macrophage membrane phospholipids by n-3 polyunsaturated fatty acids increases interleukin 1 release and prevents suppression of cellular immunity following hemorrhagic shock. Arch Surg, 128(1): 15-20

Ertel W, Singh G, Morrison MH, et al. 1993. Chemically induced hypotension increases PGE_2 release and depresses macrophage antigen presentation. Am J Physiol, 264(4 Pt 2): R655-R660

Hirsiger S, Simmen HP, Werner CM, et al. 2012. Danger signals activating the immune response after trauma. Mediators Inflamm, 2012: 315941

Hunt JP, Hunter CT, Brownstein MR, et al. 2001. Alteration in Kupffer cell function after mild hemorrhagic shock. Shock, 15(5): 403-407

Junger WG, Rhind SG, Rizoli SB, et al. 2012. Resuscitation of traumatic hemorrhagic shock patients with hypertonic saline-without dextran-inhibits neutrophil and endothelial cell activation. Shock, 38(4): 41-50

Kanczkowski W, Sue M, Zacharowski K, et al. 2015. The role of adrenal gland microenvironment in the HPA axis function and dysfunction during sepsis. Mol Cell Endocrinol, 408: 241-248

Knöferl MW, Angele MK, Diodato MD, et al. 2002. Female sex hormones regulate macrophage function after trauma-hemorrhage and prevent increased death rate from subsequent sepsis. Ann Surg, 235(1): 105-112

Knöferl MW, Diodato MD, Schwacha MG, et al. 2001. Cyclooxygenase-2-mediated regulation of Kupffer cell interleukin-6 production following trauma-hemorrhage and subsequent sepsis. Shock, 16(6): 479-483

Kumar M, Bhoi S. 2016. Impaired hematopoietic progenitor cells in trauma hemorrhagic shock. J Clin Orthop Trauma, 7(4): 282-285

Kumar M, Bhoi S. 2015. Mesenchymal stem cells: can it be used for the treatment of trauma hemorrhagic shock? Int J Stud Res, 5: 15-16

Kumar M, Rao DN, Bhoi S. 2015. Tumour necrosis factor-α and interleukin-6 suppressed hematopoietic stem cell growth in trauma hemorrhagic shock. Shock, 44(suppl 2): 20

Livingston DH, Anjaria D, Wu J, et al. 2003. Bone marrow failure following severe injury in human. Ann Surg, 238: 748-753

Lo CJ, Lo EJ. 2013. Angiotensin II inhibits interleukin-6 mRNA expression of LPS-stimulated macrophages through down-regulating calcium signaling. J Surg Res, 181(2): 287-292

Marcu AC, Kielar ND, Paccione KE, et al. 2006. Androstenetriol improves survival in a rodent model of traumatic shock. Resuscitation, 71(3): 379-386

Marcu AC, Paccione KE, Barbee RW, et al. 2007. Androstenetriol immunomodulation improves survival in a severe trauma hemorrhage shock model. J Trauma, 63(3): 662-669

Matheson PJ, Eid MA, Wilson MA, et al. 2018. Damage-associated molecular patterns in resuscitated hemorrhagic shock are mitigated by peritoneal fluid administration. Am J Physiol Lung Cell Mol Physiol, 315(3): L339-L347

Mitra S, Schiller D, Anderson C, et al. 2017. Hypertonic saline attenuates the cytokine-induced pro-inflammatory signature in primary human lung epithelia. PLoS One, 12(12): e0189536

O'Neill PJ, Ayala A, Wang P, et al. 1994. Role of Kupffer cells in interleukin-6 release following trauma-hemorrhage and resuscitation. Shock, 1(1): 43-47

Peltz ED, Moore EE, Eckels PC, et al. 2009. HMGB1 is markedly elevated within 6 hours of mechanical trauma in humans. Shock, 32(1): 17-22

Perl M, Chung CS, Swan R, et al. 2007. Role of programmed cell death in the immunopathogenesis of sepsis. Drug Discov Today Dis Mech, 4(4): 223-230

Rizoli SB, Rhind SG, Shek PN, et al. 2006. The immunomodulatory effects of hypertonic saline resuscitation in patients sustaining traumatic hemorrhagic shock: a randomized, controlled, double-blinded trial. Ann Surg, 243(1): 47-57

Robinson Y, Hostmann A, Matenov A, et al. 2006. Erythropoiesis in multiple injured patients. J Trauma, 61: 1285-1291

Tang L, Bai J, Chung CS, et al. 2015. Programmed cell death receptor ligand 1 modulates the regulatory T cells' capacity to repress shock/sepsis-induced indirect acute lung injury by recruiting phosphatase SRC homology region 2 domain-containing phosphatase 1. Shock, 43(1): 47-54

Tang L, Bai J, Chung CS, et al. 2014. Active players in resolution of shock/sepsis induced indirect lung injury: immunomodulatory effects of Tregs and PD-1. J Leukoc Biol, 96(5): 809-820

Tran A, Yates J, Lau A, et al. 2018. Permissive hypotension versus conventional resuscitation strategies in adult trauma patients with hemorrhagic shock: a systematic review and meta-analysis of randomized controlled trials. J Trauma Acute Care Surg, 84(5): 802-808

Tsung A, Hoffman RA, Izuishi K, et al. 2005. Hepatic ischemia/reperfusion injury involves functional TLR4 signaling in nonparenchymal cells. J Immunol, 175: 7661-7668

Tsung A, Sahai R, Tanaka H, et al. 2005. The nuclear factor HMGB1 mediates hepatic injury after murine liver ischemia-reperfusion. J Exp Med, 201: 1135-1143

Villarroel JP, Guan Y, Werlin E, et al. 2013. Hemorrhagic shock and resuscitation are associated with peripheral blood mononuclear cell mitochondrial dysfunction and immunosuppression. J Trauma Acute Care Surg, 75(1): 24-31

Wang F, Huang X, Chung CS, et al. 2016. Contribution of programmed cell death receptor (PD)-1 to Kupffer cell dysfunction in murine polymicrobial sepsis. Am J Physiol Gastrointest Liver Physiol, 311(2): G237-G245

Xiang M, Yuan Y, Fan L, et al. 2012. Role of macrophages in mobilization of hematopoietic progenitor cells from bone marrow after hemorrhagic shock. Shock, 37(5): 518-523

Yokoyama Y, Kitchens WC, Toth BS, et al. 2004. Role of IL-10 in regulating proinflammatory cytokine release by Kupffer cells following trauma-hemorrhage. Am J Physiol Gastrointest Liver Physiol, 286(6): G942-G946

Young JS, Heffernan DS, Chung CS, et al. 2016. Effect of PD-1: PD-L1 in invariant natural killer T-cell emigration and chemotaxis following sepsis. Shock, 45(5): 534-539

Zellweger R, Ayala A, DeMaso CM, et al. 1995. Trauma-hemorrhage causes prolonged depression in cellular immunity. Shock, 4: 149-153

Zhang Q, Dong G, Zhao X, et al. 2014. Prognostic significance of hypothalamic-pituitary-adrenal axis hormones in early sepsis: a study performed in the emergency department. Intensive Care Med, 40(10): 1499-1508

第十八章

重症中暑与炎症及免疫反应

第一节 概 述

一、流行病学

中暑是一种严重威胁生命的疾病，表现为中心体温超过40℃。重症中暑以中枢神经系统功能障碍为突出表现，以内皮细胞损伤为基础，启动全身炎症反应，进展为弥散性血管内凝血（disseminated intravascular coagulation，DIC）、横纹肌溶解等的多器官功能障碍综合征（MODS）。尽管临床上采取积极的降温治疗和实施脏器支持处理，重症中暑的病死率仍居高不下，而且随着全球变暖和热浪袭击强度与频率的增加，病死率还在继续升高，可达40%~70%。据统计，从20世纪初开始到2005年，地球表面的平均温度增加了约0.74℃；仅仅在过去的60年中，平均气温就上升0.5℃以上。美国国家海洋和大气管理局的数据显示，2014年日本、北美等多地最高气温都打破了当地的高温纪录。国内的数据显示北京、石家庄等地最高气温达到41.3℃，同样打破了当地的高温纪录。2003年欧洲热浪中52 000人因中暑死亡，其中法国在8月份的前3周内因中暑致14 800人死亡。极热期间，美国城镇地区中暑发生率为20/10万，其潜在高病死率为10%~70%，而在沙特阿拉伯半岛，致死率在50%左右。2013年，英国因热射病死亡700余人。我国尚缺乏系统的流行病学调查，据不完全统计，我国中暑病死率可能高达10%~15%，且一旦发展为重症中暑合并MODS，病死率则可高达40%以上。经过救治存活的患者中有30%以上遗留骨骼肌、神经等系统的后遗症。在我国南方地区中暑是夏季的一种常见病，在军事训练和高温作业中时有发生，可直接导致军事人员的非战斗减员或死亡。由于热浪的发生频率与强度越来越高，每年因中暑（热射病）死亡的人数明显增加。至21世纪末全球温度将升高1.4~5.8℃，批量中暑发生的潜在可能性日益增加，总体死亡率将呈升高趋势。

二、分 型

中暑是发生在高温高湿环境下的急性热致疾病，按照疾病的发展与轻重程度可以分为先兆中暑、轻症中暑和重症中暑，三者之间的关系呈渐进性，如不及时救治将危及生命。近年国内专家建议按是否合并脏器损伤分为轻症中暑（不合并脏器功能损伤）和重症中暑（合并一个以上脏器功能损伤），以利于预后评估（表18-1）。重症中暑对全身各个器官组织造成的病理生理学损害,引起相应检测指标的变化,脏器组织损害越严重,预后越差。一项调查研究发现,在传统分型的重症中暑患者中不合并重要脏器功能衰竭的患者,其最终病死率为零。而合并单个脏器功能衰竭的患者病死率为 3.6%,合并两个及以上脏器功能衰竭的患者病死率可达 35%,约为合并单一脏器功能衰竭患者死亡率的 10 倍。

表 18-1 重症中暑合并重要脏器损伤及预后

类型	例数(百分比)	死亡数(百分比)
不合并重要脏器功能衰竭	19(20.2)	0
合并单个重要脏器功能衰竭	55(58.5)	2(3.6)
合并多脏器功能衰竭	20(21.3)	7(35)

基于临床观察发现,虽经"第一关键点"(降温)处理较好但仍有部分患者病情危重,重症中暑的发生和转归与重要脏器功能损害的关系更为密切,尽管发生机制仍不清楚。重视热打击后首轮出现的重要脏器功能损害,可能是病情延续和加重的重要原因,因此预防、保护和治疗早期出现的脏器功能损害可能是改善预后、降低死亡率的"第二关键点"(图 18-1)。

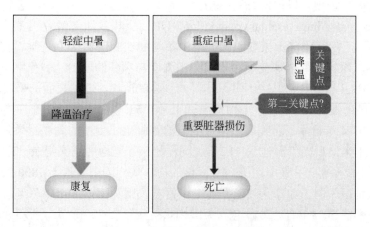

图 18-1 "第二关键点"假说

重症中暑又可分为三种类型:热痉挛、热衰竭和热射病。热射病为最严重的类型,主要表现为机体核心体温迅速升高(>40℃),伴有发热、中枢神经系统功能障碍、DIC 等多器官系统损伤的严重临床综合征。临床上根据有无劳力性因素的参与,分为经典型热射病和劳力型热射病。经典型热射病多见于幼儿、年老体弱、免疫受损或有基础疾病的人群,该类人群在热浪袭击下死亡率上升;其他一些热打击前的因素,如精神系统疾病、酗酒或药物(如利尿药、抗胆碱药),也是其易感因素。劳力型热射病多见于青壮年、夏季训练的部队官兵、运动员、户外作业的重体力劳动者等人群,于高温环境下剧烈运动时发生。运动员和士兵是代表性的两类高危人群,这类人群进行一定的热习服可以使发病率下降。热射病的发生率可能存在性别差异,根据对美国海军陆战队的研究发现,新兵中男女兵发生热相关疾病的概率基本一致,但经过增加训练强度后,男兵新发热射病的概率较女兵明显增加(11% vs. 0),推测可能是由于男性相比女性拥有更多的骨骼肌,也不排除与心理因素和激素相关,但亦有学者发现雌激素在重症中暑过程中并无保护作用,因此具体机制目前尚不明确。热射病病情凶险、发展迅速,如得不到及时救治,病死率多在50%以上,而劳力型热射病的病死率更是高达80%以上。即使存活也有约50%的患者出现神经系统后遗症。随着我国专家对热射病认识的不断加深,近年来死亡率有所改善(表18-2)。

表18-2 南部战区中暑分型及流行病学

类型	例数	住院天数	治愈数(百分比)	死亡数(百分比)
先兆中暑	1	1	1(100)	0
轻症中暑	22	5.2±4.9	22(100)	0
重症中暑				
热射病	41	23.1±17.90	37(90.24)	4(9.76)
热射病	40	15.1±13.98	38(95)	2(5)
热衰竭	13	10.7±8.83	10(76.92)	3(23)

三、重症中暑发病机制

随着人们对中暑认识的加深,其发病机制也逐渐得以明确。最早有学者提出单纯的"热打击学说",认为中暑是由热调节功能失调引起,伴随着剧烈的急性期反应和热休克蛋白(HSP)表达异常,发病机制主要是高热的细胞毒性作用,以及继发的一系列脏器损害的相互作用的结果(图18-2)。过度高热导致直接热损害使HSP72功能障碍,造成细胞骨架蛋白变性、去折叠,进而导致细胞死亡,继发全身各脏器功能衰竭。

但"热打击"学说仅仅反映了中暑的外在表现,而没有体现内在机制。近来,有学者提出了"内毒素血症模型"学说和"肠道启动"学说,认为高热是中暑的扳机点,而脓毒血症和全身炎症反应综合征(SIRS)是引起重症中暑进展的驱动力量,其中肠道是SIRS和MODS的重要根源。热应激-内毒素血症-SIRS-MODS被认为是中暑发生、发展的重要途径。该学说认为在高热应激时,核心温度升高,刺激多种反射,皮肤血管扩张、血流增加以促进散热,内脏血管收缩使得血液流向外周从而增加散热,此时肠道血流减少以保证皮肤血液供应。持续性肠道缺血可导致氧化应激,氧活性物质和氮类物质的释放可导致细胞间紧密连接破坏,肠道黏膜屏障损伤及通透性增加,使得内毒素经门静脉循环进入肝脏,由于热打击导致肝脏功能及免疫系统受损,不能及时清除过度产生的内毒素,进而导致内毒素血症,加重急性期反应。高热与内毒素血症共同作用造成机体二次打击,引发严重的全身炎症反应,最终导致患者发生多脏器功能衰竭或死亡。

目前更多的学者则认为重症中暑的病理生理改变(如低氧血症、循环衰竭、细胞代谢增加等)及伴发的多器官组织受损是热细胞毒性、全身炎症反应及凝血系统的过度活化共同作用的结果,基于血管内皮损伤所致的凝血功能紊乱和SIRS是重症中暑的关键性环节。由于血管内皮细胞在组织炎症、凝血和血流调节中常发挥着积极的主动参与作用,一方面血管内皮细胞损伤后本身成为炎症效应细胞,同时启动了组织炎症细胞黏附、浸润和组织炎症损伤；另一方面血管内皮细胞损伤启动凝血紊乱，进而有可能进展为 DIC。该学说认为热应激或运动引起核心体温升高刺激机体产生各种反射性调节反应，长时间的血流减少引起氧化/氮化应激和肠黏膜屏障缺血，导致肠道紧密连接破坏，通透性增加，使来源于胃肠道菌群的内毒素移位，当内毒素过量入门静脉后，内毒素渗漏到全身循环中。与此同时高热还可直接造成肝脏库普弗细胞、血管内皮细胞损伤，固有免疫和适应性免疫系统激活，释放肿瘤坏死因子（TNF）-α、白细胞介素（IL）、干扰素（IFN）等细胞因子和其他免疫分子，同时引起横纹肌溶解致炎性物质释放，这些细胞因子与内毒素共同作用，爆发"细胞因子/炎症介质风暴"，启动凝血/纤溶途径，引起血管内皮屏障破坏，通透性增加，凝血功能障碍，甚至 DIC。国内专家认为凝血功能障碍及 DIC 是劳力性热射病的特征性改变，后期感染及免疫功能低下则是机体代偿性抗炎症反应综合征（CARS）增强所致，若不能及时有效治疗，全身炎症反应、凝血途径和免疫相互作用将导致机体发生多器官系统衰竭和死亡。

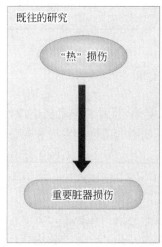
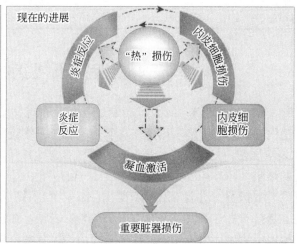

图 18-2　中暑发病机制进展示意

新近研究发现肠系膜淋巴激活亦可诱导重症中暑患者血管内皮损伤，肠系膜淋巴液在重症应激的早期，即具有快速转运肠道各种炎症介质与细胞毒性物质的作用，并提出肠源性毒性物质可通过肠系膜淋巴途径直接诱导全身炎症反应并引起内脏器官损害。有学者提出相对于肠-门静脉途径，肠系膜淋巴通路可能作为肠源性毒血症更为理想的途径，并提出"肠系膜淋巴途径"假说：肠道是 SIRS 和 MODS 的重要根源，在机体遭受重症应激时，肠道首先表现激发炎症介质和细胞因子的级联反应，包括肠道和肠道相关淋巴组织产生细胞因子、炎症介质和其他毒性物质，在肠黏膜屏障的损伤和肠通透性增加的病理改变状态下，肠道毒性产物可能并非主要通过传统概念上的门静脉系统，而是通过肠系膜淋巴途径进入胸导管并迅速波及全身，此时所引起的 SIRS 和 MODS 可能在门静脉或体循环中没有细菌或毒素移位的情况下产生。重症中暑肠道高热应激性损伤形成的大量毒性产物可能经"肠-淋巴途径"入血启动 SIRS 和凝血紊乱过程，进而导致 MODS，而在这些病理生理过程中，肠系膜淋巴诱导血管内皮细胞损伤可能发挥关键作用（图 18-3）。

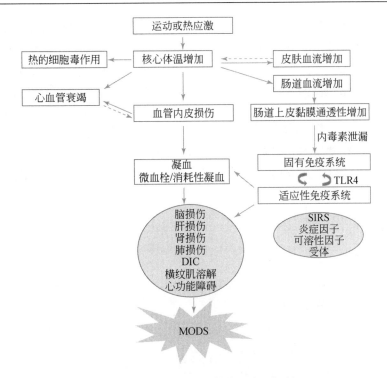

图 18-3　中暑 MODS 的病理生理机制

第二节　全身炎症反应在重症中暑中的作用

越来越多的研究资料表明重症中暑的生理/病理生理全身炎症反应、免疫功能障碍在其发生发展中起了重要作用。早期学者将热射病定义为"是过高热的一种形式，是一种炎症反应导致以脑功能障碍为主的与多器官功能障碍综合征密切相关的临床综合征"。随着研究的进一步深入，提出了对中暑的新概念：重症中暑是缘于热的细胞毒性、凝血和全身炎症反应间复杂的相互作用，进而导致 MODS 的过程。高热是中暑患者的特征性表现之一，由于机体体温调节障碍，产热与散热失衡引起体内大量热蓄积，其核心体温可在短时间内急剧升高，通常＞40℃，热应激导致机体内皮细胞受损释放大量促炎/抗炎细胞因子（TNF-α、IL-6、IL-2 等），并激活体液/细胞免疫，诱发全身炎症反应，形成炎症瀑布。炎症启动凝血功能紊乱是中暑的突出特点，也是导致患者发展成 MODS，甚至死亡的主要原因之一。全身炎症反应是热射病发生、发展及恶化的关键环节，而炎症因子是促发、增强和放大炎症反应的中心环节（图 18-4）。

细胞因子是重要的调节介质，具有促炎、抗炎、促进生长的重要作用，通常被分为促炎因子和抗炎因子。促炎因子包括 IL-1α、IL-1β、IL-2、TNF-α、IL-6 等。抗炎因子主要包括 IL-10、IL-1 受体拮抗剂（IL-Ra）、可溶性 TNF 受体（sTNFR）1 和 2、IL-12p40 等。抗炎因子与促炎因子相互作用维持细胞因子环境稳态，其在应激、感染及炎症反应的急性期反应中起重要调节作用。临床及实验室研究均显示热射病患者及动物模型中细胞因子水平均升高，全身炎症反应程度与其严重性及预后直接相关。高热相继激活一系列炎症细胞，并释放大量炎症因子,如 IL-1、IL-2、IL-6、IL-8、IL-10、IL-12、TNF-α 和 IFN,并呈"瀑布效应"。通过降温使体温恢复至正常范围后可减轻但并不能阻止炎症反应、凝血活化及 MODS 的进程。临床上通过持续监测热射病患者相关炎症反应介质,发现炎症反应持续存在于热射病的整个发病过程中,并且随病情的进展不断恶化。

热射病受热打击后同时启动促炎反应和抗炎反应,但主要以促炎反应为主,即机体表现为全身炎症反应。炎症反应进一步加重,抗炎反应逐渐增强以抵抗过度激活的炎症反应。此时,机体尚处于代偿状态,即 CARS。随着疾病的不断进展与恶化,促炎与抗炎反应加剧,导致多器官功能受损甚至衰竭。因此,治疗关键是尽早采取有效措施阻断炎症反应恶性循环,恢复促炎/抗炎细胞因子环境稳态。

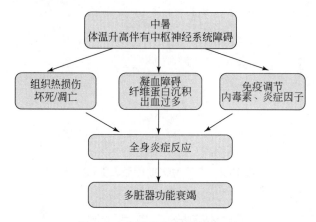

图 18-4　中暑发生事件顺序示意

第三节　重症中暑的免疫调节与机制

人体各大系统功能各异却又相互联系,共同组成一个完整的个体。中暑对免疫系统的影响是明显的,在发病后期常因继发严重的感染导致多脏器功能衰竭而死亡,提示其机体存在严重的免疫功能紊乱。由于早年的研究工作主要集中在心血管、肝脏和肾脏方面,往往忽视了免疫系统的功能。热射病患者大多会经历早期过度的炎症反应和随之而来的免疫抑制,劳力型热射病的炎症反应和免疫抑制则比经典型热射病更严重。

有研究表明,高温下机体的细胞免疫功能出现先升后降,最后导致全面的抑制,且随着高热时间的延长,细胞免疫及体液免疫功能均全面受到抑制,这是高温对免疫细胞的毒性作用所致。进一步研究发现热射病发病过程中免疫系统不能有效清除内毒素,导致机体免疫细胞和细胞因子(如 TNF-α、IL-1 等)被激活,此过程被认为是热射病发生、发展的核心环节。除了热应激因素,中暑在临床上观察到的所有特征及其病理生理过程均类似于脓毒症,脓毒症的相关研究表明在整个病程中,过度炎症反应与免疫抑制始终是并存的,全身炎症反应是推动疾病发生发展的主线和主要矛盾,免疫抑制则是帮凶。研究表明,全身炎症反应是中暑发生、发展、恶化的重要环节,多种促炎和抗炎因子水平发生变化,正常机体炎症因子和抗炎因子之间处于动态平衡,维持机体正常免疫功能。热应激下炎症细胞过度活化，释放大量炎症细胞因子，介导全身炎症反应。炎症反应一旦失控，将引发级联瀑布反应。炎症因子和抗炎因子之间的不平衡导致中暑炎症相关性损伤或者难治的免疫抑制。患者发病前机体免疫功能状态，如存在腹泻、呕吐、劳累、酗酒、睡眠不足等使机体免疫力低下的因素，同样会影响机体热耐力，加重发病后免疫功能损害，不利于机体恢复。部分学者认为，一方面热暴露会使机体耗氧量增加、氧化代谢加快，致使大量活性氧生成，进而导致免疫细胞膜结构受损和相关免疫因子生成减少。另一方面热应激可通过影响机体神经内分泌系统来影响免疫细胞、免疫组织及免疫器官的发育与功能，最终引起免疫功能紊乱（图 18-5）。以上均提示，热射病与复杂的免疫系统之间存在着一条共同的通路，但高温应激对免疫系统的影响机制目前还不是很清楚。

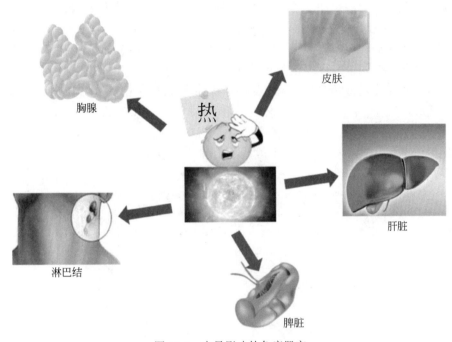

图 18-5　中暑影响的免疫器官

一、重症中暑对免疫器官的影响

（一）胸腺

胸腺作为中枢免疫器官，是 T 细胞分化、发育和成熟的主要器官，胸腺发育障碍可导致机体缺乏功能性 T 细胞。胸腺对机体细胞免疫和体液免疫的发生及维持非常重要。已证实高温可引起肉仔鸡胸腺发育分化不良，胸腺重量减轻，胸腺指数［胸腺重量（mg）/10g 体重］降低，胸腺病理结果呈现急性充血、水肿，淋巴细胞数量减少，皮质区缩小，髓质区扩大，并有一定程度的纤维化，且随着热应激时间的延长而逐渐加重，且为不可逆的变化。进一步研究发现高温可诱导小鼠胸腺萎缩，重量明显减轻。而胸腺萎缩的主要原因在于高温处理使未成熟的 $CD4^+CD8^+$ 双阳性胸腺细胞凋亡，胸腺细胞数量明显减少。

(二)肝脏

肝脏是人体中最大的内脏器官,它不但担负着重要的消化、代谢及内分泌调节功能,且具有重要的免疫功能,肝脏是免疫应答的重要场所和调节器官,参与机体局部或整体水平的免疫调节。

肝脏接受来自门静脉和肝动脉的双重血液供应,独特的解剖构成使来自胃肠道的血液在流入体循环前必须经过门静脉系统流经肝脏,这一独特系统确保肝脏在代谢、免疫监视、排泄胃肠道毒素等方面发挥关键作用。生理情况下,由于宿主防御机制未受损,即使肠道细菌过度生长或肠黏膜屏障破坏,也不会发生菌群移位和全身炎症反应。肝脏对于逃避胃肠黏膜免疫监视的抗原和炎症损害因子提供了第二水平保护。然而不幸的是,临床和动物实验均发现肝脏常为重症中暑首发打击脏器,使机体肠源性内毒素清除的第二道屏障破坏,形成肠肝轴保护功能障碍,导致肠源性内毒素血症。国内外相关报道显示,热射病导致的急性肝损伤甚至急性肝衰竭是其常见并发症,常直接导致患者死亡。有研究结果显示,热射病患者由于高热及胃肠缺血,肠道黏膜通透性增加,内毒素进入血液中,引起全身免疫反应,造成肝脏损害和肌酸激酶升高,从而引起热射病类似脓毒症反应,这也是热射病与脓毒症 SIRS 表现相似的原因之一。笔者团队近期研究发现,重症中暑可引起肝细胞焦亡,加剧肝脏炎症反应,参与 SIRS 形成(图 18-6)。

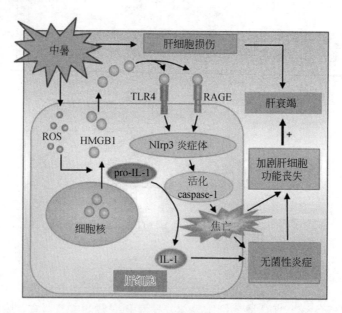

图 18-6 中暑诱导肝细胞损伤加重肝衰竭

肝内主要免疫细胞包括肝血窦细胞(肝巨噬细胞、内皮细胞、pit 细胞及储脂细胞)、淋巴细胞(T 细胞、B 细胞)、自然杀伤细胞(NK)和肝脏实质细胞。在急慢性疾病时,肝脏实质细胞能表达一些具有活性的细胞表面分子,如人类白细胞抗原(HLA)-DR、细胞间黏附分子 1(ICAM-1)、淋巴细胞功能相关抗原-3(LFA-3)、高迁移率族蛋白 B1(HMGB1)及细胞因子受体等,从而启动或调节各种免疫应答。不同类型的炎症时,肝实质细胞所表达的细胞表面分子不同,因而参与的免疫应答不同。肝实质细胞的这些功能,使其成为专职抗原提呈细胞的替代与补充细胞。肝实质细胞的免疫调节作用是在T细胞释放的细胞因子控制下完成的,在炎症时肝实质细胞能表达一些细胞因子受体,如IFN、TNF、CD40等受体。多项实验研究发现,高热应激可引起小鼠肝细胞发生不同程度的颗粒变性和水疱变性,甚至脂肪变性,汇管区和肝小叶内都有程度不等的炎症细胞浸润,最终可导致肝细胞弥散性坏死或者大面积坏死。

对于肠源性内毒素,生理状态下肝脏提供第二水平保护,而库普弗细胞是这种保护作用的重要细胞基础。库普弗细胞以胞饮形式清除内毒素(吞噬功能);另一方面,库普弗细胞又可被内毒素激活,产生大量细胞因子及炎症介质等活性物质(分泌功能)。在多种重症疾病状态下机体都存在内毒素血症和库普弗细胞过度激活的问题。库普弗细胞被内毒素活化后可产生大量的细胞因子(TNF-α、IL-6等)、一氧化氮、自由基、活性氧及脂类炎症介质等。抑制或增强库普弗细胞功能可减轻或加重肝脏损伤和全身炎症反应,进而加剧多脏器功能损伤。库普弗细胞通过释放TNF-α等炎症介质,诱导中性粒细胞浸润和损伤肝窦内皮细胞,进而活化局部凝血系统被认为是内毒素性肝损伤的关键因素。高热应激状态下中暑动物模型的门静脉血中内毒素明显升高,但早期在动脉系统中并未发现内毒素的存在,而此时肝脏和血浆炎症介质已呈现升高趋势,而这种肝脏局部和全身炎症介质的重要来源可能为肝脏库普弗细胞。近年研究发现劳力型热射病大鼠肝脏库普弗细胞数量减少,吞噬功能显著降低,外周血内毒素水平升高。高热可能直接造成肝脏的原发性损伤,同时库普弗细胞被内毒素所激活,库普弗细胞产生的炎症介质可入血进一步激活全身炎症细胞,形成全身炎症反应;另一方面库普弗细胞对于肠源性内毒素清除障碍,致肠源性内毒素溢出单核-吞噬细胞系统,进一步激活循环或组织中的炎症细胞,形成炎症瀑布,肝脏局部炎症损伤反应加重的同时全身炎症反应进一步放大。

(三)脾脏

脾脏是机体最大的外周免疫器官,是对血源抗原产生免疫应答的主要场所和淋巴细胞主要的定居场所。B细胞约占脾淋巴细胞总数的60%,T细胞约占40%。微生物经血液循环进入脾脏后,其抗原可激活脾脏内的T细胞和B细胞,产生效应T细胞和抗体,清除微生物,同时脾脏内的网状内皮细胞和巨噬细胞也可通过吞噬作用清除血液内的病原体。

研究证实,高温高湿可引起肉鸡仔脾脏的发育分化不良。随着热应激时间的延长,显著妨碍脾脏的发育,引起脾脏相对重量显著下降,脾脏指数下降。热应激后脾脏呈现由急性充血、出血、淋巴细胞坏死到实质细胞萎缩及间质增生性病变。且随着热应激时间的延长而逐渐加重,最后以不可逆的实质细胞几乎完全消失、间质结缔组织增生而纤维化告终。

脾脏是机体的主要外周免疫器官,是大量成熟免疫细胞的定居场所,对其免疫细胞亚群进行检测,能够从一定程度上反映机体的免疫功能是否处于正常状态。有研究表明,大鼠在经过轻度热应激后,脾脏巨噬细胞的吞噬功能、杀伤和趋化活性有所增加,分泌的细胞因子TNF-α和IL-12也随着时间的延长而增加。32~35℃高温环境可引起健康仔鸡脾脏淋巴细胞坏死。41℃高温处理可引起BALB/c小鼠脾脏T细胞亚群的变化,CD4/CD8比值先增高,随后下降。热应激可使小鼠脾脏NK细胞数量和$CD56^+$细胞数量降低。因此,高热可引起脾脏损伤,并诱导脾脏免疫细胞改变。

(四) 淋巴结

淋巴结是重要的外周免疫器官，淋巴结沿淋巴管遍布全身，是淋巴系统的主要组成部分，可截获来自组织液和淋巴液中的抗原。淋巴结具有多种重要免疫功能：是成熟T细胞和B细胞的重要定居场所，参与淋巴再循环，且具有过滤作用，是免疫应答的主要场所。而淋巴微循环系统可回流组织液、蛋白质，参与机体免疫反应并维持恒定的细胞微循环，对休克的形成和转归具有重要意义。重症中暑时肠道损伤致肠源性毒性物质大量存在，使肠系膜淋巴生成、回流增加，可能导致更多的肠源性毒性物质入血，进一步启动并加重 SIRS 和 MODS。经热暴露后的大鼠，其肠道处于缺血状态，菌群发生相应的改变，肠机械屏障及免疫屏障损伤，由此所导致的内毒素入血在一定的时间内促进了肠树突状细胞的成熟并向淋巴结释放。且高温刺激使大鼠的肠道淋巴结树突状细胞增多，形态学发生相应变化，有云集趋势，伪足明显，环抱淋巴细胞，并较多地归巢至淋巴结，但此种热暴露免疫功能变化会产生适应性，就是在热应激锻炼后大鼠肠道淋巴结树突状细胞释放相对变得平衡。

(五) 皮肤

皮肤是抵御微生物感染的第一道防线，已经被认为是重要的免疫学器官。皮肤免疫系统由淋巴细胞和抗原提呈细胞组成，皮肤中含有大量的朗格汉斯细胞，朗格汉斯细胞是未成熟的树突状细胞 (DC)，具有很强的吞噬能力，能有效捕获侵入皮肤的外源性抗原，但不具备抗原提呈能力。在微生物感染时，朗格汉斯细胞吞噬病原体，然后迁移，经淋巴管归巢至淋巴结等次级淋巴组织，变为成熟 DC，将抗原加工后提呈给 T 细胞，以活化 T 细胞。最近有研究表明，高热可增强皮肤朗格汉斯细胞的迁移能力。研究发现，将小鼠耳部皮肤经 40℃ 培育 6.5 小时，然后在 37℃ 继续培养 48 小时后发现，高热使小鼠耳部皮肤中的 DC 数量明显减少，且改变 DC 形态，使多数 DC 变成圆形。且在培养液中发现 DC 数明显多于对照组，表明高热培养促进了朗格汉斯细胞从皮肤中迁移至培养液中。同样，采用全身高热处理也证实了高热促进朗格汉斯细胞的迁移。当 BALB/c 小鼠核心温度迅速上升到 39.8℃ 并维持 1 小时时，切除小鼠耳部皮肤，分析朗格汉斯细胞数量，发现高热处理后小鼠皮肤中的朗格汉斯细胞明显减少。

二、重症中暑对免疫细胞的影响

免疫细胞具体执行免疫功能，包括巨噬细胞、DC、NK 细胞、自然杀伤 T 细胞 (NKT)、T 细胞、B 细胞、肥大细胞等，均来源于造血干细胞。根据功能，免疫细胞可分为固有免疫细胞和适应性免疫细胞。固有免疫细胞包括单核/巨噬细胞、中性粒细胞、DC、NK 细胞、NKT 细胞、固有淋巴细胞、嗜酸性粒细胞、嗜碱性粒细胞等；适应性免疫细胞包括 T 细胞和 B 细胞。多项研究表明，重症中暑时通过影响多种免疫细胞调节免疫反应。

(一) 重症中暑对巨噬细胞的影响

单核/巨噬细胞包括血液中的单核细胞和组织器官中的巨噬细胞。巨噬细胞几乎分布于机体的各种组织中，如肝脏中的库普弗细胞、肺中的肺泡巨噬细胞、脾中的窦巨噬细胞、脑中的小神经胶质细胞，在固有免疫中起重要作用。巨噬细胞的主要功能有吞噬并杀伤微生物，吞噬清理受损的宿主细胞及细胞碎片，分泌细胞因子参与炎症反应及协调其他免疫细胞的功能，作为抗原提呈细胞把抗原提呈给 T 细胞，以及促进组织修复。

目前大量证据表明，炎症细胞激活、迁移、浸润并启动 SIRS 是重症中暑的发病机制，炎症细胞过度活化是重症中暑启动 SIRS 的细胞基础。而巨噬细胞在这一细胞启动机制中扮演着至关重要的角色，其可激活并放大炎症级联反应，是热应激向 SIRS 及 MODS 发展的重要"闸门"。高温作用后巨噬细胞分泌和吞噬功能均发生改变。中暑患者可激活机体巨噬细胞、单核细胞系统，释放细胞因子和炎性递质，导致全身自发性细胞损伤性炎症反应。40℃高热联合脂多糖（LPS）刺激巨噬细胞时，短时间内可导致吞噬功能增强，随着作用时间的延长最终表现为吞噬功能抑制。

库普弗细胞为固定在肝内的巨噬细胞，承担体内单核/巨噬细胞功能的 80%～90%，其不仅具有吞噬、免疫调节功能，还能合成、分泌多种生物活性物质，作为机体清除内毒素的主要场所，同时也是内毒素的重要靶细胞。内毒素作为库普弗细胞的最强激活剂，刺激库普弗细胞产生大量的细胞因子（TNF-α、IL-6 等）、脂类炎症介质、一氧化氮（NO）、内皮素、自由基、活性氧等损伤肝脏血管内皮细胞和肝实质细胞。小剂量内毒素可以增强单核/巨噬细胞系统功能，活化库普弗细胞；当内毒素含量过高时则表现为免疫抑制，库普弗细胞吞噬功能低下，而分泌功能增强。研究表明，热应激初始阶段，库普弗细胞功能活化，吞噬功能增强，体内内毒素含量及炎症因子含量均不高；当热应激继续增强时，吞噬功能受到抑制，从而导致一系列的炎症级联反应，体内内毒素迅速增加，并产生大量炎症因子。而劳力型热射病时大鼠肝脏库普弗细胞数减少，吞噬功能显著降低，库普弗细胞吞噬清除内毒素能力减弱，诱导中性粒细胞浸润和损伤肝窦内皮细胞进而活化局部凝血系统，是内毒素性肝损伤的关键因素。

肺泡巨噬细胞是肺组织内功能极为活跃的炎症细胞，具有免疫、吞噬和分泌等功能，是形成急性肺病理性损伤的重要细胞基础。重症中暑可激活肺泡巨噬细胞，诱导大量炎症介质释放，甚至可诱导细胞焦亡及坏死性凋亡。

（二）重症中暑对树突状细胞的影响

DC 是专职抗原提呈细胞，广泛存在于全身各组织与各器官内，其主要通过高效的摄取、加工处理、提呈抗原及刺激幼稚 T 细胞活化来开启适应性免疫应答；DC 亦可通过分泌多种免疫分子参与免疫调节和免疫耐受的形成。肠系膜淋巴结中的 DC 在机体应激及应激后状态起着不可缺少的防卫作用。定居在其内的 DC 有并指树突状细胞和滤泡树突状细胞，具有激发适应性免疫反应、亲和抗原抗体复合物、捕获滞留抗原等作用。

高温高湿状态下，大鼠肠系膜淋巴结 DC 在数量、形态方面发生了相应的变化。高热对 DC 的影响具有明显的时效性，短期轻度热应激可使大鼠肠系膜淋巴结 DC 随时间的推移而增减。高热可增强 DC 的抗原提呈功能，研究发现高热可增加小鼠淋巴结 DC 活化数量；高热可增强 DC 刺激同种异体 T 细胞增殖的能力，实验显示高热可引起骨髓来源的 DC 刺激脾脏 T 细胞增殖能力增强。

(三) 重症中暑对自然杀伤细胞的影响

NK 细胞来源于骨淋巴样干细胞,主要分布在外周血和脾脏。NK 细胞不同于 T、B 免疫细胞,是一类不表达特异性抗原识别受体的淋巴细胞亚群。NK 细胞作为典型的固有免疫细胞,在机体免疫初期起着至关重要的作用。NK 细胞无须抗原预先致敏即可直接杀伤异常的靶细胞,不受主要组织相容性复合体(MHC)分子的限制且具备识别能力。其细胞毒活性强,免疫应答迅速,同时分泌细胞因子或趋化因子,参与免疫调节、驱动、协同其他免疫细胞参与机体免疫防御。多项研究表明,高热可诱导 NK 细胞增殖,NK 细胞数量和 NK 细胞活性在热环境下运动时增加更多。研究 29 名自行车选手与 15 名对照者在冬季、夏季训练对细胞免疫系统功能的影响,结果发现训练组 NK 细胞活性显著高于对照组,其中夏季高强度训练组差异更为显著。也有研究指出,机体温度的升高对 NK 细胞功能有明显的抑制作用。

(四) 重症中暑对自然杀伤 T 细胞的影响

NKT 细胞是体内具有某些 NK 细胞特性的 T 细胞亚群,是一类异质性 T 细胞亚群。NKT 细胞在机体免疫中扮演着重要角色,在调控机体免疫反应、参与免疫防御及克服移植排斥中发挥巨大作用。NKT 细胞能促进 B 细胞表达活化标志,增加血清中免疫球蛋白的含量,大量分泌 IL-4、IFN-γ,活化后的 NKT 细胞还能够分泌大量 Th1、Th2 类细胞因子,调节红细胞的生成。NKT 细胞亦是自身反应性细胞,在机体免疫中具有双向调节作用:既能增强免疫反应又能抑制免疫反应,这种双面性主要表现在调节体内 Th1/Th2 细胞平衡,在不同的刺激下 NKT 细胞可能促进 Th1 细胞反应,也可能倾向于 Th2 细胞反应。研究发现适宜的热应激及湿热环境下的运动能提高机体 NKT 细胞的水平,同时 NKT 细胞水平及功能的变化促使 Th1 细胞平衡向 Th2 细胞转移。

(五) 重症中暑对白细胞的影响

白细胞是构成机体免疫系统的重要组成部分,具有吞噬异物并产生抗体的作用,是抵御细菌、病毒的一道重要防线。白细胞同时也是促炎因子最主要的效应细胞,当促炎细胞因子作用于细胞表面后,白细胞被广泛激活,表现为白细胞计数增加,进而释放更多的促炎因子介导全身各器官的炎症反应,导致各器官损害。在热环境中运动可引起机体皮质醇水平升高,促使机体白细胞从血管内皮、肝脏、脾脏、淋巴结和胸腺处游离释放到血液中。研究报道,大鼠白细胞数随中暑程度的加深而逐渐增加。研究发现,机体核心温度达 39.5℃时,白细胞、中性粒细胞、淋巴细胞、单核细胞比例都有不同幅度的上升。在 40℃的环境下进行 50%最大强度的运动时白细胞数量显著升高,中性粒细胞、淋巴细胞、单核细胞也会有大幅度的上升;热应激下白细胞的功能也有所改变,这取决于温度的高低和暴露时间的长短。

中性粒细胞是外周血中数量最多的白细胞,具有很强的吞噬异物和杀菌功能,作为急性固有免疫的第一道防线,在固有免疫中发挥着重要的作用。此外,中性粒细胞还可以分泌多种细胞因子,调节免疫应答。中性粒细胞在吞噬异物或受到刺激活化后通过还原型辅酶代谢产生多种反应性氧中间体(reactive oxygen intermediate,ROI),也可以通过一氧化氮合成酶Ⅱ代谢产生多种反应性氮中间体（reactive nitrogen intermediate，RNI）发挥其杀菌功能。研究表明中性粒细胞在40℃的杀菌能力比在37℃时的杀菌能力强；在42℃条件下免疫系统应答能力明显下降，可能是机体代偿性地使某些细胞分子增高以尽量维持机体必要的免疫应答能力的结果。在热应激损伤中，中性粒细胞既是急性炎症反应中首要响应的效应细胞，也是造成进一步炎性损伤的主要介导者。高热可以增强中性粒细胞穿越血管内皮的能力，以促进中性粒细胞到达炎症部位。高热环境可导致中性粒细胞在小鼠肺部聚集，加剧肺损伤。近年研究发现重症中暑可诱导中性粒细胞外诱捕网形成，激活内源性及外源性凝血途径，导致免疫性血栓形成。

淋巴细胞是一群异质性的免疫细胞，淋巴细胞归巢对淋巴细胞识别外来抗原或进入炎症组织具有非常重要的意义。高热促进淋巴细胞的归巢，且对淋巴细胞的增殖有着极为复杂的影响。研究发现，小鼠直接暴露于39.8℃ 6小时，改变了淋巴细胞在不同淋巴组织中的分布，外周血中循环淋巴细胞总数明显减少。相反，在外周淋巴结和派尔集合淋巴结中积聚大量的淋巴细胞。14日龄的健康鸡仔置于32~35℃高温环境后，胸腺皮质区和髓质区淋巴细胞均明显减少，脾脏出现淋巴细胞坏死现象。

（六）重症中暑对T细胞的影响

T细胞来源于骨髓多功能干细胞，在胸腺内分化为具有免疫活性的T细胞；成熟的T细胞随血流分散在外周免疫器官中，发挥细胞免疫和免疫调节作用。一般根据其表型，可以分为$CD3^+CD4^+$ T和$CD3^+CD8^+$ T两个亚群，$CD3^+CD4^+$ T细胞又被称为辅助性T细胞（Th），起到辅助与诱导T细胞的作用。$CD4^+$ T细胞在抗原的作用下先分化为Th0细胞，Th0细胞继续分化为Th1、Th2和Th3三种细胞亚群，其中Th1细胞能分泌IL-2和IFN-γ，在细胞免疫中发挥作用；Th2细胞能分泌IL-4、IL-6、IL-10等，主要在体液免疫中起重要作用。两个亚群相互协调，在免疫应答中分别发挥正、负调节作用，共同调节机体免疫，维持机体的免疫平衡状态，往往$CD4^+$ T、$CD8^+$ T细胞比例的失调意味着机体免疫功能失常。

热应激可抑制$CD4^+$ T和$CD8^+$ T细胞的发育及生成，引起$CD8^+$ T细胞增加，CD4/CD8比值下降，从而导致机体免疫功能紊乱。重症中暑的发生发展与循环中淋巴细胞亚群的绝对数量和百分比改变都有关系。热休克能引起循环中淋巴细胞亚群的绝对数变化：如抑制性或细胞毒性T细胞（Ts）、NK细胞增加，且T细胞的绝对数量同高温的程度明显相关。伴随着Th细胞下降，随之Th/Ts比值也下降。热应激作为热休克的前期阶段，Th/Ts比值下降类似于热休克但相对较轻，当发展到休克阶段时淋巴细胞亚群变化发展到极限。效应T细胞的增殖和细胞毒活性在40℃以下时随着温度升高而逐渐增强，而在42℃时则明显下降。热应激可以通过影响抗原提呈细胞（APC）分泌IL-12，下调T细胞表达IL-2R等作用，抑制JAK2/STAT4通路，抑制Th1细胞分化，导致Th1/Th2比值下降。同时，高温还可促进淋巴细胞凋亡。相关研究指出，热应激破坏了机体氧化和抗氧化体系的平衡，致使过量的活性氧和自由基攻击DNA，进而导致T细胞凋亡，程度与外界温度成正比。

调节性T细胞（Treg）是由初始$CD4^+$ T细胞分化而来，具有广泛的免疫负调控作用。近年来研究发现，Treg与自身免疫性疾病、感染性疾病、过敏反应及肿瘤免疫都密切相关。Treg在固有免疫和适应性免疫中均具有广泛的抑制作用，是机体最重要的免疫调节细胞，可抑制包括效应性 T 细胞在内的几乎所有炎症免疫细胞的功能，对于维护机体免疫稳态具有重大意义。Treg 在烧伤、创伤、大手术等引起的脓毒症免疫麻痹中发挥了重要作用。Treg 能够通过 CTLA-4、PD-1、LAG3、Galectin-1 等共刺激免疫抑制分子发挥接触性抑制，可调控 JAK/STAT、PI3K、mTOR/HIF-1α、TLR4/NF-κB 等相关信号通路的活化并控制炎症的发生，还可通过分泌 IL-10、IL-35、TGF-β等抑制性细胞因子，抑制相应的炎性效应细胞激活，发挥免疫负调控作用。

研究发现，经典型热射病大鼠 Treg 比例在早期降低，凋亡率显著升高，后期随病程进展 Treg 比例不断升高，凋亡率降低。与脓毒症患者中 Treg 比例呈持续升高状态不同，考虑可能与中暑早期过度的炎症反应且较脓毒症更强烈有关，与机体反弹性地产生强烈抗炎反应有关，即出现 CARS。CARS 是由于机体早期全身炎症反应失控不能有效抵抗机体的免疫反应导致的免疫抑制反应，该时期 SIRS 与 CARS 抗衡，两者相互制衡，最终抗炎反应占优势，导致机体出现免疫抑制或免疫麻痹甚至死亡。提示，Treg 因为抑制炎症反应而一直不断升高可能是热射病中后期治疗困难或致死的原因。热射病引起促炎细胞因子（TNF-α与 IL-2）释放进而诱导 Treg 增殖，Treg 在热射病的病程中主要作用为抑制过度的炎症反应。而过度增殖的 Treg 在发挥抑炎反应的同时也会非特异性地抑制 NK 细胞、B 细胞、$CD4^+$ 与 $CD8^+$ T 细胞及其他免疫细胞的功能，从而导致免疫功能低下。

Treg 可以通过 PD-1 发挥接触性抑制。PD-L1 属于 B7 家族，是程序性死亡蛋白-1（PD-1）的配体之一，在机体的免疫细胞和非免疫细胞中均有表达。PD-1/PD-L1 信号通路在免疫反应环节发挥重要作用，对于自身免疫性疾病、肿瘤、器官移植的排斥反应及感染性疾病都有显著的影响。PD-L1 可与 PD-1 结合，通过 PD-1/PD-L1 通路抑制效应 T 细胞活化，加速效应 T 细胞凋亡；还可促进天然 Treg 产生，诱导外周幼稚 $CD4^+$ T 细胞分化为诱导型 Treg。在高强度热应激环境中，机体产生的急性应激炎症因子直接激活 PD-1/PD-L1 通路的下游蛋白，形成负反馈抑制效应，导致较强的热刺激反而下调 PD-L1 分子的表达数量。

研究发现，Treg 的免疫抑制效应对机体的局部炎症、缺血-再灌注损伤亦存在保护作用，有学者提出热应激损伤早期以无菌性炎症为主，因此 Treg 对炎症的抑制效应，主要防止了过度的炎症对全身脏器的损伤，从而对机体起到了良好的保护作用。

（七）重症中暑对 B 细胞的影响

B 细胞由位于哺乳动物骨髓或鸟类法氏囊中的淋巴样干细胞分化而来，通过分泌多种抗体参与体液免疫。同时，活化 B 细胞表面的 B 细胞受体能够与可溶性抗原相结合，并对其进行加工处理后以抗原肽-MHC 复合物的形式提呈给 T 细胞。免疫球蛋白是由成熟的浆细胞合成并分泌的一类化学结构与抗体类似或具有抗体免疫活性的糖蛋白。免疫球蛋白具有多种生物效应，可结合病原微生物及其产物，具有中和毒素、阻止病原入侵等免疫防御功能。相关研究表明，人体在温度为 30～32℃和湿度为 90%～95%的环境中连续长时间运动可导致血清 IgG、IgA 和 IgM 含量降低。其机制可能是机体长时间处于高温高湿环境中，由于产热大于散热，体内储热过多，核心体温上升，从而影响 B 细胞表面受体活性，进一步导致 B 细胞免疫功能障碍。

三、重症中暑对免疫分子的影响

免疫分子在免疫调节过程中发挥重要作用。抗原及抗体、细胞因子、补体、膜表面分子等多种免疫分子对免疫应答均可发挥免疫调节作用。

（一）重症中暑对白细胞介素的影响

细胞因子与高温共同作用于机体，出现各系统的病理生理及免疫防御机制的改变，在重症中暑的发病过程中起着极为重要的作用。高温等应激状态能够改变机体免疫细胞和免疫分子所处的内环境，当机体长时间处于高温环境时，便可导致免疫系统功能紊乱，增加感染机会。热应激下宿主发生的炎症反应会导致多种组织和脏器损伤，同时使早期细胞因子如 TNF-α、IL-1β 等升高。

白细胞介素（IL）作为一类多功能细胞因子，在调节炎症反应及免疫应答，激活与调节免疫细胞，介导 T、B 细胞活化、增殖与分化，诱导细胞凋亡，直接杀伤靶细胞，促进损伤组织修复等过程中起着非常重要的作用。

IL-1 为由各种白细胞产生的，能介导细胞之间相互作用的细胞因子。IL-1 由多种细胞产生的，具有多方面的生物学功能，是一种高活性的细胞因子。IL-1 的生物学功能非常广泛，主要包括参与免疫调节、炎症反应、调节中枢神经系统和神经内分泌系统。IL-1 是主要的内源性致热原，IL-1 基因家族成员包括：IL-1α、IL-1β 和 IL-1 受体拮抗剂（IL-1Ra）等。IL-1α 主要在局部炎症中对细胞内的活动进行调节，而 IL-1β 从细胞释放后表现为全身性激素样介质，IL-1Ra 是 IL-1α 和 IL-1β 的高亲和力竞争者，发挥抗炎效应。在大鼠及家兔热射病模型中，诱导产生的 IL-1β 及 TNF-α 与严重神经系统损伤及高死亡率相关，在发病前给予 IL-1Ra 或皮质类醇激素，可减轻神经系统损伤并改善存活。IL-1β 主要由单核/巨噬细胞产生，是主要的内源性致热原。研究者给健康动物注射 IL-1 或 TNF-α 后，结果出现与热射病类似的病理生理和形态学改变。热射病小鼠模型发现肝脾组织中 IL-1 表达显著增加，随病情进展脾脏和肝脏损伤加重，而基因敲除小鼠 IL-1 介导信号后，其预后明显改善。40℃高温能上调巨噬细胞 IL-1β mRNA 表达，在 37~42℃ 的温度范围内，LPS 诱导的 IL-1β 分泌随温度升高而减少，但是 IL-1β 前体的合成只有当温度达到 42℃ 时才受到抑制。热射病大鼠模型可诱导肝细胞及肺泡巨噬细胞 IL-1β 水平增加并引起细胞焦亡，放大炎症反应，最终加剧肝脏、肺组织损伤。

IL-6 是单核细胞、巨噬细胞或内皮细胞产生的重要炎症介质之一，控制组织炎症因子水平，调节机体局部或全身急性炎症反应，也可激活 B 细胞增殖及免疫球蛋白生成，促进抗体的合成和分泌。此外，IL-6 参与急性期反应，诱导肝急性期蛋白合成，并且参与白细胞向炎症部位的浸润，在宿主抵御病毒和细菌感染的过程中有着非常重要的作用，*IL-6 基因敲除小鼠易受病毒和细菌感染*。IL-6 不能刺激相应细胞分泌其他细胞因子，在生理浓度下的主要功能是加强其他细胞因子的效应，而在病理状态下，其浓度的升高可引起组织细胞的病理损伤，是反映炎症和组织损伤严重程度的敏感指标。研究发现，热射病动物血清中 IL-6 水平升高预示预后不良。相关研究显示，IL-1β、IL-6 及 TNF-α 与凝血功能也密切相关，且高水平的 IL-6 与器官衰竭密切相关。在热射病的发生、发展过程中，IL-1β、IL-6

是首先参与的细胞因子，调控热应激产生的其他细胞因子水平。在一项狒狒的热射病动物模型研究中发现宿主机体血清促炎/抗炎细胞因子水平、急性期反应蛋白、白细胞均显著升高，在机体出现低血压前循环中 IL-6 水平就已经显著升高，即机体已经启动了全身炎症反应。相关实验发现，雏鸡在高温刺激下，血清 IL-6 水平呈现先降低后升高、再降低的趋势。其机制可能是，高温应激促进机体的单核细胞和巨噬细胞凋亡，导致 IL-6 的分泌受到限制。热射病大鼠早期内源性 IL-6 升高，阻止器官受损、炎症反应进行性恶化。但 24 小时后，IL-6 逐渐下降，推测 IL-6 虽然同时具有促炎和抗炎作用，但其总体变化趋势和 TNF-α、IL-2 相同，由此推断 IL-6 主要还是发挥了促炎因子的作用。

IL-17 来自 CD4$^+$ T 细胞或者 Th17 细胞，IL-17 家族成员参与导致粒细胞迁移的多种炎症反应过程。IL-17 能促进炎症因子 IL-6 和 IL-8 的产生，还可激活巨噬细胞、中性粒细胞。IL-17A 和 IL-17F 可能促进粒细胞生成和中性粒细胞的聚集，也是肺、关节腔、中枢神经系统和肠组织等处中性粒细胞激活的促进因子。IL-17 能促进中性粒细胞迁移，使其在适应性免疫和固有免疫反应之间发挥重要作用，这可能与热应激导致的机体高炎症反应状态密切相关，直接关系到中暑的发生、发展。研究发现高温环境能明显升高训练战士外周血中 IL-17 的浓度及中性粒细胞和淋巴细胞数。

IL-12 是一个非常重要的细胞因子，可以促进淋巴细胞增殖，增强细胞杀伤活性，调节多种细胞因子产生；可促进 NK 细胞增殖，维持 NK 细胞长期生长；促进 Th1 细胞反应和 IFN-γ 生成及下调 IgE 产生的重要调节因子；促进 B 细胞表达 IL-2R，促进 B 胞增殖和产生免疫球蛋白，并刺激巨噬细胞，提高其吞噬能力。IL-12p70 主要由 DC、巨噬细胞及中性粒细胞产生，具有促进 T 细胞和 NK 细胞增殖，促进初始 T 细胞向 Th1 型细胞分化，以及诱导 T 细胞和 NK 细胞分泌 IFN-γ 的作用；此外，IL-12 也可以自分泌和旁分泌的形式作用于 DC 和巨噬细胞，增强 DC 和巨噬细胞，诱导迟发型超敏反应，诱导其分泌 IFN-γ，因而是连接固有免疫和适应性免疫的桥梁。大鼠在经过热应激后，脾脏巨噬细胞的吞噬功能、杀伤、趋化活性有所增加，分泌的细胞因子 TNF-α 和 IL-12 也随着时间的延长而增加。研究发现，39℃高热处理 3 小时，可以增强 LPS 诱导的体外培养的小鼠骨髓 DC 分泌 IL-12。IL-12p40 是 IL-12 受体拮抗剂，作为天然抑制剂减弱 IL-12 的促炎功能。热射病小鼠模型中发现小肠组织中 IL-12p40 水平与肠道损伤密切相关，表明 IL-12p40 可作为热射病肠道损伤程度评价指标。

IL-2 是机体另一种更重要的促炎细胞因子，主要在活化的 T 细胞中产生，能促进 T 细胞增殖，提高 NK 细胞的分泌及功能水平，在免疫调节中起重要作用，是一种重要的调节因子。实验数据显示，高热可增加促炎因子 IL-2、IL-1、IL-6 等的表达，提示炎症因子在中暑病理生理中的作用。但长期高热刺激的动物胸腺、脾脏等免疫器官会发生萎缩，DC 成熟延迟，血中 IL-2、IL-4、CD4$^+$ T 细胞、CD8$^+$ T 细胞含量反而降低。国外研究发现，在相对湿度 60%的 35℃高温环境下，进行 60 分钟的 60%V_{O_2max}（最大摄氧量）强度运动后，IL-4 略微上升，IL-2 有所下降。国内也有研究报道，大鼠经过 6 周热应激后血清 IL-2 含量明显低于无应激对照组。6 周有氧训练后，运动热应激组大鼠血清 IL-2 含量、脾脏指数显著低于常温急性运动组、热应激组。

炎症反应时，促炎因子可刺激抗炎因子的产生，反之，抗炎因子也能抑制促炎因子的合成和释放，全身炎症反应的发生、发展是促炎/抗炎平衡失调的结果，只有促炎反应和抗炎反应维持平衡,才能保持机体内环境稳定,否则就会引起组织损伤。IL-10 是机体内诸多抗炎细胞因子中最重要的多功能调节因子,有利于促炎/抗炎细胞因子平衡和炎症的消除。IL-10 由 T 细胞和巨噬细胞产生,同时具有抗炎和免疫抑制作用,可刺激 B 细胞、肥大细胞分化和增殖;此外,IL-10 在调节 Th1/Th2 平衡中亦发挥重要的作用。研究发现,热射病患者体内抗炎因子 IL-10 显著升高,并且维持至降温后 22 小时开始下降。热应激大鼠模型中 IL-10 在高温 6 小时即显著升高,此后则逐渐下降。表明在热应激大鼠模型的全身炎症反应中,促炎与抗炎反应是同时存在的,是同一个过程的两个方面。采取有效措施早期调理热应激患者机体的免疫功能,可能降低热应激后期患者的死亡率。

(二)重症中暑对 TNF-α 的影响

TNF-α 是内毒素激活的巨噬细胞和淋巴细胞分泌的具有多种功能的细胞因子,具有广泛的生物效应,是迄今发现的最强有力的具有抗肿瘤和致炎症作用的细胞因子。TNF-α 具有双重的生物学作用:在正常的免疫应答中,TNF-α 能促进 T、B 细胞的增生与分化,从而参与机体的免疫调控、抗感染、促进组织修复、引起肿瘤细胞凋亡等。但 TNF-α 的过量产生,则作为一种炎症介质和内毒素休克介质,可激活细胞因子级联反应,诱导 IL-1β、IL-6、IL-8 等其他炎症介质合成,刺激释放活性氧、多种酶等,参与免疫病理损伤,引起多种疾病的发生、发展。TNF-α 与多种疾病如肿瘤、感染、发热、内毒素性休克、自身免疫性疾病、移植排斥反应等的发生和发展有关。

实验观察到,热应激后大鼠血 TNF-α 浓度即刻开始升高,之后呈上升趋势,数小时达到高峰,随后下降。表明高温条件下 TNF-α 是呈一过性上升趋势,这种变化与热暴露有密切的联系。在高温条件下外周血 TNF-α 的主要来源为肝脏库普弗细胞,高温直接作用于巨噬细胞,使其分泌细胞因子的功能有所增强。同时高温可增强 TNF-α 诱导的血管内皮通透性,便于中性粒细胞迁徙;也可调节 TNF-α 诱导的细胞因子产生,研究发现 TNF-α 诱导肺血管内皮细胞分泌 IL-8 和 GM-CSF 及表达 HSP70,而抑制 IL-6 分泌。

(三)重症中暑对 HMGB1 的影响

HMGB1 是一种高度保守的核蛋白,一旦分泌到细胞外,即可发挥致炎作用。它是由坏死细胞释放及活化的炎症细胞分泌产生的。内毒素及多种促炎细胞因子均可诱导 HMGB1 释放并介导炎症反应,反之,HMGB1 也可刺激单核/巨噬细胞分泌某些促炎细胞因子,如 IL-1β、TNF-α、IL-6、IL-8,但不包括 IL-12 和 IL-10。简言之,当细胞坏死或受损时,细胞核内的 HMGB1 可释放到细胞外,诱导单核/巨噬细胞分泌促炎因子;而促炎因子又能促进 HMGB1 分泌,这样就形成了正反馈环,从而进一步加重疾病进展。HMGB1 一方面可诱导核因子-κB(NF-κB)的细胞核移位并促进炎症因子的分泌,同时可通过增强组织因子和黏附分子表达及释放炎症因子而导致血管内皮细胞受损。在中枢神经系统中,HMGB1 作为一种内源性致热原发挥作用,并且介导了中枢的炎症反应。有研究表明,HMGB1 与感染性和非感染性损伤的炎症反应相关。在非感染性损伤中,HMGB1 是应对炎症反应及器官损伤的一种早期反应介质,同时动物实验也证实了 HMGB1 在热射病发病机制中起重要作用,并与热射病的组织损伤及预后密切相关。有临床研究表明,劳力型热射病患者在入住 ICU 时血清 HMGB1 明显升高,约是正常人的 25 倍。因此,可以认为

HMGB1 是劳力型热射病中潜在的调节介质。

（四）重症中暑对 IgA、IgM 和 IgG 的影响

免疫球蛋白（immunoglobulin，Ig）是指具有抗体活性或化学结构与抗体相似的球蛋白，是 B 细胞在抗原刺激下活化增殖并分化为成熟的浆细胞所分泌的具有抗体活性的糖蛋白分子，它是免疫系统行使免疫防御、免疫监视和免疫自稳功能的重要免疫分子。一般将免疫球蛋白分为五类，即 IgM、IgD、IgG、IgA 和 IgE。IgM 是最大的免疫球蛋白，占总免疫球蛋白的 5%～10%，是初次体液免疫应答中最早出现的抗体，是机体抗感染的"先头部队"，在机体早期防御中发挥巨大作用。IgG 主要由脾脏和淋巴结的浆细胞合成，是人体血清含量最高的免疫球蛋白，占总免疫球蛋白的 80%，是再次体液免疫应答产生的主要抗体，其亲和力高，在体内分布广泛，可激活经典补体途径，并能促进单核/巨噬细胞的吞噬作用、中和细菌毒素，与病毒抗原结合使病毒失去感染宿主细胞的能力，在抗感染中起到至关重要的作用。血清型 IgA 占总免疫球蛋白的 10%～15%，由脾脏和淋巴结的浆细胞合成，具有调理抗体依赖性细胞介导的细胞毒作用（antibody-dependent cell-mediated cytotoxicity，ADCC）的能力。

研究发现，适宜的热应激可以略微提高机体血清 IgM、IgG 的水平，国内外许多研究表明，适宜时间的中等强度运动或短时间大强度运动能提高免疫球蛋白 IgA、IgM 和 IgG 的水平。而在湿热环境下（温度 30～32℃；相对湿度 90%～95%）较长时间的持续运动则诱导血清 IgM、IgG 和 IgA 水平下降，且变化的程度与运动的持续时间与运动过程中的间歇密切相关。湿热环境运动后，中低强度持续运动下 IgM、IgG 均有所下降，而高强度短时间运动则有所上升，表明湿热环境下运动前后免疫球蛋白的变化受运动持续时间与间歇的影响。湿热环境下运动引起 IgA、IgM 和 IgG 水平下降的机制可能是热应激联合长时间的运动应激使 B 细胞的功能受到抑制，从而引起 IgA、IgM 和 IgG 水平的降低。湿热环境下持续运动的时间越长，对机体的免疫就越不利，而运动过程中的间歇可以缓解甚至消除这种免疫抑制，因此在湿热环境下的运动训练更应加强对间歇休息的重视。

（五）重症中暑对干扰素的影响

干扰素（IFN）是最先被发现的细胞因子，是一组具有多种生物活性的糖蛋白，具有干扰病毒复制和抗病毒感染的作用，在病毒感染性疾病、癌症等疾病的治疗中已得到广泛的使用。包括 I 型和 II 型干扰素，II 型干扰素仅 IFN-γ，生物学功能以免疫调节为主，诱导初始 T 细胞分化为 Th1 细胞，增强细胞免疫功能；抑制 Th2 细胞的增殖、分化，对体液免疫应答具有负向调节作用；且能促进抗原提呈细胞表达 MHC-I/II 类分子，提高其抗原提呈能力；并可激活巨噬细胞和 NK 细胞，增强机体的抗感染和抗肿瘤功能。

研究发现神经-内分泌-免疫网络参与热暴露对机体免疫系统的影响，强烈而持久的热暴露可活化下丘脑-垂体-肾上腺皮质轴，引起糖皮质激素升高，进而影响细胞因子的生成与分泌，抑制免疫反应。研究发现，高温可引起 IFN-γ 和 IL-4 分泌水平下降，IFN-γ 下降幅度更大；但后期糖皮质激素水平略低，由此可见细胞因子水平并不完全受到糖皮质激素的调控。因 IFN-γ 可增加 IL-2 的分泌，抑制 IL-10 的分泌；而 IL-10 能够降低 Th1 细胞和吞噬细胞的增殖、抑制 NK 细胞的活性和炎症反应等，因此 IFN-γ 水平低下可导致

机体免疫抑制。

(六) 重症中暑对一氧化氮的影响

近来关于一氧化氮 (NO) 在免疫细胞相互调节中的作用越来越引起人们的重视。以往的研究表明，NO 这种奇特的免疫调节分子对巨噬细胞、T 细胞分泌细胞因子起到了生物信使作用。当体内巨噬细胞、T 细胞、肝细胞、肌细胞及内皮细胞在受到多种刺激因素如 LPS 或细胞因子、外来抗原等刺激时，通过启动基因转录合成大量的诱导型一氧化氮合酶 (iNOS)。iNOS 一经表达即具催化活性，并产生大量超氧化物阴离子自由基，从而合成大量的 NO 和 H_2O_2，进而介导一系列免疫病理过程，这在杀伤入侵的细菌、真菌等微生物和肿瘤细胞、抗血小板聚集及在炎症损伤方面起着十分重要的作用。

高温可导致一氧化氮合成酶 (NOS) 的表达增加从而使得 NO 的合成大量增加。高热导致 LPS 大量入血及巨噬细胞分泌功能增强，TNF 浓度增加，三者协同作用，使血 NO 浓度呈现一过性上升趋势。而 NO 在体内浓度的升高可以反馈性地抑制巨噬细胞分泌 TNF，因此热暴露后 LPS、TNF-α、NO 存在着相互作用的网络机制。免疫反应所产生的 NO 对邻近组织和能够产生 NOS 的细胞也具有毒性作用，由此产生负向调控作用。某些与免疫系统有关的局部或系统组织损伤，可能都与 NO 在局部的含量有着密切的关系。

(七) 重症中暑对 Toll 样受体的影响

Toll 样受体 (TLR) 是一类重要的模式识别受体，主要表达于 DC 和巨噬细胞，还在内皮和上皮细胞表达，在识别微生物感染的过程中发挥重要的作用，激发固有和适应性免疫应答，介导宿主抗感染免疫，是连接固有和适应性免疫的桥梁。TLR 是重要的抗原提呈分子，可活化 T 细胞，介导适应性免疫应答。TLR 介导的免疫应答最终是通过多种细胞因子来实现的。TLR 活化通常会诱导 DC 和巨噬细胞分泌 IL-6、IL-12、TNF-α 和 IL-10 等细胞因子，这些细胞因子在调节免疫应答中发挥极为重要的作用。

热应激可造成肠道上皮细胞 TLR2 和 TLR4 表达下降，这种反应性下调虽然有利于防止过度炎症反应，对机体有一定的保护作用，但也可能会因为机体处理有害病原体的能力下降，免疫屏障功能受损，导致感染的机会增加。而一旦细菌或内毒素经肠屏障进入机体，LPS 就会与免疫细胞的 TLR2 和 TLR4 受体结合，产生细胞因子，激活胞内级联效应，通过 MyD88 依赖或非依赖途径，发挥免疫监视作用。研究发现高热促进 DC 表达 TLR4，但不影响 TLR2、TLR7 及 TLR9 的表达水平。高热引起 TLR4 表达早期即开始上调，且增强 LPS 诱导的 DC 分泌 IL-12、IL-10 及 IL-6 水平，加剧炎症反应，但不影响 LPS 诱导的 TNF-α 水平，可能由于高水平 IL-10 抑制了 TNF-α 的产生。

(八) 重症中暑对热休克蛋白的影响

热休克蛋白 (HSP) 是一类高度保守的蛋白质，在机体遭受高温、缺血缺氧、创伤等应激因素作用时表达迅速增加，能保护细胞免受有害刺激所造成的损伤，促进受损细胞的自身修复，具有多种生物学功能，如参与抗原提呈、免疫调控，帮助蛋白质折叠、装配、跨膜转运，稳定和再折叠细胞内受损蛋白，稳定细胞骨架等，维持机体自身稳定状态。HSP 已被确认的两个基本功能是分子伴侣功能和细胞保护作用。热应激状态下，机体的免疫细胞最先接受刺激信号，激发机体的免疫功能，应激诱导产生的HSP参与免疫细胞的发育，辅助免疫球蛋白的正确装配等，保证免疫应答的正常进行。研究表明，表达HSP的分泌体能激活自然杀伤细胞发挥免疫效应，提高机体抵御病毒的能力。

1. HSP70

在HSP家族中最为重要的是HSP70，它在细胞耐受形成、基因调控过程、机体免疫调节中具有重要作用。当HSP70表达到一定程度时，可抑制细胞的炎症反应，其抗炎机制与抑制NF-κB的转录活性、减少炎症介质产生有关，从而起到一定的非特异性免疫保护作用。重症中暑患者循环血中HSP70和HSP60水平显著升高，其升高幅度与发病率和病死率呈正相关。有研究结果显示，大鼠在受到热应激时，脾脏组织会大量转录表达HSP70。高热可引起心肌细胞HSP70、HSP90、HSP60的转录表达明显增加，如抑制它们的表达则会加重细胞损伤。研究发现42℃高温作用下，鼠肠黏膜通透性明显增加，存在明确的内毒素血症，而HSP70表达的升高可明显降低肠黏膜通透性，减轻机体内毒素血症。热休克和化学预处理可诱导HSP70产生，进而抑制LPS刺激的单核/巨噬细胞产生IL-1和其他细胞因子。LPS刺激过表达HSP70的巨噬细胞，发现HSP70表达能明显抑制TNF-α和IL-1β等的释放，同时增强了细胞的吞噬功能。体内实验证实，高温能够诱导HSP70和HSP90的产生而下调IL-1β的生物合成。热应激大鼠通过增加HSP70表达，可明显降低LPS诱导的TNF-α、IL-1、IL-10和IL-12产生。

HSP不仅存在于细胞内，还可以通过不同的机制从细胞内释放到细胞外，进入体液中，扮演与细胞内完全不同的角色。胞外HSP（eHSP70）在免疫系统中兼具分子伴侣及细胞因子功能，被称为伴侣因子。作为分子伴侣，eHSP70运载抗原肽给DC，抗原肽进入交联提呈通路，通过MHC提呈给免疫系统。作为细胞因子，eHSP70具有刺激人类单核细胞的TLR2/4及CD14相关受体的能力，进而激活NF-κB及干扰素调节因子（IRF）信号通路，通过分泌IL-1、IL-6及TNF-α等促炎因子刺激固有免疫应答。近年来在重症中暑动物模型的研究中发现，与正常对照组相比，重症中暑狒狒循环血中eHSP70水平显著上升，其开始升高的时间与核心温度升高及血压下降无关，而与肝脏、心肌、骨骼肌坏死标志物的水平有关，说明热打击可以对组织器官造成直接损害，坏死的细胞使得原本大量增加的HSP70释放到血液中，因而可以把eHSP70作为器官损害的指标。同时研究发现，人体体温达到39℃时血清中即可检测到eHSP70水平升高，然而中暑患者循环血中eHSP70水平下降，重症中暑患者更为明显。同时，重症中暑患者循环血中还检测到HSP70的抗体，推测重症中暑患者循环血中HSP70的降低可能是HSP70抗体中和所致。

2. HSP27

HSP27属于应激蛋白亚科，是小分子热休克蛋白，作为一个分子伴侣在热应激中起着重要的作用，HSP27可保护细胞抵御多种应激诱导的多种模式的细胞死亡，包括凋亡和坏死。研究显示，高热可诱导HSP27蛋白表达增加，抵抗高热诱导的内皮细胞凋亡，且随着热刺激时间的延长而明显增强。研究发现，SIRS患者单核细胞高表达HSP27，同时细胞外eHSP27可以促进单核细胞IL-10分泌，可促进机体抗炎反应形成，表明HSP27亦可作为细胞因子参与免疫调节。

3. HSP72

HSP72是一种对热及运动应激最为敏感的热应激蛋白，HSP72参与应激后机体细胞损伤的修复，是反映机体热应激程度的一个重要指标。研究发现 HSP72 也参与诱导免疫细胞活化，调节免疫功能。湿热环境中运动后，体温急剧升高，且大强度运动时，肌肉快速地频繁收缩，引起骨骼肌细胞损伤，促使 HSP72 分泌增多以修复肌细胞损伤，且强度越高，升高幅度越大。研究发现，连续 2 天在 38℃、相对湿度 60%的环境下进行 2 小时中等强度的骑自行车运动后血浆 HSP72 明显增加。

（九）重症中暑对 $CD14^+$ 单核细胞 HLA-DR 的影响

$CD14^+$ 单核细胞 HLA-DR 是单核-吞噬细胞表面表达的抗原，其功能是把经单核-吞噬细胞吞噬并处理后的抗原提呈给 Th 细胞，继而激活包括 T 细胞、B 细胞和吞噬细胞在内的效应免疫细胞，所以足够的 HLA-DR 表达对于特异性免疫和非特异性免疫系统功能都是十分重要的。$CD14^+$ 单核细胞 HLA-DR 表达水平是临床上急危重症患者监测的免疫学指标，对评估脓毒症患者预后具有重要价值。研究发现重症中暑时，患者 $CD14^+$ 单核细胞 HLA-DR 表达率亦明显降低，与患者死亡率呈负相关，可作为判断中暑临床预后的良好指标。

四、重症中暑时神经-内分泌系统对免疫系统的影响

1980 年，有学者正式提出了"神经-内分泌-免疫网络"这一免疫调节途径，应激轴是其中最主要的一个调控轴。应激引起机体免疫反应是通过神经-内分泌-免疫网络释放应激激素（如儿茶酚胺、皮质醇、生长激素、糖皮质激素等）及细胞因子（IL-2、IFN-γ、TNF-α 等）进行调节的，应激激素改变了人体组织局部细胞因子环境，从而影响细胞介导免疫与体液免疫。应激越强，其反应就越激烈，释放的激素及细胞因子水平就越高。因此，当机体暴露在热环境时，机体的免疫功能会出现一定的变化，这种变化随着热应激的时间及温度的增加而更加明显。

早先国内外大量研究表明，人体免疫功能的改变可能与高温环境下机体核心体温的升高有关。在热环境下，机体体温升高导致神经-内分泌系统发生适应性改变，通过释放糖皮质激素、儿茶酚胺等激素介导机体免疫，引起免疫功能的改变。一般认为，在一定时间及温度范围内，适宜的热应激可以提高机体的免疫能力，但随着热暴露时间的延长，热应激诱导机体的免疫功能产生暂时性抑制。其机制可能是热环境下机体核心体温的升高导致神经-内分泌系统发生适应性改变，通过促使机体释放糖皮质激素、儿茶酚胺等激素分泌，而过高的核心温度也会导致机体的神经-内分泌系统紊乱，增加抑制性免疫细胞的生成及其活性，导致免疫功能紊乱。

在劳力型模型的研究中证实，运动热应激和环境温度、湿度联合作用会引起核心温度上升，而体温的升高会通过下丘脑体温调节中枢做出应激反应。湿热环境和运动都是应激原，在长时间的运动应激及热应激下，下丘脑-垂体-肾上腺轴反应激烈，导致机体促肾上腺皮质激素释放素、促肾上腺皮质激素、糖皮质激素水平急剧上升，这些激素都属于免疫抑制类信息调节物质，能够抑制机体的免疫水平。研究发现，当运动热应激引起体温升高 0.7℃时，机体的免疫功能几乎不会发生改变；而当体温上升 2℃时，$CD16^+$ 细胞数量增多，细胞溶解活性同时发生改变；体温升至 40℃时可抑制人体的免疫细胞，而体温达到 43℃

时免疫细胞会产生不可逆性损伤。因此，运动应激和热应激或双重应激均有可能引起机体免疫功能的变化。长期中小负荷运动可提升身体免疫应答能力，同时增强机体的免疫功能；但长期大强度的运动可抑制机体的免疫系统甚至出现功能失调。因此，高温高湿环境下长时间进行高强度运动会抑制机体免疫系统的功能。国内有研究发现，在干热环境（温度33℃、相对湿度20%）下力竭运动前后机体皮质醇含量具有显著性差异，而湿热环境（温度33℃、相对湿度80%）下皮质醇的变化则更加明显。研究表明，湿热环境中较高的湿度干扰了机体利用排汗等一系列代偿机制对体温进行的调节，因而较干热更易产生应激状态和引起神经系统疲劳。

第四节 重症中暑炎症与免疫调节的治疗

（一）乌司他丁

乌司他丁作为免疫调节药物，不仅能抑制多种酶的活性，而且能通过下调促炎因子、上调抗炎因子，调控或阻断机体炎症反应，具有免疫调节功能和器官保护作用。临床上广泛用于胰腺炎、脓毒症、烧伤等的免疫调节治疗。临床数据显示，乌司他丁组可降低重症中暑患者血浆 TNF-α 和 IL-6 浓度。动物实验发现乌司他丁干预治疗能减轻热射病大鼠肺组织损伤、肠黏膜屏障损伤及肝脏损伤程度，改善肠黏膜及肝脏的免疫调节功能。乌司他丁干预也可降低热射病大鼠的体温、心率和呼吸频率，减轻促炎因子 TNF-α、IL-1、IL-6 水平，同时提高 IL-10 水平。乌司他丁还可以通过选择性减少或增加 Treg 凋亡双向调节热射病大鼠外周血和脾脏组织 Treg 比例，并起到了"削峰去谷的作用"，使其 Treg 数量不至于过低或过高，从而降低热射病大鼠机体免疫/炎症反应强度、减轻免疫抑制程度，减轻肝功能及组织受损，并且提高了 72 小时生存率。

（二）糖皮质激素

糖皮质激素是临床上使用最为广泛而有效的抗炎和免疫抑制剂。糖皮质激素可以稳定溶酶体和线粒体膜，保护线粒体的呼吸功能，拮抗自由基的损伤；还可减轻渗出、水肿，改善微循环，抗休克，预防脑水肿。重症中暑患者予以院前地塞米松干预，可改善患者的昏迷程度、部分凝血活酶时间（APTT），降低死亡率。地塞米松治疗热射病大鼠可减少血清中 IL-1β 水平，减轻热射病大鼠脑缺血和脑损伤。而切除双侧肾上腺后，热射病大鼠脑缺血和脑损伤较对照组更严重，生存时间明显缩短。提示糖皮质激素可通过降低 IL-1β 水平，调节热射病大鼠免疫功能，改善预后。

（三）抗凝血酶Ⅲ

全身炎症反应启动的凝血功能障碍在重症中暑 MODS 过程中发挥重要作用。抗凝血酶Ⅲ是体内重要的天然抗凝物质。研究发现，抗凝血酶Ⅲ预处理可明显降低重症中暑小鼠血清中细胞因子、NO 和 HMGB1 水平，抑制热暴露引发的炎症反应，延长了热射病小鼠的存活时间。

(四)HSP70 诱导剂

替普瑞酮是一种较为安全的 HSP70 诱导剂,临床常用于溃疡病的治疗。研究发现替普瑞酮预处理可明显抑制热射病大鼠炎症反应,减轻多器官功能损伤。也有学者发现替普瑞酮对持续热暴露条件下大鼠器官损伤无保护作用,但可明显延长大鼠中暑后在室温环境中的存活时间。其机制可能是替普瑞酮提前诱导 HSP70 的表达,从而通过调节中暑时的急性病理生理改变、调节炎症反应及发挥分子伴侣功能、干扰氧化应激及抗细胞凋亡。

(五)抗氧化药物

谷氨酰胺能有效降低肠源性内毒素血症的发生率,大剂量维生素 C 可以降低氧化应激,从而对中暑产生保护作用。高热环境下进行军事训练的士兵给予谷氨酰胺联合维生素 C,可明显减少中暑的发生率,并升高血清超氧化物歧化酶水平,降低血清丙二醛及血清内毒素水平,保护十二指肠黏膜屏障。体内外实验均证实,谷氨酰胺能减轻重症中暑大鼠肠上皮细胞损伤,保护肠黏膜屏障完整性,减轻炎症因子水平。

(六)蛋白 C

蛋白 C 是维生素 K 依赖性的由肝脏产生的血浆蛋白因子,与蛋白 C 抑制物和凝血酶调节蛋白共同构成的蛋白 C 系统,能够灭活凝血因子、纤溶酶原活化素抑制物等,纠正凝血与抗凝血平衡紊乱。研究发现人重组活化蛋白 C 能够以剂量依赖方式改善热射病大鼠免疫反应与高凝状态、减轻组织缺血与多器官损伤,延长热射病大鼠的存活时间。

(七)益生菌

肠道免疫屏障由淋巴组织和分泌的免疫蛋白组成。肠道菌群的特定比例和结构可以保护肠黏膜屏障的完整性。热应激除增加肠上皮通透性,发生内毒素血症激发免疫反应外,还可引起肠道细菌数量和种类变化,进一步破坏肠道免疫屏障。许多益生菌产生的短链脂肪酸,可刺激和诱导 Treg 产生抗炎因子 IL-10 及转化生长因子 TGF-β,减轻过度的肠道炎症反应,保护上皮屏障,从而维持黏膜稳态。其抗炎效应与外周血 Treg 数量呈正相关。添加益生菌,保护肠屏障,可能是防治中暑的有效方法。热应激大鼠口服枯草杆菌 BS3B 可改善肠道病理损伤,减少细菌移位,降低 LPS 和 IL-10 水平。给男性运动训练人员添加多种益生菌 14 周,通过活化肠上皮细胞间连接蛋白的表达,以减少肠道上皮细胞脱落,进而改善运动后的肠道通透性和屏障功能。

(八)热习服

热习服是机体在热环境下,自发产生一系列有利于适应热环境、提高耐热能力的变化,能够防止过度的环境热应激带来的有害影响,减低热损伤程度或发生热损伤风险。大量调查研究均表明,新进热区的部队战士通过热习服训练,可显著降低中暑、热衰竭、热射病等热相关疾病的发生率。热习服对机体在热环境下生理功能的改善涉及多个系统、多个方面。机体细胞通过热习服诱导产生热耐受,在机体发生炎症反应时发挥积极作用,对急性固有免疫反应进行调控。研究发现，热习服小鼠在受到热应激时，显著增加腹腔巨噬细胞 Fc 受体阳性率、吞噬率及吞噬指数，增强巨噬细胞免疫功能。近年国内有文献报道热习服能够增加在沙漠训练后官兵的胃肠 $CD3^+$ T 细胞、$CD3^+CD4^+$ T 细胞及 $CD4^+/CD8^+$ 比值，表明热习服能够有效防止应激引起的胃肠道这一重要免疫器官功能紊乱；且热习服能够诱导脾脏 $CD4^+CD25^+Foxp3^+$ Treg 上调，负性调控炎症反应，显著提高热应激小鼠的存活率。

（九）中药

血必净注射液具有免疫调节、抑制炎症、保护血管内皮等功能。研究发现血必净注射液可减轻临床重症中暑患者 CRP、IL-6、血栓调节蛋白及循环内皮细胞水平，表明血必净可有效降低患者机体内炎症反应水平，减轻血管内皮损伤。且血必净注射液可改善重症中暑患者 $CD14^+$ 单核细胞 HLA-DR 的表达。

新穿心莲内酯通过提高机体免疫能力，抑制炎症介质分泌，具有对抗内毒素血症的功效，且疗效优于穿心莲内酯等同类药物。新穿心莲内酯可降低中暑小鼠肛温上升速率，显著延长存活时间。

青蒿琥酯是抗内毒素血症的有效药物，可抗脂质过氧化，保护重要脏器功能。研究发现青蒿琥酯可降低中暑小鼠血中超氧化物歧化酶水平，降低血清丙二醛含量。

热毒平注射液动物实验研究证明，热毒平体外能直接灭活内毒素，且对受内毒素攻击的小鼠有一定的保护作用；同时还具有一定的抗菌、抗病毒功效。实验证实热毒平可降低中暑小鼠血中超氧化物歧化酶和丙二醛含量，并明显减轻肝组织损伤程度。

（十）其他

胸腺肽、丙种免疫球蛋白亦被推荐用于重症中暑患者的免疫治疗。研究发现，粒细胞集落刺激因子预处理可减轻大鼠热暴露后热射病的严重程度。

（袁芳芳　苏　磊）

参 考 文 献

陈洁坤, 宋青, 周飞虎. 2014. 凝血功能对重症劳力性热射病预后的影响及治疗策略. 临床误诊误治, 27(4): 52-55

林洪远, 郭旭生, 姚咏明, 等. 2003. $CD14^+$ 单核细胞人类白细胞抗原 DR 预测脓毒症预后及指导免疫调理治疗的初步临床研究. 中国危重病急救医学, 15(3): 135-138

苏磊, 郭振辉, 钱洪津. 2006. 重症中暑住院病人流行病学调查与分析. 解放军医学杂志, 31(9): 909, 910

Bouchama A, Ollivier V, Roberts G, et al. 2005. Experimental heat stroke in baboon: analysis of the systemic inflammatory response. Shock, 24(4): 332-335

Bouchama A, Roberts G, Al Mohanna F, et al. 2005. Inflammatory, hemostatic, and clinical changes in a baboon experimental model for heatstroke. Appl Physiol, 98: 697-705

Brenner KM, Severs YD, Shek PN, et al. 2012. Impact of heat exposure and moderate, intermittent exercise on cytolytic cells. Fur AppI Physiol, 74: 162-171

De Palma G, Collins SM, Bercik P, et al. 2014. The microbiota-gut-brain axis in gastrointestinal disorders: stressed bugs, stressed brain or both? J Physiol, 592(14): 2989-2997

Deitch EA, Xu D, Kaise VL. 2006. Role of the gut in the development of injury-and shock-induced SIRS and MODS: the gut-lymph hypothesis, a review. Front Biosci, 11: 520-528

Do JS, Visperas A, Sanogo YO, et al. 2016. An IL-27/Lag3 axis enhances Foxp3$^+$ regulatory T cell-suppressive function and therapeutic efficacy. Mucosal Immunol, 9(1): 137-145

Dominika K, Maki S, Junichi S, et al. 2012. No effects of acclimation to heat on immune and hormonal responses to passive heating in healthy volunteers. Int J Biometeorol, 56(1): 107-112

Fanous MY, Philips AJ, Windsor JA. 2007. Mesenteric lymph: the bridge to future management of critical illness. JOP, 8(4): 374-399

Glazer JL. 2005. Management of heatstroke and heat exhaustion. Am Fam Physician, 71(11): 2133-2140

Hagiwara S, Iwasaka H, Shingu C, et al. 2010. High-dose antithrombin III prevents heat stroke by attenuating systemic inflammation in rats. Inflamm Res, 59: 511-518

Heled Y, Fleischmann C, Epstein Y. 2013. Cytokines and their role in hyperthermia and heat stroke. J Basic Clin Physiol Pharmacol, 24(2): 85, 86

Hflich C, Dcke WD, Volk HD, et al. 2002. Regulatory immunodeficiency and monocyte deactivation assessment based on HLA-DR expression. Clin Appl Immunol Rev, 2(6): 337-344

Jin Q, Chen EZ, Jiang J, et al. 2012. Acute hepatic failure as a leading manifestation in exertional heat stroke. Case Rep Crit Care, 2012: 295867

Kuennen M, Gillum T, Dokladny K, et al. 2011. Thermotolerance and heat acclimation may share a common mechanism in humans. Am J Physiol Regul Integr Comp Physiol, 301(2): R524-R533

Lauwerys BR, Garot N, Renauld JC, et al. 2000. Cytokine production and killer activity of NK/T-NK cells derived with IL-2, IL-15, or the combination of IL-12 and IL-18. J Immunol, 165(4): 1847-1853

Leonl R, Blaham D, Dubosed A. 2006. Time course of cytokine, corticosterone, and tissue injury responses in mice during heat strain recovery. J Appl Physiol, 100(4): 1400-1409

Lisa RL. 2007. Heat stroke and cytokines. Prog Brain Res, 162: 481-524

Liu X, Li H, Lu A, et al. 2012. Reduction of intestinal mucosal immune unction in heat-stressed rats and bacterial translocation. Int J Hyperthermia, 28(8): 756-765

Lu KC, Wang JY, Lin SH, et al. 2004. Role of circulating cytokines and chemokines in exertional heatstroke. Crit Care Med, 32(2): 399-403

Multhoff G. 2006. Heat shock proteins in immunity. Handb Exp Pharmacol, 172(3): 279-304

Navarro CS, Casa DJ, Belval LN, et al. 2017. Exertional heat stroke. Curr Sports Med Rep, 16(5): 304-305

Roberts GT, Ghebeh H, Chishti MA, et al. 2008. Microvascular injury, thrombosis, inflammation, and apoptosis in the pathogenesis of heatstroke: a study in baboon model. Arterioscler Thromb Vasc Biol, 28(6): 1130-1136

Tong HS, Duan PK, Zhang XQ, et al. 2014. Changes in mesenteric lymph microcirculation in rats suffering from severe heat stroke. Med J Chin PLA, 39(10): 791-794

Wei R, Hu Y, Dong F, et al. 2016. Hepatoma cell-derived leptin downregulates the immune-suppressive function of regulatory T-cells to enhance the anti-tumor activity of CD8$^+$ T-cells. Immunol Cell Biol, 94(4): 388-399

Whitam M, Laing SJ, Jackson A, et al. 2007. Effect of exercise with and without a thermal clamp on the plasma heat shock protein 72 response. J Appl Physiol, 103(4): 1251-1256

Yee SB, Ganey PE, Roth RA. 2003. The role of Kupffer cells and TNF-alpha in monocrotaline and bacterial lipopolysaccharide-induced liver injury. Toxicol Sci, 71(1): 124-132

第十九章

心功能不全与神经-内分泌-免疫调节

心功能不全是由多种循环系统和非循环系统疾病引起的一种常见的临床综合征。随着高血压、冠心病和脓毒症等疾病发病率的上升，心功能不全的发病率及死亡率逐年上升。尽管在过去的几十年里，人们对心功能不全的神经-内分泌-免疫机制的理解及其治疗取得了巨大进步，但是心功能不全的防治依然任重道远。在接下来的 20 年里，心功能不全患者的数量预计将增长一倍，以心力衰竭和脑卒中为代表的心脑血管疾病可能会成为全球第一位致死原因。此外，大量研究证实心功能不全的发生严重影响脓毒症患者的预后。因此，进一步阐明心功能不全的发病机制、理解神经-内分泌-免疫反应在心功能不全发生发展中的作用以寻找新的防治策略，仍是医学面临的重要问题。

第一节 概 述

一、正常心脏功能

心脏的主要功能是泵功能，通过心脏的节律性收缩和舒张驱动血液运动，以满足全身组织细胞的代谢需要。心脏收缩时将血液射入动脉，并通过动脉系统将血液分配到全身各组织器官；心脏舒张时则通过静脉系统使血液回到心脏。因此，完整的心脏泵血过程包括收缩期射血和舒张期充盈两部分。左、右心室的泵血过程相似，而且几乎同时进行。通常把一侧心室一次心脏搏动所射出的血液量，称为每搏输出量（stroke volume），简称搏出量。每搏输出量与心率的乘积是心排血量（cardiac output），它指一侧心室每分钟射出的血液量，也称为每分输出量（minute volume）或心输出量。静息状态下，正常成年人心脏每分钟可泵出血液 5~6L。生理条件下，心排血量可因性别、年龄及机体新陈代谢水平的不同而变化，以维持机体的正常生理功能。例如，健康成年男性在安静状态下的心排血量为 4.5~6.0L/min，女性的心排血量比同体重男性低 10%左右；成年人在剧烈运动时心排血量可达 25~35L/min，而在麻醉情况下则可降到 2.5L/min 左右。

二、心功能不全的病因

当各种原因引起心脏的结构和功能改变时，心脏泵血和/或充盈功能降低，不能维持足够的心排血量，无法满足机体正常组织代谢需求，这种病理过程称为心功能不全（cardiac insufficiency）。心功能不全包括心脏由完全代偿进展至失代偿的全过程。心力衰竭（heart failure）是指心功能不全的失代偿阶段，两者只是程度上有所区别，在临床上可以通用。早期心功能不全的定义主要集中在心脏泵功能受损和静脉淤血的临床表现上。随着心功能不全的基础与临床研究的深入，人们发现血流动力学的改变会引起循环系统的细胞和分子变化。2009 年 Katz 提出：心功能不全是一种复杂的临床综合征，除了心肌收缩与舒张功能障碍、心排血量减少、静脉压力增加，同时还伴有一系列的细胞及分子水平的异常改变，这些变化又进一步导致心功能不全的恶化。2018 年 Ram B. Singh 提出，心功能不全与自主神经失调、交感神经活动增加和副交感神经活动减弱有关。因此，心功能不全的机制研究不仅应关注心脏本身，而且要重视心脏和其他器官系统（特别是神经-内分泌-免疫系统）之间的相互作用。

多种疾病和相关因素均可引起心功能不全，包括冠心病、高血压、缺血性心脏病、肺动脉高压、瓣膜异常、原发性心肌异常、内分泌类疾病（糖尿病、库欣综合征、甲状腺功能亢进、嗜铬细胞瘤等）、营养性疾病（肥胖、微量元素缺乏、维生素 B_1 缺乏等）、浸润性疾病（结节病、淀粉样变性、结缔组织病等）、脓毒症、艾滋病、肾衰竭、药物（如肾上腺能受体阻断剂、钙拮抗剂等）、毒物（如酒精、可卡因等）等。随着人类疾病谱的变化，引起心功能不全的主要病因也随之发生改变。在发达国家，冠心病、高血压是引起心功能不全的主要病因，糖尿病、脓毒症引起的心功能不全的发病率也在增加，而瓣膜性心脏病引起心功能不全的发生率则有所下降。

无论最初的病因如何，心室前负荷过重、心室后负荷过重、心肌收缩力降低及心室舒张充盈受限是心功能不全发生的共同病理反应。所谓心室前负荷，又称容量负荷（volume load），指心脏收缩前所承受的负荷，主要取决于心室舒张末期充盈的血液量，即是静脉回心血量和射血后心室内剩余血量之和。1895 年德国生理学家 Frank 在离体蛙心实验中观察到，随着心肌初长度的增加，心肌收缩力亦增加。1914 年英国生理学家 Starling 也观察到，心室舒张末期容积在一定范围内增大可增强心室收缩力，这种现象被称之为 Frank-Starling 定律。这种通过改变心肌前负荷（初长度）而引起心肌收缩力改变的调节称为异长自身调节（heterometric autoregulation）。通常状态下，心室具有较大的初长度储备，例如，左心室舒张末期压在 5~15mmHg 的范围内，随着舒张末期压的增加，心室每搏功也会随之增加。即使左心室舒张末期压超过 20mmHg，每搏功仍不变或轻度减少。可见，只有在心室出现严重病理变化时，前负荷显著增加，才可能引起每搏功减少。心室后负荷则是指心室射血时要克服的阻力，又称压力负荷（pressure load）。左心室后负荷过重主要见于高血压和主动脉狭窄等，右心室后负荷过重见于肺动脉高压和肺动脉狭窄。当心室后负荷增加时，心肌细胞会出现适应性的肥大。心肌细胞肥大所致的心肌壁增厚具有初步的保护作用。随着时间的推移，持续的肥大和相关分子通路的激活，心肌肥大的保护作用消失，进而导致心功能不全。

心室前、后负荷是影响心脏泵血的外在因素，而心肌本身的功能状态是决定心脏搏出量的内在因素。心肌收缩能力是指在不依赖于心脏前负荷和后负荷变化而改变其力学活动的内在特性，包括心肌收缩的强度和速度。在同样的前负荷条件下，心肌收缩能力增强可使心室功能曲线左移，每搏功增加，心脏泵血功能增强。这种仅通过改变心肌收缩能力来调节心脏泵血功能的过程称为等长调节（homometric regulation）。交感神经、儿茶酚胺、电解质及某些药物均可以改变心肌收缩性。当心肌发现结构损伤如心肌梗死、心肌炎和心肌病时，心肌细胞发生变性、坏死都可能导致收缩性降低。心室舒张充盈受限是指在静脉回心血量无明显减少的情况下，因心脏本身病变引起心脏舒张和充盈障碍，造成心排血量降低。常见于限制型心肌病、心室肥厚、心包炎等。

据统计，因心力衰竭而入院的患者中，50%～90%是由于某些诱因的作用使原有的心功能损伤加重而引起的。心力衰竭常见的诱因有感染，特别是呼吸道感染。除致病微生物及其产物直接损伤心肌外，感染引起的发热可引起心率增快、心肌耗氧量增加。妊娠及分娩也是心力衰竭的重要诱因。由于妊娠时血容量增加，很容易出现稀释性贫血和心脏负荷增加；分娩时的疼痛紧张使得交感神经兴奋，心率增快、外周小血管收缩，心脏后负荷增加。此外，劳累、情绪波动、外伤等均可加重心脏负荷，诱发心力衰竭。

三、心功能不全的分类

心功能不全根据不同的分类方法可以分为多种类型（表19-1）。

表19-1 心力衰竭的分类

分类方法	心力衰竭类型
按发生部位分类	左心衰竭
	右心衰竭
	全心衰竭
按发生速度分类	急性心力衰竭
	慢性心力衰竭
按心肌收缩与舒张功能分类	收缩性心力衰竭
	舒张性心力衰竭
按心排血量分类	低排血量性心力衰竭
	高排血量性心力衰竭
按射血分数分类	低射血分数型心力衰竭
	正常射血分数型心力衰竭

按照发生部位可将其分为左心衰竭、右心衰竭和全心衰竭。左心衰竭常见于高血压、冠心病、主动脉（瓣）狭窄等，临床以肺循环淤血、肺水肿为特征。右心衰竭常见于肺部疾病引起的肺循环阻力增加，比如慢阻肺、肺动脉狭窄等，临床以体循环淤血、静脉压升高、下肢甚至全身性水肿为特征。由于早期实验误认为右心室在心排血量方面贡献较小，右心室的作用往往被人们忽略。随着影像学技术的发展，近年来越来越多的研究表明，在缺血性心脏病、先天性心脏病、肺动脉高压及慢性左心衰等疾病中右心衰竭都发挥着重要作用，当右心衰竭出现时往往提示上述慢性疾病向晚期进展。

根据心力衰竭发生的速度又分为急性心力衰竭和慢性心力衰竭。其中急性心力衰竭指的是突然起病或在原有慢性心力衰竭基础上急性加重，又称急性失代偿性心力衰竭。按照射血分数（ejection fraction，EF）即搏出量占心室舒张末期容积的百分比的变化分类，可分为低射血分数型心力衰竭（heart failure with a reduced ejection fraction，HF-REF）和正常射血分数型心力衰竭（heart failure with a preserved ejection fraction，HF-PEF）。HF-REF 常见于冠心病和心肌病，主要由于心肌收缩能力降低或后负荷过重导致。HF-PEF 常见于高血压伴左心室肥厚和肥厚型心肌病，由于心肌收缩功能正常而舒张功能异常或室壁僵硬导致。一直以来，HF-REF 被认为是心力衰竭的晚期阶段，HF-PEF 则是心力衰竭相对早期阶段，而且认为其发病率较低。这主要与缺乏了解及很少对老年患者使用超声心动图测量左心室 EF 有关。有调查显示，HF-PEF 患者大多数见于老年人。近年来，越来越多的研究显示，近半数的有临床症状的心衰患者都属于 HF-PEF，且 HF-REF 和 HF-PEF 的发病机制是完全不同的。

根据心排血量的高低将心力衰竭分为低排血量性心力衰竭和高排血量性心力衰竭。低排血量性心力衰竭常见于冠心病、高血压等。高排血量性心力衰竭多见于严重贫血、甲状腺功能亢进、妊娠等，患者的心排血量较心力衰竭前有所下降，但仍高于或不低于正常群体的平均水平。近来许多临床研究表明，很多脓毒症患者都会出现心功能不全，称为脓毒症性心功能不全（sepsis-induced myocardial dysfunction，SIMD）或脓毒症心肌病。SIMD 最初的概念来源于 1984 年 Parker 和 Parrillo 等的研究，他们观察到 50% 的脓毒症患者虽然心脏指数正常甚至升高，但是在最初都会表现左心室射血分数下降，平均收缩末期和舒张末期容积增加。此后，大部分的临床研究中将 SIMD 定义为可逆性的心室射血分数下降、心室扩张，以及对液体复苏和儿茶酚胺的反应下降。尽管许多研究都已经证明脓毒症患者存在心血管损伤，但对于 SIMD 的定义一直存在争议。由于左心室射血分数是负荷依赖性指标，它并不能很好地反映心肌固有的收缩功能，而是反映左心室后负荷与收缩力的耦合情况。发生脓毒性休克时，即便左心室心肌固有收缩功能已经严重受损，但随着后负荷严重降低，左心室射血分数亦可能表现正常。因此，脓毒症性心功能不全时，射血分数可能降低，也可能正常，用射血分数的降低来定义脓毒症心功能不全显然是不恰当的。最近有人将 SIMD 定义为由脓毒症引起的全心心肌固有的收缩和舒张功能障碍。此外，随着恶性肿瘤患者治疗方法的改进和生存时间的延长，人们更多地认识到与化疗药物有关的不良事件，其中心功能不全是这些患者常见的死亡原因，仅次于恶性肿瘤本身。目前针对化疗性心肌病的治疗尚未明确，但可以用下列标准来诊断化疗性心功能不全：①左心室射血分数持续性下降或进行性加重；②充血性心力衰竭症状；③充血性心力衰竭表象，包括 S_3 奔马律和/或心动过速；④有症状者伴左心室射血分数下降 5%，或无症状伴左心室射血分数下降 10%，或左心室射血分数下降 55%。

四、心功能不全的分级与分期

在临床上，为了更好地判断心功能不全患者的病情轻重和指导治疗，常按照心功能不全的严重程度进行分类，包括纽约心脏学会（New York Heart Association，NYHA）分级和美国心脏病学院/美国心脏学会（American College of Cardiology/American Heart Association，ACC/AHA）分期，这种分期是对 NYHA 分级的补充，更强调早期预防的重要性（表 19-2）。

表 19-2　心功能不全的分级与分期

NYHA 分级	ACC/AHA 分期
Ⅰ级：无心力衰竭症状，体力活动不受限	A 期：将来可能发生心力衰竭的高危人群，但目前尚无心脏结构损伤或心力衰竭症状
Ⅱ级：静息无症状，体力活动轻度受限，日常活动可引起呼吸困难、疲乏和心悸等症状	B 期：有结构性心脏损伤，但无心力衰竭症状
Ⅲ级：静息时无症状，轻度活动即感不适，体力活动明显受限	C 期：已有器质性心脏病变，以往或目前有心力衰竭的临床表现
Ⅳ级：在静息时有症状，任何活动均受限	D 期：难治性终末期心力衰竭，有进行性器质性心脏病变，虽经治疗仍出现心力衰竭症状

五、心功能的评价

在临床医学实践中，常需对心脏的泵血功能进行判断，即心功能评价。心导管检查是评价心室功能的金标准，它是将导管从周围血管插入，送至心腔及各处大血管的技术，通过测定压力和容积来评定心功能。如心室收缩压变化速率曲线（dP/dt）可帮助判断心脏收缩能力。超声心动图检测是临床监测心功能最常用的无创检查方法，左心室射血分数（LVEF）是临床判断左心室收缩功能的首选指标，但是结果受心脏负荷的影响。近年来，心脏磁共振（cardiac magnetic resonance，CMR）被认为是排除疑似心衰最有效的技术之一，它能提供超声心动图所能提供的所有解剖和功能参数，并具有更高的空间分辨率和组织特征。CMR 在体积、质量和室壁运动的准确性和重现性方面被认为是金标准。当二维超声不能诊断的情况下，CMR 成为心脏功能评价的首选。此外，心导管术与超声心动图单独或者联合应用可分别绘制出心室压力-时间曲线和心室容积-时间曲线，以每个相对应时间点的压力和容积值绘制压力-容积曲线，产生一个心室压力-容积环（pressure-volume loop），该环所表示的是整个心动周期中的心室-容积关系，可较好地反映心脏的泵血功能。

在过去的三个世纪里，人们认识到，心功能不全不仅仅是单纯的心脏生物力学和循环系统的变化，而是多种神经体液因子参与、涉及多个器官的复杂的临床综合征。

第二节　心脏的神经-内分泌-免疫调节

自从 1928 年 Ernest Scharrer 发现硬骨鱼下丘脑神经细胞具有内分泌特征、并提出神经内分泌（neurosecretion）的概念以来，众多的研究逐渐证实了神经系统与内分泌系统功能活动的紧密联系。随着分子生物学技术及免疫学的迅速发展，人们发现神经、内分泌和免疫系统能够共享某些信息分子和受体，都通过类似的细胞信号转导途径发挥作用。1977 年，Besedovskyn 提出了神经-内分泌-免疫网络（neuroendocrine-immune network）的概念。业已证明，神经-内分泌-免疫网络对心血管功能发挥重要的调节作用。

一、心脏的神经调节

心脏受自主神经系统（交感神经和迷走神经）调控。交感神经系统兴奋增强心脏的活动,而副交感神经系统(也称为胆碱能系统)兴奋抑制心脏的活动。事实上,心脏交感神经和副交感神经之间的相互作用非常复杂,目前尚未充分阐明。

(一)心脏交感神经

20 世纪初,Cannon 将交感神经系统(sympathetic nervous system,SNS)描述为"战斗或逃跑"反应的调节器。他在实验中观察到,动物处于威胁性的环境或受到强烈的刺激时,交感神经系统被激活,去甲肾上腺激素释放入血,引起外周血管收缩从而升高血压,同时心肌收缩能力增强,心率增快和心排血量增加;此外还会引起瞳孔括约肌舒张、立毛肌收缩、骨骼肌血管舒张等一系列变化,这些机体的变化是为机体战斗或逃避做好准备。在过去的 100 年里,心血管疾病的病理生理学研究发现,交感神经系统不仅是"战斗或逃跑"反应的调节器,而且是负责持续维持心血管稳态的重要系统之一。

心交感神经系统包括位于胸 1~5 脊髓的中间外侧柱的节前神经元胞体,其轴突末梢可释放乙酰胆碱,作用于位于锁骨下动脉和第一肋骨之间星状神经节和颈交感神经节内的节后神经元膜的 N1 型胆碱能受体。节后神经元轴突组成心上神经、心中神经、心下神经和心脏神经丛,支配心脏各个部分,包括窦房结、房室结、房室束、心房肌和心室肌。节后纤维释放去甲肾上腺素。这些释放去甲肾上腺素的神经纤维称为肾上腺素能纤维,与去甲肾上腺素结合的受体称为肾上腺素能受体。肾上腺素能受体广泛分布于神经系统和循环系统,包括α肾上腺素能受体(alpha adrenergic receptor,α-AR,简称α受体)和β肾上腺素能受体(beta adrenergic receptor,β-AR,简称β受体)。α受体又分为$α_1$受体和$α_2$受体,β受体包括$β_1$、$β_2$、$β_3$受体三种亚型。在外周多数交感节后纤维支配的效应细胞上含有肾上腺素能受体,心肌细胞上存在α和β受体,但主要是β受体。所有肾上腺素能受体均属于 G 蛋白偶联受体,当去甲肾上腺素作用于心肌细胞膜上的β受体时,就可以激活 G 蛋白偶联的细胞信号传递通路(G 蛋白-cAMP-PKA 通路),导致心肌细胞内多种蛋白发生磷酸化,如 L 型钙通道和兰尼碱受体。这些磷酸化蛋白使得细胞内钙水平增加,从而导致心率加快和心肌收缩能力增强。这些所谓的正性变时作用、正性变力作用可被β受体拮抗剂所阻断。另一方面,蛋白激酶 A(PKA)还可使受磷蛋白(phospholamban,PLB)磷酸化,使之与纵行肌质网膜中的钙泵解离,导致钙泵与钙离子亲和力增加,钙泵活性增强,加快舒张期肌质网回收钙离子速度,加速心肌舒张速度。由于两侧交感神经对心脏的支配有所不同,左侧心交感神经主要支配房室结和心室肌,因此兴奋时主要引起心肌收缩力增强,而右侧心交感神经主要支配窦房结,兴奋时主要引起心率加快。

(二)心脏迷走神经

支配心脏的副交感神经节前纤维走行于迷走神经干中,心迷走神经纤维和心交感神经纤维一起组成心脏神经丛。节前神经元的末梢释放乙酰胆碱(acetylcholine,ACh),以 ACh 为递质的神经元称为胆碱能神经元,在外周的所有自主神经节前纤维均属于胆碱能神经元。能与 ACh 特异性结合的受体称为胆碱能受体。根据其药理学特性可分为毒蕈碱受体(muscarinic receptor,M 受体)和烟碱受体(nicotinic receptor,N 受体)两类。外周 M 受体分布于大部分副交感节后纤维支配的效应细胞,包括五种亚型(M1~M5),它们也均属于 G 蛋白偶联受体。心脏上主要为 M2 受体。N 受体在外周主要位于自主神经节后神经元上，N 受体包括 N1、N2 两种亚型，都属于促离子型受体，具有递质门控特性，也称 N 型 ACh 受体阳离子通道。因此，迷走神经节前神经元释放的 ACh 作用于心内神经节节后神经元胞体膜上的 N1 受体，迷走神经节后纤维末梢释放的 ACh 再作用于心脏的 M2 受体，通过 G 蛋白-cAMP-PKA 通路，使得细胞内 cAMP 水平降低，PKA 活性降低，表现出与 β 受体激活相反的效应。

迷走神经节后纤维主要支配窦房结、心房肌、房室交界、房室束及其分支。心迷走兴奋时表现为心房肌收缩力减弱、心率减慢及房室传导速度减慢。由于心室肌上的迷走神经分布密度远低于心房肌，刺激迷走神经引起的心房肌收缩减弱效应比心室肌明显。同时两侧迷走神经对心脏的支配亦有差异，右侧迷走神经对窦房结的影响占优势，因此迷走神经兴奋时主要引起心率减慢；左侧迷走神经对房室结的作用占优势，迷走神经兴奋时以房室传导速度减慢为主。

源于副交感神经的所有神经元都能合成、利用 ACh 进行神经传递。在胆碱能神经元突触前端，游离的胆碱和乙酰辅酶 A 在胆碱乙酰转移酶（choline acetyltransferase，ChAT）的催化作用下生成 ACh，后经过囊泡乙酰胆碱转运体（vesicular acetylcholine transporter，Vacht）的作用将 ACh 储存于囊泡小体，在接收到刺激时就从囊泡中释放至突触间隙。ACh 合成中的速率决定步骤依赖于高亲和力胆碱转运体（choline transporter-1，Cht 1），它负责将游离胆碱从胞外环境重新摄取到突触前神经元中进行合成。此外，乙酰胆碱酯酶（acetylcholinesterase，AChE）存在于突触间隙，会以酶解的方式降解 ACh，以终止其作用。ACh 启动的神经传递不仅仅出现在神经元网络内部，也发生在神经元网络与心脏之间。在神经元网络中，节前神经纤维通过延髓的迷走神经投射，通过与神经节后纤维质膜上的 N 受体结合，分泌 ACh 来传递信号，然后受刺激的神经节后神经分泌 ACh 并与心肌细胞膜上的 M 受体结合。M2 是哺乳动物心脏主要的 M 受体，它在心房、窦房结、房室结等传导系统中大量表达，而在心室中的表达相对于心房较低。这种受体的激活通过缩短心肌的动作电位持续时间和传导速度而导致心肌收缩率的降低。大量研究表明，由于神经元胆碱能活动减少而导致的 ACh 分泌减少与许多心血管疾病有关，如心律失常、高血压、心肌梗死和心力衰竭等。此外，各种研究还表明，迷走神经刺激引起的 ACh 分泌增加，通过抑制左心室β-受体激动剂激活的正性肌力反应，抑制活性氧的产生，预防缺血-再灌注损伤，保护心脏。此外，在阿尔茨海默病治疗中常用的 AChE 抑制剂多奈哌齐已在动物模型和亚临床痴呆患者中发挥了心脏保护作用。以上结果表明，ACh 具有心脏保护作用，是一种潜在的心血管疾病治疗药物。然而，由于神经元胆碱能神经支配极其稀少，尤其是在心肌中，了解 ACh 在心室调节中的作用仍是一个谜。

近年来的研究表明，除了传统认识的神经元胆碱能系统，心脏上还存在非神经元胆碱能系统（non-neuronal cholinergic system，NNCS）。迄今为止，各种研究报道了心肌细胞具有合成和释放 ACh 的能力，这种内在胆碱能系统被称为 NNCS。此系统的调节可作为一种治疗手段，提高 ACh 的利用率，以保护心脏。尽管几十年前已经发现心肌细胞具有合成和释放 ACh 的能力，但很少有研究人员重视这一问题。直到最近十年，才有研究提供证据证明心肌细胞中存在功能性内在胆碱能系统。研究表明，心肌细胞含有 ACh 合成、储存、降解和胆碱合成再摄取相关的酶和转运蛋白。Rana 等应用 ChAT 抑制剂溴乙酰胆碱处理离体心房和心室大鼠心肌细胞，发现心肌细胞的 ACh 分泌明显减少，提示 ChAT 是心肌细胞内主要的乙酰胆碱合成酶。一系列研究证明，心肌细胞释放的非神经元性乙酰胆碱与膜上表达的 M 受体结合，以自分泌或旁分泌的方式介导信号传递，在心脏局部调节心脏的一些重要的生理功能，如心率调节、抵消心肌肥大信号的刺激、维持动作电位的传播及调节心脏的能量代谢。

心脏交感神经和迷走神经平时都具有紧张性（即保持一定程度的活动状态），且两者相互拮抗，共同持续调节心脏活动，但生理状态下以迷走紧张占优势。

（三）其他

心脏除了受交感和迷走神经支配，还存在肽类神经纤维，它们可与单胺类和 ACh 等递质共同存在于同一神经元内，主要参与对心肌和冠状血管的调节，如神经肽 Y、阿片肽、血管活性肠肽等。此外，来自心脏的化学信号、机械牵张及容量变化，均可被心脏的传入神经纤维末梢所感受（心脏交感神经和迷走神经内含有大量的传入神经纤维），进而反射性调节交感神经的活动。心脏迷走神经内的传入神经活动会抑制交感神经活动，而心脏交感神经内的传入神经活动则增强交感神经活动。

神经系统对心血管活动的调节是通过各种心血管反射实现的，主要包括颈动脉窦和主动脉弓压力感受性反射、颈动脉体和主动脉体化学感受性反射、心肺感受器反射、躯体感受器反射、内脏感受器反射及脑缺血反射等。例如，当动脉血压升高时，血管壁受到机械牵张，位于颈动脉窦和主动脉弓的压力感受器通过传入神经将冲动传入中枢，使得心血管神经元受到抑制，交感神经紧张性降低，迷走神经紧张性增强，表现为心肌收缩力减弱、心率减慢、外周阻力降低、动脉血压下降。

二、心脏的体液调节

心脏的体液调节是指血液和组织液中的某些化学物质对心肌活动的调节作用。

（一）肾素-血管紧张素-醛固酮系统

肾素-血管紧张素-醛固酮系统（renin-angiotensin-aldosterone system，RAAS）是人体重要的体液调节系统，广泛存在于心肌、血管平滑肌、脑、肾等多种组织器官中。生理状态下，RAAS 对心血管系统的正常发育、功能稳态、体液平衡及血压的调节均具有重要作用。肾素是由肾脏近球细胞分泌的一种酸性蛋白酶，进入血液循环后，便作为起始分子启动 RAAS 的链式反应。其反应过程大致如下：肾素将其底物血管紧张素原水解产生血管紧张素Ⅰ，在血管紧张素转换酶的作用下转变为血管紧张素Ⅱ，进一步在血浆和组织中被酶解成血管紧张素Ⅲ，最后被降解为无活性的小肽片段。近年来随着分子生物学技术的发展，在心肌、血管平滑肌、脑等多种器官中均发现有肾素和血管紧张素原的基因表达。血管紧张素通过与细胞膜表面高度特异的血管紧张素（angiotensin，AT）受体结合，从而发挥生物学作用。AT 受体分为 AT1~AT4 四种亚型。心脏上主要表达 AT1a 型，而血管紧张素中最重要的是血管紧张素Ⅱ，其生理作用几乎都是通过激动 AT1 受体产生的。当血管紧张素Ⅱ和心脏上的 AT1a 结合，引起交感神经末梢释放去甲肾上腺素。心脏内局部的 RAAS 对心脏的主要作用包括：正性变力作用，导致心脏重构作用，调节冠脉阻力和抑制心肌细胞增长等。由于血管紧张素Ⅱ可以促进肾上腺皮质球状带合成和释放醛固酮，所以常把肾素-血管紧张素系统称为 RAAS。

(二) 肾上腺素和去甲肾上腺素

肾上腺髓质与交感节后神经元在胚胎发生上同源，既属于自主神经系统又属于内分泌系统。肾上腺髓质的嗜铬细胞直接接受交感神经胆碱能节前纤维的支配，在功能上相当于无轴突的交感神经节后神经元。交感神经兴奋时，节前纤维末梢释放 ACh，作用于嗜铬细胞膜中的 N1 受体，促使肾上腺髓质激素的分泌，同时提高靶细胞中儿茶酚胺合成酶的活性，促进儿茶酚胺的合成。血液中的肾上腺素主要来源于肾上腺髓质，可迅速地作用于多个器官，但其很快被分解代谢，故只能发挥短效作用。血液中的去甲肾上腺素则来自肾上腺髓质和肾上腺素能神经纤维末梢，它很少作用至远端组织，因此心脏中发挥效应的去甲肾上腺素主要来源于交感神经系统。儿茶酚胺类物质可作用于α肾上腺素能和β肾上腺素能受体。肾上腺素可分别作用于α和β肾上腺素能受体，而生理浓度的去甲肾上腺素主要和α肾上腺素能受体结合。此外，越来越多的研究证实心脏自身能合成和释放去甲肾上腺素。早在 1996 年 Huang 等就研究发现，在啮齿动物和人类心脏中存在一种以前未描述过的、含有儿茶酚胺合成酶的、非神经源性的细胞，定义为心脏内源性肾上腺素能（intrinsic cardiac adrenergic，ICA）细胞。ICA 细胞可分泌肾上腺素和去甲肾上腺素，在心脏发育和心脏缺血-再灌注损伤中发挥重要作用。

(三) 心房利尿钠肽

体内各组织中存在多种活性肽，它们对机体各组织器官的多种生理功能如运动、分泌、代谢等都有调节作用，统称调节肽（regulatory peptide）。心脏除了具有泵血功能，还具有活跃的内分泌功能。心房利尿钠肽（atrial natriuretic peptide，ANP）主要是由心房肌细胞合成，含有 21~33 个氨基酸残基，其受体是细胞膜中的一种鸟苷酸环化酶。当心房扩张、血容量增加、血钠浓度增高或是血管紧张素增多时，都会刺激心房合成释放 ANP，其生物学效应包括：①心血管方面，如舒张血管、降低血压、减慢心率、减少搏出量、改善心律失常和调节心功能等。②利钠和利尿作用，增加肾小球滤过率、抑制肾小管对钠的重吸收，同时还可抑制肾素、血管升压素、醛固酮的生成和释放并对抗其作用；③调节细胞增殖，抑制血管内皮细胞、心肌成纤维细胞和平滑肌细胞等多种细胞的增殖；④对抗血管紧张素、内皮素和去甲肾上腺素等缩血管物质的作用。

此外，心室肌也能合成和释放 B 型利尿钠肽（B-type natriuretic peptide，BNP）。BNP 基因转录生成由 134 个氨基酸残基构成的 B 型利尿钠肽原，被蛋白水解酶酶解成由 32 个氨基酸组成的具有生物学活性的 BNP 和没有生物学活性的 N 末端 B 型利尿钠肽（N-terminal pro-B-type natriuretic peptide，NT-proBNP）。由于 NT-proBNP 较 BNP 具有更长的半衰期及更高的稳定性，因此其在血浆或组织中的浓度可反映短暂时间内新合成的 BNP，而不是储存的 BNP 释放，能更好地反映 BNP 通路的激活。BNP 和 ANP 都属于利尿钠肽类激素，具有相似的生物学作用。

（四）肾上腺髓质素

肾上腺髓质素（adrenomedulin，ADM）是从人嗜铬细胞瘤组织中分离得到的一种新型活性多肽，研究发现它存在于机体所有的组织中，以肾上腺、心房、肺组织含量最多。同时心脏中亦发现有 ADM 的特异性受体。在心脏中，ADM 可产生正性肌力作用，并通过增加冠脉血流、提高钙泵活性及加强兴奋收缩偶联多种途径发挥心脏保护作用。

（五）阿片肽

人体内的阿片肽有多种，其中β-内啡肽由垂体释放，它可以作用于心血管活动的相关核团，使得交感神经活动抑制，心脏迷走神经活动增强。

（六）降钙素基因相关肽

降钙素基因相关肽是人类应用分子生物学技术发现的一种生物活性多肽，由 37 个氨基酸残基组成，和肾上腺髓质素属于同一家族。降钙素基因相关肽（calcitonin gene-related peptide，CGRP）是由感觉神经末梢释放，心肌广泛存在其受体，对心肌有正性肌力和变时作用。

（七）其他

生长因子如胰岛素样生长因子（insulin-like growth factor-1，IGF-1）可作用于心肌，促进心肌生长、肥大并增强心肌收缩力。而脂联素（adiponectin）则可抑制病理性心肌肥大和缺血后心肌损伤，是脂肪组织分泌最多的脂肪细胞因子，被认为是心血管系统的一种重要的保护因子。此外，还有一些全身性激素也可影响心血管系统，如胰岛素对心脏具有直接正性变力作用；胰高血糖素对心脏有正性变力与变时作用；甲状腺素能增强心室肌的收缩和舒张功能、加快心率、增加心排血量等；肾上腺皮质激素能增强心肌的收缩力。

可见，心血管系统和内分泌系统的众多因子彼此间相互作用，并与神经系统发生交互作用。

三、心脏的免疫反应

免疫系统是机体应对细菌、病毒、肿瘤及其他抗原刺激发生反应的调节系统。在机体受到相应抗原刺激时，细胞或体液介导的免疫反应被激活，使免疫细胞分泌细胞因子和肽类激素等。这些细胞因子和肽类激素可以作用于全身各个组织器官，调节这些组织脏器的活动。当病原体侵入或体内环境刺激（如缺血或血流动力学超载）引起心脏组织损伤时，就可激活心脏内的固有免疫和适应性免疫反应。固有免疫系统做出一系列非特异性的防御反应；而适应性免疫系统则通过 B 细胞和 T 细胞介导高度特异性的反应。研究表明，固有免疫系统引起的炎症反应，可引起一系列的细胞保护反应，以保证心脏对应激在短期内做出适应性反应，此时被视为是一种生理性反应；但是，当固有免疫引起炎症反应过度或失衡时，会导致相应部位的心肌受损，进一步发展成心肌功能障碍及心室重构。1901 年 Ilya Metchnikoff 首次提出免疫系统具有生理和病理两方面的作用。但当组织损伤时，如何协调免疫系统这两方面的作用是具有挑战性的。最近，随着对心脏固有免疫反应的研究，人们对生理性炎症和病理性炎症也有了更清晰的理解。心脏免疫反应激活后可进入一种正常与炎症之间的中间状态，这种低程度的非经典的炎症状态被称为亚炎症或副炎症（parainflammation）。亚炎症是心脏对有害刺激或功能不全产生的一种适应性反应，其目的是恢复组织功能和稳态，在应激持续存在的情况下可转变为慢性炎症或常规所指的炎症。亚炎症概念的提出可以解释为何抗炎处理在心力衰竭的治疗中出现不同的结果。

心脏的固有免疫反应是通过心肌细胞上的模式识别受体（PRR）感受损伤相关分子模式（DAMP）或病原体相关分子模式（PAMP）而启动的。典型的 PAMP 包括革兰氏阴性细菌的脂多糖（LPS）、革兰氏阳性细菌的磷壁酸、酵母菌的酵母菌多糖、分枝杆菌的糖脂或病毒的双链 RNA。近来的研究表明，心脏上的 PRR 也能识别死亡或损伤心肌细胞释放的内源性宿主物质。当细胞发生坏死、程序性死亡和/或继发性凋亡时，会将其胞质内容物释放到细胞外间隙，从而和细胞外或胞内 PRR 结合，引起快速炎症反应。尽管损伤细胞的原因各不相同，但组织损伤后发生炎症反应的时间过程是非常一致的，并且都与随后发生的中性粒细胞和单核细胞迅速进入组织损伤区有关。因为这种炎症的发生是在没有已知病原体感染的情况下，因此把这种炎症反应称为无菌性炎症。固有免疫系统的进化使得机体不仅可以检测到非自我分子（如 PAMP），而且还可以检测到一系列细胞内的分子（如 DAMP），这些分子在没有细胞死亡的情况下通常不存在于细胞外液中。心脏中大多数的 PRR 和 PAMP 或 DAMP 结合后，触发级联信号激活核因子-κB（NF-κB）、激活蛋白因子 1、干扰素调节因子等转录因子，进而调节心脏内编码促炎细胞因子和干扰素的靶基因，这一系列的细胞因子可能在心力衰竭发病机制中发挥作用。心脏中另外一些 PRR 则触发了一种独特的促炎机制，这种机制需要炎症小体的参与。典型的炎症小体会将 pro-caspase-1 转化为有活性的 caspase-1，caspase-1 可产生触发心脏炎症反应的两种重要炎性因子 IL-1β 和 IL-18。

心肌细胞表面表达的 PRR 主要包括两大类：Toll 样受体（TLR）和存在于质膜或内小体上的 C 型凝集素受体（CLR）。在人类的心脏中已检测到 TLR 1~10 的 mRNA，其相对表达水平是：TLR4＞TLR2＞TLR3＞TLR5＞TLR1＞TLR6＞TLR7＞TLR8＞TLR9＞TLR10。尽管对 TLR 在人类心脏中表达的调控知之甚少，但多数研究报道 TLR4 在心功能不全患者的心脏中均被上调。此外，TLR2 和 TLR4 在缺血-再灌注损伤和心肌梗死时在心脏重塑过程中起着重要的作用。CLR 是钙依赖的碳水化合物结合受体，含有一个或多个 C 型凝集素样结构域。虽然 CLR 家族的各成员在免疫反应中发挥着重要作用，但对 CLR 在心脏中的作用尚不清楚。CLR 能介导信号转导通路，并受到 TLR 的调节。CLR mRNA 在人心脏中的相对表达水平，与小鼠心脏相似，Bcl-10＞Galectin-1＞甘露糖受体 2＞DC-SIGN（CD209）＞Src＞甘露糖受体 1＞Dectin-1。

第二类 PRR 存在于细胞内，包括 RIG-I 样受体（RLR）、NOD 样受体（NLR）和缺失的黑色素瘤（AIM）2 受体。对人心脏组织的分析表明，存在 NOD1、NOD2 和 NLR 家族中 NLRP2、NLRP3。NOD1 和 NLRP3 均能激活典型的心脏炎症，并在缺血-再灌注损伤和心肌梗死后的心脏重塑中发挥重要作用。当心肌炎症是由微生物或非微生物来源引起时，炎症反应的主要目的是清除病原微生物，使心脏在短期内适应异常状态，最终恢复稳态和心血管功能。如果这种异常状态持续存在，那么炎症状态就会在组织中持续存在，并导致慢性炎症状态,这种炎症会通过持续炎症的有害作用而导致疾病进展。还应注意的是,在心力衰竭中激活神经-内分泌系统,如 RAAS 和肾上腺素能神经系统,可触发心脏炎症,从而导致亚炎症状态。目前尚不清楚,是否可以在不破坏亚炎症所维持的稳态情况下,降低炎症对衰竭心脏的损害。

此外,在扩张型心肌病的发病过程中,感染与组织损伤可启动自身免疫反应。临床研究发现,扩张型和缺血性心肌病患者体内出现针对β_1-AR、M2 受体、心肌肌钙蛋白 I、Na^+-K^+-ATP 酶等的自身抗体。这些抗体可以形成免疫复合物,激活补体系统、结合细胞表面受体并影响心肌细胞的下游信号转导。

综上所述,神经、内分泌和免疫系统各具独特功能,但又相互交联,形成调节环路,对心血管的功能发挥重要的调节作用。

第三节 神经-内分泌-免疫调节在心功能不全发病机制中的作用

心功能不全的发生机制十分复杂,尽管进行了大量的科学研究,迄今尚未完全阐明其分子机制。目前认为,心功能不全的发生、发展是多种机制共同参与的结果,不同病因引起的心功能不全的分子机制不同,即使是同一位心功能不全患者,在不同的阶段其参与的分子机制也不尽相同。但是神经-内分泌-免疫调节失衡在其中的关键作用是被公认的。近年来,免疫反应在心功能不全发病机制中的重要作用日益得到重视。心功能不全已经从单纯的泵衰竭模型发展为一种多系统疾病模型,它不仅影响心血管系统,而且影响肌肉、骨骼、神经、内分泌和免疫系统。除了心肌肥大外,心功能不全的发病机制还包括减弱对神经激素系统的调控,扰乱交感神经和副交感神经之间的平衡,以及破坏 RAAS。神经激素和促炎细胞因子的激活已被确认在心力衰竭进展中发挥极其重要的作用。

一、神经调节失衡在心功能不全发病机制中的作用

交感神经系统的激活是心力衰竭发病机制中的一个基本组成部分,尤其是射血分数降低型心力衰竭(HF-REF)。由于心排血量的下降可以刺激颈动脉窦和主动脉弓的压力感受器,通过传入神经将冲动传入中枢,交感神经紧张性增强,大量的儿茶酚胺类物质释放入血,使得心肌收缩力增强、心率加快、外周阻力增加,心排血量增加。腹腔内脏等阻力血管收缩,以保证心、脑等重要器官的血流灌注。由于心排血量减少,心室舒张末期容积增加,心室扩张引起的机械刺激经心交感神经传入,亦可反射性引起交感神经活动增强,称为心交感传入反射(cardiac sympathetic afferent reflex),属于正反馈调节模式。近来越来越多的研究表明心功能不全的患者对缺氧和高碳酸血症的敏感性增强,使得外周化学感受器传入冲动增多,使得心率增加、心排血量增加、外周阻力增大,以及增加水、钠重吸收。因此,在短时间内交感神经系统的激活能起到一定程度的代偿作用。但是持续过度地激活交感神经系统就会对心脏和血液循环产生有害影响。Bristow 等发现晚期心肌病患者心脏上β_1-AR 的密度比对照组低 50%。Fowler 等的研究表明,β_1-AR 下调的程度与左心室收缩功能障碍及心力衰竭的严重程度成正比。当心脏肾上腺素能受体及其信号转导系统下调、压力感受器减敏时,就会导致收缩储备丧失。当心室压力或容量负荷增加时,心肌细胞会

出现适应性的肥大。心肌细胞肥大所致的心肌壁增厚具有初步保护作用。随着时间的推移，持续的肥大和相关分子途径的激活，导致心功能不全。有研究显示，给大鼠使用非选择性β-AR激动剂异丙肾上腺素，可以在1小时内观察到c-Fos和Jun-B表达增加，随后即可引起心肌肥厚。随着心肌肥厚的进展，伴随的血管化程度相对较低，因此单位心肌面积的毛细血管数量减少。这些改变与心肌肥厚时的心内膜下缺血有关，并可能加速向心力衰竭的转变。

当交感神经过度激活时，引起血浆中产生高水平的去甲肾上腺素。一方面可以直接诱导心肌细胞凋亡，使得心脏功能进一步恶化。另一方面还能引起心脏重塑，而持续的压力负荷也会促进心室重塑。"心脏重塑"一词最初用于描述心肌梗死后心脏的大体结构和功能变化，近来开始用于描述持续压力引起的分子、细胞、基质细胞、代谢改变。心脏中细胞的主要成分是心肌细胞、内皮细胞、血管平滑肌细胞和成纤维细胞。虽然心肌细胞是心脏收缩所必需的细胞，但它们仅占心脏细胞的1/3。心脏中细胞数最多的主要是成纤维细胞，成纤维细胞负责产生细胞外基质（extracellular matrix，ECM），作为心脏机械支架。此外，ECM组分有助于调节细胞生长、组织分化和血管生成。心肌纤维化以胶原和其他ECM成分的胞外增多为特征，是晚期肥厚和心力衰竭的标志。成纤维细胞可通过增加间质液流量而激活，产生Ⅲ型胶原和转化生长因子（TGF）-β，阻断血管紧张素受体AT1和TGF-β受体可能会起到相反的作用。除了引起心脏本身的一系列变化，交感过度激活还会导致其他脏器比如肾脏动脉和静脉血管收缩，进而激活RAAS，增加钠和水的滞留，并减弱对ANP的反应。

交感神经系统过度激活，副交感神经系统的活动就会被抑制。大量研究报告称，由于胆碱能神经元活动减少导致的ACh分泌减少与许多心血管疾病有关，如心律失常、高血压、心肌梗死和心力衰竭等。有研究还表明，迷走神经刺激产生的ACh分泌增加，通过减弱β-AR激动剂激活的正性肌力反应，抑制活性氧的产生，预防缺血-再灌注损伤，从而保护心脏，提高慢性心衰患者的存活率。

二、内分泌紊乱在心功能不全发病机制中的作用

最初人们在HF-REF中观察到许多神经内分泌系统产生的分子，并以内分泌方式影响心脏功能。然而，随着科学的进步，人们发现许多经典的神经激素，如去甲肾上腺素和血管紧张素Ⅱ，可以在心肌内直接合成，并以自分泌或旁分泌的方式发挥作用。因此，1992年Packer正式提出"神经激素假说"，它指出心力衰竭的进展是由于持续的神经激素激活，从而对心脏和循环造成有害效应。越来越多的研究表明，神经激素激活程度与心力衰竭患者的病情严重程度和临床预后密切相关。许多动物模型已经证明，在心力衰竭模型中检测到的循环神经激素足以引起左心室重构和功能障碍。

RAAS的激活被认为是多种心功能不全中主要的内分泌激素改变。但在心功能不全时，RAAS是如何被激活的，目前尚未完全阐明，可能包括肾内机制、神经和体液机制。肾脏的灌注减少，使得入球动脉的牵张感受器受牵拉程度减少，刺激肾素的分泌；心排血量减少，引起血压下降可反射性兴奋肾交感神经，释放的去甲肾上腺素作用于颗粒细胞膜中的β-AR，直接刺激肾素分泌；血液中增加的儿茶酚胺亦可刺激颗粒细胞释放肾素。当血液肾

素水平升高时，将来自肝脏的血管紧张素原转化为血管紧张素Ⅰ，血管紧张素Ⅰ通过血管紧张素转换酶（angiotensin-converting-enzyme，ACE）转化为血管紧张素Ⅱ，血管紧张素Ⅱ刺激受体 AT1 和 AT2；血管紧张素Ⅱ还可以促进肾上腺皮质球状带合成和释放醛固酮，至此 RAAS 被激活。血浆肾素、血管紧张素和醛固酮水平的升高不仅对心肌有直接影响，还对水、钠调节及血管收缩和逆转重构有直接影响。如血管紧张素Ⅱ增加可以直接收缩血管，以及与去甲肾上腺素协同作用对血流动力学稳态产生明显影响。血管紧张素还能增加肾脏的灌注压，通过肾内血流重新分布维持肾小球血流量，以维持肾小球滤过率。醛固酮可作用于肾脏上相应的受体，使得肾脏重吸收钠、水增加，以维持循环血量有利于保持心排血量正常。RAAS 的激活可在几分钟至数小时内迅速发生，在短期内它们能代偿性地维持心脏功能，但长期过度激活也会有明显的副作用。持续过度的血管收缩会加重心室后负荷；水钠潴留引起血容量持续增加使得已经升高的心室舒张末期充盈压进一步升高；血管紧张素Ⅱ可直接促进心肌和非心肌细胞肥大、增殖，同时在体外培养成纤维细胞中它能诱导 TGF-β 表达，从而促进胶原的产生和纤维化；醛固酮除了引起水钠潴留、血管收缩及促进交感活化、抑制副交感的作用，它还能上调炎症介质的表达；此外，有研究表明醛固酮在心肌细胞坏死中也起一定作用。长期升高的醛固酮还可作用于心脏成纤维细胞，促进胶原的合成和心室纤维化，大量心肌纤维化导致心肌病和心肌收缩与舒张功能下降。由于 RAAS 的激活，交感神经系统和去甲肾上腺素的释放，心肌肥大和重塑会在数周、数月和数年内发展。随着时间的推移，高充盈压最终会导致心脏功能恶化，影响器官的灌注和循环。许多心衰患者出现的下肢肿胀、呼吸困难、阵发性夜间呼吸困难、腹水等症状都是高充盈压力导致的液体潴留的结果。

在心功能不全时，由于心脏负荷增加或心室扩大，心肌细胞受牵拉而合成和释放 BNP 入血，血浆中的 BNP/NT-proBNP 含量升高，并与心功能分级呈正相关。目前动态监测血中的 BNP/NT-proBNP 含量已成为心力衰竭诊断、风险分层及预后评估的重要指标。

三、免疫反应在心功能不全发病机制中的作用

心脏重塑已被认为是心力衰竭发展的一个重要方面，人们一直努力研究导致心脏重塑的病理机制。心肌梗死、压力负荷过重、心肌炎或容量负荷过重都可引起心脏病理性重构。尽管病因不同，但在所有这些疾病的背景下，重塑都与免疫反应介导和调节激活的炎症及促纤维化通路交互对话有关。因此，免疫激活和炎症是心功能不全发病的重要机制。将心功能不全与炎症细胞因子表达联系起来的研究，可以追溯到 1990 年，Levine 及其同事提出，心力衰竭患者循环中肿瘤坏死因子（TNF）水平升高。自此，在 HF-REF 患者中发现的细胞因子和趋化因子的数量呈指数增长。在急性失代偿性心力衰竭和 HF-PEF 患者中，炎症介质水平也升高。早期对 TNF-α 的临床观察促使了一系列的实验研究，这些研究表明，在心力衰竭患者中，TNF-α 的持续表达足以引起左心室功能障碍和左心室重构。但部分研究显示：靶向抗 TNF-α 的治疗并没有取得预期的疗效，而且会导致心力衰竭恶化。因此，促炎细胞因子在心力衰竭的发病机制中究竟起什么作用，一直存在争论。直到 Charles Janeway 和 Ruslan Medzhitov 在固有免疫领域所做的开拓性努力，以及 Bruce Beutler、Jules Hoffman 和 Ralph Steinman 在 2011 年因其在免疫方面的工作而获得诺贝尔生理学/医学奖，

人们更加清楚地认识到炎症在心脏中的重要性。心力衰竭的进展至少部分是由于内源性细胞因子级联反应对心脏和外周循环产生有害影响造成的。因此，类似于心力衰竭中持续激活的神经内分泌激素，持续的慢性炎症反应也可能对心血管系统造成有害影响而导致心力衰竭的恶化。值得强调的是，细胞因子假说并不意味着细胞因子本身就会导致心力衰竭，而是过度的细胞因子级联反应会导致心功能不全进展，细胞因子的形成可能是导致心功能不全恶化的一种生物学机制。

（一）炎症因子对心功能的影响

在脓毒症期间发生的全身炎症反应中，促炎细胞因子首先被证明会引起左心室功能障碍；直接注射 TNF-α 可在几分钟内产生低血压和快速死亡，而注射抗 TNF-α 抗体则可减轻内毒素休克期间发生的血流动力学衰竭。随后通过犬和大鼠的在体和体外研究表明，循环中存在的 TNF-α 产生负性肌力作用。近年来，通过在心脏上限制性过表达 *TNF-α* 的转基因小鼠中，过表达 *TNF-α* 会导致左心室射血功能下降，而这取决于 *TNF-α* "基因剂量"。关于 TNF-α 对左心室功能有害作用的潜在机制，文献提示 TNF-α 通过一种在几分钟内就能显现的直接途径来调节心肌功能，这种途径是通过激活中性鞘氨酰肌醇酶途径来实现的，这是一种延迟反应，需要数小时到几天才能形成，并且是由一氧化氮（NO）介导减弱 β-肾上腺素能信号所产生。IL-1 的负性肌力效应可能与 NO 介导的信号通路有关，但是对于 IL-6 的负性肌力效应的机制少有报道。最近的研究表明，TNF-α 和 IL-1 可能通过激活和/或释放 IL-18，从而间接产生负性肌力作用。使用中和 IL-18 结合蛋白阻断 IL-18，可改善缺血-再灌注损伤后心房组织的心肌收缩能力。虽然目前还没有阐明 IL-18 诱导的负性肌力效应的信号通路，但考虑到 IL-18 受体复合物使用了 IL-1 信号链的成分，它们很可能会与 IL-1 的信号通路存在重叠。此外，细胞间黏附分子 1（ICAM-1）和血管内皮细胞黏附分子-1（VCAM-1）在脓毒症心功能障碍的发生机制中发挥重要作用。脓毒症时心脏 ICAM-1 和 VCAM-1 表达明显上调。给小鼠注射 LPS 显著上调心脏 ICAM-1 和 VCAM-1 的表达，并诱导心功能障碍；利用相应抗体中和 ICAM-1 和 VCAM-1 的作用可减轻 LPS 诱导的心功能障碍；敲除 *ICAM-1* 基因亦能减轻 LPS 诱导的心功能障碍，但不能减少心脏中心粒细胞集聚；单独耗竭中性粒细胞并不能抑制 LPS 引起的小鼠心功能障碍。这些结果表明，ICAM-1 和 VCAM-1 在 LPS 诱导的心功能障碍中发挥重要作用，它们的作用并不依赖中性粒细胞聚集。早期研究认为，炎症细胞因子如 TNF-α 的过度表达是脓毒症心肌细胞凋亡发生的重要原因，这种心肌细胞凋亡是脓毒症心功能障碍发生的重要机制之一。我们的研究发现，阻断 $β_1$-AR 可以显著抑制脓毒症诱导的心肌细胞凋亡，说明心肌 $β_1$-AR 活化在内毒素引起小鼠心肌细胞凋亡发生机制中发挥重要作用。进一步研究证实，$β_1$-AR 活化促进 LPS 诱导心肌细胞凋亡的机制与其促进心肌 TNF-α 和 Fas 的表达，通过 PKA 增强 p38 MAPK 与 JNK 的活化及升高心肌胞质钙离子的浓度有关；$α_1$-AR 活化则抑制 LPS 诱导的心肌细胞产生 TNF-α，减轻 LPS 引起的心功能障碍。新近我们研究发现，阻断 $α_{2A}$-AR 可明显减轻脓毒症大鼠心功能障碍。一方面，阻断心脏交感神经突触前膜的 $α_{2A}$-AR，可引起心脏交感神经末梢释放去甲肾上腺素增多，增加的甲肾上腺素作用于心肌 $α_1$-AR，从而减少心肌 TNF-α 产生，抑制心肌 caspase-3 活化，借此减轻脓毒症性心功能障碍；另一方面，$α_{2A}$-AR 阻断剂阻断儿茶酚胺与心脏血管内皮细胞 $α_{2A}$-AR 的结合，从而减少心脏内皮细胞 VCAM-1

的表达和心肌损伤（图 19-1）。显然神经内分泌系统通过调节心脏炎症因子的产生在心功能障碍（特别是脓毒症心功能障碍）的发生机制中发挥重要作用。

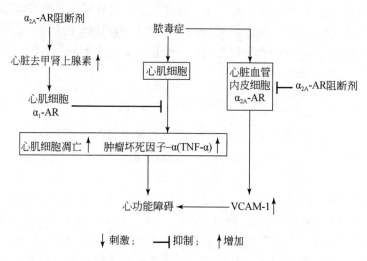

图 19-1　阻断α$_{2A}$-AR 抑制脓毒症心功能障碍的作用机制

（二）促炎细胞因子对心室重塑的影响

左心室重塑是指心肌损伤后心脏形态、大小和成分发生的多种变化。炎症介质在左心室重塑过程中可能起着重要的生物学作用，包括引起心肌细胞肥大、胎儿基因表达、胶原分解、基质金属蛋白酶（MMP）活化、心肌纤维化及细胞凋亡所致的进行性心肌细胞丢失等。长期阻断冠状动脉后，心肌细胞死亡导致细胞内成分的释放，释放的成分作为 DAMP 激活相关免疫信号通路，从而引发炎症反应。DAMP 包括所有能在非传染性和无菌状态下启动或抑制炎症反应的分子。心肌梗死相关的 DAMP 包括热休克蛋白、高迁移率族蛋白 B1、低分子透明质酸、纤维连接蛋白片段等。研究发现，拮抗固有免疫反应受体（TLR2、TLR4）、抑制免疫信号通路（MyD 88、IRAK-1、IRAK-4 和 NLRP3）及这些通路下游的促炎细胞因子（TNF、IL-1β、IL-18），均可减轻急性心肌梗死后的左心室重构。对嵌合小鼠的研究表明，当出现可逆性左心室功能障碍时，骨髓来源的中性粒细胞和单核细胞中免疫信号通路的激活会导致组织损伤、进行性纤维化和心脏重塑。而心肌细胞中激活的免疫通路，可通过稳定线粒体、增强肌膜完整性，以及保存能量，短期内表现出对心肌细胞有利的一面。在实验模型中也能观察到持续性的炎症信号会诱导左心室重构。例如，一项在大鼠模型上进行的研究表明，注射与心力衰竭患者相当浓度的 TNF-α，左心室的内径会表现出时间依赖性的改变，而这种变化与细胞外基质的逐渐降解有关。过表达 TNF-α 的转基因小鼠发生渐进的左心室扩张，而 TNF-α 诱导的 MMP 激活是导致胶原降解和左心室进行性扩张的重要机制。这些研究表明，心肌持续的炎症反应会导致 MMP、基质金属蛋白酶组织抑制因子（tissue inhibitor of matrix metalloproteinase，TIMP）及肥大细胞介导的 TGF-β 信号之间的平衡发生变化。因此，持续激活的炎症信号作用于心肌细胞和非肌细胞成分，通过各种不同机制促进左心室重构。

第四节 神经-内分泌-免疫调节与心功能不全的治疗

一、交感神经系统

在过去的 30 年中，广泛的临床研究表明，抑制心力衰竭患者交感神经系统过度激活，能降低患者的死亡率、住院率、症状的恶化并减少猝死。抑制交感神经激活的基础治疗是使用β-AR 阻断剂。大量的证据表明，β受体阻断剂可以减少所有 HF-REF 患者的症状，改善患者的预后。普萘洛尔于 20 世纪 60 年代开始用于心绞痛和心肌梗死的临床治疗。当时，治疗慢性心力衰竭的方法有洋地黄、利尿剂和卧床休息。早期对心力衰竭病理生理学的研究表明，心力衰竭患者出现心脏功能抑制，晚期患者可通过升高心率维持心排血量。因此，在临床上并没有使用β受体阻断剂治疗 HF-REF。在 20 世纪 70 年代初，Waagstein 及其同事观察到普萘洛尔能改善缺血所致急性心力衰竭患者的肺水肿，其作用机制被认为是抑制心动过速和降低心肌氧耗。Waagstein 认为，心肌病和静息性心动过速患者可能从β受体阻断剂的治疗中获益。他们对 7 例扩张型心肌病患者进行了 2～12 个月的治疗，发现β受体阻断剂治疗可减轻心力衰竭症状，提高运动耐受性，增加射血时间，甚至有 3 位患者的射血分数增加。到 1994 年，β受体阻断剂治疗已被证明可以改善心力衰竭患者的生活质量和减少心力衰竭患者的住院治疗，但并没有被证明会影响死亡率。直到 1997 年，卡维地洛成为美国 FDA 批准的第一个用于治疗 HF-REF 的β受体阻断剂。经过大规模的临床实验研究，发现使用β受体阻断剂可以降低死亡率、住院时间并减少心源性猝死。因此，所有左心室射血分数在 40%及以下的患者，在没有明显禁忌证的情况下，应使用β受体阻断剂治疗。值得注意的是，在显示死亡率下降的β受体阻断剂试验中，几乎所有的患者（＞90%）都接受了血管紧张素转换酶抑制剂（ACEI）或血管紧张素受体阻断剂（ARB）的治疗。考虑到这一点，目前的指南建议在应用β受体阻断剂之前联用 ACEI 或 ARB。

二、肾素-血管紧张素-醛固酮系统

在心力衰竭中，RAAS 的激活是主要发病机制之一。因此，通过药物治疗抑制 RAAS 是治疗心肌病和心力衰竭的基础。联合治疗的基本原理是通过抑制 RAAS 中重要的成分——血管紧张素Ⅱ的产生或作用，包括抑制血管紧张素转换酶（ACE）或阻断血管紧张素受体 1（AT1）。血管紧张素转换酶抑制剂（angiotensin-converting-enzyme inhibitor，ACEI）被认为是治疗心力衰竭和左心室功能不全的一线治疗方法。ACEI 在轻度至重度慢性心力衰竭患者中均显示出更好的存活率优势。ACEI 具有多重效应，能阻断血管紧张素Ⅰ向血管紧张素Ⅱ的转化，防止缓激肽的降解。因此，ACEI 虽然阻断了血管紧张素Ⅱ的有害作用，但是升高的缓激肽可引起一些副作用，包括血管水肿和咳嗽。血管紧张素受体阻断剂（angiotensin receptor blocker，ARB）在 RAAS 级联反应的下游发挥作用，即阻断血管紧张素Ⅱ与受体结合。与 ACEI 不同，ARB 对缓激肽没有什么影响，因此没有咳嗽或血管水肿等副作用。此外，虽然 ACEI 最初导致循环血管紧张素Ⅱ迅速下降，但长期使用 ACEI 可

以导致循环血管紧张素Ⅱ含量的增加，而不是最初的下降，这种"ACE逃逸"被认为是由于血管紧张素Ⅰ通过ACE以外的方式转换为血管紧张素Ⅱ。

自1999年Rales试验发表以来，醛固酮抑制剂已被用于心力衰竭患者。醛固酮抑制剂通过阻断醛固酮与其受体结合而阻断醛固酮的作用。两种主要的醛固酮抑制剂是螺内酯和依普利酮。醛固酮能刺激血管紧张素Ⅱ的产生，导致纤维化。心肌有醛固酮相应的受体表达，因此醛固酮的产生量与心力衰竭的程度成正比。最近的研究表明，醛固酮能促进血小板聚集和活化。由于这些原因，使用醛固酮抑制剂减弱醛固酮的作用仍然是现代心力衰竭治疗的重要手段。

三、调节免疫反应

免疫系统激活在心力衰竭的发生和发展过程中发挥重要作用。鉴于促炎细胞因子水平的升高模拟了心力衰竭表型的许多方面，研究人员使用了各种不同的方法来减少心力衰竭过程中炎症介质的作用，包括免疫调节治疗及调节机体的神经内分泌抑制心脏炎症免疫反应。尽管在临床前研究中，抑制炎症细胞因子（如抑制TNF-α和IL-6等）可以改善心力衰竭动物的心功能和预后，但在一系列的临床研究中并没有获得有益的阳性结果，仅抑制IL-1治疗心力衰竭的临床评估获得了一些有希望的结果。目前，细胞免疫调节疗法在心力衰竭的临床试验治疗中越来越受到重视；针对抗心脏抗体的策略，如免疫吸附和静脉注射免疫球蛋白已用于临床实践，并取得了积极的效果，但缺乏大规模的临床试验。如前所述，阻断α_{2A}-AR能通过抑制心脏的炎症反应减轻脓毒症诱导的心功能障碍，因此α_{2A}-AR可能是治疗脓毒症心功能障碍的重要靶点。此外，炎症小体、TLR、趋化因子及巨噬细胞等可能是心力衰竭免疫调节治疗的潜在靶点。随着人们对心力衰竭免疫病理生理学机制的深入了解，一些新的治疗策略可能会改善心力衰竭患者的预后。

（吕秀秀　王华东）

参 考 文 献

Agarwal SK, Norby FL, Whitsel EA, et al. 2017. Cardiac autonomic dysfunction and incidence of atrial fibrillation: results from 20 years follow-up. J Am Coll Cardiol, 69(3): 291-299

Alvarez P, Briasoulis A. 2018. Immune modulation in heart failure: the promise of novel biologics. Curr Treat Options Cardiovasc Med, 20(3): 26

Camici PG, Olivotto I, Rimoldi OE. 2012. The coronary circulation and blood low in left ventricular hypertrophy. J Mol Cell Cardiol, 52(4): 857-864

Galie PA, Russell MW, Westfall MV, et al. 2012. Interstitial fluid flow and cyclic strain differentially regulate cardiac fibroblast activation via AT1R and TGF-beta1. Exp Cell Res, 318(1): 75-84

Hill JA, Olson EN. 2008. Cardiac plasticity. N Engl J Med, 358(13): 1370-1380

Huang MH, Bahl JJ, Wu Y, et al. 2005. Neuroendocrine properties of intrinsic cardiac adrenergic cells in fetal rat heart. Am J Physiol Heart Circ Physiol, 288(2): H497-503

Ismahil MA, Hamid T, Bansal SS, et al. 2014. Remodeling of the mononuclear phagocyte network underlies chronic inflammation and disease progression in heart failure: critical importance of the cardiosplenic axis. Circ Res, 114(2): 266-282

Janes RD, Brandys JC, Hopkins DA, et al. 1986. Anatomy of human extrinsic cardiac nerves and ganglia. Am J Cardiol, 57(4): 299-309

Jessup M, Abraham WT, Casey DE, et al. 2009. 2009 focus update: ACCF/AHA guideline for the diagnosis and management of heart failure in adults: a report of the American college of cardiology foundation/American heart association Task Force on Practice Guidelines: developed in collaboration with international society for heart and lung transplantation. Circulation, 119(14): 1977-2016

Jungen C, Scherschel K, Eickholt C, et al. 2017. Disruption of cardiac cholinergic neurons enhances susceptibility to ventricular arrhythmias. Nat Commun, 8: 14155

Laguens R, Alvarez P, Vigliano C, et al. 2011. Coronary microcirculation remodeling in patients with idiopathic dilated cardiomyopathy. Cardiology, 119(4): 191-196

Lalamme MA, Murry CE. 2011. Heart regeneration. Nature, 473: 326-335

Li DL, Liu BH, Sun L, et al. 2010. Alterations of muscarinic acetylcholine receptors-2, 4 and alpha 7-nicotinic acetylcholine receptor expression after ischaemia/ reperfusion in the rat isolated heart. Clin Exp Pharmacol Physiol, 37(12): 1114-1119

Lorell BH, Carabello BA. 2000. Left ventricular hypertrophy: pathogenesis, detection, and prognosis. Circulation, 102(4): 470-479

Ma F, Li Y, Jia L, et al. 2012. Macrophage-stimulated cardiac fibroblast production of IL-6 is essential for TGF beta/Smad activation and cardiac fibrosis induced by angiotensin II. PLoS One, 7(5): e35144

Mann DL. 2015. Innate immunity and the failing heart: the cytokine hypothesis revisited . Circ Res, 116(7): 1254-1268

McMurray JJ, Adamopoulos S, Anker SD, et al. 2012. ESC guidelines for the diagnosis and treatment of acute and chronic heart failure 2012: The Task Force for the Diagnosis and Treatment of Acute and Chronic Heart Failure 2012 of the European Society of Cardiology. Developed in collaboration with the Heart Failure Association (HFA) of the ESC. Eur J Heart Fail, 14(8): 803-869

Owan TE, Hodge DO, Herges RM, et al. 2006. Trends in prevalence and outcome of heart failure with preserved ejection fraction. N Engl J Med, 355(3): 251-259

Rana OR, Schauerte P, Kluttig R, et al. 2010. Acetylcholine as an age-dependent non-neuronal source in the heart. Auton Neurosci, 156(1-2): 82-89

Randall WC, Szentivanyi M, Pace JB, et al. 1968. Patterns of sympathetic nerve projections onto the canine heart. Circ Res, 22(3): 315-323

Rocha-Resende C, Roy A, Resende R, et al. 2012. Non-neuronal cholinergic machinery present in cardiomyocytes offsets hypertrophic signals. J Mol Cell Cardiol, 53(2): 206-216

Roger VL, Go AS, Lloyd-Jones DM, et al. 2011. Heart disease and stroke statistics—2011 update: a report from the American Heart Association. Circulation, 123: e18-209

Savinova OV, GerdesAM. 2012. Myocyte changes in heart failure. Heart Fail Clin, 8: 1-6

Seidman A, Hudis C, Pierri MK, et al. 2002. Cardiac dysfunction in the trastuzumab clinical trials experience. J Clin Oncol, 20(5): 1215-1221

Sun J, Lu Y, Huang Y, et al. 2015. Unilateral vagus nerve stimulation improves ventricular autonomic nerve distribution and functional imbalance in a canine heart failure model. Int J Clin Exp Med, 8(6): 9334-9340

Wang Y, Wang Y, Yang D, et al. 2015. β_1-adrenoceptor stimulation promotes LPS-induced cardiomyocyte apoptosis through activating PKA and enhancing CaMKII and IκBα phosphorylation. Crit Care, 19: 76

Wang Y, Zhang MX, Meng X, et al. 2011. Atorvastatin suppresses LPS-induced rapid up-regulation of Toll-like receptor 4 and its signaling pathway in endothelial cells. Am J Physiol Heart Circ Physiol, 300(5): H1743-1752

Yu X, Jia B, Wang F, Lv X, et al. 2014. α_1 adrenoceptor activation by norepinephrine inhibits LPS-induced cardiomyocyte TNF-α production via modulating ERK1/2 and NF-κB pathway. J Cell Mol Med, 18(2): 263-273

Yu X, Wang Y, Yang D, et al. 2018. α_{2A}-adrenergic blockade attenuates septic cardiomyopathy by increasing cardiac norepinephrine concentration and inhibiting cardiac endothelial activation. Sci Rep, 8(1): 5478

第二十章

免疫功能障碍与急性呼吸窘迫综合征

第一节 概 述

急性呼吸窘迫综合征（acute respiratory distress syndrome，ARDS）是由多种因素造成肺泡-毛细血管损伤和通透性增强，以弥漫性肺泡损伤（如水肿、炎症、透明膜、肺泡不张或出血）为主要表现的急性呼吸衰竭综合征。其临床表现是呼吸频速和窘迫，低氧血症和双肺浸润性阴影。ARDS 主要的病理生理改变是由于肺毛细血管内皮细胞和肺泡Ⅱ型细胞的受损，引起肺间质和肺泡水肿、充血、肺表面活性物质减少，导致小气道陷闭、肺泡萎陷不张，肺顺应性降低，功能残气量减少，从而使通气/血流比值（V/Q）失衡、肺内动静脉分流增加和弥散障碍，造成换气功能严重损害。造成 ARDS 的直接病因包括误吸、肺脂肪栓塞、少数严重肺部感染等，间接病因有严重创伤、严重感染、休克、弥散性血管内凝血等，休克是最易导致 ARDS 的诱因。ARDS 是临床常见的严重威胁患者生命的危重症，其病死率高达 35%～45%，也是引起急性呼吸功能衰竭的常见原因。

1967 年 Ashbaugh 等首次报道 ARDS，称为成人呼吸窘迫综合征（adult respiratory distress syndrome），将其定义为"氧疗难以纠正的严重呼吸困难、呼吸急促、发绀，肺顺应性降低及胸部 X 线片上可见弥漫性肺泡浸润"的一种疾病。20 世纪 70 年代末、80 年代初制定了 4 条诊断标准：①严重低氧血症；②呼吸系统顺应性降低；③胸部 X 线表现；④肺动脉导管测定提示肺动脉楔压正常。1988 年，Murray 等对急性肺损伤（acute lung injury，ALI）的范围和严重程度进行分级，提出了肺损伤评分（lung injury score，LIS）系统，即 Murray 肺损伤评分。从胸部放射检查所见、低氧血症、呼吸末正压和呼吸系统顺应性 4 个方面来评分。每个指标的分值为 1～4 分，最后得分通过总得分除以所采用指标的数量而获得。0 分提示无肺损伤，1～2.5 分提示轻中度肺损伤，2.5 分以上则诊断为 ARDS。此标准的优点是包含了 ARDS 的主要病理生理特征，局限性在于没有排除心源性肺水肿。

1994 年欧美联席会议（AECC）将之更名为"急性呼吸窘迫综合征（ARDS）"，第一次真正统一 ARDS 的定义，将 ALI 视为 ARDS 的轻度阶段，而 ARDS 为 ALI 的严重阶段。制定了新的 ARDS 诊断标准（AECC 标准），该标准将 ALI 定义为急性起病的呼吸困难、伴 $PaO_2/FiO_2 \leqslant 300mmHg$ ［不论呼气末正压通气（positive end expiratory pressure，PEEP）水平］，正位胸片显示双肺弥漫性浸润影，肺动脉楔压（PAWP）$\leqslant 18mmHg$（如测量）或无左心房高压的证据。如果 $PaO_2/FiO_2 < 200mmHg$，则定义为 ARDS。该标准的不同之处在于：①ARDS 可发生于任何年龄；②以低氧血症的严重程度作为区别 ALI 和 ARDS 的唯

一标准；③不将机械通气中的 PEEP 水平和顺应性作为诊断条件；④仍采用 ALI 的概念，继承了 LIS 系统将 ALI 和 ARDS 共同列入诊断标准。此标准在临床上易于实施，被广泛应用，极大促进了 ARDS 的早期管理和研究的标准化，但其可靠性和准确性一直颇有争议。

2005 年，Ferguson 等提出了 Delphi 标准，要点包括：①在确定低氧血症（PaO_2/FiO_2 <200mmHg）时的 PEEP 限制（≥10cmH$_2$O）；②发病时间在 72 小时内；③在两个或以上象限双肺浸润影的放射标准；④要求明显的肺顺应性异常，呼吸系统静态顺应性 <50ml/cmH$_2$O（镇静状态下，潮气量 8ml/kg，PEEP≥10cmH$_2$O）；⑤存在导致 ALI 的直接或间接原因；⑥通过肺动脉导管或超声心动图的评价来强调肺功能不全的非心源性起因。此标准的优点有：明确发病时间，强调危险因素，缺点是包括了 PaO_2/FiO_2<200mmHg 的 ARDS 患者，不利于早期发现 ALI 患者。

2011 年欧洲重症医学会柏林会议提出新的 ARDS 诊断标准，即柏林标准，将 ARDS 定义为：①7 天内起病，出现高危肺损伤、新发或加重的呼吸系统症状。②胸部 X 线片或 CT 提示双肺透亮度下降且难以完全由胸腔积液、肺（叶）不张或结节解释。③肺水肿原因难以完全由心力衰竭或容量过负荷来解释，如果不存在危险因素，则需要进行客观评估（如超声心动图），以排除静水压增高型水肿。④依据 PEEP 至少 0.49kPa 下的氧合指数对 ARDS 进行分级，即轻度，氧合指数为 200~300；中度，氧合指数为 100~200；重度，氧合指数≤100。柏林定义根据缺氧严重程度分类，提示缺氧越严重，病死率越高，存活者接受机械通气的时间也越长。该标准去除 ALI 的诊断，列出了 ARDS 的常见危险因素，直接因素有严重肺部感染、误吸、肺挫伤、淹溺、肺栓塞、放射性损伤和氧中毒等，而间接因素有严重肺外感染及感染性休克、严重非肺部损伤、急性重症胰腺炎、体外循环、大量输血、大面积烧伤、弥散性血管内凝血和神经源性损伤等。该标准还需今后的临床实践评价与验证。

第二节　固有免疫与急性呼吸窘迫综合征

一、单核/巨噬细胞

单核细胞（monocyte）占血液中白细胞的 3%~8%，单核细胞在血液中通常循环 1~3 天，随即移动到外周组织中，在那里分化成巨噬细胞和树突状细胞。除了在外周血中，单核细胞大多数储存于脾脏和红骨髓。

根据组织的不同，单核细胞分化成不同类型巨噬细胞驻留在组织，其中主要包括肺组织的肺泡巨噬细胞、肝脏的库普弗细胞、中枢神经的小胶质细胞、骨组织的破骨细胞等。这些巨噬细胞负责保护组织免受外来物质的侵害，同时对重要器官如心脏和大脑的形成具有重要作用。

在局部组织炎症发生时，巨噬细胞主要表型分为两种：M1 和 M2。M1 巨噬细胞，又称为 M1 杀伤型巨噬细胞，由干扰素（IFN）-γ、肿瘤坏死因子（TNF）和损伤相关模式分子（DAMP）激活，这些介质分子产生促炎反应，从而诱导 M1 巨噬细胞产生促炎细胞因子如白细胞介素（IL）-6 和 TNF-α。M1 巨噬细胞具有促炎、杀菌和吞噬功能。相比之下，

M2"修复型"巨噬细胞是指在组织构成过程中起作用的巨噬细胞,如伤口愈合和组织修复,以及那些通过产生抗炎细胞因子如 IL-10,来抵抗有害免疫系统激活的巨噬细胞。M2 是驻留组织巨噬细胞的表型,并且可以通过 IL-4 诱导进一步增多。M2 巨噬细胞产生高水平的 IL-10、转化生长因子(TGF)-β和低水平的 IL-12,参与维持各种组织修复。

肺组织特别敏感并易于损伤,因此为了避免对 1 型和 2 型肺泡细胞造成间接损伤,肺泡巨噬细胞保持静止状态,产生很少的炎症细胞因子并显示较低的吞噬活性,同时主动抑制适应性免疫。为了防止下呼吸道发生不受控制的炎症,肺泡巨噬细胞分泌一氧化氮、前列腺素、IL-4、IL-10 和 TGF-β。

在 ALI 发生时,驻留在肺泡的巨噬细胞通过相应的模式识别受体(PRR)接受病原体相关分子模式(PAMP)或 DAMP 的刺激,巨噬细胞向 M1 极化。同时,组织损伤炎症产生单核细胞趋化蛋白 1(monocyte chemotactic protein 1,MCP-1),招募外周血中的单核细胞聚集,募集而来的单核细胞在巨噬细胞激活因素的作用下也分化为 M1 巨噬细胞。M1 肺泡巨噬细胞产生大量的促炎因子和趋化因子,增强炎症反应并招募中性粒细胞及更多的单核细胞。随着炎症进展,M2 肺泡巨噬细胞的比例逐渐增高,分泌前列腺素、IL-10、TGF-β 和 IL-12,炎症渐渐得到控制,组织开始修复。M1 至 M2 的转变尤为重要,若不及时,则炎症反应失控,损伤肺细胞屏障,影响呼吸功能,进而导致 ARDS 的发展。

巨噬细胞在 ARDS 发生发展过程中机制极其复杂,其通过分化程度、表型极化、功能作用和细胞间相互作用,在 ARDS 进展中产生正性或者负性的调控作用,近些年也不断有研究报道单核巨噬/细胞在 ARDS 中的最新作用。目前,最新的工作也集中在控制炎症和增加修复的决定因素上。可以预见的是,通过不同的 ARDS 阶段进行更详尽的肺部免疫表型分析,同时对巨噬细胞亚群进行功能评估对于确定最有益的治疗干预措施至关重要。

二、树突状细胞

树突状细胞(dendritic cell,DC)是免疫系统中备受关注的专职抗原提呈细胞,是固有免疫和适应性免疫应答的重要连接枢纽,在脓毒症的病理生理机制和防治中具有十分重要的作用。

DC 来源于骨髓中的造血干细胞。首先,造血干细胞分化为巨噬 DC 祖细胞(macrophage DC progenitor,MDP),然后 MDP 生成共同单核祖细胞(common monocyte progenitor,cMoP)和共同 DC 祖细胞(common DC progenitor,CDP)。最后 CDP 从骨髓迁移到身体的皮肤、黏膜表面和大多数的实质脏器中,形成未成熟的经典树突状细胞(conventional dendritic cell,cDC),具有最强的抗原提呈能力。部分 CDP 在骨髓中发育为浆细胞样树突状细胞(plasmacytoid dendritic cell,pDC),然后通过 RUNX2 迁移到血循环和外周组织脏器中,主要产生 I 型 IFN。

在人体中,cDC 被认为是细胞表面 Lin 抗原(CD3、CD19、CD20、CD56)阴性,CD14、CD16 抗原低表达和 HLA-DR、CD11c 抗原阳性及 CD123 抗原阴性的一类细胞。pDC 被认为是细胞表面 Lin 抗原阴性,CD11c 抗原低表达,CD123、HLA-DR、BDCA2(CD303)、BDCA4(CD304)、CD45RA 抗原阳性的一类细胞。

在机体正常情况下,体内绝大多数为非成熟 DC,具有很强的摄取、处理和加工抗原的能力，但是提呈抗原的能力很弱且不能刺激 T 细胞活化；在病原微生物等刺激下，DC 通过表面固有免疫受体，例如 Toll 样受体（TLR）识别病原微生物，表面主要组织相容性复合体（MHC）-Ⅰ、MHC-Ⅱ类分子及共刺激分子（CD80、CD86、CD40）表达同时上调，DC 演变为成熟的 DC，抗原摄取、处理和加工能力减弱，提呈抗原的能力增强，诱导 T 细胞特异性免疫应答。脓毒症患者外周血中，MHC-Ⅱ表达降低与脓毒症预后较差密切相关，但是脓毒症患者 DC 表面 MHC-Ⅱ的表达情况尚未报道。

DC 成熟后分泌细胞因子，细胞因子的种类决定了辅助性 T 细胞（Th）向 Th1 或者 Th2 细胞的分化，DC 分泌的细胞因子 IL-12 促进 Th 细胞向 Th1 细胞极化，而 DC 分泌的细胞因子 IL-10 促进 Th 细胞向 Th2 细胞极化。脓毒症时前列腺素 E_2、IL-10 和 TGF-β 可以抑制 DC 中 IL-12 的表达分泌。同时，脓毒症时，DC 表面 TLR2 和 TLR4 激活，增加细胞因子 IL-10 的表达分泌。IL-12 下调和 IL-10 上调导致 Th 细胞向 Th2 亚群极化，同时抑制向 Th1 亚群极化。脓毒症免疫抑制期的一个重要特征为 Th 细胞向 Th2 亚群极化。因此，DC 可能在脓毒症免疫抑制期具有重要的作用。

脓毒症患者中淋巴或非淋巴器官 DC 出现不同程度的耗竭。脓毒症小鼠脾脏 $CD11c^+$ DC 数量也出现显著降低。因为 DC 在固有免疫和适应性免疫中的重要免疫功能，所以 DC 数量的大量减少将会导致脓毒症的不良预后。确实，研究显示 DC 的耗竭与免疫功能障碍的发生具有一定的相关性。在存活的脓毒症患者中，外周循环中 DC 数量显著高于死亡的脓毒症患者。

目前以 DC 为靶标进行的脓毒症治疗研究，主要集中在增加 DC 的数量和维持 DC 的功能两个方面。例如，直接输注骨髓来源的调节性 DC，补充脓毒症中耗竭的 DC；给予 Flt3L 治疗刺激骨髓造血祖细胞的增殖和分化，通过增加脾脏 $CD11c^{hi}$ DC 亚群、降低全身感染提高脓毒症小鼠生存率。体外转染表达 IL-10 的 DC 对脓毒症小鼠具有保护作用。总之，DC 具有重要的免疫调节功能，以 DC 为靶标的脓毒症防治研究具有重要的临床意义和价值。

三、中性粒细胞

发生炎症损伤时，趋化因子被活化，中性粒细胞首先响应这些趋化因子，被募集到炎症部位。在炎症部位，中性粒细胞释放出几种抗菌因子，如活性氧簇（ROS）、抗菌肽和多种蛋白酶，后者在中性粒细胞迁移过程中也有助于降解细胞外基质及形成中性粒细胞胞外诱捕网（NET）。虽然中性粒细胞提供了第一道防御微生物的屏障，但是过度的招募和激活可能导致周围正常组织损伤和肺功能进一步丧失。因此，中性粒细胞及其相关的趋化因子对 ARDS 的发生发展有重大作用。

（一）肺组织内中性粒细胞的趋化迁移

人类中性粒细胞通过其受体检测由巨噬细胞、肺上皮细胞和内皮细胞释放的因子，如 CXCL8、IFN-γ、IL-1 和 TNF-α 及补体 C5a，通过感受化学浓度梯度发生趋化作用进入原发灶。在大多数器官中，中性粒细胞需要通过高内皮小静脉（HEV）而迁移至组织间隙。由于肺的特殊血管系统，特别是远端肺组织狭窄的毛细血管网，血液流动缓慢，中性粒细胞可以不通过 HEV 直接进入组织，大大减少了迁移的时间。此外，研究表明中性粒细胞在肺微血管内存在一个巨大的中性粒细胞池，其可能超过循环池大小的 5 倍。总之，特殊的血管结构和丰富的中性粒细胞库存，使得它们在肺炎症性损伤后立即做出反应。

中性粒细胞通过肺泡上皮细胞迁移涉及几个关键步骤，包括黏附、迁移和移行后事件。通过中性粒细胞表面的整合素（CD11b/CD18）与上皮细胞上的细胞间黏附分子 1（ICAM-1）结合，中性粒细胞与上皮基底外侧表面黏附。在迁移过程中性粒细胞需要完成广泛的形变，PI3K 的脂质产物调节 Rho-GTP 酶通路在此过程中具有重要作用，指导细胞极化方向，相关的蛋白酶如弹性蛋白酶和明胶酶降解细胞外基质使其沿上皮基底膜运动。同时，这个过程需要成纤维细胞介导，这些成纤维细胞建立确定的途径，协助中性粒细胞进入上皮的基底面，维持毛细血管-肺泡的完整性。移行后事件涉及中性粒细胞与肺泡腔内上皮细胞顶端表面的黏附，具体机制未明。

（二）中性粒细胞的功能

在炎症部位，中性粒细胞表达并释放细胞因子，从而增强其他几种细胞类型的炎症反应。如中性粒细胞与单核细胞相互作用，促进单核细胞向 M1 极化，变为成熟巨噬细胞发挥抗炎症作用。

作为一种吞噬细胞，中性粒细胞能够摄取微生物或其他异常颗粒。其通过抗体调理作用，对调理素标记的目标进行吞噬并内化，通过分泌 ROS 和水解酶杀死许多微生物。此外，中性粒细胞脱落三种类型的颗粒。这些颗粒含有丰富的抗菌物质，可释放各种因子抵抗感染，如髓过氧化物酶、防御素、组胺酶、ROS 等。

此外，中性粒细胞可形成 NET，其过程涉及核膜的分解、染色质浓缩及 DNA 和颗粒蛋白向细胞外空间的释放。其生成的因素包括各种病毒、细菌或真菌组分及宿主因子如粒细胞-巨噬细胞集落刺激因子（GM-CSF），高迁移率族蛋白 B1（HMGB1）和激活的血小板。其包含由染色质和丝氨酸蛋白酶组成的纤维网络，可以捕获和杀死细胞外微生物。NET 可以像网一样捕获微生物，并利用上面富集的抗菌物质杀死微生物，还可以作为防止病原体进一步传播的物理屏障。

（三）中性粒细胞与 ARDS

虽然中性粒细胞提供了第一道防御微生物的屏障，但动物实验模型已经证实，中性粒细胞黏附于肺泡上皮细胞表面，过量释放反应介质，如氧化剂、阳离子抗菌肽和脂质介质，也可能造成损伤并导致内皮上皮屏障通透性增加。毛细血管、肺泡通透性是 ARDS 的主要标志，导致肺泡渗漏、肺水肿、缺氧和低氧血症。研究表明，中性粒细胞的数量与患者的临床预后呈现负相关。此外，尽管 NET 具有有效的抗微生物特性，但它们含有对宿主细胞直接有毒的组蛋白酶和肽，NET 会进一步加重 ARDS。

因此，抑制 NET 的形成或 NET 的关键成分可能成为 ARDS 的治疗潜在靶点。然而，调节肺中中性粒细胞迁移的趋化因子网络可能涉及多种化学因子配体家族，包括 CCL2、CCL4 和 CCL7 等几种 CC 化学趋化因子，从而扩大了该疾病中潜在治疗靶点的数量。中性粒细胞在肺中的募集机制是跨越肺内皮细胞外渗，穿过肺间质运输，以及通过肺泡上皮细胞迁移到空气间隙的多步骤过程。这涉及多个作用于每个空间、时间检查点的趋化分子。

需要进一步研究以更好地了解这些复杂的趋化因子网络及个体趋化因子在与中性粒细胞性炎症相关的肺和非肺疾病发展过程中的作用。

四、模式识别受体

固有免疫相关的细胞，如巨噬细胞和DC，通过胞内或胞膜上的PRR检测外来微生物的分子组分和来源于受损组织或坏死细胞的免疫刺激产物，即PAMP与DAMP，进而启动相应的信号通路，引起免疫反应。

PRR主要来自三个蛋白家族——TLR、RIG-Ⅰ样受体（RIG-Ⅰ like receptor，RLR）和NOD样受体（NOD-like receptor，NLR），它们可特异地识别PAMP或DAMP，其中常见的PAMP包括外源性微生物蛋白（如鞭毛蛋白、微管延伸因子）、核酸（如细菌或病毒DNA或RNA）和糖类（如脂多糖、甘露糖），DAMP通常是内源性应激信号如尿酸和细胞外ATP。TLR通过与PAMP结合诱导一系列细胞内信号分子激活，导致核因子-κB（NF-κB）依赖的促炎细胞因子或干扰素调节因子依赖的Ⅰ型IFN的表达。RLR是细胞质RNA解旋酶家族，包括视黄酸诱导基因Ⅰ（RIG-Ⅰ）和黑素瘤分化相关蛋白5（MDA5），其介导识别病毒、控制病毒复制。NLR由大量细胞内PRR组成，例如核苷酸结合寡聚化结构域蛋白（NOD）和含NOD、LRR和pyrin结构域蛋白（NLRP），其对于宿主防御细菌感染至关重要。

在ALI及更严重的ARDS发展初期，TLR、RLR、NLR等PRR的激活促进炎症细胞因子表达和微生物清除，起到对抗外来病原体及防止组织损伤的作用。然而，随着病情发展，炎症调节失控，过强的炎症反应所带来的细胞凋亡、坏死、焦亡及自噬进一步加重组织损伤，引起DAMP的大量不受调节的释放，进而激活PRR，造成恶性循环，在进一步加重原发灶组织损伤的同时引起炎症因子大量入血，甚至引起其他器官功能受损，增加患者死亡率。

（一）Toll样受体家族

TLR是一类在固有免疫系统中起关键作用的PRR，通常在前哨细胞（如巨噬细胞和DC）上表达，为单一跨膜的非催化性受体，识别微生物结构中相对保守的分子。一旦微生物已经到达皮肤或肠道黏膜等物理障碍，它们就会被TLR识别，从而激活免疫细胞反应。TLR包括TLR1~13，其中TLR11~13在人类中不表达。

目前，TLR4是人们研究得最多的TLR家族成员，其作用也尤为突出。TLR4选择性识别存在于许多革兰氏阴性菌上的脂多糖（LPS），其他配体还包括几种病毒蛋白、多糖和各种内源性蛋白，如低密度脂蛋白、β-防御素和热休克蛋白。TLR4与配体结合后，受到两种衔接子相关蛋白调节：髓样分化因子88（MyD88）和含有TIR结构域的衔接蛋白（TIRAP）。TIRAP-MyD88进一步通过复杂的机制调节NF-κβ活化和促炎细胞因子的产生；此外，TLR4还可招募β-干扰素TIR结构域衔接蛋白（TRIF）和TRIF相关的衔接分子（TRAM），TRAM-TRIF信号通过TRAF3激活转录因子干扰素调节因子-3（IRF3），进而激活诱导Ⅰ型IFN的产生。

去除 TLR4，其他 TLR 家族成员在肺部炎症中也起到重要作用，如 TLR2 在感染性和非感染性肺损伤中维持着肺泡上皮细胞完整性，TLR3 缺陷小鼠受到保护免受肺损伤，并且在体内高氧暴露后存活率提高。

（二）RIG-Ⅰ样受体家族

RLR 有三种：RIG-Ⅰ、MDA5 和 LGP2。RLR 在人类细胞的胞质中作为病毒复制的传感器，目前人们对 RIG-Ⅰ的了解比其他两种 RLR 更多。作为 PRR，RLR 存在于细胞的胞质溶胶中，以便它们可以检测到病毒 DNA 或 RNA 的存在。在检测到病毒感染后，两种 RLR 即 RIG-Ⅰ和 MDA5 激活促炎分子产生。RIG-Ⅰ和 MDA5 可以识别不同的病毒，但都产生抗病毒免疫应答，引发固有免疫反应并调节随后的适应性免疫反应。LGP2 缺乏单独诱导信号转导的能力，但是 RIG-Ⅰ和 MDA5 介导的抗病毒反应需要 LGP2 的协助。

RLR 检测胞内病毒双链 RNA 或单链 RNA，RIG-Ⅰ和 MDA5 都含有两个用于诱导细胞内信号通路的 CARD 结构域，并且因此具有非常相似的信号转导途径。RIG-Ⅰ或 MDA5 的解旋酶与单链 RNA 或双链 RNA 的结合诱导蛋白质的构象变化，暴露 CARD 结构域以启动信号转导。在激活 RIG-Ⅰ或 MDA5 后，其通过 CARD 结构域与下游衔接分子线粒体抗病毒信号蛋白（mitochondria anti-viral signaling protein，MAVS）上的 CARD 结构结合，从而激活 MAVS。MAVS 激活下游许多级联信号，如 TRADD、TRAF3 和 NEMO/IKKs，从而诱导 IRF-3、IRF-7 和 NF-κB 通路。两种 RLR 受体的途径在结构上相似，但最终会导致产生不同的细胞因子。

（三）NOD 样受体家族

NLR 检测通过吞噬作用或孔隙进入细胞的 PAMP，以及与细胞应激相关的 DAMP。NLR 可以与 TLR 配合并调节炎症和凋亡反应。它们存在于淋巴细胞、巨噬细胞、DC 及非免疫细胞中，例如上皮细胞。NLR 种类繁多，可大致分为两个亚家族，NOD 亚家族和 NLRP/NLRC4 亚家族。其中 NOD 亚家族包括 NOD1～5，目前对 NOD1 和 NOD2 研究较多，NOD1 和 NOD2 识别由 N-乙酰葡糖胺和 N-乙酰胞壁酸组成的细菌细胞的肽聚糖基序，通过复杂的信号通路，引起下游 IκB 激酶的激活导致抑制剂 IκB 的磷酸化，激活并释放 NF-κB。然后 NF-κB 移位入核，激活炎症细胞因子的表达。

五、炎 症 小 体

作为一种 PRR，NLRP 家族分子可以检测胞内 PAMP 和 DAMP 并激活信号通路，引发炎症反应。NLRP 蛋白家族的特征是含有与核糖核苷酸磷酸（rNTP）结合的核苷酸结合结构域（NBD），以及 C 末端富含亮氨酸的重复序列（LRR），充当其他受体（如 TLR）或微生物配体的识别结构域。NLRP 通过其 pyrin 结构域（PYD）募集一种称为"含有胱天蛋白酶（caspase）活化和募集域的细胞凋亡相关斑点样蛋白（ASC）"的二分子蛋白形成炎症小体。ASC 同时也含有的 caspase 激活和募集结构域（CARD），募集并活化 caspase-1。活化了的 caspase-1 诱导白细胞介素-1 的前体（pro-IL-1）和白细胞介素-18 的前体（pro-IL-18）进行蛋白水解并加工成成熟的细胞因子 IL-1β 和 IL-18，同时 caspase-1 的活化引起一种特殊的炎症细胞死亡——细胞焦亡（pyroptosis）。从细胞外观上看，形成炎症小体的 NLR 诱导细胞质 ASC 和 caspase 重组成 0.8~1μm 的单个"斑点"，被认为是炎症小体组装的标志。NLRP 家族分子炎症小体主要包括 NLRP1 炎症小体、NLRP3 炎症小体和 NLRC4 炎症小体。

炎症小体下游活化的 IL-1 家族是一类高度致炎细胞因子，包括 IL-1β 和 IL-18，是介导炎症过程的中心环节。在发生肺损伤时，炎症小体不仅可以被病原体激活，而且还响应无菌组织损伤或代谢应激，导致持续的炎症反应。研究表明，NLRP3 炎症小体参与多种肺部疾病的发生发展机制，尽管 NLRP3 炎症小体激活有助于急性肺炎的病毒或细菌清除，但 IL-1 的正反馈机制可导致炎症因子风暴，持续加重的炎症可引起肺纤维化，进而产生 ARDS。此外，NLRP3 的持续激活可能参与多种慢性肺病的发展，如特发性肺纤维化、慢性阻塞性肺病和哮喘等。

1. NLRP3 炎症小体

NLRP3 炎症小体是目前人们了解最多的炎症小体。除了 NBD 和 LRR 结构域之外，NLRP3 还包含一个 PYD 结构域招募 ASC，从而激活 caspase-1。其活化时，每个细胞仅形成一个 NLRP3 寡聚体，其寡聚体由 7 个 NLRP3 分子组成。它是所有炎症中最大的一种，直径可达 2μm。

NLRP3 炎症小体的激活包括启动步骤（第一信号）和触发步骤（第二信号）。在感受到细胞的 PAMP 或 DAMP 时，TLR 激活，通过 TLR4/MyD88 等通路，诱导激活 NF-κB。NF-κB 诱导表达 NLRP3 炎症小体复合物及其下游组分蛋白分子，如 NLRP3 分子、pro-caspase-1、pro-IL-1β 和 pro-IL-18 等，使细胞致敏，即第一信号。随后，NLPR3 炎症小体的第二信号可以被许多具有不同分子结构的物质触发，如 ATP、尼日利亚菌素、游离脂肪酸、补体等，触发后的 NLPR3 招募 ASC 等炎症小体组分分子，形成 NLRP3 炎症小体复合物，导致 IL-1β 和 IL-18 成熟释放和细胞焦亡。

许多炎症小体与 NLRP3 炎症小体拥有相似的低聚并募集 caspase-1 的活化过程，这些统称为经典炎症小体，包括 NLRP1 和 NLRC4 等炎症小体。

2. NLRP1 炎症小体

NLRP1 炎症小体结构与 NLRP3 相似，通过 PYD 结合 ASC，其区别是炎症小体不同的 C 末端 CARD。NLRP1 检测 PAMP 的机制尚不清楚，可能和某些细菌毒素相关。其激活步骤类似 NLRP3，NLRP1-ASC 的末端 CARD 募集 pro-caspase-1，剪切使其成为活化 caspase-1，激活所有下游的 caspase-1 途径。

3. NLRC4 炎症小体

NLRC4（也称为 IPAF）是 NLRC 家族中唯一已知的形成炎症小体的子集，除了 NBD 和 LRR 之外，NLRC4 不通过招募 ASC，其 CARD 可直接募集 pro-caspase-1。鼠伤寒沙门菌、嗜肺军团菌和铜绿假单胞菌等多种革兰氏阴性菌感染后都可以激活 NLRC4 炎症小体。

4. caspase-11 炎症小体

近些年，研究者发现在抵抗胞内革兰氏阴性菌感染时，一个与 caspase-1 高度相似的分子——caspase-11 的活化起重要作用。无须形成经典炎症小体 NLR-caspase-1 结构，caspase-11 可直接感受胞内的病原菌结构——LPS，直接或间接（可与 caspase-1 协同作用）引起 IL-1β 和 IL-18 的成熟，并且可直接引起细胞焦亡。caspase-11 即称为非经典炎症小体，其活化及其下游通路称为非经典炎症小体通路。caspase-11 虽然可以直接检测细胞质 LPS，但这也需要一个启动步骤。caspase-11 活化的启动步骤较为复杂，目前主流的观点是在病原菌的攻击下，caspase-11 的前体转录表达由 TLR4/TRIF 通路介导。原则上，该过程需要Ⅰ型 IFN 信号转导来诱导 caspase-11 的表达。因此，Ⅰ型 IFN 似乎在调控 caspase-11 转录中起着重要的作用。此外，Ⅱ型干扰素 IFN-γ 也可上调 caspase-11 的表达，这需要 NF-κB 和 STAT1 发挥转录活性。

第三节 适应性免疫与急性呼吸窘迫综合征

主流观点认为 ARDS 是固有免疫细胞（主要是中性粒细胞）始动的疾病。当感染、创伤等原因引发的肺泡毛细血管损伤后，多种固有免疫细胞被招募到肺泡参与 ARDS 病理进展。在这些固有免疫细胞中，中性粒细胞、巨噬细胞、DC 均已有大量报道。近年来，关于适应性免疫细胞尤其是 CD4$^+$T 细胞在 ARDS 病理进程中发挥作用的报道开始出现。

（一）CD4$^+$CD25$^+$调节性 T 细胞

CD4$^+$CD25$^+$调节性 T 细胞（Treg）在胸腺内发育成熟，在防止自身免疫性疾病中具有重要的作用。Treg 的成熟活化受多种细胞因子的调节，如 TGF-β 能够促进初始 CD4$^+$T 细胞分化为 Treg，是其分化和功能维持的关键因子，而 IL-6 和 IL-2 阻碍初始 T 细胞向 Treg 分化。Treg 特异性表达转录因子叉头翼状螺旋转录因子（Foxp3），决定 Treg 的发育水平和功能状态，故通常以 CD4、CD25、Foxp3 这三个标志物来识别 Treg。已有报道 Treg 可以减少中性粒细胞向炎症部位募集，抑制中性粒细胞功能并促进其凋亡。Treg 对中性粒细胞的这些作用，提示 Treg 在中性粒细胞始动的疾病具有相应的作用，具体机制有待明确。

（二）Th17 细胞

2005 年，Harrington 等发现的辅助性 T 细胞（Th）17，是一种主要分泌细胞因子 IL-17 的新型 CD4$^+$T 细胞亚群，在抵抗肺炎克雷伯杆菌和卡氏肺囊虫等细胞外病原体，以及清除结核分枝杆菌等细胞内病原体中都具有重要的作用。Th17 细胞除分泌 IL-17 外，还能分泌 IL-21、IL-6、TNF-α 等多种细胞因子，具有强烈的促炎症作用。RORγt 是 Th17 细胞分化所必需的特异性核转录因子，动物实验发现在 T 细胞中过表达 RORγt 时能够诱导 IL-17 产生，RORγt 缺陷会导致 Th17 细胞分化缺陷。此外，Th17 细胞的分化还需要 TGF-β 和 IL-6 共同作用。在机体严重感染、创伤早期均需要中性粒细胞参与，阻止组织坏死或者脓毒血症发生。Th17 细胞不仅可产生 IL-17 有效地介导中性粒细胞的招募、活化，而且 Th17 细胞自身也可以和中性粒细胞相互趋化，从而有效地介导促炎反应，并参与影响中性粒细胞的凋亡过程。

（三）急性呼吸窘迫综合征与 Treg/Th17 细胞

2009 年，D'Alessio 等首次报道了适应性免疫细胞在 ALI 中发挥作用，他们发现在 LPS

诱导的 ALI 小鼠中，淋巴细胞缺陷小鼠相较于野生型小鼠的损伤修复能力明显受损，而向淋巴细胞缺陷小鼠输注 Treg 可逆转这一现象，其机制为 Treg 可能通过影响肺泡内 TGF-β 水平和促进中性粒细胞凋亡有关。2011 年有学者将人脐带血间充质干细胞通过气道注入 ALI 小鼠体内，发现其能通过增加肺泡内 Treg 的表达，调节促炎/抗炎因子的平衡而发挥疗效。然而，临床观察性研究却发现肺泡液中 Treg 与 ARDS 患者 30 天病死率显著相关。此外，有学者报道 LPS 诱导的 ALI 小鼠中存在 Th1 和 Th17 细胞的极化和相关细胞因子的过量表达，而 Th17 细胞通过分泌一些细胞因子如 IL-22 加重肺损伤。

此外，已有研究证实 TGF-β 能够以浓度依赖方式诱导初始 $CD4^+$ T 细胞：高浓度 TGF-β 单独刺激时，初始 $CD4^+$ T 细胞分化为抗炎的 Treg；低浓度 TGF-β 与炎症细胞因子 IL-6、IL-1β、IL-21 和 IL-23 共刺激时，初始 $CD4^+$ T 细胞分化为促炎的 Th17 细胞。因此，$CD4^+$ T 细胞的极化对机体免疫炎症反应具有重要的作用。近年来陆续有学者发现调节 $CD4^+$ T 细胞极化的因素（如丙氨酰谷氨酰胺、组蛋白乙酰转移酶 p300 等）可以改变 LPS 诱导的 ALI 的修复进程，亦有回顾性的临床研究及动物学实验发现 Th17 细胞和 Treg 的比例能够作为预测 ARDS 的风险指标。

虽然 Th17 细胞和 Treg 在 ARDS 中的作用和机制有待进一步明确，但上述研究已然显示这两种细胞在 ARDS 的病理过程中发挥了重要的作用。

第四节　急性呼吸窘迫综合征病理改变与分期

一、成人急性呼吸窘迫综合征

（一）病理改变

1. 肉眼观

各种病因引起的 ARDS 病理形态学改变基本相同。肺部病变呈双侧分布，但并非对称均匀分布，往往是肺实质病变重的与较轻的部分相邻并存，肺下部病变要重于肺上部。肺部充血水肿、湿润，表面常有大小不等、散在的暗红色灶状和片状出血点。病变表现从分散瘀斑、充血性肺不张、暗红色到灰色肝样变等程度不一。胸腔可出现积液或积血。两肺湿重明显增加，含水量可为正常的 3～4 倍，少数重量可达 4000g 以上，肺切面可挤压出大量红染的水肿液体，可有实变区或萎陷灶，含气量少。可根据肺重量对 ARDS 进行严重程度分级：超过正常重量 25%～50% 为轻度，50%～75% 为中度，75% 以上为重度。

2. 光镜下

弥漫性肺泡损伤（diffused alveolar damage，DAD）这一病理特点贯穿了 ARDS 的整个病程始终，并且呈进行性发展。传统上，ARDS 根据光镜下病理表现分为三期：渗出期（第 0～4 天）、增生期（第 2～8 天）和纤维化期（4 天以后）。这三期之间并无明显界限，渗出、增生和纤维增生往往并存，相互交叠。

（1）渗出期：渗出期的主要特征是肺泡上皮、毛细血管内皮损伤、通透性增加。肺泡壁毛细血管扩张、充血水肿，使肺泡间隔增宽，通透性增加，红细胞和白细胞在组织间质浸润，肺泡腔内有大量含蛋白质浆液，形成肺水肿。此外，大量的中性粒细胞、单核细胞进入肺间质，而中性粒细胞和巨噬细胞浸润是肺损伤发生发展的重要原因。另外，多形核白细胞和血小板聚集，微血管内常见透明血栓和白细胞栓塞形成。

（2）增生期：增生期的主要特征是肺成纤维细胞与Ⅱ型肺泡上皮细胞增生，Ⅱ型肺泡上皮细胞大量增生、化生，取代了基膜上坏死的Ⅰ型肺泡上皮细胞。主要在气体交换最薄的肺泡壁部位首先发生坏死。肺泡上皮变厚、白细胞浸润、成纤维细胞水肿导致间质肿胀、毛细血管数量减少。血浆蛋白及坏死的肺泡上皮碎屑在肺呼吸性细支气管、肺泡管及肺泡内表面聚集，形成薄层红染的膜状被覆物，即透明膜形成。同时，周围肺泡壁可有不同程度的萎陷，肺泡腔狭小。

（3）纤维化期：纤维化期最显著的变化是支气管肺泡灌洗液（bronchoalveolar lavage fluid，BALF）中胶原含量大大增加，持续高水平的胶原肽提示 ARDS 患者的预后不良。透明膜机化为纤维组织，胶原沉着，导致肺泡间隔呈进行性弥漫性纤维化，纤维化程度是 ARDS 的一个预后指标。大部分患者主要表现为肺组织的纤维化、肺内瘢痕形成和肺气肿，肺功能及顺应性明显下降；只有少部分患者可在经历纤维化期后，基本恢复发病前的肺结构和功能。

病理改变也可按病变程度分为三级：

Ⅰ级：无透明膜形成；主要为肺间质水肿、出血；肺重量大于正常50%以上。

Ⅱ级：有少量透明膜形成；肺泡水肿、出血、纤维素渗出；肺重量大于正常2倍以上。

Ⅲ级：明显的透明膜形成；广泛的肺泡水肿；严重的肺间质血管广泛扩张，微血管栓塞，肺泡群陷闭，肺泡腔内纤维素沉着，肺泡上皮增生，渗出物纤维化，继发肺泡炎、细支气管炎；肺重量大于正常3倍以上。

3. 电镜下

ARDS 主要为肺泡上皮细胞的损伤引起。其中，Ⅰ型肺泡上皮细胞损伤较Ⅱ型肺泡上皮细胞发生更早，增生期Ⅱ型肺泡上皮细胞大量增生、化生，取代Ⅰ型肺泡上皮细胞。Ⅰ、Ⅱ型肺泡上皮细胞的损伤表现为：线粒体肿胀，呈空泡变，嵴被破坏变短，数量减少；内质网囊状扩张。另外，Ⅱ型肺泡上皮细胞胞质内板层小体排空为 ARDS 的特征性病理变化，肺泡Ⅱ型细胞板层小体排空或许可以作为判断 ARDS 的重要依据。ARDS 中，Ⅱ型肺泡上皮细胞板层小体为肺表面活性物质加工、储存场所，损伤后存留的板层小体小而少，发生变性、坏死、排空，这导致肺泡萎陷，加重肺水肿。毛细血管内皮细胞肿胀、胞质基质电子密度降低、饮泡增大且大小不等。另外，成纤维细胞也出现水肿。不同病因引起的 ARDS，电镜下细胞形态及超微结构情况也有所不同。例如，毒气吸入后，首先为肺泡上皮细胞损伤。血源性感染（如脓毒症）则首先损伤肺毛细血管上皮细胞。

（二）病理生理

ARDS 主要的病理生理改变是各种病因引起肺毛细血管内皮细胞和肺泡Ⅱ型细胞受损，肺毛细血管通透性增加，液体和蛋白质聚积于肺间质和肺泡内，肺透明膜形成，肺顺应性下降，通气/血流比例失调、肺内右向左血流量增加和弥散障碍，造成换气功能严重损害的低氧血症。

1. 非心源性高通透性肺水肿

正常情况下肺淋巴系统有清除肺间质及肺泡中过多液体和蛋白质的功能。ARDS 发生时，肺泡毛细血管膜损害，血管内皮细胞间隙增大，液体和蛋白质通过受损内皮细胞膜的量超过了淋巴引流量的最大负荷，积聚于肺内，导致肺间质和肺泡水肿、充血，肺泡表面活性物质减少。肺泡表面活性物质组成成分的改变可使肺泡表面张力增加，肺间质及血管周围组织的压力降低，促使液体向间质和肺泡内移动，破坏肺泡内外液体平衡，加重肺水肿。

2. 肺呼吸功能的变化

由于肺泡Ⅱ型细胞表面活性物质生成、分泌不足和活性下降，以及肺泡液对表面活性物质的稀释和破坏，导致肺泡表面张力增高，肺顺应性下降，随之肺泡萎陷、小气道陷闭、肺不张，肺内分流量增加，出现进行性低氧血症。同时，由于肺间质和肺泡水肿、透明膜形成、肺纤维化，气体弥散距离增加，弥散功能障碍，低氧血症加重。低氧血症使呼吸中枢反射性兴奋，引起呼吸加快，产生过度通气，出现呼吸性碱中毒。同时，呼吸肌为产生更大的吸气压，呼吸功增加，耗氧量达健康者的 10 倍以上。ARDS 晚期，由于病情严重，沉重的机械负荷使呼吸肌疲劳，发生通气不足，缺氧加重，大量组织缺氧导致代谢产物乳酸等进入血液循环，产生代谢性酸中毒，伴有二氧化碳储留，形成混合性酸中毒。

3. 肺循环功能的改变

肺血管阻力增高是 ARDS 肺循环功能改变的主要表现。缺氧、酸中毒、细菌内毒素及血管活性物质的作用可引起肺小动脉收缩痉挛，白细胞和血小板的黏附也可造成肺毛细血管网的栓塞。肺血管阻力增加使右心室后负荷加重，甚至发生右心功能不全。

（三）指南

1967 年，ARDS 的概念首次被提出。1994 年欧美联席会议（AECC）统一了 ARDS 的诊断标准（表 20-1），但该诊断标准一直饱受争议。2011 年在德国柏林，欧洲危重症协会成立了一个全球性专家小组，主持修订了 ARDS 诊断标准（称 ARDS 柏林定义），发表在 2012 年的《美国医学会杂志》（*JAMA*）上（表 20-2）。柏林定义与 AECC 的诊断标准相比，有以下不同：①对起病的时间有了明确的规定，柏林定义提出已知的临床损伤、新发或恶化的呼吸道症状距急性发作的时间≤7 天；②AECC 对 ARDS 的胸部影像学要求为"双肺浸润影"，柏林定义在此基础上补充"不能用积液、肺叶不张/肺不张或结节来完全解释"，强调了鉴别诊断；③针对 ARDS 肺水肿，柏林定义废除了肺动脉楔压≤18mmHg 的规定，但表明要与心力衰竭或体液过度负荷鉴别；④柏林定义基于氧合情况，将 ARDS 分为轻度、中度和重度，这是其最重要的特征，不仅提高了预测 ARDS 病死率的准确性，同时为选择治疗 ARDS 的某些新方法提供参考。

表 20-1　急性呼吸窘迫综合征（ARDS）的诊断标准

发病	氧合	胸部 X 线片	肺动脉楔压
急性开始	$PaO_2/FiO_2 \leq 200mmHg$（不管 PEEP 水平）	双肺浸润影	≤18mmHg，或无左心房高压的临床迹象

注：PEEP. 呼气末正压。

表 20-2　急性呼吸窘迫综合征（ARDS）柏林定义

诊断参数	定义内容
起病方式	已知的临床损伤、新发或恶化的呼吸道症状 1 周内急性发作
胸部影像学*	双侧浸润影，不能用积液、肺叶不张/肺不张或结节来完全解释
肺水肿原因	呼吸衰竭不能用心力衰竭或体液过度负荷来完全解释；如无相关危险因素，需行客观检查（如超声心动图）以排除静水压增高型肺水肿
氧合情况#	轻度：200mmHg<PaO_2/FiO_2≤300mmHg，且 PEEP/CPAP≥5cmH_2O 中度：100mmHg<PaO_2/FiO_2≤200mmHg，且 PEEP/CPAP≥5cmH_2O 重度：PaO_2/FiO_2≤100mmHg，且 PEEP/CPAP≥5cmH_2O

* 胸部影像学包括胸片或 CT。
\# 如果海拔超过 1000m，PaO_2/FiO_2 值需用公式校正，即校正后 $PaO_2/FiO_2=PaO_2/FiO_2$×（当地大气压/760）。
注：FiO_2. 吸入氧分数；CPAP. 持续气道正压。

二、新生儿呼吸窘迫综合征

新生儿呼吸窘迫综合征（neonatal acute respiratory distress syndrome，NARDS）又称肺透明膜病。由于缺乏肺表面活性物质（pulmonary surfactant，PS），致使生后不久出现进行性加重的呼吸窘迫和呼吸衰竭。主要见于早产儿，胎龄越小，发病率越高，胎龄 37 周者发生率<5%，32～34 周者为 15%～30%，<28 周者为 60%～80%。此外，糖尿病母亲婴儿、剖宫产儿、双胎的第二婴和男婴，NARDS 的发生率也较高。

（一）病因与发病机制

PS 是由肺泡Ⅱ型上皮细胞分泌，覆盖在肺泡表面，可降低其表面张力，防止呼气末肺泡萎陷，保持功能残气量，稳定肺泡内压，减少液体自毛细血管向肺泡渗出。

早产是 PS 不足或缺乏的最主要因素，此外 PS 的合成受体液 pH、体温、肺血流量和激素的影响。因此，围生期窒息，低体温，前置胎盘、胎盘早剥和母亲低血压所致的胎儿血容量减少，以及糖尿病母亲由于其血中高浓度胰岛素能拮抗肾上腺皮质激素对 PS 合成的促进作用等，均可诱发 NARDS。由于 PS 不足或缺乏，肺泡表面张力增加，呼气末功能残气量明显减少，肺泡萎陷，肺顺应性降低，吸气时做功增加并且肺泡难以充分扩张，潮气量和肺泡通气量减少，导致二氧化碳储留（呼吸性酸中毒）。由于肺泡通气量减少，而肺泡血流相对正常，通气/血流值降低，引起缺氧，进而导致代谢性酸中毒。缺氧及混合性酸中毒使肺毛细血管通透性增高，液体漏出，肺间质水肿和纤维蛋白沉着于肺泡内表面形成嗜伊红透明膜，使气体弥散障碍，加重缺氧和酸中毒，进而抑制 PS 合成，形成恶性循环。

（二）病理改变

肉眼观左右两肺质地较实，色暗红，含气量少。光镜下可见呼吸性细支气管、肺泡管和肺泡壁内表面贴附一层均质红染的透明膜。所有肺叶均有不同程度的肺不张和肺水肿。严重者肺间质及肺泡腔内可见较明显的出血。部分可见吸入的羊水成分（鳞状上皮细胞和角化物质等）。

(三)病理生理

新生儿呼吸窘迫综合征的发生主要与肺发育不全、缺乏肺表面活性物质有关。胎龄22周至出生时，Ⅱ型肺泡上皮合成肺表面活性物质的能力逐渐完善，分泌量也达最高水平，以保证在胎儿期肺发育的主要阶段肺泡能充分发育和肺容积增大；若在此期间胎儿缺氧或血液中有毒物质损伤Ⅱ型肺泡上皮，使其胞质内板层小体减少或缺如，则严重影响肺表面活性物质的合成和分泌（包括数量减少、活性降低和成分异常），引起肺泡表面张力增加，使肺泡处于膨胀不全或不扩张状态。对于肺解剖结构尚未发育完成的早产儿，其胎龄越小，肺表面活性物质的量也越低，肺泡表面张力增加，呼气末功能残气量降低，肺泡趋于萎陷。故其肺功能异常主要表现为肺顺应性下降，气道阻力增加，通气/血流比降低，气体弥散障碍及呼吸功增加。从而导致缺氧和因其所致的代谢性酸中毒及通气功能障碍所致的呼吸性酸中毒；由于缺氧及酸中毒使肺毛细血管内皮受损，通透性增高，血浆纤维蛋白渗出至肺泡腔，同时，内皮细胞释放的TNF-α也能促进血管蛋白渗出，使肺间质水肿和纤维蛋白沉着于肺泡表面，形成嗜伊红透明膜，进一步加重气体弥散障碍，加重缺氧和酸中毒，并抑制肺表面活性物质合成，形成恶性循环。

第五节 急性呼吸窘迫综合征诊断与治疗进展

目前对ARDS的治疗策略主要包括原发病的控制，纠正低氧血症及器官功能和全身的功能支持，特别是呼吸支持治疗，80%以上的ARDS患者需要机械通气治疗。

一、通气疗法

机械通气在改善低氧血症、减轻呼吸窘迫的同时也可能引起呼吸机相关性肺损伤（ventilator-induced lung injury，VILI）。ARDS患者的肺泡大量塌陷，参与通气的肺容积明显减少，故称为"婴儿肺"。为了减少VILI，目前推荐以小潮气量通气和肺复张为核心的肺保护性通气策略。肺保护性通气策略是迄今为止被证实能降低ARDS患者死亡率的有效治疗措施。

采用小潮气量通气时，患者常出现通气不足和二氧化碳储留，引起高碳酸血症和酸中毒。高碳酸血症和酸中毒在一定范围内是允许存在的，即所谓的允许性高碳酸血症。但严重高碳酸血症和酸中毒则可能导致颅内压升高、肺动脉高压、血流动力学异常和免疫紊乱等。目前对于允许性高碳酸血症的理想范围尚无定论，应遵循个体化原则。

ARDS患者肺复张后常选用PEEP来维持肺泡开放。PEEP也具有双刃剑效应，一方面有助于肺泡复张，减少肺泡塌陷，使肺泡处于开放状态和减轻肺通气/血流比失调；另一方面可能导致肺泡过度膨胀，引起肺损伤和血流动力学异常。患者能否从更高的PEEP中获益取决于肺泡的可复张性，如果肺泡可复张性低，提高PEEP反而增加了正常肺泡过度扩张的风险。由于ARDS本身的异质性，不同的患者在病程的不同时间点下，肺泡的可复张性并不一致，因此不存在绝对的最佳PEEP，在临床实践中需个体化设置。

高频通气是一种通气频率高（>60次/分）、潮气量低（近于或小于解剖无效腔）的通气方式。其中高频振荡通气（high frequency oscillatory ventilation，HFOV）应用最广。HFOV有利于减少容积伤和避免肺泡过度膨胀，维持肺泡复张，改善氧合指数，可用于顽固性低氧血症患者。

肺复张手法是用一定的压力维持一定的时间使塌陷的肺泡复张的方法，可改善肺泡和肺间质水肿，减少肺萎陷，增加肺顺应性，改善氧合。肺复张策略可改善肺组织病变的不均一性，但也可能会导致正常通气肺泡过度膨胀，产生新的不均一性。常用的肺复张手法有控制性肺膨胀、PEEP 递增法和压力控制法等。控制性肺膨胀推荐采用恒压通气方式，吸气压力 30~45cmH$_2$O、持续时间 30~50 秒；PEEP 递增法是在限制气道峰压 40~45cmH$_2$O 的前提下，逐步升高 PEEP 水平，每次增加 5cmH$_2$O，直至达到 30~40 秒，然后再逐渐降低，每次调整后，维持 30~60 秒；压力控制法则是采用压力控制水平增加到 40~45cmH$_2$O，维持 30~60 秒。在实施肺复张过程中一定要监测生命体征（心率、血压、血氧等）变化，如发生异常则应及时停止。

俯卧位通气可以通过重新分配通气及血流，改善通气/血流比，减轻纵隔对肺组织的压迫等改善 ARDS 患者氧合。俯卧位通气最常见的并发症是压疮和导管脱落，对于重度 ARDS 患者，可以考虑俯卧位通气，但需加强对患者的日常护理。

神经肌肉阻断剂可一过性阻断神经肌肉接头的兴奋传递，导致骨骼肌松弛，简称肌松药。对 ARDS 患者应用肌松药，不仅能降低氧耗量、改善胸壁顺应性，而且还可减轻肺部及全身性炎症反应，缩短机械通气时间，改善氧合指数。严重 ARDS 患者早期短程应用肌松药是一种安全且可以获益的治疗方法。但需要注意的是肌松药有可能增加患者罹患神经肌病的风险，特别是与皮质醇激素联合使用时。

二、容 量 管 理

ARDS 患者的肺泡上皮细胞和肺血管内皮细胞受到广泛炎症损伤，造成渗透性肺水肿，若肺循环静水压增高，则会导致肺水含量进一步增加，加重肺水肿和氧合恶化。ARDS 患者在自主循环稳定和保证组织灌注的基础上，可以通过限制液体输入、提高血胶体渗透压和利尿等方式减轻肺水肿。在实施限制性液体管理时需要密切监测肾功能和组织灌注的指标。

血容量维持是 ARDS 患者肺组织灌注的保障。当血红蛋白浓度低于 7g/dl 时需要输注浓缩 RBC。输血是重要的治疗方式之一。需注意的是输血不宜过快，输血过量可能加重肺部水肿和对身体其他器官的负担。采用各种药物，如呋塞米片、呋塞米注射药剂、布美他尼片等可促进肺水肿的消退，且用药必须根据患者的具体情况决定。

三、药 物 治 疗

1. 皮质醇激素

皮质醇激素可以减轻过度的炎症反应。目前的研究证明大剂量短疗程的激素治疗并不能改善 ARDS 患者的生存率，但早期开始（起病 14 天内）小剂量治疗能够改善氧合，缩短机械通气和 ICU 住院时间。目前不推荐皮质醇激素用于 ARDS 的预防，但对于重度

ARDS，可以早期、小剂量使用皮质醇激素，待患者全身炎症反应缓解后再逐步减量至停用。

2. 吸入一氧化氮（inhaled nitric oxide，iNO）

NO 是一种内源性血管扩张剂，iNO 可以选择性扩张肺血管，降低肺血管阻力，改善氧合。因考虑 iNO 可导致正铁血红蛋白血症，产生细胞毒性，目前不推荐作为 ARDS 常规治疗，仅作为顽固低氧血症短期抢救治疗的选择之一。

3. 外源性肺泡表面活性物质

ALI/ARDS 患者肺泡表面活性物质生成、摄取和利用均减少，导致肺泡表面张力增加，促进肺泡萎陷。外源性肺泡表面活性物质在新生儿呼吸窘迫综合征的治疗中取得了很好的疗效，但在成人 ALI/ARDS 治疗中的效果不佳，如何有效摄取和利用外源性肺泡表面活性物质是未来研究的热点。

4. 抗氧化剂

ARDS 的发生发展与氧化损伤密切相关，抗氧化治疗也是药物治疗之一。研究发现 N-乙酰半胱氨酸能够减轻出血性休克导致的 ALI，对于抗氧化治疗在 ARDS 中的疗效还需进一步验证。

四、体外膜肺氧合

体外膜肺氧合（extracorporeal membrane oxygenation，ECMO）是一项近年来受到关注的肺替代治疗方法，通过膜肺将血液在体外进行充分氧合后回输到患者体内，在保证充分气体交换的同时能避免高强度的机械通气造成的 VILI。但因其高昂的费用及使用抗凝剂出血等并发症的发生，目前仅建议将 ECMO 用于对常规机械通气和非机械通气措施无效的重度 ARDS 患者。一旦患者病情好转应尽早撤机或改用无创通气等后续治疗。

综上所述，由于 ARDS 的发病原因及机制极为复杂，病情发展迅速，以及疾病的异质性，在临床决策中需要为患者制定个体化的治疗方案，及时对治疗进行调整以寻求更科学、更有效的治疗方式，保证患者临床获益。

（方向明）

参 考 文 献

Aggarwal NR, King LS, D'Alessio FR. 2014. Diverse macrophage populations mediate acute lung inflammation and resolution. Am J Physiol Lung Cell Mol Physiol, 306(8): L709

Bechinger B, Gorr S U. 2017. Antimicrobial peptides: mechanisms of action and resistance. J Dent Res, 96(3): 254-260

Belz GT, Nutt SL. 2012. Transcriptional programming of the dendritic cell network. Nat Rev Immunol, 12(2): 101-113

Bernard GR, Artigas A, Brigham KL, et al. 1994. The American-European Consensus Conference on ARDS: definitions, mechanisms, relevant outcomes, and clinical trial coordination. Am J Respir Crit Care Med, 149(3 Pt 1): 818-824

Cao X. 2016. Self-regulation and cross-regulation of pattern-recognition receptor signalling in health and disease. Nat Rev Immunol, 16(1): 35

Franchi L, Muñozplanillo R, Núñez G. 2012. Sensing and reacting to microbes through the inflammasomes. Nat Immunol, 13(4): 325-332

Huang X, Venet F, Chung CS, et al. 2007. Changes in dendritic cell function in the immune response to sepsis. Expert Opin Biol Ther, 7(7): 929-938

Levinsky R. 1980. The Neutrophil: function and clinical disorders. J Med Gene, 17(2): 160

Malanovic N, Lohner K. 2016. Gram-positive bacterial cell envelopes: the impact on the activity of antimicrobial peptides. Biochim Biophys Acta, 1858(5): 936-946

Naik SH, Sathe P, Park HY, et al. 2007. Development of plasmacytoid and conventional dendritic cell subtypes from single precursor cells derived in vitro and in vivo. Nat Immunol, 8(11): 1217-1226

Risso K. 2015. Early infectious acute respiratory distress syndrome is characterized by activation and proliferation of alveolar T-cells. Eur J Clin Microbiol Infect Dis, 34(6): 1111-1118

Schroder K, Tschopp J. 2010. The inflammasomes. Cell, 140(6): 821-832

Sweeney RM, McAuley DF. 2016. Acute respiratory distress syndrome. Lancet, 388: 2416-2430

Swirski FK, Nahrendorf M, Etzrodt M, et al. 2009. Identification of splenic reservoir monocytes and their deployment to inflammatory sites. Science, 325(5940): 612-616

Takeda K, Akira S. 2005. Toll-like receptors in innate immunity. Int Immunol, 17(1): 1-14

Tolle LB, Standiford TJ. 2013. Danger-associated molecular patterns (DAMPs) in acute lung injury. J Pathol, 229(2): 145-156

Williams AE, Chambers RC. 2014. The mercurial nature of neutrophils: still an enigma in ARDS? Am J Physiol Lung Cell Mol Physiol, 306(3): 217-230

Witkosarsat V, Rieu P, Descampslatscha B, et al. 2000. Neutrophils: molecules, functions and pathophysiological aspects. Lab Invest, 80(5): 617-653

Worbs T, Hammerschmidt SI, Förster R. 2017. Dendritic cell migration in health and disease. Nat Rev Immunol, 17(1): 30-48

第二十一章

急性肝衰竭的免疫机制

第一节 概 述

急性肝衰竭（acute hepatic failure，AHF）病理生理学上也称急性肝功能障碍或者暴发性肝功能衰竭（fulminant hepatic failure，FHF），常被用于描述由多种原因引起的肝细胞大面积坏死和/或严重的肝功能障碍，患者短期内出现黄疸、昏迷等症状，并迅速发展为肝肾综合征和肝性脑病等临床综合征。急性肝衰竭经常被错误地描述为具有多种慢性肝病基础的肝功能恶化（如慢性肝炎、非酒精性脂肪性肝炎）或者继发于其他疾病造成的肝功能衰竭。同时，急性肝衰竭在临床上也偶尔与药物、酒精等造成的急性肝损伤混淆。急性肝衰竭具有以下三个特点：①既往无肝病史；②迅速发生肝细胞功能障碍或肝性脑病；③好发于青壮年，年龄多介于 25～35 岁。而且，急性肝衰竭的病因是影响其病情进展及预后的主要因素，而肝功能下降程度预示了其临床表现形式。

一、对急性肝衰竭的认识及发展回顾

1946 年 Lucke 和 Mallory 在流行性肝炎短期（10 天）内死亡患者的肝组织病理检查中发现大量的肝细胞坏死，从而首次提出暴发性肝炎的概念。但由于技术和方法的局限性，直到 1970 年 Trey 和 Davidson 才首次提出暴发性肝衰竭的概念，并定义为：既往无肝病基础，以急性肝炎为首发症状，并在 8 周内发生肝性脑病者。该定义不仅囊括了该病的临床进程，还将暴发性肝衰竭与其他慢性肝脏疾病终末期发生的肝功能障碍进行区别。该定义一直沿用至今，但在临床实践中出现了许多与该定义不相符之处。1986 年，Bernuan 等根据黄疸出现至肝性脑病发生的时限不同细化了暴发性肝衰竭的概念。他们将黄疸出现 2 周内发生肝性脑病者，定义为暴发性肝衰竭；而黄疸出现 2～12 周发生肝性脑病者，定义为亚暴发性肝衰竭（subfulminant hepatic failure，SFHF）。此外，Gimson 等提出迟发性肝衰竭（late-onset hepatic failure）的概念，即急性肝炎首发症状 8～24 周发生肝性脑病者，这弥补了起病 8 周后发生的肝性脑病概念空缺。1993 年 O'Grady 等首次提出急性肝衰竭这一概念，并区分为三种类型。①超急性肝衰竭（hyperacute hepatic failure，HAHF）：黄疸出现后 7 天发生肝性脑病者，此类患者以脑水肿的出现为特点，预后相对较好；②急性肝衰竭：黄疸出现后 8～28 天发生肝性脑病者，此类患者脑水肿发生率也较高，预后很差；③亚急性肝衰竭（subacute hepatic failure，SHF）：黄疸出现后 5～24 周出现肝性脑病者，

此类患者脑水肿发生率较低,但常伴有腹水,预后差。此外,他们还将肝脏疾病病程超过28周才出现肝性脑病者归类为慢性肝病。

二、各国临床指南中对急性肝衰竭的定义

多年来,各国学者对急性肝衰竭的定义、病因、分类、分型等问题不断进行探索(急性肝衰竭亚型分类详见图21-1)。1999年,国际肝脏研究协会(IASL)将急性肝衰竭(AHF)和亚急性肝衰竭(SHF)认为是两个独立的综合征,而非一个综合征的两个亚型。该协会对急性肝衰竭的分类:①AHF是指起病4周内出现的肝衰竭,其中起病10天内发生肝性脑病者称为超急性肝衰竭(HAHF),10~30天发生肝性脑病者称之为暴发性肝衰竭(FHF),这将急性肝衰竭发生的时限与急性肾衰竭、急性左心衰竭相呼应;②SHF是指具有肝衰竭特征的独立体,在起病后4周至6个月发生的肝衰竭;③肝性脑病仍然是AHF的重要特征;④肝性脑病和/或腹水是SHF的重要特征。2005年,美国肝病学会(AASLD)发布了《急性肝衰竭处理指南》,并在2011年更新急性肝衰竭的定义:①没有肝硬化病史;②病程持续时间<26周;③具有凝血异常的证据[国际标准化比率(INR)≥1.5];④出现肝性脑病。AASLD认为急性肝衰竭更能概括整个疾病过程,而且还将患有Wilson病、垂直-获得性乙型肝炎病毒或自身免疫性肝炎包括在内,尽管这些疾病在确诊26周内就有可能出现不同程度的肝硬化。2006年,日本顽固性肝胆疾病研究组才正式使用急性肝衰竭代替"剧症肝炎"的名称,并于2011年发布《急性肝衰竭诊断标准》。该小组分别于2015年和2016年对急性肝衰竭的病因分类进行更新,并将多种病因造成的严重肝组织损伤,在8周内出现凝血酶原时间值≤40%标准值和/或INR≥1.5,且发病前肝脏功能正常及无肝炎组织学表现者定义为急性肝衰竭。2017年,欧洲肝脏研究协会(EASL)发布《急性(暴发性)肝功能衰竭的临床实用指南》,该指南将急性肝衰竭定义为:既往肝功能正常的患

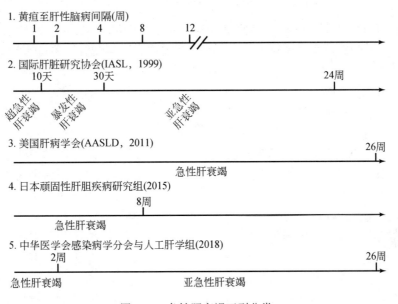

图21-1 急性肝衰竭亚型分类

者出现进展的急性肝功能不全，表现为无慢性肝病患者转氨酶升高 2~3 倍，以及出现黄疸和凝血功能障碍，可出现肝性脑病所致的神志改变，伴或不伴肝外器官衰竭。几乎同一时间，美国胃肠病协会（AGA）发布了《美国胃肠病学协会急性肝衰竭诊断和治疗指南》，但是该指南只是对急性肝衰竭提出诊断和治疗的建议，并未更新 AASLD 对肝衰竭的定义。而我国作为病毒性肝炎感染流行地区，早在 2006 年就由中华医学会感染病学分会与人工肝学组制定了我国第一部《肝衰竭诊疗指南》，从定义、诱因、分类、诊断和治疗等方面对肝衰竭进行了系统而精要的阐述，指导和规范了我国肝衰竭的临床诊疗，并分别于 2012 年和 2018 年进行更新。我国《肝衰竭诊疗指南》中将急性肝衰竭定义为：急性起病，无基础肝病史，2 周以内出现以 Ⅱ 度以上肝性脑病为特征的肝衰竭临床表现。同时，也将起病较急，无基础肝病史，2~26 周出现肝衰竭的临床表现者界定为亚急性肝衰竭。

第二节 急性肝衰竭的病因与流行病学

AHF 作为一种全球性疾病，其病因则有地区差异。在欧美等发达国家，AHF 的总体发病率是每年（1~6）/100 万，其中药物（如对乙酰氨基酚）造成的肝细胞损伤是造成 AHF 的主要原因。而在发展中国家，病毒性肝炎（尤其是乙型肝炎）依旧是造成 AHF 的最常见原因，尤其在东亚地区，如中日韩三国病毒性肝炎造成的 AHF 占 30%~40%。

一、病毒性肝炎

病毒性肝炎引起的 AHF 主要是各种嗜肝病毒，其中以乙型肝炎病毒最为常见，通常表现出急性或超急性病理过程，以肝性脑病为其首发症状。常见的病毒性肝炎类型有以下几种：

1. 甲型肝炎

甲型肝炎所致 AHF 较少见，占所有 AHF 的 1.5%~6%。易发于过分拥挤和卫生条件差的城市，与其他病毒重叠感染或混合感染时更易发生。其发病率和病死率随着年龄的增长而升高。

2. 乙型肝炎

乙型肝炎是发展中国家引起 AHF 最常见的原因。可因以下情况发生 AHF：最常见的是急性感染，也可见于由癌症化疗或类固醇等免疫抑制治疗引起的乙型肝炎病毒（HBV）复制急剧增加，以及协同或重叠感染其他病毒（如丁型肝炎病毒）。在合并静脉药瘾和慢性丙型肝炎病毒感染时，AHF 发生率会更高。宿主免疫反应在机体对病毒的反应程度、清除及诱发 AHF 过程中起着决定性作用。HBV 前 C 区或病毒基因组核心启动子的变异可能与 AHF 发病率较高有关。因为前 C 区突变产生终止密码子，停止产生 HBeAg，HBeAg 缺失可提高宿主对感染肝细胞的免疫反应。

3. 丙型肝炎

单独丙型肝炎引起的 AHF 相对少见。在远东地区偶见丙型肝炎病毒（HCV）引起 AHF 的报道，在欧洲及北美更为罕见。但 HCV 感染合并急性感染或其他嗜肝病毒重叠感染（HBV 最常见）时，引起的 AHF 则较常见。其中合并急性感染时患者大多有慢性肝病失代偿的基础。

4. 丁型、戊型及庚型肝炎

丁型肝炎病毒（HDV）常与 HBV 协同或重叠感染，从而增加 AHF 的发病率。戊型肝炎多流行于发展中国家，妊娠妇女对戊型肝炎病毒（HEV）感染特别敏感，尤其是妊娠后期有超过 20%的患者发生 AHF。庚型肝炎病毒（HGV）目前认为不是致 AHF 因子，它可以感染肝脏，但不引起衰竭。

5. 其他病毒

除了肝炎病毒外，其他病毒也可引起 AHF。首先是疱疹病毒，已知的 I 型单纯疱疹病毒（HSV1）、II 单纯疱疹病毒（HSV2）与水痘带状疱疹病毒（ZVZ）等三种病毒是高度细胞致病性的，可引起大块肝脏坏死。其次是巨细胞病毒（CMV）和 EB 病毒，对肝细胞致病作用较疱疹病毒弱，通常较少引起严重的肝细胞坏死。

二、药物性肝病

肝脏是人体中最重要的药物代谢器官。药物代谢通常包括许多步骤，在这些步骤中所产生的中间代谢产物，有时其毒性比药物本身更大，并通过多种机制导致药物性肝损伤。药物性肝损伤在出现首发症状后，若继续用药，则发生 AHF 的危险性明显增加。在 AHF 的损伤形式中，以大面积的肝细胞坏死最为常见，也可因严重的胆汁淤积和静脉梗阻所致。

药物所致的肝损伤有两种模式：一是直接肝毒性，有剂量依赖性，以对乙酰氨基酚为代表，也包含抗惊厥药（诱导 P450 系统酶药）、四环素及抗肿瘤药等；二是间接肝毒性，具有异质性特点，仅引起少数敏感者发生 AHF，如异烟肼、磺胺类药物、乙酰水杨酸、氟烷等。药物（除对乙酰氨基酚外）所致的 AHF 治疗结果一般都不理想，通常需考虑肝脏移植。

三、妊娠期肝病

妊娠偶可引起 AHF，预后较好，肝功能可在胎儿分娩后恢复正常。妊娠期 AHF 主要有以下几种临床表现形式：先兆子痫与 HELLP 综合征；肝破裂；急性妊娠脂肪肝。所有致 AHF 的因子在妊娠期都能发生，其中以病毒性肝炎急性暴发较常见，尤其是 HEV 和 HSV 感染。

HELLP 综合征的发生率大约为 0.1%，多见于妊娠晚期妇女，以溶血、肝功能异常、血小板减少为特点，常并发于先兆子痫。胎儿死亡率一般高于母亲，常在 20%~60%。常规治疗通常无效，一经确诊应立即终止妊娠。

自发性肝破裂能发生于妊娠整个过程中。常以突发性的右上腹疼痛伴低血容量或休克症状为临床表现，多见于多产妇女。胎儿和孕妇死亡率都很高，病理机制尚不明确。治疗方法包括促进分娩，局部缝合包扎、血管栓塞、肝叶切除术等。

急性妊娠脂肪肝发生率为 0.015%，常发生于妊娠晚期，1/3 的病例可出现先兆子痫和 HELLP 综合征的症状。胎儿和孕妇死亡率较高，病理机制可能与胎儿脂肪酸代谢障碍有关。治疗以早期诊断终止妊娠为主，也有应用原位肝移植获成功的报告。

四、遗传代谢障碍疾病

遗传代谢障碍性疾病包括威尔逊病（Wilson's disease）、肝豆状核变性、Reye综合征、半乳糖血症、酪氨酸血症、乳糖失耐受等，它们所致的AHF，绝大多数发生于婴幼儿。

威尔逊病所致的AHF可出现在任何年龄段，但明显的临床表现见于15~20岁。常伴随血清胆红素水平明显升高、血清转氨酶和碱性磷酸酶轻度升高，并可见Kayser-Fleisher环。如果诊断明确后而不行肝移植手术，由威尔逊病造成的AHF，死亡率几乎是100%。同时几乎所有的威尔逊病患者均有肝硬化的基础，这似乎与AHF既往无肝病史的特征相矛盾。但是事实上许多患者在还没有发现肝硬化之前，就已发生急性致命的AHF，这在一定程度上解释了上述矛盾。

五、循环障碍性疾病

1. 巴德-吉利亚综合征

巴德-吉利亚综合征（Budd-Chiari syndrome，又称布-加综合征）引起的AHF较为罕见，若不进行肝移植，死亡率较高。主要发生于青年人群，且女性多于男性。通常以肝肿大、腹水、侧支循环开放、黄疸为临床表现，只有极少数患者由于血栓、静脉隔膜导致肝静脉主干完全、迅速阻塞，短时间内又不能形成侧支循环，出现腹痛、腹水、凝血功能异常等症状。在治疗时可选用门体分流术减轻症状并延缓疾病发展，也为侧支循环形成提供时间，但必须做好监护，其中经颈静脉肝内门体分流术（TIPS）是最常见的术式。分流术和内科治疗无效后可选择肝脏移植治疗。

2. 静脉阻塞病

静脉阻塞病（veno-occlusive disease，VOD）多见于骨髓移植及放疗、化疗之后的患者，其发生率高达54%。致病机制与巴德-吉利亚综合相似，不同的是VOD阻塞的是肝中央小静脉，且多为非血栓性、纤维增生性阻塞。治疗效果较差。

3. 缺血性肝炎

右心衰竭、心肌梗死、心搏骤停、心脏压塞、低血容量休克、长时间癫痫大发作均可引起缺血性肝炎。其中以慢性右心衰竭合并心律失常和心肌梗死较为常见，致病机制与心排血量骤然急剧减少有关。由于肝脏双重血供，缺血所致AHF较为罕见。严重的缺血性肝炎在缺血后24~48小时的临床表现最为明显，表现为转氨酶急剧升高（正常值的10~20倍），还可出现凝血酶原时间延长、肝性脑病、低血糖、黄疸和肾衰竭。但是一旦血流动力恢复，血清转氨酶也会快速降低。因此，应针对原发病治疗为主。

4. 中暑

劳累性中暑后肝功能可在几天内为从轻微受损发展到AHF，常见于刚入伍或进入部队进行体能训练的队员，也可见于对热环境不适应或服用过量的药物（如可卡因）的运动员。中暑是一种具有极大潜在危害性的疾病，能引起多器官衰竭病并导致死亡。因同时存在其他器官衰竭，治疗效果不佳。

六、外 科 因 素

1. 创伤

机体在遭受严重创伤打击后,由于补体系统激活,炎症介质释放,毒素吸收及创伤失血性休克和缺血-再灌注损伤等一系列病理生理变化,常出现不同程度的肝功能损害,其发生率可高达40%以上。急性肝功能损害如未能及时发现及处理,可进一步发展成AHF,并累及多个器官,影响预后。

2. 肝叶切除术

肝叶切除术是治疗某些肝脏疾病的常用治疗手段,如肝内胆管结石、肝脏肿瘤等。但常由于术前肝脏储备功能差或准备不充分,术中缺血-再灌注损伤等因素,部分患者术后可发生AHF,是术后患者死亡的主要原因之一。

3. 肝移植术

肝移植术后第1个月,引起AHF的因素:①移植肝的储备功能差;②移植肝引起的急性排斥反应;③肝动脉血栓形成伴有或不伴有门静脉、肝静脉血栓形成;④缺血性肝损伤等。

七、肿 瘤 浸 润

恶性肿瘤细胞弥漫性浸润、压迫正常肝细胞,有时也可引起AHF。这类疾病包括转移癌、淋巴瘤、急性白血病、恶性组织细胞病等。

八、其　　他

1. 自身免疫性肝炎

自身免疫性肝炎多见于青年女性,男女患病比为1∶3。临床表现以黄疸及全身不适较为常见,也可表现为无症状,由其导致的AHF罕见。肝性脑病初期可考虑类固醇激素治疗,而考虑进行肝移植的患者应慎用。

2. 食物中毒

误食有毒菌类及生鱼胆偶可引起AHF,有毒菌类以伞状菌类最为常见。起病初期常表现为恶心、呕吐、腹部绞痛及腹泻等非特异性的胃肠道症状,中毒严重者可引发AHF。对于重度AHF患者和符合标准的患者应考虑行肝移植治疗。

3. 隐源性

隐源性AHF占总病例数的10%~20%,在欧洲及北美其发生率仅次于对乙酰氨基酚中毒,而在发展中国家则排在病毒性肝炎之后,很可能由未被认识的药物、毒物、环境因素及其他致AHF病毒引起。

第三节　急性肝衰竭的组织病理学

组织病理学检查在AHF的诊断、分类及预后判断上具有重要价值。但是,由于多种病因可能会导致相似的病理组织学结果，或者在同一种病因情况下，由于发病时限的不同，其病理结果也不尽相同。并且，大多数 AHF 患者伴有严重的凝血功能障碍，实施经皮肝穿刺活检具有一定的风险。因此，肝组织病理学标本多来自尸检及肝移植后切除的病肝，只有少数经颈静脉肝活检。目前，AHF 的病因与肝组织学改变的关联性尚未取得共识（详见表 21-1）。肝脏组织学检查可观察到广泛的肝细胞坏死，坏死的部位和范围因病因与病程不同而不同。按照坏死的范围，可分为大块坏死（坏死范围超过肝实质的 2/3）、亚大块坏死（占肝实质的 1/2～2/3）、融合性坏死（相邻成片的肝细胞坏死）及桥接坏死（较广泛的融合性坏死并破坏肝实质结构）。而且，在不同病程肝衰竭组织中，可观察到新旧不一的肝细胞坏死病变。下文以 HBV 感染所致的肝衰竭为例，介绍急性和亚急性肝衰竭的典型病理表现。

1. 急性肝衰竭

肝细胞呈一次性坏死，可呈大块或亚大块坏死，或桥接坏死，伴存活肝细胞严重变性，肝窦网状支架塌陷或部分塌陷。

2. 亚急性肝衰竭

肝组织呈新旧不等的亚大块坏死或桥接坏死；较陈旧的坏死区网状纤维塌陷，或有胶原纤维沉积，残留肝细胞有程度不等的再生，并可见细小胆管增生和胆汁淤积。

表 21-1 急性肝功能衰竭的病因和组织学特点

病因	组织学特征
嗜肝病毒（HAV/HBV/HEV 等）	门静脉和小叶区弥漫性坏死性炎症
非嗜肝病毒（HSV/腺病毒等）	边界清楚的凝固性坏死，可见病毒包涵体
登革热病毒/黄热病病毒	中间带坏死
对乙酰氨基酚	小叶中央坏死，周围有库普弗细胞/巨噬细胞浸润及少量淋巴细胞和中性粒细胞浸润
药物性肝损伤	弥漫性坏死性炎症，可伴有大量的嗜酸性粒细胞、弥漫性淋巴细胞、浆细胞浸润，可有明显胆汁淤积，表现为胆管损伤等
自身免疫性肝炎/药物诱导性自身免疫性肝炎	中央静脉周围炎症；门静脉内淋巴样聚集；出血性中央坏死型和/或门脉型，和/或门静脉周围型慢性肝炎伴淋巴细胞、浆细胞浸润
缺血/休克等	小叶中央坏死
高热/中暑	小叶中央坏死，中性粒细胞浸润

第四节　急性肝衰竭的临床特征

一、肝衰竭自身的临床表现

（一）一般症状

AHF 起病酷似急性肝炎，但也有不同之处。患者全身情况差，极度乏力，呈进行性加重，常卧床不起，生活不能自理，反映了全身能量代谢障碍，可能与 AHF 患者血清中存

在 Na^+-K^+-ATP 酶抑制因子及神经肌肉间信息传递异常有关。同时，患者常有发热，且持续时间较长，在黄疸出现后仍不退热，提示有内毒素血症或肝细胞进行性坏死。

（二）消化道症状

患者消化道症状重，食欲减退，甚至厌食，有频繁的恶心、呕吐，甚至呃逆；上腹部不适、腹胀或发展为鼓胀，这是因为内毒素血症刺激膈神经或迷走神经所致。黄疸出现后，上述症状不但不缓解，反而日益加重，与一般的急性黄疸型肝炎不同。此外，有些患者可出现剧烈腹痛，其原因为肝胆属同一神经节支配，大块肝坏死时，神经反射失常，引起胆道运动障碍所致，易误诊为胆囊炎。

（三）黄疸

临床上先表现为尿色加深，似浓茶样，以后迅速出现巩膜、皮肤黄染。与一般的急性黄疸型肝炎不同，AHF 患者黄疸出现后，血清胆红素含量迅速上升，每日上升幅度往往超过 17.1～34.2μmol/L（1～2mg/L），且持续时间长。这是因为 AHF 患者肝细胞广泛坏死，肝脏对胆红素廓清储备能力急剧下降。个别患者可由于急性肝坏死迅速发展，没有出现明显黄疸时就出现精神症状，常误诊为精神病。

（四）肝臭和进行性肝脏缩小

在未出现意识障碍时，AHF 患者常呼出一种特征性的气味，常称为肝臭。这是由于含硫氨基酸在肠道经细菌分解生成硫醇，不能被肝脏代谢，而从呼气中排出所致。肝脏进行性缩小，提示肝细胞广泛坏死，是预后不良的体征。

二、肝外器官衰竭的临床表现

（一）肝性脑病

AHF 患者由于严重的肝功能障碍，使内源性或外源性代谢产物未能经肝脏的生物转换或代谢清除，以致毒性物质在体内蓄积，影响中枢神经系统（CNS）功能，出现以精神、神经症状为主的肝脑综合征，称为肝性脑病（hepatic encephalopathy，HE），是 AHF 的特征性表现与诊断的必要条件。

（二）脑水肿

脑水肿是毒性物质在 CNS 内蓄积，引起脑容积（包括脑、脑脊液及血液）增加，导致颅内高压、脑疝甚至死亡，呈不可逆性、致死性，是 AHF 最常见且最严重的并发症。

（三）凝血功能障碍

肝脏是大多数血浆凝血因子、抗凝血因子的合成场所，同时也是许多凝血活性因子及相应抑制因子的清除场所，在维持机体凝血与抗凝血系统平衡中发挥着重要作用。AHF 患者由于病情的不同，可出现不同程度的出血倾向。临床上常有皮肤、黏膜出血，注射部位渗血、紫癜、瘀斑，牙龈出血，鼻出血，消化道出血等。严重者可出现颅内出血，一旦发生，预后极其严重。

（四）多器官功能衰竭综合征

AHF 患者常可同时或短时间内相继出现低血压、肺水肿、急性肾小管坏死、弥散性血管内凝血（DIC）等多个器官衰竭的表现，称为多器官功能障碍综合征（MODS），与以下环节密切相关：①AHF 时，肝细胞坏死碎屑阻塞毛细血管床及活化的血小板损伤血管内皮，引起微循环障碍，是 MODS 的发病基础；②肝脏清除能力降低而致舒血管物质在循环系统蓄积；③细胞因子网络激活引起多器官损伤。

1. 肾衰竭

肾衰竭是 AHF 常见并发症之一，发生率为 30%～75%。大部分病例为功能性衰竭，少数病例可归因于急性肾小管坏死（如对乙酰氨基酚中毒）及肾前性氮质血症（如消化道大出血、强烈利尿等）。一般发生于 AHF 的末期，是预后不良的体征。

2. 心功能异常

在 AHF 患者中可出现多种心律失常，临床常见的有心动过速、期前收缩或传导阻断剂，心电图可见特异性的 T 波和 ST 波改变，上述改变与全身代谢紊乱如酸中毒、低氧血症等有关。由于内毒素及舒血管物质在循环蓄积，可引起外周血管阻力降低，心排血量增加，呈高排低阻型休克表现，称之为高动力循环综合征，是 AHF 的主要特征之一，对缩血管药物治疗不敏感。

3. 肺功能异常

AHF 患者常伴有肺功能不全和肺水肿，合并严重感染时可发展为急性呼吸窘迫综合征（ARDS）。肺水肿发生机制与下列因素有关：①AHF 时，扩血管物质经肝脏灭活减少或产生增多，通过血循环到达肺，引起肺内血管扩张，导致肺内血管静水压增加，而不利于组织液回流；②可能与脑水肿发病机制相同。

（五）感染

AHF 患者并发感染的发生率高达 80%，约 40%患者的感染为致死性，可见 AHF 并发感染的严重性。其原因有以下三个方面：①AHF 患者肝脏库普弗细胞、单核/巨噬细胞功能减退，引起内毒素及肠道致病性病原微生物清除能力降低；②血清补体、调理素等物质减少，引起中性粒细胞功能障碍；③AHF 患者经常接受侵入性诊断、治疗，如放置颅内压监测装置、腹腔穿刺抽液、气管插管、泌尿道插管等。致病菌主要为革兰氏阳性球菌（葡萄球菌、链球菌等），其次为革兰氏阴性杆菌（大肠杆菌、副大肠杆菌等），也有一部分病例合并真菌感染，常见致病菌为白色念珠菌，病死率高，因此合并真菌感染被纳入肝移植的禁忌证。主要感染部位为呼吸道、泌尿道，其次为胆道、肠道等，引起的最严重的症状为脓毒症及自发性腹膜炎。

（六）电解质及酸碱平衡紊乱

AHF 患者由于肝细胞大量坏死，肝内糖原储备耗竭，同时肝脏合成糖原分解酶及糖异生作用急剧降低，约 40%的患者合并低血糖。此外，AHF 患者常伴有电解质、酸碱平衡紊乱。在呼吸中枢调节异常时，产生的过度通气常可引起呼吸性碱中毒；内毒素血症、颅内高压、肺部并发症可抑制呼吸中枢，引起呼吸性酸中毒；低血压、低氯血症可引起组织损伤，造成乳酸、丙酮酸等堆积，导致代谢性酸中毒；因水排出减少，常可出现稀释性低钠、低钾血症。

第五节 急性肝衰竭的诊断与处理原则

一、诊 断 标 准

AHF 的临床诊断需要依据病史、临床表现和辅助检查等综合分析而确定。美国 AASLD《急性肝衰竭处理指南》中认为，有任何急性肝炎的临床表现或者实验室检查结果提示急性肝炎的患者，均要进行凝血酶原时间和神志的评估，一旦出现凝血酶原时间延长 4~6 秒或国际标准化比值（INR）≥1.5 都要高度怀疑 AHF。日本《急性肝衰竭诊断标准》认为：无论何种病因造成的严重肝组织损伤，在 8 周内出现凝血酶原时间值≤40%标准值和 INR≥1.5，且发病前实验室检查和影像学、组织学检查等均表明不存在肝损伤的证据。同时，该指南还将 AHF 分为无肝性脑病的 AHF 和有肝性脑病的 AHF，前者无肝性脑病或一级肝性脑病，后者有肝性脑病或更严重的肝性脑病。并且，AHF 伴肝性脑病进一步细分为两种类型：急性型和亚急性型，指发生Ⅱ级或以上严重肝性脑病分别在症状出现后 10 天内发生和 11~56 天发生。我国《肝衰竭诊疗指南》提出以下诊断意见：

（1）急性肝衰竭。急性起病，2 周内出现Ⅱ度及以上肝性脑病并有以下表现者：①极度乏力，有明显厌食、腹胀、恶心、呕吐等严重消化道症状；②短期内黄疸进行性加深；③出血倾向明显，血浆凝血酶原活动度（PTA）≤40%或 INR≥1.5，且排除其他原因；④肝脏进行性缩小。

（2）亚急性肝衰竭。起病较急，2~26 周出现以下表现者：①极度乏力，有明显的消化道症状；②黄疸迅速加深，血清总胆红素大于正常值上限 10 倍或每日上升≥17.1mol/L；③伴或不伴肝性脑病；④出血倾向明显，PTA≤40%或 INR≥1.5 并排除其他原因者。

二、临床处理原则

AHF 病情严重，临床症状复杂，病死率高，预后差。早期诊断、早期综合治疗是治疗成功的关键。综合治疗包括：①基础治疗，如维持水、电解质、酸碱及热量平衡并加强监护；②清除致病因素；③减少内毒素、氨等毒性物质生成，纠正代谢紊乱；④改善肝脏血循环及提高氧供；⑤促进肝细胞再生；⑥防治一切可能或已出现的并发症，如出血、感染、脑水肿等；⑦人工肝脏支持治疗及肝移植。

第六节 急性肝衰竭的免疫机制

AHF 的发生突然，病情发展迅速、复杂多变。这是因为 AHF 是多种因素综合作用的结果，其病因不同，发病机制也不同，但其核心环节是大量的肝细胞死亡，同时伴随着炎症细胞浸润和肝缺血损伤。而且，AHF发生时，肝细胞死亡的速度和程度远远超过肝组织的再生能力。因此，原发性肝损伤及机体免疫介导的继发性肝损伤是急性肝衰竭两个重要的机制，其中固有免疫和适应性免疫反应介导的继发性肝损伤贯穿于AHF整个病理生理过程。

一、固有免疫反应

肝脏既是一个消化器官，也是一个免疫器官，在固有免疫反应中起着关键作用。固有免疫系统是抵御病原体入侵和其他潜在威胁的第一道防线。多种固有免疫细胞的精细配合是有效杀灭和清除入侵病原体等的关键。肝组织中有多种固有免疫细胞，如库普弗细胞（KC）、自然杀伤细胞（NK）、自然杀伤T细胞（NKT）和树突状细胞（DC）等，它们在急性肝衰竭发生时比适应性免疫反应更迅速，并进一步激活适应性免疫。

（一）单核/巨噬细胞/库普弗细胞

巨噬细胞具有显著的可塑性，在功能上区分为M1和M2两个亚群。在AHF早期，M1表型KC被激活，促进肝细胞损伤。在AHF晚期，KC表现出M2型巨噬细胞特征，产生抗炎和再生细胞因子。目前，已经有多项研究证实了KC功能状态与肝损伤程度的相关性。在刀豆素A诱导的AHF小鼠模型中，KC免疫功能发生障碍并大量凋亡，同时促进相关炎症因子的分泌。这表明，肝巨噬细胞（KC）的失活和凋亡可能与AHF炎症反应和免疫反应麻痹相关。另外，还有报道称巨噬细胞分泌的可溶性CD163含量与AHF预后密切相关。并且，在AHF患者肝组织中发现FasL主要在巨噬细胞上表达，这说明巨噬细胞可能通过Fas/FasL通路介导严重的肝细胞损伤。

（二）自然杀伤/自然杀伤T细胞

NK细胞占肝脏淋巴细胞的很大一部分，被认为是对抗病原体的第一线效应细胞。表达肿瘤坏死因子相关凋亡诱导配体（tumor necrosis factor-related apoptosis inducing ligand，TRAIL）的NK细胞在AHF过程中对肝细胞具有很强的细胞毒性。激活的NK细胞产生大量的干扰素（IFN）-γ，肝细胞损伤并不与IFN-γ有关。而穿孔素和FasL在NK细胞介导的肝损伤中被证实是两个不可或缺的效应分子。有报道称在MHV-3诱导小鼠暴发性肝炎模型中，外周血、脾脏和骨髓大量NK细胞进入肝脏。同时，NK细胞的细胞毒性也显著增强，并促进IFN-γ和肿瘤坏死因子（TNF）-α分泌。在FHF模型中，Fas/FasL和自然杀伤细胞受体NKG2D参与了NK细胞介导的肝细胞毒性。

NKT是一种独特的同时表达T细胞和NK细胞表面标志物的T细胞亚群。在刀豆素A诱导的AHF小鼠模型中，NKT细胞通过分泌IFN-γ和白细胞介素（IL）-4，并通过FasL介导肝细胞凋亡。Vγ4γδT细胞通过依赖IL-17A负调控NKT细胞的功能减轻暴发性肝炎中肝细胞的损伤。这间接证实NKT细胞参与AHF的发病机制。

（三）树突状细胞

DC 是一种在肝组织中大量存在的特异性抗原提呈细胞（APC）。肝脏 DC 通过与 KC 协同作用，抑制 $CD4^+$ 和 $CD8^+$ 效应 T 细胞，促进调节性 T 细胞（Treg）。据报道，在 AHF 模型中，DC 中主要组织相容性复合体（MHC）-Ⅱ和 Toll 样受体（TLR）的表达增加，并分泌大量的 IL-6、CCL2 和 TNF-α。也有报道发表不同的结果称，去除肝脏中 DC 后会加剧肝细胞损伤，血清中 IL-6、CCL2 和 TNF-α 水平显著升高，这表明 DC 在 AHF 过程中具有保护作用。而且，DC 的保护效应是通过减少 NK 和中性粒细胞活化来实现的，而并非像 KC 那样通过直接增加 IL-10 的分泌发挥抗炎效应。

（四）中性粒细胞

在 AHF 的早期，中性粒细胞与巨噬细胞一样，大量迁移至肝组织中。KC 分泌 CXCL1、CXCL2 和 CXCL8 等趋化因子，通过 CXCR1 和 CXCR2 趋化中性粒细胞进入肝脏坏死区域的外围。而趋化中性粒细胞进入坏死肝组织的内部则是由线粒体上的甲酰基肽和甲酰基肽受体 1 介导。但是，中性粒细胞是否加剧 AHF 的肝细胞坏死，目前尚无定论。一方面，中性粒细胞缺乏并不影响急性肝衰竭的进展；且浸润的中性粒细胞的活化程度亦不相同；再者早期具有抗炎作用的中性粒细胞可被 KC 分泌的 IL-10 抵消。而另一方面，AHF 时，中性粒细胞直接介导肝组织坏死；另外，中性粒细胞能提高 *TLR9* 的表达，而敲除 *TLR9* 能缓解 AHF 的进展；此外，肝脏中性粒细胞水平在 AHF 整个病理生理过程中的数量持续升高。

（五）补体系统

补体系统是一种酶促级联反应，在各种疾病的发病机制中起着重要作用。这种级联的激活引发了从细胞死亡到抗原/抗体结合等广泛的细胞反应。补体系统也参与了各种肝脏疾病的发病机制，如乙醇诱导的肝损伤、暴发性肝炎和肝缺血-再灌注损伤等肝损伤的病理生理过程。此外，补体系统 C3 或 C5 缺乏可导致部分肝切除术诱导的 AHF。*C5* 敲除小鼠利用 CCL4 处理后，可出现持续性肝实质坏死和 AHF。C3 和 C5 还可通过 STAT3 和 NF-κB 参与急性肝衰竭晚期肝再生的过程。

（六）Toll 样受体

TLR 在入侵病原体的固有免疫反应中起着关键作用。TLR4 主要表达在巨噬细胞上，介导巨噬细胞活化和促炎细胞因子分泌，促进大量的肝细胞坏死。有报道称，TLR4 拮抗剂在 AHF 发展中的潜在作用和机制越来越受到重视。TLR4 拮抗剂（E5564）治疗 D-半乳糖胺和脂多糖（LPS）诱导的 AHF 大鼠，不仅显著减轻了肝损伤，还提高了这些大鼠的整体存活率。这可能是由于抑制了巨噬细胞 TNF-α 的分泌。另外，对乙酰氨基酚诱导的急性肝衰竭激活了肝内和肝外组织中的 TLR4，并促进多器官功能障碍。TLR4 拮抗剂 STM28 可以预防急性肝损伤及 MODS。另有报道称，在药物导致的 AHF 模型中，野生型小鼠的死亡率、肝脏损伤情况均显著高于 *TLR4* 突变小鼠、E5564 治疗组及 KC 去除组。这些结果也说明，TLR4 拮抗剂可能是治疗 AHF 有效的方式。

二、适应性免疫反应

在病毒因素诱发的 AHF 中，机体适应性免疫主要依赖于：①细胞毒性 T 细胞（CTL）引起肝细胞坏死；②肝细胞膜上的靶抗原与细胞膜上表达的 MHC-Ⅰ类抗原结合，形成"杂交抗原"后才能被 CTL 识别，进而引起细胞免疫反应；③肝细胞大量表达细胞间黏附分子-1（ICAM-1），效应细胞则大量表达淋巴细胞功能相关抗原-1（LFA-1），ICAM-1 与 LFA-1 相互结合是连接效应细胞与靶细胞的纽带，促进细胞免疫反应的进行；④CTL 活化后，通过增强其溶细胞作用及上调其 FasL 的表达，引起肝细胞大量凋亡。至于药物性 AHF，主要是特异性药物在肝内生成的代谢中间产物，与肝细胞成分共价连接，形成新抗原或损伤肝细胞成分形成自身抗原，两种抗原分别或同时激活 T、B 细胞，引起细胞免疫和/或体液免疫介导的免疫性原发性肝损伤。

（一）细胞免疫

1. 经典 T 细胞

在 AHF 过程中，肝组织中固有免疫细胞如巨噬细胞、DC 激活，进一步将外周血中适应性免疫系统的淋巴细胞，如 $CD4^+$ T 辅助细胞（Th）和 $CD8^+$ 细胞毒性 T 细胞（CTL）募集到肝脏。其中，Th 细胞可细分为 4 个不同的亚群：Th1、Th2、Th17 和 Treg。Th1 细胞具有促炎细胞因子（IFN-γ）表达作用，而 Th2 细胞则分泌 IL-4、IL-5 和 IL-13。有学者分别利用 C57BL/6 小鼠（Th1 细胞反应占优势）和 BALB/c 小鼠（Th2 细胞反应占优势）两种小鼠研究 Th1 和 Th2 细胞在急性肝衰竭中的作用，结果发现 C57BL/6 小鼠的肝损伤程度和死亡率均显著高于 BALB/c 小鼠，而且血清中 TNF-α 的水平也显著高于 BALB/c 小鼠。这可能是 Th1 细胞促进巨噬细胞 M1 样极化有关。所以利用 IFN-γ 抗体治疗急性肝衰竭的机制也可能与减少 Th1 细胞的反应有关。IL-17 分泌细胞是 CD4（Th17）和 CD8（CTL17）亚群。转录因子 RORγt 与抗原反应后，通过识别 IL-6 和转化生长因子（TGF）-β，促进 Th17 细胞的分化并分泌 IL-17。Th17 细胞的分化通常与炎症和自身免疫有关。在炎性条件下，CXCR3 可将 $IL-17^+$ T 细胞募集到肝窦。$CD4^+CD25^+$ Treg 能够抑制效应 T 细胞的增殖和功能，维持自身和外来抗原的免疫耐受。高迁移率族蛋白 B1（HMGB1）可削弱 Treg 的免疫活性，缓解 AHF 的肝细胞损伤。此外，纤维蛋白原样蛋白 2（Fgl2）也是 Treg 重要的效应分子，加剧 MHV-3 诱导的暴发性肝炎。

2. γδT 细胞

γδT 细胞是一个独特的 T 细胞亚群，在肝组织中具有较高的特异性，并具有特异性的连接固有和适应性免疫系统的特点，同时还分泌多种免疫调节介质参与炎症反应。γδT 细胞可以进一步分为 IFN-γ 或 IL-17 表达亚型，这可能与 γδT 细胞既参与肝脏组织的抗炎反应又参与促炎反应有关。在 AHF 中，激活巨噬细胞分泌的 IL-23 刺激 γδT 细胞亚群分泌 IL-17A，诱导中性粒细胞在肝脏坏死区域聚集并增强炎症。同时，去除 γδT 细胞后，可显著减少 IL-17A 的分泌。这些现象说明 γδT 细胞作为固有免疫系统和适应性免疫系统的连接器，介导 AHF 早期的炎症反应，并募集中性粒细胞参与 AHF 的早期进程。

（二）体液免疫

体液免疫学说最早由 Almeide-Woolf 提出，认为外周淋巴器官产生的特异性抗体，随门静脉血流进入肝脏，与肝细胞释放的特异抗原结合形成抗原-抗体免疫复合物，沉积于肝窦，并激活补体系统，诱导淋巴细胞、中性粒细胞浸润，血小板凝集，引起肝脏局部微循环障碍，导致大量肝细胞发生出血性坏死，从而导致原发性肝损伤。但这一学说尚未得到广泛认可。然后，暴发性乙型肝炎（FHF）患者中，HBV 清除和血清抗体反应较一般的急性乙型肝炎患者更为迅速和活跃。另外，有学者报道，在 HBV 感染相关的 AHF 患者，肝组织坏死出现大量的 B 细胞和浆细胞浸润，并且产生大量 IgG 和 IgM 抗体以抵抗 HBV 的乙肝核心抗原（HBcAg）。可见，B 细胞介导的体液免疫在 HBV 相关 AHF 的发病机制中起着重要作用。

三、细胞因子和炎症介质网络

细胞因子是免疫反应的产物，反过来又增强免疫反应，引起继发性肝损伤。细胞因子具有一种很重要的特性，即一种细胞因子作用于靶细胞，可生成另一些细胞因子，形成细胞因子的网状级联反应。AHF 的病因尽管不同，但是它们启动的细胞因子网络都是相似的。其中最重要的是单核/巨噬细胞激活释放的细胞因子 TNF-α、IL-1、IL-6。炎症介质也类似细胞因子，通过网络激活参与继发性肝损伤。不同的是前者为脂类，后者为肽类介质。其中与肝细胞坏死有关的炎症介质为血小板活化因子（platelet-activating factor，PAF）及白三烯（LT）。

（一）细胞因子

1. 肿瘤坏死因子

TNF 是细胞因子网络的核心成员。由活化单核/巨噬细胞产生者称为 TNF-α，由活化 T 细胞产生者称为 TNF-β，由 NK 细胞产生者称为 TNF-γ。其中 TNF-α 致肝损伤作用受到特别关注，主要通过以下途径参与 AHF 发病机制：①直接作用。TNF-α 与肝细胞膜上的 TNF 受体结合，通过一系列信号转导，引起磷脂酶 A2 活性升高，导致肝细胞膜结构破坏及肝细胞变性坏死；还可引起肝细胞 DNA 链断裂导致凋亡。②间接作用。TNF-α 通过自分泌，促进单核/巨噬细胞分泌其他致肝损伤细胞因子，如 IL-1、IL-6；也可通过旁分泌激活 CTL、中性粒细胞、NK 细胞释放整合素（如淋巴细胞功能相关抗原 1）、细胞因子及炎症介质，促进肝细胞凝血及炎症过程。可见 TNF-α 在介导 AHF/SHF 中起关键作用。

2. IL-1

IL-1 是由单核/巨噬细胞产生的细胞因子，其致肝损伤作用仅次于 TNF-α。IL-1 能增强靶细胞对 TNF-α 的敏感性及其致肝坏死作用；可刺激靶细胞表达 ICAM-1，加强 CTL 对靶细胞的攻击；能刺激内皮细胞合成和释放粒细胞-巨噬细胞集落刺激因子（GM-CSF）、中性粒细胞及淋巴细胞趋化因子、PAF，促进肝血管内皮细胞的炎性病变及凝血过程。其总的生物效应是增强 TNF-α 的致肝坏死作用。

3. IL-6

IL-6 是由单核/巨噬细胞、活化 T 细胞、内皮细胞分泌的细胞因子。它是 B 细胞的刺激因子，诱导 B 细胞的增殖、分化并产生抗体；能活化 CTL，并促进其分化成熟，加强其细胞毒性；能促进 NK 细胞杀伤靶细胞的作用；还能诱发肝细胞生成大量的急性期反应蛋白，从而加强局部炎症反应。

（二）炎症介质

1. 血小板活化因子

PAF 是与花生四烯酸代谢有关的磷脂，可由血小板、单核/巨噬细胞、内皮细胞及 KC 释放。PAF 介导的肝损伤机制，与其多种生物活性有关：①活化多核粒细胞（PMN），使之聚积、脱颗粒而产生具有细胞毒性的氧自由基和蛋白水解物，导致肝脏氧化应激性损伤；②增加 PMN 与血管内皮的黏附；③诱导血小板聚积，增加血栓素 A_2 生成，凝血功能增强，甚至形成微血栓。

2. 白三烯

内源性 LT 主要由炎症细胞释放，如中性粒细胞、巨噬细胞等，肝脏也具有合成、释放 LT 的能力。它能活化 PMN，使其与肝脏内皮细胞的黏附增强，释放具有细胞毒性的氧自由基、蛋白水解物及其他炎症介质，共同参与肝细胞的损伤；还能增加肝窦的通透性，引起肝脏血流减少而致缺血性肝损伤。

综上所述，免疫反应所释放的细胞因子、炎症介质，通过引起肝窦内皮细胞损伤及肝细胞质膜损伤而致肝细胞坏死的方式发挥继发性肝损伤作用。

四、细胞代谢紊乱

正常肝细胞在相对稳定的内环境状态下，进行各种新陈代谢活动，维持此种稳定的基础是肝细胞内的多种代谢网络系统，如肝细胞的抗氧化系统及钙转运系统等。AHF 的病因尽管很多，发病的机制也不完全一样，但它们致肝损伤的最终环节是破坏肝细胞代谢的网络系统，一种代谢网络系统被破坏，则引起另一种代谢网络障碍，形成连锁反应。

（一）自由基生成过多

自由基是指含有未配对电子的分子、原子或原子基团，具有很强的氧化性。肝线粒体在单氧加合作用过程中能产生超氧自由基及过氧化氢（具有自由基的生物特性），生理情况下能被及时清除。过量生成的自由基可攻击细胞内的大分子物质，引起这些大分子物质再生成其他的自由基，形成连锁反应，危害性极大。病毒性肝炎及缺血-再灌注损伤所致的免疫病理反应过程中，CTL 及单核/巨噬细胞启动的网络因子引起的缺血缺氧及代谢异常，均可产生大量的自由基，由此启动自由基连锁反应，引起肝细胞坏死、凋亡。

（二）谷胱甘肽消耗过多

谷胱甘肽（glutathione，GSH）是一种强力的抗氧化剂，是机体清除反应性代谢产物的重要成分，对维持细胞结构的完整性和功能的稳定性起重要作用。炎症过程产生的或药物毒物在肝内代谢生成的中间代谢产物（如自由基），均在耗竭细胞内 GSH 基础上，发挥其肝损伤作用。

GSH 在细胞内存在两种形式：还原型（GSH）和氧化型（GS-SG）。GSH 清除有毒的反应性代谢物过程，就是 GSH 巯基基团（—SH）与其结合，形成无毒的 S-结合物排出体外，GSH 则变成 GS-SG。对乙酰氨基酚是引起 AHF 的代表性药物，应用一般剂量时，它与硫酸酯或葡萄糖醛酸结合，但在使用过量时，上述结合达饱和状态后，对乙酰氨基酚则与 GSH 结合，形成中间代谢产物 N-乙酰-对苯醌亚胺（N-acetyl-p-benzoquinoneimine，NAPQI），再与 GSH 结合，形成无毒的 S-NAPQI 结合物排出体外。如 NAPQI 迅速大量生成，肝内 GSH 被耗竭，NAPQI 则与细胞内含有—SH 的大分子物质如蛋白质、核酸等结合，引起肝细胞死亡。

（三）细胞膜脂质过氧化

肝细胞及其细胞器的膜脂质分子结构为磷脂，特别容易受到自由基攻击而启动连锁性脂质过氧化过程，从而改变肝细胞膜的结构及其液态状态，改变膜蛋白的镶嵌状态及许多酶系统的空间结构，增大膜空隙，增加膜通透性，破坏细胞内环境的自稳机制，引起肝细胞坏死、凋亡。各种病因所致 AHF 都是通过脂质过氧化这一共同环节。AHF 肝细胞坏死之所以如此迅猛而广泛，也与此有关。

（四）钙自稳调节机制破坏

胞质内钙离子（Ca^{2+}）具有第二信使的作用。生理情况下，细胞外间隙 Ca^{2+} 浓度高于胞质内 10^4 倍，内质网及线粒体 Ca^{2+} 浓度高于胞质内 4~5 倍，是细胞赖以生存的必需条件。肝细胞膜上的钙转运系统就具有以上功能。该系统最重要的成分是膜上的 Ca^{2+}-ATP 酶结构，又称为钙泵，它能将胞质中的 Ca^{2+} 逆浓度差转运。钙泵是含有半胱氨酸—SH 的大分子物质，免疫病理反应、缺血缺氧、代谢异常、药物、毒物及化学物质在肝内代谢所产生的多种反应性代谢物，都可通过与钙泵的—SH 结合，抑制 Ca^{2+}-ATP 酶活性，引起胞质内 Ca^{2+} 聚集而致细胞死亡。

第七节 急性肝衰竭免疫治疗的前景

随着对 AHF 的基础免疫学研究的不断深入，针对 AHF 的新的免疫治疗方法不断被开发。然而，目前能唯一应用于临床治疗 AHF 的特异性药物是 N-乙酰半胱氨酸（N-acetylcysteine，NAC），但针对 N-乙酰对氨基酚过量导致的 AHF 并没有特效药。尽管如此，仍有几种药物已经在动物模型上进行了测试，这些在未来可能作为一种新的治疗 AHF 的方式，但是这些药物的作用靶点都集中在细胞色素 P450 上，缺乏针对 AHF 通常诱发全身炎症反应的治疗靶点。表 21-2 总结了 AHF 中的主要免疫细胞及其介导的炎症介质及可作为治疗靶点的分子。

表 21-2 急性肝衰竭中免疫细胞的潜在治疗靶点

免疫细胞	作用	分泌的细胞因子或趋化因子	潜在靶点
库普弗细胞	通过 TLR 识别损伤相关分子模式识别受体；介导肝细胞凋亡；募集单核细胞和中性粒细胞	TNF-α、IL-1β、IL-10、IL-23、CCL2、CXCL1、CXCL2、CXCL8	TLR 抑制剂；TNF-α 抑制剂；胃肠道细菌敏感的抗生素
单核/巨噬细胞	持续介导肝脏炎症反应；可抑制中性粒细胞聚集，减轻肝脏损伤；募集 γδT 细胞浸润，增强炎症反应	TNF-α、IFN-γ、IL-6、IL-10、IL-23	TNF-α 抑制剂；CCL2/CCR2 抑制剂
树突状细胞	募集外周单核细胞；T 细胞的抗原提呈	TNF-α、IL-6、CCL2	未见报道
中性粒细胞	通过 TLR9 识别 DNA 受体；直接肝毒性；减轻肝脏损伤	未知	未见报道
NK 细胞	耗竭谷胱甘肽；无直接肝毒性	IFN-γ	IFN-γ 抗体
NKT 细胞	抑制 CYP2E1 诱导的急性肝衰竭	IFN-γ	IFN-γ 抗体
CD8$^+$ T 细胞	半抗原模型；直接介导细胞毒性	未知	未见报道
Th17 细胞	与炎症和自身免疫相关	IL-17	未见报道
γδ T 细胞	募集中性粒细胞或其他免疫细胞浸润	IL-17	未见报道

一、单核/巨噬细胞的治疗前景

急性肝衰竭免疫治疗的重点在于浸润肝脏的巨噬细胞和单核细胞。人类的单核细胞可以通过表面标志物 CD14 和 CD16 分为三个不同的亚群，即 CD14$^+$/CD16$^-$ 标记的典型单核细胞，CD14$^+$/CD16$^+$ 标记的非典型单核细胞和 CD16$^+$ 标记的非典型单核细胞和 DC。Antoniades 等发现，患者在 N-乙酰对氨基酚导致的 AHF 中，肝巨噬细胞数量迅速增加，这与小鼠实验模型的结果一致。而且，肝巨噬细胞在肝脏坏死区域增加的原因是 KC 增殖和单核细胞浸润。另外，CCL2 被证明是单核细胞从骨髓进入循环的趋化因子。而在药物损伤性 AHF 患者外周血中存在大量的单核细胞及低水平的 CCL2，说明外周血单核细胞快速、大量的浸润与患者不良预后密切相关。而在 AHF 晚期，浸润的巨噬细胞参与组织重建中炎症和修复。另外，肝脏损伤的严重程度与单核细胞来源的巨噬细胞和 KC 的平衡有关，因此抑制未成熟巨噬细胞的浸润可能具有作为治疗靶点的潜力。CCL2 抑制剂 mNOX-E36 在肝纤维化的动物模型可抑制外周单核/巨噬细胞的浸润，加快肝组织重建。另一方面，阻断 CCL2 可体外诱导人巨噬细胞向 M1 型极化。但是，运用药物对浸润性单核细胞进行抑制，需要精确地计时和计量，从而抑制全身性炎症的发生。此外，不管运用何种治疗方法都需注意不应完全抑制单核细胞的浸润，因为如果没有外周来源的单核/巨噬细胞的浸润会影响肝脏坏死区域的修复。

二、细胞因子的治疗前景

除了抑制单核细胞和巨噬细胞，阻断促炎细胞因子是另一种治疗 AHF 的潜在方法。AHF 患者的血清中，IL-4、IL-6、IL-10 和 TNF-α 水平均显著高于正常人。鉴于 TNF-α 在 AHF 发病机制中的核心作用，TNF-α 的特异性抑制剂英夫利昔单抗（infliximab）已被证实可以降低 AHF 大鼠的死亡率和减轻肝细胞损伤。但是，由于英夫利昔单抗具有强大的免疫抑制活性，基于抗 TNF-α的治疗可能加剧已经出现全身炎症反应综合征（SIRS）AHF 患者的病情进展。另一种方法是 IL-22 联合 NAC 治疗，这样可通过促进肝细胞增殖来改善 AHF 的整体预后。

三、损伤相关分子模式识别受体的治疗前景

改变对损伤相关分子模式识别受体的结合可能是 AHF 治疗的另一希望。在 AHF 进程中，坏死的肝细胞除激活免疫系统外，还会释放 HMGB1，这将诱导肠道通透性增加及肠道细菌移位，最终导致多器官功能障碍和脓毒症。抑制急性肝衰竭模型小鼠体内的 HMGB1，可显著地减轻肝细胞损伤及减少肠道细菌移位。此外，特异性 TLR4 拮抗剂也可用于减少如 KC 等免疫细胞的活化，从而改善 AHF 模型小鼠的预后。也有研究认为，皮质类固醇可抑制 AHF 诱发的免疫反应。同时，在 AHF 模型小鼠中使用糖皮质激素或者抑制糖皮质激素受体均可降低小鼠的死亡率和减轻肝细胞损伤。然而，在一项多中心的临床试验中发现，糖皮质激素的使用与药物诱导型 AHF 患者的预后不相关。

四、DNA 模式识别受体的治疗前景

针对 DNA 模式识别受体的干预，也可能是 AHF 另一种具有治疗前景的方式。AHF 患者血清中线粒体 DNA 和 CXCL2 均显著升高。TLR9 通过识别 DNA-CpG 结构域激活中性粒细胞，增强肝脏炎症反应。此外，在药物导致的肝损伤患者中，TLR9 在其他器官中通过识别 DNA 而导致全身炎症反应的现象极为常见。而 TLR9 拮抗剂可以改善无菌炎症引起的器官损伤，这应用于 AHF 的治疗也可能有效。

然而，中性粒细胞对 DNA 的识别作用是否是导致持续肝损伤的主要诱因之一，目前还不清楚，仍然没有证据显示患者的中性粒细胞水平与 AHF 预后直接相关。另外，只有少数研究关注 T 细胞在人类 AHF 中的作用。在 AHF 的进程中，T 细胞是通过上调肝实质组织的黏附分子和趋化因子而进入肝脏的。募集进入肝脏的 T 细胞中 CXCR3 等趋化因子受体表达水平增高，但目前仍未发现这些 T 细胞表达趋化因子受体具有治疗作用。

（龚建平）

参 考 文 献

骆抗先, 陈金军, 李平. 2012. 乙肝肝炎基础和临床. 第 4 版. 北京: 人民卫生出版社

中华医学会感染病分会肝衰竭与人工肝学组, 中华医学会肝病学分会重型肝病与人工肝学组. 2018. 肝衰竭诊治指南(2018 年版). 中华临床感染病杂志, 11(6): 401-410

中华医学会感染病学分会肝衰竭与人工肝学组, 中华医学会肝病学分会重型肝病与人工肝学组. 2013. 肝衰竭诊治指南(2012 年版). 实用肝脏病杂志, 16(03): 210-216

Anand AC, Nandi B, Acharya SK, et al. 2020. Indian National Association for the Study of the Liver Consensus Statement on Acute Liver Failure (Part 1): epidemiology, pathogenesis, presentation and prognosis. J Clin Exp

Hepatol, 10(4): 339-376

Anand AC, Nandi B, Acharya SK, et al. 2020. Indian National Association for the Study of Liver Consensus Statement on Acute Liver Failure (Part2): management of acute liver failure. J Clin Exp Hepatol, 10(5): 477-517

Bernal W, Auzinger G, Dhawan A, et al. 2010. Acute liver failure. Lancet, 376(9736): 190-201

Bernal W, Wendon J. 2013. Acute liver failure. N Engl J Med, 369(26): 2525-2534

Bunchorntavakul C, Reddy KR. 2017. Acute liver failure. Clin Liver Dis, 21(4): 769-792

Cardoso FS, Marcelino P, Bagulho L, et al. 2017. Acute liver failure: an up-to-date approach. J Crit Care, 39: 25-30

Carrion AF, Martin P. 2018. Non-intensive care unit management of acute liver failure. Clin Liver Dis, 22(2): 389-401

Flamm SL, Yang YX, Singh S, et al. 2017. American Gastroenterological Association Institute Guidelines for the diagnosis and management of acute liver failure. Gastroenterology, 152(3): 644-647

Fyfe B, Zaldana F, Liu C. 2018. The pathology of acute liver failure. Clin Liver Dis, 22(2): 257-268

Hessheimer AJ, Nacif L, Flores VE, et al. 2017. Liver transplantation for acute liver failure. Cir Esp, 95(4): 181-189

Horvatits T, Drolz A, Trauner M, et al. 2019. Liver injury and failure in critical illness. Hepatology, 70(6): 2204-2215

Hu C, Li L.2019. Improvement of mesenchymal stromal cells and their derivatives for treating acute liver failure. J Mol Med (Berl), 97(8): 1065-1084

Krenkel O, Mossanen JC, Tacke F. 2014. Immune mechanisms in acetaminophen-induced acute liver failure. Hepatobiliary Surg Nutr, 3(6): 331-343

Lee WML, Anne M, Stravitz RT. 2011. AASLD position paper: the management of acute liver failure: update 2011, Hepatology

Lefkowitch JH. 2016. The pathology of acute liver failure. Adv Anat Pathol, 23(3): 144-158

Lim YS. 2010. Acute liver failure in Korea: etiology, prognosis and treatment. Korean J Hepatol, 16(1): 5-18

Mishra A, Rustgi V. 2018. Prognostic models in acute liver failure. Clin Liver Dis, 22(2): 375-388

Mochida S, Nakayama N, Ido A, et al. 2016. Revised criteria for classification of the etiologies of acute liver failure and late-onset hepatic failure in Japan: a report by the Intractable Hepato-Biliary Diseases Study Group of Japan in 2015. Hepatol Res, 46(5): 369-371

Mochida S, Takikawa Y, Nakayama N, et al. 2011. Diagnostic criteria of acute liver failure: a report by the Intractable Hepato-Biliary Diseases Study Group of Japan. Hepatol Res, 41(9): 805-812

Oketani M, Ido A, Tsubouchi H. 2011. Changing etiologies and outcomes of acute liver failure: a perspective from Japan. J Gastroenterol Hepatol, 26 (Suppl 1): 65-71

Park SH, Kwak JA, Jung SH, et al. 2017. Piperidylmethyloxychalcone improves immune-mediated acute liver failure via inhibiting TAK1 activity. Exp Mol Med, 49(11): e392

Polson J, Lee WM. 2005. AASLD position paper: the management of acute liver failure. Hepatology, 41(5): 1179-1197

Reynolds AS, Brush B, Schiano TD, et al. 2019. Neurological monitoring in acute liver failure. Hepatology,

70(5): 1830-1835

Starkey LPJ, Moroni F, Forbes SJ. 2019 Macrophages as a cell-based therapy for liver disease. Semin Liver Dis, 39(4): 442-451

Stravitz RT, Lee WM. 2019. Acute liver failure. Lancet, 394(10201): 869-881

Tandon BN, Bernauau J, O'Grady J, et al. 1999. Recommendations of the International Association for the study of the liver subcommittee on nomenclature of acute and subacute liver failure. J Gastroenterol Hepatol, 14(5): 403, 404

Wang X, Ning Q. 2014. Immune mediated liver failure. EXCLI J, 13: 1131-1144

Wendon J, Cordoba J, Dhawan A, et al. 2017. EASL Clinical practical guidelines on the management of acute(fulminant)liver failure. J Hepatol, 66(5): 1047-1081

Wu Z, Han M, Chen T, et al. 2010. Acute liver failure: mechanisms of immune-mediated liver injury. Liver Int, 30(6): 782-794

Zhang S, Hou Y, Yang J, et al. 2020. Application of mesenchymal stem cell exosomes and their drug-loading systems in acute liver failure. J Cell Mol Med, 24(13): 7082-7093

第二十二章
急性胰腺炎与免疫炎症改变

第一节 免疫功能紊乱在急性胰腺炎发病中的作用与机制

急性胰腺炎（acute pancreatitis，AP）是指多种病因导致胰腺腺泡细胞损伤，继以胰腺局部炎症反应为主要特征的临床常见急腹症之一，但急性胰腺炎中10%～20%患者的病情进展迅速且凶险，可出现持续的全身炎症反应并进一步导致其他重要脏器功能受损，最终发展成重症急性胰腺炎（severe acute pancreatitis，SAP）。SAP在美国病死率高达36%～50%，我国的病死率亦高达8.9%～16.5%。

根据2012年亚特兰大指南，急性胰腺炎的病程可分为早期及晚期两个阶段，早期是以持续的全身炎症反应和急性多脏器功能损伤为主，晚期是以持续的胰周感染和坏死为特点，而免疫功能紊乱贯穿于SAP的早期和晚期病理过程中，但有不同的特点，在下文将一一阐述。

一、急性胰腺炎早期的免疫特点

急性胰腺炎早期是指发病后1～2周，此阶段机体呈炎症反应亢进状态。各种原因导致胰腺腺泡细胞损伤，引起胰腺局部炎症反应，如果致病因素持续，激活外周循环和脏器中的免疫细胞（中性粒细胞和单核/巨噬细胞），进一步释放炎症因子，导致全身炎症反应综合征（SIRS），而该状态可进一步促进胰腺局部炎症扩大，形成胰腺局部及全身炎症反应恶性循环，最终可导致多器官功能障碍综合征（MODS）。

（一）胰腺腺泡损伤是急性胰腺炎免疫紊乱的启动因素

在内源性（遗传因素）和外源性（酒精、胆道结石、血脂、药物等）危险因素的作用下，可直接造成胰腺腺泡细胞的损伤，使胰腺消化酶释放至组织间隙，进一步造成胰腺组织局部损伤，这便是经典的"胰腺自身消化"学说。然而该学说近年来受到挑战，有研究证实，上述胰腺炎相关危险因素导致的内质网应激（ERS）是急性胰腺炎早期造成胰腺腺泡细胞损伤的重要机制。内质网是一个多功能的细胞器，主要负责蛋白质的折叠与加工。正是由于胰腺腺泡细胞含有丰富的内质网，才能行使合成及分泌大量的胰蛋白酶及脂肪酶等消化酶的功能，但也使胰腺腺泡细胞易于遭受胰腺炎相关因素造成的ERS。严重而持续的ERS可造成胰腺腺泡细胞不可逆的损伤，包括细胞内氧化应激片段增多、凋亡增多、阻断自噬、激活核因子（NF）-κB造成促炎因子释放。

胰腺腺泡细胞损伤在急性胰腺炎免疫功能紊乱的发生和发展过程中起核心作用。损伤的胰腺腺泡细胞中转录因子 NF-κB 激活，产生肿瘤坏死因子（TNF）-α 和白细胞介素（IL）-6 等促炎细胞因子，形成初始的胰腺局部炎症反应；另外，损伤的胰腺腺泡细胞还可产生各种趋化因子，如单核细胞趋化因子蛋白-1（monocyte chemoattractant protein-1，MCP-1/CCL2），介导外周免疫细胞向胰腺组织趋化迁移，促进胰腺局部炎症反应向全身炎症反应进展。

（二）参与急性胰腺炎早期免疫反应的各类免疫细胞

急性胰腺炎早期，在各类炎症因子及趋化因子的作用下，首先是中性粒细胞及单核/巨噬细胞被招募至胰腺区域，后续有树突状细胞、肥大细胞、T 细胞及血小板被招募。

1. 中性粒细胞

中性粒细胞是固有免疫的重要组成成分，是急性胰腺炎发病后最先反应的免疫细胞。浸润至胰腺组织的中性粒细胞可产生大量的活性氧簇（ROS），该过程主要的机制为中性粒细胞中的还原型烟酰胺腺嘌呤二核苷酸磷酸（NADPH）氧化酶，大量 ROS 产生后可进一步促进炎症反应。在给予胆囊收缩素类似物——雨蛙素诱发胰腺炎后，小鼠胰腺组织中中性粒细胞浸润增多，导致 NADPH 氧化酶的含量及活性均增高。除了产生大量 ROS 外，浸润的中性粒细胞可在 NADPH 的参与下，进一步增加胰腺腺泡细胞中胰酶的活性。有研究显示，移除中性粒细胞或采用基因手段灭活 NADPH 可以抑制胰蛋白酶原的激活。

被激活的中性粒细胞通过排出细胞核 DNA 和组蛋白，可在细胞外形成网状结构，称之为中性粒细胞胞外诱捕网（NET）。NET 在感染性疾病和无菌性炎症中可导致器官功能损伤，急性胰腺炎动物模型中 NET 可在胰腺组织中形成并促进器官炎症及损伤，而在急性胰腺炎患者，NET 与病情严重程度相关。将 NET 加入体外培养的胰腺腺泡细胞中可激活胰腺酶原，并激活信号转导及转录激活因子 3（STAT3）。

2. 单核/巨噬细胞

单核/巨噬细胞也参与急性胰腺炎早期的炎症反应。与中性粒细胞相似，单核细胞被招募也是由损伤胰腺腺泡细胞释放的各种信号所介导。同样，巨噬细胞浸润也可导致胰酶激活，该过程由 TNF-α 介导。有研究证实，早期单核细胞的激活是由趋化因子 CCL2、CCL3 和 CCL5 介导的。而单核细胞被激活后又将损伤胰腺腺泡细胞释放的信号扩大数倍。因此，TNF-α、IL-1、IL-6 和细胞间黏附分子-1（ICAM-1）被大量产生并释放，导致组织损伤和疾病进展。以上炎症因子级联反应式的大量释放可导致全身炎症反应综合征，并进一步影响远隔器官如肺脏、肝脏和肾脏，可导致 MODS。

在胰腺炎中，位于身体不同区域的单核/巨噬细胞均可通过不同方式介导并扩大全身炎症反应。在 SAP 大鼠模型，腹膜中的巨噬细胞迅速被大量的胰酶及细胞因子激活，这些巨噬细胞与 SAP 的并发症是密切相关的。肺泡中的巨噬细胞也被激活，然后产生细胞因子和一氧化氮（NO）从而介导大量的免疫细胞迁移至肺脏。肝脏中的库普弗细胞也与急性胰腺炎有关，可被血液循环中的炎症介质激活，并进一步促进全身炎症反应，并且体外实验证实，库普弗细胞可被胰酶激活。但是，肝脏功能损伤多发生于急性胰腺炎的后期（胆源性胰腺炎除外），目前尚不清楚来源于胰腺的炎症介质是否对肝脏造成急性损伤。

在慢性胰腺炎动物模型中，巨噬细胞出现于纤维化的胰腺组织。巨噬细胞被脂多糖（LPS）激活后，可产生细胞因子，并进一步激活胰腺星形细胞从而促进胶原和纤维素合成。LPS可与巨噬细胞及单核细胞表面的Toll样受体（TLR）4结合，促进急性胰腺炎的发展。

另外，在急性胰腺炎动物模型中，单核细胞可分化成经典的激活巨噬细胞（M1型），而慢性胰腺炎患者的胰腺组织中可发现较多的M2型巨噬细胞，提示急性或慢性胰腺炎有不同的免疫机制参与。

3. 其他细胞

其他固有免疫细胞，如树突状细胞（DC）和肥大细胞，都参与急性胰腺炎的发生和发展。但与中性粒细胞不同，移除DC可增加小鼠急性胰腺炎的严重程度。在小鼠胰腺炎模型中，DC的数量可增加至100倍，占浸润胰腺白细胞总数的15%。DC可调节T细胞功能，产生促进炎症和抑制炎症的双重作用。在急性胰腺炎的病理过程中，DC可产生大量的细胞因子和趋化因子，包括TNF-α、IL-6和CCL2，但同时也可以保护胰腺免受细胞应激损伤，此过程中调节DC功能转换的机制尚不清楚。有研究证实，DC可通过诱导$CD4^+CD25^+Foxp3^+$Treg，从而调节炎症反应。由于Treg可抑制巨噬细胞的促炎活性，并将巨噬细胞诱导分化至抗炎表型（M2），因此将调节性T细胞抑制后，可导致失控的炎症反应。DC可清除组织损伤的产物、各种抗原及凋亡细胞和坏死细胞片段。因此，在动物实验中发现去除DC可促进炎症反应这一现象，可解释为DC有助于局限急性胰腺炎中的无菌性炎症。肥大细胞在急性胰腺炎早期也被激活，可破坏胰腺及其他器官的内皮细胞屏障，从而诱发和促进多个脏器的功能衰竭。

（三）参与急性胰腺炎早期的转录因子

1. 转录因子NF-κB

在20年前，NF-κB在急性胰腺炎中的作用在大鼠急性胰腺炎模型中被证实，之后更是得到广泛研究。NF-κB在炎症反应的初始阶段可被迅速激活，其下游产物为TNF、IL-6、IL-1β、诱导型一氧化氮合酶（iNOS）及ICAM-1，这些细胞因子与急性胰腺炎有密切关系。NF-κB另一个重要功能为调节细胞增殖和凋亡，NF-κB包含有Rel家族成员的同型及异型二聚体，可被多种细胞因子、LPS、氧化应激和蛋白激酶C激活。

目前针对NF-κB在急性胰腺炎中的调控作用尚不明确，多种研究对其保护或损伤作用的结论不一致。多数研究证实，通过药物抑制NF-κB可减轻炎症反应、坏死等其他急性胰腺炎严重程度指标，但可以抑制NF-κB的药物并非是特异的，研究使用的药物包括抗氧化剂及胰酶抑制剂，存在很多差异性。而在基因层面对NF-κB进行研究，也未明确证实NF-κB的作用。不同的研究证实，激活IκK/NF-κB信号通路不仅可以增加也可以减轻胰腺炎的严重程度，造成该矛盾现象的原因在于激活NF-κB的方法不同。因此，有观点认为，在胰腺腺泡细胞或在其他细胞和器官中，激活NF-κB可以同时诱导促炎和抗炎的信号通路，因此NF-κB在急性胰腺炎的作用目前尚无定论。激活状态的T细胞中NF-κB及STAT3等转录因子和细胞核因子，是调节免疫细胞及其产生细胞因子的关键环节。

2. STAT3

STAT3是介导炎症反应的重要信号通路，在急性胰腺炎的发病过程中起重要作用。在急性胰腺炎动物模型中特异性敲除或抑制*STAT3*可影响其疾病严重程度。NF-κB在急性胰腺炎早期炎症反应起始阶段便被激活，随后出现 STAT3 的磷酸化和核转位，介导胰腺局部损伤发展为全身多器官功能衰竭。药物抑制该 STAT3 可减轻急性胰腺炎的严重程度，有观点认为，以 STAT3 为靶点的治疗策略可能成为今后的研究方向。

（四）参与急性胰腺炎早期的各种炎症介质

1. 损伤相关分子模式（DAMP）

受到损伤或者坏死的胰腺腺泡细胞可释放 DAMP，DAMP 也可通过凋亡、焦亡及自噬等途径释放。DAMP 可与免疫细胞表达的膜受体结合，激活下游信号转导引起无菌性炎症。越来越多的证据提示，DAMP 在急性胰腺炎病理生理过程中起重要作用，可介导局部损伤进展为全身并发症，最终导致死亡。高迁移率族蛋白 B1（HMGB1）是 DAMP 的代表之一，由损伤的胰腺细胞释放，可与 TLR4 结合。有研究证实，抑制 TLR4 可对急性胰腺炎小鼠模型起保护作用，而外周循环中 HMGB1 的水平与急性胰腺炎患者的病情严重程度相关。但也有研究发现，在急性胰腺炎小鼠模型中，将胰腺中 *HMGB1* 特异性敲除可使病情加重，因此推断细胞内 HMGB1 可减轻炎症反应及组织损伤。与之相反，来源于坏死细胞或炎症细胞分泌的胞外 HMGB1 可加重胰腺炎。

2. 促炎细胞因子

TNF-α 和 IL-6 是急性胰腺炎早期产生的重要细胞因子之一，是经 NF-κB 激活而产生。有临床研究显示，发病第 1 周的早期重症急性胰腺炎（early severe acute pancreatitis, ESAP）患者血浆中 IL-6 和 TNF-α 显著升高，其升高水平与早期死亡率是显著相关的。

免疫细胞的迁移是一个多步骤的过程，各种趋化因子和黏附分子在此过程中起重要的介导作用。该过程有多种黏附分子及受体起作用。首先，中性粒细胞黏附至血管内皮及上皮细胞，该过程由 ICAM-1 介导。正常状态下，ICAM-1 持续低表达于血管内皮细胞及某些上皮细胞上，而在大鼠急性胰腺炎模型中，ICAM-1 在血清、胰腺及肺脏水平中表达升高，而 *ICAM-1* 基因敲除后的小鼠，急性胰腺炎相关病理损伤减轻，但如果在 *ICAM-1* 基因敲除的小鼠中移除中性粒细胞，并未发现有更多的获益，提示 ICAM-1 和中性粒细胞浸润可能存在致病作用上的重叠。而阻断其他中性粒细胞的趋化因子如 CXCL1 及其受体 CXCR2 或 CX3CL1，可降低急性胰腺炎动物模型的疾病严重度。在胰腺炎早期，单核细胞的招募需要趋化因子 CCL2，而 CCL2 的抑制剂可减弱大鼠胰腺炎模型的病情严重度。

综上所述，在急性胰腺炎早期可观察到 TNF-α、IL-1、IL-6、ICAM-1 和多种趋化因子的进一步增高，可招募其他炎症细胞并促进局部胰腺损伤及胰腺外多脏器损伤。早期激活的固有免疫细胞（包括中性粒细胞和单核/巨噬细胞）在急性胰腺炎的病理过程中起重要作用，这与其他急性损伤模型如脓毒症、失血性休克相类似。在浸润胰腺组织的髓系细胞中，NF-κB 是调控 IL-6 产生的关键因子，NF-κB 激活并表达 IL-6 在急性胰腺炎动物模型中起重要作用。IL-6 可与其细胞膜上的 IL-6 受体结合，或者形成可溶性复合物。两者都可以激活 IL-6 信号传递蛋白 GP130，GP130 可激活 JAK2 激酶导致 STAT3 磷酸化。STAT3 持续激活状态可导致大量 CXCL1 表达，与此同时 ICAM-1 在肺部血管内皮细胞也伴随表达，介导粒细胞浸润肺部，造成严重的急性肺损伤。血液循环中的细胞因子和趋化因子可诱导肝脏产生大量急性期蛋白，同时激活补体系统和激肽释放酶-激肽系统，进一步导致第三间隙水肿和有效血容量不足，可进一步导致肾脏发生肾前性衰竭，最终引起 MODS。

（五）抑制炎症细胞因子

在 SAP 发病后 1~2 周，伴随促炎因子的大量释放，机体也启动了免疫抑制机制，这与脓毒症早期 SIRS 与代偿性抗炎症反应综合征（CARS）的并存状态是相似的，CARS 状态的特征性显现为人类白细胞抗原（HLA）-DR 表达下调，HLA-DR 的免疫功能为提呈抗原及抗原相关分子模式（PAMP），从而激活 T 细胞及初级抗体形成，HLA-DR 下调可导致免疫抑制。有研究显示，SAP 患者早期出现血浆中 HLA-DR 下调及 IL-10 表达增加的现象，并且该现象与后期出现感染性胰腺坏死呈正相关，因此有学者提出，SAP 早期 HLA-DR 与 IL-10 的水平可作为晚期胰腺感染的预测指标。

IL-22 是 IL-10 细胞因子家族成员之一，可以诱导 STAT3 表达，在小鼠急性胰腺炎中起保护作用。IL-22 的表达受多环芳香烃受体调控，多环芳香烃受体是配体依赖的转录因子，可上调 IL-22 的表达，促进白细胞与胰腺上皮细胞的相互作用，并减轻急性胰腺炎小鼠模型的病情。

二、急性胰腺炎晚期免疫功能特点

急性胰腺炎晚期是 SAP 患者所特有的一个病理阶段，一般在轻度及中度胰腺炎中不发生。急性胰腺炎晚期多为发病第 3 周以后，具体为 SAP 患者在度过早期后，在晚期仍需要各种重症监护治疗手段，如呼吸机、床边肾脏替代治疗等。SAP 在早期即可发生免疫抑制，主要表现为 T 细胞功能抑制，而进入 SAP 的晚期后，由于胰周的坏死及反复感染，特别是由于胰周脓肿进行胰腺周围清创引流术的患者，导致患者出现持续消耗、免疫抑制状态，这种状态与目前提出的持续炎症-免疫抑制-分解代谢综合征（persistent inflammation, immunosuppression, catabolism syndrome, PICS）具有很强的相关性。

PICS 为持续的免疫抑制（淋巴细胞减少）、炎症反应（中性粒细胞增多）及机体蛋白消耗，这与早期持续的急性反应是相关的（高 CRP 水平、低前白蛋白水平）。在监护病房内，PICS 患者常易发生反复院内感染、手术切口愈合差及应激性溃疡等不良事件，并出现瘦体重大幅下降（可达 16%），有研究显示 MODS 慢性期患者的股直肌区域面积减少可达 30%。即使达到出监护病房的标准，此类患者也要继续在疗养病房治疗，并且在 ICU 外易出现感染反复，难以完全康复，再次住院率及死亡率均较高。

近期研究表明，髓源性抑制细胞（myeloid-derived suppressor cell，MDSC）增多是 PICS 的主要发病机制。有观点认为，在严重创伤及感染早期，骨髓中的中性粒细胞在趋化因子作用下迁移至外周，机体试图保留固有免疫功能从而抑制骨髓中淋巴细胞及红细胞生成，而使骨髓及淋巴组织中造血干细胞大量产生并向髓系前体细胞分化，这是机体对外界不良刺激的保守反应。MDSC 作为 DC、巨噬细胞和粒细胞等髓系细胞的前体在此过程中产生，MDSC 本质上是一种未成熟的髓系免疫细胞，从骨髓释放可造成机体的固有免疫缺陷（图 22-1）。另外，MDSC 可抑制 T 细胞增殖及 Th1 和 Th2 细胞相关因子的释放，使 DC 低度表达 MHC-Ⅱ 及 CD80 和 CD86，从而体现较低的抗原提呈功能，因此 MDSC 被认为有免疫抑制功能。研究证实，术后严重感染的患者 MDSC 持续增高至感染后的 28 天。因此，MDSC 是造成 PICS 状态免疫抑制的主要责任细胞。

综上，在 SAP 晚期，由于出现胰周坏死及反复感染，多数患者（尤其是 SAP 继发感染后行清创引流术）进入 PICS 状态，即持续的炎症、免疫抑制及消耗状态（图 22-2）。

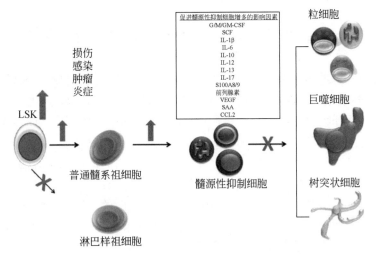

图 22-1　骨髓来源的抑制细胞产生及分化机制

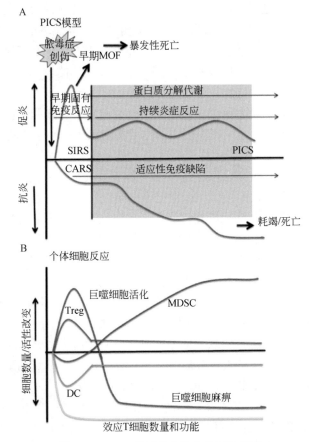

图 22-2　PICS 模型建立和个体细胞反应

（赵　冰　毛恩强）

第二节 急性胰腺炎后免疫炎症反应与多脏器损伤

一、急性胰腺炎与全身炎症反应综合征

急性胰腺炎是一种由多种病因引起的激活胰酶以致其对胰腺自身组织消化,进而引起胰腺局部及全身炎症反应的消化系统急症。在发病过程中常出现其他脏器功能损伤或衰竭,如休克、急性呼吸窘迫综合征、急性肾衰竭、肝衰竭、消化道出血;或胰腺本身出现诸如坏死、脓肿及假性脓肿并发症时,则被定义为重症急性胰腺炎(SAP)。SAP 具有发病迅速、病情凶险、死亡率高的特点,一直是临床上消化危重症的诊治难点。而在长期的临床实践中可以发现,随着对 SAP 治疗的逐步推进,其治疗措施往往已经不是针对胰腺炎本身,而是偏重于胰腺炎发病后所产生的全身炎症反应的控制及后续器官功能的支持、恢复及维持,以上两个方面已成为 SAP 整个过程中的治疗重点并且深刻影响着 SAP 的病情转归及预后,所以得到了临床医生的广泛重视。

目前已经证实,在 SAP 的发展过程中,血液循环障碍、全身炎症反应及感染三者是病情加重的主要因素。而在这三个因素中,全身炎症反应得到了最为广泛的重视。因为目前认为全身炎症反应是继而引起 SAP 多脏器功能损伤乃至功能衰竭的主因,而且前述的血液循环障碍及感染也会进一步加重全身炎症反应,加重进程。全身炎症反应在临床上表现为 SIRS,而这仅是作为身体启动免疫炎症反应甚至免疫失代偿的表象,其内有诸多机制参与了 SIRS 的发生与发展。

早在 20 世纪 80 年代,就有国外学者提出急性胰腺炎的白细胞过度激活学说,该学说的主要观点:异常激活的胰酶是病程发展中的主要损伤因子,可导致机体单核/巨噬细胞炎症激活。虽然,目前看来这一观点已经有些片面,因为启动胰腺炎全身炎症反应的"元凶"并非单一的胰酶,但这一学说已经为研究 SAP 中胰腺外炎症反应提供了思路,并将全身炎症反应作为 SAP 最主要的加重因素。20 世纪 90 年代,SIRS 在危重症中的地位被逐渐重视。研究表明,除了胰腺外分泌酶以外,尚有诸多细胞因子、细菌内外毒素、血小板活化因子(PAF)等参与了全身炎症反应,进而继发性地引起 MODS。在 SAP 发展过程中,胰腺中腺细胞的局部炎症反应刺激了单核/巨噬巨噬细胞合成和分泌多种细胞因子,如 TNF-α、IL-1 和 IL-6 等,粒细胞在这些促炎因子的作用下活化黏附,向病灶趋化转移,帮助清除坏死组织,对于炎症的恢复起到积极的作用。但是,与此同时,在过度粒细胞激活的情况下,首先在 SAP 受损的胰腺细胞周围导致局部炎症反应,随着炎症介质和粒细胞所携带的溶酶体酶的释放,加重了胰腺局部毛细血管、血管内皮及胰腺腺泡的损伤,使得局部血管通透性增加,大量产生的炎症介质可以通过受损的血管壁渗漏至全身血液循环,进而激发全身炎症反应,引发 SIRS 和 MODS,使得病情恶化。

在临床实践中,SAP 的严重性很大程度上取决于 SIRS 的强度和持续时间长短,其激发的 MODS 也构成了 SAP 的主要死因。在 SIRS 的发展过程中,免疫介质的大量激活促使血管内皮细胞破坏,进而引发毛细血管渗漏综合征(capillary leak syndrome,CLS),这种毛细血管的破坏可由胰腺坏死腺体组织局部开始,直至全身血管网。毛细血管壁的破坏使

得血管内的水和电解质迅速进入组织间隙，进而和致炎因子共同影响组织间隙的结构与功能。在临床上所常见的 SAP 后发生的急性肺水肿，直至急性呼吸窘迫综合征（ARDS）；脑水肿直至意识障碍、胰性脑病；肠壁水肿直至肠道黏膜和蠕动功能障碍直至腹腔间隔室综合征（abdominal compartment syndrome，ACS）都是基于炎症反应破坏血管内皮致使血管内液体漏出这一机制，这也就比较完善地解释了胰腺炎作为一个器官特异性的炎症性疾病而在其发展过程中引起远隔器官，如脑、肺脏、心脏、肝脏、肾脏、肠道等多脏器损伤的原因。

二、全身炎症反应综合征所致机体损伤的主要机制

虽然 SAP 为器官特异性炎症，但是其在发病过程中所引起的 SIRS 具有普遍性，因此下文着重讨论 SIRS 所致机体损伤的主要机制。

SIRS 的概念于 20 世纪 90 年代由美国胸科医师协会（ACCP）及美国危重症协会（SCCM）共同提出，是指机体针对多种损害因素而产生的一种全身性病理生理反应，其本质是体内炎症介质的过度释放，非致病因子本身对机体造成的额外损害，其病因也包括 SAP。正如定义中所言，在 SAP 的发展过程中，最终引起疾病加重或者患者死亡的并非初始的胰腺炎症本身，而是由 SIRS 所引发的剧烈炎症反应乃至胰腺远隔脏器的功能损伤甚至衰竭，胰腺炎本身仅仅作为 SIRS 的一个诱因，而 SAP 从发病初期针对胰腺的治疗到中期以后针对全身毛细血管渗漏及器官功能支持的治疗侧重点的转变也深刻说明了 SIRS 在疾病加重过程中的重要性。SAP 所引起的 SIRS 与其他病因引起的炎症反应相似，都是通过一系列的瀑布效应实现的。虽然已经有很多研究深入探讨了 SIRS 的发病机制，但是目前得到的共识是失控的炎症反应及凝血功能紊乱是其发展的核心环节。

在炎症的发展过程中，可控的 SIRS 反应无疑有利于 SAP 局部坏死组织的清除和器官功能的恢复，但这种反应一旦失控，就会在诸多的机制引导下引起机体的损伤。在 SIRS 反应中，机体通过激活单核/巨噬细胞，释放诸如 TNF-α、IL-1、IL-2、IL-6、IL-8 等一系列促炎因子，但是致炎因子的过度释放对于机体而言无疑是有害的，因此机体就会产生适量的抗炎因子如 IL-4、IL-10、IL-13、可溶性 TNF-α 受体等，继而控制炎症发生和发展，有利于机体炎症反应的平衡，帮助疾病状态下机体的恢复。因此，与 SIRS 相对，产生了代偿性抗炎症反应综合征（CARS）。机体在启动 SIRS 的同时也伴随着 CARS 的发生，如果两者保持平衡，则可以维持机体内环境稳定。如果在此过程中 SIRS 增强，则机体会呈现免疫功能亢进，继而引起休克、细胞凋亡乃至多脏器损伤和功能衰竭。若 CARS 过度增强，则出现机体免疫抑制和功能衰竭，可引发全身感染，诱发 MODS；如果两者反应都增强，则对于机体的损伤效应叠加，引起混合性拮抗反应综合征（mixed antagonists response syndrome，MARS）。而无论是 SIRS、CARS 还是 MARS 都可引起多脏器损伤及 MODS。

促炎和抗炎反应的失衡而引发机体的全身炎症反应，而从细胞分子层面，无论是 SIRS、CARS 还是 MARS 造成的损伤，都是基于微观层面的免疫学及组织病理学变化，在这些微观机制的基础上，才叠加出现了以上综合征，最终形成了临床表现和 SAP 病情恶化的表象。在全身炎症反应过程中，参与器官功能损伤的机制大致包括以下几个方面：

(一) 内皮细胞损伤

人体的内皮细胞总面积大约为 $400m^2$，是人体最大的系统。由于内皮细胞直接接触血液，在局部炎症发生时血管内的炎症细胞首先接触内皮细胞发挥作用。相反，在炎症细胞由组织向远处迁移时，也得益于内皮细胞功能受损，血管通透性增加（如 CLS 时），再由组织间隙通过内皮细胞向血管内迁移，继而影响远隔器官的功能，并发生全身炎症反应。因此，内皮细胞的重要性是不言而喻的。

在生理状态下，内皮细胞承担屏障、凝血、调节血流动力学等一系列的功能，在炎症反应中，随着对 SIRS 研究的深入，内皮细胞已经从原先的"受害者"的地位转变为"参与者"。无论是 SAP 所造成的早期胰腺局部的炎症反应还是中后期的全身炎症反应，目前认为，内皮细胞在以下几方面参与了炎症反应的扩散。

1. 内皮细胞功能异常造成了外周血流分布的紊乱

在炎症反应中，内皮细胞自身的调节能力是有限的，过激的炎症细胞直接作用和炎症介质的刺激导致内皮细胞对于局部环境变化的反应性变弱，直至微血管床被微血栓阻塞，部分微循环阻塞而部分却被过度开放或过度灌注，引起了血流分布的不平衡，加重局部缺血-再灌注损伤。其中的机制主要是内皮细胞表层正常生理状态下的在"多糖包被"中的抗凝血酶和过氧化物歧化酶被炎症反应降解释放，使得局部抗凝体系失效，继之血小板及炎症细胞黏附并聚集于内皮细胞表面引起微循环阻塞。

2. 内皮细胞通透性增加

正常情况下，内皮细胞的屏障作用有赖于钙黏素（cadherin）、闭合蛋白（occludin）及密封蛋白（claudin），从而保证其对于水、电解质及大分子物质的"选择通透性"。而在炎症反应时炎症细胞所产生的多种物质，如 RhoA、基质金属蛋白酶、GTPase、血管内皮生长因子 2 等可以降解或内化以上连接内皮细胞的物质，从而导致内皮细胞通透性增加、选择性降低，进而在器官层面发生组织水肿，并通过缺失的内皮细胞、炎症因子及细胞向远端转移引起全身炎症反应，加重 SAP 的进程。

(二) 凝血功能障碍

在全身炎症反应中，大量激活的单核/巨噬细胞及凋亡的组织细胞所形成的微粒释放大量的组织因子（tissue factor，TF），激活凝血途径，其中外源性凝血途径启动是全身炎症反应对凝血系统最重要的影响步骤，而内源性凝血途径放大了其作用，加重了凝血功能障碍。由于炎症反应能够消耗或破坏内皮细胞，而人体的三大抗凝系统物质：抗凝血酶（antithrombin，AT）、活化蛋白 C（activated protein C，APC）和 TF 途径活化剂都位于内皮细胞表面，这就使内皮细胞失去抗凝表型，因此在凝血被启动的同时，抗凝和纤溶系统被抑制。更进一步，内皮细胞还被向促凝表型转化，导致了机体的高凝状态。在促凝与抗凝和抗纤溶抑制的共同作用下，凝血物质被持续大量消耗，而大量产生的纤维蛋白不能被有效清除，淤积微血管床进而阻塞微循环，引起器官功能的损伤，该机制在毛细血管丛丰富的肝脏及肾脏尤为重要。无法及时清理的微血栓阻塞大量的毛细血管，可能成为急性肝功能及肾功能损伤中的"罪魁祸首"。

（三）线粒体对于氧的利用障碍

在全身炎症反应中，大量释放的炎症因子及氧自由基不仅损伤细胞膜结构，对处于细胞质中的线粒体同样具有破坏作用，进而造成线粒体功能障碍，引起细胞病性缺氧。这种缺氧有别于循环系统的供氧不足或组织内的氧弥散障碍，而是即使细胞处于足够的有氧环境中，仍然不能将氧"为我所用"，进而导致组织器官的损伤。细胞病性缺氧的机制非常复杂，目前认为可能存在以下机制：

（1）氧自由基损伤使线粒体可通透性转运孔（mitochondria permeability transition pore，MPTP）开放，导致线粒体膜除极、膜电位受阻；氧化还原反应受阻。

（2）氧自由基造成 DNA 断裂，进而激活多聚 ADP 核酸聚合酶，该酶促使 NAD^+ 裂解和消耗，干扰三羧酸循环、氧化磷酸化和氢离子传递等一系列进程。

（3）炎症反应中的 NO 和 O_2 结合生成具有超强氧化和亚硝酸化的超氧亚硝酸盐 $ONOO^-$，后者通过抑制呼吸链中的 F0F1-ATP 酶、顺乌头酸酶等，干扰细胞氧代谢和细胞对氧的利用。

（4）NO 和 O_2 竞争与细胞呼吸链的细胞色素 aa3 结合而干扰代谢产物的脱氢氧化。

（5）线粒体中丙酮酸脱氢酶被抑制，导致丙酮酸难以氧化为乙酰辅酶 A 而进入三羧酸循环，导致该循环受阻，无法利用氧而产生葡萄糖。

当然，炎症反应引起的线粒体功能障碍远远不止以上所述，但是线粒体的功能障碍却构成了细胞损伤直至器官损伤及功能衰竭的一大因素。

（四）诱导细胞凋亡

在正常生理状态下，机体存在一定的细胞凋亡和自噬现象，而在 SAP 所诱发的全身炎症反应过程中，作为形成代谢及清除衰老的正常的生理性细胞凋亡和自噬的基线水平显著提高，凋亡和自噬的进程明显加速。目前已知的 SIRS 状态下凋亡或自噬途径主要通过以下机制实现：

（1）细胞膜途径：在全身炎症反应中，一些炎症因子如 TNF-α、FasL、颗粒酶等可以与组织细胞膜上的相应受体结合，在病理状态下提前启动非生理性的细胞凋亡程序。

（2）线粒体途径：在全身炎症反应中，诸多免疫因素造成线粒体损伤，进而线粒体细胞色素 c 大量漏出，而后在细胞质内启动病理性细胞凋亡程序。

殊途同归，在炎症反应中，无论是细胞凋亡始于细胞膜受体还是细胞质内，最后都要通过激活 caspase-3 将凋亡信息转导到细胞核内，导致 DNA 解聚、染色体固缩，形成凋亡小体，最终被巨噬细胞清除。虽然在细胞凋亡过程中无细胞内容物外漏，不伴有局部炎症反应，但重要器官的大量细胞凋亡往往促使脏器功能受损。

（五）组织高代谢

在全身炎症反应中，炎症细胞所分泌的促炎因子，如 TNF-α、IL-1、IL-2、IL-6 都有促进蛋白分解的作用。在 SIRS 乃至脓毒症中，这些炎症介质通过提高基础体温、基础代谢的方式，造成超出机体实际需要的高代谢状态。这种状态与患者是否处于静息状态并不相关，因此大大提高患者的基础代谢率，加重组织缺氧。其次，这些物质使得机体能量代谢途径发生"偏转",限制了正常生理条件下的葡萄糖利用,转而以分解蛋白质为主要能量来源,同时对于外源性营养底物的利用能力直线下降,使得机体迅速进入负氮平衡状态,加重了组织器官的固有结构损伤及营养不良状态。

综上所述,在全身炎症反应中,造成组织细胞损伤及微循环障碍的机制虽然很多,但都离不开炎症细胞的过度激活和炎症介质的过度释放。在 SAP 的发生发展过程中,胰腺腺细胞内酶原激活、分泌受抑制,凋亡产物的释放及继发感染后的细菌内外毒素,都可以成为过度激活炎症细胞的诱因,而炎症细胞及炎症因子在通透性增高的内皮细胞之间自由出入,继而将局部炎症全身化,上调机体的 SIRS 反应,再以破坏胰腺本身相似的机制引起胰腺远隔器官的损伤。

三、重症急性胰腺炎各脏器损伤的主要机制

在 SAP 病情发展过程中,全身炎症反应是 SAP 由胰腺特异性炎症走向全身脏器损伤的重要因素。如上文所述,对于全身组织器官的损伤主要通过内皮细胞损伤、凝血功能紊乱、线粒体功能障碍、诱导细胞非正常凋亡或自噬及营造机体高代谢环境实现,而在 SAP 和脏器损伤中充当重要"媒介"的就是全身炎症反应中产生的诸多炎症介质,它们在胰腺的远隔器官,通过启动以上损伤机制最终造成了器官功能的损伤甚至衰竭。

自从 20 世纪 80 年代提出白细胞过度激活的机制后,细胞因子在 SAP 胰腺外器官损伤中的作用成为研究的重点。20 世纪 90 年代,有学者通过对 SAP 患者单核细胞进行体外培养后发现,其分泌 TNF-α、IL-6 和 IL-8 的能力明显强于从正常人中分离的单核细胞,初步证明了细胞因子在 SAP 多器官损伤中的作用。目前已经发现,在 SAP 合并全身炎症反应的患者血清中,促炎因子如 TNF-α、IL-1、IL-6、IL-8、IL-12、IL-15、IL-18 等迅速增加,而抗炎因子如 IL-2、IL-4、IL-10、IL-11 的增高幅度明显不及促炎因子,因此不足以抵抗促炎因子的作用,因而使炎症反应逐步加剧,造成脏器损伤。

在炎症反应引起的脏器损伤中,促炎因子过度分泌所造成的内皮细胞损伤构成了各胰腺外脏器损伤的共同机制。在这些因子的作用下,内皮细胞与血流的接触面完整性破坏,由抗凝表型向促凝表型转化,诱导局部微血栓形成,造成器官微观层面的缺血。另外,内皮细胞间的连接物质大量受损,使得毛细血管通透性增加,对于可通过物质的选择性降低,水分与电解质大量进入组织间隙及第三间隙,引起组织水肿,在 SAP 患者并发的肺水肿乃至 ARDS、肠道功能衰竭乃至 ACS、心肌损伤、胰性脑病都有组织水肿的机制存在。当然,在以内皮细胞为基础的共同机制之上,根据各器官结构的不同,还有许多机制参与了器官特异性的损伤,下文将简要叙述在 SAP 中,炎症反应、炎症因子对各脏器损伤的机制。

(一) SAP 中的心肌损伤

在 SAP 中,心肌损伤不如肺损伤和肾损伤常见,但却明显增加了 SAP 的死亡率,是一种严重的并发症。SAP 的心肌损伤在超微结构下表现为心肌细胞水肿、心肌肥厚和心肌间胶原沉积等,而临床上则表现为心肌病、心力衰竭及心电图异常,免疫炎症因子在这其中发挥着重要的作用。

SAP 发病早期,NF-κB 通路调节多种促炎因子及抗炎因子,直接或间接造成了心肌细

胞的破坏，主要机制如下：

1. 炎症因子对于心肌细胞的直接破坏

某些炎症因子（如 TNF-α、IL-1 等）可作用于心肌细胞膜的钙离子通道，影响心肌的动作电位和心肌的收缩功能。同时，一些炎症因子（如 TNF-α、IL-18）直接触发心肌的炎症反应，而炎症因子 IL-6、IL-18 在促进心肌细胞重构，造成心肌肥厚方面有重要作用。炎症因子对于心肌的直接作用，主要集中于对心肌细胞的功能破坏，临床上主要表现为在没有明确心脏病史情况下的心功能不全。

2. 炎症因子改变心脏微循环而间接引起心肌损伤

首先在 SAP 的早期，由于单核/巨噬细胞和粒细胞释放大量炎症介质，损伤血管内皮细胞，导致通透性变化，引起心肌细胞肿胀。其次，由于 SAP 病程中，患者血浆内皮素-1 明显升高，而内皮素-1/NO 的比例亦升高，扩血管物质 NO 明显不足，同时炎症反应也产生大量的缩血管物质——血栓素 A_2（TXA_2），因此多种收缩及舒张血管的物质比例失调。SAP 在炎症反应时，收缩血管的物质持续增多而使冠状动脉处于持续痉挛状态，导致心肌细胞的缺血加重。

（二）SAP 中的肺损伤

肺是 SAP 最常累及的胰腺外器官。如前文所述，SAP 引起的全身炎症反应引起了内皮细胞损伤，而肺泡中毛细血管网密集，大量的水分通过受损的内皮细胞渗入肺泡组织间隙，引起肺水增多，这是诱发 ARDS 的基础机制。研究表明，TNF-α除了直接作用于内皮细胞形成损伤，更可刺激内皮细胞产生内皮素-1（ET-1），引起肺血管痉挛，造成肺动脉高压，并与 IL-1、IL-6 协同作用，构成炎症介质网络，促进肺部炎症的发展，通过弹力蛋白酶和氧自由基的作用，造成肺循环障碍，血流淤滞，加剧损伤。另外，有新近研究表明，SAP 中肺组织 IL-18 mRNA 水平显著提高，这也提示 IL-18 可能在 caspase-1 酶的作用下转变为活性分子，参与肺组织损伤的机制。

（三）SAP 中的肠道黏膜损伤

在 SAP 中，肠道损伤是构成 SAP 高死亡率的一大因素。全身炎症反应累及肠道，导致肠黏膜的完整性破坏，致使肠道的微生物及其分泌的毒素进入腹腔，诱发脓毒症，并反过来加重 SIRS 反应直至产生 MODS。肠道由于拥有大量的共生细菌，因此 SAP 炎症反应容易导致肠腔内的细菌移位，这往往引起严重的后果。在 SIRS 中，与炎症相关的肠黏膜损伤机制大致包括以下几方面：

1. 炎症反应引起肠黏膜组织缺血缺氧

在 SAP 引发的 SIRS 中，炎症介质由胰腺局部影响全身各个脏器，而肠道由于解剖结构及血液供应的特殊性，炎症反应的影响更为明显。首先 SAP 引起患者机体的应激状态和炎症反应中的磷脂酶 A2（PLA2）、NO、花生四烯酸等相关产物分泌，引发机体血液重分配，促使肠道毛细血管网收缩，加重肠壁组织缺血。再者，炎症反应引起内皮细胞损伤、肠壁细胞肿胀，使得肠道蠕动功能减弱及肠黏膜屏障受损。

2. 炎症反应引起的肠道缺血-再灌注损伤

由于 SAP 的炎症反应影响肠道可激活黄嘌呤脱氢氧化酶系统，使得大量的黄嘌呤氧化酶和次黄嘌呤蓄积,而短暂恢复血流灌注后氧浓度升高,产生大量的氧自由基,其强氧化性再次引起肠壁细胞的损伤。在 SAP 的全身炎症反应中,肠道缺血-再灌注损伤,导致纵行肌肉严重损伤,影响肠道蠕动,促进肠道内微生物移位,而后者激活大量的 PLA2、IL-1 和 PAF,进一步损坏内皮细胞。

3. SAP 中炎症介质的过度释放

研究表明,SAP 中过度产生的炎症介质包括 IL-1、TNF-α、PAF、IFN-γ、NO 等,其中 IL-1 与 TNF-α 相互激活引发瀑布式反应,引发一系列炎症反应,引起肠黏膜屏障的破坏。NO 一方面是清除肠道致病微生物的重要介质,但过度的炎症反应使其表达水平上调,从而引起内皮细胞活性下降。另外,其代谢产物亚硝酸盐也会引起肠道黏膜的损伤。全身的过度炎症反应加剧了肠黏膜屏障的破坏,又使得更多的致病细菌和内毒素穿过肠道侵入其他组织器官,进一步加剧炎症反应,形成恶性循环,反过来加剧肠道局部及全身炎症反应。

(四) SAP 中的肾脏损伤

肾脏是 SAP 中仅次于肺的最常见的受累器官,疾病过程中,由于炎症反应引发的肾外及肾内因素都能引发肾脏功能受损。

全身炎症反应引起的肠道损伤是肾外因素引起肾脏损伤的最主要原因。在炎症介质的作用下,肠道纵行肌肉系统功能受损,肠蠕动受到影响,引起肠道胀气;肠道血管内皮细胞损伤,引起肠黏膜水肿,胀气和水肿一起引起腹腔压力增高,进而引起腹间隔室综合征(ACS)。腹腔压力的增高,压迫肾脏血管,使肾小球灌注压下降,造成肾小球灌注压降低,引起急性肾损伤。因此,肾外因素是炎症介质作用于肠道而间接引起的肾脏损伤。

SAP 中,众多的炎症介质参与了对肾脏的直接损伤。主要存在以下机制:

(1) TNF-α 作为重要的始发因子作用于多种细胞,促进其他细胞因子、其自身及炎症介质(如 PAF、ET-1 和白三烯等)的产生,引起连锁反应,促进产生 ET-1,导致肾血管强烈收缩,损害肾功能而导致急性肾衰竭。此外,TNF-α 对肾小球内皮细胞和系膜细胞有直接毒性作用,进而间接影响肾血流量和肾小球滤过率。

(2) SAP 炎症反应,过度激活诸多炎症因子如 IL-1、IL-6、IL-8、IL-12、IL-15、IL-18 等,与 TNF-α 协同作用,产生大量氧自由基等炎症介质,直接或与其他炎症介质间接造成肾组织损伤。机体在产生促炎因子的同时产生抗炎细胞因子 IL-2、IL-4、IL-10、IL-11,但量明显不足,使二者平衡失调,促炎因子明显强于抗炎因子,产生 SIRS,直接造成肾组织损伤。同时,引起血流动力学异常,引起肾血管痉挛和收缩,加重肾脏损伤。

(3) PAF 可以诱导血小板活化和集聚、中性粒细胞和单核细胞活化及血管通透性改变。研究发现,在 SAP 时 PAF 可显著减少肾血流量,降低肾小球滤过率,引起肾功能损害。

(4) TXA_2 和前列环素(PGI_2)是一对相互拮抗的生物活性物质。TXA_2 主要是由血小板微粒体合成并释放,具有强烈促进血管收缩和血小板聚集的作用。PGI_2 是由血管壁内皮细胞合成并释放,具有抗血小板聚集和舒张血管的作用。在正常生理状态下血浆或组织中两者处于相对平衡状态,SAP 时环氧化酶、前列腺素合成酶和血栓素合成酶作用下可生成大量的 TXA_2 和 PGI_2,TXA_2 的升高幅度远远高于 PGI_2,结果导致两者平衡失调,造成血小板聚集、血管痉挛性收缩或血栓形成,进而加重胰腺炎及介导肾脏损伤。

（五）SAP中的肝脏损伤

在 SAP 的肝脏损伤中，炎症反应中所释放的 TNF-α、IL-6、IL-8、IL-18 是最主要的炎症介质。

TNF-α主要通过以下机制损伤肝脏细胞：①对肝脏细胞的直接损伤；②介导肝脏库普弗细胞及中性粒细胞产生过量的 NO 和氧自由基，导致细胞毒作用；③和内毒素一起介导肝脏库普弗细胞的凋亡；④TNF-α可以单独诱导 MODS。大量研究表明，TNF-α在 SAP 肝脏损伤中扮演核心角色。

IL-6 可促进 B 细胞活化并最终增加免疫球蛋白的合成而促进体液免疫，促进 T 细胞增殖及分化，诱发急性期反应而导致肝组织损伤。并可上调中性粒细胞功能，诱导 ICAM-1 向肝脏募集中性粒细胞并损伤肝组织。IL-6 的激活还促使白细胞在肝脏脉管系统停留并黏附在内皮细胞表面，释放弹力蛋白酶和氧自由基等毒性物质，直接损伤肝血管内皮细胞。IL-8 是主要由中性粒细胞产生的一种中性粒细胞趋化因子，可以介导炎症从胰腺扩展到肝脏等胰腺外器官。IL-8 介导中性粒细胞对组织的损伤，增强 NK 细胞的吞噬与杀伤炎症组织作用。IL-18 主要通过 FasL 途径诱导细胞凋亡。

（六）SAP中的脑损伤

SAP 中的脑损伤，也就是通常所说的胰性脑病，临床表现无特异性，同时其发生机制也不完全清楚。现已证明，在胰性脑病的发病机制中 IL-1β 和 TNF-α 是两个重要的炎症因子。

IL-1β通过自分泌方式促进小胶质细胞增殖、活化，启动 IL-6、TNF-α等进一步释放，诱导补体、趋化因子和黏附分子产生增加；这些炎症介质反过来激活小胶质细胞不断产生细胞因子，形成级联放大效应，最终导致神经细胞变性及坏死。

TNF-α介导脑损伤的机制大致为：①直接激活 PLA2；②激活并积聚白细胞，释放增强毛细血管通透性的炎症介质，正反馈包括 TNF-α自身在内的细胞因子产生，形成级联放大反应；③TNF-α既直接诱导血管内皮细胞的通透性增加，也可间接通过白细胞发挥作用；④上调血管内皮黏附分子，如内皮细胞白细胞黏附分子 1（ELAM1）和 ICAM-1，可促进白细胞黏附和收缩，造成毛细血管渗漏和组织损伤；⑤介导髓鞘的炎性损伤，刺激免疫细胞活化，也可直接对髓鞘产生毒性破坏作用；⑥刺激 PAF 生成，促使血小板聚集及释放反应，诱导脑微血管血栓形成及内皮细胞的破坏。

总之，免疫炎症反应是急性胰腺炎病情加重的核心机制，如何调控局部和全身炎症反应，寻找新的、有效的抗炎症反应策略是防止急性胰腺炎并发多脏器损伤的研究重点。

（周与华　毛恩强）

第三节　急性胰腺炎感染期免疫功能状态的评估与调控

近年来，免疫失调被认为是急性胰腺炎的重要发病机制之一，因此，如何通过调节免疫系统有效降低重症急性胰腺炎（SAP）继发感染的发生率和有效控制感染是目前研究的热点。机体免疫反应是一把"双刃剑",在人类长期进化过程中,免疫系统形成了复杂的调控机制。机体将抵抗感染的免疫反应控制在合理水平,既实现清除或控制病原体,又尽可能减少免疫反应自身对机体造成的伤害。急性胰腺炎病程中同样存在免疫功能紊乱,即免疫亢进和免疫抑制先后并存、交替制衡的过程。目前对急性胰腺炎的免疫抑制和调控机制研究不多,如果片面强调任何一方的作用,在不恰当的时间给予错误的免疫干预手段可能适得其反,因此实时动态确认患者免疫状态是选择免疫治疗的关键。

抗炎和免疫调节治疗虽已在 SAP 防治中受到重视,但手段有限,疗效并不尽如人意。SAP 的发生、发展涉及各种炎症细胞及细胞因子,由一连串复杂的免疫事件组成。大量的临床实践也表明,单一针对某个炎症反应靶点的治疗难以取得令人满意的效果,但目前仍缺乏针对多靶点的处理方案和方法。SAP 的发生主要涉及以下免疫反应阶段:SIRS、CARS 及 MARS。与 CARS、MARS 相比,SIRS 发生相对较早,通常发生于 SAP 早期,但各反应阶段可部分重叠,无明显界限。对 SAP 不同时期免疫反应规律的认识,有助于选择不同的治疗策略。控制炎症反应有助于将 SAP 抑制在其起步阶段,但同时也要避免过度的免疫抑制以维持正常的免疫功能,减少感染性并发症及器官衰竭的发生。

一、重症急性胰腺炎相关的免疫功能指标的变化与监测

(一)T 细胞及其亚群

活化的 T 细胞是 SAP 进展所必需的,且随着病程的进展,外周血 $CD4^+$ 辅助性 T 细胞(Th),$CD4^+/CD8^+$ T 细胞的比例和 Th1/Th2 细胞比例都会发生变化。长期以来,Th1 向 Th2 细胞的偏移被认为与免疫抑制相关。Th1 和 Th2 细胞由 $CD4^+$ T 细胞接受抗原刺激后分化的 Th0 细胞分化而来,Th1 细胞分泌 IL-1、IL-2、IL-12、TNF-α 和 IFN-γ 等细胞因子,以促进炎症反应为主,介导细胞免疫。而 Th2 细胞分泌 IL-4、IL-5、IL-6、IL-10 等细胞因子,与体液免疫反应有关,以抑制炎症反应为主,Th1/Th2 细胞因子的平衡对机体的内稳态至关重要。Kylänpää 等研究发现,SAP 时 T 细胞功能向 Th2 型细胞的漂移,当 Th2 型细胞占优势时会分泌大量 Th2 型细胞因子,导致细胞免疫功能低下,可能是加重疾病恶化的重要原因。因此,通过检测两者的比例能较好地反映患者的免疫状态,但目前尚未得出统一的结论。

中日友好医院的杜时雨等已经发现在继发感染的老年 SAP 患者中,发病 3 天内的炎症介质和 CD4/CD8 比值都较对照组明显升高,而到发病 28 天时两者均较对照组降低。证实在 SAP 继发感染的老年患者中,T 细胞呈早期升高、晚期降低的表现。但事实上 SAP 的免疫功能状态却远非想象的那么简单。SAP 早期机体也可表现为 CARS,因此 SAP 时机体的免疫功能是复杂多变的,如何正确地评估和认识 SAP 的免疫状态就显得尤为重要。

$CD4^+CD25^+$ 调节性 T 细胞(Treg)是近年发现的一类具有负向免疫调节作用的 T 细胞亚群。Treg 可以介导 Th1/Th2 细胞的漂移,影响细胞的凋亡和增殖,决定炎症反应的发展方向。Treg 一方面可以分泌抑制性免疫调节因子 IL-10 和 TGF-β,另一方面又可与 TLR4 结合促进其增殖,从而发挥免疫抑制作用。Treg 的比例持续升高提示 SAP 患者发生免疫抑制及预后不良。余杨梓等研究发现,SAP 感染者的外周血 Treg 水平高于非感染者,且

随着病程进展其比例逐渐升高，而感染者各时间点的 Th1/Th2 细胞比值均低于非感染者，表明 Treg 与 Th1/Th2 细胞比值呈负相关。

近年来研究证实，SAP 并不是简单的胰酶自身消化的结果，其发生、发展与机体自身免疫失衡密切相关。$CD4^+$ T 细胞由于可分泌促炎及抗炎因子，调节免疫平衡，因此在机体免疫级联反应及炎症反应中起重要作用。早期研究认为，SAP 是由 Th1 细胞介导的免疫反应所引发，且 Th1/Th2 细胞免疫平衡倾向于 Th1 细胞优势而引起相关免疫应答异常在其中起关键作用。但随着新 Th 细胞亚群的发现，人们对机体免疫机制有了新的认识。Th17 和 Treg 作为新发现的 T 细胞亚群，其在调节免疫反应中的作用也不大相同，在正常机体状态下二者相互制约，其免疫平衡有利于维持机体内稳态。在合并继发性感染状态下，可进一步加重机体免疫失衡，导致 SAP 患者预后不良。

Treg 具有免疫抑制和降低免疫应答的双重作用，可通过细胞间直接接触和分泌抑制性细胞因子，以主动方式实现机体免疫功能抑制。余杨梓等研究显示，SAP 合并继发性感染者外周血 Treg 百分比显著高于未合并继发性感染组，分析其原因可能与细菌及其代谢产物刺激 Treg 表面活性物质分泌，从而促进 Treg 增殖有关。

Th17 细胞可通过分泌 IL-17、IL-23 等细胞因子介导机体炎症反应及移植排斥反应，Th17 细胞百分比升高现象在多种感染性疾病中得到印证。合并继发性感染可显著提高 SAP 患者外周血 Th17 细胞百分比，与未合并继发性感染者比较明显升高，提示 Th17 细胞参与 SAP 合并继发性感染的发生、发展过程。在继发性感染过程中，促炎/抗炎因子过表达，可增强 Th17、Treg 分化，导致 Th17/Treg 免疫失衡，加重机体炎症反应。Th17/Treg 比值可作为评估 SAP 合并继发性感染的辅助指标。

Th17/Treg 相关细胞因子表达水平，是调控 Th17/Treg 免疫平衡的关键。IL-17 作为强大的促炎症因子，其表达上调可放大免疫级联反应，加剧机体炎症反应。IL-23 虽不直接参与 Th17 细胞分化，但其可通过刺激 $CD4^+$ T 细胞促进 Th17 细胞增殖。TGF-β 与 IL-6 作为 Th 细胞分化的关键因子，其表达水平与 Treg 和 Th17 分化密切相关。TGF-β 是启动 Th17 细胞分化的始动因子，当 IL-6 缺乏时，TGF-β 无法单独诱导 Th17 细胞分化；而当 IL-6 大量表达时，可与 TGF-β 协同作用，活化 Th 细胞表达转录因子 RORγt，从而诱导 Th17 细胞大量分化成熟。在正常生理状态下 Treg 特征性表达转录因子叉头翼状螺旋转录因子（Foxp3），并通过细胞间直接接触或分泌细胞因子 IL-10 的方式实现机体免疫应答抑制，从而使机体产生免疫耐受；而炎症状态下，Treg 表达转录因子 Foxp3 的能力大大降低，而 Foxp3 表达的减少或缺乏可进一步加重炎症反应程度。本研究结果显示，合并继发性感染可加剧 SAP 患者 IL-17、IL-6、IL-23、RORγt 表达上调，IL-10、Foxp3 表达下调，从而促进 Th17/Treg 分化失衡，与其他学者的研究结果相似。

综上所述，SAP 患者存在明显的 Th17/Treg 免疫失衡现象，合并继发感染可进一步加重机体 Th17/Treg 免疫失衡，提示 Th17/Treg 免疫机制可能参与 SAP 及其继发性感染的发生与发展。纠正 Th17/Treg 免疫失衡可能是 SAP 合并继发性感染临床治疗的新思路。

（二）NK 细胞和 NKT 细胞

自然杀伤细胞（NK）是固有免疫中的重要免疫细胞，而自然杀伤 T 细胞（NKT）是固有和适应性免疫间的桥梁，协助机体免疫应答和维持免疫稳态。刘志宁等通过检测急性胰腺炎患者外周 NK 和 NKT 细胞的水平，了解两者在急性胰腺炎发病和治疗过程中的变化。结果 SAP 组患者的 NK 细胞数量明显高于健康对照组，治疗 1 周后 NK 细胞数量明显降低。初诊的急性胰腺炎患者 NKT 细胞数量较健康对照组明显下降。提示 NK 和 NKT 细胞的变化可能与急性胰腺炎严重程度有关。急性胰腺炎患者发病早期 NKT 细胞减少，治疗后逐渐恢复正常；而 NK 细胞在 SAP 患者中升高，治疗后持续降低。

（三）单核细胞系统

单核细胞是固有免疫的重要组成部分，它既能吞噬病原体，又能通过抗原提呈作用与特异性免疫反应密切联系。当机体发生免疫抑制时，单核细胞可以表现为 HLA-DR 表达显著下降，且促炎细胞因子释放减少。单核细胞 HLA-DR 的表达水平常被作为评估 SAP 患者免疫状态的标志，其表达下降表明抗原提呈功能受损。据报道，HLA-DR 与急性胰腺炎严重度成反比，单核/巨噬细胞的功能下降，导致胰腺炎继发感染。连续 7~14 天单核细胞持续低表达可以较好地预测 SAP 患者发生二次感染和死亡的风险，这表明单核细胞功能紊乱与 SAP 患者的不良预后密切相关。早在 1996 年 Volk 等就提出单核细胞 HLA-DR＜30% 可以作为诊断免疫抑制的阈值。但由于 SAP 患者免疫状态的复杂性，故动态监测 HLA-DR 的变化能更好地评估患者的免疫状态。

SAP 起始于细胞内胰腺酶原和核转录因子 NF-κB 信号通路的激活，继而活化的细胞因子浸润胰腺组织，该步骤决定了胰腺炎的严重程度。初始阶段的炎症反应通过释放大量趋化因子和黏附分子将大量巨噬细胞募集到炎症部位而导致炎症放大，引起系统性大量炎症介质的产生，从而导致早期的器官损伤。

研究表明，急性胰腺炎的血清 TNF-α、IL-1β 和 IL-6 水平较健康对照组明显升高，且感染组高于未感染组，提示急性胰腺炎患者的免疫系统处于活化状态，并发继发性感染者免疫系统被进一步激活。与健康对照组相比，感染组和未感染组的患者外周血单个核细胞（PBMC）中存在更多的活化巨噬细胞，这些细胞共刺激分子 MHC-Ⅱ和 CD86 的表达水平和促炎因子 TNF-α、IL-1β 的分泌水平更高；且感染组的各项指标高于未感染组，说明 SAP 继发感染者体内的巨噬细胞大量激活。

有资料显示，机体在产生大量促炎因子的同时，还会产生多种相关黏附分子，导致单核/巨噬细胞向胰腺或其他炎症部位趋化。单核/巨噬细胞在炎症性疾病的病理过程中发挥关键的促炎作用，巨噬细胞的活化水平可能是胰腺炎严重程度的重要决定因素之一。浸润后的巨噬细胞能产生诸如 TNF-α、IL-1β、IL-6 和单核细胞趋化蛋白-1（MCP-1）等多种促炎因子，致炎的同时趋化更多的单核/巨噬细胞和中性粒细胞到炎症部位。除此之外，活化的巨噬细胞还可以促进 T、B 细胞活化，激活机体的适应性免疫。

（四）细胞凋亡

临床研究发现 SAP 发生后 24~72 小时，脾脏和外周血淋巴细胞水平会显著下降，这可能与淋巴细胞耗竭、淋巴细胞凋亡或肠道淋巴细胞归巢相关。在免疫抑制状态下，大量 T 细胞发生了凋亡。近年来研究发现，SAP 脓毒症患者的外周血淋巴细胞凋亡率及淋巴细胞 Fas 表达水平明显高于对照组，且两者呈正相关，提示 Fas 介导的淋巴细胞异常凋亡可能是导致 SAP 患者免疫抑制及并发脓毒症的重要原因之一。Pietruczuk 等还发现在 SAP 发病后 48 小时内患者 T 细胞内 Fas 的表达会暂时性下降,但在此后 8 天会持续增加。这些研究结果表明,若在 SAP 发病后的 10 天内检测 Fas 的高表达可以反映淋巴细胞的凋亡程度及免疫功能。

(五) PD-1 与 PD-L1

程序性死亡蛋白 1 (PD-1) 和其受体 PD-L1 系统是潜在的具有负向免疫作用的免疫调节通路,它可以抑制机体免疫系统对肿瘤细胞的攻击。最新研发的 PD-1 蛋白受体抑制剂在非小细胞肺癌和黑色素瘤的治疗中不断获得突破性进展。在肿瘤免疫治疗中已成为新热点。

一些体外实验也证明,PD-1 抑制剂可以减轻脓毒症诱导的免疫功能紊乱,但还没有大规模的临床研究去证实其在脓毒症中的有效性。研究发现与正常组相比,早期胰腺炎患者中的 PD-1 表达升高,继发感染并发症的尤为增高,多因素回归分析得出患者入院时的 APACHE Ⅱ 评分,第 1 天 $CD14^+$ 单核细胞表达 PD-L1 和 $CD4^+$ T 细胞表达 PD-1 的升高程度是胰腺炎继发感染并发症的高危因素,进一步证实 PD-1 可能与胰腺炎严重程度和继发感染并发症相关。PD-1/PD-L1 的表达可以让细胞进入 G_0 期休眠,从而抑制淋巴细胞增生而增加 IL-10 的合成,这表明 PD-1 和 PD-L1 参与了急性胰腺炎免疫抑制的发生,而 PD-L1 在实质组织细胞中的高表达导致胰腺坏死的继发感染发生率升高。

(六) 基因表达

近年来一些炎症介质的基因多态性在 SAP 继发感染的高危因素中越来越受到关注。据文献报道,*TLR4* 基因 Asp299Gly、*IL-10-1082G*、*TNF2* 和 *TNFB2* 等位基因等的变异与 SAP 继发胰腺坏死和脓毒性休克密切相关,这些基因变异通过影响炎症介质的表达和生成,从而导致机体的免疫反应不同。因此,检测这些基因型可能对筛选 SAP 严重感染的高危人群有所帮助。这些研究发现也为防止 SAP 严重感染采取的干预措施提供了新的方向。常见的细胞因子和免疫介质的来源及功能在脓毒症中的实验证据详见表 22-1。

表 22-1 细胞因子和免疫介质的来源及功能在脓毒症中的证据

细胞因子	主要来源	正常生理作用	在脓毒症中的证据
促炎因子			
IL-1β	单核/巨噬细胞	免疫细胞增殖分化	脓毒性休克中血清水平和单核细胞 mRNA 表达下降;死亡组血清水平升高;组织感染处血清水平升高
IL-6	T 细胞、巨噬细胞	刺激 T 和 B 细胞,同时具备促炎和抗炎作用	血清水平与脓毒性休克和疾病严重程度相关;持续水平升高死亡风险升高,下降提示更好的预后
IL-8	巨噬细胞、内皮细胞	促进粒细胞趋化,诱导吞噬,刺激血管生成	烧伤患者中血清水平升高与感染风险增加相关;脓毒症组患者持续升高
IL-12	树突状细胞、巨噬细胞、淋巴母细胞	诱导幼稚 T 细胞向 Th1 细胞分化	受损单核细胞 IL-12 水平升高与脓毒症风险增加有关
IL-17	Th17 细胞	诱导大量细胞因子和趋化因子合成	脓毒性休克在肾衰竭进展方面起重要作用,动物实验提示 IL-17 处于中立状态可能改善预后

续表

细胞因子	主要来源	正常生理作用	在脓毒症中的证据
IL-18	巨噬细胞、单核细胞	诱导大量细胞因子和趋化因子生成	血清水平升高与不良预后相关,可能可以区分 G^- 菌和 G^+ 菌感染
IL-33	巨噬细胞、肥大细胞、树突状细胞、内皮细胞、成纤维细胞	通过嗜酸性粒细胞、肥大细胞和 Th2 细胞诱导细胞因子生成	脓毒症中血清水平升高,通过促进 Treg 的扩增,在脓毒症诱导的免疫抑制中起作用
TNF-α	活化的巨噬细胞、$CD4^+$ T 细胞、NK 细胞、中性粒细胞、嗜酸性粒细胞和肥大细胞	激活炎症级联反应	脓毒症中血清水平升高,与肾衰竭进展相关,潜在治疗靶点
IFN-β	单核细胞、成纤维细胞	刺激趋化因子和细胞因子生成,激活适应性免疫,也有少许抗炎效应	在高炎症反应和免疫抑制状态下都有作用,抑制促炎细胞因子分泌
IFN-γ	$CD4^+$、$CD8^+$ T 细胞,NK 细胞	激活巨噬细胞,在抗病毒免疫中非常重要	脓毒症中血清水平高但在脓毒性休克中下降,NK 细胞生成减少
GM-CSF	T 细胞、巨噬细胞、肥大细胞	促进干细胞发展为中性粒细胞、单核细胞和巨噬细胞	死亡组血清水平下降,潜在治疗应用
巨噬细胞迁移抑制因子(MIF)	单核细胞、巨噬细胞、上皮/内皮细胞	募集白细胞至炎症部位,抑制免疫细胞凋亡,对糖皮质激素诱导的炎症反应抑制有相互影响	脓毒症中血清水平升高且与死亡率相关
单核细胞趋化蛋白-1(MCP-1)	巨噬细胞、单核细胞、树突状细胞	募集 $CD4^+$ T 细胞、单核细胞和树突状细胞至炎症部位	死亡组血清水平高,在脓毒症相关肝损伤中起重要作用
白三烯类	白细胞、肥大细胞、中性粒细胞	调节炎症介质和中性粒细胞趋化因子	动物实验中提示白三烯抑制剂在脓毒症中有潜在应用前景
C3a,C4a	溶血级联 不同机制激活	活化中性粒细胞、单核细胞和巨噬细胞	在血管扩张和毛细血管渗漏中起主导作用;器官损伤处聚集免疫细胞,超量可影响中性粒细胞的抗微生物能力
抗炎因子			
IL-1Ra	单核细胞、巨噬细胞、中性粒细胞、成纤维细胞	抗炎作用,与 IL-1 受体结合起到拮抗作用	与非复杂感染相比,在脓毒性休克患者中的血清水平更高
IL-4	活化 T 细胞、肥大细胞、嗜碱性粒细胞、嗜酸性粒细胞	促进 T 和 B 细胞增殖,促进 $CD4^+$ T 细胞分化成 Th2 细胞诱导巨噬细胞释放 IL-13	在脓毒症生存组中 IL-4 mRNA 表达更高,在大鼠实验中阻断 IL-4,阻止其向 Th2 细胞转变,从而改善预后
IL-10	B 细胞、$CD4^+$ Th2 细胞、单核细胞	通过巨噬细胞和辅助性 T 细胞抑制促炎细胞因子合成	在脓毒症和脓毒性休克患者中血清水平升高,持续上调与更差的预后相关
IL-11	上皮细胞、成纤维细胞	诱导 IL-4 表达,抑制 IFN-γ 和 IL-2 生成	动物实验中 mRNA 水平上调,人体实验中作用不确定
IL-13	Th2 细胞	抑制促炎细胞因子生成,与延长单核细胞生存相关	死亡组患者中血清水平升高,粪汁性腹膜炎模型大鼠实验中,通过抑制组织的促炎细胞因子发挥保护作用
IL-35	调节性 T 细胞	使幼稚 T 细胞向调节性 T 细胞转变,刺激调节性 T 细胞增生	血清水平升高与疾病严重度相关
TGF-β	巨噬细胞、平滑肌细胞	抑制 B 细胞增生,促进 $CD4^+$ T 细胞向 Th17 细胞发展,抑制活化的巨噬细胞	动物实验提示在 T 细胞和 NK 细胞功能方面有负性作用
前列腺素 E_2	巨噬细胞、抗原提呈细胞	抑制 T 和 B 细胞增殖,促进 T 细胞凋亡	动物实验有证据表明在脓毒症相关免疫抑制中起作用

二、重症急性胰腺炎的免疫调节治疗措施

（一）免疫增强剂

随着对 SAP 免疫功能紊乱认识的深入，改善免疫抑制状态已成为治疗 SAP 的新方向。对于有免疫抑制的 SAP 患者，使用免疫增强剂可恢复免疫细胞的数量和功能，从而可能改善预后。

1. 胸腺肽α1（thymosin α1，Tα1）

Tα1 是一种由胸腺分泌的生物活性多肽，可诱导 T 细胞分化和成熟，增强单核/巨噬细胞的吞噬功能，调节免疫平衡。多项研究表明，Tα1 可以促进 SAP 患者血清 $CD4^+$ T 细胞、$CD4^+/CD8^+$ T 细胞比例的恢复，调节 Th1 和 Th2 细胞的平衡，减少炎症细胞因子的释放，降低病死率。同样，应用 Tα1 可使 SAP 患者体内的 HLA-DR 表达明显升高，改善免疫抑制状态，从而显著降低感染率。

2. 粒细胞-巨噬细胞集落刺激因子（GM-CSF）

GM-CSF 是一种强有力的免疫刺激剂，与其受体结合后既能促进造血祖细胞的增殖、分化而增强造血功能，还能调控单核细胞、DC 的增殖、分化而发挥免疫调控作用。GM-CSF 促进 SAP 患者单核细胞 HLA-DR 的表达及 TNF-α 水平而降低感染率和死亡率。尽管 GM-CSF 可降低脓毒症患者继发感染，但对 28 天病死率无明显影响。即使如此，其已广泛应用于脓毒症的治疗。当 SAP 免疫抑制患者并发脓毒症时，也可以应用其进行免疫调控。

3. 干扰素γ（IFN-γ）

IFN-γ 是一种作用广泛的促炎细胞介质，可以通过调节 CD80/86 表达，诱导 MHC-Ⅰ和 MHC-Ⅱ类分子表达，活化单核/巨噬细胞，分泌多种促炎因子。IFN-γ 还可以活化 NK 细胞和调节 DC、T 和 B 细胞的免疫功能。研究发现，IFN-γ 能增加急性胰腺炎患者血浆中 IL-18、NF-κB 的水平，降低 IL-27 水平，使促炎因子分泌增加，发挥免疫增强作用，同时 IFN-γ 还能促进 Th1 细胞增殖，抑制 Th2 细胞活化，恢复 Th1/Th2 细胞平衡，增强细胞免疫功能。GM-CSF 和 IFN-γ 联合治疗能显著提高 SAP 患者的 TNF-α 水平，上调单核细胞 HLA-DR 的表达，逆转单核细胞功能障碍和免疫抑制状态。

（二）免疫营养

SAP 时肠道免疫抑制主要表现为分泌型 IgA（sIgA）和肠黏膜固有层的 $CD4^+$ T 细胞显著减少而导致肠源性脓毒症。早期肠内营养治疗比肠外营养更有助于降低 SAP 后期感染的发生率。而免疫营养治疗则是在常规肠内营养基础上加入谷氨酰胺、ω-3 多不饱和脂肪酸等。

1. 谷氨酰胺

谷氨酰胺是肠黏膜重要的能源物质，广泛存在于小肠黏膜上皮细胞、淋巴细胞、巨噬细胞、中性粒细胞等细胞中，是上述细胞增殖、分化必需的能源物质之一；同时，谷氨酰胺参与了机体多种物质代谢过程，在局部和全身免疫调节中具有十分重要的功能。

对维持肠道黏膜的完整性、下调炎症介质等起着十分重要的作用。动物实验显示，肠

内补充精氨酸、谷氨酰胺可增加 $CD4^+$ T 细胞和 sIgA 的水平，改善肠壁屏障功能及免疫功能。此外，临床试验也发现，早期肠内营养联用谷氨酰胺可明显升高 SAP 患者的 $CD4^+$ T 细胞、$CD4^+/CD8^+$ T 细胞比例，改善细胞免疫功能。但也有多项分析显示，免疫营养并未增加急性胰腺炎患者的 $CD4^+$、$CD8^+$T 细胞等。

2. 精氨酸

精氨酸具有增强免疫力、促进伤口愈合的功能。无论是肠内还是肠外补充精氨酸，均能明显增加胶原蛋白沉积，促进淋巴细胞的分裂及活性，有利于伤口愈合。不饱和脂肪酸可改变细胞膜的构成和调节细胞信号，因而在免疫应答过程中具有重要意义。

3. ω-3 多不饱和脂肪酸

ω-3 多不饱和脂肪酸是从深海鱼油中提取的一种活性物质，具有抑制炎症反应，调节免疫平衡的作用。用ω-3 多不饱和脂肪酸治疗后，SAP 患者的 $CD4^+$ T 细胞、$CD4^+/CD8^+$ T 细胞比例明显提高。但肠内营养联合ω-3 多不饱和脂肪酸治疗可能增加死亡风险，这对长久以来ω-3 多不饱和脂肪酸作为营养补充剂治疗疾病提出了质疑。虽然最近的一项 Meta 分析表明，补充ω-3 多不饱和脂肪酸可能会降低 SAP 患者继发感染率、住院时间及死亡率的风险，但仍需更多大规模的多中心临床研究证实。

4. 益生菌

目前益生菌应用于 SAP 的治疗仍有很大争议。以往认为益生菌可以预防继发感染，它抑制致病菌生长，恢复胃肠道屏障功能，调节小肠黏膜下层免疫功能。但是，预防性使用复合菌株并不能降低 SAP 患者感染性并发症发生风险，反而增加患者的死亡率，且可以导致肠缺血坏死。目前的证据不支持益生菌用于 SAP 治疗。

目前，益生菌的安全性主要存在以下几方面问题：①益生菌的潜在感染能力。在 SAP 等危重症情况下应用益生菌可能发生益生菌移位并诱发感染等情况。②益生菌携带的多种酶（如硝基还原酶、氨基脱羧酶和糖苷酶等）产生的毒性代谢产物对机体尤其是胃肠道系统可能产生不利影响。③益生菌的免疫效应可能引起超敏反应。④益生菌的耐药性。一旦某些潜在致病性益生菌成为致病菌则会增加抗感染治疗的难度。2013 年国际胰腺协会与美国胰腺协会制定的《急性胰腺炎诊治指南》中不推荐使用益生菌预防急性胰腺炎感染性并发症，同年我国急性胰腺炎诊治指南提出益生菌可调节肠道免疫和纠正肠道菌群失调，从而重建肠道微生态平衡。目前粪便菌群移植（fecal microbiota transplantation，FMT）通过调节肠道菌群失衡治疗复发性艰难梭菌感染已被写入美国医学指南，此外，FMT 在治疗溃疡型结肠炎、肠易激综合征和代谢综合征等疾病中也显示出良好的前景，但迄今为止尚无 FMT 应用于急性胰腺炎的报道。目前美国"NIH Clinical Trials"网站上已注册相关临床研究。

（三）血液净化

血液净化治疗已广泛应用于多个非肾病领域，尤其是在治疗各种危重症，如 SAP、烧伤、创伤及脓毒症等中取得了较明显的疗效。连续性血液净化治疗除能快速有效改善 SAP 患者病情、纠正酸碱平衡紊乱、清除内毒素外，还能清除体内过多的炎症因子，改善单核细胞功能，提高淋巴细胞数量，维持机体免疫系统内环境的稳定。许多研究发现，SAP 患者早期经高流量连续性血液净化治疗后，体内 Th2 类抗炎细胞因子 IL-5、IL-13、

IL-10 相对于 Th1 类促炎细胞因子 IL-1、IL-2、TNF-α 水平显著下降，单核细胞 HLA-DR 表达增加，$CD4^+$、$CD8^+$ T 细胞，$CD4^+/CD8^+$ T 细胞的比例明显升高。这些结果都表明连续性血液净化治疗在 SAP 早期疗效显著，能明显改善 SAP 患者的免疫抑制状态，大大改善患者的预后。

（四）抗炎药物

乌司他丁是一种广谱蛋白酶抑制剂，能稳定溶酶体膜，拮抗氧自由基，调节炎症介质的释放，促进特异性免疫功能恢复，现已被广泛应用于 SAP 的临床治疗中。Wang 等研究发现，乌司他丁能下调 NF-κB、IL-6、IL-8、TNF-α 水平，上调 IL-10 水平，减弱 SAP 的炎症反应，提高生存率，防止全身性疾病和器官功能障碍。此外，最近研究发现，乌司他丁能够显著提高 SAP 大鼠的 $CD4^+/CD8^+$ T 细胞比例、降低 $CD4^+$ T 细胞凋亡率，这可能与其抑制了线粒体信号通路诱导的细胞凋亡途径有关。

多项研究表明，在健康者、急性胰腺炎患者及并发感染患者的外周血中，免疫细胞总数及构成均有所不同。免疫细胞，特别是固有免疫相关的炎症细胞（包括中性粒细胞、巨噬细胞等），在 SAP 病理发展过程中发挥着重要的作用，它们介导并放大了级联样的促炎反应，决定着 SAP 的严重程度。大量研究显示，在 SAP 病程的不同时期，通过促进或抑制中性粒细胞及 $CD4^+$ T 细胞的凋亡，可减轻早期 SAP 炎性应答，缓解 SAP 严重程度。炎性免疫细胞凋亡异常（增加或减少）或时相改变（延迟或提前），引起功能及数量上的改变，可能是 SIRS 或 MODS 过程中过度炎症反应及免疫抑制调节的重要机制。在炎症因子或病原体刺激下，中性粒细胞内的染色质 DNA 及抗菌颗粒蛋白等可释放到体外形成网状结构，即中性粒细胞胞外诱捕网（NET）。中性粒细胞产生的 NET 可加重牛磺胆酸钠和精氨酸介导的 SAP 动物胰腺组织的炎症及器官损伤，且在 SAP 患者的血液中亦可检测到 NET 水平显著升高。Merza 等给 SAP 模型动物注入 I 型 DNA 酶，以特异性降解 NET。结果显示，治疗后的小鼠胰腺组织及肺组织中中性粒细胞浸润和组织损伤程度明显减轻，血清淀粉酶及炎症因子水平等指标显著下降，SAP 病情也得到有效缓解。Saeki 等研究显示，通过注入包裹有氯磷酸盐的脂质体，可使雨蛙素介导的 SAP 小鼠体内的巨噬细胞及 DC 细胞衰竭，从而达到减轻病情的目的。通过调控免疫细胞可同时影响其下游多种炎症因子的表达水平，减少复杂的细胞因子网络间的代偿作用，达到比单一性调节细胞因子更为有效的治疗目的。

（五）间充质干细胞

近年来，间充质干细胞（mesenchymal stem cell，MSC）被证明具有免疫调节功能。MSC 可抑制 T 细胞增殖，影响 DC 成熟，抑制 B 细胞增殖及最终分化，对 NK、巨噬细胞等在内的其他免疫细胞也有调节作用。Kawakubo 等研究显示，胎膜来源的 MSC 可以减轻牛磺胆酸钠介导的 SAP 大鼠巨噬细胞炎症应答和腺泡细胞损伤。Jung 等利用骨髓来源的 MSC 治疗 SAP 大鼠，结果显示其可显著减少胰腺组织坏死及炎症细胞浸润，降低炎症介质和细胞因子的表达水平。另有研究显示，MSC 移植还可减轻 SAP 相关的多器官损伤。此外有学者还提出，利用 MSC 的旁分泌因子治疗 SAP，可避免 MSC 进入人体后其分化及行为不受控制，细胞难以穿过微血管屏障等现实问题，旁分泌因子的应用比直接静脉注射

MSC 更具安全和实用价值。

（六）联合应用多种调节手段

SAP 的病理过程涉及多种免疫细胞及炎症因子的参与，它们之间既相互联系又相互抗衡，在 SAP 整个病理过程中发挥着各自不同的作用。如果仅采取单一的治疗手段对其中一种成员进行干预，往往不会获得满意的治疗效果。Yubero 单独使用地塞米松或 N-乙酰半胱氨酸对牛磺胆酸钠介导的 SAP 大鼠进行治疗时，胰腺本身的损伤及外周血中炎症介质水平可以得到降低，但不能降低血中 IL-6 水平，肺组织中炎症细胞浸润程度和损伤程度也未能有效改善。Haraldsen 联合使用 N-乙酰半胱氨酸和血小板内皮细胞黏附分子-1（PECAM-1）单克隆抗体，或 PECAM-1 和来昔帕泛共同治疗牛磺胆酸钠介导的 SAP 大鼠，结果显示，联合用药对缓解 SAP 严重程度及相关器官损伤有效，且效果优于单独使用。除联合使用多种抗炎药物外，还应考虑到 SAP 是一个 SIRS 与 CARS 交替出现的过程，因此，在 SAP 中既应使用抗炎药物，也需在后期联合使用免疫增强药物。

三、问题与展望

机体内炎症应答调节失衡是导致胰腺炎患者迈向 SAP 甚至死亡的重要原因，免疫调节措施是改善 SAP 患者预后的重要手段。目前新的免疫调节治疗措施更关注对免疫细胞本身的调控，对免疫细胞的成熟、凋亡等进行调控是 SAP 治疗的热点。此外，使用 MSC 及多种药物联合治疗的方式也为我们提供了新的思路。在应用 SAP 免疫调节治疗措施时，还应强调以下问题：

（一）药物剂量问题

SAP 病程复杂，且参与其中的免疫细胞及炎症因子具有多重作用。因此，当使用免疫调节药物进行治疗时，药物的剂量尤为重要，它直接关系着药物调节的免疫应答程度。药物的使用剂量并非越大越好，合理的药物剂量在下调机体过度炎症反应的同时，又可达到不使免疫应答被完全抑制的目的。因此，在未来的研究中，除了报道某种药物是否有效外，还应详细观察并描述不同浓度梯度药物作用下的治疗效果，在临床试验中细化易监测的具体指标。有学者提出，选用 Th1/Th2 细胞或 $CD4^+/CD8^+$ T 细胞比值等指标可更客观地反映机体免疫应答平衡状态。

（二）治疗时机问题

促炎反应与抗炎反应在 SAP 中相互变化、交替出现，在什么阶段采取什么样的治疗措施，是需要分开探讨的问题。从炎症因子开始上调到发生多器官损伤这一时期，需要使用抗炎手段下调免疫反应；但当后期发生 CARS 及肠道细菌移位时，则应考虑刺激和加强机体免疫应答。实验研究及临床试验结果均显示，抗炎治疗的调节手段在 SAP 发病后 60 小时内使用效果最佳。Denham 和 Norman 认为，患者从腹痛开始到最先发生器官功能障碍的时间为 48～72 小时，该时间段为抗炎治疗的最佳窗口期。随后的 3～14 天进行免疫刺激治疗的时机并无定论。

当然，具体的用药时机还应结合患者的个体指标，如对外周血中免疫细胞数量、抗炎及促炎因子的表达水平等进行评估。以往文献中提到的 SAP 治疗时间窗几乎均指抗炎治疗时机，通常介于急性胰腺炎发病后 12～18 小时至发病后 2～3 天。近年研究认为，不仅应关注抗炎治疗时机，还应考虑免疫刺激治疗时机，针对 $CD4^+$ T 细胞、Th1 细胞和单核细胞的免疫刺激治疗可能对治疗或预防 SAP 的感染性并发症有效。由于 SIRS、MARS 与 CARS 的发生时间在人群中的高度个体化，故在抗炎治疗的基础上，是否需要免疫刺激治疗及何时开始免疫刺激治疗分歧较大。文献建议的免疫刺激治疗窗增宽至 SAP 病程的第 3～14 天。这些不同见解提示了抗炎与免疫刺激联合治疗有可能是 SAP 免疫治疗的新方向。

目前，新的免疫调节治疗措施在加强临床应用方面有了较大进步，但大部分的 SAP 免疫调节治疗方法仍停留在实验室阶段，真正能将其转化应用于临床实践还需时日。但随着目前免疫调节措施细化、个体化及精准化的发展，其必定能为 SAP 急性反应期和感染期的治疗提供新的希望。

（吴璟奕　毛恩强）

参 考 文 献

Abramochkin DV, Kuzmin VS, Mitrochin VM, et al. 2013. TNF-α provokes electrical abnormalities in rat atrial myocardium via a NO-dependent mechanism. Plungers Arch, 465(12): 1741-1752

De Waele JJ, De Laet I. 2011. Intra-abdominal hypertension and abdominal compartment syndrome. Am J Kidney Dis, 57(1): 159-169

Habtezion A. 2015. Inflammation in acute and chronic pancreatitis. Curr Opin Gastroenterol, 31(5): 395-399

Janiak A, Lesniowski B, Jasinska A, et al. 2015. Interleukin 18 as an early marker or prognostic factor in acute pancreatitis. Prz Gastroenterol, 10(4): 203-207

Kamei K, Yasuda T. 2010. Role of triggering receptor expressed on myeloid cells-l in experimental severe acute pancreatitis. Hepatobiliary Pancreat Sci, 17(3): 305-312

Kanaian AS, Permiakov NK, Khandanian RK, et al. 1996. Combined pathology of the pancreas and myocardium in myocardial infarction and acute destructive pancreatitis. Arkh Patol, 58(5): 56-61

Kolettis TM, Barton M, Langleben D, et al. 2013. Endothelin in coronary artery disease and myocardial infarction. Cardiol Rev, 21(5): 249-256

Logsdon CD, Ji B. 2013. The role of protein synthesis and digestive enzymes in acinar cell injury. Nat Rev Gastroenterol Hepatol, 10(6): 362-370

Maheshwari R, Subramanian RM. 2016. Severe acute pancreatitis and necrotizing pancreatitis. Crit Care Clin, 32(2): 279-290

Majchrzak C. 2002. Abdominal compartment syndrome: a case review. J Peri Anesth Nurs, 17(6): 413-417

Manohar M, Verma AK, Venkateshaiah SU, et al. 2017. Pathogenic mechanisms of pancreatitis. World J Gastrointest Pharmacol Ther, 8(1): 10-25

Perkins ND. 2007. Integrating cell-signalling pathways with NF-kappa B and IKK function. Nat Rev Mol Cell Biol, 8(1): 49-62

Rapoport RM. 2014. Nitric oxide inhibition of endothelin-1 release in the vasculature: in vivo relevance of in vitro findings. Hypertension, 64(5): 908-914

Sah RP, Garg P, Saluja AK. 2012. Pathogenic mechanisms of acute pancreatitis. Curr Opin Gastroenterol, 28(5): 507-515

Schietroma M, Pessia B, Carlei F, et al. 2016. Intestinal permeability and systemic endotoxemia in patients with acute pancreatitis. Ann Ital Chir, 87: 38144

Sørensen OE, Borregaard N. 2016. Neutrophil extracellular traps: the dark side of neutrophils. J Clin Invest, 126(5): 1612-1620

Yu C, Liu ZH, Chen ZH, et al. 2008. Improvement of monocyte function and immune homeostasis by high volume continuous veno-venous hemofiltration in patients with severe acute pancreatitis. Int J Artif Organs, 31(10): 882-890

第二十二章

脾切除后凶险性感染

第一节 概 述

脾脏外科发展至今已经历 400 多年的历史，尤其是 19 世纪以来，脾切除术作为治疗脾外伤和遗传性球形红细胞增多症等血液病的有效方法已经挽救了大量患者的生命。直至 20 世纪中期，脾脏作为非生命器官，都被认为是可有可无的。但有趣的是，从人类漫长的进化史来看，脾脏并没有因其对生命的不重要而退化，相反，在很多病理情况下，脾脏还会代偿性地增大来行使其被忽视的，甚至不为人知的某些功能。目前人们逐渐认识到脾脏在细菌清除及体液免疫应答中有着极为重要的作用，而作为脾切除后最危重的并发症——脾切除后凶险性感染（overwhelming post-splenectomy infection，OPSI）也越来越受到人们的关注。

一、概 念

1919 年 Morris 和 Bullock 发现小儿脾切除术后感染机会增加，遗憾的是没有引起人们的足够重视。30 余年后（1952 年）King 等证实了 Morris 的预言，他们报告了 5 例 6 个月以下婴儿因遗传性球形细胞增多症所致的贫血而做了脾切除，术后随访 3 年发现所有 5 例儿童都发生了暴发性感染，其中 2 例死亡，由此提出脾切除本身与术后脓毒症有直接关系。1969 年 Diamond 指出脾切除术后患者，可以无任何先兆突然发病，病情进展迅速，患者很快昏迷，严重者在发病后 24 小时内死亡。20 世纪 70 年代以来 Perkins 和 Singer 也先后报告较大数量的脾切除术后严重脓毒症病例，并注意到这种并发症也见于成人。人们把这一疾病命名为脾切除后凶险性感染，也有人称之为脾切除后凶险性脓毒症（overwhelming post-splenectomy sepsis，OPSS）。1979 年，美国第 39 届创伤外科年会上将这一发现称为现代脾脏外科发展史上的里程碑。

二、发 病 率

与普通人群相比，OPSI 及相关死亡率的风险可高出 2~3 倍。一项包括了 27 年超过 8000 例脾切除患者的队列研究中，OPSI 发生率（RR 3.38；95%CI 3.12~3.67）及相关死亡率（RR 3.02；95%CI 1.80~5.06）与对照组相比均显著增加，并且这一风险可持续 10 年甚至终生。另一项包括 1600 多例脾切除患者的回顾性研究中，严重感染的发生率是未行脾切除人群的 6 倍。目前来看，OPSI 主要在儿童和老年人中发病率较高，多见于婴儿期接受脾切除术的儿童，以及已接受综合治疗和脾切除术的成年淋巴瘤患者。

Green 等随访 144 例脾切除成人，平均随访 61 个月，发现其中 9% 的患者出现严重脓毒症，30% 的患者出现轻度脓毒症症状。Holdsworth 等总结文献报道的 12 514 例脾切除患者，发现 OPSI 总发生率约为 3.6%。Horan 等总结文献 600 余例儿童脾切除术后 OPSI 的发病情况，推算其发病率在 6%~8.7%。目前很多资料表明 1 岁以内儿童 OPSI 的发病率可高达 50%，1 岁以上儿童发病率报道在 1.5%~24%，成人 OPSI 发病率明显低于小儿，从 0.5% 到 10% 不等。在脾切除的原发病中，以外伤性脾切除后 OPSI 发病率最低，其后依次为遗传性球形红细胞增多症、门静脉高压症、地中海贫血、网状内皮疾病等。

三、易感病原体

细菌学研究表明，引起 OPSI 的细菌主要来自呼吸道和肠道，这些细菌多是体内的优势菌群，在正常情况下并不致病。当机体正常稳态发生变化如免疫调节紊乱、肠道菌群失调，以及细菌变异导致侵袭力（即毒力）增强，使侵入血液中的细菌数量大、毒力强时，才会致病。在脾切除后，机体的免疫功能发生紊乱，尤其丧失对荚膜细菌的清除能力，机体对这些平常为常驻菌群、非侵袭性微生物的易感性也大大增高，导致暴发性感染的发生。

肺炎链球菌、脑膜炎奈瑟菌和流感嗜血杆菌是主要的致病菌，其中以肺炎链球菌最多见。肺炎链球菌感染占脾切除后患者严重感染或凶险性脓毒症的 40%~60%。尽管肺炎链球菌感染的总体发病率因疫苗的普遍接种而下降，但与脾功能正常的患者相比，脾切除的患者肺炎链球菌感染的风险仍较高，且预后不良。在一项前瞻性队列研究中，对 2400 例侵袭性肺炎球菌感染患者进行了评估，脾切除患者更容易患病，且需入 ICU 的比例及需机械通气的比例均显著高于脾功能正常的患者。脾切除患者肺炎链球菌感染可表现为肺炎、菌血症、脑膜炎等，初期多为非特异性症状，如发热、不适、恶心、呕吐和腹泻等，但在数小时内可进展为严重的脓毒症。脑膜炎奈瑟球菌（脑膜炎双球菌）感染约占 OPSI 报告病例的 3% 以下。脑膜炎奈瑟球菌感染主要表现为脑膜炎和脑膜炎球菌血症，早期症状也可以是非特异性的，然后快速发展为脓毒性休克，并通常伴有弥散性血管内凝血（DIC）和暴发性紫癜。b 型流感嗜血杆菌以往是脾功能受损患者脓毒症较常见的原因之一，但其发病率随着共轭流感嗜血杆菌 b 型疫苗的广泛使用而急剧下降。

OPSI 致病菌除上述的以外，还包括二氧化碳嗜纤维菌属、霍氏鲍特菌及肺炎克雷伯菌。二氧化碳嗜纤维菌主要定植于人类和家养动物的口腔中，在犬和猫寄生的二氧化碳嗜纤维菌可导致人类的严重感染。二氧化碳嗜纤维菌主要通过犬或猫咬伤传播给人类，严重感染的报告病例中约有 12% 的患者曾行脾切除术或罹患其他致脾功能受损的疾病，其死亡率可高达 30%。二氧化碳嗜纤维菌感染的主要临床表现包括脓毒症、脑膜炎、蜂窝织炎、暴发性紫癜和坏疽。霍氏鲍特菌是一种呼吸道病原体，主要引起类似百日咳的症状，另可见蜂窝织炎、化脓性关节炎、败血症、心包炎和心内膜炎的报道。发病者多为免疫功能受损，在美国疾病预防控制中心（CDC）报道的 30 例霍氏鲍特菌病例中，可获得临床病史的患者中有 85% 为脾缺失。肺炎克雷伯菌感染的发生在脾切除的患者与脾功能正常的患者中类似，但相比脾正常的患者，脾切除后患者的感染进展迅速且死亡率高。

除了细菌感染以外，脾切除后寄生虫严重感染也见报道。人体发生寄生虫（如疟疾、巴贝虫病等）感染时，脾脏可同时通过非免疫机制（红细胞失去变形能力）和免疫机制（抗体包被红细胞）从循环中隔离出受感染的红细胞从而清除病原体，脾切除的患者对这些微生物的清除率则显著降低。巴贝虫病是一种蜱传播疾病，多数病例发生在新英格兰沿海地区，在温暖的月份蜱虫活跃时多见，在美国、欧洲、亚洲和澳大利亚等其他地区亦见散在报道。巴贝虫病的特征是发热、不适、肌肉痛、关节痛及溶血性贫血。脾切除是发生严重巴贝虫病的一个重要危险因素，脾切除患者可进展为急性呼吸窘迫综合征、多器官衰竭及弥散性血管内凝血。此外，脾切除也可能是持续性和复发性巴贝虫病的一个危险因素。疟原虫是疟疾的致病因子，不明原因的发热应调查旅行史，尤其是近期前往疟疾流行地区（即世界上大多数热带地区，特别是撒哈拉以南非洲地区）。目前并不确定脾切除是否会改变疟疾的病程。对疟疾无免疫力的无脾患者在感染恶性疟原虫后，即使给予合理治疗可能也会延迟起效，由于失去脾脏过滤功能，患者会有持续性发热和寄生虫血症。

除上述病原体以外，其他病原体包括金黄色葡萄球菌、大肠杆菌和其他导致菌血症的病原体也会引起脾切除患者出现 OPSI，但病例报告均较少。

第二节 脾切除后凶险性感染的发病机制

仅从微生物学和免疫学角度来阐明 OPSI 的发病机制，并不能解释 OPSI 发病率为什么有时很低，而在某些无脾人群又异常之高。而且也很难解释，即使是同一原因切脾的人群，为什么有些人发病，而另一些人一生中并不发生 OPSI。为此，必须阐明 OPSI 发病的分子生物学基础。

一、对脾脏生理功能的再认识

脾脏虽然是一个非生命器官，但并非可有可无。作为机体最大的免疫器官，其淋巴细胞含量占机体总淋巴细胞数的 25% 左右。近年的研究还发现脾脏不仅是机体重要的免疫器官，它还是重要的内分泌器官，被认为是免疫-神经-内分泌网络调节环路中的一个重要组成部分。在抗感染及抗肿瘤免疫反应中，脾脏除发挥非特异性的抗原提呈、免疫吞噬及特异性的细胞免疫、体液免疫作用外，还参与免疫记忆、免疫调节和一定的神经内分泌调节作用。对脾脏功能的深入研究有助于了解脾切除后免疫功能障碍及 OPSI 的发生机制。

（一）脾脏的造血和储血功能

脾脏是胚胎期重要的造血器官，出生后是产生淋巴细胞和浆细胞的重要场所。研究发现，脾脏也有多能干细胞定居，在应激状态或某些病理情况下，脾脏能产生髓外造血作用。除了直接造血作用外，脾脏还产生具有调控整个造血系统的多种体液因子，如红细胞生成素、红细胞生成抑素、脾集落刺激因子、脾抑制素等，表现为造血刺激或抑制作用。脾脏作为一个储血库，其容积在生理状态下只有 150ml 左右，此时储血作用意义并不大。但在某些病理情况下，其容积可达上千毫升，应激时，通过交感神经兴奋、儿茶酚胺类物质释放增加引起脾被膜和间隔组织收缩，可将储存的红细胞输送入循环中，以增加血容量和血细胞比容，起到一定的扩容作用。

（二）脾脏的滤血功能

脾脏是血液的一个过滤器。它能清除血液中的病原菌和颗粒抗原，还能清除衰老、退变的红细胞、白细胞和血小板等。当脾肿大、脾功能亢进时，其破坏血细胞功能过度，导致白细胞和血小板减少。脾切除后异形红细胞比例增加、血小板升高，可改变血液流变学性质。有资料表明，脾切除后全血黏滞度明显升高，循环血液处于一种高黏滞状态，使组织的血液灌注受到影响。在某些病理状态下，如脓毒症时，易诱发微血栓形成，导致微循环障碍，这可能与OPSI时易发生DIC有关。脾切除后的血流变学改变也是脾切除术后易形成血栓和发生栓塞的病理生理基础之一。Robinette等对第二次世界大战中因外伤而行脾切除的740名官兵长期随访中发现，这些脾切除后人群中缺血性心脏病的发病率显著高于普通人群。

（三）脾脏的免疫及免疫调节功能

脾脏的免疫功能已经得到广泛的肯定。这是因为脾脏具有滤过作用，拥有大量功能各异的免疫活性细胞，并可分泌很多免疫因子，它们之间相互影响、相互制约，既可以通过吞噬作用完成机体的固有免疫功能，又可以通过T细胞介导的细胞免疫和B细胞介导的体液免疫完成机体的适应性免疫功能。脾脏不但在抗感染免疫中发挥作用，而且在抗肿瘤免疫中同样很重要。

1. 固有免疫功能

脾脏是人体最大的也是非常重要的单核/巨噬细胞器官。其丰富的血流量，加上具有独特的微循环结构和多种非特异性免疫活性细胞如巨噬细胞、树突状细胞（DC）、自然杀伤细胞（NK）等，使其在滤过颗粒抗原、免疫吸附、抗原提呈及免疫吞噬等诸多方面具有得天独厚的条件。因此，脾脏功能是机体固有免疫的一个重要组成部分。

2. 体液免疫功能

脾脏的淋巴细胞约占全身淋巴组织的25%，其中B细胞占脾淋巴细胞的50%～60%。在抗原刺激下，B细胞转化为浆细胞，产生大量的具有特异性免疫功能的球蛋白IgM和IgG，发挥特异性体液免疫功能。IgM主要在脾脏产生，是一种高效能的抗体，其调理作用比IgG强500～1000倍，杀菌作用强100倍，凝结作用强20倍。由于IgM分子较大，主要分布在血管内，因此在防止发生菌血症方面起重要作用。IgM生成缺陷，往往容易发生脓毒症。Makinodan等曾将不同年龄供体小鼠脾脏细胞注入受过大剂量放射线照射的受体小鼠体内，同时给受体小鼠注入大鼠红细胞抗原，结果发现脾细胞形成抗体的活性随年龄增大明显下降。这说明脾脏的抗体形成功能在其他免疫器官尚未发育完善的幼龄时期更突出。这也可解释脾切除后OPSI常发生于儿童的现象。

3. 细胞免疫功能

脾脏的T细胞占脾细胞的30%～40%，当机体受到微生物抗原侵袭时，巨噬细胞摄取和加工抗原，并将处理后的抗原提呈给T细胞。T细胞携带抗原信息在脾脏及其他组织的胸腺依赖区增生分化为致敏的T细胞，并释放诸多的淋巴因子，协同其他免疫活性细胞，共同发挥特异性的细胞免疫作用。此外，脾脏还含有许多免疫记忆T和B细胞，这些细胞在再次接触相应抗原后，能迅速增殖并发挥二次防御作用，这对防止二次感染具有重要意义。

4. 脾脏产生重要的免疫调节因子

脾脏可产生许多重要的免疫因子，参与调理吞噬及实施免疫调节功能。常见的脾源性免疫因子有如下几类。

（1）调理素（opsonin）：吞噬细胞表面含有大量特异性抗体和抗体Fc段受体、补体C3b受体等，这些物质具有调理吞噬的功能，所以统称为调理素。脾脏是产生抗体的主要场所，而且脾脏富含巨噬细胞，也是补体的重要产生器官之一。因此，脾脏切除后抗体和补体某些组分含量下降，将影响吞噬细胞的吞噬病原微生物作用。

（2）备解素（properdin）：也称P因子，主要在脾脏合成。它是一种核蛋白，是补体旁路激活系统中的重要组成部分，它可稳定C3、C5转化酶，从而增强C3旁路活化功能，通常在机体抗体依赖性体液免疫和致敏T细胞尚未出现之前即发挥免疫作用。脾切除后备解素的水平明显下降。

（3）纤维连接蛋白（fibronectin，FN）：由巨噬细胞、成纤维细胞、血管内皮细胞等合成的一种高分子量的核蛋白，与细胞间黏附功能有关。血浆中的FN主要起调理吞噬作用，能促进吞噬细胞及中性粒细胞的吞噬功能。脾切除后血FN含量明显减少。

（4）内源性细胞毒因子（endogenous cytotoxic factor，ECF）：1978年Lozzio等从人和牛的脾脏中分离出一种内源性细胞毒因子，它可能是一种多肽或多肽核苷酸复合物。体外实验发现它可直接抑制肿瘤细胞或其他增殖细胞中的RNA合成而起到细胞杀伤作用。Manoharan认为该因子具有免疫监视作用，能直接抵抗白血病细胞，防止白血病复发。

（5）免疫核糖核酸（iRNA）：免疫核糖核酸是致敏淋巴细胞或巨噬细胞胞质中所蕴藏的一类核酸，可活化其他淋巴细胞，增强免疫作用。脾脏中富含淋巴细胞和巨噬细胞，也是免疫核糖核酸的重要产生部位之一。

（6）Tuftsin：1970年美国Tufts大学Najjar和Nishioka首先发现机体中存在一种促吞噬作用四肽，脾切除后这种物质明显减少甚至消失。先天性无脾者血清中缺乏此肽，易患各类细菌感染。没有脾脏就没有Tuftsin这已为人们所公认。Tuftsin的发现在脾脏外科、外科感染及病理生理领域引起很大震动。研究证实，Tuftsin实际上是IgG分子Fc段上第289～292位苏-赖-脯-精四肽缩氨酸，其分子量为约为500Da，其与受体结合发挥生物学活性的部分是一个β折叠结构。Tuftsin位于IgG重链的CH2区，是在脾脏产生的内羧基肽酶和白细胞产生的白细胞膜酶（又称白细胞激肽酶）共同催化裂解下产生的，其中前者作用于羧基端，后者作用于氨基端。脾切除后，一方面机体生成IgG减少，使产生Tuftsin的母体减少；另一方面，脾脏产生的内羧基肽酶丧失，从而使Tuftsin生成减少。

Tuftsin是一种具有多种生物学活性的免疫因子。其一，Tuftsin具有抗感染免疫作用。Tuftsin可促进中性粒细胞、巨噬细胞和单核细胞的吞噬功能。当Tuftsin浓度在0.05～0.1μg/ml时，中性粒细胞的吞噬功能（吞噬指数、吞噬率及亚硝基四氮唑蓝酶标染色）与Tuftsin浓度呈正相关。脾切除后中性粒细胞周围虽然有很多可吞噬的细菌，但它不伸出伪足，无胞饮及吞噬现象，被称为白细胞麻痹现象。还有人发现，巨噬细胞膜表面有特异性

Tuftsin 受体（specific Tuftsin receptor，STR）。每个巨噬细胞表面大约有 105 个 STR 位点，Tuftsin 通过 STR 影响单核/巨噬细胞内 cAMP 浓度，进而改变细胞膜钙通道活性，促进细胞内过氧化氢的释放，从而增强巨噬细胞的吞噬和杀菌能力。体外实验证实，Tuftsin 可结合到肺泡巨噬细胞、肝脏库普弗细胞等表面，发挥其促吞噬作用，但在体内影响如何尚需进一步研究。Price 等研究发现，Tuftsin 还具有控制和杀灭细胞内布氏杆菌及利什曼原虫的能力。其二，Tuftsin 还有抗肿瘤免疫效应。在临床上，很少发现恶性肿瘤转移到脾脏，脾脏本身的恶性肿瘤也很少见。早在 20 世纪 50 年代，就有苏联学者根据大量临床资料及现象提出脾可能产生抗癌因子。随着免疫学的发展及对脾脏功能的深入研究，发现脾脏的这种抗肿瘤作用主要是由 Tuftsin 介导，并通过其特有的受体系统产生各种效应实现的。其作用具体表现为：Tuftsin 能增强巨噬细胞的活性，加强对巨噬细胞与 T 细胞间的相互作用而大大提高 T 细胞杀伤肿瘤的细胞毒作用；Tuftsin 可使鼠、犬、人类白细胞总数提高，并增强白细胞杀肿瘤作用；体外实验还发现 Tuftsin 可增强 NK 细胞、粒细胞的肿瘤细胞毒作用；Tuftsin 可提高 T 细胞依赖性抗体的水平，增强抗肿瘤的体液免疫反应。Tuftsin 的抗肿瘤机制不仅通过增加巨噬细胞的肿瘤趋向性、吞噬力等，更重要的是增加巨噬细胞产生超氧阴离子自由基的能力，从而杀伤肿瘤细胞。目前在国外 Tuftsin 已试用于临床抗肿瘤治疗。其三，Tuftsin 具有组织因子（tissue factor，TF）样作用，即 Tuftsin 可刺激单核细胞产生类似 TF 样促凝血活性。研究发现，这种活性的表达是 Tuftsin 与吞噬细胞表面受体结合后，启动吞噬细胞合成一种特殊蛋白质而产生的。这使得 Tuftsin 在免疫系统和凝血机制之间架起了桥梁，它可能对炎症状态下血栓形成和免疫功能紊乱时的纤维沉淀起重要作用。其四，Tuftsin 对获得性免疫缺陷综合征（AIDS）也有治疗作用：AIDS 临床上的突出表现之一是并发脾肿大，伴随的却是功能性无脾，患者易发生肺炎球菌感染，其血浆 Tuftsin 含量也显著降低。因此有人试图用 Tuftsin 来治疗这类 AIDS 患者以期获得满意疗效。Marilus 报道 1 例 AIDS 患者病情危重，采用多种治疗措施均无效果，但给予外源性 Tuftsin 后却奇迹般地出现临床症状好转，增大 Tuftsin 的用量后效果更佳，此举给 AIDS 的治疗带来了曙光。

总之，Tuftsin 是目前为止发现的最重要的脾源性特异免疫调节因子，它的发现是脾功能研究史上的一个里程碑，但由于制备困难，其价格不菲，大批量地应用于临床的疗效尚待进一步观察。

（四）脾脏的内分泌功能

脾脏不但是机体重要的免疫器官，而且还具有一定的内分泌功能，现在被认为是机体免疫-神经-内分泌网络调节环路中的一个组成部分，在机体的稳态调节中具有重要作用。目前已发现，人的脾脏中有神经内分泌细胞。源于脾脏或在脾脏滤过后活化的各种血细胞，特别是淋巴细胞、巨噬细胞等构成一组多功能的细胞群，称之为脾细胞群。这些细胞可接受不同的抗原刺激，产生一些特殊的免疫反应性刺激因子。其中有许多因子的结构、功能和对靶细胞的生物学效应与下丘脑-垂体-内分泌腺所产生的激素作用类似。在脾细胞群上可检出几乎所有内分泌激素的受体，这些激素受体不仅接受下丘脑-垂体-内分泌腺激素的调节，也接受免疫反应性激素因子的调节。脾切除后的许多严重并发症可能与脾切除后的内分泌紊乱密切相关。脾脏与内分泌系统之间的相互作用机制，尚待进一步的研究来证实和阐明。目前对脾切除后内分泌功能改变在 OPSI 发病中的作用所知甚少。

二、细菌及其毒素在 OPSI 发病中的作用

(一) 细菌内毒素及内毒素增敏系统 LBP/CD14 的作用机制

细菌内毒素是 G^- 菌细胞壁的脂多糖（LPS）成分，它可诱导单核/巨噬细胞合成、释放多种细胞因子，是激发宿主炎症反应、导致脓毒症或脓毒性休克的主要刺激物之一。近年来，脂多糖结合蛋白（lipopolysaccharide-binding protein，LBP）和脂多糖受体 CD14 的发现使人们在 LPS 作用机制方面的研究取得了突破性进展。LBP/CD14 可能是体内极为重要的内毒素增敏系统，它们在促进 G^- 菌脓毒症的形成和发展中具有重要意义。

CD14 是一种髓源性细胞分化抗原，分子量约为 55kDa。体内 CD14 以两种形式存在，即位于细胞膜上的 mCD14 和血清等体液中的可溶性 CD14（sCD14）。前者在单核细胞和巨噬细胞表面表达丰富，后者可能是 mCD14 从细胞表面脱落后进入血液形成。实验证实，抗 CD14 单克隆抗体能抑制 LPS 激活巨噬细胞。CD14 阴性细胞在转染 *CD14* 基因后，细胞对 LPS 的反应增强 1000 倍以上。而 *CD14* 缺陷鼠对 LPS 的敏感性下降，仅为约 1/10 000。目前已发现 CD14 是 LPS 的主要功能受体之一。

LBP 是一种分子量为 60kDa 的糖蛋白，它与血浆中 LPS 结合形成一个稳定的复合体，并促进 LPS 与 CD14 结合，从而大大增强细胞对 LPS 的敏感性。对于不表达 CD14 的细胞如内皮细胞等，LBP 还可通过 sCD14 发挥作用。有实验证实，无血清培养液中，加入 LPS 和 sCD14 对培养的内皮细胞并不产生毒性作用，但在加入 LBP 后则产生显著的细胞毒性。去除 sCD14 或在培养液中加入抗 sCD14 抗体能抑制该反应。sCD14 与非髓源性细胞的结合也依赖于 LBP 的存在。

在正常人血清中 LBP 含量很低，为 3～10μg/ml，肝脏是 LBP 的主要来源，正常肺组织内也有较低的 LBP mRNA 表达。在急性炎症反应期血中 LBP 显著升高，可达 200μg/ml 以上。除此之外，炎症刺激后心、肾、脾及炎症周围纤维组织中也都存在较低水平的 LBP mRNA 表达。

内毒素的作用机制主要有两种：其一，LPS 通过 LBP/CD14 系统可直接诱导人单核/巨噬细胞产生氧自由基，从而在炎症反应中造成组织损伤。其二，通过受体系统诱导巨噬细胞产生肿瘤坏死因子（TNF）-α 等细胞因子来发挥其生物学效应。实验证明，LPS 诱导 TNF-α 的合成作用很大程度上依赖 LBP 的存在。LBP 对 LPS 具有增敏作用。Froon 等还发现，无论是 G^- 菌还是 G^+ 菌菌血症患者，其血中 LBP 峰值水平和时间并无显著性差异，但 LBP 水平与临床脓毒症症状显著相关。目前已有证据表明，G^+ 菌的某些作用可能也是通过巨噬细胞 mCD14 介导，因此这一机制可能在宿主对 G^+ 和 G^- 菌的炎症反应中具有普遍意义。

(二) 内毒素在 OPSI 发病中的证据

国内有学者用大肠杆菌及其内毒素攻击脾切除后动物，对内毒素在 OPSI 发病中的作用进行了较为深入的研究，结果如下。

1. 脾切除术后早期存在一过性内毒素血症

有报道肝硬化门静脉高压症行脾切除术，患者术后外周血内毒素水平较术前升高可达3倍以上，较无肝硬化同等创伤程度对照组患者高出1倍左右，且持续时间长，另外，术中患者门静脉血内毒素水平明显高于其外周血。相关性分析发现，血浆内毒素水平≤0.20EU/ml时，约34.6%的患者出现全身炎症反应综合征（SIRS）；内毒素水平在0.20～0.50EU/ml时，约76.5%的患者发生SIRS；而内毒素水平＞0.50EU/ml的所有患者均呈SIRS表现，表明血浆内毒素水平与SIRS发生率成正比。该结果提示，肝硬化门静脉高压症患者存在肠源性内毒素移位。而脾切除术后的内毒素血症持续时间长且重，原因除与手术创伤等引起的肠屏障功能损害致肠源性内毒素移位有关外，还与脾切除有直接的关系。

2. 机体对内毒素的廓清能力下降

文献报道，内毒素进入正常动物体内5分钟后，99%的内毒素即从循环中被迅速清除。脾切除后，不仅是脾本身单核/巨噬细胞功能丧失，肝脏库普弗细胞和肺泡巨噬细胞吞噬和杀灭细菌及清除毒素的能力也大大降低，从而影响循环内毒素廓清能力。通过动物实验观察脾切除后机体内毒素廓清能力，发现无脾动物血浆内毒素清除明显较有脾动物缓慢，血浆内毒素峰值水平高出3～4倍，内毒素血症持续时间也显著延长。肝、肺组织内毒素含量测定也显示，无脾动物组织中内毒素水平显著增高，尤其是肺组织这种改变持续时间更长、更明显。说明脾切除后机体对内毒素的廓清障碍，而且肺脏可能是无脾动物内毒素血症时的敏感器官之一。血浆和组织中这种较高水平内毒素的持续长时间刺激，极易激发体内细胞因子的瀑布效应，从而引起大量炎症介质过度而持久的释放，造成机体血流动力学不稳定和组织器官损伤。这可能是OPSI发生的病理生理基础之一。

3. 内毒素血症可造成肠屏障功能损害，形成恶性循环

有资料证实，用大肠杆菌内毒素经腹腔注射攻击脾切除大鼠，发现脾切除术后内毒素血症动物存在肠道菌群失调。用大肠杆菌O111B4纯培养液煮沸后定量注射到脾切除及假手术对照组大鼠腹腔内，术后定期测定血浆内毒素含量，并将回肠内容物分别定量接种到肠杆菌、肠球菌、拟杆菌和双歧杆菌选择平板上，进行上述四种细菌定量培养。结果发现，脾切除后大鼠血浆内毒素水平明显高于对照组，说明脾切除后动物内毒素清除能力下降。回肠内容物细菌培养显示，内毒素攻击1周后，兼性厌氧菌（肠杆菌和肠球菌）菌量升高，而专性厌氧菌（拟杆菌和双歧杆菌）菌量明显下降，导致两者比值明显升高。这说明脾切除术后内毒素血症动物存在肠道菌群失调。一般说来，肠道正常菌群是肠道的生物屏障，其变化在一定程度上反映了肠黏膜屏障整体的功能状态。脾切除及内毒素攻击后的肠道菌群失调间接反映了机体肠黏膜屏障功能受到损害，这种损害反过来又会造成肠道细菌及毒素的移位，加重内毒素血症。这一系列变化都有可能促进脾切除术后脓毒症的发生和发展。

4. 抗内毒素抗体生成障碍

脾切除后抗体生成明显减少，这种状态可以持续几年甚至十几年。在各种抗体中，尤其是IgM下降明显。Bowley在观察切脾后小鼠和家兔抗体生成试验中首先证明了这一点。脾脏是IgM产生的最主要场所。IgM是一种高效能的抗体，主要分布在血管内，它在防止发生菌血症方面起着重要作用。若IgM生成缺陷，则容易发生脓毒症。

有关切脾后IgG和IgA的变化报道不一。有研究用LPS（大肠杆菌O111B4）分别对幼年和成年小鼠进行腹腔注射免疫后切脾及切脾后免疫注射，观察抗LPS IgG生成情况。

结果发现在脾切除后进行免疫注射，无论成年或幼年动物，其抗体生成均明显减少，幼年鼠抗 LPS IgG 下降幅度更大。而先行免疫注射后切脾时，成年鼠抗体减少不明显，但幼年鼠抗 LPS IgG 生成依然下降明显。结果表明，脾切除对抗 LPS IgG 的生成有明显影响，且对幼年动物影响更显著。因此，无论是切脾后免疫还是免疫后切脾，幼鼠抗 LPS 抗体的生成均受到显著的抑制。

5. 脾切除术后内毒素诱导 T 细胞亚群改变

脾脏的 T 细胞占 30%～40%，当机体受到微生物抗原侵袭时，巨噬细胞摄取和加工抗原，并将处理后的抗原提呈给 T 细胞。其中 $CD4^+$ 辅助性 T 细胞（Th）携带抗原信息在脾脏及其他组织的胸腺依赖区增殖分化为致敏的 T 细胞，并释放诸多的淋巴因子如白细胞介素（IL）-2 等，协同其他免疫活性细胞发挥特异性的细胞免疫和体液免疫作用。在 T 细胞中，还有一组 $CD8^+$ T 细胞称为抑制性 T 细胞，它主要产生免疫抑制作用。

有研究观察了单纯脾切除及脾切除加内毒素攻击后 T 细胞亚群的变化，发现单纯脾切除后总 T 细胞变化不大，但 $CD4^+$ Th 细胞下降，$CD8^+$ T 细胞升高，$CD4^+/CD8^+$ T 细胞比值下降。而脾切除后再用大肠杆菌攻击，此时总 T 细胞变化仍不明显，但 $CD4^+$ Th 细胞下降更明显，$CD8^+$ T 细胞升高更多，$CD4^+/CD8^+$ T 细胞比值进一步下降。而且这种变化持续时间更长，恢复更为迟缓。这些结果提示在脾切除后发生感染，特别是在 1 个月内，可使 $CD4^+$ Th 细胞受到更明显的抑制，不仅使细胞免疫受损害更重，而且还影响 B 细胞的活化、增殖及抗体的生成等。这有可能是 OPSI 发生机制的一个组成部分。

6. 机体对内毒素的敏感性显著增加

有研究曾用相同剂量的 LPS 攻击脾切除术后大鼠，并经颈动脉插管动态观察其血压变化。发现无脾动物的平均动脉压较有脾动物下降更明显，持续时间更长。其内毒素休克后死亡率也显著高于有脾动物。实验还观察到，脾切除动物血浆细胞因子 TNF-α 及一氧化氮水平也大幅度提高，而且与低血压程度显著相关。说明脾切除术后动物对内毒素的敏感性显著增高。另一组实验发现脾切除术后大鼠血浆 LBP 水平升高，肝、肺组织中 LBP mRNA 表达显著上调。其中脾切除大鼠峰值明显高于有脾大鼠，且峰值持续时间也延长。这可能是脾切除术后大鼠对内毒素敏感性增高的分子生物学基础之一。

大量研究证实，在创伤、休克和脓毒症时，血及组织中 LBP 持续而大量产生，在机体内形成一个正反馈，加速组织炎症反应，促使大量 TNF-α 和 IL-1 等细胞因子产生，进而诱导过量的炎症介质产生和释放，致使器官发生不可逆的损害，最终将导致多器官功能障碍综合征（MODS）。LBP 介导的 LPS 增敏效应在 MODS 的发病过程中可能起着非常重要的作用。同样，这也可能是 OPSI 的发病机制之一。

7. 炎症介质的过量释放

G^- 菌感染时，内毒素可诱发机体内源性炎症介质的合成与释放，导致复杂的细胞因子级联反应和器官功能损害。在众多的细胞因子中，TNF-α 是最关键的启动因子之一。此外，有文献报道，IL-6 在严重脓毒症时对机体可能具有保护作用。它通过调节 TNF-α 的适度释放，在一定程度上抑制内毒素诱导的 TNF-α 产生。目前已有用重组 IL-6 治疗脓毒症产生疗效的报道。

IL-6 是一种具有多种生物学活性的细胞因子，而脾脏是体内 IL-6 的重要产生场所之一，脾切除术后血清 IL-6 水平下降。Moeniralam 等对脾切除犬行内毒素攻击，发现脾切除动物血浆 IL-6 明显降低，其降低不仅是脾源性 IL-6 的减少所致，而且脾外组织产生的 IL-6 也显著减少，提示脾脏不仅参与 IL-6 的合成，而且对脾外 IL-6 的生成可能存在一定的促进作用，但这种正反馈作用的机制尚不清楚。脾切除后机体 IL-6 生成障碍及 TNF-α 的过量产生可能参与了 OPSI 的发病过程。

三、免疫损害在 OPSI 中的意义与机制

（一）脾切除后非特异性免疫功能损害

脾脏的非特异性免疫功能表现在脾脏的抗原处理、抗原提呈、调理吞噬及免疫调节功能等方面。另外，脾脏还产生许多调理吞噬及免疫调节作用的免疫因子，如促吞噬肽、调理素、备解素、纤维连接蛋白内源性细胞毒因子、免疫核糖核酸等。在这些因子中，最受人们关注的是脾切除后 Tuftsin 的改变。Tuftsin 是目前发现的唯一的脾源性特异因子。它是一种促吞噬肽，不仅作用于中性粒细胞，而且对单核/巨噬细胞的吞噬功能也有加强作用。

脾切除后机体血液滤过功能减弱，导致偶然进入循环中的细菌等颗粒抗原清除能力下降，易发生菌血症和脓毒症。这种滤过功能的减弱或丧失包括：一方面，脾本身滤过和清除血液中的颗粒抗原（包括细菌等）作用丧失，使入侵血液的细菌未能得到及时处理和清除。另一方面，机体组织内巨噬细胞的吞噬功能正常情况下依赖于脾脏产生的各种促吞噬因子的调理作用，在脾切除后肝脏库普弗细胞、肺泡巨噬细胞、腹腔巨噬细胞等吞噬功能低下，使肝脏、肺等器官清除血液中细菌的能力也下降。Shenib 在实验中证实，切除脾脏的小鼠肺泡巨噬细胞吞噬肺炎双球菌的功能发生障碍，这可能是脾切除后易患肺炎球菌性脓毒症的原因之一。在内毒素血症时，肠屏障功能也易受到损害，反过来又加重肠道细菌及毒素的移位，从而加速了脓毒症的进展。

（二）脾切除后体液及细胞免疫功能损害

脾切除后特异性抗体生成作用减弱，尤其是高效能的中和抗体 IgM、IgG 等生成减少，以及特异性的细胞免疫功能低下，使机体针对常驻细菌的特异性免疫及免疫记忆功能受到损害甚至丧失。一旦这些细菌和毒素进入循环，就很难及时从组织及循环中被清除，使这些细菌能够大量繁殖，并产生毒素，造成严重的脓毒症。

（三）脾切除后炎症细胞因子的生成失控

炎症介质过量释放，使得脾切除后免疫抑制调节功能丧失，机体对微生物抗原产生过度反应的可能性也增加。在受到细菌及其毒素强烈而持久的刺激时，机体大量释放炎症细胞因子如 TNF-α、IL-1 等，激发体内细胞因子瀑布效应，使炎症介质过量释放，造成循环低血压、低灌流及组织器官不可逆性的损伤，进而发生 MODS。这可能是 OPSI 发生的分子生物学机制之一。实验证实，肺及肝脏是 OPSI 发生时的敏感器官，它们最易受到细菌及毒素的攻击，并在受损后，产生大量的炎症细胞因子，对疾病的发生、发展又起到加速作用。

（四）脾切除对血液流变学的影响

脾切除后红细胞内易出现 Howell-Jowelly 小体，使红细胞携氧能力降低，易致乏氧。血液中衰老的红细胞、白细胞数量增加。血小板不仅数量增加，凝集功能也活跃，这也是脾切除术后患者易形成血栓和发生栓塞的病理基础之一。全血黏滞度的增加和高凝状态主要影响组织的血液灌流。在脓毒症情况下，更易导致微循环障碍，从而加速脓毒症的发展，这可能也与 OPSI 时易发生 DIC 有关。

婴幼儿全身免疫功能尚未发育完善，此时的脾脏功能更显得重要，因此对于婴幼儿或先天性免疫缺陷者在脾切除后更易发生 OPSI。

第三节　脾切除后凶险性感染的诊断

一、临床表现

OPSI 可发生于脾切除术后任何时间，但最常发生在脾切除术后 2 年左右。最早者见于儿童霍奇金病脾切除后 8 天，最晚者发生于外伤性脾切除术后 31 年。该病的主要特征是快速进展，开始时多是非特异性症状，如寒战、发热、恶心、呕吐、头痛、腹痛、腹泻等，如果没有及时和适当的治疗，发病数小时后可出现瘀点、紫癜、脑膜炎（多发生于儿童脾切除术后）、低血压、呼吸窘迫、水电解质及酸碱平衡失调、少尿、低血糖及 DIC，进而发生昏迷、休克。

体格检查可发现患者有中毒症状且病情紧急，可见心动过速、进展性低血压、感觉功能异常。随着疾病进展，可出现暴发性紫癜发作、肢体坏疽，甚至须自动截肢。菌血症还可引起原发灶以外的感染灶，如脓毒性关节炎、脑膜炎或心包炎等。

二、实验室检查

常规实验室检查包括血常规、血涂片、血培养、生化、凝血功能、血气分析等。与其他脓毒症患者一样，白细胞计数可能升高或显著降低。外周血涂片可见明显核左移，出现杆状核细胞及早期髓系细胞，这些细胞中可出现中毒颗粒和杜勒小体（Döhle body）。另外，血涂片中可见 Howell-Jolly 小体，该小体通常见于无脾和功能性脾功能减退患者的红细胞内。通过外周血涂片检查，或者通过对血沉棕黄层（白细胞层）进行革兰氏或瑞氏染色，偶尔还可以直接观察到细胞内或细胞外的细菌。血培养常为阳性，出现前述的各类致病菌，细菌数可高达 10^6/ml，远远大于脾功能正常人群脓毒症时血中细菌数（一般 $<10^3$/ml）。除血培养外，其他体液包括痰液、尿液、咽喉和/或脑脊液等培养也会呈阳性。其他实验室检查结果包括血小板减少、肌酐和氨基转移酶升高等。动脉血气分析显示低氧血症、低碳酸血症等酸碱失衡。此外，考虑脑膜炎时应行腰椎穿刺留取脑脊液进行检测，但在疾病早期脑脊液往往不会出现特征性改变，但脑脊液培养可能呈阳性。

三、诊 断 标 准

1988 年第二届全国脾外科会上,夏穗生教授在总结中提出 OPSI 的诊断标准:①有全脾切除史;②突发全身性感染的典型症状;③皮肤出血斑点、DIC;④细菌血培养或涂片阳性;⑤无特定的局限性外科感染灶;⑥双肾上腺出血、内脏出血。当前随着药物尤其是抗生素的发展,细菌培养未必能总是得到阳性的结果,因而上述的部分标准有进一步商榷的必要。国外也有人提出,脾切除术后患者发生的不明原因(如无明显的由手术本身带来的外科并发症如肠瘘、绞窄性肠梗阻、膈下脓肿等)造成的严重脓毒症均可诊断为 OPSI,而无论其血培养结果是否呈阳性,或是否出现 DIC 等。

第四节 脾切除后凶险性感染的防治

一、脾切除后凶险性感染的治疗

(一)抗生素的选择

抗生素的使用原则包括:①广谱、联合用药;②根据药敏试验结果合理调整;③尽量选用毒副作用少的抗生素,儿童尤应注意,成人长期应用抗生素还应警惕抗生素相关性肠炎的发生。

经验型抗菌治疗:对于大多数接受脾切除术的成人或儿童一旦出现发热或其他脓毒症征象,应立即行血液细菌学培养。在没有细菌学证据时或血培养结果为阴性时,应予经验性抗菌治疗。成人:初始经验性抗生素治疗包括万古霉素(15~20mg/kg,静滴,每 8~12 小时 1 次,起始时不得超过 2g/剂或每日总剂量 60mg/kg,调整剂量至万古霉素血药浓度为 15~20μg/ml),考虑到可能存在耐青霉素肺炎链球菌感染和产β-内酰胺酶的流感嗜血杆菌感染,应联用头孢曲松(2g/次,静滴,每 12 小时 1 次)或头孢噻肟(2g/次,静滴,每 4~6 小时 1 次)。如果患者对β-内酰胺类抗生素过敏,可选用莫西沙星(400mg/次,静滴,每 24 小时 1 次)。儿童用药的剂量要求与成人略有差异:万古霉素[60mg/(kg·d),静滴,分 4 次,最大剂量为 4g/d,调整剂量以使血清万古霉素谷浓度达到 15~20μg/ml],同时联用头孢曲松[100mg/(kg·d),静滴,分 2 次,最大剂量为 4g/d]或者头孢噻肟[300mg/(kg·d),静滴,分 3 次或 4 次,最大剂量为 12g/d]。如果儿童对β-内酰胺类抗生素过敏,医生应征求家属的意见决定是否使用氟喹诺酮药物,因为后者有引发肌腱病或关节病的风险(美国儿科学会红皮书委员会建议静脉给予左氧氟沙星,每次 10mg/kg,每 12 小时 1 次;莫西沙星在儿童体内的药物代谢动力学数据很少,但有静脉给予 5mg/kg,每 24 小时 1 次的报道)。

(二)激素治疗

2002 年的一项大型临床研究及 2013 年的一项 Meta 分析结果均建议对于确诊或疑似肺炎球菌性脑膜炎且格拉斯哥昏迷量表评分为 8~11 分的成人应考虑给予地塞米松。另外,

2004 年美国感染病学会（Infectious Diseases Society of America，IDSA）关于治疗细菌性脑膜炎的指南也推荐，对于所有疑似或确诊的肺炎球菌性脑膜炎成人患者，应给予地塞米松辅助治疗。地塞米松的推荐治疗方案为：0.15mg/（kg·次），每 6 小时 1 次，持续 4 天。如果革兰氏染色或培养结果显示是其他病原体感染，则不建议使用地塞米松。另外，有研究认为地塞米松应在首剂抗生素前或同时使用，对于已经接受抗生素治疗的成人患者则不推荐使用。儿童细菌性脑膜炎的治疗过程中在早期是否使用地塞米松缺乏有效的循证医学证据，在此不做讨论。

（三）免疫球蛋白的使用

由于脾脏不仅是血液过滤和调理吞噬血管内病原体的主要部位，还是抗体产生的主要部位，所以脾切除后的患者尽管可能接受相关疫苗免疫接种，但荚膜特异性抗体水平仍可能受损。有研究表明，静脉用免疫球蛋白对无脾肺炎球菌脓毒症患者具有保护作用。一些专家推荐下列患者给予免疫球蛋白：血流动力学不稳定或 DIC 的无脾患者（无论是基础免疫缺陷或免疫接种状态如何）、A 组链球菌感染的无脾患者、有基础免疫缺陷的无脾脓毒症患者，或者在其他方面免疫功能正常但无法明确肺炎链球菌免疫接种状态的无脾脓毒症患者。针对链球菌中毒性休克综合征的方案为：第 1 天使用 1g/kg，然后在第 2 天和第 3 天使用 0.5g/kg。

（四）其他治疗

补液：治疗过程中，应经常监测水电解质及酸碱平衡情况，随时调整治疗方案，有效纠正水电解质、酸碱平衡紊乱。纠正酸中毒的根本措施是改善组织灌注，目前主张"宁酸毋碱"，因为酸性环境有利于血氧解离从而增加组织供氧。但严重酸中毒会影响心血管系统对血管活性药物的反应性，此时应适当应用碱性药物。一般认为，pH＞7.20 的酸血症不必用碱性药物纠正。

血管活性药物：对于来不及扩容或扩容治疗后血压仍很难恢复的 OPSI 患者，应考虑使用血管活性药物。多巴胺是目前最常用的血管活性药物之一，小剂量时 [＜10μg/（kg·min）] 可增强心肌收缩力和心排血量，并扩张肾和胃肠道等内脏器官血管，大剂量时 [＞15μg/（kg·min）] 则使外周血管阻力增加。抗休克时，应用多巴胺多采用小剂量以取其强心和扩张内脏血管的作用。现多主张合并应用其他血管收缩剂如间羟胺、去甲肾上腺素等来提升血压。山莨菪碱（654-2）是胆碱能受体阻断剂，对扩张微循环血管，改善组织血流灌注效果明显。用法是 10～20mg，静注，可半小时重复一次或 40～80mg/h 持续泵入，直到临床症状改善。

抗凝治疗：如患者出现进行性血小板计数下降、血浆 D-二聚体升高，或 3P 试验阳性等，应高度警惕 DIC 发生。有研究发现，抗凝祛聚治疗对预防和治疗 DIC、提高严重脓毒症患者生存率有明显效果。尤其对易发生 DIC 的 OPSI 患者，在抗感染及抗休克治疗的同时，及时使用抗凝祛聚治疗对提高患者生存率效果显著。常用的抗凝祛聚治疗方案为：①低分子右旋糖酐 500ml，静滴，每日 1 次。②低分子肝素 0.1ml/10kg 体重，每 12 小时 1 次。或普通肝素 50mg，皮下注射，6～8 小时 1 次。上述抗凝治疗方案一般情况下是比较安全的，对于有明显出血倾向者如消化性溃疡、近期发生颅内出血等，应视为抗凝治疗禁忌证。但对于已发生 DIC 者，皮肤常有出血点或瘀斑，这不仅不是抗凝禁忌，相反是抗凝治疗的指征，此时应特别注意鉴别。

二、脾切除后凶险性感染的预防

OPSI 是一个非常危重的疾病，起病隐匿、进展迅速、死亡率高，因此预防非常重要。OPSI 的预防主要在四个层次上进行：①尽可能避免全脾切除术的施行；②患者教育；③免疫接种；④预防性使用抗生素。

（一）尽可能避免全脾切除术的施行

在 Aroson 1977 年提出用非手术方法治疗脾破裂以前，外科医生很少对脾损伤行非手术治疗。当前随着医学影像学和临床监测治疗技术如 ICU 病房的飞速发展，脾外伤的保守治疗得以逐渐开展。对血流动力学状态稳定的脾外伤患者，可在严密监测下进行保守治疗。保守治疗的具体措施包括：严格卧床休息 1 周、严密观察 2 周，限制剧烈活动 3 个月；根据临床状况采取禁食水、胃肠减压、输血补液、应用止血药及抗生素等。保守治疗必须在临床、检验、B 超三方面严密监视下进行。在最初 36 小时内，每 4~6 小时检测一次，病情稳定后，改为 8~12 小时检测一次，连续 3 天。儿童脾外伤行保守治疗成功机会较大，成人约有 2/3 需中转手术，因此，对于成人脾外伤，应更严格地掌握保守治疗适应证。

在技术力量及医疗条件允许的情况下，还可以开展一些保留脾脏的手术，如脾破裂缝合术、脾捆扎术、脾动脉结扎术、部分脾切除术等。值得注意的是，在一些不具备保守治疗条件的基层医疗单位，存在矫枉过正的保脾现象。在此应强调：脾脏虽有多种功能，切除脾脏后有可能出现一些严重的并发症，但它毕竟是一个非生命器官。在脾外伤后，要本着保命第一、保脾第二的原则，不能过分冒险进行保守或保脾治疗。

（二）患者教育

行脾切除时必须告知患者脾切除后存在凶险性或致命性感染的可能，后者主要由具有荚膜的微生物引起，尤其是肺炎链球菌，但流感嗜血杆菌和脑膜炎奈瑟菌感染也可致病，因而高危人群的免疫接种就显得颇为重要。此外，犬咬伤可引起二氧化碳嗜纤维菌感染，在无脾患者中可引起暴发性脓毒症，因而脾切除的患者应注意防止犬咬、抓伤及避免接触犬的唾液。无脾患者也有发生严重巴贝西病的风险，该病主要流行于欧洲和美国，但近年来，我国大陆和台湾均出现人体血清学试验阳性的报道，前往该病流行地区应避免蜱虫叮咬。

（三）免疫接种

脾切除术患者免疫接种的时机包括以下几点：如行择期脾切除术，理想情况下应在手术前 10~12 周开始接种疫苗，以便在脾切除术前至少 14 天完成推荐的疫苗接种。如果在这段时间内无法完成所有推荐的疫苗接种，多数患者可在脾切除术后 14 天恢复疫苗接种；对于脾切除术后接受化疗或接受其他免疫抑制剂治疗的患者，接种疫苗通常在治疗后约 3 个月恢复；如行急诊脾切除术，患者应在术后 14 天开始接种。

脾切除患者应考虑以下几种疫苗的接种：

1. 肺炎球菌疫苗

目前我国上市的肺炎球菌疫苗有肺炎球菌多糖结合疫苗（PCV13）和肺炎球菌多糖疫苗（PPSV23）2种，目前这类疫苗在我国均属于第二类疫苗，尚未推荐统一的免疫程序。

美国感染病学会2013年针对免疫功能低下宿主的疫苗接种指南建议：①对于小于2岁的儿童，分别在2、4、6月龄及12~15月龄时各接种一剂PCV13，当幼儿满2岁时再单剂接种PPSV23。②对于2~6岁的儿童，如果在2岁前接受了完整的四剂量PCV13系列接种，可接种单剂量的PPSV23；对于未完整接受四剂量PCV13系列的2~6岁儿童，可根据先前接受的PCV13剂量再给予一剂或两剂PCV13，在最后一次PCV13剂量后的8周以后接种PPSV23。③对于6岁以上的儿童，无论是否接种过PCV23，可给予单剂量PCV13，然后给予8周后的PPSV23。④对于成人，一般给予单剂量的PCV13，然后是8周后的PPSV23。对上述所有人，接种PPSV23后每隔5年使用PPSV23再加强免疫一次。

2. 流感嗜血杆菌疫苗（Hib疫苗）

目前我国上市的只有Hib结合疫苗，同样属于第二类疫苗。对于儿童，已完成常规的初级Hib疫苗系列接种（2、4、6月龄及12~15月龄时各接种1剂）的儿童，不需要额外接种；未接种过Hib疫苗或未完成疫苗系列接种或接种状态未知的儿童，可根据年龄给予一剂或两剂Hib疫苗。对于成人，之前未接种Hib疫苗或接种状态未知的成人，可给予单剂量的Hib；已接受一剂或多剂Hib接种的成人，不必重复接种；另外，可根据Hib抗体滴度决定是否需要接种Hib疫苗。

3. 脑膜炎球菌疫苗

我国上市的脑膜炎球菌疫苗包括A群脑膜炎球菌多糖疫苗（单价）、A群C群脑膜炎球菌多糖疫苗（二价）、ACYW135群脑膜炎球菌多糖疫苗（四价）和A群C群脑膜炎球菌结合疫苗4种，其中A群脑膜炎球菌多糖疫苗和A群C群脑膜炎球菌多糖疫苗为一类疫苗。另外，针对B型脑膜炎球菌的Bexsero及Tremenba在我国并未上市。2岁以上的儿童，既往未接种过流脑疫苗的可选择四价疫苗，采用两剂间隔至少8周接种的方案。成人无论既往是否接种过流脑疫苗也可选择四价疫苗，采用两剂间隔至少8周接种的方案。

4. 季节性流感疫苗

建议所有6个月以上的脾切除儿童每年接种季节性流感疫苗。

（四）预防性抗生素的应用

脾切除后患者做有创性检查或治疗时（即使是Ⅰ类手术），应进行预防性抗生素治疗。尤其是涉及鼻窦或呼吸道的检查时，因为有荚膜的细菌多存在于呼吸道黏膜表面。对于成人患者，在操作前30~60分钟给予口服阿莫西林2g。对于3月龄以上且体重小于40kg的儿童，可在操作前1小时给予阿莫西林50mg/kg。

（冯　健　焦华波　姚咏明）

参 考 文 献

姜洪池, 乔海泉. 1997. 外科临床与进展. 哈尔滨: 黑龙江科学技术出版社

焦华波, 陆家齐, 陆连荣, 等. 1997. 脾切除及大肠杆菌内毒素攻击对大鼠血浆内毒素、TNF 和 NO 水平的影响. 中国普通外科杂志, 6: 78-82

焦华波, 陆家齐, 谢平初, 等. 1998. N-单甲基左旋精氨酸对脾切除术后大鼠内毒素休克的治疗作用. 中国普通外科杂志, 7: 83-86

陆家齐, 陆连荣, 李基业, 等. 1994. 脾切除对 T 细胞亚群的影响及大肠杆菌内毒素的协同作用. 中华实验外科杂志, 11: S55

陆家齐, 杨英祥, 姚咏明, 等. 2000. 脾切除对内毒素诱生肝和肺组织肿瘤坏死因子-α基因表达的影响. 中国危重病急救医学, 12: 338-340

王世斌, 陆家齐, 俞建奇, 等. 1999. 肝硬化门脉高压症患者脾切除术后血浆内毒素水平与全身炎症反应综合征的关系. 中国危重病学杂志, 11: 538-540

杨英祥, 陆家齐, 姚咏明, 等. 2000. 脾切除对大鼠血浆及肝肺组织中内毒素廓清的影响. 中华外科杂志, 38: 787-789

杨英祥, 陆家齐, 姚咏明, 等. 1999. 脾切除对内毒素诱生肿瘤坏死因子-α和白介素-6 的影响. 中国危重病急救医学, 11: 712-714

杨英祥, 陆家齐, 姚咏明. 1999. 脂多糖结合蛋白在脓毒症中的作用及临床意义. 国外医学外科学分册, 26: 131-134

杨英祥, 陆家齐. 1999. 脾切除后凶险性感染发病机制的研究进展. 现代外科, 5: 59-62

姚咏明, 陆家齐, 张立天, 等. 2002. 杀菌/通透性增加蛋白对脓毒症大鼠组织 TNF-α表达的影响及意义. 中华急诊医学杂志, 11: 164-167

姚咏明, 杨英祥, 陆家齐, 等. 2001. 脾切除对内毒素诱发大鼠急性肺损伤的影响及机制. 中华创伤杂志, 17: 540-543

袁石初, 陆家齐, 徐学俊. 脾切除对抗大肠杆菌脂多糖抗体的影响. 中华实验外科杂志, 1993, 10: 103

Barefield ES, Karle VA, Philips JB, et al. 1996. Inhale nitric oxide in term infants with hypoxemic respiratory failure. J Pediatr, 129: 279-286

Brennan VM, Salomé-Bentley NJ, Chapel HM, 2003. Immunology nurses study: prospective audit of adverse reactions occurring in 459 primary antibody-deficient patients receiving intravenous immunoglobulin. Clin Exp Immunol, 133: 247-251

Brigden ML, Pattullo AL. 1999. Prevention and management of overwhelming postsplenectomy infection: an update. Crit Care Med, 27: 836-842

Carcillo JA, Fields AI. 2002. Clinical practice parameters for hemodynamic support of pediatric and neonatal patients in septic shock. Crit Care Med, 30: 1365-1378

Chiappa V, Chang CY, Sellas MI, et al. 2014. Case records of the Massachusetts General Hospital. Case 10-2014. a 45-year-old man with a rash. N Engl J Med, 370: 1238-1248

Davidson RN, Wall RA. 2001. Prevention and management of infections in patients without a spleen. Clin Microbiol Infect, 7: 657-660

Demar M, Legrand E, Hommel D, et al. 2004. Plasmodium falciparum malaria in splenectomized patients: two case reports in French Guiana and a literature review. Am J Trop Med Hyg, 71: 290-293

Di Sabatino A, Carsetti R, Corazza GR. 2011. Post-splenectomy and hyposplenic states. Lancet, 378: 86-97

Han XY, Lin P, Amin HM, Ferrajoli A. 2005. Postsplenectomy cytomegaloviral mononucleosis: marked lymphocytosis, TCR gamma gene rearrangements, and impaired IgM response. Am J Clin Pathol, 123: 612-617

Hifumi T, Fujishima S, Chang B, et al. 2013. Fatal overwhelming postsplenectomy infection caused by Streptococcus pneumoniae in mothers within 1 year after delivery: case report. J Infect Chemother, 19: 1202-1205

Ishikawa T, Kubota T, Horigome R, et al. 2013. Prevalence of Howell-Jolly bodies caused by partial splenic embolization for portal hypertension. Intern Med, 52: 1765-1768

Krause PJ, Gewurz BE, Hill D, et al. 2008. Persistent and relapsing babesiosis in immunocompromised patients. Clin Infect Dis, 46: 370-376

Kyaw MH, Holmes EM, Toolis F, et al. 2006. Evaluation of severe infection and survival after splenectomy. Am J Med, 119: 276. e1-7

Luoto TT, Pakarinen MP, Koivusalo A. 2016. Long-term outcomes after pediatric splenectomy. Surgery, 159: 1583-1590

Nakamura K, Doi K, Okamoto K, et al. 2013. Specific antibody in Ⅳ immunoglobulin for postsplenectomy sepsis. Crit Care Med, 41: e163-e170

Nelson AL, Sinow RM, Oliak D. 2000. Transrectal ultrasonographically guided drainage of gynecologic pelvic abscesses. Am J Obstet Gynecol, 182: 1382-1388

Podnos YD, Jimenez JC, Wilson SE. 2002. Intra-abdominal sepsis in elderly persons. Clin Infectious Dis, 35: 62-68

Rabinstein A, Tikhomirov V, Kaluta A, et al. 2000. Recurrent and prolonged fever in asplenic patients with human granulocytic ehrlichiosis. QJM, 93: 198-201

Rivers E, Nguyen B, Havstad S, et al. 2001. Early goal-directed therapy in the treatment of severe sepsis and septic shock. N Engl J Med, 346: 1368-1377

Rubin LG, Schaffner W. 2014. Clinical practice. Care of the asplenic patient. N Engl J Med, 371: 349-356

Sheng CF, Liu BY, Zhang HM, Zheng X. 2015. Overwhelming postsplenectomy infection. Genet Mol Res, 14: 2702-2706

Shepard CW, Daneshvar MI, Kaiser RM, et al. 2004. Bordetella holmesii bacteremia: a newly recognized clinical entity among asplenic patients. Clin Infect Dis, 38: 799-804

Theilacker C, Ludewig K, Serr A, et al. 2016. Overwhelming postsplenectomy infection: a prospective multicenter cohort study. Clin Infect Dis, 62: 871-878

Thomsen RW, Schoonen WM, Farkas DK, et al. 2009. Risk for hospital contact with infection in patients with splenectomy: a population-based cohort study. Ann Intern Med, 151: 546-555

Watt KM, Massaro MM, Smith B, et al. 2012. Pharmacokinetics of moxifloxacin in an infant with Mycoplasma hominis meningitis. Pediatr Infect Dis J, 31: 197-199

Xu F, Dai CL, Wu XM, Chu P. 2011. Overwhelming postsplenectomy infection due to Mycoplasma pneumoniae in an asplenic cirrhotic patient: case report. BMC Infect Dis, 11: 162

Yao YM, Bahremi S, Leichtfried G et al. 1995. Pathogenesis of hemorrhage induced bacteria/endotoxin translocation in rats: effects of recombinant bactericidal/permeability-increasing protein. Ann Surg, 221: 398-405

第二十四章

肠道免疫损伤与功能衰竭

在大约 5 亿年前,生物体的免疫防御系统是相对简单的,这些防御机制依赖于坚强的物理屏障或者通过分泌具有广泛抗微生物作用的物质形成的化学屏障,保护机体免遭环境中有害因素的影响,或者通过种系 DNA 编码的少量受体识别多种入侵病原体所共有的关键分子而起作用(图 24-1)。直到现在,这种防御机制在多细胞生物包括人类中仍然起重要作用,被称之为固有免疫或先天性免疫(innate immunity)。固有免疫作用迅速而强大,能够清除大部分潜在的病原体。然而,随着进化发展,病原体感染宿主的途径和机制越来越复杂,当固有免疫不能完全抵抗病原体入侵时,宿主机体对抗病原体感染的防御系统亦

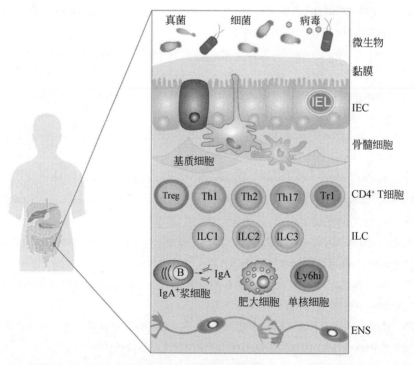

图 24-1 肠道免疫细胞

单层肠上皮细胞(IEC)起到物理屏障作用。上皮内淋巴细胞(IEL)位于上皮细胞之间。巨噬细胞和树突细胞位于上皮层附近,采集肠腔抗原并调节固有和适应性免疫反应。肥大细胞、单核细胞、中性粒细胞和嗜酸性粒细胞等固有免疫细胞位于固有层。T 细胞和 B 细胞(主要是产生 IgA 的浆细胞)也在固有层中聚集。在固有层中还有不同的 $CD4^+$ T 细胞亚群,如调节性 T 细胞(表达 Foxp3 的 Treg 和 Tr1)和效应细胞(Th1、Th2 和 Th17)。固有淋巴细胞(ILC)分为三个主要亚群(ILC1、ILC2 和 ILC3),参与对病原体的保护和维持肠道平衡。肠神经位于黏膜下层和外肌层,组成肠神经系统(引自:Parigi SM, Eldh M, Larssen P, et al. 2015. Front Immunol,6:415)

随之发展，产生了新的、更加强大的免疫反应类型，称为适应性免疫（adaptive immunity），又称为获得性免疫（acquired immunity）。与固有免疫不同的是，这种新的免疫类型能够高度特异性地识别特定的某种病原体，而且能够对该病原体形成免疫记忆，当机体再次遭遇同种病原体入侵时，能够产生更加强烈的反应。固有免疫和适应性免疫相辅相成，关系密切，对宿主的生存都是至关重要的。

肠道是人体最大的免疫器官。肠道的物理化学屏障、抗微生物分子及各种免疫细胞和肠道相关淋巴组织，构成了复杂而精密的肠道免疫系统（见图 24-1）。肠道的免疫系统也包括固有免疫和适应性免疫，两者各司其职、密切联系、相互调节，共同维持肠道乃至机体全身的稳态。由于经常接触食物中的外来抗原物质及肠道中巨大的微生物群，在吸收营养和预防感染之间维持胃肠道的免疫系统在保护机体免遭有害因素攻击的同时又要避免过度的不必要的免疫反应，因而需要进行精确的调控。一旦胃肠道免疫功能异常，机体就容易出现感染、炎症及自身免疫性疾病。在危重症患者中，肠道免疫功能的损伤甚至衰竭，引起肠道内菌群和内毒素移位，产生肠源性脓毒症，导致严重后果。

第一节　肠道的固有免疫

一、肠道的物理化学屏障

（一）黏液

黏液是由杯状细胞分泌的一种黏稠的液体，含有丰富黏蛋白糖蛋白，形成大型网状的聚合物，覆盖在胃肠腔表面，大肠中的杯状细胞数量较小肠中多，其黏液层也比小肠中要厚。肠道黏液分为两层：松散的外层和黏稠的内层。在小鼠小肠中，外层和内层黏液的厚度分别为 50μm 和 100μm。小肠的黏液层通透性相对较低，可以将病原体包裹起来并通过肠蠕动将其送至结肠。这种包裹病原体的能力来源于黏液的黏性，同时加上潘氏细胞分泌的不同密度梯度的抗菌肽，限制了细菌的扩散。

黏蛋白（mucoprotein，MUC）是黏液的主要结构成分，胃肠道的黏蛋白多样性和表达水平在人体各器官中最高。黏蛋白分子量大，结构呈棒状，柔韧，具有黏弹性。黏蛋白可以分为两大类：膜结合型黏蛋白和分泌型黏蛋白。膜结合型黏蛋白包括 MUC1、MUC3A/B、MUC4、MUC11～13、MUC15～17、MUC20 和 MUC21，是黏膜表面糖萼的必需组分，并在细胞-细胞和细胞-基质相互作用及细胞信号转导中起重要作用。分泌型黏蛋白进一步分为两个亚家族，即凝胶形成（MUC2、MUC5AC、MUC5B、MUC6 和 MUC19）和非凝胶形成（MUC7）黏蛋白。分泌型黏蛋白是黏液凝胶的核心结构成分。MUC2 是小肠和大肠的主要黏蛋白，但在两者的黏液形成过程中的生化作用完全不同。小肠黏液的松散结合特性依赖于囊性纤维化跨膜传导调节因子（cystic fibrosis transmembrane conductance regulator，CFTR），而结肠的松散结合特性依赖于内源性蛋白酶，内源性蛋白酶将黏液转化成松散结合的黏液。牢固内层和松散外层之间的 MUC2 浓度存在差异，后者的比例较低。松散外层中的 MUC2 被蛋白酶水解而减少。宿主或肠细菌对聚合的 MUC2 进行水解，可将黏液的内层转化为外层。内层黏液呈分层状分布，并固定在肠上皮细胞表面上，可以阻止肠道细菌渗入内部，从而保持内部黏液层不含细菌。在远端结肠中 MUC2 的代谢非常快。在缺血等应激条件下，黏液层容易脱落，但在恢复灌注后，杯状细胞的分泌活性增加，黏液层很快得以重新形成。

长期以来，肠道黏液被认为是一种简单的物理屏障，起到隔离肠腔内容物和肠上皮的作用。然而，肠道黏液还具有其他的关键的生理功能，黏液在微生物和上皮细胞之间的相互作用，对维持肠道的稳态有重要意义。黏液外层常驻多种细菌，黏液中的黏蛋白结合多种糖类为细菌提供了能量来源，降解黏液的细菌含有糖苷酶、硫酸酯酶、唾液酸酶等多种酶，可以分解黏液多糖生成寡聚糖供自身代谢所需。一些共生的肠道细菌，比如拟杆菌，也可以溶解黏液并使用黏蛋白糖蛋白作为能量来源。膳食纤维（肠道细菌的主要能量来源）的缺乏导致黏蛋白降解和菌群扩增，因此黏蛋白在塑造肠黏膜的微生物群落中起重要作用。此外，这些细菌通过降解黏蛋白为外黏液层中的其他细菌提供底物。黏液为肠道菌群提供了栖息地，部分肠道菌群还具有黏液结合能力，某些益生菌如鼠李糖乳杆菌 GG 株可通过菌毛、罗伊乳杆菌通过黏液结合蛋白和黏蛋白结合。

肠道菌群可以影响黏液的表型，肠道菌群的构成不同，肠道黏液对细菌和微粒的通透性也不同。最近有研究表明，覆盖在粪便表面的黏液层将微生物限制在粪便内，并防止其残留在空的远端结肠内。黏蛋白还可以抑制白色念珠菌的毒力，白色念珠菌常驻肠道，是条件致病菌。黏蛋白可下调白色念珠菌的黏附、细丝化和生物膜形成相关基因，保持其在肠道中的共生状态。MUC2 还是一种重要的抗炎介质，肠道树突状细胞（DC）暴露于游离或与抗原结合的 MUC2 后，其产生炎症细胞因子的能力下降。但也有研究表明，人肠道来源的黏蛋白，包括 MUC2 可刺激肠道 DC 表达 CD86、CD83 及细胞因子 IL-8，使肠道炎症细胞因子增加及趋化中性粒细胞聚集，因而黏蛋白和肠道免疫及炎症的关系仍需进一步研究。

（二）抗微生物肽

在肠道黏液中有多种抗微生物的分子，它们为多肽或蛋白，大部分由潘氏细胞分泌，成为抗微生物肽（antimicrobial peptide，AMP），这些生物分子包括防御素、溶菌酶、磷脂酶和 C 型凝集素等。

1. 防御素

防御素是一种分子量较小，由少于 50 个氨基酸组成的，带正电荷，富含胱氨酸的宿主防御多肽，在核糖体合成，其成熟肽含有区域特异性的氧化态的二硫键。脊椎动物防御素含有三种二硫键，根据不同的区域特异性二硫键，分为三个亚家族成员，即α、β和θ-防御素。人体可以合成α和β-防御素，目前在人类中已发现 6 种α-防御素和 4 种β-防御素。其中α-防御素 5 和 6（HD5 和 HD6）在肠道固有免疫中起作用。HD5 和 HD6 在十二指肠、空肠和回肠中均有表达，在回肠中表达量最高，这两种防御素均由潘氏细胞通过脱颗粒作用释放到肠腔中，其中 HD5 的分泌量最大。HD5 的杀菌谱广，对鼠伤寒沙门菌有抵抗作用，还可以调节肠道菌群的成分，维持肠道微生态平衡。此外，HD5 还可以结合糖基化蛋白、脂多糖（LPS）和细菌毒素。HD5 和细菌毒素结合后可导致其结构展开，使其易被蛋白酶降解。HD6 不能直接杀灭病原体，但可以自行组装形成网状的低聚合物，包裹病原体，从而阻止病原体侵入宿主细胞。

2. C 型凝集素

凝集素是一类可以和多种糖类结合而产生多种生物学效应的蛋白复合物。C 型凝集素和糖类结合依赖于钙离子（calcium），因而得名。REG 蛋白（regenerating islet-derived protein）是 C 型凝集素的组成部分。首次在再生胰岛中发现，分为Ⅰ、Ⅱ、Ⅲ、Ⅳ型。REG3 凝集素被潘氏细胞分泌到肠腔中，对肠道微生物起抑制作用。REG3 蛋白分为α、β、γ、δ四种亚型。人类只有 REG3α 和 REG3γ，小鼠的 REG3γ 是人类 REG3α 的同源蛋白。REG3α 可选择性地与细菌表面延伸的糖链结合，但不与细菌脱落的较短的可溶性肽聚糖链结合。对延长的糖链的这种选择性允许 REG3α 与细菌表面相互作用而不被脱落的聚糖隔离。与肽聚糖结合后，REG3α 的阳离子残基与带负电的细菌膜相互作用，使菌膜通透性增加。此外，在与菌膜的脂质接触后，REG3α 可寡聚化形成六聚体跨膜孔。革兰氏阳性菌的肽聚糖暴露在菌体的表面，而革兰氏阴性菌中的肽聚糖被外膜覆盖，因此 REG3α 只对革兰氏阳性菌有杀菌作用。

3. 溶菌酶

溶菌酶是一种可以裂解细菌细胞壁中肽聚糖的酶，存在于人类多种分泌物中，包括眼泪、母乳、唾液、胃和小肠分泌物。它在肠道由胃和幽门腺、十二指肠布鲁纳腺、小肠潘氏细胞、巨噬细胞及中性粒细胞等合成，但在正常结肠中没有表达。小鼠编码溶菌酶的两个基因，一个在潘氏细胞中表达，另一个在巨噬细胞中表达，而人类只编码一种溶菌酶基因，在潘氏细胞和巨噬细胞中均有表达。溶菌酶通过水解细胞壁中肽聚糖 N-乙酰鼠李酸和 N-乙酰氨基葡萄糖之间的 β-1,4-糖苷键，导致细菌裂解，对革兰氏阳性菌有杀灭作用。革兰氏阴性菌具有保护底层肽聚糖细胞壁的外膜，因此对溶菌酶具有相对耐药性。肽聚糖是一种促炎介质，可通过 Toll 样受体（TLR）2 和核苷酸结合寡聚体样受体（NLR）激活固有免疫系统。溶菌酶对肽聚糖的水解作用使其起到调节肠道炎症的作用。溶菌酶还可以通过直接或间接调节补体系统来调节免疫功能，促进多形核中性粒细胞和吞噬细胞的增殖和增强其功能。溶菌酶可增加肠道共生细菌的多样性，增强肠黏膜 IgA 免疫应答和肠黏膜屏障功能，防止产毒素大肠杆菌穿透上皮细胞表面。

4. 分泌型磷脂酶 A2（secretory phospholipase A2，sPLA2）

sPLA2 是一种脂溶酶超家族，具有多种调节功能，其各种异构体的催化活性与钙离子浓度密切相关。在潘氏细胞颗粒中高表达，并具有较强的抗菌活性。在细菌和 LPS 的刺激下，潘氏细胞释放 sPLA2。sPLA2 从磷脂甘油骨架的 sn-2 位置剪切游离脂肪酸，释放游离脂肪酸和溶血磷脂。由于带阳离子电荷，sPLA2 可攻击细菌细胞膜中带负电荷的磷脂酰乙醇胺和磷脂酰丝氨酸，破坏革兰氏阳性和革兰氏阴细菌的细胞膜，尤其是和细胞生长相关的膜的位点，导致细菌细胞死亡。另一方面，在宿主组织和血管系统中的 sPLA2 具有促炎功能。哺乳动物的细胞外膜主要由不带电的磷酸胆碱和胆固醇组成。在正常情况下，sPLA2 在宿主组织上的作用较弱。而在炎症条件下，如类风湿关节炎、急性胰腺炎和危重症，血清 sPLA2 迅速升高。在肠外营养和手术应激的情况下，血液循环中的 sPLA2 水平升高。升高的 sPLA2 与其他血清和组织炎症标志物如 TNF-α、IL-1 和 IL-6 的增加相关。

（三）肠细胞和紧密连接

肠上皮由吸收性和分泌性细胞形成，包括吸收性肠细胞、杯状细胞、潘氏细胞、簇和杯细胞、微纤维（M）细胞和肠嗜铬细胞。上皮细胞起源于位于肠绒毛基部的Lieberkuhn隐窝中的干细胞和祖细胞，细胞类型的分化取决于Notch和Wnt信号转导途径。吸收性肠细胞是小肠绒毛中数量最丰富的细胞。杯状细胞是黏蛋白的主要来源，其产物形成黏液层。杯状细胞被证明是肠腔中的低分子量可溶性抗原到达固有层中的DC的门户。潘氏细胞存在于隐窝中，在微生物的刺激下，通过TLR-髓样分化因子88（MyD88）通路产生AMP。肠嗜铬细胞是神经内分泌细胞，仅占所有上皮细胞的1%，这些细胞是肠腔内容物的第一个"传感器"。M细胞是缺乏刷状缘的特殊上皮细胞，主要散布在派尔集合淋巴结（Peyer's patch，PP，又称派尔斑）的滤泡相关上皮细胞中，也有少部分分布在绒毛上皮内。M细胞的作用主要是将细菌和分子运输到派尔集合淋巴结中。杯状细胞与柱状细胞和M细胞具有相似性，它们的刷状缘也比较短，但不能像M细胞一样运输抗原。簇状细胞只占上皮细胞的0.4%，是肠道的化学感应细胞，富含味觉传感分子，最近还被证明通过IL-25在蠕虫感染的2型免疫中起关键作用。肠细胞是肠黏膜内衬的吸收性细胞，排列成极化的单层上皮细胞，将肠腔内容物与下面的疏松结缔组织和内部环境分开。它们的细胞膜由面向下面组织的基底区域、面向相邻细胞的外侧区域，以及朝向肠腔的顶端区域组成。微绒毛由肌动蛋白丝网络支撑，从顶端区域表面突出并密集排列，形成了刷状缘外观。微绒毛增加细胞的吸收表面积。肠细胞微绒毛可释放含有碱性磷酸酶的小泡，使LPS去磷酸化，防止肠致病性大肠杆菌（EPEC）黏附在肠上皮上，限制细菌种群的生长，可去除细菌毒素，防止肠道炎症。肠细胞的细胞膜上配备有各种酶和转运蛋白，它们控制肠腔、细胞内部和组织之间的营养、代谢物和电解质的代谢、吸收和/或分泌。通过细胞内的分选和高尔基体和内切体的转运使这些蛋白在不同质膜区域呈极化分布。肠细胞由肠隐窝的肠干细胞分化、迁移而来。肠上皮在人类中每3~5天更新一次，成熟的肠细胞发生凋亡和脱落，被隐窝中的干细胞增殖取代。它们较高的更新频率也可作为去除感染或受损细胞的保护机制。

肠细胞之间存在紧密连接（tight junction，TJ），TJ位于肠细胞膜外侧区域的顶端，调节细胞旁转运和从顶端到基底的细胞极性。TJ是由跨膜蛋白组成的蛋白复合物，如闭合蛋白（occludin）、封闭蛋白（claudin）、连接黏附分子、tricelluin和细胞内支架蛋白（如ZO-1、2和3）。在肠道中，封闭蛋白-1、3、4、5和8降低细胞旁通透性，而封闭蛋白-2形成阳离子选择性通道，降低跨上皮通透性并减少细胞旁NaCl和水重吸收。ZO蛋白，ZO-1、ZO-2和ZO-3都含有PDZ结构域，它们与细胞骨架中的肌动蛋白等其他蛋白质相互作用。TJ阻止大分子通过，同时允许离子、水和小化合物的扩散。TJ复合物和上皮通透性受到与微生物及其代谢物和上皮相互作用的影响。刺激TLR2信号通路可激活蛋白激酶C（PKC）α和PKCδ，导致上皮通透性下降和ZO-1的重新分布。在TJ下面是黏附连接、桥粒和间隙连接，它们参与细胞间黏附和细胞内信号转导。TJ和黏附连接两者都与细胞肌动蛋白细胞骨架相连。TJ还通过结合复合物阻止脂质、受体和其他膜蛋白的膜扩散。上皮基底侧膜中的整合素附着于固有层下面结缔组织中的细胞外基质之上。不同肠段的渗透性不同，这是由TJ的不同组分的种类和丰度决定的。肠道的免疫细胞包括巨噬细胞、T细胞和自然杀伤细胞在内的多种细胞，可以产生多种细胞因子，如TNF-α和IFN-γ。这些细胞因子与肠道浸润的免疫细胞表面的特异性受体的结合，激活传导通路，启动一系列级联反应，产生更多的炎症介质，维持和增强炎症反应或者导致细胞凋亡等。细胞培养实验表明，TNF-α和IFN-γ通过激活肌球蛋白轻链激酶（myosin light chain kinase，MLCK），导致MLC过度磷酸化和 TJ 的开放，使肠上皮通透性增加，而 IL-4 和 IL-13 通过诱导孔形成的闭合蛋白-2 和凋亡途径增加肠上皮的细胞旁通透性。此外，免疫细胞如巨噬细胞、中性粒细胞和肥大细胞产生蛋白酶并释放到黏膜中，以调节肠道通透性。一方面，这些蛋白酶降解细胞外基质、黏蛋白，甚至降解活细菌。另一方面，蛋白酶通过和肠道多种细胞的特异性蛋白酶激活受体（proteinase activated receptor，PAR）结合，起到信号分子的作用，参与包括肠道通透性在内的多种生理功能的调节。

二、肠道固有免疫细胞

（一）模式识别受体

模式识别受体（PRR）监测细胞外间隙和细胞质中的入侵微生物或者细胞损伤，以启动相应的防御反应。TLR 和 NLR 是哺乳动物的两类主要 PRR。

TLR 是连接细胞外间隙的跨膜分子，识别细胞外的微生物病原体，在细胞内导致信号级联反应。1998 年首次发现哺乳动物的 TLR，随后很快就证明了哺乳动物 TLR4 是识别 LPS 导致内毒素休克的信号受体。在哺乳动物中，至少有 11 个 TLR 家族成员，而 TLR1~9 在人类和小鼠中是保守的。许多被单独的 TLR 识别的病原体相关分子模式（PAMP）已经被阐明。配体和 TLR 的细胞外富含亮氨酸重复序列（LRR）结合，启动细胞内一系列的级联反应，募集适配分子，激活相关激酶，导致核因子-κB（NF-κB）的抑制分子 IκBα 的磷酸化，最终导致 NF-κB 活化，它是引起炎症和免疫反应的相关基因转录的重要激活因子。NF-κB 的活性形式由异源二聚体组成，它们共享负责 DNA 结合、核定位及在细胞质中与 IκB 蛋白相互作用的同源区域。p60∶p50 异二聚体是活性 NF-κB 的主要形式，它以非活性状态储存在与 IκB 家族抑制蛋白结合的细胞质中（其中 IκBα 最具特征性）。IκB 掩蔽 NF-κB 的核定位信号，从而将其保留在细胞质中。在刺激之后（例如，通过活化的 TLR、NLR 或促炎细胞因子，如 IL-1 或 TNF-α），IκB 被降解以释放活性 NF-κB，其迁移到细胞核，与靶基因启动子的识别基序结合，使一系列和炎症反应有关的基因的转录上调。

NLR 位于胞质内，识别侵入细胞后微生物成分。NLR 主要包括 NOD1 和 NOD2，是哺乳动物的细胞内病原体识别系统，是细胞质型 PRR，可以识别细菌肽聚糖。和 TLR 类似，NOD1 和 NOD2 在 C 末端有 LRR 结构域，可以促进 PAMP 的识别。在 N 末端，NOD1 有 1 个胱天蛋白酶激活和募集结构域（caspase activating and recruitment domain，CARD），NOD2 有 2 个 CARD。和 TLR 类似，NLR 激活后产生细胞内一系列级联反应，通过 IκBα 磷酸化激活 NF-κB。一些 NLR 还可以形成多聚信号平台，称为炎症小体，如 NLRP3 募集 caspase-1 和 ASC 以形成炎症小体，进一步导致炎症细胞因子 IL-1β 和 IL-18 的产生和分泌。

人类小肠的肠上皮细胞表达 TLR1~5 和 TLR9。TLR 信号转导与肠道的上皮细胞增殖、IgA 产生、TJ 的维持及 AMP 分泌有关，这些功能对于保持肠上皮屏障的完整性至关重要。由于近端小肠、回肠远段及结肠中菌群密度的差异，以及肠隐窝底部到肠腔中心的 AMP 密度不同，TLR 的表达水平在肠道中的不同部位也存在区域性差异。无菌小鼠的肠上皮细胞 TLR 表达降低，表明肠道菌群参与诱导 PRR 的表达。肠上皮的 PRR 对肠道黏膜固有层内免疫细胞的成熟有间接作用。肠上皮细胞通过表达 NOD1 识别入侵的革兰氏阴性菌，而革兰氏阴性菌通过 NOD1 促进肠相关淋巴组织（gut-associated lymphoid tissue，GALT）成熟。单核细胞和潘氏细胞表达 NOD2，潘氏细胞、巨噬细胞和 DC 通过 NOD2 介导的 AMP 和细胞因子分泌起到抗感染的作用。NOD2 缺陷的小鼠肠道共生菌数量增加，而其对新入侵的病原体清除能力明显下降。

（二）潘氏细胞

潘氏细胞（Paneth cell）是一种富含颗粒的上皮细胞，位于小肠隐窝的底部。每个小肠隐窝中平均有 5~12 个潘氏细胞，与其他类型上皮细胞相比，它们从干细胞区向下迁移到隐窝底部，其寿命相对较长，约为 20 天，而肠上皮细胞寿命仅为 3~5 天。肠上皮细胞、杯状细胞和肠内分泌细胞大部分向上迁移并形成绒毛。这种分泌细胞在人类、袋鼠和大小鼠肠道中均有发现，但牛、羊等哺乳动物肠道缺乏潘氏细胞。潘氏细胞充满许多突出的顶端细胞质颗粒，在细胞刺激下，这些颗粒可以释放到隐窝腔中。潘氏细胞的分泌颗粒中储存各种蛋白和多肽，是 AMP 的主要来源。主要为宿主防御生物分子包括α-防御素、溶菌酶 C、磷脂酶和 C 型凝集素 REG3α。细菌和细菌代谢产物，如 LPS、脂磷壁酸、胆碱能激动剂等刺激可促使潘氏细胞脱颗粒，导致这些宿主防御分子被释放到黏液和肠腔中，形成黏液屏障，防止病原体侵入肠隐窝。潘氏细胞可以自主监测潜在的入侵细菌。它们表达 PRR，特别是 NOD2 和 TLR2、4、5 和 9，通过这些受体激活 MyD88 信号通路，诱导 AMP 和凝集素的分泌。通过抑制肠上皮细胞的 MyD88 通路，可减少潘氏细胞分泌的α-防御素和 REG3γ，从而诱导自发性肠炎。由于小肠经常和外来异物接触，潘氏细胞在基线状态下持续性地分泌这些抗菌物质，当遇到较强刺激时，分泌量可大大增加。潘氏细胞还可作为内质网应激反应的传感器参与维持肠道免疫稳态，其是肠道炎症的重要调节剂。真核细胞通过自噬来循环利用蛋白质和细胞器，以及清除细胞内病原体。潘氏细胞由于大量分泌蛋白，其正常功能严重依赖于自噬。*Atg16l1* 和 *Irgm1* 是两个自噬相关基因，小鼠肠潘氏细胞 *Atg16l1* 功能的丧失导致其分泌功能受损。*Atg16l1* 易感等位基因的纯合子的克隆病患者，其回肠潘氏细胞也存在自噬功能缺陷。

（三）树突状细胞和巨噬细胞

1. 树突状细胞

树突状细胞（DC）是存在于和外界环境直接接触的组织中的吞噬细胞，比如皮肤、呼吸道和胃肠道的上皮。树突状细胞在抗原提呈过程中起着重要作用，是固有和适应性免疫的桥梁。目前，DC 主要分为以下四种亚型：①经典树突状细胞（classical/conventional dendritic cell，cDC）；②浆细胞样树突状细胞（plasma cytoid dendritic cell，pDC）；③朗格汉斯细胞（Langerhans cell）；④单核细胞来源 DC（monocyte-derived DC）。cDC 具有高度吞噬活性，是专门的抗原处理和提呈细胞。其特征是半衰期比较短，为 3~5 天，而且可以被骨髓来源的前体细胞持续补充和替代。在外周器官中捕获抗原，迁移至输入淋巴管到达次级淋巴器官如淋巴结的 T 细胞区域，启动适应性免疫反应。因而 cDC 存在两种不同的功能状态。新分化的、未成熟的 cDC 具有较强的内吞作用，但是表面主要组织相容性复合体（MHC）-Ⅰ和Ⅱ表达水平较低。当遇到微生物的产物和炎症刺激时，cDC 将 MHC 分子复合体转运至细胞表面，上调协同刺激分子。pDC 在形态、基因表达上和 cDC 显著不同,而且在病毒感染的情况下,能分泌高水平的Ⅰ型干扰素(IFN)。pDC呈球形,和分泌抗体的浆细胞相似。其表面标志物和cDC的不同之处在于,小鼠pDC的表面标志物为B220、Siglec-H和Bst2,人类pDC为BDCA2(CD303)。由于其表面的MHC-Ⅱ高流动性,导致不能有效地将外来抗原提呈给$CD4^+$ T细胞。

2. 巨噬细胞

和单核细胞类似,肠巨噬细胞高表达MHC-Ⅱ和CD13。由于肠巨噬细胞表面的共刺激分子CD40、CD80和CD86表达水平较低,不能作为专业抗原提呈细胞(APC)发挥作用。它们也缺乏IgA(CD89)和IgG(CD16、CD32和CD64)的Fc受体与补体受体CR3(CD11b/CD18)和CR4(CD11c/CD18)。巨噬细胞上Fc和补体家族成员的这些受体介导细胞激活、促炎细胞因子(TNF、IL-1β、IL-6和IL-12)的分泌和驱动适应性免疫反应。这些受体在肠巨噬细胞上的缺失在维持免疫稳态方面具有功能意义。生理条件下的肠巨噬细胞对PAMP、细胞因子(如TNF-α、IFN-γ)的刺激作用不敏感,摄入细菌或者暴露于TLR配体等刺激因子不能使肠道巨噬细胞产生促炎症的细胞因子如IL-1、IL-6、IL-12、IL-23、TNF-α和CXCL10,同时它们也缺乏呼吸爆发产生一氧化氮的能力。这与其他组织巨噬细胞和血单核细胞形成鲜明对比。然而,这些适应性改变并不损害肠巨噬细胞的吞噬活性。肠道中的巨噬细胞在肠道中主要作为固有免疫的效应细胞起作用。由于和单层的肠上皮细胞的密切联系,以及其高度的吞噬和杀菌能力,使得巨噬细胞成为捕获和消灭侵入肠上皮屏障的病原体的理想场所。同时,巨噬细胞也参与了衰老上皮细胞的清除及肠道组织的重构。肠道巨噬细胞还可以产生前列腺素E_2,促进上皮祖细胞的生存和增殖。肠道巨噬细胞高表达整合素αvβ5,作为受体促进其对凋亡细胞的吞噬作用,其表达水平不受年龄和肠道菌群的影响。在正常情况下,肠道巨噬细胞产生抗炎细胞因子IL-10和转化生长因子(TGF)-β。IL-10可以抑制NF-κB通路,抑制炎症反应;维持调节性T细胞(Treg)的叉头翼状螺旋转录因子(Foxp3)表达,诱导$CD4^+CD25^+Foxp3^+$ Treg分化成熟,发挥重要的免疫调节作用;TGF-β也和Foxp3表达相关,TGF-β还可以抑制巨噬细胞对TLR配体的反应。与DC不同的是,巨噬细胞是非迁移性的组织驻留细胞,在抗原提呈时通常是低效的。相反,它们具有高蛋白水解和分解活性,这有助于它们清除和摄取病原体、死细胞和细胞碎片。在稳定状态下,巨噬细胞具有抗炎作用,通过产生调节性细胞因子如IL-10来维持器官内稳态。在炎症条件下,巨噬细胞可以快速激活并参与宿主对病原体的反应。和其他外周器官相似,肠道巨噬细胞根据其来源可分为两种:$CD11b^{hi}F4/80^{int}$和$CD11b^{int}F4/80^{hi}$。$CD11b^{hi}F4/80^{int}$巨噬细胞来自造血干细胞分化的单核细胞,而$CD11b^{int}F4/80^{hi}$来源于胚胎期卵黄囊巨噬细胞群,成人肠道巨噬细胞绝大部分来自血循环的单核细胞。

肠道巨噬细胞和DC长期以来一直被混淆,因为它们都表达CD11c,以前认为CD11c是仅与DC相关的表面标志物。DC具有迁移的特性,迁移性DC的特征是表达CD103,根据表达CD11b与否进一步进行分类。$CD11b^-CD103^+$ DC来自孤立的淋巴滤泡,而$CD11b^+CD103^+$ DC主要位于大肠和小肠的黏膜固有层。$CD11b^+CD103^+$ DC可以迁移至肠系膜淋巴结,通过释放视黄酸(RA)、TGF-β及吲哚胺2,3-双加氧酶(IDO)诱导Treg。$CD11b^+CD103^+$ DC是Treg在肠道归巢所必不可少的。肠道巨噬细胞来源于外周血的单核细胞,在正常状态下,分化成为巨噬细胞;而在炎症状态下分化为炎性DC。炎性DC可以分泌大量炎症介质，包括 IL-12、IL-23、诱导型一氧化氮合酶（iNOS）和 TNF-α，这些介质是肠系膜淋巴结中 Th1 细胞的强诱导物。单核-吞噬细胞通过在上皮细胞之间延伸其树突，犹如潜望镜一样，对肠道内容物进行采样。CX3CR1$^+$巨噬细胞尤其善于将其树突伸至肠腔中来捕获细菌、可溶性蛋白和真菌。CD103$^+$DC 并不直接捕获可溶性抗原，而是接受从巨噬细胞提呈而来的抗原。DC 和巨噬细胞与 M 细胞相互作用，是抗原提呈给免疫效应细胞所必需的。

3. 派尔集合淋巴结

派尔集合淋巴结是哺乳动物小肠的淋巴样滤泡，是免疫系统的前哨，黏膜免疫应答启动的部位。聚集成簇状的 B 细胞滤泡组成派尔集合淋巴结的圆顶，被富含 T 细胞的滤泡间区域（interfollicular region，IFR）彼此分隔开。小肠绒毛专门用于吸收营养物质，并且通过物理和化学屏障保护其免受大量微生物的侵入，而派尔集合淋巴结的主要作用是对肠腔内的外来物质进行采样检测和诱导黏膜免疫，为病原体的进入提供了通道。滤泡相关上皮细胞（follicle associated epithelium，FAE）含有特殊的上皮细胞，称为 M 细胞，由于 M 细胞缺乏典型的刷状缘，并且具有薄的糖萼，可以更好地接近大颗粒抗原，可以将微生物从肠腔结合并快速转运到上皮下穹隆（subepithelial dome，SED），M 细胞转运而来的微生物抗原被单核-吞噬细胞系统中的巨噬细胞和 DC 摄取，降解并提呈给 B 细胞和 T 细胞，这是触发黏膜免疫反应的关键步骤。派尔集合淋巴结中的 DC 分 5 种亚型：浆细胞样 DC（pDC）、CD8α$^+$DC、CD11b$^+$DC、双阴性 DC（DN DC）和表达溶菌酶的 DC（LysoDC）。其中，LysoDC 吞噬致病菌、死亡细胞及颗粒状抗原的能力最强，而且它们还可以将树突穿过 M 细胞特异性跨细胞孔伸至肠腔中，摄取肠腔内的抗原物质。肠道其他部位的普通巨噬细胞由于普遍分泌 IL-10，不能产生促炎细胞因子，因而具有抗炎的作用。通过 TGF-β 和 IL-10 信号通路，促进黏膜固有层 Treg 增殖，防止过度的炎症反应。由于派尔集合淋巴结作为病原体很容易到达的免疫诱导部位，派尔集合淋巴结中的巨噬细胞和肠道其他部位巨噬细胞的作用是完全不同的，具有完全不同的亚型。但是由于缺乏特异性标志物，派尔集合淋巴结中的巨噬细胞表型、分化及其功能尚不清楚。派尔集合淋巴结内巨噬细胞缺乏经典的肠巨噬细胞标志物，而且它们表达 DC 的关键标志物如 CD11c 和 MHC-Ⅱ，所以难以区分派尔集合淋巴结巨噬细胞和 DC 的功能。成人肠道中的巨噬细胞大部分来自骨髓来源的单核细胞，通过趋化因子受体 CCR2 途径从循环血液募集而来。和 LysoDC 类似，派尔集合淋巴结中的巨噬细胞也有表达溶菌酶的亚型，称为 LysoMac，不同的是，LysoDC 缺乏 CD4、高表达 MHC-Ⅱ。LysoMac 的寿命也较 LysoDC 的寿命长。LysoMac 不分泌 IL-10，其表面的 IL-10 受体表达水平也较低，但普遍表达 IFN-γ 依赖的抗微生物基因，在刺激因素作用下，可分泌促炎细胞因子 IL-6 和 TNF-α。因此，派尔集合淋巴结中的巨噬细胞不但缺乏常规肠道巨噬细胞的抗炎特征，反而有对抗感染和促进炎症发展的作用。

（四）粒细胞

中性粒细胞是固有免疫和宿主防御的重要组成部分，中性粒细胞在肠道中的数量很少，在感染或损伤时数量增加。它们通过释放细胞外"陷阱"——中性粒细胞胞外诱捕网（NET）启动固有免疫并直接杀伤病原体，通过产生 IL-17 和 IL-23 促进炎症发展，并可作为 APC 促进 Th1 和 Th17 细胞的分化。嗜碱性粒细胞在小肠黏膜中不常见，它们表达高亲和力IgE受体FcεR1，结合IgE，同时可被细胞因子IL-3、IL-18、IL-33及寄生虫来源产物激活，产生细胞因子IL-4，也可以产生大量的组胺、趋化因子和IL-6。嗜碱性粒细胞的主要作用机制是它们能够将其他细胞吸引到炎症部位，吸引固有免疫效应细胞并与之相互作用，通过趋化因子和细胞因子激活嗜酸性粒细胞和巨噬细胞。在肠道寄生虫感染时，黏膜固有层中的嗜碱性粒细胞增多，它们被募集到引流淋巴结，并且参与2型反应的发展。嗜碱性粒细胞也具有抗原提呈能力，嗜碱性粒细胞可以作为IL-4的来源，通过激活幼稚的T细胞，使其向Th2细胞分化，可以增强2型免疫反应。

嗜酸性粒细胞是固有免疫的重要效应细胞，IL-5是嗜酸性粒细胞分化和增殖的关键细胞因子，而嗜酸性粒细胞活化趋化因子促进成熟嗜酸性粒细胞向肠道募集。当嗜酸性粒细胞被激活时，释放多种细胞毒性因子和免疫调节细胞因子，导致局部炎症和组织损伤。嗜酸性粒细胞在抗寄生虫感染中有重要作用，此外，还包括支持浆细胞功能、募集DC等。胃肠道在稳态条件下含有人体最多的嗜酸性粒细胞，其中十二指肠内的嗜酸性粒细胞数量最多。肠道嗜酸性粒细胞主要存在于固有层和黏膜下层，也有一部分存在于小肠绒毛中。肠道的感染和炎症反应可导致嗜酸性粒细胞增多。循环嗜酸性粒细胞通过不同的机制被募集到胃肠道。非特异性组织损伤、过敏原和感染等刺激因素可导致嗜酸性粒细胞激活。Th2细胞和肥大细胞产生的细胞因子（包括IL-5、IL-13、IL-4和TNF-α）调节嗜酸性粒细胞向炎症部位聚集和激活，导致脱颗粒作用、IgE分泌和细胞因子产生增加。嗜酸性粒细胞颗粒含有四种主要的阳离子蛋白：嗜酸性过氧化物酶（EPO）、嗜酸性阳离子蛋白（ECP）、嗜酸性神经毒素（EDN）和主要碱性蛋白（MBP），它们都具有细胞毒性。此外，ECP和EDN具有核糖核酸酶活性。MBP增加平滑肌反应性，可直接诱导肥大细胞和嗜碱性粒细胞脱颗粒。嗜酸性粒细胞也产生大量的白三烯（LT）C4，然后代谢成LTD4和LTE4。这三种物质都是强有力的平滑肌收缩剂。嗜酸性粒细胞产生广泛的细胞因子来增强炎症反应，包括IL-1、IL-3、IL-4、IL-5、IL-6、IL-8、GM-CSF、TGF-α/β、TNF-α和嗜酸性粒细胞趋化因子，嗜酸性粒细胞不仅起着效应细胞的作用，而且起着免疫调节细胞的作用。它们的积聚和激活可引起肠道原发性浸润性疾病，包括嗜酸性食管炎、胃肠炎和结肠炎等。

（五）肥大细胞

肥大细胞（mast cell）是一种固有免疫细胞，能够对肠道黏膜感染做出迅速反应。它们主要位于黏膜固有层和黏膜下，同时也存在于上皮内、平滑肌和浆膜层。肥大细胞通过免疫球蛋白E(IgE)高亲和力受体FcεRⅠ和IgE结合后被激活，也可以通过PRR识别PAMP或DAMP，起到APC的作用。肥大细胞激活后产生脱颗粒作用，释放多种物质。肥大细胞颗粒含有多种化合物，包括组胺、肝素、蛋白聚糖和蛋白酶，这些物质迅速释放可能导致在接触过敏原的几分钟内发生致命的过敏反应。肥大细胞常常和嗜酸性粒细胞协同作用，在寄生虫免疫和过敏反应中扮演重要角色。在蠕虫感染期间，肥大细胞在感染部位被激活，肥大细胞的数量通过局部祖细胞的成熟和循环肥大细胞祖细胞的流入而迅速增加。肥大细胞数量增多和活化肥大细胞的快速脱粒作用，通过增加肠道的通透性来帮助驱虫。肥大细胞颗粒蛋白，包括肥大细胞蛋白酶（mast cell protease，MCPT）-1，可以降解肠上皮细胞之间的紧密连接。激活的肥大细胞在清除寄生虫后仍在大肠黏膜固有层和上皮间长期存活，持续产生MCPT-1，导致肠屏障的通透性增高。肥大细胞和肠神经关系密切。5-

羟色胺是胃肠道中的主要信号分子。它主要由位于肠上皮的肠内分泌细胞产生和分泌，通过多种受体在许多免疫和神经元细胞上发挥其信号转导功能。胃肠道内的食物或微生物抗原刺激肠内分泌细胞分泌 5-羟色胺，激活固有层中的肥大细胞。肠肥大细胞的其他功能包括调节肠道的分泌、蠕动、痛觉感知及血管生成。肥大细胞的激活可以产生上皮和神经肌肉功能障碍，促进内脏超敏感性和改变运动模式，和功能性胃肠疾病、术后肠麻痹、食物过敏和炎症性肠病的病理生理过程有关。

第二节　肠道的适应性免疫

一、分泌型免疫球蛋白 A

分泌型免疫球蛋白 A（secretory immunoglobulin A，sIgA）由浆细胞分泌。sIgA 是人类和大部分哺乳动物肠腔内含量最高的抗体类型，保护肠上皮免遭肠病原体和毒素损害，在肠道黏膜的体液免疫中起主导作用。sIgA 的分子量约 400kDa，由 2 个 IgA 的四链单位和 1 个 J 链、1 个分泌元件组成。sIgA 主要通过非共价交联微生物或大分子来保护黏膜表面，sIgA 可以阻断微生物黏附素，在空间上阻碍黏附素与上皮的相互作用，以及抑制微生物的运动并促使微生物在黏液中截留，最后通过蠕动或黏膜运动促进这些被捕获的微生物的清除。位于派尔集合淋巴结内的 M 细胞对肠腔内的抗原进行采样，由位于其下层的 APC 如 DC 对抗原进行处理并提呈至 T 细胞，T 细胞激活后引起 B 细胞类别转换重组，最终导致抗原特异性 sIgA 的产生。多种细胞因子包括 IL-4、TGF-β、IL-5、IL-6、IL-10 在诱导肠 sIgA 产生中起着重要作用。这些细胞因子的某些亚群，特别是 TGF-β 和 IL-10，也是维持黏膜耐受所必需，所以 sIgA 产生、免疫和肠内稳态之间关系密切。

由于 sIgA 主要位于肠腔内，相当于人体的外环境，和体内其他类型抗体的抗感染作用机制完全不同，主要包括：①sIgA 可以影响肠道微生物群的构成，促进肠腔内的抗原摄取和转运到 GALT 内的 DC，调节机体对高致病性细菌的炎症反应。②sIgA 能够通过空间位阻效应和直接识别受体结合区域阻止毒素和病原体黏附到肠上皮。③sIgA 通过凝集、黏液包埋和/或蠕动清除等步骤阻止微生物病原体（及抗原）进入肠上皮。凝集作用是指由抗体介导的通过多价表面抗原的交联而形成细菌（或病毒）团块，可导致细菌外膜扭曲、荚膜胞外多糖的分泌及细菌基因表达的改变。针对福氏志贺菌 O 抗原的小鼠 IgA 单克隆抗体（IgAC5）能够将福氏志贺菌包埋在覆盖于上皮表面的薄层黏液内。当 IgAC5 与分泌组分结合时，这种活性显著增强。IgAC5 与福氏志贺菌 O 抗原的结合，还可以抑制福氏志贺菌进入肠上皮细胞所必需的细菌 3 型分泌系统（T3S）的活性。IgAC5 对 T3S 活性的抑制作用迅速（5～15 分钟），同时部分降低细菌膜电位和细胞内 ATP 水平，由此可以选择性地降低志贺菌的毒力。sIgA 防止病原体和毒素附着到上皮表面的能力不依赖于抗原可变区，因而 sIgA 可以被认为是固有免疫系统的一个组成部分。新生儿胃肠道通过母乳喂养获得母亲的 IgA 抗体。母乳中的天然和特异性 sIgA 抗体能够结合共生细菌，并且可能参与逐步可控地建立新生儿肠道的微生物群。微生物群又刺激 GALT 的成熟，从而产生具有对肠道微生物多余表位储备和有限亲和力的 IgA。由于 sIgA 能够与共生细菌结合并促进它们通过 M 细胞被摄取，在促进 GALT 对以 sIgA-免疫复合物形式对共生细菌进行取样方面发挥重要作用，在这个过程中共生菌与 sIgA 的结合是必不可少的。在小鼠体内，针对共生细菌的特异性 sIgA 以 T 细胞非依赖性途径诱导，与滤泡淋巴结构的发育无关。共生细菌在派尔集合淋巴结的 DC 中持续存在，有助于诱导局部特异性免疫应答，限制细菌的播散。

二、肠道淋巴细胞

（一）肠相关淋巴组织和淋巴细胞

肠道的适应性免疫淋巴细胞存在于黏膜固有层（lamina propria，LP）、上皮内间隙（intra epithelial space）、派尔集合淋巴结和淋巴聚集体中。上皮内间隙中的淋巴细胞与上皮细胞关系密切。这些位于固有层和上皮内间隙中的集合淋巴细胞及派尔集合淋巴结和淋巴聚集细胞称为肠相关淋巴组织（GALT）（图 24-2）。人类和小鼠体内有超过 60% 的免疫细胞参与黏膜免疫。产生和释放抗原特异性 sIgA 是 GALT 最重要的功能。派尔集合淋巴结（Peyer's patch）是以 Johann Conrad Peyer 来命名的，他在 1673 年将其描述为：小肠黏膜中由淋巴结组成的突起。分布于小肠全段，人类有 100~200 个，小鼠有 6~12 个。派尔集合淋巴结由 3 个主要区域组成：①一系列大的 B 细胞滤泡；②覆盖在滤泡上面的滤泡相关上皮（FAE）和位于滤泡和 FAE 之间的上皮下穹隆（SED）；③将相邻 B 细胞滤泡隔开的小的 T 细胞区。M 细胞位于 FAE 中，可以将肠腔内的抗原传递至 SED。尽管派尔集合淋巴结和其他 GALT 在结构上类似于淋巴结，但它们不具有传入淋巴管，DC 在外周捕获的抗原不

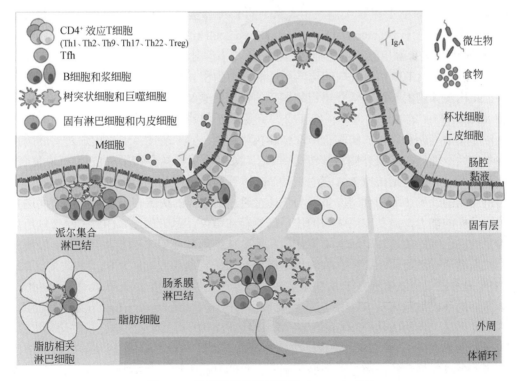

图 24-2 肠系膜相关淋巴组织（GALT）结构

（引自：Brucklacher-Waldert V，Carr EJ，Linterman MA，et al. 2014. Front Immunol，5：488）

能通过传入淋巴管提呈给GALT。肠腔内的抗原从黏膜表面穿过覆盖在GALT淋巴滤泡上的FAE直接被GALT接受。和小肠绒毛上皮不同的是，FAE几乎没有杯状细胞，围绕FAE的肠隐窝内也极少有潘氏细胞，有助于细菌抗原经由FAE到达GALT，而M细胞则是此过程的关键。不同于FAE中的周围肠细胞，M细胞面向肠腔的质膜缺乏微绒毛，只具有短折叠状结构，而基底侧质膜则内陷形成较大的囊状结构，称为M细胞口袋，DC和淋巴细胞可以在此驻留。M细胞在FAE中分散，占FAE细胞的5%～10%。M细胞的吞噬和转胞吞作用高度活跃，因而可以摄取肠腔细菌和抗原并将它们递送至M细胞袋中的DC以启动黏膜免疫应答。M细胞质中溶酶体数量比其他类型的肠上皮细胞少，而且溶酶体酶活性较低。所以，M细胞不处理其所摄取的抗原，而是完整地将其转移到DC进行抗原处理和提呈。

派尔集合淋巴结中含有血管和淋巴管，作为淋巴细胞和浆细胞进出的门户。派尔集合淋巴结的滤泡含有生发中心（germinal center，GC），是Ig基因体细胞超突变和B细胞选择的部位。无菌（germ free，GF）小鼠派尔集合淋巴结的GC较小或者缺如，提示肠道微生物群对派尔集合淋巴结的功能成熟极其重要。派尔集合淋巴结中的B细胞发生从IgM到IgA的同型转换，生成的IgA$^+$浆细胞，大部分带有*Ig*基因的体细胞突变，选择性归巢到肠道固有层。

根据功能，GALT可划分为诱导区域、成熟区域和效应区域。在人和小鼠中，派尔集合淋巴结和淋巴滤泡作为诱导区域，其中M细胞通过顶端从肠腔内进行抗原采样，通过内吞作用在基底外侧释放到APC。参与黏膜免疫的淋巴细胞表达特异性整合素，包括L-选择素和α4β7。幼稚T和B细胞表达高水平的L-选择素和中等水平的α4β7，与黏膜血管地址素细胞黏附分子1（mucosal vascular addressin cell adhesion molecule 1，MAdCAM-1）结合。肠道派尔集合淋巴结和淋巴样聚集物高内皮小静脉（HEV）结构性表达MAdCAM-1。淋巴毒素β受体（LTβR）通过与活化的循环淋巴细胞相互作用介导MAdCAM-1在派尔集合淋巴结内皮细胞的表达。活化淋巴细胞表达淋巴毒素α和β结合LTβR激活NF-κB途径，上调MAdCAM-1的表达，提高组织Th2型细胞因子和趋化因子的水平。

FAE主要有两种功能：肠腔抗原取样和抗原处理。如上所述，M细胞通过对肠腔抗原的内吞作用及随后在基底外侧将其传递到DC。M细胞优先结合和摄取sIgA-抗原复合物，加强了针对肠腔内特定抗原IgA的分泌。DC进行初始抗原处理，将抗原提呈给进入派尔集合淋巴结的幼稚T和B细胞。虽然DC具有通过其延伸的树突在上皮细胞层之间进行肠腔抗原采样的能力，但其在活体内的作用仍然存在争议，尽管如此，DC在FAE抗原处理和提呈给淋巴细胞的过程中起着重要作用。通常B细胞需要和T细胞相互作用，以便随后辅助抗原激活；然而，GALT中的B细胞有两个来源：胸腹膜间隙（B1）和骨髓（B2）。B1来源的淋巴细胞能够独立于T细胞被激活，该途径约占肠道sIgA释放总量的50%。

激活的淋巴细胞离开FAE并迁移到肠系膜淋巴结（mesenteric lymph node，MLN），在此它们经历进一步的成熟、活化和增殖。肠系膜淋巴结中淋巴细胞的整合素表达发生改变，L-选择素表达下调，α4β7表达增加。成熟淋巴细胞离开MLN后，通过胸导管离开淋巴系统，进入全身血管系统，通过血液循环回到全身的黏膜表面，包括肠道和呼吸道、乳腺、鼻道和泌尿生殖道，统称为黏膜相关淋巴组织（MALT）。B细胞在黏膜固有层中完全成熟为能够产生和释放IgA的浆细胞，B细胞中只有2%在派尔集合淋巴结内表达IgA，50%在肠系膜淋巴结细胞中表达，75%离开胸导管，近100%在固有层内表达。从派尔集合淋巴结对肠腔内的抗原进行采样开始，淋巴细胞经过致敏、成熟、迁移，最终导致sIgA在黏膜表面的释放，此过程统称为共同的黏膜免疫假说。

在GALT和MALT中，B细胞变成产生IgA的浆细胞，而T细胞通过释放细胞因子协调黏膜免疫功能，这些细胞因子共同调节IgA的产生、释放和转运，并通过调节MAdCAM-1表达来引导淋巴细胞的运输。总体上，共存在三个主要效应T淋巴细胞亚群：促炎性Th1细胞、抗炎性Th2细胞和混合的Th17细胞。成熟的Th1细胞分泌IL-2、IFN-γ及淋巴毒素-α，Th2细胞分泌IL-4、IL-5、IL-9、IL-10和IL-13。但人类有些Th1细胞也分泌IL-10和IL-13，由于它们分泌的细胞因子有所重叠，传统上严格按照是否分泌IFN-γ或IL-4来区分Th1和Th2细胞：Th1细胞分泌IFN-γ而不分泌IL-4，Th2细胞分泌IL-4而不分泌IFN-γ，IFN-γ和IL-4两者都不分泌的淋巴细胞既不是Th1也不是Th2细胞，这些细胞中有些是幼稚Th0细胞，由于从未被激活，所以没有分泌这些成熟细胞因子的能力。Th1细胞是1型免疫的调节细胞。其促进炎症的作用主要通过细胞因子IFN-γ。IFN-γ刺激促进内吞作用，氧化爆发和杀灭细胞内病原体。IFN-γ可上调多种细胞的MHC-Ⅰ和MHC-Ⅱ表达，有助于将抗原提呈给T细胞。IFN-γ和淋巴毒素-α诱导其他类型的细胞分泌促炎细胞因子如TNF或趋化因子，它们还刺激内皮细胞表达黏附分子，引起内皮细胞收缩、血管平滑肌舒张，最终导致血管扩张、通透性增高，有利于白细胞在炎症部位渗出，导致红、肿、热、痛等炎症反应。Th2细胞分泌IL-4、IL-10和IL-13，激活B细胞增殖，促进抗体的分泌和类转换（class-switching）。IL-4或IL-13是抗体IgG到IgE类转换所必需的细胞因子。IL-5可以刺激骨髓产生嗜酸性粒细胞、趋化激活嗜酸性粒细胞和嗜碱性粒细胞。IL-9是肥大细胞的造血和激活因子。Th2细胞介导的炎症的特点是嗜酸性粒细胞和嗜碱性粒细胞浸润及肥大细胞脱颗粒。这些均依赖于表面结合的IgE的相互作用。Th1和Th2细胞相互调节，Th1细胞分泌的IFN-γ直接抑制IL-4分泌，防止幼稚Th0细胞向Th2细胞分化；相反地，IL-4和IL-10抑制IL-12和IFN-γ分泌，阻止Th0细胞分化为Th1细胞。IL-10几乎是目前已知的抗炎作用最强的细胞因子，可以抑制促炎细胞因子分泌，降低细胞吞噬作用、氧化爆发和细胞内杀伤作用，阻止抗原提呈至T细胞，导致T细胞失能。IL-4和IL-13的作用与IL-10相似。IL-12和IL-4是决定幼稚Th0细胞向Th1或Th2细胞分化的关键细胞因子。

Th17是$CD4^+$T细胞的一个亚群，具有独特的效应功能、发育可塑性和干细胞特征。Th17细胞在抵抗皮肤和黏膜屏障表面的真菌和细菌感染中起到连接固有和适应性免疫的作用，在诱导对肠道、肺和口腔等黏膜部位的细菌和真菌感染的保护性免疫中起重要作用。在非病理条件下，人和小鼠中的Th17细胞数量相对于Th1细胞较少。小鼠Th17细胞由特定的共生微生物，如分段丝状细菌在肠道中诱导产生并驻留于肠道内。分段丝状细菌促进血清淀粉样蛋白A和ATP的生成，激活固有层中的APC诱导Th17细胞分化。Th17细胞相关的保护功能涉及多种细胞因子的分泌，包括IL-17A、IL-17F、IL-21、IL-22、IL-26、IL-8和CCL20。Th17细胞因子IL-17A、IL-17F和IL-22主要作用于肠上皮，通过刺激黏蛋白和AMP的产生，改善紧密连接功能，并通过上调多聚免疫球蛋白受体（pIgR）表达增加IgA向肠腔内的转运，增强肠屏障功能。1995年，Sakaguchi等首次在小鼠中鉴定Treg为具有普遍表达IL-2受体α链（CD25）$CD4^+$T细胞亚群。Treg的特征在于表达转录因子Foxp3，赋予其抑制免疫和抗炎作用。Treg抑制免疫的作用需要通过T细胞受体（TCR）

的激活信号；然而，一旦激活，它们的抑制功能是抗原非特异性的。Treg 通过抑制效应 T 细胞反应发挥其功能，从而阻止自身免疫的发展。

一旦效应 T 细胞进入肠间质，它们就会再次遇到更多样化的 APC 群体上呈现的特异性抗原，如巨噬细胞、B 细胞及 DC。这种继发性抗原特异性相互作用导致效应 T 细胞更快、更强的反应，从而使 IFN-γ、IL-17、TNF-α、淋巴毒素-α 和 IL-2 的生成显著增加。IL-2 促进 T 细胞的克隆扩增并增强 Th 和 B 细胞的功能，而 IFN-γ 与 APC 和巨噬细胞相互作用并使其激活，产生更多的 IL-12。IFN-γ、TNF-α 和 IL-17 激活内皮细胞并增强内皮细胞黏附分子在毛细血管后小静脉内皮细胞中的表达。此外，IFN-γ 激活的巨噬细胞产生大量的促炎细胞因子，如 TNF-α、IL-1、IL-6、IL-8、IL-12 和 IL-18 及活性氧和氮代谢物（如超氧化物、过氧化氢、一氧化氮等）。上皮间淋巴细胞（intraepithelial lymphocyte，IEL）主要有两种：a 型 IEL，和固有层 T 细胞类似，起源于循环 T 细胞，在淋巴器官内激活并通过 α4β7 和 CCR9 赋予其归巢至肠道的能力；b 型 IEL，起源于 CD8αβ 胸腺细胞，迁移至肠上皮并进一步分化成 IEL，在刚离开胸腺时，幼稚 CD8αβ 胸腺细胞就已经表达 α4β7 和 CCR9，它们直接通过血液到达小肠。

（二）肠道淋巴细胞迁移

白细胞迁移到小肠和大肠受到严格调控，以保持肠道免疫稳态，介导免疫应答，并调节炎症反应。由白细胞、黏膜内皮、上皮和基质细胞表达的多种趋化因子、趋化因子受体和黏附分子控制白细胞在肠道和肠道相关淋巴组织（GALT）中的募集和微环境定位。淋巴细胞再循环（lymphocyte recirculation）指大量的幼稚淋巴细胞在血液循环和淋巴系统之间持续穿梭循环。幼稚淋巴细胞在胸腺或骨髓产生后进入血液，然后迁移到淋巴和非淋巴器官，随后离开这些组织，通过血管或者淋巴系统继续在淋巴和非淋巴器官之间迁移。淋巴细胞和内皮相互作用，经过多个步骤，迁移到特定组织。将血管内淋巴细胞转移到淋巴和肠组织是一个复杂的过程，由三个分子机制不同的黏附和信号转导步骤控制：①将淋巴细胞束缚到内皮表面，沿着内皮细胞表面滚动，最后激活、诱导淋巴细胞与内皮的牢固黏附。②幼稚 T 细胞和 B 细胞通过选择性地黏附、穿过高内皮小静脉（HEV）进入淋巴结或者派尔集合淋巴结。在此过程中，淋巴细胞和内皮细胞表达多种受体，介导淋巴细胞向血管外组织迁移。③淋巴细胞黏附分子使淋巴细胞黏附到血管内皮，进一步通过趋化因子、趋化因子受体和整合素相互作用，使淋巴细胞牢固附着在内皮细胞表面。趋化因子同时使血细胞穿过血管内皮渗出到特定微环境中。

进入派尔集合淋巴结中的 T 细胞多为幼稚 T 细胞，这些淋巴细胞表面表达整合素 α4β7。血管内的幼稚 T 细胞进入肠系膜淋巴结、GALT（包括派尔集合淋巴结和孤立淋巴滤泡）经历抗原驱动的启动/激活、极化和扩增，以产生 Th1 和/或 Th17 效应细胞。这些效应 T 细胞通输出淋巴管离开淋巴组织，进入体循环，并回到肠道，帮助杀灭入侵肠道的病原体。在调控失当的情况下，这些效应 T 细胞也对非致病的共生菌起杀伤作用而导致慢性肠道炎症。近期研究表明，抗原负载的 DC 通过传入淋巴管从肠固有层和派尔集合淋巴结转运到肠系膜淋巴结，并可能作为相关的诱导位点，幼稚 T 细胞在此首先遇到肠道抗原并被激活为致病的效应细胞。因此，幼稚 T 细胞必须首先回到肠系膜淋巴结，在此被肠道抗原负载的 DC 诱导分化和扩增成致结肠炎的 Th1 和/或 Th17 效应细胞。

肠道内的抗原被单核-吞噬细胞（包括巨噬细胞和DC）摄取，DC摄取抗原后上调CCR7表达，迁移到肠系膜淋巴结中，诱导幼稚T细胞分化为Treg或者效应T细胞，并使这两种淋巴细胞表达迁移相关受体，介导其进入肠道。T和B细胞在小肠内的定位都是通过α4β7整合素和CCR介导的。α4β7和G蛋白偶联受体（G protein coupling receptor，GPR）-15，以及一些趋化因子受体共同介导T细胞归巢至结肠。在炎症情况下，CCR6可以直接靶向T细胞归巢至肠道，而在稳态情况下不能。CCR5可能有助于Treg募集到远端小肠，而CXCR4可能和T细胞在小肠和大肠的定位有关。GALT中的HEV高表达MAdCAM1，其是淋巴细胞整合素α4β7的受体。在肠系膜淋巴结，DC激活淋巴细胞，使其表面α4β7表达上调，引导肠抗原特异性的B和T免疫母细胞重新回到肠道或者GALT，引导中心记忆细胞到达派尔集合淋巴结和肠系膜淋巴结。GALT中的HEV还高表达CCL21，通过幼稚和中心记忆T和B细胞表面的CCR7诱导其黏附和趋化。

B细胞通过表达趋化因子受体，分化成记忆细胞或者浆母细胞，由淋巴或者血液进入组织，执行免疫监视或者分泌抗体等功能。GALT（特别是派尔集合淋巴结）是B细胞被肠抗原激活，生成肠道浆母细胞，分泌sIgA的主要场所。派尔集合淋巴结从血液循环中吸引的大量B细胞，通过L-选择素和整合素α4β7识别HEV，通过CCR7的配体CCL21、CXCR4的配体CXCL12、CXCR5的配体CXCL13黏附停留在HEV表面。CD22及其配体在B细胞归巢至GALT中起作用，B细胞凝集素CD22表达于幼稚和记忆B细胞表面，和派尔集合淋巴结的HEV表面的配体结合募集B细胞。此外，派尔集合淋巴结中的滤泡相关CXCL13和CXCL12，肠系膜淋巴结表达的外周淋巴地址素和MAdCAM1，均与B细胞的募集有关。研究表明，整合素α4β7介导黏膜B细胞应答。缺乏β7的小鼠肠道无法产生IgA。

幼稚CD4$^+$T细胞也通过α4β7到达小肠，但不需要CCR9。肠系膜淋巴结中的淋巴母细胞选择性地迁移到肠道固有层。它们上调α4β7和CCR9的表达，靶向至小肠固有层。小肠上皮产生趋化因子CCL25，是CCR9的配体。固有层小静脉表达α4β7的配体MAdCAM1。淋巴母细胞和小肠抗原激活的位于GALT内的记忆或效应T细胞通过表达α4β7和CCR9，被募集到小肠。浆母细胞表达CCR10，和大肠上皮细胞表达的CCL28结合，归巢到大肠，淋巴细胞归巢到结肠不需要CCL25和CCR9，而是通过GPR15。Th17细胞表达CCR6，在炎症条件下，和CCL20共同介导T细胞聚集到小肠和大肠的固有层。肠细胞淋巴结中的Treg也表达CCR9和α4β7。整合素α4β7和CCR9在Treg中的表达是诱导抗原耐受的必要条件。在GALT中，Treg可以抑制效应T细胞的激活。在小鼠结肠炎模型中，CCR6和CCL20共同引导Treg迁移至结肠，减轻炎症反应。GPR15和趋化因子受体同源，对调节性T细胞、记忆T细胞和效应T细胞在结肠中的聚集均有重要作用。

第三节 肠道菌群和肠道免疫相互作用

一、肠道菌群概述

人类体表及体内生活着数万亿的细菌、古细菌、真菌和病毒，这些细菌统称为微生物群（microbiota）。这些共生微生物栖息在所有上皮组织表面，包括皮肤、口腔、呼吸道和胃肠道及女性生殖道。胃肠道是微生物群中最大的细菌群体的"家园"，估计含有超过100万亿个细菌细胞。新一代测序技术的进步大大推动了对微生物群在人类健康和疾病中的多样性与复杂性的认识。这些研究表明，每个人类个体均有独特的微生物群构成，据估计，每个人肠道都有100~150个菌种，每种可以进一步分为大约200个菌株。微生物组（microbiome）是由微生物群成员编码的基因集合，含有比人类基因组多出100倍的基因。

微生物群在健康和疾病的宿主生理学和病理生理学中起重要作用，宿主与微生物群之间的关系是数百万年共同进化的结果，因此通常是互利的。肠道菌群的生存依赖于宿主提供的环境和营养，而其代谢产物又有助于宿主维持全身各器官的正常功能。拟杆菌（Bacteroidetes）、厚壁菌门（Firmicutes）、放线菌门（Actinobacteria）、变形菌门（Proteobacteria）和疣微菌门（Verrucomicrobia）是成人肠道中最常见的菌群。菌群的数量和多样性从十二指肠到远端结肠逐渐增加。微生物群失调与多种疾病因关，包括炎症性肠病、自身免疫性疾病、肥胖等。肠道微生物群通过单层上皮细胞与宿主内部分离。宿主免疫系统将微生物识别为"非我"，视作潜在致病性感染的标志；因此，与微生物群的持续相互作用深刻地影响着宿主肠道免疫系统。另一方面，宿主对微生物群的免疫反应也影响肠道中的微生物生态，并且可以影响微生物群的组成和功能。

二、肠道菌群对免疫系统的影响

肠道微生物群在宿主免疫系统的发育和成熟中起关键作用。固有免疫系统通过激活PRR，以抗原非特异性的方式快速响应肠道微生物，并释放细胞因子如TNF-α、IL-18和IL-22，从而促进上皮性抗微生物反应。从出生到成长过程中完全没有微生物接触的无菌小鼠（GF小鼠）与野生型小鼠相比，肠道免疫系统严重不成熟，表现为上皮内淋巴细胞数量、派尔集合淋巴结的大小和数量及黏液厚度明显减少。将野生型小鼠肠道中的微生物群移植到GF小鼠肠道可以诱导其免疫系统的成熟。这种成熟在很大程度上依赖于宿主先天免疫系统的PRR对非我微生物群的识别。通过与宿主的密切相互作用，某些微生物对宿主免疫系统具有显著和特异的影响。根据它们对免疫系统的功能影响可将这些细菌分为两大类：主要刺激炎症/效应免疫反应的炎性共生菌和主要刺激免疫调节而不是炎症反应的免疫调节性共生菌。

由于免疫系统和各种疾病的发展与进展密切相关，因此炎症共生菌也在疾病的发生和进展中起重要作用。这些菌群刺激慢性Th1和/或Th17细胞反应。虽然这些反应在宿主防御细菌入侵方面起着重要的作用，但如果反应持续时间过长或者调控不当可导致宿主的病理损害。分段丝状细菌（segmented filamentous bacteria，SFB）和肝螺旋杆菌（helicobacter hepaticus）可以刺激以上两种T细胞反应。SFB定植在小鼠的小肠上皮表面，并诱导较强的Th17细胞应答。这些Th17细胞特异性识别SFB来源的抗原。然而，在没有次级淋巴器官的情况下，SFB诱导非特异性Th17细胞反应。这些慢性特异性和非特异性Th17细胞应答的后果可能对宿主有益也可能有害。例如，SFB诱导的Th17细胞通过促使肠上皮细胞增加抗微生物的活性而增强小鼠对肠道柠檬酸杆菌感染的抗性。另一方面，在T细胞依赖性炎性肠病模型中SFB定植增加了结肠炎易感性，并促进了易感小鼠中Th17细胞介导的关节炎的发展。肝螺杆菌定植于小鼠的结肠和盲肠黏膜并诱导Th1和Th17细胞反应。在野生型小鼠中，肝螺杆菌不会导致致病性的肠道炎症，在缺乏免疫调节细胞因子IL-10

的转基因小鼠中，肝螺杆菌可以诱导结肠炎发生和发展。肝螺杆菌诱导结肠炎的主要机制是通过诱导结肠中的促炎细胞因子 IL-1β 和 IL-23，导致分泌 IL-17 的固有淋巴细胞和 Th17 细胞聚集，共同介导了结肠炎的发展。

微生物群对免疫系统的主要影响是诱导免疫调节反应，帮助维持宿主-微生物群稳态（图 24-3）。诱导肠道 Treg 是微生物群的主要免疫调节反应之一。肠道菌群及其抗原对 T 细胞的分化、成熟有重要作用。将肠道菌群和免疫细胞分开的物理化学屏障除黏液、上皮层、AMP 及 sIgA 以外，Treg 对维持肠道的稳态也必不可少，包括典型的 Foxp3$^+$ Treg，表达 IL-10 的 Foxp3 的 1 型 Treg（Tr1）及 CD4$^+$ 或 CD8$^+$ T 细胞。细菌、细菌产物或者细菌代谢物可以诱导结肠黏膜固有层中的 Treg，对局部或全身性免疫性疾病具有保护作用。通过对转录因子和 TCR 的分析表明，动物断奶前就存在于肠道的 Treg 主要来自胸腺，而肠道菌群诱导的 Treg 来自外周，尤其是肠细胞淋巴结中的 Treg，其 TCR 也不同。在诱导机体对食物抗原及肠道菌群的免疫耐受过程中需要 Treg 参与。Treg 对肠道微生物的识别依赖于 MyD88-STAT3 途径，是诱导肠道 IgA 及抑制肠道促炎性 T 细胞反应所必需。Treg 通过促进抗原特异性 IgA$^+$ B 细胞的存活使宿主产生对共生菌的免疫耐受。Treg 还可以通过分泌抗炎细胞因子 TGF-β 和 IL-10 抑制炎症反应。将特定的菌群移植到 GF 小鼠肠道中可以诱导 Treg 产生和激活，这些 T 细胞对于维持肠道内稳态和防止结肠炎是必需的。

梭状芽孢杆菌属和产生荚膜多糖 A（PSA）的脆弱芽孢杆菌（B. fragilis）是目前研究最多的可以诱导 Treg 的细菌。梭菌属（Clostridium）是一组多样的孢子形成细菌，属于厚壁菌门（Firmicutes）。从常规饲养的小鼠中分离出的梭菌种可显著诱导 Treg 在小鼠结肠黏膜中聚集，并能改善结肠炎和减少 IgE 生成。肠道固有免疫系统通过 TLR2 识别脆弱芽孢杆菌的 PSA，诱导肠道 Treg，减轻小鼠结肠炎表型。

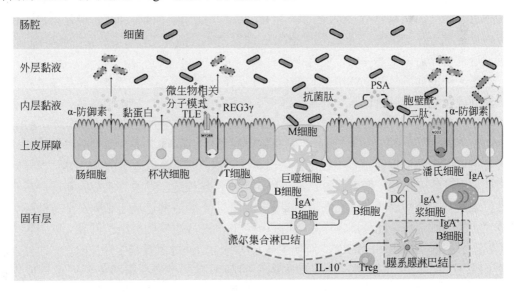

图 24-3　宿主免疫系统和肠道微生物的相互作用

（引自：Zhang M，Sun K，Wu Y，et al.2017.Front Immunol，8：942）

杯状细胞分泌黏蛋白，浆细胞分泌 sIgA，上皮细胞通过 TLR 或者 NOD2 途径分泌 AMP，树突状细胞摄取迁移至派尔集合淋巴结和肠系膜淋巴结的细菌。树突状细胞摄取脆弱类杆菌后可诱导 Treg 产生 IL-10。宿主细胞分泌 AMP 可以调节肠道菌群的组成。
IL-10. 白介素 10；M 细胞. 微皱褶细胞；MyD88. 髓样分化因子 88；REG3γ. C 型凝集素再生胰岛衍生蛋白 3γ

第四节 肠道免疫损伤与肠源性脓毒症

一、肠源性脓毒症的发病机制

Berg 和 Garlington 于 1979 年首次提出了"细菌移位"的概念，他们当时发现胃肠道内的活细菌经过上皮黏膜进入固有层进而到达肠系膜淋巴结，还可能到达肠道以外的器官。移位的细菌还包括无活性的细菌及其产物，也就是 PAMP，主要代表性产物就是肠道内毒素。Sedman 等发现，在相对健康的人群中肠浆膜层和肠系膜淋巴结中也可发现细菌，包括需氧菌和厌氧菌，称为自发性细菌移位，发生率为 5%。在正常情况下，这种低剂量的细菌移位可能对促进肠道免疫系统的成熟及对肠道共生菌群产生免疫耐受有重要作用。在肠梗阻、肝硬化、梗阻性黄疸、重症胰腺炎、出血性休克、严重烧伤等危重症患者中，由于肠道屏障破坏，肠道免疫功能衰竭，肠道细菌移位导致感染并发症和全身性炎症反应，进而可引起脓毒症和多器官功能障碍综合征（MODS）。

Meakins 和 Marshall 在 1985 年提出了"肠是 MODS 的发动机"，指出肠屏障功能障碍和肠通透性增加与 MODS 的发生有关。早期理论认为，肠道微生物和/或其产物通过门静脉转运到肝脏和全身循环。在对严重创伤患者进行的研究发现，尽管有 30%的患者出现 MODS，但只有 2%的患者门静脉血细菌培养阳性，所有患者门静脉血或外周血中均未检出内毒素，研究结果似乎不支持门静脉途径的细菌移位学说。对接受腹部手术患者的肠系膜淋巴结活检做细菌培养发现，5%~21%的患者出现细菌移位，而且细菌移位和术后感染并发症增加密切相关。在细菌移位的患者中，有接近一半患者的肠系膜淋巴结培养出的细菌和术后感染灶的病原菌是一致的。ICU 的危重症患者的肠道屏障通透性明显增加，和全身炎症反应综合征（SIRS）、脓毒症和 MODS 的发病率升高相关，而通过保护肠屏障功能、改善通透性治疗后，上述并发症随之下降。

肠道来源的病原体和 PAMP 移位的另一种途径可能是肠道淋巴系统。肠系膜淋巴管首先引流到乳糜池，最后通过胸导管在左锁骨下静脉注入体循环。肺血管是第一个暴露于肠系膜淋巴的血管床，而肺也是第一个和最常见的受损器官，急性呼吸窘迫综合征（ARDS）是 MODS 中首发和最常见的。因此，肠道来源的微生物和/或其产物通过肠淋巴管的转运在理论上可以解释危重症患者中经常首先出现 ARDS，以及随后进展的 MODS。在体外研究表明，来自休克动物的肠系膜淋巴液可以激活中性粒细胞，导致心肌细胞和内皮细胞损伤及红细胞功能障碍。通过结扎肠道主要淋巴管，防止肠道淋巴液达到肺及全身循环可减轻休克大鼠的肺损伤。此外，将休克动物的肠系膜淋巴液注射到健康小鼠或大鼠引起全身脓毒状态并引起 ARDS 和 MODS，而使用休克动物的门静脉血重复上述实验时，在体外和体内均未能观察到有害作用。休克动物模型的肠系膜淋巴液中未检测到内毒素或细菌 DNA，临床上对 ICU 患者的胸导管淋巴液的分析也获得同样的结果。淋巴液中非微生物和非细胞因子的活性物质作为 DAMP，通过刺激 TLR4 或其他 PRR，引起全身性不良反应，其作用方式与细菌类似。根据该理论，肠道微生物和/或其产物进入肠黏膜下层，激活肠免疫防御系统。肠促炎反应进一步加重肠损伤，DAMP 在肠系膜淋巴管中被释放并进入肺和体循环。肠道成为一个关键的促炎器官，通过释放 DAMP 引起肠外器官的损伤，而不需要全身细菌移位。据此，Deitch 提出了三重打击（three hit model）学说，即致病因素导致内脏低灌注（第一次打击），肠道通过产生和释放促炎因子做出反应。通过液体复苏，血流动力学恢复再灌注，导致肠缺血-再灌注损伤（第二次打击），使肠屏障功能丧失和肠炎症反应增强。细菌和内毒素穿过黏膜屏障，通过释放趋化因子、细胞因子和其他炎症介质进一步增强免疫应答，这些炎症介质影响局部和全身的免疫系统（第三次打击），导致 SIRS 和 MODS。黏膜免疫系统可防止病原体穿透上皮，识别来自各种病原体的外源抗原，对穿过黏膜屏障的病原体产生有效的免疫应答。脓毒症使上皮内淋巴细胞、固有层淋巴细胞和派尔集合淋巴结内淋巴细胞的凋亡增加。Deitch 还引入了"肠源性脓毒症"的概念，指肠道来源的促炎微生物和非微生物因子诱发或加重 SIRS、ARDS 或 MODS 的过程（图 24-4）。肠源性脓毒症的诊断基于肠屏障功能（通透性）的测定及患者的临床表现。危重症患者肠功能衰竭常见表现为肠鸣音消失、反流、呕吐、胃管引流量＞500ml/d、腹泻、腹胀或胃肠道出血。临床上由于难以评估肠功能，缺乏特异性影像学表现，尚无公认的肠功能衰竭标准，使肠功能障碍未得到重视，影响患者预后。

二、肠源性脓毒症的预防措施

目前脓毒症的治疗尚无有效的针对性措施，所以预防或限制危重症患者肠道细菌移位对脓毒症的预防和治疗有重要意义。治疗方法可分为两大类：①保持正常肠道微生态，抑制致病菌生长和附着于肠上皮，也就是阻止细菌移位过程的第一步，包括选择性消化道净化（SDD），添加益生菌、益生元或合生素等。②增强肠上皮屏障的完整性，预防肠损伤，包括早期复苏、肠内营养、免疫营养和抗氧化剂。选择性消化道净化包括使用口服非吸收性抗生素加上短时使用全身性抗生素，针对致病性革兰氏阴性需氧肠杆菌的同时减少对共生厌氧细菌的作用。抑制致病性肠道细菌过度生长有助于限制细菌移位和肠源性感染及败血症，减少 ICU 患者的感染和呼吸机相关肺炎。使用益生菌、益生元和合生素可维持肠道菌群微生态平衡。益生菌是活的非致病性微生物，益生元是促进有用细菌生长的特定植物纤维，益生菌可以降低择期腹部大手术患者术后感染率和较少呼吸机相关肺炎。合生素是益生菌与益生元的组合，包含多种结合了益生元的益生菌种类。但两者对 ICU 危重症患者的益处仍存在争论，因为其不能改善患者的生存率。由于肠道低灌注是导致危重症患者肠损伤和肠屏障破坏的重要始动因素，早期液体复苏以维持血管内容量和心脏血供是治疗的关键措施。传统的激进的液体疗法受到挑战，已有证据支持平衡、限制性补液和早期使用血管加压剂可以减少高血容量状态引起的肠黏膜水肿，但还需要更多的临床研究证实。剥夺消化道的食物营养及其相关的胃和胰胆分泌物会引起黏膜萎缩，损害肠屏障的完整性，从而促进细菌移位，与完全肠外营养相比，肠内营养和降低重症急性胰腺炎患者感染并发症、SIRS、MODS 和死亡率有关。肠内给予富含特异性免疫调节底物的基本营养成分，以直接供应肠细胞并防止肠屏障损伤。这些免疫营养素包括谷氨酰胺、精氨酸、ω-3 脂肪酸、γ-亚油酸和核苷酸。这些营养成分已被证明对肠黏膜具有多种作用，包括增殖、抗凋亡、抗氧化和抗炎作用，从而增强肠细胞紧密连接和免疫屏障的完整性，减少细菌移位。由于氧化应激是导致危重症患者肠损伤的关键因素，因此抗氧化剂用于肠屏障功能障碍的治疗

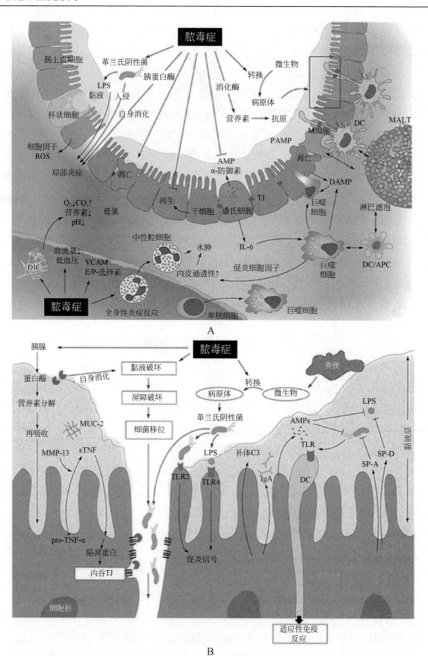

图 24-4 脓毒症和肠道免疫损伤

A. 在脓毒症中，细菌及其产物被固有免疫细胞模式受体识别，诱导促炎细胞因子释放从而导致肠道和全身炎症。释放的炎症介质导致内皮黏附分子上调，从而增加中性粒细胞和单核细胞的募集，进而使促炎细胞因子和 ROS 水平增加，毛细血管通透性增高。肠组织缺血缺氧，导致 IEC 凋亡和坏死增加。B. 脓毒症导致肠屏障破坏，细菌移位，肠道共生菌群转变为致病菌。PAMP. 病原相关分子模式；DAMP. 危险相关分子模式；LPS. 脂多糖；pg. 蛋白聚糖；PRR. 模式识别受体；TLR. Toll 样受体；DC. 树突状细胞；IEC. 肠上皮细胞；DIC. 弥散性血管内凝血；MOF. 多器官衰竭；ICAM. 细胞间黏附分子；VCAM. 血管细胞黏附蛋白 1；ROS. 活性氧；AMP. 抗菌肽；APC. 抗原提呈细胞；TJ. 紧密连接（引自：Haussner F, Chakraborty S, Halbgebauer R, et al. 2010. Front Immunol, 10: 891）

似乎是合理的。然而，在该患者人群中补充抗氧化剂的临床研究显示出不一致的结果。由于活性氧也是调节基本细胞信号通路的关键分子，抗氧化剂可能破坏调节宿主防御严重感染的正常信号转导过程而起反作用。因此，尚不能就危重症患者使用抗氧化剂提出循证医学的建议。

肠道是人体最大的免疫器官，肠道免疫系统庞大而复杂，多种物理因素、化学因素、生物活性分子及各种免疫细胞参与其中，固有免疫和适应性免疫协同作用，相互调节，对维持机体稳态至关重要。在肠道中存在大量的微生物群，对肠道免疫系统的发育、成熟和正常功能的维持有重要作用，在危重症患者中，肠道常常受到损伤导致肠道免疫和屏障功能受损，肠道菌群成为细菌移位的来源，使肠道成为MODS的发动机和脓毒症的关键启动因素。目前对肠源性脓毒症仍无有效治疗方法，对肠道免疫及其屏障功能仍需继续深入研究。

（陈晓东　刘克玄）

参 考 文 献

Atarashi K, Tanoue T, Oshima K, et al. 2011. Induction of colonic regulatory T cells by indigenous Clostridium species. Science, 331(6015): 337-341

Bramhall M, Zaph C. 2017. Mastering gut permeability: new roles for old friends. Eur J Immunol, 47(2): 236-239

Deitch EA. 2012. Gut-origin sepsis: evolution of a concept. Surgeon, 10(6): 50-56

Elphick DA, Mahida YR. 2005. Paneth cells: their role in innate immunity and inflammatory disease. Gut, 54(12): 1802-1809

Fu H, Ward EJ, Marelli-Berg FM. 2016. Mechanisms of T cell organotropism. Cell Mol Life Sci, 73: 3009-3033

Habtezion A, Nguyen LP, Hadeiba H, et al. 2016. Leukocyte trafficking to the small intestine and colon. Gastroenterology, 150(2): 340-354

Holly MK, Smith JG. 2018. Paneth cells during viral infection and pathogenesis. Viruses, 10(5): 225

Lee KN, Lee OY. 2016. The role of mast cells in irritable bowel syndrome. Gastroenterol Res Pract, 2016: 2031480

Mantis NJ, Rol N, Corthésy B. 2011. Secretory IgA's complex roles in immunity and mucosal homeostasis in the gut. Mucosal immunol, 4(6): 603-611

Ohno H. 2016. Intestinal M cells. J Biochem, 159(2): 151-160

Okumura R, Takeda K. 2018. Maintenance of intestinal homeostasis by mucosal barriers. Inflamm Regen, 38: 5

Palm NW, de Zoete MR, Flavell RA. 2015. Immune-microbiota interactions in health and disease. Clin Immunol, 159(2): 122-127

Pierre JF, Busch RA, Kudsk KA. 2016. The gastrointestinal immune system: implications for the surgical patient. Cur Prob Surg, 53(1): 11-47

Qin J, Li R, Raes J, et al. 2010. A human gut microbial gene catalogue established by metagenomic sequencing. Nature, 464(7285): 59-65

Rescigno M. 2014. Dendritic cell-epithelial cell crosstalk in the gut. Immunol Rev, 260(1): 118-128

Santaolalla R, Fukata M, Abreu MT. 2011. Innate immunity in the small intestine. Cur Opin Gastroenterol, 27(2): 125-131

Sertaridou E, Papaioannou V, Kolios G, et al. 2015. Gut failure in critical care: old school versus new school. Ann Gastroenterol, 28(3): 309-322

Sheikh SZ, Plevy SE. 2010. The role of the macrophage in sentinel responses in intestinal immunity. Cur Opin Gastroenterol, 26(6): 578-582

Spellberg B, Edwards JE. 2001. Type 1/type 2 immunity in infectious diseases. Clin Infect Dis, 32(1): 76-102

Taherali F, Varum F, Basit AW. 2018. A slippery slope: on the origin, role and physiology of mucus. Adv Drug Deliv Rev, 124: 16-33

Takeda A, Sasaki N, Miyasaka M. 2017. The molecular cues regulating immune cell trafficking: proceedings of the Japan Academy. Physic Biol Sci, 93(4): 183-195

Webb LM, Tait Wojno ED. 2017. The role of rare innate immune cells in type 2 immune activation against parasitic helminths. Parasitology, 144(10): 1288-1301

Wouters MM, Vicario M, Santos J. 2016. The role of mast cells in functional GI disorders. Gut, 65(1): 155-168

Yan BM, Shaffer EA. 2009. Primary eosinophilic disorders of the gastrointestinal tract. Gut, 58(5): 721-732

Zhao Q, Elson CO. 2018. Adaptive immune education by gut microbiota antigens. Immunology, 154(1): 28-37

第二十五章

肾脏免疫损伤与功能衰竭

第一节 肾脏免疫损伤的原因

一、概述

急性肾损伤（acute kidney injury，AKI）是指由多种原因引起的肾小球滤过率急剧、持续下降，导致代谢产物及毒素在血液中蓄积的一种临床综合征，是对急性肾功能不全或急性肾衰竭定义的替代和扩展，意在强调肾功能从轻微病变向终末期肾衰竭演变的全过程，是急危重症住院患者常见的临床并发症。

由于肾脏疾病不断增加，增加了死亡风险，AKI已成为对肾内科、ICU医生极具挑战性的医学难题。脓毒症、休克、器官移植、介入治疗及造影剂使用、化疗、抗生素、中草药等诸多因素已成为参与、促使AKI发生和发展的主要原因。AKI发病机制复杂，目前尚未彻底明晰。目前研究发现除与肾毒性、缺血缺氧、肾小球血流动力学改变、急性肾小管坏死和阻塞、间质性肾损害、氧化应激等相关外，免疫介导的炎症反应机制在AKI发病过程中的作用亦备受关注。

二、肾脏免疫损伤的常见原因

（一）脓毒症

脓毒症是宿主对感染的反应失调而导致的危及生命的器官功能障碍，当机体被致病菌感染，细菌释放毒素（主要为革兰氏阴性菌脂多糖）进入血液循环，激活内皮细胞等机体防御系统，释放大量细胞因子、血小板活化因子、内皮素、花生四烯酸代谢产物、补体成分等进入全身血液循环，与细菌毒素共同作用，引发全身炎症反应综合征（SIRS）。在危重症患者中，常导致多器官功能衰竭，其中肾脏是最易受损的靶器官之一，而肾脏损伤是导致危重症患者预后不良的独立危险因素。

在对该病发生机制的研究过程中，人们逐渐认识到大量淋巴细胞凋亡，以及免疫抑制状态引起的免疫功能紊乱与该病的发生密切相关。在脓毒症发病的初始阶段，以炎症介质的大量分泌为主要特征，主要表现为全身性的炎症反应，而随着病程的进展，逐渐表现为淋巴细胞增殖能力下降、大量淋巴细胞凋亡及严重免疫功能抑制状态，从而使机体对病原体的易感性进一步增加，易受二次感染。随着疾病的进一步发展，往往导致多器官功能障碍，研究显示，50%的 AKI 是脓毒症所致，且脓毒症合并 AKI 的病死率可达 74.5%，而不伴 AKI 的病死率为 45.2%。目前，脓毒症导致 AKI 的机制尚不十分明确，其可能与肾缺血-再灌注损伤、内毒素及炎症因子导致肾小管和肾小球损伤、免疫介导及氧化应激等原因相关。因此，在常规治疗的基础上进行免疫调理，改善患者免疫功能是治疗该病的必要措施。

（二）免疫性肾病

免疫性肾病是一组由多种病因引起的具有相同免疫病理学特征的慢性肾小球疾病。免疫性肾病包括紫癜性肾炎、狼疮性肾炎、IgA 肾病等，由于患者的免疫系统功能紊乱，产生的免疫复合物沉积在肾脏中，对肾脏的固有细胞造成损伤，引发炎症反应等，破坏肾脏固有细胞的正常功能而使患者出现蛋白尿、血尿、水肿等肾病症状而发病。患病后若出现肾功能不全、尿蛋白超过 1.5g/d、高血压、肾小球硬化、间质纤维化等，约 35%最终发展成尿毒症。

（三）缺血性因素

常见病因有以下方面：①绝对循环血量减少，如大出血、皮肤损失、胃肠丢失、肾脏丢失等诱发的肾脏免疫损伤。②有效循环血量减少，如心力衰竭、肝硬化、肾病综合征等诱发的肾脏免疫损伤。③肾内血管收缩，如高钙血症、肝肾综合征等诱发的肾脏免疫损伤。④缺血性急性肾小管坏死（acute tubular necrosis，ATN），目前认为原有慢性肾脏疾病、动脉粥样硬化、高血压、肾血管疾病、糖尿病、营养不良等为缺血性 ATN 的主要危险因素。某些外科手术常增加缺血性 ATN 进展的危险，如腹主动脉瘤的修复术、心脏手术、肾血管再造术及梗阻性黄疸等。另外，脓毒症相关性 ATN 常归为缺血性 ATN。资料显示，内毒素、炎症介质的激活及微血管内皮损伤在其发病机制中起重要作用。

（四）肾毒性药物

肾脏是药物毒性的重要靶器官之一。氨基糖苷类、喹诺酮类、两性霉素 B、磺胺类等抗生素、顺铂等抗肿瘤药物、环孢素 A 等免疫抑制药，非甾体抗炎药（NSAID）、利尿药、高渗透碘化造影剂、二膦酸盐类抗骨质疏松药、雷公藤和关木通等传统中药，是目前公认的可引起肾脏发生免疫性损伤的药物。大量实验数据表明，外源性药物可导致肾小球损伤（嘌呤霉素和多柔比星）、髓袢损伤（NSAID）和近端小管各段损伤（氨基糖苷类、环孢素 A 和顺铂）。

此外，造影剂肾病在药物所致 AKI 中亦扮演着重要角色，原有肾损伤、糖尿病合并肾功能不全、心功能不全（III～V 级）、高胆固醇血症、造影剂剂量、高龄等均为造影剂 AKI 的主要危险因素。当患者同时存在 3 个或 3 个以上危险因素时，造影剂相关 AKI 的发病率几乎为 100%。另外，脱水、低血容量、低白蛋白血症、高血压、低血压、非甾体类抗炎药或其他潜在肾毒性药物的使用等，均为造影剂急性免疫性肾损伤的可能危险因素。

（五）腹腔内高压

在重症监护室（ICU），由腹腔内高压（intra-abdominal hypertension，IAH）导致的腹腔间隔室综合征（abdominal compartment syndrome，ACS）是急性肾损伤的常见病因，但临床医生、甚至是肾脏病专科医生也往往缺乏对这一常见 AKI 病因的认识。大量关于 IAH/ACS 所致 AKI 的病理生理机制研究结果似乎都表明，IAH 早期肾内血管充血可诱导急性肾功能不全，随着 IAH 进入 ACS 阶段，其他众多致病因素（包括心排血量下降，儿茶酚胺类的增加，肾素、血管紧张素和炎症细胞因子的增加等）的参与进一步加重了肾脏的损害。少尿和肾功能不全是 IAH 进行性升高的早期临床表现，如果进入 ACS 阶段，此时已经出现多脏器衰竭，患者的预后不容乐观，只有肾脏在 IAH 相对较低的时候即已出现相应的临床表现。因此，把握 IAH 所致 AKI 的早期临床特征，及时处理 IAH，避免 ACS 的发生，对于降低此类急危重症患者的病死率具有十分重要的临床意义。

第二节　肾脏免疫损伤的分类

肾脏免疫损伤的发生发展具有动态的病理生理演变过程。发生缺血性肾损伤时，首先出现的是肾脏血流灌注减少，直接引起肾小球滤过率（glomerular filtration rate，GFR）降低、血肌酐（serum creatinine，Scr）升高。持续组织缺血缺氧引起肾小管代谢紊乱、氧化应激损伤，进而导致肾小管结构破坏，GFR 进一步降低。在肾毒性 AKI，各种毒物直接导致肾小管结构损伤，累积到一定程度后引起 GFR 下降，GFR 下降约一半后出现 Scr 升高。根据免疫损伤部位的不同，可将肾脏免疫损伤分为肾前性、肾性和肾后性三类。

（一）肾前性免疫损伤

肾前性免疫损伤一般是指由于肾脏低灌注引起的肾脏功能性免疫反应而非器质性免疫肾损伤，其机制是肾脏血流量的急剧减少造成肾小球滤过率的急剧下降从而导致 AKI。目前认为肾前性免疫损伤是增加肾性免疫损伤的危险因素甚至是肾性 AKI 的前期，持续的肾脏低灌流造成的免疫损害甚至能引起肾脏不可逆的损伤。

（二）肾性免疫损伤

肾性免疫损伤是指由各种与免疫相关的肾脏实质性病变或肾前性肾衰竭发展而导致的 AKI。其病因可分为肾小管性、肾小球性、肾间质性、肾血管性、肾小管内梗阻及慢性肾小球病变恶化等。

1. 急性肾小管坏死

ATN 是肾性 AKI 最常见的原因，是多因素（包括免疫因素）共同作用的结果，其病因可分为缺血性及肾毒性。既往认为肾小管缺血坏死是急性肾损伤的特征性病理改变。最近研究发现，免疫性肾损伤的肾脏病理改变不全为肾小管缺血坏死。应用盲肠结扎穿孔术（CLP）诱导的脓毒性 AKI（SAKI）小鼠模型，光镜下很少见到肾小管坏死和炎症，而肾脏和脾脏出现明显细胞凋亡，肾小管细胞出现线粒体损伤。对脓毒性休克病死患者进行肾脏病理分析,发现细胞凋亡和白细胞浸润是其主要特点。将脓毒性病死患者与外伤性死亡和非脓毒性 ICU 病死患者比较,脓毒性病死患者均观察到白细胞浸润,以单核细胞为主,主要分布于肾小球和肾毛细血管,同时存在肾小管细胞凋亡;与之对照的另两类患者这些表现不明显。在 CLP 诱导的 SAKI 肾脏组织,肾小管空泡变性明显。这些研究提示,在 SAKI 的肾组织病理表现中,肾小管缺血坏死并不明显,而炎症细胞浸润与肾小管细胞凋亡多见。总之,在没有 ATN 临床表现的 AKI 中,肾脏病理改变呈多样性,从正常到皮质肾小管坏死均有出现。人和动物 AKI 的肾脏病理表现没有一致性,大多是正常或轻微的非特异性改变,ATN 是相对少见的。

2. 急性肾小球病变

任何原因所致急性肾小球肾炎综合征,如各型急进性肾小球肾炎、急性链球菌感染后肾小球肾炎、狼疮性肾炎等。免疫性肾损伤是肾小球肾炎常见的病理类型。免疫损伤可致肾小球系膜细胞和基质增生,系膜区增宽,其间常有数量不等的中性粒细胞浸润,上皮细胞增生,形成新月体,肾小体毛细血管出现淤血。电镜下可见肾小球内皮及上皮细胞显著肿胀变性,内质网扩张,形成大空泡,基底膜增厚或厚薄不一,在基底膜表面呈驼峰状或小丘状隆起,足突融合,局部裂孔消失,膜下可见电子密度高的沉积物。

3. 急性肾间质性病变

包括药物所致的急性间质性肾炎、严重感染、系统性疾病(如系统性红斑狼疮、移植肾排斥反应)、肾间质浸润性疾病(如淋巴瘤白血病)、代谢性疾病(如急性高尿酸血症)及某些特发病因等。

4. 肾血管性因素

常见的肾血管性因素包括肾动脉栓塞、肾静脉血栓形成、肾静脉腔外压迫、肾动脉夹层、动脉粥样硬化栓塞性疾病及血管炎累及大血管等。

5. 肾小管内梗阻

常见的病因有异常蛋白(如多发性骨髓瘤)、结晶体(如肿瘤溶解综合征、甲氨蝶呤、阿昔洛韦)等。

6. 慢性肾小球病变恶化

在某些危险因素作用下,如原发病的活动、恶性高血压、急性左心衰竭、严重感染、肾毒性药物、尿路梗阻、水电解质紊乱及手术刺激等因素促使原有肾功能急剧减退,导致急性肾衰竭。

(三)肾后性免疫损伤

肾后性免疫损伤主要是各种原因所致的肾后性完全性梗阻,一般与免疫因素无关。

第三节 肾脏免疫损伤的病理生理机制

免疫炎症反应是肾脏损伤发生和进展的重要机制之一。其中,抗原抗体反应是肾小球损伤的主要原因,肾小球内出现免疫复合物或致敏 T 细胞后,还需要中性粒细胞、单核细胞、巨噬细胞、T 细胞、自然杀伤细胞(NK)和系膜细胞、上皮细胞、内皮细胞等肾小球固有细胞,以及补体成分、趋化因子、细胞因子、血管紧张素、一氧化氮、花生四烯酸衍生物等大分子可溶性生物活性介质的参与,继而引起肾小球损伤。免疫炎症反应过程还可以加重肾小管上皮细胞损伤、微循环障碍及肾内低氧,影响肾脏的及时修复,使肾脏慢性纤维化,甚至导致尿毒症。

与抗感染免疫及抗肿瘤免疫不同,肾脏免疫损伤的炎症反应过程有其自身固有特点:①某些毒性药物如氯化汞等使免疫调节发生异常,B 细胞被激活,产生多种与肾脏抗原反应的自身抗体,如抗肾小球基底膜抗体,抗体直接与肾小球基底膜本身的抗原成分反应;或者大分子的重组蛋白、DNA 等生物技术药物及小分子的阳离子药物分子经血液循环流经肾小球,与肾小球成分反应植入肾小球,植入性抗原与产生的抗体反应,在肾小球内形成原位免疫复合物,引起肾小球病变。②抗体与非肾小球性的可溶性抗原结合,形成免疫复合物,随血液流经肾脏,沉积于肾小球,并常与补体结合,可被巨噬细胞和系膜细胞吞噬降解。抗原作用为一过性时,炎症可很快消退;如大量抗原持续存在,则引起肾小球的慢性炎症。③抗肾小球细胞的抗体可直接与肾小球细胞的抗原反应,通过抗体依赖的细胞毒反应引起细胞损伤,如抗系膜细胞抗原的抗体造成系膜溶解和增生;抗内皮细胞抗原的抗体引起内皮细胞损伤和血栓形成;抗脏层上皮细胞糖蛋白抗体引起的损伤可导致蛋白尿。④细胞免疫产生的致敏 T 细胞可引起肾小球损伤,是未发现抗体反应的肾小球肾炎发病的主要机制。⑤还有个别类型肾小球肾炎的发生由补体替代途径的激活引起,可不伴有免疫复合物的沉积。

此外,近年来"免疫麻痹"一词越来越多地在脓毒症中被提到,尤其是在伴有肾脏损伤的患者中。免疫与凋亡以炎症细胞浸润和肾小管细胞凋亡多见,提示免疫性肾损伤与细胞免疫和肾小管细胞凋亡密切相关。大量文献指出,在免疫反应致肾脏损伤过程中,各种免疫细胞、炎症因子及细胞通路彼此影响、相互协同,共同发挥着重要的作用。

一、免疫细胞

免疫反应(包括固有免疫反应和适应性免疫反应)在 AKI 的发病机制中发挥了重要作用。肾脏发生损伤后多种免疫细胞被激活,包括中性粒细胞、树突状细胞(DC)、巨噬细胞、NK、T 细胞、调节性 T 细胞(Treg)及自然杀伤 T 细胞(NKT)等。

(一)固有免疫系统

固有免疫是机体在发育和进化中形成的天然免疫防御系统,无抗原特异性,反应迅速,但免疫强度弱。肾缺血-再灌注损伤(ischemia-reperfusion injury,IRI)时,损伤的肾小管上皮细胞释放内源性配体,即损伤相关模式分子(DAMP),由模式识别分子(PRM)和模式识别受体(PRR)识别,随后激活下游信号转导通路,诱导包括炎症反应因子、共刺激分子在内的各种免疫相关基因的表达;同时激活中性粒细胞、单核/巨噬细胞及 NK 细胞等固有免疫细胞,从而损伤缺血组织,并诱导适应性免疫反应。因此,阻断固有免疫反应的过度激活可能是有效干预肾脏损伤发生、发展的策略之一。

1. 中性粒细胞

中性粒细胞在感染和组织损伤后大量增殖,抵达炎症反应部位,吞噬病原体、异物或凋亡细胞。急性缺血性肾损伤动物模型的肾组织和临床 AKI 患者的肾活检标本均可见大量中性粒细胞浸润。中性粒细胞的聚集是机体抵御感染和修复损伤的重要机制之一，但其浸润肾组织后也可造成肾脏微血管栓塞，并释放氧自由基和蛋白酶，从而加重肾脏损伤。Rho 激酶是参与中性粒细胞聚集、黏附的重要调控因子。Rho 激酶抑制剂可通过增强内皮型一氧化氮合酶（eNOS）的活性而减轻内皮依赖性的血管收缩；同时 eNOS 来源的一氧化氮（NO）可减弱粒细胞对血管壁的黏附；Rho 激酶抑制剂还可减轻缺血-再灌注损伤所致的细胞炎症反应，且这种效果不依赖于上述两种反应。近年来有关中性粒细胞参与 AKI 的研究主要集中于介导中性粒细胞迁移的细胞因子，如选择素、细胞间黏附因子-1（ICAM-1）、CD11/CD18、α-黑素细胞刺激素（α-melanocyte stimulating hormone，α-MSH）和白细胞介素（IL）-8、IL-17 等。E-选择素、P-选择素和 L-选择素的配体结合部位的封闭、ICAM-1 的缺陷、CD11/CD18 的封闭均可减轻肾缺血-再灌注损伤；IL-8 通过上调肾小管的 ICAM-1，激活 p38 MAPK 信号通路，介导中性粒细胞的募集过程。

2. 自然杀伤（NK）细胞

NK 细胞表面表达的主要组织相容性复合体（MHC）-Ⅰ类分子的抑制性受体，可阻止 NK 细胞对正常细胞的攻击。NK 细胞与易感靶细胞接触时被活化，活化后的 NK 细胞可杀伤靶细胞，并促进中性粒细胞聚集和干扰素（IFN）生成，进而参与 AKI 的炎症反应过程。在体内或体外环境下，损伤的肾小管上皮细胞所分泌的骨桥蛋白（osteopontin，OPN）可诱导 NK 细胞趋化至损伤部位，并通过激活 NK 细胞而诱导肾小管上皮细胞凋亡，因此，抑制肾小管上皮细胞 OPN 的表达以减少 NK 细胞的聚集和活化可能会成为今后 AKI 治疗及干预的新方法。

研究表明，肾缺血-再灌注 4 小时后，NK 细胞即浸润至损伤肾组织，缺血-再灌注损伤诱导肾小管上皮细胞 NK 细胞活化配体（Rae-1）表达；NK 细胞表面的活化受体 NKG2D 可与小管上皮细胞表达的 Rae-1 结合，分泌穿孔素导致培养肾细胞裂解。NKT 细胞在 1～2 小时内迅速产生大量细胞因子，包括 Th1 型（IFN-γ、TNF-α）和 Th2 型（IL-4、IL-13），进而放大与激活 DC、Treg、NK 细胞、B 细胞及传统 T 细胞，从而将固有免疫与适应性免疫关联起来，发挥其生物学功能。

3. 巨噬细胞

巨噬细胞通过吞噬作用杀灭、清除病原体和异物，分泌 IL-1β、IL-6 和肿瘤坏死因子（TNF）等诱导局部炎症反应，或释放活性氧中间物和水解酶等直接清除靶细胞。AKI 炎症损伤中，巨噬细胞在小管间质大量浸润。研究发现，在 AKI 炎症反应的不同阶段，巨噬细胞的表型和作用不同。在损伤早期，巨噬细胞的表型为 M1，功能为清除受损细胞或诱导受损细胞凋亡；然后，巨噬细胞在 IL-14 诱导下表型转换为 M2，表达甘露糖受体，可促进受损组织细胞的增殖修复。抑癌基因 p53 是巨噬细胞表型转换必不可少的调控元件，*p53* 基因敲除的 AKI 小鼠模中，M2 型巨噬细胞在肾脏的浸润明显减少。

4. 树突状细胞

DC 是连接固有免疫和适应性免疫的桥梁。在固有免疫应答中，DC 可通过活化 NK 细胞和 NKT 细胞，诱发进一步的免疫炎症反应；在适应性免疫中，DC 作为抗原提呈细胞（APC）加工抗原、激活初始 T 细胞并参与调节 B 细胞功能。DC 参与 AKI 的免疫全过程，AKI 固有免疫阶段，DC 主要分泌 TNF-α、IL-12 及 IL-23，其下游的细胞因子 IFN-γ 和 IL-17

与肾缺血后巨噬细胞活化和中性粒细胞聚集相关；在适应性免疫反应阶段，DC 可诱导 T 细胞增殖，参与肾损伤过程。磷酸鞘氨醇（S1P）的亚型 S1P3 为 DC 激活所必需，敲除 *S1P3* 的 AKI 小鼠中 DC 不能成熟，肾脏局部浸润的 NK 细胞和粒细胞减少，肾损伤减轻。肾缺血可诱导 DC 产生干扰素调节因子（IFN regulatory factor，IRF）-4，后者抑制 TNF-α 生成、减少中性粒细胞在缺血损伤部位聚集并干扰 Toll 样受体（TLR）的下游信号转导，对肾缺血后损伤有一定的保护作用。

（二）适应性免疫系统

适应性免疫是由固有免疫系统中的巨噬细胞等抗原提呈细胞提呈抗原表位，使得 T、B 细胞活化、增殖、分化为效应 T、B 细胞，清除抗原并修复损伤组织的过程。

1. B 细胞

B 细胞是适应性免疫应答中的重要效应细胞。B 细胞产生抗体、IL-4 和 IL-6 并作为 T 细胞的 APC 介导炎症过程；同时，部分 B 细胞还可抑制炎症反应，如通过分泌 IL-10 在肠炎和自身免疫性脑炎中抑制炎症反应并减轻组织损伤。在缺血肾损伤后期，浸润的 B 细胞及浆细胞参与组织损伤、修复。浸润于肾组织的浆细胞表面高表达 CD126（IL-16 受体），特异性中和 CD126 可明显减轻 AKI 后期的组织损伤，提示浆细胞除了产生抗体外，其细胞表面高表达的 CD126 与配体 IL-6 结合后也可进一步参与炎症反应。

2. T 细胞及其亚群

T 细胞在适应性免疫应答中可介导细胞免疫，调节机体的免疫功能，不同亚群的 T 细胞具有不同的表面标志物，在 AKI 早期 T 细胞即可进入肾组织参与免疫炎症反应，是目前 AKI 研究的热点。根据 T 细胞受体类型，可将 T 细胞分为 γδT 细胞和 αβT 细胞，后者又可分为 $CD4^+$ T 和 $CD8^+$ T 细胞；根据 $CD4^+$ T 细胞所分泌细胞因子的不同将其分为 Th1、Th2 和 Th17 细胞，另有 $CD4^+CD25^+$ Treg。

（1）T 细胞介导炎症免疫损伤：T 细胞是介导肾缺血-再灌注损伤重要的细胞类型之一，早期即可浸润至损伤组织，并调控其他炎症免疫细胞活化。传统观念认为肾缺血-再灌注损伤过程中，$CD4^+$ T 细胞激活需要 2~3 天，也有研究发现在野生型小鼠顺铂给药后 1 小时肾组织内 T 细胞表达水平即显著增加，还有学者发现肾缺血-再灌注 30 分钟左右 $CD4^+$ T 细胞即出现。证实肾缺血-再灌注损伤后早期（0.5~1 小时）T 细胞即在损伤组织处增殖、聚集，调节相关免疫炎症细胞及细胞因子的释放，进而影响信号通路参与 AKI 损伤与修复的病理生理过程。

T 细胞活化需要两个信号的参与：第一信号是 T 细胞表面的 TCR-CD3 复合物与 APC 上的抗原肽-MHC 复合物的特异性结合；第二信号是 T 细胞上的共刺激分子与 APC 表面的配体结合的共同作用，它决定着 T 细胞是分化、增殖为效应细胞，还是进入无反应状态，提示通过控制共刺激信号可增强或终止 T 细胞活化，从而控制免疫炎症反应。共刺激分子对包括 CD40/CD40L、B7/CD28、细胞毒性 T 细胞相关抗原 4（CTLA-4）/CD28、ICOS/B7RP-1 等，目前研究较多的共刺激分子对是 B7/CD28 和 CTLA-4/CD28。缺血 48 小时后，CD4/CD8 T 细胞基因敲除小鼠与基因未敲除小鼠相比，肾功能有明显改善，中性粒细胞浸润减少。有研究报道，霉酚酸酯（一种选择性淋巴细胞抗增殖剂）可减轻肾移植所致的缺血-再灌注损伤。FTY720（一种新型免疫抑制剂）可通过改变淋巴细胞对趋化因子归巢信号的反应，减少炎症部位中淋巴细胞的数量，进而减轻肾缺血-再灌注损伤。

氧自由基、正常 T 细胞表达和分泌的调节活化因子（RANTES）及其他细胞因子，包括 TNF-α、IFN-γ、IL-2、IL-6 可直接激活 T 细胞。趋化因子，如生长有关癌基因（GRO/CXCL1）、单核细胞趋化蛋白、巨噬细胞炎症蛋白、干扰素诱导蛋白 10 也参与器官移植的早期炎症免疫反应。此外，TLR 除表达于内皮细胞、间质细胞外，主要表达在抗原提呈细胞。在肾脏肾缺血-再灌注损伤发现 TLR2、TLR4 的表达显著增加。热休克蛋白及基质成分、可诱导的防御素分子是 TLR 激动剂。TLR 通过非炎症激活途径可导致 T 细胞的增殖和分化，诱导 DC 成熟，增强其免疫炎症损伤。T 细胞增加肾血管网的通透性，改变血流动力学，增强炎症细胞及因子在肾脏的聚集，促使炎症级联放大的瀑布反应，调控肾脏的炎症免疫损伤。

（2）T 细胞在药物诱导的 AKI 中作用：目前对于 $CD4^+$ T 细胞在抗生素（庆大霉素）、中药（关木通、雷公藤甲素、马兜铃）、甘油、环孢素 A、顺铂、造影剂等导致的 AKI 发病机制中的研究甚少，部分报道限于生化指标及组织形态学病理学的观察。有报道 $CD4^+$ T 细胞在顺铂诱导的小鼠 AKI 促进趋化因子配体 1（CXCL-1）的生成，引起中性粒细胞的募集，钙超载、Fas 配体（FasL）表达而直接诱导细胞凋亡；$CD4^+$ T 细胞还可增加 IL-33 表达，激活转录因子 AP-1、核因子-κB（NF-κB），促使炎症因子的释放，导致肾小球及肾小管周围毛细血管网的免疫炎症损伤。

总之，$CD4^+$ T 细胞亚型介导免疫机制参与了各种病因导致的肾脏损伤，在临床诊治及预防中具有重要的研究价值。目前诸多临床及动物实验研究，仍局限于缺血-再灌注方面，其确切的信号通路及作用机制仍不明确；对于药物及造影剂导致的肾损伤，尤其 $CD4^+$ T 细胞在造影剂肾病致病机制关注甚少，有待深入探讨。其次，$CD4^+$ T 细胞作用机制于离体因素可调控性得出结论，脱离了体内作用的微环境，$CD4^+$ T 细胞亚群的体内联系网络，涉及其他炎症细胞及因子、免疫器官（肺、脾、肝）之间"交叉对话"，作用机制复杂。最后，$CD4^+$ T 细胞亚群在 AKI 免疫调节机制的探索，可借鉴心、肾、肝、肺、脑等在脏器损伤领域的研究。总之，明确 $CD4^+$ T 细胞亚群在肾脏免疫损伤中的作用，可为其诊治提供理论依据，为临床转化医学研究奠定基础。

3. 调节性 T 细胞

Treg 是 T 细胞中一类具有免疫抑制功能的细胞，在肾脏免疫损伤中起抗炎作用，减轻肾脏的免疫损伤程度，促进肾脏的修复。Treg 同时表达 CD4 和 CD25 表面抗原，可分为两类，一类是天然产生的自然调节性 T 细胞（nTreg），另一类是诱导产生的诱导型调节性 T 细胞（iTreg）。nTreg 来源于胸腺，在胸腺内通过阴性选择发育成熟，占外周血 $CD4^+$ T 细胞的 10%～20%，可通过分泌 IL-10、转化生长因子（TGF）-β 及细胞与细胞间的接触发挥作用。iTreg 是由抗原刺激诱导外周 $CD25^+$ T 细胞而产生，可能通过抑制 IL-2 的表达产生免疫抑制微环境而发挥作用。

Treg 表面有一些较特异的分子，如 CTLA-4、叉头翼状螺旋转录因子（Foxp3）、CD127、CD103、CD25 等。许多实验证实 Treg 能够参与自身免疫性疾病、炎症性疾病、肿瘤、过敏性疾病及器官移植排斥反应等。研究发现，在顺铂诱导的 AKI、多柔比星诱导的肾损伤及抗肾小球基底膜肾炎等中 Treg 通过抗炎作用减轻了肾损伤并促进其修复。Treg 的抗炎作用机制可能通过分泌 IL-10、TGF-β 等直接抑制 T 细胞活化；也可通过 APC 间接抑制

T 细胞激活；还可通过 Treg 表达的 CTLA-4 与 APC 表面的 CD80 或 CD86 结合抑制 T 细胞活化、增殖。将野生型小鼠和 *Foxp3* 基因敲除小鼠的淋巴结转移至 T 细胞和 B 细胞缺陷小鼠体内，前者可使其产生 *Foxp3* 阳性 Treg 并减轻缺血-再灌注导致的肾损伤，表明 Treg 调节肾脏损伤是通过抑制 IL-10 介导的固有免疫系统。在多柔比星诱导的肾损伤中，抗 TGF-β 抗体可去除 Treg 对肾脏的保护作用，提示 TGF-β 在 Treg 的保护作用中发挥了重要作用。小鼠肾缺血-再灌注损伤后，应用鞘氨醇激酶抑制剂可使 Treg 增加并迁移至损伤处而保护肾脏，这是通过 CTLA-4 下调 DC 表面的共刺激分子而实现的，若阻断 CTLA-4 则作用消失。若在缺血-再灌注损伤前去除小鼠体内 Treg，与野生型小鼠相比，在 72 小时机体尿素氮水平和肾脏评分即有明显差异，提示去除 Treg 可加重肾脏损伤。在缺血性 AKI 小鼠模型中，发现在损伤 3 天和 10 天后有 Treg 进入肾脏，而缺血性损伤使用抗 CD25 抗体 1 天后 Treg 开始耗竭，增加了肾小管损伤，在 3 天和 10 天时通过增加浸润性 T 细胞因子的产生而减少肾小管增殖，当初始损伤后 1 天输注 $CD4^+CD25^+$ Treg，3 天时 $TCRβ^+CD4^+$ T 细胞 IFN-γ 分泌水平降低。

有学者在热预处理的小鼠缺血-再灌注损伤模型研究中证实 Treg 可增加热休克蛋白（HSP）70 表达，发挥保护肾脏的作用；还有报道 Treg 可通过介导细胞间的直接接触释放 CTLA-4、TGF-β、IL-10 等细胞因子；通过程序性死亡因子 1（PD-1）依赖机制抑制缺血-再灌注损伤的固有免疫反应，促使腺苷的生成；通过活化 NF-κB、JAK/STAT 信号通路，抑制炎症免疫细胞的聚集与炎症反应，保护损伤的肾组织，促进修复；也可通过调控致炎因子（IL-1、IL-6、IL-8、TNF-α）与抑炎因子（IL-10、TGF-β）的分泌，从而影响 Treg 增殖，发挥其主导的免疫调节作用，减轻脏器的早期损伤。在小鼠缺血-再灌注损伤模型中发现通过影响 Treg 分泌的细胞因子 IL-2，间接证实能促进脾、肾 Treg 增殖，继而促进肾小管上皮细胞增殖，改善肾功能，减少肾间质纤维化，减轻肾脏损伤。目前研究发现其他 $CD4^+$ T 细胞亚群在小鼠缺血-再灌注损伤中也具有保护性调节作用，通过激活 STAT4 及 STAT6 信号通路调控 Th1/Th2 细胞，促使 IL-12、IFN-γ、趋化因子 MCP-1 及 IL-4、IL-5、IL-6、IL-10、IL-13 生成，在缺血-再灌注损伤肾损伤中发挥其生物学功能。小鼠缺血-再灌注损伤模型中发现趋化因子具有募集 T 细胞及 NKT 细胞到缺血-再灌注损伤肾组织，从而加重组织损伤的功能。趋化因子 CXC 受体 3（CXCR3）与其配体相互作用，可促进炎症损伤及增强 Th1 细胞免疫反应。而阻止 CXCR3、CCR5 表达，可抑制 T 细胞及 NKT 细胞浸润，发挥缺血-再灌注损伤肾保护作用。体外实验证实，通过调控 1L-2、IL-6、IL-10、IL-13、IL-17、IFN-γ、IL-4、TNF-α 等细胞因子，抑制 Th1、Th2 和 Th17 细胞，从而可减轻肾缺血-再灌注损伤及其相关的肾脏炎症。

二、细 胞 因 子

细胞因子是免疫原、丝裂原或其他刺激剂诱导多种细胞产生的低分子量可溶性蛋白质，具有调节细胞生长、修复损伤组织等多种功能。AKI 中，粒细胞和肾小管细胞释放多种细胞因子参与肾组织的炎症反应过程，这些细胞因子中的一部分可在血液或尿液中检测到，也可作为 AKI 严重程度的标志物。

白细胞介素家族的成员众多,可抑制 AKI 炎症反应的包括 IL-10,其可介导 M2 型巨噬细胞的保护效应。骨髓间充质干细胞(MSC)对 AKI 的保护机制亦与 IL-10 有关。中性粒细胞产生的 IL-8、Th17 细胞释放的 IL-17、B 细胞生成的 IL-4 均可促进炎症损伤。继发于 AKI 的全身其他脏器(如肝脏和肠)的损伤与小肠潘氏细胞脱颗粒产生大量 IL-17A 有关。人重组 IL-11 通过促进缺氧诱导因子(HIF)-1α和鞘氨醇激酶-1(sphingosine kinase-1,SK1)的表达而起到保护肾缺血-再灌注损伤的作用,其他较重要的细胞因子有如下几种。

(一)TGF-β1

TGF-β1 是目前已知的抑制炎症反应的细胞因子之一,同时也介导肾组织纤维化的病理过程。肾缺血-再灌注损伤后,生长因子上调 TGF-β1 的表达,后者通过 Smad 依赖性途径及 Smad 非依赖性途径转导信号。TGF-β1 激活 Smad3 途径后,促进 Bcl-2 表达,并抑制 TNF-α介导的细胞损伤。Smad7 可以负向调控 Smad3 途径的信号,实验证实,Smad7 过表达可以抑制 TGF/Smad3 信号通路,从而抑制肾组织的炎症反应和纤维化过程。

(二)IL-18

目前在肾脏病领域,1L-18 的研究报道极少,体外培养原代肾小球系膜细胞可表达 IL-18 结合蛋白(一种可溶性 IL-18 拮抗剂)。在缺血-再灌注损伤的肾组织,IL-18 表达上调,说明 IL-18 在肾脏生理和病理过程中可能发挥重要的作用。特别是它比 IL-12 有更强的诱生 IFN-γ能力,而且与 IL-12 作用协同,已发现 IFN-γ参与免疫性肾损伤,并且有较明确的促肾损伤作用。除此之外,IL-18 还促进炎症因子 IL-1β、TNF-α、NO 及趋化因子 IL-8、MCP、MIP-1、GM-CSF 等的产生。而目前这些因子在促进免疫性肾损伤发生、发展方面已有大量的证据。特别是单核细胞在免疫性肾炎中起中心作用,IL-18 又是它的一种重要分泌产物。因而在多细胞因子网络所介导的肾损伤中,IL-18 作用不容忽视。但目前它在原发性及继发性肾小球疾病中的表达如何,国内外文献未见报道。肾小球固有细胞,特别是系膜细胞也参与炎症过程,它能否表达 IL-18 目前也不明确。

另外,虽然尚未完全明确,但各种原发性和继发性肾小球疾病可能都存在 Th1/Th2 细胞失衡情况,而很多种类的肾炎目前其抗原尚不清楚,使目前的治疗相当困难。设想,通过调整 Th1/Th2 细胞因子平衡网络,绕过抗原直接调整细胞因子平衡,可能作为一种治疗免疫性肾炎的新方法。IL-18 属于 Th1 类细胞因子,明确它在各类肾脏病中的表达情况,可为 IL-18 及其拮抗剂的应用奠定基础,特别是近年一些特异性抑制剂的发现,可能是一种结构相对简单、容易合成获得的化学药物,可用于治疗炎症性和凋亡相关疾病。而免疫性肾损伤少不了以上两种病理过程,因而它对 Th1 细胞亢进肾炎可能有效。然而,caspase-1 活化 IL-1β和促肾损伤作用已基本明确,而 IL-18 在肾炎中的地位不明,因而明确 IL-18 在肾小球疾病中的作用对该潜在药物的开发应用至关重要。

(三)巨噬细胞迁移抑制因子

与大多数细胞因子不同,巨噬细胞迁移抑制因子(MIF)组成性表达于免疫细胞、内分泌细胞及某些组织的上皮细胞，它通过抑制 p53 依赖的巨噬细胞凋亡和负向调节糖皮质激素的免疫抑制作用而促进机体的炎症反应。临床研究表明，患者尿液中 MIF 与 AKI 的预后呈一定相关性，这意味着 MIF 有可能作为 AKI 新的生物标志物。

三、重要信号通路

（一）TLR 信号通路

DAMP 与 PRR 结合后可激活固有免疫系统。TLR 为目前研究最为深入的 PRR。根据其接头蛋白的不同，将 TLR 的信号转导通路分为髓样分化蛋白 88（MyD88）依赖性途径和 MyD88 非依赖性途径。两者均可激活 NF-κB，通过依赖 IκB 激酶（IκK）复合物丝氨酸磷酸化途径及依赖 IκB 酪氨酸磷酸化途径，诱导下游多种炎症反应因子、黏附分子、凋亡蛋白的表达。

小鼠 AKI 模型中证实，在 TLR 信号通路中与固有免疫相关的 83 个基因中，有 59 个的表达量超过正常值的 2 倍；应用腺苷酸环化酶激活肽-38 可逆转这 56 个基因的表达，肾脏功能也可得到改善。TLR2 和 MyD88 缺陷对缺血-再灌注损伤肾组织有保护作用；高迁移率族蛋白 B1（HMGB1）、双糖链蛋白多糖及 HSP70 在缺血-再灌注损伤后表达也显著增强，若中和胞外 HMGB1，则肾组织损伤减轻。进一步研究证实，*TLR2* 敲除小鼠的肾损伤程度轻于 *MyD88* 敲除的小鼠，提示可能存在 TLR2 依赖而 MyD88 非依赖的 AKI 通路。*TLR4* 敲除的小鼠模型中，IL-1β、IL-6 和角质形成细胞趋化因子（keratinocyte chemoattractant, KC）等细胞因子的产生减少，肾组织中中性粒细胞的浸润也减轻。在小鼠 AKI 模型中，单一免疫球蛋白白细胞介素 1 受体相关蛋白（single Ig IL-1 related receptor, SIGIRR）对 IL-1R 和 TLR 介导的免疫应答起负向调控作用。

在 AKI 发生过程中，临近死亡的肾小管上皮细胞释放组蛋白进入细胞间隙，可直接作用于受体 TLR2 和 TLR4，诱导 MyD88、NF-κB 和丝裂原活化蛋白激酶（MAPK）信号通路的激活。将组蛋白注入鼠肾动脉，可招募粒细胞，导致微血管外渗、肾脏炎症反应，这些改变都依赖 TRL2/TRL4 通路。使用抗组蛋白 IgG 抗体中和免疫刺激效应，则可以抑制肾脏内的炎症反应，中性粒细胞浸润和肾小管坏死减少，肾小管的分泌功能也得以改善。由此可见，临近死亡的肾脏细胞所分泌的组蛋白通过直接毒性作用和促炎作用促发和加重 AKI，这一作用依赖 TLR2 和 TLR4 所介导的固有免疫通路。发现用 CLP 诱导的 AKI，肾脏组织中介导固有免疫反应的 TLR9 表达增加。因此，AKI 的发生与触发机体的固有免疫反应密切相关。

（二）NLR 信号通路

NOD 样受体（Nod-like receptor, NLR）为 PRR 的另一成员，其 N 端结合下游分子及效应蛋白后，通过激活 NF-κB 和 MAPK 等途径介导免疫应答。肾缺血-再灌注损伤时，肾小管上皮细胞 NOD1 和 NOD2 的表达增加，这与 IL-6、TNF-α 和 KC 等的产生有关。

（三）HIF-1α/p53 信号通路

MAPK 及其亚族如细胞外信号调节激酶（ERK）、c-Jun 氨基末端激酶（JNK）和 p38 等被激活后，作用于各自的底物，影响多种转录因子的活性，从而调节 TNF-α 等细胞因子的表达，而这些细胞因子又能影响 MAPK 通路中上述分子的活性。HI-1α 的表达增加是机体对缺氧的一种适应性反应。研究表明，缺氧可使 ERK 发生磷酸化，进而调节 HIF-1α 的转录活性，因此 HIF-1α 可能是通过 ERK 来促进缺血-再灌注损伤时肾小管上皮修复的。体内实验证实，对于肾脏缺血-再灌注损伤，抑制 p53 通路能促进 HIF-1α 表达，推测 HIF-1α 也可以通过拮抗 p53 通路而促进肾小管上皮修复。HIF-1α 还可通过诱导血管内皮生长因子的表达来促进损伤后内皮细胞和上皮细胞再生，促进肾组织修复。

（四）Wnt/β-catenin 信号通路

Wnt 蛋白具有多种受体。细胞在不同的环境条件下表达不同的受体，从而活化不同的下游通路，如 Wnt/β-catenin 经典信号通路、非经典信号通路（PCP 和 Wnt-Ca^{2+} 通路）。研究表明，AKI 时 β-catenin 可起保护肾组织的作用，在 β-catenin 基因敲除的肾缺血损伤小鼠模型中，肾小管上皮细胞凋亡增加，肾组织损伤严重，但具体的机制尚未阐明。

（五）其他

腺苷（adenosine，A）及 PD-1 参与 Treg 胞内信号转导。PD-1 及其配体 PD-L1 和 PD-L2 是调控 T 细胞增殖、分化的重要分子。腺苷与腺苷受体结合后使得 Treg 表面 PD-1 高表达。PD-1 可抑制 mTOR/Akt 信号途径，维持 Foxp3 的稳定表达。研究表明，PD-1 激活细胞内 SHP1/2 结构域后可抑制 STAT1 磷酸化，从而促进 Foxp3 表达。

第四节 肾脏免疫损伤的诊断与分级

肾脏免疫损伤通常是指与各种免疫因素相关的 AKI，是住院患者和 ICU 患者的常见病症。一旦发生 AKI，患者 ICU 停留时间和住院时间均显著延长，病死率明显增加。因此，早期诊断免疫相关性 AKI 发生，防止疾病进展，对改善患者预后至关重要。

一、"RIFLE" 标准

多年来 AKI 的定义不明确，国内外诊断标准不一。2003 年，学者对 20 个有关急性肾衰的系列研究分析发现，对急性肾衰有 16 种诊断标准，而国际急性透析质量合作网站上则列出了 30 余种 AKI 的定义和标准。定义的不准确在一定程度上影响了临床上对 AKI 的防治，也限制了对 AKI 的临床研究。2002 年急性透析质量指导组（Acute Dialysis Quality Initiative，ADQI）指出 AKI 的 "RIFLE" 分层诊断标准，将 AKI 分为三个严重级别：危险期（risk，R），损伤期（injury，I），衰竭期（failure，F）；两个预后级别：丧失期（loss，L），终末期（end stage，E）。用以反映 AKI 的严重程度及损伤时间，有助于临床医生早期发现及干预 AKI（表 25-1）。

表 25-1　急性肾损伤分层诊断 RIFLE 标准

分层	肾小球功能指标	尿量
危险期	Scr↑×1.5 或 GFR↓>25%	<0.5ml/（kg·h），持续 6 小时
损伤期	Scr↑×2 或 GFR↓>50%	<0.5ml/（kg·h），持续 12 小时
衰竭期	Scr↑×3 或 >4mg 或 GFR↓>75%	<0.3ml/（kg·h），持续 12 小时或无尿
丧失期	肾功能完全丧失>4 周	
终末期	肾功能丧失持续 3 个月以上	

注：Scr. 血清肌酐浓度；GFR. 肾小球滤过率。

二、"AKIN" 标准

2004 年 9 月，来自 ASN、ISN 和 NFK、ADQI、欧洲重症医学协会（ESICM）的专家成员在意大利召开会议，成立急性肾脏损伤网络（Acute Kidney Injury Network，AKIN）专家组，根据该专家组的建议，将 AKI 定义为：不超过 3 个月的肾脏功能或结构方面的异常，包括血、尿、组织检测或影像学方面的肾损伤标志物的异常。其诊断标准为：由造成肾脏结构或功能变化的损伤导致肾功能在 48 小时内突然下降，表现为尿量<0.5ml/（kg·h）持续超过 6 小时，或者 Scr 绝对值增加达到基线值的 1.5 倍或增加≥26.4μmol/L。急性肾损伤分期：Ⅰ期，尿量<0.5ml/（kg·h），持续时间>6 小时，Scr 增至基线值的 1.5~2 倍或 Scr 绝对值增加≥26.4μmol/L；Ⅱ期，尿量<0.5ml/（kg·h），持续时间>12 h，Scr 增至基线值的 2~3 倍；Ⅲ期，尿量<0.3ml/（kg·h），持续时间>24 小时，Scr 增至基线值的 3 倍以上（表 25-2）。

表 25-2　急性肾损伤的分期标准

分期	血清肌酐标准	尿量标准
Ⅰ期	Scr↑>0.3mg/dl 或增加>50%~199%	<0.5ml/（kg·h），>6 小时
Ⅱ期	Scr↑>200%~300%	<0.5ml/（kg·h），>12 小时
Ⅲ期	Scr↑>300%或>4.0mg/dl（急性升高>0.5mg/dl）	少尿，<0.3ml/（kg·h），>24 小时；或无尿>12 小时

注：Scr.血清肌酐浓度。

这种对 Scr 短期内轻度升高的关注是为了尽早诊断 AKI，减少漏诊率。然而，这一定义更适用于急性肾小管坏死，而不适用于肾小球疾病、急性间质性肾炎，以及肾小血管病变引起的肾实质性 AKI。后三种情况常表现为持续性进展性 Scr 升高，短期内的 Scr 上升速度往往达不到 AKI 的诊断标准。急性肾脏病（acute kidney disease，AKD）包括了 AKI，以及 3 个月内发生的 GFR<60ml/min 或 GFR 下降 35%或 Scr 升高>50%，可更好地发现不同类型的肾实质性 AKI。因此，在临床工作中，既要关注 Scr 在短期内的快速变化，也要关注肾功能的持续动态进展，避免漏诊。

第五节　肾脏免疫损伤的早期生物学标志物

2012 年，改善全球肾脏病预后组织（Kidney Disease Improving Global Outcomes，

KDIGO）提出了更加全面和统一的 AKI 诊断和分级标准。该标准以血肌酐和尿量的变化值来定义 AKI 的发生和分级。但众所周知，这两种指标都不具有肾脏特异性，会受到很多因素的影响。如患者的年龄、种族、饮食、肌肉量、肌酐分布容积及肝脏疾病等都会影响 Scr 的浓度，导致其检测结果不准确。用 Scr 诊断 AKI 的发生还存在一定的延迟性，在肾脏受到损伤 24~36 小时之后其浓度才会显著上升。尿量的影响因素也很多，如利尿剂的应用、血浆渗透压和肾小管的功能等。因此，临床一直期望可以找到敏感性更高、特异性更强的新型生物标志物来早期预测 AKI 发生，从而实施早期监测和有效预防措施，防止疾病进展，降低患者病死率。理想的 AKI 新型生物标志物能早期诊断 AKI 发生，在 Scr 升高之前的 12~48 小时内即开始升高。下面按照不同类别分别介绍（表 25-3）。

表 25-3 已知的 AKI 生物标志物体内及肾脏分布

名称	体内分布	肾脏
尿液中肾小管分泌的酶类		
α谷胱甘肽 S 转移酶（αGST）	各种组织表达	近端小管上皮细胞的溶酶体、刷状缘和胞质释放
π谷胱甘肽 S 转移酶（πGST）	各种组织表达	
N-乙酰β-氨基葡萄糖苷酶（NAG）	部分组织表达	
炎症引起尿中的标志物		
白细胞介素-18（IL-18）	单核细胞、树突状细胞、巨噬细胞、上皮细胞	肾小球自由滤过，重吸收，不分泌
白细胞介素-1、6、8（IL-1、IL-6、IL-8）		
小分子蛋白		
胱抑素 C	所有真核细胞	肾小球自由滤过，重吸收，不分泌
肝细胞生长因子（HGF）	间质细胞	
$α_1$-微球蛋白（$α_1$-MG）	肝脏	
$β_2$-微球蛋白（$β_2$-MG）	所有真核细胞	
近端小管蛋白		
肾损伤因子-1（KIM-1）	肾脏近端小管细胞	近端小管上皮细胞表达上调
中性粒细胞明胶酶相关载脂蛋白（NGAL）	白细胞、亨氏袢、集合管	
胱抑素 C	所有真核细胞	
L-脂肪酸结合蛋白（L-FABP）	肝细胞	
细胞周期抑制蛋白		
胰岛素样生长因子结合蛋白-7（IGFBP-7）	几乎所有上皮细胞表达，包括肾小管上皮细胞	阻滞肾小管细胞进入短暂的 G_1 周期
金属蛋白酶组织抑制因子-2（TIMP-2）		

一、肾功能标志物

胱抑素 C（cystatin C，CysC）是一种小分子蛋白质，所有的有核细胞都能稳定地产生，在体内几乎可以全部被肾小球滤过。经肾小球滤过的 CysC 大部分在近端肾小管被重吸收，其余小部分被降解后随尿液排出体外。与 Scr 相比，CysC 反映 GFR 下降更敏感。当 GFR 下降时血 CysC 浓度升高，肾小管损伤，重吸收减少时，尿 CysC 浓度升高。有研究表明，尿 CysC 不仅可以早期诊断 AKI 发生，还可以预测 AKI 患者是否需要接受肾脏替代治疗（renal replacement therapy，RRT）和 30 天病死率。

二、肾脏结构损伤标志物

尿液中肾脏结构损伤标志物种类很多，各指标对于 AKI 的早期诊断、病情进展和预后预测均有一定的作用。但由于迄今为止还没有发现任何一种生物学标志物同时具有高敏感性和高特异度，既可以早期诊断又可判断预后。因此，目前的研究方向是建立优化组合的生物学标志物体系，并与临床指标相结合，提高对 AKI 诊断和预后判断的预测能力。

1. 中性粒细胞明胶酶相关载脂蛋白

中性粒细胞明胶酶相关载脂蛋白（neutrophil gelatinase-associated lipocalin，NGAL）是目前唯一应用于临床的 AKI 结构损伤标志物。正常尿液中 NGAL 含量很少，发生缺血性 AKI 时肾小管升支粗段分泌 NGAL 增多，从而使尿液中浓度增加。发生 AKI 时肝脏合成 NAGL 增多，会导致血液中的 NGAL 浓度也增加。有研究表明，早期检测血和/或尿 NGAL 可以早期诊断 AKI 发生，评估疾病严重程度，预测 RRT 需要率和病死率。有学者做了一项前瞻性队列研究，用尿 NGAL 预测重症 AKI 患者 RRT 需要率和 90 天病死率，结果发现尿 NGAL 具有很好的评估 AKI 患者预后的价值。

2. 肾损伤分子

肾损伤分子（kidney injury molecule，KIM）-1 是反映肾小管损伤的一个敏感指标。近端肾小管损伤后 KIM-1 表达增加，其胞外段脱落至尿液中，导致尿 KIM-1 浓度增加。发生急性肾小管坏死时，尿 KIM-1 能早期预测 AKI 发生，但其预测 RRT 需要率和临床预后的价值相对较差。

3. N-乙酰β-D-氨基葡萄糖苷酶

N-乙酰β-D-氨基葡萄糖苷酶（N-acetyl-β-D-glucosaminidase，NAG）分子量较大，正常情况下不能被肾小球滤过。其主要存在于近端肾小管的溶酶体中，当肾小管损伤时大量 NAG 释放至尿液中，使尿 NAG 浓度显著增加。尿 NAG 也是早期预测 AKI 发生的敏感标志物，其浓度上升 12 小时至 4 天后 Scr 才上升至异常值。

4. 肝脏脂肪酸结合蛋白

正常情况下肝脏脂肪酸结合蛋白（liver fatty acid-binding protein，L-FABP）存在于近端肾小管的溶酶体中，经肾小球滤过后被近端肾小管重吸收。肾小管损伤后，L-FABP 被释放到肾小管腔内，从而使尿中 L-FABP 浓度增加。一项针对心脏术后成年患者的研究，手术后即刻留取尿液，检测 L-FABP 浓度来预测 AKI 发生情况。结果显示，尿 L-FABP 具有很好的预测 AKI 发生的价值，受试者工作曲线下面积（AUC）为 0.832，术后 2 小时尿 L-FABP 预测 AKI 发生的 AUC 为 0.808。另外一篇 Meta 分析结果表明，尿 L-FABP 不仅可以早期诊断 AKI 发生，还可以预测 RRT 需要和临床预后。

5. 内皮抑制素

内皮抑制素是胶原ⅩⅧ C 端的一个片段，由胶原ⅩⅧ水解产生。胶原ⅩⅧ广泛存在于肾血管内皮、肾小球及肾小管基底膜中。发生 AKI 时，胶原ⅩⅧ在蛋白酶的作用下分解，释放 C 端片段入血,从而使血液中内皮抑制素浓度升高。研究者做了一项前瞻性队列研究,共纳入 93 例 ICU 患者,在患者入 ICU 48 小时内留取第一份血样,之后于每天早晚各留取一份血样检测 NGAL、CysC 及内皮抑制素浓度。结果显示,内皮抑制素不仅可以早期预测 AKI 发生,而且其价值要优于 NGAL 和 CysC。

6. Na^+/H^+ 交换体 3

Na^+/H^+ 交换体(NHE)是存在于所有真核细胞中的一种跨膜糖蛋白,是细胞内 pH 的重要调节者,对细胞内外离子的跨膜转运、细胞体积、胞内渗透压的控制、肾脏水盐重吸收和酸碱平衡起重要的调控作用。NHE3 是调节肾脏水盐重吸收和酸碱平衡的主要亚型,在肾脏主要分布在近曲小管、髓袢升支粗段细胞顶膜。研究表明,NHE3 在 AKI 肾组织和尿中均可以用免疫印迹法检测到,是 AKI 早期生物标志物。有关 NHE3 与肾脏疾病的关系国内外进行了一系列的研究。如在多柔比星诱导的肾病综合征模型中,NHE3 功能的降低导致 NaCl 转运减少,进而影响肾脏的逆流倍增能力,导致肾脏浓缩功能障碍。在肾脏缺血-再灌注损伤中发现 NHE3 的 mRNA 水平下降,活性降低,从而使 H^+ 分泌减少,肾小管上皮细胞酸化,HCO_3^- 重吸收减少,尿钠排出增多。NHE3 还参与肾移植术后细胞内 pH 的恢复、急性再灌注性炎症的发生,以及肾小管上皮细胞的增殖和修复过程。用 NHE3 抑制剂治疗大鼠缺血性 AKI 可减轻肾损伤程度。

7. 尿血管紧张素

血管紧张素最近成为 AKI 的一种新型预后标志物,其研究尚少。心脏术后合并 AKI 患者和非手术原因 AKI 患者比较,尿血管紧张素的升高趋势与疾病进展相关,如住院时间延长,需要 RRT 治疗和死亡率升高。尿血管紧张素对于正在进展变化的 AKI 是一个强有力的预测指标(AUC=0.77),同时也可预测是否需要 RRT 或出现死亡等复合终点(AUC=0.73)。另一项研究发现,心脏手术后 AKI 患者,尿血管紧张素升高可预测危重 AKI 从急性肾损伤 1 期快速进展至 3 期,甚至死亡。尿血管紧张素与尿肾素的升高与患者从轻度发展到严重 AKI 的风险相关,浓度越高,其风险越高,阳性预测值为 80.4%。

三、急性肾应激标志物

金属蛋白酶组织抑制因子(TIMP)和胰岛素样生长因子结合蛋白 7(insulin-like growth factor-binding protein 7,IGFBP 7)是目前备受关注的非常具有发展前景的 AKI 新型生物标志物。TIMP-2 和 IGFBP7 都属于 G_1 细胞周期阻滞因子,反映肾脏损伤前的一种急性肾脏应激状态。肾脏在受到炎症或缺血等打击后,能分泌 G_1 细胞周期阻滞因子作用于肾小管上皮细胞,使其处于 G_1 细胞周期阻滞阶段,待上皮细胞基因整合修复后再重新开始工作。一项前瞻性多中心队列研究结果表明,尿[TIMP-2]×[IGFBP7]能有效预测 AKI 的发生,且其预测价值要优于之前研究的包括 NGAL、CysC 和 L-FABP 在内的 340 种生物标志物。尿[TIMP-2]×[IGFBP7]>0.3(ng/ml)^2/1000 的患者有很高的发生 AKI 的风险,其风险是尿[TIMP-2]×[IGFBP7]<0.3(ng/ml)^2/1000 患者的 7 倍。

四、联合多种生物标志物

研究结果显示联合多种生物标志物或生物标志物联合临床指标一起预测 AKI 的发生、RRT 需要和预后有更好的实用价值（表 25-4）。有研究结果表明，联合 NGAL、CysC 和 KIM-1 一起预测急性心衰患者发生 AKI 的 AUC 要高于应用任何单一指标。在内皮抑制素预测 AKI 发生的研究中，单独应用内皮抑制素预测 AKI 发生的 AUC 为 0.759，当联合内皮抑制素和临床指标一起预测 AKI 发生时，AUC 增加至 0.859。第十届急性透析质量倡议共识会议主张联合肾脏功能标志物和结构损伤标志物一起预测 AKI 的发生。根据 AKI 生物标志物的检测结果可分为 4 个亚组：①正常肾脏，两种标志物检测无异常值；②功能标志物检测为异常值，结构损伤标志物检测无异常值；③功能标志物检测无异常值，结构损伤标志物检测为异常值；④两种标志物检测均为异常值。当药物导致肾毒性 AKI 时，早期可表现为肾小管结构损伤，但无肾功能的改变，标志物检测结果可以是"功能性标志物（-）损伤性标志物（+）"。但对于循环容量不足导致的肾前性 AKI 患者，早期则主要表现为肾功能的下降，肾小球滤过率减少，标志物检测结果可能为"功能性标志物（+）损伤性标志物（-）"。这种方式有助于评估 AKI 患者的发病原因和疾病进展，但花费较大。

表 25-4 代表性尿生物学标志物在 AKI 的早期诊断、病情进展和预后中的预测作用

名称	主要产生部位	在人类 AKI 中的预测预警				
		预测 AKI		肾损害进展或需 RRT	死亡	肾脏恢复
		敏感性	特异性			
中性粒细胞明胶酶相关载脂蛋白（NGAL）	白细胞、亨利襻、集合管	++	+	+	+	+
肾损伤分子-1（KIM-1）	近端肾小管	+	++	+		
肝脏脂肪酸结合蛋白（L-FABP）	肝细胞、远端肾小管	+	+		+	
白细胞介素-18（IL-18）	单核细胞、巨噬细胞、树突状细胞、肾小管上皮细胞					
胰岛素样生长因子结合蛋白-7/金属蛋白酶组织抑制因子-2（IGFBP-7/TIMP-2）	肾小管上皮细胞	++	++	+		+

注：AKI. 急性肾损伤；RRT. 肾脏替代治疗。

五、呋塞米应激试验

最新研究表明，呋塞米应激试验（furosemide stress test，FST）也可用于预测 AKI 的发生和发展。一项针对应用 FST 预测 AKI 进展至 AKIN 标准 3 期的研究结果表示，FST 后 2 小时总尿量是预测疾病进展至 AKIN 标准 3 期的有效预测指标，AUC 为 0.87，最佳截断值是 200ml。FST 联合[TIMP-2]×[IGFBP7]或 NGAL 一起预测 AKI 疾病进展和 RRT 需要的预测价值更高，AUC 由 0.87 增加至 0.90~0.91。

六、肾绞痛

虽然很多 AKI 新型标志物都表现出早期预测 AKI 发生的价值，但没有一种标志物具有像肌钙蛋白那样高的诊断准确性。心绞痛患者用肌钙蛋白诊断急性冠脉综合征（acute coronary syndrome，ACS）的 AUC 为 0.89~0.91，而目前 AKI 标志物诊断 AKI 发生的 AUC 为 0.65~0.84。经过分析比较发现，AKI 标志物的诊断价值不如肌钙蛋白诊断价值高的主要原因可能是检测标志物的人群没有选择性。通常进行肌钙蛋白检测诊断 ACS 的是具有典型心绞痛症状的患者，如果在无选择性的 ICU 患者中应用肌钙蛋白诊断 ACS，其诊断价值也会大大降低。基于此，为了确定 AKI 高危患者和充分发挥 AKI 生物标志物的潜在价值，有学者类比心绞痛，提出肾绞痛（renal angina，RA）的概念。但临床上 AKI 患者没有疼痛或其他特征，所以应用危险因素和临床体征来共同评估 RA。第一步是确定 AKI 的多种危险因素，如高龄、糖尿病、肝硬化/肝脏衰竭、充血性心衰、慢性肾脏疾病、循环血量不足、脓毒症、体外循环时间、应用肾毒性药物等。第二步确定是否存在少尿、血肌酐升高和体液潴留。综合评估危险因素和临床体征后，确定是否存在 RA。儿童患者采用肾绞痛指数（renal angina index，RAI）代替 RA 来评估 AKI 的发生风险。有人在儿童 RAI 的基础上总结出成人 RAI 来量化成人 RA，通过计算 AKI 发生风险的分数来评估 AKI 发生的可能性。另一研究结果表明，RA 和 AKI 的发生呈线性相关，敏感度达 92%，阴性预测值为 99%。针对 RAI 和 AKI 标志物进行研究的结果显示，单独应用 AKI 标志物预测 AKI 发生的 AUC 明显低于 RAI 预测模型，RAI 模型联合其中任何一种标志物都可以再提高其预测价值，AUC 由 0.8 增加至 0.84~0.88。综合来看，RA、RAI 及 RAI 联合 AKI 标志物可以很好地早期预测 AKI 发生，其预测和实用价值要优于应用单一 AKI 标志物，为临床早期预测疾病发生，早期实施干预措施，改善预后，降低死亡率提供了可能。

新型 AKI 生物标志物在 AKI 发生、发展、治疗及预后方面都具有非常重要的预测价值，但目前这些标志物都处于试验研究阶段，临床上仍以 Scr 和尿量的变化来诊断 AKI 的发生和分级。RA 综合了临床症状和体征来个体化评估 AKI 的发生风险，同样具有很好的早期诊断 AKI 发生的价值。未来的研究应主要致力于联合 RA 和 AKI 标志物一起预测 AKI 发生，并探讨如何应用这些预测方式来影响预后。

第六节 肾脏免疫损伤的防治

一、预防

识别肾脏免疫损伤高危人群，充分认识导致肾脏损伤的危险因素并采取有效的控制措施是预防其发生的关键。肾脏免疫损伤的危险因素分为两大类：①易感因素，包括脱水状态或容量不足、高龄、女性、低蛋白血症、贫血、慢性肾脏病基础及其他脏器（心、肺、肝等）慢性疾病史、糖尿病、肿瘤等；②损伤因素，指可以导致肾脏损伤的疾病状态和/或检查治疗措施，包括脓毒症、休克、烧伤、创伤、心脏外科手术（尤其是心肺旁路）、非心脏大手术、造影剂、氨基糖苷类抗生素等。主动监测高危患者的 Scr 和尿量变化，是临床早期发现肾脏免疫损伤的关键途径。应根据患者的发病风险和临床疾病进程决定个体化的检测频率及周期。通常情况下，对于高肾脏损伤风险的患者应至少每天检测 Scr 一次。

对肾脏免疫损伤高危人群，如糖尿病肾病、未控制的高血压（血压＞140/90mm Hg）、原有肾脏疾病、周围血管疾病等患者，应采取积极的监护措施，正确评估患者的基础肾功能，避免使用加速肾脏损害的肾毒性药物，维持体液容量和血流动力学的稳定，预防 AKI 发生。具体措施如下。

（一）一级预防

一级预防是指原有或无慢性肾脏病患者，没有 AKI 证据时，降低 AKI 发生率的临床措施。预防措施包括尽可能避免使用肾毒性药物，早期积极补液，及时有效的 ICU 复苏。危重症患者预防急性肾衰竭/AKI 时，胶体溶液并不优于晶体溶液。需要使用造影剂时，高危患者（糖尿病伴肾功能不全）应使用非离子等渗造影剂，静脉输入等张液体降低造影剂肾病的发生率，等张碳酸氢钠溶液优于等张盐水，抗氧化剂如 N-乙酰半胱氨酸对造影剂肾病的预防亦有一定的疗效。此外，任何引起 AKI 的诊疗操作都应主动动态监测肾功能的变化。

2013 年 6 月，美国食品药品管理局（FDA）发布信息，警告在成人重症患者中使用羟乙基淀粉类药品的死亡率、肾损伤风险和出血风险增高。数据显示，当羟乙基淀粉用于成人重症患者，包括脓毒症和 ICU 患者时，死亡率或需要 RRT 的肾损伤发生率增高。FDA 的结论认为，不应将羟乙基淀粉溶液用于这些患者，并需要修订说明书，增加死亡和重度肾损伤风险的黑框警告。此外，FDA 对在接受心肺旁路心脏手术患者中进行的研究的 Meta 分析进行了回顾，确定需要在说明书的"警告"与"注意事项"部分补充关于出血增加的警告。①对于肾功能不全的患者，在首次发生肾脏损害时，停用羟乙基淀粉；②对于所有患者，持续监测肾功能至少 90 天；③因可能发生出血增加，避免在接受心肺旁路心脏手术患者中使用羟乙基淀粉；④患者在首次出现凝血异常征象时，停用羟乙基淀粉。

（二）二级预防

二级预防是指原有一次肾损伤的情况下预防附加二次损伤。预防措施包括避免低血压（收缩压＞80mmHg），维持体液容量和肾血流动力学的稳定；肾血管扩张剂如多巴胺、心钠素等的应用，但研究结果显示并未能改变 AKI 的预后。

二、治 疗

迄今为止，确切的免疫性肾脏损伤的病理生理机制并不清楚，现在普遍认为是由毒素、炎症、内皮功能紊乱、凝血功能失调、缺血低灌注等直接损伤和机体过度防御的多种损伤途径相互影响所致的结果。而在此研究基础上进行的治疗多集中于早期对症治疗和晚期血液净化。针对重症患者，具体治疗建议包括：液体复苏与早期目标性治疗，抗感染治疗，糖皮质激素治疗，控制高血糖，机械通气及血液净化治疗等。应结合所患疾病、具体病情、感染严重程度、病原菌的特点、病原菌的耐药情况进行合理的抗生素治疗。血液净化疗法也是急、慢性肾衰竭治疗的一个重要组成部分，包括腹膜透析（PD）、间歇性肾脏替代治疗（IRRT）和连续肾脏替代治疗（CRRT）。目前比较认可的是：血液净化治疗能够一定程度降低病死率,但其关键问题在于开展治疗的最佳方法、最佳时机、最佳流量等,这是近几年学者研究的热点。

(一)一般治疗

目前对于 AKI 尚缺乏确切有效的药物治疗手段。根据 KDIGO 指南的建议,对于无失血性休克的患者,可使用等张晶体液进行肾前性 AKI 扩容治疗;如果患者不存在容量负荷过重,不建议使用利尿剂进行 AKI 的预防和治疗;对于已采用血液净化治疗的 AKI 患者,使用利尿剂也无助于促进肾功能恢复或减少 RRT 强度;如需抗感染治疗,建议使用非氨基糖苷类抗生素、唑类抗真菌药物,并且加强检测血药浓度。由于内科治疗方法的缺乏,为了降低这类患者的病死率,去除加重因素、早期肾脏替代治疗的介入才是关键。

由于目前尚无有效药物可减轻肾脏损伤或促进组织恢复,因此 AKI 的早期防治至关重要,并应根据 AKI 病程进行治疗调整。任何 AKI 患者都应尽快确定病因,并积极治疗原发病。在院内获得性的 AKI 患者容易忽略的病因包括新发生或加重的尿路梗阻,以及没有明显过敏表现的急性间质性肾炎,所有 AKI 患者均应该常规进行泌尿系统超声排查和临床仔细鉴别。在高风险期应积极采取肾脏保护措施,纠正肾脏低灌注、贫血、低蛋白血症,控制感染,改善氧供,合理选择和应用药物治疗,并密切监测肾功能变化。在已经发生肾功能损害的患者,需要注意加强监护、调整药物剂量、加强营养支持、防治感染、纠正水电解质及酸碱失衡等,并适时开始 RRT(图 25-1)。

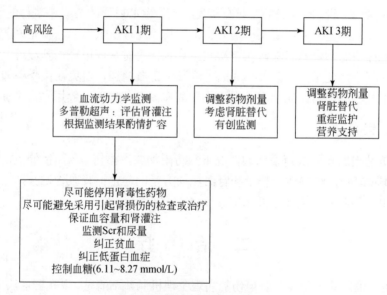

图 25-1 AKI 的分期处理策略

AKI. 急性肾损伤;Scr. 血清肌酐浓度

(二)药物治疗

1. 血管升压药

(1)去甲肾上腺素:在脓毒症、全身循环血容量降低导致低血压休克时,需应用去甲肾上腺素以提高血压，保证肾脏血液灌注，早期合理应用去甲肾上腺素对于防治由低血压造成的 AKI 极为重要。对于低血压患者在充分补液的基础上使用去甲肾上腺素，当低血容量状态逆转时则停用，不主张长时间应用，因为休克时体内儿茶酚胺会大量分泌，内脏血管收缩，持续应用去甲肾上腺素会加重肾脏缺血，促发急性肾小管坏死。

（2）血管加压素：国外有临床试验显示，对于 RIFLE 分级为危险期的患者使用血管加压素可以改善预后，使用血管加压素组的患者死亡率低于去甲肾上腺素组。

2. 血管扩张药

（1）多巴胺：以往认为"肾性剂量"的多巴胺 [1~3μg/(kg·min)] 可以扩张内脏血管，提高心排血量，增加肾血流量，提高 GFR，故常常用于防治缺血性或中毒性急性肾衰竭。然而近些年的研究显示，低剂量多巴胺虽然能增加尿量，但并不能改变 AKI 患者病程，改善肾功能预后，而且多巴胺可以导致心率加快、快速心律失常，诱发心肌缺血，增加死亡率，故目前不主张用多巴胺来预防或治疗 AKI。

（2）非诺多潘（fenoldopam）：非诺多潘是一种新型的高选择性多巴胺-1 受体激动剂，具有优先扩张肾血管和内脏小血管的作用，不影响α和β肾上腺素能受体和多巴胺-2 受体，可降低肾血管阻力，增加肾小球的血流量和 GFR，促进尿钠和水排泄，并能减轻造影剂的肾毒性，保护脓毒血症患者的肾功能。有文献报告，持续静脉注射非诺多潘 0.1 ng/(kg·min)，可降低患者行 RRT 的比例和死亡率。但多数临床研究为小样本单中心的或非随机性研究，非诺多潘防治 AKI 的效果尚需要更多的大样本的可靠临床研究进一步证实。

（3）利尿钠肽（natriuretic peptide，NP）：包括心房利尿钠肽（ANP）和脑利尿钠肽（BNP），二者均为较强的血管扩张剂。人工合成 ANP 在实验室水平让研究者看到了用于 AKI 治疗的希望，但临床多中心前瞻性随机对照研究并未显示其能改善 AKI 整体预后；重组 BNP 在治疗急性心力衰竭中的作用已得到肯定，但在 AKI 的应用还处于研究探索阶段。

3. 利尿剂

目前临床上防治 AKI 的利尿剂主要为袢利尿剂（呋塞米）。从理论和实验基础上，认为呋塞米可抑制管-球反馈，促进前列腺环素 2（PGI_2）的生成，增加肾血流量，抑制钠离子主动转运，增加尿液对肾小管的冲刷，从而对肾功能产生保护作用，预防和治疗 AKI。然而，呋塞米预防 AKI 的有效性缺乏可靠的循证医学证据，更有一些研究显示呋塞米对 AKI 的发生和预后起着负性作用。一项对 126 例心脏外科患者的随机对照研究发现，呋塞米组虽然尿量显著增多，但其术后 Scr 值却明显升高，说明呋塞米对肾脏具有损伤作用；对行心脏造影的慢性肾病患者，呋塞米可以增加发生造影剂肾病的危险；有人对 62 项临床随机对照研究进行 Meta 分析，结果发现，袢利尿剂对 AKI 患者的死亡率和脱离透析的比例均无正面效应，甚至有不利作用，故临床上应慎用呋塞米。对于利尿剂抵抗者，可选择血液净化手段来减轻肺水肿，纠正心衰。

另外，甘露醇为渗透性利尿剂，常用于脑水肿、横纹肌溶解和心肺围手术期。虽有扩肾血管增加肾血流量作用，但高浓度时则可引起肾血管收缩、肾小管阻塞而引起 AKI（渗透性肾病），临床上表现为无尿或严重少尿。甘露醇引起 AKI 的剂量为＞200ml/d 或 48 小时累积剂量＞400ml，故临床上也应慎用。

4. 肾小管上皮细胞保护剂和促肾小管上皮细胞再生药

（1）*N*-乙酰半胱氨酸（NAC）：NAC 是一种含巯基的抗氧化剂，可以清除活性氧，并能穿越细胞膜，在细胞内生成谷胱甘肽，可对抗药物对肾小管的毒性。动物研究发现，NAC可以保护肾小管免于缺血性损伤，减少巨噬细胞和淋巴细胞浸润，提高GFR。循证医学证据表明，造影剂前后应用NAC对于预防造影剂肾损伤（CIN）是有益的，2008年一项包含41项随机对照研究的Meta分析结果显示，NAC联合等渗盐水充分水化较单纯水化组更能降低CIN的发生率。而呋塞米则增加CIN的风险。非诺多潘、多巴胺、他汀类、甘露醇等则对CIN发生无作用。

(2) 红细胞生成素（EPO）：由于多种原因导致的肾衰竭常伴有贫血，因此EPO在肾衰竭治疗中应用广泛。动物体外研究发现，EPO具有对抗肾小管上皮细胞凋亡、抑制毒素及缺血-再灌注诱导的肾小管上皮细胞凋亡作用。研究证实，EPO能促进缺血损伤的肾小管上皮细胞再生，EPO治疗虽然未能减少急性肾衰竭危重症患者的输血量和提高肾功能恢复率，但EPO能显著提高患者的存活率。EPO治疗AKI的剂量、时机及疗效有待于更多的临床随机对照研究证实，并且在用药过程中应注意避免高血压和血栓的形成。

(3) 冬虫夏草：20世纪90年代，我国著名的肾脏病专家黎磊石院士领导的南京军区全军肾病研究所经过一系列体外细胞培养、动物模型试验及临床研究证实，冬虫夏草在防治肾毒性和缺血性急性肾衰中具有确切疗效。冬虫夏草能促进肾小管细胞再生与修复，改善细胞膜Na^+-K^+-ATP酶活性，稳定细胞溶酶体膜，改善细胞能量代谢，减轻药物如氨基糖苷类抗生素、抗肿瘤药物顺铂及中药马兜铃酸的肾毒性和缺血性肾损伤，在临床上可缩短重型流行性出血热急性肾损害患者的少尿期，降低需要透析治疗的患者比例和死亡率，并能加速重型和中型急性肾衰竭患者肾功能的恢复。

5. 乌司他丁

乌司他丁作为Kunitz型丝氨酸蛋白水解酶抑制剂，对多种水解酶的活性能够起到抑制作用，从而降低各种水解酶对机体正常组织器官的损伤，并能够稳定溶酶体膜，可以抑制、减少过量超氧化物产生，并可消除产生的超氧化物。研究结果可见，观察组患者治疗后TNF-α和IL-6均低于对照组治疗后，差异有统计学意义。提示乌司他丁还可抑制炎症介质的释放，有利于休克时的循环状态改善，并可干扰心肌抑制因子的产生，进而促进肾脏功能的恢复。因此，在常规治疗基础上应用乌司他丁可从多个环节抑制细胞的损伤，保护患者重要脏器，改善患者内环境，清除肾脏产生的内毒素，可有效改善脓毒血症引起的肾脏损伤。

还有研究证实，在常规治疗基础上应用乌司他丁治疗脓毒症肾损伤，可调节患者机体免疫功能，进而提高对肾脏的保护作用，减轻对肾脏的损伤。一方面乌司他丁可调节T细胞亚群，稳定其免疫功能。另一方面，乌司他丁还可通过改善微循环与组织灌注，减轻患者局部组织缺氧缺血，恢复其免疫功能。有实验对观察组（乌司他丁）和对照组治疗脓毒症患者后APACHE II评分结果显示，两组评分均低于治疗前，且观察组治疗后APACHE II评分低于对照组，差异有统计学意义，提示乌司他丁有利于对脓毒症患者肾脏的保护和治疗，可以减轻肾脏的损害程度。

6. 其他

近年来随着对急性肾衰竭细胞和分子机制的认识深入，细胞凋亡、氧化应激和铁介导的损伤及炎症反应的作用逐步受到重视，一些新的治疗措施已在研究中，如具有血管扩张、肾细胞保护作用的钙离子拮抗剂、一氧化氮复合物，抗氧化应激、抗细胞凋亡、抗炎症反应的脱铁转铁蛋白、中性粒细胞明胶酶相关载脂蛋白、α-黑素细胞刺激素等，有的药物在动物实验研究中提示具有较好的疗效，但在临床应用时未被证实能够预防 AKI 的发生或促进急性肾衰竭的恢复。

（三）营养治疗

对急性肾衰竭患者进行营养支持治疗的目的：①通过提供足够的热量和蛋白质维持或改善患者营养状况，减少体内蛋白质分解，尽量避免加重代谢紊乱；②促进原发病的愈合；③改善机体免疫功能，降低死亡率。AKI 患者特别是脓毒症、严重创伤、多脏器衰竭等伴有高分解代谢状态者，每日分解自体蛋白质常在 200g 以上，一旦少尿期延长，每日热量摄入不足，必然导致氮质血症快速进展和高钾血症。有研究发现，急性肾衰竭时氮平衡与能量消耗成反比，能量消耗越高，患者到达正氮平衡的可能越小，而氮平衡每增加 1.0g/d，患者生存概率即增加 20%。

由于 AKI 患者的临床背景和营养状况因人而异，且同一患者不同时期的分解代谢情况不同，故营养治疗方案也因此不同。营养支持途径包括肠内营养和肠外营养。肠内营养的优点在于费用低、浓度高，可减少液体摄入量，尤其适用于少尿患者，能降低急性肾衰竭的病死率。能进食的患者尽量通过胃肠道补充营养，给予清淡流质或半流质食物为主。重症患者常有明显胃肠道症状，从胃肠道补充营养不能操之过急，应首先让患者胃肠道适应，恢复胃肠道功能，然后循序渐进补充热量，以不出现腹胀和腹泻为原则，而过多过快地补充食物大多因不能吸收而导致腹泻。肠外营养主要用于休克、肠梗阻、高位大量肠瘘、呕吐和严重腹泻等情况下，不能行肠内营养者才行肠外营养。通过外周静脉输入营养液，每次静脉注射至少 4 小时，注意监测血糖、电解质，并适量补充维生素和微量元素。对未实施血液净化治疗的患者常常很难做到静脉营养，要特别注意容量过多而引起心力衰竭。

（四）肾脏替代治疗

目前，人们在研究中逐渐认识到机体免疫功能紊乱在肾脏损伤的发生、发展过程中具有重要作用，因此调节免疫抑制、促进免疫功能恢复成为治疗该病的关键。CRRT 在清除体内多余水分、溶质及炎症介质的同时，还能调节机体的免疫稳态，近年来逐渐成为治疗 AKI 的重要方法之一，在临床上取得了一定的疗效。

CRRT 改善免疫功能紊乱合并 ALI 的机制主要是基于"介质溢出假说""峰浓度假说""淋巴转运假说""免疫恢复假说"四大假说。具体是通过对流和吸附机体内的可溶性炎症介质及细菌毒素，减轻其对免疫细胞功能的直接抑制；同时减少淋巴细胞的凋亡，增强机体的特异性免疫功能，减轻免疫麻痹；此外，还能阻断炎症级联反应，清除机体内的其他致病因子。有研究显示，最大剂量静脉-静脉血液透析（CVVH）治疗可使脓毒症合并 AKI 的患者获得最大益处，因此提出脓毒症 CVVH 的治疗剂量应大于非脓毒症 AKI 的治疗剂量。研究结果显示，CRRT 能够明显降低脓毒症合并 AKI 患者 CRP 水平及 APACHE II 评分，升高 $CD3^+$ T 细胞百分比、$CD4^+$ T 细胞百分比、$CD4^+/CD8^+$ T 细胞比值，增强患者免疫功能，改善患者病情，且大剂量组效果优于中剂量组及小剂量组。

1. 治疗时机

对于急性肾衰竭患者，早期 RRT 可显著改善生存率，但 RRT 时机目前尚无统一的标准，且并非所有 AKI 患者透析越早其预后越好。因此，建议临床医生应根据患者的病情如肾损伤程度和并发症进行个体化评估，再确定 RRT 的时机。

2. 治疗模式

（1）腹膜透析与血液透析：腹膜透析与血液透析是 AKI 有效的治疗方法之一，但各有其利弊，必须根据患者病情具体分析。对严重高钾血症、急性肺水肿、病情危重、高分解型、心功能尚稳定者，腹腔炎症后的广泛粘连、肺功能不全、呼吸困难者，诊断未明的腹部脏器损伤者，腹部皮肤感染、无法置管者应首选血液透析。以下情况适合行腹膜透析治疗：原有严重心血管疾病、心功能欠佳、心律失常或血压偏低患者非高分解型、有明显出血倾向或活动性出血、血管通路建立困难、大于 80 岁的高龄老人、儿童患者。透析方式建议根据患者临床状况、当地资源及医生和护士的经验等因素综合考虑。

（2）CRRT 与 IHD：与间歇性血液透析（intermittent hemodialysis，IHD）相比，CRRT 可显著提高血流动力学不稳定 AKI 患者的生存率和肾功能恢复率；但对于血流动力学稳定的 AKI 患者，CRRT 患者的生存率并不优于 IHD。

（3）杂合肾脏替代治疗（hybrid renal replacement therapy，HRRT）：这是延长、缓慢、低效、低流量的透析技术组合。HRRT 包括持续低效透析（sustained low-efficiency dialysis，SLED）、延长每天透析（extended daily dialysis，EDD）、缓慢每天透析（slow continuous dialysis，SCD），具有 IHD 和 CRRT 两者的优点，既有 IHD 类似的迅速清除溶质作用，又有与 CRRT 类似的心血管耐受性，无须昂贵的 CRRT 设备，费用低廉。对于一般意义的血液净化，IHD、CRRT 及 HRRT 没有明显的差异，且各有其优缺点。对于多器官功能衰竭或合并 AKI 患者，HRRT 有取代 IHD 和 CRRT 的趋势，但仍需前瞻性多中心的临床研究进一步证实。

3. 透析剂量

AKI 患者的存活率与透析剂量有一定的关系，CRRT 或 IHD 随着透析剂量的增加，其存活率均有增加的趋势。大多数研究结果支持大剂量 CRRT 治疗 AKI，但近来 Meta 分析显示高剂量 CRRT 并不能改善 AKI 患者的存活率及肾功能恢复。CRRT 剂量并非患者生存率的唯一决定因素，且并非越多越好，因此建议临床医生应该根据患者病情确定最佳的个体化透析剂量。

4. 终点决定

对于何时应停止 RRT 目前尚无定论。决定停止 RRT 或改变治疗模式，应根据患者病情、危险因素是否控制、尿量、血容量及血流动力学是否稳定、疗效、医疗保险及治疗费用和医生的个人经验等因素综合考虑。

（五）干细胞治疗

近 20 余年来，肾脏病学界致力于研制可能的 AKI 治疗药物，但是很多在动物研究中有效的药物在人类 AKI 疾病中没有治疗效果。截至 2015 年 4 月，在美国 NIH 官方网站注册的 AKI 临床治疗试验研究有 500 余项，涉及手术模式调整、不同的液体疗法、透析治疗时机-剂量-模式、肢体远端预缺血、多普勒超声、重组红细胞生成素、重组血栓调节素、

NO、他汀类药物、骨髓间充质干细胞（MSC）等众多治疗手段和药物。

以干细胞治疗为例，大量动物实验研究充分证明 MSC 可以强有力地预防、治疗缺血性/肾毒性 AKI，减轻肾脏损伤并且促进肾脏恢复。其主要作用机制是输注的干细胞通过分泌多种免疫调节因子、细胞因子、生长因子等，发挥调控肾脏局部炎症、增强肾小管上皮细胞抗损伤能力、促进组织修复和促血管生成等作用。目前有三项临床试验分别观察 MSC 在具有 AKI 高风险的体外循环心脏手术患者、顺铂导致 AKI 患者，以及心脏术后发生 AKI 患者中的应用，初期的观察结果显示 MSC 治疗可能具有预防 AKI 发生、促进 AKI 患者肾功能恢复的作用。干细胞生物学的快速发展为终末期肾病的治疗带来了希望。由于 MSC 本身不会转分化为恶性细胞，且在应用时也不存在伦理学争议，因此其最有可能被应用于细胞治疗。它不仅在 AKI 模型治疗中显示出了有效作用，而且在治疗慢性肾疾病中也起到了一定作用。

研究表明，体内注入体外扩增的 MSC 后能对 AKI 产生保护作用并能加速肾功能的恢复。此外，外源性 MSC 亦能有效治疗慢性肾病。MSC 有一个特性，它们能够优先归巢到组织损伤区域或者炎症位点。研究显示，静脉内注射的 MSC 能够迁移到急性和慢性肾损伤模型动物的肾小球、肾间质、小管周围血管和肾小管。目前，外源性 MSC 归巢到损伤动物炎症位点的分子机制还不完全清楚。不过，趋化因子在炎症部位募集的增多很有可能是引导 MSC 迁移的重要原因，此外，外源性 MSC 的这种定向迁移和归巢方式与炎症部位趋化因子受体表达特征有关。近来有研究证实，基质衍生因子-1、血小板源性生长因子和 CD44 很有可能是调节 MSC 归巢的候选对象，这是因为它们相应的受体会在肾损伤后表达上调。但归巢对于 MSC 的治疗作用不是必需的，表明 MSC 分泌的多种因子的全身性募集才是充分诱导保护效应的主要原因。

肾损伤后，外源性 MSC 可通过以下几种机制引导肾脏恢复：①MSC 移入和分化为宿主组织或器官；②与现存的宿主细胞治疗性地融合为一体；③MSC 自分泌和/或旁分泌信号的释放；④通过使患者本身固有的干细胞再生来刺激其内源性修复。这些机制虽然在肾脏方面已经有了不同程度的研究，但其详细机制仍不清楚。动物实验提示，外源性 MSC 的注入能改善肾损伤和加速肾修复。尽管 MSC 诱导肾保护作用的确切机制及其长期有效性和安全性仍待进一步研究，但可以肯定，以 MSC 为基础的治疗，将会成为肾脏疾病治疗方面最有发展前景的策略之一，且对改善肾病患者的生活质量具有重要意义。

（六）肾移植

肾移植就是将健康者的肾脏移植给有肾脏病变并丧失肾脏功能的患者，是治疗慢性肾衰竭的一项有效手段。肾移植因其供肾来源不同分为自体肾移植、同种肾切除移植和异种肾移植。习惯上把同种肾移植简称为"自体"肾移植。两种肾移植则冠以"自体"或"异种"肾移植。

肾移植是慢性肾功能不全最理想的治疗方法，故凡是慢性肾功能不全发展至终末期，均可用肾移植治疗。但为了提高肾移植存活率，临床上选择合适的患者较为严格，一般从病情、原发病种类、年龄等方面考虑。Scr＞1326μmol/L（15mg/dl）、内生肌酐清除率（Ccr）＜5ml/min 是肾移植的基本依据。从原发病来讲，最常见的适合做肾移植受者的原发病是原发性肾小球肾炎，其次是慢性肾盂肾炎、间质性肾和囊性肾病。一般来讲，符合以下条件者可考虑行肾移植手术：①尿毒症患者年龄最好在 12～65 岁；患者年龄大于 65 岁，但心脏、肺脏及肝脏器官功能正常，血压平稳，精神状态良好者，也可考虑做肾移植术。②患者为慢性肾炎尿毒症终末期或其他肾脏疾病而致的不可逆转的肾衰竭。③经过血透或腹透治疗以后，尿毒症患者一般情况好，体内无潜在的感染病灶，能耐受肾脏移植手术者。④没有活动性溃疡、肿瘤、肝炎及结核病史，也没有精神、神经系统病史的尿毒症患者。⑤与肾源的组织配型良好的患者。

而与肾衰竭有关的疾病应列为肾移植术的禁忌证，具体包括：①当肾脏疾病是由全身疾病所引起的局部表现时，不能考虑肾移植，因为这一疾病将蔓延到移植的肾脏，如淀粉样变性、结节性动脉周围炎和弥漫性血管炎等。②全身严重感染、肺结核、消化性溃疡和恶性肿瘤患者，不能考虑肾移植。因在移植后应用免疫抑制剂和类固醇时，疾病将迅速恶化。

（七）中医治疗进展

中医学并没有 AKI 的概念，肾脏损伤可归属于中医学"伤寒""温病"范畴，AKI 可根据临床主要特征及病程的不断进展归属为"腰痛""血尿""尿浊""水肿""癃闭""关格"的范畴。其中，脓毒症所致 AKI 在中医认为是由外邪引发的三焦失司累及脏腑之症，病症晚期多属"关格"范畴，《证治汇补》云："既关且格，必小便不通，旦夕之间，陡增呕恶，此因浊邪壅三焦。正气不得升降，所以关应下而小便闭，格应上而呕吐，阴阳闭绝，一旦即死，最为危候。"后来学者在临床积累的大量救治经验上。立足于中医的基础理论和根本思路。对脓毒症 AKI 病因病机进行了大量分析研究，在治疗和预防其发生、发展与转变方面已经取得一定的成果。

《黄帝内经》认为"阴平阳秘，精神乃治，阴阳离决，精气乃绝"，从根本上阐述了疾病发生和发展的病因病机。为脓毒症 AKI 的中医辨证论治提供了非常重要的依据。脓毒症的病因为内生痰、热、瘀、毒，外感六淫毒邪，疫疠之气，根本原因在于正虚体弱，气虚阴虚阳伤、脏腑受损、阳脱阴竭。王冰注《素问·五常政大论》中认为"毒者，皆五行标盛暴烈之气所为也""毒者，害人之气也。毒由邪生，邪盛极而为毒"。中医脓毒症中的毒是涵盖了西医内毒素、细菌毒素、药物毒素等所有对机体有害的物质，热毒内盛，耗伤气阴则气阴亏虚；瘀毒阻滞经络，则气血运行失常，如进一步发展，则正气越虚，内毒越盛，伤及脏腑。

我国中西医结合急救医学理念，以活血化瘀为主，辅以清热解毒益气养阴之法，旨在清解内外之毒，维护人体正气，保护脏腑功能，并提出清热解毒、活血祛瘀与扶正固本三法分别针对热毒、淤血与急性虚证，在治疗脓毒症中效果明显。此外，有学者提出以益气养阴和益气温阳之法治疗气阴两虚或气虚阳伤，可应用于脓毒症治疗的各个阶段，具有"先安未受邪之地"和"治未病"的意义。有人总结了多年来中医药对急性肾损伤的治疗，认为瘀热相搏、湿毒内蕴、三焦壅塞是急性肾衰竭的重要病理环节；导邪外出、调畅气血、恢复气化是治疗急性肾衰竭防变救逆的着眼点，故使用通腑泻实法、宣畅三焦法、活血化瘀法、泻热导浊法均取得了较好的临床效果，具有促进急性肾衰竭时损伤组织修复及代谢产物排泄、延缓疾病进展、提高生存质量的功用。

有人通过对46例AKI患者的临床流行病学数据进行分析，研究显示AKI的病理产物主要有湿、热、瘀、毒，这些病理产物互为因果，损伤脏腑，阻于下焦，导致功能失调。同时它们又阻遏气机，影响了肺的宣肃、脾之运化、肾阳之升腾气化，最终可导致气、血、阴、阳的虚衰，因而又是多器官衰竭的重要病理因素。同时表明气虚、湿浊、湿热、火毒临床症状表现的程度可能与肾损伤的严重程度密切相关。研究者在查阅大量文献和临床实践的基础上，提出脓毒症AKI的中医防治策略：早期运用活血化瘀法，可以在一定程度上防治脓毒症AKI的发生和阻断其进展；早期给予具有活血化瘀作用的血必净注射液治疗可显著降低大鼠术后肾组织中升高的IL-6蛋白水平，降低血清β_2-微球蛋白、尿素氮和肌酐，减轻肾组织炎症细胞浸润、肾小球瘀血和肾小管上皮细胞损伤，防止肾血管微血栓形成，阻止损伤范围进一步扩大。提示血必净注射液对脓毒症大鼠具有肾保护效应，其作用环节可能与抑制IL-6的合成与释放有关。对脓毒症大鼠肾脏的实验研究结果显示，脓毒症大鼠肾组织TNF-α可能诱导肾小球内皮细胞和肾小管上皮细胞内核因子NF-κB表达增加，引起肾小球炎症，继而损伤肾功能。黄芩苷可以明显降低脓毒症大鼠肾脏TNF-α及NF-κB的水平，减轻肾脏的炎症反应，从而改善脓毒症大鼠肾功能。另有研究显示，川芎嗪和丹参一样对免疫性肾损伤大鼠滤过膜有保护作用，可显著减少尿蛋白；明显改善肾功能，使血清BUN、Scr含量降低；肾小球的病理形态学改变亦较模型组轻。提示中药川芎嗪具有抗免疫性肾损伤的作用。

尽管在脓毒症的治疗中以血液净化治疗技术、抗生素及激素为主的西医治疗占据主要地位，随着脓毒症AKI患者病死率的逐步增高，综合治疗已成为一种趋势，特别是血液净化治疗技术近年来得以快速发展，中医药也在急危重症研究中逐渐突显出其自身特色优势，早期干预、早期治疗，发挥中医针对炎症损伤、AKI及免疫和凝血等功能损伤修复方面的优势，在脓毒症AKI初期阻断其进一步发展，可更多避免脓毒症多器官功能衰竭的出现。脓毒症AKI一旦引起急性肾衰竭一般病情危重，预后较差，治疗难度大，虽然目前中西医综合治疗可明显改善预后，但临床治疗中远未达到预期的效果且无规范性。故仍需进一步完善诊疗规范与临床验证，从而探索有效治疗方法，降低脓毒症AKI患者的病死率。

综上所述，免疫性肾损伤是内科常见的严重急症，临床亟须寻求新的治疗手段和药物，及时纠正诱发AKI的危险因素，早期预防、早期诊断，针对不同的病因和病情确定个体化的治疗方案，对改善免疫性肾损伤的预后具有重要意义。

（黄立锋　李文雄）

参 考 文 献

Abais-Battad JM, Lund H, Fehrenbach DJ, et al. 2018. Rag1-null Dahl SS rats reveal that adaptive immune mechanisms exacerbate high protein-induced hypertension and renal injury. Am J Physiol Regul Integr Comp Physiol, 315(1): R28-R35

Anders HJ, Schlondorff DO. 2010. Innate immune receptors and autophagy: implications for autoimmune kidney injury. Kidney Int, 78(1): 29-37

Barasch J, Zager R, Bonventre JV. 2017. Acute kidney injury: a problem of definition. Lancet, 389(10071): 779-781

Barbar SD, Clere-Jehl R, Bourredjem A, et al. 2018. IDEAL-ICU Trial Investigators and the CRICS TRIGGERSEP Network.Timing of renal-replacement therapy in patients with acute kidney injury and sepsis. N Engl J Med, 379(15): 1431-1442

Bonavia A, Singbartl K. 2018. A review of the role of immune cells in acute kidney injury. Pediatr Nephrol, 33(10): 1629-1639

Braun MC, Herring SM, Gokul N, et al. 2014. Hypertensive renal injury is associated with gene variation affecting immune signaling. Circ Cardiovasc Genet, 7(6): 903-910

Brunswig-Spickenheier B, Boche J, Westenfelder C, et al. 2010. Limited immune-modulating activity of porcine mesenchymal stromal cells abolishes their protective efficacy in acute kidney injury. Stem Cells Dev, 19(5): 719-729

Calderon-Margalit R, Golan E, Twig G, et al. 2018. History of childhood kidney disease and risk of adult end-stage renal disease. N Engl J Med, 378(5): 428-438

Cortazar FB, Marrone KA, Troxell ML, et al. 2016. Clinicopathological features of acute kidney injury associated with immune checkpoint inhibitors. Kidney Int, 90(3): 638-647.

Dreyfus A, Jacobs FM. 2017. Acute kidney injury in patients with cancer. N Engl J Med, 377(5): 499, 500

Duann P, Lianos EA, Ma J, et al. 2016. Autophagy, innate immunity and tissue repair in acute kidney injury. Int J Mol Sci, 17(5).pii: E662

Estrela GR, Wasinski F, Almeida DC, et al. 2014. Kinin B1 receptor deficiency attenuates cisplatin-induced acute kidney injury by modulating immune cell migration. J Mol Med (Berl), 92(4): 399-409

Fanelli C, Arias SCA, Machado FG, et al. 2017. Innate and adaptive immunity are progressively activated in parallel with renal injury in the 5/6 renal ablation model. Sci Rep, 7(1): 3192

Faustino VD, Arias SCA, Ferreira Ávila V, et al. 2018. Simultaneous activation of innate and adaptive immunity participates in the development of renal injury in a model of heavy proteinuria. Biosci Rep, 38(4). pii: BSR20180762

Feigerlová E, Battaglia-Hsu SF, Hauet T, et al. 2018. Extracellular vesicles as immune mediators in response to kidney injury. Am J Physiol Renal Physiol, 314(1): F9-F21

Fernandez VA, Thomas DB, Reiser IW, et al. 2012. Immune reconstitution renal-limited sarcoidosis presenting as acute kidney injury. Int J STD AIDS, 23(1): 68-70

Goligorsky MS. 2008. Immune system in renal injury and repair: burning the candle from both ends? Pharmacol Res, 58(2): 122-128

Grisaru S, Berenger B, Freedman S. 2018. Case 19: a 15-year-old girl with acute kidney injury. N Engl J Med, 379(18): e34

Hamano Y, Okude T, Yokosuka O, et al. 2011. Attenuation of immune-mediated renal injury by telmisartan, an angiotensin receptor blocker and a selective PPAR-γ activator. Nephron Extra, 1(1): 78-90

Hu J, Zhang L, Cui S, et al. 2016. Mesenchymal stem cells attenuate acute kidney injury via regulation of natural immune system. Zhonghua Wei Zhong Bing Ji Jiu Yi Xue, 28(3): 235-240

Jang HR, Rabb H. 2015. Immune cells in experimental acute kidney injury. Nat Rev Nephrol, 11(2): 88-101

Kellum JA, Lameire N. 2018. The definition of acute kidney injury. Lancet, 391(10117): 202, 203

Keskar V, Jamale T. 2017. Acute kidney injury in critically ill children and young adults. N Engl J Med, 376(13): 1294-1295

Koda R, Watanabe H, Tsuchida M, et al. 2018. Immune checkpoint inhibitor (nivolumab)-associated kidney injury and the importance of recognizing concomitant medications known to cause acute tubulointerstitial nephritis: a case report. BMC Nephrol, 19(1): 48

Krishnamurthy S, Chandrasekaran V, Mahadevan S, ct al. 2017. Severe acute kidney injury in children owing to infective endocarditis-associated immune complex glomerulonephritis: a report of two cases. Paediatr Int Child Health, 37(2): 144-147

Lau A, Chung H, Komada T, et al. 2018. Renal immune surveillance and dipeptidase-1 contribute to contrast-induced acute kidney injury. J Clin Invest, 128(7): 2894-2913

Lee SA, Noel S, Sadasivam M, et al. 2017. Role of immune cells in acute kidney injury and repair. Nephron, 137(4): 282-286

Lee SY, Lee YS, Choi HM, et al. 2012. Distinct pathophysiologic mechanisms of septic acute kidney injury: role of immune suppression and renal tubular cell apoptosis in murine model of septic acute kidney injury. Crit Care Med, 40(11): 2997-3006

Limou S, Dummer PD, Nelson GW, et al. 2015. APOL1 toxin, innate immunity, and kidney injury. Kidney Int, 88(1): 28-34

Lloris-Carsí JM, Barrios C, Prieto-Moure B, et al. 2018. The effect of adhesives on inflammatory immune-markers during renal injury healing. J Biomed Mater Res B Appl Biomater, 106(4): 1444-1455

Mattson DL. 2014. Infiltrating immune cells in the kidney in salt-sensitive hypertension and renal injury. Am J Physiol Renal Physiol, 307(5): F499-508

Murugan R, Karajala-Subramanyam V, Lee M, et al. 2010. Genetic and Inflammatory Markers of Sepsis (GenIMS) Investigators. Acute kidney injury in non-severe pneumonia is associated with an increased immune response and lower survival. Kidney Int, 77(6): 527-535

Odobasic D, Kitching AR, Semple TJ, et al. 2007. Endogenous myeloperoxidase promotes neutrophil-mediated renal injury, but attenuates T cell immunity inducing crescentic glomerulonephritis. J Am Soc Nephrol, 18(3): 760-770

Pawar RD, Goilav B, Xia Y, et al. 2015. B7x/B7-H4 modulates the adaptive immune response and ameliorates renal injury in antibody-mediated nephritis. Clin Exp Immunol, 179(2): 329-343

Phoon RK, Kitching AR, Jones LK, et al. 2009. Atorvastatin enhances humoral immune responses but does not alter renal injury in experimental crescentic glomerulonephritis. Nephrology(Carlton), 14(7): 650-657

Plewes K, Royakkers AA, Hanson J, et al. 2014. Correlation of biomarkers for parasite burden and immune activation with acute kidney injury in severe falciparum malaria. Malar J, 13: 91

Rabb H. 2012. The promise of immune cell therapy for acute kidney injury. J Clin Invest, 122(11): 3852-3854

Rosner MH. 2018. Prevention of contrast-associated acute kidney injury. N Engl J Med, 378(7): 671, 672

Sethi P, Treece J, Onweni C, et al. 2017. Acute kidney injury, immune thrombocytopenic purpura, and the infection that binds them together: disseminated histoplasmosis. J Investig Med High Impact Case Rep, 5(4): 2324709617746193

Tajima K, Kohno K, Shiono Y, et al. 2013. Acute kidney injury and inflammatory immune reconstitution syndrome in mixed genotype (A/E) hepatitis B virus co-infection in HIV-associated lymphoma. Int J Clin Exp Pathol, 6(3): 536-542

Vanmassenhove J, Kielstein J, Jörres A, et al. 2017. Management of patients at risk of acute kidney injury. Lancet, 389(10084): 2139-2151

Wade B, Abais-Battad JM, Mattson DL. 2016. Role of immune cells in salt-sensitive hypertension and renal injury. Curr Opin Nephrol Hypertens, 25(1): 22-27

Wallace E, Gewin L. 2013. Imatinib: novel treatment of immune-mediated kidney injury. J Am Soc Nephrol, 24(5): 694-701

Wang H, Zhang JX, Ye LP, et al. 2016. Plasma Kallikrein-Kinin system mediates immune-mediated renal injury in trichloroethylene-sensitized mice. J Immunotoxicol, 13(4): 567-579

Weiner BC. 2017. Hydration and contrast-induced kidney injury. Lancet, 390(10093): 453, 454

第二十六章 免疫功能障碍与弥散性血管内凝血

弥散性血管内凝血（disseminated intravascular coagulation，DIC）是一种多疾病基础的临床综合征，通常由致病因素激活凝血及纤溶系统，导致全身微血栓形成，凝血因子大量消耗并继发纤溶亢进，进而引起全身出血及微循环衰竭。DIC 的主要临床表现包括广泛出血、微循环衰竭及多脏器损伤（图 26-1）。大多数 DIC 患者起病急骤、病情复杂、发展迅猛，如不及时诊治，常危及生命，因此学者也将 DIC 概括为"death is coming"。近年来的研究表明 DIC 的发生、发展与体内促凝和抗凝因素的失衡密切相关，而最新的研究指出免疫系统对这一平衡的调节具有非常重要的作用。因此，本章将围绕 DIC 的病因、DIC 的病理生理学机制及免疫系统在 DIC 中的功能展开讨论，着重探讨免疫系统功能障碍与 DIC 之间的关系，同时也介绍 DIC 的免疫治疗等最新进展。

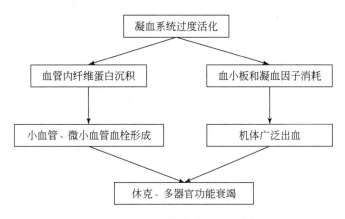

图 26-1　DIC 的临床病理生理特征

第一节　弥散性血管内凝血的病因

DIC 的发生受多种因素影响，包括急性或慢性消耗性凝血、亚急性或慢性凝血异常等。DIC 在临床表现上也不尽相同，有些 DIC 患者并没有发生弥散性的血管内凝血，部分甚至是仅有实验室指标异常，而有些急性、严重 DIC 患者则表现出弥漫性多器官出血、出血性坏死、小血管微血栓、大血管血栓等临床特征。急性、严重 DIC 通常发生于脓毒症、重大创伤、产科危急症等患者，而亚急性或慢性 DIC 通常发生于恶性肿瘤伴发慢性高凝性患者，恶性肿瘤中 DIC 最常见于黏液腺癌和急性早幼粒细胞白血病。

下文将简述引起 DIC 的常见病因及临床特点。

(一) 感染与脓毒症

严重的全身性感染或脓毒症是 DIC 最常见的病因之一。免疫缺陷患者、抗凝系统不成熟的新生儿、创伤及恶性肿瘤患者是感染诱发 DIC 的易感人群，严重者可表现为紫癜，患者四肢和臀部的皮肤甚至可能发生出血性坏死。在细菌感染引起的脓毒症患者中，有 30%~50% 的患者出现明显的 DIC，非细菌性病原体如病毒、原生动物（疟疾）和真菌感染也可以出现典型 DIC 的临床表现。微生物的细胞特异性膜成分，如脂多糖或内毒素，或细菌外毒素（如葡萄球菌溶血素）等都可能激活细胞因子网络而引起广泛的炎症反应，这是感染患者诱发激活弥散性凝血的直接原因。

(二) 创伤与烧伤

人体受到创伤后，受到损伤的组织释放大量组织因子进入血液循环，这些组织因子在创伤患者 DIC 的发生中发挥了关键作用，可能是创伤诱导 DIC 的最直接诱因。此外，严重创伤后引起的失血性休克也是创伤中 DIC 的重要诱因之一。对广泛烧伤患者的未受损皮肤进行活检可检测到 DIC 和血管栓塞的相关指标，而纤维蛋白原和血小板的动力学研究则表明烧伤区域的局部止血因子被大量消耗。

(三) 产科 DIC

胎盘早剥是围生期死亡的主要原因。突发性胎盘剥脱时，大量来自受损胎盘和子宫的组织因子流入血液循环而引起急性 DIC，并伴随严重止血困难。羊水在体外能够激活凝血，并且胎盘分离的程度与 DIC 的严重程度相关，提示诱发血栓形成的物质从胎盘漏入血液是 DIC 发生的重要原因。值得注意的是，大约有 10% 的胎盘早剥患者会发生 DIC。

(四) 恶性肿瘤

实体瘤患者易受各种危险因素影响。实体肿瘤细胞可以产生不同的促凝剂分子，包括组织因子和癌症促凝剂，进而诱发 DIC，加重血栓形成和出血倾向。有关 DIC 与急性白血病的研究发现，在急性髓系白血病患者中，有 32% 的患者被诊断为合并 DIC，在急性淋巴细胞白血病患者中，15%~20% 被诊断为合并 DIC。此外，有报道指出 DIC 的发生率可能会在急性白血病患者化疗诱导缓解过程中进一步增加。90% 以上的急性早幼粒细胞白血病患者在诊断时或开始化疗诱导缓解后出现 DIC。

(五) 血管疾病

血管异常患者很少并发 DIC。虽然有 40% 的动脉瘤患者出现体内纤维蛋白（原）降解产物水平升高，但只有 4% 的患者表现出 DIC 的指标异常。值得注意的是，在巨大血管瘤（如 Kasabac-Merritt 综合征）患者中，严重 DIC 的发生率为 25%，这可能与巨大血管瘤局部的凝血激活有关，一方面局部凝血激活可促进激活的凝血因子进入全身循环，另一方面又会消耗凝血因子和血小板，两方面相互作用进而诱发 DIC。

（六）中毒或蛇咬伤

某些蛇类的毒液中含有多种影响凝血和内皮通透性的物质，能导致机体产生类似DIC的凝血作用。这些外源性毒素的介入和组织坏死释放出的内源性组织因子协同作用可能会诱发严重DIC。

第二节 弥散性血管内凝血的病理生理学机制

尽管DIC的病因各不相同，但其终末都会导致机体形成广泛微血栓和出现凝血功能障碍。近些年来大量的人群实验和动物模型揭示了各种诱因下DIC发生、发展的共同病理生理学机制，归纳起来有三个方面：①机体内凝血系统广泛被激活；②机体抗凝通路严重受到抑制；③纤溶系统功能紊乱。本节将首先介绍正常生理状态下的凝血与抗凝血过程，然后再围绕上述三方面介绍DIC发生、发展病理生理学机制。

一、机体正常凝血和抗凝血过程

血液凝固是指血浆中凝血因子被级联激活，血液从液体状态转变为凝胶状态的过程。同时，生理状态下，为了维持机体正常的血液流动，凝血系统始终受到抗凝血系统和纤溶系统的调节和制约，使得凝血系统既能够有效抵抗局部的损伤，又不会引起机体整个系统的凝血紊乱。因此，机体依靠凝血、抗凝和纤溶三大系统共同维持机体的凝血稳态。

（一）凝血系统瀑布式激活

凝血瀑布学说是凝血机制的经典解释。该学说认为，凝血系统被启动后，大量的丝氨酸蛋白酶被活化，最终导致凝血酶的形成。在这一活化过程中，凝血系统通过正反馈调节产生放大效应使得大量凝血酶原转化为凝血酶，从而导致纤维蛋白血栓的形成。瀑布学说认为凝血途径由内源性、外源性和共同途径三个部分组成。

内源性凝血途径是指凝血系统从启动XII因子开始到X因子活化的全过程，所有参与的凝血因子均来源于血液。XII因子与带负电荷的异物表面（如玻璃、白陶土、硫酸酯、内膜下胶原等）接触，局部增高的XII因子自我活化成XIIa，其过程称之为表面激活。XIIa同时激活前激肽释放酶和XI，形成激肽释放酶和XIa。激肽释放酶进而激活因子XII，完成正反馈调节过程，使得XIIa大量生成。XIa在Ca^{2+}存在时激活IXa，IXa再与激活的VIIIa、血小板因子3（platelet factor 3，PF3，为血小板膜上的磷脂）、Ca^{2+}形成复合物激活X因子。临床上使用活化部分凝血活酶时间（activated partial thromboplastin time，APTT）来评价机体内源性凝血途径的情况。

外源性凝血途径是指组织因子释放，激活因子VII，形成VIIa-Ca^{2+}-组织因子复合物激活因子X的过程。组织因子（tissue factor，TF）又称凝血因子III（coagulation factor III，F3），是氨基酸残基组成的跨膜单链糖蛋白。生理状态下，TF表达于脑、肺、胎盘、心脏、睾丸和肾脏组织中，主要发挥止血和维持血管完整性的生理功能。疾病状态下，

TF 可被诱导。因子Ⅶ是由肝脏产生的维生素 K 依赖性凝血因子，生理状态下 99% 的因子Ⅶ处于失活状态，仅有 1% 的因子Ⅶ处于激活状态。在临床工作中，凝血酶原时间（prothrombin time，PT）是反映外源性凝血途径的重要指标。共同途径是因子Ⅹa 活化凝血酶原，纤维蛋白原转化为纤维蛋白的整个过程。因子Ⅹ是维生素 K 依赖性丝氨酸蛋白酶凝血因子。单独状态下，因子Ⅹa 本身可以活化凝血酶原，但这种催化过程非常缓慢。所以，其主要通过与因子Ⅴa、Ca^{2+}、PF3 形成凝血活酶复合物，促进凝血酶原的激活。凝血酶原活化成凝血酶需要经过多重步骤。最初在 320 位精氨酸处裂解，产生中间产物，随后在 271 位精氨酸处裂解，产生α-凝血酶及其副产物凝血酶原片段 1.2。由于循环凝血酶浓度难以检测，因此更稳定的凝血酶原片段 1.2 常被用作凝血酶原-凝血酶转化的标志，是高凝状态的指标。凝血酶原活化以后，将二聚体纤维蛋白原分子裂解成可溶性纤维蛋白原单体——纤维蛋白肽 A 和纤维蛋白肽 B。裂解产物之间的非共价键结合导致了纤维蛋白的形成并进一步形成纤维蛋白血栓。最后，凝血酶活化的Ⅷa 稳定新合成的纤维蛋白网，加固纤维血栓。纤维蛋白肽 A 通常被认定为纤维蛋白原向纤维蛋白转化的早期标志物。

（二）抗凝系统对机体凝血的调节机制

当机体血管损伤时，受损局部凝血系统的活化程度既要保证在局部能有效止血，同时又不至于影响其他部位的血液流动。因此，抗凝系统对血液凝固的调节作用要求及时、恰当。机体的抗凝系统主要包括组织因子途径抑制物（tissue factor pathway inhibitor，TFPI）、抗凝血酶（antithrombin，AT）Ⅲ、蛋白 C（protein C，PC）、肝素及其他非特异性的抗凝作用。

TFPI 是一种丝氨酸蛋白酶抑制剂，主要由内皮细胞合成。此外，巨核细胞及某些恶性肿瘤细胞也能合成部分 TFPI。生理状态下，90% 的 TFPI 存在于血管表面、内皮表面，与循环中的脂蛋白结合，5%～10% 的 TFPI 处于游离状态。机体的肺、肝、肾、胎盘组织中高表达 TFPI。TFPI 对凝血系统的调节主要表现在以下几个方面：①TFPI 能与Ⅹa 形成复合物，并且与 TF-Ⅶa 复合物形成四元复合物，抑制Ⅹ因子和 TF 的活性，直接发挥抗凝血作用。②在凝血酶活化的起始阶段，Ca^{2+}存在的条件下，TFPI 抑制凝血酶的合成。在健康人群进行了随机、双盲、安慰剂对照的试验性研究，发现静脉输注 TFPI 对凝血酶生成有剂量依赖性抑制作用。在某些模型体系中，应用抗凝药物阻断 TF-Ⅶa 复合物的形成能有效减少血栓的形成而不伴有出血风险的增加。说明特异性的抑制 TF-Ⅶa 能够作为一个有效的药物靶点。

ATⅢ是一种丝氨酸蛋白酶抑制剂，在肝脏内合成。活化的 ATⅢ可以抑制Ⅹa、Ⅸa、TF-Ⅶa 因子复合物及凝血酶。ATⅢ与凝血酶以 1∶1 的比例形成凝血酶-抗凝血酶复合物（thrombin–antithrombin，TAT），并且灭活凝血酶的活性。TAT 的水平与凝血酶的产生情况呈正相关，因此 TAT 复合物的水平也可以作为临床血液高凝的评估指标。硫酸肝素蛋白聚糖能大大增强抗凝血酶的生理作用，机体内对凝血酶的灭活作用极大依赖于 ATⅢ-肝素复合物完成。这也是临床药用肝素发挥抗凝作用的理论基础。

蛋白 C 系统在微血管系统抗凝作用中发挥重要作用，主要由蛋白 C、蛋白 S、蛋白酶 C 抑制物（protein C inhibitor，PCI）和血管内皮细胞表面的血栓调节蛋白（thrombomodulin，

TM）共同组成。蛋白C是肝脏合成的维生素K依赖性血浆蛋白，其活化主要与内皮细胞相关。血管内皮细胞表达内皮蛋白C受体（endothelial protein C receptor，EPCR），它与细胞表面的蛋白C结合并增强其活性，转化为活化的蛋白C。生理状态下，活化的蛋白C抗凝主要有以下几个机制：①当机体发生凝血时，在Ca^{2+}存在的情况下，凝血酶和蛋白C均与TM结合，蛋白C变成活化的蛋白C，活化的蛋白C借助血浆中游离的蛋白S，分别裂解Ⅶa因子的336位和562位精氨酸及Ⅴa因子的506位和306位精氨酸，促使凝血因子Ⅴa和Ⅷa降解和激活。被降解后的Ⅴa与Ⅹa因子亲和力下降明显，仅为1/50，同时促凝血活酶的活性急剧下降。②活化的蛋白C能够直接干扰凝血酶和血小板之间的相互作用，减少活化血小板对凝血酶的促进作用，从而直接抑制凝血酶的活性。③活化的蛋白C还能直接促进血管内皮细胞释放促纤溶物质，如组织型纤溶酶原激活物（tissue-type plasminogen activator，t-PA），从而导致纤溶酶原激活物抑制物-1（plasminogen activator inhibitor-1，PAI-1），促进机体纤维蛋白的溶解。蛋白S主要作为蛋白C活化的辅助因子发挥作用，主要由肝细胞生成，同样依赖于维生素K。蛋白S主要以游离蛋白S及与补体C4b结合的蛋白S存在于血液中。流行病学显示，蛋白S基因突变人群中2%～5%的患者有血栓家族史。TM是一单链跨膜糖蛋白，与凝血酶的结合调节凝血酶的活性。最近的研究显示，TM基因的多态性会影响非裔美国人的冠心病患病风险。

除以上提及的抗凝调节机制外，机体尚存在其他非特异性的调节机制。有研究发现内源性凝血系统能被补体系统所调节。Ⅻa分子与补体C1抑制剂结合以后，90%以上的Ⅻa失活。肝细胞也被报道能够摄取并且灭活体内活化的凝血因子。另外，体内的促凝物质、抗凝物及其抑制物结合的复合物，均可被单核/巨噬细胞清除。

（三）纤溶系统溶解血栓促进血管再通

纤维蛋白裂解的过程称为纤维蛋白溶解，简称纤溶。纤溶系统由纤溶酶原（plasminogen，Plg）、纤溶酶原激活物（plasminogen activator，PA）、纤溶抑制物和相关受体组成。纤溶系统根据纤溶酶激活途径分为内激活和外激活。外激活途径是t-PA和尿激酶型纤溶酶原激活物（urokinase-type plasminogen activator，u-PA）激活纤溶酶原生成纤维蛋白单体的过程。内源性途径是凝血系统被激活以后，凝血酶使Ⅺ、Ⅻ和激肽释放酶系统活化，进而由凝血酶、Ⅺa、Ⅻa和激肽释放酶直接激活纤溶酶原形成纤溶酶的过程。

纤溶酶是一种丝氨酸蛋白酶，本身以非活化的酶原形式存在于血液中，重链部分可以与纤维蛋白的赖氨酸部位结合，从而导致561位精氨酸裂解，形成有活性的纤溶酶。纤溶酶能够广泛水解纤维蛋白原、纤维蛋白单体及各类凝血因子和血浆蛋白，形成纤维蛋白降解产物。

机体内主要的纤溶酶激活剂是t-PA，由内皮细胞产生。生理状态下t-PA不能活化纤溶酶，而一旦与纤维蛋白结合，t-PA活化纤溶酶的能力大大加强。研究表明，t-PA的释放主要与纤维蛋白本身，与血栓结合的凝血酶及静脉血栓有关。u-PA的主要作用是分解细胞外基质，这种作用促进了细胞的迁移，在伤口的恢复及肿瘤的侵袭和转移之间起到了重要的作用。

纤溶抑制物包括纤溶酶抑制物、PAI和纤溶拮抗物。纤溶酶抑制物又包括α_2-抗纤溶酶（α_2-antiplasmin，α_2-AP）、α_2-巨球蛋白（α_2-macroglobulin，α_2-MG）。α_2-AP 是由肝脏产生的单链糖蛋白，通常状态下，在血浆中α_2-AP 能够快速与纤溶酶结合，形成纤溶酶-抗纤溶酶稳定复合物，抑制纤溶酶的活性。这种复合物的产生是体内纤溶酶激活的标志。α_2-MG 由内皮细胞和巨噬细胞生成，作用较α_2-AP 弱，仅在纤溶酶量超过α_2-AP 负荷量时发挥作用。到目前为止，有四种不同的 PAI 被发现：PAI-1、PAI-2、PAI-3 及蛋白酶连接素。PAI-1 主要在内皮细胞中合成，能够被凝血酶和内毒素等大量复合物诱导表达。生理状态下，PAI-1 的表达超过了 t-PA，因此绝大部分 t-PA 与 PAI-1 结合，抑制 t-PA 的活性，从而减弱机体的纤溶。PAI-2 主要存在于孕妇体内，由胎盘组织分泌。在某些肿瘤细胞中也可表达少量的 PAI-2。目前 PAI-2 的生理机制主要是抑制双链 t-PA 和 u-PA 的作用，对单链的作用较弱。近年来被广泛研究的纤溶拮抗物为凝血酶活化的纤溶抑制物（thrombin-activatable fibrinolysis inhibitor，TAFI），也被称为血浆羧肽酶 B。TAFI 主要由肝细胞合成，分子量约为 60kDa，在血浆中其半衰期非常短。TAFI 抑制纤溶系统主要通过以下机制：①活化的 TAFI 能够裂解纤维蛋白羧基终端，从而降低其通过 t-PA 激活纤溶酶的能力；②TAFI 能够直接抑制纤溶酶活性；③TAFI 也能直接与纤维蛋白原交联，参与形成纤维蛋白网，抵抗早期的纤维降解作用。

（四）血管内皮细胞调节凝血系统平衡

内皮细胞构成血管内壁，控制循环血液和血管周围组织之间液体、离子和生物活性分子的跨细胞交换。在维持凝血系统的稳态中，血管内皮发挥着非常重要的调节作用。内皮细胞能主动感知细胞外环境的信号并做出反应，并且极为敏感。生理状态下，内皮细胞的主要作用是抗凝、抗血栓。内皮细胞分泌 TFPI、ATⅢ直接抗凝，同时内皮细胞直接吞噬并清除与 TM 直接结合的凝血酶。内皮细胞表面分泌的 TM 分子协助蛋白 C 系统活化，表面分泌的肝素等物质可增强 TFPI、ATⅢ抗凝活性，间接发挥抗凝作用。另外，内皮细胞可以合成大量舒血管因子如一氧化氮（NO）、前列环素 2（PGI_2）等，舒张血管，维持血管的通畅性。然而，当内皮细胞受到炎症、应激等刺激后，内皮细胞对凝血的作用由抗凝转变为促凝。细菌、病毒、内毒素、代谢产物及炎症因子，诱导内皮细胞表达 TF，活化外源性凝血系统。活化的内皮细胞表面黏附因子表达增加，促进血小板的黏附、聚集与活化，形成血小板血栓。受损内皮细胞 TFPI、ATⅢ、肝素表达量下降，抑制内皮细胞抗凝作用。另外，内皮细胞合成 von Willebrand 因子（vWF）和蛋白酶激活受体，对维持血流稳态、促进局部损伤修复至关重要。

二、弥散性血管内凝血的发生和发展机制

（一）被广泛激活的凝血系统

1. 大量释放的组织因子激活凝血系统

DIC 中凝血系统的激活主要与 TF 的大量释放、激活外源性凝血系统有关，循环中升高的 TF 主要来源于以下几方面：①血管细胞表达和释放 TF 增多。在正常状态下，

血管平滑肌细胞、内皮细胞和血细胞中 TF 的表达量极低,但在感染、中毒、物理和化学损伤情况下,内皮细胞和单核细胞活化,通过转录机制产生大量的 TF,并释放入血。体外实验显示人体单核细胞暴露于微生物时,可以诱导其表达 TF。给予正常人体低剂量内毒素导致血液单核细胞 TF mRNA 水平增加 125 倍,并导致凝血激活。②损伤和病变组织大量释放 TF。创伤和烧伤时受损脏器大量坏死,器官 TF 因子直接入血。急性早幼粒细胞性白血病中,肿瘤细胞内含有大量的 TF,维甲酸受体-癌蛋白激活 TF 启动子,肿瘤细胞凋亡后大量的 TF 释放入血。③活化的单核细胞和血小板-单核细胞复合物产生的磷脂微粒子。在脑膜炎脓毒血症患者的血浆中检测到了大量的组织因子结合的磷脂微粒子。

TF 促进 DIC 的机制:TF 上带有负电荷的 γ-羧基谷氨酸能与 Ca^{2+} 结合。因子Ⅶ通过 Ca^{2+} 与 TF 结合形成复合物,激活因子Ⅶa。TF/Ⅶa 通过激活因子Ⅹ或者因子Ⅸ启动凝血反应。而凝血酶又可以正反馈加速因子Ⅴ、Ⅶ和Ⅸ的激活,加速凝血反应。体内实验中向动物体内注射微生物或者脂多糖(LPS)后,通过特异性抗体或制剂阻断 TF 或因子Ⅶa 活性,可使凝血酶的形成减少和凝血系统活化减弱,降低死亡率。

2. 活化的血小板促进血栓形成

DIC 中血小板异常活化可加速 DIC 进程。血小板是微血栓的核心,低血小板计数是 DIC 死亡的独立标志物。血管内皮损伤及某些微生物、内毒素、机体代谢产物活化血小板,促进血小板黏附、聚集成团,形成血小板血栓。活化的血小板能够促进凝血酶合成。血小板活化后外膜的促凝磷脂、促炎蛋白、血管活性分子如 FⅤ、血小板因子 4、5-羟色胺、肾上腺素、前列腺素均表达增加,共同促成了高凝状态及弥漫性的凝血酶的生成。磷脂酰丝氨酸(phosphatidylserine,PS)是带阴离子的磷脂,巨核细胞胞质的 Ca^{2+} 浓度增高及 Ca^{2+} 依赖的细胞凋亡和坏死诱导血小板表面表达 PS。暴露 PS 的血小板与含有凝血因子的区域具有高亲和力,活化凝血酶原及因子Ⅶ、Ⅸ和Ⅹ,辅助因子Ⅴ可以通过其 C2 域与 PS 膜结合。在研究中,镜下观察到内源性与外源性凝血途径形成的复合物与暴露 PS 的血小板的复合物的成分几乎完全共位。动力学研究表明,含有 PS 的血小板可以使凝血酶原复合物的活性提高 1000 倍。活化的血小板 P-选择素、E-选择素、α-颗粒趋化因子表达增加,促进白细胞与血小板之间的黏附,导致微血管中免疫血栓的形成增加。活化的血小板和肥大细胞释放出中等大小的多磷酸盐(polyphosphates,polyP)。这种带负电荷的可溶性 polyP,在原核生物和真核生物中高度保守。它们是重要的能量来源,同时也参与细胞反应。由于受到磷酸酶的降解,磷酸盐的半衰期很短。但是当 polyP 大量存在的情况下,它们能诱导Ⅻ激活。polyP60-80 能够结合Ⅻa 因子防止自身降解,延长其半衰期。活化的血小板表面保留 polyP60-80 与二价金属离子(Ca^{2+}、Zn^{2+}),二者组装成不可溶的球形纳米颗粒。这些纳米颗粒提供高聚合物尺寸,触发凝血系统激活。polyP 可以结合纤维蛋白单体,产生硬度下降、变形度高的血栓。polyP150-200 整合在纤维蛋白网络中,从而抑制纤维蛋白溶解(图 26-2)。此外,活化的血小板还能释放如血栓素 A_2、ADP、5-HT 等血管活性物质,引起血管收缩及血小板聚集,加重组织缺血缺氧,加速 DIC 进程。

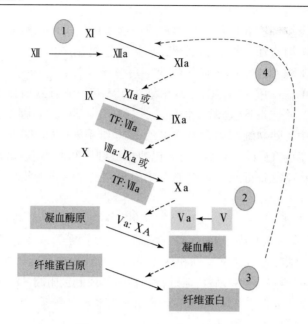

图 26-2 polyP 参与凝血的机制

3. 血管内皮细胞损伤促发 DIC

在脓毒症、创伤和烧伤等情况下，微血管内皮细胞受到严重的损伤。损伤后的内皮通过以下机制活化凝血系统，促进 DIC 的发展：①血栓形成早期，血管内皮细胞损伤脱落后暴露内皮下组织，如胶原蛋白等，促进血小板黏附、聚集和炎症因子释放，启动凝血和血栓形成。②炎症介质、酸中毒、免疫复合物均诱导血管内皮细胞表达大量的 TF，激活凝血酶。TF 可以通过激活的单核细胞产生的微粒在各种细胞间相互作用，从而大规模活化炎症细胞，扩大凝血效应。③内皮细胞损伤后，表面抗凝物质，如 TFPI、TM、ATⅢ和 t-PA 减少。一些研究表明，中性粒细胞来源的弹性酶和组织蛋白酶 G 可以裂解内皮细胞表面的 TM，加重血管损伤。使用重组可溶性 TM 减轻严重炎症性疾病（如脓毒症）引起的 DIC。④受损内皮表达的纤溶抑制剂如 PAI-1 明显增多，减轻机体纤溶反应。高水平的 PAI-1 被认为是严重脓毒症不良预后的预测因子，纤溶抑制是脓毒症 DIC 并发多器官功能障碍的最重要预测因子之一。⑤内皮细胞受损后分泌的缩血管物质如内皮素、血栓素、血小板活化因子增多，扩血管物质如前列腺素、一氧化氮明显减少。从而局部血管强烈收缩，引起组织缺血、缺氧，促进血管闭塞和血栓形成。另外，内皮细胞受损后，可以趋化大量炎症细胞如单核/巨噬细胞、中性粒细胞等，这些细胞可与内皮细胞相互作用，释放多种炎症因子如 TNF-α、IL-1、IL-18、IFN-γ 等，损伤内皮细胞，释放 TF，形成恶性循环。

（二）DIC 中被抑制的抗凝系统

DIC 状态下，AT、PC 及 TFPI 等其他生理抗凝物质含量明显减少，功能严重受损。AT 水平降低是 DIC 的一个重要特征。在脓毒症诱导的 DIC 中，低水平的 AT 和死亡率呈正相关。DIC 中 AT 的缺乏主要与以下几种因素有关：①过量生成的凝血酶消耗 AT。同前所述，

ATⅢ可与凝血酶形成稳定的复合物。在凝血酶和其他促凝丝氨酸蛋白酶的快速生成下，复合物形成增加，快速消耗AT。②肝脏合成AT量减少。③机体内AT降解增加，活化的中性粒细胞分泌的弹性蛋白酶裂解AT，使得机体AT减少。蛋白酶-抗凝血酶形成后AT裂解增加。最近的研究表明脓毒症中血管通透性增加可造成AT血管外损失。AT不仅循环水平下降，其抗凝活性也降低。硫酸肝素能增加抗凝血酶的活性。而在DIC中，细胞因子可能影响血管壁蛋白多糖的合成，从而降低硫酸肝素的有效性。除了基础研究外，临床试验也证实了AT在DIC发病中的作用。在KyberSept临床试验的亚组中，脓毒症DIC患者中大剂量应用AT死亡率下降，出血风险并没有明显增高。此外，在AT活动度非常低（<45%）的脓毒症DIC患者中，补充AT治疗提高了患者的生存率。然而，到目前为止，AT应用的最佳剂量（高剂量或低剂量）及其理想保持活性的目标仍不清楚。

DIC发展过程中，蛋白C系统抗凝作用受到抑制。肝脏蛋白C合成明显减少。受损的血管内皮细胞TM、内皮蛋白C受体（EPCR）表达下降，显著抑制蛋白C的活化。研究虽显示可溶性TM的表达量在DIC患者中有升高，但这并不表示TM的产生增加，反而提示细胞损伤以后TM的失活增加及从血管内皮细胞表面脱落增多。此外，这些可溶性TM不能有效活化蛋白C，因此内皮细胞表面低水平的TM及大量受损的血管内皮细胞共同抑制了活化的蛋白C系统的抗凝功能。蛋白S与补体调节蛋白C4BP的结合限制它在活化的蛋白C中发挥辅助因子的作用。在脓毒症患者的急性期，C4BP的含量增加，进一步导致了活化蛋白S水平的降低，从而影响了蛋白C系统的抗凝功能。在临床研究中，蛋白C和蛋白S水平的降低与存活率的降低有关。在亚致死脓毒症狒狒模型中，给予C4BP消除蛋白C的活性，亚致死脓毒症变为致命的脓毒症。特异性抗体抑制EPCR也降低了这种脓毒症狒狒模型的存活率。相反，在这个脓毒症模型中使用蛋白C可以防止DIC并且降低死亡率。

TFPI对凝血系统的负调控作用在DIC发展期间也受到严重抑制。炎症状态下，中性粒细胞弹性蛋白酶裂解TFPI第一和第二Kunitz域中的多肽，损伤TFPI对Xa和TF-Ⅶa复合物的抑制能力。在脓毒症诱导的DIC患者中，TFPI和TF均明显升高，这提示中和TF活性的TFPI量相对不足。动物实验中，TFPI的缺乏增加了兔对TF诱导的DIC的敏感性。在狒狒菌血症模型中预防性使用TFPI，不仅预防了DIC，也显著改善了重要脏器功能，提高了生存率。应用重组型TFPI能够预防或减少内皮下血栓形成，减少由大肠杆菌诱导的脓毒性休克发生，防止DIC的进展。

（三）DIC过程中纤溶系统紊乱

纤溶系统在DIC的发展中呈动态演变。DIC早期，纤溶系统几乎完全受到了抑制。这主要与纤溶抑制剂PAI-1及TAFI的表达增加、t-PA减少有关。而在晚期，由于凝血因子的过度消耗，机体出现继发性纤溶亢进。

DIC的高凝期，内皮细胞、单核细胞、巨噬细胞、肝脏细胞、脂肪细胞和血小板高表达PAI-1，严重抑制纤溶酶的活性。高凝期高水平的凝血酶活化大量TAFI，阻碍t-PA、纤溶酶原、纤溶酶与纤维蛋白的结合，从而发挥抗纤溶的作用。与PC相比，TAFI更容易被凝血酶-TM复合物所激活。受损血管的内皮细胞t-PA表达下降，促使局部纤溶功能降低与纤维蛋白的清除减少。动物实验和人群的研究提示低纤溶与 DIC 的预后有关。*PAI-1* 基因变异的脓毒症患者死亡率明显升高。低水平的 TAFI 是 DIC 死亡和多脏器功能衰竭的独立预测指标。

DIC 后期凝血因子大量消耗，纤溶酶溶解功能增强，使机体出现严重的止血和凝血功能障碍。凝血因子活化后激活纤溶系统。功能正常的内皮细胞释放 t-PA，激活体内纤溶酶。而 t-PA 与纤溶酶一旦与血栓中纤维蛋白结合，活性增强上百倍。另外，PC 结合血管内皮细胞表面的 TM，发挥其抗凝作用（图 26-3）。

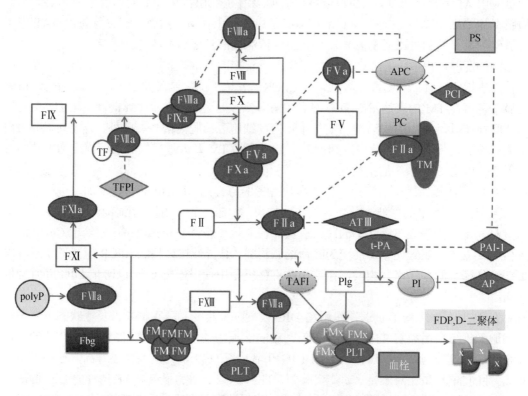

图 26-3 DIC 中的促凝、抗凝血及纤溶蛋白相互作用模式示意

TF. 组织因子；TFPI. 组织因子途径抑制物；APC. 活化蛋白；PC. 蛋白 C；PS. 蛋白 S；PCI. 蛋白 C 抑制物；TM. 血栓调节蛋白；PAI-1. 纤溶酶原激活物抑制剂 1；AT Ⅲ. 抗凝血酶Ⅲ；Plg. 纤溶酶原；PI. 纤溶酶抑制剂；t-PA. 组织纤溶酶原激活物；TAFI. 凝血酶活化的纤溶抑制物；AP. 纤溶酶；Fbg. 纤维蛋白原；FM. 纤维蛋白；FDP. 纤维蛋白降解产物；polyP. 多聚磷酸盐

第三节 免疫功能障碍在弥散性血管内凝血中的作用与机制

近年的研究表明，免疫系统尤其是固有免疫系统在 DIC 的发生、发展中起着重要的调控作用，尤其影响机体的凝血功能，同时 DIC 的发生发展又反过来影响免疫系统的功能，因此两者之间存在交互作用，本节围绕固有免疫系统的成分及功能，固有免疫应答参与 DIC 凝血功能障碍，DIC 中凝血纤溶系统调节免疫应答等内容展开介绍。

一、固有免疫系统的主要成分及功能

固有免疫又称为天然免疫或非特异性免疫,是机体在长期种系发育与进化过程中逐渐形成的一种天然免疫防御功能。其特点为经遗传获得,与生俱有,针对病原微生物的入侵可迅速应答,其应答模式和强度不因与病原微生物的反复接触而改变。固有免疫系统由物理和生物化学屏障、固有免疫细胞和分子组成。物理屏障即为组织屏障,位于机体内外环境界面上,如体表的皮肤,以及呼吸道、消化道、泌尿生殖道的黏膜组织,对微生物入侵起到机械阻挡作用;局部屏障结构是特殊的物理屏障,它们是器官内阻止血液与细胞之间进行物质交换时所经过的多屏障结构,包括血-脑屏障、血-睾屏障、血-胸腺屏障等,起到防御病原体入侵和维持内环境稳定的作用。生物化学屏障包括皮肤和黏膜的分泌物所包含的各种杀菌、抑菌物质,如皮脂腺分泌的不饱和脂肪酸,汗腺分泌的乳酸、胃酸,呼吸道、消化道、泌尿生殖道分泌液中的溶菌酶、抑菌肽等。固有免疫细胞包括吞噬细胞、树突状细胞(DC)、自然杀伤细胞(NK)、γδT 细胞和 B1 细胞等。吞噬细胞是十分重要的固有免疫细胞,如单核细胞、巨噬细胞和多形核中性粒细胞。这些细胞由骨髓造血干细胞分化而来,可结合、吞噬并杀灭微生物。病原微生物活化固有免疫导致炎症反应的发生,使感染得以局限和控制。固有免疫是宿主抵御病原微生物入侵的第一道防线。

病原微生物(尤其是原核生物)表面存在一些不同于宿主的,但可为许多相关微生物所共享、结构恒定、进化保守的分子结构,称为病原体相关分子模式(PAMP)。PAMP 包括多糖、多核苷酸等,如革兰氏阴性菌表面的 LPS、革兰氏阳性菌表面的肽聚糖、病毒的双链 RNA 等。近年来,学术界又提出损伤相关分子模式(DAMP)的概念,意指机体自身细胞所释放的内源性分子,即内源性危险信号,来源于受损或坏死组织和某些活化的免疫细胞,DAMP 可激活固有免疫细胞,引起固有免疫应答,同时可直接启动适应性免疫应答。目前已发现多种 DAMP,如高迁移率族蛋白 B1(HMGB1)、热休克蛋白(HSP)等。

固有免疫细胞表面存在识别 PAMP 的受体,称为模式识别受体(PRR)。模式识别受体分子可与病原微生物表面的 PAMP 或 DAMP 发生相对特异性的结合,启动即时免疫效应。Toll 样受体(TLR)是目前认为最重要的也是研究最多、最透彻的模式识别受体,TLR 表达在巨噬细胞、DC 和上皮细胞等多种细胞表面或胞质内,并可识别多种类型的 PAMP 或 DAMP。TLR 介导的信号转导可导致固有免疫细胞活化,诱导多种促炎细胞因子的表达和分泌,如肿瘤坏死因子(TNF)-α、白细胞介素(IL)-12、IL-6 等,这些细胞因子可诱导炎症发生,促进抗原提呈,启动和促进适应性免疫应答。DC 和巨噬细胞等抗原提呈细胞捕获抗原后,可将抗原信息传递给 T 细胞,该过程称为抗原提呈。抗原提呈细胞表面的 TLR 与 PAMP 相互结合进一步促进抗原提呈。而且,在适应性免疫应答阶段,吞噬细胞、NK 细胞、细胞因子、补体等固有免疫细胞与分子也发挥十分重要的作用。固有免疫的第二个功能是启动适应性免疫应答,参与适应性免疫的效应过程。

固有免疫细胞如巨噬细胞、DC,以及细胞因子、补体系统等在炎症与凝血的发生中起着桥梁的作用。一些炎症刺激,不仅可以活化免疫细胞,同时也可活化凝血系统。在免疫系统异常活化的情况下,固有免疫和凝血激活系统之间相互作用,共同影响机体的免疫应答及凝血活化。

二、固有免疫应答参与弥散性血管内凝血功能障碍

在 DIC 的病理进程中，固有免疫应答常常被激活甚至发生失调，这些异常的固有免疫应答反应可进一步作用于机体的凝血系统，加重凝血功能障碍，主要经由以下几种途径介导：①中性粒细胞胞外诱捕网；②细胞膜微粒（microparticle，MP）；③补体活化；④炎症小体活化；⑤炎症因子的释放。这些途径可通过诱导 TF 表达、下调蛋白 C 系统和抑制纤维蛋白溶解等影响凝血系统，参与 DIC 的发生、发展。下文将分别讨论上述途径在 DIC 中的作用。

（一）NET 与凝血功能障碍

中性粒细胞是抵御病原体入侵机体的第一道防线，通过趋化和吞噬作用使病原体失活，从而进行免疫防御。2004 年，Brinkmann 等首次报道了活化的中性粒细胞会释放一种能够限制多种病原体扩散的细胞外纤维，并命名为中性粒细胞胞外诱捕网（NET）。NET 是由 DNA 骨架、组蛋白、颗粒成分及胞质蛋白组成的网状物，其能够网罗、杀伤病原体从而参与机体自身免疫应答，维护机体健康。NET 可以通过多种途径参与脓毒症凝血功能障碍的发生、发展过程。

1. NET 的病理生理学

NETosis（网样凋亡）是中性粒细胞经历的一种新的程序性细胞死亡和释放 NET 的过程。这个过程发生缓慢，往往需要几个小时，可导致中性粒细胞发生染色质解离，这个过程依赖于肽酰精氨酸脱亚氨酶 4（peptidylarginine deiminase 4，PAD4）和其他中性粒细胞酶。虽然 NETosis 可以防止感染的血管内扩散，但过度激活可能会导致病理性血栓形成（免疫血栓形成）和自身免疫。

中性粒细胞向感染部位的迁移是由炎症介质触发的，炎症介质上调内皮细胞上 E 和 P-选择素的表达，引起中性粒细胞黏附。随后表达整合素的中性粒细胞与表达细胞间黏附分子（ICAM）内皮结合并最终侵入感染组织。除了细菌或真菌之外，还有多种刺激因子，如 IL-8、LPS、活化的血小板或内皮细胞、尿酸钠晶体及各种自身抗体都能诱发 NETosis。这些触发因素通过还原烟酰胺腺嘌呤二核苷酸磷酸（NADPH）氧化酶导致活性氧簇（ROS）的形成，在 NET 的释放中起关键作用。在 NETosis 发生过程中，可观察到的一个形态学改变是核肿胀，这是由 PAD4 所触发的。PAD4 能够在组蛋白 H3 和 H4 的高瓜氨酸残基上产生精氨酸残基，导致其正电荷的丢失，从而导致染色质的解离。PAD4 缺陷小鼠的中性粒细胞不能形成 NET。因此，PAD4 对 NETosis 的发生至关重要。其他中性粒细胞酶如粒状中性粒细胞弹性酶和细胞质丝氨酸蛋白酶抑制剂 serpin B1 也转移到细胞核，并可能触发染色质解离和释放。在 NETosis 的终末阶段，含有 DNA 和组蛋白的 NET 被释放。

此外，还存在一种更快释放 NET 但保持中性粒细胞移动和吞噬能力的过程，被称为关键 NETosis，能够从完整的中性粒细胞中排出 DNA、组蛋白和丝氨酸蛋白酶。Yousefi 等在嗜酸性粒细胞中首次描述了类似的过程，他们发现嗜酸性粒细胞能够在非常短的时间内释放线粒体 DNA 而不发生细胞死亡。这种机制后来在中性粒细胞中得到证实，由 TLR4

介导，通过微生物特异性分子模式激活。

总之，NET 可通过中性粒细胞裂解或者不裂解两种方式释放。PAD4 促进组蛋白高瓜氨酸化，导致染色质解离、核肿胀，然后释放含有 DNA 和组蛋白的 NET。两种方式均可活化凝血。下文将阐述 NET 作用于凝血通路的多种方式（图 26-4）。

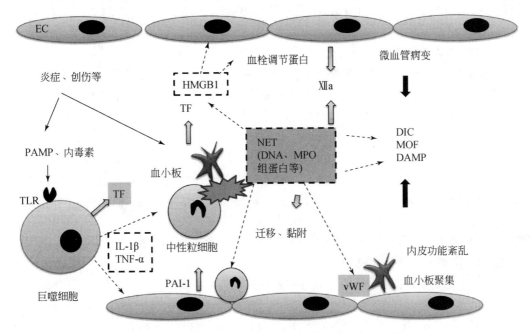

图 26-4　NET 参与 DIC 机制示意

2. NET 与血小板

NET 可以通过加强中性粒细胞与血小板的黏附，促进血小板介导的促凝反应，从而导致凝血功能障碍的发生。当病原微生物侵入机体后，病原微生物及其释放的 LPS 等物质可激活血小板释放 P-选择素，后者可与中性粒细胞表面的 P-选择素糖蛋白配体-1（PSGL-1）相结合；此外，血小板 TLR 可与中性粒细胞上的 TLR 结合，共同促进中性粒细胞与血小板的黏附，从而增强血小板介导的促凝反应，引发凝血功能障碍。

研究证明，脓毒症时血小板 TLR4 与中性粒细胞的相互作用可以诱导 NET 产生。同样，由激活的血小板释放的血小板因子 4（PF4）可以在缺乏病原微生物刺激的条件下诱导 NET 产生。NET 还可将相互黏附、聚集的血小板限制在一个区域，从而加速血栓形成，使脓毒症凝血功能障碍进一步加重。与孤立的组蛋白相比，NET 这种组蛋白-DNA 复合物是血小板活化的高效催化剂，主要通过与血小板 TLR2 和 TLR4 的相互作用发挥这一效应，从而促进异常凝血过程。Gould 等发现在血小板缺乏的血浆中，由 PMA 刺激中性粒细胞产生的 NET 可以促进凝血酶的生成，但加用脱氧核糖核酸酶（DNase）组的凝血酶生成水平未见增加，可以证实 NET 的这种作用与自身的 DNA 结构相关；同时，在缺乏Ⅻ及Ⅺ的血浆中进行该实验证实，NET 对于凝血酶生成的促进作用是通过内源性凝血途径实现的；而在加入胰蛋白酶抑制剂的富含血小板血浆中，NET 不仅可以促进凝血酶的生成，同时可以通过 TLR2 及 TLR4 受体途径缩短滞后时间；DNase 处理组的凝血酶生成水平明显增加，考虑可能 NET 骨架结构被破坏，促进了组蛋白和血小板介导的凝血酶生成过程。在血小板减少的脓毒症患者体内，血清游离 DNA/NET 与凝血酶生成呈正相关，给予 DNase 治疗后凝血酶的生成明显减少。说明 NET 可以通过血小板依赖及非血小板依赖两种途径促进凝血酶的生成，从而促进血液高凝，加重凝血功能障碍；而在血小板水平不同的情况下，应用 DNase 治疗的效果截然不同，因此对于 DNase 的临床应用仍需进行系统评价。

3. NET 与内皮细胞

多种机制导致的内皮细胞损伤是凝血功能障碍必不可少的关键环节，也是一直以来的研究热点。从生理角度来说，中性粒细胞与激活的内皮细胞相互作用是细胞趋化的必要环节。在脓毒症病理生理过程中，病原微生物释放的内毒素及机体产生的多种炎症因子均可造成内皮细胞损伤，导致凝血功能障碍。体外实验研究显示，将激活的内皮细胞与中性粒细胞共同培养可以诱导 NET 生成，而生成的 NET 又可导致内皮细胞损伤。NET 含量越高，细胞损伤程度越重。除脓毒症外，在小血管炎的病理过程中也可以观察到这种 NET 相关的内皮细胞损伤。这种损伤可能与激活的内皮细胞产生的 IL-8 相关，但是激活的内皮细胞及 NET 均可使 IL-8 水平升高，因此具体机制仍需探讨。Martinod 等在对动脉粥样硬化小鼠模型进行研究时发现，NET 中组蛋白成分对内皮细胞的细胞毒性作用可能是 NET 相关内皮细胞损伤的另一种可能机制。

NET 相关的内皮细胞损伤可以被两种方式阻断：一种是应用还原型辅酶 Ⅱ（NADPH）氧化酶抑制剂二苯基碘（DPI）抑制 NETosis 作用，需要 NAPDH 氧化酶途径参与；另一种是应用 DNase 对 NET 中的主要成分 DNA 进行降解，破坏 NET 结构的完整性，进而达到保护内皮细胞的目的。在先兆子痫及小血管炎的病理过程中，均可在内皮细胞受损处检测到大量 NET。有研究表明，在系统性红斑狼疮患者体内，NET 表面的基质金属蛋白酶（MMP）可以破坏内皮细胞的完整性。NET 表面活化的 MMP-9 可以激活内皮的 MMP-2，破坏细胞与细胞间的紧密连接，加重细胞凋亡，导致内皮功能障碍。目前有关 NET 如何参与脓毒症内皮细胞损伤的相关研究还较少，如能进一步明确 NET 在脓毒症内皮细胞损伤及相关凝血功能障碍等方面的作用机制，可能为寻求改善脓毒症内皮细胞及凝血功能障碍的治疗方法提供一个新的思路。

4. NET 与血栓形成

在脓毒症中，病原微生物释放的内毒素及机体产生的多种炎症因子可以造成内皮细胞损伤，激活血小板，导致血液高凝。通过对多种不同实验对象进行研究证实，静脉血栓形成与高白细胞水平具有相关性。在对深静脉血栓（DVT）动物模型的研究中发现，NET 对于血栓的形成及增多有促进作用，是除纤维蛋白、血管性血友病因子（vWF）以外的第 3 种促进血栓形成的支架结构。在急性感染、长期卧床、长途飞行等情况时，血流淤滞导致缺氧及内皮细胞活化，激活的内皮细胞产生超大 vWF 多聚体，韦伯潘力小体释放 P-选择素，促进中性粒细胞及血小板黏附，激活的内皮细胞及血小板诱导 NET 生成增加，NET 促进血小板与红细胞的黏附及纤维蛋白的生成，提供了血栓形成的"脚手架"；同时，NET 可继续促进血小板及内皮细胞的激活，使凝血功能障碍进一步加重。单核/巨噬细胞释放一定量的纤溶酶及 DNase，可以降解纤维蛋白及 NET，促进血流恢复。研究表明，给予模型动物 DNase 预处理后，可以明显延迟 DVT 的发生。NET 对血栓形成的促进作用不只与自身的 DNA 结构相关，动物实验研究还显示，外源性静脉给予含有标志性（瓜氨酸化）H3 组蛋白后，组蛋白处理组不同时期的血栓形成速率明显增加，可能的机制是带正电荷的组蛋白与带负电荷的红细胞之间的静电吸附作用，以及与血小板 TLR 结合，促进了 NET 与红细胞和血小板的黏附。已有体外实验证实，将组蛋白 H3 和 H4 与血小板共同孵育可显著促进血小板聚集，而组蛋白 H1、H2A 和 H2B 无此作用。目前 NET 在脓毒症中加速血栓形成的作用机制仍需进一步研究。

5. NET 与肝素

肝素是动物体内的一种天然抗凝血物质，主要由肥大细胞和嗜碱性粒细胞产生，在体内及体外均能发挥抗凝作用，因此作为抗凝剂在临床上被广泛应用。肝素除了通过增强 ATⅢ 与凝血酶的亲和力，加速凝血酶失活来发挥抗凝作用外，其作为一种带负电荷的高硫酸化多糖结构，还可以绑定带正电荷的 P-选择素，阻碍带正电荷的组蛋白与血小板之间的相互作用，从而削弱血小板介导的促凝反应，发挥抗凝作用。Palandri 等利用活细胞摄影技术发现，肝素在体内表现出了类似 DNase 的作用，在应用肝素的血流中 NET 出现解聚，在内毒素存在时，肝素仍可使 NET 水平降低。蒋静等在 LPS 致脓毒症小鼠模型中观察血清及肺组织中 NET 水平的变化，并应用肝素预处理后发现，肝素预处理的脓毒症小鼠血清及肺组织中 NET 水平明显降低，提示肝素可能通过调节 NET 水平从而发挥对脓毒症器官的保护作用。这为肝素治疗脓毒症凝血功能障碍提供了新的理论依据和可能的靶点。

除此之外，NET 还参与肝素相关血小板减少症（HIT）的病理过程，HIT 患者体内出现一种可以与肝素-PF4 复合物结合的特异性抗体，生成抗体-肝素-PF4 复合物，再与血小板表面的 FcγⅡa 受体结合，形成免疫复合物，这种免疫复合物可以激活血小板，产生促凝物质。当停用肝素、血小板恢复正常水平时，该免疫复合物仍可能存在，其原因是其他带负电荷的大分子，如 NET 和硫酸脂多糖与 PF4 形成抗原复合体，给 HIT 的检测及诊断带来了困难。

（二）细胞膜微粒与凝血功能障碍

微粒（MP）是由磷脂双层和细胞表面蛋白组成的直径 100～1000nm 的小泡。MP 在细胞活化或凋亡时从细胞表面释放出来，其性质可能因刺激和细胞来源而异。MP 在 1967 年首次被描述为"血小板尘埃"，被认为含有 PF3（或 TF）。其在血栓形成、炎症和细胞间交换信号中所起的作用被越来越多地关注。MP 可通过多种机制促进血栓形成。一方面，由于活化、凋亡或致瘤细胞中磷脂双分子层的正常不对称构型发生改变，在细胞外表面出现磷脂酰丝氨酸（PS）。MP 表面的 PS 暴露，是由细胞膜骨架的出芽和随后的卵裂形成的。MP 中的阴离子磷脂 PS 可以促进血凝块的形成。导致血栓形成的另一个重要机制是 MP 表面的 TF 与因子Ⅶ结合并激活因子Ⅸ，从而激活凝血级联反应。此外，MP 增加了细胞在血栓部位的募集。

在血栓形成中，MP 最早被认为来源于活化后的成熟血小板，也有报道可来源于骨髓巨核细胞，但两者功能存在差异，并且血小板活化标志物（如 P-选择素）的表达上也存在差异。巨核细胞来源的 MP 难以激活炎症反应和补体通路。而血小板源性 MP 可通过加强脓毒症中的炎症反应，加重患者心肌细胞损伤，诱导内皮细胞和平滑肌细胞凋亡。血小板源性 MP 对于内皮损伤的原发性止血很重要，可为维生素 K 依赖的凝血因子（Ⅶ、Ⅸ和Ⅹ）提供催化表面，这相对于完整的血小板来说，大大提高了促凝活性。此外，血小板 MP 也是 TF 的重要来源。

近年来，越来越多的研究发现，表达 TF 的 MP 主要来自单核/巨噬细胞。2006 年，Maugeri 等报道，中性粒细胞在 P-选择素或 N-甲酰甲硫氨酰-亮氨酰-苯丙氨酸（fMLP）刺激下产生 TF，并证实人中性粒细胞在体外抗磷脂综合征（APS）模型中可产生 TF。在研究中，研究者使用了 APS 患者的 IgG 激活中性粒细胞并发现这种患者来源的 IgG 可以触发补体激活和 C5a 生成，C5a 活化中性粒细胞并诱导 TF 基因转录。这个结论在 APS 的小鼠模型中得到了验证，证实中性粒细胞以 C5a 依赖的方式产生 TF。紧随其后的是另外两项研究强化了这一观点。Kambal 等于 2008 年从急性呼吸窘迫综合征（ARDS）患者的支气管肺泡液中收集中性粒细胞，并在这些中性粒细胞中观察到 C5a 依赖性的 TF 表达。Kourtzelis 等在终末期肾病患者体外循环模型中性粒细胞中发现了 C5a 依赖性的 TF 表达。而中性粒细胞中 TF 的表达最终可通过骨架蛋白的破坏，将 TF 释放至 MP，所以这种单核/巨噬细胞释放的富含 TF 的 MP 是近年来发现的导致 DIC 的重要原因（图 26-5）。

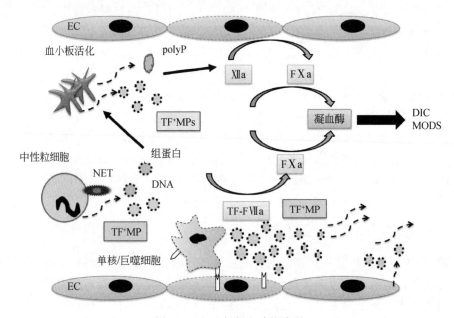

图 26-5　MP 与凝血功能障碍

不仅血小板和单核/巨噬细胞产生 MP，研究发现内皮细胞同样可以产生 MP。然而，循环 MP 水平的检测和解释是一项复杂的任务。在脓毒症早期，内皮细胞来源的 MP 增加，此时由于 APC 与其结合，保持其抗凝活性。然而，脓毒症后期，MP 可引起与炎症和氧化应激有关物质表达的有害变化，诱发凝血功能障碍，最终导致器官功能衰竭。Delabranche 等研究发现内皮来源的 MP 是评估脓毒症诱发的 DIC 的有效生物标志物。

（三）补体活化与凝血障碍

补体是先天免疫防御中的重要组成部分，然而不受控的补体激活可促进 DIC 发生。补体的活化有两种方式。经典通路通过活性 C1s 连续切割 C4 和 C2，形成 C3 转化酶（C4b2a 复合物）。C3 转化酶结合 C3b 又可形成 C5 转化酶（C4b2a3b 复合物）。这两种复合物通过 C2a 丝氨酸蛋白酶域发挥其蛋白水解活性。替代通路 [C3bBb 和 (C3b)$_2$Bb (P) 复合物] 的 C3 转化酶和 C5 转化酶的活性中心分别位于因子 B 的丝氨酸蛋白酶域。凝集素通路的激活导致甘露糖相关丝氨酸蛋白酶（MASP）随后激活，进而激活 C4 和 C2 组装 C4b2a。激活过程中释放的小片段补体、C3a、C4a 和 C5a 通过增加血管通透性和募集白细胞等方式表现出较强的促炎作用。当补体活化失控时，可导致过度炎症和宿主组织损伤。

补体和凝血通路在炎症反应中有紧密的联系。补体终产物可同时诱导促凝血剂和抗纤溶蛋白产生，同时也可抑制天然抗凝血剂，促进凝血的发生（图 26-6）。研究发现 C5b-9 末端复合物可以诱导 TF 生成，C5b-7 的起始复合物通过依赖于蛋白质二硫异构酶的机制活化 TF，此外，C5b-9 可以在血小板表面诱导 PS，为凝血酶原组装提供催化平台。而抑制补体系统可改善凝血功能，研究表明利用 C3 转化酶抑制剂——补体抑素，抑制狒狒菌血症模型中补体的活化，可减少血小板和微血栓的形成，并维持内皮细胞的抗凝特性。补体抑素可改善血管屏障功能，减轻器官损伤。这些研究表明补体-凝血在免疫激活过程中相互影响、相互作用。因此，阻断补体激活产物的有害作用，是一种潜在的重要治疗策略。

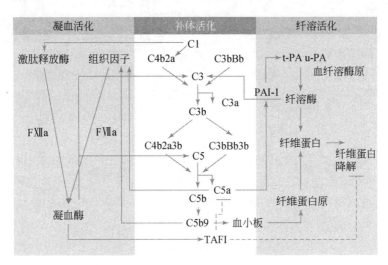

图 26-6 补体活化参与 DIC 的机制示意

t-PA. 组织纤溶酶原激活物；TAFI. 凝血酶活化的纤溶抑制物；u-PA. 尿激酶型纤溶酶原激活物；
PAI-1. 纤溶酶原激活物抑制剂 1

（四）炎症小体活化与凝血功能障碍

炎症小体（inflammasome）这一概念是由 Tschopp 研究小组于 2002 年首次提出。炎症小体是一类可识别细胞内 PAMP 或 DAMP 等的蛋白复合物，通过介导 IL-1β 和 IL-18 的加工、成熟和分泌，以及通过打孔蛋白 GSDMD 介导细胞焦亡，调节机体的免疫应答。不同炎症小体的区别主要在于识别分子不同，据此可将其进行分类，如 NLRP1（NOD-like receptor protein 1）、NLRP3（NOD-like receptor protein 3）、IPAF（又称 NLRC4，NLR family CARD domain containing protein 4）和 AIM 2（absent in melanoma 2）炎症小体。

Wolfram Ruf 等研究发现,脓毒症中炎症小体活化导致 caspase-1 剪切,可以促进巨噬细胞 MP 产生,并可以同时破坏细胞骨架促使 TF 释放入 MP,最终导致凝血发生。提示中性粒细胞中,炎症小体活化不仅可通过释放炎症因子,同时也可与 MP 及 TF 相互作用,共同加强对凝血的活化。另外,也有研究指出血小板中也存在炎症小体组分,并可在炎症性、感染性和血栓性疾病中组装并释放 IL-1β,同时引起 MP 的脱落、释放,激活凝血。最近一项利用小鼠静脉血栓形成模型的研究报道了 NLRP3 炎症小体复合物的激活可在缺氧反应中增强静脉血栓形成,提示炎症小体可在不同应激状态下激活凝血。笔者所在实验室的最新研究也表明,在脓毒症致死过程中正是由于 caspase-11-GSDMD 激活,引起 TF 的外翻,继而启动外源性凝血途径,造成 DIC,最终导致脓毒症甚至多器官衰竭(图 26-7)。国内外研究均认为炎症小体的活化与凝血的启动密切相关,其具体的分子机制还有待进一步挖掘。

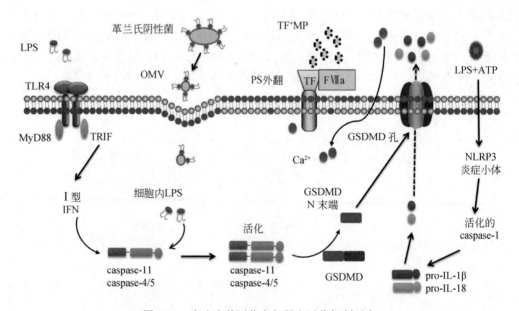

图 26-7 炎症小体活化参与凝血活化机制示意

(五)炎症因子释放与凝血功能障碍

在脓毒症患者的血液循环中可检测到较高水平的炎症因子,炎症因子释放也与凝血功能障碍有一定的关系。在脓毒症的过程中,TNF-α 首先达到峰值,随后血清 IL-6 和 IL-1 水平升高。TNF-α 是第一个在实验性菌血症或内毒素血症中达到峰值的细胞因子,在体外具有强促凝作用,早期研究推测凝血激活是由 TNF-α 引起的。然而,在使用 TNF-α 抑制剂的实验中,尽管脓毒症对凝血抑制剂和纤溶活性的影响似乎是由 TNF-α 介导的,但完全阻断脓毒症引起的 TNF-α 并不影响凝血激活。此外,在狒狒致死菌血症模型中,TNF-α 抗体对纤维蛋白原消耗仅有轻微的影响。对脓毒症患者使用 TNF-α 单克隆抗体的研究中,显示这种治疗对生存率没有任何影响。相比之下,使用特异性的 IL-6 抗体能完全抑制 LPS 诱导的灵长类动物中凝血系统的激活。综上所述,这些结果表明 IL-6 较 TNF-α 在调节 DIC 的促凝反应中起更重要的作用。IL-1 也是体外 TF 表达的有效刺激剂,但生理作用在体内尚未被阐明。为了证实 IL-1 在脓毒症中介导 DIC 的作用,在一个实验性脓毒症模型中,IL-1 受体抑制剂的注入在一定程度上抑制了促凝反应。此外,对脓毒症患者使用 IL-1 受体抑制剂可以减少凝血酶的生成。然而,由于内毒素诱导的凝血系统激活发生在循环中 IL-1 水平升高之前,因此 IL-1 是否与脓毒症相关的凝血异常有直接作用的问题仍需要进一步研究。

HMGB1 是高迁移率族蛋白家族中具有特异性的 DNA 结合蛋白。1978 年 Javaherian 等在哺乳动物的细胞核中发现了这样一种氨基酸序列高度保守的非组蛋白样核蛋白,并可作为辅助因子调节基因表达,近年来的研究表明 HMGB1 广泛参与炎症应答及凝血功能异常。在脓毒症机体内,内毒素及炎症因子可以激活单核/巨噬细胞,促使其将 HMGB1 释放到细胞外,而 HMGB1 作为一种强效的促炎因子,又可正反馈诱导 IL-1β、IL-18、TNF-α 等炎症介质释放。也有研究指出 HMGB1 存在于血小板的胞质区,当血小板被激活时,可以将 HMGB1 释放到细胞外。Maugeri 等在对 26 例急性心肌梗死患者血浆 HMGB1 及 NET 水平的研究中发现,活化的血小板将 HMGB1 提呈给中性粒细胞,促使其自噬并产生 NET,而应用 HMGB1 竞争性拮抗剂可使 NET 的生成明显减少。综上,HMGB1 一方面可通过促进细胞因子的释放促进凝血,一方面可通过诱导 NET 的产生诱发凝血异常。

综上所述,DIC 中,免疫应答通过 NET 形成、MP 释放、补体活化、炎症小体激活及炎症因子释放等影响凝血和纤溶等过程,对 DIC 的病理进程起到一个推动作用,因此进一步研究免疫系统在 DIC 中的功能将有利于揭示 DIC 的致死机制及提供更有效的治疗靶点。

三、弥散性血管内凝血中凝血纤溶系统调节免疫应答

DIC 中,异常的免疫应答可以促进凝血系统成分的改变,而同时改变的凝血系统成分又可反过来作用于免疫系统,表现为促进或者抑制免疫应答,进一步改变 DIC 的病理进程,具体表现在以下几个方面:

(一) 凝血因子与免疫调节

总起来说,凝血因子可导致内皮细胞和单核/巨噬细胞激活,IL-1 和 IL-8 分泌增加。研究发现,TF/Ⅶa 复合体、TF/Ⅶa/Xa 复合体、Xa 本身、凝血酶和纤维蛋白都能影响炎症细胞反应。给志愿者注射重组Ⅶa 可导致血浆 IL-6 和 IL-8 较对照组增加 4 倍,提示Ⅶa 可通过促进 IL-6 和 IL-8 产生对免疫系统造成威胁。凝血瀑布的最终产物纤维蛋白被证明可增强巨噬细胞黏附。凝血酶对内皮细胞(黏附分子表达、血小板活化因子合成、IL-6 和 IL-8 产生、MCP-1 产生),单核/巨噬细胞(IL-8 等细胞因子释放),血小板(产生更多凝血酶)和肥大细胞(脱颗粒)均有作用。所以,凝血酶激活不仅启动纤维蛋白沉积,还激活炎症反应,这一发现提示抑制凝血酶可以作为严重脓毒症患者的治疗靶点。研究表明,凝血酶激活的有效抑制剂既能防止血管内纤维蛋白沉积和微循环衰竭,又能降低炎症反应,从而减轻典型的感染性休克中炎症的过度活化状态。同时在蛋白 C 系统方面,抑制凝血酶会减少 APC 的产生,从而抑制 APC 的抗炎和纤溶活性。此外,近年来,研究发现在补体活化通路中,凝血因子也起着重要作用,这可能为凝血因子导致免疫异常

的发生机制提供一部分解释。凝血酶和Ⅹa因子均被证明可以直接激活补体级联反应，而且因子Ⅻa在内源性凝血途径的激活和经典补体活化途径中均起着重要作用，可反馈性地促使活化。

（二）活化的血小板参与免疫调节

活化的血小板通过多种机制参与凝块形成部位的局部炎症过程。同时，血小板也是可溶性CD40配体（又称CD154）的主要来源。CD40配体属于TNF超家族，在脓毒症微循环中具有多重作用，这些作用包括上调血管平滑肌细胞和内皮细胞的趋化因子表达，促进内皮细胞表面表达黏附分子，同时促进巨噬细胞黏附因子转录合成。

血小板表达的P-选择素也可促进中性粒细胞-血小板-内皮细胞相互作用。P-选择素是一种主要的表面粘连素，可促进循环粒细胞、单核细胞和淋巴细胞与组织损伤部位内皮细胞之间的初始滚动和束缚作用。它存在于血小板及内皮细胞的储存颗粒中，细胞活化后可在数分钟内转运至细胞表面，该过程也受到凝血酶的调控。这种凝血酶诱导的内皮细胞P-选择素表达促进了毛细血管和毛细血管后静脉内的白细胞黏附和活化。

（三）血栓调节蛋白与免疫调节

血栓调节蛋白（TM）发挥抑制补体功能的作用，表现为TM可加速补体C3b失活，或者通过加速TAFI的激活，使补体C5a和C3a失活。选择性突变TM中抑制补体活性的区域，可加重临床患者发展为非典型溶血性尿毒症综合征，这体现了TM在调节免疫功能中的临床作用。血栓调节素也通过作用于凝集素的结构域来抑制中性粒细胞与内皮细胞的相互作用。此外，研究发现TM的凝集素结构域可直接参与炎症协调。用TM的N末端（凝集素结构域）缺陷的小鼠构建内毒素血症模型，发现较野生型小鼠，敲除鼠中肺中性粒细胞招募增加，死亡率显著增加。同时敲除该结构域并不影响其活化蛋白C的能力，说明TM可不依赖于蛋白C系统发挥抗炎作用。

（四）抗凝血酶与免疫调节

研究发现抗凝血系统中重要的因子——抗凝血酶（AT）可通过锚定到中性粒细胞来降低白细胞上整合素-2的表达，抑制炎症因子导致的中性粒细胞迁移。此外，AT可加强前列环素的形成，从而抑制内皮细胞中NF-κB信号通路，以降低单核细胞和内皮细胞中IL-6的产生。AT还可与中性粒细胞、单核细胞和淋巴细胞上的黏结蛋白聚糖-4等特异性受体结合，阻断它们与内皮细胞的相互作用。研究发现，活化的血小板和内皮细胞中P-选择素表达的下调也被证明与AT的血管壁完整性保持有关。

（五）蛋白C系统与免疫调节

大量证据支持蛋白C系统在调节炎症中起着关键作用。活化蛋白C可降低NF-κB的核转位，从而导致细胞因子和表面黏附分子的表达降低。研究发现，在小鼠内毒素血症模型中，活化蛋白C缺陷小鼠的肺组织中促炎细胞因子水平高于野生型小鼠，且中性粒细胞浸润增加。机制研究提示活化蛋白C可以降低血液循环中潜在的细胞核促炎蛋白（组蛋白和 HMGB1）的表达，同时，活化蛋白 C 也能裂解组蛋白 H3 和 H4，消除其细胞毒性和促凝活性。在脓毒症动物模型中，抑制活化蛋白 C 可加重全身炎症宿主反应，表现为促炎细胞因子水平升高、白细胞浸润增加及各器官组织破坏明显，提示活化蛋白 C 在控制炎症中扮演重要角色。研究表明靶向破坏小鼠编码活化蛋白 C 的基因（导致活化蛋白 C 缺乏），可导致该基因缺陷小鼠在内毒素血症模型中凝血异常比野生型小鼠更严重，而且凝血异常的严重程度与小鼠炎症反应加重有关，表现为细胞炎症因子水平的急剧增高。在脓毒症模型中，活化蛋白 C 缺陷的小鼠表现出更重的炎症反应及凝血障碍，提示活化蛋白 C 不仅在抗凝过程中起重要作用，同时在控制炎症进展中也非常关键。当然，活化蛋白 C 在 DIC 中的保护作用可能是由于对过度活化的凝血反应的抑制，但进一步研究发现，采用活化蛋白 C 突变（抗凝活性突变）小鼠仍可以在脓毒症中起到保护作用，提示活化蛋白 C 可以独立于其抗凝活性，在炎症反应中起到保护作用。此外，蛋白 C 通路还可通过抑制补体活化减轻炎症反应。

蛋白 C 系统的另外一种蛋白 S 可与补体 C4b 结合蛋白相互作用，并可能通过将 C4b 结合蛋白集中于受损细胞表面，以此来抑制细胞炎症反应。

（六）纤维蛋白溶解与免疫调节

炎症和纤溶系统介质之间也存在多种相互作用。研究发现纤溶性激活剂和抑制剂可能通过对炎症细胞募集和迁移的影响来调节炎症反应。u-PA 的受体 uPAR 介导白细胞黏附于血管壁和细胞外基质成分，其在白细胞上的表达与白细胞的迁移和组织侵袭潜能密切相关。在细菌性肺炎小鼠模型中，uPAR 缺陷小鼠肺脏中性粒细胞浸润明显减少。在大肠杆菌引起的脓毒症模型中，t-PA 缺陷小鼠死亡率更高，这主要与感染部位有较高的细菌载量相关，而同时 t-PA 的这种保护作用与其在纤溶酶生成中的作用无关。在脓毒症患者中发现血浆纤溶抑制剂 PAI-1 水平明显升高，并且 PAI-1 的水平与脓毒症预后相关。研究发现突变 *PAI-1* 基因中的一个编码序列，在脑膜炎球菌感染者中，可影响感染性休克的发生，这说明 PAI-1 可能在宿主对抗细胞感染的发生发展中起着重要作用。然而，最近的研究表明，在严重的革兰氏阴性肺炎和脓毒症中，*PAI-1* 基因缺陷小鼠具有保护作用而非有害作用。所以，脓毒症中 PAI-1 水平升高是否仅仅表明宿主有严重的炎症反应，或者是否确实具有病理生理学意义，还有待研究。

总体来说，全身炎症反应可以通过 NET、MP 释放、补体激活、炎症小体活化、炎症因子释放，诱发凝血功能障碍，同样，凝血瀑布导致血小板活化和炎症因子释放，进一步加重免疫紊乱，在没有及时阻断的情况下，形成恶性循环，最终导致多器官功能衰竭及死亡等终末事件的发生。

第四节　弥散性血管内凝血的免疫治疗

DIC 的基本治疗原则：去除原发病因和纠正凝血紊乱。在某些情况下，凡是病因能迅速去除或控制的 DIC 患者，凝血功能紊乱往往能自行纠正。但多数情况下，相应的治疗，特别是纠正凝血功能紊乱的治疗是缓解病情的重要措施。目前常用的治疗手段包括：控制感染、治疗肿瘤、积极处理产科并发症及外伤等对因治疗，另外，使用肝素等抗凝药物及补充凝血因子等纠正凝血紊乱。近些年来，随着对免疫系统功能障碍在 DIC 中研究的深入，也涌现出通过改善免疫功能治疗 DIC 的新的方式。下文将对现有的免疫治疗进行总结。

一、抑制中性粒细胞功能

活化的中性粒细胞产生的 NET 及分泌的炎症因子在凝血系统活化中起到重要作用，因此对中性粒细胞的干预可作为治疗 DIC 的重要靶点。和目前常用的抗凝和促纤溶治疗手段相比，靶向干预中性粒细胞能减少血栓的形成，并且降低治疗中的出血风险。

减少 NET 生成降低了 DIC 发展过程中活化中性粒细胞促凝作用。PAD4 是 NET 基因表达中起重要作用的酶。研究显示，PAD4 抑制剂可以防止 NET 生成，并减少血栓形成。脱氧核糖核酸酶 1（deoxyribonuclease 1，DNase-1）能抑制细菌 DNA，解聚 NET。在小鼠血栓模型中，给予 DNA 酶抑制剂后，NET 形成减少，可有效防止血栓。在盲肠结扎穿孔术（CLP）小鼠中，晚期给予 DNase-1 可以减轻脏器损害，从而改善小鼠预后。最近有研究显示，在注射了大肠杆菌的小鼠中使用 DNase-1，有效抑制了血栓的形成，同时减少了血小板聚集，改善了微血管的灌注，提高了生存率。Fuchs 等报道，当 DNase-1 与组织纤溶酶原激活剂一起使用时，凝块更容易降解，联合治疗更有疗效。DNase-1 在丝氨酸蛋白酶（如纤溶酶或凝血酶）的存在下更有效地工作，这些酶可以去除 DNA 结合蛋白。这种丝氨酸蛋白酶的作用可以通过肝素来模拟，肝素通过抑制染色质中的组蛋白来起作用。因此，使用 DNase-1 联合肝素可以降低血栓事件的风险。肝素还能阻断巨噬细胞表面的 HMGB1，从而抑制促炎细胞因子的产生。小剂量的低分子量肝素干扰中性粒细胞自噬，减少 NET 形成必要的颗粒含量。最近的研究确认了因子Ⅻ在 NETosis 中的作用，表明在减少 NET 形成过程中可能需要考虑靶向因子Ⅻ的作用。IFN-λ/IL-29 是抗病毒因子，在脓毒性休克中可以抑制 NET 释放。在关于动脉血栓的研究中，IFN-λ/IL-29 具有强烈的抗凝作用，也能有效抑制免疫血栓的形成。

大量的免疫调节剂可通过减少中性粒细胞中炎症介质和 ROS 的产生，从而减少 NET 的生成和内皮功能障碍。氯喹是一种免疫调节剂，通过抑制自噬、溶酶体降解和增加溶酶体小泡的清除来阻断 NET 生成。羟氯喹是氯喹的衍生物，通过类似的机制，可以降低系统性红斑狼疮患者血栓栓塞事件的风险。维生素 C 作为内源性抗氧化剂，能减轻炎症反应并调节中性粒细胞凋亡。研究表明维生素 C 缺乏与 NF-κB 激活、ROS 生成增加和自噬增加有关，而这些都对 NET 的生成至关重要。然而维生素 C 的临床作用目前尚未得到证实。

在血栓形成过程中，中性粒细胞利用 P-选择素糖蛋白配体-1 与内皮 vWF 相互作用，中性粒细胞沿着内皮壁滚动，促进内皮细胞的损伤和凝血系统的激活。因此，干扰中性粒细胞和内皮细胞之间的相互作用，可降低血栓形成的风险。血管性血友病因子裂解酶 13（ADAMTS13）能水解 vWF，应用重组型 ADAMTS13 大大减少了血栓形成，促进血栓的溶解。抑制 P-选择素能够减少中性粒细胞与血小板和富含 TF 的微颗粒之间的相互作用，从而减少其余内皮细胞的黏附，抑制 NET 的合成，从而发挥抗血栓的作用。

二、特异性凝血因子抗体

（一）Ⅻ因子抗体

C6B7 是Ⅻ因子抗体，应用Ⅻ因子的单克隆抗体 C6B7 使得Ⅻa 的活性下降 60%。在狒狒菌血症动物模型中使用单克隆抗体 C6B7 后可降低动物死亡率，并且改善脓毒症诱发的低血压休克。处理组中，IL-6、中性粒细胞弹性酶及补体的活化均被明显抑制。而Ⅻa 被抑制的同时，机体缓激肽的表达下降，纤溶系统的功能亢进得到明显改善。

（二）Ⅺ因子抗体

14E11 是Ⅺ因子的单克隆抗体，通过阻断Ⅹ因子的活化，发挥抗凝作用。在小鼠 CLP 脓毒症模型中，肠穿孔后 12 小时应用 14E11 后 PT 无明显延长，且无出血倾向，提示 14E11 能明显改善脓毒症的凝血紊乱。应用肺炎克雷伯菌和肺炎链球菌感染 $XI^{-/-}$ 小鼠，和正常组小鼠相比，基因缺陷组小鼠死亡率高，炎症反应严重，中性粒细胞功能受损，提示Ⅺ因子具有抗炎作用。

三、抑制补体系统活化

固有免疫中补体的活化终产物可同时诱导凝血因子活化和抗纤溶蛋白表达，因此抑制补体系统的活化有望纠正凝血系统的过度激活。

补体 C1 的抑制剂通过中和 C1r 和 C1s 的活化，从而抑制经典的补体系统激活。此外，C1 抑制剂通过抑制机体Ⅻ和Ⅺ因子的活化，减少毛细血管渗透和凝血酶的合成；通过降低脓毒症患者中活化中性粒细胞内升高的弹性酶-α_1-抗胰蛋白酶复合物和乳铁蛋白水平，减少 IL-8 等炎症因子分泌。同其他丝氨酸蛋白酶抑制剂相似，C1 抑制剂也表现出减少脓毒性休克效应。在短期的 RCT 研究中，发现补充 C1 抑制能够改善脓毒症患者的肾功能障碍。C1 抑制剂的使用能够明显提高脓毒症患者的死亡率。

四、内毒素受体抗体

细菌 LPS 通过 CD14 介导炎症反应，在内毒素休克、DIC 发病过程中起重要作用。研究表明应用基因工程融合蛋白 MR1007 同时抑制 CD14 受体和丝氨酸蛋白酶抑制受体，明显提高了脓毒症动物模型的生存率，而并没有增加自发性出血的风险。

尽管目前有些 DIC 的免疫治疗方案还只是在动物模型中取得明显的治疗效果，尚未真正进入临床转化，但是我们应该看到，通过调节免疫系统可以为 DIC 的治疗提供新的可能，也只有不断加深对免疫系统在 DIC 进展中的认识，才能更好地开发相关药物，造福临床 DIC 患者。

可以看出，免疫系统尤其是固有免疫系统对于 DIC 的病理生理进程有着非常重要的调控作用，固有免疫系统不适当的活化将会改变 DIC 的凝血和抗凝过程，影响 DIC 的病理进展。与此同时，深入研究固有免疫在 DIC 中的作用将更有利于阐明 DIC 的发病机制及开发新的药物靶点。

（吕　奔）

参 考 文 献

英国血液学标准化委员会. 2010. 弥散性血管内凝血诊断指南. 内科理论与实践, 5(4): 358-360

Barbui T, Falanga A. 2001. Disseminated intravascular coagulation in acute leukemia. Semin Thromb Hemost, 27(6): 593-604

Bianchi M, Hakkim A, Brinkmann V, et al. 2009. Restoration of NET formation by gene therapy in CGD controls aspergillosis. Blood, 114(13): 2619-2622

Brill A, Fuchs TA, Savchenko AS, et al. 2012. Neutrophil extracellular traps promote deep vein thrombosis in mice. J Thromb Haemost, 10(1): 136-144

Brinkmann V, Reichard U, Goosmann C, et al. 2004. Neutrophil extracellular traps kill bacteria. Science, 303(5663): 1532-1535

Carr C, Bild S, Chang AC, et al. 1994. Recombinant E. coli-derived tissue factor pathway inhibitor reduces coagulopathic and lethal effects in the baboon gram-negative model of septic shock. Circ Shock, 44(3): 126-137

Chang JC. 2019. Sepsis and septic shock: endothelial molecular pathogenesis associated with vascular microthrombotic disease. Thromb J, 17: 10

Chrysanthopoulou A, Kambas K, Stakos D, et al. 2017. Interferon lambda 1/IL-29 and inorganic polyphosphate are novel regulators of neutrophil-driven thromboinflammation. J Pathol, 243(1): 111-122

Clark SR, Ma AC, Tavener SA, et al. 2007. Platelet TLR4 activates neutrophil extracellular traps to ensnare bacteria in septic blood. Nat Med, 13(4): 463-469

Colman RW, Rubin RN. 1990. Disseminated intravascular coagulation due to malignancy. Semin Oncol, 17(2): 172-186

Delvaeye M, Conway EM. 2009. Coagulation and innate immune responses: can we view them separately? Blood, 114(12): 2367-2374

Esmon CT, Owen WG. 1981. Identification of an endothelial cell cofactor for thrombin-catalyzed activation of protein C. Proc Natl Acad Sci USA, 78(4): 2249-2252

Etulain J, Martinod K, Wong SL, et al. 2015. P-selectin promotes neutrophil extracellular trap formation in mice. Blood, 126(2): 242-246

Fisher DJ, Yawn DH, Crawford ES. 1983. Preoperative disseminated intravascular coagulation associated with aortic aneurysms: a prospective study of 76 cases. Arch Surg, 118(11): 1252-1255

Gando S, Levi M, Toh CH. 2016. Disseminated intravascular coagulation. Nat Rev Dis Primers, 2: 16037

Gando S, Nakanishi Y, Tedo I. 1995. Cytokines and plasminogen activator inhibitor-1 in post-trauma disseminated intravascular coagulation: relationship to multiple organ dysfunction syndrome. Crit Care Med, 23(11): 1835-1842

Igonin AA, Protsenko DN, Galstyan GM, et al. 2012. C1-esterase inhibitor infusion increases survival rates for patients with sepsis. Crit Care Med, 40(3): 770-777

Isbister GK. 2010. Snakebite doesn't cause disseminated intravascular coagulation: coagulopathy and thrombotic microangiopathy in snake envenoming. Semin Thromb Hemost, 36(4): 444-451

Jansen PM, Pixley RA, Brouwer M, et al. 1996. Inhibition of factor XII in septic baboons attenuates the activation of complement and fibrinolytic systems and reduces the release of interleukin-6 and neutrophil elastase. Blood, 87(6): 2337-2344

Keller TT, Mairuhu AT, de Kruif MD, et al. 2003. Infections and endothelial cells. Cardiovasc Res, 60(1): 40-48

Levi M. 2009. Disseminated intravascular coagulation (DIC) in pregnancy and the peripartum period. Thromb Res, 123(Suppl 2): S63, S64

Levi M, Scully M, Singer M. 2018. The role of ADAMTS-13 in the coagulopathy of sepsis. J Thromb Haemost, 16(4): 646-651

Madoiwa S. 2015. Recent advances in disseminated intravascular coagulation: endothelial cells and fibrinolysis in sepsis-induced DIC. J Intensive Care, 3: 8

Massberg S, Grahl L, von Bruehl ML, et al. 2010. Reciprocal coupling of coagulation and innate immunity via neutrophil serine proteases. Nat Med, 16(8): 887-896

Mohammed BM, Fisher BJ, Kraskauskas D, et al. 2013. Vitamin C: a novel regulator of neutrophil extracellular trap formation. Nutrients, 5(8): 3131-3151

Nakamura M, Takeuchi T, Kawahara T, et al. 2017. Simultaneous targeting of CD14 and factor XIa by a fusion protein consisting of an anti-CD14 antibody and the modified second domain of bikunin improves survival in rabbit sepsis models. Eur J Pharmacol, 802: 60-68

Papageorgiou C, Jourdi G, Adjambri E, et al. 2018. Disseminated intravascular coagulation: an update on pathogenesis, diagnosis, and therapeutic strategies. Clin Appl Thromb Hemost, 2018: 1422762344

Rublee D, Opal SM, Schramm W, et al. 2002. Quality of life effects of antithrombin III in sepsis survivors: results from the KyberSept trial [ISRCTN22931023]. Crit Care, 6(4): 349-356

Silasi-Mansat R, Zhu H, Popescu NI, et al. 2010. Complement inhibition decreases the procoagulant response and confers organ protection in a baboon model of *Escherichia coli* sepsis. Blood, 116(6): 1002-1010

Stroo I, Zeerleder S, Ding C, et al. 2017. Coagulation factor XI improves host defence during murine pneumonia-derived sepsis independent of factor XII activation. Thromb Haemost, 117(8): 1601-1614

Tan Q, Guo P, Zhou J, et al. 2019. Targeting neutrophil extracellular traps enhanced tPA fibrinolysis for experimental intracerebral hemorrhage. Transl Res, pii: S1931-5244

Tang YQ, Selsted ME. 1993. Characterization of the disulfide motif in BNBD-12, an antimicrobial beta-defensin peptide from bovine neutrophils. J Biol Chem, 268(9): 6649-6653

Tucker EI, Verbout NG, Leung PY, et al. 2012. Inhibition of factor XI activation attenuates inflammation and coagulopathy while improving the survival of mouse polymicrobial sepsis. Blood, 119(20): 4762-4768

Wada H, Matsumoto T, Yamashita Y. 2014. Diagnosis and treatment of disseminated intravascular coagulation (DIC) according to four DIC guidelines. J Intensive Care, 2(1): 15

Wang S, Xie T, Sun S, et al. 2018. DNase-1 treatment exerts protective effects in a rat model of intestinal ischemia-reperfusion injury. Sci Rep, 8(1): 17788

Wang Y, Ouyang Y, Liu B, et al. 2018. Platelet activation and antiplatelet therapy in sepsis: a narrative review. Thromb Res, 166: 28-36

West AP, Koblansky AA, Ghosh S. 2006. Recognition and signaling by Toll-like receptors. Annu Rev Cell Dev Biol, 22: 409-437

第二十七章

中枢神经系统炎症免疫反应与功能障碍

第一节 中枢神经系统免疫反应

一、中枢神经系统基本结构

中枢神经系统由脑和脊髓组成，是人体神经系统的最主体部分。中枢神经系统接受全身各处的传入信息，成为协调的运动性传出，或者储存在中枢神经系统内成为学习、记忆的神经基础。人类的思维活动是中枢神经系统的功能之一。脊椎动物的脑位于颅腔内，脊髓位于椎管内。脊椎动物的中枢神经系统内许多神经纤维是有髓鞘的，它们聚集在一起时，肉眼观呈白色，称白质。相反，神经细胞体集中的部位，肉眼观呈灰色，由大量神经细胞体和树突上大量突触组成，称灰质。中枢神经系统内由功能相同的神经细胞体集聚组成的，具有明确范围的灰质团块称为神经核。

人的大脑是一个相对封闭的空间，最外层由颅骨包裹。在脑实质外有三层脑膜，由内而外分别是软脑膜、蛛网膜和硬脑膜。这些结构与深入脑实质的血管系统形成了硬膜下腔和蛛网膜下腔，成为中枢神经系统淋巴细胞迁移和聚集的结构基础（图 27-1）。血管周围间隙（Virchow-Robin space，VRS），是由德国病理学家 Rudolf Virchow 与法国解剖学家 Charles Philippe Robin 首次提出的。血管周围间隙是指包绕在经蛛网膜下腔进入脑实质的小血管（动脉、小动脉、静脉、小静脉）壁周围的组织和空间。

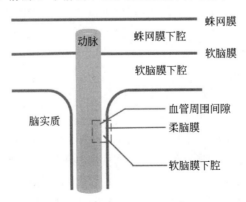

图 27-1 中枢神经系统免疫反应发生的结构基础

近年来研究发现，在脑膜各层均发现有淋巴细胞驻留。向脑或脑脊液（cerebrospinal fluid，CSF）中注射蛋白质后，约有一半蛋白质可进入由蛛网膜下腔延伸而成的与脑脊神经伴行处的淋巴系统。硬膜淋巴管能够吸收蛛网膜下腔和脑间质液来源的脑脊液，并与颈深淋巴结相连。在正常小鼠硬膜淋巴管中存在T细胞、B细胞及表达CX3CR1的骨髓细胞驻留。因此，在生理状态下脑膜淋巴管参与免疫细胞的循环。脑脊液可以通过渗入硬脑膜窦上的蛛网膜粒回流入静脉，而脑脊液中的免疫细胞和蛋白则通过硬膜淋巴管进入颈深淋巴结。目前，对于硬膜淋巴管在一些中枢神经系统疾病，如多发性硬化症、脑卒中和神经根退行性病变发病机制中的作用仍不清楚。除此之外，诱发中枢神经系统炎症反应的受体信号及信号通路的激活，仍然是目前研究的热点。

二、脑 脊 液

脑脊液包围并支持着整个脑及脊髓，能够有效地使脑的重力作用减少至1/6，对外界伤害起一定的缓冲和保护作用，并能够清除代谢产物及炎症渗出物，功能类似淋巴组织在外周器官组织中的作用。脑脊液产生的部位是侧脑室的脉络丛，主要从侧脑室、第三脑室及第四脑室内的脉络丛产生。脑脊液的流动具有一定的方向性。两个侧脑室脉络丛最丰富，产生的脑脊液最多，这些脑脊液经室间孔流入第三脑室，再经中脑导水管流入第四脑室。各脑室脉络丛产生的脑脊液都汇至第四脑室，并经第四脑室的正中孔和外侧孔流入脑和脊髓的蛛网膜下腔。最后经矢状窦旁的蛛网膜颗粒将脑脊液回渗到上矢状窦，使脑脊液回流至静脉系统。脑脊液的吸收主要取决于颅内静脉压和脑脊液的压力差及血脑屏障间的有效胶体渗透压。脑和脊髓的血管、神经周围间隙和室管膜也参与脑脊液的吸收。脑脊液成分中大部分是血浆超滤液，但也有脉络丛主动分泌的物质成分。在血液与脑脊液之间存在机械性渗透屏障，分别称为血-脑脊液屏障和脑脊液-脑屏障。脑脊液是中枢神经系统与外周循环之间进行细胞因子、神经递质和激素等物质转运的主要场所。

脑脊液中淋巴细胞主要为小、中淋巴细胞。生理条件下脑脊液中淋巴细胞数量很少，成人正常白细胞数在$0.01×10^9$/L以下（早产儿及新生儿在$0.03×10^9$/L以内），且以单个淋巴细胞形式存在。软脑膜含有胶原丰富的基质细胞、蛛网膜上皮细胞，但是缺少适应性免疫系统相关细胞。在各种脑部肿瘤，特别是邻近脑膜部位，如脑膜瘤等，在病灶部位T细胞和B细胞浸润较少。

脑脊液中存在少量$CD4^+$T细胞、抗原提呈细胞和单核细胞。$CD4^+$T细胞以效应记忆T细胞为主，通过脉络膜部位开窗毛细血管途径进入脑室，在炎症反应过程中能够被直接激活，表达趋化因子受体。T细胞并不参与正常的神经形成过程，也不影响认知功能。也有研究认为，脑膜T细胞是脑脊液中细胞因子（IFN-γ、IL-4）的主要来源，并对小鼠的认知和行为进行调控。因此，T细胞在神经系统发生过程中起到重要的作用。有研究认为，数量性状基因座（quantitative trait locus，QTL）影响海马部位神经发生的多样性和$CD4^+$、$CD8^+$T细胞比例。但是这种基因与中枢免疫功能的相关性可能与近交系小鼠发生的基因突变有关。

三、中枢神经系统实质组织

与外周器官组织相比，中枢神经系统不含典型的树突状细胞（DC）。DC 是机体功能最强的专职抗原提呈细胞（APC），它能高效地摄取、加工处理和提呈抗原，未成熟 DC 具有较强的迁移能力，成熟 DC 通过主要组织相容性复合体（MHC）-Ⅱ和共刺激因子 CD80/CD86 激活初始 T 细胞，处于启动、调控并维持免疫应答的中心环节。尽管在中枢神经系统实质组织中可以检测到 DC 表面标志物，如 CD11c、MHC-Ⅱ和 CD11b 等，但缺乏直接证据证明 DC 在中枢神经系统实质区域发挥功能。在小鼠和人中枢神经系统，小胶质细胞和骨髓来源的吞噬细胞可以表达 CD11c。脑实质中 CD11c$^+$eYEP$^+$细胞具有小胶质细胞形态，能够表达巨噬细胞表面标志物。但是在这个细胞群体中，检测不到 MHC-Ⅱ表达。因此，CD11c$^+$eYEP$^+$细胞被认为是小胶质细胞的一个亚群，而非 DC。这些证据都能够间接证明在生理条件下脑实质部位不存在 DC。在脑膜和脉络丛部位，CD11c$^+$细胞能够对 DC 配体 FMS 样受体酪氨酸激酶（FMS-like receptor tyrosine kinase，Flt）3 产生应答。病毒特异性 T 细胞（virus-specific T cell）能够诱导小胶质细胞增殖，并向 CD11c$^+$抗原提呈细胞分化。尽管这些巨噬细胞亚群在发育上从卵黄囊起源，并且表达多种单核/巨噬细胞表面标志物，如 Iba-1、F4/80 和 CX3CR1，但是这些细胞在功能上具有较大差异。

与外周器官组织相似，中枢神经系统中有巨噬细胞驻留。除实质中小胶质细胞，还存在血管周围巨噬细胞、脑膜巨噬细胞和脉络丛巨噬细胞。位于血脑屏障、血管周围、脑膜部位和脉络丛的细胞在炎症发生过程中对其他免疫细胞的浸润和激活具有调节作用。中枢巨噬细胞可以通过募集中枢周围组织中髓样细胞，发挥抗原提呈等效应。生理状态下，血管周围巨噬细胞位于表达层粘连蛋白内皮和胶质基底膜，能够有效识别损伤相关分子模式（DAMP）和病原体相关分子模式（PAMP）从而被激活。在血管生成过程中，巨噬细胞起到调控管道形成的作用，而脉络丛巨噬细胞对脑脊液的产生也具有调节作用。

小胶质细胞为终末分化，具有较长寿命。在生理条件下能够自我更新。但由于其无法从外周血巨噬细胞进行数量补充，因此在病理过程中，特别是在中枢神经系统炎症反应中易受到损伤被损耗。小胶质细胞的单基因突变可能会导致系统性疾病的发生。集落刺激因子 1 受体（colony stimulating factor 1 receptor，CSF-1R）基因突变导致遗传性弥漫性球形白质脑病。然而，对小胶质细胞病变尚无特异性疗法，目前主要治疗手段仍然停留在使用放射疗法、细胞消融、骨髓消融等。单核细胞驻留在脑血管中，从而对中枢神经系统实质部位进行补充。因此，可以认为这些细胞通过间接机制，或通过脉络丛通道发挥作用。

综上所述，正常生理状态下，组织长寿巨噬细胞是中枢神经系统实质中的免疫细胞，包括中枢神经实质小胶质细胞、脑膜和血管周围巨噬细胞、脉络丛巨噬细胞等。血脑屏障对外周淋巴细胞向中枢神经系统浸润起到屏障作用，而局部组织微环境是阻碍骨髓来源淋巴细胞进入中枢神经系统的主要原因。然而，在脑脊液中，记忆 T 细胞可能对蛛网膜下腔和软脑膜腔中枢神经系统进行调节，从而与脑实质巨噬细胞发生相互作用，为中枢神经系统抗原提呈过程提供结构基础（图 27-2）。

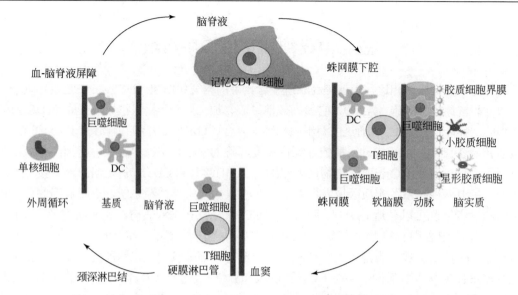

图 27-2 生理情况下中枢神经系统免疫细胞分布示意图

第二节 中枢神经系统炎症相关疾病及其免疫反应

一、神经炎症反应

中枢神经系统疾病多伴随固有免疫反应和适应性免疫反应的激活。适应性免疫反应主要由 T 细胞和 B 细胞介导,主要包括与抗原提呈相关的特异性淋巴细胞和抗原再次暴露反应相关的记忆淋巴细胞。与细菌、病毒感染及自身免疫性中枢神经系统疾病相似,神经退行性疾病同样引起免疫细胞和炎症细胞在中枢神经系统的浸润。

阿尔茨海默病(Alzheimer's disease,AD)、帕金森病(Parkinson's disease,PD)、亨廷顿病(Huntington's disease,HD)和肌萎缩侧索硬化症(amyotrophic lateral sclerosis,ALS)是临床上常见的神经退行性疾病,造成巨大的社会经济负担。在发病过程中,伴随固有免疫反应的激活,细胞因子和趋化因子的释放,现阶段并没有针对这些疾病的特异性药物和疗法。

神经退行性疾病的主要特征包括蛋白质在细胞内外的聚集和积累,同时伴随中枢神经系统特定部位神经元的损伤,甚至丢失。小胶质细胞增殖激活导致的神经胶质增多症(gliosis)成为此类疾病的特征。在疾病发展过程中,小胶质细胞反应被认为是发病机制中的重要环节,因此在相关的研究中受到广泛的关注。

尽管在神经退行性疾病发展晚期常伴随血脑屏障结构损伤,但是 AD 和 PD 发病早期已经能够观察到淋巴细胞的浸润。因此,神经炎症反应的激活被认为是在 AD 发病过程中的一个重要机制。因此,对于神经炎症进一步的了解,有利于探索针对 AD 病理生理学发生机制的靶向性治疗研究。

二、阿尔茨海默病

AD 是一种起病隐匿的进展性神经系统退行性疾病。临床上以记忆障碍、失语、失用、失认、视空间功能损害、执行功能障碍及人格和行为改变等全面性痴呆表现为特征。AD 发病率呈逐年上升趋势，是目前严重影响我国老年人身体健康的一种疾病。中国的老年痴呆症的流行病学研究发现，从 2005 到 2015 年，老年性痴呆患病率约为 5%，其中最常见的是 AD，占老年痴呆的 65%。现阶段我国 65 岁以上人群中 AD 患病率约为 3.21%。迄今为止，AD 的病因尚不十分清楚。

在 AD 发病过程中外周免疫细胞在中枢的浸润已成为近年来研究的热点问题。随着全基因组测序技术的发展，在 AD 患者中开展大规模测序成为可能。全基因组测序结果显示，AD 患者髓样细胞表达与固有免疫相关基因存在易感性变异，包括 CD33 和 DAP12，在额叶区和 AD 患者髓样细胞上表达的触发受体（triggering receptor expressed on myeloid cell，TREM）2。多种 TREM1 和 TREM2 突变与 AD 严重程度和认知障碍的增加具有相关性。

然而，上述基因突变如何影响中枢神经系统内外免疫反应，增加 AD 易感性的机制目前并不清楚。有研究表明 CD33 基因突变可能通过改变固有免疫相关表面受体表达增加髓样细胞 TREM2 蛋白表达。TREM2 在中枢神经系统发挥清除凋亡神经细胞作用，参与 AD 淀粉样斑块的形成。在小鼠 AD 模型中，TREM2 敲除可以防止淀粉样斑块周围的小胶质细胞聚集，提示 TREM2 突变在小胶质细胞功能调控方面具有重要作用。然而，有小鼠实验表明，TREM2 能够介导早期小胶质细胞反应，减轻神经损伤，对于 AD 发生具有保护作用。且有证据表明 TREM2 对外周单核细胞具有重要调控作用。

小鼠外周单核细胞具有 Ly-6C^{hi}CCR2$^+$CX3CR1^{lo} 或者 Ly-6C^{lo}CCR2$^-$CX3CR1^{hi} 标志，人单核细胞表面标志为 CD14$^+$ 和 CD16$^+$。单核细胞能够被抗体、脂质体、细胞转运体等识别，从而为神经退行性疾病的免疫治疗提供特异性靶点。在 AD 动物模型和患者均发现外周免疫细胞向脑部的浸润增加（图 27-3）。与对照组相比，仅在接受放射照射后向 AD 模型小鼠脑部移植外周来源免疫细胞具有保护作用。这些结果显示，在病变中枢神经系统中进行外周单核细胞移植无法延长移植细胞寿命，且移植细胞与局部微环境及小胶质细胞存在功能排斥。趋化因子受体 CCR2 在正常小鼠和疾病状态下均无表达，但是 CCR2 敲除对小鼠 AD 发展具有促进作用。因此，脑部血管周围巨噬细胞的自我更新可能受到外周单核细胞的调节作用。

中枢神经系统巨噬细胞能够通过分泌多种细胞因子影响 AD 的发生。淀粉样前体蛋白（amyloid precursor protein，APP）和早老素（presenilin，PS）1 转基因小鼠表达 IL-23 和 IL-12 水平显著降低，减缓淀粉样改变的进程，对动物认知功能损伤有所改善。NACHT、LRR 和 PYD 结构域（NACHT，LRR-and PYD-domains-containing protein，NLRP3）炎症小体通过促进淀粉样蛋白的聚集影响 AD 的发生。在 APP-PS1 小鼠模型敲除 NLRP3 导致淀粉样蛋白清除增加，减少斑块形成，并减轻对记忆功能的影响。

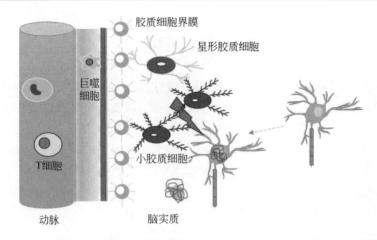

图 27-3 阿尔茨海默病导致中枢神经系统免疫反应的激活促进疾病病理生理学改变

外周循环来源中性粒细胞在小鼠模型和人类组织中均已发现能够促进 AD 发展。小鼠 AD 转基因模型中，清除中性粒细胞或者抑制整合素淋巴细胞功能相关抗原 1（LFA-1）在已出现认知功能障碍的小鼠中能够减缓 AD 样神经病理改变，改善小鼠记忆功能。但是中性粒细胞在中枢神经系统浸润尚不能作为 AD 发病的神经病理学特征性事件。

大量研究结果表明，脑实质巨噬细胞，包括小胶质细胞、血管周围巨噬细胞在 AD 病理学进程中发挥重要作用。外周血来源免疫细胞，如淋巴细胞、单核细胞和粒细胞可能对于 AD 的发展具有调控作用，但是具体机制仍有待于进一步证实。

三、多发性硬化

多发性硬化（multiple sclerosis，MS）是以中枢神经系统白质炎症脱髓鞘病变为主要特点的自身免疫病。本病最常累及的部位为脑室周围白质、视神经、脊髓、脑干和小脑，主要临床特点为中枢神经系统白质散在分布的多病灶与病程中呈现的缓解复发，症状和体征的空间多发性和病程的时间多发性。外周免疫细胞在中枢神经系统的浸润是 MS 发病的主要机制。现阶段，针对研究多发性硬化的动物模型以实验性自身免疫性脑脊髓炎（experimental autoimmune encephalomyelitis，EAE）为主。以此模型为基础，MS 的免疫学相关发病机制得到了广泛的研究和讨论。MS 患者中枢神经系统主要特征为外周免疫细胞对中枢神经系统的侵袭和固有免疫系统的激活。在小鼠模型中，静息状态下髓鞘特异性 T 细胞在次级淋巴器官，如颈深淋巴结被活化，并与髓样细胞间通过相互作用起到类似抗原提呈的效果。随后，活化的髓鞘特异性 T 细胞和髓样细胞在脑白质部位激活炎症反应。研究显示，$CD4^+$ T 细胞对 EAE 的发生起到关键作用。在生理条件下，血-脑屏障和血-脑脊液屏障起到阻隔外周淋巴细胞进入中枢神经系统的作用。在 MS 和 EAE 发病过程中，血脑屏障结构受损，导致外周活化的 T 细胞和单核细胞进入中枢神经系统（图 27-4）。MS 以髓样细胞和 $CD8^+$ T 细胞浸润为主，其次是 $CD4^+$ T 细胞、B 细胞及浆细胞。

在 MS 发病早期即可在病变部位发现浸润的 T 细胞。MS 患者外周循环和淋巴结中能够检测到针对少突胶质细胞抗原（如髓鞘碱性蛋白、髓鞘少突胶质细胞糖蛋白和脂蛋白）的自身反应性 T 细胞。

EAE 模型中 Th1 和 Th17 细胞是起重要作用的 T 细胞亚群。对于 MS，优势细胞亚群与疾病发展相关性的研究往往得到相互矛盾的结果，因此 Th1/Th17 细胞比例的相关性研究目前仍存在争议。在患者和小鼠模型之间，Th17 细胞的功能可能不同。Th17 细胞刺激产生粒细胞-巨噬细胞集落刺激因子（GM-CSF）能够促进小鼠 EAE 的发生，但是在患者，GM-CSF 主要由 Th1 细胞产生。针对 Th17 细胞来源的细胞因子，如 IL-12 和 IL-23 的治疗结果显示，封闭这些细胞因子的作用并不能对 MS 患者产生改善作用。然而，使用中和抗体封闭黏附分子 VLA-4 可显著降低自身反应性 T 细胞在中枢神经系统浸润，从而降低中枢炎症反应，减轻 MS 患者临床症状。

$CD8^+$ T 细胞在 MS 患者中枢发病区域广泛存在。自身反应性 $CD8^+$ T 细胞经 MHC-Ⅰ提呈 $CD11c^+$髓样细胞。在 MS 病灶，$CD8^+$ T 细胞具有黏膜相关稳定 T 细胞（mucosa-associated invariant T cell，MAIT）表型，并能够分泌 IL-17。然而，$CD8^+$ T 细胞在 MS 和 EAE 中的具体功能，目前还没有完全阐明。

自身反应性 B 细胞是在 MS 部位的常见细胞，在中枢实质组织、脑膜和脑脊液中均可被检测到。在 MS 进展 1 期和 2 期患者，血液中抗体释放细胞水平显著提高。B 细胞、T 细胞、血液来源细胞和基质滤泡树突状细胞构成了脑膜上炎症发生灶的三级淋巴结构（图 27-4），同时也是在某些继发性疾病患者中产生慢性炎症的结构基础。原发性 MS 患者脑膜淋巴细胞则以弥散状浸润为主。脑膜三级淋巴结构在小鼠 Th17 细胞慢性激活和炎症因子激活细胞毒性 T 细胞过程中发挥作用。

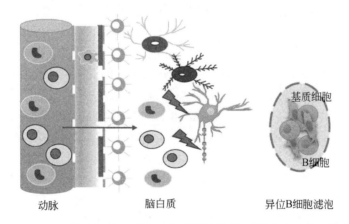

图 27-4 MS 导致中枢神经系统免疫反应的激活促进疾病病理生理学改变

除淋巴细胞外，部分髓样细胞亚群在中枢神经炎症进展中发挥作用，包括中枢神经系统实质小胶质细胞、抗原提呈 $CD11c^+$细胞和浸润单核细胞（见图 27-4）。在中枢神经系统中浸润的髓样细胞通过激活炎症反应造成邻近组织损伤，包括其吞噬功能，释放炎症因子，以及产生氧自由基。使用单纯疱疹病毒 1 胸苷激酶途径转染 CD11b 在中枢神经系统清除髓样细胞能够减轻 EAE。转化生长因子-β 活化激酶（TGF-β activated kinase，TAK）1 在中枢神经系统长寿命 $CX3CR1^+$组织巨噬细胞能够减轻消除脱髓鞘炎症和轴突损伤。

近年来，转基因动物的应用使得进一步研究中枢巨噬细胞和小胶质细胞在功能上的区别成为可能。在 EAE 发生过程中，CCR2$^+$单核细胞表现为介导炎症反应和细胞毒性作用。它们位于少突胶质细胞的郎飞结，能够启动脱髓鞘过程，而小胶质细胞的主要功能是清除组织碎片，对髓鞘形成至关重要。在 EAE 模型中，位于 CCR2$^+$单核细胞上的 GM-CSF 受体能够对 T 细胞分泌的 GM-CSF 产生应答，并激活炎症反应。

在外周循环、中枢神经系统实质和脑脊液之间，脑膜和血管周围的吞噬细胞能够对交界处进行监测，并调控外周和中枢神经系统之间的通信。在人类和小鼠，血管周围和脑膜巨噬细胞被认为进行实现抗原提呈的场所。巨噬细胞通过表达 MHC-Ⅱ类分子，起到识别抗原并向 T 细胞提呈抗原的作用。

四、脑卒中

脑卒中（cerebral stroke）又称中风、脑血管意外（cerebral vascular accident，CVA），是一种急性脑血管疾病，是由于脑部血管突然破裂或因血管阻塞导致血液不能流入大脑而引起脑组织损伤的一组疾病，包括缺血性和出血性卒中。缺血性卒中的发病率高于出血性卒中，占脑卒中总数的 60%～70%。颈内动脉和椎动脉闭塞和狭窄可引起缺血性脑卒中，年龄多在 40 岁以上，男性较女性多见，严重者可引起死亡。出血性卒中的死亡率较高。调查显示，脑卒中已成为我国第一位死亡原因，也是我国成年人残疾的首要原因。脑卒中具有发病率高、死亡率高和致残率高的特点。不同类型的脑卒中，其治疗方式不同。由于一直缺乏有效的治疗手段，目前认为预防是最好的措施，其中高血压是导致脑卒中的重要可控危险因素，因此降压治疗对预防卒中发病和复发尤为重要，应加强对全民普及脑卒中危险因素及先兆症状的教育。

尽管脑卒中的病因是血液循环系统障碍，但是神经炎症反应是影响其发生发展的关键因素，神经系统与免疫系统的相互作用共同促进脑卒中的进展。脑缺血发生 24 小时内即可激活小胶质细胞、巨噬细胞。但是脑卒中发生过程中，中性粒细胞的功能与在神经退行性疾病和自身免疫性疾病中有显著区别，提示中性粒细胞的活化和浸润可能是脑卒中潜在的治疗靶点。然而，尽管在临床前实验中取得了一定的进展，但是临床实验结果显示，抗炎药物和白细胞粘连分子阻断无法改善脑卒中患者的治疗效果。值得注意的是，在脑缺血后，中性粒细胞无法浸润至中枢实质组织并引起损伤，而是聚集在脑血管腔表面或血管周围。中枢缺血可以导致神经元和胶质细胞，尤其是少突胶质细胞功能紊乱和死亡。损伤的神经细胞进一步释放 DAMP，并激活免疫反应。从脑膜、脉络丛、血管周围区域和外周循环中趋化而来的单核/巨噬细胞刺激小胶质细胞增生（图 27-5）。在连体小鼠模型中，脑卒中后小胶质细胞扩张的发生依赖于中枢驻留细胞。然而，脑卒中后小胶质细胞和外周起源单核/巨噬细胞在吞噬和炎症因子方面发挥了不同的功能。清除增殖小胶质细胞可能对脑卒中有恶化的作用，使用 CCR2$^+$Ly6C^{hi}单核细胞能够在脑卒中中起到保护作用。固有免疫细胞能够通过模式识别受体，如 Toll 样受体（TLR）4，识别 DAMP，激活核因子κB（NF-κB）、Ⅰ型干扰素（IFN）等信号通路，激活适应性免疫反应。T 细胞通过脑部小静脉进入缺血部位，促进损伤。目前已经证实，这种作用不依赖于抗原识别。在脑缺血过程中，γδ T 细胞亚群以表达 IL-23 为特征的骨髓起源巨噬细胞为主要的攻击对象。在再灌注晚期，γδ T 细胞通过分泌 IL-17 攻击外周髓样细胞，导致缺血半暗带神经元凋亡。在缺血后，γδ T 细胞以聚集在软脑膜为主，调节单核细胞和中性粒细胞运动。效应 T 细胞的作用被 CD4$^+$CD25$^+$Foxp3$^+$ Treg 所中和。而 Treg 主要介导抗炎反应，并通过释放 IL-10 中和由淋巴细胞和小胶质细胞释放的细胞因子，如 TNF-α 和 IFN-γ。如前所述，Treg 同样在不进入实质组织的情况下发挥保护作用。但也有报道证明，Treg 通过诱导微循环功能失调加重脑缺血损伤。近来，IL-17$^+$γδ T 细胞被证明可以通过肠-脑轴发挥生理学作用。由此，在肠道菌群失调情况下，DC 细胞可诱导肠系膜淋巴结 Treg 活化。这些 Treg 定居于肠道，抑制 IL-17$^+$γδ T 细胞分化。在脑缺血后，γδ T 细胞从肠道向脑膜的移动受限，降低趋化因子表达和对淋巴细胞的募集，改善脑卒中的预后。与 T 细胞浸润有所不同，B 细胞向缺血部位的浸润发生较迟，并持续数周。以 IL-10 分泌为特征的调节性 B 细胞亚群在脑卒中发生 1~2 天后开始在中枢神经系统积聚，它们能够抑制循环中 T 细胞释放炎症因子，降低 T 细胞向脑缺血部位的浸润。有证据显示，颈深淋巴结和腭扁桃体是 B 细胞的最初激活部位，这些部位同时是脑卒中患者脑部产生的抗原的主要积聚部位。目前已知的中枢神经系统抗原提呈方式可能包括巨噬细胞在硬膜网络和脑脊液中的运动。自身反应性辅助性 T 细胞和 B 细胞能够成功逃避阴性选择而成功活化，从而产生和释放自身抗体，损害长期认知功能。异位 B 细胞滤泡的形成机制目前并不清楚，观察获知这种结构通常在脑卒中发生 2 周后在阻塞中央部位形成，主要由 B 细胞、少量浆细胞、T 细胞及 CD11$^+$细胞组成。目前初步认为，异位 B 细胞滤泡与自身反应性 B 细胞介导的损伤有关。脑膜异位 B 细胞滤泡在 EAE 和 MS 中同样存在。

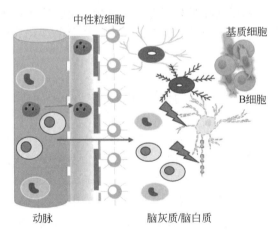

图 27-5 脑卒中导致中枢神经系统免疫反应的激活促进疾病病理生理学改变

继发性免疫缺陷综合征的发生能够降低脑卒中后的自身性免疫反应强度。继发性免疫缺陷综合征通常继发于中枢神经系统损伤，如脑卒中、脑外伤和脊柱损伤等，能够增加患者感染易感性的损伤。在脑缺血过程中，长时间的淋巴细胞减少，IFN-γ 反应缺陷，导致自发性的细菌感染和肺炎。脑卒中引起的肠道屏障功能损伤及细菌移位至周围组织。中枢神经系统通过自主神经调节和激素水平（包括细胞因子、下丘脑-垂体-肾上腺轴）识别全身性炎症反应发生，肝脏内的恒定自然杀伤细胞通过去甲肾上腺素信号通路在神经和免疫系统对话中发挥作用，从而抵抗感染的发生。胆碱能信号通路抑制肺部固有免疫，可以用于脑卒中患者对肺炎的预防。因此，脑卒中的发生导致一系列中枢神经系统与免疫系统间的互相作用，并对新的治疗方法的探索提供可能的靶点（表27-1）。

表27-1 不同中枢神经损伤免疫反应特征

疾病种类	血脑屏障损伤	免疫细胞种类		
		血管	血管周隙	脑实质
无	无	单核细胞、T细胞	巨噬细胞	星形细胞、小胶质细胞
神经退行性疾病	轻微，无通透性改变	单核细胞、T细胞	巨噬细胞	星形细胞、小胶质细胞
自身免疫性疾病	损伤，通透性改变	单核细胞、T细胞	巨噬细胞	小胶质细胞、单核细胞、T细胞、B细胞、基质细胞
脑卒中	严重损伤，通透性改变	中性粒细胞	巨噬细胞、中性粒细胞	小胶质细胞、单核细胞、T细胞、B细胞、基质细胞

第三节 神经重症免疫反应与功能障碍

在发达国家和发展中国家中，脓毒症的发生是一个主要的社会问题。在一些国家中，由于人口老龄化的发生，一些与年龄相关的疾病，包括恶性肿瘤、糖尿病、感染导致的脓毒症等的发病率逐年上升，导致ICU住院率居高不下。在衰老相关的脓毒症发病过程中，由衰老引起的免疫功能抑制和紊乱对发病有重要影响。免疫衰老是指与年龄增长相关的免疫功能降低。特别是在抗原提呈相关的免疫反应中有显著的表现。脓毒症的发病常伴随T细胞功能的抑制和凋亡的发生。

一、神经免疫反应

神经重症患者在住院期间多处于昏迷状态，机体由于应激处于高度分解代谢状态，多为负氮平衡，机体营养不良，免疫力低下，容易并发全身感染等疾病。

随着人们对神经系统炎症研究的广泛深入，发现炎症在多种神经系统疾病的发生和发展过程中起重要作用。内源及外源性抗原、创伤、感染等引起的神经系统疾病都可激活或募集免疫细胞，如单核细胞、T细胞、Treg、DC、中性粒细胞、嗜酸性粒细胞等，产生活性氧和细胞因子等，参与炎症应答。

二、急危重症神经免疫反应

脓毒性休克是ICU发生死亡的常见原因。尽管人们对脓毒症发生机制的认识在逐步深入，临床医疗水平在逐步提高，但是脓毒症导致多器官功能衰竭和死亡仍然是临床上未能解决的重要问题。脓毒症是机体对感染反应失控引起的危及生命的器官功能障碍。脓毒性脑病（sepsis encephalopathy，SE）是脓毒症的常见并发症。SE指脓毒症导致弥漫性大脑功能障碍和意识改变，与患者死亡率和预后相关。SE 表现为继发于全身性炎症反应的弥漫性脑功能障碍，但通常在中枢神经系统中未见感染。患者主要临床表现为认知功能障碍和意识状态的改变，包括注意力下降、谵妄、昏睡、昏迷、情绪改变等。目前关于 SE 的病理生理学机制并不清楚，因此其诊断和治疗方案的确定还存在争议。

作为一种继发性疾病，SE 的临床表现形式主要有两种：①可预测 SE，通常表现为 SE 早期形式；②不可逆脑损伤，表现为 SE 晚期形式，具有复杂的代谢功能改变。SE 的发生与患者意识障碍发生密切相关，其中 32.2% 的患者发生谵妄。SE 患者中有 70% 出现昏迷，超过 80% 出现脑电图（EEG）异常。通过使用格拉斯哥昏迷量表评估，SE 患者死亡率与神经系统功能紊乱具有相关性，表明中枢神经系统损伤在一定程度上决定了患者预后。

SE 发生的病理生理学机制主要与体内细菌内毒素水平升高、血脑屏障结构损伤及通透性改变、氧自由基清除降低及氧化应激损伤增加、中枢神经系统损伤、炎症反应介导的组织损伤、脑血流降低及循环功能紊乱、线粒体损伤影响细胞代谢功能、血管内皮功能障碍导致微循环改变、神经递质产生和释放失衡有关。

在脓毒症动物模型中最早观察到的结构改变是局部组织水肿，星形细胞周围的大脑毛细血管内皮细胞破裂，微血管壁结构发生改变。脓毒症发生导致血脑屏障损伤和通透性增加。使得芳香族氨基酸比支链氨基酸更容易通过血脑屏障，从而假性神经递质增加，导致患者精神状态改变。补体活化、炎症因子的产生和释放、中枢神经系统血管内皮细胞黏附分子的表达增加都能够促进中枢神经系统炎症反应的发生，从而增加血脑屏障的通透性，促进活化的免疫细胞进入大脑，引起中枢实质组织损伤。

脓毒症的发生通常伴随循环内毒素水平增加。感染、肝脏功能障碍、肠上皮受损均导致细菌内毒素释放到循环中，引起 IFN-γ 和 TNF-α 等促炎细胞因子的释放。在促炎因子、补体系统蛋白、趋化因子等的共同作用下，免疫细胞在中枢积累活化后产生氧自由基。通过发生过氧化反应，使细胞膜磷脂双分子层发生氧化损伤，进一步引起细胞肿胀，导致线粒体功能受损、微循环障碍、脑灌注降低和大脑缺氧。血管内皮细胞表达的一氧化氮合酶与自主区域海马体中的神经元死亡有关。线粒体功能紊乱导致的 ATP 生成减少是脓毒症的早期特征之一。脓毒症发病 24 小时后，因线粒体内膜通透性增加、细胞色素浓度降低、复合物Ⅳ活性降低而导致氧化磷酸化的效率降低。活性氧在线粒体膜中的直接作用也可以导致凋亡反应的发生。针对细胞代谢功能的治疗被认为是预防和改善多器官功能障碍的可能方法。脓毒症时脑间质液的兴奋性神经递质谷氨酸浓度升高，加剧神经系统兴奋性毒性，以及谷氨酰胺浓度的增加，是患者发生意识障碍的可能机制。

脑灌注的改变可能在 SE 发生中发挥重要作用。动物实验显示，当平均动脉压小于 65mmHg 时，动物出现脑缺氧的现象。在 SE 患者脑血流的减少通常伴随脑血管阻力增加。使用乙酰唑诱导血管舒缩反应中，脓毒症患者血管舒缩反应迟钝，舒缩程度降低，提示 SE 患者早期，小动脉可能对血管舒张药物的敏感性降低。与正常对照相比，脓毒症患者在给予血管活性药物之前及给药期间，脉动指数显著增高。以上现象提示，脓毒症患者中枢神经系统可能存在内源性儿茶酚胺。而脓毒症患者脑毛细血管灌注密度降低，可能与脑血管阻力升高有关。

中枢神经系统神经递质水平的改变是 SE 发生的关键因素。炎症反应发生导致多种神经递质如谷氨酸单胺类和神经营养通路等发生改变，被认为是患者行为变化的原因。使用利鲁唑限制谷氨酸释放，可以改善大鼠模型中的神经症状，降低死亡率。提示在 SE 出现神经症状时，谷氨酸的神经传递及其受体可能是 SE 潜在的治疗靶点。胆碱能神经障碍，如乙酰胆碱，成为解释谵妄发生与 SE 意识和认知改变的重要机制。临床观察结果同样支持乙酰胆碱和细胞因子之间的相互作用导致谵妄这一理论。乙酰胆碱释放增加，通过中枢 M 胆碱能受体和迷走神经依赖途径，减轻全身炎症反应。使用乙酰胆碱酯酶抑制剂能够改善内毒素动物模型胆碱能缺乏症状。但是，在临床试验中使用胆碱酯酶抑制剂不能起到预防和治疗谵妄的作用。

补体系统通过刺激细胞因子和趋化因子的释放，减轻炎症反应，包括抑制白细胞的聚集、缓解水肿的发生、减轻神经元损伤和降低血脑屏障的通透性。注射内毒素后，中枢 C5a 的浓度随时间增加，首先出现在大脑内皮细胞中，其次是小胶质细胞，最后在大脑深层实质组织中。大鼠腹膜炎脓毒症模型中使用中和 C5a 抗体封闭 C5a，可改善血脑屏障损伤，降低室旁核和小脑扁桃体区的神经炎症损伤。细胞因子介导的炎症过程和细胞因子风暴是脓毒症的标志，而引起意识和心理异常的紊乱可能是活跃的炎症介质作用于神经细胞的结果。细胞因子的释放影响γ-氨基丁酸（GABA）、β-肾上腺素能和胆碱能神经递质传递，影响促肾上腺皮质激素的分泌和释放。在 SAE 患者，小胶质细胞的过度活化与免疫细胞因子表达水平增加具有相关性，促炎细胞因子的释放可以激活中性粒细胞和单核细胞，从而加剧 SE 症状。

损伤后的中枢神经系统凋亡的发生对神经功能预后有很大影响。生理状态下，中枢神经系统通过表达 FasL 抑制炎症反应，介导细胞凋亡。脓毒症患者 Fas 和 FasL 表达水平增高，也介导免疫炎症反应。因此，在中枢神经系统炎症反应中，Fas/FasL 的作用具有两面性。Fas/FasL 诱导神经系统炎症反应，引起促炎因子产生和释放增加，激活炎症细胞。中枢神经系统中，星形胶质细胞、内皮细胞、小胶质细胞和活化的 T 细胞是表达 Fas/FasL 的主要细胞类型。在体外培养中，星形胶质细胞对于 FasL 介导的细胞凋亡具有耐受作用，在细胞培养体系中加入 FasL 刺激，可以促进人星形胶质细胞表达 IL-8R 并分泌 IL-8，提示 IL-8 在星形胶质细胞耐受凋亡中的重要作用。星形胶质细胞内存在的钙/钙调素依赖性蛋白激酶 2（Ca/calmodulin dependent protein kinase 2，CAMK2）的磷酸化，以及其介导的细胞型 Fas 相关死亡结构域蛋白样 IL-1β转换酶抑制蛋白（cFLIP）、星形胶质细胞富含的磷酸化蛋白-15kDa/糖尿病富含的磷酸化蛋白（PEA15/PED）的表达和磷酸化，抑制 caspase-8 分解，使星形胶质细胞耐受 FasL 介导的细胞凋亡。使用 Fas 封闭抗体 CH-11 或者可溶性 FasL 中和人脑胶质瘤细胞表达的 Fas 分子后，上调趋化因子 IL-8 和 MCP-1 表达，其中涉及 ERK1/ERK2 和 p38 MAPK 信号通路。由此可见，Fas/FasL 的表达与神经系统炎症具有密切关系，对 Fas/FasL 相关信号通路的深入研究，将有利于进一步阐明急危重症神经免疫反应的机制。

三、问题与展望

物质在中枢神经系统如脉络丛、脑膜、周围血管腔等的进出，均受到固有免疫细胞的保护。在神经退行性疾病中,小胶质细胞和其他中枢巨噬细胞活化,并发挥效应。然而这些长寿命细胞最终发生功能的耗竭,提示外周髓样细胞可能是其激活作用的目标。

在神经炎症反应相关疾病,如多发性硬化和脑卒中,血脑屏障结构发生损伤导致外周免疫细胞进入中枢神经实质组织。这些免疫细胞在中枢神经的浸润改变中枢微环境,影响疾病的发展。不同免疫细胞种类和亚群之间是如何发生相互关系的,需要进一步探索。适应性免疫在神经炎症相关性疾病中发挥重要作用。中枢神经系统中淋巴结构的发现使得对于脑膜和脉络丛结构与功能的研究成为热点。然而,目前在淋巴细胞和巨噬细胞起源、功能和转归方面仍有很多的未知,进一步深入研究能够为中枢神经系统疾病的治疗提供新的方向。

(周 敏 方皓舒 艾宇航)

参 考 文 献

Anandasabapathy N, Victora GD, Meredith M, et al. 2011. Flt3L controls the development of radiosensitive dendritic cells in the meninges and choroid plexus of the steady-state mouse brain. J Exp Med, 208: 1695-1705

Ankeny DP, Guan Z, Popovich PG. 2009. B cells produce pathogenic antibodies and impair recovery after spinal cord injury in mice. J Clin Invest, 119: 2990-2999

Aspelund A, Antila S, Proulx ST, et al. 2015. A dural lymphatic vascular system that drains brain interstitial fluid and macromolecules. J Exp Med, 212: 991-999

Benakis C, Brea D, Caballero S, et al. 2016. Commensal microbiota affects ischemic stroke outcome by regulating intestinal gamma-delta T cells. Nat Med, 22: 516-523

Biber K, Moller T, Boddeke E, et al. 2016. Central nervous system myeloid cells as drug targets: current status and translational challenges. Nat Rev Drug Discov, 5: 110-124

Bien-Ly N, Boswell CA, Jeet S, et al. 2015. Lack of widespread BBB disruption in Alzheimer's disease models: focus on therapeutic antibodies. Neuron, 88: 289-297

Bulloch K, Miller MM, Gal-Toth J, et al. 2008. CD11c/EYFP transgene illuminates a discrete network of dendritic cells within the embryonic, neonatal, adult, and injured mouse brain. J Comp Neurol, 508: 687-710

Chan G, White CC, Winn PA, et al. 2015. CD33 modulates TREM2: convergence of Alzheimer loci. Nat Neurosci, 18: 1556-1558

Dimitrijevic OB, Stamatovic SM, Keep RF, et al. 2007. Absence of the chemokine receptor CCR2 protects against cerebral ischemia/reperfusion injury in mice. Stroke, 38: 1345-1353

Enzmann G, Mysiorek C, Gorina R, et al. 2013. The neurovascular unit as a selective barrier to polymorphonuclear granulocyte (PMN) infiltration into the brain after ischemic injury. Acta Neuropathol, 125: 395-412

Filiano AJ, Xu Y, Tustison NJ, et al. 2016. Unexpected role of interferon-gamma in regulating neuronal connectivity and social behaviour. Nature, 535: 425-429

Geissmann F, Jung S, Littman DR. 2003. Blood monocytes consist of two principal subsets with distinct migratory properties. Immunity, 19: 71-82

Gelderblom M, Leypoldt F, Steinbach K, et al. 2009. Temporal and spatial dynamics of cerebral immune cell accumulation in stroke. Stroke, 40: 1849-1857

Goldmann T, Prinz M. 2013. Role of microglia in CNS autoimmunity. Clin Dev Immunol, 2013: 208093

Goldmann T, Wieghofer P, Jordao MJ, et al. 2016. Origin, fate and dynamics of macrophages at central nervous system interfaces. Nat Immunol, 17: 797-805

Goldmann T, Wieghofer P, Muller PF, et al. 2013. A new type of microglia gene targeting shows TAK1 to be pivotal in CNS autoimmune inflammation. Nat Neurosci, 16: 1618-1626

Halle A, Hornung V, Petzold GC, et al. 2008. The NALP3 inflammasome is involved in the innate immune response to amyloid-beta. Nat Immunol, 9: 857-865

Hashimoto D, Chow A, Noizat C, et al. 2013. Tissue-resident macrophages self-maintain locally throughout adult life with minimal contribution from circulating monocytes. Immunity, 38: 792-804

Heming N, Mazeraud A, Verdonk F, et al. 2017. Neuroanatomy of sepsis-associated encephalopathy. Crit Care, 21: 65

Heneka MT, Kummer MP, Stutz A, et al. 2013. NLRP3 is activated in Alzheimer's disease and contributes to pathology in APP/PS1 mice. Nature, 493: 674-678

Heppner FL, Greter M, Marino D, et al. 2005. Experimental autoimmune encephalomyelitis repressed by microglial paralysis. Nat Med, 11: 146-152

Herz J, Johnson KR, McGavern DB. 2015. Therapeutic antiviral T cells noncytopathically clear persistently infected microglia after conversion into antigen-presenting cells. J Exp Med, 212: 1153-1169

Howell OW, Schulz-Trieglaff EK, Carassiti D, et al. 2015. Extensive grey matter pathology in the cerebellum in multiple sclerosis is linked to inflammation in the subarachnoid space. Neuropathol Appl Neurobiol, 41: 798-813

Huang GJ, Smith AL, Gray DH, et al. 2010. A genetic and functional relationship between T cells and cellular proliferation in the adult hippocampus. PLoS Biol, 8: e1000561

Jay TR, Miller CM, Cheng PJ, et al. 2015. TREM2 deficiency eliminates TREM2$^+$ inflammatory macrophages and ameliorates pathology in Alzheimer's disease mouse models. J Exp Med, 212: 287-295

Jin R, Yang G, Li G. 2010. Inflammatory mechanisms in ischemic stroke: role of inflammatory cells. J Leukoc Biol, 87: 779-789

Kamphuis W, Kooijman L, Schetters S, et al. 2016. Transcriptional profiling of CD11c-positive microglia accumulating around amyloid plaques in a mouse model for Alzheimer's disease. Biochim Biophys Acta, 1862: 1847-1860

Kivisakk P, Tucky B, Wei T, et al. 2006. Human cerebrospinal fluid contains CD4$^+$ memory T cells expressing gut-or skin-specific trafficking determinants: relevance for immunotherapy. BMC Immunol, 7: 14

Kleinschnitz C, Kraft P, Dreykluft A, et al. 2013. Regulatory T cells are strong promoters of acute ischemic stroke in mice by inducing dysfunction of the cerebral microvasculature. Blood, 121: 679-691

Lalancette-Hebert M, Gowing G, Simard A, et al. 2007. Selective ablation of proliferating microglial cells exacerbates ischemic injury in the brain. J Neurosci, 27: 2596-2605

Li T, Pang S, Yu Y, et al. 2013. Proliferation of parenchymal microglia is the main source of microgliosis after ischaemic stroke. Brain, 136: 3578-3588

Liesz A, Suri-Payer E, Veltkamp C, et al. 2009. Regulatory T cells are key cerebroprotective immunomodulators in acute experimental stroke. Nat Med 15: 192-199

Matcovitch-Natan O, Winter DR, Giladi A, et al. 2016. Microglia development follows a stepwise program to regulate brain homeostasis. Science, 353: 8670

Meyer-Luehmann M, Prinz M. 2015. Myeloid cells in Alzheimer's disease: culprits, victims or innocent bystanders? Trends Neurosci, 38: 659-668

Mildner A, Schlevogt B, Kierdorf K, et al. 2011. Distinct and non-redundant roles of microglia and myeloid subsets in mouse models of Alzheimer's disease. J Neurosci, 31: 11159-11171

Mildner A, Schmidt H, Nitsche M, et al. 2007. Microglia in the adult brain arise from Ly-6C^{hi}CCR2$^+$ monocytes only under defined host conditions. Nat Neurosci, 10: 1544-1553

Planas AM, Gomez-Choco M, Urra X, et al. 2012. Brain-derived antigens in lymphoid tissue of patients with acute stroke. J Immunol, 188: 2156-2163

Polman CH, O'Connor PW, Havrdova E, et al. 2006. A randomized, placebo-controlled trial of natalizumab for relapsing multiple sclerosis. N Engl J Med, 354: 899-910

Prass K, Meisel C, Hoflich C, et al. 2003. Stroke-induced immunodeficiency promotes spontaneous bacterial infections and is mediated by sympathetic activation reversal by poststroke T helper cell type 1-like immunostimulation. J Exp Med, 198: 725-736

Prinz M, Priller J. 2014. Microglia and brain macrophages in the molecular age: from origin to neuropsychiatric disease. Nat Rev Neurosci, 15: 300-312

Prinz M, Priller J. 2017. The role of peripheral immune cells in the CNS in steady state and disease. Nat Neurosci, 20: 136-144

Ransohoff RM, Engelhardt B. 2012. The anatomical and cellular basis of immune surveillance in the central nervous system. Nat Rev Immunol, 12: 623-635

Ren X, Akiyoshi K, Dziennis S, et al. 2011. Regulatory B cells limit CNS inflammation and neurologic deficits in murine experimental stroke. J Neurosci, 31: 8556-8563

Replogle JM, Chan G, White CC, et al. 2015. A TREM1 variant alters the accumulation of Alzheimer-related amyloid pathology. Ann Neurol, 77: 469-477

Romer C, Engel O, Winek K, et al. 2015. Blocking stroke-induced immunodeficiency increases CNS antigen-specific autoreactivity but does not worsen functional outcome after experimental stroke. J Neurosci, 35: 7777-7794

Saederup N, Cardona AE, Croft K, et al. 2010. Selective chemokine receptor usage by central nervous system myeloid cells in CCR2-red fluorescent protein knock-in mice. PLoS One, 5: e13693

Shemer A, Erny D, Jung S, et al. 2015. Microglia plasticity during health and disease: an immunological perspective. Trends Immunol, 36: 614-624

Steinman L. 2007. A brief history of T(H)17, the first major revision in the T(H)1/T(H)2 hypothesis of T cell-mediated tissue damage. Nat Med, 13: 139-145

Steinman RM. 2012. Decisions about dendritic cells: past, present, and future. Annu Rev Immunol, 30: 1-22

Stern JN, Yaari G, Vander Heiden JA, et al. 2014. B cells populating the multiple sclerosis brain mature in the draining cervical lymph nodes. Sci Transl Med, 6: 248ra107

Togo T, Akiyama H, Iseki E, et al. 2002. Occurrence of T cells in the brain of Alzheimer's disease and other neurological diseases. J Neuroimmunol, 124: 83-92

Vom BJ, Prokop S, Miller KR, et al. 2012. Inhibition of IL-12/IL-23 signaling reduces Alzheimer's disease-like pathology and cognitive decline. Nat Med, 18: 1812-1819

Wang Y, Cella M, Mallinson K, et al. 2015. TREM2 lipid sensing sustains the microglial response in an Alzheimer's disease model. Cell, 160: 1061-1071

Wang Y, Ulland TK, Ulrich JD, et al. 2016. TREM2-mediated early microglial response limits diffusion and toxicity of amyloid plaques. J Exp Med, 213: 667-675

Weller RO. 2005. Microscopic morphology and histology of the human meninges. Morphologie, 89: 22-34

Willing A, Leach OA, Ufer F, et al. 2014. CD8[+] MAI T cells infiltrate into the CNS and alterations in their blood frequencies correlate with IL-18 serum levels in multiple sclerosis. Eur J Immunol, 44: 3119-3128

Wolf SA, Steiner B, Wengner A, et al. 2009. Adaptive peripheral immune response increases proliferation of neural precursor cells in the adult hippocampus. FASEB J, 23: 3121-3128

Wong CH, Jenne CN, Lee WY, et al. 2011. Functional innervation of hepatic iNKT cells is immunosuppressive following stroke. Science, 334: 101-105

Yamasaki R, Lu H, Butovsky O, et al. 2014. Differential roles of microglia and monocytes in the inflamed central nervous system. J Exp Med, 211: 1533-1549

Zenaro E, Pietronigro E, Della B, et al. 2015. Neutrophils promote Alzheimer's disease-like pathology and cognitive decline via LFA-1 integrin. Nat Med, 21: 880-886

第二十八章

细菌感染与机体免疫反应

第一节 概　述

细菌感染（infection）是指细菌侵入宿主体内生长繁殖，并与机体相互作用引起以炎症反应为主的一系列病理变化过程。导致宿主感染的细菌称为病原菌（pathogen）或致病菌（pathogenic bacterium）。某些病原菌在正常情况下并不致病，这类细菌称为机会致病菌（opportunistic pathogen）或条件致病菌（conditioned pathogen）。常见的细菌感染性疾病与致病菌种类见表28-1。

表 28-1　常见细菌感染性疾病与致病菌种类

感染性疾病	常见的致病菌种类
脑膜炎	脑膜炎奈瑟菌、肺炎链球菌、单核增生李斯特菌、B组链球菌
肺炎	肺炎链球菌、肺炎衣原体、肺炎支原体、流感嗜血杆菌、肺炎军团菌、结核分枝杆菌
胃肠道感染	大肠杆菌、志贺菌、嗜血杆菌、幽门螺旋杆菌、沙门菌、霍乱弧菌、单核增生李斯特菌、结肠炎耶尔森菌
尿路感染	大肠杆菌
性传播疾病	淋球菌、沙眼衣原体、梅毒螺旋体、嗜血杆菌
上皮感染	金黄色葡萄球菌、化脓性链球菌（A组链球菌）

根据种系和个体免疫的作用机制及其特征，可将免疫分为固有免疫和适应性免疫两种类型。免疫应答是指对外源物质的识别和清除外源物质的反应。

第二节　细菌感染与固有免疫应答

固有免疫是宿主第一道也是最有效的免疫屏障，它在防御大多数微生物感染中起到至关重要的作用。该免疫系统包括可溶性分子家族和各种固有免疫细胞。可溶性分子（如补体和抗菌肽）与病原体结合后，可通过免疫过程（如吞噬作用、脱颗粒和补体结合）来清除病原体，而该消灭病原体的过程并不依赖于宿主的基因转录。固有免疫细胞包括吞噬细胞（单核/巨噬细胞、中性粒细胞）、树突状细胞（DC）、肥大细胞等，该类细胞表达一系列先天受体或者配体。模式识别受体（PRR）是进化上相对保守的胚系基因受体，它可识别病原体相关分子模式（PAMP）。PRR 可分为四种类型：Toll 样受体（TLR）、NOD 样受体（NLR）、RIG-Ⅰ样受体（RLR）和 C 型凝集素样受体（CLR）。

一、固有免疫细胞

（一）吞噬细胞

吞噬细胞是一类具有吞噬杀伤功能的细胞，主要由单核/巨噬细胞和中性粒细胞组成，是固有免疫系统的主要效应细胞。单核细胞从血液迁移到不同的组织分化成组织特异性的巨噬细胞，中性粒细胞具有很强的变形运动和穿越毛细血管壁的能力。吞噬细胞对侵入机体的病原体或者其他异物的应答主要包括识别、吞噬和消化三个阶段。

吞噬细胞通过直接或者间接途径对病原体识别启动其噬菌作用，该过程包括：吞噬细胞的胞膜突出形成伪足，将病原体包裹后，伪足融合，被摄入细胞内形成吞噬体，在吞噬体内的细菌可继续生存、代谢，但当吞噬体中细菌代谢所产生的乳酸使 pH 下降（低于 4.0）时，可致大部分病原体死亡。另一方面，吞噬体向细胞内部运动，与胞质内溶酶体融合形成吞噬溶酶体，在多种溶酶体水解酶、防御素的作用下发挥杀菌作用。此外，吞噬细胞活化后诱导产生的一氧化氮合酶（NOS）在还原型辅酶Ⅱ（NADPH）或四氢生物蝶呤存在条件下，催化 L-精氨酸产生一氧化氮（NO），后者可发挥杀菌和细胞毒作用（表 28-2）。

表 28-2 吞噬细胞产生和释放的抗菌因子

抗菌机制	特异性产物
酸性环境	在 pH3.5~4.0 时，抑制细菌或杀菌
活性氧来源产物	超氧阴离子（O_2^-）、过氧化氢（H_2O_2）、羟基游离基、次氯酸
毒性一氧化氮	一氧化氮（NO）
抗菌肽	防御素和阳离子蛋白
酶类	溶菌酶、酸性水解酶
竞争性结合分子	乳铁蛋白、维生素 B_{12} 结合蛋白

1. 巨噬细胞

巨噬细胞在机体的许多部位具有双重身份：其一是作为吞噬细胞处理细胞碎片、外源性抗原及微生物；其二是作为炎症反应的效应细胞。当入侵机体的细菌毒力过强或数量过大，巨噬细胞不能完全清除时，巨噬细胞就会分泌炎症趋化因子，募集中性粒细胞和其他炎症细胞到感染部位，从而导致炎症发生。发生重型细菌感染时，巨噬细胞释放Ⅰ型干扰素（IFN），引起 T 细胞免疫麻痹。在感染早期，Ⅰ型 IFN 选择性地损伤巨噬细胞的抗原提呈能力和分泌促炎因子的能力。所以，Ⅰ型 IFN 在启动脓毒症性免疫麻痹中起到了显著的免疫调节作用，这不同于通常的免疫刺激效应。发生重型感染时，细菌清除是不充分的，这是重型细菌感染一个重要的病理特征。致病菌如结核分枝杆菌、嗜肺军团菌、伤寒沙门菌等，可通过不同的通路进入巨噬细胞，还可通过改变囊泡成熟方式使自身免于被机体清除。

巨噬细胞具有异质性，即在不同环境下表现出不同的作用。具体表现为，在病原体入侵机体时，巨噬细胞被改变的机体微环境极化为经典活化巨噬细胞（classically activated macrophage，CAM，又称 M1），产生大量炎症因子，杀死入侵的生物体并激活适应性免疫。但也有一部分巨噬细胞发生凋亡或向替代性活化巨噬细胞（alternatively activated macrophage，AAM，又称 M2）极化，该类细胞可缓解炎症作用，避免机体过度损伤，促进伤口愈合。在脂多糖（LPS）的刺激下巨噬细胞可极化为 M1 型，而在白细胞介素（IL）-4 或 IL-13 刺激下分化为 M2 型，其中 M2 极化类型又可分为 M2a、M2b 和 M2c 三种亚型。M2a 型由 IL-4 或 IL-13 诱导；M2b 型由免疫复合体和 TLR 或 IL-1 受体（IL-1R）的激动剂诱导；M2c 型由 IL-10 和糖皮质激素诱导。M1 型和 M2 型在受体、细胞因子分泌及效应功能方面差异极大。这两种极化类型表明巨噬细胞在炎症环境下具有异质性。

2. 中性粒细胞

中性粒细胞属于小吞噬细胞，来源于骨髓干细胞，是血液中数量最多的白细胞，占外周血白细胞的 50%～70%，属于终末细胞。从骨髓进入外周血循环 12 小时内，如未被募集至炎症病灶或感染部位，即发生凋亡，被肝脏或脾脏巨噬细胞所吞噬。

中性粒细胞的胞质中有大量分布均匀的中性细颗粒，这些颗粒主要是溶酶体，内含髓过氧化酶、溶菌酶、碱性磷酸酶和酸性水解酶等丰富的酶类，与中性粒细胞的吞噬和消化功能密切相关。

感染时中性粒细胞是首先到达炎症部位的效应细胞，通过以下几种方式发挥杀菌效应：①形成活性氧簇（ROS）。吞噬小体形成后，NADPH 氧化酶即被转运结合到吞噬小体的膜上，催化电子向氧转移而形成超氧阴离子（O_2^-），由 O_2^- 又可生成过氧化氢（H_2O_2）和 OH^-；②颗粒和吞噬小体融合。各种颗粒内具有杀菌作用的多种水解酶和多肽在吞噬小体这个微环境形成较高的浓度，从而发挥高效的杀菌作用；③形成中性粒细胞胞外诱捕网（NET）。中性粒细胞死亡后胞膜破裂，在胞外以自身的 DNA 为骨架形成网状结构，网状结构上吸附中性粒细胞各种颗粒内所含的杀菌蛋白、水解酶。

中性粒细胞还可调节其他免疫细胞的功能：①调节 DC。中性粒细胞产物包括乳铁蛋白、α-防御素、趋化因子（如 CCL3）对 DC 具有趋化作用，能快速募集 DC 到感染部位。NET 能诱导浆细胞样 DC 产生 IFN-α，后者反过来也能刺激中性粒细胞，进一步促进 NET 形成。②调节自然杀伤细胞（NK）。中性粒细胞能调节 NK 细胞的增殖、细胞毒性，并且通过反应性氧中间体（ROI）与前列腺素（PG）的形成或颗粒成分的释放导致 IFN-γ 的形成。但当与 DC 作用的时候，中性粒细胞能特异性地增强 NK 细胞释放 IFN-γ，但不能调节细胞毒活性。在感染性疾病中，中性粒细胞释放的细胞因子能直接激活 NK 细胞的功能。③调节单核/巨噬细胞。在炎症反应的起始阶段，中性粒细胞通过分泌趋化因子和颗粒蛋白诱导单核细胞到炎症部位。在炎症反应中后期阶段，巨噬细胞通过吞噬凋亡的中性粒细胞下调 IL-12、IL-23 的产生，同时上调 IL-10 的表达水平。

（二）树突状细胞

DC 因其表面膜褶而得名，形态上与神经系统的树突相似。DC 分布十分广泛。皮肤、气道、淋巴器官中的不成熟 DC 呈星状，而体外分离的不成熟 DC 则显示有许多细小树枝状突起。DC 是目前所知的机体内功能最强的专职抗原提呈细胞，其抗原提呈能力远强于巨噬细胞、B 细胞等。目前已知的 DC 亚群包括存在于淋巴组织、血液和非淋巴组织的经典 DC，以及分泌Ⅰ型 IFN 的浆细胞样 DC（pDC）。其中，经典 DC 的主要功能是诱导针对入侵抗原的适应性免疫应答并维持耐受，多数细菌感染免疫属于此列；pDC 的作用主要针对病毒，在病毒免疫中产生大量Ⅰ型 IFN 并激发相应的 T 细胞。DC 在固有免疫反应中主要承担提呈抗原的作用，而在适应性免疫中主要发挥激活二次免疫、调节免疫应答及诱导自身免疫耐受的作用。有关 DC 在适应性免疫中的作用见本章第三节。

（三）肥大细胞

在健康的成年人中，肥大细胞来源于骨髓中的造血干细胞。作为未成熟祖细胞，在经过循环后它们进入外周组织并成熟。肥大细胞的形态呈多样性，通常为圆形或者椭圆形，直径为 10～15μm，表面有许多放射状突起；细胞核呈圆形，位于细胞中央；胞质内充满特异性颗粒。在脊椎动物中，肥大细胞遍布于组织血管和淋巴管附近。更显著的是，肥大细胞选择地暴露于外部环境的上皮表面，如泌尿生殖道和胃肠道、皮肤和气道。因此，将肥大细胞定义为面对入侵的病原体和外源毒素的"哨兵"。分布在组织中的肥大细胞可存活数月，并且可以反复激活。值得注意的是，肥大细胞具有表型异质性。根据组织位置、颗粒组成或对药理学/感染性刺激的反应，它们可分为不同亚型。例如，颗粒蛋白酶的组成，特别是胰蛋白酶和糜蛋白酶的比例，在人肥大细胞亚型中是不同的。在人类中，仅含有类胰蛋白酶的肥大细胞主要存在于黏膜组织中，而含有类胰蛋白酶和胃促胰酶的肥大细胞位于结缔组织中。

肥大细胞是Ⅰ型超敏反应中的中央效应细胞和调节性细胞，它可以通过免疫球蛋白（Ig）E 快速介导过敏反应，如哮喘和花粉热。抗原与 IgE 受体多价结合，高亲和力 FcεRⅠ在细胞表面的聚集为肥大细胞活化、炎症介质的释放提供条件，这些炎症介质包括组胺、白三烯（LT）C4 和前列腺素 D_2（PGD_2）。然而，IgE 介导的肥大细胞免疫应答更多地被认为是在感染寄生虫的免疫防御上。越来越多的证据表明，肥大细胞在宿主抗细菌感染的免疫防御中也起着关键作用。肥大细胞具有多种受体，它以直接（非调理素依赖）和间接（调理素依赖机制）机制识别入侵的革兰氏阴性菌。前者包括 TLR、CD48 和核苷酸结合寡聚化结构域（NOD）蛋白，而后者包括 Fcγ 受体（FcγR）及补体受体。除了识别系统外，肥大细胞还利用多种"武器"来对抗和杀灭革兰氏阴性菌。这些"武器"可分为四类：介质分泌、吞噬作用、抗原提呈和细胞外诱捕网。

1. 介质分泌

病原体对肥大细胞的激活，可介导两种截然不同的分泌机制，即脱颗粒作用和介质的从头合成。肥大细胞的脱颗粒需要 Ca^{2+} 内流导致膜融合事件，这是在数秒或数分钟内发生的一种极其迅速的分泌方式。它通常由肥大细胞表面的 FcεRⅠ聚集引起。ROS 在由 FcεRⅠ聚集引起的脱颗粒过程中发挥了重要作用。当肥大细胞颗粒的胞吐作用发生时，包括组胺在内的一些介质迅速扩散到邻近的组织中。组胺可有效地增加血管通透性并促进血浆渗出进入感染区域。随后，这些颗粒内成分在较长的一段时间内缓慢释放到组织中。这些相对缓慢扩散的颗粒内组分包括肿瘤坏死因子（TNF）-α、IL-17A 和蛋白酶，其在宿主防御革兰氏阴性细菌感染中起着非常重要的作用。如 TNF-α 可增加白细胞和血小板的血管通透性和内皮壁黏附性，增强中性粒细胞的杀菌活性；IL-17A 可诱导抗微生物肽（antimicrobial peptide，AMP）和中性粒细胞趋化因子的生成。

活化的肥大细胞分泌的介质包括各种花生酸类物质和细胞因子。前者比后者分泌得更快。花生四烯酸产物包括 PGD_2、LTB4 和 LTC4，它们都具有聚集并激活白细胞的生物活性，并通过 G 蛋白偶联受体发挥血管舒张等功能。肥大细胞从头合成的细胞因子包括 TNF-α、GM-CSF、IL-1β、IL-3、IL-4、IL-5、IL-6、IL-10、IL-12 和 IL-13。与花生四烯酸产物不同，这类细胞因子的从头合成需要基因转录，因此它们通常比花生四烯酸产物生成慢。基于同样的原因，可通过检测它们的 mRNA 水平来评估细胞因子的合成。据报道，肥大细胞衍生的 IL-6 对于肺炎克雷伯杆菌感染后中性粒细胞的活化和细菌的清除至关重要。活化的肥大细胞产生的 IL-4、IL-13 和 IL-5 可能参与过敏性疾病的发生、发展，而 IL-12 是细菌性腹膜炎期间 $CD4^+$ T 细胞向 Th1 分化的决定性因素。

活化的肥大细胞也是革兰氏阴性菌感染过程中趋化因子的重要来源。在使用人肥大细胞的 DNA 微阵列分析中，LPS 刺激增加了 CXCL1（GRO1）、CXCL2（GRO2）、CXCL3（GRO3）、CXCL8（IL-8）、CCL3（巨噬细胞炎症蛋白 1α）和 CCL4（巨噬细胞炎症蛋白 1β）的 mRNA 表达，促进了 FcεR I 的聚集。这些趋化因子是单核细胞和中性粒细胞的有效化学引导物。可见，活化的肥大细胞可以趋化固有免疫细胞聚集到"前线"以抵抗入侵的革兰氏阴性菌。

肥大细胞还可产生具有直接杀菌活性的 AMP。研究报道，小鼠骨髓源性肥大细胞（bone marrow-derived mast cell，BMMC）可表达 cathelin 相关抗微生物肽（cathelin-related antimicrobial peptide，CRAMP）和β-防御素 4 的 mRNA。然而，CRAMP 是 BMMC 中蛋白质表达水平上唯一可检测到的 AMP。CRAMP 是人体内源性抗菌肽 cathelicidin 家族成员之一，由 N 末端信号肽、高度保守的 cathelin 样结构域和具有 AMP 活性的较不保守的 C 末端结构域组成。迄今为止，CRAMP 及其人类同源物 LL-37（一种抗微生物肽）分别是在小鼠和人肥大细胞中鉴定的唯一的 cathelicidin 家族蛋白。研究证实，CRAMP 缺陷小鼠在抑制 A 组链球菌生长的效率较无缺陷野生型小鼠低 50%。人类肺源性肥大细胞在肺炎球菌溶血素的诱导下，可释放内源性抗菌多肽类物质 LL-37，以杀灭肺炎球菌。给予 LL-37 能显著降低腹膜内注射大肠杆菌或经盲肠结扎穿孔术（CLP）诱导的大鼠脓毒症模型的致死率。

2. 吞噬作用

人们一直认为肥大细胞没有吞噬能力，直到 1968 年，酵母聚糖颗粒在大鼠肥大细胞内被发现时，该观点才得以纠正。后来的研究表明，肥大细胞可以通过 C3 依赖性或 IgG 依赖性途径吞噬细菌，并进一步通过氧化（ROS 的产生）和非氧化（涉及吞噬液泡的酸化）机制杀灭细菌。

3. 抗原提呈

人和小鼠肥大细胞能够通过主要组织相容性复合体（MHC）-Ⅰ、MHC-Ⅱ 依赖性机制提呈抗原。大多数高表达 FcεR I 的小鼠 BMMC 表面，其 MHC-Ⅱ 表达丰富。而大多数低表达 FcεR I 的 BMMC 则低表达 MHC-Ⅱ。前一组 BMMC（FcεR I^{hi}/MHC-Ⅱ$^+$）能够将抗原提呈给 T 细胞，而后一组亚群（FcεR I^{lo}/MHC-Ⅱ$^-$）并不能提呈抗原。

4. 细胞外诱捕网

细胞外诱捕网又称细胞外陷阱，由细胞衍生的核或线粒体 DNA 形成，作为骨架嵌入抗菌肽、组蛋白和蛋白酶中。因此，细胞外诱捕网可捕获并杀灭入侵的微生物。细胞外诱捕网由各种刺激物诱导，包括细胞因子、补体片段和细菌。最近的研究表明，除了中性粒细胞外，人和小鼠肥大细胞也能够精心制作其核 DNA 以形成抗微生物细胞外诱捕网。肥大细胞胞外诱捕网是通过 ROS 依赖性细胞死亡形成的，导致核膜溶解。人类肥大细胞胞外诱捕网由 DNA、组蛋白、类胰蛋白酶和 LL37 组成。铜绿假单胞菌、金黄色葡萄球菌和化脓性链球菌及佛波酯-12-肉豆蔻酯-13-乙酸酯（PMA）的刺激，均可诱导肥大细胞胞外诱捕网的形成，而 DNase 和过氧化物酶可破坏肥大细胞胞外诱捕网，进而显著降低肥大细胞的抗菌活性。

二、病原体相关分子模式

病原体相关分子模式（PAMP）是指一类或一群特定病原菌（及其产物）共有的某些非特异性、高度保守且对病原体生存和致病性必要的分子结构，不存在于人类。可被固有免疫细胞的 PRR 识别，是宿主固有免疫识别的分子基础。PAMP 包括细菌的脂类化合物、糖类化合物、蛋白质和多肽及核酸。

（一）脂类化合物

细菌细胞壁中的组成成分如 LPS、脂磷壁酸（LTA）和脂阿拉伯甘露聚糖（lipoarabinomannan，LAM），均属于脂类化合物。脂质的主要成分为脂肪酸，后者包括饱和脂肪酸、单不饱和脂肪酸与多不饱和脂肪酸。LPS 是 PAMP 中最具有代表性的分子，是革兰氏阴性（G^-）菌细胞壁的主要成分，又称为细菌内毒素，其中类脂 A 是 LPS 的活性成分，类脂 A 由 D-氨基葡萄糖双糖骨架以酯键和酰胺键连接的长链脂肪酸组成。其中脂肪酸的组成可通过影响类脂 A 的构象决定其与受体结合的特异性。来源于肠道杆菌科的 cannical 脂质 A 包含 6 个脂肪酸，常作为一种激动剂被 TLR4 识别，而来源于球红假单胞菌的脂质 A 包含 4 个脂肪酸，对于 TLR4 则是一种拮抗剂。来源于不同物种的脂肪酸显示出不同的免疫刺激活性，这和它的亲脂性和病原性是密切相关的。磷壁酸是革兰氏阳性（G^+）菌细胞壁的特殊组分，在体内与 CD14 结合形成 LTA-CD14 复合物，后者又与 LPS 结合蛋白（LBP）连接形成 LTA-CD14-LBP 复合物，该复合物通过 TLR 进行信号转导。目前已确认的可识别 LTA 的 PRR 包括 TLR2 和 TLR6。细菌外壁的 LPS、LTA 也能被巨噬细胞表面的清道夫受体如 SR-AⅠ、SR-AⅡ和 MARCO 等识别，进而激活巨噬细胞吞噬活性。有研究认为，动物机体的内源性脂质也可被 PRR 所识别，如低密度脂蛋白可分别被 TLR4、TLR2 和清道夫受体识别，启动炎症信号通路，从而调节体内代谢及炎症基因表达，并与多种生理或病理状态相关，如参与动脉粥样硬化的形成。当 *TLR2*、*TLR4*、*TLR6* 基因突变时，饱和脂肪酸诱导的炎症基因表达也受到抑制；而多不饱和脂肪酸或脱酰基后的饱和脂肪酸不仅能逃避 TLR2、TLR4 的识别，甚至能抑制这些 TLR 的活性。

（二）糖类化合物

多糖（polysaccharide）是自然界中含量最丰富的生物聚合物，广泛分布于植物、动物和微生物中。能够刺激巨噬细胞免疫应答的生物多糖主要可分为β-葡聚糖和高支化度的杂多糖两大类，如存在于病原微生物的多糖类化合物有LPS、LAM、肽聚糖、荚膜多糖、酵母多糖。肽聚糖存在于G⁺菌和G⁻菌的细胞壁中。肽聚糖的骨架是由两种糖衍生物，即N-乙酰葡糖胺和N-乙酰胞壁酸交替相连而形成的多糖链，后者相互交联形成肽聚糖。并不是所有细菌都具有相同的胞壁质，它们在肽链的氨基酸组成上会有不同。其中仅存在于G⁻菌的γ右旋谷氨酰-内消旋二氨基庚二酸多肽可被NOD1识别，而同时存在于G⁺菌和G⁻菌的胞壁酰二肽可以被NOD2识别。NOD1和NOD2是最先被报道的能够识别胞质内PAMP的NLR，分别含有1个和2个N末端胱天蛋白酶募集结构域（caspase recruitment domain，CARD）。

脂阿拉伯甘露聚糖（LAM），尤其是带有甘露糖帽的LAM，是慢性生长的分枝杆菌如结核分枝杆菌细胞壁上的重要糖脂。LAM的PRR为TLR2和甘露糖受体。有研究显示，来自牛分枝杆菌和结核分枝杆菌的LAM能够通过甘露糖受体所传递的胞内信号抑制TLR的信号通路。存在于真菌细胞壁中的酵母多糖也是重要的PAMP，目前已报道可识别酵母多糖的PRR有TLR的TLR2、TLR6，C型凝集素受体家族（CLR）的Dectin-1、Dectin-2、甘露糖受体和CARD9。

（三）蛋白质和多肽

微生物蛋白往往都具有较强的免疫原性，其氨基酸组成与宿主差异明显。存在于细菌胞膜上的脂蛋白、脂多肽、鞭毛蛋白及病毒衣壳上的衣壳蛋白和融合蛋白均是重要的PAMP。细菌脂蛋白位于细菌外膜的内层，连接磷脂双分子层与肽聚糖层。TLR2与TLR1或TLR6结合形成异源二聚体后，可以分别识别三酰基脂多肽和二酰基脂多肽。这样的组合不仅能改变所识别决定簇的特异性，也能改变所启动信号的性质和强度。9个TLR可以形成的同源或异源二聚体共29个。RP105（radioprotective 105kDa protein）是具有和TLR胞外区同源结构的蛋白质，研究提示TLR可能潜在地联结成比二聚体更大的复合物，提示存在非常庞大的TLR组合库的可能性。鞭毛蛋白是构成细菌的鞭毛纤维的粒状蛋白质，其分子量可因菌种而异。如肠细菌群的鞭毛蛋白分子量介于50~60kDa，而芽孢杆菌属的鞭毛蛋白分子量为30kDa左右。这种蛋白质的氨基酸组成也因菌种而异，但都含有较多的天冬氨酸、苏氨酸、谷氨酸，而不含半胱氨酸和色氨酸。进入胞质的军团菌的鞭毛蛋白能够激活神经元凋亡抑制蛋白5（neuronal apoptosis inhibitory protein 5，NAIP5），后者属于NLR家族。

（四）核酸

1. 细菌DNA

细菌DNA被认为是一种极强的免疫刺激剂。感染期间细菌DNA在某些损伤条件下可释放出来，并进入宿主细胞核、线粒体或细胞质中，引发强烈的免疫反应，导致炎症小体激活并产生Ⅰ型IFN。常见的可激发免疫反应的双链DNA（dsDNA）有DAI、IFI16、DDX41、

DNA-PK、MRE11、Sox2 和 PQBP1 10-17 等。这些 DNA 片段从细菌中释放后通常侵入并存在于宿主胞质中，由 AIM2 识别并激发细胞释放 IL-1β 等炎症因子。若激发的是 TLR9，则由 TLR9 识别后转移至 RIG-I 样受体（RLR）进行后续信号转导。

机体主要通过 GAS-cGAMP-STING 通路介导非己 DNA 免疫。来自宿主的异常 DNA，如细胞核、溶酶体和线粒体泄漏的自身 DNA 或 DNA 病毒、反转录病毒及细菌 DNA，均可被环磷酸鸟苷-腺苷合成酶（cyclic guanosine monophosphate-adenosine monophosphate synthase，cGAS）直接识别，cGAS 从 ATP 合成 2′3′-cGAMP、GTP 并随后与内质网定位的干扰素基因刺激蛋白（stimulator of interferon gene，STING）结合以启动下游信号转导。除了内源性的 2′3′-cGAMP 外，典型的细菌 DNA 第二信使 c-di-GMP、c-di-AMP 和 3′3′-cGAMP 也可结合并激活 STING，引发固有免疫反应。活化的 STING 通过构象变化，激活 TANK 结合激酶 1（TANK-binding kinase 1，TBK1），后者又在保守的 PLAXIS 基序中使 STING 的 CTT 位点磷酸化。而磷酸化和活化的 STING 的 CTT 位点又可通过 TBK1 募集再次使干扰素调节因子（interferon regulatory factor，IRF）-3 磷酸化，最后，磷酸化的 IRF3 从 STING-TBK1-IRF3 复合物解离并形成同二聚体，进入细胞核以诱导 I 型 IFN 转录。可激活 GAS-cGAMP-STING 通路的病原体有：单核细胞增生李斯特菌、结核分枝杆菌、嗜肺军团菌、沙眼衣原体、肺炎链球菌和淋病奈瑟菌。除细菌基因组 DNA 外，STING 还可被分泌的细菌第二信使激活。常见细菌第二信使有 c-di-AMP、c-di-GMP 等。细菌第二信使在细菌各生长周期中均有表达，故细菌第二信使是 STING 的主要识别标志。

DNA 刺激宿主免疫产生的细胞因子主要是 I 型 IFN。虽然可以启动免疫反应，但在某些情况下，高浓度 I 型 IFN 可以促进细菌存活并促进机体发病。如 I 型 IFN 可促进李斯特菌的细胞间传播，并直接影响细菌在细胞内的生命周期。

2. 细菌 RNA

近年来，细胞质内核酸的免疫识别受到人们广泛的关注，并得到深入研究。研究表明，病毒双链 RNA（dsRNA）、单链 RNA（ssRNA）及原核 DNA 中未甲基化的 CpG 基序可分别触发 TLR3、TLR7、TLR8 和 TLR9。此外，人 TLR7 和 TLR8 可以被合成的小分子激活，包括咪唑喹啉和核苷类似物。与人类系统相反，小鼠中 TLR8 不能被 ssRNA 或小分子激动剂激活，所以小鼠的 TLR8 被认为是无功能的。

细菌 RNA 已被认为是浆细胞样树突状细胞（pDC）中 IFN-α 和髓样树突状细胞（mDC）中 IFN-β 的强触发因子。因模型系统不同，涉及 IRF1、IRF3、IRF5 或 IRF7 的参与。细菌 RNA 的识别具有差异性调控和细胞类型特异性。pDC 是 I 型 IFN 的专职生产者，并表达一组有限的固有免疫受体，包括 TLR7 和 TLR9。在 *TLR7* 缺陷的 pDC 中，经细菌 RNA 刺激后 IFN-α 的产生被终止。细菌 RNA 可激活炎症小体，后者对胱天蛋白酶（caspase）-1 活化为酶活性形式至关重要，随后将 IL-1β 前体和 IL-18 前体加工成活性细胞因子。细菌 RNA 在死细菌中可被迅速降解，在高温灭菌的大肠杆菌中加入纯化的细菌 RNA 可以恢复其对炎症小体的激活。因此，微生物 RNA 被称为"生存力相关的 PAMP"或"vita-PAMP"。与小鼠系统相反，在人单核细胞衍生的巨噬细胞和人单核细胞白血病细胞系（THP-1）细胞中，所有被测试的细菌 RNA 种类（包括核糖体 RNA、信使 RNA、转运 RNA 和小 RNA）可以有效地触发细胞内的 NLRP3 炎症小体。

通过 RNA 修饰可以改变细菌 RNA 介导的免疫激活。由于宿主和微生物的核酸都是由相同的四种基本核糖核苷酸组成,故区分自我和非自我是宿主的一项基本但具有挑战性的任务。自身和外源 RNA 之间的选择性识别和区分被认为依赖于不同的组分,包括亚细胞区室化、序列组成、二级/三级结构和特异性核苷酸修饰的程度和种类,后者会根据 RNA 物种及其进化起源而显著不同。如线粒体 RNA 是唯一的哺乳动物 RNA 物种,能强烈诱导固有免疫的激活。虽然大多数关于 RNA 修饰对固有免疫激活影响的研究都是基于随机掺入修饰的人工寡聚核苷酸,但天然存在的转运 RNA(transfer RNA,tRNA)修饰在其生理序列环境中具有重要的作用。大多数细菌 tRNA 可以在人 pDC 中触发 TLR7 依赖性 IFN-α 的产生。相反,另一些细菌 tRNA 种类,包括大肠杆菌 tRNA Tyr 及来自大肠杆菌 NISLE 1917 和嗜热菌中提取的总 tRNA,都没有表现出该作用。在小鼠和人类 pDC 中,细菌 RNA 诱导的 IFN-α 分泌以 TLR7 依赖的方式发生,而在小鼠巨噬细胞和 DC 中,细菌 RNA 诱导的 NF-κB 依赖性细胞因子如 IL-6 和 TNF 的产生则是通过 TLR13 介导的。未来利用基因敲除小鼠或在人类细胞中使用 RNA 受体缺失细胞,将有助于揭秘 RNA 识别在细菌感染中的重要性。

三、模式识别受体

模式识别受体(PRR)是一类主要表达于固有免疫细胞表面、内体、溶酶体、细胞质中,且呈现非克隆性分布、可识别一种或多种 PAMP/DAMP 的识别分子。来自不同组织的同类固有免疫细胞均表达相同的 PRR,具有相同的识别特性。当 PRR 与 PAMP/DAMP 结合后,能够介导快速的生物学反应,无须细胞增殖。根据 PRR 的功能可将其分为可溶型、细胞吞噬型和信号转导型(表 28-3)。

表 28-3　固有免疫系统的主要模式识别受体

PRR	分布	主要成员
可溶型	体液、血液	LBP、MBL、CRP
细胞吞噬型	细胞膜	MR、SR、CR、FcR、fMLP
信号转导型	细胞膜	TLR1、TLR2、TLR4、TLR5、TLR6、TLR10、TLR11、CLR
	内体、溶酶体	TLR3、TLR7、TLR8、TLR9
	细胞质	NLR、RLR

注:LBP.LPS 结合蛋白;MBL.甘露糖结合凝集素;CRP.C 反应蛋白;MR.甘露糖受体;SR.清道夫受体;CR.补体受体;FcR.抗体 Fc 段受体;fMLP.甲酰甲硫氨酰肽;TLR.Toll 样受体;CLR.C 型凝集素样受体;NLR.NOD 样受体;RLR.RIG-I 样受体。

(一)Toll 样受体

Toll 样受体(TLR)是一类跨膜受体,因其胞外段与果蝇蛋白 Toll 同源而得名,仅识别表达在病原微生物上的高度保守的结构基序。TLR 通过识别并结合相应的 PAMP,传递活化信号,诱导活化免疫细胞表达一系列效应分子,在免疫应答和炎症反应中发挥重要作用。目前已经在哺乳动物中发现 13 种 TLR 家族成员,在人类发现 10 种 TLR,其中 TLR1~9 较为保守,在人和小鼠体内均有表达。TLR10 仅存在于人类,而 TLR11~

13则只发现存在于小鼠体内。由于编码序列中有终止密码子，所以人类的TLR11是无功能的。TLR是Ⅰ型跨膜整合糖蛋白受体，其胞外结构域含有数量不同的富含亮氨酸重复序列（LRR），并且基于其与IL-1R胞内结构域的同源性，所以称为Toll-IL-1受体结构域（TIR结构域）。

TLR1的主要配体为分歧杆菌、细菌中的脂蛋白和三酰脂质肽。TLR4可以识别G⁻菌LPS，还可识别宿主坏死细胞释放的热休克蛋白（HSP），体内类肝素硫酸盐、透明质酸盐降解的多糖部分及局部内源性酶的级联活化反应产物也可激活TLR4。此外，机体本身的纤维蛋白原、纤维蛋白、HSP 60、HSP70均能激活TLR4产生炎症反应，在机体受到损伤或处于应激状态时，会激活固有免疫系统产生损伤和抗损伤反应。TLR2的配体较TLR4广泛，包括脂蛋白、脂多肽、脂磷壁酸（LTA）、阿拉伯甘聚糖（LAM）及酵母多糖等。TLR5可以识别鞭毛蛋白，后者是目前发现的TLR5的唯一配体。具有鞭毛蛋白的L型细菌、铜绿假单胞菌、枯草芽孢杆菌和鼠伤寒沙门菌等可被TLR5识别。TLR3特异识别病毒复制的中间产物dsRNA，从而激活核因子-κB（NF-κB）和IFN-β前体。应用抗TLR3单克隆抗体能抑制成纤维细胞IFN-β的产生。TLR3还具有调控鼻病毒对人支气管细胞感染的能力。TLR7识别咪喹啉家族低分子量的咪唑莫特、R-848和R-847等。TLR7、TLR8和TLR9高度同源，与其他TLR不同，它们在细胞内体中起作用，可识别微生物的核酸。TLR9识别细菌的CpG-DNA，激活B细胞和抗原提呈细胞（APC）的免疫刺激活性。

（二）NOD样受体

NOD样受体（NLR）家族在进化水平上是一类非常保守的蛋白质，在多数生物体内均有表达。NLR是一类细胞质受体，可识别细胞质中不同的PAMP和内源性危险分子DAMP，是抗细胞内病原菌感染的固有免疫信号通路中重要的受体。目前已经在人类中发现23种NLR，在小鼠发现34种NLR。NLR由3个结构域组成，C端为LRR，主要负责识别和结合特异的PAMP和DAMP。中间为NOD结构域，是NLR家族成员共有的特征性结构域，又称为NACHT结构域，由4种已知的NLR家族成员的首字母组成。N端为效应结构域，主要由CARD或PYD（pyrin结构域）组成，负责向下游传递信号。根据效应结构的不同可将NLR分为5个亚类，主要包括NOD（nucleotide-binding oligomerization domain）、NALP（NACHT LRR and PYD containing domain）、IPAF（ICE-protease activating factor）、CⅡTA（class Ⅱ transactivator）和NAIP（neuronal apoptosis inhibitory protein）。

NOD包含NOD1和NOD2，二者可识别G⁻和G⁺细菌、支原体。NOD1和NOD2可通过包含丝氨酸/苏氨酸激酶的RIP2、CARD及同型CARD-CARD的相互作用产生寡聚化并启动级联反应，使其NF-κB活化。后者活化后使得NOD1和NOD2通过包含CARD9蛋白的CARD活化丝裂原激活蛋白激酶（MAPK）通路。活化的NF-κB和MAPK最终导致各种炎症细胞因子和趋化因子的产生。

NALP是NLR中最大的亚家族，目前已发现14种NALP，其中NALP3研究较多，其N末端含有PYD效应结构域。NALP3可识别并结合细菌胞壁酰二肽、mRNA、单增李斯特菌和金黄色葡萄球菌等PAMP，也可识别并结合细胞外ATP、尿素结晶等DAMP，之后NALP3发生构象改变，暴露NOD结构域，继而寡聚化，并通过PYD-PYD相互作用募集

ASC（apoptosis-associated speck-like protein containing a CARD）接头分子，形成含有 NALP3、ASC、cardinal 和 caspase-1 的炎症小体，ASC 通过 CARD-CARD 相互作用募集前体 caspase-1，导致其构象发生改变，产生活性 caspase-1，裂解前体 IL-1β 和 IL-18，产生炎症细胞因子 IL-1β 和 IL-18。

IPAF 的 N 末端含有 CARD 效应结构域，可识别伤寒沙门菌鞭毛蛋白，通过 CARD-CARD 相互作用活化 caspase-1，促进 IL-1β 前体转变为 IL-1β。

NAIP5 与 IPAF 结构相似。进入胞质的军团菌的鞭毛蛋白能够激活 NAIP5。其他的胞内菌如志贺菌属是否也能活化这些 NLR，以及 IPAF 和 NAIP5 炎症复合体介导的细胞死亡的具体机制均有待进一步深入研究。

（三）RIG-I 样受体

RIG-I 样受体（RLR）的初级结构包括 N 末端的两个 CARD、中间部位的 DExD/H RNA 解旋酶结构域和 C 末端的一个抑制性结构域。

RLR 是一类重要的模式识别受体，其在机体抵抗病毒感染过程中发挥着至关重要的作用。RLR 通过级联放大效应，诱导 I 型 IFN 表达，激活干扰素通路，最终发挥抗病毒效应。RLR 主要识别 5′端带有三磷酸基团的 RNA（包括 ssRNA 和 dsRNA），其在启动免疫应答过程中可以通过与病毒 RNA 结合而得以激活，然后招募下游分子，激活整个通路的信号转导。

（四）C 型凝集素样受体

所有 C 型凝集素样受体（CLR）都含有 1 个 C 型凝集素样结构域（CTLD），最初 CTLD 被认定是一个双环结构域，能够绑定钙和糖类。后来才发现 CTLD 连接的蛋白能够绑定其他类型的配体。基于不同结构，CLR 蛋白家族可以被分成 17 个不同的亚群，树突状细胞相关性 C 型凝集素（dendritic cell-associated C type lectin，Dectin）-1 和 Dectin-2 就是 CLR 典型的代表。Dectin-1 表达于 DC、巨噬细胞、中性粒细胞及单核细胞，属于跨膜蛋白，包含 1 个细胞外不规则的 CTLD 结构域和胞内修饰的免疫受体酪氨酸激活基序（ITAM）。Dectin-1 识别的配体大多数是真菌 β-1,3-葡聚糖，经配体绑定后，Dectin-1 通过吞噬作用促进配体摄取，并启动调节基因表达和细胞因子产生的信号级联反应，参与真菌侵染防御。此外，Dectin-1 还可以识别分泌型 IgA（sIgA）、黏蛋白及其他微生物 β-1,3-葡聚糖。另外，Dectin-2 连接 ITAM 轴承分子 Fc 受体 γ（FcRγ）传递信号，含有的胞内部分没有信号转导功能。这也是 Dectin-1 与 Dectin-2 信号转导时 ITAM 用法的区别，但下游信号传递基本一致。Dectin-2 主要识别真菌细胞壁的 α-甘露聚糖，以及一些曼氏血吸虫和结核分枝杆菌。

第三节 细菌感染与适应性免疫应答

入侵机体的病原菌，根据在体内定植部位的不同可分为胞外菌和胞内菌。体液免疫主要针对胞外菌及其毒素，细胞免疫主要针对胞内菌。胞外菌存在于细胞外，主要分布于体液，如组织间隙、血液、淋巴等，其常见菌有葡萄球菌、链球菌、淋病奈瑟菌及一些条件致病菌；胞内菌可分为兼性胞内寄生菌和专性胞内寄生菌，前者既可在细胞外生存，也可在细胞内生存，如结核分枝杆菌、伤寒沙门菌、肺炎军团菌等；后者则仅寄生于细胞内，如衣原体。机体针对病原体的适应性免疫主要由 B 细胞和 T 细胞的效应作用体现。根据不同类型的病原体，机体会选择不同的免疫方式。

一、B 细胞介导的适应性免疫应答

B 细胞介导的免疫以体液免疫为主，主要针对金黄色葡萄球菌、链球菌等胞外定植菌。机体受病原菌及其毒性产物刺激后，产生多种类型的免疫球蛋白。主要发生抗菌作用的抗体有 IgM、IgG、sIgA。抗体抗感染作用主要表现为：

（一）溶菌、杀菌作用

当细菌抗原与抗菌抗体（IgM、IgG）特异性结合后，可激活补体系统，从而溶解破坏细菌。在细菌感染复发早期的患者，与无复发表现的患者相比，其血清 IgG 有明显降低的趋势。说明 IgG 在防止细菌感染复发的过程中具有重要作用。

（二）调理吞噬作用

人类中性粒细胞和单核/巨噬细胞表面有 IgG 受体，IgG 与细菌抗原结合后可与吞噬细胞结合，桥联产生信号促进吞噬。吞噬细胞和红细胞表面还存在补体受体，而 IgM、IgG 与细菌抗原形成的复合物能激活补体，促进补体与细胞上的补体受体结合，促进吞噬。

1. IgG 的调理作用
IgG 的 Fc 段与巨噬细胞的 Fc 受体结合，Fab 段与细菌表面抗原结合，二者相互连接，从而达到锚定、吞噬的目的。

2. C3b 的调理作用
中性粒细胞及单核细胞表面有 C3b 受体，细菌与抗体结合后激活机体产生 C3b，C3b 连接细菌与吞噬细胞的 C3b 受体从而帮助吞噬细胞吞噬。

3. 免疫黏附作用
携带有 C3b 的细菌-抗体复合物，通过 C3b 黏附至红细胞 C3b 受体上，再与吞噬细胞的 C3b 受体结合，帮助吞噬。

（三）抑制细菌黏附

黏膜免疫系统主要产生的抗体是 sIgA，该抗体对抑制病原菌的黏附和入侵具有重要作用。以肺为例，直径 0.5～3μm 的细菌在到达肺泡后，与肺泡壁接触并与肺泡液一起流动。肺泡上皮细胞分泌表面活性蛋白 A 与 D，其可与细菌表面糖类结合，促进机体对葡萄球菌及部分 G⁻菌的抗菌作用。呼吸道分泌的 IgA 还可以对细菌发挥特异性的抗体调理作用，促进巨噬细胞的吞噬。

（四）中和细菌毒素作用

机体产生的抗毒素可中和细菌的外毒素，发挥保护作用。抗毒素与细菌外毒素结合，通过阻止外毒素与细胞的结合，使毒素无法发挥作用从而达到免疫的目的。抗毒素主要是血循环中的 IgG 及黏膜表面的 sIgA。这些抗体可产生炎症应答，激活替代途径，最后活化能趋化中性粒细胞的 C5a。同时细菌毒素可直接激活激肽系统，产生具有趋化活性的激肽释放酶及可增加毛细血管通透性的缓激肽。由于血管通透性增高，更多的抗毒素可聚集至炎症部位。到达炎症部位后，抗毒素与游离的外毒素相结合，继而被巨噬细胞吞噬，从而清除外毒素。由此可知，临床上应用抗毒素进行紧急预防与治疗时要做到早期和足量。

二、T 细胞介导的适应性免疫应答

T 细胞介导的免疫以细胞免疫为主，主要针对胞内定植菌。部分细菌入侵机体后，不停留在体液中而长时间停留在细胞内，如结核分枝杆菌、麻风杆菌、伤寒杆菌等。体液免疫难以对该类细菌进行清除，机体主要采用细胞免疫的方式进行防御。胞内菌入侵细胞的方式以介导内吞为主，大部分以干扰细胞骨架的方式实现。以艰难梭菌为例，在孢子萌发和营养细胞定植后，营养细胞分泌两种毒素：毒素 A（TcdA）和毒素 B（TcdB），它们是艰难梭菌的两种主要毒力因子。TcdA 和 TcdB 具有相似的结构域结构，包括 N 末端催化葡萄糖基转移酶结构域（glucosyltransferase domain，GTD），自溶性半胱氨酸蛋白酶结构域（cysteine protease domain，CPD），中央跨膜结构域（central transmembrane domain，CTMD）和 C 末端受体结合结构域（terminal receptor binding domain，RBD）。CTMD 促进 N 末端插入并通过内体膜。CPD 将 GTD 切割并释放到宿主细胞的胞质中。RBD 可通过多价相互作用使毒素与细胞表面结合，从而导致内吞作用。GTD 能够从 UDP-葡萄糖转移葡萄糖残基至小 GTP 酶，导致宿主细胞肌动蛋白骨架和紧密连接松解，最终导致细胞死亡。

T 细胞介导的免疫应答主要依赖于 APC 和 $CD4^+$ T 细胞。$CD4^+$ T 细胞可释放 IFN-γ、TNF-β 等细胞因子激活巨噬细胞和细胞毒性 T 细胞，以发挥其杀伤作用。该细胞亦可介导迟发型超敏反应，清除细菌。

（一）抗原提呈细胞

当适应性免疫启动时，DC 作为体内激活初始 T 细胞最重要的 APC，它负责提供初始 T 细胞活化的抗原刺激信号，同时也可提供共刺激信号。相比于巨噬细胞，DC 的抗原提呈作用更加强大。

DC 的免疫调节作用是通过分泌多种细胞因子和趋化因子实现的。DC 分泌的细胞因子通过细胞间的直接接触或可溶性因子的直接接触来调节其他免疫细胞功能。比较常见的调节因子是聚肌胞苷酸（poly I：C），该细胞因子可刺激巨噬细胞产生更多的细胞因子，从而达到放大免疫效应的目的。在发生感染和组织损伤时，未成熟 DC 就会向感染灶迁移，摄取加工抗原并释放大量炎症因子，激发固有免疫应答，避免感染扩散。随后，DC 也在此过程中发生一系列变化，获得成熟表型及功能：①丢失介导吞噬的受体；②高表达 MHC-Ⅱ类分子和共刺激分子，包括 CD40、CD80 和 CD86；③形态发生改变；④启动抗原处理机制，包括溶酶体相关膜蛋白（DC-LAMP）的高表达。同时，成熟的 DC 趋化因子表达谱发生变化，CCR1、CCR5 和 CCR6 表达降低，而 CCR7 表达增高，从而促使 DC 从外周组织进入淋巴管,并迁移至邻近的次级淋巴组织。在次级淋巴组织内,DC 与已产生细菌特异抗原的初始 T 细胞相遇,诱导其活化增殖,成为效应 T 细胞。

DC 还可诱导自身免疫耐受。机制目前尚不清楚,比较常见的方式是直接介导免疫耐受,如诱导 T 细胞失能和自身反应 T 细胞的清除。DC 是体内唯一能激活静息型 T 细胞产生初次免疫应答的细胞,并且能通过点状放大效应刺激 T 细胞增殖。最典型的例子是诱导调节性 T 细胞(Treg)。以往观点认为 Treg 在 APC 存在时不具有反应性,但现在有大量实验发现 DC 无论在体内还是体外都可诱导 Treg 增殖。后来还发现 DC 对 Treg 不仅有促进增殖作用,同时也是 Treg 发挥免疫抑制作用的一个重要靶点。Treg 可通过改变 DC 表型来控制细胞因子分泌,从而调节免疫应答。临床上,DC 的一个经典应用就是介导移植物免疫耐受。供体中含有的未成熟 DC 常介导免疫耐受,而成熟 DC 倾向于引发免疫排斥。因此,若预先移去供体中的 DC 或用未成熟 DC 诱导同种免疫耐受,就可延长同种异体移植物的存活时间,达到抗排异反应的效应。

有证据表明,人和小鼠肥大细胞也能够通过 MHC-Ⅰ、MHC-Ⅱ 依赖性机制将抗原提呈给 T 细胞,但其在抗感染免疫中的作用和地位尚待研究。

(二)$CD4^+$ T 细胞

经抗原激活的 T 细胞是清除细胞感染的主力。发生胞内菌感染时,T 细胞通过 APC 提呈识别抗原并启动相应的免疫机制。未激活的 $CD4^+$ T 细胞经激活后可分化为多种亚群的 Th 细胞,在细菌感染的过程中最重要的是 Th17 细胞。Th17 细胞可产生多种重要的促炎因子,如 IL-17、IL-22 等,这类促炎因子反过来又可以诱导更多的促炎因子和趋化因子的表达,如 TNF-α、IL-1β、IL6、CXCL1、CXCL2 等,用于放大免疫效应,如加强其他炎症细胞的募集及介导组织病理损伤。

以肺部炎症为例,肺部细菌感染触发 Th17 细胞分化后,Th17 细胞开始分泌大量的炎症因子。IL-17 和相关细胞因子可直接作用于上皮细胞、呼吸道成纤维细胞等,诱导募集中性粒细胞,并介导中性粒细胞的迁移和活化。除此以外,IL-17 和 TNF 还可以强烈刺激肺组织细胞产生 IL-6,后者对中性粒细胞的存活和活化具有重要作用。

适应性免疫应答过程中的 T 细胞还有调节固有免疫的作用。经典免疫学理论认为固有免疫启动适应性免疫,而适应性免疫进一步放大固有免疫功能,二者相互作用与平衡才能清除入侵病原体,起到免疫保护的作用。固有免疫应答导致 MHC-Ⅰ、MHC-Ⅱ 及共刺激分子的表达上调、炎症细胞因子增加,从而活化 T 细胞和 B 细胞,帮助机体清除病原体,并形成对病原体的长期记忆。活化的 T 细胞和 B 细胞又进一步激活固有免疫的抗病原体作用。例如,Th1 细胞通过细胞间相互作用和 IFN-γ 激活巨噬细胞;Th2 细胞通过分泌细胞因子激活嗜酸性粒细胞;B 细胞通过分泌抗体激活补体蛋白的级联反应、吞噬细胞、NK 细胞及肥大细胞等。

而现代研究成果表明,固有免疫和适应免疫的界限并不那么分明。T 细胞在发挥适应性免疫功能的同时还可调节固有免疫。在急性感染阶段,T 细胞不一定与 NK 细胞接触,但可通过调节细胞因子的方式调节固有免疫。NK 细胞可增强细胞因子风暴,而 T 细胞可通过 NK 细胞抑制巨噬细胞产生 TNF,从而抑制固有免疫细胞介导的致死性炎症反应。发挥这种抑制作用的 T 细胞除了 Treg 外,其他 $CD4^+CD25^-$ 及 $CD8^+$ T 细胞也可发挥类似的作用。因此，参与固有免疫调控的细胞不仅包括 DC、巨噬细胞和 NK 细胞等固有免疫细胞，还包含了之前认为只在适应性免疫阶段（感染 4~7 天后）起作用的 Treg，这一发现极大地丰富了人们关于适应性免疫调节炎症反应机制的认识。

第四节　几种常见细菌感染的免疫应答

一、肺炎链球菌感染的免疫应答

肺炎链球菌（*Streptococcus pneumoniae*，SP）是一种常见的致病菌，具有明显的致死率。SP 最常引起细菌性肺炎、脑膜炎、脓毒症和中耳炎（中耳感染）。SP 是一种 G^+ 链球菌，被一种复杂的被膜所覆盖，可间歇性寄生在人咽部，通常长达 6 周。具有 SP 易感风险的人群包括：黏膜纤毛清除障碍人群（病毒性肺炎、吸烟、肺癌、原发性纤毛功能障碍）、细菌性清除能力受限（遗传性单克隆 B 细胞增多症或补体缺陷、肝病）或无抗体产生人群（艾滋病毒感染、营养不良、酒精中毒、多发性骨髓瘤）。由于手术或自身梗死（如镰状细胞病）而进行的脾切除术，有可能导致严重的 SP 血症。在 TLR 信号通路成分中，IL-1 受体相关激酶 4 和 IκB 激酶复合物的遗传缺陷也伴随着对 SP 感染的敏感性增加。

（一）肺炎链球菌感染与固有免疫应答

SP 激活固有免疫反应主要靠其细胞壁和细胞膜成分。SP 激活免疫系统后，免疫细胞释放炎症细胞因子和趋化因子，并启动促凝血级联反应。炎症因子又可上调聚合物 Ig 受体的表达，使其浓度从上呼吸道到下呼吸道递减。炎症因子还激活肺上皮细胞和内皮细胞上的血小板活化因子（PAF）受体。磷酸胆碱介导 SP 细胞壁成分与 PAF 受体结合，进一步增强炎症。SP 的裂解又导致有毒蛋白质的释放，包括形成细胞毒素的肺炎球菌溶血素，该毒素可破坏上皮屏障并导致水肿、渗液和广泛的纤维蛋白沉积。

鼻咽部是 SP 的主要定植部位，是个体间传播的主要来源。当机体免疫功能下降或由于其他因素影响，定植的 SP 可侵入肺部。阻止侵入性链球菌病发生的肺部防御包括物理机制（咳嗽、黏膜纤毛清除）和屏障（上皮细胞、黏液、纤毛）及固有免疫和适应性免疫。有效的抗菌防御首先取决于固有免疫系统对微生物的识别及随之产生的炎症细胞因子和趋化因子。固有免疫系统对 SP 的识别是通过不同的 PRR（如 TLR、NLR）进行的，如细菌的 LTA 和肽聚糖，分别被支气管和肺泡上皮细胞表面的 TLR2 和胞质中的 NOD2 识别，细菌的 DNA 成分则被细胞核中的 TLR9 识别。

1. 中性粒细胞

中性粒细胞对于清除 SP 至关重要。中性粒细胞对抗 SP 的过程包括趋化、黏附、吞噬和杀灭。固有免疫应答可增加骨髓中性粒细胞产生的速度，缩短其成熟时间并促使其释放到循环中。该环节受细胞因子 IL-1 和 TNF-α 等调控，通过 NF-κB 诱导趋化因子（如 IL-8）的产生。血管壁黏附作用涉及中性粒细胞上的特异性配体与内皮细胞受体的相互作用，最后，中性粒细胞识别血清调理素（附着于 SP 的补体和 Ig）或特定的糖蛋白，吞噬入侵的病原体并释放促炎症介质，包括巨噬细胞炎症蛋白、巨噬细胞趋化因子，激活巨噬细胞抵达炎症部位，参与病原体吞噬和促进 IL-1、IL-6、TNF-α 等炎症因子的表达。

2. 巨噬细胞和树突状细胞

肺泡巨噬细胞（alveolar macrophage，AM）和 DC 对于吞噬细菌和协调固有免疫反应是必不可少的。AM 有助于减轻炎症反应，但对清除细菌的作用较小，这一功能主要由中性粒细胞承担。AM 是 SP 感染后 TNF-α 的主要来源，AM 的凋亡有助于减少 TNF-α 表达、中性粒细胞募集和肺部炎症的消退，因此宿主介导的巨噬细胞凋亡是 SP 感染后炎症反应消退的重要表现。

3. 炎症介质

参与 SP 感染的重要细胞因子包括 TNF-α、IL-6、IL-10 等。此外，中性粒细胞、巨噬细胞、单核细胞等炎症细胞膜结构的改变可产生一些脂类炎症介质，如花生四烯酸、PAF 等。这一类物质也对 SP 感染的预后产生重要影响。

（二）肺炎链球菌感染与适应性免疫应答

血清中的特异性保护是通过抗体介导的黏膜表面细菌凝集作用实现的。细菌被凝集后便于黏膜纤毛清除，防止细菌黏附于上皮细胞。随后机体通过促进补体介导的效应细胞调理吞噬作用，清除细菌。由于 SP 通常在鼻咽部定植，目前认为，肺炎链球菌疫苗（pneumococcal conjugate vaccine，PCV）降低 SP 肺炎发病率的主要原因是阻断了 SP 在上呼吸道的定植。PCV-7 是第一个、也是目前唯一用于预防 2 岁以下婴幼儿侵袭性 PS 感染的疫苗。除了婴幼儿，PCV-7 也可以对 9 岁以下的儿童产生预防作用。目前大约有 90 个不同的 SP 血清类型，但造成大部分婴幼儿患 SP 疾病的只有一小部分血清类型。PCV-7 可以预防 7 种 SP 血清（株）引起的疾病。在美国与欧洲 6 岁以下儿童所患 SP 疾病中，这 7 种血清类型（4、6B、9V、14、18C、19F 和 23F）分别占 80% 与 60%～80%，其中包括菌血症、细菌性脑膜炎及大约 80% 的耐药株。

常规接种 PCV-7 可以降低 SP 疾病的发病率与死亡率，降低健康护理资源的费用与占用，提高生命质量。临床疗效数据显示，对于 2 岁以下儿童侵袭性疾病，疫苗的潜在血清群保护率高达 71%～86%。美国一项包括 37 000 多名儿童的大型临床实验表明，在完成全部接种程序的对象中，对于由疫苗所含 7 种血清类型导致的 SP 疾病，PCV-7 的有效率高达 97.4%。同时，上述美国临床实验还表明，在中耳炎（中耳感染）病例中，PCV-7 将外科耳管置入手术的比例降低了大约 20%。欧洲临床试验表明，对于疫苗所覆盖的 SP 血清类型导致的中耳炎患者，PCV-7 可减少 57% 的发病率，而对于所有 SP 中耳炎的发病率，则可以减少 34%。在美国，自从接种 PCV-7 以来，婴幼儿的抗生耐药性 SP 疾病的发病率大幅度下降。与此同时，在 65 岁以上的成人未接种人群中，抗生耐药性的侵袭性 SP 疾病也有所下降。这说明疫苗对于非接种人群也具有间接效果。自从接种 PCV-7 以来，疫苗针对的青霉素抗药株所导致的 SP 疾病的发病率有所下降。在全部实验人群（所有年龄段）中，下降了 87%；在 2 岁以下儿童中，下降了 98%；在 65 岁以上成年人群中，下降了 79%。PCV-7 在中国地区的接种方案见表 28-4。

表 28-4　PCV-7 在中国地区的接种方案

接种年龄	接种方案
3～6 月龄	接种 3 剂、每剂 0.5ml，3、4、5 月龄各接种 1 剂，每剂至少间隔 1 个月。在 12～15 月龄接种第 4 剂
7～11 月龄	接种 2 剂、每剂 0.5ml，每次接种至少间隔 1 个月。在 12～24 月龄接种第 3 剂
12～23 月龄	接种 2 剂、每剂 0.5ml，每次接种至少间隔 2 个月
24 月龄至 5 岁	接种 1 剂

二、铜绿假单胞菌感染的免疫应答

铜绿假单胞菌（*Pseudomonas aeruginosa*，PA）原称绿脓杆菌，存在于土壤、水、空气，以及人体的皮肤、呼吸道和肠道等。PA 是一种常见的条件致病菌，属于非发酵 G^- 杆菌。菌体细长且长短不一，有时呈球杆状或线状，成对或呈短链状排列，菌体的一端有单鞭毛。PA 是囊性纤维化（cystic fibrosis，CF）患者发病和致死的主要原因，其可在 CF 患者肺内定植，通过释放多种毒力因子，维持其黏附、感染、侵入、适应并形成对治疗药物抗药性的能力。这种持续的细菌感染是慢性肺部感染的基础，并继续引发 CF 患者的免疫反应。本菌引起的脉管炎特征是血管壁弹性破坏、出血。还可引起噬血细胞综合征，患者外周血呈无粒细胞状态，骨髓内则出现泡沫细胞。

（一）铜绿假单胞菌感染与固有免疫应答

PA 的蛋白酶、弹性蛋白酶能裂解吞噬细胞表面的受体，对补体除 C4、C7 以外的所有成分均有破坏作用，导致中性粒细胞向炎症部位的移动迟缓、吞噬能力降低，溶酶体被抑制，从而减弱了炎症反应。菌体表层的黏液质也能抑制吞噬细胞的吞噬杀菌作用，相应的抗血清可消除这种抑制作用。

（二）铜绿假单胞菌感染与适应性免疫应答

PA 的某些代谢产物对机体的适应性免疫应答有抑制作用：①PA 的蛋白酶、弹性蛋白酶能抑制免疫效应细胞与靶细胞的结合，并能抑制宿主的 NK 细胞活性，这种抑制即便加入 IFN-α、IL-2 也不能恢复；②PA 的碱性蛋白酶、弹性蛋白酶能抑制植物血凝素诱导的淋巴细胞增生，还可通过分解 IL-2 干扰人淋巴细胞功能；③PA 培养上清液中吩嗪类色素有抑制淋巴细胞 DNA 合成的作用。

（三）铜绿假单胞菌感染的防治

临床上怀疑有 PA 感染者，可经验性选择联合抗菌治疗；对于临床症状严重者或多重耐药性 PA 感染也应选择联合抗菌治疗。β-内酰胺类药物常被作为治疗 PA 感染的首选药物，同时也是治疗儿童 PA 感染的主要药物。氨基糖苷类药物包括阿米卡星、妥布霉素、庆大霉素等。治疗 PA 感染的急性肺损伤时，静脉输注阿米卡星、妥布霉素有效。也有研究表明，吸入妥布霉素 28 天，可有效治疗早期 PA 引起的呼吸道感染。喹诺酮类药物主要包括环丙沙星、左氧氟沙星等。PA 感染的 CF 患者，使用喹诺酮类药物如环丙沙星及左氧氟沙星有较好的耐受性及疗效，可明显改善患者的预后。

溶解性噬菌体是可感染细菌的病毒，其在释放病毒子代的过程中复制并裂解病原菌。首次在人类受试者中进行的随机、双盲、安慰剂对照的噬菌体试验表明，在涉及耐药的慢性 PA 中耳炎感染中，一种局部噬菌体制剂具有良好的安全性和有效性。溶解性噬菌体制剂在慢性和急性小鼠感染模型中均证明能有效地减轻体内 PA 总数和炎症，且无毒性证据。

三、艰难梭菌感染的免疫应答

艰难梭菌又称难辨梭状芽孢杆菌（*Clostridium difficile*，CDI），是一种 G^+ 菌，因可形成孢子并产生毒素而对人体有致病性。CDI 感染通常与人和其他哺乳动物的结肠炎和腹泻有关。CDI 被认为是发达国家医院抗生素相关性腹泻的主要原因，该菌在美国每年导致超过 500 000 例的感染，估计有 15 000 例死亡。其临床表现多种多样，包括从无症状的携带状态到威胁生命的假膜性结肠炎。其主要诱发风险是使用抗生素。这是因为健康者肠道正常菌群能通过多种机制抑制 CDI 生长，但由于抗生素的滥用等原因导致肠道微生态失衡、黏膜屏障受损，对致病菌的遏制能力下降。此外，年龄、免疫抑制剂和不良免疫反应也会诱发 CDI，并且在治疗过程中常常会出现复发。

CDI 生存形态常为无活性孢子，可感染人和动物，并通过粪口途径传播。CDI 在蛋白酶和鞭毛的帮助下，可以黏附在肠细胞上的黏液层并渗透黏液层。在孢子萌发和营养细胞定植后，除了分泌两种毒素——毒素 A（TcdA）和毒素 B（TcdB）以外，还可表达二元毒素，后者具有两个亚基（CDTa 和 CDTb），其可催化宿主细胞 G-肌动蛋白的 ADP-核糖基化，导致 F-肌动蛋白丝解聚。

（一）艰难梭菌感染的适应性免疫应答

CDI 抗体存在于大多数成人和大龄儿童中。具有交叉反应抗原的梭菌也可以诱导抗体的产生。IgA、IgG 和 IgM 类免疫球蛋白是抵抗 CDI 的主要抗体。二聚体 IgA 分泌于黏膜表面，是黏膜免疫的主力军，可以介导对胃肠道中 CDI 毒素和其他抗原的免疫。IgA 和 IgG 对抗原亲和力高，有中和毒素的作用。IgM 亲和力低，主要在免疫应答的早期发挥作用。

（二）艰难梭菌感染的治疗

CDI 最常见的治疗方法是抗生素治疗。一般来说，万古霉素、非达霉素或甲硝唑对大多数患者有效。然而，大约 25% 的患者仍有反复发作的 CDI，这是因为抗生素治疗破坏了宿主体内的天然菌群并在肠内形成有利于 CDI 孢子萌发的环境，而后造成 CDI 超常生长。

针对 CDI 的免疫治疗方法包括静脉注射免疫球蛋白、单克隆抗体等。此外，人们利用弧菌之间的交叉反应制备了针对 CDI 的疫苗，这一技术可以使人类对该类细菌产生保护性免疫，但其临床效果有待考证。

第五节 药物应用对细菌感染免疫应答的影响

一、抗 生 素

关于重症患者的抗生素治疗时机，国际指南强烈建议在重症脓毒症或脓毒性休克发病的第 1 小时内开始静脉使用有效的抗生素。在存在脓毒性休克的情况下，每延迟 1 小时实施有效抗生素治疗，死亡率就会逐渐增加。超过 36 小时的延迟使用使死亡风险增加 100 倍，生存率小于 5%。但关于呼吸机相关肺炎危重症患者的研究显示，在预期寿命短的重症患者中，抗生素治疗不足的不利影响变得越来越弱。在 BASIC 的研究中，对来自 26 个国家的 132 个 ICU 的 1702 例菌血症患者进行前瞻性研究的 Logistic 回归分析发现，年龄、疾病严重程度和免疫抑制都是死亡率的独立预测因素。然而，没有与抗生素相关的变量与死亡显著相关。如果从模型中消除了最大的菌血症的严重程度，有效的一线抗生素治疗确实能够降低死亡率，但只有在经验性治疗开始时才有效。

抗生素被用来对抗细菌。许多抗生素类，如青霉素和头孢菌素，通过破裂细胞壁起到杀菌作用，而氯霉素和氨基糖苷类药物，通过抑制蛋白质合成起到抑菌作用。然而，由于它们的作用，特别是头孢菌素会引起 G^- 细菌内毒素及 G^+ 细菌内 LTA 和肽聚糖释放水平的增加。这种强毒素释放导致更多的炎症介质产生。Jarisch-Herxheimer 反应（JHR）是一种典型的临床综合征，即在抗生素治疗感染后立即出现病情严重恶化。现在已经认识到在各种各样的传染性疾病的第一剂抗生素治疗后不久就会出现类似的现象。在这些条件下的 JHR 与体内温度的升高有关，在抗生素给药 1~2 小时内体温升高 1~1.5℃，体循环动脉血压下降，外周血白细胞计数下降。对 JHR 早期细胞因子的分析表明，在青霉素给药后 30 分钟内外周血浆 TNF-α 浓度增加，早于发热和 IL-6、IL-8 浓度的升高。

二、儿 茶 酚 胺

儿茶酚胺是一类含有儿茶酚的物质，包括肾上腺素、去甲肾上腺素、多巴和多巴胺等。机体发生严重细菌感染时，外界刺激激活多种神经内分泌反应，其中起主要作用的是下丘脑-垂体-肾上腺轴和交感神经系统，交感神经系统激活后释放儿茶酚胺。

（一）免疫调节

儿茶酚胺对细菌感染的免疫调节主要体现在对固有免疫的调节上。粒细胞是儿茶酚胺类物质调节免疫的重要靶细胞。目前认为儿茶酚胺可影响粒细胞的所有亚型，也可调节单核/巨噬细胞的功能。

1. 粒细胞

β-肾上腺素能受体（adrenergic receptor，AR）激动剂可抑制人的中性粒细胞呼吸暴发，而中性粒细胞呼吸暴发后又可导致β-AR 脱敏。中性粒细胞的儿茶酚胺类受体按如下顺序表达（α-AR 和 β-AR）：$\beta_3 > \beta_2 > \alpha_1 A > \alpha_1 B > \alpha_2 A > \beta_1 = \alpha_1 D = \alpha_2 C$。由此可知，儿茶酚

胺可通过β-AR来影响中性粒细胞的功能。中性粒细胞还可合成和释放儿茶酚胺。人中性粒细胞可合成去甲肾上腺素、肾上腺素、多巴及其部分代谢产物，同时也可合成儿茶酚胺降解酶。阻断$α_2$-AR可减轻小鼠的肺损伤。切除肾上腺的动物，其体内的吞噬细胞会释放更多的儿茶酚胺。这表明肾上腺素和去甲肾上腺素可通过$α_2$-AR放大炎症。

嗜酸性粒细胞主要对儿茶酚胺中的去甲肾上腺素及肾上腺素反应敏感。肾上腺素可降低嗜碱性粒细胞的抗原活化。肥大细胞内的$β_1$-AR和$β_2$-AR表达为阳性，而$β_3$-AR表达为阴性。肥大细胞$β_2$-AR的激活可抑制组胺的释放。

2. 巨噬细胞

发生感染时，单核细胞可分化为DC或巨噬细胞，且可根据不同的炎症环境分化为不同的表型。目前已发现人单核细胞上有β-AR表达，且其表达密度受体育活动的影响。单核/巨噬细胞可产生和利用去甲肾上腺素和肾上腺素作为局部递质。巨噬细胞-去甲肾上腺素形成的内分泌环，在链球菌诱导的大鼠关节炎中尤为明显。

人单核细胞β-AR激活后以抗炎作用居多，但也有一定的免疫抑制作用。同巨噬细胞所具有的异质性一样，β-AR也具有抗炎和促炎的双相作用。去甲肾上腺素和肾上腺素对人单核细胞有抗炎效果，逆转后则会发生促炎效应。有实验表明，$β_2$-AR拮抗剂可减少严重烧伤患者血液中M2b单核细胞数量，这表明烧伤患者使用这种药物有助于减少机会性感染；但是在巨细胞病毒感染时，儿茶酚胺也可通过$β_2$-AR导致巨细胞病毒潜伏感染。

（二）神经-体液调节

严重感染和脓毒症不仅导致免疫激活，还导致其他神经-体液系统的激活，其中儿茶酚胺是频繁发生心动过速和高动力循环的关键介质。定期向患者施用外源性儿茶酚胺和肾上腺素能药物，可逆转血管舒张和心衰。

严重疾病时血浆中儿茶酚胺浓度是正常血浆的20倍。在经受脓毒症打击的幸存者中，儿茶酚胺浓度可在5天内恢复正常，但在非幸存者中则没有此类现象。经受严重细菌感染者甚至需要接受外源性儿茶酚胺治疗，因此临床需要更好的儿茶酚胺替代品，其中可能包括血管加压素、左西孟旦或特异性诱导型一氧化氮合酶抑制剂等药物。还需要更好地摸清患者个人可承受的最低血压，以尽量减少过度使用儿茶酚胺所带来的副作用。来自感染性休克研究的数据表明，儿茶酚胺使用过度在轻度休克患者中可导致死亡率上升。因此，不必要的血压调节药物可能是有害的。

β受体阻断剂可以阻止肾上腺素能受体的下调，保护心脏功能并改善预后。多项研究表明，脓毒症患者使用β受体阻断剂后机体的体循环、氧利用率、ATP利用率均无较大波动。使用β受体阻断剂普萘洛尔的患者可显著降低静息能量消耗（REE）。因此，普萘洛尔治疗可减轻代谢亢进，并且不会导致感染和脓毒症的发病率增加。

（三）促进细菌生长

通过静脉导管给予正性肌力药物可促进表皮葡萄球菌的生长和生物膜的形成，这表明儿茶酚胺类药物可促进细菌生长。因此，儿茶酚胺类药物可刺激细菌增殖和形成生物膜，这是导致血管内细菌定植和导管相关感染的病因。还有人发现从转铁蛋白中除去铁并种植表皮葡萄球菌，随后使用儿茶酚胺可刺激细菌生长。内环境存在儿茶酚胺时，机体内一系列非致病性大肠杆菌分离株的生长增加。儿茶酚胺刺激细菌生长的主要机制是从乳铁蛋白和转铁蛋白中除去铁,从而帮助细菌生长。儿茶酚胺的 3,4-二羟基苯甲酰（儿茶酚）结构进一步证明对于铁的获取至关重要。多巴酚丁胺、异丙肾上腺素及保留儿茶酚结构的去甲肾上腺素代谢物也具有促进细菌生长活性,而其中儿茶酚部分被修饰的去甲肾上腺素代谢物则不具有此活性。故可认为儿茶酚胺介导的细菌铁供应在创伤引起的肠源性脓毒症的病理生理学中具有重要作用。

第六节　细菌感染的免疫逃逸机制

微生物已经进化出逃避机体免疫系统的各种方法。首先,它们可以通过胞内栖息、分子模拟和抗原变异的方法避免被宿主免疫系统识别；其次,还可以通过下调免疫组分,如干扰补体活化、抑制吞噬、减少抗体应答或影响 T 细胞免疫应答来达到相应目的。

胞内菌和胞外菌的免疫逃逸机制各有不同。胞外菌,如淋病奈瑟菌、流血嗜血杆菌等可产生 IgA 蛋白酶,破坏 IgA 活性来逃避宿主免疫；金黄色葡萄球菌产生的 A 蛋白与吞噬细胞竞争性结合 IgG Fc 段,干扰免疫调理作用,或分泌凝固酶形成一圈致密蛋白壳抵抗吞噬；福氏志贺菌可诱导吞噬细胞凋亡；肺炎链球菌荚膜可抵抗吞噬细胞内吞。胞内菌则主要采取阻碍抗原提呈的方式实现免疫逃逸。李斯特菌诱导宿主细胞形成伪足,通过胞间融合以实现胞间转移；也有通过干扰溶酶体来达成免疫逃逸的目的,如普氏立克次体产生磷脂酶 A 破坏吞噬体膜从而进入胞内繁殖；沙门菌产生超氧化物歧化酶（SOD）降解氧离子避免杀伤；肺炎军团菌阻止溶酶体与吞噬体结合,使杀菌物质无法进入吞噬体而避免杀伤；结核分枝杆菌则既可抑制吞噬体酸化,又可阻止吞噬体与溶酶体融合,还可产生 SOD 降解氧离子,从而避免被清除。此外,细菌还可通过侵入非吞噬细胞的方式躲避免疫清除,如衣原体。

兼性寄生菌的免疫逃逸机制则更为复杂多样,以结核分枝杆菌为例,有被膜机制、抗吞噬机制、干扰细胞提呈机制等。结核分枝杆菌被特征性的蜡质细胞膜包绕,此层膜含有相互连接的分枝菌酸、阿拉伯半乳聚糖和肽聚糖。分枝菌酸有多达 90 个碳原子的长链脂肪酸,因其特殊构造使结核分枝杆菌具有疏水特性。疏水膜对各种亲水性和亲脂性化合物天然地不亲和,使得结核分枝杆菌对抗生素具有抗性。结核分枝杆菌利用调节细胞因子的策略来抵抗吞噬,其主要机制是抑制 IFN-γ 分泌、诱导 IL-10 的产生增加。而 IL-10 的增加导致 IL-12 的产生减少和巨噬细胞活化细胞因子的募集减少,从而抑制巨噬细胞活化,阻止吞噬体成熟过程及随后的降解途径。结核分枝杆菌还可规避吞噬体-溶酶体融合途径,从而干扰自身抗原被加工和提呈给 T 细胞（表 28-5）。

表 28-5　常见细菌的免疫逃逸机制

细菌	寄生方式	主要逃逸机制
结核分枝杆菌	胞内、胞外	表面蜡质被膜；突变细菌抗原介导耐受；抑制吞噬体酸化
淋病奈瑟菌	胞外	产生 IgA 酶
流血嗜血杆菌	胞外	产生 IgA 酶

续表

细菌	寄生方式	主要逃逸机制
金黄色葡萄球菌	胞外	产生 A 蛋白,竞争性结合 IgG Fc 段 分泌凝固酶,形成抗吞噬蛋白壳
福氏志贺菌	胞外	诱导吞噬细胞凋亡
肺炎链球菌	胞外	抗巨噬细胞内吞作用
李斯特菌	胞内	诱导宿主细胞形成伪足,促进胞间融合以实现胞间转移
普氏立克次体	胞内	产生磷脂酶 A 干扰溶酶体功能
伤寒沙门菌	胞内	产生 SOD 降解氧离子
肺炎军团菌	胞内	干扰吞噬体酸化;干扰吞噬体与溶酶体融合

第七节 细菌感染的免疫治疗

细菌感染是临床常见的严重疾病之一。严重的细菌感染及感染性休克患者出现免疫功能紊乱,许多研究针对这一过程进行了干预及试验,其结果可能为临床治疗及提高患者生存率提供了可能。以下列举了一些常见的免疫治疗调节剂。

1. GM-CSF

GM-CSF 能够激活并诱导中性粒细胞、巨噬细胞等产生细胞因子,为免疫的刺激治疗提供了可能。临床观察到使用 GM-CSF 治疗过的严重细菌感染患者,免疫功能有所恢复,并且机械通气时间及 ICU 住院天数均有所减少。

2. IL-7

IL-7 是一种具有免疫多能性的细胞因子,能够诱导 T 细胞增殖,增加 T 细胞活化能力,增加细胞黏附分子的表达,降低免疫抑制的程度。IL-7 能增加 $CD4^+$ 和 $CD8^+$ T 细胞数量,使淋巴细胞的凋亡率降低,恢复巨噬细胞的功能,提高感染者生存率。

3. 程序性死亡蛋白 1 及程序性死亡蛋白配体 1 抗体

程序性死亡蛋白 1(PD-1)可通过与程序性死亡蛋白配体 1(PD-L1)结合,抑制 T 细胞增殖及细胞因子的产生,可介导细胞毒作用。使用 PD-1 及 PD-L1 的抗体,可逆转 T 细胞的功能障碍,清除病原体。临床研究发现,循环 T 细胞上 PD-1 的表达量,与患者 T 细胞的增殖能力下降、继发感染及死亡率增加有关。同时,PD-1 及 PD-L1 可作为一种生物标志物,来评价是否可以使用其抗体来提高机体免疫功能。

4. IFN-γ

IFN-γ 是单核/巨噬细胞的活化因子。使用 IFN-γ 治疗持续性感染金黄色葡萄球菌的脓毒症患者,发现 IFN-γ 可以增加单核细胞人类白细胞抗原(HLA)-DR 的表达,提高 $CD4^+$ T 细胞的数量,改善预后。目前,IFN-γ 已经用于治疗慢性肉芽肿患者继发真菌感染引起的脓毒症。

5. IL-15

IL-15 是一种与 IL-7 相似的细胞因子,作用于 $CD4^+$ 及 $CD8^+$ T 细胞,但 IL-15 能够增强 NK 细胞及 DC 的增殖,在严重细菌感染时可保护 NK 细胞及 DC。

6. 细菌疫苗

近年来随着适应性免疫保护的研究深入，人们开始开发针对细菌蛋白质的疫苗。如针对艰难梭菌感染的疫苗，采用甲醛溶液灭活的毒素 A（TcdA）、毒素 B（TcdB）与氢氧化铝佐剂，现已在临床上取得良好的效果。但是由于全毒素难以纯化和生产，需要化学或分子灭活，性质不稳定并常随时间降解，使得疫苗常含有一些污染抗原。

7. 糖皮质激素

糖皮质激素作为临床上常用的抗炎药物，广泛用于各类细菌引起的炎症。在细菌感染的治疗方案中，糖皮质激素抗性或不敏感是治疗的主要障碍。现认为临床上的糖皮质激素不敏感有几种可能的机制，例如某些细胞因子导致的 MAPK 通路激活、转录因子活化蛋白 1 的过度激活、组蛋白去乙酰化酶 2 表达减少、巨噬细胞迁移抑制因子的增加及 P-糖蛋白介导的药物渗出增加等，都有可能介导机体对糖皮质激素的抗性。对糖皮质激素抵抗的患者近年来的治疗方法有钙神经素抑制剂、NF-κB 抑制剂等。然而上述方法副作用较大，成本高昂，尚待进一步开发与研究。因此，阐明糖皮质激素抗性的机制并进行干扰，是近年来抗感染新药的可行研发方向与策略。

（梁华平　张　伟　李晓禹）

参 考 文 献

Alhazmi A. 2018. NOD-like receptor (s) and host immune responses with *Pseudomonas aeruginosa* infection. Inflamm Res, 67(6): 479-493

Brinkmann VU, Reichard C, Goosmann B, et al. 2004. Neutrophil extracellular traps kill bacteria. Science, 303(5663): 1532-1535

Cao X. 2016. Self-regulation and cross-regulation of pattern-recognition receptor signalling in health and disease. Nat Rev Immunol, 16(1): 35-50

Charmoy M, Brunner-Agten S, Aebischer F, et al. 2010. Neutrophil-derived CCL3 is essential for the rapid recruitment of dendritic cells to the site of Leishmania major inoculation in resistant mice. PLoS Pathog, 6(2): e1000755

Costantini C, Cassatella MA. 2011. The defensive alliance between neutrophils and NK cells as a novel arm of innate immunity. J Leukoc Biol, 89(2): 221-233

Di Nardo A, Vitiello A, Gallo RL. 2003. Cutting edge: mast cell antimicrobial activity is mediated by expression of cathelicidin antimicrobial peptide. J Immunol, 170(5): 2274-2278

Eigenbrod T, Dalpke AH. 2015. Bacterial RNA: an underestimated stimulus for innate immune responses. J Immunol, 195(2): 411-418

Filardy AA, Pires DR, Nunes MP, et al. 2010. Proinflammatory clearance of apoptotic neutrophils induces an IL-12 (low) IL-10 (high) regulatory phenotype in macrophages. J Immunol, 185(4): 2044-2050

Gallo RL. 1997. Identification of CRAMP, a cathelin-related antimicrobial peptide expressed in the embryonic and adult mouse. J Biol Chem, 272(20): 13088-13093

Giamarellos-Bourboulis EJ, Raftogiannis M. 2012. The immune response to severe bacterial infections: consequences for therapy. Expert Rev Anti Infect Ther, 10(3): 369-380

Grimaldi D, Llitjos JF, Pene F. 2014. Post-infectious immune suppression: a new paradigm of severe infections. Med Mal Infect, 44(10): 455-463

Hoving JC, Wilson GJ, Brown GD. 2014. Signalling C-type lectin receptors, microbial recognition and immunity. Cell Microbiol, 16(2): 185-194

Jaeger BN. 2012. Neutrophil depletion impairs natural killer cell maturation, function, and homeostasis. J Exp Med, 209(3): 565-580

Kumar S, Ingle H, Prasad DV, et al. 2013. Recognition of bacterial infection by innate immune sensors. Crit Rev Microbiol, 39(3): 229-246

Matsuguchi T. 2012. Mast cells as critical effectors of host immune defense against Gram-negative bacteria. Curr Med Chem, 19(10): 1432-1442

Mayer-Scholl A, Averhoff P, Zychlinsky A. 2004. How do neutrophils and pathogens interact? Curr Opin Microbiol, 7(1): 62-66

Norrby-Teglund A, Johansson L. 2013. Beyond the traditional immune response: bacterial interaction with phagocytic cells. Int J Antimicrob Agents, 42(6): S13-S16

Rees WD, Steiner TS. 2018. Adaptive immune response to *Clostridium difficile* infection: a perspective for prevention and therapy. Eur J Immunol, 48(4): 398-406

Rosadini CV, Kagan JC. 2017. Early innate immune responses to bacterial LPS. Curr Opin Immunol, 44: 14-19

Saijo S, Ikeda S, Yamabe K, et al. 2010. Dectin-2 recognition of alpha-mannans and induction of Th17 cell differentiation is essential for host defense against *Candida albicans*. Immunity, 32(5): 681-691

Sporri R, Joller N, Hilbi H, et al. 2008. A novel role for neutrophils as critical activators of NK cells. J Immunol, 181(10): 7121-7130

Surbatovic M, Jevdjic J, Veljovic M, et al. 2013. Immune response in severe infection: could life-saving drugs be potentially harmful? Sci World J, 2013: 1-9

Zanetti M, Litteri L, Gennaro R, et al. 1990. Bactenecins, defense polypeptides of bovine neutrophils, are generated from precursor molecules stored in the large granules. J Cell Biol, 111(4): 1363-1371

Zelensky AN, Gready JE. 2005. The C-type lectin-like domain superfamily. FEBS J, 272(24): 6179-6217

Zhao S, Ghose-Paul C, Zhang K, et al. 2014. Immune-based treatment and prevention of *Clostridium difficile* infection. Hum Vaccin Immunother, 10(12): 3522-3530

第二十九章
重症病毒、真菌感染与机体免疫反应

第一节 概 述

引起重症感染的病原体种类很多，其中病毒感染是重要致病因素之一。一些高致病性的病毒对机体的侵染可以引起重症感染，例如，冠状病毒科的严重急性呼吸综合征（SARS）冠状病毒、中东呼吸综合征（MERS）冠状病毒、丝状病毒科埃博拉病毒及正黏病毒科新型禽流感病毒（H5N1 和 H9N7）等。另外，当被感染对象免疫力低下时，一些致病力不强的病毒亦可在此类患者造成重症感染。例如，普通流感病毒感染婴幼儿或老年人群时，可引起重症感染。下文对引起重症感染的病毒做简要介绍。

一、流感病毒

流感病毒（influenza virus）属于正黏病毒科（Orthomyxoviridae），分人流感病毒和禽流感病毒，人流感病毒根据核蛋白和基质蛋白分甲（A）、乙（B）、丙（C）三型。病原体呈圆形或线形，直径 80~120nm，有包膜，表面有糖蛋白 HA 和 NA，基因组是 8 个片段的单股负链线性 RNA，编码 11 种蛋白（HA、NA、NP、M1、M2、NS1、NEP、PA、PB1、PB1-F2 和 PB2）。基质蛋白构成病毒的外壳骨架，基质蛋白 M1 保护病毒核心和维系空间结构。膜蛋白 M2 是离子（主要是 Na^+）通道，可调节膜内 pH。病毒包膜嵌有糖蛋白：血凝素和神经氨酸酶，为此病毒重要的毒力因子。甲型流感病毒中血凝素和神经氨酸酶是区分亚型的依据。传染源有患者、隐性感染者和被感染的动物，传播途径是带有流感病毒的飞沫，经呼吸道进入体内，少数可间接接触感染。

作为基因组片段化的 RNA 病毒，流感病毒具有高变异性，如其血凝素和神经氨酸酶变异幅度小，属量变，称为抗原漂移，可引起中小型流行。抗原变异幅度大，属质变，称为抗原性转变，形成新的亚型。因人群对新亚型病毒缺乏免疫力，可引起大流行。例如，引起 1918~1920 年流感病毒大流行，造成约 5000 万人死亡的病原体是猪型 Hsw1N1（H1N1）流感病毒。我国已分离出多种高致病性禽流感病毒，包括 H5N1 与 H7N9 等，均可感染人群并致高死亡率。

（一）新型流感病毒的产生、流行规律和致病性

1. 甲型 H1N1 流感病毒

甲型流感在 1889 年、1918 年、1957 年和 1968 年有过四次大暴发。其中，1918 年 3 月在西班牙暴发的大流感，最终导致全世界 5 亿多人感染，死亡人数达 5000 多万；1968 年在香港暴发的流感，最终导致全世界 70 万人死亡。

2009 年的甲型 H1N1 流感病毒，最初发现于 2009 年 3 月，在墨西哥暴发的人感染猪流感疫情，并迅速在全球范围内蔓延。世界卫生组织（WHO）初始将此型流感称为人感染猪流感，后将其更名为甲型 H1N1 流感。6 月 11 日，WHO 宣布将甲型 H1N1 流感大流行警告级别提升为 6 级，全球进入流感大流行阶段。此次流感为一种新型呼吸道传染病，其病原体为新甲型 H1N1 流感病毒株，在人群中传播。与以往或目前的季节性流感病毒不同，该病毒株由北美禽流感病毒、北美欧亚猪流感病毒和人流感病毒通过基因重排产生。

人群对甲型 H1N1 流感病毒普遍易感。甲型 H1N1 流感的潜伏期较其他流感及禽流感潜伏期长，潜伏期时长 1～7 天，多为 1～3 天。部分患者病情可迅速发展，来势凶猛，突然高热、体温超过 38℃，甚至继发严重肺炎、急性呼吸窘迫综合征、肺出血、胸腔积液、全身血细胞减少、肾衰竭、脓毒症、休克及瑞氏综合征（Reye 综合征）、呼吸衰竭及多器官损伤，导致死亡。患者原有的基础疾病亦可加重。

2. 禽流感病毒

禽流感全称鸟禽类流行性感冒，是由病毒引起的动物传染病，通常只感染鸟类，偶尔会感染猪。禽流感病毒高度针对特定物种，但在极少数情况下会跨越物种障碍感染人。

至今发现能直接感染人的禽流感病毒有 H5N1、H7N1、H7N2、H7N3、H7N7、H9N2 和 H7N9 亚型。其中，高致病性 H5N1 亚型和 2013 年 3 月在人体上首次发现的新禽流感 H7N9 亚型尤为引人关注，不仅造成了人类感染甚至死亡，同时重创了家禽养殖业。

3. H5N1 禽流感病毒

H5N1 亚型于 1997 年在香港首次发现能直接感染人类。一直以来，由于人流感和禽流感受体的差异性，禽流感被认为无法传给人，H5N1 的传播打破该结论。该年香港 18 人感染了高致病性 H5N1 禽流感，导致 6 人死亡。该病毒被确认是通过禽传播至人所致，由此全世界认识到禽流感也是流感大流行的一个威胁，事实上，人类历史上的流感大流行病毒都有禽流感病毒片段的掺入，截止到 2013 年 3 月，全球共报告了人感染的高致病性 H5N1 禽流感 622 例，其中死亡 371 例。病例分布于 15 个国家，其中，我国发现了 45 例，死亡 30 例。大多数人感染 H5N1 禽流感病例为年轻人和儿童。

4. H7N9 禽流感病毒

H7N9 型禽流感是一种新型禽流感，于 2013 年 3 月底在上海和安徽两地率先发现。到 2013 年 5 月 1 日，上海、安徽、江苏、浙江、北京、河南、山东、江西、湖南、福建等 10 个省（市）共报告确诊病例 127 例，其中死亡 26 例。病例以老年人居多，男性多于女性。

H7N9 禽流感病毒基因来自东亚地区野鸟和中国上海、浙江、江苏鸡群的基因重配，而病毒自身基因变异可能是 H7N9 型禽流感病毒感染人并导致高死亡率的原因。

H7N9 禽流感病毒的 8 个基因片段中，H7 片段与浙江鸭群中分离的禽流感病毒相似，

浙江鸭群中的病毒往上追溯，与东亚地区野鸟中分离的禽流感病毒基因相似；N9 片段与东亚地区野鸟中分离的禽流感病毒相似。其余 6 个基因片段与 H9N2 禽流感病毒相似。据病毒基因组比对和亲缘分析显示，H9N2 禽流感病毒来源于中国上海、浙江、江苏等地的鸡群。基因重配的发生地很有可能在中国的长三角地区，过程可能是亚欧大陆迁徙的野鸟（携带病毒）在自然迁徙过程中（经由韩国等东亚地区）和中国长三角地区的鸭群、鸡群携带的禽流感病毒进行基因重配而产生。该型病毒和由禽源 H7N3、H7N9 和 H9N2 病毒重配而成，对禽呈低致病性。该病毒发生了多个哺乳动物适应位点的突变，具备了双受体结合特性，可同时结合人和禽的受体。

H7N9 经过 2013~2016 年 4 波较平稳的暴发流行后，在 2017 年的第 5 波流行造成了最多的病例数，引起了对该型流感全球大流行的忧虑。在美国疾病控制与预防中心（CDC）的流感大流行潜力评分中，H7N9 被认为是最有可能造成流感大流行的病毒。目前，H7N9 在我国已经形成了珠三角和长三角两大传播源头。H7N9 病毒与 H9N2 之间不断发生重配，产生了多种基因型。这些基因型不断消失和变异，推动 H7N9 遗传多样性的形成。值得注意是，2017 年 12 月，H7N9 病毒变异成高致病性病毒，并导致数人感染。截至 2018 年 4 月，H7N9 禽流感共造成 1564 人感染，其中 614 人死亡。

目前研究发现，人感染禽流感的传染源为携带病毒的禽类，而传播途径仍需明确。研究认为，人感染 H5N1 亚型禽流感的主要途径是密切接触病死禽，高危行为包括宰杀、拔毛和加工被感染禽类。数个案例中，当儿童在散养家禽频繁出现的区域玩耍时，暴露于家禽的粪便也被认为是一种感染途径。目前研究的多数证据表明存在禽—人传播，可能存在环境（禽排泄物污染的环境）—人传播，以及少数非持续的 H5N1 人间传播。H7N9 禽流感患者是通过直接接触禽类或其排泄物污染的物品、环境而感染。人感染 H7N9 禽流感病例仍处于散发状态，虽然出现了个别家庭聚集病例，但目前未发现该病毒具有持续的人与人之间传播能力。

H7N9 和 H5N1 禽流感潜伏期一般在 7 天以内。患者发病初期表现为流感样症状，包括发热、咳嗽，可伴有头痛、肌肉酸痛和全身不适，也可以出现流涕、鼻塞、咽痛等。部分患者肺部病变较重或病情发展迅速时，出现胸闷和呼吸困难等症状。呼吸系统症状出现较早，一般在发病后 1 周内即可出现，持续时间较长，部分患者在经过 1 个月治疗后仍有较为严重的咳嗽、咳痰。在疾病初期即有胸闷、气短及呼吸困难，常提示肺内病变进展迅速，将会迅速发展为严重缺氧状态和呼吸衰竭。重症患者病情发展迅速，多在 5~7 天出现重症肺炎，体温大多持续在 39℃ 以上，呼吸困难，可伴有咯血痰；可快速进展为急性呼吸窘迫综合征、脓毒症、脓毒性休克，部分患者可出现纵隔气肿、胸腔积液等。有相当比例的重症患者同时合并其他多个系统或器官的损伤或衰竭，如心肌损伤导致心力衰竭，个别患者也表现有消化道出血和应激性溃疡等消化系统症状，也有重症患者发生昏迷和意识障碍。

（二）流感重症感染与免疫分子基因多态性的关系

干扰素诱导跨膜蛋白（interferon-induced transmembrane protein，IFITM）是干扰素诱导表达的重要抗病毒分子，抑制多种包膜病毒的感染侵入，其中包括流感病毒、MERS 冠状病毒、SARS 冠状病毒、埃博拉病毒等一些高致病性的新发突发传染病病原体。有研究表明，IFITM3基因单核苷酸生物多态性（SNP）与流感病情的转归密切相关。IFITM3 rs12252存在CC、CT和TT共3种等位基因型，CC与CT型在我国人群分布分别为25%和50%，远高于北欧人和英国人中的频率。早期研究表明，IFITM3 rs12252-C基因型流感患者病情更为严重，疾病预后更差，病死率较高。但是多项后续研究未发现流感病毒易感性及病情转归与IFITM3 rs12252-C基因型密切相关。鉴于IFITM3 rs12252-C在我国人群广泛存在，此基因型及其编码的IFITM3同源异构体TN21-IFITM3的抗病毒功能亟待深入研究。

二、埃博拉病毒与马尔堡病毒

埃博拉病毒（Ebola virus，EBOV）属丝状病毒科，长度为970nm，呈长丝状体，为单股负链RNA病毒，直径约80nm，大小100nm×(300～1500)nm，有分支形、U形、"6"字形或环形，分支形较常见。有包膜，表面有8～10nm长的刺突，纯病毒粒子由一个螺旋形核糖核壳复合体构成，含负链线性RNA分子和4个结构蛋白。

马尔堡病毒（Marburg virus，MARV）又名青猴病毒，是人类发现的第1种丝状病毒属病毒，与埃博拉病毒一样，该病毒也是单股负链RNA病毒，其RNA编码7种病毒蛋白，包括核蛋白（N蛋白）、病毒蛋白（virus protein，VP）35、VP30、VP24、VP240、糖蛋白（glycoprotein，gp）4、RNA依赖的RNA聚合酶主要成分gp7和次要成分VP40。

埃博拉病毒与马尔堡病毒均可引起出血热，临床上主要以起病急、发热、出血为特征，甚至可引起肝、肾功能损害。该出血热病死率极高，可达90%，因此被认为是烈性传染病。埃博拉病毒与马尔堡病毒均易感染儿童，主要经密切接触感染动物和患者的血液、分泌物、排泄物等途径传播。

三、拉沙热病毒

拉沙热病毒（Lassa fever virus，LASV）是LASV性出血热的病原体，属于沙粒病毒科沙粒病毒属。病毒颗粒从圆形到多形，有囊膜，包膜表面有T形突起，长度7～10nm，由糖蛋白组成。病毒基因组RNA以环状核衣壳的形式存在于病毒粒子中。病毒粒子内部通常含有电子致密颗粒，其是宿主的核糖体组分，在电镜下呈沙粒状红色，沙粒病毒因此而得名。病毒核酸为大小两个节段的负链RNA，大节段称为L-RNA。由拉沙病毒引起的拉沙热是一种人畜共患疾病，主要经啮齿类动物传播，起病缓慢，可引起发热、咽痛、咳嗽等症状，常见眼部和结膜的炎症和渗出。

四、严重急性呼吸综合征冠状病毒

SARS病毒属于冠状病毒科，冠状病毒属，是2002年冬至2003年春引起SARS的病原体。SARS冠状病毒是一种非节段的单股正链RNA病毒，其核酸是RNA病毒中最长的核酸链。其外形不规则，直径60～220nm。膜表面主要有3种糖蛋白：刺突蛋白（S蛋白）、小包膜蛋白（E蛋白）和膜蛋白（M蛋白）。其中，S蛋白是受体结合的位点，可以与存在于人体细胞表面的血管紧张素转换酶2（ACE2）相互作用，从而介导病毒的入侵；SARS冠状病毒主要引起呼吸系统感染（包括急性重症呼吸道感染），可造成呼吸窘迫综合征，病死率较高。

五、中东呼吸综合征冠状病毒

中东呼吸综合征（Middle East respiratory syndrome，MERS）冠状病毒是继SARS冠状病毒之后发现的又一种新型高致病性冠状病毒，与SARS冠状病毒相同，MERS冠状病毒也是一种单股正链RNA病毒。其外形为圆形或卵圆形，直径60～220nm。病毒衣壳表面存在表面S蛋白、小包膜蛋白（N蛋白）和M蛋白。MERS冠状病毒也是利用其表面的S蛋白和细胞相互作用从而进入靶细胞，但是与SARS冠状病毒不同的是，MERS冠状病毒不是利用hACE2作为受体来侵染宿主，而是利用二肽基肽酶-4（DPP4，亦称CD26）作为其功能性受体。MERS冠状病毒也可以引起人类严重急性呼吸道疾病，且致死率很高。临床症状开始通常表现为发热、咳嗽、畏寒，以及咽喉、肌肉和关节痛，随之呼吸困难，并迅速发展为肺炎，通常需要机械通气辅助呼吸及其他内脏器官保护治疗。严重者在肺炎基础上迅速发展为呼吸衰竭、急性呼吸窘迫综合征、肾衰竭等甚至危及生命。

六、人冠状病毒-NL63

人冠状病毒（human coronaviridae，HCoV）-NL63是2004年由荷兰学者鉴定出的一种呼吸道病毒，它是继2003年SARS冠状病毒被鉴定之后发现的又一可以感染人类的冠状病毒。HCoV-NL63也是一种单链正义RNA病毒，长度29～32kb。它与SARS冠状病毒结构相似，主要通过其S蛋白介导对细胞的感染，它所利用的受体与SARS冠状病毒相同，即ACE2。但NL63冠状病毒的S蛋白与ACE2受体结合能力远弱于SARS冠状病毒。HCoV-NL63的感染对象主要是婴幼儿及免疫力低下人群，临床表现主要为发热、哮鸣、咽痛、咳嗽、惊厥等。在德国、日本、法国、比利时、中国内地等国家和地区HCoV-NL63主要是在秋冬季节发病，而在中国的香港地区则是春夏季发病。与SARS相比，HCoV-NL63的致病能力较弱，这可能与HCoV-NL63的S蛋白与ACE2的相互作用较弱有关。

七、呼吸道合胞病毒

呼吸道合胞病毒（respiratory syncytial virus，RSV）是一种单股负链RNA病毒，属于副黏病毒科。直径约为150nm，不分节段，有囊膜。该病毒不含有植物血凝素及神经氨酸酶，但其含有两种糖蛋白刺突（G蛋白和F蛋白）及一种M蛋白。G蛋白和M蛋白主要定位于囊膜表面，其中G蛋白介导RSV吸附于细胞，启动感染过程。F蛋白被宿主蛋白酶切割成F1和F2两个片段后才有活性，可以介导膜融合过程。M蛋白定位于囊膜内面，是一种非糖基化蛋白，可以维持病毒体的结构和完整性。RSV对理化因素抵抗力较弱，对热不稳定，冰冻融化易被灭活。RSV是一种呼吸道病原体，主要通过飞沫、尘埃进行传播。RSV是引起小儿病毒性肺炎的最常见病原体，也是婴儿猝死的原因之一，它也可以引起毛细支气管炎及间质性肺炎。

第二节　重症病毒感染与机体免疫反应

一、重症病毒感染的固有免疫应答

固有免疫系统作为机体的第一道防线，在抗病毒感染过程中发挥着重要作用。当病毒侵入人体后，固有免疫系统利用模式识别受体（PRR）来识别存在于病原体而非宿主的保守结构，即病原体相关分子模式（PAMP）。核酸是所有生物体（包括病毒、细菌和真核病原体）的重要遗传信息载体，是固有免疫系统检测到的主要结构。在机体识别PAMP过程中，多种受体参与启动宿主抗微生物反应，例如，介导病毒内化，杀伤微生物，诱导产生Ⅰ型干扰素（IFN）、炎症因子和趋化因子。识别PAMP的PRR基于其亚细胞定位和表达模式分成两组。第一组包括Toll样受体（TLR）家族的几个成员，其主要在细胞免疫中起作用，例如，树突状细胞（DC）、巨噬细胞和B细胞。第二组是直到最近才被很好地表征的细胞溶质核酸传感器，它们检测几乎所有细胞类型的细胞质中的核酸，包括检测细胞质DNA的蛋白质及检测细胞质中病原体衍生的RIG-Ⅰ样受体（RLR）家族成员。

以流感病毒为例，呼吸道黏膜上皮细胞是流感病毒感染的首要靶点，病毒在该细胞中快速地扩增出大量病毒颗粒，感染肺泡巨噬细胞和DC。宿主借助感染早期肺脏中浸润的中性粒细胞和单核/巨噬细胞，以及后续活化的病毒特异性的T、B适应性免疫细胞来清除病毒。因此，固有免疫应答是介导防御流感病毒感染的第一道防线，也在控制和清除病毒及启动适应性免疫应答中起着至关重要的作用。

流感病毒感染激发固有免疫应答，包括一系列效应细胞、分子和因子都具有限制病毒扩散的作用。由巨噬细胞、肺泡上皮细胞、DC、浆细胞样树突状细胞（pDC）合成的Ⅰ型IFN刺激数百个IFN刺激基因在邻近细胞中表达，以诱导抗病毒状态。感染早期大量的中性粒细胞涌入感染的肺组织，同时伴随肺泡巨噬细胞的增加，这些对于毒力中等的流感病毒感染早期具有保护作用。巨噬细胞分泌白细胞介素（IL）-1、IL-6、肿瘤坏死因子（TNF）-α和IL-12，可以有效地激活NK细胞，发挥杀伤细胞的作用。感染的肺组织分离的巨噬细胞还可能通过凋亡依赖的吞噬机制介导感染细胞的裂解。感染48小时后，肺淋巴细胞中检测到的NK细胞释放IFN-γ，通过穿孔素介导机制在被感染细胞表面形成孔道，从而裂解被感染的细胞并局限病毒的扩散。PRR识别被感染细胞内存在的病毒RNA，导致Ⅰ型IFN、促炎症因子、促炎类花生酸和趋化因子的分泌。促炎症因子和促炎类花生酸可引起局部和全身炎症，引起发热和厌食，并引起针对急性病毒感染的适应性免疫反应。其中一些因子在感染后数天内发挥作用，不仅作为控制感染的辅助因子，同时也是适应性免疫应答启动的桥梁因子（抗原提呈细胞或细胞因子）。呼吸道黏液中的抑制因子类似于或与透明质酸分子的乙酰神经氨酸受体一样，可有效降低病毒感染宿主细胞的能力。补体C5缺陷小鼠感染致死剂量流感病毒，其死亡率明显增高说明补体在病毒感染早期的固有免疫防御中亦发挥着重要作用。固有免疫应答中的效应因子是固有免疫与适应性免疫之间的桥梁因子，因此其激活将导致适应性免疫应答的增强。

下面简要介绍常见的几种机体抗感染信号通路机制。

（一）RIG-Ⅰ/MDA-MAVS 途径

维甲酸诱导基因Ⅰ（retinoic acid-inducible geneⅠ，RIG-Ⅰ）样受体（RLR）是胞内免疫可以广谱识别 PAMP 的最重要的分子家族，其主要包括 RLR、黑色素瘤分化相关基因 5（melanoma differentiation associated gene-5，MDA-5）等分子。RIG-Ⅰ是一种主要表达于细胞质中的病毒 RNA 传感器，当病毒的双链 DNA 进入人体细胞后，RIG-Ⅰ可过量表达，从而增强 IFN-β 启动子的活性，诱导 IFN-β 产生。MDA-5 的表达具有广泛的组织选择性，其在胎盘、胰腺和脾脏高表达，在脑、睾丸和肺脏中的表达量非常低。RIG-Ⅰ和 MDA-5 作为重要的病毒 RNA 传感器，可以识别不同类型的病毒。短的多聚肌胞苷酸（polyⅠ:C）片段作为配体不能激活 MDA-5，但可激活 RIG-Ⅰ。长 polyⅠ:C 片段则易激活 MDA-5。例如，呼肠孤病毒基因组的短多链 RNA 片段（1.2~1.4kb）选择性地激活 RIG-Ⅰ，长 RNA 片段激活 MDA-5。RIG-Ⅰ和 MDA-5 所参与的固有免疫防御都需要适配子线粒体抗病毒信号蛋白（mitochondrial antivirus signaling protein，MAVS）来介导，并且需要共同合作来增强对正负链 RNA 病毒感染的有效应答。活化的 RIG-Ⅰ和 MDA-5 可以与 MAVS 结合，从而诱导下游信号转导。MAVS 的 N 末端的类似胱天蛋白酶募集结构域（caspase recruitment domain，CARD），相互作用可以介导 MAVS 与 RIG-Ⅰ和 MDA-5 相结合。从而激活核因子-κB（NF-κB）和干扰素调节因子（IRF）等转录因子，最终细胞表达 IFN 和促炎因子。

（二）cGAS-STING 途径

cGAS-STING 途径作为机体最经典的 DNA 应答途径，是机体抵御 DNA 病毒感染的重要机制。环磷酸鸟苷-腺苷合成酶（cyclic guanosine monophosphate-adenosine monophosphate synthase，cGAS）是核苷酸转移酶家族的成员，主要位于细胞质，可以识别各种序列非依赖的双链 DNA（dsDNA），也可被 DNA-RNA 复合物所活化。当机体细胞质内的外源 dsDNA（包括 DNA 病毒、反转录病毒、胞内寄生菌等释放的 DNA）作为危险信号可以被 cGAS 所识别，cGAS 通过其磷酸骨架与 dsDNA 结合，形成 2:2 的复合物，随后利用其酶活性催化三磷酸腺苷（adenosine triphosphate，ATP）和三磷酸鸟苷（guanosine triphosphate，GTP）生成第二信使：非经典环状二核苷酸 2′, 5′-cGAMP。cGAMP 可以与内质网膜蛋白干扰素基因刺激蛋白（stimulator of interferon gene，STING）相结合，促进 STING 形成二聚体，此后转移至核周及高尔基体膜附近，在泛素连接酶 TRIM32、TRIM56 和下游 TANK 结合激酶 1（TANK-binding kinase 1，TBK1）的介导下分别发生泛素化和磷酸化。从而激活下游信号，促进Ⅰ型 IFN 和其他细胞因子的产生，从而产生相应的免疫应答。研究表明，cGAS-STING 途径不仅在机体抗病毒过程中发挥重要作用，由于自身细胞质中的异常 DNA 沉积也会激活该通路，所以该通路在自身炎症和自身免疫疾病中也发挥重要作用。

（三）干扰素刺激基因的抗病毒功能

机体识别病原体，并通过各种信号通路诱导产生 IFN 之后，IFN 分子可以与存在于细胞表面的Ⅰ/Ⅲ型 IFN 受体结合，并通过 Janus 激酶（JAK）-信号转导和转录激活因子（STAT）途径启动信号级联反应，诱导上千种干扰素刺激基因（IFN stimulated gene，ISG）

的广泛表达,在病毒感染固有免疫反应中发挥关键作用。在抗病毒感染固有免疫反应网络中,IFN 基因依据其发挥的不同功能可分为三类:第一类是抗病毒效应分子,包括多种直接作用在病毒复制周期各阶段的多个抗病毒分子。例如,IFITM、CH25H、NCOA7 抑制病毒侵入;Mx、TRIM5α、GBP、CNP 抑制反转录病毒的脱衣壳;ZAP、Viperin、OAS/RNaseL、IFIT 等抑制病毒复制和蛋白翻译;Teterin/BST2 抑制病毒的出芽与释放。第二类是固有免疫反应正性调控分子,包括 PRR、STAT、IRF 这些免疫反应通路的信号分子。第三类是固有免疫反应负性调控分子,主要为 SOSC、USP18、TREX 等分子,对免疫反应通路分子进行泛素化修饰,促进其降解,对固有免疫反应进行负反馈调控(图 29-1)。

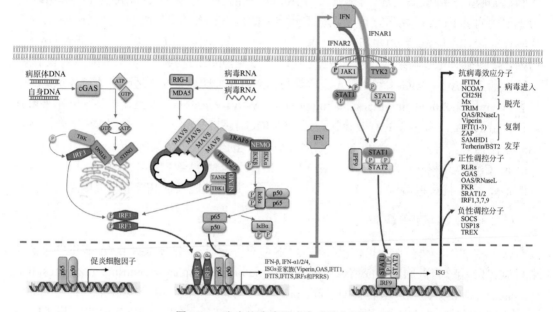

图 29-1 胞内抗病毒固有免疫防御网络

下文主要介绍几种具有抗病毒作用的 ISG。

1. 抗黏病毒蛋白(myxovirus resistance,Mx)

Mx 是第一个被发现的具有抗病毒功能的 ISG 蛋白,在人类主要包括 Mx1 和 Mx2 两种蛋白。Mx1 主要依靠其保守的结构域发挥抗病毒作用。Mx1 具有 GTP 酶活性,可以将高度聚合化的 Mx1 复合物解离成二聚体和四聚体。Mx1 在以低聚体复合物形式存在的情况下才可以阻碍病毒核酸的进入来发挥抗病毒的功能。而且 Mx1 还可以调节 IRF3 的磷酸化,进而反向调节细胞内 IFN 的产生。而 Mx2 可以拮抗反转录病毒的活性,通过其末端的核定位信号,被 IFN-α 上调表达,可以抑制人类免疫缺陷病毒(HIV)的增殖。

2. 干扰素诱导跨膜蛋白

IFITM 是 ISG 家族重要成员,包括 IFITM1、IFITM2、IFITM3、IFITM5 和 IFITM10 共 5 种蛋白。其中,IFITM1/2/3 是由 125～133 个氨基酸残基组成的Ⅱ型跨膜蛋白分子,稳定分布在作为机体屏障的上皮细胞细胞囊膜,并可以由 IFN 诱导表达显著增强,为细胞抵御病毒侵入提供第一道屏障。IFITM 于 2009 年首先被发现具有抗病毒作用,即可以抑制流感病毒的感染。迄今为止，IFITM 已经被发现可以抑制 8 个病毒科的数十种病毒，如登革热病毒、西尼罗河病毒、SARS 冠状病毒、埃博拉病毒、马尔堡病毒、MERS 冠状病毒、HIV-1、黄热病毒、水疱性口炎病毒、丙型肝炎病毒等。IFITM 抑制不同病毒的能力有所不同，并且其家族蛋白之间对同一种病毒的抑制能力也有差异。例如，IFITM3 比 IFITM1 能更好地抑制 SARS 冠状病毒、埃博拉病毒和马尔堡病毒。另外，相对于 IFITM1/2，IFITM3 对流感病毒有更高的抑制率；但 3 型牛副流感病毒被 IFITM1 抑制良好，却不被 IFITM2/3 抑制。IFITM 对 HIV-1 的抑制稍微复杂些。

3. 三联基序蛋白（the tripartite motif，TRIM）

TRIM 也是由 IFN 诱导的重要的抗病毒蛋白，其主要参与病原体识别和宿主防御中转录途径的调节，是限制慢病毒感染所必需的分子。TRIM 家族中研究最多的成员之一是 TRIM5α，其最初被确定为 HIV-1 感染早期阶段的有效抑制剂。当病毒进入细胞后，TRIM5α 可以直接与病毒衣壳蛋白结合，导致衣壳蛋白加速分解（脱壳）和过早暴露核蛋白复合物。

4. 胆固醇-25-羟化酶（cholesterol-25-hydroxylase，CH25H）

CH25H 是将胆固醇转化为 25-羟基胆固醇（25-hydroxycholesterol，25HC）的酶，该酶以 NADPH 依赖的方式羟化胆固醇。CH25H 基因通过 I 型和 II 型 IFN 上调表达，其蛋白产物 CH25H 可以将胆固醇转化为 25HC。25HC 是一种可溶性物质，可以限制多种包膜病毒的感染，但对腺病毒的感染没有明显影响。25HC 可以阻碍细胞与多种病毒间的膜融合，说明脂质膜的胆固醇羟化与 CH25H 的抗病毒作用相关。25HC 已经被证明具有广泛的抗病毒活性，现已发现可抑制水疱性口炎病毒、单纯疱疹病毒、HIV 及高致病性病毒埃博拉病毒、裂谷热病毒、俄罗斯春夏型脑炎病毒、拉沙病毒和尼帕病毒等对宿主细胞的感染。

5. 干扰素诱导的内质网相关抗病毒蛋白（interferon-inducible endoplasmic reticulum-associated virus inhibitory protein，Viperin）

Viperin 为分布在内质网、脂滴及线粒体的 42kDa 单体蛋白，可由 I 型、II 型和III型 IFN 上调表达；另外，亦可由 IFN 非依赖性诱导表达。Viperin 最早在人巨细胞病毒（human cytomegalovirus，HCMV）感染的巨噬细胞中发现，而且 HCMV 的糖蛋白 B 可诱导 Viperin 在成纤维细胞表达。Viperin 已经被证明具有广泛的抗 RNA 病毒活性，现已发现 Viperin 可抑制 HCMV、基孔肯尼亚病毒、丙型肝炎病毒、登革热病毒、西尼罗河病毒及流感病毒的感染复制。Viperin 可以催化三磷酸胞苷转换为 3′-脱氧-3′，4′-二脱氢-三磷酸胞苷分子，后者掺入病毒复制合成的新 RNA 链中，使病毒复制终止。另外，Viperin 还可抑制丙型肝炎病毒复制复合体的形成，以及流感病毒的出芽与释放。

6. IFIT 家族蛋白

IFIT（interferon induced protein with tetratricopeptide repeats）家族蛋白可由 IFN 诱导表达之外，还可直接通过病毒感染，以及其他 PAMP 激活细胞固有免疫系统的 PRR 而快速诱导表达，因此 IFIT 基因也被认为是病毒感染应激诱导表达基因。人的 IFIT 基因家族包含 4 种分子：IFIT1（ISG56）、IFIT2（ISG54）、IFIT3（ISG60）和 IFIT5（ISG58）。IFIT 家族蛋白包含多个 TPR 结构域，此结构域由 34 个氨基酸组成，为螺旋-转角-螺旋结构，介导蛋白与蛋白间相互作用。多项研究表明，IFIT 蛋白可通过多种机制阻止病毒 mRNA 翻译。例如，IFIT1 和 IFIT2 与真核细胞翻译起始因子（eukaryotic translation initiation factor， eIF) 3E 结合，从而阻止 eIF3 复合体与 eIF2-GTP-Met-tRNA 三聚体的结合，最终抑制 43S 前起始复合体的形成，在起始阶段阻断蛋白翻译。现已证明 FIT 家族蛋白可抑制包括丙型肝炎病毒、西尼罗河病毒、脑心肌炎病毒、水疱性口炎病毒等多种 RNA 病毒复制。

7. SAMHD1

SAMHD1 是近年新发现的重要抗 HIV 固有免疫分子，受 I 型 IFN 调控，可以阻止 HIV 在 DC、单核/巨噬细胞、静息 $CD4^+$ T 细胞中复制。SAMHD1 具有磷酸水解酶活性，可将胞内的 dNTP 水解成无机磷酸盐和 2′-脱氧核糖核苷，使 HIV 感染的靶细胞内 dNTP 严重耗竭，而不能有效支持 HIV 复制。另外，SAMHD1 在自身免疫病 Aicardi-Goutieres 综合征中亦发挥重要作用。Aicardi-Goutieres 综合征患者的 *SAMHD1* 基因存在多个位点突变，使 SAMHD1 功能减弱，引起胞内核苷酸水平失衡，引起 DNA 损伤和增加基因组不稳定性。最新研究表明，SAMHD1 可抑制 NF-κB 炎症反应通路及 IFN 通路，负性调控固有免疫反应，维持固有免疫系统稳态。

8. Tetherin/BST2

BST2 是近年新发现的重要抗 HIV 固有免疫分子，受 I 型 IFN 诱导表达。BST2 为膜相关蛋白，富集在细胞质膜的脂筏中，在成熟的 B 细胞、浆细胞和 DC 上表达。此蛋白的 N 末端在胞质内，通过近 N 末端的跨膜结构域及 C 末端的 GPI 结构与包膜相连。通过将子代病毒颗粒黏合在母细胞的外膜上，BST2 可抑制 HIV、马尔堡病毒、拉沙病毒及 HSV-1 等多种包膜病毒的扩散，发挥抗病毒功能。另外，BST2 还可抑制登革热病毒在相邻细胞间的直接播散。

病毒的核酸组分作为 PAMP 被胞内的 PRR 识别，胞内 PRR 主要可分为识别 RNA 的 RLR 类受体（RIG-I 和 MDA5），以及识别病毒 DNA 的受体 cGAS。PRR 识别病毒组分后激活 IFN 及促炎分子信号通路，表达以 IFN 为代表的细胞因子。IFN 通过自分泌和旁分泌的方式，与邻近细胞的 IFN 受体结合，激活 IFN 信号通路，诱导多种 IFN 刺激基因的表达。多种 IFN 刺激基因发挥多重的抗病毒效应，在病毒复制周期的多个阶段，阻断或抑制病毒复制。

二、重症病毒感染的适应性免疫应答

（一）T 细胞在介导异型免疫中的重要作用

有效的 T 细胞反应是清除病毒最关键的因素，而有效的 B 细胞反应则在预防再次感染和复发中起着重要作用。对于流感病毒来说，针对流感病毒菌株的特异性中和抗体通常较少，因此，抗体保护性免疫对继发感染内源性亚型漂移变种菌株效率较低。流感病毒特异性 T 细胞主要靶向更加保守的内部蛋白，发生交叉反应，有助于产生异型免疫。动物模型研究表明，感染流感病毒确实可诱导 T 细胞介导的异型免疫。此外，T 细胞的交叉反应性对机体感染异型流感病毒有保护作用。$CD8^+$ T 细胞是介导异型免疫的重要成分，$CD4^+$ T 细胞和/或 B 细胞也有助于异型免疫。因此，流感病毒免疫应答是多因素的，难以归结为单一的效应机制。自然感染季节性甲型流感病毒引起 T 细胞交叉反应应答，在一定程度上可以防止其他亚型病毒的后续感染。

1. CD8$^+$ T 细胞

CD8$^+$ T 细胞通过 T 细胞受体（TCR）与抗原肽-主要组织相容性复合体（MHC）-Ⅰ类复合物相互作用而被激活。细胞毒性 T 细胞（CTL）识别的特定抗原表位，称为免疫优势抗原表位。一些因素可影响免疫优势抗原表位，小鼠实验研究表明，初始种群中高亲和力 T 细胞的数量决定了 T 细胞反应的免疫表位。经抗原提呈细胞（APC）活化后，T 细胞迁移到肺组织发挥其效应功能。流感病毒特异性 CD8$^+$ T 细胞需要和肺树突状细胞产生二次 MHC 限制的肺-抗原依赖性相互作用。经典细胞免疫理论认为，CD8$^+$ T 细胞通过接触-依赖途径发挥溶细胞作用，通过与上皮细胞特异性抗原结合产生趋化因子，而 CTL 则通过分泌细胞因子和趋化因子发挥其抑制作用。

根据细胞因子分泌类型，CD8$^+$ T 细胞分为 Tc1、Tc2 和 Tc17 亚群。Tc1 和 Tc2 有直接溶解细胞的作用，通过释放穿孔素和颗粒酶或者触发 Fas//Fas 配体（FasL）通路或 TNF 受体 1 相互作用介导细胞凋亡来发挥其溶细胞作用。而 Tc17 主要通过产生细胞因子和趋化因子，从而有效募集 B 细胞、中性粒细胞、NK 细胞、巨噬细胞和 T 细胞。Tc1、Tc2 和 Tc17 亚群能够对感染致死剂量流感病毒的小鼠提供免疫保护，提示 CD8$^+$ T 细胞具有多种效应机制。

虽然趋化因子和细胞因子的分泌对固有免疫建立十分重要，但 CD8$^+$ T 细胞通过接触-依赖途径发挥其保护作用仍然被认为是最主要的效应机制。推测流感病毒感染后记忆性免疫建立是通过不同 DC 亚群的抗原提呈与 CD8$^+$ 记忆 T 细胞应答相结合，决定是否通过效应器或记忆表型使不同细胞的 CD8$^+$ T 细胞产生记忆应答。已迁徙至呼吸道的 CD103$^+$CD11b$^{+/-}$ DC 可促进 CD8$^+$ T 细胞迁移至感染的肺组织。与其他呼吸道病毒相比，流感病毒特异性效应和 CD8$^+$ 记忆 T 细胞不仅存在于次级淋巴组织，在肺组织淋巴池中也可持续存在数月。这种肺部定居记忆 T 细胞是由循环记忆 T 细胞组成，主要通过 CXCR3 和由胶原连接整合-1 牵引肺组织常驻记忆 T 细胞（TRM）而不断募集到肺部。此外，CD8$^+$ 记忆 T 细胞在肺组织中的持续存在，对层粘连蛋白耗竭的肺组织的抗原提呈具有重要作用。但是，抗原特异性 CD8$^+$ T 细胞在没有层粘连蛋白的组织中数量虽然可以保持稳定，但一段时间后，CD8$^+$ T 细胞的功能将减弱，这与高亲和力 CD8$^+$ 记忆 T 细胞的丢失密切相关。

2. CD4$^+$ T 细胞

相比 CD8$^+$ T 细胞，CD4$^+$ T 细胞在病毒感染免疫应答中的作用最近才得到认可。虽然 CD4$^+$ T 细胞本身不能有效地清除病毒，需要通过辅助影响 CD8$^+$ T 细胞和 B 细胞来发挥抗病毒感染的防御作用。但是，有研究表明，将流感病毒特异性 CD4$^+$ T 细胞转移到初次感染病毒的小鼠体内（小鼠体内没有 CD8$^+$ T 细胞或 B），可以保护小鼠免受病毒感染。已证明 CD4$^+$ 记忆 T 细胞免疫应答主要通过介导 M 蛋白和 N 蛋白抗原表位产生。此外，在人类感染流感病毒的研究中发现，与流感病毒内部蛋白特异性相关的预先存在的 CD4$^+$ T 细胞，而不是 CD8$^+$ T 细胞，可降低病毒载量并减轻疾病严重度。流感病毒特异性 CD4$^+$ T 细胞的功能主要是促进高质量的抗体应答，而不是作为控制病毒扩增的直接效应因子。

CD4$^+$ T 细胞的主要功能包括：活化 APC，最重要的是为 CD8$^+$ T 细胞和 B 细胞的活化提供帮助，CD4$^+$ T 细胞通过自身相同抗原来激活 CD8$^+$ T 细胞或 B 细胞。其次是 CD4$^+$ T 细胞的细胞毒作用，主要依赖对病毒感染的细胞的直接裂解-穿孔方式。最新研究显示，体外肺组织和人体细胞培养中，主支气管上皮细胞可以被MHC-Ⅱ类分子激活，从而使CD4$^+$T细胞发挥直接的细胞毒作用。此外，CD4$^+$记忆T细胞在诱导初次病毒感染的抗病毒状态及快速免疫应答反应中具有重要作用。病毒特异性CD4$^+$记忆T细胞在流感病毒的再感染中具有迅速扩大的级联免疫反应能力。原发感染中，CD4$^+$T细胞通过诱导CTL促进对病毒的清除；继发感染中，流感病毒特异性CD4$^+$记忆T细胞也可以通过直接产生IFN来介导直接保护性免疫反应。宿主反复感染将导致CD4$^+$记忆T细胞库耗竭，进而导致细胞因子和抗体产生减少。

在抗原或病原体被清除之后，活化的抗原特异性CD4$^+$效应T细胞中很大部分经历细胞凋亡性收缩，只有很少一部分细胞作为长寿命记忆细胞存活。与其他已确定分化过程步骤很多的效应细胞相反，CD4$^+$T效应细胞向记忆细胞的转化过程显得很少。将体外高度活化产生的效应细胞被动输注给未免疫宿主，在没有特定刺激的条件下发育成记忆细胞。与发育的前体细胞效应细胞相比，长期维持的记忆细胞具有许多主要的功能性特点，包括：①再次刺激后快速产生细胞因子；②效应相关的辅助性T细胞（Th）1和Th2细胞因子谱的保留；③很低抗原浓度下的反应性；④不需要其他共刺激因子。同时记忆细胞表达高水平的黏附分子CD44、CD49d和CD11a，这些黏附分子可能有助于记忆细胞与携带抗原的APC及提供生长因子的基质细胞间更有效地发生相互作用。这些特性被认为在再次感染早期赋予CD4$^+$记忆T细胞更强的辅助功能，最终引发更强与更有效的二次应答反应。

（二）病毒感染过程中的体液免疫应答

体液免疫应答的不同成分在病毒的免疫防御过程中发挥着不同的作用。由B1群B细胞分化发育的浆细胞分泌多特异性抗体（自然抗体），构成病毒防御的第一道防线，这些抗体具有多种作用。例如，在感染的初始阶段限制病原体的扩散，形成免疫复合物激活适应性免疫应答，招募到生发中心及激活补体，同时起到连接固有免疫与适应性免疫的桥梁作用。由长寿命浆细胞分泌的记忆性抗体是第二道防线，这些抗体具有高亲和力与高特异性，可以更有效地防御病原体感染。记忆B细胞构成免疫防御的第三防线，发挥两方面的作用：一方面当再次遇到抗原时产生迅速而有效的应答反应；另一方面作为长寿命浆细胞的支持系统，保持长寿命浆细胞数量的平衡。预先存在的抗体是流感病毒再次感染过程中发挥迅速杀菌的单独机制。无论是局部产生的IgA还是系统性的IgG抗体都具有中和病毒的作用，尽管交叉反应性很弱，但在控制早期感染过程中仍起到重要作用。病毒特异性的IgG在血清中可以存在数年，小鼠模型研究显示持续存在的IgG由骨髓的长寿命浆细胞产生。浆细胞应答由病毒感染激发，当失去非复制抗原的刺激之后维持时间很短。

研究表明，尽管前体B细胞缺陷的小鼠缺乏保护性抗体应答，虽仍能清除流感病毒，但比B细胞存在时效率低。Graham等证明，在非B细胞依赖的病毒清除过程中，CD8$^+$T细胞应答占主导地位。但是CD8$^+$T细胞耗竭的小鼠感染流感病毒后，病毒依然可被清除，提示还存在其他免疫补偿机制。即便如此，IgG缺陷小鼠CD8$^+$T细胞耗竭仍不利于病毒清除且会导致致命感染。与CD8$^+$T细胞耗竭的小鼠模型相比，CD4$^+$T细胞耗竭小鼠模型存在流感病毒清除轻微延迟现象。总之，这些研究表明病毒特异性抗体、B细胞、CD4$^+$和CD8$^+$T细胞在病毒清除和保护机体再感染中均发挥重要作用。

三、急性病毒感染介导的免疫病理损伤机制

小鼠模型研究发现，失控的和异常激活的固有免疫应答，以及感染过程中大量的巨噬细胞与中性粒细胞快速招募至肺局部是急性病毒感染致病的主要因素。此外，巨噬细胞和中性粒细胞与肺部增加的细胞因子及趋化因子有关，而升高的细胞因子水平被认为是介导病毒感染的主要原因，亦是决定高致病性病毒致死性感染症状的主要原因。然而，抑制细胞因子应答并不能保护机体免于致死性感染，感染早期清除巨噬细胞及中性粒细胞对疾病的结局亦无显著影响，这些研究提示巨噬细胞及中性粒细胞在病毒重症感染病例中的复杂生物学效应。另外，巨噬细胞及中性粒细胞本身也是病毒感染的靶细胞，巨噬细胞及中性粒细胞被直接感染可能会导致包括抗体应答在内的适应性免疫应答不能够被有效激活。例如，流感病毒感染（如暴发性流行或高致病性禽流感 H5N1 感染）可以造成广泛的病理损伤及严重的并发症，其肺部病理损伤以肺水肿及广泛的炎症渗出为特点，并伴有大量的中性粒细胞、巨噬细胞、淋巴细胞浸润及促炎因子和趋化因子的产生。组织学及病理学研究表明，过度的宿主应答反应是介导病理损伤的主要原因之一，而这些在流感病毒感染过程中介导组织损伤的免疫分子与细胞在病毒的有效清除过程中同样至关重要。

（一）多种分子参与急性病毒感染损伤

流感病毒主要感染上呼吸道及支气管的上皮细胞，感染通常局限在气道和支气管，但严重时可蔓延至支气管和肺泡，引起组织间隙性肺炎。呼吸道感染过程中，肺泡中出现大量的中性粒细胞、淋巴细胞及浆细胞浸润，引起严重的病理损伤。在高致病性禽流感病例中还可引起严重的并发症，如广泛的肺水肿和急性呼吸窘迫综合征，以大量的肺内单核细胞浸润及肺泡出血为特点。重症病例可发生淋巴细胞减少及以肾和心脏功能失调为代表的多器官功能衰竭。高致病性病毒在非呼吸道器官中复制的证据很少，因此多器官的累积预示着免疫应答的失调。1918 年的流感大流行高死亡率主要发生在 15~34 岁的健康青壮年，进一步证实产生免疫介导的病理损伤。1918 流感大流行与 H5N1 感染的病例，其突出及严重的现象是一种单核-吞噬细胞系统的功能失调而引发的反应性血细胞吞噬作用增强，以组织细胞增殖，过度吞噬红细胞、白细胞、血小板和它们的前体细胞为特点。这种病理现象与严重病例的多器官衰竭有关。目前认为，血细胞吞噬是一种细胞因子驱动的过程，此过程中升高的可溶性 IL-2 受体、IL-6、IFN-γ 和 TNF-α 与病情加重及不良预后有关。

1. 促炎因子介导的免疫病理损伤作用

细胞因子风暴是机体固有免疫系统由于某些原因致使多种炎症介质（包括细胞因子、氧自由基、凝血因子等）表达上调的现象。研究显示，当患者处于疾病早期，体内 IL-1、IL-12、IFN-γ、IL-6、TNF-α、IL-5、IL-10、IL-17、IL-23 等细胞因子血清浓度均有上升，且在重症甲型感染病例中 IL-6 和 IL-10 的表达水平持续增高，进而加重肺损伤进程，这进一步证明了此前的一些研究结果。这一现象说明，在感染初期，病毒诱导固有免疫系统产生大量促炎细胞因子参与机体免疫应答，高表达的 IL-1、IL-6、IL-12 和 IL-23 与发热等流感样症状相关。高致病性流感病毒感染介导的肺病理性损伤主要是由于炎症细胞因子和趋

化因子的过度产生及功能失调而引起。这些细胞因子与广泛的肺组织水肿、单纯或二重感染性肺炎及急性支气管肺炎的肺泡出血等症状相关。而趋化因子则可以使单核细胞及T细胞由外周血通过血管上皮细胞迁移至感染部位。

长期以来，普遍认为细胞因子及趋化因子在高致病性流感病毒感染所致的严重病理变化中起着重要作用。无论是1918年的流感大流行还是H5N1禽流感病毒均可引起细胞因子风暴效应，以炎症细胞因子的过度产生及功能失调为特点，这些细胞因子与广泛的肺组织水肿、单纯与二重感染性肺炎及急性支气管肺炎的肺泡出血等症状相关。而趋化因子则可以使单核细胞及T细胞由外周血通过血管上皮细胞迁移至感染部位。近期的研究显示，采用反向遗传学技术构建的表达1918年流感大流行病毒HA和NA的突变病毒感染小鼠后，肺中可以检测到高水平的IFN-γ、TNF-α、巨噬细胞炎症蛋白（MIP）-2、MIP-1α、单核细胞趋化蛋白-1（MCP-1）、MIP-2β、MIP-3α、IL-1、IL-6、IL-12、IL-18与粒细胞-集落刺激因子（G-CSF）。1997年香港H5N1感染的患者血清中可以检测到高水平的IL-6、TNF-α、IFN-γ及可溶性IL-2受体。而在2003～2005年，同非流感病毒感染的患者相比，感染者血清中可以检测到高浓度的趋化因子干扰素诱导蛋白-10（interferon-inducible protein-10，IP-10）、MCP-1和IFN-γ诱导产生的单核因子（monokine induced by interferon gamma，MIG）。同H3N2、H1N1相比，H5N1能更有效地诱导促炎细胞因子的产生，特别是TNF-α、IFN-β、IP-10、MCP-1和MIG，还可以产生高水平的趋化因子，在严重的病例中还可以检测到中性粒细胞趋化因子IL-8。2003年，H5N1感染的致死性病例出现了异常高水平的IP-10及MIG。另有一些研究亦强调IL-6、IFN-α和TNF-α水平与疾病的严重程度之间的密切相关性。这些结果支持细胞因子及趋化因子的急剧升高是人感染流感病毒后的标志性特征这一观点。

动物模型的研究有助于阐明流感病毒感染后特殊的细胞因子及趋化因子在介导肺病理损伤中的作用。IFN-γ在诸如痘病毒、单纯疱疹病毒、巨细胞病毒及淋巴细胞脉络丛脑炎病毒等其他病毒系统感染中发挥着保护性作用。一项采用野生型流感病毒感染的模型中，将$IFN-γ^{-/-}$ HA特异性的$CD8^+$T细胞输注给病毒感染的小鼠，结果显示IFN-γ确实可以改善肺部损伤及炎症的严重程度。相反，另一项呼吸道合胞病毒感染的动物模型实验证实，IFN-γ的缺失可以明显减轻肺部病理损伤，但却延缓了病毒的清除。TNF-α在流感病毒感染相关的肺部病理损伤中的作用已有明确的阐述。大量的TNF-α可以诱发一系列的临床及病理学异常，这些异常改变与白细胞及呼吸道上皮细胞、下丘脑轴引起的发热及心肌活动的抑制等急性炎症性应答有关。流感病毒感染的小鼠实验证实，支气管肺泡灌洗液中TNF-α峰值水平与肺大体及组织学损伤的严重程度直接相关。有趣的是，同其他参与流感病毒感染免疫损伤的感染介导因子不同，TNF-α的中和作用对肺部病毒载量及病毒的清除速率并无有害的影响。流感病毒感染特别是高致病性毒株感染常常伴发二重细菌感染，其IFN-γ和TNF-α在肺病理损伤中的作用可能是通过间接方式介导的。Zhang等的研究表明，给流感病毒感染的小鼠服用葡萄球菌肠毒素B会增加细胞因子的产量，从而使死亡率明显上升，其原因可能直接归于IFN-γ与TNF-α的作用。流感病毒感染MIP-1α基因断裂的小鼠模型显示，其炎症细胞浸润和肺部损伤明显降低，但$MIP-1α^{-/-}$小鼠体内病毒的清除延迟，说明这种细胞因子在致病及病毒的有效清除之间存在竞争作用，推测与肺中T细胞招募的程度有关。IL-6在流感病毒感染过程中发挥着双重作用。流感病毒感染小鼠的行为生理学分析揭示，同野生型小鼠相比，*IL-6*$^{-/-}$小鼠其病毒载量相关的体温及泵活性明显减弱，且在被感染人的血清及鼻通道盥洗液中 IL-6 水平与疼痛症状及体温值密切相关。细胞因子 IL-1α和 IL-1β是通过 IL-1 受体（IL-1R）发挥作用的重要的促炎调节因子。研究显示，流感病毒感染 *IL-1R*$^{-/-}$小鼠，感染早期可以观察到轻微的病理改变，明显减弱的早期细胞浸润及组织裂解，但病毒清除延迟，死亡率增加。通过感染受体缺陷小鼠，研究趋化因子受体 CCR5（MIP-1α、MIP-1β及 RANTES）和 CCR2（MCP-1 的主要受体）的功能，结果表明，尽管病毒滴度相对正常，*CCR5*$^{-/-}$小鼠呈现出广泛的炎症应答反应和肺部损伤及很低的存活率。相反，*CCR2*$^{-/-}$小鼠则显示病毒载量明显升高，肺部浸润及肺损伤程度降低，同时病死率降低。因此，流感病毒引起的病死率与病毒载量并无必然联系，突出了疾病过程中免疫介导的病理损伤作用。

2. 病毒结构促进细胞因子引发的免疫病理损伤作用

病毒毒力增强可以引起病毒载量增加，进而直接放大炎症应答，放大的炎症应答反过来会导致细胞因子产生过度。与此相一致，升高的细胞因子水平与病毒载量及致病性密切相关。然而，在流感病毒中，已经证实多种病毒组分影响病毒的毒力，如病毒粒子 HA（结合肺上皮细胞）、NA（酶切释放被感染细胞内的子代病毒）及 PB2（复制功能），NS1 蛋白则可以直接影响宿主对流感病毒感染的免疫应答反应。1918 年流感病毒的 NS 蛋白比毒力相对较弱的 H1N1 病毒的 NS 蛋白能更有效地阻断 IFN 相关基因的表达。高致病性 H5N1 病毒对 IFN 和 TNF-α抗病毒效应的抵制力与 92 位为谷氨酸的 NS1 蛋白的表达直接相关。有趣的是，在两项不同的研究实验中，无论是用表达 H5N1 NS 的 H1N1 病毒感染人巨噬细胞的体外实验，还是感染小鼠的体内实验均证实，H5N1 病毒的 NS 蛋白可以明显上调细胞因子及趋化因子的表达。因此，NS1 基因抵抗宿主免疫应答的能力是很明显的，一方面通过降低对特定细胞因子的敏感性，另一方面也可能会导致细胞因子产量的广泛上调，最终导致典型的免疫应答介导的病理损伤。

3. 一氧化氮和氧自由基介导的免疫病理损伤

正常的机体内也会不断地产生活性氧介质和活性氮介质，发挥一定的生理作用，例如，舒张血管平滑肌和调节血压、杀灭微生物和肿瘤细胞，以及清除衰老死亡的细胞等。但在病理条件下，如果产生的活性氧介质和活性氮介质过多，超出机体的自我调节和清除能力，就会造成广泛的组织损伤，而肺则是最易受损的器官之一。病毒感染的巨噬细胞通过释放大量的活性氮介质和活性氧介质诱导肺部的病理损伤。氮介质与活性氧簇（ROS）均具有针对一系列病原体的潜在的、非特异性的抗微生物活性，当过量分泌时会引起广泛的组织损伤。一氧化氮代谢产物作为正常免疫应答的一部分，由巨噬细胞分泌，只有在分泌过量时才会对组织造成损伤。活化的巨噬细胞表达高水平的可诱导性一氧化氮合酶，该酶催化一氧化氮代谢产物的分泌。干扰可诱导性一氧化氮合酶基因表达后，可以防止流感病毒诱导的致死性肺部病理损伤的发生。这些研究直接证实了一氧化氮代谢产物在流感病毒诱导的免疫病理损伤中的作用。

同样，流感病毒感染的巨噬细胞产生的 ROS 可以导致明显的肺免疫病理损伤。前期研究表明，小鼠模型中 ROS 是流感病毒诱导产生肺炎的主要致病分子。Cybb tm1 型（缺少功能性吞噬细胞 NADPH 氧化酶）或用特异性的抑制剂（MnTE2-Pyp）预处理的小鼠模型中，ROS 的减少可以将感染局限在呼吸道，降低肺实质的细胞浸润，从而改善流感病毒感染的预后。ROS 的减少同样可以降低巨噬细胞表面 CD220 的表达（凋亡细胞的表面标志），而 ROS 的损伤性效应很可能是通过巨噬细胞凋亡产生的炎症信号介导的。因此，采用干预 ROS 的治疗方法（如抗氧化剂）可以导致炎症巨噬细胞应答的减弱，而保留 T 细胞应答，从而限制流感病毒的复制，减轻肺组织的损伤程度。

（二）免疫细胞在感染过程中的免疫病理损伤作用

病毒清除和组织破坏的平衡在一定程度上导致了免疫病理变化。机体感染流感病毒后，产生抗体和特异性细胞免疫，细胞免疫在抗病毒感染中具有非常重要的意义。

1. 单核/巨噬细胞与流感病毒免疫性病理损伤的关系

单核/巨噬细胞对流感病毒均易感。单核/巨噬细胞招募至肺实质及肺泡部位是适应性免疫初始激活的关键点。此时，上皮细胞内病毒的复制仍在发生，子代病毒扩散至归巢的巨噬细胞。尽管被感染的巨噬细胞支持病毒蛋白的新生合成，但这一过程在复制第一周期之前被中断，因此同上皮细胞相比，在单核细胞和巨噬细胞内新生成的病毒非常少，病毒感染 24~48 小时后，被感染的单核/巨噬细胞将发生凋亡，对于病毒的扩散不发挥关键作用。虽然凋亡发生早，被感染的单核/巨噬细胞通过转录和快速产生 TNF-α、IL-1β、IL-6、IFN-α/β 等促炎因子及趋化因子的方式促进宿主的应答。尽管单核细胞与巨噬细胞浸润至感染的肺组织是宿主防御及恢复必不可少的，但这些炎症细胞的大量出现会加重病情、引发严重的呼吸道功能失调及致死性的肺部病理损伤。被病毒感染的单核/巨噬细胞产生的促炎细胞因子可以通过诱导包括 T、B 细胞在内的单核细胞的活化并迁移至感染部位而促进肺部病理损伤。另外，IL-1β、TNF-α 及 IFN-α/β 等促炎细胞因子可以促进 MCP-1、MCP-3 与 IP-10 等趋化因子的上调，导致炎症因子/趋化因子信号的放大及单核/巨噬细胞和 T 细胞进一步归巢至感染局部。

大量事实表明，巨噬细胞在加剧的细胞因子产生过程中发挥着主要作用。例如，同 H1N1 与 H3N2 亚型流感病毒感染相比，1997 年分离的人 H5N1 感染人原代巨噬细胞后，可以诱导产生更多的促炎因子，如 TNF-α。同样，与 H1N1 病毒相比，用 H3N2 病毒感染猪可以引发肺泡巨噬细胞中 TNF-α 的表达急剧上升。然而，清除巨噬细胞与中性粒细胞并不能阻止免疫病理损伤的发生，却导致病毒载量增加、更高的死亡率及更严重的疾病。局部的肺泡巨噬细胞与中性粒细胞浸润参与流感病毒感染的总体致病作用，同时，它们在控制病毒生长及促进病毒清除的过程中也发挥着至关重要的作用。因此，在高致病性流感病毒感染过程中，肺泡巨噬细胞与浸润的中性粒细胞可以增加细胞因子的产生，进而加重肺部的炎症并趋化相关的单核/巨噬细胞及 T 细胞至肺组织。尽管这些将导致严重的病理损伤，但这些反应也可能防止宿主发生流感病毒诱导的死亡。

此外，LPS 结合共受体——CD14 在流感病毒感染过程中亦发挥着重要作用。CD14 缺陷的巨噬细胞模型显示可以降低病毒诱导细胞因子和趋化因子的产生。甲型流感病毒感染的单核/巨噬细胞可以迅速产生 CC 家族趋化因子（如 RANTES、MIP-1α 和 MCP-1），以及 CXC 家族趋化因子（IP-10）。相反，中性粒细胞特异的趋化因子如 IL-8 黑色素瘤生长刺激活性蛋白α（GRO-α）的分泌则受抑制，提示这种不同的调控与特异的趋化因子表达主要发挥招募单核细胞与淋巴细胞至病毒感染部位的作用。体外实验显示，甲型流感病毒感染单核细胞将导致快速和明显的 CC 趋化因子的产生，而病毒的复制对于一些趋化因子（包括 MIP-1α 与

MCP-1）的产生并不是必需的，病毒被单核/巨噬细胞吸附、吞噬和融合的过程足以启动一些 CC 趋化因子产生所需的信号级联反应。此外，单核/巨噬细胞产生不同的趋化因子的能力依赖于甲型流感病毒的感染性及病毒 RNA 的完整性。趋化因子受体通常表达于活化的巨噬细胞表面，CCR5 与 CCR2 的小鼠模型证实，巨噬细胞在介导流感病毒感染的免疫应答及随后的肺部病理损伤中非常重要。甲型流感病毒感染 $CCR5^{-/-}$ 小鼠，由于巨噬细胞招募增加及严重的肺炎而导致死亡率增加，而 $CCR2^{-/-}$ 小鼠则表现为与巨噬细胞聚集延迟相关的存活率增加，由此可以防止流感病毒感染早期的病理性损伤症状。

这些研究表明，单核/巨噬细胞通过产生特异性趋化因子改善流感病毒的感染后果，转换宿主抗病毒应答的平衡。然而，大量的单核/巨噬细胞被招募至感染部位可以导致靶器官的免疫损伤甚至死亡。

2. $CD8^+$ T 细胞引起免疫病理损伤的作用机制

$CD8^+$ T 细胞对于有效控制病毒感染非常重要，$CD8^+$ T 细胞的出现与病毒的清除同步，其作用方式为直接裂解被感染细胞或释放 IFN-γ 和 TNF-α 等促炎细胞因子。事实证明，$CD8^+$ T 细胞这些作用机制同样可以引起肺损伤。T 细胞缺陷小鼠感染后肺病理损伤的发展和死亡过程明显延迟，证实了 $CD8^+$ T 细胞在免疫性病理损伤中的作用。通过转基因小鼠流感病毒特异性的 TCR 分析表明，病毒的感染剂量明显影响着 $CD8^+$ T 细胞的作用，低剂量病毒感染时，$CD8^+$ T 细胞具有保护作用，当采用高剂量感染时，$CD8^+$ T 细胞与严重的病理损伤和致死性相关。事实上，当 $CD8^+$ T 细胞应答不能有效地控制病毒载量时出现最明显的免疫病理损伤。$CD8^+$ T 细胞介导的病理损伤是严重的、致死性的，但仅限于肺组织而对外周组织没有损伤。

$CD8^+$ T 细胞来源的 IFN-γ 介导流感病毒相关的免疫损伤尚不明确。一项研究表明，$CD8^+$ T 细胞产生的 IFN-γ 可以增强肺部的病理损伤，而另一项研究则显示可以减缓肺部的损伤。用表达流感病毒 H5 的 DC 刺激人 $CD8^+$ T 细胞将抑制穿孔素的产生，增加 IFN-γ 表达，推测这种延长的 IFN-γ 产生将间接加剧免疫损伤。HA 转基因小鼠模型研究显示，$CD8^+$ T 细胞产生的 TNF-α 在肺损伤中也具有重要介导作用。将 $TNF-\alpha^{-/-}$ HA 特异性的 T 细胞转移给肺上皮细胞表达 HA 的小鼠，并不能引发由 TNF-α 介导的肺部浸润及损伤。体外系统实验证实，$CD8^+$ T 细胞起源的 TNF-α 可以杀伤肺泡上皮细胞，在无穿孔素存在时，$CD8^+$ T 细胞的细胞毒效应的发挥主要是通过 TNF-α 介导的。流感病毒诱导的 $CD8^+$ T 细胞的激活及随后的病理性损伤可能依赖于 T 细胞表面的 OX40 与 APC 上的 OX40L 之间的相互作用。通过 OX40-Ig 阻止 OX40 与 OX40L 之间的相互作用导致肺组织内 $CD8^+$/$CD4^+$ T 细胞及中性粒细胞的浸润，同时引起 $CD8^+$ T 细胞产生 TNF-α 减少。这些与感染动物体重降低及疾病程度的减轻密切相关。目前的事实表明，$CD8^+$ T 细胞的病理损伤作用很大程度上是由内源性细胞因子产生失调介导的，这通常发生在病毒清除延迟时，由此延长 $CD8^+$ T 细胞活化及细胞因子的产生，这些效应将促进肺上皮细胞直接杀伤作用与单核细胞的浸润。

3. $CD4^+$ T 细胞在甲型流感病毒感染的免疫病理损伤中的作用

$CD4^+$ T 细胞通过放大 $CD8^+$ T 细胞及 B 细胞应答，在病毒的清除过程中发挥着重要作用。有研究表明，定量免疫 $CD8^+$ T 细胞缺陷（$\beta M^{-/-}$）或 B 细胞缺陷（μMT），并清除 $CD4^+$ 单克隆抗体的小鼠，可以显著延迟病毒清除时间，增加病死率。众所周知，$CD4^+$ T 细胞分泌细胞因子参与免疫应答的调控,并根据分泌细胞因子的种类不同分为 Th1 和 Th2 亚群。伴随急性病毒感染,$CD4^+$ T 细胞分泌一系列细胞因子包括 IL-2、IL-10 与 IFN-γ。IFN-γ是流感病毒感染后 $CD4^+$ T 细胞释放的主要细胞因子,但该因子在介导免疫损伤中的作用还不清楚。$CD4^+$ T 细胞来源的 IFN-γ可能起到促进抗体亚型(IgG2A)转换的作用,进而减轻免疫性病理损伤。被动转移实验证实,抗原特异性的 Th1 细胞(分泌 IFN-γ和 IL-2)可以同时保护 BALB/c 小鼠免于潜在的致死性流感病毒感染,并降低免疫病理性损伤。组织切片分析显示肺内炎症病灶很少。而被动转移 Th2 细胞(分泌 IL-4、IL-5 和 IL-10)并不能引起任何保护性应答,相反却与病毒清除延迟与严重的肺淤血有关。IL-4 与 IL-5 均参与加重的免疫病理损伤,被动转移 Th2 细胞可以观察到肺部嗜酸性粒细胞明显增多。因此,Th2 细胞可能介导肺组织的免疫病理损伤。尽管 $CD8^+$ T 细胞应答裂解流感病毒感染的上皮细胞引起免疫病理损伤已有明确阐述,但体内 $CD4^+$ T 细胞能否发挥溶细胞作用仍然是个有争议的问题。

Lukacher 等培养出一株流感病毒特异性的 $CD4^+$ T 细胞克隆,对表达转染的 MHC-Ⅱ基因产物的靶细胞有直接的溶细胞活性,且该活性在加入 $CD4^+$ T 细胞单抗之后消失。β_2M 基因缺陷小鼠(不表达 MHC-Ⅰ)脾与肺来源的流感病毒特异性 $CD4^+$ T 细胞可以观察到同样的溶细胞效应,当加入 $CD4^+$ T 细胞单抗时这种活性亦消失。有趣的是,流感病毒特异的 $CD4^+$ T 细胞裂解靶细胞的能力在骨髓嵌合体小鼠中不能发挥作用。因此,$CD4^+$ T 效应细胞并不是直接靶向呼吸道被感染上皮细胞(缺少 MHC-Ⅱ抗原),而是通过基于抗体或细胞因子机制介导的病毒清除机制发挥作用。流感病毒 H4N2 感染后 $CD4^+$ T 细胞表面的 OX40 载体介导免疫病理损伤的作用亦有论述。OX40-Ig 融合蛋白免疫的小鼠,其疾病程度的缓解与肺中 $CD4^+$ T 细胞浸润减少相关。这些被认为与 $CD4^+$ T 细胞增殖减少及凋亡增加相关。

综上所述,以流感病毒为代表,机体产生的免疫力是多层面的、高度复杂的,涉及宿主应答的多个系统,这些对病毒的有效清除都是必需的,加剧其中任何一种应答因素将会导致严重的免疫病理性损伤。研究已经证实免疫介导的病理损伤确实存在,但目前对于这些效应在临床干预治疗中的可能机制还未明确。现有的实验数据显示,肺和系统性细胞因子对于病毒的清除都非常重要。任何激发流感病毒特异性免疫应答的治疗手段(如类固醇类药物)都应该具有高度精确性,能够确保在免疫系统的正面与负面效应之间达到最佳平衡。并且,已有研究明确显示,严重的免疫性病理损伤都是不能有效清除病毒的结果,控制免疫性病理应答的关键可能在于机体控制病毒载量的能力。

四、特殊免疫应答

(一)原始抗原行为

原始抗原行为(original antigenic sin)的概念最初由 Thomas Francis Jr. 在 1960 年提出。其定义为:当首次发生某种病毒感染时,机体会针对该病毒的显性抗原产生有效抗体,清除病毒,消除感染。但是当机体再次遇到相同的病毒感染时,随着病毒的不断进化和变异,此时病毒产生了新的显性抗原,原始的显性抗原现在则成为隐性抗原了。遗憾的是,机体免疫系统仍然针对这种"现在隐性的抗原"产生旧的抗体,而不能针对已发生变异的优势病毒抗原产生有效的中和抗体，从而导致无效抗体的产生，造成免疫反应下降。

现已证实，原始抗原行为现象存在于动物和人类的多种病毒传染病中，如人类流感病毒感染、登革病毒感染、HIV 感染等。原始抗原行为现象的基础需要免疫记忆和免疫系统的自我修正能力。既往观点认为，在机体接触到一种病毒的天然毒株后，机体应该能够在随后接触到该病原体相同毒株时产生免疫记忆反应，更快更强地高效清除该病毒。只要随后遇到的病毒抗原与原始抗原完全相同，则原始抗原行为不会与上述成熟的免疫学概念相矛盾。但是，当该病毒抗原表位稍有变化，原始抗原行为现象的存在就意味着免疫系统仍依赖于针对早期感染的记忆，而不会针对新表位产生有效免疫应答。其直接结果必将导致免疫应答的不足，病毒清除不良，感染长期不能得到控制（图 29-2）。

在原发性感染发生时，机体会产生长期存活的记忆 B 细胞，这些记忆 B 细胞留在体内，可针对病毒表面蛋白的特定表位做出反应，以产生抗原特异性抗体。由于其对感染的反应比初始 B 细胞针对新抗原的反应快得多，所以这种 B 细胞的记忆反应，大大缩短了清除后续感染所需的时间。然而在原发性和继发性感染之间，病毒可能经历抗原漂移，其中病毒表面抗原表位很可能通过自然突变逃避免疫系统的监视。当这种情况发生时，突变的病毒会优先激活初次感染后产生的高亲和力记忆 B 细胞，并刺激产生针对首次感染病毒抗原的"旧抗体"。然而，这些记忆 B 细胞产生的"旧抗体"往往只能无效地结合到已改变的表位上，不能发挥病毒中和效应。此外，这些无效的旧抗体还会抑制高亲和力的初始 B 细胞的激活，不能产生针对第二种已发生变异病毒的更有效的抗体，从而导致机体无效免疫应答的出现，造成病毒清除能力的下降，感染不能得到控制。

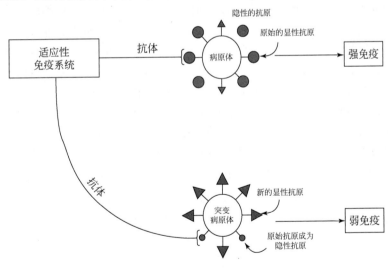

图 29-2 原始抗原行为产生的机制

除了 B 细胞以外，CTL 也出现了类似的原始抗原行为现象。已有研究表明，在不同血清型登革热病毒株二次感染时，CTL 更倾向于通过释放细胞因子而不是引起细胞溶解来发挥抗病毒效应。而此时产生的这些细胞因子，不但甚少发挥病毒清除效应，甚至还会增加血管通透性，加剧内皮细胞的损伤，加重组织器官损伤。

（二）病毒感染的抗体依赖性感染增强作用

除了原始抗原行为现象以外，根据第一次病毒暴露后的二次免疫应答反应，还存在着另一种导致病毒损伤增强的现象——抗体依赖性增强（antibody-dependent enhancement，ADE）作用。病毒感染的 ADE 作用是指：病毒感染后，机体产生的非中和抗体或低浓度中和抗体，不但不能中和病毒，反而对病毒进行调理素化处理，促进病毒与细胞表面表达 Fc 受体（FcR）的靶细胞结合，拉近病毒与靶细胞的空间距离，使得病毒通过内吞作用进入靶细胞，增强病毒在靶细胞的复制（图 29-3）。

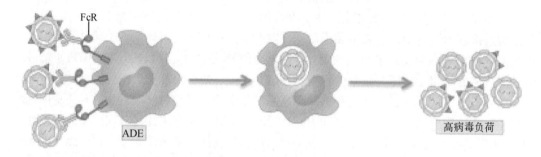

图 29-3　ADE 的产生机制

以登革病毒感染为例，当人体感染某一亚型登革病毒后，免疫应答启动，机体产生针对该亚型病毒特定表面蛋白的特异性抗体，阻止病毒与靶细胞（单核细胞、巨噬细胞等）的结合和进入。然而，当机体再次感染另一亚型登革病毒时，该病毒将激活免疫系统产生免疫应答，但由于登革病毒的四种亚型具有非常相似的表面抗原，诱导机体产生低浓度（半量中和浓度以下）的针对该亚型病毒的特异性中和抗体，甚至产生部分中和或完全不能中和病毒的交叉反应性异型抗体。上述抗体与二次感染的病毒抗原表位结合，不但不能使病毒失活，还能通过与靶细胞的 FcR 结合，或者通过补体介导的途径，变身为"特洛伊木马"，加速靶细胞内吞作用，使得病毒大量进入靶细胞内进行快速复制。这种 ADE 作用，使得登革病毒二次感染更加严重，表现为机体释放细胞因子大量增加，导致内皮组织渗透，血管液体流失加重，造成登革病毒感染的重症化登革出血热的发生。ADE 作用可以用来解释原发性（首次）登革病毒感染仅导致儿童和成人的轻微疾病，但继发性再次感染时，常常导致机体更为严重的疾病。

（曾　辉）

第三节　真菌感染与机体免疫反应

一、真菌感染的现状

真菌感染在过去的 30 年间显著增加，已成为一个全球性的健康问题。侵袭性真菌感染不仅使免疫功能抑制的患者发生局部或危及生命的全身感染,也危及健康人群。

目前分离出超过 200 种真菌种属,有一些与人体是共生的聚居菌群。这些酵母菌通常存在于人体皮肤和黏膜的天然腔道内,如口腔、胃肠道和阴道。当宿主防御能力受损时,它们就成为条件致病菌。有超过 17 种念珠菌是人体的致病菌,其中白色念珠菌最常导致黏膜和全身感染。侵袭性真菌感染 80% 是念珠菌感染,0.3%~19% 是曲霉菌感染。在许多欧美国家,念珠菌株尤其是白色念珠菌是第四位的院内获得性血流感染的病因,其发病率和死亡率都呈上升趋势。

侵袭性真菌通过形态转换等多种方式进入人体生理屏障,当机体免疫力低下或正常菌群失调时,可突破内皮系统到达远处组织和器官,造成深部真菌感染。侵袭性真菌感染会引发宿主一系列的免疫应答反应来清除病原体,基于反应时间可分为固有免疫反应和适应性免疫反应。其中固有免疫应答通过识别侵袭性真菌抗原、清除病原体和介导适应性免疫反应等方面发挥抗菌效应;适应性免疫接受固有免疫提呈的病原微生物抗原,可产生特异性体液免疫和细胞免疫。

二、固有免疫在机体真菌感染中的作用

机体的固有免疫系统是抵御真菌入侵的第一道防线,识别真菌细胞壁的特定组分是主要的防御机制之一。真菌细胞壁的甘露聚糖或其结构衍生物,是真菌病原体相关分子的特异性识别受体。固有免疫细胞是最有效的抗菌"武器",可表达模式识别受体(PRR)来识别真菌病原体相关分子模式(PAMP),直接吞噬或分泌天然抗真菌成分杀伤真菌(图 29-4);也可激活免疫细胞的分子级联反应,释放细胞因子和趋化因子杀伤真菌。目前研究较多的模式识别受体主要有 Toll 样受体(TLR)、C 型凝集素受体(CLR)、NOD 样受体(NLR)、RIG-I 样受体(RLR)等(图 29-5)。其中,TLR 和 CLR 在抗真菌免疫中发挥重要作用,而 NLR 和 RLR 尚未证实是否直接参与真菌病原体的识别。除此之外,补体系统和抗菌肽也是重要的固有免疫机制。

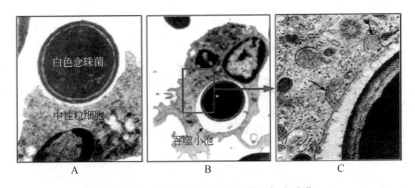

图 29-4 中性粒细胞直接吞噬白色念珠菌

A. 白色念珠菌黏附于中性粒细胞表面;B. 形成吞噬小体,吞噬 30 分钟后,溶酶体与吞噬小泡融合;
C. 高倍放大(×33 000)示溶酶体向吞噬小泡内释放内含物

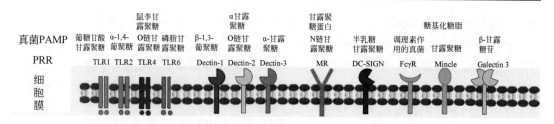

图 29-5 免疫细胞的主要模式识别受体及识别的相应真菌组分

(一) 固有免疫细胞

1. 树突状细胞

树突状细胞（DC）可分为淋巴样 DC 和髓样 DC，是目前已知的功能最强的专职性抗原提呈细胞。DC 可以吞噬和降解荚膜组织胞浆菌、新生隐球菌、白色念珠菌和烟曲霉。当宿主被真菌入侵时，通过炎症细胞因子如 TNF-α 信号，使未成熟的 DC 被激活，经淋巴管迁徙至引流淋巴结，变为成熟 DC，高表达主要组织相容性复合体（MHC）-Ⅱ和协同刺激分子，并激活 T 细胞免疫应答。因此 DC 是连接固有免疫与适应性免疫的重要桥梁。DC 表面可表达多种 PRR，如 TLR、CLR 及 FcγR。其他 PPR 如清道夫受体（SCARF1 和 CD36）可在新生隐球菌的免疫识别中发挥重要作用。

2. 巨噬细胞

单核/巨噬细胞与中性粒细胞一起募集到真菌感染部位，参与宿主免疫反应。单核/巨噬细胞是识别 PAMP 的关键免疫细胞，其细胞表面可高表达 TLR 和 CLR。念珠菌可诱导巨噬细胞的促炎 M1 表型分化至抗炎 M2 表型，从而减轻损伤。近年来的研究发现，单核细胞和自然杀伤细胞具有固有免疫记忆，从而改变了认为只有适应性免疫具有特异性免疫记忆的传统理念。真菌在与宿主的博弈中，形成了很多抗原识别、提呈的逃逸机制。假丝酵母可以抑制巨噬细胞的吞噬溶酶体成熟，而曲霉菌可以抑制吞噬溶酶体活性。此外，由于遗传多态性导致趋化因子 CX3C 受体 1 功能下降的患者更易感染播散性念珠菌病。

3. 中性粒细胞

作为机体必不可少的防御细胞，中性粒细胞对于清除真菌侵袭至关重要，当外周血中性粒细胞计数<500 个/μl，机体处于免疫抑制状态，是诱发真菌感染的重要易感因素。研究证实中性粒细胞不仅有吞噬作用，还是炎症反应的重要调节因子。中性粒细胞可通过释放 IL-1 和 TNF-α 减弱白色念珠菌感染后的促炎反应。白色念珠菌可诱导中性粒细胞释放由 DNA 组成的大纤维结构——中性粒细胞胞外诱捕网（NET），NET 通过释放抗真菌肽钙网蛋白杀灭真菌酵母和菌丝。

(二) 防御素 (defensin)

固有免疫系统可激活生成抗菌肽（antimicrobial peptide，AMP）、细胞因子及补体系统来消灭病原体，保护机体组织。AMP 是一种宿主防御肽，可以杀灭病原体，还能调节宿主免疫系统，包括促进趋化作用和伤口愈合等。防御素是由 AMP 演化而来，能对抗细菌、病毒和真菌感染。病原体细胞膜没有胆固醇且带有负电荷，防御素通过识别细胞膜成分来区分宿主细胞和病原体，防御素带的正电荷可通过膜的渗透性干扰病原微生物。防御素大量存在于免疫细胞和组织中，在白细胞颗粒中的浓度最高（>10mg/ml），在潘氏细胞（小肠防御细胞）的浓度也很高（约 10mg/ml）。机体的防御素通过定位半胱氨酸残基和二硫键的形成，分为α和β防御素两个亚群（表29-1）。

表29-1 与真菌感染相关的防御素功能小结

α-防御素	
HNP-1	消耗细胞内 ATP 导致真菌细胞失活
	从新生儿粪便中分离出带有抗念珠菌作用
	表达于真菌感染患者的血细胞
	表达于真菌感染患者的食管
	DEFB1 和 *DEFB103A* 基因多态性与复发性阴道念珠菌病的发生有关
HNP-3	表达于真菌感染患者的食管
	DEFB1 和 *DEFB103A* 基因多态性与复发性阴道念珠菌病的发生有关
HNP-2	从新生儿粪便中分离出带有抗念珠菌作用
	表达于真菌感染患者的食管
HNP-4	杀灭体内非病理状态的白色念珠菌
HD-5	浓度依赖于与病原菌的活力
	从新生儿粪便中分离出带有抗念珠菌作用
HD-6	可穿透白色念珠菌细胞壁
β-防御素	
hBD-1	与 hBD-2 和 hBD-3 协同穿透真菌细胞壁并杀灭细胞
	DEFB1（-44C/G）的基因多态性可能与 1 型糖尿病和口腔真菌病有关
hBD-2	当念珠菌与人体角化细胞接触后可上调 *hBD-2 mRNA* 的表达
	念珠菌感染后在食管的表达量增加
hBD-3	念珠菌感染后在食管的表达量增加

1. α-防御素

已经定义了 6 种人α-防御素，前 4 种被称为人中性粒细胞肽（human neutrophil peptide，HNP）-1～HNP4，它们先储存于中性粒细胞嗜天青颗粒，在释放到组织后参与非氧化的杀灭作用吞噬病原体。人防御素（human defensin，HD）-5 和 HD-6 由小肠潘氏细胞生成，通常被认为是肠道防御素。HD-5 还存在于女性生殖系统。α-防御素有广泛的免疫功能，能刺激肥大细胞脱颗粒，调控补体激活，促进 T 细胞迁移和巨噬细胞的吞噬作用。Edgerton 等研究发现 HNP-1 对白色念珠菌有抗菌活性，其机制是病原体细胞内容物及 ATP 的降解。当白色念珠菌感染时，中性粒细胞能分泌高浓度的 HNP-1 和 HNP-3。HNP-1 和 HNP-3 也存在于阴道的天然解剖屏障内，*DEFA1* 和 *DEFA3* 基因的多态性使得某些易感人群发性阴道念珠菌病，7%～8%的育龄妇女可在 1 年内发生 4 次以上的阴道念珠菌病，称为复发性阴道念珠菌病，可在绝经后治愈。*DEFA1* 和 *DEFA3* 基因多态性与复发性阴道念珠菌病的发生和严重程度有关。Raj 等发现合成型 HNP-1 对念珠菌的杀菌活性是合成型 HNP-2 的 5 倍，而 HNP-3 对白色念珠菌无杀菌效力。HNP-1 的 N 末端氨基酸是丙氨酸（无极性），而 HNP-3 的 N 末端氨基酸是天冬氨酸（阴性电荷），这可能是两者抗真菌效力不同的重要原因。目前对 HNP-4 的研究很少，只有一项研究表明 HNP-4 也具有杀菌作用。HD-5 重组体类似物对白色念珠菌的杀菌作用与浓度相关，当阴道上皮细胞被 HD-5 重组体类似物转染后，能提高对真菌生长的抑制作用。在胎粪和婴儿粪便分泌物中发现 HNP-1、HNP-2 和 HD-5，提示这些杀菌物质存在于胎儿和婴儿的肠道中，其中胎粪具有更强的抗白色念珠菌的能力。HD-6 重组类似物在体内可与白色念珠菌相互作用并发挥杀菌作用，推测 HD-6 能穿透真菌细胞膜破坏白色念珠菌。

2. β-防御素

β-防御素是由上皮细胞生成的阳离子多肽，对革兰氏阴性菌、病毒和真菌都有抗菌作用。β-防御素不仅能杀伤感染病原微生物，还能发挥成熟树突状细胞、单核/巨噬细胞和肥大细胞的化学诱导作用。与α-防御素相比，β-防御素的肽段更短，有 45 个氨基酸残端，赖氨酸数量多于精氨酸，并且包含 Cys1-Cys5、Cys2-Cys4、Cys3-Cys6 半胱氨酸配对，形成三对分子内二硫键。目前已知的人β-防御素（human β-defensin，hBD）共有 11 种：hBD-1～hBD8、hBD-18、hBD-29 和 hBD-31。编码β-防御素的基因位于 8p22，在遗传过程中有基因多态性。研究最多的β-防御素 hBD-1、hBD-2、hBD-3 和 hBD-4 分别由 *DEFB1*、*DEFB4*、*DEFB103A* 和 *DEFB104* 基因编码。hBD-1 存在于泌尿生殖道、气管和呼吸道；hBD-2 和 hBD-3 多表达于呼吸道；hBD-4 mRNA 可见于人体睾丸、胃、肺和中性粒细胞。重组 hBD-2 和 hBD-3 对白色念珠菌、热带念珠菌和近平滑念珠菌有抗菌活性，但对光滑念珠菌和克鲁斯念珠菌没有抗菌活性。重组 hBD-2 和 hBD-3 能抑制光滑念珠菌黏附于人体口腔上皮细胞。感染白色念珠菌、克柔念珠菌、热带念珠菌和光滑念珠菌，可促使 hBD-2 在肠腔上皮细胞过表达。真菌食管感染后 hBD-2 和 hDB-3 表达上调。重组人口腔上皮感染念珠菌后可诱导β-防御素表达。尚不明确β-防御素的表达调控机制是通过直接识别念珠菌还是真菌感染后造成的损伤。

雌激素失调也可影响 hBD-2 的表达。当脂多糖感染阴道上皮细胞时，雌激素可刺激 hBD-2 的产生，孕酮可抑制 hBD-2 的产生。因此，口服避孕药的女性 hBD-2 的表达量减少，使得生殖系统的真菌感染概率增加。此外，宿主的基因背景能影响β-防御素的产生。*DEFB1* 基因的 5′非翻译区的单核苷酸多态性（SNP）-44C/G 可调节 hBD-1，使得 1 型糖尿病患者感染口腔念珠菌病。

三、适应性免疫在机体真菌感染的作用

当侵袭性真菌感染进一步发展时，DC 将真菌抗原信息提呈给原始 $CD4^+$ T 细胞进而启动适应性免疫应答（图 29-6）。DC 也可通过 MHC-Ⅰ激活 $CD8^+$ T 细胞。真菌抗原信息可直接激活 B 细胞分泌免疫球蛋白抗感染。

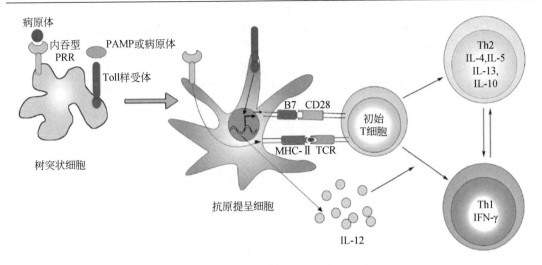

图 29-6　DC 诱导机体产生适应性免疫

（一）CD4+T 细胞

由病原真菌的 PAMP 诱导抗原提呈细胞产生的细胞因子可促进 Th 细胞分化为具有功能的 Th1、Th2 和 Th17 细胞亚型（图 29-7）。IL-12 家族是已知促进 Th 细胞分化的重要调节因子，当与细胞表面受体结合后即可激活 STAT 信号通路，促进原始 T 细胞的分化。动物实验和人体实验均证实 Th1 细胞主要分泌 IFN-γ，以及其他促炎细胞因子，如 TNF-α 和粒细胞-巨噬细胞集落刺激因子（GM-CSF），来激活中性粒细胞，吞噬、灭杀病原真菌，达到消除感染的病原真菌目的。研究发现 IFN-γ 和 TNF-α 可促进巨噬细胞释放一氧化氮和活性氧自由基，从而有利于清除细胞内组织胞浆菌等真菌菌属。当 Th1 细胞免疫缺陷或其表达的效应细胞因子，如 IL-12、IFN-γ 或 TNF-α 缺乏时，无论是小鼠还是人类对于大多数真菌的易感性明显增加。应用 IFN-γ 进行免疫治疗的患者，抗曲霉菌、隐球菌感染的能力有所增强。GM-CSF 可通过隔离酵母菌必需的微量元素锌、激活活性氧自由基和促进中性粒细胞聚集等机制调控机体抗真菌能力。Th2 细胞的分化需要 IL-4 介导的 STAT6 激活和 GATA3 表达，Th2 细胞可诱导 IL-4、IL-5、IL-13 等促进 B 细胞增殖并产生抗体，以调控体液免疫。小鼠感染肺新生隐球菌和荚膜杆菌后 Th2 细胞的免疫反应明显增强。Th17 细胞可特异性地表达 IL-17A、IL-17E 和 IL-22。T 细胞的分化依赖于多种细胞因子和转录调节因子。TNF-β 和 IL-16 促进原始 CD4+ T 细胞分化为 Th17 细胞。Th17 细胞介导的免疫反应是机体发生黏膜真菌感染的重要基础，IL-17 和 IL-22 可促进角化细胞和上皮细胞释放各类抗菌肽，从而加强机体的黏膜屏障来抵御真菌病原体的侵袭。IL-17 受体缺乏的小鼠无法产生功能性的 Th17 细胞，故更易发生口腔和系统性真菌感染。自身免疫多内分泌腺病综合征（APECED）患者自身免疫调节基因（*AIRE*）突变产生 Th17 细胞因子抗体，其慢性和复发性的真菌感染的概率明显增加。另一方面，Th17 细胞也可加重真菌感染。Th17 细胞释放的 IL-17 能直接附着于念珠菌和曲霉菌的细胞壁，促进菌丝生长，使得病原真菌形态发生改变，增强真菌对机体抗真菌防御的耐受性。IL-23 诱导 Th17 细胞信号通路的激活，与小鼠胃真菌病的恶化相关。调节性 T

细胞（Treg）可释放抑制性的细胞因子，如 IL-10、TGF-β、IL-27、IL-35，维持机体适宜的免疫反应。Treg 的免疫抑制效应不利于宿主对病原真菌的清除。TLR2 及其下游分子 MyD88 是 Treg 存活的重要条件。TLR2 或 CCR5 缺乏的小鼠，Treg 数目明显减少，清除白色念珠菌的效率明显提高。另一方面，Treg 在增强机体对曲霉菌的免疫反应的同时可避免损伤宿主。Treg 也可延长抗真菌免疫反应，在胃真菌病时，Treg 避免了过度炎症反应，使得真菌持续存在于胃肠道，从而有利于产生有效的继发性免疫反应。

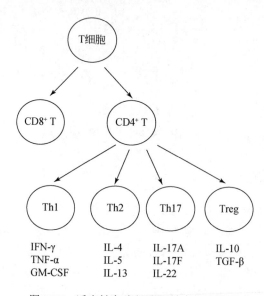

图 29-7　适应性免疫细胞及效应细胞因子

（二）CD8⁺T 细胞

一般认为 $CD8^+$ T 细胞在抗病毒和抗肿瘤方面发挥重要作用，但其抗真菌作用并不如 $CD4^+$ T 细胞的研究透彻。在 $CD4^+$ T 细胞缺陷的患者，则由 $CD8^+$ T 细胞发挥主要免疫作用。MHC-Ⅱ缺陷小鼠 $CD8^+$ T 细胞通过增强巨噬细胞吞噬作用抑制真菌感染。有实验发现 $CD8^+$ T 细胞可直接抑制新生隐球菌的生长。

四、侵袭性真菌的免疫逃逸机制

很多真菌可通过多种复杂且高效的策略来介导逃避宿主的免疫防御。以念珠菌为例，主要机制有三个方面（图 29-8）。①逃避细胞免疫反应：通过屏蔽 PAMP 来逃脱巨噬细胞识别 PRR；TLR2 通过与 TLR4 竞争性激活后诱导抗炎细胞因子的释放；抵制细胞内杀伤并逃脱巨噬细胞的吞噬。如白色念珠菌通过屏蔽菌丝上的β-葡聚糖从而不被 PRR Dectin-1 所识别。②组织入侵：通过抑制噬菌溶酶体的生成；生成溶解酶主动穿透宿主细胞；分泌或表达溶解酶降解宿主细胞外基质成分；将纤溶酶汇集到真菌细胞表面来降解细胞外基质等。③逃避补体免疫反应：通过结合补体调节因子、表达内源性补体抑制因子及分泌蛋白酶降解宿主补体蛋白来实现。如念珠菌可分泌 Sap 蛋白酶裂解补体 C3b 进而阻断补体 C3

的激活。目前为止，病原真菌逃避人体免疫应答的完整机制尚未研究透彻。

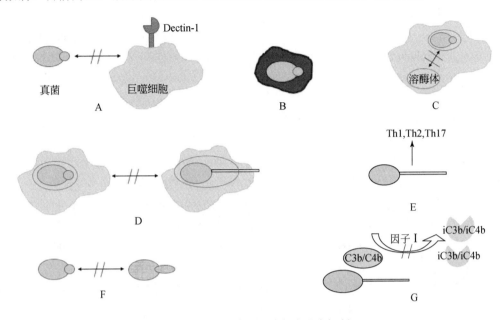

图 29-8　念珠菌常见的免疫逃逸机制

A. 屏蔽菌丝上的β-葡聚糖；B. 形成真菌被膜；C. 抑制噬菌溶酶体的生成；D. 通过菌丝外生长破坏巨噬细胞的结构；
E. 调控宿主的T细胞免疫；F. 真菌细胞表型的突变；G. 抑制补体的激活

五、结语与展望

目前侵袭性真菌感染的发病率呈现上升趋势，且病死率居高不下。机体应对真菌感染的免疫应答和逃逸机制是复杂而精细的，相信随着研究的深入，将有助于研发更有效的疾病干预靶点，进而从免疫角度为临床防治侵袭性真菌病提供支持。

（单　怡　陈德昌）

参考文献

杨文涛, 石少华, 杨桂连, 等. 2015. 流感病毒感染诱导 T 细胞免疫应答的研究进展. 病毒学报, 31(04): 440-449

Baltzer SA, Brown MH. 2011. Antimicrobial peptides: promising alternatives to conventional antibiotics. J Mol Microbiol Biotechnol, 20(4): 228-235

Beutler B. 2009. Microbe sensing, positive feedback loops, and the pathogenesis of inflammatory diseases. Immunol Rev, 227(1): 248-263

Bodewes R, Kreijtz JH, van Amerongen G, et al. 2013. Infection of the upper respiratory tract with seasonal influenza A (H3N2) virus induces protective immunity in ferrets against infection with A (H1N1) pdm09 virus after intranasal, but not intratracheal, inoculation. J Virol, 87(8): 4293-4301

Boyden AW, Legge KL, Waldschmidt TJ. 2012. Pulmonary infection with influenza A virus induces site-specific germinal center and T follicular helper cell responses. PLoS One, 7(7): e40733

Brown DM, Lee S, Garcia-Hernandez Mde L, et al. 2012. Multifunctional CD4 cells expressing gamma interferon and perforin mediate protection against lethal influenza virus infection. J Virol, 86(12): 6792-6803

Brown DM, Román E, Swain SL. 2004. CD4 T cell responses to influenza infection. Semin Immunol, 16(3): 171-177

Bruder D, Srikiatkhachorn A, Enelow RI. 2006. Cellular immunity and lung injury in respiratory virus infection. Viral Immunol, 19(2): 147-155

Calderon JA. 2014. Proteomic characterization of human proinflammatory M1 and antiinflammatory M2 macrophages and their response to Candida albieans. Proteomics, 14(18): 1503-1518

Coleclough C, Sealy R, Surman S, et al. 2005. Respiratory vaccination of mice against influenza virus: dissection of T-and B-cell priming functions. Scand J Immunol, 62(Suppl 1): 73-83

Conti HR, Gaffen SL. 2010. Host responses to Candida albicans: Th17 cells and mucosal candidiasis. Microbes Infect, 12: 518-527

Conti HR, Shen F, Nayyar N, et al. 2009. Th17 cells and IL-17 receptor signaling are essential for mucosal host defense against oral candidiasis. J Exp Med, 206(2): 299-311

Cornely OA, Arikan-Akdagli S, Dannaoui E, et al. 2014. ESCMID and ECMM joint clinical guidelines for the diagnosis and management of mucormycosis. Clin Microbiol Infect, 20(Suppl 3): 5-26

Cukalac T, Chadderton J, Zeng W, et al. 2014. The influenza virus-specific CTL immuno- dominance hierarchy in mice is determined by the relative frequency of high-avidity T cells. J Immunol, 192(9): 4061-4068

Dale BA, Fredericks LP. 2005. Antimicrobial peptides in the oral environment: expression and function in health and disease. Curr Issues Mol Biol, 7(2): 119-133

Dejnirattisai W, Jumnainsong A, Onsirisakul N, et al. 2010. Cross-reacting antibodies enhance dengue virus infection in humans. Science, 328: 745-748

del Fresno C, Soulat D, Roth S, et al. 2013. Interferon-beta production via Dectin-1-Syk-IRF5 signaling in dendritic cells is crucial for immunity to *C. albicans*. Immunity, 38: 1176-1186

Edgerton M, Koshlukova SE, Araujo MW, et al. 2000. Salivary histatin 5 and human neutrophil defensin 1 kill *Candida albicans* via shared pathways. Antimicrob Agents Chemother, 44(12): 3310-3316

Feng Z, Jiang B, Chandra J, et al. 2005. Human beta-defensins: differential activity against *Candidal* species and regulation by *Candida albicans*. J Dent Res, 84(5): 445-450

Gacser A, Tiszlavicz Z, Nemeth T, et al. 2014. Induction of human defensins by intestinal Caco-2 cells after interactions with opportunistic *Candida* species. Microbes Infect, 16(1): 80-85

Gantner BN, Simmons RM, Underhill DM. 2005. Dectin-1 mediates macrophagerecognition of *Candida albicans* yeast but not filaments. EMBO J, 24(6): 1277-1286

Ganz T. 2003. Defensins: antimicrobial peptides of innate immunity. Nat Rev Immunol, 3(9): 710-720

Gresnigt MS, Joosten LA, Verschueren I, et al. 2012. Neutrophil-mediated inhibition of proinflammatory cytokine responses. J Immunol, 189: 4806-4815

Gross O, Poeck H, Bscheider M, et al. 2009. Syk kinase signalling couples to the Nlrp3 inflammasome for anti-fungal host defence. Nature, 459(7245): 433-436

Guo H, Santiago F, Lambert K, et al. 2011. T cell-mediated protection against lethal 2009 pandemic H1N1 influenza virus infection in a mouse model. J Virol, 85(1): 448-455

Guzman MG, Vazquez S. 2010. The complexity of antibody-dependent enhancement of dengue virus infection. Viruses, 2: 2649-2662

Hamada H, Bassity E, Flies A, et al. 2013. Multiple redundant effector mechanisms of $CD8^+$ T cells protect against influenza infection. J Immunol, 190(1): 296-306

Hamada H, Garcia-Hernandez Mde L, Reome JB, et al. 2009. Tc17, a unique subset of CD8 T cells that can protect against lethal influenza challenge. J Immunol, 182(6): 3469-3481

Han JH, Kim MS, Lee MY, et al. 2010. Modulation of human beta-defensin-2 expression by 17 beta-estradiol and progesterone in vaginal epithelial cells. Cytokine, 49(2): 209-214

Hillaire ML, van Trierum SE, Kreijtz JH, et al. 2011. Cross-protective immunity against influenza pH1N1 2009 viruses induced by seasonal influenza A (H3N2) virus is mediated by virus-specific T-cells. J Gen Virol, 92(Pt 10): 2339-2349

Höfs S, Mogavero S, Hube B. 2016. Interaction of *Candida albicans* with host cells: virulence factors, host defense, escape strategies, and the microbiota. J Microbiol, 54(3): 149-169

Hollox EJ, Armour JA, Barber JC. 2003. Extensive normal copy number variation of a beta-defensin antimicrobial-gene cluster. Am J Hum Genet, 73(3): 591-600

Hsieh SM, Chang SC. 2006. Insufficient perforin expression in $CD8^+$ T cells in response to hemagglutinin from avian influenza (H5N1) virus. J Immunol, 176(8): 4530-4533

Hsieh YC, Wu TZ, Liu DP, et al. 2006. Influenza pandemics: past, present and future. J Formos Med Assoc, 105(1): 1-6

Huang KY, Rijal P, Schimanski L, et al. 2015. Focused antibody response to influenza linked to antigenic drift. J Clin Invest, 125: 2631-2645

Humphreys IR, Clement M, Marsden M, et al. 2012. Avidity of influenza-specific memory $CD8^+$ T-cell populations decays over time compromising antiviral immunity. Eur J Immunol, 42(12): 3235-3242

Humphreys IR, Walzl G, Edwards L, et al. 2003. A critical role for OX40 in T cell-mediated immunopathology during lung viral infection. J Exp Med, 198(8): 1237-1242

Jarczak J, Kosciuczuk EM, Lisowski P, et al. 2013. Defensins: natural component of human innate immunity. Hum Immunol, 74(9): 1069-1079

Joly S, Maze C, McCray PB Jr, et al. 2004. Human beta-defensins 2 and 3 demonstrate strain-selective activity against oral microorganisms. J Clin Microbiol, 42(3): 1024-1029

Jones DE, Bevins CL. 1992. Paneth cells of the human small intestine express an antimicrobial peptide gene. J Biol Chem, 267(32): 23216-23225

Jurevic RJ, Bai M, Chadwick RB, et al. 2003. Single-nucleotide polymorphisms (SNPs) in human beta-defensin 1: high-throughput SNP assays and association with *Candida* carriage in type I diabetics and nondiabetic controls. J Clin Microbiol, 41(1): 90-96

Kai-Larsen Y, Bergsson G, Gudmundsson GH, et al. 2007. Antimicrobial components of the neonatal gut affected upon colonization. Pediatr Res, 61(5 Pt 1): 530-536

Katharina LB, Daniela CI, Jessica Q, et al. 2015. Antifungal innate immunity: recognition and inflammatory networks. Semin Immunopathol, 37(2): 107-116

Kaufmann A, Salentin R, Meyer RG, et al. 2001. Defense against influenza A virus infection: essential role of the chemokine system. Immunobiology, 204(5): 603-613

Kim JH, Skountzou I, Compans R, Jacob J. 2009. Original antigenic sin responses to influenza viruses. J Immunol, 183: 3294-3301

Kopf M, Abel B, Gallimore A, et al. 2002. Complement component C3 promotes T-cell priming and lung migration to control acute influenza virus infection. Nat Med, 8(4): 373-378

Korteweg C, Gu J. 2008. Pathology, molecular biology, and pathogenesis of avian influenza A (H5N1) infection in humans. Am J Pathol, 172(5): 1155-1170

La Gruta NL, Turner SJ. 2014. T cell mediated immunity to influenza: mechanisms of viral control. Trends Immunol, 35(8): 396-402

Lambert PH, Liu M, Siegrist CA. 2005. Can successful vaccines teach us how to induce efficient protective immune responses? Nat Med, 11: S54-62

Lee N, Chan PK, Wong CK, et al. 2011. Viral clearance and inflammatory response patterns in adults hospitalized for pandemic 2009 influenza A (H1N1) virus pneumonia. Antivir Ther, 16(2): 237-247

Lin JS, Yang CW, Wang DW, et al. 2005. Dendritic cells cross-present exogenous fungal antigens to stimulate a protective CD8 T cell response in infection by histoplasma capsulatum. J Immunol, 174(10): 6282-6291

Linzmeier RM, Ganz T. 2005. Human defensin gene copy number polymorphisms: comprehensive analysis of independent variation in alpha-and beta-defensin regions at 8p22-p23. Genomics, 86(4): 423-430

Lionakis MS. 2013. CX3CR1-dependent renal macrophage survival promotes *Candida* control and host survival. J Clin Invest, 123(45): 5035-5051

Lipatov AS, Andreansky S, Webby RJ, et al. 2005. Pathogenesis of Hong Kong H5N1 influenza virus NS gene reassortants in mice: the role of cytokines and B-and T-cell responses. J Gen Virol, 86(Pt 4): 1121-1130

Loyola W, Custodio LA, Felipe I, et al. 2012. Artin M enhances TNF-alpha production and phagocytosis of *Candida albicans* mediated by dectin-1 and mannose receptors. Int Immunopharmacol, 12(2): 378-383

Lu Q, Jayatilake JA, Samaranayake LP, et al. 2006. Hyphal invasion of Candida albicans inhibits the expression of human beta-defensins in experimental oral candidiasis. J Invest Dermatol, 126(9): 2049-2056

Luo S, Hartmann A, Dahse HM, et al. 2010. Secreted pH-regulated antigen 1 of *Candida albicans* blocks activation and conversion of complement C3. J Immunol, 185(4): 2164-2173

Mathew B, Nagaraj R. 2015. Antimicrobial activity of human alpha defensin 6 analogs: insights into the physico-chemical reasons behind weak bactericidal activity of HD6 in vitro. J Pept Sci, 21(11): 811-818

McKinstry KK, Strutt TM, Kuang Y, et al. 2012. Memory $CD4^+$ T cells protect against influenza through multiple synergizing mechanisms. J Clin Invest, 122(8): 2847-2856

Means TK, Mylonakis E, Tampakakis E, et al. 2009. Evolutionarily conserved recognition and innate immunity to fungal pathogens by the scavenger receptors SCARF1 and CD36. J Exp Med, 206(3): 637-653

Midgley CM, Bajwa-Joseph M, Vasanawathana S, et al. 2011. An in-depth analysis of original antigenic sin in dengue virus infection. J Virol, 85: 410-421

Montagnoli C, Bacci A, Bozza S, et al. 2002. B7/CD28-dependent CD4$^+$CD25$^+$ regulatory T cells are essential components of the memory-protective immunity to *Candida albicans*. J Immunol, 169(11): 6298-6308

Montagnoli C, Fallarino F, Gaziano R, et al. 2006. Immunity and tolerance to *Aspergillus* involve functionally distinct regulatory T cells and tryptophan catabolism. J Immunol, 176(3): 1712-1723

Monto AS, Malosh RE, Petrie JG, et al. 2017. The doctrine of original antigenic sin: separating good from evil. J Infect Dis, 215: 1782-1788

Mou SS, Nakagawa TA, Riemer EC, et al. 2006. Hemophagocytic lymphohistiocytosis complicating influenza A infection. Pediatrics, 118(1): e216-219

Moyes DL, Wilson D, Richardson JP, et al. 2016. Candidalysin is a fungal peptide toxin critical for mucosal infection. Nature, 532(7597): 64-68

Murdock BJ, Teitz-Tennebaum S, Chen GH, et al. 2014. Early or late IL-10 blockade enhances Th1 and Th17 effector response and promotes fungal clearance in mice with cryptococcal lung infection. J Immunol, 193: 4107-4116

Netea MG, Brown GD, Kullberg BJ, et al. 2008. An integrated model of the recognition of *Candida albicans* by the innate immune system. Nat Rev Microbiol, 6: 67-78

Neumann G, Kawaoka Y. 2006. Host range restriction and pathogenicity in the context of influenza pandemic. Emerg Infect Dis, 12(6): 881-886

Odendahl M, Mei H, Hoyer BF, et al. 2005. Generation of migratory antigen-specific plasma blasts and mobilization of resident plasma cells in a secondary immune response. Blood, 105(4): 1614-1621

Ostler T, Davidson W, Ehl S. 2002. Virus clearance and immunopathology by CD8$^+$ T cells during infection with respiratory syncytial virus are mediated by IFN-gamma. Eur J Immunol, 32(8): 2117-2123

Peiris JS, Yu WC, Leung CW, et al. 2004. Re-emergence of fatal human influenza A subtype H5N1 disease. Lancet, 363(9409): 617-619

Piet B, de Bree GJ, Smids-Dierdorp BS, et al. 2011. CD8$^+$T cells with an intraepithelial phenotype upregulate cytotoxic function upon influenza infection in human lung. J Clin Invest, 121(6): 2254-2263

Polesello V, Segat L, Crovella S, et al. 2017. Candida infections and human defensins. Protein Pept Lett, 24(8): 747-756

Porter EM, van Dam E, Valore EV, et al. 1997. Broad-spectrum antimicrobial activity of human intestinal defensin 5. Infect Immun, 65(6): 2396-2401

Prado-Montes de Oca. 2010. Human beta-defensin 1: a restless warrior against allergies, infections and cancer. Int J Biochem Cell Biol, 42(6): 800-804

Qin YL, Zhang LL, Xu Z, et al. 2016. Innate immune cell response upon *Candida albicans* infection.Virulence, 7(5): 512-526

Quayle AJ, Porter, EM, Nussbaum, AA, et al.1998. Gene expression immunolocalization, and secretion of human defensin-5 in human female reproductive tract. Am J Pathol, 152(5): 1247-1258

Raj PA, Antonyraj KJ, Karunakaran T. 2000.Large-scale synthesis and functional elements for the antimicrobial activity of defensins. Biochem J, 347 Pt 3: 633-641

Rivera A, Ro G, Van Epps HL, et al. 2006. Innate immune activation and CD4$^+$ T cell priming during respiratory fungal infection. Immunity, 25(4): 665-675

Sardi JC, Scorzoni L, Bernardi T, et al. 2013. *Candida* species: current epidemiology, pathogenicity, biofilm formation, natural antifungal products and new therapeutic options. J Med Microbiol, 62(Pt 1): 10-24

Schmitz N, Kurrer M, Bachmann MF, et al. 2005. Interleukin-1 is responsible for acute lung immunopathology but increases survival of respiratory influenza virus infection. J Virol, 79(10): 6441-6448

Screaton G, Mongkolsapaya J, Yacoub S, et al. 2015. New insights into the immunopathology and control of dengue virus infection. Nat Rev Immunol, 15: 745-759

Shao PL, Huang LM, Hsueh PR. 2007. Recent advances and challenges in the treatment of invasive fungal infections. Int J Antimicrob Agents, 30(6): 487-495

Small BA, Dressel SA, Lawrence CW, et al. 2001.$CD8^+$ T cell-mediated injury in vivo progresses in the absence of effector T cells. J Exp Med, 194(12): 1835-1846

Snelgrove RJ, Edwards L, Rae AJ, et al. 2006. An absence of reactive oxygen species improves the resolution of lung influenza infection. Eur J Immunol, 36(6): 1364-1373

Strutt TM, McKinstry KK, Dibble JP, et al. 2010. Memory $CD4^+$ T cells induce innate responses independently of pathogen. Nat Med, 16(5): 558-564

Subramanian Vignesh K, Landero Figueroa JA, Porollo A, et al. 2013. Granulocyte macrophage-colony stimulating factor induced Zn sequestration enhances macrophage superoxide and limits intracellular pathogen survival. Immunity, 39: 697-710

Swain SL, McKinstry KK, Strutt TM. 2012. Expanding roles for $CD4^+$ T cells in immunity to viruses. Nat Rev Immunol, 12(2): 136-148

Taghavi M, Khosravi A, Mortaz E, et al. 2017. Role of pathogen-associated molecular patterns (PAMPs) in immune responses to fungal infections. Eur J Pharmacol, 808: 8-13

te Riet J, Reinieren-Beeren I, Figdor CG, et al. 2015. AFM force spectroscopy reveals how subtle structural differences affect the interaction strength between *Candida albicans* and DC-SIGN. J Mol Recognit, 28(11): 687-698

To KF, Chan PK, Chan KF, et al. 2001. Pathology of fatal human infection associated with avian influenza A H5N1 virus. J Med Virol, 63(3): 242-246

To KK, Hung IF, Li IW, et al. 2010. Delayed clearance of viral load and marked cytokine activation in severe cases of pandemic H1N1 2009 influenza virus infection. Clin Infect Dis, 50(6): 850-859

Tumpey TM, García-Sastre A, Taubenberger JK, et al. 2005. Pathogenicity of influenza viruses with genes from the 1918 pandemic virus: functional roles of alveolar macrophages and neutrophils in limiting virus replication and mortality in mice. J Virol, 79(23): 14933-14944

Urban CF, Reichard U, Brinkmann V, et al. 2006. Neutrophil extracellular traps capture and kill *Candida albicans* yeast and hyphal forms. Cell Microbiol, 8: 668-676

Valkenburg SA, Rutigliano JA, Ellebedy AH, et al. 2011. Immunity to seasonal and pandemic influenza A viruses. Microbes Infect, 13(5): 489-501

Vatti A, Monsalve DM, Pacheco Y, et al. 2017. Original antigenic sin: a comprehensive review. J Autoimmun, 83: 12-21

Ventolini G. 2013.New insides on vaginal immunity and recurrent infections. J Genit Sys Disord, 2: 1

Verma A, Wüthrich M, Deepe G, et al. 2014. Adaptive immunity to fungi. Cold Spring Harb Perspect Med, 5(3): a019612

Vignali DA, Kuchroo VK. 2012. IL-12 family cytokines: immunological playmakers. Nat Immunol, 13: 722-728

Weinfurter JT, Brunner K, Capuano SV, et al. 2011. Cross-reactive T cells are involved in rapid clearance of 2009 pandemic H1N1 influenza virus in nonhuman primates. PLoS Pathog, 7(11): e1002381

Wells CA, Salvage-Jones JA, Li X, et al. 2008. The macrophage-inducible C-type lectin, Mincle, is an essential component of the innate immune response to *Candida albicans*. J Immunol, 180(11): 7404-7413

Wilde CG, Griffith JE, Marra MN, et al. 1989. Purification and characterization of human neutrophil peptide 4, a novel member of the defensin family. J Biol Chem, 264(19): 11200-11203

Wiley JA, Cerwenka A, Harkema JR, 2001. Production of interferon-gamma by influenza hemagglutinin-specific CD8 effector T cells influences the development of pulmonary immunopathology. Am J Pathol, 158(1): 119-130

Wilkinson TM, Li CK, Chui CS, et al. 2012. Preexisting influenza-specific CD4[+] T cells correlate with disease protection against influenza challenge in humans. Nat Med, 18(2): 274-280

Wu T, Hu Y, Lee YT, et al. 2014. Lung-resident memory CD8 T cells (TRM) are indispensable for optimal cross-protection against pulmonary virus infection. J Leukoc Biol, 95(2): 215-224

Yanagi S, Ashitani J, Ishimoto H, et al. 2005. Isolation of human beta-defensin-4 in lung tissue and its increase in lower respiratory tract infection. Respir Res, 6: 130

Yang D, Biragyn A, Kwak LW, et al. 2002. Mammalian defensins in immunity: more than just microbicidal. Trends Immunol, 23(6): 291-296

Yu X, Zhang X, Zhao B, et al. 2011. Intensive cytokine induction in pandemic H1N1 influenza virus infection accompanied by robust production of IL-10 and IL-6. PLoS One, 6(12): e28680

Zasloff M. 2002. Antimicrobial peptides in health and disease. N Engl J Med, 347(15): 1199, 1200

Zelante T, De Luca A, Bonifazi P, et al. 2007. IL-23 and the Th17 pathway promote inflammation and impair antifungal immune resistance. Eur J Immunol, 37(10): 2695-2706

第三十章 脓毒症免疫功能紊乱

第一节 概述

脓毒症（sepsis）这个术语可以追溯至希波克拉底时期，用于描述肉体腐烂和组织分解等过程。此后，随着病理学和病理生理学的发展，特别是1985年Goris和Bone等提出全身炎症反应的概念后，脓毒症逐步被描述为感染所引起的全身炎症反应综合征（systemic inflammatory response syndrome，SIRS）。此概念被1991年美国胸科医师协会和美国危重病医学会（ACCP/SCCM）联席会议委员会采纳，用于脓毒症的定义和诊断。然而基于SIRS的标准具有一定的局限性，忽视了感染后机体的适应性反应。2001年由美国危重病医学会（SCCM）、欧洲重症监护学会（ESICM）、美国胸科医师学会（ACCP）、美国胸科协会（ATS）及外科感染学会（SIS）五个学术组织共同发起的"国际脓毒症定义会议（International Sepsis Definitions Conference，ISDC）"对1991年脓毒症诊断标准进行了拓展，但由于缺少循证医学证据，脓毒症定义未能更新。直至2016年，随着对脓毒症病理生理学的认识深入和循证医学证据的完善，ISDC提出了新的脓毒症定义，即宿主对感染的反应失调而导致的危及生命的器官功能障碍。器官功能障碍通过序贯器官衰竭估计评分（sequential organ failure assessment，SOFA）来确定，感染后SOFA评分≥2分作为脓毒症器官功能障碍的临床诊断标准。脓毒性休克的临床诊断标准为：脓毒症患者经过充分的液体复苏后仍持续存在的低血压，需要血管活性药物维持平均动脉压≥65mmHg和/或乳酸水平＞2mmol/L。

脓毒症的高发病率和高死亡率给人类健康带来了巨大威胁。从公开发表的脓毒症流行病学数据推算，目前全球每年大约有3000万脓毒症新发病例，超过600万患者死亡。由于近87%的低收入和中等收入国家/地区脓毒症流行病学资料缺失，脓毒症的实际患病率和病死率可能更高。世界卫生大会（World Health Assembly，WHA）于2017年5月通过决议，敦促成员国和世界卫生组织总干事采取具体行动，通过改进预防、诊断和治疗来减轻脓毒症的负担。尽管迄今为止，全球超过100项临床研究探索新的治疗方法，以降低脓毒症病死率，但尚无一项得到美国食品药品管理局（FDA）批准。对脓毒症的病理生理学研究发现，过度炎症反应所致的多器官功能损害毫无疑问是脓毒症致病的重要环节，但脓毒症的这种高炎症状态往往伴随着长期而持久的免疫抑制或免疫麻痹。免疫功能紊乱不仅使得脓毒症患者无法从初始感染中恢复，同时还导致其对二次感染的易感性明显增加，并影响着脓毒症的中远期预后。

第二节 脓毒症免疫功能紊乱的表现

一、炎症反应失衡

自全身炎症反应综合征（SIRS）概念提出以来，炎症一直是脓毒症病理生理学和治疗学研究中无法回避的问题。当病原微生物侵入机体而失去控制时，机体将暴露于病原微生物、微生物致病成分及受损的组织产物持续作用的状态中。病原微生物和微生物成分被称为病原体相关分子模式（PAMP），而由组织损伤释放的蛋白质和细胞成分被认为是损伤相关分子模式（DAMP）。PAMP 和 DAMP 被免疫细胞和组织细胞表面的模式识别受体（PRR）识别，激活 PRR，进而通过级联信号转导引起包括白细胞介素（IL）、肿瘤坏死因子（TNF）和干扰素（IFN）等大量释放，形成炎症因子风暴。虽然免疫系统活化和炎症反应是机体清除病原微生物正常的病理生理反应，但过度的炎症反应也与凝血功能异常、血管内皮损伤和组织细胞坏死及凋亡等密切相关。在动物模型中，仅注射单一的促炎因子，如 TNF-α 和 IFN-γ 等，即可导致多器官功能衰竭和动物死亡。因此，在脓毒症患者中观察到高水平的促炎因子，且与患者临床严重程度和预后相关的背景下，炎症反应一度被认为是导致组织器官损伤、休克和患者死亡的重要原因。

基于对脓毒症炎症反应的认识，研究人员通过实验和临床研究，探讨了抗 IL-6 抗体、抗 IL-1 抗体及抗 TNF-α 抗体等在脓毒症治疗中的价值。研究发现，虽然这些靶向抗体能够降低机体游离炎症因子水平，但未能降低脓毒症患者病死率，甚至在某些情况下还有增加病死率的趋势。有鉴于此，人们认识到 SIRS 可能并非脓毒症的唯一病理生理学机制。在过度炎症反应的同时，机体还存在着对抗过度炎症的免疫反应，表现为 IL-10 和 IL-4 抗炎细胞因子大量释放，进而提出了代偿性抗炎症反应综合征（compensated anti-inflammatory response syndrome，CARS）的假说。更为复杂的是，某些脓毒症患者或在脓毒症某个阶段，促炎因子和抗炎因子同时大量存在，彼此作用并相互加强，这种现象则称为混合性抗炎症反应综合征（mixed antagonist response syndrome，MARS）。

尽管 MARS 假说早在 1996 年就被提出，但在较长的一段时间内，脓毒症的病理生理过程往往被分为两个阶段，即以过度炎症反应为特征的早期阶段及后续的抗炎反应阶段。同时，过度炎症反应被认为是导致脓毒症患者早期死亡的原因，而抗炎反应则是引起脓毒症患者发病数周后出现器官衰竭、免疫抑制和死亡的因素。然而，一项临床研究检测死亡和存活的脓毒症患者外周细胞因子水平发现，脓毒症早期不仅可检测到促炎因子 IL-18，抗炎因子 IL-10 的浓度也明显增高，且随着病情进展，IL-18 水平逐渐下降，而 IL-10 持续上升。更为重要的是，死亡组 IL-18 和 IL-10 水平均明显高于存活组，提示抗炎反应在疾病的各阶段持续存在，且与患者预后有关。另外，一项 Meta 分析发现，在 12 个包含脓毒症早期和晚期基因组表达数据的研究中，脓毒症患者均表现出 PAMP 激活和信号转导级联活性增加，但炎症相关的基因表达却呈现高度的不均一性或多样性。已知的炎症标志物，如 TNF-α、IL-1 或 IL-10，在跨队列的基因表达谱中没有显示出任何一致性。即使按照时间，如早期与晚期脓毒症进行分层，炎症因子的基因表达仍没有明显的阶段性特征。换而言之，在脓毒症临床致病过程中，既无法区分促炎和抗炎阶段，也无从促炎阶段到抗炎阶段的明显转变的现象,该项研究也从侧面论证了 MARS 可能是脓毒症炎症反应的普遍现象(图 30-1)。

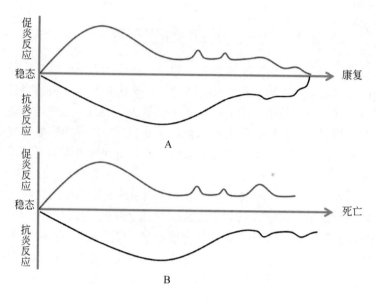

图 30-1 脓毒症炎症反应模型
A. 促炎反应和抗炎反应均消退,患者存活;B. 促炎反应和抗炎反应持续并存,患者死亡

值得说明的是,近期有学者在"SIRS-CARS-MARS"模型的基础上提出了持续炎症-免疫抑制-分解代谢综合征(PICS)的概念,用于描述脓毒症及创伤等疾病后期的病理生理状态。PICS 的特征为机体虽然存在免疫抑制,但是 IL-6 等促炎因子持续高水平。持续的炎症和免疫抑制状态导致脂肪和蛋白质的高分解,进而引起器官衰竭和院内感染等一系列并发症。从本质而言,可以认为 PICS 是 MARS 概念的拓展,对于描述脓毒症后期的炎症反应失衡具有一定的价值。但脓毒症感染病原体具有多样性,机体免疫反应也有显著的异质性,包括 MARS 和 PICS 等单一的炎症模型可能都不足以反映脓毒症炎症反应失衡的全貌,个体化的监测和评估对于指导临床干预更为重要,将在下文详述。

二、免疫细胞耗竭

(一)T 细胞耗竭

急性感染后,初始 T 细胞(naïve T cell)接受抗原刺激活化,细胞数量扩增,基因转录和代谢重组,分化产生大量效应 T 细胞(effector T cell),进而清除病原微生物。如果病原微生物或抗原得以迅速清除,炎症反应消退,多数活化的效应 T 细胞死亡,存留部分效应 T 细胞可以分化为效应记忆 T 细胞(effector memory T cell, TEM)。在二次抗原暴露后,TEM 能够快速增殖并分化为效应 T 细胞。与之相反,在抗原和炎症持续暴露的情况下,效应 T 细胞向 TEM 分化的过程受阻,且进入耗竭状态,效应功能丧失。虽然 T 细胞耗竭最早在慢性病毒感染中被提出,被描述为病毒特异性 $CD8^+$ T 细胞的克隆缺失。然而,

T细胞耗竭并不局限于 $CD8^+$ T 细胞，在许多感染性疾病中，也观察到 $CD4^+$ T 细胞耗竭的现象。近年，随着 T 细胞耗竭研究领域拓展和深入，T 细胞耗竭与脓毒症发生和发展的关系也日渐清晰。

IL-2 是 T 细胞增殖的必要条件。在 T 细胞激活的过程中，IL-2 通过自分泌和旁分泌的形式作用于 T 细胞。脓毒症状态下，$CD4^+$ T 细胞对特异性抗原刺激无增殖反应，IL-2 的分泌能力显著下降。同时，耗竭的 $CD4^+$ T 细胞表达高水平的抗炎因子 IL-10。对 $CD8^+$ T 细胞而言，当其处于脓毒症诱导的耗竭状态时，促炎因子 IFN-γ 和 IL-2 的产生明显减少。有一项临床研究，分离脓毒症患者脾脏淋巴细胞，采用脂多糖（LPS）和抗 CD3/CD28 抗体刺激发现，与非脓毒症患者相比，脓毒症患者脾脏细胞的细胞因子 IL-6 和 IL-10 等的分泌能力均显著下降。上述研究表明，克隆无反应和炎症因子分泌能力下降是脓毒症患者 T 细胞耗竭的普遍特征。

持续而高水平表达免疫抑制性受体是 T 细胞耗竭的另一表现。抑制性受体表达是在免疫激活状态下，机体控制自身反应性的重要负调控途径。虽然活化的效应 T 细胞也表达抑制性受体，但往往是短暂和低水平的表达。程序性死亡蛋白 1（PD-1）是机体重要的免疫抑制性受体，属于负性共刺激分子 B7-CD28 超家族成员。PD-1 不仅被看作 T 细胞耗竭的标志物，其还参与诱导耗竭性 T 细胞的产生。位于 T 细胞表面的 PD-1 负向调控 T 细胞活化，抑制 1 型辅助性 T 细胞（Th）反应，并促进凋亡。检测脓毒症患者外周 $CD4^+$ T 细胞和 $CD8^+$ T 细胞的 PD-1 水平发现，$CD8^+$ T 细胞表面 PD-1 水平与对照患者相比明显升高，并随着病程的延长而增加，但 $CD4^+$ T 细胞表面的 PD-1 无明显改变，但与细胞凋亡呈正相关。除了 PD-1，耗竭的 T 细胞还表达其他抑制性受体，如细胞毒性 T 细胞相关抗原 4（CTLA-4）、淋巴细胞活化基因 3 分子（lymphocyte activation gene-3，LAG3）、T 细胞免疫球蛋白黏液素 3（T-cell immunoglobulin and mucin-3，TIM3）、B/T 细胞衰减因子（B and T lymphocyte attenuator，BTLA）及自然杀伤细胞受体 CD244（2B4）和 CD160 等。已经证实，T 细胞表面 CTLA-4 及 TIM3 与脓毒症患者疾病严重程度呈正相关。在脓毒症动物模型中，采用抗体分别阻断 CTLA-4 或 TIM3 能够恢复 T 细胞免疫功能，增强病原体清除能力。尽管如此，鉴于活化的 T 细胞也表达上述受体，T 细胞表达某一种抑制性受体表达并不能说明其处于耗竭状态。两种或更多的抑制性受体协同检测，可能更有助于鉴定耗竭性 T 细胞。

（二）NK 细胞耗竭

自然杀伤细胞（NK）是机体中除了 T 细胞和 B 细胞外的第三类淋巴细胞，其不仅可以阻断细菌的入侵，还参与了抗肿瘤和抗病毒的免疫反应过程。NK 细胞主要分布于组织器官，在外周循环中含量极低，仅占外周淋巴细胞总数的 5%～7%。研究发现，脓毒症中循环 NK 细胞的绝对数量明显减少，在脓毒症发病数周后仍处于极低水平。临床研究证实，NK 细胞数量的减少与脓毒症患者的死亡率呈正相关。此外，NK 细胞的耗竭特征在脓毒症中也被临床研究证实。NKG2D 是 NK 细胞表面的活化型受体，可以识别主要组织相容性复合体（MHC）-Ⅰ类分子，在抗肿瘤和病毒感染中发挥重要作用。在脓毒症患者中，外周血循环 NK 细胞表面 NKG2D 表达下降。此外，分离脓毒症外周

NK 细胞发现，Toll 样受体（TLR）表达下调，在 LPS 等刺激后，细胞因子 IFN-γ 的分泌能力与对照组相比明显减低，呈现出显著的功能耗竭特征。鉴于 NKG2D 和 IFN-γ 在抗病毒免疫中的重要性，其水平下降可能是脓毒症患者致病后，机体内大量潜伏的病毒被激活的原因。

（三）抗原提呈细胞耗竭

众所周知，病原微生物进入机体后，固有免疫系统的抗原提呈细胞（APC）识别病原微生物，并通过 MHC 分子，将抗原提呈至 T 细胞等，介导适应性免疫应答激活。临床研究发现，脓毒症患者脾脏树突状细胞（DC）的数量和百分比与创伤患者相比明显减少，且循环 DC 数量也明显减少。此外，脓毒症发生二次感染的患者，其 DC 减少的程度明显高于非感染的患者，提示 DC 数量下降程度可以反映机体的免疫抑制状态。除了数量减少外，存留的 DC 呈现出显著的功能耗竭状态。脓毒症和烫伤动物脾脏 DC 表面 MHC-Ⅱ 的表达明显下调，诱导 T 细胞增殖的能力明显减低。IL-12 是 DC 等细胞分泌的重要防御性细胞因子。脓毒症中，DC 分泌 IL-12 的能力明显下降，而抗炎因子 IL-10 和转化生长因子（TGF）-β1 的表达显著增加。然而，有部分动物研究未能观察到 DC 表面的 MHC-Ⅱ 的表达下降。离体细胞实验发现，耗竭性 DC 虽然对 LPS 刺激失去反应，但仍保留对活化 T 细胞及 CD40 配体的反应性。因此有学者认为，将脓毒症状态下的 DC 描述为耗竭性 DC 可能不甚合适。但值得关注的是，临床研究发现髓系树突状细胞（mDC）表面人类白细胞抗原（HLA）-DR 明显减少，这种现象在脓毒症后 28 天仍然存在。动物研究证实，来源于正常动物的 DC 过继输注能够减少脓毒症二次感染的发生，来源于脓毒症小鼠的 DC 并不能发挥同样的效果。鉴于此，可以认为脓毒症中 DC 的功能耗竭是存在的，但不同的 DC 亚型在脓毒症不同阶段功能耗竭的程度值得进一步研究。

除了 DC 外，脓毒症来源的单核/巨噬细胞也存在显著的功能耗竭现象，典型特点是抗原提呈能力下降，表现为 HLA-DR 减少。同时，单核/巨噬细胞促炎因子，如 TNF-α 和 IL-1β 的释放能力减低，免疫抑制因子 IL-10 等的产生显著增加，进一步加剧脓毒症的免疫麻痹。更为重要的是，单核/巨噬细胞表面 HLA-DR 减少的程度与脓毒症患者的二次感染和死亡的发生有着显著的相关性，且在矫正了临床二次感染因素后同样如此。上述结果提示，单核/巨噬细胞功能耗竭是脓毒症免疫麻痹的重要表现，也是脓毒症患者二次感染的独立危险因素（图 30-2）。

体内的 DC 起源于多功能造血干细胞，其来源于两条途径，即髓系分化途径和淋巴系分化途径。髓系分化途径产生髓系 DC，其在粒细胞/巨噬细胞集落刺激因子（GM-CSF）等作用下可以诱导产生 DC。脓毒症骨髓细胞诱导分化而来的 DC 存在明显的功能缺陷，表现为 MHC-Ⅱ 的表达下降和促炎因子 IL-12 水平降低。有学者利用大鼠脓毒症模型，发现条件致病菌铜绿假单胞菌能引起骨髓中多能造血干细胞（hematopoietic stem cell, HSC）异常扩增。通过竞争性再生分析发现，脓毒症来源的 HSC 功能明显受损，在产生普通髓系祖细胞和粒细胞-单核细胞祖细胞方面存在缺陷，导致体外和体内髓系分化率降低，提示 HSC 耗竭参与了脓毒症免疫抑制的发生。

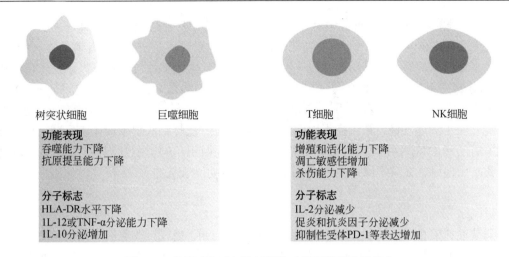

图 30-2 脓毒症免疫细胞耗竭的功能表现和分子标志

三、免疫抑制性细胞扩增

（一）调节性 T 细胞

调节性 T 细胞（Treg）是一类具有免疫调控作用的 T 细胞亚群，占外周 CD4$^+$ T 细胞的 5%～10%。Treg 根据其来源分为两大类，其中一类 Treg 产生于胸腺，被称为胸腺源性调节性细胞（thymus-derived regulatory T cell，tTreg）。外周 CD4$^+$ T 细胞被抗原诱导激活或在抑制性功能信号作用下，可以发育分化为另一类 Treg，如发生在体外，称之为诱导型调节性细胞（induced regulatory T cell，iTreg），如发生在体内则称之为外周调节性 T 细胞（peripherally induced regulatory T cell，pTreg）。Treg 可以通过多种机制发挥免疫抑制作用，按其作用方式可以分为接触性抑制和非接触性抑制。首先，Treg 可以分泌免疫抑制因子，如 IL-10、IL-35 和 TGF-β1，通过非接触方式发挥抑制效应，并可以通过颗粒酶 B 和穿孔素-1 杀伤靶细胞。其次，Treg 表面高表达免疫抑制分子 CTLA-4，通过细胞接触的方式发挥免疫抑制效应。此外，Treg 表面的 CD25（IL-2Rα）能够通过捕获 IL-2 间接抑制 T 细胞的增殖和活化。正常情况下，Treg 的免疫抑制效应对于维持免疫稳态和自身免疫耐受具有重要的意义，而 Treg 功能活化的异常将导致机体免疫功能紊乱的发生。

2003 年，Monneret 等发现脓毒性休克患者外周血 Treg 的比例明显升高。虽然在脓毒症起始阶段即可观察到 Treg 比例升高，但这种现象仅在脓毒症死亡患者持续存在。后续有研究证实，脓毒症中 T 细胞比例的增加主要是因为效应 T 细胞数量的下降，而非 Treg 绝对数量增加。但在动物模型及烧伤和脓毒症患者中，也有研究发现了 Treg 绝对数量增加现象。不管 Treg 在 CD4$^+$ T 细胞中比例的增加，是由于其绝对或相对扩增，Treg 参与脓毒症免疫抑制过程已是不争的事实。采用流式细胞术分析脓毒症患者循环 CD4$^+$CD25$^+$CD127$^-$Foxp3$^+$ Treg 发现，其扩增水平与淋巴细胞增殖反应下降密切相关。烧伤后并发脓毒症的患者 Treg 中 CTLA-4、Foxp3 的表达及 IL-10、TGF-β 水平也显著高于非脓毒症组，其中脓毒症存活组的 Treg 免疫抑制活性显著低于死亡组。研究发现，Treg 表达受体酪氨酸激酶 Axl，脓毒症中 Axl 配体——生长抑制特异性蛋白 6（GAS6）的升高所致的预后不良可能与其对 Treg 免疫功能的调控有关。我们前期在盲肠结扎穿孔术（CLP）脓毒症小鼠模型基础上，采用铜绿假单胞菌感染肺部，建立二次打击模型发现，脓毒症后第 3 天，小鼠对铜绿假单胞菌感染的易感性较假手术小鼠显著升高，$CD4^+CD25^+Foxp3^+$ Treg 的比例也显著增加。进一步应用抗 CD25 抗体部分清除 Treg 发现，部分清除 Treg 能够明显恢复效应 T 细胞功能，脓毒症小鼠细菌清除率提高，从而降低了脓毒性小鼠感染铜绿假单胞菌后的死亡率，采用丙酮酸乙酯对脓毒症二次感染的保护作用也与其对 Treg 的扩增抑制有关。上述研究证实了脓毒症中 Treg 扩增与免疫功能紊乱的关系。

（二）调节性树突状细胞

调节性树突状细胞（regulatory dendritic cell，DCreg）是近年发现的一类具有免疫抑制和免疫耐受功能的树突状细胞。从本质上来说，DCreg 是一种功能性定义，而非独立的 DC 谱系。目前较为公认的是，DCreg 以低表达共刺激分子（主要为 CD40、CD80 和 CD86）为特征，同时常伴有促炎因子 IL-12 分泌减少和抗炎因子 IL-10 分泌增加。DCreg 介导免疫抑制和免疫耐受的机制包括如下几个方面：①DCreg 表面 MHC 和共刺激分子表达水平低，因此不能有效激活初始 T 细胞，从而减弱 T 细胞的免疫反应；②通过分泌具有负向免疫调节作用的细胞因子，如 IL-10 等，而介导免疫耐受；③通过表达负向调控分子，如 Fas 配体（FasL）、吲哚胺 2,3-双加氧酶（indoleamine-pyrrole 2,3-dioxygenase，IDO）及程序性死亡蛋白配体 1（PD-L1）等，引起辅助性 T 细胞（Th）耗竭和凋亡；④通过分泌 IL-10 和 TGF-β1 等诱导 $CD4^+CD25^+Foxp3^+$ Treg 扩增，并间接介导免疫抑制。

$CD11c^{lo}CD45RB^{hi}DC$ 具有典型的 DCreg 特征，也是目前研究较为深入一类 DCreg。在致死性内毒素血症模型中，$CD11c^{lo}CD45RB^{hi}DC$ 明显扩增。在烫伤动物中也发现，脾脏 $CD11c^{lo}CD45RB^{hi}DC$ 比例明显升高，在烫伤后 18 小时达到高峰，且在 24 小时仍处于较高水平。分析脓毒症死亡患者脾脏也发现，成熟 DC 明显减少，DCreg 明显增多，且与 Th 细胞数量减少有关，说明 DCreg 扩增可能提示预后不良。但在脓毒症致病后，给予 $CD11c^{lo}CD45RB^{hi}DC$ 过继输注能够降低 IL-6 和 TNF-α 等炎症因子的水平，降低动物的死亡率。另据报道，脓毒性休克也可以诱导 $CD11c^{lo}CD45RB^{hi}DC$ 扩增。$CD11c^{lo}CD45RB^{hi}DC$ 与传统的 DC 相比，虽然诱导 Treg 分化的能力无显著不同，但其能够更为有效地抑制肠道炎症反应。上述研究表明，DCreg 在脓毒症不同阶段的作用可能不同，DCreg 在脓毒症免疫抑制过程中的确切作用尚待阐明。

（三）髓源性抑制细胞

髓源性抑制细胞（myeloid-derived suppressor cell，MDSC）是一类异质性的未成熟髓系细胞群体，包括骨髓祖细胞和髓源性细胞前体。研究发现，小鼠 MDSC 表达 CD11b 和 Gr1，根据其形态可以分为粒细胞型 MDSC（granulocyte-like MDSC，G-MDSC）和单核型 MDSC（monocyte-like MDSC，M-MDSC）。G-MDSC 表型以 $Ly6G^+Ly6C^{lo}$ 为特征，而 M-MDSC 的表型特征为 $Ly6G^-Ly6C^{hi}$。对人类而言，MDSC 的表型特征尚无定论，一般分为 $CD11b^+CD33^+HLA\text{-}DR^-CD14^+$ 的 M-MDSC 和 $CD11b^+CD33^+HLA\text{-}DR^-CD14^-CD15^+$ 的 G-MDSC。M-MDSC 和 G-MDSC 分化能力和特点不同，M-MDSC 可以分化为成熟的 DC

和巨噬细胞。此外,两者在免疫抑制机制和能力方面也存在明显差异。G-MDSC 主要通过活性氧簇(ROS)和低水平的一氧化氮(NO)起作用,对 T 细胞增殖抑制能力弱。而 M-MDSC 则相反,其产生 NO 并强烈抑制 T 细胞增殖。

虽然当前关于 MDSC 的研究主要集中在肿瘤和慢性炎症领域,但其在脓毒症炎症反应和免疫抑制中的调控作用越发受到关注。Delano 等在 2007 年首先发现,在脓毒症模型中,随着脓毒症病程的进展,动物骨髓、脾脏及淋巴结中 $GR-1^+CD11b^+MDSC$ 逐渐升高,其扩增依赖于髓样分化因子 88(MyD88)信号转导途径,但不依赖于 TLR4。脾脏的 $GR-1^+MDSC$ 能够显著抑制抗原特异性 $CD8^+$ T 细胞 IFN-γ 的分泌,对于 $CD4^+$ T 细胞的增殖抑制作用并不显著。然而,体内清除 GR-1 阳性细胞阻断了脓毒症诱导的 Th2 细胞分化。鉴于 $CD8^+$ T 细胞耗竭和 Th2 细胞的分化已经被证实是脓毒症免疫抑制的重要表现,MDSC 的扩增可能参与了该过程。正常的免疫功能状态对于抑制肿瘤生长至关重要,已经证实脓毒症诱导的免疫抑制可引起肿瘤发生率增高。有研究发现脓毒症后肿瘤的发生与 G-MDSC 的扩增密切相关,通过敲除 *MyD88* 能够有效减少 G-MDSC 的数量,抑制肿瘤生长,提示 G-MDSC 参与了脓毒症免疫抑制过程。

不容忽视的是,也有众多学者认为脓毒症中的 MDSC 扩增是一种保护性机制。在烧伤模型中,采用吉西他滨减少 MDSC 后,小鼠对铜绿假单胞菌感染的易感性明显增加。在脓毒性休克小鼠中,MDSC 中的 G-MDSC 比例明显增加,在不同阶段获取的 MDSC 均能抑制 T 细胞增殖。但与致病后 3 天的 MDSC 不同,在休克后第 10 天的 MDSC 表现出对 LPS 的高度反应性,核因子-κB(NF-κB)活化和细胞因子的产生能力明显增加,且过继输注后能够减轻脓毒症动物炎症因子的表达水平,并增加细菌的清除能力。因此,在脓毒症不同阶段,同一类 MDSC 的功能和表型存在不同,其可以由促炎向抗炎状态转换,在炎症消退后再次恢复了对 LPS 的反应性。

(四)调节性 B 细胞

B 细胞作为机体免疫细胞的重要群体,通过抗原提呈,分泌抗体和细胞因子参与机体固有和适应性免疫应答的调控。早期研究证实,缺乏 B 细胞和 CD19 的小鼠,实验性自身免疫性脑脊膜炎(experimental autoimmune encephalomyelitis, EAE)病情更加严重,推断 B 细胞可能在负向免疫调节中也发挥重要作用。后续研究发现,B 细胞中存在一类特殊的群体,即调节性 B 细胞(regulatory B cell, Breg),具有抑制炎症反应和促进炎症消退的作用。在机体免疫环境中,未成熟的 B 细胞、初始 B 细胞和浆细胞均可被诱导分化为具有免疫抑制功能的 Breg。

IL-10 的产生是 Breg 的特征性表现,也是现今 Breg 鉴定和分型的核心分子。目前的证据表明,小鼠 Breg 根据其表型可以分为 B10 细胞($CD19^+CD1d^{hi}CD5^+$)、过渡性 2 边缘区前体(T2-MZP)细胞($CD19^+CD21^{hi}CD23^{hi}CD24^{hi}$)、浆细胞($CD19^+CD138^+$)、TIM-1B 细胞($CD19^+TIM-1^+$)和 B1 细胞($B220^+CD5^+CD11b^+$)。在人类中,主要的 Breg 表型为 $CD19^+CD24^+CD38^+$(未成熟 B 细胞)和 $CD19^+CD24^+CD27^+$(B10 细胞),此外,以 $CD19^+CD5^+CD1d^+$ 和 $CD19^+TIM-1^+$ 为表型的 Breg 最近也被鉴定。除了 IL-10 外,$CD19^+CD138^+$Breg 和 $CD19^+TIM-1^+$Breg 还可以分泌 IL-35 及 TGF-β1 发挥免疫抑制效应。因此,与 DCreg 类似,Breg 从本质上来说也是一种功能性分类,其表型标志物在不同物种、

不同器官、不同疾病和疾病的不同发展阶段可能会有差异。

新生儿脓毒症中，IL-10$^+$CD19$^+$CD24^{hi}CD38^{hi} Breg 的水平与健康对照组相比显著升高，且抑制初始 CD4$^+$ T 细胞增殖的能力增强，提示其可能参与了脓毒症免疫抑制的过程。早期的研究发现，在机体感染后，采用抗体清除 Breg 可以显著提高巨噬细胞的吞噬活性，增加细胞因子 IFN-γ 和 TNF-α 的分泌，从而提高小鼠对细菌的清除能力。IL-22 是结核分枝杆菌感染免疫应答中的重要细胞因子，在拮抗结核过程中发挥关键作用。研究发现，在抗结核治疗成功的患者中，CD19$^+$CD5$^+$CD1d$^+$ Breg 的比例降低，机体 IL-22 的水平升高。值得注意的是，空洞型结核患者的 CD19$^+$CD1d$^+$CD5$^+$ Breg 比例显著高于无空洞型结核患者。同时，活动性肺结核患者来源的 Breg 能够分泌更高水平的 IL-35。鉴于 IL-35 在免疫抑制中的重要作用，上述结果表明 Breg 的扩增损害了机体的免疫反应，并增加了疾病的严重程度。

第三节　脓毒症免疫功能紊乱的机制

一、细胞凋亡与坏死

程序性细胞死亡（programmed cell death），也称凋亡（apoptosis），是免疫系统通过清除活化的细胞维持内稳态的一种方式。与细胞坏死不同，凋亡通常不产生炎症和组织损伤。一般认为凋亡包括三条个主要途径，即外源性死亡受体途径、线粒体途径和内质网途径。死亡受体属于肿瘤坏死因子受体（tumor necrosis factor receptor，TNFR）超家族，包括 Fas、TNFR1、DR3/6 及 TRAIL-R1/2 等。死亡受体胞外区有富含半胱氨酸的区域，胞内区含有具有蛋白水解功能的死亡结构域（death domain，DD）。DD 是死亡受体途径的始动效应区，具有传递死亡信号的功能。以 Fas 受体为例，FasL 与 Fas 接触后，引起受体与 Fas 相关死亡域蛋白（Fas-associating death domain containing protein，FADD）结合，形成死亡诱导信号复合体（death inducing signaling complex，DISC），募集胱天蛋白酶（caspase）-8 或 caspase-10，激活 caspase-3、6、7，引起凋亡的发生。内源性线粒体凋亡途径主要依赖于抗凋亡和促凋亡的相互作用。此过程中，细胞色素 c 由线粒体释放至细胞质中，与凋亡蛋白酶活化因子（apoptosis protease activating factor-1，Apaf-1）结合形成多聚体，并与 caspase-9 结合形成凋亡小体，激活下游的 caspase-3、6、7 等诱导凋亡发生。在内质网应激途径中，凋亡因素诱导内质网腔内未折叠蛋白反应（unfolded protein response，UPR）的发生，诱发内质网应激。内质网应激能引起 caspase-12 激活，进一步活化 caspase-3 引发凋亡。

在脓毒症动物中，采用 Annexin-V 和 caspase-3 标记凋亡的淋巴细胞发现，外周淋巴细胞及脾脏淋巴细胞凋亡数量明显增加，凋亡相关蛋白 caspase、FADD 及 Bax 表达也显著上调。在脓毒症患者中证实，脓毒性休克患者与正常对照患者相比，淋巴细胞凋亡增加了近 5 倍，同时也明显高于其他危重症患者。凋亡导致 20%～60% 的脓毒症患者存在明显的淋巴细胞减少。虽然脓毒性休克患者淋巴细胞绝对数量明显减少，但是不同的淋巴细胞亚群凋亡比例的差异性还不清楚。例如，CD4$^+$ T 细胞在脓毒症中凋亡增加已经被大量研究证实，但 CD8⁺ T 细胞的凋亡是否增加，迄今仍存争议。此外，对于特定类型的 T 细胞，如 Treg，则显示出显著的抗凋亡特征，被认为是其在脓毒症 CD4⁺ T 细胞中比例上升的重要原因。除了淋巴细胞外，采用流式细胞术及免疫组织化学法检测脾脏免疫细胞发现，脓毒症患者 B 细胞、mDC 和浆细胞样树突状细胞（pDC）较对照组也明显减少，提示脓毒症中免疫细胞凋亡是普遍存在的现象。一项研究纳入 87 例脓毒症患者，采用 APO2.7 标记凋亡的白细胞，并采用 7-AAD 及 Annexin-V 分别标记淋巴细胞和单核细胞，发现凋亡细胞水平与急诊脓毒症患者预后有关。更为重要的是，在成人和婴儿脓毒症患者中，淋巴细胞减少均与患者的院内感染相关。另有学者分析了循环 DC 凋亡与脓毒症患者院内感染发生的关系，发现在脓毒症致病后的第 7 天，循环 mDC 和 pDC 数量仍持续处于极低的水平，且 mDC 数量持续减少的脓毒症患者更容易发生院内感染。

细胞凋亡不仅可以引起脓毒症免疫细胞绝对数量的减少，凋亡细胞本身也参与了免疫抑制的发生。凋亡细胞被 APC 或吞噬细胞识别，是其介导免疫调控效应的前提。凋亡细胞表面存在一些可被吞噬细胞识别的特征信号，被称为"吃我"信号（eat-me signal）。在"吃我"信号中，其中磷脂酰丝氨酸（phosphatidylserine，PS）是研究得较为透彻的信号分子。PS 是一种磷脂，在活细胞中定位于质膜内小叶。当细胞发生凋亡时，PS 以 caspase 依赖的方式暴露于细胞表面。其他"吃我"信号分子，如钙网蛋白和凋亡后暴露的染色质和 DNA 等，也参与了凋亡细胞被识别的过程。除了"吃我"信号外，凋亡还释放"找我"信号（find-me signal），包括溶血磷脂酰胆碱、趋化因子、鞘氨醇-1-磷酸和三磷酸腺苷（ATP），这些信号分子也通过 caspase 依赖的途径释放。"找我"信号分子通过分泌血小板反应素-1 产生"耐受我"信号（tolerate-me signal），以及通过单磷酸腺苷（AMP）途径的"镇静"信号（calm-down signal），参与了吞噬过程中抗炎反应的发生。凋亡细胞的免疫抑制效应主要表现在如下几个方面：①抑制 APC 的免疫应答。已经证实，凋亡细胞作用后，DC 和巨噬细胞表面 TLR 的表达减少。鉴于 TLR 在识别 PAMP 和 DAMP 中的重要作用，其水平下降无疑会影响 APC 的免疫应答能力。②介导 APC 释放免疫抑制分子。巨噬细胞和 DC 等 APC 在摄取凋亡细胞后，其释放的抗炎因子 IL-10 和 TGF-β1 明显增加。众所周知，IL-10 和 TGF-β1 是重要的抗炎因子，其水平的升高无疑会引起机体免疫反应受抑。此外，DC 在与凋亡细胞共培养后，激活信号转导和转录活化因子（STAT）-3 途径，诱导 NO 释放，抑制 CD4⁺T 细胞和 CD8⁺T 细胞增殖。③引起 APC 分化异常。研究证实，未成熟的 DC 在摄取凋亡细胞后，分化为成熟 DC 的能力减低，转而分化为耐受型 DC，进一步通过诱导初始 T 细胞向 Treg 分化等，引起免疫抑制。

除了作用于 APC 外，凋亡的过程通常也是一个抗炎反应或免疫耐受的过程。已经证实，高迁移率族蛋白 B1（HMGB1）作为脓毒症中的重要炎症因子，具有不同的氧化还原形式。HMGB1 诱导炎症反应的效力取决于 C23、C45 和 C106 三个半胱氨酸的氧化还原状态。HMGB1 的三个半胱氨酸被氧化成磺酸盐或者还原为硫醇后，其刺激炎症反应的作用均会下降。在凋亡细胞中，caspase 被激活，介导线粒体产生 ROS，引起 HMGB1 的氧化，进而失去炎症刺激活性。其次，在病毒感染过程中，凋亡信号分子 caspase 通过影响线粒体依赖的细胞死亡途径，抑制 IFN-γ 释放，使得细胞死亡由促炎向抗炎反应转换。

二、表观遗传学调控

表观遗传学是研究基因的 DNA 序列不发生改变的情况下，基因表达的可遗传的变化的一门遗传学学科。自 1975 年 Holliday 等提出表观遗传概念以来，表观遗传学改变及其意义已在肿瘤、心血管疾病和炎症等疾病中得以深入探讨。表观遗传学调控分为两个部分，即转录前调控和转录后调控。转录前调控包括 DNA 甲基化、蛋白共价修饰和染色质重塑，转录后调控一般是指非编码 RNA、微小 RNA 及反义 RNA 的调控作用等。大量研究表明，表观遗传学调控参与了机体免疫细胞的发育、分化和激活等多个过程，新近在脓毒症免疫抑制中的作用也得以证实。下文将从转录前调控和转录后调控两个方面介绍脓毒症免疫功能抑制的表观遗传学调控机制。

（一）转录前调控

组蛋白是核小体的组成部分，其 N 末端的氨基酸残基暴露于核小体表面，并可发生乙酰化、甲基化、磷酸化、泛素化、多聚 ADP 糖基化等多种共价修饰作用。组蛋白的修饰能够影响组蛋白与 DNA 双链的亲和性，进而改变染色质的疏松或凝集状态，调控基因表达。此外，组蛋白修饰还可以影响其他转录因子与结构基因启动子的亲和性来发挥基因调控作用。如前所述，$CD4^+$ T 细胞功能异常是脓毒症免疫功能紊乱的重要原因。在脓毒症来源的 $CD4^+$ T 细胞中，均可观察到组蛋白甲基化和乙酰化改变。例如，在体外培养的脓毒症 T 细胞中，组蛋白甲基化与 $CD4^+$ T 细胞极化相关。在 IFN-γ 和 GATA3 的启动子区域均可以观察到组蛋白 H3 第 27 位赖氨酸上三甲基化（H3K27me3，转录抑制标志）水平的增加，这表明组蛋白甲基化异常可能与 T 细胞极化受损有关（表 30-1）。有趣的是，H3K4me3（转录激活标志）对这些启动子位点没有调控作用，提示脓毒症 $CD4^+$ T 细胞特异性基因从"稳定"状态改变为转录抑制状态。除了甲基化调控外，组蛋白乙酰化在脓毒症免疫功能改变中可能也发挥着重要作用。既往研究发现，$CD4^+$ T 细胞向 Th2 型细胞转化是脓毒症免疫抑制的重要表现。Th1 细胞以表达 IFN-γ 为特征，而 Th2 型细胞分泌高水平的 IL-4。在初始 $CD4^+$ T 细胞向 Th1 细胞分化过程中，在 IFN-γ 启动子附近的组蛋白 3（histone 3，H3）和 H4 高度乙酰化，进而促进 IFN-γ 启动子的活化和 IFN-γ 产生。此外也有研究观察到，过表达组蛋白去乙酰化酶可抑制人淋巴细胞系 Jurkat T 细胞 IL-4 启动子的转录活性。利用免疫共沉淀发现，IL-4 近端启动子中的核小体在 T 细胞激活时发生显著乙酰化。Treg 扩增和免疫抑制活性增强对于脓毒症免疫抑制的发生同样重要。然而，在 Treg 关键的免疫抑制因子叉头翼状螺旋转录因子（Foxp3）的启动子区域没有观察到组蛋白甲基化的显著变化。在这些细胞中 Foxp3 位点观察到组蛋白乙酰化的显著增加，特别是 H3K9ac 高乙酰化，该现象与免疫抑制分子 Foxp3 基因的转录活性有关。此外，在脓毒症炎症反应消退阶段，有研究还观察到 $CD4^+CD25^-$ T 细胞的组蛋白乙酰转移酶 Kat2a/GCN5L2 表达增加，提示 Kat2a 可能参与 H3K9ac 的乙酰化调控。基于以上结果，推测脓毒症中组蛋白乙酰化上调了 Foxp3 基因的转录活性，从而使得 Th 细胞向 Treg 转化。

在脓毒症二次感染或恢复阶段，DC 和巨噬细胞呈现出免疫麻痹的现象。与对照组相比，脓毒症中巨噬细胞和 DC 产生的早期促炎因子 TNF-α、IL-1β 及适应性免疫调节分子

IL-12 等明显减少。采用内毒素耐受模型模拟脓毒症免疫抑制发现，耐受的巨噬细胞和 DC 表现出抑制性组蛋白修饰特点，包括 TNF-α 启动子区域转录激活标志 H3K4me3 水平下降和抑制标志 H3K9me 水平的增加。此外，在脓毒症模型中也直接证实了上述现象。脓毒症来源的巨噬细胞对 LPS 反应性减低，其 NF-κB 抑制蛋白 TNF-α 诱导蛋白 3（TNFAIP3，或称为 A20）表达增加，伴随着 TNF-α、IFN-β 和 IL-6 等促炎因子的表达受抑。更为重要的是，TNFAIP3/A20 启动子区域的 H3K4me3 水平升高，提高了 A20 转录的活性，表明 TNFAIP3/A20 的表达增加依赖于表观遗传学调控。有趣的是，组蛋白修饰改变在脓毒症致病后长期存在，提示表观遗传学标志可能参与调节脓毒症远期的免疫反应。例如，在脓毒症急性炎症反应消退后 6 周，脾脏来源的 DC 具有异常组蛋白甲基化模式，同时伴有促炎细胞因子表达减少。这种长期表观遗传失调的特征是转录激活标志 H3K4me3 表达水平减低，抑制性 H3K27me3 在 IL-12p35 和 IL-12p40 启动子内的特定位点显著增加。综上所述，脓毒症介导的免疫抑制过程中，APC 组蛋白修饰由转录激活向转录抑制转化，最终引起 IL-12 等免疫调控分子的表达减低。鉴于研究已经证实，脓毒症后的肺部二次感染主要取决于肺组织驻留的 DC 释放 IL-12 的能力，同时来源于正常小鼠的 DC 过继转移能够减少脓毒症后的肺部二次感染，而来源于脓毒症小鼠的 DC 无此功能，提示组蛋白修饰在脓毒症免疫麻痹过程中起着关键作用。

表 30-1 转录前调控

	表观遗传学修饰	脓毒症免疫结局
辅助性 T 细胞	IFN-γ 和 GATA-3 启动子区域 H3K27me 增加	极化（Th1/Th2）受阻
	Foxp3 启动子区域 H3K9ac 增加	Treg 扩增
树突状细胞	IL-12 启动子区域 H3K4me 下降	IL-12 分泌减低
	IL-12 启动子区域 H3K27me 增加	树突状细胞功能耗竭
巨噬细胞	A20 启动子区域 H3K4me3 增加	TNF-α 促炎因子的表达受抑
	TNF-α 启动子区域 H3K4me3 下降	TNF-α 促炎因子的表达受抑
	TNF-α 启动子区域 H3K9me 增加	TNF-α 促炎因子的表达受抑
	H3K27me3 下降	M2 极化

在机体中，组蛋白的乙酰化是一个动态修饰的过程，主要由组蛋白乙酰基转移酶（histone acetyltransferase，HAT）和组蛋白去乙酰化酶（histone deacetylase，HDAC）调控。位于转录活动区域核心的组蛋白乙酰化水平高，而非转录活动区域则相反。HDAC 从组蛋白尾部去除乙酰基，当这种去乙酰化发生在启动子或增强子区域时，其介导基因转录抑制。目前，众多研究采用组蛋白去乙酰化酶抑制剂来探讨阻断组蛋白乙酰化对脓毒症免疫功能的调控作用。有研究发现，去乙酰化酶抑制剂能够抑制巨噬细胞功能，从而减少巨噬细胞对病原微生物的清除，导致脓毒症预后不良。然而，我们使用组蛋白去乙酰化酶抑制剂曲古霉素 A（trichostatin A，TSA）干预，探讨了 TSA 对脓毒症急性肺损伤的影响。研究发现 TSA 作用后，TSA 干预组肺组织干湿比、TNF-α、IL-1β、病理评分、肺组织凋亡指数、凋亡蛋白明显下降，TSA（10mg）干预组的生存率明显升高。在这种背景下，组蛋白酶抑制剂的作用到底是通过限制脓毒症炎症反应发挥保护作用，

还是阻断吞噬细胞功能，加剧感染的严重程度，目前还存在争议。从感染的本质而言，感染后的免疫活化和炎症因子释放对于清除病原微生物至关重要。在炎症反应的同时，机体代偿性出现抗炎反应，以限制炎症反应，避免过度炎症所致的组织损伤。如果这种代偿性抗炎反应过度并持续存在，则导致机体免疫麻痹，对抗病原微生物侵袭的能力下降。从组蛋白乙酰化修饰角度来看，由乙酰化介导的转录激活向去乙酰化介导的转录抑制转化，也是一个动态变化的过程。事实上，沉默信息调节因子（silent mating type information regulation 2 homolog，SIRT）-1作为一类重要的去乙酰化酶，在脓毒症中的动态改变已经得以证实。因此，基于组蛋白乙酰化的免疫调控，需要考虑不同阶段的机体免疫功能和组蛋白乙酰化状态。同时，组蛋白乙酰化水平可以作为一类分子生物学标志用于评估机体的免疫功能。

（二）转录后调控

在表观遗传学修饰中，除了转录前调控外，转录后调控分子同样也参与了机体免疫功能改变的调节，主要包括微小RNA（miRNA）和长链非编码RNA（long non-coding RNA，lncRNA）。miRNA是由内源基因编码的非编码单链RNA分子，长度约为22个核苷酸。miRNA可通过与靶基因mRNA 3'非翻译区（3' untranslation region，3'UTR）完全或不完全配对，进而降解靶基因的mRNA或抑制其翻译，发挥调节功能。lncRNA是长度在200nt到100kb的非编码RNA。lncRNA有多种分类方式，其中根据其作用方式不同可以分为顺式lncRNA和反式lncRNA。与miRNA不同，lncRNA在转录、转录后和翻译等基因表达的各过程中均有重要调控作用。

有研究采用内毒素耐受模型，分析内毒素耐受巨噬细胞和正常激活的巨噬细胞TNF-α 3'UTR的miRNA差异表达情况，发现miR-181a在正常活化的巨噬细胞中明显升高，内毒素耐受巨噬细胞的miR-221、miR-579和miR-125b则显著高于正常活化的巨噬细胞。进一步研究证实，miR-221介导了TNF-α mRNA的降解，而miR-579和miR-125b阻断了TNF-α mRNA翻译，从而参与内毒素耐受的形成。事实上，miR-146a是第一个发现参与内毒素耐受形成的miRNA。LPS通过TLR诱导miR-146a产生，并在二次内毒素打击后进一步升高。升高的miR-146a通过抑制白细胞介素-1受体相关激酶（IRAK）-1表达，介导免疫耐受的形成。此外，miR-146a的过表达能够诱导DC凋亡，减弱DC分泌IL-12p70、IL-6及TNF-α能力，提示miR-146a可以通过多个途径诱导免疫麻痹的形成。miR-155既往被认为具有促进炎症反应的作用，新近在 Akt 基因敲除巨噬细胞中发现，抑制miR-155能够恢复内毒素耐受巨噬细胞的反应性，提示miR-155可能参与了内毒素耐受形成。IL-10是介导免疫抑制的关键分子。研究发现，miR-98能够作用于IL-10，抑制IL-10产生。在LPS作用的巨噬细胞中，miR-98水平下降，从而失去了对IL-10的抑制作用，巨噬细胞IL-10水平明显升高。在脓毒症患者外周血白细胞中，除了上文提到的miR-146a和miR-221外，miR-150和miR-222的水平也明显升高，且均与脓毒症免疫麻痹状态和疾病严重程度有关。新近有研究证实，脓毒症中miR-23b也明显升高，通过抑制NF-κB信号通路，通过信号分子NF-κB诱导激酶（NF-κB inducing kinase，NIK）、TNF受体相关因子（TRAF）-1和X连锁凋亡抑制蛋白（X-linked inhibitor of apoptosis protein，XIAP），参与脓毒症免疫麻痹的形成。采用 miR-23b 抑制剂作用后，脓毒症免疫功能恢复，动物的死亡率明显下降。除了 APC 外，miRNA 也参与脓毒症 T 细胞免疫功能的调节。研究发现，miR-31 可以与低氧诱导因子（HIF）-1α 等结合并激活信号转导。脓毒症患者中，T 细胞 miR-31 水平明显下降，并介导了初始 T 细胞由 Th1 细胞向 Th2 细胞转化。此外，研究发现，在脓毒症过程中 Treg miR-10a 表达上调，抑制 miR-10a 水平能够显著提高 Treg 的比例和促进免疫抑制功能，其作用与其对 Foxp3 的调节有关。

lncRNA 在机体免疫系统中的作用已被大量实验研究证实。在 LPS 与 TLR 结合后，可以诱导不同的 lncRNA 产生，发挥促进炎症反应和抗炎的双重作用。研究发现，lncRNA Mirt2 通过抑制 TRAF6 的泛素化，进而阻断 NF-κB 和丝裂原活化蛋白激酶（MAPK）的活化和 TNF-α 的产生。lncRNA MALAT1 在 LPS 刺激的巨噬细胞中表达上调，进而在细胞核内与 NF-κB 结合，抑制 NF-κB 的 DNA 结合活性，引起包括 TNF-α 和 IL-6 在内的细胞因子表达下调。有趣的是，LPS 诱导的 MALAT1 表达依赖于 NF-κB 活化，提示 MALAT1 是机体炎症反应的负反馈调控因子。与之类似，NKILA 同样是由 TLR 活化诱导的 lncRNA。NKILA 与 NF-κB/IκB 结合，阻断 IκB 激酶对其磷酸化，进而抑制 NF-κB 活化。在调控 NF-κB 信号通路的 lncRNA 中，lncRNA-p21 的作用也得以证实。lncRNA-p21 与 RelA/p65 mRNA 结合后，抑制 p65 转位，导致 NF-κB 信号通路活化受阻。除了调控 NF-κB 活化的 lncRNA，一些研究从细胞因子产生的角度阐述了 lncRNA 与免疫的关系，包括 lncRNA SeT、Lnc-IL-17R 及 lncRNA IL-7-AS。以 lncRNA SeT 为例，其水平下降可以引起 TNF-α 表达上调。

虽然目前对于免疫系统的转录后表观遗传学调控已有所了解。然而，仅就非编码 RNA 而言，目前的认识可能仅为冰山一角。在 2001 年完成的人类基因组测序发现，人类基因组中能编码蛋白质的 DNA 仅占基因组的 3%~5%，大部分 DNA 仅转录为 RNA，而非蛋白质，则为非编码 RNA。迄今，人类中已经发现成千上万种非编码 RNA，除了上文所述的 lncRNA 和 miRNA 外，还有核糖体 RNA（rRNA）、转运 RNA（tRNA）及小核 RNA（snRNA）等。不同非编码 RNA 在脓毒症免疫抑制中的作用和交互机制，尚待进一步研究。

三、代谢重组

能量代谢与免疫细胞功能的关系早在 20 世纪 60 年代就已经被证实。新近随着生物技术手段的进步，人们对能量代谢与细胞免疫功能关系的认识进一步深入，形成了一门新兴的学科分支，即代谢免疫学。细胞代谢途径通常有三个主要功能：产生能量、产生细胞维持和增殖所必需的结构及调节细胞信号。免疫细胞需要 ATP 形式的能量才能存活、增殖和活化及分化，其主要来源于葡萄糖，部分来源于脂质和氨基酸。细胞在摄取葡萄糖后通过糖酵解或氧化磷酸化的形式产生 ATP。氧化磷酸化是免疫细胞静息状态下主要的能量来源，是一个氧依赖的过程，其反应位于线粒体。氧化磷酸化包括两个主要反应：其一，来源于葡萄糖或脂肪酸的中间分子丙酮酸转化为乙酰-CoA；其二，乙酰-CoA 在三羧酸循环中降解为 CO_2。上述反应中产生电子，并由 NADH 和 FADH2 等传递至电子传递链上支持氧化磷酸化，产生 ATP。与氧化磷酸化不同，糖酵解发生于细胞质。糖酵解过程将 1 分子的葡萄糖转化为 2 分子的丙酮酸，并净生成 2 分子 ATP。产生的丙酮酸可以利用糖酵解过程中生成的 NADH 产生乳酸，并使 NADH 重新氧化为 NAD^+。

不同的免疫细胞的基础代谢特点有所差异，如白细胞更依赖于糖酵解产生能量，而初始 T 细胞和 B 细胞更趋向于使用氧化磷酸化产生的能量。但总体而言，静息状态下，免疫细胞常常采用糖酵解和氧化磷酸化结合的方式产生能量。当免疫细胞激活后，其能量获取途径或代谢状态则发生明显改变。以 T 细胞为例，氧化磷酸化为初始 T 细胞在静息状态下主要的能量供给方式，当其活化并向效应 T 细胞转化后，需要大量能量以维持细胞增殖和功能。这种情况下，尽管氧气供给充足，T 细胞的 ATP 仍主要来自糖酵解，该现象被称为有氧糖酵解或"Warburg 效应"。虽然糖酵解产生 ATP 的效率较低，但它速度较氧化磷酸化快，为 T 细胞快速获得能量提供了条件。然而，记忆 T 细胞虽然与初始 T 细胞具有类似的代谢特点，糖酵解速率较低，但其线粒体质量增加。因此与初始 T 细胞相比，在再次被病原微生物激活后，能够迅速激活，并启动免疫反应。在固有免疫细胞中，静息状态的单核细胞能量主要依赖于三羧酸循环。当巨噬细胞受到 LPS 刺激后，其向 M1 型细胞转化，同时糖酵解信号分子——哺乳动物雷帕霉素靶蛋白（mammalian target of rapamycin，mTOR）和 HIF-1α 表达增加，糖酵解过程得以明显增强，这种现象对于炎症因子分泌和细胞存活至关重要。但 M2 型巨噬细胞的能量代谢方式则以脂肪酸氧化为主。除了糖代谢外，最近的研究显示，Wnt5A 通过上调脂肪酸转运体——肉毒碱棕榈酰转移酶 1A 的表达，诱导 DC 中的β-连环素/T 细胞因子（T cell factor，TCF）信号通路活化，介导过氧化物酶体增殖物激活受体γ（PPARγ）信号转导，从而激活脂肪酸氧化（fatty acid oxidation，FAO）。免疫代谢向 FAO 转变，通过 IDO 介导了 IL-6 和 IL-12 细胞因子的合成和释放的抑制，并导致 Treg 的生成增加。由此可见，在不同的状态下，固有免疫细胞和适应性免疫细胞能量代谢模式均不相同，且可能与机体的免疫功能转变密切相关，在此着重从糖代谢角度分析代谢重组与脓毒症免疫抑制的关系（图 30-3）。

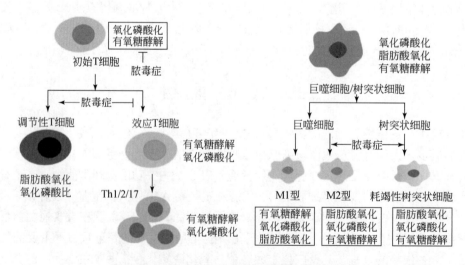

图 30-3 脓毒症免疫抑制过程中细胞代谢的转变

在脓毒症急性炎症反应阶段，白细胞中糖酵解相关基因的表达显著增加，但在免疫抑制的情况下，这些基因的表达则显著受抑。新近有研究分析脓毒症患者外周血白细胞的转录谱和代谢谱发现，白细胞代谢由氧化磷酸化向有氧糖酵解转变是白细胞激活的表现。更为重要的是，内毒素血症人群的炎症反应分泌下降阶段，外周白细胞的糖酵解、氧化磷酸化和脂肪酸氧化相关基因表达均明显减低。在动物中，采用二甲双胍阻断代谢途径，脓毒症小鼠真菌感染后细胞因子表达水平下降，且死亡率增加。进一步分离脓毒症患者免疫抑制期的白细胞证实，糖酵解和氧化磷酸化均存在明显的缺陷，而脓毒症治愈后，该缺陷消失，表明脓毒症患者白细胞中存在广泛的代谢障碍。有趣的是，IFN-γ作用于脓毒症免疫抑制阶段的免疫细胞，能够恢复其促炎因子的分泌能力，伴随着糖酵解水平的增强，但对氧化磷酸化无明显影响，提示糖酵解能力下降是脓毒症免疫功能抑制的重要原因。AMP 活化蛋白激酶（AMP-activated protein kinase，AMPK）是生物能量代谢调节的关键分子。在脓毒症中，AMPK 活化抑制了 mTOR 和 HIF-1α，细胞因子分泌减少、器官损伤减轻。此外，激活内毒素耐受巨噬细胞 mTOR/HIF-1α途径，可以增强其对铜绿假单胞菌的清除能力。

已经证实，Th1、Th2 和 Th17 细胞等 T 细胞群的糖酵解水平明显高于 Treg，Treg 主要利用脂质过氧化或 FAO 和葡萄糖氧化磷酸化来满足能量需求。有研究分析脓毒性休克患者第 3 天 T 细胞代谢情况，发现来源于脓毒性休克患者的 T 细胞增殖能力下降，其基础 ATP 水平、氧化磷酸化和糖酵解均明显受损，且在抗 CD3/CD28 抗体刺激后仍处于极低水平。进一步研究发现，这种现象主要与 mTOR 的活性下降有关，采用 IL-7 作用可以激活 mTOR 并改善 T 细胞增殖能力。PD-1 在脓毒症 T 细胞中表达明显升高，是 T 细胞耗竭的标志。研究发现，PD-1 能够抑制糖酵解途径，并促进脂质代谢。另有研究表明，耗竭性 T 细胞表现出代谢异常，糖酵解减低，脂肪酸氧化增加，提示糖酵解受损可能是脓毒症 T 细胞耗竭的重要原因。然而遗憾的是，虽然脂质代谢是 Treg 的重要能量来源，脓毒症患者中 T 细胞代谢重组是否与 Treg 扩增相关，目前还缺乏直接研究证据。

脓毒症急性炎症反应阶段，固有免疫细胞有氧糖酵解的增加，伴随着大量炎症因子释放入血。乳酸是有氧糖酵解代谢的重要产物，在脓毒症中往往处于较高的水平，且与患者不良预后有关。既往乳酸往往作为反映糖酵解水平的标志分子，但新近在肿瘤和脓毒症等疾病中均证实乳酸还具有免疫调节作用，参与促进肿瘤和脓毒症免疫抑制状态的形成。脓毒症中，巨噬细胞由 M1 型向 M2 型极化是脓毒症免疫麻痹的重要原因，在肿瘤微环境中也观察到类似现象。在体外培养的巨噬细胞中观察到，乳酸能够被细胞表面 G 蛋白偶联受体（G protein-coupling receptor，GPR）81 识别，并呈剂量依赖性促进 M2 型巨噬细胞相关基因和标志物表达，如 *Arg1* 和 *Fizz1* 等。同时，血乳酸刺激还能抑制 LPS 诱导的 NF-κB 信号通路活化，减少 TNF-α 的生成。有趣的是，在体外骨髓细胞培养体系中加入乳酸，其向 MDSC 分化的能力显著增强。除了固有免疫细胞外，乳酸对适应性免疫应答的影响也已被证实。Foxp3 是 Treg 的免疫抑制分子，其可以通过抑制 *Myc* 基因表达，诱导氧化磷酸化，减少糖酵解来维持 Treg 功能。这种代谢的特征，使得 Treg 在低糖和高乳酸环境中得以存活并维持免疫抑制功能。与之相反，乳酸作用后，效应 T 细胞的活化能力则明显受损。因此，脓毒症患者血乳酸水平的升高无疑会引起脓毒症效应 T 细胞抑制和 Treg 免疫抑制功能强化。

四、线粒体功能异常

如前文所述，线粒体在细胞凋亡和代谢重组所致的免疫功能紊乱中均发挥重要作用。研究证实，线粒体还可以通过其他方式参与炎症和免疫调控。在炎症反应过程中，线粒体可以产生众多的 DAMP，包括线粒体 DNA（mitochondrial DNA，mtDNA）、N-甲酰基肽、细胞色素 c、ATP 及线粒体来源的活性氧簇（mitochondrial reactive oxygen species，mtROS）等。上述线粒体来源的 DAMP（mitochondrial DAMP，mtDAMP）可以通过不同的 PRR 而发挥致炎效应。此外，研究证实，线粒体是一种高度动态的细胞器，它们相互连接成网络状，通过不断变换着形态结构与分布，调控细胞的免疫功能状态。在哺乳动物中，介导线粒体分裂的主要因子为动力相关蛋白 1（dynamin-related protein 1，Drp1）和 Fis1 蛋白（Fission-1），介导其融合的因子为 Mfn1/2 蛋白（Mitofusin 1/2）及 OPA1 蛋白（optic atrophy-1）。网络状结构的线粒体与微管和肌动蛋白等细胞骨架及内质网相互连接，并以微管等细胞骨架为导轨，由马达蛋白提供动力向特定的区域运动。

白细胞向炎症反应部位迁移，对于机体有效清除病原微生物至关重要。研究发现，趋化因子作用能够诱导线粒体分布到淋巴细胞的尾足部位，为细胞的迁移提供必需的 ATP。过表达线粒体分裂关键分子 Drp1 后，线粒体分裂加剧，促进了线粒体向细胞尾足分布，白细胞迁移能力增加。与之相反，过表达线粒体融合蛋白 OPA1 则可抑制上述效应，提示线粒体分裂可能有利于线粒体在细胞内再分布，进而影响免疫细胞迁移。线粒体 Rho GTP 酶 1（mitochondrial Rho GTPase-1，Miro-1）是细胞内线粒体迁移的重要调节酶，可感知 Ca^{2+} 信号并影响线粒体运动。研究发现，Miro-1 的表达维持了线粒体在细胞内再分布的特性，*Miro-1* 基因敲除的白细胞与血管内皮细胞间的黏附性下降，迁移也受到抑制。

钙离子（Ca^{2+}）信号途径在线粒体调控免疫中具有重要作用。在 T 细胞活化过程中，抗原复合物与 T 细胞受体（TCR）结合后，大量胞外 Ca^{2+} 经过钙离子释放激活钙离子通道（CRAC）而进入细胞内，进一步调控 T 细胞的活化、增殖和极化。研究发现，在此过程中，线粒体可以分布到免疫突触部位，降低内在的 Ca^{2+} 蓄积所导致的 CRAC 通道失活，从而维持了大量的 Ca^{2+} 进入细胞内，保证了下游 Ca^{2+} 相关信号通路活化。采用 Drp1 抑制剂或 *Drp1* 基因敲除后，线粒体向免疫突触部位的分布受到抑制，阻断了 TCR/CD3 复合体形成。此外有研究表明，缺失 *Drp1* 的肥大细胞释放 TNF-α 等炎症因子的能力显著下降。以上结果提示，线粒体分裂/融合调控着线粒体在细胞内的分布，并通过 Ca^{2+} 信号途径影响细胞的免疫功能状态。在小鼠 $CD4^+$ T 细胞模型中证实，HMGB1 抑制 $CD4^+$ T 细胞免疫增殖，减少 IL-2 分泌，并使细胞向 Th2 型转化。在此过程中，观察到 Mfn2 表达明显下降，上调 Mfn2 表达可恢复细胞免疫功能。有趣的是，在正常 $CD4^+$ T 细胞中过表达线粒体融合蛋白 Mfn2 后，细胞的活化和炎症因子表达也明显下降。上述效应均与细胞活化过程中胞质 Ca^{2+} 水平及 T 细胞活化核因子（NFAT）的活性下降有关。另据报道，线粒体融合蛋白 Mfn2 能够与 NLRP3 直接相互作用。缺失 *Mfn2* 的巨噬细胞，其 IL-1β 的释放水平明显下降，提示 Mfn2 能够通过 NLRP3 炎症小体调节炎症反应的强度。此外，脓毒症小鼠给予 Drp1 抑制剂能够减低脓毒症所致的免疫细胞凋亡，恢复 T 细胞功能。因此，脓毒症中线粒体分裂/融合异常可能参与了免疫麻痹的形成过程。

五、免疫抑制机制的交互作用

脓毒症的免疫抑制各种机制间存在明显的交互作用，如线粒体分裂/融合与细胞凋亡、线粒体与代谢重组及表观遗传学机制与代谢重组等。表观遗传学和代谢重组被认为是固有免疫应答和记忆的基石，两者间的关系备受关注。最近的研究显示，许多代谢物是表观遗传酶的辅助因子，因此参与细胞的表观遗传修饰和基因转录。脓毒症和免疫耐受中代谢和表观遗传学的相互作用机制中，SIRT1 的作用备受关注。SIRT1 属于沉默信息调节因子 SIRT 家族，是 NAD^+ 依赖的Ⅲ型 HDAC 家族的一员，主要通过对组蛋白赖氨酸残基的去乙酰化修饰，调节各种转录因子的表达。激活 TLR4 后，SIRT1 与 NF-κB p65 促炎因子基因启动子位点结合，进而介导其赖氨酸 310 位点去乙酰化，减少炎症因子的产生。SIRT1 与启动子位点的结合依赖于其辅助因子 NAD^+ 的作用，NAD^+ 是一种重要的代谢产物，在急性炎症反应中产生明显增加。有趣的是，NAD^+ 在炎症和耐受型单核细胞中表达存在显著差异性。事实上，研究已经证实，诱导 SIRT6 可以抑制 HIF-1α，降低糖酵解关键基因位点 *H3K9ac* 水平，因此糖酵解过程受到抑制。此外，SIRT1 则可以用通过去乙酰化 PPARγ 共激活因子-1α（peroxisomeproliferator-activated receptor-γ coactivator-1α，PGC-1α），促进脂肪酸氧化。更为重要的是，采用 SIRT1 抑制剂 EX-527 能够逆转脓毒症所致的免疫功能抑制，增加细菌的清除，从而改善预后。综上所述，脓毒症早期炎症反应阶段有氧糖酵解增强，NAD^+ 增加，SIRT1 活性增强，通过去乙酰化作用抑制糖酵解，减轻炎症反应，发挥负反馈作用。鉴于已经证实糖酵解受损促进了包括巨噬细胞在内的免疫细胞功能耗竭，SIRT1 的持续活化，无疑会导致机体免疫抑制的发生。

除了 SIRT 外，表观遗传学修饰和细胞代谢过程还具有其他众多联系。例如，*S*-腺苷甲硫氨酸是甲硫氨酸和三磷酸腺苷相结合的代谢物，而组蛋白甲基转移酶需要 *S*-腺苷甲硫氨酸的参与，以调节组蛋白甲基化过程。TET 蛋白是介导 DNA 去甲基化酶，也是酮戊二酸依赖性的双加氧酶，参与代谢中氧化反应的调控。乙酰辅酶 A 作为糖酵解的产物，是乙酰基转移酶的底物，用于修饰乙酰辅酶 A 部分向组蛋白的转移。此外，在脂肪酸氧化过程中产生的酮体，可以抑制组蛋白脱乙酰酶的活性。采用葡萄糖模拟物 2-DG 抑制糖代谢后，NAD^+、乙酰辅酶 A 及丙酮酸/乳酸比值水平下降，组蛋白乙酰化水平明显降低。在体外，LPS 刺激巨噬细胞诱导有氧糖酵解，激活了 HDAC4，该过程是细胞 MAPK 活化和细胞因子产生所必需的。然而，当巨噬细胞长期暴露于 LPS 后，糖酵解持续激活，可引起 HDAC4 降解，该过程与糖原合成酶激酶-3β（glycogen synthase kinase-3β，GSK3β）活化、诱导型一氧化氮合酶（iNOS）生成及 caspase-3 有关。有趣的是，阻断 HDAC4 降解可以延长巨噬细胞对 LPS 的反应性，细胞因子持续分泌。此外，组蛋白的其他修饰，如组蛋白丙酰化、丁酰化和 2-羟基异丁酰化，对基因表达均有调控作用。与组蛋白乙酰化类似，这些修饰过程也需要使用乙酰辅酶 A 代谢产物作为底物，提示表观遗传学修饰和代谢间的联系是广泛存在的。脓毒症患者的异质性及病程发展的非线性特征，给我们理解和合理调控免疫功能带来了极大困难。对表观遗传学和代谢重组之间关系的研究，或许能够为脓毒症免疫调理策略提供新的线索。

第四节 脓毒症免疫调理策略

一、免疫调理的理论与研究模型探索

(一)脓毒症免疫调理的理论研究

回顾脓毒症免疫调理研究的历史,其理论和调理策略的更迭往往归因于一项项临床研究的"失败"。在最初阶段,过度炎症反应理论深入人心,以抗炎为核心的免疫调理策略应运而生。此阶段历时10余年,超过200项的抗炎临床和实验研究在全球如火如荼地开展。以TNF-α抗体阿非莫单抗(afelimomab)为例,2001年在欧洲81个ICU,开展了基于IL-6水平的脓毒症临床前瞻性免疫调理研究。以IL-6水平分组发现,IL-6大于1000pg/L的脓毒症患者的28天死亡率高达55.8%,而低于此浓度的患者死亡率仅为39.6%。在高IL-6脓毒症患者组应用阿非莫单抗治疗,虽然与对照组相比有一定的差别,但确实未能降低高IL-6组脓毒症患者的死亡率。对于这个问题,Bone等提出了CARS假说,指出在脓毒症的发生和发展中,促炎和抗炎交替制衡,在促炎反应后,机体代偿性地出现抗炎现象,导致免疫抑制。

CARS假说的提出,视乎解释了抗炎策略临床应用失败的问题。但更为值得关注的是,在脓毒症动物中采用抗炎策略,不管是动物的脏器损害程度,还是最终死亡率,在抗炎治疗后都得到有效改善。那么为什么众多以促炎因子为靶点的抗炎策略在脓毒症动物中显示出了极为良好的疗效,而在临床中并未取得预期的效果?事实上,临床脓毒症患者的年龄、性别、引发脓毒症的感染类型及感染到治疗的时间等均呈现出显著的不均一性。而对于动物模型而言,脓毒症起病时间一致,且实验动物品系甚至体重也都均衡一致,这与临床脓毒症患者是显著不同的。同时,单纯以某个或某几个炎症和免疫标志物来区分脓毒症患者到底是促炎占优势,还是抗炎占优势,也有失偏颇。事实上,新近的研究也发现,老年脓毒症患者在疾病后期,往往为持续的炎症反应和免疫麻痹共存,表现为持续的高水平IL-6及免疫负调控通路PD-1/PD-L1的升高,这种现象也就是为人所熟知的MARS。

在CARS和MARS理论及后续的PICS理论指导下,产生了两种脓毒症免疫调理策略,即免疫强化和抗炎联合免疫刺激并举的策略。基于CARS理论的免疫强化策略的临床研究已经广泛开展。目前部分免疫强化策略临床研究取得了令人振奋的结果,如GM-CSF和重组IFN-γ的应用显著提高了脓毒症患者的生存率。免疫强化策略的成功可以归因于两个方面:其一,目前病原体检测和抗菌药物的研发日新月异,器官支持手段,如连续肾脏替代疗法(continuous renal replacement therapy,CRRT)、呼吸支持和体外膜肺氧合(extracorporeal membrane oxygenation,ECMO)等技术不断发展。这些综合治疗手段的进步使得早期脓毒症死亡率日渐下降,能够度过短暂的过度炎症反应阶段。其二,免疫检测技术不断进步。包括HLA-DR在内的免疫标志物已经在临床中得以有效应用,综合的免疫评估办法也越来越完善。在部分个案报道中,有以免疫功能抑制的标志性临床事件,即院内感染或二次感染,来指导免疫强化策略,明显改善了患者的预后。

然而,从理论上来说,MARS理论更符合临床脓毒症患者的实际情况,因此也更具有先进性。基于MARS理论，国内有学者采用胸腺肽α1强化免疫、乌司他丁进行抗炎治疗，观察两者联合应用对脓毒症患者的疗效。该研究是目前基于MARS理论最具代表性的免疫调理策略。研究证实，胸腺肽α1联合乌司他丁的免疫调理治疗能够改善患者病情严重程度，促进恢复并最终降低病死率。值得关注的是，胸腺肽α1的促进免疫强化和乌司他丁的抗炎都具备广谱的特点，即非针对某一类免疫细胞或炎症因子，且在正常人体中存在。因此，在已经明确脓毒症的免疫功能紊乱并非局限于某类细胞和细胞因子的背景下，具备生理特征的广谱免疫调理药物，与单一靶点干预方法相比，是否更适合于临床脓毒症患者，是值得进一步关注的问题。

（二）动物模型的构建

在临床研究开展前，脓毒症动物模型的作用不可替代。在免疫调理研究中，脓毒症动物模型虽然不能完全反映临床脓毒症患者的特征，但其应用具有几个必要性：首先，脓毒症免疫功能紊乱的分析，往往需要获得脾脏和淋巴结等免疫器官样本，这些样本在临床中取材非常困难。其次，脓毒症患者具有较大的异质性，病程也较为复杂，不利于系统性了解脓毒症的病理生理发展的全貌。但动物模型中，可以选择同品系各种特征均一的动物，克服临床中观察的难题。再次，从伦理学角度出发，免疫调理药物的疗效研究无法直接在人体中开展。且免疫调理药物的机制，在临床取材困难的情况下，也难以获得充分和全面的认识。

目前用于脓毒症研究的动物模型主要包括脓毒症模型和脓毒症二次打击模型。脓毒症模型包括腹膜炎模型、活菌输注模型和内毒素血症模型。盲肠结扎穿孔术（CLP）是目前构建腹膜炎模型的主要方法，同时还有学者采用粪便腹腔输注等方法建立腹膜炎模型。CLP模型能够模拟临床脓毒症患者的炎症和免疫功能改变的特征，因此应用较为广泛。活菌输注模型和内毒素血症模型则主要应用于抗炎和器官功能保护药物疗效的观察。在脓毒症模型基础上，给予包括细菌、真菌和病毒等病原体或内毒素进行再次打击，则为脓毒症二次打击模型。脓毒症二次打击模型，因为其模拟脓毒症患者院内感染或二次感染过程，一方面可以通过病原微生物的易感性，直观反映机体免疫麻痹情况，另一方面也有利于评估免疫调理药物的疗效。下文介绍两种目前常用的脓毒症二次打击模型（图30-4）。

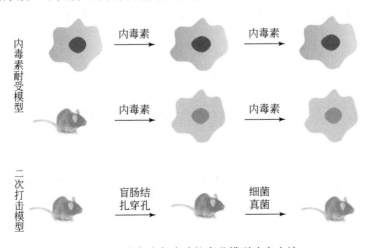

图30-4　脓毒症免疫功能紊乱模型建立方法

1. 内毒素耐受模型

内毒素耐受（endotoxin tolerance）是指机体/细胞在预先受到 LPS 刺激后，对再次 LPS 刺激后的反应能力下降，表现为低反应性或无反应性。这种现象早在 20 世纪 60 年代即被观察到，在动物给予小剂量 LPS 攻击后，再次给予致死剂量的 LPS，动物的死亡率较未预先给予 LPS 刺激的动物显著下降。内毒素耐受的具体表现为炎症因子特征的改变，如 TNF-α、IL-1β 和 IL-12 表达下调；同时抗炎细胞因子，如 IL-10 和 TGF-β 的上调。内毒素耐受与现今所描述的"训练免疫"（trained immunity）虽然概念不同，但具有一定的类似性。内毒素耐受现象并不局限于免疫细胞，在其他细胞中也可复制。同时，内毒素耐受也不局限于感染性疾病，在其他非感染性疾病中同样存在，这也部分解释了如严重创伤后对病原微生物易感性增加的现象。由于每种细胞及生物体对内毒素敏感性存在差异，内毒素模型的内毒素的刺激剂量、刺激时间等条件在各实验中也有差别。内毒素耐受模型的构建分为在体模型和离体模型两类，由于在体的脓毒症免疫功能紊乱研究，有更加切合临床的动物模型，目前内毒素耐受一般用于体外探讨脓毒症免疫功能麻痹的机制。此外，还有采用内毒素攻击后的小鼠，分离其原代免疫细胞，在体外再次采用内毒素打击的方法建立内毒素耐受模型，原理与上类似，在此不再赘述。

2. 脓毒症二次打击模型

脓毒症二次打击模型是指在脓毒症一次打击（first-hit）后，给予不同的病原微生物进行二次打击（second-hit）。目前基于 CLP 的腹膜炎模型是常用的一次打击方法，其优势在前文中已经叙述。值得说明的是，为了更好地模拟临床，现阶段在 CLP 造模后，往往进行液体复苏，并采用广谱抗菌药物，如碳青霉烯类抗生素进行治疗。以小鼠的二次打击模型为例，第一次打击后的死亡率，在无治疗的情况下为 60%～90%，治疗后一般为 10%～20%。目前常用的二次打击病原体为铜绿假单胞菌和真菌，这种选择是以临床脓毒症患者院内感染的病原流行病学为依据的。对于铜绿假单胞菌而言，目前常用于复制脓毒症-铜绿假单胞菌肺炎模型。铜绿假单胞菌的打击途径为经鼻滴注和气道注射。在脓毒症-真菌感染模型中，真菌的种类选择在不同的研究中往往不同，最为常用的为念珠菌。真菌一般通过尾静脉进行输注。我们前期观察脓毒症不同阶段对铜绿假单胞菌肺部感染易感性时发现，脓毒症后第 3 天对铜绿假单胞菌的易感性最高，这个结果也被其他许多实验研究证实。但由于脓毒症一次打击的严重程度不同，脓毒症二次打击往往需要选择多个时间点来进行，且染菌量在初始实验中也需要严格验证。

二、脓毒症免疫调理策略的应用研究

随着脓毒症免疫调控理论的不断完善和实验模型的建立，脓毒症免疫调理策略的发展日新月异，许多调理策略不仅在动物模型中取得了良好的效果，部分在临床应用中的价值也得以证实（表 30-2）。

表 30-2 细胞因子临床试验

	临床研究证据	调控机制
细胞因子		
IFN-γ	1. IFN-γ可以降低严重创伤患者中感染相关死亡率。 2. IFN-γ改善难治性脓毒症院内感染预后（个案报道） 3. 脓毒症Ⅲ期临床试验尚未完成随访	1. 增加细胞吞噬能力 2. 促进炎症反应 3. 提高 HLA-DR 水平
IL-7	1. 脓毒症Ⅱ期临床试验证实可以增加外周T细胞数量 2. 临床研究中，未引起炎症因子风暴	1. 减轻T细胞耗竭 2. 抑制免疫细胞凋亡 3. 促进中性粒细胞募集
GM-CSF	1. 缩短低 HLA-DR 脓毒症患者的机械通气时间和住院天数 2. 降低术后脓毒症患者住院时间、抗生素使用时间、继发感染比例 3. 恢复 MODS 患儿外周血细胞的 TNF-α 释放能力 4. 减低 MODS 患儿院内感染的发生	1. 提高 HLA-DR 水平 2. 促进免疫细胞增殖 3. 抑制免疫细胞耗竭
免疫检查点疗法		
PD-1/PD-L1	拮抗 PD-1/PD-L1 恢复脓毒症患者单核细胞 HLA-DR 表达	1. 抑制免疫细胞耗竭 2. 抑制免疫细胞凋亡
胸腺肽α1	1. 降低脓毒症患者的 APACHE-Ⅱ 评分 2. 缩短 ICU 住院时间和呼吸机使用时间 3. 降低 ICU 脓毒症患者 28 天死亡率	1. 恢复 HLA-DR 水平 2. 促进 T 细胞活化 3. 提高促炎因子水平
中医药制剂 血必净	Meta 分析发现血必净减轻脓毒症患者病情和降低死亡率	1. 拮抗炎症反应 2. 抑制 T 细胞耗竭 3. 抑制免疫抑制细胞扩增

（一）细胞因子

1. IFN-γ

IFN-γ属于Ⅱ型干扰素，主要表达于 Th1 细胞和 NK 细胞。IFN-γ是单核细胞和巨噬细胞活化的关键细胞因子之一，能够上调单核细胞 HLA-DR 表达。在脓毒症的不同阶段，IFN-γ的作用不同。在脓毒症早期，IFN-γ的高表达是脓毒症器官功能损害的重要原因，而在免疫细胞 IFN-γ分泌能力下降则是脓毒症免疫抑制的标志。临床前和临床研究均显示，脓毒症后期 T 细胞 IFN-γ的分泌能力下降。IFN-γ生成不足的婴儿表现出中性粒细胞迁移能力下降，NK 细胞活性降低，且更容易发生感染。此外，恢复 T 细胞 IFN-γ水平已被证实可改善脓毒症动物模型的存活率，这进一步证实了 IFN-γ在维持机体有效免疫功能中的重要作用。

早期有研究分离脓毒症患者外周血单核细胞，发现其 HLA-DR 表达下降，而 IFN-γ刺激可以恢复其表达水平和细胞免疫功能。与之类似，另一项研究观察了 IFN-γ对内毒素血症人群外周血白细胞免疫功能状态的影响，发现 IFN-γ刺激后，LPS 诱导的免疫麻痹状态减轻，表现为单核细胞 HLA-DR 的表达增加。在抗生素治疗无效的糖尿病合并葡萄球菌脓毒症的患者中，应用 IFN-γ治疗后，脓毒症症状消失，血培养转阴。一项随机、双盲、安慰剂对照临床试验表明，IFN-γ治疗能够减少严重创伤患者中感染相关死亡的数量，提示IFN-γ在脓毒症免疫麻痹治疗中可能有效。然而，迄今关于IFN-γ在脓毒症中应用的疗效仅见于部分病例报道，需要更为可靠的临床证据验证。此外，鉴于IFN-γ参与了脓毒症炎症因子风暴形成和器官损害，IFN-γ应用可能需要更为严格的免疫功能监测措施。

2. IL-7

IL-7是一种大小为25kDa的糖蛋白，主要由胸腺、外周淋巴器官及皮肤、肠、肝等多种器官的间质细胞产生。除了DC产生一小部分外，大多数免疫细胞不分泌IL-7。早期研究发现，IL-7具有促进B细胞祖细胞增殖的作用。但研究也发现，IL-7也能够影响T细胞的增殖和分化，提示其在免疫调理中可能具有应用价值。IL-7受体是由IL-7Rα（CD127）和共同受体γ-链（CD132）组成的一种异源二聚体。IL-7受体表达于大多数T细胞，但在Treg中表达水平较低。据报道，IL-7Rα或共同受体γ链突变可引起T细胞缺失，导致机体严重的免疫缺陷，提示IL-7及其受体对T细胞发育至关重要。新近多项临床前研究表明，重组人类IL-7（rhIL-7）在脓毒症免疫功能紊乱中具有良好的疗效。在脓毒症小鼠模型中，rhIL-7治疗可以逆转脓毒症所致的T细胞耗竭，促进T细胞增殖，恢复T细胞IFN-γ分泌，增加CD28表达。同时，rhIL-7还能提高抗凋亡分子Bcl-2的表达而减少淋巴细胞凋亡，并降低脓毒症动物的死亡率。此外，rhIL-7还可介导脓毒症固有免疫的改变。rhIL-7通过γδT细胞分泌的IL-17，促进中性粒细胞向感染部位募集，最终改善脓毒症动物细菌清除能力。STAT5是介导IL-7作用的关键信号分子之一。IL-7通过激活磷酸肌醇3-激酶（PI3K）和Janus激酶/信号转导和转录激活因子（JAK/STAT途径），发挥促进T细胞增殖和抗细胞凋亡作用。通过分离脓毒症患者外周T细胞发现，rhIL-7刺激可以通过mTOR恢复淋巴细胞代谢，进而维持T细胞正常的增殖能力。此外，多重耐药菌感染的脓毒症患者外周血T细胞高表达免疫负调控分子PD-1及其配体PD-L1，采用IL-7刺激后，IFN-γ分泌增加，显示出高效的免疫调节能力。

目前rhIL-7已经被用于人类免疫缺陷病毒感染和肿瘤患者的临床研究。研究发现rhIL-7能够显著提升这些患者外周CD4[+]T细胞和CD8[+]T细胞的水平。同时，rhIL-7能够与抗PD-1抗体协同作用，改善肿瘤患者的免疫应答。更为重要的是，IL-7的治疗并未引起炎症因子大量释放，没有严重的毒副作用，显示出良好的临床安全性。有趣的是，分离脓毒症患者外周血的Treg和效应T细胞，采用IL-7刺激发现，低剂量的IL-7能够激活效应T细胞，但对Treg无明显影响。新近完成的临床随机、双盲、安慰剂对照研究（NCT02640807和NCT02797431），对17例严重淋巴细胞减少的脓毒症患者，使用rhIL-7（CYT107）肌内注射治疗4周。与10例安慰剂对照患者相比，CYT107治疗患者外周淋巴细胞的绝对数量增加了3~4倍，同样未引起炎症因子风暴的发生，提示其在脓毒症免疫调理治疗中极具应用前景。

3. IL-15

IL-15是细胞因子共同受体γ链家族的成员之一，该家族包括IL-2、IL-4、IL-7、IL-9、IL-15和IL-21共6个成员，其中IL-2、IL-7和IL-15在调控淋巴细胞稳态中起着重要作用。在机体内，DC和巨噬细胞及内皮细胞等均可分泌IL-15。与IL-2类似，IL-15的受体为异三聚体，该受体由IL-2R/IL-15Rβ和常见γ链组成。对IL-15的功能研究发现，IL-15能够促进 NK 细胞生长和活化，并且可刺激 CD4$^+$T 细胞和 CD8$^+$T 细胞增殖，促进 B 细胞增殖及免疫球蛋白合成。同时，缺失 IL-15 或其受体的小鼠，出现胸腺及外周 CD8$^+$T 细胞、NK 细胞和 NKT 数量的减少，提示 IL-15 是上述细胞亚群存活的重要分子。此外，IL-15 还可增强多种固有免疫细胞的功能，如抑制中性粒细胞凋亡，增强其吞噬功能；增加巨噬细胞的吞噬作用和细胞因子分泌；诱导 DC 成熟并抑制细胞凋亡等。由于 IL-15 广泛的免疫调节功能，其一直是各类疾病免疫疗法研究关注的重点。

在脓毒症小鼠模型中，IL-15 通过增加免疫细胞抗凋亡蛋白 Bcl-2 表达，减少促凋亡蛋白 Bim 和 PUMA 表达，降低了脓毒症诱导的 NK 细胞、DC 及 CD8$^+$T 细胞的凋亡。在脓毒症-铜绿假单胞菌肺炎二次打击模型中，IL-15 治疗能够提高循环 IFN-γ 水平，降低动物的死亡率。然而，对于烧伤感染铜绿假单胞菌动物，IL-15 未能提高动物对细菌的清除能力，动物死亡率也未下降，尽管治疗组动物的 CD8$^+$T 细胞、NK 和 NKT 细胞的数量均明显增加。这种结果的差异可能是由于烧伤和腹膜炎作为一次打击，对机体免疫功能存在不同的影响。有趣的是，IL-15 治疗还能够减轻脓毒症所致肌肉萎缩的程度。尽管 IL-15 在体内外均显示出重要的免疫强化特征，但其临床疗效仍无研究证实。新近在肾脏和肺部等肿瘤患者中发现，IL-15 皮下注射能够提高患者外周血中 NK 细胞和 CD8$^+$T 细胞的数量。在大剂量 IL-15 给药时，NK 细胞的绝对数量增加了近 10 倍，提示其具有临床应用前景。然而，在动物中给予 IL-15 可能会导致肝损伤。此外，临床研究也观察到 IL-15 治疗会引起发热、乏力和低血压，还有患者出现了贫血和低蛋白血症现象，并有诱导胰腺炎的风险。总体而言，IL-15 的副作用是可控的，但临床需要探索其安全的应用剂量和给药方式。

4. G-CSF/GM-CSF

粒细胞集落刺激因子（G-CSF）和粒细胞/巨噬细胞集落刺激因子（GM-CSF）是临床常用的免疫调节因子。G-CSF 和 GM-CSF 虽然可以促进造血干细增殖，但功能上具有一定的差异性。GM-CSF 主要刺激粒细胞和巨噬细胞分化成熟，而 G-CSF 则刺激粒细胞成熟。与 IFN-γ 类似，GM-CSF 能增加单核细胞 HLA-DR 的表达，促进 DC 成熟，提高其抗原提呈能力，间接增强适应性免疫应答。一项对危重症患儿的研究，以外周血 LPS 刺激后 TNF-α 水平小于 200pg/ml 作为免疫麻痹标准，观察了多器官功能障碍综合征（MODS）患者免疫功能情况，并基于此探讨 GM-CSF 的疗效。研究发现，约 1/3 的 MODS 患者出现免疫麻痹，并与院内感染和死亡率呈正相关。对于免疫麻痹的患者，GM-CSF 治疗能够恢复外周血细胞的 TNF-α 释放能力，减少院内感染的发生。另一项纳入 38 例脓毒症患者的随机双盲安慰剂对照研究，以起病后第 2 天单个细胞 HLA-DR＜8000mAb 作为免疫抑制标准，探讨了 GM-CSF 的疗效。研究发现，虽然总体死亡率无差异，但是 GM-CSF 治疗明显缩短 HLA-DR 低水平的严重脓毒症和脓毒性休克患者的机械通气时间和住院天数。此外，有研究证实，GM-CSF 显著降低了术后脓毒症患者的住院时间、抗生素使用时间、继发感染比例和医疗费用。对于粒细胞缺乏并发感染的患儿，GM-CSF 治疗后死亡率显著降低。但是另一项 Meta 分析发现，G-CSF 及 GM-CSF 治疗未能降低脓毒症患者的死亡率。更加值得关注的是，在许多疾病中，GM-CSF 也显示出显著的抗炎特性。例如，GM-CSF 已经被用于减缓动脉粥样硬化的进展和抑制肺纤维化等。同时也有研究观察到 GM-CSF 干预能够促进 Treg 扩增的现象，提示 GM-CSF 在某些情况下可能是有害而无益的。因此，G-CSF 及 GM-CSF 的应用可能需要更严格地筛选目标患者，以确定可能有益的人群。

(二) 免疫检查点疗法

免疫检查点在免疫细胞耗竭中的作用已毋庸置疑。在脓毒症中，T 细胞表面的 PD-1 与 APC 及实质细胞表面的 PD-L1 结合，是介导脓毒症免疫麻痹的重要途径。研究表明，脓毒症患者外周血单核细胞 PD-L1 和 CD8$^+$T 细胞表面的 PD-1 水平明显增高，且单核细胞表面的 HLA-DR 表达也持续减低。在体外，采用抗体阻断 PD-1/PD-L1 信号通路，能够明显减少外周血免疫细胞凋亡，并恢复其免疫功能。在动物模型中，阻断 PD-1/PD-L1 可以降低脓毒症对真菌和铜绿假单胞菌感染的易感性。有临床个案证实，对常规疗法无反应的真菌感染脓毒症患者，采用 IFN-γ 联合 PD-1 抗体纳武单抗（nivolumab）治疗能够恢复其免疫功能，提示阻断 PD-1/PD-L1 可能有助于减轻脓毒症所致的免疫功能麻痹。免疫检查点疗法的另一个潜在靶点是负向共刺激分子 CTLA-4。临床前研究表明，脓毒症致病后，CTLA-4 在 CD4$^+$T 细胞和 CD8$^+$T 细胞上的表达增加。靶向 CTLA-4 能减少 T 细胞凋亡，恢复其 IFN-γ 的释放能力，最终改善脓毒症和真菌二次打击动物的预后。

在脓毒症 CLP 小鼠模型中，敲除 *BTLA* 能够减轻小鼠的细菌负荷和器官损伤，同时动物的死亡率也明显下降。其他免疫检查点，如 LAG-3 和 TIM-3 等的靶向干预措施，在脓毒症免疫功能紊乱的应用价值也已被众多动物实验所证实。目前，PD-1 和 CTLA-4 单克隆抗体已被 FDA 批准用于晚期黑色素瘤及晚期和转移性鳞状非小细胞肺癌等肿瘤的治疗，且治疗的适应证逐步扩大。2018 年 6 月 15 日，中国药品监督管理局（CFDA）也正式批准 PD-1 单抗注射液用于经过系统治疗无效的非小细胞肺癌患者。令人关注的是，PD-1/PD-L1 及 CTLA-4 靶向干预制剂具有众多副作用，例如，可以引起结肠炎、神经毒性、肺炎、肝炎、心肌炎及多种免疫系统疾病等。虽然脓毒症和肿瘤的免疫功能改变，在特定阶段具有一定程度的类似性，但两种疾病的死亡率和临床有效治疗手段存在明显不同。同时，纳武单抗在脓毒症和脓毒性休克治疗中的临床试验尚未完成随访，免疫检查点在脓毒症中的疗效仍不确切。

(三) 胸腺肽α1

早在 20 世纪 60 年代，有学者观察到新生鼠被摘掉胸腺会有免疫功能障碍，往往死于感染性疾病。后续研究证实，胸腺产生一类具有生理活性的多态，其含 40 余种单体成分，其中呈强酸性的称为α带，弱酸性的为β带，而碱性带则为γ带，其中第一个被纯化的强酸性单体为α1。在临床上，胸腺肽α1 已经被广泛应用于肝炎和肿瘤等疾病的辅助治疗。药理学研究发现，胸腺肽α1 能够促进 IFN-γ 等炎症因子的分泌，并增强机体固有免疫和适应性免疫反应。胸腺肽α1 能够有效促进 T 细胞活化后 TNF-α 和 IFN-γ 等细胞因子的分泌，并能够提高 DC 的抗原提呈能力，对固有免疫和适应性免疫应答均具有正向调控作用。此外，胸腺肽α1 还具有良好的生物安全性，在健康志愿者和各类患者中应用，均未观察到严重的不良反应，其不良反应发生率低于 1%。在脓毒症中，目前已有超过 20 项高质量 RCT 研究探讨了胸腺肽α1 单药或联合乌司他丁等其他药物治疗对脓毒症患者的疗效。研究发现，胸腺肽α1 治疗能够有效降低脓毒症患者的 APACHE-Ⅱ评分，缩短 ICU 住院时间和呼吸机使用时间，部分研究发现其还能够降低脓毒症患者的死亡率。新近两项 Meta 分析也证实了胸腺肽α1 在脓毒症治疗中的应用价值。探讨其保护机制发现，胸腺肽α1 能够提高脓毒症患者单核细胞 HLA-DR 的表达水平，提高外周淋巴细胞的数量，恢复其反应性。遗憾的是，目前胸腺肽α1 对脓毒症免疫功能紊乱后二次感染的发生尚缺乏可靠的临床证据，值得进一步探讨。

（四）中医药制剂

据报道，许多中药组合制剂或其活性单体具有免疫调节作用。黄芪多糖是从中药黄芪等中分离得到的水溶性多糖。对烧伤动物给予黄芪多糖治疗后，脾脏 $CD11c^{hi}CD45RB^{lo}DC$ 比例明显升高，且其分泌 IL-12 的能力增强，并诱导脓毒症动物由 Th2 细胞向 Th1 细胞转化，增强 T 细胞的免疫增殖能力。在此过程中，黄芪多糖也能抑制 $CD11c^{lo}CD45RB^{hi}DC$（Dreg）的 IL-10 释放。姜黄素是另外一类值得关注的中药成分。研究发现，姜黄素能够抑制脓毒症诱导的 T 细胞凋亡，预先给予姜黄素保护则显著上调 Treg 比例，进而减轻脓毒症炎症反应和器官损伤。血必净是由赤芍、丹参、红花、川芎和当归等组成的复合中药制剂，既往作为抗炎药物在我国广泛应用。研究发现，血必净干预后的脓毒症大鼠，脾脏淋巴细胞增殖能力增强，提示其除了抗炎作用外还具有免疫调控效应。此外，血必净还能剂量依赖性地诱导免疫抑制性细胞 Treg 凋亡，减低其免疫抑制功能。另有研究发现，血必净抑制了 $CD11c^{lo}CD45RB^{hi}DC$ 中 IL-10 的表达，此类细胞过继输注给脓毒症小鼠，能够减低其死亡率。一项 Meta 分析纳入了 49 项血必净治疗脓毒症的临床研究，分析发现血必净能够减轻脓毒症患者病情、降低死亡率。另一项临床研究发现，血必净能够减低脓毒症患者外周 Th17 细胞和 Treg 的比例，提示其对脓毒症的保护效应可能与其抗炎和免疫调控的双重效应有关。

（五）细胞免疫疗法

因为在临床和动物实验中观察到了免疫细胞数量的减少，有学者对脓毒症动物给予免疫细胞过继输注，以提高机体免疫细胞数量，最终改善免疫抑制状态。在脓毒症继发铜绿假单胞菌肺炎模型中，体外扩增小鼠骨髓来源的 DC（BMDC）并输入脓毒症小鼠体内后，脓毒症小鼠对铜绿假单胞菌的易感性发生转变。研究发现，正常小鼠来源的 BMDC 能够显著提高脓毒症小鼠对继发感染的抵抗力。事实上，自体 DC 过继输注在血液系统肿瘤临床治疗已经被证实有效，提示基于 DC 的免疫疗法可能极具应用前景。但值得注意的是，研究已经证实，来源于脓毒症小鼠的 BMDC 并未能提高脓毒症对病原微生物的抵抗力，临床脓毒症患者自体 DC 在输注前可能需要在体外进行功能验证和必要的基因改造。嵌合抗原受体 T 细胞免疫疗法（chimeric antigen receptor T-cell immunotherapy，CAR-T）即是应用改造的 T 细胞进行细胞免疫治疗的典型代表。CAR-T 细胞经过设计后，仅特异性结合特定的抗原，导致 T 细胞活化、增殖和分泌细胞因子，从而根除靶细胞而不依赖于 APC 的功能。CAR-T 疗法目前已经被广泛应用于肿瘤的治疗，并取得了明显的疗效。新近有学者建立了一种识别β-葡聚糖特异性识别受体 Dectin-1 的 CAR-T 细胞，在体外能抑制曲霉菌生长，在体内也能明显减少小鼠肺组织的真菌负荷。以此为思路，研究人员可以设计针对不同病原体的 CAR-T 细胞，用于改善脓毒症后期免疫功能状态并清除病原微生物。

（六）免疫调理策略的组合应用

毋庸置疑，各种免疫调理策略具有其独特的靶向特征和优缺点，如 IL-7 对 T 细胞的调控作用较固有免疫细胞更为显著，而生长因子 Flt3 配体（Flt3L）则被证实能够扩增 DC。然而，脓毒症的免疫功能紊乱往往是复杂的，固有免疫应答和适应性免疫应答均受到显著抑制，且在不同的患者中，两者的受抑制程度可能还存在不同，因此需要不同的免疫调理策略组合应用。有研究采用 IL-7 联合 Flt3L 治疗，显示可以更为高效地纠正脓毒症所致的免疫麻痹。此外，如前文所述，在脓毒症致病的很长时间内，机体免疫往往表现出促炎和抗炎反应共存的 MARS 现象。因此，对于此类患者，单一的拮抗炎症或免疫刺激策略可能都有失偏颇。在这种情况下，抗炎和免疫刺激并举的调理策略可能更为合理。事实上，姚咏明等应用乌司他丁抗炎，并行胸腺肽α1 刺激免疫，已经被证实能够改善脓毒症患者临床结局。

三、免疫调理治疗的监测

业已证实，免疫功能紊乱在脓毒症一次打击和二次感染易感性增加中均有重要作用。根据我们 8 年的临床资料，现今脓毒症患者早期死亡率明显下降，但晚期死亡率逐年升高，是脓毒症患者总体死亡率居高不下的重要原因。更为重要的是，晚期脓毒症患者近 40% 出现院内感染或二次感染，且二次感染患者死亡风险是非感染患者的 5.6 倍。手卫生、隔离、消毒灭菌、医疗废物的安全处理及医院感染监测等措施对于院内感染控制有着积极的作用。此外，我国及其他多个国家均颁布了具有针对性的院内感染控制意见和指南，如院内获得性肺炎指南和导管相关感染等，以期降低院内感染的发生率。上述措施对于脓毒症二次感染的防控也具有指导意义。同时，我们的研究也提示，年龄、SOFA 评分、气管插管及 ICU 住院时间是脓毒症二次感染的独立危险因素。但不容忽视的是，这些因素往往取决于患者的客观病情，临床上很难进行有效干预。

众所周知，除了病原微生物外，机体的免疫功能状态是决定感染发生与否的核心因素。因此，采用积极有效的措施调控脓毒症后机体的免疫功能，使其恢复稳态，就显得尤为重要。脓毒症的发生和发展为非线性过程，临床患者存在显著的异质性，在免疫调理治疗前需要对脓毒症患者的免疫功能状态进行评估。没有确实可行的免疫监测，免疫调理治疗也就无从谈起，两者是不可分割的整体，既往抗炎治疗临床研究的结果已经说明了这一点。目前，许多免疫标志物被发现与脓毒症预后和二次感染有关，例如前文所述的细胞凋亡和免疫检查点等，其中部分标志物的有效性在临床研究中已经被证实。

（一）临床一般指标和标志事件

淋巴细胞是机体适应性免疫应答的关键细胞，也是临床常用指标。在脓毒症中，外周淋巴细胞大量减少，部分患者表现出长期而持久的淋巴细胞减少症，即成人淋巴细胞总数 $<1000/\mu l$，儿童（2 岁以下）$<3000/\mu l$。淋巴细胞减少症已经被证实与脓毒症二次感染和远期预后有关。目前淋巴细胞减少症已经被用于危重症患儿的免疫调理治疗。与之类似，

粒细胞缺乏也被部分临床研究所采用。此外，二次感染是脓毒症患者免疫功能抑制的直观表现。在部分个案报道中，对于脓毒症出现难治性院内感染患者，采用免疫强化策略取得了良好的效果。同样，另有临床研究以 ICU 院内感染作为 GM-CSF 给药的前提。但二次感染是免疫功能紊乱的结局，目前更趋向于在早期评估免疫功能，并进行有效干预，以避免其发生。

（二）外周免疫细胞功能评估

临床研究发现，脓毒症外周全血或淋巴细胞释放 IFN-γ 及 TNF-α 的能力下降，但 IL-10 能够正常产生。基于此，有研究以 LPS 刺激后，外周血 TNF-α 水平<200 pg/ml 作为 MODS 患儿免疫麻痹的标准。但不容忽视的是，细胞因子释放的能力，不仅取决于免疫细胞反应性，还受到刺激因素、细胞数量和刺激时间的影响，同样也与细胞因子的检测方法有关。例如，有采用抗 CD3/CD28 抗体和 LPS 等不同的刺激策略，免疫细胞释放细胞因子的能力和水平就不具可比性。因此，临床中往往以健康儿童或其他非脓毒症患者作为对照。尽管如此，用外周血和免疫细胞释放细胞因子能力评估可能仅适用于单一研究，其标准（如细胞因子水平）不具备广泛推广应用的价值。新近有学者应用流式细胞术检测细胞内 IFN-γ 等细胞因子水平，用于评估脓毒症患者免疫功能状态，可以克服细胞数量和刺激因素差异性问题，值得关注。

（三）单核细胞 HLA-DR 检测

HLA-DR 属于 MHC-Ⅱ类分子，其主要功能是提呈经过加工处理的外源性抗原给淋巴细胞，是启动抗原特异性免疫应答的关键分子。以往研究主要监测 $CD14^+$ 单核细胞 HLA-DR 的阳性细胞百分比，以<30%作为机体免疫麻痹的标准，但其变异系数较大。国内姚咏明开发了以 $CD14^+$ 单核细胞 HLA-DR 定量的流式细胞学技术及标准，以 HLA-DR<5000 分子/细胞作为免疫麻痹的判断标准。该方法使得 HLA-DR 监测的变异系数<10%，且所需的检测时间大为缩短。外周血单核细胞表面 HLA-DR 水平定量检测已经成为目前最为常用的标志物，被广泛应用于监测肿瘤和脓毒症各类疾病的免疫功能状态，指导临床免疫调理治疗的开展。

除了上述较为成熟的免疫监测方法外，包括 PD-1/PD-L1 在内的免疫负调控分子，已经被证实与脓毒症不良预后和二次感染有关，但其定量判断标准尚未建立，未能在临床中得以广泛推广应用。需要说明的是，依赖于单一免疫标志物的静态监测来评估机体免疫状态、指导免疫调理治疗不够全面。以 HLA-DR 为例，不管是在脓毒症早期还是晚期，单一时间点的 HLA-DR 水平与二次感染的发生均无显著相关性，但其动态变化情况能够预测二次感染的发生。因此，以脓毒症患者的病情为前提，联合应用多种免疫标志物进行动态观察，将有助于精准判断脓毒症患者的免疫功能状态，从而有效地指导免疫调理治疗。

（赵光举　卢中秋）

参 考 文 献

陈隆望, 罗欢, 郑来赞, 等. 2018. 组蛋白去乙酰化酶抑制剂曲古霉素 A 对脓毒症小鼠急性肺损伤的保护作用. 中华急诊医学杂志, 27(3): 275-282

陈隆望, 邱俏檬, 连洁, 等. 2018. microRNA-10a 对脓毒症小鼠脾脏 CD4$^+$CD25$^+$ Treg 免疫功能的影响. 中华急诊医学杂志, 27(2): 152-158

林洪远, 郭旭生, 姚咏明, 等. 2003. CD14$^+$单核细胞人类白细胞抗原-DR 预测脓毒症预后及指导免疫调理治疗的初步临床研究. 中国危重病急救医学, 15(3): 135-138

刘辉, 姚咏明, 盛志勇. 2006. 脓毒症研究的新策略——非线性观点. 中华外科杂志, 44(3): 205-207

姚咏明, 栾樱译. 2018. 烧创伤脓毒症免疫状态精准评估及其价值. 中华烧伤杂志, 34(11): 786-789

姚咏明, 盛志勇, 林洪远, 等. 2004. 脓毒症定义及诊断的新认识. 中华危重病急救医学, 16(6): 321-324

张卉, 李春盛, 姚咏明. 2018. 脓毒症线粒体功能障碍及其干预对策. 中华急诊医学杂志, 27(2): 117-119

赵光举, 卢中秋. 2017. 重视脓毒症二次感染的免疫机制和调理策略研究. 中华医学杂志, 97(46): 3601-3603

赵洪强, 李为民, 姚咏明. 2015. 微小 RNA 对调节性 T 细胞影响及意义的研究进展. 中华实验外科杂志, 32(4): 931-933

Abdi K, Singh NJ, Matzinger P. 2012. Lipopolysaccharide-activated dendritic cells: exhausted or alert and waiting? J Immunol, 188(12): 5981-5989

Angelin A, Gil-de-Gómez L, Dahiya S, et al. 2017. Foxp3 reprograms T cell metabolism to function in low-glucose, high-lactate environments. Cell Metab, 25(6): 1282-1293.e7

Bomans K, Schenz J, Sztwiertnia I, et al. 2018. Sepsis induces a long-lasting state of trained immunity in bone marrow monocytes. Front Immunol, 9: 2685

Carson WF, Cavassani KA, Dou Y, et al. 2011. Epigenetic regulation of immune cell functions during post-septic immunosuppression. Epigenetics, 6(3): 273-283

Carson WF, Kunkel SL. 2017. Regulation of cellular immune responses in sepsis by histone modifications. Adv Protein Chem Struct Biol, 106: 191-225

Chen L, Lu Y, Zhao L, et al. 2018. Curcumin attenuates sepsis-induced acute organ dysfunction by preventing inflammation and enhancing the suppressive function of Tregs. Int Immunopharmacol, 61: 1-7

Chen W, Lian J, Ye JJ, et al. 2017. Ethyl pyruvate reverses development of *Pseudomonas aeruginosa* pneumonia during sepsis-induced immunosuppression. Int Immunopharmacol, 52: 61-69

Delano MJ, Ward PA. 2016. The immune system's role in sepsis progression, resolution, and long-term outcome. Immunol Rev, 274(1): 330-353

Denstaedt SJ, Singer BH, Standiford TJ. 2018. Sepsis and nosocomial infection: patient characteristics, mechanisms, and modulation. Front Immunol, 9: 2446

Fillatreau S. 2016. Regulatory roles of B cells in infectious diseases. Clin Exp Rheumatol, 34(4 Suppl 98): 1-5

Fujita S, Seino K, Sato K, et al. 2006. Regulatory dendritic cells act as regulators of acute lethal systemic inflammatory response. Blood, 107(9): 3656-3664

Hu ZQ, Yao YM, Chen W, et al. 2018. Partial depletion of regulatory T cells enhances host inflammatory response against acute *Pseudomonas aeruginosa* infection after sepsis. Inflammation, 41(5): 1780-1790

Jiang LN, Yao YM, Sheng ZY. 2012. The role of regulatory T cells in the pathogenesis of sepsis and its clinical implication. J Interferon Cytokine Res, 32(8): 341-349

Kazama H, Ricci JE, Herndon JM, et al. 2008. Induction of immunological tolerance by apoptotic cells requires caspase-dependent oxidation of high-mobility group box-1 protein. Immunity, 29(1): 21-32

Liu YC, Zou XB, Chai YF, et al. 2014. Macrophage polarization in inflammatory diseases. Int J Biol Sci, 10(5): 520-529

Lu ZQ, Tang LM, Zhao GJ, et al. 2013. Overactivation of mitogen-activated protein kinase and suppression of mitofusin-2 expression are two independent events in high mobility group box 1 protein-mediated T cell immune dysfunction. J Interferon Cytokine Res, 33(9): 529-541

Luan YY, Dong N, Xie M, et al. 2014. The significance and regulatory mechanisms of innate immune cells in the development of sepsis. J Interferon Cytokine Res, 34(1): 2-15

Matsushita T. 2018. Regulatory and effector B cells: friends or foes? J Dermatol Sci, pii: S0923-1811(18): 30413-30414

Patil NK, Bohannon JK, Sherwood ER. 2016. Immunotherapy: a promising approach to reverse sepsis-induced immunosuppression. Pharmacol Res, 111: 688-702

Reinhart K, Daniels R, Kissoon N, et al. 2017. Recognizing sepsis as a global health priority—a WHO resolution. N Engl J Med, 377(5): 414-417

Shi H, Hong Y, Qian J, et al. 2017. Xuebijing in the treatment of patients with sepsis. Am J Emerg Med, 35(2): 285-291

Singer M, Deutschman CS, Seymour CW, et al. 2016. The third international consensus definitions for sepsis and septic shock (sepsis-3). JAMA, 315(8): 801-810

Stienstra R, Netea-Maier RT, Riksen NP, et al. 2017. Specific and complex reprogramming of cellular metabolism in myeloid cells during innate immune responses. Cell Metab, 26(1): 142-156

Tang BM, Huang SJ, McLean AS. 2010. Genome-wide transcription profiling of human sepsis: a systematic review. Crit Care, 14(6): R237

Trahtemberg U, Mevorach D. 2017. Apoptotic cells induced signaling for immune homeostasis in macrophages and dendritic cells. Front Immunol, 8: 1356

Vachharajani VT, Liu T, Wang X, et al. 2016. Sirtuins link inflammation and metabolism. J Immunol Res, 2016: 8167273

van der Poll T, van de Veerdonk FL, Scicluna BP, et al. 2017. The immunopathology of sepsis and potential therapeutic targets. Nat Rev Immunol, 17(7): 407-420

Venet F, Monneret G. 2018. Advances in the understanding and treatment of sepsis-induced immunosuppression. Nat Rev Nephrol, 14(2): 121-137

Weiterer S, Uhle F, Siegler BH, et al. 2015. Epigenetic regulation in sepsis: current state of knowledge. Anaesthesist, 64(1): 42-55

Wu ZS, Yao YM, Hong GL, et al. 2014. Role of mitofusin-2 in high mobility group box-1 protein-mediated apoptosis of T cells in vitro. Cell Physiol Biochem, 33(3): 769-783

Yao YM, Luan YY, Zhang QH, et al. 2015. Pathophysiological aspects of sepsis: an overview. Methods Mol Biol, 1237: 5-15

Yi JS, Cox MA, Zajac AJ. 2010. T-cell exhaustion: characteristics, causes and conversion. Immunology, 129(4): 474-481

Ying L, Zhao GJ, Wu Y, et al. 2017. Mitofusin 2 promotes apoptosis of $CD4^+$ T cells by inhibiting autophagy in sepsis. Mediators Inflamm, 2017: 4926205

Zhao GJ, Li D, Zhao Q, et al. 2016. Incidence, risk factors and impact on outcomes of secondary infection in patients with septic shock: an 8-year retrospective study. Sci Rep, 6: 38361

Zhao GJ, Lu ZQ, Tang LM, et al. 2012. Curcumin inhibits suppressive capacity of naturally occurring $CD4^+CD25^+$ regulatory T cells in mice in vitro. Int Immunopharmacol, 14(1): 99-106

Zhao GJ, Yao YM, Lu ZQ, et al. 2012. Up-regulation of mitofusin-2 protects $CD4^+$ T cells from HMGB1-mediated immune dysfunction partly through Ca^{2+}-NFAT signaling pathway. Cytokine, 59(1): 79-85

Zhao GJ, Zheng JY, Bian JL, et al. 2017. Growth arrest-specific 6 enhances the suppressive function of $CD4^+CD25^+$ regulatory T cells mainly through Axl receptor. Mediators Inflamm, 2017: 6848430

Zhao HQ, Li WM, Lu ZQ, et al. 2015. The growing spectrum of anti-inflammatory interleukins and their potential roles in the development of sepsis. J Interferon Cytokine Res, 35(4): 242-251

第三十一章

药物的免疫抑制效应

第一节 概　　述

免疫抑制剂历史悠久，在临床中发挥重要的治疗作用。虽然早在1949年，诺贝尔奖获得者Philip Hench已然发现皮质类固醇可的松在类风湿关节炎患者中具有显著的抗炎作用，以及在后来的20世纪60年代早期，由Calne、Murray、Zukoski等团队各自独立研究发现硫唑嘌呤（azathioprine，AZA）可作为免疫抑制剂有效预防移植肾排异反应，但免疫反应的诸多机制及免疫抑制剂作用机制仍不甚清晰，且诸多的副作用限制了其临床应用。20世纪60~70年代，肿瘤化疗领域的环磷酰胺被用于免疫疾病和移植，而抗淋巴细胞血清作为淋巴细胞消耗剂的使用在肾移植领域得到了广泛的应用。20世纪70年代末和80年代初，药物开发和研究发生了革命性的变化：两个关键的进展是开发用于人类治疗的单克隆抗体（monoclonal antibody，mAb）技术和发现环孢素A（CsA）的免疫抑制作用。20世纪90年代是免疫抑制药物显著发展的时期，因为对B和T细胞发育、活化和增殖，细胞因子和趋化因子信号及补充激活路径的深入了解，使靶向治疗，特别是单克隆抗体，更加人源化。

反过来，药物的发现常常也促使对免疫反应机制的进一步了解。类似于CsA，西罗莫司（或称雷帕霉素）作为一种抗真菌药物被发现和研究，但后来其抗肿瘤和免疫抑制的特性被逐渐挖掘，其重要的作用靶点——哺乳动物雷帕霉素靶蛋白（mammalian target of rapamycin，mTOR）途径才慢慢进入人们的视野，并逐渐被重视。

如前所述，随着对机体免疫系统及其在疾病发生发展中作用认识的深入，越来越多的更具针对性及人源化的免疫抑制剂可供临床应用，为临床救治提供新的"武器"。一些成熟的免疫抑制剂，在新的工艺辅助下也被发现能够更加有效地服务于临床。研究和认识免疫抑制剂能够更深刻地理解免疫系统在疾病发生、发展中的重要作用；明确免疫抑制剂分类及特性亦能够更科学及有效地应用于临床。

第二节　糖皮质激素

糖皮质激素（glucocorticoid，GC）既是正常人体内重要的生理物质，又是临床广泛应用的免疫抑制剂。作为临床药物使用的GC主要包括氢化可的松、泼尼松、地塞米松等。强大的抗炎、免疫抑制等药理作用是GC自20世纪40年代被发现以来，至今仍在临床被广泛使用的重要原因。然而，严重且广泛的副作用和糖皮质激素抵抗（glucocorticoid resistance，GCR）的发生风险却限制了其临床应用。随着对 GC 功能和糖皮质激素受体（glucocorticoid receptor，GR）结构认识的进展，越来越多的新型 GC 和联合应用策略开始出现，使得 GC 发挥强大抗炎效应的同时避免代谢副作用及 GCR 发生成为可能。

一、糖皮质激素的抗炎-免疫抑制机制

GC 的抗炎-免疫抑制机制主要是通过激活或抑制多种细胞因子、细胞因子受体、细胞凋亡因子、趋化因子、黏附因子等，产生抗炎-免疫抑制反应。GC 产生的抗炎-免疫抑制作用主要通过 GR，以基因组和非基因组机制调控抗炎基因和前炎症基因的表达。

（一）GR

GC 与 GR 结合，进而发挥抗炎-免疫抑制作用。GR 属于核受体超家族，分子量约为 94kDa，是 GC 发挥抗炎作用的基础，是类固醇核受体家族的主要成员，同时也是重要的核转录因子。GR 广泛分布于肝、肺、脑、胃肠平滑肌、骨骼肌、淋巴组织和胸腺等处，但在各种细胞中的分布存在差异。GR 结构上共有三个功能亚区：转录活性区、配体结合区和 DNA 结合区。转录活性区包含一个配体非依赖性活化功能 1（AF1）结构域，该结构域负责与共调节因子的相互作用及基础转录机制的募集。DNA 结合区在类固醇受体中高度保守，由两个对 GR 二聚和 DNA 结合有重要作用的锌指基序组成。配体结合区包含一个允许 GC 结合的疏水口袋，以及一个 AF2 结构域，用于配体依赖性转录共调节因子相互作用。可变连接区分隔 DNA 结合区和配体结合区，并允许核转位（图 31-1）。人类 GR 基因 *NR3C1*，位于染色体 5q31—q32，其转录起始部位的第 9 号外显子有两个亚型，两者与 GR 基因上的恒定部分拼接后转录并翻译出两种异构体，相应为 GRα 和 GRβ。GRα 是表达最广泛且研究得最为深入的 GC 受体亚型，介导 GC 的主要功能。GRα 由 777 个氨基酸组成，可以和 GC 结合，形成 GC-GR 复合物，并通过与 DNA、转录因子等的结合而修饰目标基因的转录活性。GRβ 只有 742 个氨基酸，C 末端少了 35 个氨基酸序列。在 727 氨基酸残基之前的区域 GRα 和 GRβ 的氨基酸序列完全同源，但 C 末端有明显的差异，GRβ 没有 GRα C 末端最后的 50 个氨基酸残基，而被 15 个非同源的氨基酸残基所取代，决定了 GRα 和 GRβ 的不同功能。GRα 主要存在于胞质中，在未与 GC 结合前与热休克蛋白（HSP）90、70、56、40 等及小分子亲免疫蛋白（immunophilin）结合成无活性形式。GRβ 位于胞核，不与 GC 配基结合，对 GC 反应性报告基因也没有转录激活作用。文献报道，在包括哮喘、类风湿关节炎和急性淋巴细胞白血病在内的多种炎症性疾病中，GRβ 水平升高与 GCR 密切相关。

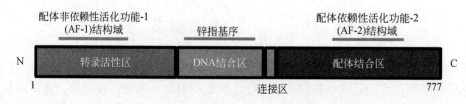

图 31-1　糖皮质激素受体（GR）结构示意

(二)细胞质 GR 介导的基因组机制

GC 是脂溶性激素,能穿过细胞膜进入细胞质。如前所述,在未与 GC 结合之前,GR 与热休克蛋白、亲免疫蛋白及其他因子一起以无活性的形式存在于胞质中。当与配体结合后,GR 发生构象改变,导致部分与伴侣复合物解离并向核移位。在细胞核中,GR 与 DNA 及其他蛋白分子相互作用发挥其生理及药理作用。以下三个方面是 GR 介导其基因组机制的主要途径。

首先是广为公认的转录激活途径,即 GR 同源二聚体与 GC 反应元件(glucocorticoid responsive element,GRE)结合介导的基因表达增强[图 31-2 A(i)]。公认的 GRE 序列是含有 15 个氨基酸残基的 AGAACA*nnn*TGTTCT 序列,其中 *n* 代表任意氨基酸。GR 与 GRE 结合后自身空间构象发生变化。从而促进其他具有组蛋白乙酰基转移酶(histone acetyltransferase,HAT)活性的共激活因子结合到 GR-DNA 复合物上,导致核小体重排及 DNA 解螺旋,使某些转录因子结合到抗炎蛋白 DNA 的启动子上,促进抗炎蛋白的表达而抑制炎症反应。随着研究的进展,人们发现,只有一小部分 GR 绑定序列包含一致的 GRE 序列。特定的 GRE 序列被证实能够影响 GR 构象,导致不同程度的二聚亲和性。这种亲和性可能决定了所募集的转录辅助活化因子和染色质重塑复合物的类型,并影响 RNA 聚合酶 II 的活性。因此,DNA 序列可能作为别构调节基因转录的配体。模拟该 DNA 序列效应可能影响 GR 的转录产物和/或其基因诱导特异性。

GR 还能与反向负性 GRE(inverted negative GRE,IR-nGRE)结合。GR 二聚体与 IR-nGRE 结合后阻止了转录因子与目标基因结合导致目标 mRNA 表达下降[图 31-2 A(ii)]。

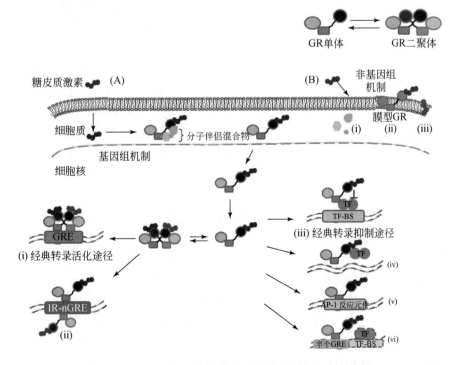

图 31-2 细胞质 GR 介导的基因组/非基因组机制示意图

另一个广为认知的经典途径即转录抑制。这一机制涉及单体 GR 与另一转录因子，如核因子-κB（NF-κB）、活化蛋白-1（AP-1）的物理相互作用（"栓系"作用），而不与 DNA 接触，从而影响转录因子的活性［图 31-2 A（iii）］。然而，支持这一理论的数据来自研究炎症刺激之前应用 GC 的作用。更贴近临床的情况是炎症刺激后给予 GC 治疗，显示 GC 刺激后 NF-κB 结合减少［图 31-2 A（iv）］。这一理论是对"栓系"作为转录抑制经典模型的挑战。此外，转录抑制还能以 DNA 结合依赖的方式发生。例如，在 AP-1 缺失的情况下，GR 能够占据 AP-1 反应元件以影响其活性［图 31-2 A（v）］。

最后，GR 介导的第三种基因调控机制涉及将单体 GR 与其他转录因子结合成复合元件，该复合元件包含一个（或半个）GRE 及另一个转录因子的反应元件。这样的结合可以导致基因激活或抑制［图 31-2 A（vi）］。

（三）GC 抗炎作用的非基因组机制

尽管基因组机制在 GC 抗炎作用中占有重要地位，但由于基因组机制涉及相关基因的转录、翻译及蛋白修饰等过程，从作用时相上不能解释临床应用 GC 时发挥快速抗炎作用的现象。除基因组机制外，GC 还能通过非基因组机制发挥抗炎作用。

1. 细胞质 GR 介导的非基因组机制

当 GC 结合并激活 GR 后，某些酶如甾体受体共激活因子（steroid receptor coactivator，SRC）从蛋白复合物中解离，激活脂联蛋白-1 从而抑制花生四烯酸释放，减轻炎症反应。这一过程是细胞质 GR 依赖性、转录非依赖性的。但也有研究发现，SRC 还能磷酸化细胞间黏附分子（ICAM-1），从而增加中性粒细胞的聚集，促进炎症反应。这说明 SRC 通过不同途径分别发挥了抗炎作用和促炎反应，哪个效应为主可能与细胞类型及所受的不同刺激有关［图 31-2 B（i）］。

2. 细胞膜 GR 介导的非基因组机制

1999 年 Gametchu 等在鼠淋巴样细胞系（S49）和人淋巴样细胞系（CCRF-CEM）上发现了细胞膜 GR（mGR）。2011 年，Sterhl 等证明细胞质 GR 和 mGR 均由人 GR 基因编码。曾经认为 GC 能够通过与 mGR 结合而诱导炎症细胞凋亡，但最近的研究却发现，应用不能透过细胞膜的结合了牛血清白蛋白的地塞米松刺激单核细胞，明显提高了 p38 MAPK 磷酸化水平。磷酸化的 p38 MAPK 通过级联反应促进炎症介质释放。由此可见，GR 与 mGR 结合后对炎症反应的影响并不总是一致的，产生这种差异的内在机制目前尚不清楚［图 31-2 B（ii）］。

3. 通过与细胞膜的非特异作用发挥抗炎作用

当 GC 浓度较高时能够嵌入到细胞膜上而改变其理化性质及膜相关蛋白的活性，如 Na^+-K^+-ATP 酶及 Ca^{2+}-ATP 酶，导致离子跨膜转运异常，进而抑制免疫细胞功能，减轻炎症反应，降低血液中乳酸浓度［图 31-2 B（iii）］。

二、糖皮质激素的免疫抑制效应

GC 通过各种不同的分子机制影响免疫细胞的存活、活性及一些炎症生物标志物的表达。

（一）T 细胞

激素通过非基因机制与 T 细胞膜受体（TCR）结合，通过抑制蛋白激酶 Scr，使其从 TCR 上脱落，抑制 TCR 信号通路下游的一些重要分子如 JNK、PKB、PKC 和 p38 MAPK 的磷酸化，快速对 TCR 介导的信号转导通路产生抑制作用。Harr 等发现，低剂量的地塞米松（1～10nmol/L）能诱导幼稚 T 细胞钙信号的重组，该重组能抑制三磷酸肌醇（IP3）受体的表达，从而作用于 TCR 介导的信号通路。

（二）B 细胞

长期的激素治疗中，激素对 B 细胞的主要作用在于减少脾脏和淋巴结内的 B 细胞数量，减少早期 B 细胞祖细胞的增殖，从而减少 IgG 并增加 IgE 的产生。低剂量的激素治疗似乎对免疫球蛋白的合成无明显影响，然而高剂量的激素能增加免疫球蛋白的分解代谢，从而减少其合成，最终降低循环抗体水平。B 细胞激活因子是肿瘤坏死因子（TNF）家族的一员，能够调节 B 细胞存活、成熟、抗体产生和免疫球蛋白转换。而且 B 细胞激活因子能作为共刺激因子激活 T 细胞。高剂量的地塞米松（40mg/d×5d）能在 mRNA 水平和蛋白水平显著减少 B 细胞激活因子的量，从而调控 B 细胞的成熟和 T 细胞的激活。

（三）树突状细胞

糖皮质激素强烈干扰树突状细胞（DC）的分化和成熟。Abe 等在体外诱导培养骨髓源性 DC 时，当培养体系中加入 10nmol/L 地塞米松处理后，所获得的细胞中 80%～90% 是 $CD11c^+$ 细胞，与对照组无明显差别。然而，当用较高浓度（100nmol/L）地塞米松处理后，只有 50%～60% 的细胞分化为 $CD11c^+$ 细胞，表明 GC 严重抑制了 DC 的分化，并具有剂量依赖性。Rozkova 等的实验结果显示在 DC 成熟阶段，GC 严重抑制了 DC 中 IL-12p70 和 TNF 的分泌，同时促进了白细胞介素（IL）-10 的分泌，成熟相关分子（CD1a、CD11c 和 CD83 等分子）表达处于很低甚至是无法检测到的水平。Vanderheyde 指出 GC 抑制了 DC 表面 CD86、CD80 等共刺激分子表达及 CD83 诱导的 TNF-α、IL-6 和 IL-12 等细胞因子释放，从而抑制了 DC 成熟。

GC 对 DC 抗原摄取功能的影响，在诸多研究中有不同的发现，目前尚无统一的认识。Piemonti 等报道，地塞米松增强了人单核细胞来源 DC 的甘露糖介导的内吞作用。而 Rea 等研究表明，GC 不影响人单核细胞来源 DC 的内吞功能。另有 Holt 等认为 GC 抑制了小鼠呼吸道 DC 的抗原摄取能力。

GC 对 DC 提呈抗原、激活 T 细胞功能的影响也有很多报道。较多研究认为，GC 影响 DC 表面主要组织相容性复合体（MHC）-Ⅱ类分子、黏附分子的表达和细胞因子的分泌，抑制 DC 激活 T 细胞的能力，使 DC 在功能上处于不成熟状态。在体外培养 DC 时，Rozkova 等发现与典型的单核细胞来源的 DC 相比，经 GC 处理的分化细胞不能诱导有效的免疫反应，这些细胞表达高水平的通常在 DC 上缺失的 CD14 分子和较低水平的黏附分子。Pan 报道，地塞米松处理过的 DC 分泌 IL-1β 和 IL-12p70，提呈抗原、激活 T 细胞的能力明显减弱。添加了 GR 阻断剂 RU486 进行实验，发现地塞米松的上述作用可以被 RU486 阻断，显示地塞米松功能的发挥需要相应的胞质受体。

此外，GC 对 DC 表面 Toll 样受体（TLR）的表达也有一定影响。Rozkova 等发现 GC 使 DC 表面 TLR2、TLR3、TLR4 mRNA 和 TLR2、TLR4 蛋白分子表达增加，但 TLR 相关信号的刺激并不能诱导 DC 成熟。他们对实验结果进行深入研究分析，认为可能是诱导 TLR 表达增加，同时又阻断了 TLR 信号转导通路。

（四）细胞因子与其他介质

GC 能通过基因调节机制减少炎症基因的转录，包括促炎细胞因子的转录。有明确的证据表明激素抑制 IL-1～6、IL-11、IL-16、IFN-γ、GM-CSF、TNF-α 和基质金属蛋白酶（MMP）-9 等。Spiesa 等发现用地塞米松预处理后的 $CD4^+$ T 细胞上清中 IL-2、TNF-α、TFN-γ 的量有所减少。

三、糖皮质激素的临床应用

药理剂量 GC 主要有抗炎、免疫抑制、抗病毒和抗休克等作用，主要的临床应用列举如下：

1. 内分泌系统疾病

用于原发性和继发性肾上腺皮质功能减退症、先天性肾上腺皮质增生症的替代治疗；肾上腺危象、垂体危象、甲状腺危象等紧急情况的抢救；重症亚急性甲状腺炎、Graves 眼病、激素类生物制品（如胰岛素及其类似物、促肾上腺皮质激素等）药物过敏的治疗等。大、小剂量地塞米松抑制试验可判断肾上腺皮质分泌状况，诊断和鉴别诊断库欣综合征（皮质醇增多症）。

2. 风湿性疾病和自身免疫性疾病

此类疾病种类繁多，达 200 余种，多与自身免疫有关，尤其是弥漫性结缔组织疾病皆有自身免疫参与，常见的如系统性红斑狼疮、类风湿关节炎、原发性干燥综合征、多发性肌病/皮肌炎、系统性硬化症和系统性血管炎等。GC 是最基本的治疗药物之一。

3. 过敏性疾病

过敏性疾病种类众多，涉及多个专科，许多疾病如严重的荨麻疹等，需要 GC 类药物治疗。

4. 呼吸系统疾病

主要用于支气管哮喘、外源性过敏性肺泡炎、放射性肺炎、结节病、特发性间质性肺炎、嗜酸性粒细胞性支气管炎等。

5. 血液系统疾病

多种血液系统疾病常需糖皮质激素治疗，主要为两种情况：①治疗自身免疫病，如自身免疫性溶血性贫血、特发性血小板减少性紫癜等。②利用 GC 溶解淋巴细胞的作用，将其作为联合化疗方案的组分之一，用于淋巴系统恶性肿瘤，如急性淋巴细胞白血病、淋巴瘤、多发性骨髓瘤等的治疗。

6. 肾脏疾病

主要包括原发性肾病综合征、多种肾小球肾炎和部分间质性肾炎等。

7. 严重感染或炎症反应

严重细菌性疾病，如中毒型细菌性痢疾、暴发型流行性脑脊髓膜炎、重症肺炎，若伴有休克、脑病或其他与感染有关的器质性损伤等，在有效抗感染的同时，可加用 GC 以缓解中毒症状和器质性损伤，严重病毒性疾病如急性重型肝炎等，也可用 GC 辅助治疗。

8. 异体器官移植

几十年来，皮质类固醇治疗一直是移植患者免疫抑制的基础。泼尼松龙和甲泼尼龙是移植中最常用的皮质类固醇制剂。标准的类固醇疗法包括初始 250~1000mg 甲泼尼龙，然后在接下来的 3~10 天逐渐减少剂量。使用其他免疫抑制诱导剂可降低皮质类固醇的剂量，甚至现在人们开始探讨无激素免疫诱导方案，但系统综述显示，目前仍没有证据显示可以完全避免围移植手术期间应用激素作为免疫抑制诱导剂。

四、糖皮质激素的不良反应及应对策略

广泛的副作用限制了 GC 的临床使用，包括以下方面：①医源性库欣综合征（如向心性肥胖、满月脸、皮肤紫纹）、类固醇性糖尿病（或已有糖尿病加重）、骨质疏松、自发性骨折或骨坏死（如股骨头无菌性坏死）、女性多毛、月经紊乱或闭经不孕、阳痿、出血倾向等；②诱发或加重细菌、病毒和真菌等各种感染；③诱发或加剧胃十二指肠溃疡，甚至造成消化道大出血或穿孔；④高血压、充血性心力衰竭和动脉粥样硬化、血栓形成；⑤高脂血症，尤其是高甘油三酯血症；⑥肌无力、肌肉萎缩、伤口愈合迟缓；⑦激素性青光眼、激素性白内障；⑧精神症状如焦虑、兴奋、欣快或抑郁、失眠、性格改变，严重时可诱发精神失常、癫痫发作；⑨儿童长期应用影响生长发育；⑩长期外用 GC 类药物可出现局部皮肤萎缩变薄、毛细血管扩张、色素沉着、继发感染等不良反应，在面部长期外用时，可出现口周皮炎、酒渣鼻样皮损等。

几十年来的临床应用使我们见证了 GC 强大的临床应用价值及其不可忽视的副作用。如何平衡收益与风险甚至努力增大收益、规避风险成为目前 GC 研究的趋势。总体而言，目前在使用这些药物时，获得积极效益-风险比的关键策略包括：一方面，遵循关于最佳剂量建议、潜在不良事件监测和不良事件预防和管理的指导方针建议；另一方面，使用或开发新的剂型或联合应用策略以增大收益、降低风险。其主要包括：①根据传统的理论假设，GC 治疗的副作用被认为是由二聚体介导的转录激活诱导的，因为由这种机制诱导的基因在葡萄糖合成和脂肪代谢中也同样起到关键作用。相比之下，GC 的抗炎作用主要是通过单体介导的针对 AP-1 和 NF-κB 等关键炎症转录因子的转录抑制作用所引发的。基于这一理论，人们尝试研发新型 GR 配体，用以选择性地诱导 GR 单体形成以发挥其抗炎活性，从而避免代谢不良反应。②因为 GC 的副作用是剂量依赖性的，剂量减少可能会减少副作用。局部应用 GC（乳膏、鼻喷雾剂、吸入器）目前已广泛用于减少治疗各种炎症性疾病的系统剂量。另外，根据 GC 能迅速从肺部吸收入血这一理化特性，用聚乙二醇化修饰后形成一种新的大分子亲水前药，能够达到较高肺保留率和较少副作用的目的。③增加其亲脂性或脂质偶联同样能够改善 GC 的药代动力学特性，使其具有靶向递送的特性。另一种局部递送的方法是将 GC 作为抗体-药物或肽-药物结合物特异性靶向感兴趣的位点。GC 的封装是最小化其全身浓度的另一选择。例如，脂质体已经被开发用于将 GC 靶向递送到类风湿关节炎、克罗恩病、结肠

炎、多发性硬化和动脉粥样硬化的炎症病变部位。④除了 GC，代谢惰性 GC 模拟物也可用于控制炎症，如 GC 诱导亮氨酸拉链蛋白等。⑤另一种规避 GC 相关副作用的方法是刺激 GR 和过氧化物酶体增殖物激活受体（PPAR）之间的协同作用。GR 和 PPAR 均为核受体超家族成员。它们在许多组织中具有重叠和互补作用，控制参与维持血糖水平的关键基因，在禁食期间协同支持脂肪酸β-氧化，并刺激免疫抑制。据推测，通过结合 GR 和 PPAR 刺激，它们的抗炎作用可能是叠加的，但副作用并没有因此而递增（图 31-3）。

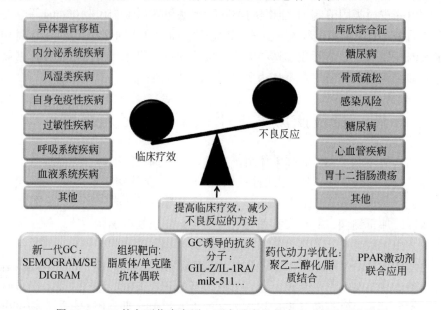

图 31-3　GC 的主要临床应用、不良反应及临床应对策略研究进展

第三节　细胞增殖抑制剂

细胞增殖抑制剂抑制细胞分裂，它们通过影响 T 细胞和 B 细胞的增殖来发挥免疫抑制效应，主要包括烷化剂、抗代谢药物。

一、烷　化　剂

第一次世界大战期间，耶鲁大学的 Louis Goodman 和 Alfred Gilman 教授解剖战死于生化武器的士兵时发现芥子气具有杀死淋巴组织的效果，由此揭开了免疫抑制剂的研发序幕。1935 年人工合成毒性较低但作用与芥子气相似的氮芥，试验证明其对淋巴肉瘤和白血病有疗效，但副作用大；随后以氮芥为基础，合成了众多的免疫抑制剂，其中环磷酰胺（cyclophosphamide，CYC）能通过杀伤免疫细胞而影响免疫的各阶段，在临床中广泛应用。

（一）CYC 在体内的吸收、代谢

CYC 易溶于水和乙醇溶液，在体内易于吸收，生物利用率为 85%～100%，小部分药物在肝脏和肠道出现首过效应。无论是经口服还是静脉注射的 CYC 在体内主要由肝脏代谢，在肝细胞色素 P450 酶的作用下，CYC 首先发生 4 位 C 羟化，生成初级代谢产物 4-羟基环磷酰胺。4-羟基环磷酰胺易通过被动扩散进入细胞，并产生同分异构体醛磷酰胺，两种混合物入血后与血浆蛋白结合而快速分布于全身，毒性低。极少部分 4-羟基环磷酰胺和醛磷酰胺可氧化生成 4-酮环磷酰胺和羧基磷酰胺，无细胞毒作用，绝大部分随尿排出体外；未经氧化的醛磷酰胺可部分降解为活性代谢产物磷酰胺氮芥和丙烯醛。

此外，CYC 在细胞色素 P450 酶的作用下还可以发生支链氧化还原反应，生成二氯环磷酰胺及氯乙醛。体外研究提示氯乙醛具有细胞毒性，可能与 CYC 的神经毒性密切相关。4-羟基环磷酰胺则可在谷胱甘肽-S-转移酶（GST）的作用下被催化生成无活性的谷胱甘肽环磷酰胺。文献报道，该酶的基因多态性与药物在宿主体内的毒性及有效性密切相关。醛脱氢酶（aldehyde dehydrogenase，ALDH）对醛磷酰胺的氧化作用是 CYC 在细胞内被解毒的主要步骤。由于 ALDH，尤其是 ALDH1A1 是解毒的主要成分，而且 ALDH1A1 在淋巴细胞中的表达很低，因此 CYC 对免疫活性细胞有一定的选择性。相比之下，造血干细胞显示出 ALDH1A1 的高活性，并能耐受较高浓度活化的 CYC（图 31-4）。

活性成分磷酰胺氮芥通过共价结合于 DNA 上，引起 DNA-DNA、DNA-蛋白质交联和双链 DNA 断裂，破坏快速生长的细胞。丙烯醛将 DNA 中鸟嘌呤 $N7$-烷基化生成两种产物：一种产物是烷基化产生乙基和羟乙基两种取代基的胺，另一种产物是产生两个乙基交联胺，分别是：N-2-乙基-$N7$-鸟嘌呤-N-2-羟乙基胺单加成物和 N，N-2-二乙基-$N7$-鸟嘌呤交联（G-NOR-G），G-NOR-G 交联具有强烈的细胞毒性，是 CYC 生物活性的主要成分。去甲氮芥可引起组蛋白 H2A 的变异体 H2AX 和 p53 的磷酸化，使 DNA 受损。

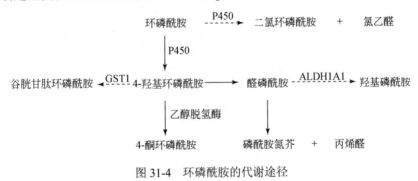

图 31-4 环磷酰胺的代谢途径

注：实线代表生成活性代谢产物的途径；虚线代表解毒途径

（二）CYC 的免疫效应及机制

1. CYC 的免疫抑制作用

既往研究证实，CYC 具有强烈的免疫抑制效应。其免疫抑制作用的发挥与抑制细胞增殖、非特异性地杀伤抗原敏感性小淋巴细胞，限制其转化成免疫母细胞密切相关。对体液免疫和细胞免疫均有抑制作用，并主要通过以下几种途径发挥功效：

（1）CYC 对细胞周期的影响：ATM/ATR-Chk1/Chk2 信号途径调节机制——连续分裂的细胞从一次有丝分裂结束到下一次有丝分裂结束的全过程称为一个细胞周期，包含 G_1、S、G_2 和 M 期，并通过一套严格有效的细胞周期监测点来保证遗传物质的正确复制。CYC

代谢活性物 G-NOR-G 交联影响维持基因组稳定的重要因子来改变细胞周期。G-NOR-G 交联导致 DNA 受损后，ATM/ATR-Chk1/Chk2 被激活，致 p53 的 Ser15、20、37 位点磷酸化，活化的 p53 使细胞周期停滞于 S 期（图 31-5）。

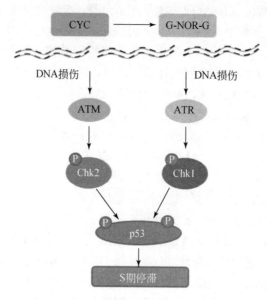

图 31-5　CYC 通过 ATM/ATR-Chk1/Chk2 信号途径影响细胞周期

另有报道称 CYC 通过细胞周期蛋白 D1/CDK4 信号途径调节细胞周期分布：真核细胞的分裂周期由调控细胞周期蛋白依赖性激酶（cyclin-dependent kinase，CDK）家族调节，CDK4 和细胞周期蛋白 D1 结合形成的配合物是一个重要控制细胞增殖过程中的 G_1 期元件。细胞周期蛋白 D1 是细胞周期蛋白亚型之一，能够促进细胞周期由 G_1 期进入 S 期。3 周龄 BALB/c 雄性小鼠连续 7 天腹腔注射 80mg/（kg·d）CYC 以诱导骨髓细胞抑制，采用免疫印迹法分析细胞周期蛋白 D1/CDK4 蛋白表达，结果显示试验组细胞周期蛋白 D1/CDK4 蛋白表达显著低于空白对照组，细胞停滞于 G_1 期。

（2）CYC 对细胞凋亡的影响

1）Fas/Fas L 信号途径介导的细胞凋亡：CYC 可影响死亡受体信号转导通路 Fas/FasL 介导的细胞凋亡。脂肪酸合成酶（fatty acid synthase，Fas）是一种跨膜蛋白，属于肿瘤坏死因子受体超家族成员，它与 Fas 配体（Fas ligand，FasL）结合后，再募集 Fas 相关死亡域蛋白（Fas-associated death domain protein，FADD），构成死亡诱导信号复合体，由此激活下游的胱天蛋白酶（caspase），引起不可逆的细胞凋亡（图 31-6）。

2）Bax/Bcl-2 介导的细胞凋亡：细胞脂肪变性与氧应激使 Bcl-2 相关 x 蛋白（Bcl-2 associated x protein，Bax）合成增多且转移至线粒体外膜形成同源二聚体，引起线粒体通透转运孔道（PTP）打开，释放细胞色素 c，诱发细胞凋亡；而分布于线粒体外膜的 Bcl-2 可与 Bax 结合，避免 Bax 同源二聚体形成，抑制线粒体 PTP 开放，表现出抗凋亡作用。CYC 能显著增加成年雄性 Wistar 大鼠心脏组织 Bax mRNA 表达水平，而降低抗凋亡基因 Bcl-2 mRNA 表达。单剂量 150mg/kg CYC 作用于活体小鼠，第 2 天红细胞生成受到影响，凋亡增加，细胞密度减少，骨髓龛受到严重干扰，检测显示 Bax mRNA 表达明显。

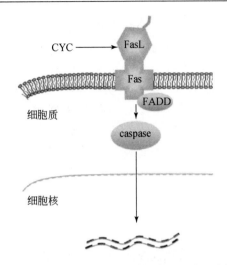

图 31-6　CYC 通过 Fas/FasL 系统介导细胞凋亡机制

（3）CYC 对细胞因子的影响：CYC 对细胞因子的影响主要通过树突状细胞相关 C-型凝集素-1（Dectin-1）、TLR2 和 TLR4 信号通路实现（图 31-7）。Dectin-1 主要表达于单核/巨噬细胞、DC、中性粒细胞、肥大细胞、成纤维细胞、嗜酸性粒细胞等，与细胞成熟、免疫状态有关，它与 TLR2 和 TLR4 最终通过 NF-κB 途径影响细胞因子分泌。CYC 可抑制小鼠肺部 Dectin-1 mRNA 表达，增加对真菌的敏感性。24 只雌性昆明小鼠腹腔注射 CYC 150mg/kg 制备免疫抑制模型，4 小时后肺泡巨噬细胞 TLR2 mRNA 表达与对照组相比即显著下降；8 小时后 TLR4 mRNA 表达显著降低。BALB/c 小鼠于第 1、4 天腹腔注射 150mg/kg CYC 建立免疫抑制模型，第 9 天取脾脏测定相关 mRNA，研究发现：模型组小鼠 Th2 细胞因子 IL-4、GATA-3 mRNA（表达于 Th2 细胞的锌指状结构的转录因子）相对表达显著高于对照组，而 Th1 细胞因子 IL-2、T-bet mRNA 与对照组无显著差异，结果表明 CYC 可调节 Th1/Th2 细胞因子。

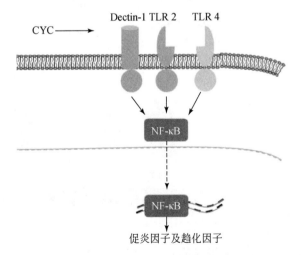

图 31-7　CYC 通过 Dectin-1、TLR2 和 TLR4 信号调节细胞因子相关机制

（4）CYC 对细胞过氧化的影响：CYC 对脂质过氧化的影响主要通过超氧化物歧化酶（superoxide dismutase，SOD）、谷胱甘肽过氧化物酶（glutathione peroxidase，GSH-Px）等关键酶而起作用。在线粒体呼吸链电子传递过程中，极少部分单电子从呼吸链中漏出，直接传递给 O_2 生成氧自由基，形成脂质过氧化产物，如丙二醛等，引发细胞氧化损伤。正常生理状态时，自由基不断产生，通过 SOD 和 GSH-Px 不断清除，但在用药或病理状态下，此平衡有所改变。Tripathi 等以 100mg/kg 剂量行小鼠腹膜注射表明 CYC 能降低 SOD 和 GSH-Px 含量，增加丙二醛含量；将 CYC 按 30、90、150、300、450mg/kg 的剂量行小鼠腹膜注射，4 小时后 GSH 活性显著降低。CYC 可引起氧化应激，以 SOD 和 GSH-Px 含量减少为表现，较多的自由基储留于体内，引起蛋白质、脂质过氧化，DNA 损伤等。

2. CYC 的免疫调节效应

随着研究的进展，人们发现随着 CYC 给药剂量、给药时间和给药顺序的不同，其效应也有明显不同。如上所述，高剂量的 CYC 会导致免疫细胞的非特异性衰竭，因此可用于在过继细胞转移前诱导淋巴细胞衰竭，在异基因干细胞移植前调节患者，以及用于侵袭性淋巴增生性疾病的化疗。而另一方面，低剂量的 CYC 则能起到增强免疫反应的效应，从而发挥协同抗肿瘤作用。如图 31-8 所示，高剂量给药时，CYC 会导致 T 细胞的非特异性清除。然而，低剂量时，CYC 会对不同的 T 细胞亚群产生一系列影响，包括选择性清除 Treg 和抑制 Treg 功能；将细胞因子的分泌从 Th2 细胞向 Th1 细胞转移；增强 Th17 细胞、记忆和效应 $CD8^+$ T 细胞表型。

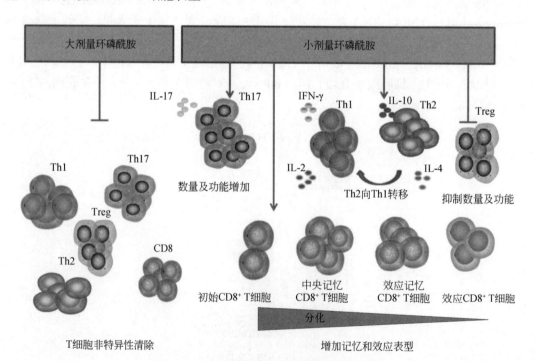

图 31-8　环磷酰胺对 T 细胞的免疫调节作用

其可能机制如下：①Treg 是肿瘤免疫抑制机制的基本组成部分，Treg 耗竭具有增强抗肿瘤免疫、促进肿瘤消退的作用。由于 Treg 表面高表达 CD39 及缺乏 ATP 结合盒转运体 B1（ABC transporter B1，ABCB1），致使其对 CYC 代谢物的解毒能力受损，使它们比其他 T 细胞更容易受到药物的细胞毒性作用。小剂量 CYC 还能通过 GC 诱导肿瘤 TNFR 相关蛋白（GITR）及叉头翼状螺旋转录因子（Foxp3）的表达，从而减少肿瘤局部 Treg 数量及功能，起到增强抗肿瘤效果（图 31-9 A）。②由于对肿瘤局部 Treg 的直接抑制，进而促进了肿瘤局部记忆效应 T 细胞及肿瘤疫苗诱导效应 T 细胞的增殖、表型变化及功能增强，进而起到抗肿瘤效应。对于肿瘤局部内环境中髓源性抑制细胞（MDSC）（Gr1$^+$CD11b$^+$）数量和功能的促进作用也被认为是低剂量 CYC 起到抗肿瘤效应的机制之一（图 31-9 B）。

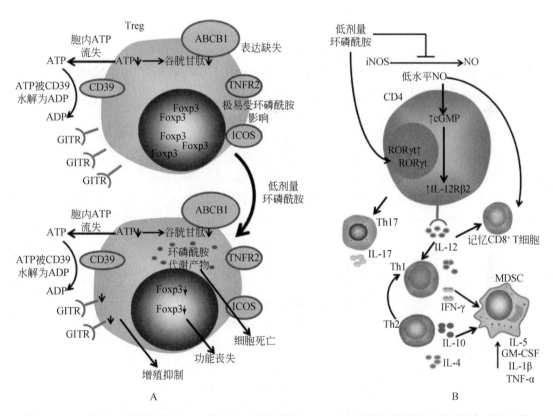

图 31-9 低剂量环磷酰胺抑制 Treg 数量和功能的机制（A）与低剂量环磷酰胺调节不同免疫细胞的作用机制（B）

（三）CYC 的临床应用

1. CYC 的抗肿瘤作用

CYC 进入人体后经肝脏微粒体功能氧化酶转化成醛磷酰胺。在肿瘤细胞内，不稳定的醛磷酰胺被分解成磷酰胺氮芥及丙烯醛，磷酰胺氮芥对肿瘤细胞有细胞毒作用，可干扰 DNA 及 RNA 功能，抑制 DNA 合成，影响细胞周期。CYC 对于恶性淋巴瘤、急性或慢性淋巴细胞白血病、多发性骨髓瘤均有良好的疗效，对其他肿瘤（包括乳腺癌、卵巢癌和小细胞肺癌)也有一定的效果。

随着肿瘤免疫治疗研究的进步,CYC作为免疫调节剂用于辅助肿瘤免疫治疗的作用也越来越受到关注。目前,使用CYC作为癌症辅助治疗,特别是作为免疫调节剂的多项临床试验正在进行中。正在研究的组合包括与各种疫苗、CAR-T细胞、SMAC模拟LCL161及免疫检查点抑制剂,人们热切期待这些研究的结果。

2. CYC的免疫抑制及抗炎作用

如前所述,CYC是强有效的免疫抑制剂,并具有一定的抗炎作用。因此在临床中,CYC可用于严重类风湿关节炎、系统性红斑狼疮、肾病综合征、多发性肉芽肿、天疱疮及溃疡性结肠炎、特发性血小板减少性紫癜等的治疗。CYC联合激素在狼疮性肾炎、类风湿关节炎、儿童难治性肾病综合征治疗中都取得了较好效果。

3. CYC与器官移植

19世纪60年代随着器官移植技术及基础研究的进展,人们逐渐认识到药物性免疫抑制是移植后器官存活的关键。与此同时,CYC、ZAZ等抗白血病药物的研究进展为器官移植发展带来了曙光。早在1960年即尝试了仅用药物干预的(CYC和甲氨蝶呤)肾移植手术,尽管患者在存活了143天后因严重的骨髓抑制而死亡,但这也为后续的联合用药策略提供了临床经验与理论基础。

近些年来,CYC在同种异体造血干细胞移植领域的应用取得巨大进展。移植后CYC与其他免疫抑制剂联合应用或单独应用已成为一种具有前景的药理学策略。研究证实,CYC干预下移植物抗宿主病(graft-versus-host disease,GVHD)的发生率显著降低(在单倍同一性干细胞移植受者中,急性GVHD发生率降至15%~30%,慢性GVHD发生率维持在20%~30%)。目前,CYC在该领域的研究正在世界范围内广泛开展。

(四)CYC的不良反应

1. 胃肠道反应

在接受静脉注射CYC的患者中,恶心和/或呕吐发生率在25%以上,但在接受口服CYC的患者中为10%。止吐药(如昂丹司琼)和地塞米松可以减轻这些症状。CYC引起的肝毒性较少见(<1%)。转氨酶升高可在撤回CYC后迅速缓解。

2. 血液系统反应

CYC抑制骨髓内的所有细胞系,并且比其他免疫抑制剂(如硫唑嘌呤、甲氨蝶呤、霉酚酸酯)更具毒性。循环粒细胞和淋巴细胞的最大抑制发生在单剂量CYC使用后的7~14天,通常血小板受影响较小。长期使用(>1年)可能导致进行性淋巴细胞减少、全血细胞减少和对药物的敏感性增加。难治性全血细胞减少可能预示骨髓增生异常综合征或血液系统恶性肿瘤。

3. 感染风险

慢性CYC治疗增加了感染的风险,包括细菌、病毒(尤其是带状疱疹)和机会性感染。白细胞减少、年龄增加、肾功能恶化或伴随使用GC(特别是相当于>20mg/d的泼尼松)会增加感染风险。累积剂量的CYC也与感染风险增加相关。

4. 泌尿生殖系统影响

文献报道,当CYC大剂量给药时,可导致出血性膀胱炎,表现为膀胱刺激症状、少尿、血尿及蛋白尿。此外，可引起生殖毒性，如停经或精子缺乏。

5. 心血管系统影响

大剂量 CYC（120～240mg/kg）可能引起出血性心肌坏死，甚至在停药后 2 周仍可见心力衰竭。

6. 致肿瘤作用及其他

应用 CYC 治疗多发性骨髓瘤、慢性淋巴细胞白血病、乳腺癌、卵巢癌等时可发生急性白血病；用于白血病或淋巴瘤治疗时，易发生高尿酸血症及尿酸性肾病。有报道，当大剂量 CYC（50mg/kg）与大量液体同时静注时，可产生水中毒，引起严重低钠血症，主要是水钠潴留所致。大剂量 CYC 还可导致血肌酐升高，可能与影响肾小球滤过有关。

二、抗代谢类免疫抑制剂

（一）硫唑嘌呤

硫唑嘌呤（azathioprine，AZA）及其代谢产物 6-巯基嘌呤（6-mercaptopurine，6-MP），是临床常用的抗细胞代谢类免疫抑制剂，主要用于治疗自身免疫性疾病、慢性炎症反应性疾病（如多发性硬化症、风湿性关节炎、系统性红斑狼疮、原发性胆汁硬化症、炎症性肠炎）及移植后免疫抑制。

1. AZA 体内代谢过程

药物前体 AZA 通过谷胱甘肽转移酶（glutathione-stransferase，GST）转化为 6-MP，6-MP 在体内有三种代谢途径：①在次黄嘌呤磷酸核糖转移酶（hypoxanthine guanine phosphoribosyl transferase，HGPRT）的作用下转化为 6-硫基次黄嘌呤核苷一磷酸（6-sulfur hypoxanthine nucleoside monophosphate，6-TIMP），6-TIMP 在肌苷单磷酸脱氢酶（inosine monophosphate dehydrogenase，IMPDH）和鸟嘌呤一磷酸合成酶（guanine monop-hosphate synthetase，GMPS）的作用下转化成 6-硫基鸟嘌呤一磷酸（6-sulphur guanine mon-ophosphate，6-TGMP），6-TGMP 在核苷二磷酸激酶（ribonucleoside diphosphate kinase，NDPK）作用下转化为 6-硫基鸟嘌呤三磷酸（6-sulfur guanine triphosphoric acid，6-TGTP）及 2-脱氧-6-硫基鸟嘌呤三磷酸（2-deoxy-6-sulfur guanine triphosphoric acid，2-脱氧-6-TGTP）；②在黄嘌呤氧化酶（xanthine oxidase，XO）作用下转化为非活性产物 6-硫尿酸（6-thionuric acid，6-TU）；③在巯基嘌呤甲基转移酶（thiopurine-S-methyltransferase，TPMT）作用下转化为非活性产物 6-甲基巯基嘌呤（6-methyl mercapto purine，6-MeMP）（图 31-10）。

2. AZA 作用机制

AZA 发挥抗肿瘤及免疫抑制的经典作用机制：代谢生成的 6-TGTP 和 2-脱氧-6-TGTP 与细胞 DNA、RNA 整合，通过错配修复途径触发细胞周期停滞和凋亡；代谢生成的 6-MeTIMP 抑制嘌呤类物质的从头合成，从而特异性地针对有丝分裂 S 期的细胞产生毒副作用；6-TGTP 整合到 DNA 而损害 DNA 正常结构导致细胞大小和多核形态改变。

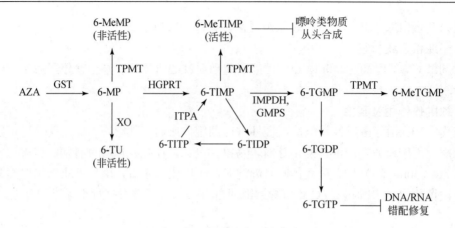

图 31-10　AZA 体内代谢过程示意图

最近研究发现，在 CD4⁺T 细胞内，在 CD28 分子共刺激下，Vav 磷酸化后与 Rac1（Rac GTP 酶）结合，暴露其与 GTP 结合位点，从而发挥 GTP 酶作用，激活下游信号。6-TGTP 替代体内的 GTP 与 Rac1 结合，使 Vav 无法与其解离，从而导致与 TGTP 结合的 Rac1 积聚，抑制 GTP 与 Rac1 结合，影响 Rac1 下游靶基因（如 *MEK*、*NF-κB*、*Bcl-XL*）表达，激活线粒体途径凋亡（图 31-11）。

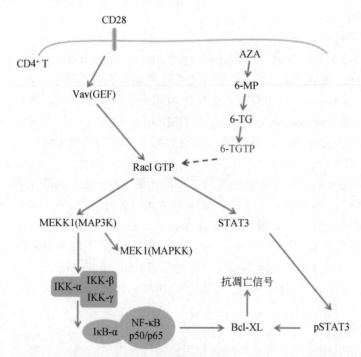

图 31-11　硫唑嘌呤对 CD4⁺T 细胞 CD28 共刺激信号作用的可能机制

3. AZA 的临床应用

AZA 作为免疫抑制药，临床主要应用于预防异体器官移植后急性排斥反应、炎症性肠病、自身免疫性肝炎等，并可作为多种免疫性疾病，如小儿急性淋巴细胞白血病、系统性红斑狼疮、多发性硬化症、原发性胆汁性肝硬化等的二线药物。

（1）同种异体器官移植后的急性排斥反应：19世纪60年代初期Thomas Starzl的研究显示，大剂量皮质类激素（泼尼松，200mg/d）联合AZA治疗能够逆转肾移植排斥和诱导宿主耐受，甚至后续的免疫抑制剂剂量也逐渐减少。这一里程碑式的研究证明了联合或鸡尾酒免疫抑制药物疗法的有效性，在器官移植的几个方面产生了框架性的变化，使得移植工作从临床研究向真正的临床服务转变，也促进了其他实质脏器移植工作的研究与临床实践发展。

但由于不良反应及免疫抑制药物发展等因素，目前AZA在这一领域的作用已被其他药物所代替。

（2）炎症性肠病（inflammatory bowel disease，IBD）：一种以反复缓解和复发为特征的慢性消化道炎症性疾病，各种炎症细胞及因子、炎症介质参与其病理过程。虽然GC是IBD主要的治疗药物，但由于其不良反应较多（库欣面容、水牛背、骨质疏松）及减量过程中病情反复，极大地降低了其临床应用效果。加用免疫抑制药后可逐渐减少激素的用量甚至停药，增加了IBD患者治疗的耐受性和依从性。目前AZA是治疗IBD的标准免疫抑制药物，其可提高黏膜愈合率、延长无激素缓解期、减少并发症、减少手术率、减少复发次数。

（3）自身免疫性肝炎（autoimmune hepatitis，AIH）：一类病因不明的疾病，可引起急性和慢性肝脏疾病，以T细胞、B细胞、浆细胞富集性肝炎为特征。临床实践证实，AZA能有效缓解病情，是AIH的标准治疗药物之一。2011年英国胃肠病学会指出，重度肝内炎症的AIH患者（血清AST或ALT＞5倍正常上限且γ-球蛋白＞2倍正常上限；肝组织学检测存在桥接样坏死或多小叶坏死表现）应接受AZA治疗。

（4）其他：小儿急性淋巴细胞白血病的巩固期和维持期治疗、系统性红斑狼疮的中度严重病例、多发性硬化症中频繁复发和需要大量激素治疗的患者、弥漫性增殖性IgA肾病、ANCA相关性血管炎的维持缓解期治疗。

4. AZA的不良反应

（1）造血系统损害：AZA干扰核酸的生物合成，抑制细胞分裂增殖，但由于骨髓增生活跃，对AZA的敏感性较免疫系统高，因此容易发生骨髓抑制及骨髓细胞基因突变，且呈明显的时间-剂量依赖特性。因此，在治疗前存在严重血细胞减少者（白细胞＜2.5×10^9/L或血小板＜50×10^9/L），或检测提示有巯基嘌呤甲基转移酶（TPMP）活性完全缺乏者禁用。但这类不良反应一般可逆，可通过及时减少应用剂量或停用以缓解病情。

（2）消化道损伤：为AZA最常见的不良反应，多表现为轻度损伤，以肝区隐痛、厌食、阻塞性黄疸、转氨酶升高等为表现。其发病原因主要与药物性肝中毒、病毒性肝炎、巨细胞病毒感染有关。其机制表现为AZA的代谢产物6-MeMP在肝内蓄积，干扰特定代谢过程而造成组织脂肪变性而坏死。另外，动物实验表明，AZA能够改变胰腺生物化学及组织学特性并加速腺泡细胞坏死。临床所见AZA导致胰腺炎的发病率为1.4%~1.6%，而且症状多轻微，多见于IBD患者，发生于服药后3~6周，停药1~11天后症状明显缓解。

（3）性腺毒性与致畸作用：AZA在动物中具有致畸作用，被列为D类妊娠药物，尽管其对人类胎儿发育的影响尚未阐明。然而，AZA比烷化剂更安全。在怀孕期间接受AZA

妇女的胎儿异常率接近 3%。产妇使用 AZA 与自然流产、早产、先天性畸形、低出生体重及新生儿白细胞减少或全血细胞减少的风险增加有关。大多数关于副作用的报告都发生于服用伴随药物或有合并症的妇女。AZA 不会引起永久性的性腺毒性或不育。AZA 在母乳中排泄,不建议在服用 AZA 时进行母乳喂养。

(4) 其他:如胃肠道反应、关节痛、感觉异常、脱发、发热、非胰腺炎症腹痛、心神不宁、增加肿瘤发生率等不良反应也均有报道。

(二)霉酚酸酯

霉酚酸酯(mycophenolate mofetil,MMF)又称麦考酚酸酯,商品名为骁悉(Cellcept),是霉酚酸(mycophenolic,MPA)的吗啉代乙酯。MMF 在体内脱酯化后形成具有免疫抑制活性的代谢物 MPA。MPA 高效、选择性、非竞争性、可逆性抑制次黄嘌呤单核苷酸脱氢酶(insine monophosphate dehydrogenase,IMPDH),阻断鸟嘌呤核苷酸的从头合成途径,使鸟嘌呤核苷酸耗竭,进而阻断 DNA 的合成,选择性地作用于 T、B 细胞,抑制其增殖。与传统的抗代谢药物硫唑嘌呤(AZA)等相比,具有疗效显著、副作用轻微等特点。

1. MMF 的药代动力学

MMF 口服经胃肠道吸收后,在血浆脂酶的作用下水解为活性代谢产物 MPA(图 31-12)。MPA 的生物利用度为 94%,给药后约 2 小时达到最大血药浓度,由于存在肝肠循环,6~12 小时血药浓度会出现第二个高峰。MPA 主要在肝脏和肾脏中代谢为无活性的葡萄糖醛酸化合物(mycophenolic acid glucuronide,MPAG)和有药理活性的酰基化 MPAG。而无活性的 MPAG 可被分泌至胆汁中并进入小肠,在肠道经微生物的作用再次分解为 MPA。MPA 和 MPAG 血浆蛋白的结合率分别为 97%和 82%,只有游离的 MPA 才能抑制 IMPDH 的合成。MPA 平均消除半衰期为 15.8 小时,最后 90%的 MMF 在肾脏中转化为葡萄糖苷代谢物排出体外。

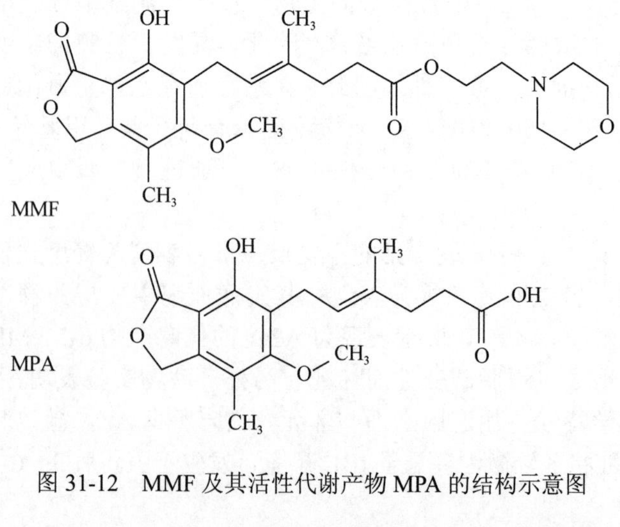

图 31-12 MMF 及其活性代谢产物 MPA 的结构示意图

2. MMF 的作用机制

（1）干扰 DNA 合成，抑制淋巴细胞增殖：DNA 的合成需要嘌呤核苷酸与嘧啶核苷酸作为原料，嘌呤核苷酸的合成有两种途径，即从头合成途径（*de novo* synthesis pathway）和补救合成途径（salvage pathway）。绝大多数体细胞同时具备通过上述两种途径合成嘌呤核苷酸的能力，而 T、B 细胞却高度依赖从头合成途径。MMF 在体内代谢转化为 MPA，MPA 抑制鸟嘌呤从头合成途径的限速酶 IMPDH 的活性，阻断鸟嘌呤核苷酸的从头合成，使鸟嘌呤核苷酸耗竭，进而阻断 DNA 合成（图 31-13）。从上述机制可以看出，MMF 选择性作用于增殖性 T、B 细胞，抑制淋巴细胞增殖所需的 MPA 浓度对大多数非淋巴细胞等无抑制作用，因而极少有其他免疫抑制剂常见的肝、肾、骨髓不良反应。

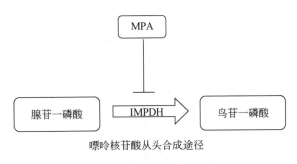

图 31-13　MMF 的作用机制示意图

（2）抑制淋巴细胞表面黏附分子形成：MMF 还可以通过抑制淋巴细胞表面黏附分子形成发挥免疫抑制作用。黏附分子能促使淋巴细胞黏附于内皮细胞和靶细胞。许多黏附分子属于糖蛋白家族，糖蛋白合成过程中岩藻糖和甘露糖等寡糖向糖蛋白前体的转运需要 GTP 参与。MMF 抑制鸟嘌呤核苷酸合成后 GTP 的数量也随之下降，从而使糖蛋白合成受阻。这就使得属于糖蛋白家族的许多黏附分子如 P-整合素、E-整合素、L-整合素、血管细胞黏附分子 1（vascular cell adhesion molecule-1，VCAM-1）、极迟抗原 4（very late antigen-4，VLA-4）等细胞表面表达减少。在众多的黏附分子中，对 VLA-4 研究较多。MPA 可抑制甘露糖向 VLA-4 前体转移，进而抑制 VLA-4 的合成，影响 VLA-4 与其配体 VCAM-1 之间的亲和力。通过上述机制，MMF 可降低淋巴细胞在慢性炎症部位的聚集。

（3）抑制血管平滑肌细胞和系膜细胞增殖：在体内，MMF 显示出特有的抑制血管平滑肌细胞（VSMC）及系膜细胞（MC）的增殖效应。在肾小球疾病中，VSMC 和 MC 的增殖加速了疾病的进展，传统免疫抑制剂如环孢素 A（CsA）、AZA、甲泼尼龙等不能抑制 VSMC 和 MC 增殖。

3. MMF 的临床应用

MMF 具有多种药理活性，被广泛应用于肾脏、肝脏、心脏和肺脏移植，还可以治疗自身免疫性疾病、皮肤病等。

（1）器官移植：MMF 在 20 世纪 90 年代末被美国 FDA 批准用于肾脏移植的急性排斥反应。在一些患者体内，MMF 能够减少其他免疫抑制剂如 CsA 和皮质类固醇的用量。MMF适用于短期和长期免疫抑制治疗，能够显著降低移植后短期的急性排斥反应，提高移植物的10年存活率。随着MMF在肾脏移植中的成功应用，MMF在肝脏移植中的应用研究也广泛开展。数据显示MMF能够显著降低肝脏移植后的移植物急性排斥反应发生率，提高治疗率，因而适用于肝脏移植。他克莫司（tacrolimus，TAC）和类固醇治疗肝脏移植，80%的患者会发生肾脏功能紊乱、动脉高血压和糖尿病等不良反应。MMF联合TAC使用能够减少TAC用量，进而降低剂量依赖的肾毒性。MMF的抗纤维化作用能够抵消钙调磷酸酶抑制剂对内皮细胞的损害，防止急性移植排斥风险的增加。MMF具有抑制纤维增生和抗炎活性，能够推迟丙型肝炎的复发。

心脏移植后限制生存和生活质量的一个重要因素就是心血管并发症的发生率。研究发现，MMF联合降低剂量的CsA不仅能保护长期心脏移植患者的移植物安全，还可改善心血管风险、糖类代谢及肾脏功能，提高生活质量。最后对于肺移植患者，尽管移植患者早期存活率已能得到显著改善，但长期的结果仍受闭塞性细支气管炎综合征影响。组织病理学标本表明细支气管壁有纤维瘢痕，有时还伴随纤维斑块、肉芽组织所致的管腔闭塞等异常。MMF能显著降低肺移植后急性排斥反应的发生率、严重性和复发率，减轻肺泡炎症及对肺泡毛细管的损害，大大降低闭塞性细支气管炎引起的移植物丢失，提高患者存活率。

（2）自身免疫性疾病：MMF常规用于风湿性关节炎的免疫抑制治疗。相较于其他抗风湿药，MMF能减少外周血中的风湿因子、免疫球蛋白及T细胞，减轻患者的关节疼痛。MMF亦在重症肌无力的治疗中发挥重要作用。重症肌无力是一种潜在威胁生命，但却可以治愈的器官特异性自身免疫性疾病，其特点在于肌肉易疲劳和松弛。对于抗胆碱酯酶抑制剂不能治疗的重症肌无力患者，应用MMF可显著改善病情。研究显示，MMF能保护重症肌无力模型小鼠神经肌肉连接处的乙酰胆碱受体，增强神经肌肉传导，从而缓解肌肉无力的状态。

（3）皮肤病：MMF在临床治疗银屑病、天疱疮、硬皮病、系统性红斑狼疮中也获得了良好的效果。MMF能够治疗银屑病，尤其是严重的寻常型银屑病和银屑病关节炎。但由于高成本、缺乏长期随访和选择性患者群体特质，目前MMF用于严重银屑病只是一种有效的替代方案，但有很好的前景。天疱疮是一种慢性复发性的大疱状皮肤性疾病，是自身免疫系统紊乱所引起的，包括寻常型天疱疮、大疱类天疱疮、瘢痕类天疱疮和表皮松解天疱疮。MMF治疗大疱类天疱疮的剂量是35~45mg/（kg·d），每12小时一次，进食时服用，还应该采取逐渐增加剂量的方式以避免胃肠道的一些不良反应。

（4）其他

1）抗肿瘤：MMF不仅能够抑制淋巴细胞增殖，还能抑制血管和肿瘤细胞增殖。Stracke等报道，依维莫司和MMF能够抑制人胰腺癌细胞和小细胞肺癌中尿苷的合成，且存在剂量依赖性，两者合用，5μg/ml的MMF和0.005μg/ml的依维莫司可以抑制50%人胰腺癌细胞和小细胞肺癌尿苷的合成。依维莫司和MMF在癌症治疗中的结合使用显示了药物浓度的超相加效应。

2）糖尿病肾病：炎症是糖尿病肾病的主要发病机制，并伴随着相关血流动力学和代谢的变化。Utimura等把糖尿病模型Wistar大鼠分成3组，即空白组、胰岛素组和胰岛素

+MMF 组。6～8 周后，糖尿病组出现明显的肾小球高滤过和高血压，出现进行性蛋白尿、巨噬细胞浸润和肾小球硬化；MMF 组则对血压、肾小球动力学和血糖水平没有影响，但抑制了蛋白尿、肾小球巨噬细胞浸润和肾小球硬化。因此，MMF 的肾脏保护作用与代谢或血流动力学无关，而是与其抗炎症作用有关，包括抑制淋巴细胞和巨噬细胞的增殖与黏附分子的表达。

三、MMF 的不良反应

与同属于抗代谢类免疫抑制剂的 AZA 相比，MMF 最大的特点是没有肝肾毒性及骨髓抑制作用，亦无致高血压、糖尿病及骨质疏松等副作用。MMF 的主要不良反应是消化道症状、机会性感染和诱发某种恶性肿瘤。消化道症状主要表现为轻度恶心，偶伴呕吐、腹泻，较为严重的病例可表现为胰腺炎和出血性胃炎，但其不良反应大多轻微且有自限性，停药后可恢复且与剂量相关。血液系统损害主要以贫血和白细胞减少多见。贫血多见于 MMF 治疗后的 30 天内，白细胞减少一般发生于治疗后的 30～180 天，多可自行缓解。常见的机会性感染为尿路感染、巨细胞病毒感染和疱疹病毒感染。

第四节 亲免素结合的免疫抑制类药物

以环孢素为代表的亲免素结合类免疫抑制剂的出现及发展在器官移植领域引起了革命性的改变。该类药物的应用不仅大大延长了异体实质器官的存活率，而且对自身免疫性疾病的治疗也展现了乐观的前景。目前该类药物主要包括 CsA、他克莫司（又名 FK506）及雷帕霉素。研究发现生物体内普遍存在与这些免疫抑制剂结合的受体蛋白，而对于这些可与免疫抑制剂结合的蛋白质称为亲免素或亲免蛋白。其中，可以与 CsA 专一性结合的一类蛋白质命名为亲环素，可与 FK506 专一性结合的一类蛋白质命名为 FK506 结合蛋白（FK506 binding protein，FKBP）。虽然此后发现的雷帕霉素亦能与 FKBP 结合，即 FKBP 是 FK506 和雷帕霉素在体内的共同受体蛋白，但其二者的作用方式却不同。

一、环孢素 A

CsA 是从霉菌的代谢产物中提取的一种由 11 个氨基酸组成的环化多肽（图 31-14）。1976 年其被发现具有免疫抑制作用后开始应用于临床。1983 年 CsA 被美国 FDA 批准，从此器官移植进入 CsA 时代。

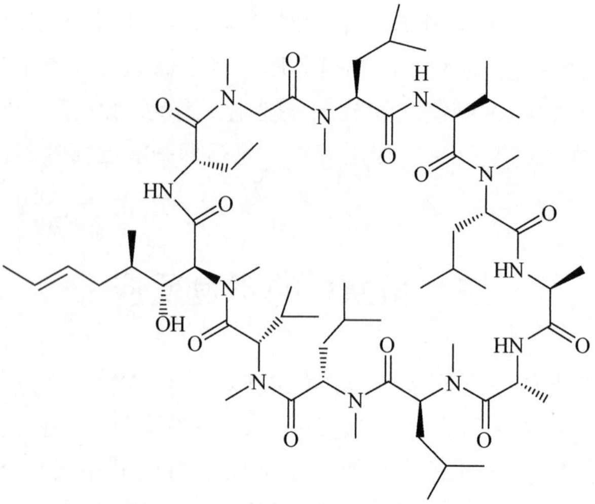

图 31-14　CsA 的分子结构示意图

（一）药代动力学

CsA 主要通过小肠和肝脏的细胞色素 P450（CYP）同工酶 CYP3A4 和 CYP3A5 代谢，经药物转运体 P-糖蛋白转运，排泄到胆道及粪便中，绝大多数以代谢物的形式排出。CsA 口服生物利用度个体间和个体内变化非常大，常难以预判。普通剂型 CsA（山地明）生物利用度变化极大，为 1%～89%，平均为 30%，微乳剂（新山地明）生物利用度明显提高，为 16%～55%，但个体间差异仍很大。CsA 的药代动力学特征受多种因素的影响，包括年龄、种族、胃肠道功能状态、摄入食物和药物等。其中，胃肠动力改变对 CsA 生物利用度影响尤为明显，尿毒症透析及糖尿病胃肠排空延迟等均影响 CsA 的吸收。

食物和某些药物摄入也可通过改变 CsA 的胃肠吸收影响其生物利用度，导致移植排斥或肾脏毒性。在器官移植患者 CsA 与葡萄汁共同服用可使 CsA 血药浓度增加 3 倍，这可能与葡萄汁中的某些物质能以浓度依赖方式抑制 CYP3A4 酶活性有关。

鉴于其难以预判的药代动力学参数及狭窄的治疗窗，如何改进 CsA 的投递方式成为目前研究的热点。这些研究都致力于重组 CsA，以改善其药物吸收和组织分布。最终目标是实现更好的药代动力学特征和控制药物释放，从而增加其治疗范围，同时避免使用 Cremophor® 作为载体，从而减少相关副作用。

（二）作用机制

T 细胞的激活和增殖分化是免疫应答的中心环节，这一过程需要 3 种外部信号的刺激：抗原提呈细胞（APC）提呈的外源性抗原、APC 表面的共刺激信号和 IL-2 等促进 T 细胞生长的细胞因子。APC 将加工过的抗原片段随 MHC 分子一起以 MHC 限制性方式提呈给 T 细胞，与 TCR 结合，致 CD3 分子构象变化，激活一系列的蛋白酪氨酸激酶（PTK）和膜磷脂酶 C，作用于膜磷脂酰二磷酸肌醇，产生可溶性的第一信使 IP3 并释入细胞质。IP3 致内质网内储存的钙释放并进一步改变细胞膜的钙通道，引起钙离子内流。升高的胞质钙离子浓度激活钙离子、钙调素（calmodulin，CaM）依赖的丝氨酸磷酸化酶——钙调磷酸酶（calcinurin，CaN）。CaN 使 T 细胞活化核因子（NFAT）去磷酸化，转位进入细胞核，与 IL-2、IFN-γ 等细胞因子基因的启动子结合，活化其转录。这一过程尚需共刺激信号途径进一步加强，包括 APC 的 B7 与 T 细胞的 CD28 受体的结合及淋巴细胞功能相关抗原（LFA）-1 与 ICAM-1、CD2 与 CD58 的结合等。CD28 可在与 TCR 信号的联合作用下，通过 NF-κB 家族的转录因子促进细胞因子的转录并延长其 mRNA 的半衰期。在提呈抗原及共刺激信号的双重作用下，T 细胞产生细胞因子并自 G_0 期进入 G_1 期，但进入细胞周期开始扩增尚需具有生长促进作用的细胞因子刺激。IL-2 等细胞因子与受体结合后，激活 PTK 及其信号转导通路，激活 STAT 进入细胞核并启动基因转录。在细胞因子的作用下，最终核内的两种酶复合物周期蛋白 E/CDK2 和周期蛋白 D/CDK4 促使细胞由 G_1 期进入 S 期，合成 DNA，开始有丝分裂。

上述过程中，CaN 是 T 细胞活化步骤中的重要限速酶，也是 CsA 和 FK506 的重要作用靶点。

CsA 通过特异性识别胞质中的嗜环蛋白-A（cyclophilin，CyP-A），并与其结合形成复合物。CsA-CyP 复合物可以和上述信号转导途径中 CaN 的催化亚单位结合，使其不能脱去底物 NF-ATp 分子上的磷酸根，造成 NFAT 的激活和转移失败，影响 IL-2、IL-3、GM-CSF、TGF-α 等多种基因的转录，妨碍 T 细胞活化、扩增及免疫应答（图 31-15）。

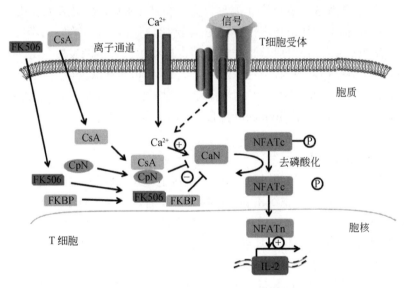

图 31-15　CsA/FK506 对 T 细胞免疫抑制作用机制示意

普遍认为，上述过程是 CsA 发挥免疫抑制作用的基本途径。但近年来有学者提出其他不同的作用方式：

（1）Ahuja 等的体外试验表明，CsA 能够增加由植物血凝素诱导的 TGF-β1 mRNA 及蛋白的表达，而且除了此种转录水平上的调控外，还能增加其 mRNA 的稳定性，在 CsA 作用下，TGF-β 受体的表达也增加约 2 倍。

（2）另有研究提示，CsA 通过改变 Th 细胞因子，维持妊娠期 Th2 细胞因子的免疫漂移，从而诱导母胎界面的免疫耐受。CsA 除了阻遏 T 细胞活化，还可以抑制 Ca^{2+} 依赖的丝氨酸酶酯（粒酶）的分泌及阻断抗原驱动的T细胞凋亡，并参与调节胸腺内T细胞的发育过程。

（3）CsA对体液免疫也有一定的抑制作用。由于对T细胞激活的抑制作用，B细胞对胸腺依赖性抗原（TD-Ag）产生抗体的能力也受到抑制。对于胸腺非依赖性抗原（TI-Ag），则抗原刺激的B细胞亚型不同，CsA的作用也不同。CsA对受Ⅰ型TI-Ag刺激的B细胞没有抑制作用，但却能够制受Ⅱ型TI-Ag刺激的B细胞的抗体形成。

（4）CsA参与细胞凋亡过程。细胞凋亡是基因调控下细胞主动死亡的过程。普遍认为细胞凋亡是通过活化细胞内一系列caspase而实现的，CsA通过抑制线粒体PTP的开放、致凋亡因子的释放、调节Bcl-2家族蛋白成员比例、抑制活性氧簇（ROS）生成、抑制Fas/TNFR的表达等方式，保护线粒体，参与细胞凋亡调控。这与其心脏和神经保护密切相关。

（三）临床应用

1. CsA用于器官移植

CsA的问世是现代器官移植的一座新的里程碑，其在临床的应用是近20年来器官移植的重大进展。CsA应用于肾脏移植，移植1年存活率与传统用药相比（AZA+泼尼松）提高20%~30%，3年和5年存活率也明显提高。自从1984年CsA开始应用，至1992年底，我国共有9594例肾脏移植患者接受了CsA治疗，肾移植受者的1年和2年存活率分别为93.7%和78.8%。CsA在肝脏移植中的应用也推动了该领域的发展。在开展移植早期，术后第一年的肝移植死亡率惊人。直到1980年，CsA和激素联合应用，才使得存活率显著提高，由35%提高至72%。由于CsA的问世，使过去不能进行的心脏和肺脏联合的高危移植也变成了现实。在悉尼Stvincent医院，CsA的联合治疗方案使心脏移植1年存活率达到85%~90%。

2. CsA器官移植外应用

除主要用于治疗器官和组织移植手术中的抗宿主排斥反应外，CsA还可用于其他多种疾病的辅助治疗。例如，血液系统疾病，包括再生障碍性贫血、骨髓增生异常综合征、特发性血小板减少性紫癜、白血病、自身免疫性溶血性贫血、阵发性睡眠性红细胞蛋白尿和再生障碍性贫血；肾脏疾病，包括肾病综合征、狼疮肾炎、IgA肾病、奥尔波特综合征；皮肤疾病，包括银屑病、荨麻疹、皮肌炎、扁平苔藓、天疱疮；眼科疾病，包括葡萄膜炎、春季结膜炎、格雷夫斯眼病、巩膜炎；结缔组织病，包括系统性红斑狼疮、类风湿关节炎、贝赫切特病等。但需要注意的是，它的生物利用度和代谢个体差异显著。儿童对CsA代谢较快，剂量可适当加大；老年人及肝肾病变患者则应注意减量。有必要监测血中CsA的浓度和肝肾功能，以减少不良反应和药物间相互作用。

此外，CsA在治疗诸如哮喘、原发性胆汁性肝硬化、重症肌无力、胰岛素依赖型糖尿病等中显示出一定的有效性。然而，更多的科学研究仍需要进一步开展以使CsA能够成为既定临床方案中的一部分。

3. CsA临床应用新进展

在过去的10年中，CsA作为心脏和神经保护剂引起了特别的关注。临床前研究和早期临床试验的初步数据已经证实 CsA 在创伤性脑损伤、脑卒中和其他神经元疾病中的有益作用（图 31-16）。它能够保护在心脏病发作期间受损的心脏组织中的神经元和线粒体，使 CsA 成为治疗神经系统和心血管疾病的潜在候选者。目前Ⅱ/Ⅲ期临床试验正在进行中，以测试 CsA 治疗这些疾病的有效性，从而有助于为现有有限治疗方案提供补充。然而，由于需要高剂量和慢性给药以唤起心脏和神经保护作用，因此有关有效剂量-毒性关系的研究还需进一步开展（图 31-16）。

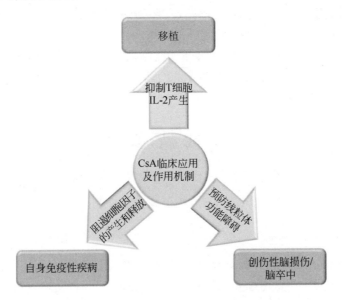

图 31-16　CsA 的作用机制及相关临床应用领域示意图

（四）不良反应

值得注意的是，虽然 CsA 的出现是 20 年以来器官移植领域的最重大进展，且直到 20 世纪 80 年代中期，大部分免疫抑制治疗方案是以 CsA 为基础，但 CsA 具有明显的毒性。临床上多采用 CsA、AZA 和泼尼松的三联用药策略，目的在于减少剂量和降低个别药物的毒性。

器官移植者 CsA 的应用剂量较高，因此与其他适应证患者相比较，这类患者中不良反应发生的机会较多且较重。在器官移植应用 CsA 临床实践中发现的不良反应主要包括：肾功能损害（10%~50%），高血压（15%~40%），震颤（10%~20%），多毛（15%~40%），胃肠功能紊乱（如食欲减退、恶心、呕吐、腹痛、胃炎、胃肠炎及腹泻，20%~40%），齿龈增生（10%~30%），肝功能损害（约 20%），感染（15%~35%），疲劳（约 30%），头痛（约 15%）及感觉异常（手足灼热、口周麻木，常见于治疗的第 1 周，10%~50%）。发生率低于 1% 的不良反应包括颜面水肿、良性乳腺增生、皮疹、惊厥、无菌性脑膜炎、淋巴瘤、心肌梗死、皮肤癌、血小板减少症、溶血性尿毒症综合征、军团病等。值得注意的是，采用 CsA 治疗时肾功能损害较常见，急性肾毒性的特征是肾小球滤过率随着血清生化参数如尿素和肌酐的增加而降低。然而，如果在治疗的初始阶段仔细监测这些指标，可以避免肾功能损害，因为它们通常对剂量减少反应良好。不能及时调节剂量可能导致慢性肾毒性。在这种情况下，发生肾脏结构损伤并呈进行性和不可逆性，表现为间质纤维化、肾小管萎缩、小动脉透明化和肾小球硬化。肾小管损伤与代谢紊乱有关，包括镁、钙、磷酸盐消耗，远端肾小管酸中毒，以及肾钾排泄受损。反过来，镁的丢失可能导致肌肉痉挛、虚弱、感觉异常，甚至抽搐。此外，高血压也是 CsA 治疗初期最常见的表现之一，并且与电解质失衡有关。CsA 治疗并发的高血压通常可经抗高血压治疗控制。对肝毒性的常规处理方法是给予保肝、护肝药如肝泰乐、联苯双酯等，一般可降低转氨酶水平，但当肝损伤严重时，应及时调整 CsA 给药量直至停药，以免加重肝损伤。

总之，由于 CsA 的安全范围窄、毒性反应重，故进行药物监测（包括血药浓度、免疫抑制指标、毒性指标等监测）是必需的。应以监测结果为依据，及时区分排斥反应与肾中毒，及时发现肝毒性，并科学地调整 CsA 的给药剂量，使给药个体化、合理化、安全化，降低 CsA 毒性反应的发生率。

二、他克莫司

1984 年他克莫司（tacrolimus，TAC）的有效成分首次在日本从土壤真菌的肉汤培养基中提取出来，实验室命名为 FK506，属钙调磷酸酶抑制剂。

（一）药代动力学

他克莫司（FK506）是一种具有大环内酯结构的新型强力免疫抑制剂，分子式为 $C_{44}H_{69}NO_{12}$，相对分子质量为 804（图 31-17）。FK506 是一种脂溶性药物，在胃中溶解性不佳，当与食物一起服用时，其吸收率及吸收程度均会下降。口服给药的主要吸收部位在空肠和回肠，其首过效应明显，口服生物利用度为 4%～89%，个体差异较大，有些患者口服后吸收迅速，而另一些患者则吸收持续而缓慢。FK506 在组织中分布广泛，入血后有 75%～80%与红细胞连接，与血浆蛋白具有高度亲和力，主要是与血浆白蛋白及 α_1-酸性糖蛋白结合。当血浆白蛋白浓度过低时，可增加其肾毒性；而浓度过高时，则可降低其药效，且易产生急性排斥反应。FK506 在肠道和肝脏中经细胞色素 P450 酶系的 CYP3A 代谢、分解，其代谢产物主要从胆汁排出，不到 1%的原型药物从粪或尿中排泄。FK506 生物半衰期为 3.5～40.5 小时，在肝移植患者中的半衰期约为 11.7 小时。FK506 在体内的清除率与移植肝的重量、术后天数及肝肾功能有关，活体肝移植者在术后早期的 FK506 清除率较其他方式移植者小，并在术后 30 天内其清除率随着手术天数的增加而增加。儿童与成人代谢也有较大差异，儿童 FK506 全血清除率约为成人的 2 倍。

近些年来，为了克服药物本身特性给临床应用带来的不便及不可忽视的不良反应，人们致力于开发新的药物递送系统（drug delivery system，DDS）来达到用最小剂量的免疫抑制剂使器官功能最大化、排斥反应率最小化，并最终减少不良事件发生的目的。这些措施包括：固体分散体、包合物、过饱和自微乳化药物递送系统（supersaturable self-microemulsifying drug delivery system，SMEDDS）及其他（图 31-18）。

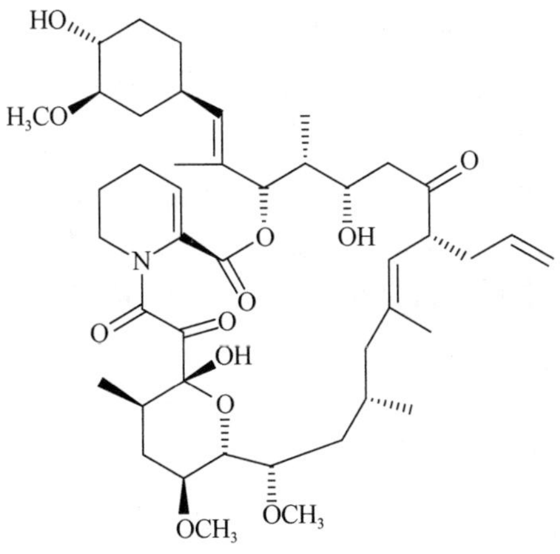

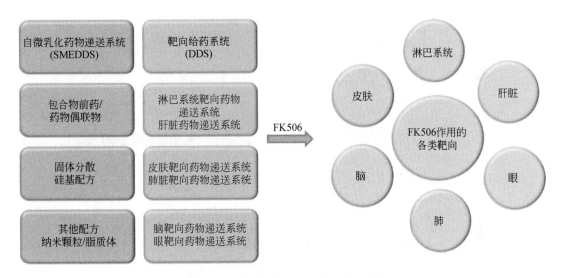

图 31-17 FK506 分子结构示意图

图 31-18 不同类型 FK506 靶向递送系统

（二）作用机制

虽然 FK506 和 CsA 在结构上没有类似之处，但两者具有非常相似的细胞作用机制，在分子水平 FK506 的作用比 CsA 强 10～100 倍。进入细胞以后，两者与各自的免疫亲和素结合：CsA 与环孢亲和素结合（如前所述 CyP-A），FK506 则是与 FKBP 结合。药物-免疫亲和素复合物与 CaN 结合并抑制其活性，阻断了 T 细胞中钙依赖性的信号转导途径，影响细胞因子（特别是 IL-2、IL-3、IFN-γ 和 TNF-α）的生成。

FKBP 是 FK506 在细胞内发挥免疫抑制作用的重要结构。按照分子量大小，FKBP 家族可分为 FKBP12、FKBP12.6、FKBP13、FKBP25、FKBP38、FKBP51、FKBP52、FKBP65 等。它们共同的组织结构包括肽基脯氨酸顺反异构体（即 PPIase）和 FKBP-C 结构域，能特异性地识别结合磷酸化的丝氨酸/苏氨酸-脯氨酸基序，改变蛋白质的构象，影响其活性和稳定性。这个家族大多数成员都有 FKBP 结构域和 TPR 结构域，FKBP 结构域位于 N 末端，是 FK506 的结合部位，同时拥有肽酰脯氨酰异构酶活性，能够使靶蛋白肽酰脯氨酰肽键从顺构体变成逆构体，帮助蛋白质折叠。TPR 结构域位于 C 末端，能够结合靶蛋白并发生相互作用，其空间结构呈现出由 2~16 个重复的 34 肽构成的螺旋状。FKBP12 是人体内主要结合免疫抑制剂 FK506 并发挥药物效应的受体结合蛋白。X 线衍射谱显示 FKBP12-FK506-CaN 复合物中，FK506 结合于 FKBP12 形成一复合表面并作用于 CaN。FKBP12-FK506 与 CaN 结合后，CaN 的活性位点被 FKBP12 覆盖，并阻止酶的底物（如 NFAT）向活性中心靠近（图 31-19）。

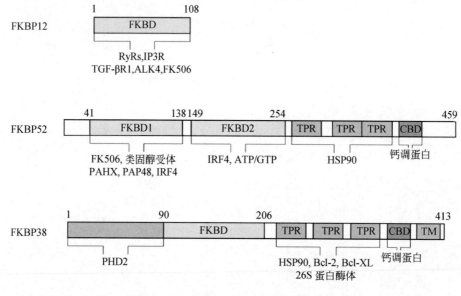

图 31-19　FKBP12、52/38 功能域示意图

除了国内外学者公认的 CsA 和 FK506 的免疫抑制作用机制，即免疫抑制剂-亲免素复合物通过对 CaN 的抑制，中断 TCR 信号转导通路而产生免疫抑制作用以外，FK506 还有区别于 CsA 的不同免疫效应，包括：①FK506 抑制 IL-2 对人 $CD4^+$ T 细胞 IL-15 的诱导作用；抑制 IL-2 和 IL-7 对 T 细胞增殖的刺激作用。②如前所述，CsA 通过一系列机制影响了细胞凋亡的进程，而研究提示 FK506 能增强抗 CD3 抗体诱导的外周 T 细胞凋亡、激素诱导的凋亡、葡萄球菌内毒素 B 刺激 $V\beta8^+$ T 细胞的凋亡，表现出与 CsA 显著的差异。③FK506 和 CsA 对 TGF-β 表达的不同作用也是争议的热点。CsA 可以升高移植患者外周血中 TGF-β 水平，而 FK-506 则没有类似的作用。而且 FK506 还能潜在抑制 TGF-β1 型受体的信号转导作用。

因此，尽管 FK506 和 CsA 都能通过抑制 CaN 的活性和 IL-2 转录，但前者具有较强的免疫抑制疗效和比 CsA 更广泛的免疫调节作用。FK506 和 CsA 的根本区别是前者不仅能够抑制初始型 T 细胞，也可以抑制已致敏的细胞毒性 T 细胞。

（三）临床应用

1. 器官移植

FK506 被广泛应用于实体器官移植，与 CsA 相比，FK506 能够减少患者急性排斥反应的发生率、降低再次移植率、减少类固醇激素的用量,并且不增加肾衰竭、感染并发症、糖尿病及其他不良反应的发生率。

美国 12 个研究中心筛选出 529 例首次肝移植患者进行研究,结果显示,相对于传统的以 CsA 为基础的免疫抑制治疗方案,FK506 具有明显的优势。表现为急性耐皮质类固醇性、难治性急性和慢性排斥反应的发生率低。在排斥反应减少的同时,皮质类固醇激素的用量也明显减少。而且,感染发生倾向降低,对进行免疫抑制治疗大有裨益。研究证实,以 FK506 为基础的治疗方案,应用于预防肝移植的排斥反应效果较 CsA 优越,且 FK506 有亲肝效应,可促进肝细胞再生和修复。

欧洲多中心临床试验比较了首次肾移植后 6 周内,CsA 和 FK506 分别联用低剂量泼尼松及 AZA 之间的差别,以验证 FK506 对肾移植的有效性和安全性。结果显示,与 CsA 相比,FK506 治疗者急性排斥反应发生率低,较少需要降血压治疗。

2. 其他免疫相关性疾病

特应性皮炎是一种与免疫功能异常有关的、以剧烈瘙痒为特征的慢性、复发性、炎症性皮肤病,T 细胞异常活化是特应性皮炎发病的主要机制。FK506 是 T 细胞激活的强效抑制剂,对特应性皮炎有较好的治疗效果。银屑病是一种常见的慢性、炎症性、多系统疾病。银屑病皮损处活化的记忆 T 细胞持续浸润与 TNF-α、IL-8、IFN-γ 等 Th1 细胞因子明显增多,在银屑病发病机制中发挥重要作用。由于 FK506 强大的抑制细胞因子生成作用,目前已被推荐联合紫外线光疗用于银屑病的协同治疗,可显著改善患者生活质量。风湿性疾病是一组涉及肌肉骨骼系统、关节、关节周围软组织,并以疼痛症状为主的慢性疾病。一般认为,其发病是在遗传易感性的基础上,受性激素、环境因素、社会、生理、心理等因素相互作用下机体免疫功能紊乱而引起的慢性炎症性疾病。弥漫性结缔组织病共同的特点为组织血管周围或血管壁内有大量炎症细胞浸润,抑制这些炎症细胞增殖则可阻止疾病进展,防止和延缓脏器结构与功能破坏。FK506 在 2005 年率先用于类风湿关节炎的治疗,能明显抑制关节滑膜液淋巴细胞的活化,降低 Th1、Th2 细胞因子的分泌水平。

（四）不良反应

肾毒性是 FK506 发生率较高的不良反应。临床试验中,肾毒性的定义:血清肌酐为用药前的 2 倍或超过 2mg/dl,在亲缘供者移植中的发生率为 32%～92.3%,在非亲缘供者移植中的发生率为 63%～88%。FK506 肾毒性的机制在于其改变了前列腺素代谢,促进收缩血管的前列腺素类产生,导致肾血管阻力增加,肾血流量减少,最终降低肾小球滤过率。由于部分前列腺素具有扩血管效应,完整的前列腺素系统可减弱这种肾毒性。与非甾体类抗炎药合用时,因后者抑制前列腺素合成,使这种保护机制减弱,肾毒性有所增加。高钾血症是 FK506 的另一副作用,也主要由肾小球滤过率下降引起,故与保钾利尿剂合用时也将增加肾毒性。FK506 降低肾血流灌注后,维持肾小球滤过率有赖于肾素-血管紧张素系统的活化,因而将其与血管紧张素转化酶抑制剂合用时,理论上亦可增加肾毒性。若不是长期大量服用,FK506 对肾脏的损伤多是可逆的,可以通过调整剂量或换药来消除。糖代谢紊乱是 FK506 常见的不良反应之一。FK506 治疗的患者中高血糖和移植后糖尿病的发病率明显升高,其对糖耐量的影响比 CsA 更严重。胃肠道功能紊乱的发生率也较高,包括腹泻、恶心和呕吐,一般发生在开始服药的 2～3 天,1 周内胃肠道适应后,症状可自行停止。

另外,FK506 的不良反应还包括神经毒性、高血压、皮肤烧灼感等。在应用 FK506 时,应坚持小剂量低谷值浓度的用药原则,定期检测血药浓度,根据患者的临床情况、使用时间,及时调整药物剂量,使治疗个体化,在保证免疫抑制效果的同时,尽可能减少药物不良反应,增加药物使用的安全性。

三、mTOR 抑制剂——雷帕霉素

雷帕霉素(rapamycin,RAPA;又名西罗莫司,sirolimus)亦属于大环内酯抗生素类免疫抑制剂,1975 年由 Vezina 和 Sehgal 从加拿大 Rapa Nui 岛的土壤中分离出来而得名,起初作为一种低毒性的抗真菌药物进行研究。1977 年 Martel 等报告其具有免疫抑制作用。1989 年 Morris 等开始把该药作为治疗器官移植排斥反应新药进行试用。经过 30 余年临床和基础研究,RAPA 已成为目前最有效的免疫抑制剂之一,广泛应用于临床。

(一)药物结构与代谢

RAPA 是一种白三烯大环内酯类化合物,分子式为 $C_{51}H_{79}NO_{13}$,相对分子质量为 991 000,其结构特征是环内有一个共轭三烯,化学结构与同类免疫抑制剂 FK506 相似(图 31-20)。RAPA 在动物实验和临床应用中的给药方式较多,有腹腔注射、静脉注射及口服等。口服用药后 1.5~2 小时可达峰值,口服后的平均生物利用度在肾移植者为 15%,半衰期为 62 小时。药物吸收入血后,95%分布于红细胞内,血浆中含量只占 3%,游离状态存在的药物极少,因此临床上以全血标本来监测 RAPA 的血药浓度,最大血药浓度和 AUC 值与剂量成正比。Serkova 等在猴肺移植实验中检测到 RAPA 在组织中的分布以胆囊、胰腺、移植肺、小脑、肾、脾最高。在人类 RAPA 的浓度分布以肺、心、肾、胰腺、脾、肝等脏器中较高。RAPA 主要经细胞色素 P450 系统代谢,并经胆汁排出,部分可重吸收,故对细胞色素 P450 系统有影响的药物,可对 RAPA 的药代动力学产生影响。

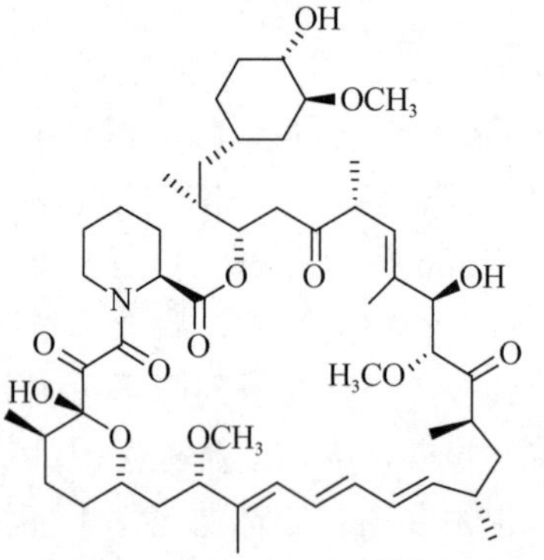

图 31-20 RAPA 的分子结构

(二)作用机制

RAPA 在结构上与 FK506 相似,但其作用方式却不同(表 31-1)。作为亲免素结合的免疫抑制类药物,它们均需与免疫亲和蛋白结合发挥作用,与 FK506 和 RAPA 结合的免疫亲和蛋白是 FKBP。而 RAPA 与 FKBP 的结合并不具备 CaN 抑制活性，而是进而与哺乳类雷帕霉素靶分子（mammalian target of rapamycin，mTOR）结合发挥免疫抑制效应。

表 31-1　亲免素结合类免疫抑制药物作用机制比较

	环孢素	他克莫司	雷帕霉素
结合蛋白	CyP-A	FKBP-12	FKBP-12
作用靶点	钙调磷酸酶	钙调磷酸酶	mTOR
对 IL-2 效应	抑制产生	抑制产生	抑制细胞效应
细胞周期	$G_0 \sim G_1$ 期抑制	$G_0 \sim G_1$ 期抑制	$G_1 \sim S$ 期抑制

mTOR 是 RAPA 抑制免疫排斥机制中的重要靶点。它是磷脂酰肌醇 3 激酶/蛋白激酶 B（PI3K/Akt）信号通路下游的一个效应蛋白，为一种由 289kDa 脯氨酸调控的丝氨酸-苏氨酸激酶。mTOR 从氨基端到羧基端方向依次是由 HEAT 重复序列、FAT 结构域、FRB 结构域、激酶域和 FATC 结构域组成。mTOR 的 FRB 结构域为 FKBP12-RAPA 复合物与 mTOR 相互作用的区域，FRB 下游大约 500 个氨基酸残基处为 FAT 结构域，作用可能是与 mTOR 分子末端的 FATC 结构域形成一个空间结构，从而暴露 mTOR 分子的催化域。FATC 结构域对 mTOR 的活性有着至关重要的作用，FATC 结构域中任何一个氨基酸残基的缺失都能使 mTOR 丧失催化能力。

mTOR 在胞质内以两种不同形式的蛋白质复合物存在，即 mTORC1 和 mTORC2。mTORC1 由 mTOR、Raptor 和 mLST8 组成，mTORC1 能与 FKBP12-RAPA 复合物相结合并且对 RAPA 敏感，可被生长因子、TLR 和营养素调节；而 mTORC2 由 mTOR、Rictor、Sin1 和 mLST8 组成，FKBP12-RAPA 复合物不能与 mTORC2 结合，因此 mTORC2 不能直接被 RAPA 抑制。

文献表明，mTOR 的激活主要受 PI3K/Akt 信号通路调控，PI3K 可催化细胞膜磷脂产生 PIP3，从而激活更多的 Akt。Akt 的 PH 结构域与 PIP3 结合是 PDK1 磷酸化 Akt308 位苏氨酸必需的。Akt 完全激活还需 mTORC2 羧基端 473 位苏氨酸疏水模体磷酸化，Akt 受多种上游蛋白激酶共同调节。Akt 有多种底物，其中与 mTOR 直接相关的是 TSC，TSC1 和 TSC2 形成异源二聚体复合物，对 mTOR 信号起负调控作用。Akt 能够磷酸化 TSC2 从而使 TSC1-TSC2 复合物失去活性，Rheb 是 mTOR 的上游成分，对于 mTOR 活化是必不可少的，TSC 可使有活性的 GTP 结合的 Rheb 转化成无活性的 GDP 结合形式，Rheb 直接结合 mTOR 激酶结构域，mTOR-Raptor 复合物构型改变而激活 mTOR。

mTOR 下游主要有两个底物，即 p70S6K 和 4E-BP1。mTOR 可激活 S6-1 和 S6-2 这两种 p70S6 激酶，反过来这两种激酶可催化 S6，使其磷酸化。S6 作为一种 40S 核蛋白体蛋白，可激活多核糖体，促进蛋白质合成与 mRNA 翻译，引发细胞增殖。4E-BP1 是真核细胞翻译起始因子（eIF4E）的抑制蛋白，eIF4E 从磷酸化的 4E-BP 释放后形成活化的 eIF4E，促使 mRNA 翻译。因此，PI3K/Akt/mTOR 信号通路与细胞生长、增殖、自噬密切相关（图 31-21）。

在免疫系统中，刺激抗原受体（T 细胞和 B 细胞受体）、细胞因子受体（IL-2、IL-15 受体等）和 TLR 都能激活 mTOR 引起细胞增殖。RAPA 进入人体内后首先与 FK506 结合蛋白结合形成 FKBP12-RAPA 复合物，此复合物再通过与 mTOR 氨基酸残基 2025～2114 区域结合导致 mTOR 失活。mTOR 失活后通过以下三种途径发挥免疫抑制作用：①抑制 4E-BP1 磷酸化，阻止 eIF4E 释放和转录；②抑制 p70S6 激酶活化，限制核糖体蛋白 S6 磷酸化，减少核糖体/转录蛋白的合成；③抑制 p27 介导 CDK2/cyclin E 激活和 DNA 合成。最终抑制 T 细胞由 G_1 期向 S 期过渡（图 31-22）。

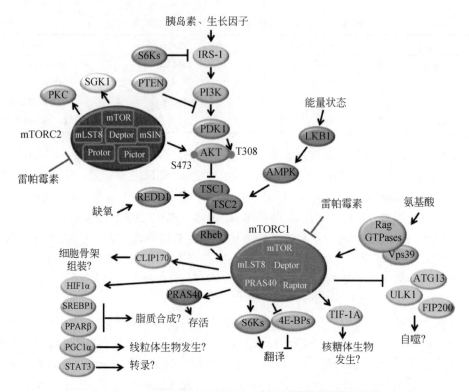

图 31-21　mTOR 信号通路示意图

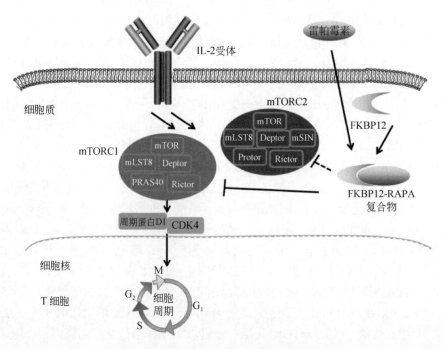

图 31-22　RAPA 对 T 细胞免疫抑制机制示意图

体内和体外实验均证实 RAPA 除抑制 T 细胞及 B 细胞活化外,还可抑制其他非免疫细胞。一般剂量时可抑制内皮细胞、成纤维细胞、肝细胞、平滑肌细胞等的增殖,高剂量时还能影响天然杀伤细胞、细胞毒性 T 细胞等的生物学功能,但对表皮细胞无作用。此外,RAPA 尚可抑制 B 细胞产生 IgA、IgM 和 IgG 等免疫球蛋白。

(三) 临床应用

RAPA 的应用范围较广,在抗移植排斥反应、抗肿瘤、预防支架植入术后再狭窄、自身免疫性疾病等方面均有报道。

1. 抗移植排斥反应

两个全球性、囊括 80 个医疗单位和 1295 例患者的多中心、随机、双盲Ⅲ期临床试验结果证实,RAPA 可预防肾移植术后的急性排斥反应,降低急性排斥反应发生率。RAPA 亦被证实能有效预防肝移植患者的排斥反应。RAPA 单独或与 FK506 联合应用于肝脏移植,通过监测患者的肝、肾功能,发现增加 RAPA 并减少 FK506 用量或单用 RAPA 治疗能明显改善患者肾功能,且患者肝脏生化功能指标均维持正常。另外,普遍认为 RAPA 与 CsA 有协同作用,在延长移植物存活时间同时,减轻 CsA 的肾毒性,扩大两种药物的治疗指数。此外,RAPA 有被用于心脏移植的临床报道。

2. 抗肿瘤效应

小鼠动物实验表明,RAPA 能够抑制肿瘤生长。另外,人体研究数据显示,人类乳腺癌、神经胶质瘤、白血病、前列腺癌、卵巢癌、肾癌细胞对 RAPA 均敏感。其机制可能与 mTOR 参与肿瘤细胞生长的信号转导有关。

3. 预防支架植入术后再狭窄

RAPA 涂层支架现已用于临床治疗冠脉狭窄。目前认为,RAPA 涂层支架可预防支架植入后再狭窄的发生。其机制可能在于:①防治局部炎症;②抑制血管壁平滑肌细胞增殖、迁移;③抑制细胞凋亡。

4. 治疗自身免疫性疾病

文献报道 RAPA 可用于自身免疫性疾病的治疗。RAPA 对大鼠佐剂性关节炎、过敏性脑脊髓炎均有较好作用;亦可使实验性自身溶血性贫血小鼠已升高的抗自身红细胞抗体降低至正常水平,作用较 CsA 强且无反跳现象。此外,它还可抑制佐剂性关节炎大鼠巨噬细胞产生 TNF-α 和发生迟发型超敏反应,其抑制强度与所用剂量相关。

(四) 不良反应

本品存在以下三个方面的不良反应:①高脂血症,Ⅰ期临床研究表明,大剂量使用 RAPA[5～13mg/(m^2·d)]可导致明显的高胆固醇血症,但对甘油三酯无明显影响;且在药物浓度较高(>30μg/L)时高脂血症更为明显,并随药物剂量和血药浓度降低,高脂血症可明显改善。②骨髓抑制,可出现血小板、白细胞计数减少和血红蛋白水平降低等骨髓抑制的表现,且具剂量依赖性,减量或停药后常可恢复正常。③肝脏损害,主要表现为转氨酶明显升高。此外,口服小剂量本品(1～2mg/d)即可引起头痛、多发性关节痛、轻度胃炎、腹泻和痤疮等不良反应。另有报道称 RAPA 可致肾移植患者严重蛋白尿、肺炎。和其他免疫抑制剂一样，本品也可引起免疫抑制过度导致感染等。但与 CsA 和 FK506 相比，本品最大的优点是没有肾毒性和神经毒性。在使用 CsA 或 FK506 过程中出现肾毒性时，可成功换用本品进行免疫抑制治疗。

第五节　抗体类免疫抑制剂

一、抗体类免疫抑制剂历史沿革

目前抗体诱导治疗在临床器官移植中起到重要作用。诱导疗法（induction therapy）是指在移植术前、术中或术后即刻给予生物制剂治疗，以达到降低或调节 T 细胞在移植物进入体内后对异基因抗原提呈的免疫应答，预防急性排斥反应、增强免疫抑制的目的。诱导疗法用于移植临床最早在 20 世纪 80 年代中末期，主要为抗体类生物制剂。有学者将诱导疗法应用的历史分为三个阶段：①1987～1993 年为旧抗体时代，主要使用鼠源 CD3 单克隆抗体和抗淋巴细胞球蛋白如莫罗单抗（OKT3）；②1994～2002 年为过渡时期，主要应用抗 CD25 单抗，如巴利昔单抗，并以兔抗人胸腺细胞球蛋白（rATG）替代抗淋巴细胞球蛋白；③2003 年至今为现代抗体时代，主要应用抗 CD3 单抗、抗 CD25 单抗和 rATG 替代抗淋巴细胞球蛋白，此外还有一些新的抗体问世。

多克隆抗体的制备是采用人的淋巴细胞、胸腺细胞或脾细胞作为抗原，经过处理后接种到异种动物如马或兔体内，使其致敏产生各种针对人淋巴细胞表面不同抗原决定簇的多样抗体，然后再将所采集的动物血清经过一系列的吸收、提纯、分离等处理，去除无关的其他杂抗体，从而获得精制的抗淋巴细胞的多种免疫球蛋白。

单克隆抗体的制备运用了 1975 年 Kohler 和 Milstein 创始的杂交瘤技术。其方法是首先用人的胸腺细胞或 T 细胞免疫小鼠，然后将小鼠脾脏内具有产生抗体能力的活化 B 细胞分离提取出来，在体外培养中与小鼠骨髓瘤细胞融合，形成杂交瘤细胞。由于每个杂交瘤细胞衍生于单个 B 细胞，所以每个杂交瘤细胞仅产生单一的特异性抗体。将产生所需抗体的杂交瘤细胞筛选出来后，可采用继续体外培养的方法，使杂交瘤细胞系克隆增殖，产生大量单克隆抗体。也可将所筛选的杂交瘤细胞接种到健康小鼠腹腔内，以形成肿瘤和产生含有高滴度单克隆抗体的腹水。将抽取的腹水进一步提纯后，就成为针对某单一抗原决定簇的高特异性单克隆抗体。抗 CD3 单抗就是直接针对成熟 T 细胞表面抗原 CD3 的单克隆抗体。

在杂交瘤技术的基础上，结合基因转染、DNA 重组等基因工程技术制备单克隆抗体是近年的新进展。如抗白细胞介素-2 受体α链（IL-2Rα或 CD25）的单克隆抗体巴利昔单抗或抗 Tac 单抗就是采用 DNA 重组的方法，将鼠抗人的 IL-2Rα抗体可变区 Fab 段与人的抗体（IgG1）Fc 段结合在一起，其中巴利昔单抗的鼠源成分占 30%，属嵌合型抗体，半衰期为 7 天；抗 Tac 单抗的鼠源成分仅 10%，称其为人源化抗体，半衰期为 20 天。

近年来，随着技术的进展，以及对 T、B 细胞活化与诱导机制的深刻理解，又有更多的针对 T、B 细胞活化各个阶段/靶点的新型抗体被研发及进行临床研究，显示出良好的前景。

二、免疫抑制诱导抗体的基本免疫抑制作用机制

T细胞的完全活化必须具备三个外来信号，即由APC提供的移植物抗原（第一信号）和共刺激因子（第二信号），以及T细胞自分泌或旁分泌的促生长因子（第三信号）。这三个信号的糖蛋白分子都必须与T细胞表面的受体或配体结合，才能传递活化信号，引起T细胞活化与克隆增殖。从抗体的制备方法可知，所有用于免疫抑制诱导治疗的生物蛋白制剂都具有淋巴细胞特异性。但不同抗体的免疫抑制作用机制不尽相同，多克隆抗体可与淋巴细胞表面的多种抗原结合，封闭"包裹"淋巴细胞，阻断APC的活化信号与淋巴细胞结合，并通过抗体依赖的细胞毒性或在补体的协同作用下，导致淋巴细胞的溶解破坏；或者被运送到网状内皮系统由巨噬细胞所吞噬。因此，多克隆抗体主要通过阻断抗原与淋巴细胞的结合、杀灭和清除淋巴细胞来实现免疫抑制效应。但由于每批次产品制作所用的抗原（淋巴细胞）不同，或吸收提纯过程的流水线生产，不同批次的多克隆抗体产品间存在差异，效果不一。

单克隆抗体对淋巴细胞的选择性和特异性强。以莫罗单抗（OKT3）为例，其主要和T细胞表面的CD3抗原结合，而CD3分子是与T细胞受体（TCR）紧密连在一起的一个复合体（TCR-CD3复合体）。这样，OKT3就可通过封闭TCR而阻断由APC提呈的启动T细胞活化的第一信号（外来抗原）。CD3与单克隆抗体结合后的T细胞也同样可在补体的协同下遭到破坏或被网状内皮细胞清除。因此，OKT3与多克隆抗体ATG/ALG的作用机制和不良反应都较相似，两者皆可用于急性排斥反应发作时的逆转治疗和预防排斥反应的早期诱导治疗。当然，作为单克隆抗体OKT3的选择性好、特异性强，制剂和疗效较稳定，对急性排斥反应的逆转率可达85%~95%。

CD25（IL-2Rα）单抗则是T细胞活化第三信号的阻断剂。T细胞膜表面的IL-2R系由α、β、γ三条肽链组成，其中缺乏胞质区而无信号传递作用的α链（CD25）对第三信号中的IL-2具有高度亲和力。在静止期的T细胞CD25不表达，初步活化的T细胞表达CD25后对IL-2的亲和力极强。CD25单抗则可阻止IL-2R与IL-2结合，使T细胞不能由G_1期进入S期，从而阻断T细胞的完全活化和克隆增殖。

另外，还有针对免疫细胞（T细胞、B细胞、浆细胞）活化、分化及增殖的不同信号与传导途径的抗体也纷纷问世（图31-23~图31-25）。

三、多/单克隆抗体的生物学和免疫学特性

（一）ATG/ALG的生物学和免疫学特性

ATG/ALG是用人胸腺细胞及胸导管淋巴细胞免疫动物（马、兔等）后获得的多克隆性免疫球蛋白复合物，其对免疫活性细胞及造血细胞具有多种作用，是一种免疫调节剂。早期多数学者认为ATG/ALG主要产生免疫抑制作用；部分学者认为是其在体内对淋巴细胞的细胞毒作用，尤其是可清除启动的淋巴细胞。随着研究的深入，人们发现ATG/ALG对患者可能存在另一种相反的作用机制——免疫促进作用。

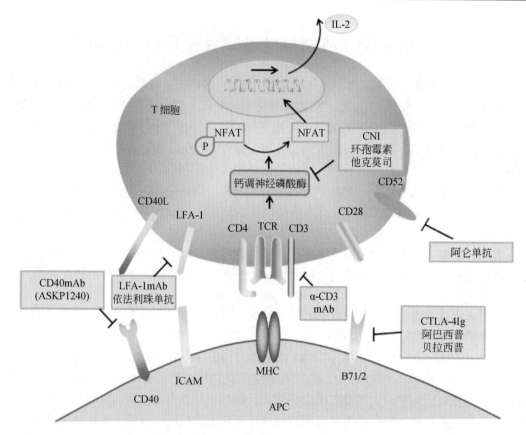

图 31-23 针对 T 细胞/抗原提呈细胞相互作用和早期 T 细胞活化的免疫抑制剂

1. ATG/ALG 的免疫抑制作用

淋巴细胞杀伤作用：大量实验研究发现 ATG/ALG 可通过阻断淋巴细胞表面抗原（如 CD25、CD2、CD3）而产生补体介导的细胞毒作用直接杀伤活化的 T 细胞，从而解除抑制性 T 细胞对骨髓造血的抑制。

（1）诱导凋亡：体内外对照研究发现 ATG/ALG 可诱导大多数淋巴细胞表面 FasL 表达，增加凋亡敏感性，故可清除克隆性扩增的 T 细胞。Dubey 等采用流式细胞术对 12 例接受 ATG 治疗的再障患者进行了调查研究，发现其中 6 例患者单核细胞凋亡明显增加：治疗前平均约 3%（1%~10%），而治疗后可提高至 27%（17%~66%）；且呈剂量依赖性：ATG 500mg/ml 诱导 6 小时后可发现 52%的外周血单个核细胞 AnnexinV$^+$（表示细胞仍存活），1000mg/ml 诱导 24 小时后可发现 37%的细胞出现 DNA 断裂（即细胞凋亡）。

（2）抑制造血负调控因子：另外，有研究发现 ATG/ALG 可抑制造血负调控因子 IFN-γ、TNF-α、IL-2 等的合成及释放，解除对造血干/祖细胞的抑制作用，恢复造血功能。

2. ATG/ALG 的免疫促进作用

多项研究发现 ATG/ALG 可直接作用于造血干细胞/祖细胞的表面受体，如 CD34$^+$、CD45$^+$等，促进造血干细胞/祖细胞的增殖或者提高其对造血生长因子的敏感性，并且表现为剂量依赖性：Chen 等发现 1~10mg/ml 起最大化促进克隆形成作用；100~1000mg/ml

则起抑制作用。另外，ATG/ALG 具有类似于植物血凝素的作用，但较之有更强的致丝裂原作用，可刺激骨髓基质细胞合成及释放某些造血生长因子，如 IL-3、GM-CSF 等，从而促进造血功能的恢复。Pranela 等研究发现 ATG 可诱导正常人外周血单个核细胞释放 IL-1、IL-6，参与造血调控。

（二）CD3 和抗 CD3 单抗的生物学特性及功能

1. CD3 的生物学特性及功能

CD3 分子是 T 细胞膜上的重要分化抗原，是成熟 T 细胞的特征性标志。它由 γ、δ、ε、ζ 四种链或 γ、δ、ε、ζ、η 五种链组成，TCR 复合体最常见的化学结构式为 $\alpha\beta:\gamma\delta\varepsilon\delta\varepsilon\xi 2$。CD3 各链的胞内区比 TCR 长，其中 γ、δ 和 ε 链胞质区各有一个免疫受体酪氨酸激活基序（ITAM）。CD3 分子除分布于 T 细胞外，还分布于胸腺细胞，CD3ζ 链可表达于部分自然杀伤细胞。CD3 分子的主要功能：稳定 TCR 结构；传递 T 细胞活化信号，当 TCR 特异性识别并结合抗原后，CD3 参与将信号转导到 T 细胞胞质内，作为诱导 T 细胞活化的第一信号。

2. 抗 CD3 单抗的生物学特性及功能

第一个抗人 CD3 单抗莫罗单抗（moronomab，OKT3）于 1979 年制备而成，其识别位点为 CD3ε 链，并很快应用于临床。但由于最初制备的抗人 CD3 单抗均是鼠源性的，因此限制了其应用。这种抗 CD3 单抗有两个缺点：①免疫原性；②丝裂原性。后者与抗 CD3 单克隆抗体的 Fc 段有关，CD3 抗体通过与淋巴细胞表面的 Fc 受体（FcR）结合，激活淋巴细胞，释放细胞因子。抗 CD3 单抗诱导 CD3 和 TCR 共帽的形成，引起 T 细胞活化信号向胞内传递，该过程和抗原与 TCR 特异性结合后引起 T 细胞活化过程极为相似。由于所有的 T 细胞表面均表达有 CD3 分子，因此可以应用抗 CD3 单克隆抗体清除致病性效应 T 细胞或诱导调节性 T 细胞上调，治疗各种器官移植后急性排斥及自身免疫性疾病。

3. 抗 CD3 单抗的作用机制

（1）T 细胞清除：研究发现，OKT3 静脉注射后 10~20 分钟，外周血中 CD3$^+$ T 细胞显著减少。可能的机制：①补体介导的清除作用；②抗体依赖的细胞毒作用；③重定向 T 细胞溶解作用；④活化诱导细胞凋亡作用。最近发现，在抗 CD3 单抗诱导同种移植耐受动物模型中，TCRVβ8$^+$ 细胞清除具有重要作用。

（2）TCR 表达下调：实验表明，有部分 CD3$^+$ T 细胞并没有被真正清除，而是通过 TCR-CD3 复合体的内化、降解等作用失去了 CD3 及 TCR 的表达，但这不影响 T 细胞上其他表面标志物（如 CD4 或 CD8）的表达。这些 CD3-TCR 阴性的 T 细胞不仅可在外周血，而且在淋巴样器官和浸润靶器官也能检测到。这些细胞不能识别抗原，表现为免疫无应答。有趣的是，TCR 下调和 T 细胞清除之间似乎存在一个精确的平衡。当 TCR 下调后，T 细胞就不太可能被清除。抗 CD3 单抗的这种效应在其清除后可被完全逆转。

（3）免疫偏离：体外实验表明，抗 CD3 单抗通过诱导无能或凋亡选择性抑制 Th1 细胞亚群，同时 IL-4 水平明显升高，促使 Th2 细胞偏离。在抗 CD3 单抗治疗同种器官移植中，同样发现存在 Th2 细胞偏离的现象，将移植物移植入预先给予抗 CD3 单抗治疗的宿主体内，数天后检测发现宿主脾内 IL-4 和 IL-5 mRNA 水平升高，而 IFN-γ、TNF-α、IL-2 mRNA 无明显变化，但在移植物中的浸润细胞的 IL-4 水平却无明显升高。这可能是由于抗 CD3 单抗未能引起 TCR 聚集，导致只有部分 TCR 活化信号向胞内传递，优先活化 Th2 细胞亚群所致。进一步研究发现，抗 CD3 单抗与其受体结合后，部分活化 Src 家族激酶（SFK）Fyn，导致不能招募和激活其家族激酶的另一成员 Lck，以致 TCR-CD3 复合体不能聚集于脂筏，影响后续的一系列活化，引起 Ca^{2+} 内流减少，丝裂原活化蛋白激酶（MAPK）不能活化。

（4）调节性 T 细胞（Treg）的诱导：由于 T 细胞清除和 Th2 细胞偏离等作用持续时间短暂，无法解释抗 CD3 单抗治疗后所诱导的长程操作性耐受（long-term operative tolerance）。事实上，在器官移植和胰岛素依赖型糖尿病（IDDM）动物模型中都证实，即使是经抗 CD3 单抗治疗后已耐受的小鼠体内仍存在自身反应性 T 细胞，将这些细胞分离出来并过继转移入未发病小鼠体内可诱发相应的自身免疫性疾病，因此存在着某一细胞群抑制自身反应性 T 细胞的激活，防止自身免疫性疾病的发生。研究结果发现，经抗 CD3 单抗诱导耐受的小鼠体内 Treg 明显增多，这些细胞表达 L-选择素（CD62L），主要存在于 $CD4^+CD25^+$ Treg 中。研究还发现，Treg 分布存在组织差异，在胰腺淋巴结和肠系膜淋巴结中，$CD4^+CD25^+$ Treg 数量明显增加，而在脾中并不增加。目前已证实，CD28/B7 共刺激信号是 Treg 发育必需的，敲除 CD28 的非肥胖性糖尿病（$CD28^{-/-}$ NOD）小鼠体内 Treg 缺失，但抗 CD3 单抗治疗 $CD28^{-/-}$ NOD 小鼠依然有效，小鼠体内 Treg 明显增多，因此认为抗 CD3 单抗诱导产生的 Treg 来源于 $CD4^+CD25^-$ T 细胞群，但关于抗 CD3 单抗治疗诱导 Treg 增加的确切机制还不清楚。此外，经抗 CD3 单抗治疗后，调节性细胞因子 IL-4、IL-10 和 TGF-β 水平升高，其中尤以 TGF-β 显著。虽然体外实验证实，Treg 是通过细胞间接触，而非细胞因子依赖性发挥调节功能，但已发现 Treg 表面存在膜结合型 TGF-β，推测可通过与效应细胞表面的 TGF-β 受体相互作用调节其功能。关于 TGF-β 调节机体免疫应答的机制，Bommireddy 发现 TGF-β 可提高胞内 Ca^{2+} 活化 T 细胞的阈值，以控制自身免疫应答的发生。Chen 等则发现体外实验中，在抗 CD3 单抗和抗 CD28 单抗刺激 $CD4^+CD25^-$ T 细胞的同时加入 TGF-β，可诱导其转变成 $CD4^+CD25^+$ T 细胞。目前认为，TGF-β 是 $CD4^+CD25^+$ T 细胞分泌的代表性因子，但它是作为调节介质还是作为 Treg 生长分化因子或两者兼发挥调节作用，体内是否亦如此等诸多问题还需进一步证实。另一方面，有研究者将 *TGF-β* 敲除，发现小鼠并不诱发自身免疫性疾病。体外实验也发现，IL-10 而非 TGF-β 能诱导无调节功能的 T 细胞转变成 Treg，但在 NOD 小鼠模型中，经抗 CD3 单抗治疗后，IL-10 分泌并不明显升高，给予 IL-10 中和抗体也不能逆转小鼠的耐受状态。调节性细胞因子的真正作用还有待进一步研究。

（三）抗 CD25 单抗的生物学特性及作用机制

1. 抗 CD25 单抗种类及特性

抗 CD25 单抗是近年来在杂交瘤技术的基础上，结合基因转染、DNA 重组等基因工程技术制备而成的新型生物类免疫抑制剂。现在已经应用于临床的抗 CD25 单抗包括巴利昔单抗（basiliximab）和达利珠单抗（daclizumab）两种。其中巴利昔单抗是通过 PCR 技术复制鼠抗人 CD25α 抗体的可变区，然后将其转染至含有人免疫球蛋白的真核生物表达载体，使人免疫球蛋白的恒定区 Fc 段与完整的鼠抗人 CD25α 抗体的可变区 Fab 段结合制备而成，其中鼠源性成分约占 30%。与巴利昔单抗有所不同，达利珠单抗仅将鼠抗人 CD25α 抗体的可变区中起识别抗原作用的高可变区（complementarity-determining region，CDR）与含有人免疫球蛋白中可变区的框架残基群结合制备而成，其中鼠源性成分仅占 10%。由于免疫球蛋白的可变区决定了其特异性和亲和力，而恒定区决定其同源性，并且恒定区对可变区结构的影响很小，因此，巴利昔单抗和达利珠单抗都保留了针对 CD25 的高特异性和高亲和力，但明显减小了免疫原性。

2. 抗 CD25 单抗作用机制

存在于 T 细胞表面的 IL-2 受体（IL-2R）是由α、β、γ三个亚基共同构成，其中的α亚单位又称为 CD25。抗 CD25 单抗的作用机制就是通过阻断第三信号（即在细胞性排斥中起关键作用的 IL-2）与其相应受体的结合来阻止 T 细胞的活化，进而达到免疫抑制的效应。抗 CD25 单抗能特异性地作用于活化 T 细胞 IL-2R 的α链，通过竞争性地与 IL-2R 结合，拮抗 IL-2 与其受体结合所介导的 T 细胞增殖；并且可下调活化 T 细胞表面 IL-2R 的表达，抑制由 IL-2 介导的 T 细胞增殖，从而抑制抗体依赖的细胞介导的细胞毒作用，使活化的淋巴细胞被选择性地破坏而不能被激活，由此发挥免疫抑制作用。静止的 T 细胞只表达 IL-2R 的β、γ链而不表达α链，所以抗 CD25 单抗仅特异性地作用于活化 T 细胞。与多克隆抗体（ALG、ATG）相比，抗 CD25 单抗并不降低其他 T 细胞亚基的水平，也不会影响 B 细胞的水平。

如前所述，CD25 单抗通过封闭效应 T 细胞表面的 CD25 分子，发挥预防急性排斥反应、抑制其增殖活化的作用，而 CD25 同时也是 Treg 的重要功能标志。Treg 在抑制后的免疫耐受与免疫调节中占据重要地位，而研究提示，与非诱导组相比，诱导组患者外周血 $CD25^{hi}$T 细胞和 $CD25^+Foxp3^+$ Treg 明显降低，并且使用巴利昔单抗诱导治疗后的 1 周内，Treg 亚群，包括 $CD45RA^-$ $Foxp3^{lo}$ aTreg 和 $CD45RA^+Foxp3^{lo}$ cTreg 的比例也明显降低。同时抑制性转录因子叉头翼状螺旋转录因子（Foxp3）的表达并没有出现明显的下降。体外研究证实 CD25 单抗作用下 Treg 生存和细胞因子分泌功能没有受到影响。提示抗 CD25 单抗的使用在术后短期减少相应表型的 Treg 比例，但并没有影响由 Foxp3 决定的 Treg 的免疫抑制功能。推测其原因可能与 IL-2/IL-2R 信号强度的不同决定 T 细胞向不同类型分化并维持其各自不同的功能有关。IL-2 通过其受体复合物介导信号转导及转录激活因子（STAT）-5 磷酸化并进入细胞核内启动 Foxp3 基因转录，是 Treg 发育成熟并维持抑制功能的重要条件。而进一步的研究发现，Treg 具有相对较低的 IL-2/IL-2R 信号阈值，低水平的 IL-2 信号即足以支持 IL-2R 下游的 JAK3/STAT5 磷酸化，产生并维持具有抑制功能的 Treg，明显区别于高水平 IL-2/IL-2R 信号介导的效应 T 细胞分化及活化。有研究进一步提出了 IL-2/IL-2R 信号强度依赖的 T 细胞可塑性这一概念，即 IL-2/IL-2R 信号强度的不同可能决定 T 细胞向不同类型分化并维持其各自不同的功能。由于抗 CD25 单抗实际在体内诱导治疗中并未完全阻断 IL-2 与 IL-2R 复合物结合，而是维持 IL-2/IL-2R 间低水平的相互作用，因此抗 CD25 单克隆抗体诱导治疗在抑制效应 T 细胞活化增殖的同时，对 Treg 可能反而具有维持作用。具体的信号机制还有待进一步研究。

（四）抗体类免疫抑制剂新进展

1. 共刺激分子阻断剂

共刺激分子阻断剂代表了可用于实体器官移植受体的最新一类免疫抑制剂。贝拉西普（belatacept）是一种模拟可溶性细胞毒性T细胞相关抗原4（CTLA-4）的药物，干扰T细胞的共刺激系统（CD80/CD86），导致免疫抑制反应。贝拉西普只被批准联合巴利昔单抗、MMF和皮质类固醇用于预防肾移植排斥反应。初始剂量为移植当天静脉注射10mg/kg，持续至移植后12周。不良反应发生率超过20%，包括贫血、白细胞减少、腹泻、尿路感染、水肿、高血压、血脂异常、高血糖、蛋白尿及电解质紊乱。CD40L（又称CD154，表达于活化T细胞）与CD40（表达与APC）的相互作用亦是T细胞活化的关键共刺激信号，其相互作用导致APC表面CD80/CD86的表达上调。CD40是目前研究的热门靶点之一，目前一种全人源抗CD40单抗（ASKP1240）正在开展肾移植Ⅱ期临床试验研究。

2. B细胞导向的疗法

利妥昔单抗（rituxan）是一种被批准用于治疗非霍奇金淋巴瘤的小鼠/人嵌合单克隆抗体。在移植领域，它主要用于脱敏、移植后淋巴增生性疾病和抗体介导的排斥反应。其作为免疫抑制剂的作用是新的，只有病例报告支持其使用。利妥昔单抗对B细胞上的CD20表面标志物具有特异性。考虑到严重输液相关事件的风险，包括肿瘤溶解综合征、皮肤黏膜反应甚至死亡，在输液期间进行密切监测是必要的。

在B细胞成熟和CD20表达缺失时，CD22在B细胞上表达。CD22的磷酸化水平调节B细胞受体信号转导，进而影响B细胞活化状态。依帕珠单抗（epratuzumab）是一种人源化的抗CD22单抗，它抑制B细胞活化，对B细胞的耗竭作用比利妥昔单抗小。目前，在中重度系统性红斑狼疮患者中正进行Ⅲ期临床试验，Ⅱ期临床试验显示不良事件发生率较低，与安慰剂相似。

B细胞分化的关键途径是B细胞活化因子（BAFF或BlyS）与其受体（BAFF-R）的结合，进而导致NF-κB的增加，促进B细胞分化，抑制细胞凋亡。贝利尤单抗（belimumab）是一种抗BAFF/BlyS的人源单克隆抗体，其干扰配体-受体结合过程，抑制B细胞成熟。目前已批准用于活动性狼疮。阿塞西普（atacicept）是一种抑制BAFF和增殖诱导配体的重组融合蛋白。在类风湿关节炎的Ⅱ期临床试验中，没有显示疗效，而在狼疮肾炎患者的Ⅱ、Ⅲ期临床试验中，试验在Ig水平明显降低并发严重肺炎后终止，这给该制剂的进一步发展留下了疑问。

3. 浆细胞导向的疗法

硼替佐米（bortezomib）是用于脱敏方案和抗体介导排斥反应的最新药物之一。这是一种可逆的26S蛋白酶体抑制剂，可抑制成熟浆细胞抗体的产生，产生免疫抑制效应。目前对于该药的临床研究尚不充分，但根据肾移植受者的数据，这种药物可被认为是对抗难治性抗体介导排斥反应的替代策略。

4. 补体抑制

依库珠单抗（eculizumab）是一种单克隆抗C5抑制剂，通过抑制末端攻膜复合物的形成而停止补体级联。这种药物也被用于脱敏方案和抗体介导排斥反应的治疗。目前实体器官移植受体的病例报告仅显示了有限的疗效及高成本、增加革兰氏阴性细菌感染的风险。

5. 多细胞靶向的疗法

阿仑单抗（alemtuzumab）是一种重组 DNA 衍生的抗 CD52 单克隆抗体，目前被批准用于治疗 B 细胞慢性淋巴细胞白血病。它主要作用于 T 细胞、B 细胞、自然杀伤细胞、巨噬细胞及单核细胞。静脉给药后，阿仑单抗能完全耗尽循环和周围的淋巴细胞。这种药的平均半衰期约为 12 天。最近的研究报道这种药物可以用于移植前脱敏、诱导治疗和抗体介导的排斥反应。推荐的免疫诱导治疗用法为术中 30mg，以及术后 24 小时 30mg。最显著的不良事件是持续性淋巴细胞减少、输液反应（低血压、寒战、发热、支气管痉挛、发冷和皮疹），以及随后机会性感染的风险。适当的抗生素应用可以减少机会性感染并发症的发生。虽然阿仑单抗在移植中应用的临床经验还十分有限，但其前景还是值得期待的。

6. 细胞因子导向的疗法

除了上述 IL-2 受体拮抗剂、巴利昔单抗等，目前在研的还有针对其他细胞因子的抑制剂表现出良好的实验及临床前景。IL-6 在炎症刺激下表达，有助于 $CD8^+$ T 细胞分化、B 细胞分化和肝脏急性期反应的激活。循环 IL-6 的增加与急性肾损伤和终末期肾病的死亡率、终末期肾病的营养不良和肾移植受者的排斥反应有关。人源化单克隆抗体托珠单抗（tocilizumab）是 IL-6 的抑制剂，在类风湿关节炎中显示出疗效。有关其在移植中的作用的研究正在开展。IL-17 是由 $CD4^+$ T 细胞产生的细胞因子，同时也可由 $CD8^+$ T 细

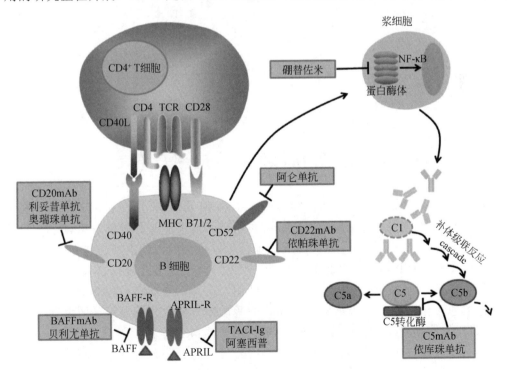

图 31-24　针对 T 细胞/B 细胞相互作用、细胞功能和补体介导的免疫抑制剂

胞、嗜酸性粒细胞、单核细胞和中性粒细胞分泌。IL-17通过刺激趋化因子释放进而促进炎症细胞迁移，增加APC活性，增强适应性免疫应答。IL-17是许多自身免疫性疾病，包括强直性脊柱炎、银屑病和多发性硬化损伤的关键介质。人类抗IL-17A单抗——司库奇尤单抗（secukinumab）已被开发用于临床，最近2个针对银屑病的Ⅲ期临床试验都提示，与安慰剂或TNF-α抑制剂依那西普相比，IL-17A单抗显示出更好的疗效（图31-24和图31-25）。

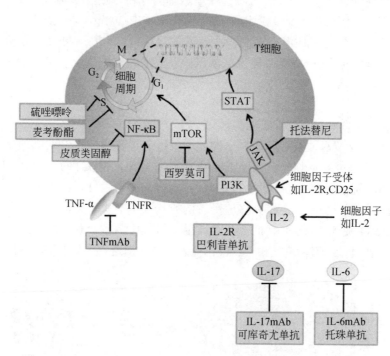

图31-25 针对T细胞分化和增殖的晚期及部分细胞因子的免疫抑制剂

四、多/单克隆抗体的临床应用及不良反应

抗体诱导治疗主要用于预防器官移植术后的急性排斥反应，包括亚临床型和被移植物功能延迟掩盖的急性排斥反应，并可对移植术后发生被移植物功能延迟的患者提供早期的免疫抑制覆盖治疗，以延缓或减少具有肾毒性的钙调素抑制剂（CsA、FK506）的应用，有利于移植物的功能恢复。自20世纪60年代末多克隆抗体和80年代单克隆抗体用于临床以来，经过多年的临床应用证明，抗体诱导治疗可显著减少器官移植术后早期的急性排斥反应。1996年Katznelson等的报告资料分析显示，采用ATG、ALG或OKT3作诱导治疗患者的移植物存活率与未作诱导治疗者相似。此外，由于这些制剂为异种蛋白，注射后可诱发寒战、发热、恶心呕吐、腹泻等细胞因子释放综合征，并发白细胞减少、血小板减少与急性肺水肿，严重者可发生血清病、过敏性休克等，以及可能造成过度免疫抑制而发生感染（特别是病毒感染及机会性感染）与肿瘤的危

险性，严重影响了抗体诱导治疗的临床应用。因此，不少学者主张将抗体诱导治疗仅限于免疫高危患者，如再次移植、联合器官移植或术前群体反应性抗体（panel reactive antibody，PRA）>30%者。而对未致敏的初次移植患者，则将这些抗体制剂留作日后急性排斥反应发作的逆转治疗。常用的多克隆抗体有抗胸腺细胞免疫球蛋白、ATG、ATG-F、ALG。单克隆抗体有OKT3、巴利昔单抗、达利珠单抗等。它们的剂量和用法应根据制剂的动物来源不同按说明使用，疗程通常为1～2周。除人源化和嵌合体型的CD25单抗巴利昔单抗、达利珠单抗之外，为避免或减轻异种蛋白制剂注射后的副作用，临床通常在开始三次注射前适量应用皮质激素。对水钠潴留患者，用药前应予透析或利尿剂脱水治疗，以避免发生肺水肿。同时，在抗体诱导治疗期间，为避免过度免疫抑制，应将钙调素抑制剂减量1/3或1/2或停止使用。

自1998年以来，新的IL-2R单抗在临床得到越来越广泛的应用，2000年美国IL-2R单抗的应用超过50%而成为抗体诱导治疗的主导。理论上，作为抗体诱导治疗较为理想的选择是CD25单抗。ATG、ALG均为清除性多克隆动物源性抗体，在使用过程中会使含有针对该抗体的T细胞和B细胞发生凋亡，所以使用该类药物的患者常常出现更高的感染风险，并会导致白细胞减少、血小板减少等并发症，70%～80%的患者都会出现发热或寒战。OKT3作为一种鼠源性的单克隆抗体，具有较强的免疫原性，产生中和抗体的概率在20%～40%，而达利珠单抗仅为7%左右。OKT3可引起细胞因子释放综合征（主要表现为寒战、发热、胸痛、呼吸困难等），这也直接限制了其临床应用。与多克隆抗体（ALG和ATG）和鼠源性单克隆抗体（OKT3）相比，抗CD25单抗的抗排斥效果并没有大的差异，但是抗CD25单抗没有严重的不良反应，不增加感染和肿瘤的发生率，并且由于不产生T细胞的杀伤和数量的减少，因而不会引起细胞因子释放综合征，此外，产生移植后淋巴增殖性疾病的发生率明显低于多克隆抗体，所以有更好的安全性。Opelz等曾在一项回顾性分析中对比研究了ATG、ALG、OKT3和抗CD25单抗的作用及风险，发现在使用四种药物做免疫抑制诱导治疗时，四者的效果都很明显，并且没有显著性差异，但是使用ATG、ALG、OKT3的患者发生非霍奇金淋巴瘤的比例分别为1.2%、1.0%、0.94%，明显高于对照组（0.4%）和抗CD25单抗组（0.36%）。

（赵洪强　姚咏明）

参 考 文 献

Abu Eid R, Razavi GS, Mkrtichyan MJ, et al. 2016. Old-school chemotherapy in immunotherapeutic combination in cancer, a low-cost drug repurposed. Cancer Immunol Res, 4(5): 377-382

Adam L, Phulukdaree A, Soma P. 2018. Effective long-term solution to therapeutic remission in inflammatory bowel disease: role of azathioprine. Biomed Pharmacother, 100: 8-14

Ahlmann M, Hempel G. 2016. The effect of cyclophosphamide on the immune system: implications for clinical cancer therapy. Cancer Chemother Pharmacol, 78(4): 661-671

Allison AC. 2005. Mechanisms of action of mycophenolate mofetil. Lupus, 14 (Suppl 1): s2-8

Arias M, Campistol JM, Vincenti F. 2009. Evolving trends in induction therapy. Transplant Rev (Orlando), 23(2): 94-102

Beauchesne PR, Chung NS, Wasan KM. 2007. Cyclosporine A: a review of current oral and intravenous delivery systems. Drug Dev Ind Pharm, 33(3): 211-220

Cain DW, Cidlowski JA. 2017. Immune regulation by glucocorticoids. Nat Rev Immunol, 17(4): 233-247

de Jonge ME, Huitema AD, Rodenhuis S, et al. 2005. Clinical pharmacokinetics of cyclophosphamide. Clin Pharmacokinet, 44(11): 1135-1164

Dendoncker K, Libert C. 2017. Glucocorticoid resistance as a major drive in sepsis pathology. Cytokine Growth Factor Rev, 35: 85-96

Derijks LJ, Wong DR. 2010. Pharmacogenetics of thiopurines in inflammatory bowel disease. Curr Pharm Des, 16(2): 145-154

Dheer D, Jyoti, Gupta PN, et al. 2018. Tacrolimus: an updated review on delivering strategies for multifarious diseases. Eur J Pharm Sci, 114: 217-227

Dowling RJ, Topisirovic I, Fonseca BD, et al. 2010. Dissecting the role of mTOR: lessons from mTOR inhibitors. Biochim Biophys Acta, 1804(3): 433-439

Emadi A, Jones RJ, Brodsky RA. 2009. Cyclophosphamide and cancer: golden anniversary. Nat Rev Clin Oncol, 6(11): 638-647

Forsythe P, Paterson S. 2014. Ciclosporin 10 years on: indications and efficacy. Vet Rec, 174(Suppl 2): 13-21

Geissler EK, Schnitzbauer AA, Zulke C, et al. 2016. Sirolimus use in liver transplantrecipients with hepatocellular carcinoma: a randomized, multicenter, open-label phase 3 trial. Transplantation, 100: 116-125

Golshayan D, Pascual M. 2008. Tolerance-inducing immunosuppressive strategies in clinical transplantation: an overview. Drugs, 68(15): 2113-2130

Guada M, Beloqui A, Kumar MN, et al. 2016. Reformulating cyclosporine A (CsA): more than just a life cycle management strategy. J Control Release, 225: 269-282

Guethoff S, Meiser BM, Groetzner J, et al. 2013. Ten-year results of a randomized trial comparing tacrolimus versus cyclosporine a in combination with mycophenolate mofetil after heart transplantation. Transplantation, 95(4): 629-634

Ilahe A, Budhiraja P, Kaplan B. 2015. Polyclonal and monoclonal antibodies in renal transplant: an update. Curr Opin Nephrol Hypertens, 24(6): 563-569

Kaltenborn A, Schrem H. 2013. Mycophenolate mofetil in liver transplantation: a review. Ann Transplant, 18: 685-696

Kang CB, Hong Y, Dhe-Paganon S, et al. 2008. FKBP family proteins: immunophilins with versatile biological functions. Neurosignals, 16(4): 318-325

Karaalp A, Demir D, Gören MZ, et al. 2004. Therapeutic drug monitoring of immunosuppressant drugs in Marmara University Hospital. Ther Drug Monit, 26(3): 263-266

Karran P, Attard N. 2008. Thiopurines in current medical practice: molecular mechanisms and contributions to therapy-related cancer. Nat Rev Cancer, 8(1): 24-36

Knoll GA, Kokolo MB, Mallick R, et al. 2014. Effect of sirolimus on malignancy and survival after kidney transplantation: systematic review and meta-analysis of individual patient data. BMJ, 349: g6679

Krischock L, Marks SD. 2010. Induction therapy: why, when, and which agent? Pediatr Transplant, 14(3): 298-313

Lee RA, Gabardi S. 2012. Current trends in immunosuppressive therapies for renal transplant recipients. Am J Health Syst Pharm, 69(22): 1961-1975

Lulic D, Burns J, Bae EC, et al. 2011. A review of laboratory and clinical data supporting the safety and efficacy of cyclosporin A in traumatic brain injury. Neurosurgery, 68(5): 1172-1185

Maripuri S, Kasiske BL. 2014. The role of mycophenolate mofetil in kidney transplantation revisited. Transplant Rev (Orlando), 28(1): 26-31

Matsuda S, Koyasu S. 2000. Mechanisms of action of cyclosporine. Immunopharmacology, 47(2-3): 119-125

McKeage K, McCormack PL. 2010. Basiliximab: a review of its use as induction therapy in renal transplantation. BioDrugs, 24(1): 55-76

Motoyoshi Y, Kaminoda K, Saitoh O, et al. 2006. Different mechanisms for anti-tumor effects of low-and high-dose cyclophosphamide. Oncol Rep, 16(1): 141-146

Murakami N, Riella LV, Funakoshi T. 2014. Risk of metabolic complications in kidney transplantation after conversion to mTOR inhibitor: a systematic review and meta-analysis. Am J Transplant, 14(10): 2317-2327

Mussetti A, Greco R, Peccatori J, et al. 2017. Post-transplant cyclophosphamide, a promising anti-graft versus host disease prophylaxis: where do we stand? Expert Rev Hematol, 10(5): 479-492

Penninga L, Wettergren A, Wilson CH, et al. 2014. Antibody induction versus placebo, no induction, or another type of antibody induction for liver transplant recipients. Cochrane Database Syst Rev, 6: CD010253

Petite SE, Bollinger JE, Eghtesad B. 2016. Antithymocyte globulin induction therapy in liver transplant: old drug, new uses. Ann Pharmacother, 50(7): 592-598

Ramamoorthy S, Cidlowski JA. 2016. Corticosteroids: mechanisms of action in health and disease. Rheum Dis Clin North Am, 42(1): 15-31

Rauch MC, San Martín A, Ojeda D, et al. 2009. Tacrolimus causes a blockage of protein secretion which reinforces its immunosuppressive activity and also explains some of its toxic side-effects. Transpl Immunol, 22(1-2): 72-81

Sacta MA, Chinenov Y, Rogatsky I. 2016. Glucocorticoid signaling: an update from a genomic perspective. Annu Rev Physiol, 78: 155-180

Sahasranaman S, Howard D, Roy S. 2008. Clinical pharmacology and pharmacogenetics of thiopurines. Eur J Clin Pharmacol, 64(8): 753-767

Smak Gregoor PJ, van Gelder T, Weimar W. 2000. Mycophenolate mofetil, cellcept, a new immunosuppressive drug with great potential in internal medicine. Neth J Med, 57(6): 233-246

Speich R, Schneider S, Hofer M, et al. 2010. Mycophenolate mofetil reduces alveolar inflammation, acute rejection and graft loss due to bronchiolitis obliterans syndrome after lung transplantation. Pulm Pharmacol Ther, 23(5): 445-449

Stahn C, Buttgereit F. 2008. Genomic and nongenomic effects of glucocorticoids. Nat Clin Pract Rheumatol, 4(10): 525-533

Survase SA, Kagliwal LD, Annapure US, et al. 2011. Cyclosporin A: a review on fermentative production, downstream processing and pharmacological applications. Biotechnol Adv, 29(4): 418-435

Tett SE, Saint-Marcoux F, Staatz CE, et al. 2011. Mycophenolate, clinical pharmacokinetics, formulations, and methods for assessing drug exposure. Transplant Rev (Orlando), 25(2): 47-57

Tiede I, Fritz G, Strand S, et al. 2003. CD28-dependent Rac1 activation is the molecular target of azathioprine in primary human $CD4^+$ T lymphocytes. J Clin Invest, 111(8): 1133-1145

Vandevyver S, Dejager L, Libert C. 2014. Comprehensive overview of the structure and regulation of the glucocorticoid receptor. Endocr Rev, 35(4): 671-693

Vandevyver S, Dejager L, Tuckermann J, et al. 2013. New insights into the anti-inflammatory mechanisms of glucocorticoids: an emerging role for glucocorticoid-receptor-mediated transactivation. Endocrinology, 154(3): 993-1007

Vandewalle J, Luypaert A, De Bosscher K, et al. 2018. Therapeutic mechanisms of glucocorticoids. Trends Endocrinol Metab, 29(1): 42-54

Wang T, Weigt SS, Belperio JA, et al. 2011. Immunosuppressive and cytotoxic therapy: pharmacology, toxicities, and monitoring. Semin Respir Crit Care Med, 32(3): 346-370

Weinshilboum R. 2001. Thiopurine pharmacogenetics: clinical and molecular studies of thiopurine methyltransferase. Drug Metab Dispos, 29(4 Pt 2): 601-605

Yoo YJ, Kim H, Park SR, et al. 2017. An overview of rapamycin: from discovery to future perspectives. J Ind Microbiol Biotechnol, 44(4-5): 537-553

Zeng H, Chi H. 2014. mTOR signaling and transcriptional regulation in T lymphocytes. Transcription, 5(2): e28263

第三十二章

急危重症免疫状态评估

脓毒症（sepsis）是严重创（烧、战）伤、休克、感染、外科大手术患者常见的并发症，进一步发展可导致脓毒性休克、多器官功能障碍综合征（MODS），是临床急危重症患者的最主要死亡原因之一。脓毒症和MODS来势凶猛、病情进展迅速、预后险恶，给临床救治工作带来极大困难，已成为现代急危重症医学面临的突出难题。传统观念认为，脓毒症是一种失控的、持久性炎症反应，是因感染引起的全身炎症反应综合征（SIRS）。基于这种认识，大量的抗炎措施被应用于脓毒症的治疗中，虽然在动物实验中取得了一定的疗效，但是临床应用中并没有获得明显的效果。失败的原因是多方面的，不能简单地从单一的方面来理解脓毒症的发病机制。近些年来，许多基础研究与临床观察提示，严重创伤后脓毒症的发生与机体免疫功能紊乱密切相关。随着脓毒症与MODS的进展，机体并非处于一成不变的免疫激活状态，研究表明，免疫抑制同样也是脓毒症的重要特征，其中抗原特异性T、B细胞的清除或失活在其中起着重要作用。然而，对于烧（创）伤、休克、外科手术打击引发机体免疫功能障碍的确切机制及其在脓毒症中的地位认识不足，临床上缺乏切实可行的免疫状态评估方法。根据免疫应答识别的特点、获得形式及效应机制，机体免疫系统可以分为固有免疫和适应性免疫。许多资料显示，脓毒症时患者固有免疫和适应性免疫反应均受损，免疫功能紊乱，严重影响患者临床预后。免疫指标变化可直接反映机体免疫状态的变化程度和病情进展，对烧（创）伤、外科手术后脓毒症患者机体免疫状况的合理评估与监测，有助于预测急危重症患者预后。

第一节 固有免疫反应评估与意义

固有免疫（又称天然免疫或非特异性免疫）系统包括：组织屏障（皮肤和黏膜系统、血脑屏障、胎盘屏障等）；固有免疫细胞（吞噬细胞、杀伤细胞、树突状细胞等）（图32-1）；固有免疫分子（补体、细胞因子、酶类物质等）。淋巴细胞和单核-吞噬细胞系统是机体的第二道防线。微生物进入机体组织后，多数沿组织细胞间隙的淋巴液经淋巴管到达淋巴结，但大多数被淋巴结内的巨噬细胞吞噬，阻止它们在机体内扩散，这就是淋巴屏障作用。如果微生物数量大、毒力强，就有可能冲破淋巴屏障，进入血液循环，扩散到组织器官中。这时，它们会受到单核-吞噬细胞系统屏障的阻挡，这类细胞是大的吞噬细胞。机体内还有一类较小的吞噬细胞，主要是中性粒细胞和嗜酸性粒细胞。它们不属于单核-吞噬细胞系统，但与单核-吞噬细胞系统一样，分布于全身，对入侵的微生物和大分子物质有吞噬、消化和清除的作用。

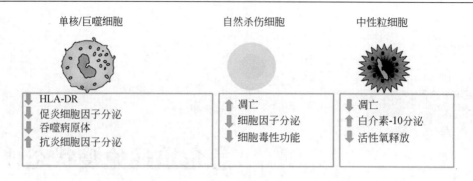

图 32-1 脓毒症状态下固有免疫细胞功能变化

一、中性粒细胞

中性粒细胞是人体抵御外来微生物入侵的第一道防线，是固有免疫系统中重要的效应细胞。脓毒症状态下中性粒细胞迁移能力减弱及凋亡增多，导致细菌清除率下降，感染部位的损伤得不到有效缓解，加剧了脓毒症的病情发展。中性粒细胞迁移能力障碍促进了腹腔渗出液及血液中细菌数量的增多，伴随组织损伤和系统性炎症反应。

正常状态下趋化因子及其受体表达平衡，中性粒细胞主要存在于骨髓中，仅小部分释放入血。脓毒症时促炎细胞因子，如肿瘤坏死因子（TNF）-α、白细胞介素（IL）-1β、IL-6、IL-17 和细菌产物的释放可上调粒细胞-巨噬细胞集落刺激因子（GM-CSF）表达，而 GM-CSF 可促使成熟和未成熟中性粒细胞生成。正常中性粒细胞存活时间为 7～12 小时，脓毒症时其存活时间延长，循环中性粒细胞总数增加，不成熟中性粒细胞增多。中性粒细胞生成的毒性颗粒，可以作为细菌感染的标志物。中性粒细胞的一些标志物的活化可能作为脓毒症诊断的潜在生物标志物，如 CD64 和人髓系细胞触发受体（human triggering receptor expresses on myeloid cell, TREM）-1。生理情况下中性粒细胞表面 CD64 表达很低，但被促炎细胞因子刺激后 CD64 表达量增加 10 倍，存在细菌感染时 CD64 阳性中性粒细胞百分比显著升高。TREM-1 可分为膜性（mTREM-1）和可溶性（sTREM-1），血清和尿液中 sTREM-1 可能在脓毒症早期诊断比白细胞计数、C 反应蛋白（CRP）、降钙素原（PCT）敏感性更高。此外，在脓毒症患者外周血中发现，中性粒细胞抗凋亡蛋白 Mcl-1 生成明显增多。外周循环中脂多糖（LPS）和 C5a 可以促进中性粒细胞胞外调节蛋白激酶（ERK）1/2 和磷脂酰肌醇 3 激酶（PI3K）的活化，导致抗凋亡蛋白 Bcl-XL 表达增加和促凋亡蛋白 Bim 表达降低，Akt 磷酸化进而抑制 Bad 磷酸化，阻碍了中性粒细胞凋亡小体的形成进而抑制细胞凋亡。LPS 刺激也可造成酪氨酸磷酸酶 SHP-1 和胱天蛋白酶（caspase）-8 活性减弱、Mcl-1 积累增多，最终抑制中性粒细胞凋亡。

此外，中性粒细胞还具有一个特殊的效应机制，即中性粒细胞胞外诱捕网（NET），使得中性粒细胞在胞外仍然具有有效的捕获及杀伤病原菌的能力，从而对机体产生重要的保护作用。NET 的形成是中性粒细胞特殊的死亡过程，此过程称为 NETosis。NET 对病原微生物的清除能有效抑制脓毒症的病情发展。研究表明，NET 可以捕获多种致病微生物，包括革兰氏阳性菌、革兰氏阴性菌、真菌、病毒及原核生物等。研究表明，脓毒症时 NET 中的钙网蛋白具有抗真菌作用，如白色念珠菌，NET 中的乳铁蛋白可以清除真菌菌丝进而抑制真菌感染,而在体外实验中发现缺失钙网蛋白的 NET 抗真菌作用完全丧失。在中性粒细胞密度高的条件下形成的聚集网状结构可以减轻炎症,伴随 NET 的聚集诱导活化的中性粒细胞释放炎症介质降解进而终止炎症反应。已知血小板活化是脓毒症病情加重的重要原因,在采用脓毒症患者的血清刺激小鼠时,活化的血小板可以通过 Toll 样受体(TLR)信号通路促进小鼠肝和肺血管内的中性粒细胞快速形成 NET,且采用 LPS 直接刺激中性粒细胞不能有效形成 NET,可见脓毒症时血小板活化在 NET 的产生中发挥着重要作用。但脓毒症时 NET 在杀灭细菌的同时也会释放弹性蛋白酶,造成血管内皮细胞的损伤,加重了微循环障碍,造成器官缺血损伤。中性粒细胞在脓毒症的早期具有重要的诊断价值。流行病学调查显示,ICU 脓毒症患者血液中 NET 水平比非脓毒症患者明显升高。严重创伤及化脓性关节炎患者体内可以检测到高水平 NET 来源的游离 DNA(cfDNA/NET),而 cfDNA/NET 的增加与患者的二次感染和脓毒症发生关系密切,这些均有利于脓毒症的诊断和治疗。因此,中性粒细胞作为重要的固有免疫效应细胞,其募集和迁移功能障碍影响脓毒症的发展进程,因此评估、监测中性粒细胞的病理生理变化有助于脓毒症的早期诊断及干预治疗。

二、巨噬细胞

巨噬细胞是一种几乎分布于机体所有组织的吞噬细胞。当外界病原菌侵入机体的无菌环境时,它通过识别摄取、抗原提呈等作用吞噬杀灭病原菌,并可以释放炎症介质调节适应性免疫(图 32-2)。巨噬细胞作为机体固有免疫反应中的抗感染细胞及适应性免疫中的关键抗原提呈细胞(APC),在脓毒症的免疫调节过程中起着重要作用。

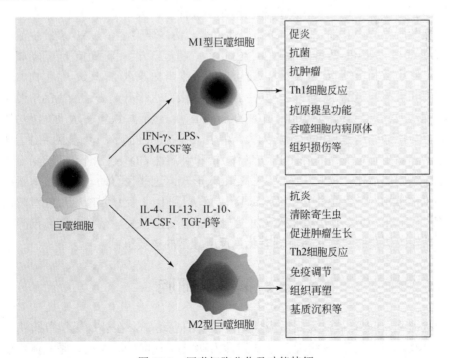

图 32-2 巨噬细胞分化及功能特征

巨噬细胞在清除凋亡细胞中起到重要作用，而这一过程的重要特点是不引起炎症反应。磷脂酸丝氨酸的外翻和磷脂氧化是巨噬细胞识别和清除凋亡细胞的重要信号。同时，巨噬细胞为了识别自己和异己，还发育了甘露糖受体、补体受体和 Fc 受体等吞噬受体。一项前瞻性研究提示，可溶性甘露糖受体可作为脓毒症诊断的生物标志物并能够评估脓毒症的严重程度。但也有研究表明，发生脓毒症时巨噬细胞吞噬凋亡细胞的功能是失调的，而这种功能失调可能是由于炎症反应失控造成的。在脓毒症的发生、发展过程中，除巨噬细胞吞噬凋亡细胞外，巨噬细胞也发生大量凋亡。巨噬细胞在启动、维持宿主炎症反应方面发挥关键作用，但其大量凋亡将导致脓毒症及 MODS。有资料显示，多种炎症介质相关的信号通路促进了细胞凋亡和炎症反应，例如，TNF-α和高迁移率族蛋白 B1（HMGB1）。近年来的研究结果证实，HMGB1 处理的巨噬细胞 caspase-3 活性明显增高，进而诱导巨噬细胞凋亡。巨噬细胞功能性改变及凋亡的增加将进一步加重脓毒症过程中细胞免疫功能紊乱。巨噬细胞识别病原菌后，还可以针对不同的抗原产生不同的活化效应。目前认为，在细菌和病毒感染时，巨噬细胞发生 M1 型分化，即传统意义上的炎症反应；而在寄生虫感染或是 LPS 耐受的条件下，巨噬细胞还可以发生 M2 型分化。脓毒症晚期机体抵抗外来病原菌的能力减弱，即产生免疫抑制可能也与巨噬细胞 M2 型分化有关。可见，脓毒症微环境下，巨噬细胞抗原提呈能力下降、吞噬能力下降、由 M1 型向 M2 型转变及自身发生凋亡。

此外，铁蛋白检测有助于脓毒症合并巨噬细胞活化综合征（macrophage activation syndrome，MAS）患者的早期识别。大约 35% 的 MAS 患者会出现中枢神经系统功能障碍，包括癫痫发作，以及精神状态的改变，尽管不一定同时发生，患者也表现出一定程度的易怒、嗜睡和头痛。早期认识到 MAS 发病的临床表现，以及实验室指标变化的监测，对 MAS 的早期诊断至关重要。这些实验室指标包括血小板计数、天冬氨酸和丙氨酸氨基转移酶、铁蛋白、乳酸脱氢酶、甘油三酯和 D-二聚体水平。诸多研究显示，MAS 发生前后这些指标变化超过 50%。Kostik 等证实下列实验室指标中超过 3 个，即可作为早期诊断 MAS 的可靠指标：血小板和白细胞计数减少，白蛋白和纤维蛋白原水平降低，铁蛋白、天冬氨酸氨基转移酶和乳酸脱氢酶水平升高。其中，血清铁蛋白水平升高是诊断 MAS 最为重要的生物标志物，尤其是当其高于 5000~10 000ng/ml 时。然而，铁蛋白水平的绝对值作为一次性测量值与疾病的严重程度或预后无关。单个患者铁蛋白水平的动态监测对于评估治疗反应和预测预后更有意义。可溶性 IL-2 受体α链和可溶性 CD163 水平的测定，分别代表 T 细胞和巨噬细胞的活化，反映了 MAS 的亚临床形式，这些也有助于监测疾病情况，并有望成为临床标志物。在新近多中心临床试验中，观察到 IL-1 受体阻断剂可能对脓毒症合并 MAS 的患者有效。巨噬细胞功能改变可能与微环境变化有关，巨噬细胞大量凋亡、表型分化及其调控障碍是脓毒症状态下固有免疫反应异常的重要机制。

三、树突状细胞

树突状细胞（DC）被认为是适应性免疫系统的启动者，在外周组织中捕获并处理抗原，通过血液分布于全身。DC 是目前所知体内功能最强的专职 APC，是机体免疫系统的重要调控细胞，启动更持久的适应性免疫。在脓毒症病理过程中，非成熟态 DC 摄取抗原后进入成熟过程，在消化处理抗原的同时，细胞表面的趋化因子受体发生改变，并在趋化因子的引导下迁移至淋巴器官的 T 细胞区，同时细胞表面共刺激信号上调，将抗原以主要组织相容性复合体（MHC）的形式提呈给特异性 T 细胞，激活 T 细胞，启动免疫防御反应。DC 对 T 细胞的作用不仅是激活，还可诱导 T 细胞失活甚至凋亡，这由 DC 所处的功能状态决定，而其功能状态又受其所摄取抗原种类、所处环境等影响（图 32-3）。

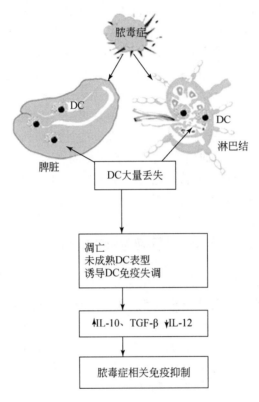

图 32-3 脓毒症后树突状细胞功能状态变化

临床资料显示，严重创伤患者外周血单核细胞中 DC 数明显低于正常对照组，且创伤组 DC 表面 MHC-Ⅱ分子及共刺激分子（CD80、CD83、CD86）表达水平也显著下降。同时，脾脏及骨髓来源的 DC 功能状态均发生异常，分泌功能降低、诱导 T 细胞免疫应答能力低下，对感染抵抗能力显著下降，患者病死率明显升高。创伤后脓毒症 DC 的大量丢失并非一过性效应，而会对机体造成长期影响。在脓毒症死亡患者尸检中发现，脾脏 DC 数量大量减少，且在临床研究中也证实脓毒症患者外周血 DC 丢失程度与其死亡率密切相关。在儿童脓毒症患者中，观察到患儿外周血 DC 数量及表面分子 CD86/CD83 表达较对照组明显降低，存活组患儿循环 DC 数量明显多于死亡组，DC 表面 CD86/CD83 表达量明显高于死亡组。另据报道，成人发生脓毒性休克后浆细胞样 DC（pDC）和髓系 DC（mDC）数量均明显减少，且 pDC 和 mDC 表面人类白细胞抗原（HLA）-DR 均较正常对照组下降明显，患者 DC 的持续减少至少 7 天。目前发现一种 DC 生长因子——FMS 样酪氨酸激酶 3 配体（Flt-3L），可以诱导 DC 数量急剧增加。严重烧伤后感染患者采用 Flt-3L 治疗后，细胞因子 IL-12、IL-15 和干扰素（IFN）-γ 分泌量增加，患者存活率提高。由此可见，脓毒性休克的发生与循环中 DC 数量耗减有关,并与脓毒症诱导的免疫功能受抑相关。

在脓毒症发展中除了 T 细胞凋亡外,还存在 APC 凋亡。未成熟 DC 大量凋亡,导致不能吞噬进入机体的病原体抗原和将抗原提呈给 T 细胞,这可能是脓毒症后期处于免疫抑制的重要原因之一,从而可能出现免疫无能现象,并增加机体二次感染的机会。DC 凋亡是 DC 数量减少的主要原因。在严重脓毒症中 TLR2 和 TLR4 参与了 DC 凋亡,导致脾脏 DC 数量减少,且 caspase-12 参与了内质网应激反应介导的脓毒症 DC 凋亡。DC-hBcl-2 小鼠是 DC 中特异性表达 *Bcl-2* 的转基因小鼠模型,可以抵抗 LPS 刺激后诱导的 DC 凋亡。延长 DC 存活率可降低亚致死量 LPS 诱导的 DC 丢失和免疫抑制,同时增强了 T 细胞活性,促进 Th 分化。此外,在脓毒症过程中,DC 释放的细胞因子发生改变,炎症细胞因子 IL-12 减少,抑炎细胞因子 IL-10 增多。当 DC 转染携带 IL-10 的腺病毒时,DC 将维持在低表达 IL-12、CD80、CD86、MHC-Ⅱ的未成熟状态,并可以显著改善脓毒症小鼠的生存率。Janus 激酶(Janus kinase,JAK)2 是调控 DC 功能和发育的关键因子。JAK2 缺乏可选择性地抑制 DC 介导的固有免疫应答,保护小鼠免受 LPS 诱导的感染性休克。这些均说明 DC 功能变化可以改变脓毒症诱导的免疫应答,因此,评估 DC 数量及功能状态对了解脓毒症患者免疫反应水平、探索有效调控手段具有指导价值。

四、固有淋巴细胞

固有淋巴细胞(innate lymphoid cell,ILC)是一类新近定义的细胞家族,起源于共同淋巴样祖细胞,在形态学上类似于淋巴细胞,但不表达成熟淋巴细胞表面表达的由重排基因编码的特异性抗原受体,其分泌一系列类似于 Th 细胞分泌的细胞因子,如 IL-13、IL-5、IL-17 或 IL-22 等,被认为是 Th 细胞的镜像细胞。ILC 特异的前体细胞发育完成后,在转录因子调控下,ILC 开始向各亚群分化,并获得相应的功能,最终成为成熟的 ILC。ILC1 被定义为可产生 IFN-γ,但不产生 Th2 和 Th17 相关细胞因子的 ILC,包括自然杀伤细胞(NK)和 ILC1,受表达 T-box 的转录因子 Eomes 和 T-bet 调控,主要参与 1 型免疫应答,与抗病毒和抗肿瘤免疫密切相关。ILC2 与 Th2 均参与过敏和防止蠕虫感染,启动 2 型免疫应答。它们通过转录因子 GATA3 激活效应细胞因子 IL-4、IL-5、IL-9、IL-13 和表皮生长因子调节蛋白的产生。此外,ILC 家族还有一个成员是 ILC3,通过转录因子 RORγt 的表达来识别,分泌效应细胞因子 IL-17 和 IL-22。不同的 ILC 亚群分布在机体的不同组织部位,主要存在于黏膜组织。在不同的刺激条件下,ILC 分泌多种细胞因子和/或趋化因子,参与促炎或抗炎反应。

ILC 与 CD4$^+$T 细胞具有相似的结构和效应程序,参与机体炎症反应。除了炎症,ILC 还通过组织修复和重塑参与感染的保护和维持体内平衡。ILC2 主要存在于肺部和肠道黏膜组织,与肺部蠕虫感染有关。蠕虫与肺上皮细胞作用,促进 IL-25、IL-33 和胸腺基质淋巴细胞生成素释放,激活并促进 ILC2 增殖,进而产生 IL-9 以自分泌的方式诱导 ILC2 激活和保护细胞凋亡。有研究表明,在小鼠感染巴西钩虫后,ILC2 是肠道组织中 IL-13 的重要来源。IL-13 通过促进杯状细胞产生黏液和提高肠道平滑肌的收缩力,促进寄生虫排出消化道。在肺、皮肤和肠道慢性炎症疾病中,ILC 也可促进慢性炎症。ILC2 在多种过敏性疾病中呈高反应,如在鼻窦炎患者鼻息肉中存在大量 ILC2,在异位性皮肤炎患者炎症部位 ILC2 数量明显增加，哮喘患者血液中 ILC2 的反应也增强。小鼠 ILC3 来源的 IL-17 可通过调节中性粒细胞的功能而有效抵抗革兰氏阴性菌条件致病菌所引起的脓毒症。临床研究发现，多发硬化症患者体内淋巴组织诱导的 ILC3 数量增加，在 CD25 抗体治疗后，炎症被有效控制，且外周血中 ILC3 数量明显减少。ILC 除启动急性和慢性炎症发生外，还可以缓解炎症和修复组织，从而限制肺脏、淋巴组织和消化道炎症持续发生，防止组织感染和恢复组织稳态。ILC 作为新定义的免疫细胞，参与多种生物学作用，在促炎、抗菌、淋巴样器官形成和组织修复中均发挥重要作用，评估和监测 ILC 数量变化、分析 ILC 各亚群生物学功能将有助于了解其在炎症疾病中的作用及其在缓解炎症和组织修复中的效应。

五、自然杀伤细胞

自然杀伤细胞（NK）是一种大颗粒淋巴细胞，因其在肿瘤监测和宿主对病毒感染反应中的重要性而得到广泛认可。然而，作为主要的固有淋巴细胞亚群，NK 细胞还通过产生 IFN-γ 来增强髓系细胞，特别是巨噬细胞的抗菌功能，从而协调细菌感染的早期反应。但是，过度的 NK 细胞活化和 IFN-γ 的产生可放大脓毒症期间的全身炎症反应，导致生理功能障碍和器官损伤。NK 细胞作为机体抗感染的免疫卫士，在脓毒症发病的不同阶段释放和分泌多种细胞因子（如 IFN-γ、TNF-α、GM-CSF）和趋化因子（如 IL-8、单核细胞趋化蛋白 1），参与机体的免疫应答（图 32-4）。此外，NK 细胞分泌的细胞毒颗粒，包括颗粒酶和穿孔素可直接介导组织细胞坏死，加重全身炎症反应。临床研究显示血浆颗粒酶浓度与脓毒症严重程度有关。与健康人相比，脓毒症患者血液 NK 细胞数量增加，并呈现活化表型，TLR2、TLR 4、TLR 9 和 CD69 表达增加，血浆颗粒酶 A 和 B、IFN-γ 和 IL-12p40 浓度升高。

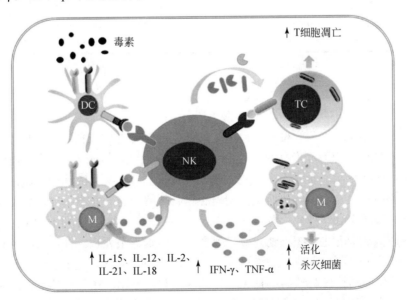

图 32-4　急危重症早期固有免疫反应示意图

目前大量动物实验提示NK细胞在脓毒症全身炎症反应中产生有害作用，但NK细胞也可对多种病原体感染起保护作用。研究显示，NK细胞是协调金黄色葡萄球菌引起的脓毒性关节炎的宿主反应的关键，其对某些革兰氏阴性菌引起的感染具有保护作用。盲肠结扎穿孔术（CLP）所致急性肺损伤与肺内NK细胞功能障碍密切相关，表现为肺内NK细胞毒性反应和IFN-γ生成受损，导致未能启动抑制微生物所必需的早期炎症反应。在枸橼酸杆菌检测的实验中，NK细胞通过杀灭、招募固有免疫细胞和分泌细胞因子的方式增强有效的抗菌反应。发生铜绿假单胞菌肺炎时，宿主NK细胞协调中性粒细胞的募集，从而增强微生物清除率，提高生存率。因此，NK细胞在实验性脓毒症发病机制中的作用是多方面的，取决于感染的严重程度和部位。临床资料显示，在入住ICU第一天，脓毒症存活者IgG抗体和$CD4^+T$细胞数量明显高于死亡者，在随后的10天内，存活者血清中IgG抗体、IgA抗体、$CD4^+T$细胞、$CD8^+T$细胞和NK细胞逐渐增多。研究证实，NK细胞数量变化与脓毒症早期死亡率有关，在脓毒症的早期，如果出现$CD4^+T$细胞减少，NK细胞增多，患者病死率会明显降低。

评估和检测脓毒症各时相NK细胞分泌的细胞因子和趋化因子浓度，进而调控NK细胞在不同时相释放、分泌参与免疫防御的杀伤性介质，减少促炎因子对机体的损伤，对降低脓毒症病死率及指导免疫调理具有潜在临床意义（表32-1）。

表32-1 急危重症固有免疫细胞状态评估指标

评估指标	固有免疫细胞				
	巨噬细胞	中性粒细胞	树突状细胞	固有淋巴细胞	自然杀伤细胞
细胞因子或趋化因子	TNF-α、IL-6、IL-18	IFN-γ、GM-CSF	IL-12 IL-10	IL-13、IL-5、IL-17、IL-22	IFN-γ
表面抗原或受体	CD163、sMR	CD64、TREM-1	CD80、CD86、MHC-Ⅱ、TLR2、TLR4	CD40、CD30L、OX40L、IL-17RB	CD69、TLR2、TLR4
信号分子	JAK/STAT、caspase-3等	ERK1/2、PI3K、Bcl-XL、caspase-8等	NF-κB、JAK2等	GATA3、RORγt、T-bet等	NF-κB等

六、补　　体

补体系统是存在于人和脊椎动物血清中的一组非特异性球蛋白，不耐热，活化后具有酶活性，可介导免疫应答和炎症反应。它能被抗原-抗体复合物或微生物所激活，导致病原微生物裂解或被吞噬。研究证实，补体通过三条既独立又交叉的途径被激活，即经典途径、旁路途径和凝集素途径，从而发挥调理吞噬、裂解细胞、介导炎症、免疫调节和清除免疫复合物等多种生物学效应。脓毒症早期菌血症阶段补体激活有利于宿主防御，然而脓毒症后期补体激活则促进组织损伤，并导致多器官衰竭甚至死亡。补体和凝血具有共同的级联激活模式，通过凝块形成和中性粒细胞胞外诱捕网（NET）防止感染扩散，激活防御体系。关于补体激活程度与预后不良相关性的临床观察显示，在脓毒症器官衰竭阶段补体抑制可能会起到保护作用。延迟抑制补体可有效控制脓毒症所致炎症和微血管血栓形成，并防止器官损害。补体和凝血途径密切相关，脓毒症时，补体终产物通过诱导促凝血和抗纤溶蛋白及抑制抗凝血酶促进血栓形成。补体和凝血系统是相互作用的，不仅补体蛋白可以启动凝血级联反应，某些凝血因子，如凝血酶和Xa因子也可以直接激活补体级联反应，但抗凝血酶和蛋白C可以抑制补体激活。凝血因子XIIa通过经典途径参与凝血和补体活化，而补体C1抑制物（C1 inhibitor，C1INH）是因子XIa和经典补体途径C1组分的中和剂。凝血和补体系统紧密相连，交叉调节以实现对宿主的有效保护。然而，严重脓毒症时这些酶级联反应失控导致器官衰竭甚至死亡。由于出血风险增加，在脓毒症晚期抑制凝血无益，而在早期菌血症阶段抑制补体有助于细菌清除。

此外，补体替代途径的特定因子主要包括B和D因子，它们受H、I和P因子调节。替代途径是防止细菌感染的重要防御系统。存在替代途径因子如D因子缺乏的患者可能会感染暴发性脑膜炎球菌进而导致脓毒性休克。在42例严重脓毒性休克患者的研究中发现，死亡患者B因子水平显著低于存活者，在这些患者中，脓毒性休克早期，替代途径似乎被激活，而经典途径被激活较晚。另据报道，既往存在肝硬化的脓毒性休克患者（革兰氏阴性菌和革兰氏阳性菌），B因子表达水平明显降低。但脓毒症患者常表现为C1INH缺乏，C1INH可抑制三种补体途径的激活。C1INH还可抑制纤溶、凝血和激肽途径的蛋白酶。在脓毒性休克期间，C1INH可能通过与凝血/纤溶因子结合而被清除，从而无法控制过量补体激活。细胞因子和补体成分在脓毒症中同样可以被激活，它们的激活产物可能具有重叠的生物学活性，伴随细胞因子和补体的激活可放大全身炎症反应，进而导致器官衰竭。因此，补体系统异常活化与脓毒症严重程度及不良预后有关，明确补体激活模式及监测补体活化过程有助于控制过度炎症反应和减轻脓毒症后组织、器官损伤。

第二节　适应性免疫功能评估与意义

根据参与免疫应答细胞种类及其机制的不同，可将适应性免疫应答分为T细胞介导的细胞免疫应答和B细胞介导的体液免疫应答两种类型（图32-5）。适应性免疫系统可由于外源性抗原提呈给$CD4^+$T和$CD8^+$T细胞而被激活。首先，中性粒细胞迁移能力减弱及凋亡增多，导致细菌清除率下降，感染部位的损伤程度得不到有效的缓解，加剧了炎症的发展。激活的$CD4^+$T细胞能分泌两种截然不同的、相互拮抗的细胞因子，一类为促炎细胞因子，如TNF-α、IFN-γ、IL-2等；另一类是抗炎细胞因子，如IL-4和IL-10。激活的$CD4^+$T细胞可产生大量细胞因子，进一步放大固有和适应性免疫反应，产生炎症反应。

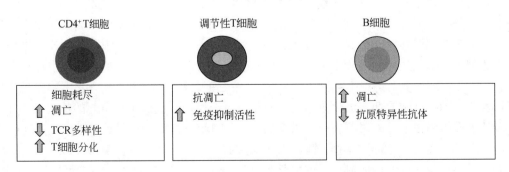

图32-5　脓毒症状态适应性免疫细胞功能变化

一、细 胞 免 疫

(一) $CD4^+$ T 细胞和 $CD8^+$ T 细胞

T 细胞是参与细胞免疫的淋巴细胞,受到抗原刺激后,转化为致敏淋巴细胞,并表现出特异性免疫应答,免疫应答只能通过致敏淋巴细胞传递,故称细胞免疫。感染后机体适应性免疫反应发生改变,表现为 T 细胞增殖能力降低,凋亡增多,Th1/Th2 细胞因子分泌状况改变。虽然淋巴细胞对外界刺激异常敏感是细胞自身的一种保护机制,但是未成熟 T 细胞大量凋亡势必引起释放至外周淋巴器官中的成熟淋巴细胞减少,直接和间接损害免疫功能,最终将导致免疫功能低下。T 细胞分为常规 $CD4^+$ 和 $CD8^+$ 群体,在感染过程中提供重要的调节和效应免疫功能。有资料显示,损伤打击可抑制 DC 的抗原提呈能力、T 细胞增殖和活性,促使 Th2 细胞分化。创伤失血性休克患者 T 细胞增殖活性降低明显,死于脓毒症或脓毒性休克患者的 T 细胞反应减弱并伴有抑制性细胞因子 IL-10、IL-4 水平升高,促炎因子 IFN-γ、IL-2 水平降低,且 $CD4^+$ T 细胞和 $CD8^+$ T 细胞凋亡增加。有临床试验证实,脓毒症患者外周血 $CD3^+$ 和 $CD4^+$ T 细胞数量减少、$CD4^+/CD8^+$ T 细胞比值下降,T 细胞亚群发生改变,且其与疾病严重程度具有相关性。

正常情况下,淋巴细胞凋亡在维持免疫稳态和自身免疫耐受中起着重要作用。而脓毒症时,无论是在体内还是体外实验,也无论是在中枢还是外周淋巴器官中均发现了大量淋巴细胞凋亡。与其他非脓毒症、危重症患者相比,脓毒症患者外周血中 $CD4^+$ 和 $CD8^+$ T 细胞的凋亡频率增加,随后伴有持续性淋巴细胞减少。临床试验从脓毒症患者外周血分离的 T 细胞表达 caspase-8 和 caspase-9 水平升高,提示脓毒症相关血淋巴细胞的凋亡是由内源性和外源性凋亡途径共同作用的。除了观察到脓毒症患者 $CD4^+$ 和 $CD8^+$ T 细胞的凋亡增加外,研究还发现,脓毒症患者外周血中促凋亡蛋白 Bim、Bid 和 Bak 表达水平增加,并且与非脓毒症、危重症患者相比,外周血 $CD4^+$ T 细胞中的抗凋亡蛋白 Bcl-2 的表达降低。脓毒症患者 T 细胞凋亡相关蛋白表达增加与脓毒症后免疫抑制状态相一致。因此,监测脓毒症 $CD3^+$、$CD4^+$、$CD8^+$ T 细胞增殖活性和凋亡数量有助于早期诊断和预后评价。

(二) 调节性 T 细胞

在免疫应答正常或没有炎症损伤的情况下,Th 亚群中 Th1 与 Th2 细胞处于平衡状态。调节性 T 细胞 (Treg) 介导的免疫抑制效应是经 T 细胞受体 (TCR) 信号刺激活化后引起的 Th1/Th2 细胞漂移。Treg 作为免疫应答的重要调节者,不仅可通过细胞接触或分泌抑制性细胞因子发挥免疫抑制效应,而且可能在淋巴细胞凋亡引起的免疫抑制过程中也具有重要作用。从一定程度上讲,任何影响 Treg 发育、成熟及激活的物理、化学、生物因素都可能影响 Th1/Th2 细胞的功能极化方向,从而使感染诱发炎症反应走向不同的结局。例如,Treg 的关键作用在于可以调控病原体激发的效应 T 细胞应答反应与导致严重炎症及组织破坏的过度 T 细胞反应之间的平衡。即一方面维持对清除病原体有利的免疫反应,另一方面限制免疫应答所致过度病理损害,这主要取决于 Treg 介导的 Th1/Th2 细胞功能极化状态。临床资料显示,与非脓毒症 SIRS 患者和健康人相比,脓毒症患者 $CD39^+$ Treg 数量明显增多，其表达增加与脓毒症患者预后不良有关，$CD39^+$ Treg 水平可能作为脓毒症患者预后的生物标志物。MacConmara 等观察到患者伤后 7 天与正常健康组相比，Treg 的抑制能力明显增强，表现为 Treg 抑制 Th1 细胞因子的生成、抗炎介质 IL-10 产生增多，并促进 $CD4^+$ T 细胞向 Th2 细胞分化。

叉头翼状螺旋转录因子（Foxp3）是影响 Treg 发育和分化的关键因子。Foxp3 mRNA 及其编码蛋白特异性表达于 $CD4^+CD25^+$ Treg，直接影响 Treg 的表型及活性，其他 $CD4^+$ T 细胞亚群包括静息 $CD4^+$ T 细胞、活化 Th1/Th2 细胞及自然杀伤 T 细胞均极少表达 Foxp3。Foxp3 在 Treg 的分化及功能调节中发挥重要作用，Foxp3 突变将诱发 IPEX 综合征，表现为免疫功能失调、内分泌异常、肠病、皮肤炎等。在 Treg 发育过程中不仅需要转录因子的辅助，同时也受到细胞因子的调控。IL-2、IL-10、转化生长因子（TGF）-β 及 HMGB1 等细胞因子对 Treg 的发育与存活有显著影响。首先，CD25（IL-2Rα）是 T 细胞激活的标志，通常 $CD4^+CD25^+$ Treg 经 TCR 激活后持续高表达 CD25，刺激中止后恢复至正常水平，而 $CD4^+$ T 细胞低表达 CD25，且在刺激中止后迅速消失。IL-2/IL-2Rα（CD25）介导的信号转导在 Treg 发育中起着重要作用，有学者认为脓毒症患者 T 细胞 CD25 表达减少与信号转导和转录活化因子（STAT）5b 缺乏及 IL-2R 复合体介导的信号转导缺陷有关。CD25 表达减少和 STAT5b 介导的基因转录缺陷干扰了 IL-2 产生，进一步影响 Foxp3 表达及 Treg 活性。据报道，$IL-2^{-/-}$ 和 $STAT5^{-/-}$ 小鼠 Treg 数量减少，与此同时 $IL-2^{-/-}$ 小鼠外周组织中 Th17 细胞比例增加，显然 IL-2R 复合体介导的信号转导对 Treg 的形成具有重要意义。其次，TGF-β 可以调节 T 细胞的分化。T 细胞在不同细胞因子的选择性刺激下分化为 Th1 和 Th2 细胞，TGF-β 可通过抑制转录调节因子 T-bet 和 GATA-3 表达从而阻滞 Th1 和 Th2 细胞的分化，但 TGF-β 能促进 Treg 特异性转录因子 Foxp3 表达，进而调节 Treg 的发育与分化。近年来的研究证实，HMGB1 是一种调节机体炎症反应的重要晚期细胞因子，与烧创伤、脓毒症、休克及系统性炎症疾病的发生密切相关。通过观察 HMGB1 对 Treg 表达 Foxp3 的影响证实，不同时间及剂量 HMGB1 刺激后 Foxp3 与细胞毒性 T 细胞相关抗原 4（CTLA-4）的表达趋势基本一致，并进一步影响 Treg 介导的细胞免疫效应。通过对 CTLA-4 及特异性标志分子 Foxp3 的表达、TGF-β 和 IL-10 等抑制性细胞因子检测，可以反映 Treg 功能状态的变化。

Treg 不仅能通过抑制 $CD4^+$ 和 $CD8^+$ T 细胞的增殖和活化发挥免疫抑制效应，诱导靶细胞的凋亡更是 Treg 发挥免疫抑制效应的重要机制。体外应用抗 CD3/CD46 活化的 Treg 可以通过颗粒酶依赖机制诱导 $CD4^+CD25^-$ T 细胞凋亡。Treg 还可以通过 FasL/Fas 途径诱导细胞凋亡。Fas 介导的凋亡在清除外周激活 $CD4^+$ T 细胞中发挥关键作用，并介导细胞毒性 T 细胞及 NK 细胞杀伤病毒感染细胞和癌细胞。在脓毒症发病的过程中，特别是在脓毒症的晚期，会出现淋巴细胞的大量凋亡，脓毒性休克患者外周血中的 Treg 比例增加，抑制活性增强。因此，监测 Treg 免疫抑制功能有助于更精确地了解脓毒症患者的免疫状态及预后判断，但其确切价值仍有待多中心、大样本临床试验评估。

（三）Th17 细胞

Th 细胞除可以分化为 Th1 和 Th2 细胞外，近年来发现 Th 细胞还能分化为分泌 IL-17 的 Th17 细胞，它不同于 Th1 和 Th2 细胞的 $CD4^+$ T 细胞亚群，参与了真菌和细胞外病原体引起的免疫反应过程。尽管对于 Th17 细胞已有很多研究，但它在体内的效应和功能仍有待澄清，Th17 细胞除产生 IL-17 之外，还分泌 IL-17F、IL-21、IL-22 等细胞因子，共同促进炎症反应，Th17 细胞对于不同组织产生的效应可能有所差异。值得说明的是，Th17 细胞并非 IL-17 的唯一来源，固有免疫系统的其他免疫细胞亦可产生 IL-17F、IL-21、IL-22。在脓毒症急性损伤患者外周血 Th17 细胞、IL-17 水平均明显增高。脓毒症合并急性肺损伤患儿 Th17 细胞水平升高，与患者的病情和预后密切相关，提示 Th17 细胞水平可作为脓毒症病情和预后的预测指标。此外，IL-17 在类风湿关节炎、系统性红斑狼疮等患者血清样本中表达增加。临床数据显示 Th17 与 Th1 细胞比例的变化在中枢神经系统炎症中起重要作用，在中枢神经系统 Th1/Th17 细胞比例失调，Th17 细胞超过 Th1 细胞，导致 IL-17 水平升高和脑实质炎症。

目前，许多研究关注 Treg 是否对 Th17 细胞功能的发挥具有抑制作用。在 TCR 信号刺激下，TGF-β 可促进天然 T 细胞 Foxp3 的表达，进一步生成 $CD4^+CD25^+$ Treg。TGF-β 亦是介导 Th17 细胞效应的重要调节因子，过表达 TGF-β 能抑制 Th17 细胞产生多种细胞因子，最后通过诱导 Foxp3 而抑制 Th17 细胞的生成。Th17 细胞的分化并非 TGF-β 单独诱导所致，而依赖于多种细胞因子（如 IL-6、IL-21、IL-23）的共同参与和协同作用。IL-6 可下调 TGF-β 诱导 Foxp3 的表达，TGF-β 和 IL-6 共同作用则促进 RORc 和 Th17 细胞的转录。Th17 细胞与 Treg 之间的平衡主要通过转录因子 RORc 和 Foxp3 的相互调控发挥作用。有资料证实，Th17 细胞与 Treg 之间存在复杂的网络关系，它们在功能上相互拮抗，而在分化上却密切相关，TGF-β、IL-6、IL-21 等细胞因子所决定的免疫应答方向取决于是 Treg 占主导地位还是 Th17 细胞占优势地位（图 32-6）。据报道，创伤出血性休克并发脓毒症患者外周血 Treg 数量明显增多而 Th17 细胞数量显著降低。脓毒症中 Th17/Treg 失衡与 MODS 的发生和预后有关，高容量血液滤过可减轻脓毒症患者的 Th17/Treg 失衡。由此可见，Th1、Th2、Th17 细胞和 Treg 数量及平衡状态参与脓毒症免疫应答病理过程。

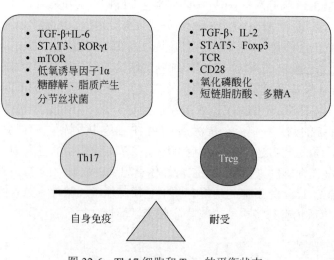

图 32-6　Th17 细胞和 Treg 的平衡状态

二、体液免疫

(一) B 细胞

B 细胞亚群根据 B 细胞表面分子表达分类,包括 CD5、CD21、CD23、CD27 等,同时代表了其本身具有的功能。B 细胞在抗原刺激下可分化为浆细胞,浆细胞可合成和分泌抗体(免疫球蛋白),主要执行机体的体液免疫。静息状态下的 B 细胞无法发挥作用,在淋巴滤泡外小血管周围 T 细胞区,B 细胞与 T 细胞相互作用,并在后者辅助下被激活。B 细胞的主要功能为分泌抗体介导体液免疫应答。机体在初次免疫应答之后,一部分 B 细胞分化为记忆 B 细胞被保存下来,当再次感染时迅速分化为浆细胞并分泌抗体,并同时维持记忆 B 细胞库的更新。临床资料显示,感染性休克患者循环 B 细胞数量减少,而淋巴细胞总数中 B 细胞比例增加,且循环 B 淋巴细胞表面 MHC-II 类分子表达降低,$CD21^{lo}CD95^{hi}$ 表型增加。此外,老年脓毒症患者 $CD21^{lo}$ 的 B 细胞显著增多,免疫球蛋白(Ig)M 生成减少,说明参与适应性免疫反应的 B 细胞功能受损。

新近研究表明,一种全新的 B 细胞亚群——调节性 B 细胞(regulatory B cell,Breg),可通过分泌细胞因子或抗体,也可通过直接或间接的细胞间相互作用,抑制炎症反应。Breg 在控制炎症免疫相关疾病免疫应答、介导免疫耐受中可能发挥重要作用。TLR/MyD88 信号转导通路在介导 Breg 功能中起到关键作用。TLR/MyD88 信号通路活化促进 Breg 产生 IL-10,抑制 T 细胞活化及 IFN-γ 分泌。B 细胞活化因子(B cell activating factor,BAFF)是维持 B 细胞体内平衡的关键分子。BAFF 可诱导产生 IL-10 的 Breg 增加。在呼吸道合胞体病毒感染的婴儿支气管灌洗液中,BAFF 的 mRNA 和蛋白表达水平明显升高。在 H1N1、肺炎支原体等感染的儿童气道分泌物中也发现了 BAFF 蛋白。多种研究表明,在抗病毒、细菌及寄生虫的免疫应答中均存在 Breg 增多现象,抑制机体的免疫反应。此外,在微生物感染后,Breg 可以促进机体的免疫应答由 Th1 型向 Th2 型转变,防止过强的 Th1 型反应对自身的损害。临床研究发现,脓毒症患儿外周血 $CD19^+CD24^{hi}CD38^{hi}$Breg 百分比明显增高,与血清 CRP 水平呈正相关,同时 $IL\text{-}10^+CD19^+CD24^{hi}CD38^{hi}$Breg 比例也增多,通过分泌 IL-10 抑制 $CD4^+$ T 细胞增殖活性。B 细胞与感染、脓毒症、代谢紊乱及自身免疫相关的炎症性疾病密切相关,评估 B 细胞的生物学功能变化对临床疾病的发生、发展具有监测作用。

(二) 免疫球蛋白

免疫球蛋白是机体受到抗原刺激后,由淋巴细胞尤其是浆细胞合成的一类具有抗体活性的球蛋白,主要存在于哺乳动物的血液、组织液、淋巴液及外分泌液中。人的免疫球蛋白分为 IgA、IgD、IgG、IgM 和 IgE 5 类,具有相似的基本结构。免疫球蛋白的主要生物学特性是,与相应的抗原特异性结合,激活补体,促进吞噬功能,并对毒素及多种病原微生物具有抑制效应。研究表明血清免疫球蛋白在严重感染期间浓度较低,而且相对于免疫球蛋白正常水平的感染性休克患者,IgG 和 IgM 水平低的患者病死率更高。在一项多中心、前瞻性试验中,对脓毒症和脓毒性休克患者发病 24 小时内的症状进行监测,发现在接受抗生素和 IgM 治疗的患者病死率明显降低。最近研究发现，在对脓毒症相关性血小板减少症的辅助治疗中，患者静脉注射免疫球蛋白后，血小板计数及出血率明显降低，说明免疫球蛋白可减轻脓毒症患者内皮细胞损伤，促进血小板计数升高，改善患者出血倾向。

然而，静脉应用免疫球蛋白对免疫系统具有多样性作用，在脓毒症和脓毒性休克的治疗中其有效性也一直存在争议。有研究观察静脉注射免疫球蛋白对脓毒症患儿免疫状态及转归的影响，结果显示患儿在应用静脉注射免疫球蛋白后 1、3、5 天，$CD3^+$、$CD4^+$、$CD56^+$、$CD19^+$细胞计数和 TNF-α、IL-17 水平及 TNF-α/IL-10 比值均明显降低。此项研究结果表明，静脉注射免疫球蛋白可使脓毒症患者机体处于免疫麻痹状态，对预后并没有改善。因此，免疫球蛋白在脓毒症治疗中的安全性和有效性还需要更多的基础及临床试验进行验证。

脓毒症的病理生理过程十分复杂，机体不仅发生过度的炎症反应，并且存在严重的固有免疫和适应性免疫功能紊乱。尽管积极处理原发病、控制炎症和支持治疗仍然是脓毒症早期处理的基础，但免疫调理为脓毒症的干预提供了新的方向。从传统的炎症介质检测到最新的免疫细胞分型，从既往的蛋白水平监测到如今的基因组分析，都使脓毒症的免疫学监测越来越接近个体化、实用化，根据对这些指标的综合分析，得到相对快速、精确和动态的监测系统。近年来，笔者通过临床前瞻性试验和系统验证优化提出，可根据建立数学模型对脓毒症免疫状态进行定量评分（即免疫功能指数，immune function index）的动态观察，以便早期、敏感、精准地反映病情的变化和临床结局，但其确切免疫学意义仍有待多中心、大样本临床试验进行进一步评估与验证。

（栾樱译　姚咏明　童亚林）

参 考 文 献

彭绵, 方伟强, 蔡举瑜, 等. 2015. 静脉注射免疫球蛋白辅助治疗脓毒症相关性血小板减少症的疗效. 实用医学杂志, 31(18): 3072-3074

Akdag A, Dilmen U, Haque K, et al. 2014. Role of pentoxifylline and/or IgM-enriched intravenous immunoglobulin in the management of neonatal sepsis. Am J Perinatol, 31(10): 905-912

Andaluz-Ojeda D, Iglesias V, Bobillo F, et al. 2011. Early natural killer cell counts in blood predict mortality in severe sepsis. Crit Care, 15(5): R243

Braian C, Hogea V, Stendahl O. 2013. *Mycobacterium tuberculosis*-induced neutrophil extracellular traps activate human macrophages. J Innate Immun, 5(6): 591-602

Camicia G, Pozner R, de Larrañaga G. 2014. Neutrophil extracellular traps in sepsis. Shock, 42(4): 286-294

Chiche L, Forel JM, Thomas G, et al. 2011. The role of natural killer cells in sepsis. J Biomed Biotechnol, 2011: 986491

Conway EM. 2012. Thrombomodulin and its role in inflammation. Semin Immunopathology, 34(1): 107-125

Delano MJ1, Kelly-Scumpia KM, Thayer TC, et al. 2011. Neutrophil mobilization from the bone marrow during polymicrobial sepsis is dependent on CXCL12 signaling. J Immunol, 187(2): 911-918

Eash KJ, Greenbaum AM, Gopalan PK, et al. 2010. CXCR2 and CXCR4 antagonistically regulate neutrophil trafficking from murine bone marrow. J Clin Invest, 120(7): 2423-2431

Elsayh KI, ZahranAM, Lotfy Mohamad I, et al. 2013. Dendritic cells in childhood sepsis. J Crit Care, 28(5): 881(e7-13)

Forel JM, Chiche L, Thomas G, et al. 2012. Phenotype and functions of natural killer cells in critically-ill septic patients. PLoS One, 7(12): e50446

Gogos C, Kotsaki A, Pelekanou A, et al. 2010. Early alterations of the innate and adaptive immune statuses in sepsis according to the type of underlying infection. Crit Care, 14(3): R96

Gould TJ, Vu TT, Swystun LL, et al. 2014. Neutrophil extracellular traps promote thrombin generation through platelet-dependent and platelet-independent mechanisms. Arterioscler Thromb Vasc Biol, 34(9): 1977-1984

Guisset O1, Dilhuydy MS, Thiébaut R, et al. 2007. Decrease in circulating dendritic cells predicts fatal outcome in septic shock. Intensive Care Med, 33(1): 148-152

Guo J, Tao W, Tang D, Zhang J. 2017. Th17/regulatory T cell imbalance in sepsis patients with multiple organ dysfunction syndrome: attenuated by high-volume hemofiltration. Int J Artif Organs, 40(11): 607-614

Gupta DL, Bhoi S, Mohan T, et al. 2016. Coexistence of Th1/Th2 and Th17/Treg imbalances in patients with post traumatic sepsis. Cytokine, 88(2): 214-221

Gustave CA, Gossez M, Demaret J, et al. 2018. Septic shock shapes B cell response toward an exhausted-like/immunoregulatory profile in patients. J Immunol, 200(7): 2418-2425

Hansen G, Berry G, DeKruyff RH, et al. 1999. Allergen-specific Th1 cells fail to counterbalance Th2 cell-induced airway hyperreactivity but cause severe airway inflammation. J Clin Invest, 103(2): 175-183

Hirsh M, Carmel J, Kaplan V, et al. 2004. Activity of lung neutrophils and matrix metalloproteinases in cyclophosphamide-treated mice with experimental sepsis. Int J Exp Pathol, 85: 147-157

Hotchkias RS, Tinsley KW, Swanson PE, et al. 2002. Depletion of dendritic cell, but not macrophages, in patients with sepsis. J Immunol, 168(5): 2493-2500

Hotchkiss RS, Monneret G, Payen D. 2013. Immunosuppression in sepsis: a novel understanding of the disorder and a new therapeutic approach. Lancet Infect Dis, 13(3): 260-268

Hotchkiss RS, Osmon SB, Chang KC, et al. 2005. Accelerated lymphocyte death in sepsis occurs by both the death receptor and mitochondrial pathways. J Immunol, 174(8): 5110-5118

Huang H, Xu R, Lin F, et al. 2015. High circulating $CD39^+$ regulatory T cells predict poor survival for sepsis patients. Int J Infect Dis, 30: 57-63

Jansen PM, Eisele B, de Jong IW, et al. 1998. Effect of C1 inhibitor on inflammatory and physiologic response patterns in primates suffering from lethal septic shock. J Immunol, 160(1): 475-484

Kamekura R, et al. 2015. Alteration of circulating type 2 follicular helper T cells and regulatory B cells underlies the comorbid association of allergic rhinitis with bronchial asthma. Clin Immunol, 158(2): 204-211

Kostik MM, Dubko MF, Masalova VV, et al. 2015. Identification of the best cutoff points and clinical signs specific for early recognition of macrophage activation syndrome in active systemic juvenile idiopathic arthritis. Semin Arthritis Rheum, 44(4): 417-422

Le Tulzo Y, Pangault C, Gacouin A, et al. 2002. Early circulating lymphocyte apoptosis in human septic shock is associated with poor outcome. Shock, 18(6): 487-494

Lupu F, Keshari RS, Lambris JD, et al. 2014. Crosstalk between the coagulation and complement systems in sepsis. Thromb Res, 133(Suppl 1): S28-S31

MacConmara MP, Maung AA, Fujimi S, et al. 2006. Increased $CD4^+CD25^+$ T regulatory cell activity in trauma patients depresses protective Th1 immunity. Ann Surg, 244(4): 514-523

Margraf S, Lögters T, Reipen J, et al. 2008. Neutrophil-derived circulating free DNA (cf-DNA/NETs): a potential prognostic marker for posttraumatic development of inflammatory second hit and sepsis. Shock, 30(4): 352-358

Minoia F, Davì S, Horne A, et al. 2014. Clinical features, treatment, and outcome of macrophage activation syndrome complicating systemic juvenile idiopathic arthritis: a multinational, multicenter study of 362 patients. Arthritis Rheumatol, 66(11): 3160-3169

Pan X, Ji Z, Xue J. 2016. Percentage of peripheral $CD19^+CD24^{hi}CD38^{hi}$ regulatory B cells in neonatal sepsis patients and its functional implication. Med Sci Monit, 22: 2374-2378

Raffray L, Douchet I, Augusto JF, et al. 2015. Septic shock sera containing circulating histones induce dendritic cell-regulated necrosis in fatal septic shock patients. Crit Care Med, 43(4): e107-116

Ramos-Kichik V, Mondragón-Flores R, Mondragón-Castelán M, et al. 2009. Neutrophil extracellular traps are induced by *Mycobacterium tuberculosis*. Tuberculosis (Edinb), 89(1): 29-37

Roediger B, Weninger W. 2015. Group 2 innate lymphoid cells in the regulation of immune responses. Adv Immunol, 125: 111-154

Schauer C, Janko C, Munoz LE, et al. 2014. Aggregated neutrophil extracellular traps limit inflammation by degrading cytokines and chemokines. Nat Med, 20(5): 511-517

Sehrawat S, Rouse BT. 2017. Interplay of regulatory T cell and Th17 cells during infectious diseases in humans and animals. Front Immunol, 8: 341

Shakoory B, Carcillo JA, Chatham WW, et al. 2016. Interleukin-1 receptor blockade is associated with reduced mortality in sepsis patients with features of macrophage activation syndrome: reanalysis of a prior phase III trial. Crit Care Med, 44(2): 275-281

Shen XF, Cao K, Jiang JP, et al. 2017. Neutrophil dysregulation during sepsis: an overview and update. J Cell Mol Med, 21(9): 1687-1697

Silasi-Mansat R, Zhu H, Popescu NI, et al. 2010. Complement inhibition decreases the procoagulant response and confers organ protection in a baboon model of *Escherichia coli* sepsis. Blood, 116(6): 1002-1010

Souza-Fonseca-Guimaraes F, Parlato M, Philippart F, et al. 2012. Toll-like receptors expression and interferon-γ production by NK cells in human sepsis. Crit Care, 16(5): R206

Spits H, Artis D, Colonna M, et al. 2013. Innate lymphoid cells: a proposal for uniform nomenclature. Nat Rev Immunol, 13(2): 145-149

Stehle C, Hernández DC, Romagnani C. 2018. Innate lymphoid cells in lung infection and immunity. Immunol Rev, 286(1): 102-119

Suzuki K, Inoue S, Kametani Y, et al. 2016. Reduced immunocompetent B cells and increased secondary infection in elderly patients with severe sepsis. Shock, 46(3): 270-278

Urban CF, Ermert D, Schmid M, et al. 2009. Neutrophil extracellular traps contain calprotectin, a cytosolic protein complex involved in host defense against Candida albicans. PLoS Pathog, 5(10): e1000639

van der Vlugt LE. 2014. $CD24^{hi}CD27^+$ B cells from patients with allergic asthma have impaired regulatory activity in response to lipopolysaccharide. ClinExp Allergy, 44(4): 517-528

Weber SU, Schewe JC, Lehmann LE, et al. 2008. Induction of Bim and Bid gene expression during accelerated apoptosis in severe sepsis. Crit Care, 12(5): R128

Werdan K, Pilz G, Müller-Werdan U, et al. 2008. Immunoglobulin G treatment of postcardiac surgery patients with score-identified severe systemic inflammatory response syndrome-the ESSICS study. Crit Care Med, 36(3): 716-723

Xiu W, Ma J, Lei T, et al. 2016. Immunosuppressive effect of bladder cancer on function of dendritic cells involving of Jak2/STAT3 pathway. Oncotarget, 7(39): 63204-63214

Zhang LT, Yao YM, Yao FH, et al. 2010. Association between high-mobility group box-1 protein release and immune function of dendritic cells in thermal injury. J Interferon Cytokine Res, 30(7): 487-495

Zhang QH, Chen Q, Kang JR, et al. 2011. Treatment with gelsolin reduces brain inflammation and apoptotic signaling in mice following thermal injury. J Neuroinflammation, 8: 118

Zhao HM, Xu R, Huang XY, et al. 2016. Curcumin suppressed activation of dendritic cells via JAK/STAT/SOCS signal in mice with experimental colitis. Front Pharmacol, 7: 455

Zhu XM, Yao YM, Liang HP, et al. 2009. The effect of high mobility group box-1 protein on splenic dendritic cell maturation in rats. J Interferon Cytokine Res, 29(10): 677-686

第三十三章

重症感染免疫相关生物标志物

　　危重症免疫系统的变化涉及免疫各个环节。生理情况下，各种免疫反应相互影响。研究表明，危重症中感染、创伤、手术等严重打击破坏机体内环境，机体为维护内环境的稳定，产生了一系列应激反应。机体在应激状态下交感神经系统被激活，皮质醇和细胞因子大量释放影响机体固有免疫和适应性免疫反应。多数学者认为感染是细菌、病毒、真菌、寄生虫等致病病原体侵入人体所引起的局部或全身性损害，临床更多的是关注病原体及其致病性，从而寻找有效的药物杀灭致病病原体，较少关注感染的宿主对致病病原体的反应及其相关的问题。2016年发布的脓毒症3.0指出，脓毒症是宿主对感染的反应失调而导致的危及生命的器官功能障碍，重点关注宿主因感染而产生的免疫反应及免疫失衡。现有的研究发现，在重症感染状态下，病原体相关分子模式（PAMP）等持续刺激人体免疫系统，使固有和适应性免疫系统被过度激活，促炎反应与抗炎反应失衡，淋巴细胞大量消耗并凋亡，导致固有免疫功能异常及适应性免疫功能障碍。尽管近年临床诊疗技术取得长足进步，在关注病原体以外，应重视免疫失衡是重症感染病理生理过程的重要特点，是重症感染患者病情加重甚至死亡的最主要原因。免疫炎症反应紊乱在全身性感染发生、发展中发挥至关重要的作用，缺乏免疫功能监测情况下应用不恰当的免疫调节治疗可能适得其反。因此，精准定量评价全身性感染患者免疫功能，对于合理免疫调节治疗非常重要。

第一节　重症感染免疫功能紊乱机制

　　在20世纪有学者提出除了少数极端情况外，患者的死亡往往是由于机体对感染的反应而并不是感染本身所致，提出重症感染免疫功能紊乱在疾病发生、发展中的重要性。

一、重症感染与炎症反应

　　（一）炎症反应亢进是重症感染早期的病理生理特征

　　机体固有免疫激活和大量炎症介质释放是重症感染早期的基本病理生理特征。研究显示，内毒素血症动物模型血清中促炎细胞因子显著升高，给动物注射促炎细胞因子如肿瘤坏死因子（TNF）-α、白细胞介素（IL）-1β可诱发全身性感染、感染性休克甚至死亡；应用单克隆抗体阻断炎症介质效应，可减轻炎症反应，降低全身性感染死亡率。健康志愿者注射小剂量内毒素脂多糖（LPS）可诱发明显的全身炎症反应；感染性休克患者血 TNF-α、IL-1β 及 IL-6 等水平升高，且这些炎症因子水平与患者疾病严重程度和预后密切相关。严重创伤、烧伤患者和注射低剂量 LPS 的志愿者外周血白细胞参与固有免疫模式识别和炎症反应的基因表达明显增加。目前认为重症感染初始发病时主要由致病微生物感染后通过 PAMP 模式识别受体（PRR）途径激活固有免疫应答引起全身性的失控性炎症反应，导致感染性休克、多器官功能障碍甚至死亡。

（二）免疫功能抑制

对重症感染患者进行抗感染治疗，临床试验的失败，促使了学术界重新反思重症感染的发生、发展机制，应用 LPS 刺激重症感染患者外周血单核细胞后，血清炎症介质 TNF-α、IL-1β 及 IL-6 等水平较健康志愿者明显减少，全身性感染患者外周血单核细胞表达抗原提呈分子人类白细胞抗原（HLA）-DR 水平明显降低，且持续低水平表达 HLA-DR 与不良预后相关。严重的全身性感染和感染性休克患者死亡后，脾脏免疫细胞 HLA-DR 表达和 $CD4^+$ T 细胞及 $CD8^+$ T 细胞明显减少，且应用 LPS、抗 CD3 或抗 CD28 抗体体外刺激脾脏和肺组织 5 小时和 22 小时后，炎症因子 TNF-α、IL-1β 及 IL-6 水平均显著降低，进一步证实重症感染患者存在免疫功能抑制。目前认为抗原提呈细胞（APC）表达下调、髓源性的抑制细胞增加、淋巴细胞凋亡增加、辅助性 T 细胞（Th）增殖能力下降、调节性 T 细胞（Treg）数量增加、抑制性因子如程序性死亡蛋白 1（PD-1）和程序性死亡蛋白配体 1（PD-L1）等表达增加、Th1 向 Th2 极化、抗炎因子分泌上调等介导全身感染后免疫抑制发生。

机体发生感染后，局部的炎症反应对细菌的清除及组织的修复具有重要作用。当炎症反应过度活化时，可以导致机体组织损伤。病原体侵入机体后，激活单核/巨噬细胞、中性粒细胞等固有免疫细胞，产生大量炎症介质和细胞因子，同时机体细胞可通过 PRR 或模式识别分子感知、识别微生物特有的 PAMP 并将抗原提呈给淋巴细胞等适应性免疫系统组分进而放大炎症反应级联。另外，受损细胞或细菌结合 Toll 样受体（TLR）或晚期糖基化终末产物受体（RAGE）促进单核细胞/巨噬细胞的活化、细胞因子级联瀑布式释放，从而激活经典及旁路途径补体系统。上述机制共同作用，逐渐放大炎症反应，最终导致炎症反应失控。

免疫炎症反应紊乱在重症感染发生、发展中发挥至关重要的作用，在重症感染时机体全身炎症反应亢进与免疫功能抑制常共存，重症感染抗炎治疗失败与免疫抑制认识的深入。重症感染患者后期存在持续炎症反应及高分解代谢共同作用，使患者出现营养不良及反复发生院内感染，最终导致预后不良，从而有学者提出持续炎症-免疫抑制-分解代谢综合征（PICS），旨在更好地理解重症感染患者病理生理过程，使学界更加重视感染与免疫失衡的关系，深入剖析重症感染免疫与炎症的关系对正确理解重症感染发病机制、实现免疫功能监测指导下的精准免疫调节治疗和改善预后具有重要的理论价值和临床意义。目前。PICS 的诊断标准包括以下几方面：①ICU 住院天数>10 天；②持续的炎症反应，C 反应蛋白（CRP）>1500μg/L，视黄醇结合蛋白<100μg/L；③免疫抑制，淋巴细胞计数<0.8×10^9/L；④分解代谢，血清白蛋白<30mg/L，肌酐/身高指数<80%，住院期间体重下降>10%或 BMI<18kg/m^2。

脓毒症时细菌的内毒素、脂肽和细菌 DNA 等 PAMP 被机体的免疫细胞如单核细胞、巨噬细胞、树突状细胞（DC）等识别，并与免疫细胞表面 PRR 结合，包括 TLR 等，形成 PAPM-PRR 复合物，启动固有免疫系统，激活细胞内效应分子，如 p38 MAPK 发生磷酸化，进而激活抑制性κB（IκB），转化为核因子-κB（NF-κB）二聚体，同时激活活化蛋白 1（AP-1）。NF-κB 和 AP-1 促进多种炎症因子的基因表达，释放大量促炎和抗炎细胞因子，触发炎症级联瀑布。除此之外，损伤时机体释放的内源性警告信号，包括热休克蛋白（HSP）、纤维蛋白原、S10 和高迁移率族蛋白 B1（HMGB1）等，也可通过损伤相关分子模式（DAMP）与 PRR 结合，激活固有免疫系统。革兰氏阳性球菌释放的超抗原也可与 T 细胞的 Vβ2 区域通过主要组织相容性复合体（MHC）-Ⅱ类分子独立结合，激活 $CD4^+$ T 细胞，启动适应性免疫系统。脓毒症起病时，抗原表位从 APC 转移入中性粒细胞、巨噬细胞和 Th 细胞，诱导转录因子 NF-κB 激活，并进入细胞核与 DNA 形成复合物，诱导细胞凋亡和激活 Th 细胞转化为 Th1 细胞，释放大量促炎细胞因子和趋化因子，如 TNF-α、IL-6、IL-1β、干扰素（IFN）-γ和单核细胞趋化蛋白 1（monocyte chemotactic protein 1，MCP-1）等，并激活补体和凝血系统，引起全身炎症反应综合征（SIRS），导致高热、休克、凝血功能障碍和多个脏器功能衰竭，甚至死亡。为减少炎症对机体的损害和形成耐受，机体通过负反馈调节 Th 细胞向 Th2 细胞和抑制性 Treg 转化，分泌大量抗炎细胞因子如 IL-10 和转化生长因子（TGF）-β等，加速 $CD4^+$ T 细胞和 DC 的凋亡，MHC-Ⅱ类分子表达下调，引起代偿性抗炎症反应综合征（CARS），免疫功能抑制，甚至免疫麻痹，增加机体对继发细菌感染的易感性，容易出现多器官功能障碍综合征（MODS），甚至死亡，因此免疫功能紊乱是重症感染发生、发展的关键机制之一。

二、重症感染与免疫功能紊乱

在过度炎症反应阶段，诸多免疫细胞被 PAMP 和 DAMP 激活并分泌大量促炎因子（如 TNF-α、IL-1、IL-6 等）；随着促炎反应的发生，激活抑制性免疫细胞亚群（主要包括 Treg 和 Th2 细胞），分泌免疫抑制性细胞因子，抗炎反应逐渐加强，同时激活细胞凋亡相关信号通路，过度凋亡导致免疫细胞数量减少伴随功能下降，进入免疫抑制（或免疫麻痹）阶段，是临床中重症感染患者继发二重感染的高危因素或重要原因之一。重症感染患者的免疫失衡从感染早期的固有免疫系统被激活开始，单核/巨噬细胞及中性粒细胞在致病原刺激下持续激活，使 TNF-α、IL-1、IL-6 等促炎因子大量释放，同时 TNF-α进一步促进巨噬细胞的活化并延长其生存时间，从而使得重症感染初期炎症反应即可出现"瀑布效应"。同时 TNF-α促进内皮细胞表达黏附分子及促凝因子，进而导致患者出现严重的全身炎症反应及凝血功能异常，以致出现感染性休克，使组织细胞受损，继发多器官功能障碍。APC（包括单核/巨噬细胞、DC 及 B 细胞等）通过 PRR 摄取并处理外来抗原，使炎症因子进一步释放，与共刺激分子一起激活 T 细胞增殖、分化，随着炎症反应持续，淋巴细胞凋亡增加，数量下降，进入免疫抑制或免疫麻痹状态。重症感染患者出现继发性免疫抑制，预后差，更需警惕。大量研究证实，重症感染时可能存在免疫功能抑制。如对于重症感染动物模型，使用内毒素刺激，发现其释放细胞因子水平，如 TNF-α、IL-1β要明显低于非感染模型。50%以上严重感染患者早期即可出现免疫抑制，与炎症反应过度相比，感染早期出现免疫抑制的重症感染患者预后更差，常表现为抗原提呈失败，$CD4^+$ T 细胞绝对计数减少、T 细胞和 B 细胞凋亡增加、HLA-DR 表达下调，TNF-α、IFN-γ、IL-6 等细胞因子水平显著减少。

重症感染相关免疫抑制常表现为超敏反应的延迟，清除感染能力的下降及容易出现继发性感染。造成重症感染免疫抑制的机制包括以下几个方面。

（一）促炎反应向抗炎反应漂移

$CD4^+$ T 细胞是适应性免疫中不可替代的组成部分，也是促使 $CD8^+$ T 细胞即细胞毒性 T 细胞激活的基础。活化的 $CD4^+$ T 细胞可分为两个主要亚群，即 Th1 和 Th2 亚群。Th1 亚群主要分泌 TNF-α、IFN-γ、IL-2 等促炎细胞因子，并辅助清除细胞内抗原，参与细胞免疫，上调机体的炎症反应；而 Th2 亚群则分泌 IL-4、IL-10 等抗炎细胞因子，并参与 B 细胞激活并清除细胞外病原体，参与体液免疫，下调机体的炎症反应。

目前对于活化 $CD4^+$ T 细胞向 Th1 还是 Th2 亚群分化的决定因素尚不明确，可能与感染病原体的类型、数量、大小和感染的部位及感染局部的免疫微环境有关。其中，细胞因子的种类和细胞因子之间的平衡对 Th 细胞的分化具有重要的调节作用，激活的初始 $CD4^+$ T 细胞在 IL-12 诱导下，产生大量 IL-2，进一步促进 T 细胞增殖、分化，参与调节固有免疫功能并启动体液免疫应答；另一方面，通过激活信号转导及转录激活因子（STAT）4 信号转导通路，上调 Th1 细胞的转录因子 T-bet 的表达，使初始 $CD4^+$ T 细胞向 Th1 细胞方向分化。此外，Th1 细胞分泌大量的 IFN-γ 可抑制 Th2 细胞的分化。初始 $CD4^+$ T 细胞在 IL-4 诱导下，通过激活 STAT6 信号通路上调 GATA3 的表达，向 Th2 细胞方向分化。Th1 细胞与 Th2 细胞的比值也可以作为评价机体促炎和抗炎反应失衡的指标，有研究表明重症感染时常伴有 Th1 细胞向 Th2 细胞漂移现象，Th1 细胞与 Th2 细胞的比值明显降低。因此，Th1 细胞向 Th2 细胞极化被认为是重症感染患者后期免疫抑制的重要特征。

（二）免疫麻痹

重症感染患者后期出现的巨噬细胞功能障碍、T 细胞减少及抑制性细胞群，包括 Treg 和髓源性抑制细胞增多，使得患者机体进入免疫麻痹状态，极易继发二重感染，增加死亡率。免疫麻痹是机体免疫系统对于病原菌和/或抗原刺激不产生或产生微弱的免疫反应的一种状态。Heidecke 等针对急性腹膜炎患者进行 T 细胞的相关检测时发现 Th1 细胞功能减弱时，Th2 细胞分泌的细胞因子也未见明显增加。这种 T 细胞在接受抗原刺激后不能活化增殖并释放细胞因子的情况视为无效反应。

Th17 细胞分化的起始是在 IL-6 和 TGF-β 共同诱导下，初始 $CD4^+$ T 细胞活化，这些信号激活 STAT3 信号通路，进而使转录因子 RORγt 的表达上调，而 Th17 细胞的晚期分化则依赖于 IL-23，并通过表达 TGF-β 抑制 Th1 细胞与 Th2 细胞的分化，Th17 细胞主要分泌 IL-17A、IL-17F、IL-6、IL-22、TNF-α、IL-10，参与抵抗细胞外细菌及真菌。

初始 $CD4^+$ T 细胞在 TGF-β 单独诱导下，通过激活 STAT5 信号通路上调叉头翼状螺旋转录因子（Foxp3）的表达，向 Treg 方向分化。Treg 主要分泌抗炎因子 IL-10 和 TGF-β，还可抑制初始 $CD4^+$ T 细胞向 Th1 和 Th17 细胞方向分化，诱导其向 Th2 细胞方向分化，负向调节免疫应答。目前研究表明，重症感染外周血 Treg 水平显著高于非重症感染组，且 Treg 水平可用于评估重症感染的病程，抑制 Treg 的活性可促进免疫功能的恢复。

（三）免疫活性细胞凋亡

重症感染时，感染应激导致的内源性糖皮质激素释放增加，大量的 DC、淋巴细胞，以及胃肠道上皮细胞发生凋亡。与细胞凋亡后可以刺激免疫反应不同，吞噬细胞或 APC 吞噬内化凋亡细胞后可以诱导免疫活化细胞分泌抗炎因子和出现无效反应状态。针对重症感染患者的尸体解剖发现，凋亡可以诱导适应性免疫反应系统免疫活性细胞数量的减少。尽管重症感染者的 $CD8^+$ T 细胞、自然杀伤细胞及巨噬细胞无明显减少，但 B 细胞、$CD4^+$ T 细胞及 DC 的数量均显著降低。

（四）MHC-Ⅱ表达减少

表达 MHC-Ⅱ类分子的主要有巨噬细胞、DC 及成熟 B 细胞。APC 需要 MHC-抗原分子受体复合物才能将抗原提呈给淋巴细胞，从而启动适应性免疫应答。重症感染时巨噬细胞表达的 MHC-Ⅱ类分子显著减少，从而影响抗原提呈及免疫细胞的活化，使得机体处于免疫抑制状态。

重症感染患者免疫功能紊乱的机制错综复杂。最早人们认为感染是过度炎症反应的表现，而之后抗炎治疗的失败使人们对重症感染的免疫进行了更深入的研究，从而提出了 CARS，是指在 SIRS 同时，免疫功能受损，当细菌内毒素或组织损伤刺激时，机体释放内源性抗炎介质和抗炎细胞因子，当 SIRS/CARS 失衡时可发展为 MODS。然而之后的研究显示严重感染的免疫抑制与炎症反应并无直接联系，其在感染早期便存在免疫抑制，提示免疫抑制并不是相对于促炎反应的代偿性反应。因此，重症感染时既可能存在免疫功能的过度活化，也可能表现为免疫功能抑制。因此，重症感染的治疗需要监测患者免疫功能状态。

第二节 重症感染免疫功能监测

免疫状态可通过监测机体的炎症介质水平来初步判断。免疫功能监测包括固有免疫和适应性免疫功能，可反映重症感染患者免疫功能变化的性质和程度，判断病情严重程度，评估免疫调节治疗效果和预测患者预后。

一、固有免疫功能监测

固有免疫系统主要包括中性粒细胞、单核/巨噬细胞、DC、自然杀伤细胞（NK）等免疫细胞，以及补体、细胞因子等固有免疫分子。

（一）中性粒细胞

中性粒细胞是人外周血数量最多的固有免疫细胞。外周血中性粒细胞数量和比例是传统的判断感染、炎症反应的指标，但影响因素较多，特异性不高。另外，重症患者往往因为药物因素及化疗等引起白细胞减少、粒细胞缺乏等，导致固有免疫功能抑制。最近一项纳入 177 例全身性感染患者的临床研究探讨了外周血中性粒细胞分化程度与预后的关系，发现不成熟中性粒细胞（标志为 $CD10^{dim}$ 及 $CD16^{dim}$）越多，患者预后越差，病死率越高；无 $CD10^{dim}$ 及 $CD16^{dim}$ 表达的全身性感染患者，30 天存活率 99%；仅 $CD16^{dim}$ 增加，存活率 85%；$CD10^{dim}$ 及 $CD16^{dim}$ 均增加时，患者存活率仅 63%，提示检测全身性感染患者外周血中性粒细胞分化程度有助于预测全身性感染预后。

（二）单核/巨噬细胞

通过检测单核/巨噬细胞表面抗原提呈分子 HLA-DR 表达变化和合成分泌细胞因子水平可动态评估患者的免疫功能。Wu 等观察重症感染患者入院第 1 天、第 3 天和第 7 天外周血单核细胞 HLA-DR 表达水平，计算在入院后第 3 天和第 7 天相对于第 1 天的变化值（△HLA-DR3 和△HLA-DR7），发现△HLA-DR3≤4.8%较△HLA-DR3＞4.8%患者病死率显著升高，预测存活和死亡敏感度为 89.0%，特异度为 93.7%；△HLA-DR7≤9%较△HLA-DR7＞9%患者病死率显著升高预测存活和死亡敏感度为 85.7%，特异度为 90%，证实 HLA-DR 动态变化是判断严重全身性感染患者预后的可靠指标。由于单核/巨噬细胞在外周血中数量较多，寿命较长，表面分子表达呈现相对稳定状态，应用流式细胞仪能快速定量、可靠检测。目前动态检测单核细胞 HLA-DR 表达水平已作为临床诊断免疫功能抑制比较可靠的指标。

（三）树突状细胞

DC 是机体功能最强大的专职 APC。依据来源不同，组织 DC 可分为髓样 DC（mDC）和浆细胞样 DC（pDc）。动态分析患者 DC 数量、功能状态（包括 HLA-DR 及共刺激分子 CD80/86 等表达水平）改变具有重要意义。Poehlmann 等在免疫麻痹的严重感染和感染性休克患者中发现，循环 DC、mDC 和 pDC 均明显减少，且 HLA-DR 表达水平明显降低，至入院后第 28 天仍低于正常。Arpa 等证实烧伤后第 1 天感染性休克患者早期外周血 mDC 和 pDC 数量均明显下降，可至少持续到伤后第 7 天，而且 mDC 数量的持续降低和患者继发性感染的发生率密切相关。此外，Ricciccardi 等研究发现全身性感染患者外周血 mDC 较健康人明显减少，pDC 数量升高，mDC/pDC 值与序贯器官衰竭评分（sequential organ failure assessment，SOFA）呈明显的负相关；存活组 mDC/pDC 值随病情进展逐渐升高，死亡患者无明显升高。可见，检测外周血 DC 及亚群、mDC/pDC 值可预测病情严重程度和评估预后。

（四）自然杀伤细胞

CD56 和 CD16 是人类 NK 细胞表面特征性标志。研究发现，与健康人相比，全身性感染患者外周血 NK 细胞数量显著增加，NK 细胞数量＞20%的患者生存时间较≤20%的患者明显延长，提示外周血 NK 数量可预测全身性感染患者预后。Andaluz 等观察到严重感染和感染性休克患者第 1 天外周血 NK 细胞数量与 28 天病死率密切相关[HR=3.34（1.29～8.64），P=0.013]，第 1 天外周血 NK 细胞＞$83×10^9$/L 可预测患者早期死亡。然而，有学者发现全身性感染、感染性休克和非感染的 SIRS 患者外周血 NK 细胞绝对数减少，但比例相对正常。这些研究结果不一致可能与患者异质性、留取标本时间不同及检测方法不完全一致等因素有关。

（五）补体系统

补体是一组存在于人和动物体液及细胞表面，经活化后具有生物活性，可介导免疫和炎症反应的蛋白质。是固有免疫防御体系的重要组分，同时参与抗体介导适应性免疫应答的启动和调节。Ren 等通过检测严重腹腔感染导致的全身性感染患者血清补体水平发现，64.4%重症感染患者血 C3 降低；以血 C3<0.578g/L 为截断值（cut-off），预测 28 天病死率曲线下面积（AUC）为 0.926（0.845～0.998），敏感度为 78%，特异度达 100%，显著高于 APACHE II 和 SOFA，提示全身性感染患者血清补体异常可能反映病情严重度和预后。

（六）损伤相关分子模式

DAMP 对应于病原微生物中的 PAMP，是主要由坏死细胞释放的大分子成分（如 DNA、RNA 及蛋白质等）、免疫细胞释放的促炎因子及组织间隙形成的大颗粒物质（如尿酸晶体等）。PRR 是一类主要表达于固有免疫细胞表面、非克隆性分布、可识别一种或多种 PAMP 的识别受体分子，PRR 与 PAMP 相互识别和作用是启动固有免疫应答的关键。DAMP 与 PRR 结合后，促进炎细胞浸润和细胞因子、趋化因子的产生，介导无菌性炎症反应等。Timmermans 等发现创伤患者早期血浆中核 DNA 和 HSP70 明显升高，且持续升高 10 天左右，但线粒体 DNA 水平无明显变化；血浆核 DNA、HSP70 水平与单核细胞 HLA-DR 表达呈负相关；且血浆线粒体 DNA 和核 DNA 水平升高的创伤患者住院期间易合并感染，因此 DAMP 有可能作为生物标志物预测创伤患者感染发生。

（七）Toll 样受体

在重症感染病程中，固有免疫系统需多种识别不同微生物分子模式的识别受体介导，其中 TLR 家族是研究较多的 PRR。TLR4 是人类发现的第一个 TLR，也是目前研究最多的 TLR 之一。目前大多数研究认为重症感染的发生、发展与 TLR4 及其下游的信号通路有关。在 LPS 诱导的 TLR4 信号转导通路中，非 MyD88 依赖性途径占主要地位，激活促炎细胞因子或趋化因子的产生和释放，并使共刺激信号因子表达增加，通过一系列炎症反应，导致 SIRS 甚至 MODS 发生。通过下调 TLR4 的表达或阻断 TLR4 相关细胞内信号转导途径，可减少毒素及炎症介质的释放，从而阻断炎症反应的级联反应，达到改善预后的目的。

二、适应性免疫功能监测

外周血淋巴细胞主要包括 T 和 B 细胞。适应性免疫包括 T 细胞介导的细胞免疫和 B 细胞及其终末分化浆细胞分泌的免疫球蛋白介导的体液免疫。

(一)淋巴细胞数量

淋巴细胞数量减少、异常分化和功能变化均可导致适应性免疫功能抑制。Drewry 等发现存活或死亡的重症感染患者在入院时外周血淋巴细胞数量无明显差异,但存活的患者在入院第 4 天外周血淋巴细胞数量逐渐恢复,死亡组患者淋巴细胞数量持续减少,且在住院第 4 天淋巴细胞进行性减少的患者继发院内感染的发生率明显增加。提示动态监测淋巴细胞数量,有助于早期评估重症感染患者预后。

(二)体液免疫

1. B 细胞

研究发现感染性休克患者在 ICU 住院期间,外周血 B 细胞总数较健康对照组明显降低;存活及死亡的感染性休克患者活化的 B 细胞较健康志愿者明显升高,但存活组与死亡组差异无统计学意义;感染性休克患者入 ICU 时调节性 B 细胞较对照组明显降低,且死亡组较存活组进一步降低;感染性休克死亡组 B 细胞表面共刺激分子 CD80 较存活组和健康对照组显著升高,但共刺激分子 CD40 较对照组明显下降,提示感染性休克患者 B 细胞各亚群及共刺激分子变化不完全一致。

2. 免疫球蛋白 IgM

IgM 占血清免疫球蛋白总量的 6%,主要存在于血管内,是机体受抗原刺激后最先产生的抗体,起"先锋免疫"作用,具有很强的细胞毒活性和细胞溶解活性,由于 IgM 主要存在在血管内,是抗血管内感染的第一线抗体。全身性感染、严重感染及感染性休克患者外周血 IgM 水平较健康人显著降低,且死亡组患者较存活组进一步降低,提示血 IgM 水平与感染严重程度有关。另有调查显示,与 ICU 非全身性感染的存活患者相比,死亡的危重症患者血 IgM 明显降低;血 IgM>58mg/dl 患者生存率明显高于 IgM≤58mg/dl 的患者,提示 IgM 可能对重症患者具有保护性效应。

(三)细胞免疫

T 细胞主要包括 $CD4^+$ T 细胞和 $CD8^+$ T 细胞。早期研究认为,$CD4^+$ T 细胞根据其细胞因子表达模式,分为 Th1 和 Th2 细胞。现在认识到 $CD4^+$ T 细胞可以分化成更多的功能表型,包括 Th1、Th2、Th17、Treg、Th9、Th22 等细胞。

1. $CD4^+$ T 细胞

(1) Th 细胞数量及功能变化:Patenaude 等观察到全身性感染患者 $CD4^+$ T 细胞百分率于烧伤后第 1、5、14、21、28 天均显著低于非全身性感染组,而其凋亡率则明显高于非全身性感染组患者;非全身性感染组 $CD4^+$ T 细胞百分率仅在伤后 3 天呈现一过性降低;全身性感染组 T 细胞增殖能力及 IL-2 分泌水平在伤后第 1、14、21、28 天显著低于非全身性感染组,提示 $CD4^+$ T 细胞功能障碍与大面积烧伤者并发全身性感染密切相关。由于分化和功能不同,$CD4^+$ T 细胞可分为具有抗炎作用的 Th1、Th17 亚群和具有抑炎作用的 Th2 和 Treg 亚群。Brunialti 等研究发现全身性感染存活组和死亡组患者在入院时外周血 Th1 和 Th17 细胞无明显差异,但入院第 7 天全身性感染死亡患者 Th1 细胞水平明显升高,Th17 细胞无明显差异。我们通过观察重症感染患者外周血 $CD4^+$ T 淋巴细胞亚型的动态变化,发现了 $CD4^+$ T 细胞数量及功能变化规律(图 33-1)。另外,严重感染及感染性休克死亡的患者,尸检发现脾脏 $CD4^+$ T 细胞和 B 细胞计数显著减少,进一步发现这些免疫效应细胞明显减少主要系细胞凋亡所致,但 $CD8^+$ T 细胞和 NK 细胞无明显变化,提示全身性感染患者不仅外周血 Th 亚群发生改变,脾脏等外周免疫器官中 Th 亚群也出现显著异常。

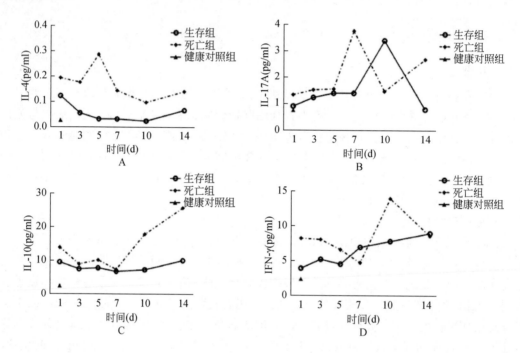

图 33-1　$CD4^+$ T 细胞各亚群相关细胞因子在重症感染发病过程中的变化趋势

(2)Treg 发挥免疫负调控作用:Treg 通过直接细胞接触或分泌 IL-10、IL-35 和 TGF-β 等发挥免疫负调控作用。Treg 持续升高提示重症患者可能存在严重的免疫抑制,导致预后不良。Treg 可分泌多种免疫抑制性细胞因子,其中 TGF-β 和 IL-10 被认为是介导细胞免疫抑制的关键。TGF-β 对机体多种免疫细胞的增殖、分化具有重要的调节作用,它可抑制 IL-1 和 IL-2 分泌,进而抑制 T 细胞增殖。Frimpong 等发现 Treg 可通过分泌 TGF-β 抑制 NK 细胞的杀伤功能。此外,TGF-β 可抑制巨噬细胞和 DC 表达共刺激分子,从而抑制免疫反应。IL-10 可以抑制单核细胞、NK 细胞的活化及 Th1 细胞合成 IL-2 等细胞因子,抑制 DC 和巨噬细胞 MHC-Ⅱ类分子的表达及降低抗原提呈作用,从而起到免疫抑制的作用。研究发现,存在免疫麻痹的感染性休克患者在住院期间发现外周血 Treg 绝对数和相对比例均明显升高,动态监测发现,呈进行性升高;与 28 天生存组相比,死亡组患者 Treg 水平持续升高,差异具有统计学意义。另有研究证实,感染性休克患者中 Treg 明显增多,同时其表面分子细胞毒性 T 细胞相关抗原 4(CTLA-4)表达也明显升高,其表达水平与患者院内感染发生率及预后密切相关,而且在 HLA-DR 低表达的全身性感染死亡患者中,入院 10 天后 Treg 仍持续增加,与其预后不良相关。因此,监测重症感染患者外周血 Treg 数量、比例及表面抑制性共刺激分子表达，有可能成为评估免疫功能简单而有效的方法。

（3）Th 细胞极化：由 Th1 细胞向 Th2 细胞偏移是全身性感染患者后期免疫抑制的重要特征。研究证实，严重创伤患者 Th1 和 $CD8^+T$ 细胞与健康对照组无明显差异，但 Th1/Th2 细胞比值显著低于对照组，创伤患者体内出现 Th2 细胞偏移。另有研究通过检测创伤患者外周血 Th1 型分泌的细胞因子包括 IL-12、IFN-γ 和 Th2 型分泌的细胞因子 IL-4、IL-10 反映机体 Th1/Th2 细胞平衡情况，观察到创伤患者外周血 IL-12、IFN-γ 降低，而 IL-4、IL-10 升高，证实创伤患者 $CD4^+T$ 细胞亚群由 Th1 细胞向 Th2 细胞偏移，且呼吸机相关肺炎等感染发生率明显增加，提示创伤患者继发感染可能与免疫抑制相关。有研究观察到，创伤性休克患者外周血 T 细胞增殖能力较健康人明显下降，合并全身性感染或感染性休克的创伤患者外周血 Treg 数量较无非全身性感染创伤患者明显增加，Th17 细胞却较非全身性感染创伤患者降低，且不论是在合并全身性感染或死亡的创伤患者，外周血 Th17/Treg 比值与 SOFA 评分均呈明显正相关。提示 Th17/Treg 可能有助于早期诊断创伤患者全身性感染及预测预后。

2. $CD8^+T$ 细胞

$CD8^+T$ 细胞即细胞毒性 T 细胞，通过特异性识别内源性抗原肽-MHC-Ⅰ类分子和释放穿孔素、颗粒酶或诱导凋亡等途径杀伤细胞内病原体感染的靶细胞和肿瘤细胞。国内学者 2013 年在 Crit Care 发表研究报道，侵袭性肺曲霉感染患者在进入 ICU 第 1、3、10 天外周血 $CD3^+$、$CD8^+$、$CD8^+CD28^-$、$CD8^+CD28^+$ T 细胞计数较对照组患者明显降低；多变量回归分析显示第 3、10 天外周血 $CD8^+T$ 细胞计数为预测患者发生肺曲霉菌感染的独立危险因素；第 1、3、10 天外周血 $CD8^+T$ 细胞预测 28 天病死率 AUC 分别为 0.82（0.71～0.92）、0.94（0.87～0.99）、0.94（0.85～0.99）；进一步生存曲线分析显示 $CD8^+T$ 细胞计数 $< 149.5/mm^3$ 与 ICU 免疫功能受损伴肺部曲霉菌感染患者早期死亡密切相关。因此，临床上常应用 $CD4^+/CD8^+$ 作为反映免疫功能正常或免疫抑制的重要检查指标。

三、重症感染免疫相关生物标志物

目前临床多以检测外周血细胞因子水平监测机体免疫状态。促炎细胞因子 IL-6 是主要的促炎反应指标之一，与患者的预后直接相关。MCP-1 判断预后的效果较 IL-6 更佳。抗炎因子 IL-10 水平是反映机体免疫麻痹的主要指标，与 HLA-DR 低表达相关。TGF-β 的抗炎活性与组织损伤关系不大，但可判断预后和预测急性呼吸窘迫综合征发生风险。

除此之外，还可通过监测免疫细胞功能，如 $CD14^+$ 单核细胞 HLA-DR 表达、CD64 和髓系细胞触发受体 1（triggering receptor expresses on myeloid cell-1，TREM-1）的表达，反映中性粒细胞和单核细胞功能，间接判断重症感染机体的免疫状态。Morris 等学者单中心研究 3 种免疫功能障碍的标志物：中性粒细胞 CD88（nCD88）、单核细胞 HLA-DR（mHLA-DR）和 Treg 比例（增加二次感染风险相关）。应用 ROC 分析，nCD88、mHLA-DR 和 Treg 比例的增加均与继发感染相关；OR（95% CI）值分别 2.18（1.00～4.74）、3.44

(1.58～7.47) 和 2.41 (1.14～5.11)，其中 mHLA-DR 与继发感染发生风险更高且发生二次感染的患者 mHLA-DR 和 nCD88 不易于恢复，说明持续的免疫功能障碍是继发感染的重要危险因素。CD64 表达升高诊断脓毒症的特异性高于降钙素原（PCT），可作为脓毒症患儿鉴别诊断的阴性排除标准，判断并发脓毒性休克的风险。单核细胞和中性粒细胞的 TREM-1 表达显著增加，与 IL-10、TNF-α 的诱导性显著相关，同 TNF-α 及 PCT 水平呈显著负相关，除准确反映机体的免疫状态和感染严重程度，TREM-1 判断预后的效果较 PCT 和 CRP 更佳。

目前研究较多的重症感染免疫相关生物标志物如下：

（一）人类白细胞抗原

HLA 是由 HLA 基因复合体所编码的产物，定位于第 6 号染色体短臂。HLA 按其分布和功能分为 I 类抗原、II 类抗原和 III 类抗原。经典的 HLA- I 类抗原包括 HLA-A、HLA-B、HLA-C；HLA- II 类抗原包括 HLA-DP、HLA-DQ、HLA-DR。非经典的 HLA- I 、II 类有 HLA-F、E、H、X、DN、DO、DM 等。补体等归属于 HLA-III 类分子。HLA- I 类几乎分布于身体全部细胞表面，II 类主要是定位于巨噬细胞和 B 细胞表面的糖蛋白。HLA-DR 是一种 MHC- II 类抗原，主要分布于 APC 及活化的 T 细胞表面。

正常情况下，外源性蛋白质抗原刺激时，在单核细胞、巨噬细胞等 APC 内与 MHC- II 类分子结合成 MHC-多肽复合物，然后转送到 APC 的表面并提呈 MHC- II 限制性 $CD4^+$ T 细胞表面的抗原受体，引起 $CD4^+$ T 细胞活化，一方面发挥诱导和增强免疫应答作用，另一方面与具有免疫抑制作用的 $CD8^+$ T 细胞相互拮抗，调节免疫应答过程。如果 HLA-DR 抗原表达减少，则抗原提呈作用受到阻碍，机体就不能产生有效的免疫应答，其直接后果是机体不能有效清除病原体和机体内炎症介质得不到有效的控制，必将导致 MODS。$CD14^+$ 单核细胞 HLA-DR 表达已广泛用于临床，诊断效力与 PCT 相当，可反映疾病的严重程度，与患者预后密切相关。在大手术或严重创伤后，患者单核细胞表面 HLA-DR 抗原表达均会有所降低，下降的幅度与脓毒症的发生和预后有一定的相关性。如果不发生脓毒症，HLA-DR 会持续回升，并于发病第 3 天左右恢复到正常水平。在不同疾病诱因下，均发现 HLA-DR 表达降低，且和患者病死率明显相关：在器官移植合并脓毒症患者中 $CD14^+$ 单核细胞 HLA-DR>30% 的生存率为 100%，而 <30% 但能被免疫刺激治疗后好转的生存率为 90%，<30% 且不能被免疫刺激治疗后好转的生存率仅不足 10%。在一些外科术后患者，术后 HLA-DR>30% 或术后短时间单核细胞 HLA-DR<30% 的生存率为 88%，然而 <30% 持续超过 5 天的生存率会降至 12%。$CD14^+$HLA-DR 表达 <40% 的脓毒症患者病死率超过 80%，$CD14^+$HLA-DR 表达 <30% 患者病死率可达 100%。由此可见，重症感染患者外周血 $CD14^+$ 单核细胞表达 HLA-DR 水平明显降低，且持续低水平表达 HLA-DR 与不良预后相关。目前认为，HLA-DR<30% 作为阈值诊断免疫抑制和预测预后具有可靠的临床价值。

在 MODS 患者发病早期，其临床症状尚未完全表现出来时，外周血单核细胞表面 HLA-DR 抗原表达水平明显降低，说明 MODS 发生与患者免疫应答受抑制有关，并可以此作为 MODS 早期诊断指标之一。有助于对 MODS 进行更有效的早期治疗，提高患者存活率。Wu 等的研究则证明了 HLA-DR 表达的动态变化相比独立时间点 HLA-DR 表达能更好地预测重症感染患者的预后。Gouel 等多元回归分析 HLA-DR 持续性表达降低与严重外伤患者重症感染发生密切相关。由于外周血单核细胞表面 HLA-DR 表达相对稳定,可应用流式细胞学术快速定量、可靠检测,因此动态监测 $CD14^+$ 单核细胞表面的 HLA-DR 表达水平有助于对 MODS 的严重程度及预后做出判断,持续低水平表达 HLA-DR 与不良预后明显相关,现已作为多数临床医生评估免疫功能的重要指标。

(二)Th 和 Treg

正常情况下,Th 亚群 Th1、Th2 细胞处于平衡状态,Th1/Th2 细胞平衡失调并向 Th1 或 Th2 细胞转化的趋势称为 Th1 或 Th2 细胞漂移。严重感染时 T 细胞克隆无应答,初始 T 细胞偏向 Th2 型反应分化,Th2 细胞比 Th1 细胞占优势时,导致抗炎反应占优势,诱发早期免疫抑制状态。Treg 具有更强的免疫抑制效应,主要分泌抗炎因子 IL-10 和 TGF-β,还可抑制初始 $CD4^+$ T 细胞向 Th1 和 Th17 细胞分化,诱导其向 Th2 细胞分化,负向调节免疫应答。因此。Treg 持续增多提示机体发生严重的免疫抑制。目前研究表明重症感染外周血 Treg 水平显著高于非重症感染组,且 Treg 水平可用于评估重症感染的病程,抑制 Treg 的活性可促进免疫功能的恢复(见图 33-1)。

(三)肿瘤坏死因子-α

TNF-α 主要由单核/巨噬细胞分泌。人的 *TNF-α* 基因长约 2.76kb,由 4 个外显子和 3 个内含子组成,与 MHC 基因群密切连锁,分别定位于第 6 对和第 17 对染色体。TNF-α 前体由 233 个氨基酸残基组成,含 76 个氨基酸残基的信号肽,切除信号肽后成熟型 TNF-α 为 157 个氨基酸残基,非糖基化,第 69 位和第 101 位两个半胱氨酸形成分子内二硫键。TNF-α 的生物学作用无明显的种属特异性。最近有人报道,通过基因工程技术表达了 N 端少 2 个氨基酸(Val、Arg)的 155 个氨基酸人 TNF-α,分子量为 17kDa,具有更好的生物学活性和抗肿瘤效应。此外,还有用基因工程方法,将 TNF-α 分子氨基端 7 个氨基酸残基缺失,再将 8Pro、9Ser 和 10Asp 改为 8Arg、9Lys 和 10Arg,或者同时将 157Leu 改为 157Phe,改构后的 TNF-α 比天然 TNF 体外杀伤 L929 细胞的活性增加 1000 倍左右,在体内致肿瘤出血坏死效应也明显增加。

应用 LPS 等体外刺激外周血单核细胞产生促炎细胞因子的水平减低提示患者存在固有免疫功能低下。国外学者把 LPS 刺激 MODS 患儿全血 TNF-α 产生<200pg/ml 作为判断免疫功能麻痹标准,由此发现 34% 的 MODS 患者存在免疫麻痹,且此类重症患儿继发感染的发生率和病死率均显著升高。应用 GM-CSF 治疗可恢复单核细胞产生 TNF-α 能力,且可防止院内感染。需要注意的是,由于不同个体外周血受 LPS 刺激后产生细胞因子的能力不同,往往需要与患者正常的基础状态进行比较,才能获得较为确切的结果。

(四)白细胞介素-6

IL-6 是由单核/巨噬细胞、T 细胞、B 细胞、成纤维细胞、上皮细胞、角质细胞及多种瘤细胞产生的一种细胞因子,由 2 条糖蛋白链组成,分子量 130kDa。大多数正常人血 IL-6 水平极低,细菌感染后 IL-6 水平迅速升高,并于 24~48 小时达高峰,其升高水平与感染的严重程度一致。因此,IL-6 可以用来鉴别感染与非感染,评价感染严重程度和判断预后。因革兰氏阴性细菌的内毒素是 IL-6 合成和释放的有效诱导剂,所以 IL-6 对鉴别感染致病菌的种类亦有帮助。有研究表明,IL-6＞1000ng/ml 提示预后不良。在入住 ICU 早期,IL-6 水平对于判断预后的能力不亚于 PCT 和 APACHE Ⅱ 评分。动态观察 IL-6 水平也有助于了解疾病的进展和对治疗的反应。在感染和组织损伤时,IL-6 迅速而短暂地产生,通过刺激急性期反应、造血和免疫反应,参与宿主防御。笔者团队研究发现,重症肺炎、急性呼吸窘迫综合征患者早期促炎因子(IL-6、TNF-α)和抗炎因子(IL-10)均显著升高,但以促炎因子升高较明显,提示脓毒症早期免疫亢进和免疫抑制同时存在,但以免疫亢进(细胞因子风暴)占主导地位,予激素治疗后促炎因子显著下降,患者症状明显好转。在脓毒性休克合并 MODS 患者血清中促炎因子 IL-6、TNF-α 显著下降,患者预后较差,其中院内感染继发脓毒性休克死亡组患者血清 IL-6、TNF-α 呈持续下降趋势,显著低于存活组;IL-10 呈持续上升趋势,显著高于存活组,提示存在免疫抑制。

(五)白细胞介素-10

1989 年 Mosmannand 首先发现,IL-10 能够抑制 Th1 细胞合成 IL-2 和 IFN-γ。IL-10 基因定位于染色体 1q31—q32,主要由单核细胞、T 细胞(主要是 Th1 细胞)、B 细胞、NK 细胞、巨噬细胞产生,DC 和肥大细胞也可以产生少量 IL-10。IL-10 是由 2 个亚基组成的同源二聚体,分子量为 18kDa。IL-10 受体由 2 条 IL-10R1 链和 2 条 IL-10R2 链组成。IL-10 是抗炎因子,是免疫应答的重要调节剂。

单核/巨噬细胞在各种内源性和外源性介质的作用下激活后分泌 IL-10,如 LPS、儿茶酚胺等。单核/巨噬细胞在清除凋亡细胞过程中也会分泌 IL-10,这一过程依赖于 CD36 和 p38 MAPK。作为目前公认的炎症与免疫抑制因子,IL-10 通过抑制单核/巨噬细胞释放炎症介质,可抑制 LPS 和 IFN-γ 导致的 TNF-α、IL-1β、IL-6、IL-8、G-CSF 和 GM-CSF 分泌,从而抑制单核/巨噬细胞促进的固有和适应性免疫反应,同时增强这些细胞抑制、免疫耐受诱导和清道夫功能。此外,IL-10 增强抗炎因子释放,如 IL-1 受体拮抗剂和溶解性 TNF-α 受体。此外,IL-10 还能减少 IL-I、FN-γ 诱发的 MHC-Ⅱ 分子、共刺激分子(如 CD86)、黏附分子(如 CD54)的表达,抑制单核/巨噬细胞的抗原提呈作用。

IL-10 抑制许多促炎细胞因子、趋化因子和趋化因子受体的表达,并介导过敏原特异性免疫治疗中的过敏原耐受性。IL-10 抑制 Th1 细胞产生 IFN-γ 和 IL-2,抑制 Th2 细胞产生 IL-4 和 IL-5。近期研究数据表明,IL-10 通过抑制 T 细胞共刺激分子 CD28 和诱导型 T 细胞共刺激因子的表达直接在 T 细胞上起作用,抑制 T 细胞相关因子的产生,从而调节 T 细胞活化的阈值。IL-10 还能通过抑制 APC 合成 IL-12,导致产生 IFN-γ 的 T 细胞数量减少,间接阻碍 Th1 细胞免疫反应,IFN-γ 缺乏进而促使 APC 失活,加重免疫抑制。研究发现,免疫抑制及免疫麻痹时,血清 IL-10 显著升高。金黄色葡萄球菌菌血症患者血清中 IL-10/TNF-α 持续升高 72 小时,是感染持续存在和患者死亡的独立危险因素。IL-10 亦可促进 B 细胞活化、增殖和分化,并增加 IgG4 的产生。所以 IL-10 是一种兼具免疫抑制与免疫刺激双重效应的细胞因子,能够抑制 Th1 细胞产生 IL-2 和 IFN-γ 等细胞因子,同时也能刺激 B 细胞增殖和分化。

笔者团队在临床实践及科研中发现，脓毒症死亡组患者 IL-10 显著高于存活组，且随 IL-10 浓度升高，死亡风险呈增加趋势，提示患者存在免疫抑制或免疫麻痹。一项 Meta 分析提示，获得性肺炎患者 IL-6/IL-10 不同浓度与 90 天病死率相关，中等水平 IL-6 和 IL-10 患者死亡风险增加几倍，如果患者血清中两种细胞因子均处于高水平，则死亡风险较低水平增加 20 倍以上。由此考虑，IL-6/IL-10 的动态变化可以在一定程度上反映免疫过度/免疫受损。

（六）降钙素原

PCT 是一种分子量为 13kDa 的糖蛋白，由 116 个氨基酸组成，结构上包括降钙蛋白、降钙素和 N 残基端。生理情况下，PCT 主要由甲状腺 C 细胞合成分泌，故又被称为甲状腺降钙素。细菌感染时，肝脏的巨噬细胞和单核细胞、肺及肠道组织的淋巴细胞和内分泌细胞在内毒素、TNF-α 及 IL-6 等作用下合成并分泌大量的 PCT，导致血清 PCT 水平显著升高。目前的检测方法包括：放射免疫分析法、双抗夹心免疫化学发光法、胶体金比色法和透射免疫浊度法。PCT 生理状态下主要由甲状腺 C 细胞合成分泌，健康人血清 PCT<0.05ng/ml，几乎检测不到，但在细胞感染或 LPS 诱导下外周血单个核细胞（主要包括单核细胞、淋巴细胞、白细胞等免疫细胞）可合成分泌大量 PCT。细菌诱导 PCT 合成分为直接和间接作用，前者主要为 LPS 或其他细菌结构成分直接作用于甲状腺 C 细胞，通过活化细胞内信号转导途径增加合成分泌；间接途径中，细菌结构成分诱导促炎因子如 TNF-α、IL-1β、IL-6、IL-8 等介质合成释放，作用于靶细胞，诱导 PCT 合成分泌。

细菌可直接或间接诱导 PCT 和促炎因子释放入血，一旦释放入血，可作用于自身，进一步刺激靶细胞释放更多的 PCT，形成正反馈恶性闭合回路。因此，PCT 被认为是细胞的促炎增效剂，也可能成为重要的免疫调节靶点。

（七）维生素 D 结合蛋白

维生素 D 结合蛋白（vitamin D-binding protein，VDBP）又称 Gc 球蛋白，是一种分子量为 51～58kDa 的多功能血浆球蛋白，属于白蛋白超家族中的一种结合蛋白。Hattori 等利用一维凝胶电泳蛋白质组学对重症感染患者血清差异蛋白进行研究，发现 VDBP 在重症感染患者中出现了明显差异表达。研究发现血清和尿液中 VDBP 的相关性系数接近 60%。对重症感染患者和 SIRS 患者的回顾性分析验证发现，血清 VDBP 在死亡组入院第一天和最后一天要明显高于重症感染生存组（$P<0.05$），死亡组尿液中的 VDBP 在第一天和最后一天也明显高于重症感染生存组和 SIRS 组（$P<0.05$）；Pearson 相关分析显示，血和尿 VDBP 的相关系数达到 0.54（$P<0.001$），说明血清和尿液中的 VDBP 存在一定的相关性，对于早期提示预后均具有重要作用。VDBP 作为趋化因子，与补体 C5a 结合，增强 C5a 在单核/巨噬细胞和中性粒细胞对炎症部位的趋化作用等，而且 VDBP 通过部分脱糖基化作用形成糖基化异构体-巨噬细胞活化因子调节巨噬细胞相关细胞因子和趋化因子的表达，参与调控免疫反应和炎症反应，发挥免疫调节功能。

(八)髓系细胞表达触发受体-1

髓系细胞表达触发受体-1 (triggering receptor expressed myeloid cell 1, TREM-1) 是一种特异性表达髓系细胞的受体,按照所处位置不同,可分为膜结合型和可溶性 (sTREM-1) 两种形式,由 Bouchon 等于 2000 年发现。TREM 属于免疫球蛋白超家族受体,人的 *TREM* 基因位于染色体 6p21,与 *MHC-II* 区域相邻。人的 TREM-1 表达于中性粒细胞和单核/巨噬细胞,由含 194 个氨基酸残基的胞外域、29 个氨基酸的跨膜域和 5 个氨基酸的胞质域组成。跨膜区域的 1 个带正电荷的赖氨酸残基与接头蛋白 DAP12 跨膜区带负电荷的天冬氨酸残基偶联,从而使 ITAM 酪氨酸激酶残基磷酸化,通过激活 ZAP70 和非受体型酪氨酸激酶,引起细胞内 Ca^{2+} 动员、肌动蛋白细胞骨架重构及多种转录因子活化,最终导致促炎因子释放,放大宿主对微生物成分的应答,从而放大炎症反应。TREM-1 的自然配体可能是直接的微生物成分,如 LPS,也可能是由感染和/或组织坏死所产生并释放入血的内源性可溶性或膜结合型蛋白,在炎症反应链中具有重要作用,可介导多种促炎因子,如 TNF-α、IL-1β 和 GM-CSF 的产生,对重症感染免疫状态的发生、发展具有重要作用。笔者研究发现,血清 sTREM-1 在早期鉴别脓毒症和 SIRS,对疾病严重程度评估和预后评价等方面均优于 CRP、PCT。尽管血清 sTREM-1 对于鉴别诊断监护病房不明原因发热患者是否患菌血症的价值有限,但是在判断菌血症患者的预后方面具有较好的临床价值。呼吸机相关性肺炎的研究显示,血清 sTREM-1+白细胞数量+肺部感染指数 (CPIS) 评分联合诊断的效能最高。此外,尿液 sTREM-1 对早期急性肾损伤的诊断甚至优于血清肌酐,首次发现尿 sTREM-1 可提前 48 小时预警重症感染继发的急性肾损伤(表 33-1)。由于血清 sTREM-1 对脓毒症诊断及其预后判断的重要价值,笔者检测了 79 例脓毒症患者和 80 例健康者 *TREM-1* 基因的 4 个外显子上的 SNP 变化,发现 *TREM-1* 基因位点 rs2234237 的变化与重症感染的预后有关,并影响重症感染患者的生存时间;如果患者的该位点发生突变,其患重症感染后预后不良的概率会大大增加。

表 33-1 尿液 sTREM-1 提前 48 小时预警感染继发急性肾损伤

指标	AUC	s	P 值	95% CI 下限	95% CI 上限
尿液 sTREM-1	0.922	0.037	<0.001	0.85	0.994
eCCr	0.212	0.061	<0.001	0.093	0.331
sCr	0.776	0.068	0.001	0.644	0.909
BUN	0.685	0.091	0.024	0.507	0.864

注:sTREM-1. 可溶性髓系细胞表达触发受体-1;eCCr. 内生肌酐清除率;sCr. 血肌酐;BUN 血尿素氮。

(九)清道夫受体 CD163

清道夫受体 CD163 是一种糖蛋白,是唯一表达在巨噬细胞膜上的血红蛋白受体。CD163 以两种形式存在,一种以膜结合型存在,膜结合形式经过蛋白酶切割后胞外区脱落入体液中形成另一种形式,即可溶性CD163（sCD163）。在生理和病理情况下,红细胞破裂后释放到红细胞外的血红蛋白与结合珠蛋白结合,通过与巨噬细胞膜上的CD163受体结合,介导内吞作用被单核/巨噬细胞吞噬。现有研究证明,sCD163是一种早期急性时相蛋白,在机体初始的抗炎反应中可能具有重要作用。笔者发现,外周血sCD163在早期鉴别重症感染和对疾病预后评价方面优于CRP和PCT,但是对疾病动态变化的评价价值有限。笔者检测了重症感染患者尿液sCD163的水平,发现尿液sCD163对早期预警诊断重症感染、疾病严重程度评估和预判重症感染继发急性肾损伤同样具有很好的临床应用价值（图33-2）。笔者还对外周血sTREM-1、sCD163、PCT、CRP和WBC进行比较,发现sTREM-1在重症感染诊断和严重程度评价方面具有明显的优势,而sCD163在动态评价疾病预后方面效果最佳（图33-3）。

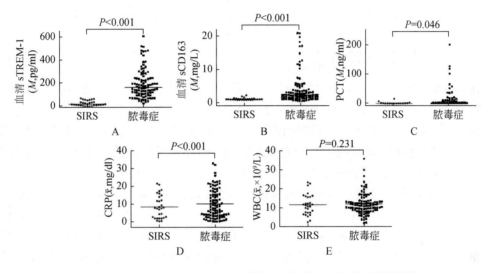

图33-2 血清sTREM-1、sCD163等指标早期鉴别诊断脓毒症的价值

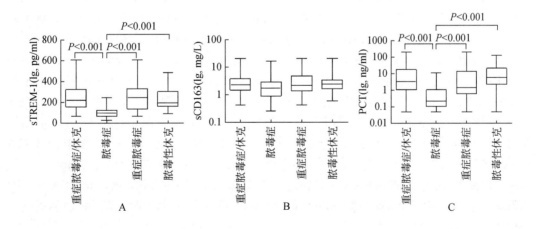

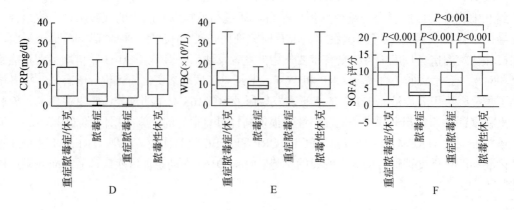

图 33-3 重症感染患者病情严重程度与血清 sTREM-1、sCD163 的相关性

(十) 外周血微小 RNA

微小 RNA（miRNA）是一类内源性非编码的长度约 22nt 的小分子 RNA，它能够在转录后水平通过介导信使 RNA（mRNA）裂解或抑制翻译来调控 mRNA 的表达。研究证明，miRNA 不仅参与宿主固有免疫反应的调控，还参与适应性免疫的调控，并且在抗感染方面也发挥着重要作用。现有的研究发现，血清中的 miRNA 是抗核糖核酸酶和 DNA 酶消化的，而且反复冻融、高或低的 pH 环境对 miRNA 均没有显著的影响，在不同患者中多次检测同一 miRNA 的水平也体现出可重复性和一致性。LPS 刺激小鼠巨噬细胞导致 miR-155 表达上调，miR-155 对巨噬细胞介导的炎症反应起调节作用，miR-155 通过调节 IL-13 的表达来调节 M1 型巨噬细胞和 M2 型巨噬细胞的平衡，促进 M2 型巨噬细胞的生成及 IL-10 的分泌。在肿瘤研究方面，人黑色素瘤细胞中的 miR-9 可直接与 NF-κB1（NF-κB 亚单位之一）mRNA 的 3′-UTR 端相应位点结合，抑制 NF-κB 的翻译表达，进而上调钙黏素蛋白水平，抑制肿瘤进展。因此，miR-9 表达水平与肿瘤进展呈负相关。笔者发现，血清 miR-223、miR-15a、miR-16、miR-193b、miR-574-5p、miR-483-5p 和 miR-297 可以用于脓毒症预后的评价，并且二分类变量 Logistic 回归分析发现，miR-193b 的相对危险度高达 9.23，高于常用指标 APACHE-Ⅱ 评分和 SOFA 评分（图 33-4）。在这些预后相关的 miRNA 中，miR-15a 和 miR-16 可以用来区分脓毒症和健康组患者，而 miR-15a 可以用来区分脓毒症及 SIRS 患者。对上述验证得到的脓毒症相关的 miRNA 进行靶基因预测和靶基因通路分析，得到 5 个脓毒症相关的靶基因。笔者测定了这些靶基因编码蛋白在脓毒症患者血清中的表达量发现，其中的 4 个蛋白在生存患者和死亡患者血清中有差异性表达。动态分析发现 ACVR2A 和 FOXO1 可以作为脓毒症患者的血清标志物。既往研究也发现 *FOXO1* 是 miR-223 的靶基因。这说明，不仅血清 miRNA 可以作为脓毒症患者的血清标志物，这些 miRNA 靶基因的编码蛋白也可以作为标志物。miRNA-122 可早期预警重症感染继发凝血功能紊乱和 ARDS 发生风险（图 33-5）。

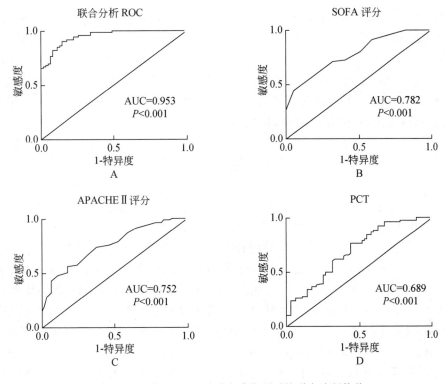

图 33-4 几种 miRNA 对重症感染预后的联合诊断价值

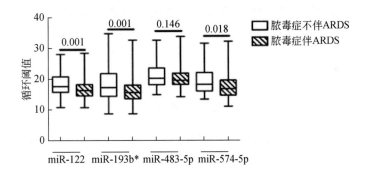

图 33-5 血清 miR-122 可早期预警感染继发的 ARDS

重症感染发病过程中释放的生物标志物与免疫失衡具有一定的相关性，动态监测其变化规律有可能成为靶向免疫监控和免疫调节治疗的重要手段。2007 年发表的一项队列研究发现肺炎合并严重脓毒症患者若 IL-6/IL-10 明显升高，死亡风险增加 20.52 倍，而且死亡组患者在发病早期 TNF-α 和 IL-10 即持续升高或维持高水平。Minejim 等研究发现院内金黄色葡萄球菌菌血症感染患者 IL-10/TNF-α 比值升高是独立的死亡危险因素。在临床工作中依据炎症因子等生物标志物的变化动态监测患者免疫状态，指导应用糖皮质激素治疗以宿主免疫过度反应为主要表现的重症肺炎起到了良好治疗效果。Shakoory 等进行的一项Ⅲ期临床研究也证明，对巨噬细胞活化综合征且合并肝功能不全和凝血功能紊乱的脓毒症/脓毒性休克患者应用 IL-1 受体阻断剂能够明显降低病死率（35% vs. 65%，$P=0.0006$）。针对以免疫抑制为主的院内感染患者，动态监测 HLA-DR、炎症因子和 T 细胞、B 细胞水平，适当应用免疫增强剂可能具有积极的作用。国内学者在重症感染患者中发现，应用胸腺肽α1治疗者 HLA-DR 水平低于对照组，表明实验组患者病原体抗原提呈能力下降，提示存在免疫抑制，并与死亡预后呈正相关。具有良好临床应用前景的重组 IL-7 的初步临床研究结果显示，对淋巴细胞减少的重症感染患者应用人工重组 IL-7 能够提高淋巴细胞数量，包括 $CD4^+$ 和 $CD8^+$ T 细胞数量均明显增加，显示出积极的临床应用价值。这些临床证据表明对重症感染患者靶向免疫调节治疗即将成为现实。

四、展　　望

总之，重症感染患者免疫功能监测是临床医学的热点问题之一。尽管近年全身性感染免疫功能监测取得显著进展，但总体上仍缺乏敏感度和特异度高的指标。免疫功能监测研究的进展，将可能使免疫功能评估实现特异性、量化和精准化。机体免疫系统组成复杂，全面评估免疫功能，可能需要进行不同层面、针对固有免疫和适应性免疫功能复杂的免疫指标监测。近年发现的免疫细胞亚群（如 Th9、Th22 等新型 $CD4^+$ T 细胞亚群）和某些分子标志物在重症感染患者免疫功能监测中的意义成为研究热点。免疫功能监测手段的组合和优化，应用系统生物学、生物信息学等技术，精选若干指标，在细胞、组织、器官和整体水平研究各种分子相互作用及与免疫功能状态的相关性，并在大规模多中心前瞻性队列研究中证实这些指标在重症感染疾病预测、病情严重度评估和预后判断中的价值，准确评估全身性感染患者免疫功能状态，在此基础上根据患者的免疫功能状态进行目标导向的个体化免疫调节治疗，才有望改善重症感染患者的预后。

（肖　坤　解立新）

参 考 文 献

Andaluz-Ojeda D, Iglesias V, Bobillo F, et al. 2011. Early natural killer cell counts in blood predict mortality in severe sepsis. Crit Care, 15(5): R243

Angus DC, van der Poll T. 2013. Severe sepsis and septic shock. N Engl J Med, 369(9): 840-851

Basu R, Hatton RD, Weaver CT. 2013. The Th17 family: flexibility follows function. Immunol Rev, 252(1): 89-103

Brunialti MK, Santos MC, Rigato O, et al. 2012. Increased percentages of T helper cells producing IL-17 and monocytes expressing markers of alternative activation in patients with sepsis. PLoS One, 7(5): e37393

Cabrera-Perez J, Condotta SA, Badovinac VP, et al. 2014. Impact of sepsis on $CD4^+$ T cell immunity. J Leukoc Biol, 96(5): 767-777

Cao C, Ma T, Chai YF, et al. 2015. The role of regulatory T cells in immune dysfunction during sepsis. World J Emerg Med, 6(1): 5-9

Cao CY, Shou S, Wang J, et al. 2018. Toll-like receptor 4 deficiency increases resistance in sepsis-induced immune dysfunction. Int Immunopharmacol, 54: 169-176

Cosmi L, Maggi L, Santarlasci V, et al. 2014. T helper cells plasticity in inflammation. Cytometry A, 85(1): 36-42

D'Arpa N, Accardo-Palumbo A, Amato G, et al. 2009. Circulating dendritic cells following burn. Burns, 35(4): 513-518

Delano MJ, Ward PA. 2016. Sepsis-induced immune dysfunction: can immune therapies reduce mortality? J Clin Invest, 126(1): 23-31

Delano MJ, Ward PA. 2016. The immune system's role in sepsis progression, resolution, and long-term outcome. Immunol Rev, 274(1): 330-353

Drewry AM, Samra N, Skrupky LP, et al. 2014. Persistent lymphopenia after diagnosis of sepsis predicts mortality. Shock, 42(5): 383-391

Faivre V, Lukaszewicz AC, Alves A, et al. 2012. Human monocytes differentiate into dendritic cells subsets that induce anergic and regulatory T cells in sepsis. PLoS One, 7(10): e47209

Fiorentino DF, Bond MW, Mosmann TR. 1989. Two types of mouse T helper cell. IV. Th2 clones secrete a factor that inhibits cytokine production by Th1 clones. J Exp Med, 170(6): 2081-2095

Flohe S, Scholz M. 2009. HLA-DR monitoring in the intensive care unit: more than a tool for the scientist in the laboratory? Crit Care Med, 37(10): 2849-2850

Giamarellos-Bourboulis EJ, Tsaganos T, Spyridaki E, et al. 2006. Early changes of CD4-positive lymphocytes and NK cells in patients with severe Gram-negative sepsis. Crit Care, 10(6): R166

Gotts JE, Matthay MA. 2016. Sepsis: pathophysiology and clinical management. BMJ, 353: i1585

Guerin E, Orabona M, Raquil MA, et al. 2014. Circulating immature granulocytes with T-cell killing functions predict sepsis deterioration. Crit Care Med, 42(9): 2007-2018

Hall MW, Knatz NL, Vetterly C, et al. 2011. Immunoparalysis and nosocomial infection in children with multiple organ dysfunction syndrome. Intensive Care Med, 37(3): 525-532

Hotchkiss RS, Monneret G, Payen D. 2013. Immunosuppression in sepsis: a novel understanding of the disorder and a new therapeutic approach. Lancet Infect Dis, 13(3): 260-268

Kellum JA, Kong L, Fink MP, et al. 2007. Understanding the inflammatory cytokine response in pneumonia and sepsis: results of the Genetic and Inflammatory Markers of Sepsis (GenIMS) Study. Arch Intern Med, 167(15): 1655-1663

Lachmann G, von Haefen C, Kurth J, et al. 2018. Innate immunity recovers earlier than acquired immunity during severe postoperative immunosuppression. Int J Med Sci, 15(1): 1-9

Lukaszewicz AC, Grienay M, Resche-Rigon M, et al. 2009. Monocytic HLA-DR expression in intensive care patients: interest for prognosis and secondary infection prediction. Crit Care Med, 37(10): 2746-2752

Mari N, Hercor M, Denanglaire S, et al. 2013. The capacity of Th2 lymphocytes to deliver B-cell help requires expression of the transcription factor STAT3. Eur J Immunol, 43(6): 1489-1498

Matwiyoff GN, Prahl JD, Miller RJ, et al. 2012. Immune regulation of procalcitonin: a biomarker and mediator of infection. Inflamm Res, 61(5): 401-409

Minejima E, Bensman J, She RC, et al. 2016. A dysregulated balance of proinflammatory and anti-inflammatory host cytokine response early during therapy predicts persistence and mortality in *Staphylococcus aureus* bacteremia. Crit Care Med, 44(4): 671-679

Monserrat J, de Pablo R, Diaz-Martin D, et al. 2013. Early alterations of B cells in patients with septic shock. Crit Care, 17(3): R105

Nagasawa H, Uto Y, Sasaki H, et al. 2005. Gc protein (vitamin D-binding protein): Gc genotyping and GcMAF precursor activity. Anticancer Res, 25(6A): 3689-3695

Naito T, Tanaka H, Naoe Y, et al. 2011. Transcriptional control of T-cell development. Int Immunol, 23(11): 661-668

Nascimento DC, Alves-Filho JC, Sonego F, et al. 2010. Role of regulatory T cells in long-term immune dysfunction associated with severe sepsis. Crit Care Med, 38(8): 1718-1725

Patenaude J, D'Elia M, Hamelin C, et al. 2005. Burn injury induces a change in T cell homeostasis affecting preferentially $CD4^+$ T cells. J Leukoc Biol, 77(2): 141-150

Peterson RA. 2012. Regulatory T-cells: diverse phenotypes integral to immune homeostasis and suppression. Toxicol Pathol, 40(2): 186-204

Pfortmueller CA, Meisel C, Fux M, et al. 2017. Assessment of immune organ dysfunction in critical illness: utility of innate immune response markers. Intensive Care Med Exp, 5(1): 49

Poehlmann H, Schefold JC, Zuckermann-Becker H, et al. 2009. Phenotype changes and impaired function of dendritic cell subsets in patients with sepsis: a prospective observational analysis. Crit Care, 13(4): R119

Ren J, Zhao Y, Yuan Y, et al. 2012. Complement depletion deteriorates clinical outcomes of severe abdominal sepsis: a conspirator of infection and coagulopathy in crime? PLoS One, 7(10): e47095

Riccardi F, Della Porta MG, Rovati B, et al. 2011. Flow cytometric analysis of peripheral blood dendritic cells in patients with severe sepsis. Cytometry B Clin Cytom, 80(1): 14-21.

Singer M, Deutschman CS, Seymour CW, et al. 2016. The third international consensus definitions for sepsis and septic shock (Sepsis-3). JAMA, 315(8): 801-810

Spolarics Z, Siddiqi M, Siegel JH, et al. 2003. Depressed interleukin-12-producing activity by monocytes correlates with adverse clinical course and a shift toward Th2-type lymphocyte pattern in severely injured male trauma patients. Crit Care Med, 31(6): 1722-1729

Tan M, Zhu JC, Du J, et al. 2011. Effects of probiotics on serum levels of Th1/Th2 cytokine and clinical outcomes in severe traumatic brain-injured patients: a prospective randomized pilot study. Crit Care, 15(6): R290

Timmermans K, Kox M, Vaneker M, et al. 2016. Plasma levels of danger-associated molecular patterns are associated with immune suppression in trauma patients. Intensive Care Med, 42(4): 551-561

Trujillo G, Kew RR. 2004. Platelet-derived thrombospondin-1 is necessary for the vitamin D-binding protein (Gc-globulin) to function as a chemotactic cofactor for C5a. J Immunol, 173(6): 4130-4136

Venet F, Lukaszewicz AC, Payen D, et al. 2013. Monitoring the immune response in sepsis: a rational approach to administration of immunoadjuvant therapies. Curr Opin Immunol, 25(4): 477-483

Venet F, Monneret G. 2018. Advances in the understanding and treatment of sepsis-induced immunosuppression. Nat Rev Nephrol, 14(2): 121-137

Venet F, Rimmele T, Monneret G. 2018. Management of sepsis-induced immunosuppression. Crit Care Clin, 34(1): 97-106

Wu HP, Chung K, Lin CY, et al. 2013. Associations of T helper 1, 2, 17 and regulatory T lymphocytes with mortality in severe sepsis. Inflamm Res, 62(8): 751-763

Wu HP, Shih CC, Lin CY, et al. 2011. Serial increase of IL-12 response and human leukocyte antigen-DR expression in severe sepsis survivors. Crit Care, 15(5): R224

Wu J, Zhou L, Liu J, et al. 2013. The efficacy of thymosin alpha 1 for severe sepsis (ETASS): a multicenter, single-blind, randomized and controlled trial. Crit Care, 17(1): R8

第三十四章

危重症免疫调理策略

第一节 概 述

　　免疫功能紊乱是危重症患者中普遍存在的一种病理生理改变。危重症患者在严重的创伤、烧伤、感染、中毒等因素刺激下，机体的内环境稳态被打破，大量的炎症介质、细胞因子异常分泌，全身多个组织和器官受累，从而产生一系列临床和病理生理改变。在大多数情况下，固有免疫系统能够清除体内外的毒素和入侵病原体，但当宿主免疫功能降低或毒素和侵袭病原体杀伤力异常强大时，宿主的免疫反应将会失去平衡甚至加剧对宿主的伤害。危重症的多种疾病在发病的早期，其免疫系统往往已经失去平衡并可能向两个不同的方向发展。此时免疫系统的变化既可能显示出过度炎症反应，又可能表现为免疫抑制，还可能同时存在两种征象，其状态在不同个体间存在较大的差异。随着目前先进的支持治疗手段在ICU的广泛应用，很多危重症患者能够渡过发病时严重的器官功能障碍的急性阶段而逐渐进入慢性阶段，即持续炎症-免疫抑制-分解代谢综合征（PICS）。这部分患者在经过积极的治疗后仍然表现为持续炎症反应、免疫功能紊乱和严重高代谢的状态，这些因素相互之间形成恶性循环，严重影响危重症患者的远期预后。

　　免疫功能紊乱在脓毒症、急性呼吸窘迫综合征、重症急性胰腺炎、多器官功能障碍综合征（MODS）等危重症的发生、发展中发挥至关重要的作用。脓毒症是危重症患者中最具有代表性的疾病类型之一，了解脓毒症中的免疫紊乱将有助于了解危重症患者病程中复杂的免疫功能状态。脓毒症是由宿主应对感染的免疫反应紊乱所引起的一个高度复杂的综合征，也是危重症患者常见的致死病因之一。随着拯救脓毒症运动（Surviving Sepsis Campaign，SSC）指南在临床诊治中的广泛开展，1小时内使用抗生素、早期液体复苏和多种器官功能支持手段的规范应用已经让脓毒症的28天病死率下降到25%左右。尽管脓毒症诊治已经取得了巨大的成果，但其具体的发病机制仍未明确。过去脓毒症被定义为由感染引起的全身炎症反应综合征（SIRS），根据其严重程度可以分为严重脓毒症（包括脓毒症和器官功能衰竭）和脓毒性休克。而最新的脓毒症3.0将脓毒症重新定义为感染后宿主免疫反应失调导致的危及生命的器官功能障碍。值得注意的是，在这一定义中，虽然感染是其诱发因素，但其引起的异常免疫反应在感染被控制之后仍会持续存在。近年来，对脓毒症病理生理学的研究已经取得了巨大的进展，机体对于入侵病原体的不对等免疫反应被认为是脓毒症病理生理机制的中心环节之一，近来渐渐已明确的是机体的免疫反应受到更加复杂方式的影响，不仅包括过度激活的炎症反应、持续的免疫抑制和难以恢复的内环境稳态，还包括细胞的免疫和代谢功能改变。因此，不同的脓毒症患者会因处于不同年龄、不同诱因、不同基础状态而表现出各不相同的临床表现。

当危重症患者出现过度炎症反应或免疫抑制或两者都存在时，应该对其进行适当的对症处理：抑制炎症、提高机体免疫功能或两种治疗方法同时进行。如何评判患者的免疫状态一直是学术界讨论的焦点问题之一。目前对于脓毒症免疫紊乱的发生机制有两种不同的学说：一种学说认为脓毒症患者发病早期主要以炎症反应为主，而晚期以免疫抑制为主；另一种学说则认为脓毒症发病后就同时伴有炎症反应和免疫抑制，二者共同贯穿脓毒症病程的始终。可惜目前缺乏诊断免疫抑制的金标准，但是不能因此就放弃进行免疫治疗的探索。现阶段如果可以早期识别过度炎症为主或免疫抑制为主的免疫学改变，就可以选择出可能会从不同免疫治疗方案中获益的患者，这也将会帮助医生在临床上及时开展个体化的免疫治疗。

因此，目前危重症患者免疫调理治疗的策略应该首先通过危重症患者的基础病因、临床表现和各项免疫指标的监测识别出过度炎症或伴有免疫功能抑制的患者；然后根据特定的免疫标志物的变化选择合适的免疫治疗药物。最后，根据患者的分型或分期进行个体化治疗。

第二节 危重症免疫状态的识别

一、过度炎症反应的识别

过度炎症反应严重危害着危重症患者的器官功能，增加了患者的早期病死率。因此，早期识别过度炎症反应并进行针对性治疗将有助于为危重症患者的治疗赢得更多的时间。下文将从临床表现筛查和炎症因子监测两个角度介绍如何识别过度炎症反应。

（一）临床表现筛查

通常，炎症反应是人体对微生物入侵而产生的保护性反应。然而，过度的炎症反应反而会增加危重症患者的死亡率。一般情况下，这些脓毒症患者通常会出现发热、白细胞计数增加及呼吸急促等表现。

发热是机体对于外界反应的一种保护性改变，但是异常的体温升高却是许多炎症性疾病的重要表现之一。可见，发热可以作为识别危重症患者过度炎症反应的指标之一。当病原微生物入侵人体时会释放出大量的细菌毒素（如内毒素等），此时体内循环中的中性粒细胞和单核细胞被激活而释放出大量的炎症因子和趋化因子。这些细胞因子除了造成严重的器官功能损害外，还可以作为致热原，刺激体温调节中枢上调平衡点，进而引发体温升高。然而，并不是所有的危重症患者均可以表现为发热，例如，老年患者或白血病患者，他们往往因为机体对病原菌的低反应性而不出现或延迟出现体温升高。研究发现，不论是高热还是低热，都会导致危重症患者的不良预后。因此，对于发热的患者在控制体温、消除病因的同时，还需要监测炎症指标，避免过度严重反应损害器官功能。

白细胞计数和中性粒细胞百分比的增加也是病原微生物入侵、免疫系统激活而造成的典型临床表现之一。虽然白细胞计数升高有利于清除病原微生物，但它同时也会产生大量炎症因子和趋化因子，进而激活细胞免疫和体液免疫。例如，危重症患者白细胞持续升高会刺激 B 细胞释放大量的炎症因子，从而造成过度炎症反应。可见，临床上白细胞计数和中性粒细胞百分比持续增加需要高度警惕患者是否伴有过度炎症反应。

此外，当危重症患者出现急性呼吸窘迫综合征（ARDS）和脓毒症时往往也存在严重的炎症反应。ARDS 特征性的病理学表现为肺实质炎症反应而导致的弥漫性肺泡上皮和肺微血管内皮的严重损伤。在 ARDS 的发病过程中，肿瘤坏死因子（TNF）-α、白细胞介素（IL）-6、IL-1β等多种炎症因子水平显著升高。TNF-α可以刺激内皮细胞产生内皮素及一氧化氮，还能刺激内皮细胞及白细胞产生黏附分子，使微循环中的白细胞黏附于内皮细胞，从而导致严重的微循环障碍。除了 ARDS，脓毒症也可以造成内皮细胞破坏。当局部存在感染时，白细胞和血小板会沉积、黏附到内皮细胞表面，通过迁移变形穿过内皮细胞间隙进入致病菌入侵部位，进而清除致病菌。而机体过度的炎症反应增强了这一过程，从而引起内皮屏障功能不全的一系列临床表现。因此，对于 ARDS 和脓毒症患者，要特别注意监测循环中炎症因子的浓度。

（二）炎症因子监测

在不受控制的炎症反应中，多种促进炎症的细胞因子，包括 TNFF-α、IL-1、IL-6、高迁移率族蛋白 B1（HMGB1）的浓度在危重症患者中迅速增加。而过度炎症反应的启动与固有免疫有关。因此，监测炎症因子水平有助于识别免疫功能的变化。

有趣的是，当机体持续受到细菌性抗原（如脂多糖，LPS）刺激时，脓毒症患者却主要表现为以抑制性细胞因子（如 IL-10）升高为特点的炎症反应。Van Dissel 等分析了 464 例社区获得性感染者的细胞因子谱，结果发现社区获得性感染者循环中 IL-10 与 TNF-α的比值升高与患者的死亡率呈正相关。而到了脓毒症晚期，这些患者的多种细胞因子（包括促炎因子和抗炎因子）广泛受到抑制。此外，用 LPS 体外刺激单核细胞发现，脓毒症患者单核细胞产生的 TNF-α、IL-1β和 IL-6 反而低于无脓毒症患者。这种免疫细胞抑制的现象可以间接地解释为什么脓毒症晚期会出现多种细胞因子均生成减少。因此，实时进行炎症因子的监测将有助于识别危重症患者的免疫状态，并可以针对合适的患者进行抗炎治疗。

二、免疫抑制的识别

免疫抑制已经成为影响危重症患者生存预后的危险因素之一。部分脓毒症患者虽然逃脱于严重的炎症反应和器官功能衰竭，但仍然无法改变最终死亡的结局。对这些脓毒症患者的尸检结果证实，严重的免疫抑制可能是造成患者死亡的主要原因。可见，识别免疫功能障碍或者免疫抑制将会直接使这部分患者获益。如果可以寻找到与免疫抑制相关的患者群体和特征性的免疫学改变，将有助于临床医生识别免疫抑制，并及时开展免疫调理治疗。下文将从临床高危群体筛查和特征性免疫标志物检测两个角度来介绍如何识别免疫抑制。

（一）快速筛查免疫抑制

1. 高龄

衰老是一种正常生理现象。随着年龄的增长，人体骨髓造血干细胞的增殖能力下降，循环中的免疫细胞也会因为端粒酶的进行性缩短而出现生理性凋亡，最终引起老年人生理性免疫功能下降，这种普遍的现象被称为免疫衰老。免疫衰老常表现为中性粒细胞、单核/巨噬细胞和自然杀伤细胞的吞噬杀菌功能降低，抗原提呈细胞的提呈能力下降及 T 细胞活化能力降低和 B 细胞释放抗体的亲和能力减弱。在免疫衰老中，固有免疫系统和适应性免疫系统均发生了改变。

（1）免疫衰老和固有免疫：中性粒细胞和单核/巨噬细胞是固有免疫中十分重要的免疫细胞。虽然老年人外周血中性粒细胞、单核细胞和巨噬细胞的数量也许未发生改变，但骨髓中巨噬细胞前体却已经出现显著减少，并且中性粒细胞和单核/巨噬细胞的吞噬能力显著降低，这种低反应将会使老年人对病原菌的易感性增高。体外实验发现，抗原刺激后，老年患者中性粒细胞的超氧化物生成受损，细胞凋亡增加，并且活化的中性粒细胞内钙通量减少、细胞内蛋白质的糖基化下降。同时，巨噬细胞表达主要组织相容性复合体（MHC）-Ⅱ类分子减少，进而影响巨噬细胞和 $CD4^+$ T 细胞间的抗原提呈。这一系列改变将会导致老年人在生理状态下就出现中性粒细胞和单核/巨噬细胞的功能降低。

自然杀伤细胞（NK）也在固有免疫中起重要作用。研究发现随着年龄增加，NK 细胞的数量也相应增加，这可能是对 NK 细胞溶解杀菌活性降低的一种代偿机制。研究发现 NK 细胞在用 IL-2 或 IL-12 刺激后对干扰素（IFN）-γ 和趋化因子的产生和反应均降低。可见，NK 细胞的功能降低也将增加老年人对病原菌的易感性。

因此，虽然固有免疫系统中主要细胞（白细胞、单核细胞、NK 细胞）的数量在老年人中并未降低，但是生理性的功能改变可以导致感染容易发生或感染难以控制。老年人群中 IL-6 和 IL-1 及 TNF-α 的水平生理性升高，这将会对免疫系统产生持续的刺激，并且老年人炎症反应的持续时间通常远长于年轻人，这种持续的亚临床炎症状态可以解释老年人许多病理生理过程的发生和发展。

（2）免疫衰老和适应性免疫：适应性免疫包括细胞免疫和体液免疫，其代表性细胞分别是 T 细胞和 B 细胞。T 细胞在胸腺中成熟，这个过程主要发生在儿童早期，到 60 岁腺体便完全退化。胸腺退化将导致幼稚 T 细胞显著减少，尽管体内存在的幼稚 T 细胞仍然足够人体使用多年。但是 $CD4^+$ T 和 $CD8^+$ T 细胞的产生会减少，当面对入侵病原菌时，适应性免疫应答降低，这将会严重影响免疫细胞的功能，如抗原提呈细胞与 $CD4^+$ T 细胞间的提呈功能。在老年人体内还观察到 CD4/CD8 比例的倒置，这种改变与老年患者病死率增加有关。在 HIV 阴性人群中，CD4/CD8 比例的正常范围在 0.9~1.9。而在老年人群中，CD4/CD8 比例将会随着 $CD8^+$ T 细胞减少而增加，其正常范围一般在 1.6~2.2。

高龄也和体液免疫功能改变有关，老年人循环中 B 细胞数量和功能会随着年龄逐渐降低。由于 B 细胞的功能降低，与 T 细胞接触后，B 细胞产生的高度特异性抗体显著减少。但是老年人循环中免疫球蛋白的水平并未降低，反而显著升高，这是由于对抗原低亲和力的非特异性抗体增加所引起的，体内的这些非特异性抗体不仅很难发挥其本身作用，反而可能会成为自身免疫反应抗体，进一步损害免疫系统。此外，衰老还影响体液免疫对疫苗的应答反应。有研究分析了在接种疫苗前后年轻和老年人群中的免疫球蛋白重链转录物序列,结果发现相比于年轻人,老年人对于疫苗的反应更差且多样化更少。

免疫衰老严重地影响着老年人的免疫系统。持续炎症不仅会使中性粒细胞和单核/巨噬细胞的吞噬功能下降,而且会引起 T 细胞衰竭和 CD4/CD8 比例倒置,导致机体对病原菌的易感性增加,最终会造成老年危重症患者的病死率显著增加。因此,高龄的危重症患者需要引起临床医生的高度重视。

2. 基础疾病

急性病理和慢性健康评分(APACHE)提示,当危重症患者伴有慢性疾病时其预计病死率会进一步升高。除了慢性疾病本身会加重器官功能损害外,免疫系统也会在病程中发生变化。肿瘤是目前危害人类健康的重要慢性疾病之一。在肿瘤病程中,机体的免疫系统将会和肿瘤细胞进行搏杀,肿瘤细胞往往可以战胜免疫细胞而在体内存活,在随后肿瘤的放疗、化疗及免疫抑制药物治疗中,免疫系统将会进一步被破坏。此时,如果肿瘤患者继发感染,往往会合并免疫抑制。因此,了解危重症患者的基础状态将有助于临床医生识别免疫抑制。

一项纳入 149 例胃肠道恶性肿瘤患者的临床研究发现,与健康志愿者相比,胃肠道恶性肿瘤患者的外周血中调节性 T 细胞(Treg)的比例升高。在胃癌患者的预后分析中也证实 Treg 升高患者的预后明显差于低表达的患者。而 Treg 的增加与胃肠道恶性肿瘤患者的免疫抑制和肿瘤进展有关。除了肿瘤患者,实体器官移植患者、自身免疫性疾病患者等长期需要免疫抑制治疗的患者往往也容易并发感染。肺孢子菌肺炎是移植患者术后常见的致病菌感染之一。一项回顾性研究分析了肾脏移植患者,结果发现使用免疫抑制药物是引起肺孢子菌肺炎的高危因素。此外,巨细胞病毒感染是实体器官移植后常见的感染类型之一。有研究发现,淋巴细胞计数减少和 $CD4^+$ T 细胞减少是出现巨细胞病毒感染的危险因素。因此,基础状态伴有肿瘤、需长期服用免疫抑制药物也是危重症患者伴发免疫抑制的高危因素。

3. 机会致病菌感染

病原微生物种类也有助于了解脓毒症患者的免疫状态。机会致病菌随着宿主免疫功能下降而侵害机体,继而出现耐药的机会致病菌感染,常见的机会致病微生物为不动杆菌、肠球菌和真菌等。因此,病原微生物的培养结果不仅为抗生素的选择提供了依据,而且有助于免疫状态的评估。

在危重症患者中,快速临床筛查的主要目的是提高临床医生对高危患者的重视。在进行常规治疗的同时需要兼顾患者的年龄、基础状态和病原微生物类型。一旦发现高危人群,就需要进行密切监测,尽快开展免疫调理治疗。

(二)免疫抑制监测

并不是只有高危人群才会出现免疫抑制,所有危重症患者都可能会受到免疫抑制的危害。任何治疗成功的关键都在于确定那些可能受益于特定干预的患者。因此,如何选择出可能会在免疫治疗中获益的群体显得十分重要。而免疫抑制相关免疫标志物可以帮助临床医生识别伴有免疫抑制的危重症患者。目前,许多免疫抑制相关的免疫标志物已经展现出其在识别危重症患者免疫抑制中的作用。下文将从固有免疫功能和适应性免疫功能两个角度来介绍一些有助于识别免疫抑制患者的标志物。

1. 固有免疫监测

（1）中性粒细胞：中性粒细胞是固有免疫系统中十分重要的免疫细胞之一。机体受到病原微生物入侵时，在循环中趋化因子的作用下，白细胞会穿过血管内皮细胞募集到感染部位吞噬并杀灭病原菌，而中性粒细胞是感染早期最先发挥作用的免疫细胞。在脓毒症发病后的第3~4天，循环中的中性粒细胞数量虽然未减少，但通过流式细胞分析技术进行细胞表型的检测可以发现，未成熟中性粒细胞（$CD10^{dim}CD16^{dim}$）的比例显著增加。这种未成熟中性粒细胞的吞噬能力明显低于成熟中性粒细胞（吞噬指数：25%±5% vs. 69%±8%）。除了吞噬能力降低外，中性粒细胞产生的髓过氧化物酶、乳铁蛋白和氧化应激也都显著降低。这些指标的降低说明中性粒细胞的杀菌功能下降，这与感染早期中性粒细胞吞噬杀菌能力增强截然相反。可见，随着脓毒症病程的进展，中性粒细胞的功能发生了变化。此外，分离脓毒症患者外周血的中性粒细胞进行体外刺激发现，中性粒细胞中存在一种与免疫抑制相关的亚型——$CD16^{bright}CD62L^{dim}$中性粒细胞。它是一种独特的亚型，细胞核呈多核形，能通过中性粒细胞和T细胞之间的免疫突触局部释放过氧化氢进而抑制T细胞增殖，从而引起免疫抑制。因此，通过检测中性粒细胞的表型改变和吞噬杀菌功能均有助于识别免疫抑制。

（2）单核/巨噬细胞：单核/巨噬细胞是一类串联固有免疫系统和适应性免疫系统的重要细胞。正常情况下，体内单核/巨噬细胞会分泌大量的促炎因子（如TNF-α、IL-1），但是当脓毒症患者伴发免疫抑制时，循环中单核细胞往往表现为促炎因子释放减少，而抗炎因子（如IL-10）释放增强。单核/巨噬细胞先暴露于微量内毒素会使它们对随后的内毒素攻击表现为低反应或无反应，这种现象称为内毒素耐受。当机体处于内毒素耐受状态时，脓毒症患者往往更容易伴发免疫抑制。

单核/巨噬细胞还可以作为抗原提呈细胞将信号转导给T细胞。人类白细胞抗原（HLA）-DR是抗原提呈细胞表面表达的一类MHC-Ⅱ分子。目前许多研究都已经证实单核细胞表面HLA-DR（mHLA-DR）可以用作评判脓毒症患者免疫抑制的生物标志物。脓毒症患者mHLA-DR低表达与其高病死率和继发感染息息相关，但其产生的机制尚不明确。当然，也有研究认为脓毒症的高病死率与mHLA-DR的低表达并没有相关。这些不同的结果表明脓毒症患者mHLA-DR的表达不是一个静止的状态，早期动态监测mHLA-DR的变化有利于更及时地发现免疫抑制。Lukaszewicz等的研究发现，住ICU超过7天的患者体内mHLA-DR恢复速度越慢，其发生继发感染的风险越高。Landelle等的研究同样发现，脓毒性休克的患者，不管在出现休克后3~4天还是6~9天，发生院内感染患者mHLA-DR的表达均低于无院内感染患者，mHLA-DR的持续低表达与院内感染的发生密切相关。如今，动态监测mHLA-DR的表达已经用于临床，指导脓毒症的免疫治疗。Meisel等的研究将连续2天出现mHLA-DR的表达量低于8000mAb/细胞作为该研究中筛选脓毒症免疫抑制患者的标准。该研究中使用粒细胞/巨噬细胞集落刺激因子（GM-CSF）进行免疫治疗后，脓毒症患者mHLA-DR的表达显著提高，在短期内就可以升至正常水平（≥15 000mAb/细胞）。因此，mHLA-DR不仅可以用来选择免疫抑制的患者，还可以作为指导脓毒症免疫药物治疗时间的指标。

除了 mHLA-DR，共抑制分子程序性死亡蛋白 1（PD-1）及其配体 PD-L1 表达增加也可以作为免疫抑制的标志物。PD-1/PD-L1 通路是目前免疫抑制中十分重要的通路之一，而免疫抑制患者体内免疫细胞表面 PD-1 和 PD-L1 的表达显著增高。有研究发现脓毒症小鼠巨噬细胞表面 PD-1 的表达与免疫功能紊乱有关，当阻断 PD-1 的表达后，脓毒症小鼠的病死率明显降低。临床上，脓毒症患者发病后的 3~4 天就已经出现单核细胞表面 PD-L1 表达的升高，并且体内 PD-1 和 PD-L1 的表达升高与脓毒症的病死率、继发感染发生率呈正相关。此外，脓毒症患者体内 PD-1/PD-L1 的激活可以导致 T 细胞凋亡增加，Treg 比例增加，淋巴细胞和单核细胞功能降低。阻断 PD-1/PD-L1 通路将有助于降低继发感染发生率，改善脓毒症患者预后。动物实验发现使用抗 PD-L1 抗体可以有效降低 PD-L1 的表达，改善免疫功能，提高生存预后。近期，一项使用抗 PD-L1 抗体治疗脓毒症的临床试验正在进行中。可见，PD-L1 可能会成为识别免疫抑制患者的理想生物标志物之一。

（3）树突状细胞：树突状细胞（DC）是人体最主要的抗原提呈细胞，临床前研究发现 DC 在脓毒症中表现为细胞数量减少，HLA-DR 表达下调和 IL-10 的释放增加。在脓毒性休克患者的外周循环中，使用流式细胞术的方法分别计数 DC 的两个亚型——髓样 DC（mDC）和浆细胞样 DC（pDC）。结果发现在脓毒性休克后的第 1 天，外周循环中 mDC 和 pDC 计数均明显低于健康对照（mDC：835 vs. 19342 和 pDC：178 vs. 6169）。同时，与健康对照相比，脓毒性休克患者 mDC 和 pDC 表面的 HLA-DR 表达也均出现降低。该研究中的 43 例脓毒性休克患者中有 10 例发生了继发感染，mDC 在第 7 天的计数在没有继发感染的患者中增加，而在随后发生继发感染的患者中仍然较低。可见，DC 数量减少和抗原提呈功能降低可能与免疫抑制有关，并且持续的 DC 数量减少会造成脓毒症患者出现继发感染甚至死亡。因此，动态监测 DC 亚群的数量和功能也有助于识别免疫抑制。

2. 适应性免疫监测

（1）淋巴细胞：淋巴细胞计数是临床上较为容易获得的一个指标，而持续的淋巴细胞数量减少也可以作为识别免疫抑制的生物标志物。一项回顾性研究发现，脓毒症在感染后第 4 天，幸存者组的淋巴细胞计数明显高于非幸存者组（$1.1×10^9$/L vs. $0.7×10^9$/L）。并且严重的淋巴细胞减少（$≤0.6×10^9$/L）与继发感染的发生存在相关性。Logistic 回归分析也证实淋巴细胞减少是影响患者预后的独立危险因素。另一项研究还发现，在老年脓毒症患者中，幸存者的淋巴细胞数量可以缓慢地恢复到正常水平，但是非幸存者的淋巴细胞减少持续 21 天以上，持续的淋巴细胞计数减少高度提示患者免疫功能抑制。目前已经有临床研究将淋巴细胞计数 $<0.9×10^9$/L 作为筛选免疫功能抑制患者的指标。因此，淋巴细胞计数减少也可以作为免疫抑制的生物标志物。

（2）T 细胞：T 细胞耗竭是造成免疫功能障碍的重要原因之一。而引起 T 细胞减少甚至耗竭的主要原因是细胞凋亡。细胞凋亡本质上是一种天然的细胞死亡形式，它在多种免疫细胞中普遍存在。而脓毒症引起的 T 细胞凋亡既可以由线粒体介导的内源性细胞凋亡通路激活产生，也可以由死亡受体介导的外源性细胞凋亡通路激活产生。对脓毒症患者的尸体解剖研究发现，脓毒症患者脾脏内的 $CD4^+$ T 细胞和 $CD8^+$ T 细胞显著减少，由 T 细胞分泌的 IFN-γ 和 TNF-α 也明显低于非脓毒症患者。同时，死于脓毒症的患者体内 $CD4^+$ T 细胞表面存在 PD-1 的表达升高，相应地在巨噬细胞和内皮细胞表面也出现了 PD-L1 的表达升高和 HLA-DR 的表达下降。这些征象证实脓毒症患者在死亡前处在严重的 T 细胞耗竭和免疫抑制状态。在脓毒症中，T 细胞的耗竭主要是 $CD4^+$ T 细胞和 $CD8^+$ T 细胞减少，而 Treg 数量并没有减少，反而因为 T 细胞总数减少而造成比例增加。Treg 是一种抑制辅助性 T 细胞（Th）增殖和发挥免疫功能的 T 细胞亚型。目前，临床上常使用 $CD4^+CD25^+Foxp3^+$ 和 $CD4^+CD25^+CD127^-$ 进行 Treg 标记。在正常情况下 Treg 占 $CD4^+$ T 细胞的比例是 5%～10%。一项对比脓毒症和 SIRS 患者 Treg 的研究发现，在脓毒症早期患者体内 Treg（$CD4^+CD25^+Foxp3^+$）占 $CD4^+CD25^+$ T 细胞的比例明显高于 SIRS 患者（66.82%±21.79% vs. 51.79%±21.79%）。此外，休内内源性 IL-33 激活固有淋巴样细胞(ILC)2 产生 IL-4 和 IL-13；这些细胞因子进一步驱动巨噬细胞向 M2 型极化产生 IL-10，最终导致 Treg 增殖，引起持续的免疫抑制。因此，T 细胞耗竭和 Treg 比例升高也有助于识别免疫抑制患者。

（3）B 细胞：近年来，B 细胞在脓毒症炎症反应和免疫抑制中的潜在作用受到广泛关注。脓毒症早期，B 细胞首先参与感染后的促炎症反应。但是 B 细胞和 T 细胞一样，会在脓毒症的病程中出现细胞数量减少；而细胞凋亡是造成脓毒症患者体内 B 细胞数量减少的主要原因；并且不同亚型的 B 细胞也存在差异，其中记忆 B 细胞凋亡要高于其他的类型。除了外周血中 B 细胞减少外，脓毒症还会引发幼稚 B 细胞的数量持续减少。有研究证实了脓毒性休克患者循环中 B 细胞数量减少，B 细胞表面 MHC-Ⅱ 表达降低，并且表现为明显的浆细胞增生和 IL-10 的产生增加。因此，B 细胞数量减少和功能下降也有助于识别脓毒症免疫抑制。

总之，危重症患者免疫抑制相关标志物的识别是为了尽早地选择出可能从免疫中获益的患者，进而开展免疫治疗。在目前没有明确诊断免疫抑制金标准的情况下，临床医生应该对危重症患者进行综合评估，动态监测生物学标志物，从而早期识别免疫抑制，尽快进行免疫调理治疗。

第三节 危重症免疫调理治疗

近年来，多项针对危重症患者的免疫调理治疗的临床研究初步表明免疫治疗将会为危重症患者的治疗带来新希望。下文将以目前开展免疫调理治疗最为广泛的脓毒症治疗为例，重点介绍目前已经进入临床或者正在进行临床试验的免疫调理治疗药物或技术。

一、抗炎治疗

过度的炎症反应是危重症患者早期高死亡率的首要因素。因此，人们希望通过抗炎治疗从而降低危重症患者早期的高病死率。目前，对于危重症患者的抗炎治疗已经从单个炎症因子抗体治疗发展到多种炎症通路同时拮抗的治疗策略。

（一）炎症因子抗体治疗

近 20 年来，大量的抗炎治疗被用来对抗脓毒症早期的炎症风暴。然而，这些炎症因子或炎症通路关键蛋白的拮抗剂在临床试验中均被证明是失败的（表 34-1）。1991 年，Ziegler 等进行了一项抗内毒素抗体（HA-1A）治疗脓毒症的随机、双盲、安慰剂对照研究。该研究纳入 543 例脓毒症患者，其中 200 例（37%）血培养明确诊断为 G^- 菌感染。

在 G⁻菌感染的患者中，HA-1A 治疗组（n=105）有 32 例（30%）患者在入组后 28 天内死亡，对照组（n=92）有 45 例（49%）死亡，HA-1A 治疗可以降低 G⁻菌感染患者 28 天病死率（$P=0.014$）。对全部患者进行综合分析发现 HA-1A 治疗不能降低脓毒症患者的 28 天病死率（43% vs.39%；$P=0.24$）。2000 年进行的一项使用抗内毒素抗体（E5）治疗脓毒症患者的随机对照研究中，同样没有发现使用 E5 治疗后可以降低 G⁻菌感染脓毒症患者病死率。该研究共纳入 546 例接受 E5 治疗和 544 例接受安慰剂治疗的患者。最终两组间 14 天病死率（29.7% vs. 31.1%；$P=0.67$）和 28 天病死率（38.5% vs. 40.3%；$P=0.56$）均未显现出统计学差异。2001 年，Abraham 等完成一项纳入 1342 例脓毒症患者的Ⅲ期临床试验，该试验的主要研究终点是观察 TNF 拮抗剂来那西普（Lenercept）治疗是否可以降低脓毒症患者的 28 天全因病死率。最终结果显示治疗组（n=662）和安慰剂对照组（n=680）间的 28 天全因病死率并无统计学差异（27% vs. 28%；$P=0.141$），同时两组间 IL-6 浓度变化也未见统计学差异。2013 年，一项 MD-2-TLR-4 拮抗剂依立托伦（Eritoran）治疗脓毒症的随机、双盲、安慰剂对照研究（ACCESS）完成全部受试者随访。该试验总共纳入 1961 例严重脓毒症患者，其中 1304 例治疗组接受 6 天总共 105mg 的依立托伦治疗，657 例对照组则接受同等量的安慰剂治疗。结果发现两组间在 28 天全因病死率（HR 1.05；95% CI 0.88~1.26；$P=0.59$）和 1 年全因病死率（HR 0.98；95% CI 0.85~1.13；$P=0.59$）均无统计学差异。总之，危重症的炎症反应是一个极其复杂的病理生理过程，仅仅拮抗一个因子或某个炎症通路现在看来是行不通的。全面拮抗危重症诱导的炎症反应可能是正确的抗炎治疗方向。

表 34-1 靶向抗炎治疗脓毒症的随机对照研究

研究	Ziegler 等		Angus 等		Abraham 等		Opal 等	
药物	抗内毒素抗体（HA-1A）		抗内毒素抗体（E5）		TNF 拮抗剂（来那西普）		TLR-4 拮抗剂（依立托伦）	
分组	治疗组	对照组	治疗组	对照组	治疗组	对照组	治疗组	对照组
患者数	105	92	546	544	662	680	1304	657
年龄（岁）	58.0±17.7	62.3±15.1	60.9±16.4	60.5±16.7	61（18~93）	60（17-96）	65.4±15.0	65.8±15.1
APACHE-Ⅱ评分	23.6±9.0	25.7±8.1	NA	NA	34.3±19.0*	33.3±19.1*	27.2±4.5	27.3±4.5
SOFA 评分	NA	NA	NA	NA	NA	NA	SOFA 单项评分间无差异	
主要结果	1. HA-1A 治疗可以降低 G⁻菌感染者的 28 天病死率（30% vs. 49%） 2. 分析所有 543 例脓毒症患者，两组间 28 天病死率无明显差异（39% vs. 43%）		E5 治疗不能降低 G⁻菌感染患者的 14 天病死率（29.7% vs. 31.1%）和 28 天病死率（38.5% vs. 40.3%）		1. 两组间 14 天病死率无明显差异（27% vs. 28%） 2. 来那西普治疗后，两组间 IL-6 浓度变化无差异		1. 两组间 28 天全因病死率无差异（HR 1.05; 95% CI 0.88~1.26） 2. 两组间 90 天全因病死率无差异（HR 0.98; 95% CI 0.85~1.13）	

* SAPS Ⅱ 评分。

（二）糖皮质激素

糖皮质激素通过多种机制抑制全身炎症反应。理论上，它可以用于抑制危重症病程中的炎症因子风暴，提高肾上腺素受体活性，逆转休克。但糖皮质激素在治疗危重症的研究中经历了一个过山车式的演变（表34-2）。1976年，William Schumer等第一次发现大剂量糖皮质激素（地塞米松3mg/kg或者甲泼尼龙30mg/kg）可以有效地治疗脓毒性休克，降低患者的病死率（9/86 vs. 33/86；$P<0.001$），但随后几个大样本临床研究又推翻了最初的结论，在脓毒性休克患者中采用大剂量糖皮质激素治疗从而告一段落。

表34-2 糖皮质激素治疗脓毒症的大样本研究

研究	VASSCSG研究（n=223）		Annane等（n=299）		CORTICUS研究（n=499）		HYPRESS研究（n=353）		ADRENAL研究（n=3713）		APROCCHSS研究（n=1241）	
剂量疗程	甲泼尼龙30mg/kg负荷，地塞米松5mg/(kg·h)持续9小时		氢化可的松50mg，每6小时一次，连续7天		氢化可的松50mg，每6小时一次，连续5天		氢化可的松200mg，24小时持续输注，连续5天		氢化可的松200mg，最长7天		50mg氢化可的松每6小时一次联合鼻饲50ug氟氢可的松每天1次，最长7天	
分组	治疗组	对照组	治疗组	对照组	治疗组	对照组	治疗组	对照组	治疗组	对照组	治疗组	对照组
患者数	122	111	150	149	251	248	177	176	1853	1860	614	627
年龄（岁）	NA	NA	62±15	60±17	63±14	63±15	66±14	65±15	62±15	63±15	66±14	65±15
APACHE-II评分	NA	NA	54±10#	55±10#	50±18#	49±17#	20±7	19±6	24(19-29)	23(18-29)	56±19#	56±19#
SOFA评分	NA	NA	NA	NA	10.6±3.4	10.6±3.2	6.4±2.6	6.2±2.4	NA	NA	12±3	11±3
主要结果	大剂量激素治疗不能降低脓毒症患者14天病死率（22% vs. 21%）		小剂量激素治疗可以降低脓毒症患者28天病死率（HR 0.67；95% CI 0.47~0.95）		1. 小剂量激素治疗不能降低患者28天病死率（39.2% vs. 36.1%）2. 小剂量激素治疗可以缩短休克恢复时间		1. 两组间休克的恢复时间并无差异（HR-1.8%；95% CI-10.7%~7.2%）2. 两组间28天病死率并无差异（8.2% vs. 8.8%）		1. 两组间90天病死率无差异（27.9% vs. 28.8%）2. 治疗组休克恢复时间更短（OR 1.32）		1. 治疗组90天病死率低于安慰剂组（43.0% vs. 49.1%）2. 治疗组升压药使用时间（天）更短（15±11 vs. 17±11）	

\# SAPS II 评分。

1998年，Annane等使用小剂量长程激素（氢化可的松50mg，每6小时一次，连续7天）治疗脓毒性休克的研究（n=299）获得成功，患者的28天病死率得到改善（HR 0.67；95% CI 0.47~0.95；P=0.02），从而开始了小剂量长程激素治疗研究的热潮。此后的CORTICUS研究（n=499）发现小剂量长程激素治疗并不能改善28天病死率，仅有助于脓毒性休克的恢复。但HYPRESS研究（n=353）结果并不能证明小剂量激素治疗能降低休克的发生风险（HR-1.8%；95% CI-10.7%~7.2%；P=0.70），且两组间的28天病死率（8.8% vs. 8.2%；P=0.86）未出现明显差异。但该研究纳入患者的APACHE评分较低，脓毒性休克的28天病死率仅为8.5%，这样的群体能否很好地代表脓毒性休克患者值得讨论。为了寻找可能存在的原因，我们比较了两项大样本的随机对照研究（Annane 研究和 CORTICUS 研究），结果发现两者在受试者的入选时机上是明显不同的。Annane 的研究从休克发生开始到入组的时间窗是休克发生 8 小时内，而 CORTICUS 研究从休克发生开始到入组的时间窗是休克发生 72 小时内。结果两个研究得出了完全相反的结果。于是，人们开始反思脓毒性休克的激素治疗是否与应用时机有关。2014 年，一项小剂量激素早期应用于脓毒症患者的大样本回顾性研究为了减少混杂因素和选择性偏倚对结果的影响，采用了倾向性匹配的方法进行统计分析。该研究纳入了 28 个 ICU 的 3676 例可匹配的脓毒性休克患者（1838 例休克发生后 48 小时内使用小剂量激素和 1838 例 48 小时内未使用小剂量激素的患者）。结果发现小剂量激素的早期使用并不能降低脓毒症患者的 30 天病死率（HR 0.98；95% CI 0.88～1.10；P=0.77），激素治疗与脓毒症病死率的降低没有相关性（OR 0.99；95% CI 0.86～1.15；P=0.94）。2015 年，Volbeda 等进行了一项 Meta 分析，但结果发现不管是大剂量（RR 0.87；95% CI 0.38～1.99）还是小剂量（RR 0.90；95% CI 0.49～1.67）的激素治疗都不能改善患者病死率。同年，Cochrane Library 的 Meta 分析却发现小剂量长程激素治疗可以降低脓毒症患者的 28 天病死率（RR 0.87；95% CI 0.78～0.97；P=0.01），但是作者认为纳入的研究间存在较大的异质性，仍需进一步设计严谨的大样本量临床研究进行验证。SSC2016 指南中依旧不推荐在脓毒性休克患者的常规治疗中进行激素治疗，但出现血管活性药物也难以逆转的休克时可以进行小剂量（氢化可的松 200mg/d）激素治疗（弱推荐，低质量等级）。

2018 年，两项新的大样本、多中心研究带来了最新的结果。一项纳入 3800 例脓毒性休克患者的多中心随机对照研究（ADRENAL 研究）发现连续输注氢化可的松并未降低脓毒性休克患者的 90 天死亡率。该研究从 2013 年 3 月至 2017 年 4 月最终纳入分析了 3658 名使用机械通气治疗的脓毒性休克患者，所有患者随机接受氢化可的松（200mg/d，1832 例）和安慰剂治疗 7 天（1826 例）。结果发现主要终点事件 90 天病死率在氢化可的松组（511 例，27.9%）和安慰剂组（526 例，28.8%）并未存在明显差异（P=0.50）。其他结果，包括 28 天死亡率、休克复发率、ICU 存活时间、住院时间、机械通气复发率、肾脏替代治疗比例及新发菌血症或真菌血症的发生率等，也均无明显差异。另一项纳入 1241 例脓毒性休克患者的多中心、双盲、随机研究（APROCCHSS）则采用 2×2 析因设计的方法评估了氢化可的松联合氟氢可的松治疗相对于安慰剂的疗效。结果发现氢化可的松联合氟氢可的松组患者的 90 天病死率为（43.0%；n=264/614）较安慰剂组（49.1%；n=308/627）明显下降（P=0.03）。结果还发现病死率的差异主要在于出 ICU 后、出院后和 180 天病死率，而不在短期的 28 天病死率。同时，氢化可的松联合氟氢可的松治疗的患者拥有更长的无使用升压药天数和无器官衰竭天数。

对比两项试验的设计和结果，有几点差异值得关注。ADRENAL 研究认为连续输注氢化可的松并未降低 90 天的病死率，而 APROCCHSS 研究却认为氢化可的松联合氟氢可的松可降低 90 天的全因病死率。首先，APROCCHSS 试验报告了氢化可的松联合氟氢可的松治疗可以降低脓毒性休克患者的 90 天和 180 天病死率。氟氢可的松降低死亡率的能力可能与持续血管加压素依赖性脓毒性休克和器官衰竭患者恢复α_1-肾上腺素受体表达有关，虽然该团队此前的研究认为添加口服氟氢可的松并不能改善患者院内病死率，但最新的研究告诉我们，对于病死率的改善主要在于远期预后。其次，ADRENAL 试验历时 4 年，招募了来自5个国家的脓毒性休克患者,而APROCCHSS试验仅在法国进行了为期7年的研究。从样本量来看,ADRENAL试验最终纳入有效患者3713例,比APROCCHSS试验大三倍。可见,ADRENAL试验的研究人群范围和样本量均更大。第三,ADRENAL试验中所需的血管加压素剂量和时间分别比APROCCHSS试验中更低和更短。与ADRENAL试验相比,APROCCHSS试验中更多的患者接受了肾脏替代治疗和合并有肺炎,可能提示有更多的急性呼吸窘迫综合征患者参加了APROCCHSS试验。同时,ADRENAL试验中报告的不良事件发生率明显低于APROCCHSS试验。这些差异可能可以解释APROCCHSS研究中更严重的休克和更高的死亡率。

尽管如此,两项试验均表明,接受氢化可的松治疗的患者脓毒性休克的逆转速度更快,机械通气时间更短。虽然糖皮质激素的使用可以帮助逆转难治性休克,但临床上使用时还应注意其可能带来的副作用。Yang等的一项Meta分析研究了重症患者使用皮质类固醇治疗和ICU获得性无力之间的联系。该研究共纳入1项随机对照试验和17项前瞻性队列研究。随机对照试验的证据总体质量较高,纳入的前瞻性队列研究证据非常低。结果表明皮质类固醇的使用与ICU获得性无力之间存在显著的相关性(OR 1.84; 95% CI 1.26~2.67)。亚组分析发现皮质类固醇治疗与临床无力患者和机械通气患者存在较强的关联,而与电生理异常患者和脓毒症患者之间却不存在关联。因此,临床上使用皮质类固醇治疗时应尽量缩短给药时间,以降低患者出现ICU获得性无力的风险。

总之,大剂量的激素治疗已经退出了脓毒症治疗的舞台,而小剂量、短疗程激素治疗有助于逆转脓毒性休克,减少呼吸机支持的时间。

(三)尿蛋白酶抑制剂

乌司他丁(ulinastatin,UTI)是一种天然具有广谱蛋白水解作用的尿蛋白酶抑制剂。UTI可以抑制多种蛋白酶的功能,如胰蛋白酶、糜蛋白酶、弹性蛋白酶、组织蛋白酶、磷脂酶A2等。同时,它还具有抑制炎症因子释放,减少细胞与组织损伤,改善微循环与组织灌注等作用。近年来,国内进行的多项小样本研究均发现UTI可以抑制脓毒症患者的炎症反应,改善患者预后(表34-3)。邵义明等的研究随机纳入了60例患者,分为UTI治疗组($n=30$)和对照组($n=30$)。治疗组每次给予10万U的UTI,每天3次,连续治疗5天。结果发现治疗组能降低患者的28天病死率(治疗组:1/30 vs. 对照组:6/30)。吴铁军等的研究纳入60例脓毒症患者,治疗组($n=30$)接受30万U/次的UTI治疗,每天3次,连续5天。结果发现UTI治疗可以减少炎症因子释放(IL-17、IL-6、IL-10),提高mHLA-DR表达,但不能降低28天病死率(治疗组:18.2% vs. 对照组:20.1%,$P>0.05$)。2014年,Karnad等的纳入114例脓毒症患者的前瞻性随机对照研究发现,UIT治疗组(20万U/次,每天2次,连续5天)患者的28天全因死亡率(7.3% vs. 20.3%,$P=0.045$)相对于对照组降低,同时UTI治疗可以缩短机械通气时间和住院时间。但是,这项来自印度的研究纳入的脓毒症患者平均年龄低于40岁,而目前很多研究发现ICU的脓毒症患者平均发病年龄在60岁以上。同时,该研究的患者入组时APACHE-II评分在13分左右,65%的患者仅合并一个器官衰竭,且作为脓毒症诊断中十分重要的SOFA评分在研究中却并未涉及。可见,该研究中所选择的脓毒症患者并不能很好地代表真实的脓毒症群体,需要一项设计更加合理、纳入的患者更具有代表性的大样本的研究。目前,我国学者正在进行一项多中心随机对照研究,该研究预计纳入 384 例脓毒症患者,旨在进一步验证乌司他丁在治疗脓毒症中的确切疗效。

表 34-3　乌司他丁治疗脓毒症的随机对照研究

研究	邵义明等（$n=60$）		吴铁军等（$n=60$）		Karnad 等（$n=114$）	
药物剂量	10 万 U/次,每天 3 次,连续 5 天		30 万 U/次,每天 3 次,连续 5 天		20 万 U/次,每天 2 次,连续 5 天	
分组	治疗组	对照组	治疗组	对照组	治疗组	对照组
患者数	30	30	30	30	55	59
年龄（岁）	43.3±9.2		54.3±16.2		37.5±12.9	36.7±12.5
APACHE-Ⅱ评分	NA	NA	NA	NA	13.2±5.9	13.5±6.5
SOFA 评分	NA	NA	NA	NA	NA	NA
主要结果	乌司他丁治疗可以降低脓毒症患者 28 天病死率（1/30 vs. 6/30）		1. 两组间 28 天病死率无明显差异（18.2% vs. 20.1%） 2. 乌司他丁治疗可以提高脓毒症患者 mHLA-DR 表达		乌司他丁治疗可以降低脓毒症患者 28 天病死率（7.3% vs. 20.3%）	

（四）血必净注射液

血必净注射液可用于治疗脓毒症或因感染诱发的 SIRS,也可辅助治疗 MODS 的器官功能损伤。它是由我国著名急救医学专家王今达教授以血府逐瘀汤为基础,在"菌毒炎并治"的理论指导下,根据"三证三法"辩证原则研制而成。血必净注射液由红花、丹参、赤芍、川芎和当归 5 味中药组成,其主要有效成分包括羟基红花黄色素 A、芍药苷、氧化芍药苷、阿魏酸、洋川芎内酯和丹酚酸 B 等,具有清热解毒、活血化瘀、疏通经络、溃散毒邪的作用。研究发现血必净注射液既可以通过促进巨噬细胞 M1 型向 M2 型转化,增加 M2 型抑炎因子的释放,抑制促炎因子的过度释放;又可以诱导 Treg 凋亡,下调 Treg 对 T 细胞增殖和分泌功能的抑制效应,进而有助于改善脓毒症免疫抑制状态。

小样本的临床研究表明,血必净联合常规治疗能明显降低 MODS 患者的内毒素水平,升高蛋白 C 活性。陈云霞等进行的一项纳入 731 例的多中心临床研究发现,与对照组相比,经过血必净注射液治疗（100ml/d,每天 2 次）的脓毒症患者在疾病的严重程度上改善得更加迅速,凝血障碍的发生率下降,并可以降低 90 天病死率,改善脓毒症患者的预后。高洁等在全国 70 家医院进行了一项血必净注射液治疗脓毒症和 MODS 患者的Ⅳ期临床试验,从中医和西医两个方面评价了治疗效果。结果发现在常规综合治疗的基础上联合血必净注射液治疗能够改善脓毒症及 MODS 患者的全身炎症反应,保护器官功能,改善患者的临床症状和多项异常实验室检验结果,有效提高临床治疗的有效率;并且偶见不良事件,具有较高的安全性。

虽然多项大样本、多中心临床研究发现,在常规综合治疗基础上联合使用血必净注射液能提高脓毒症患者 28 天生存率,降低并发症发生率,缩短平均住院时间,改善全身炎症反应、凝血功能;但是由于这些研究的质量较低,仍需要证据等级较高的多中心研究进行验证。目前,一项由 30 家医院参与,纳入 700 例重症肺炎患者的高质量全国多中心临床研究已经完成,该结果将会为血必净注射液治疗脓毒症提供更加权威的证据。

（五）血液净化治疗

血液净化治疗很早就已经用于清除尿毒症毒素，但直到20世纪80年代末期这种技术才被应用于清除脓毒症循环介质和炎症因子。理论上，这种治疗可以减轻危重症炎症反应，从而改善患者预后，然而仍缺乏临床证据支持。在一项纳入24例脓毒性休克早期患者的研究中，Cole等对比连续性静脉-静脉血液滤过（CVVH；2L/h）治疗与未行血液滤过治疗患者的炎症因子浓度和衰竭器官数量，结果发现细胞因子水平（IL-6、IL-8、IL-10和TNF-α）和器官功能衰竭在两组间没有任何差别。此外，另一项预计纳入400例脓毒症患者的多中心临床研究在入组到80例患者时就因为入组停滞提前终止了。在中期分析时发现CVVH[25ml/（kg·h）]组患者的脏器衰竭数量和严重程度均显著高于对照组，但两组之间细胞因子水平仍然没有差异。这些数据表明，早期标准CVVH治疗对严重脓毒症和脓毒性休克是没有帮助的。

由于传统剂量的血液滤过被证明在脓毒症中无效，但有研究发现高容量CVVH[100ml/（kg·h）]有利于提高心脏灌注，维持血流动力学稳定，改善患者预后。然而，一项比较脓毒性休克患者高容量[70ml/（kg·h）]与标准容量血液滤过[35ml/（kg·h）]的多中心研究显示，经过96小时的血液滤过治疗后，两组器官衰竭和病死率没有差异。最终这项研究也由于患者纳入速度慢而提前终止。Park等对脓毒性急性肾损伤患者随机进行短时间（12小时）的高容量[80ml/（kg·h）]或标准容量血液滤过[40ml/（kg·h）]治疗，虽然结果发现高容量组的细胞因子水平下降得更明显，但是两组间在28天病死率和28天肾脏功能恢复上没有差异。可见，高容量血液滤过可能导致多种物质（包括抗菌药物）被清除而削弱其本身的治疗效果。

近年来，采用特定吸附剂进行血液灌流也已经被认为是改善介质清除的一种办法。这种带有吸附剂设备由高分子多孔小球构成，这种设备连接到血液透析回路上能够清除50～60kDa的分子，这其中包括大多数细胞因子和炎症介质。这方面得到广泛研究的另一种吸附剂是多黏菌素B，它能结合并中和内毒素。在一项纳入继发腹腔感染患者的研究中发现，使用多黏菌素吸附治疗相比标准治疗可以维持血流动力学稳定并降低了患者对肾脏替代治疗的需要。在EUPHAS（腹腔脓毒症早期进行多黏菌素B血液灌流）研究中，研究对象是继发腹腔感染的脓毒症患者，进行多黏菌素血液灌流患者与没有进行血液灌流治疗患者相比，血流动力学和脏器功能得以改善，并且可以降低患者28天病死率（治疗组：11/34 vs. 对照组：16/30）。另外，一项继发腹膜炎的脓毒性休克的大规模研究中，是否进行血液灌流治疗均不能改善脏器功能障碍和病死率。最近，一项设计精良的双盲研究（EUPHRATES，多黏菌素B血液灌流治疗成人内毒素血症和感染性休克的随机对照研究），纳入了446例内毒素升高的脓毒性休克患者，但是结果发现多黏菌素血液灌流并不能改善脓毒症患者的28天病死率（治疗组：37.7%；84/223 vs. 对照组：34.5%；78/226）。

此外，还有其他血液净化技术，包括血浆置换和联合血浆滤过和吸附（CPFA），也被用于治疗脓毒症。最近一项纳入了4项随机对照研究的Meta分析发现血浆置换可以降低患者病死率，但这些研究的异质性处于中等水平并且存在较高的偏倚风险。目前，为了评价脓毒症的标准治疗联合血浆置换在改善脓毒症预后的潜在作用，一项针对高剂量儿茶酚胺治疗的脓毒性休克患者的临床研究正在进行中，该研究的结果将会证明血浆置换在脓毒症治疗中的价值。另外，一项纳入 192 例脓毒性休克患者的多中心随机对照研究发现，无论是否使用 CPFA 治疗，两组患者在病死率、非 ICU 住院时间和新发脏器衰竭数量上均不存在差异，最终该研究也由于无效而提前终止。然而，亚组分析显示高血浆治疗量[≥180ml/(kg·d)]患者的病死率明显下降。为了验证这个发现，目前有一项使用高剂量 [>200ml/(kg·d)] CPFA 的研究正在进行中。

总之，由于证据质量不佳且证据间有冲突，脓毒症指南对血液净化用于脓毒症抗炎治疗尚无推荐意见。

二、免疫调理治疗

严重的免疫抑制可能是造成脓毒症患者后期高病死率的主要原因之一。因此，可以通过评估危重症患者是否存在固有免疫或适应性免疫功能障碍来识别存在免疫抑制的高危患者，进而进行针对性的免疫调理治疗。下文将介绍几种目前可以获得的免疫治疗药物。

（一）固有免疫治疗

1. 干扰素γ（IFN-γ）

IFN-γ是由 T 细胞、巨噬细胞和 NK 细胞等多种免疫细胞分泌的一种具有多种免疫功能的细胞因子。在体内，IFN-γ可以上调病原体识别受体进而有利于抗原提呈细胞完成抗原信息的提呈，抑制 T 细胞凋亡及激活吞噬细胞的吞噬和杀菌能力，逆转脓毒症患者单核细胞 HLA-DR 的表达降低。同时，IFN-γ可以促进 IL-1、IL-6、IL-8 和 TNF-α等炎症介质释放。此外，IFN-γ还能促进 Th 细胞向 Th1 细胞分化，抑制 Th2 细胞活化与增殖。早在 1991 年，一项使用 IFN-γ治疗慢性肉芽肿患者的临床研究就已经开展。该研究主要观察经过 IFN-γ（0.2mg/ml，3 次/周，12 个月）或安慰剂治疗后，慢性肉芽肿患者在一年的时间窗内出现首次严重感染的时间。结果发现，与安慰剂相比，IFN-γ组在研究窗内出现的比例更少（IFN-γ组：14/63 vs. 安慰剂组：30/65）。随后，一些小样本临床研究发现 IFN-γ还可以用于治疗脓毒症和侵袭性真菌感染。1997 年，Docke 等首先在体外实验中发现 IFN-γ作用于经 LPS 刺激的单核细胞可以增加 TNF-α的分泌并升高 mHLA-DR 的表达。近年来，一项在健康成人中进行的随机、双盲、安慰剂对照研究旨在证明 IFN-γ和 GM-CSF 在体内模拟革兰氏阴性菌感染（LPS）中的疗效。18 名健康志愿者在研究第 1 天接受 LPS 静脉推注（剂量 2ng/kg），并随机分为 3 组。在第 2、4 和 6 天分别接受皮下注射 IFN-γ（100μg/d；$n=6$）、GM-CSF [4μg/(kg·d)；$n=6$] 或安慰剂（生理盐水；$n=6$）。结果发现治疗后第 7 天，安慰剂组志愿者循环血中促炎因子 TNF-α和抗炎因子 IL-10 的浓度分别下降了 60%和 39%。与对照组相比，IFN-γ组在第 7 天访视期间的 TNF-α浓度未显著下降（减少 28%），而 IL-10 却下降得更显著（减少 54%）。此外，IFN-γ组志愿者外周血中单核细胞表面 mHLA-DR 的表达也相应地从治疗前的 83%升高到 98%。可见，IFN-γ可以通过刺激免疫细胞生成 TNF-α增加和单核细胞 mHLA-DR 表达增加来逆转脓毒症中的免疫麻痹。总之，目前的研究证实 IFN-γ在治疗危重症感染性疾病中有较好疗效，但需要大样本的多中心研究来进一步证实这一疗效。

2. 粒细胞/巨噬细胞集落刺激因子（GM-CSF）

GM-CSF 是一种具有免疫刺激作用的生长因子，最初的研究认为它可以通过刺激骨髓前体细胞向粒细胞和巨噬细胞分化并形成集落。后来发现 GM-CSF 是一个多功能的细胞因子，可以通过诱导中性粒细胞、单核细胞、巨噬细胞、树突状细胞等多种免疫细胞的增殖和分化而发挥免疫调节作用。在炎症状态下，多种造血系统细胞和非造血系统细胞分泌 GM-CSF，其中以活化的 T 细胞为主，也包括 B 细胞、上皮细胞、滑膜成纤维细胞等。体外实验还发现，GM-CSF 可以通过增强中性粒细胞和单核/巨噬细胞的吞噬杀菌能力改善免疫功能。

近年来，多项 GM-CSF 治疗脓毒症的临床试验相继开展（表 34-4）。Presneill 等针对脓毒症伴有呼吸功能障碍患者开展了一项小样本的临床研究。结果发现静脉使用小剂量 GM-SCF（3mg/kg）治疗后，治疗组患者的氧合指数较安慰剂组改善更明显，肺泡内中性粒细胞和巨噬细胞数量也进一步减少，但是两组患者在 30 天生存率（治疗组：80% vs.对照组：75%）和器官功能衰竭数量的差异并无统计学意义。Orozco 等也将 GM-CSF 用于治疗非外伤腹腔感染的脓毒症患者，结果显示治疗组的抗生素使用时间和平均住院时间较对照组明显缩短，感染相关的并发症也有所减少，但两组在院内死亡率上未发现明显差异（治疗组：2/28 vs. 对照组：2/30）。2009 年，Meisel 等采用 mHLA-DR 作为治疗起始的评估指标，对严重脓毒症患者进行 GM-CSF 免疫增强治疗取得了成功。研究者将严重脓毒症合并免疫麻痹状态的患者（连续 2 天 mHLA-DR＜8000mAb/细胞）随机分为 GM-CSF 治疗组和生理盐水对照组。结果发现两组患者在治疗前 mHLA-DR 水平无差异，GM-CSF 治疗组在治疗 24 小时后所有患者的 mHLA-DR 水平均明显上升，而对照组仅有 15.8%的患者上升；同时，治疗组 APACHE-Ⅱ评分下降更快，呼吸机使用时间、住院时间和 ICU 入住时间也明显缩短。2011 年，Bo 等将 12 项 G-CSF 和 GM-CSF 治疗脓毒症患者的研究进行了 Meta 分析，共纳入 2380 例脓毒症患者，结果发现 G-CSF 和 GM-CSF 并不能改善脓毒症患者的 28 天生存率，这可能与入组患者脓毒症发病时间不一、免疫状态不同相关。亚组分析发现，GM-CSF 可以增加感染灶的清除。可见，过去临床研究并未发现 GM-CSF 可以改善脓毒症患者的预后，但其在增强病灶清除率和降低继发感染发生率上显现出一定的作用。

表 34-4 GM-CSF 治疗脓毒症的随机对照研究

研究	Presneill 等（n=18）		Orozco 等（n=58）		Meisel 等（n=38）	
患者群体	脓毒症合并呼吸功能障碍		非外伤性腹腔感染		脓毒症合并 mHLA-DR 低表达	
分组	治疗组	对照组	治疗组	对照组	治疗组	对照组
患者数	10	8	28	30	19	19
年龄（岁）	62（32~73）	46.5（37~60）	43.2±15.9	49.2±16.5	64.0±13.6	63.4±14.2
APACHE-Ⅱ评分	12（3~20）	10（5~22）	7.7±6.4	7.3±6.3	21.3±6.1	22.5±6.6
SOFA 评分	7（5~12）	6（4~11）	NA	NA	7.2±4.0	9.5±3.7
入组时 mHLA-DR 水平	NA	NA	NA	NA	5609±3628	5659±3332
主要结果	1. 两组间 30 天生存率无差异（80% vs. 75%）2. GM-CSF 治疗可以改善氧合指数		1. 两组间院内病死率无差异（2/28 vs. 2/30）2. GM-CSF 治疗可以降低感染并发症（6/28 vs. 16/30）		1. 两组间 28 天病死率无差异（3/19 vs. 4/19）2. GM-CSF 治疗可以迅速升高 mHLA-DR 表达	

目前，一项大样本的多中心、随机、双盲、安慰剂对照的临床试验已经开始。这一研究将选择免疫麻痹的脓毒症患者作为受试者，并且以 28 天内 ICU 获得性感染发生率作为这项研究的主要终点事件。该试验旨在证实 GM-CSF 对感染病灶的清除和减少继发感染的疗效，其结果将会为 GM-CSF 是否可以使脓毒症患者获益提供更加丰富的临床证据。

3.免疫球蛋白

静脉注射免疫球蛋白（intravenous immunoglobulin，IVIG）可通过中和细菌内毒素和外毒素，刺激血清杀菌活性和增加抗炎介质来调节脓毒症的免疫反应（表 34-5）。2007 年的 SBITS 研究（n=624）和 2008 年的 ESSICS 研究（n=218）是目前研究 IVIG 治疗脓毒症样本量最多的两项随机对照研究。SBITS 研究随机将患者分成安慰剂对照组（n=303）和 IVIG 治疗组（n=321），IVIG 组在入组时给予 0.6g/kg，入组后第 1 天给予 0.3g/kg 的 IgG。结果发现两组患者的 28 天死亡率（对照组：37.3% vs. 治疗组：39.3%，P=0.6695）未见明显差异。ESSICS 研究纳入了 218 例心脏外科术后严重全身炎症反应综合征（SIRS）的患者。研究者随机将患者分成白蛋白对照组（n=108；0.1%白蛋白）和 IVIG 治疗组（n=110；10%IgG）。白蛋白对照组在入组当天给予 6mg/kg 的白蛋白，在入组后第 1 天给予 3mg/kg 的白蛋白，而治疗组的给药同 SBTIS 研究。研究结果显示两组患者的 28 天死亡率（对照组：31.5% vs. 治疗组：39.1%）未见明显差异。这两项 RCT 研究的结果均证明 IVIG 并不能改善脓毒症患者的生存预后。Iizuka 等通过一项大样本的回顾性配对研究再次证明，使用低剂量 IgG 治疗脓毒症和脓毒性休克患者并不能改善患者病死率（ICU 内病死率：21.0% vs. 18.1%和院内病死率：32.9% vs. 28.6%）。INSTINCT 研究在皮肤软组织感染患者中同样发现静脉输注 IgG 并不能降低患者 180 天病死率（对照组：14/50 vs. 治疗组：12/50）。Hentrich 等在 *Critical Care Medicine* 上发表的一项关于静脉 IgM 的 IVIGMA 治疗脓毒症患者的研究也得到了相同的结果。该研究共纳入 211 例化疗后伴有中性粒细胞减少的脓毒症患者。治疗组患者在 72 小时内接受 1300ml 的 IVIGMA（49.4g IgG、7.8g IgM 和 7.8g IgA）治疗，对照组则在 72 小时内接受等体积的 5%白蛋白。结果发现两组间的 28 天病死率（对照组：28.2% vs. 治疗组：26.2%，P=0.93）并无统计学差异。2013 年，Cochrane 分别对免疫球蛋白 IgG（IVIG）和免疫球蛋白 IgM（IVIGM）治疗脓毒症进行了 Meta 分析。在 10 项 IVIG 治疗的研究中共纳入 1430 例患者。结果发现 IVIG 组患者在 28~180 天的死亡率为 29.6%，安慰剂组为 36.5%（RR 0.81；95% CI 0.70~0.93）。在 7 项 IVIGM 研究中（n=528 例），IVIGM 组 28~60 天的死亡率为 24.7%，安慰剂组为 37.5%（RR 0.66；95% CI 0.51~0.85）。分析这些研究的偏倚和异质性风险发现，关于 IVIG 和 IVIGM 的 Meta 分析结果均存在中到高等的偏倚风险。近期，Laupland 等的 Meta 分析发现 IVIG 可以降低患者病死率（OR 0.66；95% CI 0.53~0.83），对于高质量研究进行亚组分析（OR 0.96；95% CI 0.71~1.3）却不能得到相同的结论。从目前的多项研究来看，当剔除高偏倚风险的小样本研究后，IVIG 治疗作用就不再显现。现有的对于 IVIG 和 IVIGM 的研究大多数样本量偏小、偏倚风险较高，几个大型 RCT 研究都未能证明免疫球蛋白可以改善脓毒症患者的死亡率。因此，SSC 指南不推荐对脓毒症患者使用免疫球蛋白；IVIGM 需要更多高质量的临床研究来进一步证明它在脓毒症治疗中的疗效。

表 34-5 免疫球蛋白治疗脓毒症的随机对照研究

研究	SBITS 研究 (n=624)		ESSICS 研究 (n=218)		Hentrich 等 (n=211)		INSTINCT 研究 (n=100)		Iizuka 等 (n=1306)	
药物	IgG		IgG		IgG/M/A		IgG		IgG	
分组	IgG组	对照组	IgG组	对照组	IgG/M/A组	对照组	对照组	IgG组	IgG组	对照组
患者数	321	303	110	108	105	106	50	50	653	653
年龄（岁）	57.2± 13.7	57.7± 13.6	69.6± 7.4	68.0± 7.3	49（19～77）	51（18～87）	61（50～71）	59（50～69）	72（62～80）	72（62～80）
APACHE-Ⅱ 评分	28.0± 4.5	27.6± 4.5	31.8± 3.4	7.3± 6.3	21.3± 6.1	22.5± 6.6	42（33～54）#	43（34～54）#	23（17～30）	23（17～29）
SOFA 评分	7（5～12）	6（4～11）	11.5± 1.8	11.2± 1.8	NA	NA	7（4～9）	8（5～10）	NA	NA
主要结果	两组间28天病死率无差异（39.3% vs. 37.3%）		两组间28天病死率无差异（39.1% vs. 31.5%）		两组间28天病死率无差异（26.2% vs. 28.2%）		两组间180天病死率无差异（14/50 vs. 12/50）		两组间ICU内病死率和院内病死率均无差异（21.0% vs. 18.1%和32.9% vs. 28.6%）	

#SAPSⅡ评分。

（二）适应性免疫治疗

1. 白细胞介素-7（IL-7）

脓毒症的病理生理特点之一就是淋巴细胞的凋亡和 $CD4^+$ 和 $CD8^+$ T 细胞的耗竭。IL-7 作为一种抗细胞凋亡的常见γ链细胞因子，对淋巴细胞的增殖和存活至关重要。它可以诱导活化和非活化 T 细胞的增殖，抑制其凋亡，从而逆转脓毒症病程中淋巴细胞的减少。IL-7 调节脓毒症诱导的免疫抑制机制包括：诱导 T 细胞增殖、抑制淋巴细胞凋亡及增加黏附分子的表达以促使免疫细胞更好地游走和趋化。因此，人们开始探究 IL-7 在改善脓毒症免疫抑制中的治疗作用。临床前研究发现 IL-7 对严重的脓毒症小鼠有明显的保护性作用。对脓毒症患者的 T 细胞进行体外 IL-7 治疗后发现，IL-7 促进 T 细胞的增殖和 IFN-γ 的分泌，间接证明 IL-7 能够逆转人类脓毒症中淋巴细胞的功能紊乱。

近期，全球第一项验证 IL-7 治疗脓毒症患者疗效的前瞻性、随机、双盲、安慰剂对照的临床试验已经完成并正式发表。该研究纳入了法国和美国的 27 例脓毒性休克和严重淋巴细胞减少患者。这些患者随机接受重组人 IL-7（CYT107）或安慰剂治疗 4 周，研究的主要目的是确定 CYT107 在脓毒症治疗中逆转淋巴细胞减少的能力及其安全性。结果发现 CYT107 耐受性良好，没有诱导细胞因子风暴或炎症或器官功能障碍恶化；并且 CYT107 治疗后绝对淋巴细胞计数和循环中 $CD4^+$ 和 $CD8^+$ T 细胞数量较基础状态增加 3~4 倍，并且可以在治疗后持续数周。此外，CYT107 还可以增加 T 细胞增殖和活化能力。可见，通过恢复适应性免疫，逆转 $CD4^+$ 和 $CD8^+$ T 细胞的耗竭，CYT107 为脓毒症的治疗带来了新的希望。在此基础上，随后必然会有更大样本量的多中心临床研究来进一步验证 IL-7 在治疗脓毒症中的疗效，这也将会进一步推进适应性免疫缺陷免疫辅助治疗在脓毒症中的深入研究。

2. 胸腺肽α1（Tα1）

Tα1 是一种天然分泌的小分子物质，主要由胸腺分泌。1972年，Goldstein 等首次从胸腺 V 肽提取 Tα1 并对其特征进行了描述。Tα1 作为调节因子在固有免疫系统和适应性免疫系统中均可发挥作用。它不仅可以活化 DC，增强 Th1 细胞的抗真菌作用，而且能激活巨噬细胞胞内丝裂原活化蛋白激酶（MAPK）转录信号通路，增强巨噬细胞的杀菌能力。同时，Tα1 还可以增加 IL-12、IL-2、IFN-α 和 IFN-γ 的释放而具有抗菌作用，并且还能增加 IL-10 分泌和 Treg 比例来控制炎症反应。

目前，Tα1 被用于治疗与免疫紊乱有关的疾病，包括乙肝病毒感染、某些癌症，以及作为疫苗强化剂。近年来我国已经进行了多项关于 Tα1 治疗脓毒症的临床研究（表34-6）。2007年，一项纳入了 42 例脓毒症患者的随机对照研究发现，使用 Tα1 治疗（1.6mg，每天2次，持续7天）的脓毒症患者 28 天病死率较对照组明显下降（3/21 vs. 9/21；$P<0.01$），并且治疗组患者的机械通气时间和 ICU 住院时间均缩短。樊举兵等纳入 120 例老年脓毒症患者（≥60岁）的研究同样也发现 Tα1 治疗可以改善脓毒症患者的院内病死率（13/60 vs. 24/60；$P=0.03$）。2011年，我们完成了一项纳入 361 例脓毒症患者的多中心随机对照研究（ETASS 研究），旨在探讨 Tα1 在治疗脓毒症中的疗效和安全性。所有患者被随机分配至对照组（$n=180$）或 Tα1 组（$n=181$）。治疗组接受 7 天疗程的治疗：1.6mg Tα1 每 12 小时 1 次，持续 5 天；接着，1.6mg Tα1 每天 1 次，持续 2 天。结果发现 Tα1 组和对照组在 28 天内的全因死亡率分别是 26.0% 和 35.0%，具有显著性差异（非分层分析，$P=0.062$；对数秩检验，$P=0.049$）；与对照组相比，Tα1 治疗组患者的 mHLA-DR 改善更加明显。结果提示 Tα1 与传统脓毒症的治疗策略联合应用可有效改善严重脓毒症人群的临床结局。一篇纳入 19 个随机对照临床研究的 Meta 分析也提示 Tα1 可以改善脓毒症患者的预后，但纳入分析的研究样本量过少，且多数研究并未涉及病死率的数据。因此，仍需要大样本的多中心研究来进一步验证其在治疗脓毒症中的疗效。

表 34-6 胸腺肽α1 治疗脓毒症的随机对照研究

研究	陈江（$n=42$）		樊举兵等（$n=120$）		ETASS 研究（$n=361$）	
剂量疗程	1.6mg，每天2次，连续7天		1.6mg，每天1次，连续7天		1.6mg，每12小时1次，连续5天；第6~7天，每天1次	
分组	治疗组	对照组	治疗组	对照组	治疗组	对照组
患者数	21	21	60	60	1181	180
年龄（岁）	42（19~75）	45（22~78）	67.3±8.7		64.7±14.5	66.4±12.6
APACHE Ⅱ 评分	20.3±5.7	21.8±4.1	33.6±9.4	32.8±8.9	22.3±6.7	21.6±7.7
SOFA 评分	7（5~12）	6（4~11）	NA	NA	7.9±3.6	7.7±3.9
入组时 mHLA-DR（%）	NA	NA	NA	NA	47.1（26.4~71.1）	58.0（33.9~83.0）
主要结果	1. Tα1 治疗降低脓毒症患者的院内病死率（3/21 vs. 9/21） 2. Tα1 治疗可以缩短入住 ICU 时间和机械通气时间		1. Tα1 治疗降低脓毒症患者的院内病死率（13/60 vs. 24/60） 2. Tα1 治疗可以显著升高 $CD4^+/CD8^+$ 比例		1. Tα1 治疗降低脓毒症患者的 28 天病死率（26% vs. 35%） 2. Tα1 治疗可以显著增加 mHLA-DR 表达	

3. 抗 PD-1 抗体和抗 PD-L1 抗体

抗 PD-1 抗体和抗 PD-L1 抗体作为抑制性免疫检查点的抗体能够恢复 T 细胞的功能，因而被认为是脓毒症的潜在治疗制剂。目前 PD-1 和 PD-L1 的单克隆抗体已经被开发作为癌症的治疗手段并允许进入临床。Huang 等在 2009 年的研究发现巨噬细胞表面 PD-1 的表达与免疫功能紊乱有关，当阻断 PD-1 的表达后，脓毒症小鼠的病死率明显改善。Zhang 等的研究发现使用抗 PD-L1 抗体阻断盲肠结扎穿孔术（CLP）小鼠 PD-L1 的作用后，小鼠淋巴细胞凋亡减少，单核细胞功能紊乱也得到逆转。并且脓毒性休克患者体内 PD-1 和 PD-L1 的表达升高与脓毒症的病死率、继发感染发生率呈正相关。Chang 等在 2013 年的一项研究，利用 CLP 的方法给脓毒症小鼠造模后，3 天再给予尾静脉注射白色念珠菌，制作脓毒症二次打击模型。造模成功 48 小时后使用抗 PD-1 抗体和抗 PD-L1 抗体阻断 PD-1/PD-L1 通路，结果发现二次打击的脓毒症小鼠死亡率下降。随后，Chang 等又利用抗 PD-1 抗体和抗 PD-L1 抗体在体外作用于脓毒症患者的外周血单个核细胞发现了与脓毒症小鼠模型中相同的结果。可见，脓毒症患者体内 PD-1/PD-L1 的激活可以导致 T 细胞凋亡增加，Treg 比例增加，淋巴细胞和单核细胞功能丧失。因此，阻断 PD-1/PD-L1 通路将有助于降低继发感染发生率，改善脓毒症患者预后。近期，一项临床试验正在观察抗 PD-L1 抗体在脓毒症治疗中的疗效和安全性。

（三）免疫增强联合抗炎治疗

脓毒症的全身炎症反应和细胞免疫抑制并不是独立的两个部分，在很多脓毒症患者体内它们会同时存在。近年来，持续炎症-免疫抑制-分解代谢综合征（PICS）作为一种新的概念被大家所熟知。PICS 的临床诊断主要包括以下几个方面：①住院时间延长超过 14 天；②持续炎症反应，C 反应蛋白持续 >150μg/dl；③免疫抑制，淋巴细胞总数 <0.8×10^9/L；④分解代谢增加，住院期间体重下降超过 10% 或者 BMI<18kg/m^2，肌酐/身高指数 <80%，视黄醇结合蛋白 <10μg/dl，白蛋白 <3mg/dl，前白蛋白 <30mg/dl 等。PICS 概念的提出让我们看到单独进行抗炎治疗或者免疫调理治疗可能是不恰当的。下文将以胸腺肽α1（Tα1）联合乌司他丁（UTI）治疗来介绍免疫增强联合抗炎治疗。

近年来，我国学者率先提出同时进行抗炎与细胞免疫调理治疗或许可能有利于改善脓毒症患者预后（表 34-7）。2007 年，中国脓毒症免疫调理治疗临床研究协作组在林洪远和姚咏明的领导下完成了一项联合 UTI 和 Tα1 治疗脓毒症的多中心、随机、双盲对照研究。该试验分为两个阶段，共纳入 433 例脓毒症患者。第一阶段（n=91）治疗组患者接受 UTI 10 万 U/次，每天 3 次和 1.6mg Tα1，每天 1 次；第二阶段（n=342）治疗组患者接受 UTI 20 万 U/次，每天 3 次和 1.6mg Tα1，每天 2 次。结果显示第一阶段两组间 28 天病死率未见明显差异。而第二阶段发现联合治疗可以显著降低脓毒症患者 28 天病死率（25.1% vs. 38.3%；P=0.0088）和 90 天病死率（37.1% vs. 52.1%；P=0.0054）。同时，还发现联合治疗可以降低 APACHE-II 评分和增加 mHLA-DR 的表达。2009 年，Chen 等和苏磊等的两项临床研究也得到了同样的结果。Chen 等的研究（n=114）发现联合 UTI 和 Tα1 治疗的患者（n=59）较对照组（n=55）可以改善脓毒症患者 28 天生存率（54.1% vs. 35.4%；P=0.078）、60 天生存率（54.1% vs. 28.2%；P=0.045）和 90 天生存率（47.4% vs. 20.0%；P=0.033）。苏磊等纳入 242 例的研究中显示治疗组（n=128）28 天病死率较对照组（n=114）明显降低（20%

vs. 33%；$P<0.05$）。2016 年，Feng 等进行的一项纳入 12 个研究的 Meta 分析显示，UTI 联合 Tα1 治疗可以降低脓毒症患者 28 天病死率（RR 0.67；95% CI 0.57～0.80；$P<0.0001$）和 90 天病死率（RR 0.75；95% CI 0.61～0.93；$P=0.009$）。单纯对 UTI 和 Tα1 进行分析发现，UTI 不能降低脓毒症患者的 28 天病死率（RR 0.60；95% CI 0.30～1.20；$P=0.15$），而 Tα1 可以降低 28 天病死率（RR 0.72；95% CI 0.55～0.93；$P=0.01$）。总之，联合免疫调理和抗炎治疗在脓毒症患者中获得成功，但联合治疗是否优于单独使用 Tα1 或 UTI 治疗却不得而知。

表 34-7 乌司他丁（UTI）联合胸腺肽α1（Tα1）治疗脓毒症的随机对照研究

研究	林洪远等（$n=342$）		Chen 等（$n=114$）		苏磊等（$n=242$）	
药物剂量	UTI，20 万 U/次，每天 3 次 + Tα1，1.6mg，每天 2 次，连续 7 天		UTI，20 万 U/次，每天 2 次 + Tα1，1.6mg，每天 2 次，连续 4 天，第 5～10 天，每天 1 次		UTI，20 万 U/次，每天 2 次 + Tα1，1.6mg，每天 2 次，连续 4 天，第 5-10 天每天 1 次	
分组	治疗组	对照组	治疗组	对照组	治疗组	对照组
患者数	175	167	59	55	128	114
年龄（岁）	55.4±19.4	56.6±16.6	50±7.1	53±7.9	56.9±17.2	54.7±16.3
APACHE-Ⅱ评分	18.0±6.2	18.1±7.0	16.1±4.1	15.8±4.4	18.3±7.7	19.1±6.5
SOFA 评分	NA	NA	NA	NA	NA	NA
主要结果	1. 联合治疗可以降低脓毒症患者的 28 天病死率（25.1% vs. 38.3%）和 90 天病死率（37.1% vs. 52.1%） 2. 联合治疗可以降低 APACHE-Ⅱ评分和增加 mHLA-DR 表达		联合治疗可以降低脓毒症患者的 28 天病死率（45.9% vs. 64.6%）		联合治疗可以降低脓毒症患者的 28 天病死率（20% vs. 33%）	

（四）免疫调理治疗和抗炎治疗的区别

脓毒症的全身炎症反应和免疫抑制并不是独立的两个部分，在很多脓毒症患者体内它们会同时存在。所以单独进行抗炎治疗或者免疫调理治疗，均不足以有效地迅速改善脓毒症的综合症状。因此，我国的学者设想同时进行抗炎与免疫调理治疗或许会成为成功治疗脓毒症的关键。如前所述，联合应用 UTI 和 Tα1 可以降低脓毒症患者的病死率。因此，尽管联合治疗从数据上看获得了成功，但是联合治疗是否优于单独使用 UTI 或 Tα1 呢？

这个疑问值得进一步去探讨。对比目前纳入病例数最多的 ETASS 研究（Tα1）和 Karnad 研究（UTI）研究（表 34-8），结果发现两项研究在脓毒症患者的募集上存在较大的差异。ETASS 研究中纳入的受试者平均年龄在 65 岁左右，而 Karnad 的研究中却只有 37 岁左右，这并不符合脓毒症患者群的年龄分布。同时，Karnad 的研究中 APACHE-Ⅱ评分仅仅为 13 分，并且 65%的患者仅仅合并有 1 个器官功能衰竭；而 ETASS 研究的患者普遍病情较重，超过 80%的患者合并 2 个以上的器官功能衰竭。可见，选择合适的脓毒症群体在临床研究中应得到重视。目前，以免疫标志物为导向进行脓毒症免疫治疗是未来临床研究的一个新突破。

表 34-8　对比单用胸腺肽α1 和乌司他丁的随机对照临床研究

研究	胸腺肽α1（ETASS 研究）		乌司他丁（Karnad 研究）	
分组	对照组	治疗组	对照组	治疗组
患者数	180	181	59	55
年龄（岁）	66±13	65±15	37±13	38±13
有基础疾病比例	155/180	157/181	22/59	17/55
机械通气使用比例	143/180	146/181	24/59	24/55
血管活性药物使用比例	72/180	71/181	30/59	28/55
受影响的器官数（比例，%）				
1	32（17.8%）	29（16.0%）	38（64.4%）	36（65.5%）
2	75（41.7%）	77（42.5%）	17（28.8%）	16（29.1%）
3	45（25.0%）	48（26.5%）	3（5.1%）	3（5.5%）
4	18（10.0%）	19（10.5%）	1（1.7%）	0
5	10（5.6%）	8（4.4%）	0	0
APACHE-Ⅱ评分	21.6±7.7	22.3±6.7	13.5±6.5	13.2±5.9
SOFA 评分	7.7±3.9	7.9±3.6	NA	NA
28 天病死率（%）	35	26	20.3	7.3

三、个体化治疗

随着近年来免疫治疗研究的迅猛开展，可以选择的治疗药物将会越来越多。但危重症患者的特点就是高度异质性，对于不同的患者需要进行个体化的免疫调理治疗。而对于个性化治疗来说，利用生物学或免疫学特点对危重症患者进行分期或者分型是必不可少的。目前，"组学"领域提供的新技术对于这些治疗方法的发展将大有帮助，通过这一手段将会把基因组、蛋白质组和代谢组的改变与特定患者的临床表现、免疫学改变和结局相联系。

脓毒症基因组为脓毒症免疫病理带来许多有价值的认知。最近一项针对患有严重社区获得性肺炎个体的血液基因组研究发现了一小群被称作"脓毒症应答状态"（SRS1 和 SRS2）的患者。其中，SRS1 的患者以免疫抑制表型为特征，其预后最差。作者使用无监督聚类（unsupervised clustering）的概念来确定脓毒症的内因类型，进而识别出 3795 个顺式单核苷酸多态性（SNP），分析了 SNP 与白细胞基因表达之间的关联。结果提示种系基因变异能够影响脓毒症患者白细胞的转录组，并在一定程度上使患者发展为免疫抑制表型（SRS1）的风险升高。因此，根据不同的病理生理改变可以将危重症患者分为不同的亚组或亚型，再针对各个类型进行相应的个体化治疗。

目前，个体化治疗最大的挑战在于理想生物标志物的选择。理想生物标志物能反映发生在机体各个部位的病理生理学改变，并且最好是来源于容易获得的标本，如血液或尿液。这种理想的生物标志物既能指导临床医生寻找可能会从某种靶向免疫治疗方案获益的患者，又可以实时监测免疫调理治疗的效果。目前，已经有几种生物标志物被用于临床试验的患者筛选中，但很少有生物标志物作为特定治疗的入组标准进行临床试验的筛选和监测。

使用单一免疫药物对于所有患者进行治疗不太可能会成功。未来的免疫治疗，将不再以临床表现为进行治疗的指标，而是采取以病理生理和生物标志物为导向的个体化治疗。可以预见，在生物标志物的动态监测下指导药物的使用，未来个性化的免疫调理治疗方案将会应用于不同的危重症患者。

（吴健锋　管向东）

参 考 文 献

陈江. 2007. 胸腺肽α1对脓毒性休克患者细胞免疫功能的影响. 中国危重病急救医学, 19(3): 153-155

陈云霞, 李春盛. 2013. 血必净治疗脓毒症的随机对照多中心临床研究. 中华急诊医学杂志, 22(2): 130-135

董天皞, 张桂萍, 董凯, 等. 2016. 血必净注射液治疗脓毒症作用机制的研究进展. 中国中西医结合急救杂志, 23(5): 554-557

樊举兵, 夏明成, 滕晓琨. 2014. 胸腺肽α1对老年脓毒血症患者免疫功能的影响. 医学分子生物学杂志, 6: 347-349

高洁, 孔令博, 刘斯, 等. 2015. 血必净注射液治疗脓毒症及多器官功能障碍综合征的前瞻性多中心临床研究. 中华危重病急救医学, 27(6): 465-470

邵义明, 张良清, 邓烈华, 等. 2005. 乌司他丁对全身炎症反应综合征的治疗作用. 中国危重病急救医学, 17(4): 228-230

苏磊, 孟繁甦, 唐柚青, 等. 2009. 乌司他丁联合胸腺肽α1对脓毒症患者免疫调理的临床疗效观察. 中国危重病急救医学, 21(3): 147-150

吴铁军, 张丽娜, 亢翠翠. 2013. 乌司他丁对严重脓毒症患者炎症免疫失衡的调理作用. 中华危重病急救医学, 25(4): 219-223

Abraham E, Laterre PF, Garbino J, et al. 2001. Lenercept (p55 tumor necrosis factor receptor fusion protein) in severe sepsis and early septic shock: a randomized, double-blind, placebo-controlled, multicenter phase Ⅲ trial with 1342 patients. Crit Care Med, 29(3): 503-510

Angus DC, Birmingham MC, Balk RA, et al. 2000. E5 murine monoclonal antiendotoxin antibody in gram-negative sepsis: a randomized controlled trial. E5 Study Investigators. JAMA, 283(13): 1723-1730

Annane D, Renault A, Brun-Buisson C, et al. 2018. Hydrocortisone plus fludrocortisone for adults with septic shock. N Engl J Med, 378(9): 809-818

Annane D, Sebille V, Charpentier C, et al. 2002. Effect of treatment with low doses of hydrocortisone and fludrocortisone on mortality in patients with septic shock. JAMA, 288(7): 862-871

Bellomo R, Tipping P, Boyce N. 1993. Continuous veno-venous hemofiltration with dialysis removes cytokines from the circulation of septic patients. Crit Care Med, 21(4): 522-526

Biswas SK, Lopez-Collazo E. 2009. Endotoxin tolerance: new mechanisms, molecules and clinical significance. Trends Immunol, 30(10): 475-487

Blomqvist A, Engblom D. 2018. Neural mechanisms of inflammation-induced fever. Neuroscientist, 24(4): 381-399

Bo L, Wang F, Zhu J, et al. 2011. Granulocyte-colony stimulating factor (G-CSF) and granulocyte-macrophage colony stimulating factor (GM-CSF) for sepsis: a meta-analysis. Crit Care, 15(1): R58

Bone RC, Fisher CJ, Jr., Clemmer TP, et al. 1987. A controlled clinical trial of high-dose methylprednisolone in the treatment of severe sepsis and septic shock. N Engl J Med, 317(11): 653-658

Boomer JS, To K, Chang KC, et al. 2011. Immunosuppression in patients who die of sepsis and multiple organ failure. JAMA, 306(23): 2594-2605

Chang KC, Burnham CA, Compton SM, et al. 2013. Blockade of the negative co-stimulatory molecules PD-1 and CTLA-4 improves survival in primary and secondary fungal sepsis. Crit Care, 17(3): R85

Chen H, He MY, Li YM. 2009. Treatment of patients with severe sepsis using ulinastatin and thymosin alpha1: a prospective, randomized, controlled pilot study. Chin Med J, 122(8): 883-888

Cole L, Bellomo R, Hart G, et al. 2002. A phase Ⅱ randomized, controlled trial of continuous hemofiltration in sepsis. Crit Care Med, 30(1): 100-106

Cornejo R, Downey P, Castro R, et al. 2006. High-volume hemofiltration as salvage therapy in severe hyperdynamic septic shock. Intensive Care Med, 32(5): 713-722

Cruz DN, Antonelli M, Fumagalli R, et al. 2009. Early use of polymyxin B hemoperfusion in abdominal septic shock: the EUPHAS randomized controlled trial. JAMA, 301(23): 2445-2452

Dellinger RP, Bagshaw SM, Antonelli M, et al. 2018. Effect of targeted polymyxin b hemoperfusion on 28-day mortality in patients with septic shock and elevated endotoxin level: the EUPHRATES randomized clinical trial. JAMA, 320(14): 1455-1463

Demaret J, Venet F, Friggeri A, et al. 2015. Marked alterations of neutrophil functions during sepsis-induced immunosuppression. J Leukoc Biol, 98(6): 1081-1090

Docke WD, Randow F, Syrbe U, et al. 1997. Monocyte deactivation in septic patients: restoration by IFN-gamma treatment. Nat Med, 3(6): 678-681

Funk D, Doucette S, Pisipati A, et al. 2014. Low-dose corticosteroid treatment in septic shock: a propensity-matching study. Crit Care Med, 42(11): 2333-2341

Gustave CA, Gossez M, Demaret J, et al. 2018. Septic shock shapes B cell response toward an exhausted-like/immunoregulatory profile in patients. J Immunol, 200(7): 2418-2425

Hentrich M, Fehnle K, Ostermann H, et al. 2006. IgMA-enriched immunoglobulin in neutropenic patients with sepsis syndrome and septic shock: a randomized, controlled, multiple-center trial. Crit Care Med, 34(5): 1319-1325

Joannes-Boyau O, Honore PM, Perez P, et al. 2013. High-volume versus standard-volume haemofiltration for septic shock patients with acute kidney injury (IVOIRE study): a multicentre randomized controlled trial. Intensive Care Med, 39(9): 1535-1546

Karnad DR, Bhadade R, Verma PK, et al. 2014. Intravenous administration of ulinastatin (human urinary trypsin inhibitor) in severe sepsis: a multicenter randomized controlled study. Intensive Care Med, 40(6): 830-838

Kasten KR, Prakash PS, Unsinger J, et al. 2010. Interleukin-7 (IL-7) treatment accelerates neutrophil recruitment through gamma delta T-cell IL-17 production in a murine model of sepsis. Infect Immun, 78(11): 4714-4722

Keh D, Trips E, Marx G, et al. 2016. Effect of hydrocortisone on development of shock among patients with severe sepsis: the HYPRESS Randomized Clinical Trial. JAMA, 316(17): 1775-1785

Laupland KB, Kirkpatrick AW, Delaney A. 2007. Polyclonal intravenous immunoglobulin for the treatment of severe sepsis and septic shock in critically ill adults: a systematic review and meta-analysis. Crit Care Med, 35(12): 2686-2692

Leentjens J, Kox M, Koch RM, et al. 2012. Reversal of immunoparalysis in humans in vivo: a double-blind, placebo-controlled, randomized pilot study. Am J Respir Crit Care Med, 186(9): 838-845

Leng FY, Liu JL, Liu ZJ, et al. 2013. Increased proportion of $CD4^+CD25^+Foxp3^+$ regulatory T cells during early-stage sepsis in ICU patients. J Microbiol Immunol Infect, 46(5): 338-344

Livigni S, Bertolini G, Rossi C, et al. 2014. Efficacy of coupled plasma filtration adsorption (CPFA) in patients with septic shock: a multicenter randomised controlled clinical trial. BMJ open, 4(1): e003536

Lukaszewicz AC, Grienay M, Resche-Rigon M, et al. 2009. Monocytic HLA-DR expression in intensive care patients: interest for prognosis and secondary infection prediction. Crit Care Med, 37(10): 2746-2752

Madsen MB, Hjortrup PB, Hansen MB, et al. Immunoglobulin G for patients with necrotising soft tissue infection (INSTINCT): a randomised, blinded, placebo-controlled trial. Intensive Care Med, 2017, 43(11): 1585-1593

Meisel C, Schefold JC, Pschowski R, et al. 2009. Granulocyte-macrophage colony-stimulating factor to reverse sepsis-associated immunosuppression: a double-blind, randomized, placebo-controlled multicenter trial. Am J Respir Crit Care Med, 180(7): 640-648

Neff RT, Jindal RM, Yoo DY, et al. 2009. Analysis of USRDS: incidence and risk factors for pneumocystis jiroveci pneumonia. Transplantation, 88(1): 135-141

Ohkura N, Sakaguchi S. 2010. Regulatory T cells: roles of T cell receptor for their development and function. Semin Immunopathol, 32(2): 95-106

Opal SM, Laterre PF, Francois B, et al. 2013. Effect of eritoran, an antagonist of MD2-TLR4, on mortality in patients with severe sepsis: the ACCESS randomized trial. JAMA, 309(11): 1154-1162

Park JT, Lee H, Kee YK, et al. 2016. High-dose versus conventional-dose continuous venovenous hemodiafiltration and patient and kidney survival and cytokine removal in sepsis-associated acute kidney injury: a randomized controlled trial. Am J Kidney Dis, 68(4): 599-608

Payen D, Mateo J, Cavaillon JM, et al. 2009. Impact of continuous venovenous hemofiltration on organ failure during the early phase of severe sepsis: a randomized controlled trial. Crit Care Med, 37(3): 803-810

Payen DM, Guilhot J, Launey Y, et al. 2015. Early use of polymyxin B hemoperfusion in patients with septic shock due to peritonitis: a multicenter randomized control trial. Intensive Care Med, 41(6): 975-984

Pei F, Guan X, Wu J. 2018. Thymosin alpha 1 treatment for patients with sepsis. Expert Opin Biol Ther, 18(sup1): 71-76

Presneill JJ, Harris T, Stewart AG, et al. 2002. A randomized phase II trial of granulocyte-macrophage colony-stimulating factor therapy in severe sepsis with respiratory dysfunction. Am J Respir Crit Care Med, 166(2): 138-143

Rimmer E, Houston BL, Kumar A, et al. 2014. The efficacy and safety of plasma exchange in patients with sepsis and septic shock: a systematic review and meta-analysis. Crit Care, 18(6): 699

Shao R, Fang Y, Yu H, et al. 2016. Monocyte programmed death ligand-1 expression after 3-4 days of sepsis is associated with risk stratification and mortality in septic patients: a prospective cohort study. Crit Care, 20(1): 124

Singer M, Deutschman CS, Seymour CW, et al. 2016. The third international consensus definitions for sepsis and septic shock (Sepsis-3). JAMA, 315(8): 801-810

Sprung CL, Annane D, Keh D, et al. 2008. Hydrocortisone therapy for patients with septic shock. N Engl J Med, 358(2): 111-124

Van Dissel JT, Van Langevelde P, Westendorp RG, et al. 1998. Anti-inflammatory cytokine profile and mortality in febrile patients. Lancet, 351(9107): 950-953

Venet F, Davin F, Guignant C, et al. 2010. Early assessment of leukocyte alterations at diagnosis of septic shock. Shock, 34(4): 358-363

Venkatesh B, Finfer S, Cohen J, et al. 2018. Adjunctive glucocorticoid therapy in patients with septic shock. N Engl J Med, 378(9): 797-808

Vincent JL, Laterre F, Cohen J, et al. 2005. A pilot-controlled study of a polymyxin B-immobilized hemoperfusion cartridge in patients with severe sepsis secondary to intra-abdominal infection. Shock, 23(5): 400-405

Volbeda M, Wetterslev J, Gluud C, et al. 2015. Glucocorticosteroids for sepsis: systematic review with meta-analysis and trial sequential analysis. Intensive Care Med, 41(7): 1220-1234

Werdan K, Pilz G, Bujdoso O, et al. 2007. Score-based immunoglobulin G therapy of patients with sepsis: the SBITS study. Crit Care Med, 35(12): 2693-2701

Werdan K, Pilz G, Muller-Werdan U, et al. 2008. Immunoglobulin G treatment of postcardiac surgery patients with score-identified severe systemic inflammatory response syndrome-the ESSICS study. Crit Care Med, 36(3): 716-723

Wu J, Zhou L, Liu J, et al. 2013. The efficacy of thymosin alpha 1 for severe sepsis (ETASS): a multicenter, single-blind, randomized and controlled trial. Crit Care, 17(1): R8

Yang T, Li Z, Jiang L, et al. 2018. Corticosteroid use and intensive care unit-acquired weakness: a systematic review and meta-analysis. Crit Care, 22(1): 187

Zhang Y, Zhou Y, Lou J, et al. 2010. PD-L1 blockade improves survival in experimental sepsis by inhibiting lymphocyte apoptosis and reversing monocyte dysfunction. Crit Care, 14(6): R220

Zhou J, Tian H, Du X, et al. 2017. Population-based epidemiology of sepsis in a subdistrict of Beijing. Crit Care Med, 45(7): 1168-1176

Ziegler EJ, Fisher CJ Jr, Sprung CL, et al. 1991. Treatment of gram-negative bacteremia and septic shock with HA-1A human monoclonal antibody against endotoxin: a randomized, double-blind, placebo-controlled trial. The HA-1A Sepsis Study Group. N Engl J Med, 324(7): 429-436

第三十五章

危重症免疫营养支持治疗

第一节 概　述

临床营养支持经历了约40年的发展历程，在营养供给的途径、时机选择、营养与能量补充、不同疾病时的代谢改变与营养支持特点、某些营养素对病理生理过程产生的药理治疗的作用，以及营养支持可能导致的合并症及其防治等方面的认识不断深入。

从简单的营养物质补充到基于疾病不同阶段、不同的治疗方式及不同患病个体的营养代谢规律的深入认识，它不再仅是营养需要时的补充及营养指标的改善，而是基于其能否影响近远期预后的目的，已经从简单的补充到以"供给细胞代谢所需要的能量与营养底物，维持组织器官结构与功能"为目的的营养支持（nutrition support）；同时还希望通过一些具有免疫调理作用的药理营养素，影响、调控应激状态下体内的炎症反应与免疫功能。从适应打击后代谢改变到满足不同阶段的营养供给特点，合理地提供能量与营养素使其在疾病的治疗与康复中发挥重要的作用。今天，营养治疗（nutrition therapy）的概念已经取代了单纯的补充与"营养支持"。近年来随着代谢组学研究进展，使我们的认识逐渐迈向疾病打击后营养与代谢调控失衡的本质，也为今后探讨个性化的"医学营养（medical nutrition）"治疗奠定了基础。

虽然营养支持治疗在危重症治疗中常常不是首先考虑实施的救治手段，但是危重症综合治疗中不容忽视的组成之一，因为严重应激与饥饿迅速导致的代谢紊乱与营养不良几乎是每一个重症患者面临的问题。数十年的临床实践使肠内与肠外营养得到了长足的发展，营养供给时机、营养供给方式（途径）及热量与蛋白质的合理供给量是决定危重症营养治疗效果的几个主要因素，也是一直以来研究关注的重点，并在尽早启动肠内营养、早期允许性低喂养、蛋白质充分供给及合理使用药理营养素等方面达成共识。发展至今，已经不再是任何单一因素决定营养治疗效果，而是要素之间相互关联的综合影响。尽管如此，危重症病情与治疗的多样化与异质性，常常影响营养评估的准确性与营养治疗的效果，也使营养治疗在危重症实施中的困难与风险明显增加。例如，常规的营养补充不能阻止疾病急性阶段肌肉与内脏蛋白的丧失，不能促进肌肉与内脏蛋白的合成，缺乏有效的营养评估手段与改进耐受性等，这些也是需要探讨、研究和解决的热点问题。下文将针对危重症营养代谢特点、营养治疗方法与进展、面临的问题及可能的解决办法进行讨论。

第二节 应激后代谢与营养改变

应激后早期出现高分解代谢、外周胰岛素抵抗、葡萄糖摄取下降与糖原快速被利用和降解。内脏蛋白与骨骼肌迅速分解,氨基酸作为糖异生底物代偿胰岛素抵抗时的葡萄糖有氧代谢受抑,三磷酸腺苷(ATP)产生减少,脂肪动员增强而肉毒碱合成不足,蛋白质合成受抑。应激后代谢的改变是神经内分泌与炎症反应交互作用,由内分泌激素、神经递质、炎症因子共同参与的结果。研究证实,应激后打破了生理状态下的分解代谢与合成代谢间的动态平衡,虽然体内的分解代谢与合成代谢仍然是共存的,但分解代谢明显高于合成代谢,由此导致能量与蛋白质的消耗与需求增加是应激后代谢改变的特点(表35-1)。

表35-1 危重症能量与蛋白质代谢特点

	餐后	饥饿后反应	应激后反应
糖原异生	↓	↑	↑↑↑
糖酵解	↑	↓	↑↑↑
葡萄糖氧化	↑↑↑	↓	↓
葡萄糖循环	↑	↓	↑↑↑
蛋白质分解	↓	↓	↑↑↑
蛋白质合成	↑	↓	↑↑↑
氨基酸氧化	↑	↓	↑↑
脂肪组织——脂解	↓↓	↑↑↑	↑↑
脂肪氧化	↓	↑↑↑	↑
酮体	↓↓	↑↑↑	↑
*FFA-TG循环		↓	↑↑

注:FFA. 游离脂肪酸;TG. 甘油三酯。

一、糖类代谢改变特点

伴有胰岛素抵抗的高血糖是应激后糖类代谢的特点,并且与ICU及住院病死率增高相关。血糖水平升高主要源于葡萄糖产生增加,糖主要来源于肝糖异生,小部分来自肾糖异生。体内糖原的储存量非常有限,当肝糖原耗尽时(约24小时),糖异生的底物主要来自骨骼肌蛋白分解释放的氨基酸,部分来自脂肪分解产生的甘油。糖异生与应激程度相关,即使是患病前无明确糖尿病病史的重症患者。血清皮质醇升高促进胰岛素敏感组织糖原异生的同时,也刺激肌肉与内脏蛋白分解,而对糖的摄取降低,是导致糖异生的主要原因之一。此外,儿茶酚胺、胰高血糖素、生长激素水平升高也在胰岛素抵抗中发挥作用。细胞因子在其中发挥一定的作用,白细胞介素(IL)-1刺激肾上腺释放糖皮质激素与胰高血糖素分泌,肿瘤坏死因子(TNF)主要增加胰高血糖素的分泌。总之,应激代谢时葡萄糖有氧氧化下降而酵解增强，乳酸产生增加，后者被肝脏吸收再转化为葡萄糖，但无氧酵解时 ATP 产生明显减少。

二、脂肪代谢改变特点

不论是饥饿代谢还是应激代谢，脂肪的动员及分解加速和生成增加是其共同的特点，脂肪分解产物为甘油三酯（TG）、游离脂肪酸（FFA）和甘油，成为应激状态下氧化供能的重要部分。儿茶酚胺是较强的脂解激素，脂肪分解加速主要源于儿茶酚胺介导的 β_2-肾上腺素受体（β_2-AR）激活，糖皮质激素、细胞因子也参与了脂代谢的调节。TNF-α 和 IL-1 通过抑制脂蛋白酯酶的活性，使 TG 水平升高，TNF-α 还可直接作用促使儿茶酚胺分泌增加，而 IL-1 还可促进胰岛素分泌。这些因素导致体内脂肪动员与氧化加速，可高达正常速度的 200%，胰岛素水平的降低，也会刺激 FFA 释放。

脂肪动员分解，FFA 升高在重症患者是常见的现象。严重感染、创伤后患者血中的 TG 和 FFA 水平升高，TG 的更新率增加，肝功能受抑使肉毒碱合成减少而呈不同程度下降，影响脂肪酸的氧化，以及长链脂肪酸氧化代谢障碍。

三、蛋白质代谢改变特点

以分解代谢为突出的代谢改变是重症患者代谢改变的特点，蛋白质分解程度依赖于相伴随的炎症反应过程。TNF-α 等细胞因子作用于肝脏，抑制肝脏白蛋白合成，并促使与炎症反应相关的急性时相蛋白的合成增加，如 C 反应蛋白（CRP）、α-抗胰蛋白酶、纤维蛋白原、免疫球蛋白和补体等，血清铜和铜蓝蛋白浓度升高。

部分炎症细胞因子经血循环进入中枢神经系统，产生发热反应，并刺激促肾上腺皮质激素的释放，使血清皮质醇浓度升高，分解代谢和炎症反应增加，较正常增加 40%～50%。尤其是骨骼肌的分解可增加 70%～110%。蛋白质裂解与再合成转换速率增加，肌酐、尿素等生成增加。一方面表现为骨骼肌与内脏蛋白的迅速消耗，瘦体组织（lean body mass, LBM）或无脂组织丧失。LBM 是指骨骼肌、血浆蛋白、皮肤、骨骼、内脏器官之和，其中皮肤和骨骼占 LBM 总量的 50%，骨骼肌占 LBM 的 35%，它是供给机体患病期间所需氨基酸的主要储存场所，血浆蛋白含量仅占 LBM 的 2%，但它却能较好地反映 LBM 的含量。机体通过"自噬代谢"部分代偿了糖与能量产生的不足，由此也导致 LBM 的迅速丧失。

蛋白质分解释出的氨基酸通过糖异生作用提供能量，骨骼肌蛋白的合成速率降低。正常状态下尿素氮排出为 10～12g/d，严重应激时，尿素氮排出量明显增加，每日氮丢失可达 15～30g/d，甚至高达 35～40g/d，相当于 1kg 之多的 LBM。尿素氮排出 30g/d，相当于蛋白质 200g/d，或肌肉组织 750g/d。1g 尿素氮的含氮量相当于 6.25g 蛋白质的含氮量，亦相当于一盎司（约 28.35g）LBM 的重量。疾病危重时期每天 LBM 丢失可高达其总量的 1%，相当于 2% 的骨骼肌，如此仅 21 天即可导致骨骼肌的耗尽，使生存机会大大降低。研究表明，骨骼肌含量降低的严重程度与器官功能衰竭的数量及严重程度明显相关。体内蛋白质对于肌肉的功能十分重要，如呼吸肌（肋间肌与膈肌）、心肌功能和胃肠道黏膜等，导致呼吸衰竭、心力衰竭。上述代谢紊乱的发生与导致应激的因素与程度、个体反应力等密切相关，亦不能简单地通过补充外源性营养底物所逆转，但调整营养治疗策略可以减少体内储存的能量、蛋白质及 LBM 的丧失。

血浆氨基酸水平与体内代谢反应及疾病阶段等相关。创伤和全身性感染时血浆及细胞内氨基酸变化较突出的是谷氨酰胺和支链氨基酸水平的下降；肝脏功能障碍时，芳香族氨基酸和含硫氨基酸（蛋氨酸、半胱氨酸）的血浆水平升高。谷氨酰胺（glutamine，Gln）是体内含量最丰富的非必需氨基酸，于循环中占游离氨基酸总量的 20% 以上，在骨骼肌细胞内占游离氨基酸的 60%。Gln 是具有重要的生理作用的免疫营养素，它是快速生长细胞（免疫细胞、小肠和肺泡上皮）的重要能源，是蛋白质、核酸等生物活性分子的前体，并在氮的转运中起关键的作用。基础与临床研究显示，严重创伤与感染应激时，肌肉与血浆中的 Gln 水平均明显降低，肌肉内游离 Gln 下降约 50%，其减少程度和持续时间与应激的严重程度相关。下降的原因可能是 Gln 的流出增加，肠道、肾脏及免疫细胞等对 Gln 的摄取增加并迅速代谢。由于机体对 Gln 的需求超过了内源性合成的能力，细胞外的 Gln 水平亦明显下降，并进一步影响蛋白质代谢，引起器官代谢障碍。而补充 Gln 可促进应激患者蛋白质合成率，改善氮平衡与免疫功能。因此，危重症状态下，Gln 又是条件必需氨基酸。

四、能量代谢改变特点

正常情况下能量消耗主要分为三个部分：①基础能量消耗，基本占总能量消耗的 2/3；②体力活动所消耗的能量，约占总能量消耗的 1/4；③产热所消耗的能量在不同个体、不同情况下会产生较大差异。总能量消耗（total energy expenditure，TEE）是在静息能量消耗（resting energy expenditure，REE）基础上加上食物的特殊动力学作用和活动时的能量消耗。对危重症患者来说，REE 相当于代谢能量消耗（metabolic energy expenditure，MEE），接近于 TEE。因此，当患者的 REE>1.18 时，则认为机体处于代谢应激状态。从大部分间接能量代谢测定的结果显示，危重症患者的 TEE 仅较 REE 增高 10% 左右。

除了上述三部分能量消耗外，危重症患者还要应对损伤导致的代谢改变，以及治疗可能产生的影响，初始打击是决定以后能量消耗改变的主要因素。脓毒症研究显示能量消耗与患者疾病严重程度成反比，脓毒性休克时的能量消耗接近于健康机体的水平。危重症状态，尤其当体内的能量与营养物质被严重消耗时，代谢率反而会降低。损伤应激不同，对应激发生反应的个体化差异导致炎症与代谢改变的强度与持续时间并不一致，疾病越重者应激早期（24～48 小时）能量消耗往往低于应激前。危重症患者的 REE 值比非应激患者高约 30%。如创伤、感染患者的 REE 增高在 20%～50%；>40% 体表面积的严重烧伤患者，REE 增高可超过 100%。儿茶酚胺类药物的应用均可不同程度地增加能量消耗量，而机械通气、肌松剂、镇静剂等应用可使能量消耗量降低。老年患者代谢率及器官功能减退，基础代谢率降低 10%～30%。在疾病恢复期（1～2 周后）合成代谢增加，慢性重症患者的能量消耗受疾病与治疗影响，并无规律可言。

鉴于应激后病理生理改变及其对营养利用与营养供给启动时机的影响，2018 年欧洲营养学会颁布的 ICU 营养治疗指南中又将危重症代谢改变划分为：急性阶段早期（患病后第 1～2 天，特点在于生理代谢紊乱与早期复苏阶段，分解代谢）、急性阶段后期（患病后第 3～7 天，分解代谢，早期低热量营养供给），以及患病 7 天后的后期阶段（逐步转为合成代谢）。如此划分希望更适于临床医生对生理与代谢改变阶段性特点的认识，并制定针对性的营养治疗策略。

五、微营养素代谢变化

(一) 微量元素的变化

危重症时体内的微量元素释放与重新分配，加上摄入减少与排泄异常，使其血浆浓度发生变化。研究表明，细胞因子参与感染、创伤及多器官功能障碍综合征（MODS）时体内微量元素的代谢调节。IL-1可引起微量元素结合蛋白由细胞内向细胞外释放，由此导致微量元素向血管外间隙转移，使血清铁、锌、硒含量降低，而血铜含量常升高。一些微量元素的变化可影响机体的免疫功能，影响糖类、脂肪、蛋白质代谢及肠道形态学改变。

1. 铁（Fe）

感染时血清Fe水平降低，肝脏中Fe含量增加。血清Fe水平降低是细胞因子介导下机体对感染和创伤的反应，Fe储存于肝脏库普弗细胞内直到炎症反应减轻。由于多种微生物可以利用Fe作为能量合成的辅助因子；感染时源于Fe体内转移导致的低血清Fe结果反而会对机体有益。Fe补充的双盲试验表明，铁剂治疗组患者感染发生率明显高于安慰剂组，因此严重感染患者应该限制Fe的摄入量。

2. 硒（Se）

Se是一种两性元素（金属与非金属），是人体的内源性抗氧化系统重要的抗氧化酶——谷胱甘肽过氧化物酶（glutathione peroxidase，GSH-Px）的核心组成成分，在体内发挥着防止过氧化损伤的作用。严重感染时血浆Se明显下降可降低GSH-Px的活性，使机体抗氧化能力受损。参与机体免疫功能的维持作用，Se缺乏可使巨噬细胞、中性粒细胞杀菌能力下降，B细胞产生抗体减少。Se还参与辅酶A、Q及其他许多代谢酶的组成，影响其生物活性，如能量代谢及维生素A、D、E、K的吸收与消耗等。

创伤、感染等危重症患者普遍存在血清Se水平降低，特别是脓毒症患者更为突出，同时伴有GSH-Px活性下降，且与疾病严重程度及不良预后密切相关，Se由血浆向组织再分布可能是血清Se降低的原因。但重症患者Se的缺乏在不同个体和不同疾病存在差异，感染性休克患者Se的缺乏更为突出。

3. 锌（Zn）

感染、创伤、烧伤早期血清锌浓度即出现降低，Zn在皮肤、骨骼和肠道的储存量很少，危重症时在肝脏、骨髓、胸腺、损伤和炎症部位重新分配，肝脏是Zn缺乏最敏感的器官之一。这一改变与IL-1、IL-6等细胞因子介导下促使肝脏及其他组织合成急性时相蛋白和金属硫蛋白增加，Zn由血液向肝脏转移，而出现血Zn水平下降有关。此外，约60%的Zn与白蛋白疏松结合，感染等应激时白蛋白B的分解大于合成，且丢失增加，加重了体内Zn水平下降。60%～70%的烧伤患者血Zn浓度下降，几乎所有脓毒症患者的血Zn水平均降低，有研究显示持续补Zn可使老年重症患者感染相关疾病的治疗时间缩短。

低Zn使参与糖类、脂肪及蛋白质代谢的酶的活性均受到影响，也影响伤口修复过程中细胞的有丝分裂与增殖。Zn的缺乏还可导致肠道组织形态学改变，如绒毛高度、腺窝深度降低,固有层炎症细胞浸润及肠黏膜损害。此外,Zn是对免疫功能的影响较突出的微量元素,Zn缺乏时,T细胞尤其是辅助性T细胞(Th)数量与功能下降。有报道,缺Zn可导致巨噬细胞吞噬与杀菌能力下降,中性粒细胞游走功能降低。

4. 铜(Cu)

严重感染、烧伤时血Cu水平发生改变,多为升高,但亦有不变或降低的报道。Cu吸收后与白蛋白疏松结合,于肝脏合成铜蓝蛋白,后者释放入血并转运到各器官组织,以提供Cu。铜蓝蛋白是运输Cu和维持组织中Cu水平的主要蛋白,血浆中50%的Cu与铜蓝蛋白结合。感染时铜蓝蛋白合成增加,血Cu增加。但长时间反复感染患者往往出现铜蓝蛋白缺乏,亦可使血Cu变化不明显。Cu参与体内一些酶的组成,如铜蓝蛋白、超氧化物歧化酶、细胞色素氧化酶、多巴胺β羟化酶等。

(二)应激后维生素的变化

水溶性维生素C与脂溶性维生素E是主要的天然抗氧化剂,在调节组织损伤时由自由基引起的脂质过氧化中起着十分重要的作用。严重创伤、感染、大出血及低灌注休克等可导致组织脏器缺血-再灌注损伤,使体内抗氧化剂消耗增多,血浆中维生素E、维生素C、维生素A及谷胱甘肽(GSH)水平明显降低,进而导致机体抗氧化能力严重损害,对抗氧化剂的需要量明显增加。如维生素C需要量可达推荐量的10倍。因此,近年来在危重症营养治疗中,抗氧化维生素的补充逐渐得到重视。

1. 维生素C、维生素B_1与维生素E

重症患者,特别是合并脓毒症时,血浆维生素C含量明显降低,约40%的脓毒性休克患者在接受营养治疗及标准量维生素补充时仍显示维生素C缺乏。低维生素C的脓毒症患者血管活性药物需求增加,并且与肾损伤、MODS和病死率增高相关。原因可能与氧化、消耗增加、吸收减少及尿液丢失增加相关。

维生素C参与多种物质成分的合成和代谢过程,是胶原蛋白、肉毒碱、神经递质等生物合成中不可或缺的部分;也是机体主要的抗氧化屏障,清除多余的活性氧与恢复细胞的抗氧化剂功能,具有免疫调节剂作用。维生素C通过抑制TNF-α诱导的抑制性κ-B(IκB)激酶磷酸化来抑制核因子-κB(NF-κB)的活化,降低高迁移率族蛋白B1(HMGB1)分泌,减少组胺合成并使其失活,通过阻止活性氧的形成及还原性再循环(解偶联内皮一氧化氮合酶)来促进受损内皮功能恢复。此外,实验研究表明维生素C可减少表面P-选择素表达的血小板聚集,减轻脓毒症相关的缺血损伤中的促炎和促凝状态,可阻止细胞免疫抑制,阻止吞噬细胞与内皮细胞粘连,防止吞噬细胞氧化损伤,改善内源性血管加压素合成。

有关大剂量维生素C补充研究显示其可抑制应激后中性粒细胞释放自由基,保护线粒体功能,维持细胞膜的稳定性,减轻缺血-再灌注损伤后的肠黏膜损害,且抗氧化剂的保护作用,如对GSH的保护作用和对氧化型维生素E的还原作用等。维生素C与E用于危重症的临床研究结果显示28天病死率显著改善。近期国际上有关大剂量维生素C用于脓毒症的研究受到关注,一项脓毒性休克静脉给予25mg/kg维生素C(每6小时1次,持续72小时)的研究显示,血管活性药物用量及应用持续时间、死亡率明显降低。另一项研究给予维生素C 6g/d(1.5g,每4小时1次),同时应用氢化可的松200mg/d、维生素B_1(硫胺素）200mg/d，持续 4 天，血管活性药物应用时间缩短，器官功能障碍与死亡率降低。上述临床研究中未出现与大剂量维生素 C 补充相关的特异性药物损害，但脓毒症患者给予大剂量维生素 C 时应关注草酸盐排泄增加与肾结石的可能。但是，新近陆续发表了几项有关成人脓毒症患者早期、短时间(4～5 天)联合使用维生素 C、维生素 B_1 及糖皮质激素的"鸡尾酒"疗法的前瞻、多中心、安慰剂对照临床研究，所获结果尚不能支持对于脓毒性休克患者常规联合使用上述药物在改善器官功能损害与 28 天病死率等方面的预期效果。国际上相关研究仍在进行中，最终结论尚需等待。

2. 维生素 D

维生素 D 生物学效应由细胞内特异性的维生素 D 受体（vitamin D receptor，VDR）介导，1，25-二羟维生素 D_3 [1, 25-dihydroxyvitamin D_3, 1, 25-$(OH)_2D_3$] 与活化的 VDR 结合而产生其生物活性，调节结构基因的表达，影响细胞增殖和分化。研究发现，在包括脑、骨骼肌、心脏、平滑肌、皮肤、胰腺、B 细胞、免疫系统大多数细胞（如淋巴细胞、中性粒细胞、抗原提呈细胞、巨噬细胞、树突状细胞）在内的 30 余种细胞中均存在 VDR，这些细胞具有产生 1，25-$(OH)_2D_3$ 的能力，后者在免疫调控方面具有重要作用。1，25-$(OH)_2D_3$ 对免疫系统的效应包括调控 T 细胞受体（TCR），抑制树突状细胞分化，降低 Th1/Th17 和细胞因子，增强调节 T 细胞，下调多种细胞促炎因子的表达及过度产生（IL-1、IL-6、IL-8、TNF-α），以及下调 T 细胞驱动的 IgG 的产生，从而抑制免疫炎症反应。

循环中的骨化二醇，即 25-羟维生素 D_3 [25-hydroxyvitamin D_3, 25-$(OH)D_3$] 是判断维生素 D 含量正常与否的标准（表 35-2）。重症患者维生素 D [血清 25-$(OH)D_3$ 水平] 缺乏是普遍存在的现象，并日益受到关注。随着病情加重，低维生素 D 血症加重，并与危重症不良预后密切相关。2018 年欧洲营养学会颁布的 ICU 营养治疗指南中有关维生素 D 补充的推荐：低 D_3 水平 [血浆 25-$(OH)D_3$<12.5ng/ml，或 50nmol/L] 的危重症患者应补充维生素 D_3。

表 35-2　维生素 D 状态评价标准

血清 25-$(OH)D_3$（ng/ml）	维生素 D 状态
≤10	严重缺乏
10～20	缺乏
21～29	不足
≥30	足够
>150	中毒

第三节　营养评估与测量

一、人体测量指标的应用

（一）体重与体重指数

体重是临床判断营养状态改变和营养治疗时最常用的一项指标，也是常常作为确定能量与营养供给的基础。通常情况下，体重下降<5%为轻度营养不良，下降 5%～10%为中

度营养不良，下降＞10%为重度营养不良。但是判断重症患者的实际体重往往面临困难，除了测量的限制，由于组织水肿、体腔积液等因素，难以获得较准确的体重，也使能量与蛋白质消耗与需求量的估算受到一定的影响。临床上常根据近期体重或预计体重（predicted body weight，PBW）或理想体重（idea body weight，IBW）来确定能量与营养的供给。

对于体重过低或过高（肥胖）的患者，应计算PBW或IBW并参考实际体重与PBW/IBW之间的差值，根据患者的具体情况适当调整能量供给量。如肥胖患者体重可按校正公式计算：体重=理想体重或标准体重+（实际体重－理想体重或标准体重）×25%。

1. PBW 计算公式

男性：PBW=50+0.91×（身高－152.4cm）

女性：PBW=45.5+0.91×（身高－152.4cm）

2. IBW 计算公式

应用体重指数（body mass index，BMI）计算：

IBW（kg）=2.2×BMI+3.5×BMI×（身高－1.5m）

3. 矫正体重（adjusted body weight，AdBW）

AdBW=IBW+1/3 实际体重

4. 体重指数（BMI，表 35-3）

BMI=体重（kg）/[身高（m）]^2。

表 35-3　BMI 标准对照表

BMI（kg/m^2）	营养状况
＜18	营养不良　老年患者＜22
18～20	潜在营养不良
20～25	正常
＞30	肥胖

（二）体脂丢失的判断

可通过皮肤褶皱的触诊来判断（皮肤皱褶厚度试验），通常用肱三头肌皮褶厚度，反映机体脂肪储存的指标。人体组成研究表明，这类患者人体组成中的脂肪含量低于10%。对于全身水肿的危重症患者体内脂肪储存量的判断是非常困难的。

（三）体内蛋白质储存量的测定

1. 血浆白蛋白水平

血浆白蛋白水平是判断营养状态和营养不良类型的基本指标，应该指出的是，危重症患者血浆白蛋白水平受许多与营养无关因素的影响，低白蛋白血症与体水过多是危重症患者常见的临床现象，血浆白蛋白降低的程度，常常反映了细胞外液体量的增加。

2. 肌肉质量与肌力

（1）骨骼肌减少常见于严重创伤、脓毒症、慢性器官功能不全、恶性肿瘤等重症疾病状态。评估重症患者肌肉质量、肌力、活动耐力是营养状态评价的重要组成部分。

骨骼肌质量的测定，可采用 CT、磁共振成像（MRI）、生物电阻测量法、双能 X 线吸收法及超声评价肌肉的质量。

通常采用定量 CT 测量第 3 腰椎（L_3）水平肌群的质量，少肌症患者肌肉质量减少与体重不匹配，但与病死率、机械通气时间、住 ICU 时间明显相关。在 L_3 平面可观察到的骨骼肌包括腰大肌、竖脊肌、腰方肌、腹横肌、腹外斜肌、腹内斜肌、腹直肌等肌群。根据肌肉 CT 值将肌群分隔测量该平面面积，并根据体温状态下肌肉密度（$1.04g/cm^3$）得到肌肉质量。L_3 平面骨骼肌质量指数诊断少肌症的 cut-off 值男性为 $52.4cm^2/m^2$，女性为 $38.5cm^2/m^2$。

床旁超声：肌肉厚度与肌纤维横截面积及四肢肌肉存在形态学与功能上的相关性。通常选取股四头肌、肱二头肌等表浅肌群测量其横截面积。研究显示合并多器官功能障碍患者肌肉萎缩程度较单一器官损害者肌肉质量下降更为明显。床旁超声还可通过测量膈肌厚度、运动幅度评价膈肌功能。研究显示骨骼肌含量较 BMI 更能预测重症患者的预后。这是由于 BMI 不能区别体重源于肌肉还是脂肪，比如腹型肥胖患者非脂质组织要低于同水平 BMI 者。

（2）上臂中点肌肉周径（AMC）：反映骨骼肌储存的情况，上臂中点肌肉周径指肩峰和尺骨鹰嘴中点的臂围（上臂中点周径 AC），与肱三头肌皮褶厚度（TSF）结合，通过以下计算公式可对机体肌肉和脂肪的比例进行初步分析。

$$AMC = 上臂中点周径 AC（cm）- 0.34\ TSF（cm）$$

正常参考值男性为 24.8cm，女性为 21.0cm，达到 90% 以上为正常，80%～90% 为轻度降低，60%～80% 为中度降低，<60% 为重度降低。

（3）肌力判断：10 秒钟的握力测验，可对其握力强度进行评估，是对肌肉功能的判定；此外，还可通过膝关节的屈曲与伸展进行评估，以及通过最大呼气流速等呼吸做功评价呼吸肌力状态。独坐、独站、6m 步行速度等可用于恢复早期的骨骼肌功能判断。

二、能量消耗的测定

临床营养的发展，人们逐渐认识到喂养不足与喂养过度，同样会给机体的营养代谢乃至器官功能造成损害，在危重症能量供给上，提供适量的能量与营养底物非常重要。静息能量消耗（REE）与 LBM 直接相关，通过测量氧耗率及二氧化碳的产生率，可获得不同状态的能量消耗。

有临床资料显示，能量消耗与应激和疾病状态密切相关，虽然处于分解大于合成的代谢状态，但其代谢率与能量消耗并非很高；镇静肌松、降温等治疗将使代谢率降低。因此，合理的能量供给应按照实际能量消耗量，结合疾病、代谢状态与治疗确定营养底物。应用间接能量测定法可以更准确地了解不同危重状态下的能量消耗变化，是实现合理的营养治疗的保障。

间接能量测定仪工作原理是通过测量吸入气体与呼出气体的 O_2 与 CO_2 浓度、每分通气量（V_E），计算出氧耗量（V_{O_2}，L/min）和 CO_2 产生量（V_{CO_2}，L/min），再通过 Weir 公式计算出 REE：

$$REE = [(3.9 \times V_{O_2}) + (1.1 \times V_{CO_2})]1.44 - (2.8 \times UUN)$$

其中，UUN 为尿中尿素氮。除此之外，还可由 V_{O_2}、V_{CO_2} 计算出呼吸商（RQ）。RQ 是营养物质净氧化的指标。其数学表达式为

$$RQ = \frac{V_{CO_2}(L/min)}{V_{O_2}(L/min)}$$

三大营养素的 RQ 值分别为：糖类 1.0，脂肪 0.7，蛋白质 0.8。因此。RQ 正常范围为 0.7~1.0。RQ 的价值在于反映营养物质的利用比例或混合的能量氧化。非蛋白质呼吸商＝1.0 表示纯糖类氧化，非蛋白质呼吸商＝0.85 表示葡萄糖与脂肪各占 50%氧化，RQ＞1.0 表示脂肪储存（如过度喂养），＜0.7 表示纯脂肪氧化。

三、实验室指标

（一）内脏蛋白测定

内脏蛋白测定是常用的主要观察指标，反映体内蛋白质储存情况与营养不良的程度、应激与代谢状态，以帮助制定营养治疗的方案及判定营养治疗的效果（表 35-4）。

表 35-4 内脏蛋白含量与营养不良程度　　　　　　　　　　（单位：g/L）

蛋白质	正常浓度	轻度营养不良	中度营养不良	重度营养不良
ALB（血清白蛋白）	35~50	28~35	21~27	<21
TFN（转铁蛋白）	2.0~4.0	1.5~2.0	1.0~1.5	<1.0
PA（血清前白蛋白）	0.1~0.4	0.1~0.15	0.05~0.1	<0.5

（1）C 反应蛋白（C-reactive protein，CRP）：为急性时相蛋白，应激反应时合成增加，是应激与炎症存在的反映，其浓度变化与应激状态密切相关，而与血浆阴性蛋白（视黄醇蛋白等）及氮平衡无明显相关。

（2）血清白蛋白（albumin，ALB）：半衰期较长，主要代表体内较恒定的蛋白质的量。严重应激及大面积烧伤等异常丢失，使血浆白蛋白迅速降低。白蛋白过低将影响营养底物转运与代谢、药物作用及血浆胶体渗透压等。

（3）快速转换蛋白：包括血清前白蛋白（prealbumn，PA）、转铁蛋白（transferrin，TFN）、纤维连接蛋白（fibronectin，FN）、视黄醇结合蛋白（retinol-binding protein，RBP）、铜蓝蛋白等。快速转换蛋白由于半衰期短，是用以评价蛋白质合成状况及营养治疗效果的常用指标，其血浆含量及半衰期如表 35-5 所示。

表 35-5 血浆蛋白半衰期及血浆浓度

蛋白质种类	生物半衰期	血清正常范围（g/L）
RBP（视黄醇蛋白）	12h	0.372±0.0073
FN（纤维连接蛋白）	15~20h	1.82±0.16
甲状腺结合前蛋白	2d	0.2~0.4

续表

蛋白质种类	生物半衰期	血清正常范围（g/L）
FIB（纤维蛋白原）	2.5d	2～4
铜蓝蛋白	4.5d	
α-抗胰酶蛋白	4～7d	
TFN（转铁蛋白）	8d	2.6～4.3
ALB（血清白蛋白）	21d	35～50

（二）24小时尿氮丢失量测定与氮平衡估算

1. 24小时尿氮丢失量测定

收集前一个24小时内的总尿量，测定尿中尿素氮（UUN），尿总量与UUN的乘积即为24小时的总尿素排出量。尿中除UUN，其他含氮物约2g/d，此外，测得总排氮量基础上还需加上每天通过粪便及表皮排出的氮量，约为2g/d。如此，24小时氮的排出量可根据UUN测定值，经下列公式简单估算：

$$排氮量（g/d）=24小时UUN（g）+2（g）*+2（g）**$$

式中，*系尿中其他尿氮含量；**系粪便、汗液中氮含量，禁食状态时粪氮可不计，此系数为1.5～2，但肠内营养时应计入每日粪便测定的含量。

虽然尿素氮排泄变化较大，但仍然是反映重症患者机体蛋白质分解代谢的有意义的指标，可根据尿氮量调整蛋白质的补充量。

2. 氮平衡（nitrogen balance）

氮平衡指每日入氮量与排氮量之差，是动态营养代谢评估与估算营养治疗效果的一种方法，也可用于了解机体代谢状态及体内蛋白质的分解量。因此，临床中严格的氮平衡测定较难实现。鉴于机体代谢过程产生的氮大部分（85%～90%）由尿排出，且尿素氮占大多数，但如果能对患者24小时的尿液进行完整收集，则可测算出该患者全部的尿氮排出量的近似值，在临床较易实现（表35-6）。

表35-6 不同疾病状态下尿排氮量

临床状态	尿氮丢失量（g/d）
非应激状态下饥饿	<8
轻度应激（如中等度择期手术）	8～12
中度应激（如多发创伤及较大择期手术）	13～18
严重应激（如全身性感染等）	>18，可高达30以上

氮平衡测定结果分三种情况：

（1）总平衡：摄入与排出氮量基本相等，表示体内蛋白质的分解与合成代谢处于动态平衡之中。

（2）正氮平衡：摄入氮量大于排出氮量，表明摄入氮或蛋白质除补偿组织的消耗外，尚有部分构成新的组织而被保留。理想的氮平衡应达到+2左右。

（3）负氮平衡：摄入氮量小于排出氮量，表明体内蛋白质分解大于合成，创伤、感染等应激或营养供给不足时，机体表现出明显的负氮平衡，丢失氮量可高达 20~30g/d。

摄入氮量（g/d）＝24 小时静脉输入氨基酸液的总含氮量＋肠道摄入氮量；蛋白质摄入量由每日摄入氮量决定。

$$蛋白质（g）＝氮（g）\times 6.25$$
$$每日蛋白质丢失（g）＝24 小时氮丢失总量（g）\times 6.25$$

第四节　危重症营养治疗的基本原则

一、营养治疗目的

疾病打击后伴随的能量与营养消耗、分解代谢增强、饥饿与制动，是导致重症患者发生营养不良和面临营养风险的基础。临床研究证明，延迟的营养治疗将导致和加速危重症营养不良的发生及其严重程度，增加并发症与病死率，延长了留住 ICU 与住院时间，增加医疗花费，营养治疗已成为危重症患者综合治疗的一个组成部分，并日益受到重视。营养治疗的目的：

（1）提供适量的大营养素与微营养素，减轻由于营养摄入不足导致的饥饿。

1）补充需要的蛋白质，降低负氮平衡和维持不同状态下的氮平衡。

2）提供适当的电解质，纠正疾病状态下丢失和分泌的影响，维持正常生理水平；补充疾病特需的维生素与微量元素。

（2）提供应激后高代谢状态下的能量需要，同时避免过度喂养与喂养不足，并避免营养治疗相关的代谢并发症。

（3）调节代谢状态，支持免疫功能，减弱炎症反应。

二、营养治疗时机

2018 年欧洲临床营养与代谢学会（ESPEN）颁布的 ICU 营养治疗指南推荐，任何收住于 ICU 超过 48 小时或合并有营养不良的患者，均需要考虑给予营养治疗。国际多个指南推荐：如果危重症患者不能经口摄食，尝试早期（48 小时内）管饲肠内营养，要避免 3 天以上的饥饿。

重症患者营养治疗时机选择的原则：在经过早期有效复苏使血流动力学基本稳定，不再需要积极的血管活性药物和容量维持细胞灌注与循环稳定，如非单独使用大剂量儿茶酚胺或需要再联合使用大量液体或血液制品维持；水、电解质与酸碱严重失衡得到初步纠正后及早开始营养治疗，一般在有效复苏与初期治疗 24~48 小时后可考虑开始。应该指出，营养治疗仅是危重症整体治疗的一部分，救治的效果也是综合治疗及原发疾病处理共同作用的结果。在生命体征与内稳态失衡得到一定的控制后，及早开始营养治疗。以维持细胞组织的代谢和需要，维护肠屏障与免疫功能，支持骨骼肌与呼吸肌功能，从而获得更好的改善预后效果。

三、营养治疗途径

根据营养供给方式分为经消化道补充的肠内营养（enteral nutrition，EN）及经静脉途径提供营养的肠外营养（parental nutrition，PN）。随着临床营养研究与认识的深入，以及临床供给与应用技术的改进，特别是对胃肠道在危重症发生、发展中作用的了解，营养治疗方式已由胃肠外营养为主要，转变为通过鼻胃/鼻空肠导管或胃/肠造口等途径为主的肠内营养。

肠道喂养具有维持消化道完整性、调节应激与炎症反应状态、减轻疾病的严重程度、支持免疫功能诸方面的优势。研究证实，早期肠道喂养有助于降低肠通透性，减少细胞因子的活化与释放，降低全身内毒素血症与感染相关并发症发生率和死亡率，缩短住院时间。来自 ICU 患者临床研究的 Meta 分析结果显示，与 PN 的效果相比，接受 EN 的重症患者发生感染的风险明显降低（RR 0.66；95% CI 0.56～0.79），部分研究显示有病死率下降的趋势。除了营养供给外，EN 在保护肠黏膜完整、防止肠道细菌移位、支持肠道免疫系统及维护肠道原籍菌方面具有独特作用，均是肠外营养所无法取代的。所以国际上多个指南中均一致强烈推荐重症患者营养治疗的方式首先考虑选择 EN。

但是，并非所有危重症患者均能获得同样效果，有关 ICU 重症患者营养途径的循证研究显示，仅 50%～80%的重症患者能够早期耐受全肠内营养（TEN），另外，10%可接受 PN 和 EN 混合形式营养治疗，剩余的 10%不能使用胃肠道，是选择全肠外营养（TPN）的绝对适应证。与普通患者相比，重症患者 EN 不耐受的发生率明显增高。并由此导致营养摄入不足、营养不良与低蛋白血症，增加肺炎的发生率及延长 ICU 住院时间。如果喂养量低于目标量的 25%，血源性感染的发生率将明显增加。因此，在存在肠功能障碍，特别是存在有未解决的腹部问题（出血、感染、腹腔压力＞20mmHg）等情况时，PN 应成为主要的营养供给方式，以保证提供必需的营养物质与能量。

总之，危重症患者营养治疗方式选择的原则是：只要胃肠道功能存在或部分存在，但不能经口正常摄食的重症患者，应优先、尽早考虑给予 EN，只有 EN 不可实施时才考虑 PN。

四、能量与营养需要及供给

（一）能量供给

合理的能量供给是实现危重症患者有效营养治疗的保障，不论是营养不足还是过度喂养均会影响危重症患者的预后。对于应激后代谢改变的认识，特别是间接能量消耗测定的研究改变了既往在重症患者的能量供给上的传统观念，修正了在"高代谢期间提供较高的能量"的能量供给理念，使能量与营养的供给兼顾"需求与承受"两方面。ICU 患者既要避免造成过度喂养加重对代谢及器官功能的不良影响，也不应再存有"饥饿"现象，应尽可能减少蛋白质-能量的负平衡及其持续的时间，降低 LBM 的消耗。通过有效的营养治疗，降低与营养不良相关的并发症与病死率。近年关于营养供给研究的标准分为 4 个级别。①等热量喂养：能量供给达到或接近预测目标；②低热量喂养：能量供给低于 70%的预测目标，多数 RCT 研究显示，重症患者能够获益于早期（3~7 天）低热量的营养供给而不是早期充分热量；③滋养型喂养：产生有益影响的最小营养摄入量，一般仅限于危重症开始营养治疗阶段；④过度喂养：能量供给超过预测目标值的 110%。如何选择基于疾病状态与疾病代谢特点。

目前国际共识的推荐为：能量供给在 20~25kcal/（kg·d），是大多数危重症患者应激早期能够接受并可实现的能量供给目标；病情稳定后应逐渐增加到 30~35 kcal/（kg·d）。目的为在保证维持生命细胞代谢需要的同时，避免超负荷能量供给对应激早期代谢紊乱与受损器官功能的不良影响，避免营养治疗相关并发症，如高血糖、高碳酸血症、胆汁淤积与脏器功能损害等。

（二）糖类

体内主要的糖类是葡萄糖，是非蛋白质热量的主要来源之一。糖的利用下降和内源性糖异生增加是应激后糖代谢改变的特点；此外，胰岛素抵抗与不足，不论是否合并糖尿病，许多重症患者出现应激性高血糖，应避免大量的葡萄糖输入加重糖代谢紊乱及脏器功能损害，增加 CO_2 的产生与呼吸做功、肝功能损害与淤胆等。葡萄糖输入量对于 CO_2 产生量的影响远大于葡萄糖与脂肪比例。危重症患者应适当降低非蛋白质热量中的糖类（葡萄糖）补充，其供给量 3~4g/（kg·d），一般占非蛋白质热量的 60% 左右，应注意单位时间葡萄糖的补充速度，不应超过 3mg/（kg·min），葡萄糖：脂肪比例适当降低，多在 6：4 左右。营养治疗期间注意血糖的监测及血糖水平的控制（≤180mg/dl）。

（三）脂肪

脂肪通常是非蛋白热量的另一主要来源，静脉输注脂肪乳剂除提供机体代谢所需的能量外，还为机体提供了生物膜和生物活性物质代谢所需的多不饱和脂肪酸，而且可以防止或纠正机体必需脂肪酸的缺乏。目前静脉用脂肪乳剂多由大豆油制成，根据脂肪酸中甘油三酯碳链的长短，分为长链甘油三酯（long chain triglyceride，LCT）脂肪乳剂和中链甘油三酯（medium chain triglyceride，MCT）/长链甘油三酯物理混合脂肪乳剂（MCT：LCT=5:5），必需脂肪酸是 LCT。LCT 与物理混合的 MCT/LCT 仍然是目前可供临床选择的常规剂型。可供临床使用的有三种浓度的剂型：10%、20% 和 30%。20% 的脂肪乳剂是首选剂型，所含热量密度较高及磷脂比例较低。根据脂肪酸碳链上含有共价双键碳原子的数量分为饱和（不含双键）、单价不饱和（含 1 个双键）、多价不饱和脂肪酸（含 1 个以上双键）；如果第 1 个共价双键分别出现在脂肪酸碳链第 3、6、9 位碳原子上，则可以相应命名为 ω-3、ω-6、ω-9 脂肪酸。临床通常使用的 LCT 以大豆油为来源，富含 ω-6 多不饱和脂肪酸。大豆油为基础的 LCT 进入线粒体代谢需要肉毒碱参与，代谢较慢，输注过快可导致蓄积从而对免疫细胞产生影响。MCT 进入线粒体代谢对肉毒碱依赖小，具有代谢较快的特点，但单位时间输注过快可导致某些代谢中产物浓度过高而产生不利影响，如辛酸浓度过高可产生神经毒性作用。

由于中/长链物理混合脂肪酸具有不同的水解代谢速率及多不饱和脂肪酸的脂质过氧化反应的不良影响，近年来研制的含结构甘油三酯的脂肪乳剂，其混合方式是将 LCT 及 MCT 在高温和催化剂的作用下共同水解再酯化，在同一甘油分子的 3 个碳链上随机结合不同的 MCT、LCT。也有探讨同时结合ω-9 单不饱和脂肪酸及ω-3 脂肪酸结构的甘油三酯。这种结构混合脂肪乳剂具有氧化率高、对血脂影响小,以及更好的安全性、耐受性,应比物理混合脂肪乳剂具有更小的毒性,较好的脂肪酸的氧化与氮的利用,以及不影响单核/巨噬细胞功能。

危重症患者脂肪供给量一般为 1～1.5g/(kg·d),但应参考机体对糖与脂肪的代谢能力,监测脂肪廓清与血脂水平。老年患者应降低脂肪乳剂的补充量为 0.5～1.0g/(kg·d)。合并脂代谢障碍(如重症胰腺炎)的重症患者应酌情限制脂肪乳剂的使用。用于镇静的苯泊芬是以 10%～20%的脂肪乳剂作为载体,1.1kcal/ml,因此长时大量使用应计入脂肪乳剂补充总量,否则可造成外源性脂肪补充的超负荷。

(四)蛋白质

氨基酸溶液作为肠外营养液中的氮源,是蛋白质合成的底物来源,平衡型氨基酸是临床常选择的剂型,它不但含有各种必需氨基酸(essential amino acid,EAA),也含有各种非必需氨基酸(non-essential amino acid,NEAA),且各种氨基酸的比例适当,具有较好的蛋白质合成效应。重症患者肠外营养时蛋白质补充量及热氮比构成的原则:维持氮平衡的蛋白质供给量一般推荐 1.2～1.5g/(kg·d)或者大于 1.3g/(kg·d),相当于氮 0.15～0.25g/(kg·d);热氮比 100～150kcal:1g 氮。蛋白质供给量低于 0.5g/(kg·d)为低蛋白营养,应予避免。

支链氨基酸(branched chain amino acid,BCAA)是在肝外代谢的氨基酸,应用于肝功能障碍的重症患者将有助于减轻肝脏代谢负担,调整血浆氨基酸谱和防治肝性脑病。但循证研究结果表明,强化 BCAA 的复方氨基酸液在改善蛋白质代谢(节氮效应)及影响预后方面与平衡氨基酸比较并无明显优势。

近年来有关应激诱导的代谢改变中蛋白质/氨基酸摄入对于卧床不动危重症患者的骨骼肌代谢及胰岛素敏感性影响的研究表明:无活动卧床的重症患者,机体蛋白质合成受到明显抑制,且胰岛素敏感性亦降低。喂养不足与卧床不动将导致瘦体组织(LBM)严重丧失;但是,过高的能量正平衡又会导致脂肪组织的增多及加剧骨骼肌萎缩。可见,制动增加了应激后的骨骼肌分解代谢水平,应激及制动削弱了氨基酸的蛋白质合成效应,而高蛋白/氨基酸摄入并未能防止由于不活动导致的 LBM 丢失。

肠内营养时蛋白质补充常以氨基酸、短肽及整氮型三种形式实现,短肽与整氮型肠内营养制剂较氨基酸型制剂更易被人体吸收,因为小肠上皮存有特异性的运载蛋白,用于氨基酸、二肽和三肽的转运。添加精氨酸的肠内营养制剂显示能够增强机体的免疫功能,但精氨酸是合成一氧化氮(NO)的前体,NO 的血管扩张效应对机体产生不利的影响,故不推荐对脓毒症等严重应激状态下的危重症患者应用。

(五)微营养素

此外,注意维生素与微量元素的补充,微营养素同样有着重要的生理作用,其中有些具有抗氧化作用,影响机体的免疫功能。维生素 C、E,β-胡萝卜素,以及微量元素硒、锌、铜等的抗氧化特性日益受到重视,一些实验研究显示其有助于氧自由基的清除及防治组织细胞的过氧化损伤等。特别是对于维生素 C 等的抗氧化作用和维生素 D 的免疫影响作用日益受到重视。不论是肠外还是肠内营养，应常规补充生理需要量的维生素与微量元素，并根据需要调整剂量。

第五节　肠内与肠外营养

一、肠内营养

（一）肠内营养对机体免疫功能的影响

如前所述，肠道作为机体内外环境的分水岭，受到机体固有的特异性与非特异性防御机制的保护。这种固有的非特异性防护机制包括有黏蛋白、乳铁蛋白、过氧化物酶、脂质体和其他抑制细菌生长的抗菌分子。机体固有的特异性防御机制 IgA 在抵御细菌抗原、防止细菌与上皮附着及由此导致感染发生方面起着重要的防护屏障作用。肠道相关淋巴组织（gut-associated lymphoid tissue，GALT）通过产生免疫细胞起着保护肠道本身和肠道以外组织器官的作用。实验研究显示，PN 导致 T 和 B 细胞数量减少及 Th1 型 IgA 抑制细胞因子产生增加，损害了机体对细菌和病毒的免疫力。如果 GALT 萎缩，则可使肠道及呼吸道 IgA 水平下降，从而降低机体抗细菌与抗病毒的能力。不难理解，损害 GALT 和肠黏膜防御功能的因素与导致细菌移位增加的因素是相关的。

食糜对胃肠黏膜上皮的直接作用是保证消化道黏膜营养及功能。营养物促进胃泌素释放肽、缩胆囊素、神经紧张素和其他作用于血管的激素与神经肽的释放。这些肽类物质也产生一定的营养效果，如神经紧张素具有保护肠黏膜结构与功能的作用，并可刺激肠黏膜生长；胃泌素释放肽可刺激回肠和空肠黏膜生长，支持 GALT，防御细菌及病毒入侵。因此，经消化道喂养一方面提供机体必要的营养物质以保存 LBM 含量、促进胃肠动力与消化吸收功能恢复，防止肠黏膜萎缩；同时还能够增强肠道本身与肠道外组织的免疫防御能力。此外，营养底物在消化吸收后经门静脉输入肝脏，有利于肝脏蛋白质的合成和代谢调节，这一营养供给途径也比 PN 更符合生理特点。

肠道是代谢活跃器官，危重症时由于黏膜上皮细胞营养物质的迅速消耗与缺乏，使肠黏膜结构与功能严重受损，甚至导致肠衰竭。EN 的诸多优势使它成为营养供给途径的金标准，循证调查表明，虽然 PN 和 EN 均能提供人体所需的热量与重要的营养素，但有效的 EN 在改善营养摄取，降低危重症感染发生率，缩短留住 ICU 与普通病房住院时间，降低病死率与医疗费用等方面更具优势，这在能够早期（入住 ICU 24~48 小时）开始有效EN 的危重症患者中更为明显。

（二）危重症患者肠内营养适应证与禁忌证

（1）只要胃肠道解剖结构完整并具有一定的功能，肠内途径供给营养总是各类重症患者优先考虑选择的营养治疗途径。

（2）不宜给予 EN 的情况：①胃肠功能障碍，如肠梗阻（机械性肠梗阻和麻痹性小肠梗阻）、严重消化道出血等；②梗阻性内脏血管疾病，如肠系膜血管缺血或栓塞，EN 可引起或加重肠道缺血；③未解决的腹部问题（包括腹膜后炎症、出血、不可控制性肠瘘）；

④严重腹胀与腹腔内高压（腹腔压力＞20mmHg）；⑤严重腹泻，经处理无改善，应暂时停用；⑥患者采取俯卧位时应暂停EN尤其是经胃喂养。

（三）肠内营养实施管理要点

1. 肠内营养时机

早期开始安全、有效的EN比延迟的EN能够使不同种类重症患者在消化道结构与功能、营养与免疫状态改善及减少感染性并发症方面更大获益，同时早期EN患者其病死率及医疗花费亦有下降的趋势。国际上多个学会颁布的指南中均推荐经过有效复苏、血流动力学与内环境稳定后应及早尝试（一般推荐入住ICU 24～48小时）任何形式的EN。

2. 肠内营养途径及其选择

（1）经胃喂养是符合生理特点的EN途径，置管简单，一般常用于胃动力与胃排空功能较好的重症患者。营养液经过胃与十二指肠，保留了对胃、十二指肠的神经内分泌刺激作用。因胃腔容量较大，故具有对营养液渗透压不敏感的优点。应该指出，危重症患者疾病导致的胃肠动力障碍发生率较高，常见因素除了基础疾病（如糖尿病、肾功能障碍、消化道手术、严重颅脑损伤等）外，高血糖与低血糖、持续镇静、应用儿茶酚胺、应用阿片类制剂等亦是较常见的影响ICU患者胃肠动力的因素；某些治疗与药物也会抑制胃肠动力，影响EN的有效实施，并增加反流、误吸与肺炎的发生概率。如果胃排空障碍、高反流误吸风险的患者，应选择幽门后小肠喂养。

（2）经小肠EN：存在胃动力障碍、需要行胃肠减压的重症患者（如重症胰腺炎），以及经胃喂养不耐受和反流、误吸的高风险患者，应选择或尝试经小肠EN。

小肠喂养通路建立的常用方法：①鼻肠导管盲插法；②X线透视引导下小肠置管；③内镜引导下小肠置管；④床旁电子传感仪器引导下置管；⑤内镜引导下胃/肠造口置管。临床上应根据病情需要选择。一般来说，鼻肠导管与空肠造口导管更适用于合并胃动力障碍的危重症患者。需要较长时间EN及经鼻置管困难者，可考虑行空肠造口置管，或与开腹手术同时完成，或在床旁内镜协助下行胃/肠造口置管。

3. 肠内营养耐受性评估

胃残余量（gastric residual volume，GRV）是目前临床中广泛应用的评价EN耐受性的客观指标。GRV的标准不一，目前认为＞500ml/6h为胃潴留，喂养期间动态监测GRV的变化对于评价EN的耐受性意义更大。

喂养不耐受时应首先尝试促胃肠动力药物，如甲氧氯普胺、红霉素、莫沙比利。经过促动力、更换小肠喂养等，仍不能达到目标的患者，应添加PN以免导致喂养不足及对预后产生不良影响。

4. 肠道喂养方式

重症患者EN实施中推荐采用蠕动泵控制下持续输注的方法，是安全适宜、能够接受的喂养方式。多数学者推荐由20～30ml/h的速度开始输注，如耐受性好，可每4～8小时增加10～20ml/h，如此2～3天可达到目标喂养量。如出现腹胀、腹泻、呕吐、腹痛等不耐受症状，应予减量甚至暂停。

5. 肠内营养中的患者体位

由于重症患者胃肠动力障碍、反流误吸发生率较高,故推荐患者上胸部抬高30°~45°。对于昏迷等高反流误吸的患者及体位有限制的重症患者,如不稳定骨盆骨折、脊柱损伤等,此时应注意耐受性评价和选择小肠喂养的方式。

采用EN的优化管理可能会提高危重症肠内营养实施的安全、有效性,可能将促进早日达到预计的营养供给量,减少反流、误吸的发生等(图35-1)。

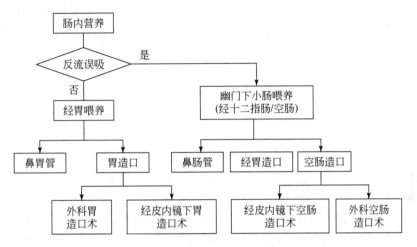

图35-1 肠内营养途径与选择

(四)肠内营养相关并发症与处理

1. 胃肠相关并发症

大约60%的重症患者发生胃肠相关并发症,并与胃肠动力降低,特别是胃动力下降有关,常见症状有腹胀、恶心、呕吐、腹泻和便秘。导致胃肠动力降低的潜在因素有:交感张力增加、颅内高压,以及阿片类、苯二氮䓬类、多巴胺类药物应用,高血糖、腹部手术与胰腺炎。

2. 喂养管相关并发症

主要是导管使用期间发生堵塞,常常与导管护理有关,如未定时冲洗,特别是经喂养管注射药物后。喂养管应每6小时定时冲洗(和每次注入药物后)。导管堵塞后可尝试用清水或碳酸饮料液体冲洗。

二、肠外营养

(一)肠外营养选择原则

只有当肠道由于解剖或功能障碍无法使用或不能充分使用时,才考虑选择肠外途径提供必要的营养。因此,PN应在充分评估肠道喂养可行性的基础上进行,不能耐受EN或EN禁忌的重症患者才选择PN。

(1)PN适应证:①胃肠道功能障碍(不能耐受肠道喂养);②手术或解剖问题禁止使

用胃肠道；③存在尚未控制的腹部情况，如腹腔感染、肠梗阻、肠瘘等。

（2）存在以下情况不宜实施 PN：①血流动力学不稳定或存在组织低灌注状态；②存在严重水、电解质与酸碱失衡；③严重肝衰竭、肝性脑病；④急性肾衰竭存在严重氮质血症；⑤未控制的严重高血糖。

（二）肠外营养的途径与选择

PN 选择经中心静脉与经周围静脉提供营养。中心静脉常是 ICU 患者首选的 PN 方式，包括经锁骨下静脉、经颈内静脉和经股静脉建立的静脉通路，以及经外周静脉穿刺中心静脉置管（peripherally inserted central venous catheter，PICC）。锁骨下静脉插管感染及血栓性并发症均低于股静脉和颈内静脉途径，PICC 方法是经头静脉或贵要静脉插管至上腔静脉，风险低、易操作，适合长时间需要开放中心静脉、病情较稳定者。

（三）主要营养素与应用

早期 PN 需要考虑代谢的特点，也要考虑器官（肝、肾等）的状态。避免营养与能量供给上的过负荷。对于肥胖的重症患者，应采取允许性低热量补充原则。

1. 糖类

PN 时主要的糖类是葡萄糖，是非蛋白质热量的主要来源之一，也是中枢神经系统、红细胞必需的能量物质。应激代谢时可表现为糖的利用下降、内源性糖异生增加、胰岛素抵抗，由此导致血糖升高，且其升高程度与感染等并发症和病死率相关。过多热量与葡萄糖的补充，增加 CO_2 的产生，增加呼吸肌做功、肝功能损害与淤胆发生等，有加重脏器功能损害的危险。因此，葡萄糖的供给需参考机体糖代谢状态与肝、肺等脏器功能。外源性葡萄糖供给量占非蛋白质热量的 50%～60%，安全剂量 150g/d，不超过 5mg/（kg·min）。

2. 脂肪乳剂

重症患者脂肪供给量一般为 1.0～1.5g/（kg·d）。注意监测脂肪廓清、血脂水平及肝肾功能。高甘油三酯血症患者（>4～5mmol/L）不推荐使用脂肪乳剂；合并脂代谢障碍（如重症胰腺炎早期）及老年患者，应减少脂肪的补充［0.5～1.0g/（kg·d）］。目前，多种脂肪酸（ω-6、ω-3、ω-9）混合的多油脂肪乳剂是理想的选择。

3. 氨基酸

平衡型氨基酸是临床常选择的剂型，含有各种必需氨基酸（EAA）和非必需氨基酸（NEAA），比例适当，具有较好的蛋白质合成效应。维持氮平衡的蛋白质供给量一般从 1.2～1.5g/（kg·d）开始，相当于氮 0.2～0.25g/（kg·d）；适宜的热氮比比单纯强调蛋白质的补充量更为重要。危重症患者，应降低热氮比，可采用 100～150kcal：1g 氮（418.4～627.6kJ：1g 氮）。BCAA 是在肝外代谢的氨基酸，应用于肝功能障碍患者，有助于减轻肝脏代谢负担，调整血浆氨基酸谱，防治肝性脑病。但在改善蛋白质代谢及影响预后方面，强化支链氨基酸的复方氨基酸液并未显示出较平衡氨基酸具有更明显的优势。

4. 微营养素

维生素、微量元素等体内含量低、需要量少，故又称为微营养素，同样有着重要的生理作用，其中有些具有抗氧化作用，影响机体的免疫功能。维生素 C/E、β-胡萝卜素，以及微量元素硒、锌、铜等的抗氧化特性日益受到重视，大剂量维生素 C 可抑制应激后中性粒细胞释放自由基,保护线粒体功能和维护细胞膜的稳定性,是机体重要的抗氧化屏障。有关危重症状态下维生素与微量元素丢失与需要量的研究较少,临床上常用复合维生素与微量元素注射液,创伤、感染、急性呼吸窘迫综合征(ARDS)及肿瘤患者,可适当增加维生素C/E及硒等的补充量。

营养液的容量或每日水的补充量根据疾病及液体平衡状态而定,血清电解质浓度测定为确定电解质的补充量提供依据。每日体重监测、液体出入量表及临床检查是否存在脱水和水肿,是营养支持时容量管理的参考依据。每日常规补充的电解质主要有钾、钠、氯、钙、镁、磷。接受完全肠外营养(TPN)的重症患者,除补充生理剂量电解质,还需充分考虑到增加的额外丢失的量。

肠外营养液应在无菌条件下配制成全静脉营养混合液后持续匀速输注。为确保输入的混合营养液的稳定性,不应在全合一营养液中添加抗生素、胰岛素等任何其他药物。

(四)肠外营养相关并发症及处理

PN主要并发症为代谢性并发症,分为亚临床、急性和慢性代谢并发症(表35-7)。

表35-7 肠外营养相关代谢性并发症及处理

急性代谢性并发症		慢性代谢性并发症	
并发症	预防和治疗	并发症	预防和治疗
水、电解质紊乱脱水与水过多	合理调节水、电解质补充量	肝功能损害与淤胆	尽早EN,预防细菌过度生长
高血糖或低血糖	每日称量体重和定期生化监测	骨病	调整维生素D剂量,康复治疗,避免铝中毒
	连续TPN输注,葡萄糖输注速度≤4~5mg/(kg·min),注意血糖监测,胰岛素治疗		
高血钙	康复治疗,避免维生素D中毒		
高甘油三酯血症	脂肪乳剂≤1.5g/kg,监测血脂和根据耐受性调整脂肪乳剂剂量		
肝脏脂肪变性	减少糖类摄入,避免过度营养		

1. 营养治疗中的血糖管理

葡萄糖(PN)及糖类(EN)补充量及其输注速度直接影响患者血糖水平,高血糖与感染、高渗透压和尿量增多相关。首先应避免过度喂养,调整能量供给量,葡萄糖用量一般不超过200~250g/d。此外,可考虑应用胰岛素,应用糖尿病专用型的肠内营养制剂将有助于血糖控制。营养液输注时保持匀速,配合胰岛素持续输注或间断皮下注射方式获得血糖控制。严密的血糖监测是实现安全有效血糖控制、减少低血糖事件的保证。血糖控制中应注意减小血糖的波动和避免严重低血糖发生。血糖控制目标以满足上述两点为原则,最高应低于180mg/dl(8.3mmol/L),这也是当前国际上普遍被接受的血糖控制水平。

2. 导管堵塞与导管相关性感染

液速缓慢、导管扭曲打折、患者有高凝倾向等,可于导管尖端及周围形成血栓。如发生导管栓塞应予拔管,可先尝试用尿激酶溶解,但切不可采取加压注水的方法,以免血栓脱落而造成重要脏器血管栓塞(心、肺、脑)。

导管相关性感染是 PN 时主要的感染性并发症,近年来,随着中心静脉导管集束化管理的质量提高,导管相关性血流感染发生率明显降低。加强各环节的无菌操作,一旦怀疑应立即拔除导管。多腔导管、抗感染导管均未显示在导管感染方面的优势,原位更换导管并不推荐,因为导丝可能导致新导管污染。置管期间应严格无菌操作,清洁周围皮肤。固定导管外部,以减少穿过皮肤段过多活动。

三、药理营养素及其作用

一些营养素具有营养补充以外的特殊作用,能够以特定方式刺激免疫细胞,增强应答能力;维持正常、适度的免疫反应,调控细胞因子的产生和释放,从而有助于减轻有害的或过度的炎症;以及维持肠黏膜屏障结构与功能,促进消化道动力与分泌功能等。由此参与疾病的治疗及影响疾病的发展与转归,具有上述作用的营养素被称为药理营养素。这方面研究较多的主要有:谷氨酰胺、ω-3 多不饱和脂肪酸、精氨酸、膳食纤维、维生素与微量元素,以及含有乳酸杆菌、双歧杆菌的生态免疫营养等。近年来,药理营养素越来越多地用于某些重症患者,并获得了较明显的临床效果。

(一)谷氨酰胺

谷氨酰胺(glutamine,Gln)是条件必需氨基酸,是肠黏膜、肾脏及免疫细胞等的重要能源物质,具有促进蛋白质合成、维护肠黏膜屏障的防御功能及改善细胞免疫功能的正性作用。早年的许多研究证明,创伤、烧伤、感染等应激状态下,血浆与骨骼肌内 Gln 含量明显下降,出现肠黏膜萎缩、肌肉 Gln 降低,并与疾病严重程度及病死率相关。近年来,一项来自法国 ICU 的多中心 RCT 研究显示(16 家医院,114 个患者),与传统 TPN 相比,Gln 强化 TPN 使医院获得性肺炎与感染发生率明显降低。该研究还发现,Gln 强化 TPN 组高血糖发生率和需要外源胰岛素控制血糖的患者明显减少(20% vs. 30%,$P<0.05$;14% vs. 22%,$P<0.05$)。此外,16 篇涉及感染、多发创伤及大手术后的重症患者应用 Gln 强化的免疫增强型肠内营养的临床报道分析显示,经肠道补充 Gln 有较好的耐受性,能够减轻炎症反应,降低感染性并发症的发生率,缩短了危重症患者的住院时间,减少了医疗费用。

1. Gln 作用机制

(1)通过促进热休克蛋白(HSP)表达,修复肠黏膜屏障,减少细胞凋亡,实现其组织保护作用。临床研究表明,外科 ICU 患者外源性补充谷氨酰胺二肽 [0.5g/(kg·d)] 连续 7 天,血清 HSP70 较对照组增加 3.7 倍,并与住 ICU 时间呈显著的负相关关系($r=-0.649$,$P<0.009$)。Gln 是肠黏膜上皮细胞主要的能源物质,其对肠黏膜屏障的保护作用不仅在于提供了营养底物,还通过促进核苷酸、谷胱甘肽(GSH)合成起到保护上皮细胞和抗氧化损伤的作用。临床研究表明,烧伤或严重创伤患者补充 Gln 后肠通透性和血内毒素水平明显降低,缩短了住院时间,并减少了住院费用。

(2) 抗炎/免疫调节功能，主要是通过NF-κB信号通路及其抑制因子IκBα实现，Gln减少IκBα分解，从而抑制NF-κB激活，降低促炎因子水平，其中亦有HSP70参与。Gln在体内作用时还可降低血清中巨噬细胞内TNF-α和IL-6水平，增加单核细胞人类白细胞抗原（HLA）-DR表达及增强中性粒细胞吞噬作用。

(3) 通过增加小肠对葡萄糖的吸收和肝细胞对葡萄糖的摄取来调节血糖水平，改善组织代谢和胰岛素抵抗，对维持内稳态起着积极的作用。

(4) 增加GSH等抗氧化剂的生成和诱导性一氧化氮合酶（iNOS）活性。由此可见，Gln具有改善免疫功能、对抗氧化杀伤、调节组织代谢等作用，对于重症患者严重应激情况下内环境稳定起着重要作用。进一步多中心研究（REDOS）希望能够证实Gln对合并器官功能损害重症患者预后的影响和适宜的药理剂量。

2. Gln补充途径

不同的供给途径其药代动力学的作用效果亦是不同的。早年有关烧伤患者的临床研究表明，与普通EN制剂相比，Gln强化的EN，使感染发生率与死亡率明显降低。除烧伤患者外，添加Gln的研究主要来自肠外途径补充。TPN时添加药理剂量的Gln得到了普遍的认同。尚没有足够的临床资料支持肠内途径补充Gln能使其他重症患者更大获益。

3. Gln药理剂量

肠外途径补充Gln单体剂量应≥0.3g/（kg·d），补充谷氨酰胺二肽应达到0.5g/（kg·d）以上，肠内补充Gln 0.16～0.5g/（kg·d）。

4. Gln补充对象与时机

接受TPN和EN不足目标量50%的重症患者、存在肠屏障损伤及功能障碍的重症患者，应尽早补充药理剂量的Gln。

（二）ω-3多不饱和脂肪酸

1. 脂肪酸的药理效应

脂肪酸的药理效应主要体现在通过调节生化途径与信号转导影响应激后的免疫炎症反应。ω-3多不饱和脂肪酸（poly unsaturated fatty acid，ω-3PUFA）代谢的中间产物花生四烯酸，经环氧合酶和脂氧合酶代谢途径生成具有很强生物活性的血栓素A_2、前列腺素和白三烯B_4，引起血管收缩、血小板聚集和毛细血管通透性增加、组织水肿等一系列炎症反应。因此，创伤、感染等重症患者过多输注ω-6PUFA，可加重机体炎症反应并损害免疫功能。ω-3PUFA则通过竞争方式抑制花生四烯酸释放，产生生物活性较弱的代谢产物——3系列前列腺素和5系列白三烯，抑制淋巴细胞增殖和单核细胞等抗原提呈功能，稳定细胞膜，影响细胞运动、受体形成、受体与配体的结合等，从而减少细胞因子（TNF-α、IL-1、IL-2和IL-6）的分泌和释放，并促进巨噬细胞的吞噬能力。补充ω-3PUFA可下调过度的炎症反应，改善免疫功能，减轻内稳态失衡和器官功能损害。

2. ω-3PUFA补充途径

研究显示，不论是肠外与肠内途径补充ω-3PUFA，均显示出其在调控免疫炎症反应、改善危重症预后方面的正性效果，但这一作用与疾病的严重程度有关，炎症反应轻和无器官功能障碍的围手术期重症患者似乎并未显示出特殊的优势。来自欧洲的多中心、前瞻性研究显示，创伤、感染等接受TPN治疗的外科重症患者，添加药理剂量的鱼油脂肪乳剂 3 天以上，患者死亡率下降，抗生素使用减少，感染的发生率降低，住院时间缩短等。有关 ARDS 患者的研究表明，ω-3PUFA 可使肺动脉压下降，改善肺血管通透性，由此改善氧合、降低 ARDS 病死率。近年一项有关严重感染、感染性休克合并 ARDS 重症患者应用含鱼油与抗氧化营养素（维生素 E、维生素 C、β-胡萝卜素等）的 EN 制剂的多中心研究证实，研究组生存率明显提高，机械通气与住 ICU 时间均明显缩短，预后得到明显改善。

3. ω-3PUFA 药理剂量

目前的研究显示，ω-3 脂肪酸改善预后的效果呈现剂量依赖的特点，推荐药理剂量在 0.2g/（kg·d）左右，也有认为早期在调控炎症反应时的药理作用剂量更高，达到 0.5g/（kg·d）左右，这方面的研究还有待深入。欧洲营养代谢学会（ESPEN）2018 年更新 ICU 营养治疗指南推荐：可使用富含营养剂量的ω-3PUFA 的 EN 配方制剂，但不推荐顿服大剂量的富含ω-3PUFA 的 EN 制剂。接受 PN 治疗的患者可使用富含 EPA+DHA［含鱼油 0.1～0.2g/（kg·d）］的脂质乳剂。

（三）单不饱和脂肪酸

脂肪酸，尤其是多不饱和脂肪酸（PUFA）在氧自由基的作用下发生自我氧化反应，并产生大量的自由基。不饱和脂质的双键中抽提一个氢原子而成为氢过氧化物和烷自由基，后者与 O_2 结合再生成脂质过氧化自由基（ROO^-），脂质过氧化自由基又可从其他不饱和脂肪酸分子上获取氢原子，引发另一脂质过氧化过程，产生链式反应，即脂质的过氧化。导致细胞膜特性与结构改变，细胞膜的流动性减弱、通透性增强，影响细胞功能，由此加重或导致组织、器官损伤。细胞膜、线粒体膜等均是易遭受自由基攻击的位点，脂肪酸碳链双键数量越多越容易失去氢原子。临床上常使用的脂肪乳剂富含 PUFA，其不饱和双键在理论上易受羟自由基等的攻击产生链式反应，引发脂质过氧化，产生大量自由基，造成组织、脏器的损伤。α-生育酚（维生素 E）是生物膜中一种脂溶性的阻断链式反应的抗氧化剂，它可有效维护生物膜的稳定性，防止生物膜受氧自由基或脂质过氧化物的损害。而长链甘油三酯脂肪乳剂（LCT）仅含有较少具有抗氧化作用的α-生育酚，易发生被氧化脂肪酸和抗氧化物质的失衡，加重机体脂质过氧化作用。研究证明，PN 时应用脂肪乳剂（尤其是 LCT）可增加机体脂质过氧化的产生，并且与血浆α-生育酚水平存在显著负相关。这在创伤、感染等严重应激状态下更为突出，使机体氧化应激和组织损害加重。脂肪乳剂中加入适量的维生素 E 可抑制吞噬细胞介导脂质过氧化，且抑制程度与维生素 E 浓度有关。橄榄油的脂肪乳剂（80%橄榄油，20%大豆油）富含单不饱和脂肪酸（monounsaturated fatty acid，MUFA），不仅提供必需脂肪酸，还减少 PUFA 比例，较传统的 LCT 含有更多具有生物活性的α-生育酚，可有效维护生物膜的稳定性，防止其受氧自由基或脂质过氧化物的损害，有助于降低免疫抑制和脂质过氧化的风险。体外试验中富含橄榄油脂肪乳抑制 T 细胞的活化、增殖及 IL-2 生成的作用较大豆油来源脂肪乳轻微；还可减少炎症因子 TNF-α和 IL-1β生成。动物实验得出类似的结果，富含橄榄油脂肪乳可维持血中α-生育酚浓度，减少过氧化作用，且对白细胞滚动、黏附和游走的影响较弱，优于大豆油来源的脂肪乳。临床研究还证明了富含橄榄油脂肪乳在长期 TPN 和小儿 PN 应用中的耐受性好，对免疫功能和肝功能影响小。来自严重烧伤与多发创伤的临床研究显示：PN 中添加橄榄油脂肪乳剂，有助于缩短机械通气时间及入住 ICU 与普遍病房住院时间，还可改善应激性高血糖。危重症患者发生组织损伤和氧化应激时，更容易受到脂肪乳剂产生的脂质过氧化产物的损害，因此以 MUFA 替代部分大豆油来源的 PUFA，应该是更合理的选择。

（四）精氨酸

精氨酸是一种非必需氨基酸，在氮的转运、储存、分泌及尿素循环中起着重要作用，精氨酸还具有上调免疫功能的作用。研究集中在精氨酸对人体淋巴细胞反应、胶原合成的作用及免疫调节两方面。精氨酸的重要作用之一在于增强机体免疫功能，通过刺激 T 细胞增殖及提高人外周淋巴细胞对刀豆球蛋白与植物血凝素的增殖反应，增加 CD4/CD8 比值、NK 细胞数量与活性、IL-2 分泌来实现，从而使机体对感染的抵抗能力提高。此外，精氨酸还支持 NO 的生成，它是使平滑肌松弛和调节血液流动的重要物质。精氨酸的促合成作用主要是通过刺激内分泌激素的分泌来实现的。研究表明，药理剂量的精氨酸可刺激胰岛素、胰高血糖素分泌，刺激垂体释放生长激素和泌乳素，并可促进肝脏释放胰岛素样生长因子-1，通过对这些激素的作用影响应激后的蛋白质合成，改善氮平衡。此外，还可通过增加胶原合成来促进伤口愈合。因此，在严重创伤、脓毒症等分解代谢状态下，精氨酸成为一种必需氨基酸。

精氨酸作为 NO 合成的底物，在上调机体免疫功能与炎症反应方面亦具有双刃剑的作用。有关大手术及创伤患者添加精氨酸的 EN 和 PN 研究未显示出病死率方面的明显差异，但感染性并发症降低，住院（普通病房）与入住 ICU 时间有缩短的趋势。然而，有关重症感染患者肠内或肠外途径添加精氨酸的临床研究及 Meta 分析中，大多数研究均表明治疗组病死率明显增加。对严重应激早期危重症患者的多项临床研究显示，添加精氨酸的 EN 并不能降低其病死率，也不能降低感染的发生率。对于脓毒症患者使用精氨酸导致的不良影响一直被人们关注，这主要是因为精氨酸通过 NO 途径扩大了严重感染导致的血管舒张作用，由此引发的细胞水平的血流改变将影响其代谢功能。

总之，尽管添加精氨酸可能使外科围手术期和创伤患者获益，但在危重症患者，尤其是严重感染或脓毒症患者，不论是 EN 还是 PN，补充精氨酸的并未显示其益处，反而使病死率增加。

第六节　营养治疗在某些危重症的应用特点

一、急性重症胰腺炎营养治疗

（一）急性胰腺炎营养代谢特点

急性重症胰腺炎（severe acute pancreatitis，SAP）早期即出现以高分解代谢为突出表现的代谢紊乱，能量消耗明显增加，尿氮排出可达 20~40g/d，迅速出现严重的负氮平衡和低白蛋白血症。由于应激反应较严重，以及胰腺本身和腹腔内渗出、坏死，炎症反应与营养代谢紊乱往往持续较长时间，使患者营养代谢受到极大影响，特别是糖代谢紊乱更为突出且持续较长时间，即使以往没有糖尿病史。高脂血症也是 SAP 早期常见的现象，机体脂肪分解增加成为重要的能量来源。这些改变增加了营养治疗的难度及可能的风险。此外，患者早期常合并低钙、低镁、低钾等电解质紊乱。

由于腹腔及腹膜后的炎症渗出与感染，SAP患者常合并腹间隔室综合征、腹腔及腹膜后感染，由此可导致长时间、严重的胃肠功能障碍甚至麻痹，并直接影响EN的实施。

（二）营养治疗特点

由于严重的代谢紊乱及肠功能障碍又使患者的营养状况受到严重干扰，及早给予营养治疗非常重要。营养素对胰腺外分泌的刺激作用主要取决于摄食部位，经胃或十二指肠营养有较大的胰腺外分泌反应，而早期经空肠喂养对胰腺外分泌的刺激并不明显。"让肠道休息"以减少营养素对胰腺刺激的观念应该纠正，经胃喂养仍然是指南共识推荐的意见，合并腹压升高及腹腔炎症明显者常伴随不同程度的喂养不耐受，空肠喂养（屈氏韧带以下30～60cm以远）是考虑的选择。早期选择短肽、低甘油三酯的预消化EN制剂较为适宜。

合并腹腔间隔室综合征患者、严重感染及肠瘘等腹部并发症，不应选择EN。此时及早、充分的PN是必要的。外源性胰岛素补充常常是需要的。脂肪乳剂并非禁忌，但合并高脂血症的患者，如血清甘油三酯＞4.4mmol/L，应慎用脂肪，并严密监测血脂水平。大多数SAP患者对葡萄糖及脂肪乳剂的耐受性良好。接受TPN的患者，补充药理剂量的谷氨酰胺二肽[0.5g/（kg·d）]，以维持肠黏膜屏障完整性及支持免疫功能。近年来有小样本单中心研究显示添加ω-3PUFA有助于减轻SAP早期免疫炎症反应，稳定内环境。此外，早期应用药理剂量的ω-3PUFA有助于下调炎症反应，稳定内环境。

二、急性呼吸衰竭营养治疗

（一）能量消耗与能量需要

ARDS、重症肺炎、慢性阻塞性肺疾病急性加重期是临床中合并急性呼吸衰竭的主要疾病，往往存在着明显的全身炎症反应，并伴随着体内各种应激激素及多种细胞因子和炎症介质的释放。其早期代谢改变特点为严重的高分解代谢，能量消耗增加，加之多数患者需要机械通气治疗，其能量消耗（REE）可达预计值的1.5倍。脂肪动员加速，LBM分解，各种结构与功能蛋白被迅速消耗，血清白蛋白下降、Gln明显减少，血中氨基酸比例失调，迅速出现蛋白质消耗、骨骼肌体积与功能丧失与营养不良，并影响患者的预后。ARDS患者一年和五年生存率调查显示，伴有消耗性肌肉萎缩、衰弱的ARDS患者离开ICU一年持续存在呼吸功能下降，因此及时有效的营养治疗非常重要，并有助于缩短接受机械通气的时间。

（二）急性呼吸衰竭患者营养治疗的要点

不论是有创还是无创机械通气方式均无法正常经口摄食，管饲EN是首选的营养供给途径，并采取措施提高早期EN耐受性，避免反流、误吸，可使用甲氧氯普胺、静脉用红霉素、莫沙必利等促胃肠动力药物。不论是急性还是慢性呼吸衰竭患者，应避免过度喂养，特别是过多的糖类供给，避免增加CO_2的产生，加重呼吸负荷。研究显示，当能量供给量超过需要的 2 倍时，可导致患者脱机困难，可适当增加非蛋白质能量中脂肪供能比例。实验与临床研究显示，补充药理剂量的 EPA、DHA 及抗氧化物质，可提高 ARDS 患者的抗氧化水平，防止脂质过氧化损害，减少支气管肺泡灌洗液内中性粒细胞数量及降低肺血管阻力等，由此改善氧合，缩短机械通气时间和 ICU 停留时间。然而一项 ARDS 患者早期 EN 添加大剂量顿服鱼油的研究因增加不良预后被中断。也有来自欧洲 165 例脓毒症与感染性休克合并 ARDS 接受机械通气治疗的多中心 RCT 研究：给予添加鱼油及抗氧化维生素的 EN，明显缩短了机械通气时间与 ICU 住院时间，改善了 28 天存活率。Meta 分析也显示出对 ARDS 的机械通气时间与氧合等有改善作用。新近更新的重症营养指南对 ARDS 患者推荐肠内或肠外途径添加含鱼油或 ω-3PUFA 制剂但不推荐顿服形式补充。总之，ARDS 或/和急慢性呼衰患者的营养治疗原则，应掌握：适当降低非蛋白质能量中糖类的比例，间接能量测定指导下的能量供给更为理想，保证蛋白质供给及添加含鱼油或 ω-3PUFA 的营养制剂。

三、急性肾衰竭营养治疗

（一）能量与代谢改变

急性肾损伤（acute kidney injury，AKI）常见于严重创伤、严重脓毒症、休克相关的器官功能损害，由于炎症因子与儿茶酚胺等激素大量释放，机体呈现高分解代谢状态，能量消耗（REE）增加与急性危重症相伴随，接受连续肾脏替代治疗（continuous renal replacement therapy，CRRT），能量消耗增加与营养的丢失更明显，是构成 AKI 患者营养不良的主要影响因素。蛋白质能量营养不良在 AKI 患者有较高的发生率，并且是促进 AKI 进程与增加病死率的重要因素之一，同时营养治疗也由于肾功能的损伤与肾替代治疗的影响变得更为复杂与困难。

AKI 期间的代谢改变：肾糖原丢失与胰岛素、胰高血糖素清除下降，其胰岛素抵抗及血糖升高与波动更为突出。AKI 患者分解代谢增加表现更为突出且持续时间更长，胰岛素抵抗与代谢性酸中毒均促进蛋白质分解，氨基酸通过细胞膜转运受损，肾脏合成的 Gln 下降成为"条件必需氨基酸"。肾小球滤过率的降低导致肌酐、尿素氮、水及其他毒性代谢产物排泄障碍，钾、镁、磷的肾脏清除下降而血清浓度升高，同时低血钙较高血钙更为多见，从而使钙在多方面的生理功能均受到影响。微营养素（维生素与微量元素）在代谢、免疫及抗氧化方面具有重要作用，AKI 患者硒、锌、维生素 C 和 E 均明显缺乏，从而使氧化应激增加。

（二）AKI 与 CRRT 期间营养治疗特点

针对 AKI 患者病理生理改变特点与治疗制定恰当的营养供给方案，才可获得通过营养治疗改善临床预后的效果。对于 AKI 患者而言，关键在于：①认识肾损伤患者病理生理及代谢改变各阶段的特点，认识 RRT 对营养平衡的影响；②客观、动态地评估能量与营养的缺失和需要；③制定合理的营养治疗方案并根据病情与治疗反应，调整营养供给。

AKI 患者营养治疗的基本目标和其他代谢性疾病是一致的，但对于未接受肾替代治疗的

AKI 患者，应注意氮的清除能力及血清必需氨基酸与非必需氨基酸的比例，根据肌酐清除能力适当调整摄入量以避免加重氮质血症等。氨基酸、葡萄糖和水溶性维生素（维生素 C、B 族维生素）可被 CRRT 清除，胆固醇、甘油三酯和脂溶性维生素不易被 CRRT 清除。接受 CRRT 患者蛋白质、葡萄糖和微营养素的补充剂量与 CRRT 剂量及患者基础营养状况密切相关。一般来说，不含糖或低糖置换液（葡萄糖浓度<10mmol/L）糖的丢失量平均为 40~80g/d，后置换模式会增加糖的丢失，而含糖置换液及高糖置换液（葡萄糖浓度>50mmol/L）将增加糖的摄入量，但丢失量也随之增加。蛋白质丢失量平均为 1.2~7.5g/d，但大分子白蛋白不通过滤膜孔，以短肽和氨基酸的形式丢失。甘油三酯在血中主要以脂蛋白形式或与白蛋白结合的形式存在，分子量可达 65kDa 以上，其丢失量可以忽略不计，体内的与外源性补充的脂肪受 CRRT 影响很小。许多维生素与微量元素分子量小，可经滤膜孔丢失。维生素 C 丢失量高达 600μmol/d（100mg/d），叶酸丢失量为 600nmol/d，维生素 B_1 丢失量超过正常丢失量的 1.5 倍以上，硒、铬、铜、锌、锰、钙等在 CRRT 期间均有丢失，应注意补充。

AKI 患者早期营养治疗中，过度营养与营养不足均对预后造成不良影响，国际上有关 AKI 与急性肾衰竭患者营养供给的推荐意见：能量供给为 25~30kcal/(kg·d)。接受 CRRT 的重症患者，蛋白质补充量为 1.2~2.0g/(kg·d)（体重按实际重量计算），需要说明的是，对于肾小球滤过率明显降低、尿排氮低于 0.8g/(kg·d) 的患者，应测定血清肌酐与尿素氮，以及 24 小时氮的排出总量，依据氮的排出量决定入氮量。

总之，由于代谢紊乱及 CRRT，AKI 患者常发生蛋白质、能量营养不良，这对预后会产生不良影响，而恰当的营养治疗能够改善肾脏功能及不良预后。

四、严重创伤的营养治疗

（一）创伤后营养代谢改变

机体在遭受严重创伤（包括大手术）、大出血等打击后出现了由细胞因子参与的神经内分泌反应，从而导致了以高代谢状态为特征的应激反应，使患者的生理和代谢状态发生变化，能量消耗与代谢率增加，可超过正常 10%~50%，迅速出现营养不良。机体所发生的代谢改变取决于应激的严重程度及患者既往的健康状况和临床治疗过程。

创伤后体内蛋白质代谢的生理平衡受到破坏，分解代谢增强，骨骼肌等组织蛋白分解，释放出的游离氨基酸增加。除此以外，受损组织、创面蛋白质的丢失，尿氮排出量增加，使血浆蛋白迅速降低。蛋白质合成与分解速率的改变受应激程度的影响，中重度应激时体内蛋白分解率的增加大于合成率，出现负氮平衡及低蛋白血症。Gln 血浆浓度明显降低。研究显示，血浆、肌肉 Gln 水平与患者的预后明显相关。

（二）营养治疗原则

经过早期复苏、纠正血容量丢失，在维持充分组织灌注和血流动力学基本稳定的前提下，及早开始（24~48 小时）任何形式的营养治疗。严重烧伤、创伤的患者胃肠屏障功能损害常较严重，EN 应是首先考虑的营养供给选择。合并胃肠道解剖异常和功能障碍的重症患者，TPN 期间及 EN 量较低时（<50%目标量），应补充药理剂量的 Gln。临床研究表

明，含有 Gln 的 EN 能够降低肺炎（17% vs. 45%）、菌血症（7% vs. 42%）及全身性感染（3% vs. 26%）的发生率。

创伤患者的能量消耗与需要一般在 30~35kcal/（kg·d）。由于合并应激性高血糖概率较高，蛋白质与骨骼肌迅速下降，对于烧伤、多发创伤等特殊蛋白质丧失量较高的患者，理论上应根据疾病相关的蛋白质丢失与蛋白质代谢动力学状态来判断。营养治疗中应避免早期过度喂养，提供双能源非蛋白质热量，外源性胰岛素控制血糖往往是必要的。蛋白质或氨基酸的补充为 1.5~2.0g/（kg·d），合成期与烧伤重症患者可增加至 2.5g/（kg·d）。

欧洲营养代谢学会（ESPEN）2018 年更新 ICU 营养治疗指南推荐：>20% 体表面积的烧伤患者，EN 时应及早添加 Gln［0.3~0.5g/（kg·d）］并持续补充 10~15 天。重症创伤患者，开始 EN 的前 5 天应添加 Gln［0.2~0.3g/（kg·d）］，复杂创面（口）患者，可以延长至 10~15 天。

认识危重症代谢与营养状态的改变，了解营养素代谢特点和营养治疗基本理论，掌握营养支持治疗的手段与方法和营养治疗可能带给危重症患者的效果与风险，掌握风险的防范措施，是实现危重症有效营养治疗的保障。尽管如此，由于疾病严重和对器官功能的影响，在危重症患者营养治疗实施中往往面临着困难与挑战，EN 是理想的营养供给方式，如果肠道和肠道以外的问题影响 EN 有效实施时，积极的肠外营养（PN+EN 或 TPN）是必要的，最大限度地减少重症患者蛋白质-能量负平衡、维持骨骼肌组织体积及功能更为重要。营养供给时机、营养供给方式（途径），以及热量与蛋白质的合理供给量是决定危重症营养治疗效果的几个主要因素，也是一直以来研究关注的重点。发展至今，已经不再是任何单一因素决定营养治疗效果，而是要素之间相互关联的综合影响。

（许 媛）

参 考 文 献

Adorini L. 2005. Intervention in autoimmunity: the potential of vitamin D receptor agonists. Cell Immunol, 233: 115-124

Bakalar B, Duska F, Pachl J, et al. 2006. Parenterally administered dipeptide alany-glutamine prevents worsening of insulin sensitivity in multiple-trauma patients. Crit Care Med, 34: 381-386

Dhaliwal R, Cahill N, Lemieux M, et al. 2014. The Canadian critical care nutrition guidelines in 2013: an update on current recommendations and implementation strategies. Nutr Clin Pract, 29: 29-43

Fujii T, Luethi N, Young PJ, et al. 2020. Effect of vitamin C, hydrocortisone, and thiamine vs hydrocortisone alone on time alive and free of vasopressor support among patients with septic shock: the vitamins randomized clinical trial. JAMA, 323(5): 423-431

Gombart AF. 2009. The vitamin D-antimicrobial peptide pathway and its role in protection against infection. Future Microbiol, 4(9): 1151-1165

Kamen DL, Tangpricha V. 2010.Vitamin D and molecular actions on the immune system: modulation of innate and autoimmunity. J Mol Med, 88: 441-450

Lee P, Eisman JA, Center JR. 2009. Vitamin D deficiency in critically ill patients. N Engl J Med, 360(18): 1912-1914

Michaël PC, Dieter M, Miet RCS. 2008. Bench-to-bedside review: metabolism and nutrition. Crit Care, 12: 222-232

Mongardon N, Singer M. 2010. The evolutionary role of nutrition and metab support crit ill. Crit Care Clin, 26: 443-450

Moskowitz A, Huang DT, Hou PC, et al. 2020. Effect of ascorbic acid, corticosteroids, and thiamine on organ injury in septic shock: the ACTS randomized clinical trial. JAMA, 324(7): 642-650

Nicolo M, Heyland DK, Chittams J, et al. 2016. Clinical outcomes related to protein delivery in a critically ill population: a multicenter, multinational observation study. JPEN, 40(1): 45-51

Philip CC, Gordon LJ, Berthold VK, et al. 2010. Lipid emulsions in parenteral nutrition of intensive care patients: current thinking and future directions. Intensive Care Med, 36: 735-749

Philip CC, Michael A, Nicolaas ED, et al. 2018. Lipids in the intensive care unit: recommendations from the ESPEN Expert Group. Clin Nutr, 37(1): 1-18

Renee DS, Julie MM, Konstantin M. 2010. Fish oil in critical illness: mechanisms and clinical applications. Crit Care Clin, 26: 501-514

Rinaldo B, Alan C, Louise C, et al. 2014. Calorie intake and patient outcomes in severe acute kidney injury: findings from The Randomized Evaluation of Normal vs. Augmented Level of Replacement Therapy (RENAL) study trial. Crit Care, 18: R45

Singer P, Blaser AR, Berger MM, et al. 2008. ESPEN guideline on clinical nutrition in the intensive care unit. Clin Nutr, 2018(18): 32432-32434

Wooley JA, Imad F. 2005. Metabolic and nutritional aspects of acute renal failure in critically ill patients requiring continuous renal replacement therapy. Nutr Clin Pract, 20: 176-191

第三十六章

儿童重症免疫

从胎儿到新生儿，从儿童到成人，免疫系统处于不断发育成熟的过程中，不同年龄段的免疫状态各不相同，与年龄不相适应的免疫反应均会增加儿童的病死率。了解不同阶段儿童免疫学特点，有助于对儿童危重症病理生理的理解和临床表现的解读，从而制定更合理的诊疗方案。

第一节 免疫系统的发育与成熟

一、胎儿免疫系统的发育及出生后转化

在胚胎生命的早期，卵黄囊是最初的造血器官，随后逐渐过渡到肝脏、骨髓和其他继发性造血器官。红细胞和髓系细胞在胎龄 3~5 周开始生成，而淋巴细胞的生成稍晚，在胎龄 8~10 周开始生成。一般认为胎龄 22 周是胎儿能够脱离母体生存的极限，在 32 周之前出生的胎儿具有较高的感染风险。从 22 周到 32 周这段时间也正好对应了模式识别受体（PRR）大量成熟的关键时期，最早被检出的 PRR 是表达于细胞内体表面的 Toll 样受体（TLR）7、8 和 9 与细胞内的 NOD 样受体（NLR），此后是细胞外 PRR，例如 TLR1、2、4 和 5 与树突状细胞相关性 C 型植物凝集素-1（dendritic cell-associated C-type lectin-1，Dectin-1）。在这一时期，胎儿样 T 细胞向着成人样 T 细胞方向发育成熟，母体抗体通过胎盘转移给胎儿这一被动免疫过程也在这一时期。因此，早产儿会出现不同程度的免疫功能不成熟，导致感染风险显著增加。大约 1/4 妊娠 32 周以内的早产儿在新生儿期会发生严重的感染（图 36-1）。

胎儿时期 PRR 功能的"从内而外"分层顺序发展的意义尚不清楚，然而这可能具有重要的临床意义，它与临床观察到的胎龄较小的早产儿对某些微生物的易感性是一致的。例如，TLR2 主要识别凝固酶阴性的葡萄球菌，在胎儿期成熟较晚，相应地，这种病原体的感染最常见于 30 孕周以下的早产儿。了解各类 PRR 成熟的顺序也对疫苗接种的选择有着重要的意义，因为各类疫苗需要通过这些受体作用达到免疫记忆效应。此外，早产儿的补体系统功能也有显著的不足，如补体蛋白 C3a、因子 H 和因子 I 均显著低下，从而影响病原体的识别和清除。

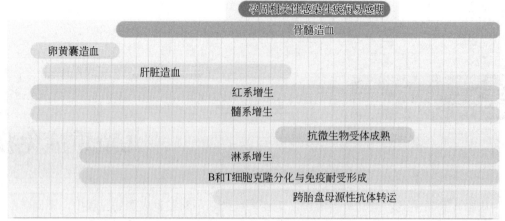

图 36-1　胎儿免疫系统成熟过程

为了避免过强的炎症反应，胎儿期细胞如巨噬细胞处于低反应性状态，同时可溶性炎症介质偏少。宫内过多的促炎因子产生与宫内发育迟缓及自然流产的发生相关。胎龄 28 周前发生绒毛膜羊膜炎会导致未来发生支气管、肺疾病的风险增加，炎症反应的程度与其未来支气管、肺疾病的严重程度也相关。有趣的是，不同促炎因子产生的生物学效应不尽相同。如果白细胞介素（IL）-6 占优势，可促进胎儿肺发育成熟，从而改善预后；如果肿瘤坏死因子（TNF）-α 产生增多，则容易导致肺疾病的发生。在胎儿，促炎因子对肺发育主要表现为损害作用；在神经系统，血清 IL-6 和 TNF-α 升高与神经系统的很多不良预后相关。

从宫内到宫外，从一个相对无菌环境到微生物定植的环境，胎儿需要适应的过程，胎儿以 Th2 细胞反应为主，细胞产生相对较少的干扰素（IFN）-α、IFN-γ 和 IL-12，以及较多的 IL-1β、IL-6、IL-23 和 IL-10。出生后，Th2 细胞反应逐渐向 Th1 细胞反应转变，转换延迟则会导致发生血行感染的机会增多。2 岁之前 Th2 细胞反应仍保持优势，因此更容易发生 EB 病毒和巨细胞病毒感染，并会增加后续过敏性疾病的概率。这些数据和所谓的"卫生学说"一致，有研究发现在生命早期刺激固有免疫系统导致以 Th1 细胞为主的免疫反应可降低过敏和哮喘的发生率，然而，其暴露时机、抗原剂量和基因背景等因素对于机体在抗原暴露后出现有益还是有害的结果至关重要。

新生儿的黏膜免疫发育和肠道初始的定植菌落密切相关。大肠埃希菌和肺炎链球菌是婴儿最早定植的菌群。早期定植微生物的组分或代谢产物（如 G⁻ 菌产生的脂多糖）与肠道上皮中的 TLR（如 TLR4）结合，产生抑制信号，从而不发生免疫反应，反之则对肠道产生有害的免疫反应。这一重要机制部分解释为什么多数新生儿暴露于环境和食物蛋白时不会发生严重的不良免疫反应，而早产儿持续上调的 TLR4 信号通路和坏死性小肠结肠炎的发生相关。

因此，过强的免疫刺激对于正在生长发育的胎儿通常是有害的。出生后，新生儿必须适应宫外环境，逐渐实现免疫的转化，过快或者过慢的转化均会导致疾病易感性增加。

二、儿童固有免疫系统的发育特征

相比于成人固有免疫细胞的多能性，新生儿固有免疫细胞功能更加单一，产生细胞因子的能力也相对低下。但胎儿和新生儿具有产生更高水平超氧化物的能力，并产生更多的IL-18。超氧化物杀菌是一种非常原始但有效的方式，在胎儿和新生儿的免疫中占据优势。另外，新生儿血液中可溶性因子的作用也很重要。例如，新生儿血浆中高水平的腺苷能够抑制促炎因子TNF-α的产生，但是腺苷并不影响IL-6的产生。直到3岁，儿童单核细胞产生TNF-α和IL-6的能力才与成人相当。而产生其他一些细胞因子如IFN-γ和IL-12的水平在青春期之前都是低下的。

相比于单核细胞，中性粒细胞水平在胎龄31周之前的胎儿血液中非常低下，随后逐渐增加，到出生时成为白细胞中最主要的成分。出生时新生儿血液中中性粒细胞水平甚至高于成人3倍，到生后72小时才逐渐正常。然而，新生儿中性粒细胞的功能是相对低下的，它们被趋化因子激活后能够发生聚集，但是由于表面黏附分子不足，其并不能通过血液循环有效黏附并迁移，造成其被趋化的能力下降。足月正常体重新生儿的中性粒细胞迁移准确性接近成人水平，而早产儿则要延迟数月。另外，新生儿的中性粒细胞不能产生一些杀菌物质如乳铁蛋白。

胎儿髓系树突状细胞（mDC）非常类似于胎儿单核细胞，产生的IL-12较少，另一种浆细胞样树突状细胞（pDC）产生较少的IFN-α，两种类型的DC水平都会随着年龄的增长而增加，5岁时的水平约为出生时的2倍，DC的延迟成熟使儿童具有更高的发生下呼吸道感染的风险。

自然杀伤细胞（NK）的数量在出生时达到最高，随后逐渐下降，至5岁时达到成人水平。虽然幼儿的NK细胞数量很多，但是这些细胞的功能如其细胞毒性作用要比成人低得多。

除了固有免疫细胞，还有帮助固有免疫系统实现各种功能的补体分子，它们参与固有免疫细胞趋化至感染部位的过程，协助高效的吞噬过程等。新生儿补体系统仅为成人水平的10%~70%，但随后很快升到正常水平。

因此，类似产生超氧化物这样非常原始的反应，在生命初期发挥着极其重要的作用。在出生之前，机体会产生更多的免疫抑制因子，使机体免疫在整体上处于一种抑制状态，直到学龄前固有免疫逐渐成熟，但是要具有完备功能要等到青春期。

三、儿童适应性免疫系统的发育特征

在胎龄8~10周，胎儿B、T细胞开始在骨髓和胸腺产生。最近发现从脐血中获取的新生儿CD4$^+$T细胞有高达5%~10%的细胞已经分化为记忆细胞或效应细胞，表明它们在子宫内已经被抗原激活。这些激活T、B细胞的抗原仍然不清楚，但是鉴于已有人体各部位微生态的研究，对于羊膜腔内存在天然的微生物环境我们也许能够理解。在妊娠期间，胎盘保护胎儿免受感染，同时也要防止针对母体抗原的免疫激活，除了微生物可能是T、B细胞活化的来源，母源抗原也可能是引发免疫反应的原因。

足月新生儿有着与其生长发育相适应的独特的免疫系统,有研究表明,新生儿在感染状态下存在具有一些年龄特异的、界于固有免疫和适应性免疫之间的独特的免疫细胞,产生细胞因子如 IL-4 和 CXCL8(IL-8)。多数幼稚的新生儿 T 细胞能够在受到刺激后、但还没有进行效应细胞分化的前提下产生趋化因子 CXCL8。新生儿 T 细胞如最近从胸腺中发现的 $CD31^+$ T 细胞,能够直接产生 CXCL8。趋化因子在感染早期对中性粒细胞具有重要的趋化作用,在新生儿脓毒症免疫反应中至关重要。有数据显示在脓毒症和坏死性小肠结肠炎患儿感染部位产生 CXCL8 的 $CD4^+$ T 细胞出现大量聚集的现象。新生儿对大部分病原体都没有免疫记忆,无法产生快速免疫反应,因此幼稚 T 细胞产生 CXCL8 这一现象在新生儿特殊时期具有重要的意义。

相比于固有免疫,适应性免疫的目标是清除病原微生物并形成免疫记忆。胚胎发育过程中,淋巴细胞随着胎龄增加而呈线性增加,在出生后数周,新生儿淋巴细胞快速增加,淋巴细胞的扩增和胎龄高度相关,淋巴细胞的发育被认为和宫外的发育相关。出生时新生儿 T 细胞水平很高,在第 1 年继续增加,而后逐渐下降,到学龄前降至成人水平。但是婴幼儿 T 细胞功能是低下的,胎儿期血液 IL-2 水平低下是小年龄组儿童 T 细胞反应低下的一个重要原因。另外,根据临床观察,新生儿中毒性休克的症状相对轻微,显示即使暴露于超抗原,一般 T 细胞的反应也是低下的。

新生儿 $CD8^+$ T 细胞通常需要更强的刺激才能做出反应。胎儿以 Th2 细胞反应占优势,而 Th1 细胞产生 TNF-γ 的过程被相对抑制。另外,具有免疫抑制作用的调节性 T 细胞(Treg)在脐带血中具有较高的浓度,功能上对免疫反应也是高度抑制的。$CD4^+$ 和 $CD8^+$ T 细胞都可以转化成记忆 T 细胞。这些细胞在感染后形成,再次遇到相同抗原时具有快速增殖的潜力,而它们在健康新生儿血液中的水平很低。

总之,由于缺少免疫反应的积累,胎儿和新生儿 T 细胞毒性反应是相对抑制的。T 细胞功能在生后第一年虽然不断得到增强,免疫记忆也随着儿童时期免疫应答的积累而不断丰富(图 36-2)。

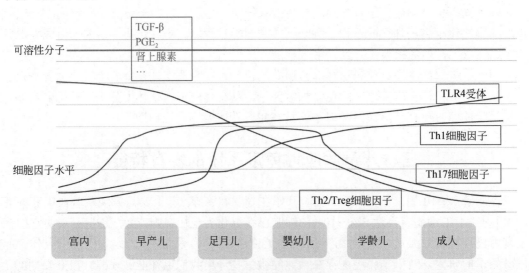

图 36-2 不同年龄阶段 T 细胞反应的变化

出生时新生儿 B 细胞在数量上很丰富，和 T 细胞相似，起初有上升，而后下降至成人水平，流式细胞表型分析显示幼稚、不成熟 B 细胞（约为 B 细胞总数的 95%）和 B 细胞的比例慢慢向着成人外周血 B 细胞比例转变。在 5~10 岁儿童，不成熟 B 细胞跌落至 20%，成人水平约为 10%。在胎儿期缺少抗原刺激，因此出生时记忆 B 细胞数量较低。转化的（IgG^+）和非转化（IgG^-）记忆 B 细胞之间的切换频率，随着年龄缓慢增长，到 10~15 岁时达成人水平。

免疫球蛋白（immunoglobulin，Ig）通过直接中和抗原实现功能，抑制病原体在机体细胞间的感染传播，通过与外来颗粒结合，Ig 和抗原形成抗原抗体复合物，通过表达 Fc 的吞噬细胞发挥调理作用。IgA 还通过"涂层"保护黏膜表面，加固上皮屏障并防止病原体入侵。

在新生儿期，IgM 最先形成，而后转化为 IgG 和 IgA，因为在新生儿期免疫球蛋白的族间转化发生较少，IgM 水平显著高于其他类型，在脐带血内只能发现很少量的 IgG^+ 和 IgA^+ B 细胞。出生后，由于大量外来抗原的暴露，不管是足月儿还是早产儿，免疫球蛋白族间转化比例迅速增加，但是早产儿的早期 IgG 谱的多样性增长速度显著低于足月儿。1 周岁后，儿童的 IgG 水平已达到成人水平的 70%，但 IgA 只有成人水平的 30%。很早研究就发现婴幼儿对于多糖抗原如带荚膜的细菌（肺炎链球菌、流感嗜血杆菌和脑膜炎奈瑟菌）的抗体反应是低下的。抗体对于多糖抗原反应是 T 细胞非依赖性的，主要发生在脾脏。婴儿组织学研究发现，直到 2 岁这一型免疫反应才发育成熟，部分解释了对带荚膜的病原抗体反应延迟的现象。另外，B 细胞上补体受体如 CD21 的水平较低，同时补体活性不足，也决定了抗体对于多糖抗原的反应低下。

尽管最初 IgG 的产量很低，但是新生儿具有来自母体的功能性的抗体反应。IgG 通过新生儿 Fc 受体（FcRn）跨胎盘转运，母亲的 IgG 代表了母亲的免疫记忆状态，可以在最初的 6 个月对新生儿有保护作用。如果母亲接种疫苗，新生儿则也具有母传抗体可以防止破伤风杆菌、白喉杆菌、百日咳杆菌等感染。早产儿含有较少的母传 IgG。因此，需要更多的研究来优化早产儿的接种方案，以降低百日咳等疾病的发病率和死亡率。

在短暂的新生儿期，母体抗体通过印记塑造婴儿的 B 细胞库对新生儿终身免疫发挥影响。母源性非抗原活化抗体（抗独特型抗体）增强了抗微生物的能力。母亲来源的自身免疫性疾病抗体也可以转移给胎儿。系统性红斑狼疮的抗 RNA 结合蛋白 Ro 和 La 与先天性心脏传导阻滞而导致心律失常相关，抗体水平要持续很长一段时间才能慢慢消失。母乳喂养对于新生儿黏膜免疫建立具有影响，母乳分泌 IgA 和 IgG，以及细胞因子、抗菌肽和其他免疫细胞，婴儿都可以通过从母乳摄取，母乳中的分泌型 IgA 在婴儿肠道和呼吸道具有较强的免疫防护作用。

第二节 儿童感染性疾病易感性的免疫分析

从胎儿到成人，机体的免疫系统不断成熟，对于各类感染性疾病的易感性也逐渐发生变化。感染是早产儿不良预后的独立危险因素。早产儿容易发生严重感染存在其免疫学的基础，其固有免疫防御能力下降导致易感性增加体现在以下几个层面：①中性粒细胞储备不足，前体产生的能力也不足，容易导致粒细胞缺乏，出生体重低于 1500g 的早产儿中性粒细胞缺乏约占 1/5，更容易发生 G⁻菌感染。临床使用粒细胞集落刺激因子（G-CSF）纠正粒细胞缺乏后，脓毒症的发生率减少；②相比于足月儿，具有中性粒细胞减少的早产儿具有更低水平的补体 C3 受体，这意味着中性粒细胞的黏附功能受损，同时早产儿吞噬细胞的吞噬能力也低下，这些也是对带荚膜细菌易感性增加的原因，如 B 组链球菌感染，单纯补体和抗体无法杀灭这些细菌，需要补体辅助的功能性吞噬；③早产儿母体抗体水平较低导致固有免疫防御进一步损害。低水平的抗体和补体使早产儿的中性粒细胞吞噬功能也低下。

同样，免疫信号的转导及适应性免疫反应活化障碍，也是婴儿对各类感染性疾病易感性增加的免疫学基础。内毒素免疫信号的转导是由病原体相关分子模式（PAMP）-PRR 结合开始的，受到多水平的调控，包括单核细胞表面受体、细胞内信号分子、mRNA 转录、蛋白反应、细胞因子释放和蛋白泛素化通路等。TLR4 受体在极低出生体重的早产儿细胞表面表达密度很低，从 30 周胎龄起，TLR4 数量表达渐渐接近于成人水平。低水平的可溶性受体表达和 CD14 共受体表达在刺激后上调能力低下，导致 TLR4 反应低下。新生儿的 TLR4/MyD88 通路活化产生的活性氧相比成人显著低下，影响了新生儿清除感染的能力。体外刺激新生儿单核细胞后产生细胞因子的能力与成人单核细胞相似，而在体内细胞因子的产生高度依赖于可溶性血浆来源介质，处于自身血浆中的新生儿单核细胞，在低剂量内毒素刺激后，产生比成人更少的 TNF-α 和更高浓度的 Th2 细胞相关因子。在发育不成熟的免疫体系中，T 细胞反应的大小量级和特性均倾向于 Th2 细胞反应，远离 Th1 细胞反应。早产儿中，Th1 和 Th17 细胞反应均是低下的。相对于足月儿，极低体重早产儿脐带血 IL-12 和 IL-23 中常见的亚基 p40 在刺激后显著低表达，而 IL-12 在这些早产儿中产生的减少，导致了 Th1 细胞反应抑制。另外，IL-23 缺乏也导致了 Th17 细胞反应受损。那些产生低水平 IL-12 和 IL-23 p40 亚基的婴儿，具有更高的发生新生儿脓毒症风险。

记忆免疫细胞的低水平和免疫系统的不成熟，使儿童容易受到病毒、细菌等各种病原体的感染。同样，缺乏 IFN 介导的对病毒复制的抑制作用，使儿童更难以控制病毒感染。另外，特异性细胞毒性 T 细胞对于病毒清除和恢复至关重要。例如，相比于成年鼠，新生小鼠细胞毒性 T 细胞对单纯疱疹病毒的应答是延迟的，特异性裂解感染细胞和细胞扩增的能力均低下。婴儿的皮肤、黏膜在感染单纯疱疹病毒后，更难控制炎症反应及阻止其从局部向全身蔓延。

第三节　儿童重症感染相关免疫学诊断

虽然有越来越多的实验方法用于辅助儿童侵袭性感染的诊断，但是目前只有降钙素原（PCT）在临床上广泛使用并得到认可。PCT 存在一定的假阳性率，在缺氧、呼吸/血流动力学衰竭和急性呼吸窘迫综合征的患儿也会显著升高，但在预测脓毒症方面 PCT 仍然优于 C 反应蛋白（CRP）。

实验中使用的其他方法包括感染相关细胞表面分子的评估、感染相关细胞失能、细胞因子、组织标志物和凝血因子。其中前 2 个可以用作筛选工具，其他的用于怀疑感染状态时的验证。第 1 个例子是检测吞噬细胞上 CD11b 密度的变化，在早产儿出现侵袭性疾病症状的前 3 天就能检测出变化。同样，也可在早产儿脓毒症发生之前，检测出脐带血单核细胞吞噬细菌能力降低。另外，可溶性标志物包括血清细胞间黏附因子 1（serum intercellular adhesion molecule-1，sICAM-1）、CRP、CD62E 和血清淀粉样蛋白 A（serum amyloid A，SAA）的组合，以及脂多糖结合蛋白（LBP）和趋化因子 IP-10 等，对于儿童脓毒症的早期预警均有一定意义。对于严重的侵袭性疾病，伴有弥散性血管内凝血（DIC）等并发症，标志物如 IL-10、IL-6 增加和趋化因子 RANTES 减少等对检测侵袭性疾病具有较高的敏感性。

第四节 儿童脓毒症的免疫特征

一、儿童脓毒症的流行病学特征

脓毒症是指宿主对感染的反应失调而导致的危及生命的器官功能障碍。脓毒性休克是脓毒症伴有循环及细胞代谢功能异常，具有较高的死亡风险。早期识别与恰当处理可改善脓毒症预后。全球每年有数百万人罹患脓毒症，造成 1/4 甚至更多的脓毒症患者死亡。儿童具有更高的脓毒症患病率，美国新生儿患病率为 9.7/1000，这与婴儿（非新生儿）的 2.25/1000 和大年龄儿童的 0.23~0.52/1000 形成对比。Watson 等的研究是迄今为止对儿科脓毒症最大范围的回顾性流行病学调查，来自七个大洲（占联合国人口的 24%）1995 年医院记录的人口普查数据：20 岁以下每年发生的严重脓毒症数为 42 371 例（0.6 例/1000 人），患病率最高为新生儿（5.2 例/1000 人），5~14 岁儿童（0.2 例/1000 人），该人群总体死亡率为 10.3%（每年死亡数为 4364 例）。总而言之，脓毒症是儿童高患病率、高死亡率和高财政支出的公共卫生问题。

二、儿童脓毒症的发病机制

许多临床和基础科学研究都集中在脓毒症的发病机制上，目前至少提出了三种主要学说：促炎学说、抗炎学说和免疫麻痹学说。促炎学说是基于广泛被接受的全身炎症反应综合征（SIRS）概念提出来的，并有着较多实验和临床数据的支持，但是基于促炎学说的旨在直接抑制各种炎症分子和通路的临床试验都以失败告终。从而发展出第二种抗炎学说，提出脓毒症存在导致过度失控的促炎反应，也同时存在代偿性抗炎反应综合征（CARS）。和 CARS 概念相关的是免疫麻痹的概念，免疫麻痹学说不仅仅是表述炎症过多（高炎症反应状态）或者过少（低炎症反应状态）的现象，而且是一种获得性免疫麻痹的形式（固有免疫和适应性免疫均涉及），导致无法有效清除病原体及其产物，从而直接损伤组织和器官。高炎症反应状态：免疫反应的净作用是白细胞活化，促炎细胞因子分泌占优势。低炎症反应状态：免疫反应的净作用是抗炎细胞因子分泌、TLR 信号通路的负向调节分子占优势，固有免疫和适应性免疫之间的联系降低。另外，还存在三种特殊状态。①免疫耐受：固有免疫系统反复暴露于低浓度的 PAMP 或损伤相关分子模式（DAMP）后无法对进一步 PAMP 或 DAMP 起常规免疫反应的一种暂时性状态。②内毒素耐受：固有免疫系统反复暴露于低浓度的内毒素后无法对进一步内毒素起常规免疫反应的一种暂时性状态。③交叉耐受：低剂量暴露于不同的 PAMP 或 DAMP 后对其他的 PAMP 或 DAMP 具有短暂的免疫耐受状态（图 36-3）。

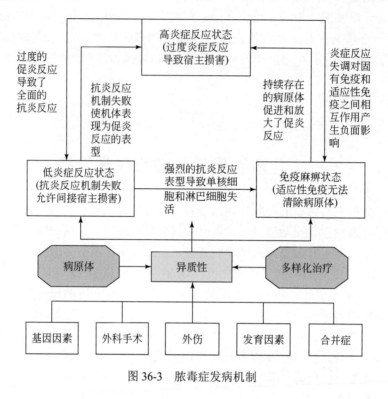

图 36-3 脓毒症发病机制

三、儿童脓毒症中的免疫麻痹

传统认为典型的脓毒症导致的宿主免疫，起始于高炎症反应阶段，发展数天进入更长的免疫抑制阶段（理论1）。但是，最近的研究也显示促炎和抗炎反应在脓毒症早期同时出现（理论2）。尽管一开始这样竞争的净作用显示为早期、占优势的高炎症反应阶段，临床表现为休克、发热和高代谢状态。高炎症反应阶段的暴发依赖于多种因素，包括之前就存在的混合感染、营养状态、微生物载量和毒力因素。最近有研究报道，从创伤和烧伤患者循环中的淋巴细胞基因转录表达数据显示，固有免疫反应的基因快速上调并持续维持高水平表达，同时适应性免疫的基因下调（理论2）。这种模式用来描述创伤相关脓毒症的宿主免疫反应是由延迟的（持续的）、不减弱的固有免疫系统导致的，从而导致器官功能受损甚至衰竭（图 36-4）。

但是上述两个理论并不能反映所有的临床现象。有研究发现死亡病例大都有显著的免疫抑制。从死亡患者 0.5～3 小时的脾脏和肺收集的免疫细胞发现，促炎细胞因子和抗炎细胞因子显著降低，共抑制分子如程序性死亡蛋白 1（PD-1）表达上调，Treg 扩增，髓系抑制性细胞群体扩增，CD28 和人类白细胞抗原（HLA）-DR 介导的信号通路活性下调。我们相信免疫抑制状态是脓毒症高发生率和死亡率的重要决定性因素。理由如下：第一，尸体解剖研究发现的结果和很多研究结果一致，脓毒症外周血单核细胞和全血中促炎因子的产生极度下降；第二，最近的尸检研究报道，很多死于脓毒症的患者，存在机会致病菌感染，而宿主免疫缺陷是无法清除感染的重要原因；第三，超过 30 个基于脓毒症抗炎策略的临床研究均告失败。

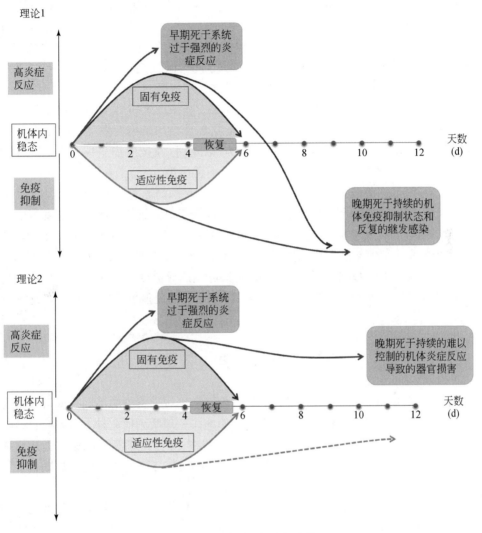

图 36-4 脓毒症患者机体免疫特征

免疫麻痹可以同时影响固有免疫和适应性免疫，特征为单核细胞 HLA-DR 表达减少，在体外刺激淋巴细胞或者全血的细胞因子产生能力降低，淋巴细胞减少，细胞表面抑制性的分子如 PD-1 表达增加。儿科很多危重症均存在免疫麻痹，与院内感染的风险和死亡率增加息息相关。并有证据显示免疫麻痹是可以通过免疫刺激剂的治疗逆转的，如粒细胞-巨噬细胞集落刺激因子（GM-CSF）或 IFN-γ。在正常情况下单核细胞表达 HLA-DR 非常强，而在免疫麻痹时 HLA-DR 表达降低。在循环单核细胞 HLA-DR 表达小于正常 30%的成人危重症患者具有更高的发生院内感染的风险，病死率也远高于 HLA-DR 高表达组。在儿童中情况类似，有研究提出用流式细胞技术检测每个单核细胞上表达的

HLA-DR 数量，以<8000mAb/细胞作为确认免疫麻痹的标准；<5000mAb/细胞作为严重免疫麻痹的标准。少数研究用此方法评估儿科固有免疫功能，如果 1 周时间患儿单核细胞表达的 HLA-DR 数量不能升高达到至少 1000mAb/细胞，死亡率显著增加。如果儿童 HLA-DR 的表达水平<30%超过 3 天，院内感染发生率及死亡率显著增加。如果 HLA-DR 的表达水平<30%超过 5 天，生存率仅为 12%。在儿科危重症中还可以通过体外刺激全血后测定促炎因子 TNF-α 水平的方法评估患儿免疫状态。免疫麻痹状态下，淋巴器官如脾脏内淋巴细胞凋亡较为常见。持续的全身性淋巴细胞减少，绝对数<1000 细胞/ml 和院内感染发生及死亡率相关。除了淋巴细胞数量减少之外，淋巴细胞的反应性也显著下降。在体外用植物凝集素或者抗 CD3、抗 CD28 抗体共同孵育 T 细胞，后者产生 IFN-γ 的能力下降，此现象在成人和儿童脓毒症中与感染并发症的发生率及死亡率显著相关。最后，淋巴细胞上共抑制分子如 PD-1 表达，以及抗原提呈细胞上其配体 PD-L1 和 PD-L2，在成人危重症有显著的上调，提示不良后果。

临床上与危重症免疫抑制相关的因素包括初始疾病严重程度、继发感染及合并症。TNF-α 的反应下降最常见于流感继发金黄色葡萄球菌感染。感染呼吸道合胞病毒的患儿，体外 LPS 诱导全血产生 TNF-α 的能力与疾病严重程度及 ICU 住院时间显著相关。儿童脓毒性休克并发症的发生与淋巴细胞数量减低、淋巴细胞反应能力显著相关。

另外，成人脓毒症数据提示 Treg 可能在脓毒症诱导免疫麻痹中起关键作用，其凋亡耐受造成持续的免疫麻痹状态。但是，这种 Treg 主导的免疫麻痹状态并未在儿童脓毒症中发现。

四、基因组学和脓毒症

脓毒症患者的临床过程都具有很强的异质性，宿主对于感染的不同反应可能很大（至少部分）程度地受到遗传因素（即遗传学）的影响。一项队列研究纳入 1924～1926 年出生的 900 多名收养儿童，结果发现：如果亲生父母在 50 岁之前死于感染，则儿童感染性原因造成的死亡风险相对较大，其死亡率为 5.8（95% CI 2.5～13.7），这一数据高于所有其他原因如包括癌症和心脑血管疾病所致死亡率。

在病原体识别、信号转导到效应 T 细胞活化、分化等每一个过程中相关蛋白的编码和调控基因发生突变理论上都可以造成脓毒症发生时应答的异常。例如，*TLR4* 的突变增加了对革兰氏阴性菌感染的风险。成人中报道几种和 TLR4 相关的单核苷酸多态性（SNP），在儿童并未增加脓毒症和脓毒性休克的发生率。例如，TLR4 的转录起始位点的下游（+896）用鸟嘌呤取代的腺嘌呤 896 碱基对，导致 299 位天冬氨酸被甘氨酸替换（Asp299Gly）。携带 Asp299Gly 的成人增加了脓毒性休克的风险，而携带 Asp299Gly 的儿童似乎有增加尿路感染的风险，但是这个 SNP 似乎没有影响发生脑膜炎球菌脓毒性休克的易感性。另外，Nadel 等发现携带 *TNF2* 等位基因变异的脑膜炎球菌感染性休克儿童死亡风险增加，且 TNF-β、IL-1、IL-6、IL-8 和 IL-10 中的几个 SNP 与儿童脓毒性休克的易感性和疾病严重程度相关。

微阵列技术（microarray）的发展提供了有效测定全基因组 mRNA 表达的方式，在过去十年中，这种方法已成为更全面了解儿童脓毒性休克病理生理学机制的重要手段。儿童脓毒症主要的一些转录组学研究包括：①观察到依赖于锌的体内平衡或直接参与锌平衡的基因表达受到抑制；②临床表现为全身炎症反应综合征、脓毒症和脓毒性休克的患儿具有不同的基因表达谱；③证实生长发育对小儿脓毒性休克转录组学的影响；④观察到在儿科脓毒性休克中对应线粒体功能和生物发生的某些亚类的基因被抑制；⑤观察到皮质类固醇的使用导致脓毒症患儿适应性免疫相关基因进一步被抑制。

这些转录组学研究也为发现和认识新的脓毒症机制和候选治疗靶点提供了证据。例如，在小儿脓毒性休克中观察到锌稳态的改变，补锌治疗在啮齿动物脓毒症模型中能改善生存率，最近在危重症儿童中完成了第一阶段的补锌试验，证实 500μg/(kg·d) 的补锌使血清锌浓度恢复至接近第 50 百分位并且耐受性良好。基质金属蛋白酶（MMP）8 一直是在脓毒性休克儿童中表达最高的基因，随后进行了广泛的研究以进一步描述 MMP8 在脓毒症中的作用。在盲肠结扎穿孔术（CLP）致脓毒症小鼠模型中，敲除或用药物抑制 MMP8 基因有利于减轻炎症但不影响细菌清除，从而使小鼠生存率得到改善。此外，MMP8 可以直接作为 DAMP 促进炎症反应，用重组 MMP8 离体刺激巨噬细胞，可使 NF-κB 活化和促炎细胞因子的表达增加。因此，这些转录组学研究为新的脓毒症生物标志物的发现提供了更多可能。IL-27 就是通过转录组学被鉴定为脓毒症诊断的生物标志物，随访研究证实了血清 IL-27 蛋白浓度>5 ng/ml 可以区分患有细菌感染的危重症患儿和无菌性炎症的重症患儿，特异性>90%。在这些初步研究中，IL-27 的特异性优于 PCT，IL-27 和 PCT 联合优于单个生物标志物。有趣的是，IL-27 作为脓毒症诊断生物标志物，在儿童患者中优于成人。

五、儿童脓毒症的免疫治疗

基于脓毒症机制的促炎学说、抗炎学说和免疫麻痹学说，目前脓毒症的免疫治疗可以分为免疫抑制和免疫增强两个方向。如前文所述，过去 30 年，针对促炎因子的种种策略均未获得有益的结果，包括抗 TNF-α、抗 IL-1、抗内毒素、TLR4 拮抗剂和抗血小板活化因子等，都未获得满意效果，难以走向脓毒症的临床一线治疗，其中重要的原因就在于脓毒症的异质性决定了很难找到一种抗炎方式适合所有的脓毒症患者。但是再将脓毒症继续分层，针对亚组患者的免疫特征而实施的免疫治疗可能使患者受益，如 20 年前的研究显示 IL-1 受体拮抗剂阿纳金拉（Anakinra）无法降低脓毒症患者的病死率，但是后续分析却显示在脓毒症合并巨噬细胞活化综合征亚组中，病死率却显著下降 6%。

现在人们越来越关注免疫增强策略在脓毒症治疗中的作用，如 IFN-γ、GM-CSF、锌、硒、催乳素、PD-1 抑制剂和 IL-7 等。有证据显示宿主免疫抑制状态可通过一些免疫调理治疗恢复。Hershman 等在体外实验用 IFN-γ 培养成人创伤患者的单核细胞，HLA-DR 表达可上调。Flohe 等也有类似研究发现体外用 GM-CSF 培养可以使单核细胞恢复对 TNF-α 的反应。Lendemans 等发现在体外使用 IFN-γ 或 GM-CSF 可以上调创伤患者单核细胞的 HLA-DR 表达，用 LPS 刺激全血可以诱导产生细胞因子的能力。同样地，也有在体内研究证实免疫调理治疗对机体免疫麻痹状态的逆转作用。Kox 等早在 1997 年就对 10 名成人脓毒症患者使用皮下 IFN-γ 治疗，其中 9 人单核细胞 HLA-DR 表达水平回升。重组人 GM-CSF 也已用于治疗存在免疫麻痹的 ICU 患者。Bilgin 等报道了 GM-CSF 运用于中性粒细胞减少的新生儿，与对照组相比，死亡率显著改善（10% vs. 30%）。在脓毒症患者中发现 PD-1 表达显著上调，阻断 PD-1 与其配体的相互作用能够显著促进免疫反应，尤其是抗原特异性的 T 细胞反应。虽然很多实验数据显示阻断 PD-1/PD-L1 可以防止脓毒症诱导淋巴细胞反应性降低，增加 TNF-α 和 IL-6 的分泌，降低 IL-10 的水平，从而改善脓毒症患者的生存率，但是目前仍然缺乏足够的临床研究证实 PD-1/PD-L1 抗体治疗使脓毒症患者真正获益。

总之，目前儿童危重症尤其是脓毒症的治疗仍然充满挑战，在进一步认识儿童危重症免疫反应机制基础上进行精准化诊断和免疫治疗，将是未来儿童重症医学发展的重要方向。

第五节　儿童多器官功能障碍综合征的免疫特征

一、儿童多器官功能障碍综合征的概念

1992 年美国胸外科学会和危重症学会（ACCP/SCCM）提出了多器官功能障碍综合征（MODS）的概念，将其定义为急性疾病导致器官功能改变，不能维持内环境稳定，可表现为失控的全身炎症、高动力循环状态和持续高代谢等全身炎症反应综合征（SIRS）。多器官功能衰竭（MOF）过分强调严格的器官衰竭诊断标准，忽视了临床功能动态变化的全过程，不利于衰竭前的早期治疗，而 MODS 则能表示由轻到重、从代偿到失代偿的发展过程，以便于能重视器官衰竭前的警告，从而能够早期干预，改善预后。MODS 通常由于感染、损伤、低灌注和高代谢状态等因素所致。MODS 患者中有 41% 患有脓毒症。

二、儿童多器官功能障碍综合征的发病机制

MODS 的发病机制复杂，至今尚未完全阐明，很难用单一的理论来解释其发生和发展过程。实验模型表明，持续的巨噬细胞活化可能是 MODS 的病理生理基础。MODS 患儿特点：①细胞色素 P450 代谢下调，与上调的炎症反应相反；②循环中 DAMP 增加；③循环中来自感染或内源性微生物组的 PAMP 增加；④细胞因子大量分泌并导致上皮细胞、内皮细胞、免疫细胞和线粒体功能障碍。

细胞色素 P450（CYP）系统是血红素蛋白的超家族，负责大量内源和外源物质的代谢。迄今为止，已鉴定出 17 种哺乳动物 CYP 基因。在 CYP 家族中，CYP1~3 型参与代谢超过 90% 的已知药物。Carillo 等证明，与正常儿童相比，脓毒症患儿的安替比林清除率（代表细胞色素 P450 的代谢功能）降至 1/2，MODS 患儿的安替比林清除率降至 1/4，并且这种安替比林清除率与循环中 IL-6、亚硝酸盐和硝酸盐水平及器官衰竭的数量呈负相关。细胞色素 P450 酶系统参与的许多代谢过程有利于减轻炎症反应，防止细胞色素 P450 酶系统失活或者将其复活以改善 MODS 病死率将是一个重要研究方向，如通过调控参与 CYP1A2 mRNA 调节的两个关键转录因子 AhR 和 Arnt 来稳定 CYP mRNA 的转录表达。

目前研究已发现患有 MODS 的儿童循环中具有更高的 DAMP、PAMP 和细胞因子水

平，这些循环生物标志物与其器官功能障碍的程度相关。DAMP 和 PAMP 单独或者协同能够促进细胞因子的产生，导致 MODS。常见的 DAMP 有免疫细胞主动分泌或组织细胞损伤被动释放的 DNA、RNA、蛋白质、肽类、脂质和糖类等。DAMP 和 PAMP 可在体外循环、创伤、癌症、烧伤、缺血-再灌注、先天性代谢紊乱、脓毒症、移植物抗宿主病或自身免疫性疾病等中产生，可被 PRR 识别并产生免疫应答，后者包括 TLR 和 NLR 等，从而促进细胞因子的大量释放，导致：①肺泡上皮细胞功能障碍和细胞凋亡，表现为急性呼吸窘迫综合征，肝胆功能障碍和/或急性肾小管功能障碍；②内皮细胞功能障碍和细胞凋亡表现为血栓性微血管病；③线粒体自噬和功能障碍表现为分解代谢和自主神经功能异常；④免疫细胞功能障碍和细胞凋亡表现为无法有效清除微生物和组织修复。高迁移率组蛋白 B1（HMGB1）是 DAMP 的典型代表。已证实 MODS 患儿血清中 HMGB1 显著升高。用 HMGB1 中和抗体治疗可以降低脂多糖（LPS）诱导的小鼠脓毒症的致死率。但是血清 HMGB1 在脓毒症存活患者和死亡患者之间并没有显著差异，因此无法用作评估预后的生物学指标。目前学者们认为 HMGB1 是一个关键晚期炎症介质，可以作为调节脓毒症后期免疫反应和防止 MODS 的潜在治疗靶点。

线粒体在所有器官系统的细胞代谢中起重要作用（红细胞除外），是细胞发生氧化磷酸化产生能量的主要场所。除了产生三磷酸腺苷（ATP），线粒体还通过其他途径发挥作用，包括基因表达、氧化应激、钙稳态、细胞运动、产热和调节细胞死亡等。生理条件下，氧分子通过线粒体电子传递系统生成 ATP，受代谢需求的严格控制，但在缺血、缺氧和炎症的病理状态下，线粒体功能障碍可能影响 ATP 产生并产生过量活性氧簇（ROS），加速氧化应激反应，从而破坏关键代谢途径并造成组织细胞损伤。因此，线粒体功能障碍已被认为是 MODS 发病机制中的最终共同途径。线粒体氧耗减少，低 ATP 产生和线粒体基因表达抑制与疾病严重程度及病死率相关。线粒体 DNA（mtDNA）可以输出到胞质或细胞外空间，被固有免疫系统识别为 DAMP 并触发全身性炎症反应。临床研究证实，循环中 mtDNA 水平与不良预后相关，因此血清中 mtDNA 水平也可以作为与线粒体功能障碍相关的生物标志物。受损线粒体可通过线粒体自噬清除，但线粒体自噬在细胞功能和机体免疫反应中的作用尚无定论，有研究发现恢复线粒体功能或阻断线粒体自噬可促进器官功能恢复并降低病死率。目前，如何保护线粒体呼吸功能，促进线粒体再生、裂变/融合和调控线粒体自噬等相关研究是广受关注的热门领域。

三、儿童多器官功能障碍综合征的治疗

MODS 防重于治，对于存在 MODS 风险的患儿，以支持治疗为主，保证充分复苏、营养支持、控制感染源，阻断其发展为 MODS，而对于已经出现器官功能不全的患儿则进行各个器官的支持甚至替代治疗。基于病理生理学的 MODS 治疗包括：①提高监护水平，做到早发现、早干预，提高 MODS 的预防意识，换个角度来看，MODS 的发生意味着预防 MODS 努力的失败；②积极治疗原发病、去除病因，从一定程度上决定了 MODS 的走向和预后；③去除受损和坏死组织（如手术清创），有效清除感染灶；④去除感染和毒素来源，及时给予适当的抗微生物制剂和抗毒素，尽快改善和恢复肠道屏障功能，减少肠道细菌和/或毒素移位的发生，减少内源性感染的发生；⑤控制血糖，

纠正酸中毒，保持内环境稳定；⑥纠正器官、组织缺氧，降低氧耗，改善氧输送及组织细胞利用氧的能力；⑦MODS 表型特异性治疗，如依库丽单抗和/或血浆置换用于血小板减少症相关的 MODS，静脉注射免疫球蛋白和/或利妥昔单抗（CD20 单抗）用于淋巴组织增生性 MODS。

MODS 病理生理的共同特征在于细胞功能受损导致免疫反应失衡，从而导致器官功能损害甚至衰竭。MODS 防重于治，对于已经出现器官功能不全的患儿积极进行器官支持甚至替代治疗，并依据 MODS 表型不同，采取不同的免疫治疗策略。

（汪　健）

参 考 文 献

Akira S, Takeda K. 2004. Toll-like receptor signaling. Nat Rev Immunol, 4: 499-511

Angus DC, Linde-Zwirble WT, Lidicker J, et al. 2001. Epidemiology of severe sepsis in the United States: analysis of incidence, outcome, and associated costs of care. Crit Care Med, 29(7): 1303-1310

Arbour NC, Lorenz E, Schutte BC, et al. 2000. TLR4 mutations are associated with endotoxin hyporesponsiveness in humans. Nat Genet, 25: 187-191

Arcaroli J, Fessler MB, Abraham E. 2005. Genetic polymorphisms and sepsis. Shock, 24: 300-312

Artifoni L, Negrisolo S, Montini G, et al. 2007. Interleukin-8 and CXCR1 receptor functional polymorphisms and susceptibility to acute pyelonephritis. J Urol, 177: 1102-1106

Atkinson SJ, Wong HR. 2014. Identifying critically ill patients who may benefit from adjunctive corticosteroids: not as easy as we thought. Pediatr Crit Care Med, 15: 769-771

Barber RC, Chang LY, Arnoldo BD, et al. 2006. Innate immunity SNPs are associated with risk for severe sepsis after burn injury. Clin Med Res, 4: 250-255

Bassler D, Stoll BJ, Schmidt B, et al. 2009. Using a count of neonatal morbidities to predict poor outcome in extremely low birth weight infants: added role of neonatal infection. Pediatrics, 123: 313-318

Belderbos M, Levy O, Bont L. 2009. Neonatal innate immunity in allergy development. Curr Opin Pediatr, 21: 762-769

Belikova I, Lukaszewicz AC, Faivre V, et al. 2007. Oxygen consumption of human peripheral blood mononuclear cells in severe human sepsis. Crit Care Med, 35: 2702-2708

Boomer JS, To K, Chang KC, et al. 2011. Immunosuppression in patients who die of sepsis and multiple organ failure. JAMA, 306(23): 2594-2605

Brandtzaeg P. 2010. Food allergy: separating the science from the mythology. Nat Rev Gastroenterol Hepatol, 7: 380-400

Brandtzaeg P. 2010. The mucosal immune system and its integration with the mammary glands. J Pediatr, 156: S8-S15

Carcillo JA, Podd B, Aneja R, et al. 2017. Pathophysiology of pediatric multiple organ dysfunction syndrome. Pediatr Crit Care Med, 18(Suppl 1): S32-S45

Carr R. 2000. Neutrophil production and function in newborn infants. Br J Haematol, 110: 18-28

Castiglioni A, Canti V, Rovere-Querini P, et al. 2011. High-mobility group box 1 (HMGB1) as a master regulator of innate immunity. Cell Tissue Res, 343: 189-199

Chang KC, Burnham CA, Compton SM, et al. 2013. Blockade of the negative co-stimulatory molecules PD-1 and CTLA-4 improves survival in primary and secondary fungal sepsis. Crit Care, 17: R85

Cherry AD, Piantadosi CA. 2015. Regulation of mitochondrial biogenesis and its intersection with inflammatory responses. Antioxid Redox Signal, 22: 965-976

Christensen RD, Rothstein G. Efficiency of neutrophil migration in the neonate. Pediatr Res 1980, 14: 1147-1149

Cvijanovich NZ, King JC, Flori HR, et al. 2016. A safety and dose escalation study of intravenous zinc supplementation in pediatric critical illness. J Parenter Enteral Nutr, 40(6): 860-868

de Wit D, Olislagers V, Goriely S, et al. 2004. Blood plasmacytoid dendritic cell responses to CpG oligodeoxynucleotides are impaired in human newborns. Blood, 103: 1030-1032

Despond O, Proulx F, Carcillo JA, et al. 2001. Pediatric sepsis and multiple organ dysfunction syndrome. Curr Opin Pediatr, 13: 247-253

Diesner SC, Forster-Waldl E, Olivera A, et al. 2012. Perspectives on immunomodulation early in life. Pediatr Allergy Immunol, 23: 210-223

Doughty L, Clark RS, Kaplan SS, et al. 2002. sFas and sFas ligand and pediatric sepsis induced multiple organ failure syndrome. Pediatr Res, 52: 922-927

Edgar JD, Gabriel V, Gallimore JR, et al. 2010. A prospective study of the sensitivity, specificity and diagnostic performance of soluble intercellular adhesion molecule 1, highly sensitive C-reactive protein, soluble E-selectin and serum amyloid A in the diagnosis of neonatal infection. BMC Pediatr, 10: 22

Endler G, Marculescu R, Starkl P, et al. 2006. Polymorphisms in the interleukin-1 gene cluster in children and young adults with systemic meningococcemia. Clin Chem, 52: 511-514

Felmet KA, Hall MW, Clark RS, et al.2005. Prolonged lymphopenia, lymphoid depletion, and hypoprolactinemia in children with nosocomial sepsis and multiple organ failure. J Immunol, 174(6): 3765-3772

Fernandez MA, Evans IA, Hassan EH, et al. 2008. Neonatal $CD8^+$ T cells are slow to develop into lytic effectors after HSV infection in vivo. Eur J Immunol, 38: 102-113

Feys HB, Roodt J, Vandeputte N, et al. 2010. Thrombotic thrombocytopenic purpura directly linked with ADAMTS13 inhibition in the baboon (Papio ursinus). Blood, 116: 2005-2010

Fink MP. 2012. Matrix metalloproteinase-8 as a potential drug target for the therapy of sepsis. Crit Care Med, 40: 655, 656

Franchi L, McDonald C, Kanneganti TD, et al. 2006. Nucleotide-binding oligomerization domain-like receptors: intracellular pattern recognition molecules for pathogen detection and host defense. J Immunol, 177: 3507-3513

Giuliano JS Jr, Lahni PM, Harmon K, et al. 2007. Admission angiopoietin levels in children with septic shock. Shock, 28: 650-654

Guilmot A, Hermann E, Braud VM, et al. 2011. Natural killer cell responses to infections in early life. J Innate Immun, 3: 280-288

Hall MW, Greathouse KC, Thakkar RK, et al. 2017. Immunoparalysis in pediatric critical care. Pediatr Clin North Am, 64(5): 1089-1102

Hall MW, Knatz NL, Vetterly C, et al. 2011. Immunoparalysis and nosocomial infection in children with multiple organ dysfunction syndrome. Intensive Care Med, 37: 525-532

Hallwirth U, Pomberger G, Zaknun D, et al. 2002. Monocyte phagocytosis as a reliable parameter for predicting early-onset sepsis in very low birthweight infants. Early Hum Dev, 67: 1-9

Ho YP, Sheen IS, Chiu CT, et al. 2006. A strong association between down-regulation of HLA-DR expression and the late mortality in patients with severe acute pancreatitis. Am J Gastroenterol, 101(5): 1117-1124.

Holmes CL, Russell JA, Walley KR. 2003. Genetic polymorphisms in sepsis and septic shock: role in prognosis and potential for therapy. Chest, 124: 1103-1115

Hotchkiss RS, Coopersmith CM, McDunn JE, et al. 2009. The sepsis seesaw: tilting toward immunosuppression. Nat Med, 15: 496-497

Hotchkiss RS, Karl IE. 2003. The pathophysiology and treatment of sepsis. N Engl J Med, 348: 138-150

Hotchkiss RS, Monneret G, Payen D. 2013. Sepsis-induced immunosuppression: from cellular dysfunctions to immunotherapy. Nat Rev Immuno, 13(12): 862-874

Hotchkiss RS, Tinsley KW, Swanson PE, et al. 2001. Sepsis-induced apoptosis causes progressive profound depletion of B and $CD4^+$ T lymphocytes in humans. J Immunol, 166(11): 6952-6963

Hutchins NA, Unsinger J, Hotchkiss RS, et al. 2014. The new normal: immunomodulatory agents against sepsis immune suppression. Trends Mol Med, 20: 224-233

Jacob A, Zhou M, Wu R, et al. 2009. The role of hepatic cytochrome P-450 in sepsis. Int J Clin Exp Med, 2(3): 203-211

Johnson TS, Terrell CE, Millen SH, et al. 2014. Etoposide selectively ablates activated T cells to control the immunoregulatory disorder hemophagocytic lymphohistiocytosis. J Immunol, 192: 84-91

Jordan MB, Hildeman D, Kappler J, et al. 2004. An animal model of hemophagocytic lymphohistiocytosis (HLH): $CD8^+$ T cells and interferon gamma are essential for the disorder. Blood, 104: 735-743

Karlsson S, Pettila V, Tenhunen J, et al. 2008. HMGB1 as a predictor of organ dysfunction and outcome in patients with severe sepsis. Intensive Care Med, 34: 1046-1053

Kawai T, Akira S. 2010. The role of pattern-recognition receptors in innate immunity: update on Toll-like receptors. Nat Immunol, 11: 373-384

Kokame K, Matsumoto M, Soejima K, et al. 2002. Mutations and common polymorphisms in ADAMTS13 gene responsible for von Willebrand factor-cleaving protease activity. Proc Natl Acad. Sci USA, 99: 11902-11907

Kollmann TR, Crabtree J, Rein-Weston A, et al. 2009. Neonatal innate TLR-mediated responses are distinct from those of adults. J Immunol, 183: 7150-7160

Kollmann TR, Levy O, Montgomery RR, et al. 2012. Innate immune function by Toll-like receptors: distinct responses in newborns and the elderly. Immunity, 37: 771-783

Lapillonne A, Basson E, Monneret G, et al. 1998. Lack of specificity of procalcitonin for sepsis diagnosis in premature infants. Lancet, 351: 1211，1212

Lemke H, Coutinho A, Lange H. 2004. Lamarckian inheritance by somatically acquired maternal IgG phenotypes. Trends Immunol, 25: 180-186

Lendemans S, Kreuzfelder E, Waydhas C, et al. 2007. Differential immunostimulating effect of granulocyte-macrophage colony-stimulating factor (GM-CSF), granulocyte colony-stimulating factor (G-CSF) and interferon gamma (IFN gamma) after severe trauma. Inflamm Res, 56(1): 38-44

Levy O. 2007. Innate immunity of the newborn: basic mechanisms and clinical correlates. Nat Rev Immunol, 7: 379-390

Levy O, Coughlin M, Cronstein BN, et al. 2006. The adenosine system selectively inhibits TLR-mediated TNF-alpha production in the human newborn. J Immunol, 177: 1956-1966

Levy O, Zarember KA, Roy RM, et al. 2004. Selective impairment of TLR-mediated innate immunity in human newborns: neonatal blood plasma reduces monocyte TNF-α induction by bacterial lipopeptides, lipopolysaccharide, and imiquimod, but preserves the response to R-848. J Immunol, 173: 4627-4634

Lopez-Collazo E, Del Fresno C. 2013. Pathophysiology of endotoxin tolerance: mechanisms and clinical consequences. Crit Care, 17: 242

Lorenz E, Mira JP, Cornish KL, et al. 2000. A novel polymorphism in the Toll-like receptor 2 gene and its potential association with staphylococcal infection. Infect Immun, 68: 6398-6401

Lorenz E, Mira JP, Frees KL, et al. 2002. Relevance of mutations in the TLR4 receptor in patients with gram-negative septic shock. Arch Intern Med, 162: 1028-1032

Lotvall J, Akdis CA, Bacharier LB, et al. 2011. Asthma endotypes: a new approach to classification of disease entities within the asthma syndrome. J Allergy Clin Immunol, 127: 355，356

Maddux AB, Douglas IS. 2015. Is the developmentally immature immune response in paediatric sepsis a recapitulation of immune tolerance? Immunology, 145(1): 1-10

Malik AN, Czajka A. 2013. Is mitochondrial DNA content a potential biomarker of mitochondrial dysfunction? Mitochondrion, 13: 481-492

Mella C, Suarez-Arrabal MC, Lopez S, et al. 2013. Innate immune dysfunction is associated with enhanced disease severity in infants with severe respiratory syncytial virus bronchiolitis. J Infect Dis, 207(4): 564-573

Michalek J, Svetlikova P, Fedora M, et al. 2007. Interleukin-6 gene variants and the risk of sepsis development in children. Hum Immunol, 68: 756-760

Mizock BA. 2009. The multiple organ dysfunction syndrome. Dis Mon, 55(8): 476-526

Monneret G, Debard AL, Venet F, et al. 2003. Marked elevation of human circulating $CD4^+CD25^+$ regulatory T cells in sepsis-induced immunoparalysis. Crit Care Med, 31(7): 2068-2071

Monneret G, Lepape A, Voirin N, et al. 2006. Persisting low monocyte human leukocyte antigen-DR expression predicts mortality in septic shock. Intensive Care Med, 32(8): 1175-1183

Morbach H, Eichhorn EM, Liese JG, et al. 2010. Reference values for B cell populations from infancy to adulthood. Clin Exp Immunol, 162: 271-279

Nadel S, Newport MJ, Booy R, et al. 1996. Variation in the tumor necrosis factor-alpha gene promoter region may be associated with death from meningococcal disease. J Infect Dis, 174: 878-880

Nakahira K, Kyung SY, Rogers AJ, et al. 2013. Circulating mitochondrial DNA in patients in the ICU as a marker of mortality: derivation and validation. PLoS Med, 10: e1001577

Nakos G, Malamou-Mitsi VD, Lachana A, et al. 2002. Immunoparalysis in patients with severe trauma and the effect of inhaled interferon-gamma. Crit Care Med, 30(7): 1488-1494

Nanthakumar N, Meng D, Goldstein AM, et al. 2011. The mechanism of excessive intestinal inflammation in necrotizing enterocolitis: an immature innate immune response. PLoS One, 6: 17776

Ng PC, Li K, Leung TF, et al. 2006. Early prediction of sepsis-induced disseminated intravascular coagulation with interleukin-10, interleukin-6, and RANTES in preterm infants. Clin Chem, 52: 1181-1189

Nierhaus A, Montag B, Timmler N, et al. 2003. Reversal of immunoparalysis by recombinant human granulocyte-macrophage colony-stimulating factor in patients with severe sepsis. Intensive Care Med, 29(4): 646-651

Nowak JE, Harmon K, Caldwell CC, et al. 2012. Prophylactic zinc supplementation reduces bacterial load and improves survival in a murine model of sepsis. Pediatr Crit Care Med, 13: e323-e329

Omar SA, Salhadar A, Wooliever DE, et al. 2000. Late-onset neutropenia in very low birth weight infants. Pediatrics, 106: E55

Pan-Hammarström Q, Zhao Y, Hammarström L. 2007. Class-switch recombination: a comparison between mouse and man. Adv Immunol, 93: 1-61

Patil NK, Bohannon JK, Sherwood ER. 2016. Immunotherapy: a promising approach to reverse sepsis-induced immunosuppression. Pharmacol Res, 111: 688-702

Peters van Ton AM, Kox M, Abdo WF, et al. 2018. Precision immunotherapy for sepsis. Front Immunol, 9: 1926

Picard M, Taivassalo T, Gouspillou G, et al. 2011. Mitochondria: isolation, structure and function. J Physiol, 589: 4413-4421

Rhodes A, Evans LE, Alhazzani W, et al. 2017. Surviving sepsis campaign: international guidelines for management of sepsis and septic shock: 2016. Intensive Care Med, 43(3): 304-377

Saghafian-Hedengren S, Sundström Y, Sohlberg E, et al. 2009. Herpesvirus seropositivity in childhood associates with decreased monocyte-induced NK cell IFN-gamma production. J Immunol, 182: 2511-2517

Sarkar S, Bhagat I, Hieber S, et al. 2006. Can neutrophil responses in very low birth weight infants predict the organisms responsible for late-onset bacterial or fungal sepsis? J Perinatol, 26: 501-505

Satwani P, Morris E, van de Ven C, et al. 2005. Dysregulation of expression of immunoregulatory and cytokine genes and its association with the immaturity in neonatal phagocytic and cellular immunity. Biol Neonate, 88: 214-227

Schaub B, Liu J, Schleich I, et al. 2008. Impairment of T helper and T regulatory cell responses at birth. Allergy, 63: 1438-1447

Schneppenheim R, Budde U, Oyen F, et al. 2003. von Willebrand factor cleaving protease and ADAMTS13 mutations in childhood TTP. Blood, 101: 1845-1850

Shakoory B, Carcillo JA, Chatham WW, et al. 2016. Interleukin-1 receptor blockade is associated with reduced mortality in sepsis patients with features of macrophage activation syndrome: reanalysis of a prior phase III trial. Crit Care Med, 44: 275-281

Sherrid AM, Kollmann TR. 2013. Age-dependent differences in systemic and cell-autonomous immunity to L monocytogenes. Clin Dev Immunol, 2013: 917198

Singer M. 2007. Mitochondrial function in sepsis: acute phase versus multiple organ failure. Crit Care Med, 35(9 Suppl): S441-S448

Solan PD, Dunsmore KE, Denenberg AG, et al. 2012. A novel role for matrix metalloproteinase-8 in sepsis. Crit Care Med, 40: 379-387

Striz I, Brabcova E, Kolesar L, et al. 2014. Cytokine networking of innate immunity cells: a potential target of therapy. Clin Sci(Lond), 126: 593-612

Strugnell RA, Wijburg OLC. 2010. The role of secretory antibodies in infection immunity. Nat Rev Microbiol, 8: 654-667

Strunk T, Prosser A, Levy O, et al. 2012. Responsiveness of human monocytes to the commensal bacterium *Staphylococcus* epidermidis develops late in gestation. Pediatr Res, 72: 10-18

Strunk T, Temming P, Gembruch U, et al. 2004. Differential maturation of the innate immune response in human fetuses. Pediatr Res, 56: 219-226

Stuber F, Klaschik S, Lehmann LE, et al. 2005. Cytokine promoter polymorphisms in severe sepsis. Clin Infect Dis, 41 (suppl 7): S416-S420

Sunden-Cullberg J, Norrby-Teglund A, Rouhiainen A, et al. 2005. Persistent elevation of high mobility group box-1 protein (HMGB1) in patients with severe sepsis and septic shock. Crit Care Med, 33: 564-573

Takahashi N, Kato H, Imanishi K, et al. 2009. Change of specific T cells in an emerging neonatal infectious disease induced by a bacterial superantigen. Microbiol Immunol, 53: 524-530

Tolar J, Hippen KL, Blazar BR. 2009. Immune regulatory cells in umbilical cord blood: T regulatory cells and mesenchymal stromal cells. Br J Haematol, 147: 200-206

Tosounidis TH, Giannoudis PV. 2016. Paediatric trauma resuscitation: an update. Eur J Trauma Emerg Surg, 42(3): 297-301

Turunen R, Nupponen I, Siitonen S, et al. 2006. Onset of mechanical ventilation is associated with rapid activation of circulating phagocytes in preterm infants. Pediatrics, 117: 448-454

Upham JW, Zhang G, Rate A, et al. 2009. Plasmacytoid dendritic cells during infancy are inversely associated with childhood respiratory tract infections and wheezing. J Allergy Clin Immunol, 124: 707-713

Van den Berg JP, Westerbreek EAM, van der Klis FRM, et al. 2011. Transplacental transport of IgG antibodies to preterm infants: a review of the literature. Early Hum Dev, 87: 67-72

van Zoelen MA, Laterre PF, van Veen SQ, et al. 2007. Systemic and local high mobility group box 1 concentrations during severe infection. Crit Care Med, 35: 2799-2804

Vazzalwar R, Pina-Rodrigues E, Puppala BL, et al. 2005. Procalcitonin as a screening test for late-onset sepsis in preterm very low birth weight infants. J Perinatol, 25: 397-402

Venet F, Chung CS, Kherouf H, et al. 2009. Increased circulating regulatory T cells($CD4^+CD25^+CD127^-$) contribute to lymphocyte anergy in septic shock patients. Intensive Care Med, 35(4): 678-686

Venet F, Pachot A, Debard AL, et al. 2004. Increased percentage of $CD4^+CD25^+$ regulatory T cells during septic shock is due to the decrease of $CD4^+CD25^-$ lymphocytes. Crit Care Med, 32(11): 2329-2331

Viscardi RM, Muhumuza CK, Rodriguez A, et al. 2004. Inflammatory markers in intrauterine and fetal blood and cerebrospinal fluid compartments are associated with adverse pulmonary and neurologic outcomes in preterm infants. Pediatr Res, 55: 1009-1017

Vivier E, Tomasello E, Baratin M, et al. 2008. Functions of natural killer cells. Nat Immunol, 9: 503-510

Wahren-Herlenius M, Sonesson SE. 2006. Specificity and effector mechanisms of autoantibodies in congenital heart block. Curr Opin Immunol, 18: 690-696

Walker JC, Smolders MA, Gemen EF, et al. 2011. Development of lymphocyte subpopulations in preterm infants. Scand J Immunol, 73: 53-58

Watson RS, Carcillo JA, Linde-Zwirble WT, et al. 2003. The epidemiology of severe sepsis in children in the United States. Am J Respir Crit Care Med, 167: 695-701

Weiss SL, Cvijanovich NZ, Allen GL, et al. 2014. Differential expression of the nuclear-encoded mitochondrial transcriptome in pediatric septic shock. Crit Care, 18: 623

Weiss SL, Selak MA, Tuluc F, et al. 2015. Mitochondrial dysfunction in peripheral blood mononuclear cells in pediatric septic shock. Pediatr Crit Care Med, 16: e4-e12

Wheeler DS, Lahni P, Odoms K, et al. 2007. Extracellular heat shock protein 60 (Hsp60) levels in children with septic shock. Inflamm Res, 56: 216-219

Wiersinga WJ, Leopold SJ, Cranendonk DR, et al. 2014. Host innate immune responses to sepsis. Virulence, 5: 6-44

Wong HR, Cvijanovich NZ, Allen GL, et al. 2014. Corticosteroids are associated with repression of adaptive immunity gene programs in pediatric septic shock. Am J Respir Crit Care Med, 189: 940-946

Wong HR, Cvijanovich NZ, Allen GL, et al. 2009. Genomic expression profiling across the pediatric systemic inflammatory response syndrome, sepsis, and septic shock spectrum. Crit Care Med, 37: 1558-1566

Wong HR, Cvijanovich NZ, Anas N, et al. 2015. Developing a clinically feasible personalized medicine approach to pediatric septic shock. Am J Respir Crit Care Med, 191: 309-315

Wong HR, Cvijanovich NZ, Hall M, et al. 2012. Interleukin-27 is a novel candidate diagnostic biomarker for bacterial infection in critically ill children. Crit Care, 16: R213

Wong HR, Lindsell CJ, Lahni P, et al. 2013. Interleukin-27 as a sepsis diagnostic biomarker in critically ill adults. Shock, 40: 382-386

Wong HR, Liu KD, Kangelaris KN, et al. 2014. Performance of interleukin-27 as a sepsis diagnostic biomarker in critically ill adults. J Crit Care, 29: 718-722

Wong HR, Shanley TP, Sakthivel B, et al. 2007. Genome-level expression profiles in pediatric septic shock indicate a role for altered zinc homeostasis in poor outcome. Physiol Genomics, 30: 146-155

Wynn JL, Cvijanovich NZ, Allen GL, et al. 2011. The influence of developmental age on the early transcriptomic response of children with septic shock. Mol Med, 17: 1146-1156

Yerkovich ST, Wikström ME, Suriyaarachchi D, et al. 2007. Postnatal development of monocyte cytokine responses to bacterial lipopolysaccharide. Pediatr Res, 62: 547-552

Ygberg S, Nilsson A. 2012. The developing immune system: from foetus to toddler. Acta Paediatr, 101(2): 120-127

Zandvoort A, Tiemens W. 2002. The dual function of the splenic marginal zone, essential for the initiation of anti-TI-2 responses but also vital in the general first-line defense against blood-bourna antigens. Clin Exp Immunol, 130: 4-11

Zemlin M, Hoersch G, Zemlin C, et al. 2007. The postnatal maturation of the immunoglobulin heavy chain IgG repertoire in human preterm neonates is slower than in term neonates. J Immunol, 178: 1180-1188

Zhang Q, Qi Z, Liu B, et al. 2018. Programmed cell death-1/programmed death-ligand 1 blockade improves survival of animals with sepsis: a systematic review and meta-analysis. Biomed Res Int, 2018: 1969474

Zhang Y, Zhou Y, Lou J, et al. 2010. PD-L1 blockade improves survival in experimental sepsis by inhibiting lymphocyte apoptosis and reversing monocyte dysfunction. Crit Care, 14: R220

第三十七章

老年重症免疫

目前，在国内ICU病房中，老年患者比例超过了30%～50%。随着老龄化社会的到来，重症老年患者会进一步增多。老年患者在康复的过程中，面临感染、脏器功能衰竭、延迟修复等更多的困难，而这都与老年患者的免疫能力降低有密切联系。因此，如何正确认识并采取有效措施帮助老年患者恢复机体免疫功能，对于患者预后具有重要意义。

第一节 老年免疫的特点

随着年龄的增长，老年人的免疫系统悄然退化，表现为感染风险升高、对免疫接种反应性下降、肿瘤罹患率增加及其他慢性病增多。免疫器官（胸腺、骨髓、脾脏、淋巴结等）、免疫细胞（造血干细胞、淋巴细胞、单核吞噬细胞、粒细胞等）和免疫分子[免疫球蛋白（Ig）、主要组织相容性复合体（MHC）、补体、细胞因子等]的功能及相应水平减退，导致机体逐渐衰老，最终死亡，这是生物的自然规律。

一、胸腺与骨髓

胸腺是T细胞增殖、分化的关键场所，对于维持全身免疫状态的稳定具有重要意义。年龄的增长会出现胸腺上皮细胞萎缩，T细胞数量下降，胸腺激素水平随之降低。在组织学上，退化胸腺皮质内的淋巴细胞稀疏，代之以大量充满脂样颗粒的巨噬细胞，髓质和皮质内有浆细胞和肥大细胞浸润。虽然老年人的淋巴结和脾脏均保持成人大小，但其细胞成分发生了改变，表现为生发中心数量减少，浆细胞和巨噬细胞数量增多，以及结缔组织数增加。

近年来研究显示，骨髓中存在多种病毒特异性记忆T细胞，可促进T细胞介导的全身免疫反应，并在由基质细胞介导的免疫记忆保存中起到关键作用。记忆T细胞的长期保存依赖于细胞因子的信号刺激，如IL-7、IL-15等。IL-7对于$CD4^+$记忆T细胞的存活具有重要作用。而在骨髓中，具有$Ly6C^{hi}CD62$支链表达的$CD4^+$T细胞与可分泌IL-7的$VCAM1^+$基质细胞具有重要作用；骨髓还是IL-15维持记忆$CD8^+$T细胞存活、活化及增殖的重要微环境。老年人的抗感染能力变差，并且免疫接种的效率下降。骨髓特异性免疫细胞减少，由骨髓介导的固有及适应性免疫水平降低。

二、固有免疫系统

固有免疫系统是机体抵御感染的第一道防线，在启动防御反应的同时，分泌相应的细胞因子将局部的感染信号传递到全身，同时提呈抗原进一步激活适应性免疫系统。固有免疫系统是机体抵抗力的重要组成部分，但同样可随着老龄化进程受到削弱（表37-1）。

表 37-1 固有免疫系统老龄化改变

细胞类别	增加改变	降低改变
中性粒细胞		氧暴发、吞噬能力、杀菌活性
巨噬细胞		氧暴发、吞噬能力
自然杀伤细胞	细胞数量	对 IL-2 诱导的增殖反应、细胞毒性
树突状细胞		诱导抗原特异性 T 细胞能力、淋巴结归巢能力
细胞因子和趋化因子	IL-6、IL-1β、TNF-α血清水平	

（一）皮肤及黏膜屏障

皮肤和黏膜是机体抵御感染的第一道防线，而年龄增长可减慢皮肤及黏膜细胞的更新速度，代谢变慢，皮肤中的朗汉斯细胞、黑色素细胞减少，真皮及皮下组织萎缩。黏膜的纤毛细胞摆动频率可随年龄增长下降，并伴有超微结构的改变。而由黏膜分泌的免疫性球蛋白 A（IgA）是保护黏膜屏障、抵御感染的重要成分，而分泌型 IgA 在唾液中的水平 60 岁后有所上升，然后轻度下降。

（二）树突状细胞和自然杀伤细胞

树突状细胞（DC）可第一时间识别抗原，并提呈抗原至局部淋巴结，促进原始 T 细胞成熟分化，调节 B 细胞和自然杀伤细胞（NK）的反应。DC 是固有免疫与适应性免疫之间的桥梁。一般有两类 DC：一类是骨髓来源的，分布于血液、组织间隙；另一类是淋巴细胞来源的 DC。随着年龄增长，DC 的吞噬、移位能力下降。

NK 细胞在固有免疫系统中发挥重要作用，它们能够识别不表达 MHC-Ⅰ类分子的细胞，并进行清除。NK 细胞还可通过分泌不同的细胞因子参与固有及适应性免疫反应。研究发现，老年人的 NK 细胞数量有所增加，但同时 NK 细胞的功能减退，穿孔素及其他细胞因子分泌减少。

（三）中性粒细胞和巨噬细胞

中性粒细胞属于吞噬细胞，存在血循环中，可在机体受到微生物及寄生虫感染时第一时间反应，进行吞噬、产生活性氧簇（ROS）、释放抗菌酶及多肽。许多研究表明，年龄并不影响中性粒细胞的数量，但在受到干扰素（IFN）-1、粒细胞/巨噬细胞集落刺激因子（GM-CSF）作用时延长生存期的能力下降。大多数研究证实，老年人中性粒细胞的吞噬能力及杀灭细菌所需的细胞内呼吸爆发功能下降。

巨噬细胞来源于循环中的单核细胞，存在于组织间隙，通过保守病原体相关分子模式（PAMP）识别并启动炎症反应。巨噬细胞在感染局部释放肿瘤坏死因子（TNF）-α、白细胞介素（IL）-1、IL-6、IL-8，可诱导中性粒细胞聚集。巨噬细胞还可向 T 细胞提呈抗原，参与适应性免疫过程。在老年患者中，巨噬细胞产生炎症因子的能力下降。动物实验发现，老龄小鼠表达主要相关抗原的能力降低，吞噬及产生 ROS 的功能减退。

三、适应性免疫系统

固有免疫系统对任何感染或病原体都可迅速应答，没有特异性。而适应性免疫只针对特定的病原体，具有高度的识别性和记忆性。适应性免疫必须依靠抗原提呈细胞、细胞因子、信号分子及淋巴细胞之间的充分相互作用。例如，1 型免疫反应主要与 IL-2、IFN-γ 有关，2 型免疫反应与过敏及寄生虫感染相关，伴有较高 IL-10、IL-4、IL-5 的产生和释放。不同类型的反应相互平衡，构成复杂的免疫网络。而老龄患者机体内免疫平衡的能力减弱（表 37-2）。

表 37-2　适应性免疫反应的年龄相关性改变

	T 细胞
减少	初始 T 细胞数量
	由 αCD3CD28、αTCRαβ、分裂剂（佛波脂 A、刀豆蛋白）、乙酸丙酯/离子霉素介导的增殖
增加	记忆 T 细胞比例
	辅助性 T 细胞 Th17 亚群
	$CD28^-CD8^+$ T 细胞
改变	$CD4^+$ 调节性 T 细胞
T 细胞信号传导改变（TCR/IL-2R/CD28）	第二信号传递改变（核因子-κB、活化 T 细胞核因子）
	脂筏和免疫突触的改变
	生物化学机制改变（核染色质重塑、蛋白酶体功能、激酶活化下降、磷酸化改变）
	ROS 生成变化
	IL-2 和 IFN-γ 合成量改变

	B 细胞
下降及减少	初始 $CD27^-CD19^+$ B 细胞
	抗体特异性
	亲和性成熟
	E47 调节
	蛋白激酶 C 的活化
	免疫球蛋白刺激后的增殖
增加	$CD27^+$ 记忆 B 细胞
	自身抗原特异性
	反应时间
变化	B 细胞整体功能

（一）B细胞

B细胞来源于骨髓造血干细胞，最开始是原始B细胞，然后分化成前B细胞，最终分化为B细胞。B细胞分泌抗体介导体液免疫反应，老龄导致B细胞抗体分泌能力降低。虽然外周循环中的B细胞数量可能不减少，但原始B细胞数量降低。老龄患者体内有更多的记忆B细胞，这种老化细胞比例的升高导致新的功能B细胞的产生更加困难，这也是老龄患者免疫接种效率下降的原因之一。无论在小鼠或是人，年龄增长可影响抗体的亲和能力。研究发现，老年动物的B细胞同类型转换及超变异能力下降，导致生发中心抗体亲和力成熟障碍。而这也与老年患者自身免疫增强有关。

（二）T细胞

T细胞在适应性免疫中具有十分重要的作用。胸腺细胞的主要作用是分化为T细胞。年龄增长带来的胸腺功能下降会造成初始T细胞减少。而全身应用细胞因子、激素或者骨髓移植都可以增强胸腺的功能，增加初始T细胞的产生。T细胞受体（TCR）多样性也会随着年龄增长而减少，同样造成了T细胞功能下降。此外，老龄患者外周的初始T细胞减少，记忆T细胞和效应T细胞增加，总T细胞数量不变或稍增加。CD4、CD8淋巴细胞增多，研究发现，初始$CD4^+$ T细胞在老年人的生存期限延长，在一定程度上也造成了其功能缺陷。

四、免疫老化的发生机制

老龄化所带来的免疫系统功能下降也称为免疫老化，可表现在免疫接种反应、抗感染能力等各个方面（图37-1）。胸腺退化、氧化应激、蛋白质稳态、端粒消耗、DNA损伤、炎症反应增加、表观遗传交替及转录表达偏差等因素都可造成免疫系统功能下降（图37-2）。

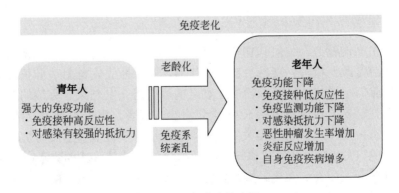

图37-1 免疫老化表现

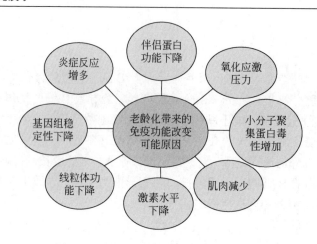

图 37-2　引起老龄化免疫功能改变的原因

（一）胸腺退化

T 细胞的分化成熟及增殖会随着衰老而逐渐下降，这是胸腺老化的一个重要方面。T 细胞的不断补充是内环境稳态的一个重要条件，而胸腺是 T 细胞生成并成熟的关键器官，老龄化伴随的是胸腺的萎缩，这是胸腺退化的表现。早期的研究已证实，胸腺的表皮区域对胸腺分化增长具有重要意义，而该区域在人 1 岁时就开始减退，到中年时，其退化达到 75% 或更多。胸腺内的表皮区域逐渐减少，血管周围的非表皮区域取而代之，最后会填充 90% 以上的空间。胸腺的退化直接影响了原位 T 细胞受体重排，从而间接降低了 T 细胞库的多样性。

应用鼠动物模型很好地阐明了胸腺内 T 细胞减少的原因和情形。$CD8^+$ T 细胞亚群下降最为明显，而 $CD4^+$ T 细胞亚群下降相对不明显。值得关注的是一个关于胸腺摘除的患者研究：这批患者在婴幼儿期就因为先天性心脏病做手术时摘除了胸腺，而他们在以后的成长中被发现胸腺活性下降并伴有增高的感染风险。而这第一次证实了胸腺切除对于免疫功能的影响，类似于胸腺老化的情况。

（二）氧化应激和免疫功能障碍

氧代谢是生命的核心，但氧代谢产物却具有相应的负面作用，可引起心血管疾病、肿瘤，并与老龄化改变相关。氧自由基理论认为，内源性的氧自由基堆积与衰老密切相关。但是，目前仍不清楚氧自由基增多是衰老的原因还是其结果。有趣的是，有研究发现造血干细胞在初始阶段时胞内的 ROS 含量更少，或者，更少的 ROS 对于维持干细胞的分化潜能具有重要作用。老龄相关的 ROS 增多是由于自由基生成与抗氧化机制之间的不平衡引起的，ROS 会导致氧化修饰蛋白及氧化修饰核糖核酸的累积，增高氧化应激，带来各种恶性效应，如炎症老化、慢性炎症、免疫衰退等。随着年龄的增大，固有免疫系统的氧化应激和不平衡表现为吞噬能力的改变，细胞间的信号传递改变。细胞的黏附能力改变及 ROS 代谢缺陷也同时影响机体的免疫系统。而且，DC 的成熟、T 细胞与 DC 相互作用、免疫突触形成、T 细胞内信号转导和功能都受到 ROS 的影响。效应 T 细胞、记忆 T 细胞的分化、活化及其他多种功能都可能因为长期的氧化应激暴露发生衰退，与年龄增长相伴随。已证实，单核细胞释放的过氧化氢可抑制 T 细胞，在有丝分裂活化后影响 IL-2 产生。

谷胱甘肽具有抗氧化作用，对 T 细胞增殖具有调节功能，而氧化应激可以消耗谷胱甘肽，抑制 T 细胞增殖。并且最新研究发现，谷胱甘肽下降还可影响 T 细胞活化。氧化应激可抑制 T 细胞的反应性，还可影响辅助性 T 细胞（Th）的分化。Th 细胞根据合成细胞因子不同区分为促进炎症的 Th1 细胞和抑制炎症的 Th2 细胞。而长期慢性的氧化应激可使 Th 细胞向 Th2 细胞偏移，与老龄化趋势相同。

（三）核因子κB（NF-κB）信号通路与免疫老化

氧化应激可促进 TNF-α、IL-6、IL-1 等炎症因子产生，并产生持续炎症、诱导自身免疫。在生理条件下，急性炎症是机体对病原体入侵或损伤所产生的自动的、局部组织反应。然而，长期的炎症对机体免疫是有害的，甚至可引起自身免疫反应。

关于单核细胞及脂肪细胞中过氧化物酶体增殖物激活受体（PPAR）相互作用及其促进炎症因子效应已经得到深入研究。氧化应激、PPAR 及 NF-κB 之间其实存在显著的相互作用。研究发现，随着年龄增大，NF-κB 的活化受到了抑制，这可能与抑制蛋白 IκB 的降解减少相关。另外，信号通路的活化受到抑制后，可导致反馈机制的钝化，造成 ROS 的堆积，促进老化。

（四）端粒消耗

端粒位于真核细胞染色体的终端，由 6 位重复的核酸（TTAGGG）及核蛋白构成，有保护染色体的作用。细胞分裂时，端粒长度缩短，这一点在肝脏造血干细胞、淋巴细胞、角化细胞、表皮细胞、内皮细胞及人成纤维细胞中都得到了证实。而且，随着年龄的增长，端粒长度也缩短。而恶性肿瘤细胞及精子细胞中，端粒长度可维持不缩短，这与其细胞内的异常端粒酶功能有关。

进一步研究发现，人 B 细胞及 CD4$^+$ T 细胞中，端粒长度缩短与年龄相关性不大，而 CD8$^+$ T 细胞及外周血中性粒细胞的端粒长度与年龄相关。B 细胞的端粒酶活性最高，端粒最长；CD8$^+$CD28$^-$ T 细胞的端粒最短；老年人的 CD4$^+$ T 细胞的端粒酶活性比 CD8$^+$CD28$^+$ T 细胞高，但它们的端粒长度差不多。端粒缩短在许多组织中是老龄化的标志之一。在 T 细胞中，应激引起的 T 细胞增殖可显著影响端粒长度，初始 T 细胞拥有比抗原反应 T 细胞更长的端粒。现已明确，人外周血端粒长度是由基因决定的，年龄增长引起的端粒损耗与基础长度成比例。但对于端粒初始长度是否与寿命有关，还不得而知。

（五）抗原反应可促进 T 细胞老化

病毒可引起 T 细胞持续活化，并影响 T 细胞功能。其中多见为巨细胞病毒、单纯疱疹病毒、EB 病毒等。慢性巨细胞病毒感染可表现为亚临床感染症状，能加速免疫系统的老化。有研究报道，在老年患者的 CD8$^+$ T 细胞，可因巨细胞病毒慢性感染而受到影响。类似的影响在 CD8$^+$CD28$^-$ T 细胞也被观察到。其他病原体的感染有可能引起同样的变化，但这需要进一步的研究。

(六) 蛋白质内稳态与免疫老化

蛋白质内稳态及动态平衡是维持细胞稳定的关键。蛋白质内稳态的缺陷会引起机体代谢、心血管、衰老、神经再生及肿瘤等各方面的变化。老龄可伴随蛋白质内稳态下降,氧化应激导致蛋白氧化增加、结构错误的蛋白堆积。而且,泛素蛋白酶体水解途径改变、异常自我吞噬、伴侣蛋白过载等可破坏蛋白质内稳态。蛋白质内稳态的破坏对固有免疫及适应性免疫系统的细胞都有影响,这对于免疫老化具有重要意义。

第二节 老年脓毒症的临床改变及免疫机制

脓毒症(sepsis)是宿主对感染的反应失调而导致的危及生命的器官功能障碍,全球每年大约有 2000 万人罹患脓毒症,其中约一半的患者可能并发脓毒性休克。虽然近十年来脓毒症的诊断及治疗取得了明显进展,但仍有约 26% 的患者死于脓毒症。脓毒症仍是 ICU 非心血管病的第一死因。

老年患者发生脓毒症的比例显著高于平均水平。美国每年有 66 万~75 万老年脓毒症患者,这些 65 岁以上的老年患者占到了脓毒症患者总数的 60%,而他们只占到全国人口的 12%。多项研究证实,年龄是脓毒症死亡的独立危险因素。

一、T 细胞减少

脓毒症的发展与免疫功能紊乱密不可分,早期会出现过度的炎症反应,但后期可能出现免疫麻痹或者免疫耗竭,淋巴细胞发生凋亡、固有及适应性免疫系统"关闭"。这是脓毒症患者死亡的重要原因之一。老年患者的适应性免疫系统功能下降,更易发生感染,脓毒症风险更高。老年脓毒症患者在死亡前往往经历长达 3 周的淋巴细胞减少,提示适应性免疫功能损伤,预后更差。在 TCR 信号通路中,CD28 是经典的共激活分子,充分活化后可参与 IL-2、IFN-γ 的合成。研究发现,与成人相比较,CD28 在 $CD4^+$ 及 $CD8^+$ T 细胞中的表达在老年人群中下降。CD28 表达下降是 T 细胞老化、功能下降的重要标志,可引起共激活功能障碍,导致 T 细胞部分失活甚至无功能。CD28 缺如的 T 细胞对病原体及免疫接种的反应下降。不管是健康个体还是自身免疫功能紊乱或慢性感染的患者,体内 CD28 低表达的 $CD4^+$ T 细胞数量随着年龄增长而增加。

值得注意的是,程序性死亡蛋白 1(PD-1)也是一种共刺激活化分子,但其功能与 CD28 相反。在脓毒症老年患者,$CD4^+$ 及 $CD8^+$ T 细胞的 PD-1 表达增高。之前也有研究证实,脓毒性休克患者 T 细胞 PD-1 表达及中性粒细胞程序性死亡蛋白配体-1(PD-L1)表达增加。PD-1 及 PD-L1 有可能作为治疗靶点,抑制淋巴细胞和 DC 凋亡,最终改善生存率。

调节性 T 细胞(Treg)在脓毒症中具有免疫抑制作用,如果 $CD4^+CD25^+$ Treg 在脓毒性休克患者中升高,往往提示预后不良。进一步研究发现,在死亡的老年脓毒症患者中,Treg 的比例要高于存活患者。

中性粒细胞在固有免疫中扮演重要角色，可启动炎症反应、吞噬病原体、募集 NK 细胞、促进 DC 成熟和迁移，对 T 细胞介导的免疫具有较大影响。随着年龄的增长，巨噬细胞的数量可能并不减少，但其信号转导活性有所下降，产生超氧化物及趋化性的功能降低。

二、持续炎症-免疫抑制-分解代谢综合征

对于危重症患者医疗手段的进步改善了 ICU 患者的总体死亡率，然而这也使一部分患者的住院时间及危重症状态延长，需要更多的医疗资源及医疗花费。老年脓毒症患者往往经历较长时间的危重症状态，慢性炎症反应持续存在，可引起能量消耗及分解代谢。这可导致患者脱机困难、吞咽障碍及其他器官功能缺陷，造成危重症相关性衰弱。慢性免疫功能紊乱可导致反复社区感染、伤口延迟修复。危重症状态可造成患者心理压抑、长期的认知障碍。

危重症患者后期死亡率不仅与原发疾病相关，还与后期器官功能障碍、免疫功能低下有关，有研究者称之为持续炎症-免疫抑制-分解代谢综合征（PICS）。这是机体在脓毒症的打击下呈现出的调节紊乱状态，最开始是机体在感染初期表现为全身炎症反应综合征（SIRS），大量的炎症介质级联释放，一方面可促进病原微生物的清除，但另一方面，广泛的炎症反应可造成全身脏器损伤甚至造成患者多器官功能衰竭而死亡。当 SIRS 阶段过后，机体可能会进入代偿性抗炎反应阶段，称之为代偿性抗炎症反应综合征（CARS）。此时，患者出现淋巴细胞减少、免疫功能抑制。实际上，这两种状态不能截然分开，可能交织在一起发生于患者体内，炎症反应不足或者过度都可能造成免疫功能紊乱，称之为混合拮抗反应综合征。炎症反应一旦发生，就有可能立即诱导抗炎反应，这是机体自身平衡调节机制的体现，如何深入了解其平衡机制一直是研究的难点与热点。因此，PICS 很难作为一个独立的疾病存在，它同样是机体面对复杂感染的免疫功能紊乱危重状态。而且，机体的免疫状态还受到人种、性别、基因等因素的影响，有研究发现雌激素对脓毒症患者有保护作用；非白种人遭受感染及创伤打击时可能预后更差。显然，如果能够找到关于 PICS 明确的定义，对患者病情评估、治疗措施实施及康复程度的判断都有很大的帮助。

不同的打击可造成不同的机体炎症反应。较小的损伤或感染可引起局部炎症反应，促进病原体及细胞垃圾的清除；中重度的损伤可造成组织破坏加重，造成长时间的炎症反应，并有可能引起全身炎症反应，包括外周血白细胞增多、各种促炎及抗炎的炎症介质释放、血管损伤、凝血反应活化或紊乱、ROS 堆积等，进一步加重可引起全身脏器功能衰竭，增加死亡风险。老年患者因为各种基础疾病，例如动脉粥样硬化、风湿性关节炎、骨关节炎、癌症等，更易出现慢性炎症。但即使不考虑各种基础疾病，老龄也是慢性炎症的独立危险因素。在这种状态下，机体对于二次打击的反应能力下降，长期的炎症状态可导致老年患者体内的氧化压力增高，逐渐对 DNA、蛋白质、脂质造成损伤，细胞功能减弱。这也是为什么老年人更易受到感染或损伤威胁的原因（图 37-3）。

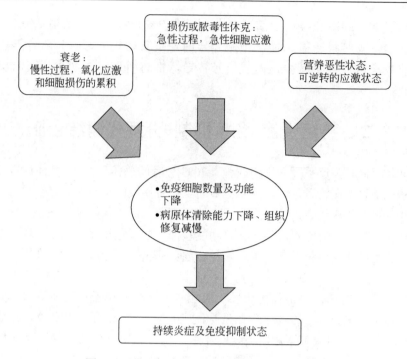

图 37-3 促进持续炎症及免疫抑制的不同原因

（一）炎症介质释放

免疫紊乱往往与多种炎症因子的持续释放共存，如 IL-6 和 IL-10。在这种状态下，外周循环中的细胞因子水平升高，在较长时间内可被检测到。已证实，在轻微损伤的患者中，外周血中 IL-1、IL-6 的水平升高，需要 7~14 天才能够恢复到正常基线水平。而在损伤更严重的患者，这些炎症因子可持续升高，超过 28 天的时间。对于脓毒症患者，炎症因子异常的情况是类似的。值得注意的是，老年及营养恶化的患者即使没有发生损伤、感染或其他并发症，其血浆中的炎症因子水平也是高于正常的。PICS 的患者诱导型一氧化氮合成酶活性升高，导致一氧化氮、前列腺素、糖皮质激素、儿茶酚胺释放增加，进一步造成免疫功能紊乱。有研究发现，IL-6 及 IL-8 对于预测 ICU 危重症患者的感染发生具有较高的敏感性和特异性。不同的炎症因子基因多态性可影响老年危重症患者的预后。在病原体攻击下，如果机体产生的炎症因子的水平更高，则这类个体的生存期相对缩短、预后更差。但是，其中还有很多潜在的机制并不清楚，例如，在体内 IL-6 升高后，可能会接着下降，但是很快下降到正常水平对机体有利呢，还是下降到一个中度的高于正常的水平对机体更有利呢？这很难一言概之。有研究者认为，与其单纯测定炎症因子的最高水平，还不如在一段时间内观察炎症因子的动态变化更有意义，动态监测更有助于预测患者的预后。

（二）细胞反应紊乱

在慢性炎症状态，免疫细胞功能也受到损伤。在通常情况下，固有免疫细胞通过 PAMP 或损伤相关分子模式（DAMP）在炎症反应中活化。PAMP 是感染部位病原微生物的多肽或 DNA 碎片；而 DAMP 是损伤部位的组织细胞释放的活性物质。免疫细胞膜表面的病原识别受体（PRR）则负责识别这些分子碎片并激活炎症反应。其中典型的 PRR 是 Toll 样受体（TLR）。PAMP 或 DAMP 和 PRR 结合后，可激活级联免疫反应，引起 ROS、活性氮的释放，吞噬病原体。炎症或感染局部的免疫细胞释放趋化因子，促进相关的免疫细胞聚集，共同应对局部攻击。另一方面，免疫细胞提呈膜表面的抗原片段，进一步激活 T 细胞，T 细胞增殖，清除病原微生物，修复损伤组织。但是，机体处于持续炎症状态时，固有免疫细胞表面 PRR 表达显著减少，下游的信号通路髓样分化因子 88（MyD88）、p38 丝裂原活化蛋白激酶（MAPK）、NF-κB 也明显减弱。结果造成固有免疫细胞的抗原清除、细胞因子合成释放、趋化功能、抗原提呈等功能都显著降低。局部的感染和损伤不能得到有效控制，机体处于慢性炎症状态。

持续炎症状态可加速 T 细胞凋亡，血循环、骨髓、脾脏及其他淋巴器官中的 $CD4^+$、$CD8^+$ T 细胞减少，这种免疫抑制状态可使患者炎症反应不能控制，持续存在，反过来又会加重免疫功能紊乱，构成恶性循环。

对于年轻患者，轻微损伤和感染即可激活较强的炎症反应，能迅速控制病情。从微观角度看，这些患者的细胞表面受体表达、下游信号通路功能都处于正常状态，能够有效做出反应。但如果是较严重的打击，例如大面积烧伤或严重创伤，机体的免疫系统会面临更重的负荷，需要更长时间、更高强度的激活。尽管诸如神经内分泌紊乱、胰岛素利用障碍、二次打击等多种因素都会影响预后，但不可控炎症反应是患者病情恶化的一个重要原因。

（三）肥胖与炎症状态

肥胖与慢性、轻度炎症反应联系紧密，可进一步影响动脉粥样硬化、非酒精性肝脂肪变性及糖尿病的病程。慢性炎症与过多的脂肪组织有关。但是，营养恶病质同样会造成免疫功能损伤。与营养不良的非肥胖及肥胖者相比较，1 度肥胖（体质指数在 $30\sim34.9kg/m^2$）的脓毒症患者生存率更高。在这些 1 度肥胖患者的体内有更高的瘦素水平，有可能保护免疫功能。对于营养恶病质的患者，年龄增长等慢性因素及损伤、感染等急性因素如何影响氧化应激过程，如何影响持续炎症，其机制并不明确。这可能与营养不良导致底物及共作用因子缺乏、细胞呼吸作用减弱，从而全细胞功能降低有关。还有研究者认为，营养恶病质患者肠道黏膜损伤、免疫受损是全身免疫功能紊乱的始动原因。因为肠道黏膜损伤可引起肠道细菌移位，对全身免疫系统进行攻击，最终导致机体抵抗力下降。营养不良会造成固有免疫和适应性免疫系统功能下降，表现为伤口愈合困难、感染增加、记忆 T 细胞增殖下降甚至失能。但是，需要指出的是，营养恶病质与中重度肥胖（体质指数 $>35kg/m^2$）是两种不同的情况，它们对免疫系统的影响也不一样。

第三节 老年脓毒症免疫功能紊乱的防治

及时纠正由于老龄化引起的免疫功能紊乱可延长个体生存时间，改善对免疫接种的反应性、降低感染风险、减少自身免疫疾病的发生。诸如抑制过度炎症反应、调节内分泌免疫、限制热量供应、抗氧化治疗、加强功能营养、调节端粒酶活性等。

一、抗炎治疗策略

动物实验已明确，如抗 IL-6 抗体、抗 TNF-α 抗体、抗趋化因子抗体、IL-1 受体拮抗剂及可溶性 TNF 受体拮抗剂等，可显著降低脓毒症及创伤引起的全身炎症反应。还有非甾体类抗炎药或前列腺素阻断剂在动物实验中也显示出疗效，然而，关于抗炎策略的临床试验却相继失败了。另一个关于活化蛋白 C 的临床试验被命名为 PROWESS，在这个试验中，严重脓毒症和脓毒性休克的患者从治疗中受益。但是，接下来的研究没有提供足够证据表明活化蛋白 C 的治疗作用，相反，研究发现活化蛋白 C 有引起出血等并发症的风险。由此，活化蛋白 C 最终退出临床治疗。

抗氧化剂有可能降低年龄增长所带来的氧化应激压力，但是目前还没能在脓毒症及严重创伤的患者中显示出确切疗效。硒、锌、维生素 A、维生素 C 和维生素 E 都在危重症成人患者中应用过，研究发现，这些药物的应用虽然可明显降低某些共作用因子，但没有降低感染并发症的发生率，也没有改善总体预后。动物实验的成功往往不能复制到脓毒症的临床实验中，可见临床验证的复杂性，而且患者间存在很大的个体差异，因此有必要评估个体的免疫状态，以甄别那些可能在抗炎治疗中获益的患者。例如，不是所有的患者在受到脓毒症或损伤的打击后会出现 TNF-α 及 IL-1β 升高，而表现为升高的患者预后更差。因此，不加区分地对所有试验患者都应用相关的抗体进行治疗很可能得不到好的结果。

此外，炎症反应被抑制后，有可能导致免疫抑制状态，结果加重了感染。从这个角度出发，有的研究着眼于改善免疫细胞的功能，希望能使脓毒症患者获益。例如，应用 IFN-γ 恢复单核细胞表面人类白细胞抗原（HLA）-DR 的表达、应用粒细胞集落刺激因子（G-CSF）激活中性粒细胞、应用 IL-17 改善 T 细胞和 B 细胞的功能、改善 T 细胞与抗原提呈细胞之间的相互作用等，都可能提高免疫细胞功能。通过调节免疫细胞功能来改善患者结局是一种可能的途径，包括 T 细胞、B 细胞、髓源性抑制细胞（MDSC）都进行过临床试验，理论上 MDSC 有可能抑制过度炎症反应，但是也可能抑制 T 细胞功能导致免疫麻痹。

二、调节内分泌应激系统

应激可激活下丘脑-垂体-肾上腺轴，因此调节内分泌系统可能影响炎症反应及分解代谢。最开始糖皮质激素用于对抗脓毒症中的炎症反应，但大型临床试验却没能证实其有改善预后的作用。拯救脓毒症运动指南中仅仅推荐在对补液和血管活性药物缺乏反应的难治性休克的患者使用糖皮质激素，其应用机制在于部分脓毒症患者会出现相对肾上腺皮质功能不足，外源性补充激素在于恢复内源性的儿茶酚胺水平，而不是用于拮抗炎症。相反，皮质类固醇激素还可能引起感染风险增加，具有潜在的有害作用。

雄激素样类固醇物质氧雄龙、睾酮、脱氢表雄酮可调节免疫功能，脱氢表雄酮也曾在老龄化免疫减退的研究中应用过，但在严重损伤及脓毒症的研究中都未能显示出益处。许多研究发现女性在创伤及脓毒症的存活率高于男性，这可能与雌激素的保护作用有关。因此，补充雌激素可能对所有脓毒症或创伤患者有利。有研究证实，雌激素可加速老年患者皮肤伤口的愈合。全身应用雌激素可改善老年动物在损伤后的预后，拮抗炎症反应。但雌激素是否对临床患者有效，还需要进一步的研究。

最近，胃饥饿素/瘦素被发现对固有免疫系统有影响。胃饥饿素是一种多肽类激素，可能具有促进免疫的作用。它能够促进生长激素分泌并阻断 NF-κB 活化，诱导抗炎反应并引起 Th1、Th17 型细胞因子分泌。胃饥饿素缺乏的小鼠会出现胸腺萎缩、促炎因子增多，而外源性补充胃饥饿素可逆转胸腺退化，并促进胸腺产生 T 细胞，显示出对抗老龄化免疫功能下降的保护作用。此外，关于胃饥饿素/瘦素与危重症患者的研究显示，这两种物质可调节机体代谢，与饥饿、食欲关联。然而，在危重症中的研究显示，胃饥饿素/瘦素作用并非想象的那样简单。对于轻度肥胖的患者而言，高水平的瘦素可能对脓毒症患者有保护作用，可稳定体温、减轻全身过度炎症反应、提高生存率。胃饥饿素在一些实验中也显示出治疗作用，但不清楚其确切机制是因为胃饥饿素直接调控了炎症反应，还是因为胃饥饿素增加食欲后胃肠营养改善所带来的益处。这些都需要进一步深入研究。

其他激素，如褪黑激素、胰岛素样生长因子也被用于免疫反应研究，目前还没有统一的结论。胰岛素对细胞信号转导也有较强的影响，但还缺乏临床实验的有力支持。

三、改善营养状态

与全胃肠外营养相比，早期肠内营养是改善脓毒症患者营养状态的重要措施，可降低死亡率、保护远隔脏器损伤、减少感染并发症等，这一点在动物和临床实验都得到证实。数日的禁食可引起肠道黏膜损伤，使机体肠腔内细菌更易移位，造成肠源性感染。除此之外，肠道损伤可造成肠道内淋巴细胞减少，增加全身炎症反应的风险。早期肠内营养对于维护肠道屏障具有重要意义，可短时间内恢复黏膜免疫功能、减少中性粒细胞在肠道的浸润。有研究证实，富含谷氨酰胺的饮食对严重损伤及脓毒症患者有益，可通过改善小肠能量供应进一步提高免疫功能。

众所周知，炎症反应可加速能量消耗，慢性炎症可造成机体持续的分解代谢。对那些已经处于营养恶病质的患者，即使轻度的打击对他们而言也可能是灾难性的。而早期肠内营养有助于这些营养恶病质状态的患者恢复免疫功能。如果能够建立营养恶病质的模型，会促进针对老年脓毒症营养状态的相关研究。

四、热量限制

热量限制指将日常的热量供应限制到 30%~50%，研究显示这样可延长秀丽隐杆线虫、灵长类、人类的寿命。但是，有关热量限制对于免疫系统老龄化的影响，却少有实验研究。有一项采用非人灵长类动物的研究发现，热量限制可延缓由于老龄化带来的初始 T 细胞减少，并对 T 细胞分化多样性、抗原提呈能力具有保护作用，然而，该研究未能评估热量限制对于机体抵抗感染能力及自身免疫发生风险的影响。还有研究者在老年恒河猴中进行热量限制研究，发现了相反的结果，这些动物出现淋巴细胞减少，这说明如果在老年再开始热量限制，有可能起到相反的、有害的作用。其他研究者还发现，对老年小鼠进行热量限制，可减少或抑制胸腺内脂肪生成，而这可能延缓了胸腺老化，促进了初始 T 细胞的生成。而另一项研究显示，热量限制可能增加死亡率。这些热量限制的动物在流感病毒的攻击下，死亡率高于对照组。在急性感染期,热量限制影响了 NK 细胞的功能,加重了流感感染的病情。这些研究提示,虽然热量限制在多种动物模型中证实可以延缓衰老,对免疫系统有保护作用,但还有很多潜在的机制并不清楚。

五、细胞因子及维生素

老龄化所伴随的胸腺萎缩是 T 细胞数量和功能下降的一个重要原因,如果能够抑制胸腺退化,可能减缓年龄对免疫功能的影响。一些研究利用干细胞促进胸腺恢复,还有的研究在老年小鼠应用角化细胞生长因子,证实可促进胸腺生长、改善 T 细胞介导的抗体反应。角化细胞生长因子受体位于胸腺表皮细胞上,在小鼠骨髓移植后,角化细胞生长因子可以刺激表皮细胞激活并分泌 IL-7,进而影响胸腺再生。最近研究发现,角化细胞生长因子可通过对胸腺的影响促进 Treg 增殖。这些现象在非人灵长类动物实验中也得到了证实。之前有研究发现,IL-7 的水平会随着老龄化而下降,于是研究者尝试对老年动物补充 IL-7。结果并不一致,有的发现没有效果,有的发现 IL-7 可以逆转胸腺萎缩,提高胸腺功能并改善 T 细胞免疫反应。有些应用非人灵长类的研究同样证实了 IL-7 的积极作用。在临床实验中,IL-7 被证实可促进 T 细胞 CD4 及 CD8 亚群增殖,抑制 Treg。

免疫营养(immunonutrition),即添加特殊的营养素进行免疫调理(immunomodulation),是目前治疗危重症患者的重要手段之一。维生素 D 被证实可促进抗原提呈细胞功能及其与 T 细胞之间的相互作用。维生素 D 缺乏被认为与老龄化相关,并可能是慢性炎症状态的原因之一。有关在老年患者补充维生素 D 的研究逐渐增多,有望取得积极进展。

六、免疫细胞治疗

T 细胞增殖明显下降是老龄化的一种常见现象,能否通过在体外诱导 T 细胞增殖、活化,再回输到老年患者体内呢?这种方法可能在短期内有效,长期是否有效并不确定。其次,通过特殊的免疫接种,增强机体免疫功能,抑制诸如巨细胞病毒等的慢性感染炎症,也是一种潜在策略。

七、抗氧化策略

核呼吸因子(nuclear respiratory factor,NRF)是调节细胞适应性反应的重要信号通路,其中 NRF2 是在这个家族中研究较多的因子,被证实在氧化应激细胞反应中扮演重要角色。研究发现 NRF2 具有对抗老龄化相关的神经退化、肿瘤、氧化应激的积极作用。应用 *NRF2* 基因敲除小鼠证实,该因子参与多种蛋白酶的诱导信号过程,在抗氧化物生成中具有中心作用。NRF2 抗氧化反应元件(antioxidant response element,ARE)信号通路在抗氧化及增强细胞抗氧化能力上具有重要作用,NRF2 和 ARE 一起调控抗氧化相关基因的表达。一旦细胞的氧化还原状态有所改变,例如 ROS 增加、抗氧化能力下降,即可促发由 ARE 介导的基因转录表达。NRF2 参与调控 200 种 ARE 基因表达,包括γ谷氨酰基半胱氨酸合成酶、血红素加氧酶、还原型烟酰胺腺嘌呤二核苷酸脱氢酶等。NRF2 极度不稳定,其半衰期只有 15 分钟。*NRF2* 基因敲除小鼠对 ROS 极度敏感,并易过早死亡。有研究发现 NRF2-ARE 通路介导热量限制在治疗肿瘤中的积极作用,但该治疗未能延长动物生存时间。萝卜硫素可诱导 NRF2 活化,同时也可促进老年小鼠的抗原提呈,可恢复 Th1 细胞免疫反应。研究还发现,老年小鼠的 DC 内硫醇水平较低,而萝卜硫素可帮助其恢复胞内的硫醇水平,促进抗原提呈功能。但在 *NRF2* 基因敲除小鼠中,萝卜硫素的这种治疗作用消失。因此,外源性补充萝卜硫素可能对抗老龄化的影响。

八、谷氨酰胺及生长激素

谷氨酰胺(glutamine,Gln)作为人体含量最为丰富的氨基酸,在危重症患者应激状态下,由于代谢活跃的淋巴细胞、肠上皮细胞、骨骼肌细胞的需求大量增加而成为危重症患者的条件必需氨基酸,具有极其重要的生理作用。Gln 不仅可以促进细胞与组织之间氮源的转运,促进嘌呤、嘧啶及蛋白质等化合物的合成,还可以特异性地作用于肠道黏膜细胞,维持其完整性,并为其提供能源。

肠道属于人体最大的消化和免疫器官,肠道内存在大量的免疫细胞。肠道黏膜具有很强的屏障作用,参与全身免疫反应的调节。老年重症患者可能发生肠道黏膜屏障损伤,紊乱的肠道菌群可能通过受损的肠道黏膜移位,肠道内的细菌及其产生的毒素很容易吸收入血液,造成肠源性感染。最终导致 SIRS、脓毒症,甚至多系统器官功能衰竭,危及生命。文献证实,补充 Gln 的营养支持能改善危重症患者的免疫状况和临床预后。研究证实,小肠黏膜凋亡的主要原因来自氧自由基,Gln 可以促进细胞储备还原型谷胱甘肽,防止内皮细胞受到氧化损害,同时保持细胞膜的完整性,有利于受损细胞本身及其功能的恢复,使机体抗氧化能力增强。Gln 是肠道黏膜细胞重要的营养底物,还是巨噬细胞等免疫细胞核酸形成的前体,可以直接促进免疫细胞的增殖与分化,增加免疫细胞数量,促进免疫球蛋白的分泌,从而提升肠黏膜抗细菌定植能力,防止细菌移位,避免发生肠源性脓毒血症。

生长激素(growth hormone,GH)在临床的应用仍然有较多争议。对老年或者危重症患者使用 GH,并不能改善患者的肌肉和力量,还会带来副作用,如胰岛素抵抗增加、死亡率增加等。但是,这也可能和年龄、损伤类型有关,因为氧雄龙可改善烧伤儿童的肌肉力量、保持骨矿物质、减小身高差异。在急性期应用 GH 可引起代谢紊乱尤其是糖代谢紊乱,从而增加患者的病死率,但是 GH 作为一种合成激素,能促进危重症患者的蛋白合成,改善免疫状况。部分研究者认为,在补充足够的营养底物条件下,应用 GH 是有利的。在老年大鼠中应用 GH 可促进胸腺再生,诱导骨髓中造血干细胞生成。一项临床实验也观察到 GH 可增加胸腺体积并诱导外周较强的免疫反应。GH 可能是针对老龄化的一项具有应用前景的治疗手段。

还有研究者尝试联合应用 Gln 和 GH,对危重症患者进行免疫调理治疗。对脓毒症大鼠联合应用 Gln 和 GH 可增加肠上皮细胞和淋巴细胞,减少细菌移位,改善免疫状态。而联合应用 Gln 和 GH 治疗外科术后患者,发现骨骼肌中氨基酸降解减少,蛋白合成增加。

九、胸腺肽α1

胸腺肽α1是人工合成的由28个氨基酸组成的高纯度乙酰化多肽，是胸腺肽第V组分中最有活性的成分。而胸腺萎缩是老龄免疫退化的重要表现。有研究显示60岁胸腺重量仅是成年对照组的30%~40%，腺体萎缩导致胸腺激素分泌减少，其调节胸腺细胞分化成T细胞、淋巴因子的产量、NK细胞分泌干扰素的活力及吞噬细胞的移动活力等作用均相应减弱。研究发现，胸腺肽α1可调节老年脓毒症患者的免疫功能，纠正免疫功能低下，缩短ICU住院时间，改善老年脓毒症患者的临床预后。促进胸腺内骨髓干细胞转化为T细胞不同的功能亚群，刺激干细胞增殖并增加NK细胞、$CD4^+$和$CD8^+$ T细胞产生。但是临床患者具有显著的个体差异，胸腺肽α1有可能并不适用于所有脓毒症患者。

十、早期康复理念

部分重症存活患者出现出院后病死率大幅增加的现象。例如20世纪80年代，Quartin等比较了同时期住院的严重脓毒症患者和非脓毒症患者的病死率。在发病后存活时间超过180天的患者中，严重脓毒症患者在随后6个月的病死率是对照组患者的3.4倍。事实上，在发病后存活至少2年的患者中，直到第5年，上述严重脓毒症患者的病死率仍然是对照组患者的2.2倍。Yende等对严重脓毒症存活者进行的研究显示，其出院后的超额病死率几乎相同。此外，Wunsch团队选择了在ICU中使用和未使用机械通气的患者，并将他们与正常人群和在普通病房接受常规治疗的患者相比，结果显示机械通气患者的超额病死率仍维持在较高水平，且大部分发生在出院后的6个月内。

对于重症存活者，还有可能出现其他严重迟发病症。如临床发现重症存活者出现急慢性肾衰竭；报道指出该类患者的心血管疾病发病率明显增加。对于发生严重急性呼吸窘迫综合征的存活者，即使在肺功能检查显示正常或轻度异常的条件下，患者普遍存在呼吸困难和运动耐量减低的现象。除此之外，不同程度的认知障碍是该类人群表现出的另一种常见问题。其异常程度表现为从某些特定的功能障碍（最常见的为执行功能障碍）到认知功能完全丧失。尽管人们对认知功能障碍的严重程度存在意见分歧，但在认知功能障碍发生率较高这一点上已达成共识。严重谵妄的ICU患者在后续病程中会有更高的完全丧失认知功能的风险，但认知功能障碍的持续时间从数月到数年不等，因此不能将认知功能障碍单纯归因于ICU或医院获得性谵妄。也有证据表明，ICU存活患者多伴有严重的抑郁、焦虑和创伤后应激障碍（PTSD）。

对于脓毒症患者，必须重视早期康复治疗。主张患者在ICU住院期间尽早开始接受持续的物理治疗，包括出院后适时地到门诊接受后续治疗。适当的物理治疗不仅限于治疗明显的缺陷，还能预防ICU患者的功能丧失。而且，适当的物理治疗还能起到改善患者认知能力和精神状态的作用。实践证实，康复锻炼和阻力训练，结合早期肠内营养，对危重症患者具有治疗作用。临床观察表明，虚弱是预后极强的预测指标，与死亡率、ICU及住院天数、再次住院率、并发症发生率都有密切联系。持续的炎症及分解代谢是危重症患者的一个显著标志，可导致去脂体重丢失、机体虚弱状态。而早期物理康复治疗和阻力训练对于逆转机体虚弱、改善危重症患者的预后有益。一项重要的研究中，在 ICU 中接受呼吸机治疗超过 72 小时的患者被随机分为两组，一组接受常规治疗，另一组接受早期活动，结果证实，早期活动的患者谵妄发生率、呼吸机辅助天数、28 天后的功能状态都优于常规治疗组。更多有关危重病患者与早期活动物理康复锻炼的研究还在进行中。

此外，患者家属及其他相关人员对 ICU 诊疗过程的积极参与也是至关重要的。有研究者提出了"家庭 ICU 综合征"的概念。刚从 ICU 转出的患者是极度脆弱的，家属发挥的作用是至关重要的，将极大地影响患者的康复进程。

第四节　结　语

近年来，免疫老化的研究逐渐增多，老龄化伴随的免疫功能紊乱引起了广泛关注。明确是哪些基因影响老龄化的改变并引起免疫系统变化，这对于解决老龄化相关问题是十分重要的。同时，这些基因也能够影响个体寿命。其次，哪些自然因素可加速免疫系统的老化？免疫细胞老化引起免疫系统紊乱的具体机制及如何建立准确的老龄化动物模型？以上诸多问题有待解决。

老年脓毒症是一种涉及各个脏器的综合征，其发病机制极其复杂。当危重症患者处于慢性炎症及免疫抑制状态时，病情更易反复，康复时间延长。尽管老龄化、营养恶化、严重创伤、脓毒症所导致的免疫功能紊乱有相似之处，但伴有免疫抑制的患者预后更差。有必要深入探讨哪一类患者具有发生免疫抑制的高风险，一般来说，炎症反应更强、时间更长的患者容易发展为免疫抑制，而那些炎症反应很快得到控制的患者则不易并发免疫功能紊乱。由于存在个体差异，不同患者对相同创伤的反应有很大的不同。因此，个体化的治疗值得重视，也得到了大量临床实践的证实，如何深入并推动个体化治疗的科学发展，是今后的发展方向，也有助于患者最大程度获益，并有助于对个体反应机制的理解。随着在能量消耗、染色体功能紊乱、生物脂质活性对免疫细胞影响等各个领域研究的进步，人们对于机体免疫反应机制、慢性炎症及免疫抑制的理解也会更深入。

（刘　辉　姚咏明）

参 考 文 献

Agrawal A, Gupta S. 2011. Impact of aging on dendritic cell functions in humans. Aging Res Rev, 10: 336-345

Andrews C, McLean MH, Durum SK. 2018. Cytokine tuning of intestinal epithelial function. Front Immunol, 9: 1270

Becker TC, Coley SM, Wherry EJ, et al. 2005. Bone marrow is a preferred site for homeostatic proliferation of memory CD8 T cells. J Immunol, 174: 1269-1273

Bodart G, Farhat K, Charlet-Renard C, et al. 2017. The somatotrope growth hormone-releasing hormone/growth hormone/insulin-like growth factor-1 axis in immunoregulation and immunosenescence. Front Horm Res, 48: 147-159

Camous X, Pera A, Solana R, et al. 2012. NK cells in healthy aging and age-associated diseases. J Biomed Biotechnol, 2012: 195956

Cavanagh LL, Bonasio R, Mazo IB, et al. 2005. Activation of bone marrow-resident memory T cells by circulating, antigen-bearing dendritic cells. Nat Immunol, 6: 1029-1037

Chelakkot C, Ghim J, Ryu SH. 2018. Mechanisms regulating intestinal barrier integrity and its pathological implications. Exp Mol Med, 50(8): 103

Cruzat V, MacedoRogero M, Noel Keane K, et al. 2018. Glutamine: metabolism and immune function, supplementation and clinical translation. Nutrients, 10(11): E1564

Fortin CF, Larbi A, Dupuis G, et al. 2007. GM-CSF activates the JAK/STAT pathway to rescue polymorphonuclear neutrophils from spontaneous apoptosis in young but not elderly individuals. Biogerontology, 8: 173-187

Frasca D and Blomberg BB. 2009. Effects of aging on B cell function. Curr Opin Immunol, 21: 425-430

George RL, McGwin G Jr, Metzger J, et al. 2003. The association between gender and mortality among trauma patients as modified by age. J Trauma, 54(3): 464-471

Hammarqvist F, Sandgren A, Andersson K, et al. 2001. Growth hormone together with glutamine-containing total parenteral nutrition maintains muscle glutamine levels and results in a less negative nitrogen balance after surgical trauma. Surgery, 129: 576-586

Harvey S, Martinez-Moreno CG. 2018. Growth hormone: therapeutic possibilities-an overview. Int J Mol Sci, 19(7): E2015

Herndler-Brandstetter D, Landgraf K, Jenewein B, et al. 2011. Human bone marrow hosts polyfunctional memory $CD4^+$ and $CD8^+$ T cells with close contact to IL-15-producing cells. J Immunol, 186: 6965-6971

Hill NE, Murphy KG, Singer M. 2012. Ghrelin, appetite and critical illness. Curr Opin Crit Care, 18(2): 199-205

Kim SW, Mo JH, Kim JW, et al. 2007. Change of nasal function with aging in Korean. Acta Otolaryngol Suppl, 558: 90-94

Lynch HE, Goldberg GL, Chidgey A, et al. 2009. Thymic involution and immune reconstitution. Trends Immunol, 30: 366-373

Martin GS, Mannino DM, Eaton S, et al. 2003. The epidemiology of sepsis in the United States from 1979 through 2000. N Engl J Med, 348: 1546-1554

Pei F, Guan X, Wu J. 2018. Thymosin alpha 1 treatment for patients with sepsis. Expert Opin Biol Ther, 18(sup1): 71-76

Prescott HC, Langa KM, Liu V, et al. 2014. Increased 1-year healthcare use in survivors of severe sepsis. Am J Respir Crit Care Med, 190: 62-69

Quartin AA, Schein RMH, Kett DH, et al. 1997. Magnitude and duration of the effect of sepsis on survival. JAMA, 277: 1058-1063

Ranieri VM, Thompson BT, Barie PS, et al. 2012. Drotrecogin alfa(activated)in adults with septic shock. N Engl J Med, 366(22): 2055-2064

Rogerson BJ, Harris DP, Swain SL, et al. 2003. Germinal center B cells in Peyer's patches of aged mice exhibit a normal activation phenotype and highly mutated IgM genes. Mech Ageing Dev, 124: 155-165

Rosenthal MD, Moore FA. 2015. Persistent inflammatory, immunosuppressed, catabolic syndrome(PICS): a new phenotype of multiple organ failure. J Adv Nutr Hum Metab, 1(1): e784

Sauce D, Larsen M, Fastenackels S, et al. 2009. Evidence of premature immune aging in patients thymectomized during early childhood. J Clin Invest, 119: 3070-3078

Schweickert WD, Pohlman MC, Pohlman AS, et al. 2009. Early physical and occupational therapy in mechanically ventilated, critically ill patients: a randomised controlled trial. Lancet, 373(9678): 1874-1882

Seggewiss R, Lore K, Guenaga FJ, et al. 2007. Keratinocyte growth factor augments immune reconstitution after autologous hematopoietic progenitor cell transplantation in rhesus macaques. Blood, 110: 441-449

Spindler SR. 2010. Caloric restriction from soup to nuts. Ageing Res Rev, 9: 324-353

Thewissen M, Somers V, Hellings N, et al. 2007. $CD4^+CD28^{null}$ T cells in autoimmune disease: pathogenic features and decreased susceptibility to immunoregulation. J Immunol, 179: 6514-6523

Tokoyoda K, Zehentmeier S, Hegazy AN, et al. 2009. Professional memory $CD4^+$ T lymphocytes preferentially reside and rest in the bone marrow. Immunity, 30: 721-730

Valley TS, Cooke CR. 2015. The epidemiology of sepsis: questioning our under-standing of the role of race. Crit Care, 19: 347

Wunsch H, Guerra C, Barnato AE, et al. 2010. Three-year outcomes for medicare beneficiaries who survive intensive care. JAMA, 303: 849-856

Xiao W, Mindrinos MN, Seok J, et al. 2011. A genomic storm in critically injured humans. J Exp Med, 208(13): 2581-2590.

Yan Z, Garg SK, Kipnis J, et al. 2009. Extracellular redox modulation by regulatory T cells. Nat Chem Biol, 5: 721-723

Yang H, Youm YH, Dixit VD. 2009. Inhibition of thymic adipogenesis by caloric restriction is coupled with reduction in age-related thymic involution. J Immunol, 183: 3040-3052

第三十八章

中医药调理脓毒症免疫功能紊乱

第一节 概 述

现代免疫学认为，机体是一个平衡体，免疫失衡是百病之源。中医诊治疾病的思维方式也是"平衡、整体"，认为发病是因为人体的"偏性"，即"阴阳、表里、寒热、虚实"等失衡所致。现代医学的发展催生了广义免疫组学，免疫功能系统评价已是当代医学诊疗模式的重要依据，而平衡也是中医整体观的核心思想。由此可以预见，广义免疫组学整体或局部组织平衡原理为中医整体观与现代医学桥接的理论基础之一，是中医病证客观化研究与中药复方药效评价的重要依据。

脓毒症在病程的发展过程中，机体的免疫系统始终处于动态变化过程。病程初期，机体被病原体激活而产生过度炎症反应及相应的免疫亢进；待病情进一步发展，由于炎症介质的过度释放所引起的免疫抑制，使得机体始终处于免疫紊乱状态。现代医学虽然对机体免疫紊乱状态有一定的认知，但仍需进一步研究以明确其免疫紊乱机制，并积极寻求有效的干预措施。中医学在几千年的发展过程中，在治疗感染性疾病方面积累了丰富的经验，拥有一套系统的病因病机认识，产生了一系列行之有效的方药。

一、中医学中蕴含的免疫学思想

中医学认为，疾病的发生、发展与机体的体质强弱和致病因素密切相关。虽致病因素繁多，体质迥异，然而从整体而论，不外乎邪正盛衰、阴阳失衡、气血失常、气机逆乱等病变规律。《黄帝内经》提出"正气存内，邪不可干。邪之所凑，其气必虚"。有学者认为"正气"与生俱来的部分相当于"固有免疫"，后天补养部分相当于"适应性免疫"，而"正气"的物质基础相当于免疫学中的吞噬细胞、淋巴细胞、溶菌酶、抗体、补体等。人体在脏腑功能正常、气血充足（即现代医学认为的免疫功能正常）的情况下可御邪入侵。而对于脓毒性患者而言，外有六淫疫毒，内生热、毒、瘀，耗损正气，正所谓"邪之所凑，其气必虚"。对于脓毒性休克患者，正气严重受损，脏腑功能衰竭，正所谓"阴阳离绝，其气乃绝"。因此，正气虚弱导致的机体免疫功能下降是脓毒症发病的病机之本，而毒邪内蕴导致的机体免疫功能紊乱是其发病的重要基础。

二、体质强弱决定机体对疾病的易感性

中医学十分重视对患者体质的辨识,体质的不同往往决定个体对某种致病因素的易感性。《黄帝内经·灵枢·寿夭刚柔》中称:"人之生也,有刚有柔,有弱有强,有短有长,有阴有阳。"这种差异影响正气的强弱,这同样可以解释临床中特定体质的患者可能更加倾向于罹患脓毒症或向脓毒症方向发展。汉代医家张仲景的著作中亦蕴含有丰富的免疫学思想,如《伤寒杂病论》中说"五脏元真通畅,人即安和",即人体的元气充盛则免受病邪入侵,如此方可保证机体功能正常。从阴阳角度理解,阳就是机体的功能活动状态,而阴则是机体活动的物质基础。"阴平阳秘"是人体所追求的理想状态。疾病的发生、发展也是由量变到质变的过程,即《伤寒杂病论》中所谓的传经、直中和邪入三阴。

三、气血理论与免疫关系密切

气是构成人体最基本的物质,《黄帝内经·素问·宝命全形论》云:"人以天地之气生,万物之法成。"同时,气还是维持人体生命活动最基本的物质之一。血由营气和津液组成,具有营养和滋润周身器官、百骸的功能,还是机体精神活动的重要物质基础。气与血二者互根互用,气为血之帅,血为气之母。人体的免疫功能属于正气的范畴,既包括机体的固有免疫反应,又包括适应性免疫应答。首先,卫气属于正气的一种,运行于经脉之外,外达皮肤肌腠,内及脏腑胸腹,具有护卫肌表、抵御外邪入侵的作用。卫气的这种卫外功能与现代医学中皮肤、黏膜等组织的天然屏障作用极其相似。其次,气血充盈,正气充足,气机调畅,在维护机体内环境稳态方面亦具有重要作用。气以升降出入的形式不断运动,运行于全身各脏腑、经络。正常情况下,气的升降出入运动相互协调统一,处于动态平衡。相反,气的运动失常,则发生气滞、气郁、气结、气逆等病理变化,或内生"五邪、痰饮"等。气为血之帅,气行则血行,气滞则血瘀,人体的免疫应答与气机的协调平衡一样,只有保持相对平衡的状态,才能发挥正常的免疫功能。

四、阴阳的消长平衡、制约是调节机体免疫状态的核心

阴阳的消长平衡是指事物和现象对立的阴阳两个方面始终处于增减的变化之中。阴阳双方在此消彼长的过程中,并非静止不变,而是在动态的变化过程中维持稳态。机体的免疫功能亦处于动态的平衡变化过程。在脓毒症的发生、发展过程中,由病程初期的免疫亢进到病程晚期的免疫抑制,机体的免疫功能始终处于变化的紊乱状态。中医治疗疾病,从某种意义上讲,就是调整阴阳,补偏救弊,恢复阴阳的相对平衡,促进阴平阳秘,正如《黄帝内经·素问·至真要大论》所说:"谨察阴阳所在而调之,以平为期。"

第二节 脓毒症的病因病机及其辨证体系的构建与发展

脓毒症免疫紊乱的发病机制十分复杂，固有免疫和适应性免疫的参与造成了免疫抑制与免疫亢进的同时存在，促炎与抗炎的平衡被打破，直接导致了免疫系统的失衡。根据其临床表现特点及发展规律与中医学"伤寒""温病""脱证""脏竭证"等关系较为密切。中医药因复方配伍的特点具有独特的多靶点、多环节的治疗优势。因此，中医药在脓毒症的诊治方面具有得天独厚的优势和一定经验。然而仅仅是零散的经验积累，尚未形成系统而全面的病因病机、治则治法认识。

一、中医对脓毒症病因病机的认识

脓毒症是因"正气虚于一时，邪气暴盛而突发"。中医有"邪盛谓之毒"的说法，《金匮要略心典》云："毒，邪气蕴结不解之谓。"中医认为，毒邪是脓毒症发生、发展过程中必不可少的病理学基础，可分为外感毒邪和内生毒邪。在脓毒症中，外感毒邪可以是致病微生物或病原体。当外邪侵袭机体时，患者因久病体虚、正气不足而感受外来之毒邪，机体功能紊乱，毒邪则进一步入里化热，生为热毒，损及脉络。热毒煎熬血液，加之气虚无力行血，血流瘀滞于络脉，则生瘀血。"血不利则为水"，津液不行则化为痰浊。因此热毒、瘀血、痰浊互相胶着，阻于络脉，为内生毒邪。内外毒邪相互蕴结，阻遏气机，进一步伤及气阴及络脉，使脏器受损。加之内生毒邪进一步堆积，造成器官衰竭，甚至全身多系统功能障碍。因此，在治疗中既要注重祛邪，同时也要注重补益元气，这是治疗脓毒症的根本原则。前期的回顾性研究结果也表明，虚证脓毒症患者具有较高的病死率，因此应将"扶正"理念贯穿于脓毒症治疗全程。

脓毒症的基本病机是"正虚毒损、络脉瘀滞"，正气不足，毒邪内蕴，内陷营血，络脉气血运行不畅，导致毒热、瘀血、痰浊内阻，瘀阻脉络，进而使各脏器受邪而损伤，脏腑百骸失于濡养，引发本病症；认为气阴两虚、阴竭阳脱是脓毒症的病机之本，毒邪内蕴是脓毒症的重要发病基础，内陷营血是脓毒症的主要病变层次，瘀滞络脉是脓毒症的重要病位。

二、脓毒症辨证体系的构建与发展

在中医学中并无"脓毒症"及"脓毒性休克"的概念，但有关其病情特点和发展规律的描述在众多古代医籍中可窥见一二。汉·张仲景的六经辨证体系，清代卫气营血辨证体系和三焦辨证体系，三种辨证体系在脓毒症的辨治过程中各有侧重，各有特色。

《伤寒论》中六经的传变主要责之于阴阳的盛衰，因此"扶阳、护阴"的理念贯穿于治疗的始终。目前多数学者认为脓毒症导致患者免疫功能紊乱甚至死亡的机制为早期处于免疫亢进状态，而随着病情进一步发展，出现免疫抑制，机体处于易感状态。这种免疫状态的变化与《伤寒论》六经传变中阳气由盛转衰的规律十分相似。根据目前对脓毒症免疫功能障碍机制的研究，免疫调节逐渐成为脓毒症研究的突破口和热点。中医药针对炎症和免疫损伤治疗具有一定的优势，为治疗脓毒症提供了一条新的思路。不少学者指出，张仲景的六经辨证中从太阳到厥阴，病位由浅到深、由阳入阴，邪气渐盛、正气渐衰，是病情逐渐进展的过程，与脓毒症由局灶性感染向多器官功能衰竭发展的过程类似。因此，六经辨证体系可指导脓毒症各个病程阶段的诊治。首先，邪气初犯，正气较盛时期，表现为太阳表实证。进一步发展，患者可出现高热、大汗出等阳明热盛；若病仍不解，邪热蓄结肠腑，腑气不通，造成阳明腑实证。发展到此阶段往往是疾病由盛转衰，免疫功能紊乱，由亢进转抑制的关键点。现代医学认为肠道为机体最大的细菌和内毒素储存库，当发生严重感染时引起机体应激反应，使得肠道黏膜缺血缺氧，破坏肠道的黏膜屏障功能，进而使大量细菌和内毒素扩散，加重感染，引起全身炎症反应和免疫紊乱。此时通过通腑泻下的方式改变肠道菌群状态，间接达到减轻炎症反应的目的，从而为免疫调理提供治疗策略。病入少阳，症状繁杂多样，涉及多脏腑，少阳为三阴三阳之枢纽，为邪正交争的关键时期，此期重在"和解"，恢复阴阳的平衡状态。邪入三阴，病情缠绵难愈，机体免疫功能低下，多脏腑功能障碍，应将"扶正"理念贯彻始终。

卫气营血辨证体系则从另外一个角度认识脓毒症，卫气营血的传变与脓毒症的病情演变亦有类似之处。首先，卫气是机体针对外邪的第一道防线，邪入卫分病情轻浅。病入气分则提示里热亢盛，临床主要以高热为突出表现。若病情进一步发展，进入营血阶段，病情较重，多涉及脏腑功能障碍，临床以身热、神昏谵语、斑疹等为主，应及时救治，透营转气。

三焦辨证体系则是以脏腑为核心，以上、中、下三焦为主线来论述病情的演变规律。脓毒症早期，随着病邪的入侵，温邪犯肺入里，肺气郁闭，表现为喘、咳、痰。上焦之邪不解，顺传则入中焦胃肠，与糟粕相结，耗损阴津，腑气不通，表现为腹满疼痛、高热汗出、大便秘结；逆传则入心包，表现为神昏谵语。病入下焦，病及肝肾，邪热灼伤肝肾之阴，表现为低热、手足蠕动等。

综上所述，脓毒症初期符合太阳病、卫分证、上焦表现，以非特异性的临床症候群为主；脓毒症进展期符合阳明病、少阳病、气分证、营血分证、中焦表现，以高热、神志异常、斑疹等为主，此期邪正交盛，是救治的关键时期；脓毒症后期主要符合三阴病、下焦表现，其中太阴病突出了胃肠功能障碍，少阴病突出了心肾功能障碍，厥阴病突出了肝功能障碍。因此，六经辨证是脓毒症辨证体系的核心与基础，卫气营血辨证和三焦辨证是脓毒症辨证体系的补充与发展。

三、脓毒症及脓毒性休克的辨证施治

（一）脓毒症的辨证施治

1. 毒热内盛证
（1）临床表现：高热持续不退，烦躁，神昏，恶心呕吐，或黄疸，腹胀，便秘或泄泻，舌质红绛，舌苔黄腻或燥，脉数。

（2）病因病机：病程初期，邪气入侵，正气奋起抗邪，激烈交争；或实热邪气直接侵犯人体，初期阶段，发为此病。

（3）治法：清热解毒。

（4）推荐方剂：清瘟败毒饮。

处方来源：清·余师愚《疫疹一得》。

药物组成：生石膏、生地黄、黄连、水牛角、栀子、黄芩、知母、赤芍、桔梗、玄参、牡丹皮、连翘、淡竹叶、甘草。

加减：若四肢抽搐者，加羚羊角、僵蚕等以清肝息风定惊；大便不通者，加大黄以泻热通腑；神昏谵语者，加用安宫牛黄丸。

煎服法：石膏先煎10分钟后，再入余药同煎，取药汁600ml，分3次口服或鼻饲。

2. 瘀毒内阻证

（1）临床表现：高热或神昏，或疼痛，状如针刺刀割，痛处固定不移，常在夜间加重，肿块，皮下瘀斑或出血，或少尿、无尿，水肿，舌质紫黯或有瘀斑，舌底瘀络瘀斑明显，脉沉迟或沉弦涩。

（2）病因病机：外感热毒或邪气入里化热，聚而成毒，热毒壅塞，煎液为痰，邪气阻滞脉络，导致血滞成瘀，与毒邪共同阻于内。

（3）治法：活血化瘀解毒。

推荐方剂：清营汤。

处方来源：清·吴鞠通《温病条辨》。

药物组成：水牛角、生地黄、玄参、竹叶心、麦冬、丹参、黄连、金银花、连翘。

加减：神昏者，可予安宫牛黄丸以清心开窍；痉厥抽搐者，可加紫雪丹、羚羊角、地龙以息风止痉。

煎服法：上药，取药汁600ml，分3次口服或鼻饲。

推荐中成药：血必净注射液。

处方来源：《国家基本医疗保险、工伤保险和生育保险药品目录》（2017年版）（以下简称2017年版《医保目录》）。

药物组成：红花、赤芍、川芎、丹参、当归。

功能主治：化瘀解毒。用于温热类疾病，症见发热、喘促、心悸、烦躁等瘀毒互结证；适用于因感染诱发的全身炎症反应综合征；也可配合治疗多器官功能障碍综合征的脏器功能受损期。

用法用量：静脉注射。全身炎症反应综合征：50ml加生理盐水100ml静脉滴注，在30～40分钟内滴毕，每日2次。病情重者，每日3次。多器官功能障碍综合征：100ml加生理盐水100ml静脉滴注，在30～40分钟内滴毕，每日2次。病情重者，每日3～4次。

（二）脓毒性休克的辨证施治

1. 气阴耗竭证

（1）临床表现：身热骤降，烦躁不安，颧红，神疲气短，汗出，口干不欲饮，舌质红，苔少，脉细数无力或结代。

（2）病因病机：呕血、便血，或创伤，伤及络脉，大量失血，以致气随血脱，阳随阴亡；或饮食不洁之物，或攻下过猛，损伤脾胃，升降失常，清浊不分，暴吐暴泻，阴液大伤，气随津脱，阳随阴亡。

（3）治法：扶正固脱。

（4）推荐方剂：生脉散。

处方来源：金·张元素《医学启源》。

药物组成：人参、麦冬、五味子。

煎服法：上药，取药汁600ml，分3次口服或鼻饲。

2. 阳气暴脱证

（1）临床表现：喘急，神昏，大汗淋漓，四肢厥冷，脉微欲绝，舌淡苔白。

（2）病因病机：多有急性失血、失水，或创伤，或感受邪毒炽盛，或脏腑气机失常、气血壅滞，导致心阳不足，阳虚生内寒，阳气愈衰，心阳虚竭，心阳暴脱。

（3）治法：回阳固脱。

（4）推荐方剂：四逆汤加减。

处方来源：东汉·张仲景《伤寒论》。

药物组成：附子、干姜、炙甘草、人参。

煎服法：上药，取药汁600ml，分3次口服或鼻饲。

（5）推荐中成药：参附注射液

处方来源：2017年版《医保目录》。

药物组成：红参、附片。

功能主治：回阳救逆。主要用于阳气暴脱的厥脱证（感染性、失血性、失液性休克等）；也可用于阳虚（气虚）所致的惊悸、怔忡、喘咳、胃痛、泄泻、痹证等。

用法用量：静脉滴注，一次20～100ml（用5%葡萄糖注射液250～500ml稀释后使用）。

（三）多器官功能障碍综合征 0

1. 胃肠功能障碍

（1）临床表现：腹痛拒按、腹胀，不欲饮食，或食入则吐，口渴欲饮或不欲饮，大便秘结，左下腹可触及条索或球状硬结，或腹泻，大便臭秽，或呕血、便血或黑便，或高热，神昏谵语，或少气乏力，神疲倦怠，舌质红、有齿痕或裂纹，苔黄腻或苔秽浊或燥或无苔，脉细滑数或洪数或数而无力。

（2）病因病机：实热内积，气滞不行，腹部胀满疼痛，大便不通。

（3）治法：行气除满，去积通便。

（4）推荐方剂：厚朴三物汤。

处方来源：东汉·张仲景《金匮要略》。

药物组成：厚朴、大黄、枳实。

煎服法：上药，取药汁600ml，分3次口服或鼻饲。

(5) 推荐外治法

其一,穴位贴敷法。

适应证:腹部胀气,肠鸣音减弱;或腹部高度胀气,肠鸣音接近消失;或麻痹性肠梗阻、应激性溃疡出血。

操作方法:患者取仰卧位,暴露脐部,将吴茱萸粉与丁香粉各 2g,用酒调成糊状,平摊于两层方纱布上,将四边折起敷于神阙穴,再用胶布固定、密封。每次 6 小时,每日 1 次。

其二,针灸疗法。

适应证:脓毒症引起的胃肠功能障碍,或作为调节全身脏腑功能的辅助治疗。

操作方法:患者取仰卧体位,常规消毒穴位。针刺腹部穴位均采用直刺 0.3~0.5 寸,腹部穴位要求以无痛为佳。

2. 急性呼吸窘迫综合征

(1) 临床表现:发热汗出,突发气促,呼吸窘迫,或伴有烦躁、焦虑,或大便秘结,或腹胀,或神昏谵语,舌红或红绛或紫黯,舌苔厚腻或焦燥,脉沉数或沉实;或神疲倦怠,甚则神昏目重,四肢不温,舌质淡,苔腻及水滑开始出现,脉虚。

(2) 病因病机:肺气壅滞,肺失肃降,气机紊乱,气逆于上。

(3) 治法:清肺定喘,泻热通便。

(4) 推荐方剂:宣白承气汤。

处方来源:清·吴鞠通《温病条辨》。

药物组成:生石膏、生大黄、杏仁粉、瓜蒌皮。

煎服法:上药,取药汁 600ml,分 3 次口服或鼻饲。

3. 急性肾损伤

(1) 临床表现:小便短赤或闭塞不通,或无尿,或尿多清长,胸脘痞闷,恶心欲吐,或呕吐痰涎,口渴不欲饮,或咽干欲饮,口苦口黏,大便秘结,不发热或低热,舌质红或淡红,苔灰白或黄腻、厚浊或少苔,脉滑数或沉细无力。

(2) 病因病机:中阳虚寒,冷积内阻。

(3) 治法:攻下冷积,温补脾阳。

(4) 推荐方剂:温脾汤。

处方来源:唐·孙思邈《备急千金要方》。

药物组成:附子、大黄、芒硝、当归、干姜、人参、甘草。

煎服法:上药,取药汁 600ml,分 3 次口服或鼻饲。

(5) 推荐外治法:中药灌肠法。

药物组成:大黄、蒲公英、牡蛎、丹参、黄芪。

适应证:尿量急剧减少,甚至癃闭不通,发热不退,口渴口干,烦躁不安,舌质绛红,苔黄干,脉细数。

操作方法:中药灌肠治疗,将药物用冷水浸泡 30 分钟,加水 1000ml,煎至 200ml 备用。体质较好者每次 100ml 保留灌肠,年老体弱者每次 80ml 保留灌肠,每日 1 次,7 天为 1 个疗程。

第三节 中医药调理脓毒症免疫功能紊乱的最新研究进展

一、益气扶正法对脓毒症免疫功能的影响

（一）参附注射液

参附注射液由古方参附汤变化而来，参附汤是治疗阳气暴脱的主要代表方。参附注射液由红参、附子经现代工艺加工制备而成，主要成分为人参皂苷与乌头类生物碱。方中红参大补元气、复脉固脱、益气摄血，为"大补元气之药"；附子回阳救逆、补火助阳、散寒止痛，为"回阳救逆第一品药"。二药相配，大温大补，具有益气温阳、蠲化寒饮、振奋心阳、回阳救逆、益气固脱、温通心脉等多重功效，主要用于阳气暴脱引起的厥脱症（感染性、失血性、失液性休克等），以及阳虚、气虚所致的惊悸、喘咳、胃痛、泄泻、痹症等。有研究将临床患者随机分为常规治疗组和常规治疗基础上加参附注射液组，研究结果表明，中西医结合组患者$CD14^+$/人类白细胞抗原（HLA）-DR表达较治疗前升高，$CD4^+/CD8^+$和$CD14^+$/HLA-DR均高于常规治疗组，然而对脓毒症患者的预后，二者无显著性差异。有学者为探讨参附注射液对脓毒性休克患者的细胞免疫提升作用，纳入157例脓毒症患者，研究发现参附注射液能够使外周血$CD4^+$和$CD8^+$ T细胞增多，使单核细胞HLA-DR表达上调。此外，还能够降低肿瘤坏死因子（TNF）-α和白细胞介素（IL）-6的释放水平，缩短血管活性药物的使用时间和ICU住院天数。

（二）参麦注射液

参麦注射液源于《症因脉治》中的参冬饮，主要成分为人参、麦冬，有益气固脱、养阴生津、生脉功效。人参味甘、性微寒，主补五脏，安精神，定魂魄，止惊悸，明目开心益智；麦冬味甘微苦、性微寒，阳中微阴，具有强阴益精，消谷调中保神，定肺气，安五脏之功效。二药合用，益气固脱、养阴生津、补心复脉、扶正祛邪。临床广泛用于治疗气阴两虚型之休克、冠心病、病毒性心肌炎、慢性肺心病和粒细胞减少症等。参麦注射液是由红参和麦冬制成的纯中药制剂。一项随机对照试验以常规脓毒性和脓毒性休克治疗为对照，治疗组在此基础上联合使用参麦注射液和乌司他丁对脓毒症患者进行免疫调理，结果显示，两药联合使用，$CD4^+$ T细胞、$CD4^+/CD8^+$较对照组在各时间点均显著升高，提高T细胞亚群的比值，对脓毒症患者有较强的免疫调理作用，防止机体出现免疫麻痹状态，进而达到脏器功能保护和降低病死率的作用。然而此项研究未设立单药组进行比较，尚无法明确参麦注射液对脓毒症患者机体免疫功能紊乱的调节机制。

基础研究以内质网应激通路相关淋巴细胞凋亡为切入点，研究扶正法（参附注射液和参麦注射液）对脓毒症的免疫调节机制。通过研究发现，给予参附注射液干预后，内质网应激相关因子GRP78和CHOP的mRNA表达较模型组均出现显著性下降，与正常组和假手术组接近，基本恢复至正常水平；而给予参麦注射液干预后，虽然两组基因的

表达有所下降,但下调幅度不大,不具有统计学差异。说明参附注射液的抗凋亡作用机制可能与抑制 CRP78 和 CHOP 的表达有关;而根据流式细胞术结果,参麦注射液虽有抗凋亡作用,但 PCR 结果显示其对 CRP78 和 CHOP 的表达影响不大,提示其可能通过其他途径发挥抗凋亡作用。

(三)参芪扶正注射液

参芪扶正注射液主要由党参和黄芪组成,具有益气扶正的功效,用于治疗肺脾气虚引起的神疲乏力、少气懒言、自汗眩晕。有学者观察参芪扶正注射液对脓毒症外周血淋巴细胞亚群及预后的影响,研究结果发现,参芪扶正注射液联合常规治疗较常规治疗能够明显升高 $CD4^+$ T 细胞水平,降低 $CD8^+$ T 细胞水平,缩短总住院时间,降低病死率。表明参芪扶正注射液能够调节细胞免疫功能,改善脓毒症患者的预后。

(四)黄芪注射液

黄芪注射液的主要成分为黄芪,具有益气养元、扶正祛邪、养心通脉、健脾利湿的功效,用于治疗心气虚损、血脉瘀阻导致的疾病。有学者采用前瞻性随机对照临床研究方法,研究结果显示,黄芪注射液能够促进脓毒症患者总补体活性的升高,减少自然杀伤细胞损伤,降低 C 反应蛋白,参与免疫紊乱的调节。

(五)四逆汤

四逆汤来源于汉代医家张仲景所著的《伤寒杂病论》,由附子、甘草、干姜配伍组成,具有回阳救逆之功效,临床常用于治疗心力衰竭、冠心病、心肌梗死等心脏疾病。基础实验通过腹腔注射脂多糖方式建立脓毒症大鼠模型,予四逆汤灌胃并观察其对脓毒症大鼠炎症反应和免疫功能的作用。结果显示,造模后 2 小时,生理盐水组和四逆汤组的肠黏膜均出现明显的炎症细胞浸润,绒毛受损严重,炎症因子水平较正常对照组显著升高。至 12 小时后,四逆汤组的炎症细胞浸润较生理盐水组明显减轻,小肠黏膜绒毛修复较生理盐水组更加完整,促炎因子水平显著下降,抗炎因子水平升高。从而得出结论,四逆汤通过下调促炎因子表达、上调抗炎因子表达的双向调节作用,调节失控的全身炎症反应状态,使炎症反应和抗炎反应处于动态平衡;同时通过抑制和减轻肠黏膜炎症反应,促进肠黏膜的修复,保护肠道功能,并促进免疫功能的恢复,进而改善脓毒症的预后。

二、升清降浊法对脓毒症免疫功能的影响

以升降散为代表的升清降浊法调节脓毒症免疫功能紊乱的研究较多。升降散出自清代名医杨栗山的《伤寒温疫条辨》,方由蝉衣、僵蚕、姜黄、大黄四味中药组成,具有升清降浊、疏风散热的功效,治疗邪热内郁、脏腑气机升降失常引起的一类疾病。有研究显示,升降散可以改善脓毒症患者中医临床症候和炎症反应指标,对辅助性 T 细胞(Th)亚型 Th1/Th2 细胞失衡及其相关调节因子 T-bet、GATA-3 的水平具有干预作用。另外一项研究以西医常规治疗为对照,观察组在对照组的基础上加升降散。结

果显示，与对照组相比，观察组患者在给药后第 7 天时 $CD4^+$ T 细胞计数表达显著增加，表明升降散可以纠正脓毒症患者的免疫紊乱。基础研究发现，与脓毒症组相比，升降散组可显著上调盲肠穿孔结扎术后 6 小时和 12 小时的 $CD4^+$ T 细胞水平，下调相应时间点的 $CD8^+$ T 细胞水平。表明升降散可以纠正脓毒症初期的免疫功能紊乱，具有免疫调节作用。

三、解毒化瘀法对脓毒症免疫功能的影响

（一）血必净注射液

血必净注射液的有效成分提取自红花、赤芍、丹参、川芎、当归，包括红花黄色素 A、川芎嗪、丹参素、阿魏酸、芍药苷和原儿茶醛等，由我国中西医结合急救医学奠基人王今达教授根据"三证三法"辨证原则及"菌毒并治"理论，以王清任血府逐瘀汤组方为基础研制的静脉制剂，具有活血化瘀、扶正固本、清热解毒、菌毒并治等功效。一项随机对照试验结果显示，脓毒症患者存在不同程度的 Th1/Th2 细胞失衡，血必净注射液能够通过抑制 T-bet mRNA 的表达和促进 GATA-3 mRNA 的表达来恢复 Th1/Th2 细胞的平衡。基础研究显示，血必净注射液能够明显降低脓毒症大鼠血中内毒素的水平，提高脾淋巴细胞表面 HLA-DR 百分比，促进淋巴细胞增殖，降低脾淋巴细胞胱天蛋白酶（caspase）-3 表达，提示血必净注射液能改善脓毒症时特异性免疫功能状态。

（二）醒脑静注射液

醒脑静注射液是在古方安宫牛黄丸基础上通过剂型改革制成，为中医急症抢救常用中成药。主要由麝香、郁金、冰片和栀子组成，具有清热解毒、凉血活血、开窍醒脑的功能。有研究显示，醒脑静注射液可保护肠道黏膜屏障，在体外能够抑制多种细菌生长，减轻肠黏膜的再灌注损伤，从而防止肠道内毒素入血。还有研究报道，醒脑静注射液在降低肠黏膜通透性方面发挥积极的作用。其主要机制在于抑制肠道细菌对肠黏膜的附着，保护肠道免疫系统，降低肠黏膜细胞的凋亡速度，有利于维持完整的肠黏膜上皮形态。

（三）中药复方

清营活血汤为自拟经验方，由金银花、连翘、丹参、丹皮、黄连、赤芍、当归、生大黄组成，具有清热解毒、活血祛瘀、疏通经络、溃散邪毒、调理阴阳平衡之效。有研究显示，清营活血汤辅助西医常规治疗可以提高脓毒症患者 $CD3^+CD4^+$ T 细胞水平，降低 $CD3^+CD8^+$ T 细胞水平，改善脓毒症患者免疫功能。由生大黄、黄芩、败酱草、厚朴、赤芍等组成的抗炎合剂干预脓毒症患者，较单纯西医常规治疗，联合抗炎合剂可使脓毒症患者 $CD4^+$ T 细胞、$CD4^+/CD8^+$ 细胞、Th1/Th2 细胞上调，$CD14^+$ 单核细胞 HLA-DR 表达增加。表明中药抗炎合剂可明显改善脓毒症患者免疫功能紊乱。

四、扶正解毒法对脓毒症免疫功能的影响

(一) 黄龙汤

黄龙汤主阳明腑实、气血不足之证，出自明人陶华约所著的《伤寒六书》。黄龙汤可清胃肠祛热毒，又顾脾胃护其气。其中人参、大枣、甘草、生姜补益脾气，大黄、芒硝、枳实、厚朴峻下热结。脾升胃降，全方攻补兼施，既促热毒排出，又助于恢复正气。有学者采用流式细胞术观察黄龙汤对脓毒症模型大鼠 $CD4^+$ T 细胞、$CD8^+$ T 细胞的影响，进而分析黄龙汤对脓毒症大鼠肠道黏膜免疫屏障的保护作用机制，结果显示中药+西药组 $CD4^+$ T 细胞较西药组明显增高，提示中药汤剂黄龙汤在脓毒症大鼠中具有提高 $CD4^+$ T 细胞计数，对抗脓毒症免疫抑制，提高脓毒症模型大鼠生存率的作用。

(二) 扶正解毒方

扶正解毒方是自拟经验方，由连翘、生甘草、柴胡、拳参、黄芪、党参组成，具有解毒降浊、益气扶正等功效。有研究采用扶正解毒方干预脓毒症大鼠模型，结果发现经扶正解毒方干预后，脓毒症大鼠血清中 IL-6、IL-10、TNF-α 水平显著降低，$CD4^+$ T 细胞百分比、$CD4^+/CD8^+$ T 细胞比值显著提高。提示扶正解毒方可在一定程度上有效抑制炎症因子表达，调节细胞免疫水平，有利于免疫平衡的恢复。

第四节 中医药未来的研究方向与展望

脓毒症是一个复杂的、动态的过程，关键在于体内的免疫应答反应并非一成不变。感染的初期机体可能处于免疫激活状态，而随着疾病的不断进展，机体或转入免疫抑制状态，或始终处于免疫紊乱状态。因此，今后应该进一步研究脓毒症免疫功能障碍的发生机制，明确机体所处的免疫状态，而非一味地进行免疫增强或免疫抑制。不同的脓毒症患者机体免疫状态存在很大的差异，既往对脓毒症患者机体促炎和抗炎因子的调节治疗并未对其免疫状态进行分层。因此，今后的研究应该根据每个脓毒症患者的不同免疫状态，采取个体化的诊疗模式。依据个体不同的免疫细胞功能状态，制定个体化的免疫调理方案，以期为脓毒症患者带来更好的预后。

一、中药复方双向调节脓毒症免疫紊乱的机制

目前关于中医药对脓毒症的免疫调理研究甚众（如中医药拮抗炎症因子的释放、调节促炎/抗炎平衡等），然而机制尚不明确，更重要的是大多还只是关注免疫亢进或免疫抑制，而脓毒症时机体可能自始至终处于免疫紊乱状态，而非单一的亢进或抑制。因此，单一的治疗不足以恢复免疫平衡，需要能抑制免疫亢进，同时又能够提高抗感染者免疫功能的双向调节作用。相较于现代医学单方面的调节（炎症因子拮抗剂对抗免疫亢进、胸腺肽等改善免疫抑制等），中医药应该可以发挥其双向调控作用，在免

疫亢进和免疫抑制两方面取得一个合适的平衡点。同时，中药复方是在临床实践基础上，在配伍理论指导下采用整体协同增效原理合理地搭配药物而成。故中药复方常集扶正祛邪、调和阴阳于一体，具有独特的双向调节作用，既可使机体从亢进状态向正常转化，也可使机体从功能低下状态向正常转化，这正是同时调节免疫功能紊乱所需要的。

近年来确实已有部分研究开始关注免疫紊乱的平衡调节作用，如减少脓毒症 $CD4^+$ T 细胞的凋亡比例，影响 T 细胞亚群 Th1/Th2 的漂移，对多重耐药铜绿假单胞菌感染大鼠脾脏中 T、B 细胞增殖水平的调控作用。然而可以发现以上均是散在的研究，尚不足以形成系统的免疫调理机制来指导临床。

二、分期辨证指导脓毒症免疫功能紊乱的调理

脓毒症的病程发展与《伤寒论》六经传变和温病卫气营血辨证有密切的联系。如何将脓毒症的发展阶段与六经及卫气营血阶段对应起来，避免单纯的唯"辨证论治"和唯"辨病论治"是今后研究关注的重点，应该时刻以脓毒症的病程发展阶段为核心，将辨证论治与脓毒症本身的病理生理特点结合起来，做到病症结合的诊疗模式。

三、中医通过改变肠道微生态来调节脓毒症宿主免疫状态

我国著名微生物学家魏曦曾言：微生态学很可能成为打开中医奥秘大门的一把金钥匙。目前，中医药干预脓毒症仍以口服剂为主，但存在有效成分吸收入血相对困难的问题。今后不妨转换角度，从另外一个维度进行研究。试想，既然口服中药入血成分难以鉴定，且对炎症因子的抑制作用远不如抗生素强，那么中医药研究者是否应该转换思维方式，将中药口服后对肠道微生态的改变作为研究的重点，着重监测肠道菌群中相关指标的变化及其对相应的宿主免疫功能状态影响，以此为突破口，为中医药干预脓毒症免疫功能紊乱的机制寻找客观证据。

正常情况下，肠道内菌群与宿主相互作用，和谐共生，处于动态平衡。一方面宿主为菌群的生长繁殖提供场所和营养；另一方面菌群对宿主发挥必要的生理功能，参与体内维生素、蛋白质、糖类等物质的合成与代谢，维持机体免疫平衡。当肠道菌群发生紊乱时，这种动态平衡被打破，机体就会产生许多有害物质，导致异常免疫反应，诱发各种疾病，对人体健康造成损害，所以肠道菌群的稳定对机体的健康起到了不容忽视的作用。胃肠道是大量微生物群落聚集的场所，人们越来越认识到肠道菌群的组成和代谢活性对黏膜免疫应答的产生和调节具有重大的影响。在缺乏肠道菌群刺激的情况下，肠内免疫系统处于未完善、未成熟状态。肠道菌群与宿主驱动因素之间复杂的相互作用，对维持肠内上皮细胞和微生物间的动态平衡、调控黏膜免疫反应具有重

要作用。肠道微生物是在与宿主相互作用下进化而来的。在健康状态下，肠道菌群与宿主处于相互依赖、相互制约的平衡协调状，维持着机体肠道的稳态。宿主机体与正常菌群之间的平衡对免疫系统具有至关重要的作用。在健康机体中，微生物群会不断进行自我更新，维持免疫动态平衡，使免疫系统时刻处于"战备"状态，以抵御潜在感染。例如，脆弱拟杆菌可产生具有抗炎特性的多糖，多糖 A 通过 Toll 样受体（TLR）2 依赖性方式介导 $CD4^+$ T 细胞转化为产生 IL-10 的 $Foxp3^+$ Treg，抑制 IL-17 的产生，防止大量炎症因子攻击。有研究发现肠内节丝状菌可特异性地诱导肠内 Th17 细胞的分化，影响 Th17 细胞和 Treg 之间的平衡。另外有研究证实细菌可促进 Treg 的诱导表达；肠道内共生菌如双歧杆菌、脆性拟杆菌和乳酸杆菌等也会促进诱导 Treg 表达，因此肠道菌群对机体内 Treg 的增殖、分化起到调节作用。有大量研究表明：当肠道菌群紊乱时，无论是人还是小鼠均会出现 Treg 增殖和分化水平的上升，进一步说明肠道菌群对肠 Treg 的促进作用，提示肠道菌群在肠道免疫应答和调节中发挥了极其重要的作用，并证实了肠道免疫力是由 $CD4^+Foxp3^+$ Treg 调节主导的。在正常肠道内，Treg 也会对肠道微生物在黏膜部位进行特异性识别并互相作用，维持免疫稳态，防止肠道免疫系统对肠道菌群的过度免疫。

四、"正气"的量化研究

"正气"理论作为中医独特的基础理论之一，与免疫有密切的联系。随着中国老龄化社会的不断加剧，ICU 高龄患者日益增多，"正气"理论在危重症患者的诊治中指导意义显得尤为重要。以脓毒症为例，人体的"正气"水平处于动态变化之中，可以是"正气"抗邪过度表现为全身炎症反应综合征，也可以是"正气"抗邪不及所表现的免疫抑制，也可能是"正气"由盛转衰的中间状态表现为混合性拮抗反应综合征。在"正气"尚盛时应该以祛邪为主，"正气"虚衰时应以扶正为主，这直接关乎着患者的整体生存率。研究"正气"理论的首要问题是明确不同"正气"水平的患者对应的临床特征及其预后方面的差异，因此"正气"的量化问题亟待解决。

正气理论源于《黄帝内经》，在《伤寒论》、《金匮要略》和《神农本草经》中有所体现，后世医家对"正气"不断进行研究和完善。相关研究认为，免疫指标（补体 C3、C4 及 T 细胞亚群 $CD4^+$、$CD8^+$）、野生型 $p53$ 基因、Ca^{2+}、TNF-α、IL-6、C 反应蛋白等，这些指标均与"正气"有关。然而仅仅使用以上某个指标来界定"正气"的水平显然是不合理的。不同年龄具有不同的生理功能，这在《黄帝内经》中已有论述。在急危重症的病情评分中，西医同道已将年龄作为一项独立的影响因素，如急性生理慢性健康评分（APACHE）和急性胰腺炎的 Ranson 评分等。在中医界真正以年龄作为"正气"量化指标来探讨其差异所导致临床结局差异的研究尚少。因此，以年龄为重要的指标，同时参考实验室指标来进行"正气"的量化研究是一个可尝试的方法。

（刘清泉）

参 考 文 献

安鹏, 钱义明, 朱亮, 等. 2014. 升降散对脓毒症小鼠 $CD4^+$、$CD8^+$ T 细胞的影响. 上海中医药杂志, 48（11）: 78-81

陈明科, 朱永, 李娜, 等. 2018. 血必净联合常规治疗对脓毒症患者生存质量及血清 Treg 蛋白表达的影响. 中国医药导报, 15(26): 100-102, 124

陈腾飞, 刘清泉. 2016. 浅述中医"正气"理论. 环球中医药, 9(11): 1332-1335

陈伟, 谢敏, 李燚, 等. 2017. 观察参麦对脓毒症患者外周血淋巴细胞抗凋亡因子 Bcl-2 及促凋亡因子 caspase-3 的影响. 中外医学研究, 15(20): 149-153

陈扬波, 张庚, 胡马洪, 等. 2008. 黄芪注射液对脓毒症患者淋巴细胞亚群的影响. 浙江中医杂志, 8: 438-440

陈扬波, 张庚, 胡马洪, 等. 2008. 黄芪注射液对脓毒症患者免疫功能的影响. 中国中医急症, 17(12): 1699-1701, 1716

付瑜, 黄煜, 姜树民. 2017. 黄龙汤对脓毒症大鼠肠道黏膜免疫屏障保护作用. 辽宁中医药大学学报, 19(7): 39-42

顾梅, 朱娇玉. 2017. 血必净注射液联合参麦注射液对脓毒症急性肺损伤患者疗效及血清 HMGB1、sTREM-1 的影响. 中国中医急症, 26(11): 1907-1910

侯静静, 徐慕娟, 黄俊城, 等. 2018. 黄芪注射液治疗脓毒症患者前后免疫细胞及细胞因子水平变化. 辽宁中医杂志, 45(9): 1876-1878

黎萍, 冯兴林, 郑佩君, 等. 2018. 扶正解毒方对脓毒血症大鼠免疫系统调节作用的研究. 中国中医急症, 27(5): 809-812

李伟锋. 2018. 清营活血汤辅助治疗对脓毒症患者免疫功能的影响. 实用中西医结合临床, 18(5): 74, 75

林梅瑟, 叶帆, 赵志光. 2013. 参麦注射液对脓毒症模型大鼠肾脏细胞凋亡和 Bcl-2/Bax 蛋白表达的影响. 浙江中西医结合杂志, 23(9): 703-705

刘妍, 王景霞, 王艳春. 2018. 醒脑静注射液治疗脓毒症患者的临床疗效及血流动力学、免疫功能的影响. 中国药物应用与监测, 15(3): 136-139

马建齐, 郑振, 蒋雷, 等. 2018. 参芪扶正注射液对脓毒症患者外周血淋巴细胞亚群及预后的影响研究. 陕西中医, 39(3): 365-367

奚小土, 刘云涛, 曾瑞峰, 等. 2017. 益气温阳对脓毒症内质网应激途径淋巴细胞凋亡的作用. 暨南大学学报（自然科学与医学版）, 38(6): 475-480

奚小土, 朱满刚, 刘云涛, 等. 2018. 参附注射液对脓毒症患者免疫功能、炎症指标的影响. 新中医, 50(6): 72-76

奚耀, 赵雷, 朱亮, 等. 2017. 升降散对脓毒症患者 Th1/Th2 失衡及相关调节因子的干预. 实用医学杂志, 33(16): 2784-2788

谢丽平, 王春枝. 2017. 连续性肾脏替代疗法联合血必净对脓毒症合并急性肾损伤患者 T 细胞亚群的影响. 临床医学, 37(12): 90, 91

谢吐秀, 吕菁君, 魏捷, 等. 2018. 脓毒症致肠道菌群失调机制与治疗的研究. 医学研究杂志, 47(8): 184-187

姚咏明, 张卉, 李春盛. 2017. 脓毒症治疗新策略: 免疫调理研究新认识. 医学与哲学(B), 38(2): 28-31, 42

张盛, 王秀娟. 2017. 中药升降散干预脓毒症免疫功能紊乱的临床疗效及其可能机制探讨. 免疫学杂志, 33(11): 1009-1012

张玮, 褚永果, 李伟, 等. 2018. 参附注射液对脓毒症肠黏膜屏障功能障碍患者血清肠型脂肪酸结合蛋白、可溶性CD14亚型及氧化应激水平的影响. 中医杂志, 59(6): 494-497

朱亮, 奚耀, 赵雷, 等. 2017. 升降散对脓毒症患者Th17/Treg失衡及相关调节因子的干预作用. 临床急诊杂志, 18(6): 406-410

Li C, Wang P, Zhang L, et al. 2018. Efficacy and safety of Xuebijing injection (a Chinese patent) for sepsis: a meta-analysis of randomized controlled trials. J Ethnopharmacol, 224: 512-521

Zhang N, Liu J, Qiu Z, et al. 2017. Shenfu injection for improving cellular immunity and clinical outcome in patients with sepsis or septic shock. Am J Emerg Med, 35(1): 1-6

Zhang Y, Zhao Z, Tang E, et al. 2016. Additional traditional Chinese medicine on gastrointestinal dysfunction in patients with sepsis: a systematic review and meta-analysis. Pak J Pharm Sci, 29(Suppl 2): 663-669

索 引

A

阿尔茨海默病 672
埃博拉病毒 712
氨基酸代谢 286

B

白三烯 541
白细胞计数 859
白细胞介素 6,32,76,100,226,653,743,820
白细胞介素-7 875
杯状细胞 591
被动免疫 328
必需氨基酸 898
闭合蛋白 594
辨证施治 955
表观遗传学 752
病毒性肝炎 530
病原体相关分子模式 9,43,93,126,159,251,307,418,595,653,690,714,743,836
补体 75,125,658,826,
哺乳动物雷帕霉素靶蛋白 237,281,756,773

C

叉头翼状螺旋转录因子 334,620,829,839
叉头翼状螺旋转录因子 p3 95,103
长链非编码 RNA 754
肠道菌群 963
肠道微生态 963
肠内营养 896
肠系膜淋巴结 602
肠相关淋巴组织 596
超氧化物歧化酶 784
超氧阴离子 687

程序性死亡蛋白 940
程序性死亡蛋白-1 226,293,331,452,565,706,745,837
程序性死亡蛋白配体 1 293,308,706,748
程序性死亡因子 1 621
程序性细胞死亡 215,750
迟发型超敏反应 338
持续炎症-免疫抑制-分解代谢综合征 417,552,744,837,858,877,941
初始 T 细胞 30,332,744
创伤后应激障碍 948
促肾上腺皮质激素 359,421
促炎细胞因子 100,836

D

代偿性抗炎症反应综合征 200,224,389,417,743,941
代谢重编程 290
代谢组学 884
单核/巨噬细胞 8,46,229,308,512
单核苷酸多态性 879,922
单核细胞趋化蛋白 446
单核细胞趋化蛋白 1 374,513,838
单克隆抗体 773
胆碱能抗炎通路 147
胆碱乙酰转移酶 497
蛋白 C 646
蛋白激酶 C 594
蛋白酶激活受体 595
氮平衡 894
低血容量性休克 432
凋亡 9,181
凋亡小体 216

凋亡诱导因子 410
调节性B细胞 749，831
调节性T细胞 10，31，226，310，327，353，396，519，747，810，828，837，940
调节性树突状细胞 748
调控分子 27
调理素 577
端粒酶 939
多巴胺 633
多不饱和脂肪酸 906
多发性硬化 674
多能造血干细胞 21
多器官功能障碍综合征 10，140，225，252，261，321，346，389，465，536，548，819，858，924，957
多形核中性粒细胞 448

E
儿茶酚胺 371，421，703

F
防御素 592，730
非甾体抗炎药 426，614
肥大细胞 49，599
肺表面活性物质 523
肺动脉楔压 456，511
肺炎链球菌 699
分解代谢 885
分泌型免疫球蛋白A 600
分子标志物 854
粪便菌群移植 568
封闭蛋白 594
呋塞米应激试验 629
辅助性T细胞 10，63，261，334，353，359，396，444，519，748，837
负氮平衡 895
副交感神经系统 361，496
腹膜透析 631
腹腔间隔室综合征 555，615

G
钙调素 794

钙离子 543
钙黏附素 133
干扰素 6，32，76，226，482
干扰素γ 567，872
甘油三酯 886，908
肝素 646
肝性脑病 535
感染性休克 432
高频振荡通气 525
高迁移率族蛋白B1 139，178，229，307，317，418，551，653，751
高血糖 885
攻膜复合物 126
共刺激分子 9，79，319，331，398，823
共抑制分子 864
谷氨酰胺 567，887，904，947
谷胱甘肽 542，889
谷胱甘肽过氧化物酶 784，888
谷胱甘肽转移酶 787
骨髓 21
骨髓间充质干细胞 622，637
固有淋巴细胞 824
固有淋巴样细胞 45，326
固有免疫 1，25，100，159，305，388，442，617，685，840
固有免疫应答 42
胱天蛋白酶 9，66，101，169，243，267，397，409，444，750，820
胱抑素C 626
国际标准化比率 529
过敏性休克 432
过氧化氢 687

H
合成代谢 885
核呼吸因子 946
核因子-κB 102，165，181，197，219，228，239，501，595，776
黑色素瘤缺乏因子2样受体 160
亨廷顿病 672

呼气末正压通气 511
呼吸道合胞病毒 713
呼吸机相关性肺损伤 524
还原型辅酶Ⅱ 281,686
环孢素A 773
环磷酰胺 780
混合性拮抗反应综合征 389,555
混合性抗炎症反应综合征 743
活化T细胞核因子 196
活化部分凝血活酶时间 645
活化蛋白-1 776
活化蛋白C 307,556,944
活化诱导的细胞死亡 79,105,397
活性氧簇 131,201,281,308,417,514,549,
　　687,723,749,925
获得性免疫 326

J

机会致病菌 685
肌球蛋白轻链激酶 594
基因多态性 565
基因治疗 411
基质金属蛋白酶 322,506,923
急性病理和慢性健康评分 862
急性肺损伤 254,511
急性肝衰竭 528
急性冠脉综合征 630
急性呼吸窘迫综合征 254,511,555,860
急性肾损伤 613,909
急性胰腺炎 548
急性重症胰腺炎 907
集落刺激因子 6,32,314,567,675,746,820,
　　872,918
集落刺激因子1受体 671
记忆T细胞 30,66,332,744
间充质干细胞 569
间歇性肾脏替代治疗 631
降钙素原 403,460,820,846,918
交感神经系统 88,361,421,495
金属蛋白酶组织抑制因子 628

紧密连接 594
精氨酸 907
精氨酸血管加压素 361
静脉注射免疫球蛋白 874
静息能量消耗 704,887
巨噬细胞 226,241,305,821
巨噬细胞活化综合征 822
巨噬细胞迁移抑制因子 314
巨噬细胞炎症蛋白 322

K

抗内毒素抗体 865
抗凝血酶 307,556,646
抗生素 584,703
抗体 3,73
抗炎细胞因子 113,401
抗原 3,73
抗原决定簇 326
抗原识别 60
抗原提呈细胞 8,72,225,328,539,618,671,
　　697,746,794,821,837
克隆无反应性 395

L

拉沙热病毒 712
雷帕霉素 802
粒细胞 48
连续肾脏替代疗法 631,760,909
淋巴毒素 334
淋巴结 474
淋巴细胞 26,245,328,444,473,768,828,
　　842
淋巴细胞计数 864
淋巴组织 21
磷脂酶A2 593
流感病毒 709
硫唑嘌呤 787

M

麻醉 417
麻醉药物 423
毛细血管渗漏综合征 554

霉酚酸酯 790
弥漫性肺泡损伤 520
弥散性血管内凝血 438，465，536，643
免疫 1
免疫调节 71，662
免疫调理 412，760，859，865，946
免疫反应 1
免疫复合物 73
免疫功能 1，840
免疫功能指数 832
免疫检查点 766，877
免疫老化 937
免疫麻痹 399，617，839，919
免疫耐受 5，72
免疫器官 21
免疫球蛋白 5，328，482，585，688，831，917
免疫球蛋白 E 599
免疫球蛋白超家族 132
免疫衰老 861
免疫突触 55，336
免疫紊乱 952
免疫系统 20，42
免疫性肾病 614
免疫抑制 858，920，952
免疫抑制剂 773
免疫抑制因子 390
免疫应答 1，42，85，241
免疫营养 946
模式识别分子 617
模式识别受体 43，159，307，501，595，617，653，685，714，743，837

N

内毒素耐受 762
内毒素血症 472，580，836
内分泌 34
内皮素 436
内皮素-1 559
内皮细胞 305，445，556，650
内质网应激 221，261，548，750

难辨梭状芽孢杆菌 702
脑电图 679
脑卒中 676
黏蛋白 591
黏附分子 27，132，186，200
念珠菌 729
尿蛋白酶抑制剂 869
尿激酶型纤溶酶原激活物 647
尿素氮 894
凝集素 593
凝血酶 645
凝血酶原时间 646
脓毒性脑病 678
脓毒性休克 321，346，376，742，819，867，919
脓毒症 10，253，261，346，376，389，412，613，644，742，819，836，858，919，940，952
脓毒症心肌病 494

P

帕金森病 672
派尔集合淋巴结 598
潘氏细胞 596
旁分泌 34
皮质醇 421
脾切除后凶险性感染 573
脾切除术 573
葡萄糖 903
葡萄糖转运体 1 281

Q

前列腺素 149，187
侵袭性真菌感染 729
禽流感病毒 710
清道夫受体 850
曲霉菌 729
趋化因子 32，153，200，358，514，687，916
趋化因子受体 307
去甲肾上腺素 88，361，499，632
全肠内营养 896
全身炎症反应综合征 224，252，261，389，417，467，548，580，613，742，819，858，924，941

全肠外营养 896
缺血-再灌注损伤 252
缺血性急性肾小管坏死 614
缺氧诱导因子 622
缺氧诱导因子-1α 281

R

热射病 466
热习服 487
热休克蛋白 307,318,333,418,467,621,653
人冠状病毒 713
人类白细胞抗原 91,308,746,823,837,863
人类白细胞抗原DR 9,420
人髓系细胞触发受体 820
容量负荷 492
溶菌酶 593
乳酸 295,457

S

杀菌/通透性增加蛋白 407
射血分数 493
深静脉血栓 656
神经-内分泌-免疫网络 87,358,394,453,485,495
神经元 358
神经源性休克 432
肾缺血-再灌注损伤 617
肾上腺素 361,499
肾上腺素能受体 88,361
肾上腺髓质素 500
肾素-血管紧张素-醛固酮系统 498
肾小球滤过率 615
肾移植 637
肾脏替代治疗 627
生长激素 947
生长因子 32
生发中心 602
生物标志物 420,879
失血性休克 443
实验性自身免疫性脑脊髓炎 749,674
适应性免疫 1,100,159,319,326,389,443,617,696,840
适应性免疫应答 42,827
瘦体组织 886
树突状细胞 8,47,226,244,270,305,328,474,513,538,596,671,777,822
丝裂原活化蛋白激酶 182,238
速发型超敏反应 339
髓系细胞触发受体1 845
髓源性抑制细胞 11,252,313,447,552,748
损伤相关分子模式 307,418,551,653,743,9,159,251,617

T

他克莫司 798
糖代谢 285
糖酵解 281
糖皮质激素 87,203,358,486,707,773,867
糖皮质激素抵抗 774
糖皮质激素受体 203,366,774
体外膜肺氧合 526,760
体外循环 419
体液免疫 4,327,695,827,842
体液免疫应答 53
体重指数 891
条件致病菌 685
通气/血流比值 511
铜绿假单胞菌 701

W

外周静脉穿刺中心静脉置管 902
外周免疫器官 20,88,473
晚期糖基化终末产物 160
晚期糖基化终末产物受体 177,317,837
危重症相关皮质醇不足 377
微量元素 888
微生物组 606
微小RNA 71,754,852
微循环 437
微阵列技术 922
维生素 889
维生素D结合蛋白 849

维生素 D 受体　890
未折叠蛋白反应　221，261，750
胃黏膜内 pH　457

X

细胞凋亡　215，266，395，448，564，750，782，840，864，925
细胞毒性 T 细胞　30，53，63，334，347，540，719
细胞毒性 T 细胞相关抗原 4　319，331，452，619，745，812，829
细胞毒作用　47
细胞焦亡　169，518
细胞免疫　4，697，842
细胞免疫应答　60，827
细胞膜微粒　654
细胞色素 c　449
细胞色素 P450　924
细胞外基质　503
细胞外信号调节激酶　183，190，238
细胞因子　6，32，75，181，199，358，398，400，419，435，468，541，621，763，845，860，915
细胞因子风暴　32，721，848
细胞因子信号转导抑制因子　194
细胞周期蛋白依赖性激酶　782
下丘脑-垂体-肾上腺轴　87，359，421，453，944
纤溶酶原激活物抑制物-1　647
线粒体 DNA　289，318，418，758，925
线粒体膜电位　217
线粒体通透性转换孔　219
线粒体相关膜　262
线粒体自噬　289
效应 T 细胞　30，332，744
心功能不全　491
心力衰竭　491
心率变异性　382
心排血量　456，491
心源性休克　432
新生儿　913
信号转导　181

性激素　454
胸腺　22，330，471
胸腺肽α1　567，766，876，948
胸腺退化　938
休克　252，432
序贯器官衰竭估计评分　742
选择素　133
血管加压素　633
血管紧张素转换酶　504
血管内皮生长因子　306
血管通透性　437
血管性血友病因子　656
血肌酐　615
血流动力学　434
血脑屏障　358，672
血栓调节蛋白　646
血栓素 A_2　559
血小板　655
血小板活化因子　541
血液净化　631，871
血液滤过　871

Y

压力负荷　492
严重急性呼吸综合征　709
炎症小体　517，659
炎症性肠病　789
氧饱和度　457
氧化磷酸化　449
氧化应激　938，946
氧摄取率　457
氧输送　457
氧消耗　457
药物递送系统　798
药物性肝损伤　531
一氧化氮　76，104，187，281，358，436，483，686，723，749
胰岛素　903
胰岛素抵抗　885
胰岛素样生长因子结合蛋白 7　628

移植物抗宿主病　786
乙酰胆碱　88，147，362，496
乙酰胆碱酯酶　383，497
疫苗　586
应激激素　453，485
营养支持　884
营养治疗　884
游离脂肪酸　886
原始抗原行为　726

Z

针灸疗法　958
真菌感染　728
整合素　132，515
正氮平衡　894
支链氨基酸　898
支气管肺泡灌洗液　521
脂多糖　159，248，282，306，402，475，579，687，820，837，860
脂多糖结合蛋白　579
脂肪酸代谢　286
脂肪酸合成酶　782
脂磷壁酸　690
中东呼吸综合征　709
中枢免疫器官　16，88，471
中枢神经系统　358，669
中暑　465
中心静脉压　456
中性粒细胞　9，227，243，281，514，820
中性粒细胞外诱捕网　243，307，514，549，598，654，820
中性粒细胞明胶酶相关载脂蛋白　627
中医学　953
中医药　954
肿瘤坏死因子　6，32，76，100，110，653，743，820
肿瘤坏死因子受体　218，750
重症急性胰腺炎　548
主动免疫　328
主要组织相容性复合体　5，20，72，108，236，306，374，398，777
转化生长因子　6，76，226，334，746，838
转录后调控　752
转录前调控　752
自分泌　34
自然杀伤 T 细胞　45，474，538
自然杀伤细胞　9，45，80，305，326，538，825
自身免疫性肝炎　789
自噬　235
自噬溶酶体　235
自噬体　235
自噬相关基因　236，269
总能量消耗　887
组蛋白去乙酰化酶　753
组蛋白乙酰基转移酶　753
组织相容性复合体　671
组织型纤溶酶原激活物　647
组织因子　556，645
组织因子途径抑制物　307，646
左心室射血分数　495

其他

B 细胞　3，16，72，245，326，576，696，777，831
B 细胞受体　16，54，72，326
B 型利尿钠肽　499
c-Jun 氨基末端激酶　183，239
C 反应蛋白　400，458，820，837，886，918
C 型凝集素受体　160，174
C 型凝集素样受体　695
Fas 配体　81，218，620，748，782
G 蛋白偶联受体　605
JAK 激酶/信号转导和转录激活因子　181
NOD 样受体　160，169，364，623，694
p38 MAPK　238
RIG-I 样受体　160，171，695
RNA 病毒　709
Toll 样受体　9，44，77，160，182，228，242，306，364，483，501，653，693，837

T 细胞　5，18，72，245，326，576，696，777，828
T 细胞耗竭　864
T 细胞受体　9，19，52，72，326，398，719
α7 烟碱型乙酰胆碱受体　89，147，363

α肾上腺素能受体　496
β肾上腺素能受体　496
γ-氨基丁酸　680
γδT 细胞　353
ω-3 多不饱和脂肪酸　905